实用抗感染治疗学

第3版

主 编｜汪 复　张婴元

编 者｜（按编写章节排序）

朱德妹　胡付品　汪 复　徐晓刚　张 菁

张婴元　杨 帆　王明贵　黄海辉　李光辉

林东昉　刘 杨　肖和平　沈建平　张继明

李太生　刘正印　施光峰　乐嘉豫

人民卫生出版社

图书在版编目（CIP）数据

实用抗感染治疗学 / 汪复，张婴元主编. — 3版
. — 北京：人民卫生出版社，2020
ISBN 978-7-117-28401-1

Ⅰ.①实… Ⅱ.①汪… ②张… Ⅲ.①抗感染药－临床应用 Ⅳ.①R978.2

中国版本图书馆 CIP 数据核字（2019）第 072428 号

人卫智网	www.ipmph.com	医学教育、学术、考试、健康，购书智慧智能综合服务平台
人卫官网	www.pmph.com	人卫官方资讯发布平台

实用抗感染治疗学
第 3 版

主　　编：汪　复　张婴元
出版发行：人民卫生出版社（中继线 010-59780011）
地　　址：北京市朝阳区潘家园南里 19 号
邮　　编：100021
E - mail：pmph @ pmph.com
购书热线：010-59787592　010-59787584　010-65264830
印　　刷：保定市中画美凯印刷有限公司
经　　销：新华书店
开　　本：787×1092　1/16　印张：59　插页：2
字　　数：1626 千字
版　　次：2004 年 11 月第 1 版　2020 年 11 月第 3 版
　　　　　2025 年 1 月第 3 版第 2 次印刷（总第 9 次印刷）
标准书号：ISBN 978-7-117-28401-1
定　　价：138.00 元

打击盗版举报电话：**010-59787491　E-mail：WQ @ pmph.com**
质量问题联系电话：**010-59787234　E-mail：zhiliang @ pmph.com**

主编简介

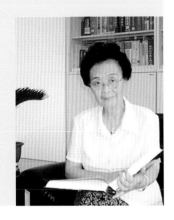

汪 复

　　女，1931 年 5 月 20 日生，教授、博士生导师。1953 年毕业于上海第一医学院（现复旦大学上海医学院）医疗系本科。1956 年起就职于复旦大学附属华山医院抗生素研究所。1980 年 4 月至 10 月作为访问学者在英国诺丁汉大学皇后医学中心进修抗生素临床药理。1992 年作为访问学者在美国 Johns Hopkins 医院临床药理科及哈佛医学院传染科参观学习 6 个月。1986—1997 年任上海医科大学抗生素研究所所长，现任复旦大学附属华山医院抗生素研究所名誉所长、中华人民共和国科学技术部抗感染药临床试验研究中心主任，曾任中国药典委员会委员，中华医学会上海分会感染与化疗学会主任、顾问，曾任《中国感染与化疗杂志》主编。长期从事感染性疾病的诊断与治疗，抗菌药物的临床药理研究、临床应用以及细菌耐药性研究。已发表论文 200 余篇。作为主编或副主编撰写《实用抗菌药物学》等专著 7 部，参加编写《实用内科学》《现代临床药理学》等专著 10 余部。历年共获国家级、部局级科技成果奖十余项。1992 年国务院授予"为发展我国医疗卫生事业作出突出贡献者"证书及特殊津贴。

主编简介

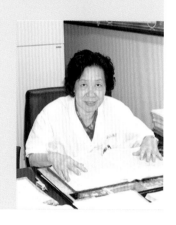

张婴元

　　女，1939 年 11 月生，教授、主任医师、博士生导师。1962 年 7 月毕业于上海第一医学院（现复旦大学上海医学院）医疗系本科。1984 年获世界卫生组织奖学金，赴加拿大多伦多大学附属医院进修临床药理。现任《中国感染与化疗杂志》主编。曾任复旦大学附属华山医院抗生素研究所所长、原卫生部抗生素临床药理重点实验室主任。数十年来主要从事感染性疾病诊断和治疗、抗感染药临床评价及临床药理学研究和细菌耐药性防治等研究。擅长于细菌性感染等感染性疾病诊治，包括疑难重危感染者的诊治和救治。承担并完成重大科研项目 10 余项，包括国家科技攻关、国家自然科学基金、原卫生部临床学科重点项目、国家教育部重点学科建设项目等。近 10 余年来作为第一完成者获省部级科技进步奖 4 项，曾任中华医学会上海分会感染与化疗专科分会主任委员。《中国抗感染化疗杂志》副主编、《中华医学杂志》《中国临床药理学杂志》《中国抗生素杂志》等 8 本医学和药学杂志编委。数十年来从事医学本科生、研究生等的教学工作，培养博士及硕士研究生 20 余名，主编或编写大型参考书 10 余本，在国内外核心期刊上以第一作者或通讯作者发表论著 90 余篇。

第 **3** 版前言

近年来感染病领域发生了不少新的变化，新的病原微生物不断出现并增多，如禽流感、肺孢子菌、某些深部真菌等。据近期国内外细菌耐药性监测资料显示：临床常见病原菌对许多常用抗菌药产生耐药性，如耐甲氧西林金黄色葡萄球菌、耐万古霉素肠球菌属、耐碳青霉烯类肠杆菌科细菌等。此外，随着医疗技术的进步，使不少严重基础疾病患者的病情得以缓解或延长生命，同时成为各种感染的高危人群，增加了治疗的难度。近年来药物研发部门已研制出多种针对耐药菌感染的有效新药，其中有的已上市或正在临床试验期，为临床治疗提供了有力武器。

为此，本书在第 2 版的基础上根据新颖、确切、科学性强、简明实用的原则更新和补充近期有关本领域的新信息和新进展。在第一篇总论中更新补充新的抗菌药物作用机制、耐药菌的检测方法、新的细菌耐药机制和细菌耐药性变迁资料等。第二篇抗感染药各论中对临床常用抗感染药和新上市药的作用特点、适应证、用法用量、不良反应等进行系统叙述。第三篇抗感染药的临床应用，结合近期国内外各种感染性疾病诊治指南和临床实践经验，推荐合理用药方案。

因限于人力、时间和水平，难免仍有疏漏不足之处，望读者指正。

编者
2019 年 10 月

目录

第一篇

总　　论

第一章

临床微生物学概论

第一节 人体正常菌群和临床常见病原菌

我们赖以生存的地球到处存在着微生物，与人类健康和疾病有密切关系的病原微生物同样无处不在。传统的观念认为，外界环境中只有少数能引起人类感染性疾病的病原微生物，例如伤寒沙门菌、结核分枝杆菌、脊髓灰质炎病毒和疟原虫等。它们进入正常人体组织后能抵抗宿主的防御功能，在体内繁殖，引起宿主的组织损伤和功能障碍。这种能引起健康人致病的病原称为致病微生物或病原微生物（pathogenic microbes）或病原体（pathogen）；而引起疾病的细菌称为病原菌（pathogen），所引起的感染称为外源性感染（exogenous infection）。近年的研究证实，在正常人体体表以及与外界相通的腔道如口腔、鼻咽腔、肠道、泌尿生殖道存在着各种微生物，在人体免疫功能正常时对人体有益无害，称为"正常微生物群"，或称为"正常菌群"（normal microbiota）。它们在宿主上述部位的细胞内定居、生长和繁殖的现象称为"定植"（colonization）。正常菌群对于人体生态平衡和内环境的稳定有重要作用，是保持人体健康的重要因素。如这种菌群间的平衡遭到破坏，可导致菌群失调，并可能引发感染。当机体抵抗力降低时，即免疫功能低下时，原来正常定植或致病力很低的微生物可能侵入人体并致病，这些微生物称为机会致病性微生物或条件病原微生物；如为细菌或真菌则称为"条件致病菌"（opportunistic pathogen）。系从原来定植于肠道、口腔、咽和泌尿生殖道部位的正常菌群转移至人体的无菌部位造成的感染，这种感染称"内源性感染"（endogenous infection），又称"自身感染"（auto-infection）或"机会感染"（opportunistic infection），见表 1-1-1。

表 1-1-1 寄居在人体各部位的正常微生物群

部位	主要微生物
皮肤	葡萄球菌属、八叠球菌、棒状杆菌、痤疮丙酸杆菌等
口腔	链球菌属、非致病性奈瑟菌、卡他莫拉菌、嗜血杆菌属、类白喉棒状杆菌、真杆菌、拟杆菌属、厌氧革兰氏阳性和阴性球菌、念珠菌属等
鼻咽腔	葡萄球菌属、α 型和 β 型溶血性链球菌、肺炎链球菌、奈瑟菌属、嗜血杆菌属、大肠埃希菌、腺病毒、念珠菌属等
眼结膜	表皮葡萄球菌、棒状杆菌、丙酸杆菌属等
肠道(空肠末端、回肠、结肠)	大肠埃希菌、产气肠杆菌、变形杆菌属、铜绿假单胞菌、葡萄球菌属、八叠球菌、肠球菌属、拟杆菌属、双歧杆菌、真杆菌、具核梭杆菌、消化球菌、消化链球菌、念珠菌属、埃可(ECHO)病毒、腺病毒等
前尿道	表皮葡萄球菌、棒状杆菌、非致病性奈瑟菌、肠球菌属、脲原体、支原体等
阴道	乳杆菌、棒状杆菌、大肠埃希菌、拟杆菌属、肠球菌属、奈瑟菌属、厌氧菌等

临床上常见的病原微生物包括：需氧革兰氏阳性球菌如金黄色葡萄球菌、表皮葡萄球菌、α型溶血性链球菌（草绿色链球菌等）、β型溶血性链球菌（A群和B群）、肺炎链球菌、肠球菌属等。需氧革兰氏阴性杆菌如肠杆菌科细菌（大肠埃希菌、肺炎克雷伯菌、变形杆菌属、肠杆菌属、伤寒沙门菌、沙门菌属、志贺菌属、鼠疫耶尔森菌等）、不动杆菌属（鲍曼不动杆菌、洛菲不动杆菌）、假单胞菌属（铜绿假单胞菌和其他假单胞菌）、粪产碱杆菌、布鲁氏菌属、百日咳鲍特菌、军团菌属、流感嗜血杆菌等；属于弧菌科的有霍乱弧菌、El Tor弧菌、副溶血弧菌、亲水气单胞菌等。需氧革兰氏阳性杆菌中形成芽孢的如蜡样芽孢杆菌和炭疽芽孢杆菌等；不形成芽孢的有李斯特菌属和丹毒丝菌属。需氧革兰氏阴性球菌如淋病奈瑟菌和脑膜炎奈瑟菌等。革兰氏阳性厌氧球菌有消化球菌、消化链球菌和革兰氏阴性厌氧球菌如韦荣球菌等。革兰氏阴性厌氧杆菌包括脆弱拟杆菌、具核梭杆菌等。形成芽孢的革兰氏阳性厌氧杆菌如破伤风梭菌、产气荚膜梭菌、肉毒梭菌和艰难梭菌等。此外，重要的病原菌还有白喉棒状杆菌、结核分枝杆菌、麻风分枝杆菌和各种真菌等，以及放线菌属、诺卡菌属、立克次体属、支原体属、衣原体属、各种病毒、某些原虫（疟原虫、弓形虫）等。

第二节 主要病原微生物的分类

引起人类感染性疾病的病原微生物有病毒、细菌、真菌、螺旋体、立克次体、衣原体、支原体和寄生虫，以病毒和细菌最为常见。了解与医学有关的病原微生物的分类，有助于感染性疾病的病原诊断和治疗。下面就分类原则和分类状况作一简介。

【病毒的分类】国际病毒分类委员会（International Committee on Taxonomy of Viruses，ICTV）采用瑞典著名科学家林奈（Linnaean）提出的分类法，根据病毒的核酸成分、电镜下结构、形态、病毒颗粒大小（形态学）和抗原性质（化学和遗传组成）等理化性质与生物学特征（在宿主内引起的疾病表现）、传播媒介与流行区域等作为病毒分类的依据，目前已命名了约2 000种病毒，其中可以感染人和动物的约有650种。目前将病毒分为不同目、科、属、种，有些病毒尚有亚科或亚属。

1. 现代分类法 随着分子生物学技术的广泛应用，采用核酸测序方法对病毒进行分子水平的分类快速而简便；但病毒形态学和血清学特征仍是确定未知病毒的重要方法。根据病毒核酸的类型为双链或单链以及病毒是否具有包膜，可将病毒分为6个组：具有包膜的双链DNA病毒、无包膜的双链DNA病毒和无包膜的单链DNA病毒；具有包膜的单链RNA病毒、无包膜的双链RNA病毒和无包膜的单链RNA病毒。与人类疾病有关的病毒涉及14个RNA病毒科和7个DNA病毒科，详见表1-1-2。

2. 传统分类法 由于现代分类法与临床的联系目前尚不完善，故大多学者仍沿用比较实用的传统分类法。按病毒对宿主或宿主某一器官的"嗜性"，结合主要传播途径、侵袭部位、临床特征等而分为：①呼吸道病毒，它是一大类能侵犯呼吸道，引起呼吸道局部病变或仅以呼吸道为侵入门户，主要引起呼吸道组织器官病变的病毒。包括流感病毒、副流感病毒、鼻病毒、人冠状病毒、腺病毒、腮腺炎病毒和呼吸道合胞病毒等。②消化道病毒，指一组通过污染食物，经消化道传播的，主要引起急性消化道疾病的多种病毒，包括脊髓灰质炎病毒、柯萨奇病毒、ECHO病毒和新肠道病毒；以及肠道腺病毒、轮状病毒、嵌杯样病毒、星状病毒、诺沃克（Norwalk）病毒等。③肝炎病毒，导致肝脏组织病变的病毒，包括甲型（HAV）、乙型（HBV）、丙型（HCV）、丁型（HDV）、戊型（HEV）和庚型肝炎病毒（HGV）；其中甲型（HAV）和戊型（HEV）肝炎病毒经粪-口途径传播，曾被划为消化道病毒。④皮肤及黏膜的出疹性病毒，系一大类感染人体后能够引起弥漫性皮疹的病毒，如麻疹病毒、风疹病毒、天花病毒、水痘病毒、单纯疱疹Ⅰ型和Ⅱ型病毒、水痘-带状疱疹病毒，人巨细胞病毒、EB病毒等。⑤虫媒病毒，指一大类通过吸血的节肢动物叮咬人、家畜及野生动物而传播疾病的病毒，具有自然疫源性，包括流行性乙型脑炎病毒、森林脑炎病毒、登革热病毒、黄热病病毒、汉坦病毒等。⑥神经病毒，导致中枢神经系统疾病的病毒，患者因被患狂犬病的动物咬伤而接触含病毒的唾液致病，如狂犬病毒等。⑦肿瘤病毒，如人乳头瘤病毒、多瘤病毒、疱疹病毒、痘病毒。⑧逆转录病毒，该类病毒均具有病毒编码的逆转录酶。此酶可将病毒RNA基因组逆转录为DNA，然后再转录为RNA。例如HTLV白血病病毒以及HIV等。⑨新发传染病相关病毒，新发传染病指的是新近确定而先前未知的病毒或旧传染病重新引起局部或世界范围内流行和传播的传染病，包括近年可引起新生儿小头畸形的寨卡病毒（Zika virus，ZIKV）、埃博拉病毒（Ebola virus）、SARS冠状病毒、禽流感病毒（H5N1）、引起手足口病的柯萨奇病毒A16型（Cox A16）和肠道病毒71型（EV 71）以及甲型H1N1流感病毒等。⑩亚病毒，是一种比病毒更简单的生命形式，包括类病毒、拟病毒和朊病毒。类病毒仅由独立侵染性的RNA所组成；拟病毒一般仅由裸露的RNA或者DNA组成，是在真病毒中寄生的一种有缺陷的病毒；朊病毒又称朊粒或者蛋白质侵染子，是一种不含核酸的传染性蛋白质分子。目前仅发现朊病毒可引起人类和动物感染。朊病毒是人类传染性海绵状脑病（TSE）的病原体。疯牛病即牛海绵状脑病（BSE），是TSE病的一种。

【细菌的分类】伯杰（Bergey）分类系统"伯杰细菌鉴定手册"是国际上最有影响和被广泛采用的细菌分类系统，1984年易名改版为"伯杰系统细菌学手册"。表1-1-3列出了与医学相关的细菌种群。目前在细菌的分类方法中，主要采用的方法可分为表型分类法、遗传学分类法和化学分类法。

1. 表型分类法　传统的细菌分类法，以细菌的形态、结构、生理、生化和血清反应等细菌表型为主要依据。这种方法使用方便，分类较为明确，缺点是往往带有一定程度的盲目性和主观性。20世纪60年代后，随着计算机的应用发展了数值分类法，系根据细菌的表型特性，包括形态、生理和生化指标，用计算机计算菌株间相似度，将完全相似者归为一群，故亦是一种表型分类法。目前主要用于自动化细菌鉴定仪，如VITEK系统，Phoenix-100，MicroScan Walk/Away-40、-96和Sensititre-ARIS 2X等。

2. 遗传学分类法　亦称分子生物学技术分类或基因诊断。由于分子生物学技术的发展，可通过分析DNA的碱基组成、含量测定、基因组大小和DNA的相似度（通过DNA杂交实验）、同源性分析（16S rRNA序列分析）比较细菌DNA的亲缘关系。近年来更发展了特异性基因探针、质粒类型分析、菌落DNA杂交等技术，可以对细菌进行种以下水平的鉴定和分类。

3. 化学分类法　根据细菌细胞中某些特定化学物质的特征对细菌进行分类的方法，是划分不同属细菌的主要特征。如磷酸类脂分析、脂肪酸组分分析、细胞壁成分分析和全细胞蛋白电泳分析等方法，均可为属和属以上细菌的分类以及种和亚种分类提供有用的基本资料。

近年来发展的基质辅助激光解析电离飞行时间质谱（MALDI-TOF MS）技术依据：①不同微生物间指纹图谱的差异；②不同微生物种的指纹图谱存在种属、亚种间的特征峰，使鉴定结果重复性好。该技术不仅可以适用于临床标本培养物的菌种鉴定，还可直接检测标本内的病原微生物。血标本以及尿标本中菌量达10^5cfu/ml的待检菌均可正确检出。血培养的革兰氏阳性菌种、属鉴定正确率可分别达90.1%和95.7%，革兰氏阴性菌中分别达83.7%和84.7%，耗时仅35分钟；尿培养中的细菌种、属鉴定正确率分别为92.7%和91.8%，对引起尿路感染的大肠埃希菌的鉴定正确率高达97.6%。该技术还可用于药敏试验及耐药机制检测。随着样本处理方式标准化、数据库的完善、生物信息学的使用以及快速信息报告系统的应用，该技术将在病原微生物检测中得到充分发挥，更好地服务于感染性疾病的病原诊断与合理选用抗菌药物。

一种细菌可以感染不同部位引起不同疾病，不同细菌又可以引起相同部位和相似的临床表现。例如金黄色葡萄球菌可以引起皮肤和各种脏器感染与血流感染；产肠毒素金黄色葡萄球菌可引起食物中毒。致病性大肠埃希菌（EPEC）可引起婴儿腹泻；肠产毒性大肠埃希菌（ETEC）可引起儿童和成人腹泻；肠侵袭性大肠埃希菌（EIEC）可引起结肠的炎症和溃疡；肠出血性大肠埃希菌（EHEC）可引起出血性肠炎。大肠埃希菌还可引起血流感染、新生儿脑膜炎、尿路感染、伤口感染和局部脓肿等。产气荚膜梭菌可引起气性坏疽，某些菌株则可引起食物中毒和坏死性肠炎。此外，不同细菌如α型溶血和非溶血性链球菌属、牛链球菌、金黄色葡萄球菌、肠球菌、产碱杆菌、李斯特菌和某些厌氧菌及真菌等都可以引起感染性心内膜炎。与人类疾病有关的重要细菌、螺旋体、立克次体、衣原体和支原体见表1-1-3。

【真菌的分类】真菌（Fungi）属真核细胞型微生物。不含叶绿素，不能进行光合作用，细胞核高度分化，有核膜和核仁。细胞质内有完整的细胞器。其分类系统较多，较常用的是安斯沃斯（Ainsworth）于1973年提出的分类系统。该系统主要依据真菌形态、细胞结构、生理、生化以及生态学等，尤其是有性生殖阶段的形态特征进行分类。与医学有关的真菌有4个亚门：①接合菌亚门（Zygomycotina）；②子囊菌亚门（Ascomycotina）；③担子菌亚门（Basidromycotina）；④半知菌亚门（Deuteromycotina）。现代分子生物学技术对真菌DNA的分析，即基因分析的现代分类法中只包括前三个亚门。

临床上通常将致病真菌分成两类：浅部真菌和深部真菌。

浅部真菌指浅在寄生性真菌，可侵犯皮肤、毛发和指（趾）甲，寄生于表皮角质、毛发和甲板的角蛋白组织中，引起浅部真菌疾病，简称为癣。目前已报告的皮肤癣菌有45种，对人类有致病作用的20余种。皮肤癣菌可分成：①毛癣菌属；②小孢子菌属；③表皮癣菌属；④角层癣菌等。

深部真菌是指可侵犯皮下组织和内脏，引起机体全身各部位、各系统疾病的病原真菌或条件致病真菌。根据菌落形态等生物学性状可分为酵母样型（yeast-like）真菌、酵母型（yeast）真菌、丝状型（filamentous）真菌和双相型（dimorphic fungus）真菌等。其中双相型真菌是指在组织内或35～37℃培养环境下菌落呈酵母型，在22～28℃室温培养条件下，菌落呈丝状型的一类真菌。

深部真菌主要包括：念珠菌属（Candida）如白念珠菌（C.albicans）、热带念珠菌（C.tropicalis）、克柔念珠菌（C.krusei）、光滑念珠菌（C.glabrata）、近平滑念珠菌（C.parapsilosis）和季也蒙念珠菌（C.guillermondii）等。隐球菌属（Cryptococcus）如新型隐球菌（C.neoformans）及其变种。曲霉属（Aspergillus）无性阶段，如烟曲霉（A.fumigatus）、黄曲霉（A.flavas）、土曲霉（A.turreus）、黑曲霉（A.niger）、构巢曲霉（A.nidulans）等。孢子丝菌属（Sporotrix）如申克孢子丝菌（S.schenckii）及其变种。青霉属（Penicillium）无性阶段，如马尔尼菲篮状菌（P.marneffii）。组织胞浆菌属（Histoplasm）无性阶段如荚膜组织胞浆菌（H.capsulatun）及其变种。荚膜阿耶罗菌（A.capsulatun）是荚膜组织胞浆菌的有性型。芽生菌属（Blastomyces）只有皮炎芽生菌（B.dermatitidis）一个种。皮炎阿耶罗菌（A.dermatitidis）是皮炎芽生菌的有性型。球孢子菌属（Coccidioides）包括粗球孢子菌（C.immitis）和波萨球孢子菌（C.posadasii）2个种。副球孢子菌属（Paracoccidioides）只有巴西副球孢子菌（P.braziliensis）。上述荚膜组织胞浆菌、皮炎芽生菌、马尔尼菲篮状菌、申克孢子丝菌、粗球孢子菌和巴西副球孢子菌都属双相型真菌。双相型真菌多为致病真菌，能感染正常人体。其他均为条件致病菌，常感染免疫功能低下、菌群失调等患者。近年来由于临床侵袭性操作、广谱抗菌药物、激素及免疫抑制剂等大量应用，真菌感染逐年增多，应引起重视。

表 1-1-2 与人类疾病有关的病毒科及其所属病毒

核酸类型	核酸股数	科	亚科	属	举例（与人类感染有关的病毒种）
DNA 病毒	单股	细小病毒科（Parvoviridae）		细小病毒属	人细小病毒 B-19 及 RA-1
				依赖病毒属	腺相关病毒人型 1～5 型
	双股	多瘤病毒科（Polyomaviridae）		多形瘤病毒属	腺病毒（3,4,7,14,21 型）
	双股	乳头瘤病毒科（Papillomaviridae）		乳头状瘤病毒属	多瘤病毒、JC 病毒、BK 病毒
	双股	腺病毒科（Adenoviridae）		乳腺病毒属	人乳头瘤病毒（HPV）
					人类腺病毒，36 种以上
	双股	疱疹病毒科（Herpesviridae）	α 疱疹病毒亚科	单纯疱疹病毒属	肠道腺病毒（Ead40,41,42）
					人疱疹病毒 1 型及 2 型
				水痘病毒属	水痘 - 带状疱疹病毒（VZV）、假狂犬病毒
			β 疱疹病毒亚科	巨细胞病毒属	人巨细胞病毒（CMV）
					人疱疹病毒 6 型（HHV-6）和 7 型（HHV-7）
			γ 疱疹病毒亚科	淋巴隐病毒属	EB 病毒（人疱疹病毒 4 型）
					人疱疹病毒 8 型（HHV-8）
	双股	痘病毒科（Poxviridae）	脊椎动物痘病毒亚科	正痘病毒属	牛痘病毒、天花病毒
				副痘病毒属	口疮毒及其他有蹄动物病毒、搭奶工人结节病毒
				鸦胆痘病毒属	鸦胆痘病毒、塔纳痘病毒
				软疣痘病毒属	人传染性软疣病毒
	双股	嗜肝 DNA 病毒科（Hepadnaviridae）	正嗜肝病毒属		人乙型肝炎病毒（HBV）
DNA 和 RNA 逆转录病毒	单股	逆转录病毒科（Retroviridae）	肿瘤病毒亚科	C 型肿瘤病毒属	人嗜 T 淋巴细胞病毒（HTLV- Ⅰ 及 Ⅱ 型）
				B 型肿瘤病毒属	小鼠和人乳腺瘤病毒
			泡沫病毒亚科	泡沫病毒属	人合胞泡沫病毒
			晶状病毒亚科	晶状病毒属	人免疫缺陷病毒（艾滋病毒 1 型、2 型）

续表

核酸类型	核酸股数	科	亚科	属	举例（与人类感染有关的病毒种）
RNA 病毒	单股	微小 RNA 病毒科（Picornaviridae）		肠道病毒属	脊髓灰质炎病毒（1～3 型）
					柯萨奇病毒 A 组（A1～22,A24 型）
					柯萨奇病毒 B 组（B1～6 型）
					人肠道致细胞病变病儿病毒（ECHO 病毒 1～9、11～27,29～34 型）
					新肠道病毒（68～71 型）
					其他脊椎动物病毒（>34）
				肝病毒属	甲型肝炎病毒（HAV 新型肠道病毒 72 型）
					猴甲型肝炎病毒（>2）
				心病毒属	脑心肌炎病毒
				鼻病毒属	鼻病毒（1～144 型）
				口蹄疫病毒属	口蹄疫病毒
	单股	嵌杯病毒科（Caliciviridae）		嵌杯样病毒属	嵌杯样病毒
				诺罗病毒属	诺沃克病毒
				沙波病毒属	札幌病毒
					戊型肝炎病毒（HEV）
	单股	披膜病毒科（Togaviridae）		甲病毒属	委内瑞拉马脑炎病毒等
					东方马脑炎病毒
					西方马脑炎病毒
				风疹病毒属	风疹病毒
	单股	黄病毒科（Flaviviridae）		黄病毒属	黄热病病毒
					登革热病毒
					丙型肝炎病毒（HCV）
					乙型脑炎
					圣路易脑炎

续表

核酸类型	核酸股数	科	亚科	属	举例（与人类感染有关的病毒种）
	单股	正黏病毒科（Orthomyxoviridae）		流感病毒属	森林脑炎
					西尼罗脑炎病毒
					日本脑炎病毒（JEV）
					寨卡病毒（ZIKV）
					流感病毒 A 型（H1N1,H5N1,H7N7,H7N3 等）
					流感病毒 B 型
					流感病毒 C 型
	单股	副黏病毒科（Paramyxoviridae）		副流感病毒属	副流感病毒（1～5 型）
					腮腺炎病毒
				麻疹病毒属	麻疹病毒
				肺病毒属	呼吸道合胞病毒
	单股	弹状病毒科（Rhabodoviridae）		水疱性病毒属	水疱性口炎病毒
				弹状病毒属	狂犬病毒
	单股	丝状病毒科（Filoviridae）		丝状病毒属	马尔堡（Marburg）病毒
					埃博拉（Ebola）病毒
	单股	冠状病毒科（Coronaviridae）		冠状病毒属	人肠道冠状病毒
					人呼吸道冠状病毒 CoV OC43,229E，SARS-CoV、CoVerNL63 和 HKU1
	单股	布尼亚病毒科（Bunyaviridae）		布尼病毒属	至少有 145 种
					如加利福尼亚脑炎病毒
				静脉病毒属	白蛉热病毒等至少有 30 种
					如裂谷热病毒
				纳伊罗病毒属	至少有 27 种
					如：克里米亚 - 刚果出血热病毒
				汉坦病毒属	汉坦病毒，引起出血热和肾病综合征

续表

核酸类型	核酸股数	科	亚科	属	举例（与人类感染有关的病毒种）
	单股	沙粒病毒科（Arenaviridae）		沙粒病毒属	Lassa 热病毒；南美出血热病毒中的 Junin 病毒；Machupo 病毒等，至少 8 种
	单股	星状病毒科（Astroviridae）		星状病毒属	人星状病毒 7 种
	双股	呼肠孤病毒科（Reoviridae）		呼肠孤病毒属	呼肠孤病毒（1,2,3,4 型）
				球形病毒属	科罗拉多蜱热病毒
				轮状病毒属	人轮状病毒（A,B,C,D,E,F,G 7 个种）
亚病毒因子				/	类病毒
				δ病毒	卫星病毒（satellites）、人丁型肝炎病毒（HDV）、Creutzfeldt-Jakob 病和致死性家族失眠症（FFI）
				/	朊病毒（Prion virus）海绵状脑病因子

表 1-1-3 与人类疾病有关的细菌和其他微生物的分类

类（Class）	群（Group）/科（Family）	属（Genus）	种（Species）（举例与人类感染有关的细菌种）
需氧革兰氏阳性球菌	葡萄球菌科（Staphylococcaceae）	葡萄球菌属（Staphylococcus）	金黄色葡萄球菌及表皮葡萄球菌等凝固酶阴性葡萄球菌共 45 个种和 21 个亚种
		孪生菌属（Gemella）	麻疹双球菌、溶血双球菌
	微球菌科（Micrococcaceae）	微球菌属（Micrococcus）	藤黄微球菌、里拉球菌
	链球菌科（Streptococcaceae）	链球菌属（Streptococcus）	化脓链球菌（A 群）、无乳链球菌（B 群）、停乳链球菌、停乳亚种和停乳链球菌司马亚种（C 和 G 群）、肺炎链球菌、变异链球菌群、唾液链球菌群、咽峡炎链球菌群、血液链球菌群、缓症链球菌群、牛链球菌群等 109 个种和亚种

续表

类(Class)	群(Group)/科(Family)	属(Genus)	种(Species)(举例与人类感染有关的细菌种)
	肠球菌科(Enterococcaceae)	肠球菌属(Enterococcus)	类肠球菌,尿肠球菌等
	气球菌科(Aerococcaceae)	气球菌属(Aerococcus)	血色气球菌,柯氏气球菌
		乏养球菌属(Abiotrophia)	缺陷乏养球菌
		颗粒链菌属(Gramulicatella)	毗邻颗粒链菌,细长颗粒链菌
	无色藻菌科(Leuconostocaceae)	无色藻菌属(Leuconostoc)	乳酸无色藻菌,肠膜无色藻菌
需氧革兰氏阳性杆菌	革兰氏阳性规则的,无芽孢细菌		
	李斯特菌科(Listeriaceae)	李斯特菌属(Listeria)	产单核细胞李斯特菌
	丹毒丝菌科(Erysipelothrixaceae)	丹毒丝菌属(Erysipelothrix)	猪红斑丹毒丝菌,扁桃体丹毒丝菌
	乳杆菌科(Lactobacillaceae)	乳杆菌属(Lactobacillus)	嗜酸乳杆菌,链状乳杆菌等
	革兰氏阳性规则的,有芽孢细菌		
	芽孢杆菌科(Bacillaceae)	芽孢杆菌属(Bacillus)	炭疽芽孢杆菌,蜡状芽孢杆菌
	革兰氏阳性不规则,或棒状无芽孢细菌		
	棒杆菌科(Corynebacteriaceae)	棒杆菌属(Corynebacterium)	白喉棒状杆菌,棒状杆菌 JK 等 89 个种,其中 54 个与医学有关
		隐秘菌属(Arcanobacterium)	溶血隐秘杆菌,化脓隐秘杆菌
	放线菌科(Actinomycetaceae)需氧放线菌		
	诺卡菌科(Nocardiaceae)	诺卡菌属(Nocardia)	星形诺卡菌,巴西诺卡菌
	链霉菌科(Streptomycetaceae)	链霉菌属(Streptomyces)	灰色链霉菌,比基尼链霉菌,热普通链霉菌等
	高温单胞菌科(Thermomonosporaceae)	马杜拉放线菌属(Actinomadura)	马杜拉放线菌
	分枝杆菌科(Mycobacteriaceae)	分枝杆菌属(Mycobacterium)	结核分枝杆菌,非结核分枝杆菌,麻风分枝杆菌
需氧革兰氏阴性球菌	奈瑟菌科(Neisseriaceae)	奈瑟菌属(Neisseria)	脑膜炎奈瑟菌,淋病奈瑟菌等
	莫拉菌科(Moraxellaceae)	莫拉菌属(Moraxella)	卡他莫拉菌,腔隙莫拉菌,大莫拉菌
需氧革兰氏阴性杆菌	肠杆菌科(Enterobacteriaceae)	埃希菌属(Escherichia)	大肠埃希菌
		志贺菌属(Shigella)	福氏志贺菌,宋内志贺菌

续表

类（Class）	群（Group）/科（Family）	属（Genus）	种（Species）（举例与人类感染有关的细菌种）
		沙门菌属（Salmonella）	伤寒沙门菌，副伤寒菌甲、乙、丙沙门菌，肠炎沙门菌，猪霍乱沙门菌，鼠伤寒沙门菌，肠炎沙门菌
		耶尔森菌属（Yersinia）	鼠疫耶尔森菌，假结核耶尔森菌，小肠结肠炎耶尔森菌等15个种和2个亚种
		克雷伯菌属（Klebsiella）	肺炎克雷伯菌，产酸克雷伯菌，产气克雷伯菌
		拉乌尔菌属（Raoultella）	解乌氨酸拉乌尔菌，植生拉乌尔菌
		肠杆菌属（Enterobacter）	阴沟肠杆菌
		泛菌属（Pantoea）	聚团泛菌
		欧文菌属（Erwinia）	欧文杆菌
		柠檬酸杆菌属（Citrobacter）	弗劳地柠檬酸杆菌，异型柠檬酸杆菌
		沙雷菌属（Serratia）	黏质沙雷菌
		变形杆菌属（Proteus）	奇异变形杆菌，普通变形杆菌
		普罗威登斯菌属（Providencia）	产碱普罗威登斯菌，司徒普罗威登斯菌
		摩根菌属（Morganella）	摩根摩根菌
		哈夫尼菌属（Hafnia）	蜂窝哈夫尼菌
		邻单胞菌属（Plesiomonas）	类志贺邻单胞菌
		爱德华菌属（Edwardsiella）	迟钝爱德华菌
		西地西菌属（Cedecea）	戴氏西地西菌
		勒米诺菌属（Leminorella）	林蒙勒米诺菌，理查德勒米诺菌
		默勒菌属（Moellerella）	威斯康星默勒菌
		塔特姆菌属（Tatumella）	痰特特姆菌
		爱文菌属（Ewingella）	美洲爱文菌
		莱克勒菌属（Leclercia）	不脱羧莱克勒菌
		克吕沃尔菌属（Kluyvera）	抗坏血酸克吕沃菌
		拉恩菌属（Rahnella）	水拉恩菌
		布特维西菌属（Budvicia）	水生布特维西菌

续表

类(Class)	群(Group)/科(Family)	属(Genus)	种(Species)(举例与人类感染有关的细菌种)
需氧革兰氏阴性杆菌(非肠杆菌科)	气单胞菌科(Aeromonadaceae)	布丘杆菌属(Buttiauxella)	乡间布丘杆菌
		气单胞菌属(Aeromonas)	嗜水气单胞菌
	弧菌科(Vibrionaceae)	弧菌属(Vibrio)	霍乱弧菌,El Tor 弧菌,副溶血弧菌
需氧革兰氏阴性杆菌(不发酵糖革兰氏阴性杆菌等)	假单胞菌科(Pseudomonadaceae)	假单胞菌属(Pseudomonas)	含 180 多个种和 15 多亚种;临床分离的假单胞菌包括铜绿假单胞菌,荧光假单胞菌,恶臭假单胞菌,门多萨假单胞菌,摩西假单胞菌,施氏假单胞菌,蒙大利假单胞菌,产碱假单胞菌,假产碱假单胞菌,维罗纳假单胞菌等不少于 10 个
	莫拉菌科(Moraxellaceae)	不动杆菌属(Acinetobacter)	含 21 个基因群,其中 7 个基因群已被命名,如乙酸钙不动杆菌,鲍曼不动杆菌,洛菲不动杆菌,溶血不动杆菌,约翰逊不动杆菌,琼氏不动杆菌和耐放射线不动杆菌等
	黄杆菌科(Flavobacteriaceae)	黄杆菌属(Flavobacterium)	水生黄杆菌
		金黄杆菌属(Chryseobacterium)	黏金黄杆菌,产吲哚金黄杆菌
		伊丽莎白菌属(Elizabethkingia)	脑膜败血伊丽莎白菌
	伯克霍尔德菌科(Burkholderiaceae)	伯克霍尔德菌属(Burkholderia)	洋葱伯克霍尔德菌,假鼻疽伯克霍尔德菌
		罗尔斯顿菌属(Ralstonia)	皮氏罗尔斯顿菌
	黄单胞菌科(Xanthomonadaceae)	窄食单胞菌属(Stenotrophomonas)	嗜麦芽窄食单胞菌
	产碱杆菌科(Alcaligenaceae)	产碱菌属(Alcaligenes)	粪产碱单胞菌
		无色杆菌属(Achromobacter)	木糖氧化无色杆菌
苛养革兰氏阴性杆菌,球杆菌和其他少见菌	HACEK		
	巴斯德菌科(Pasteurellaceae)	嗜血杆菌属(Hemophilus)	流感嗜血血杆菌,副流感嗜血杆菌,溶血嗜血杆菌,副溶血嗜血杆菌,杜克雷嗜血杆菌,埃及嗜血杆菌,溶血嗜血杆沫嗜血和皮特曼嗜血杆菌
	巴斯德菌科(Pasteurellaceae)	放线杆菌属(Actinobacillus)	人放线杆菌,李氏放线菌
	心杆菌科(Cardiobacteriaceae)	心杆菌属(Cardiobacterium)	人心杆菌,瓣膜心杆菌

续表

类(Class)	群(Group)/科(Family)	属(Genus)	种(Species)(举例与人类感染有关的细菌种)
	奈瑟菌科(Neisseriaceae)	艾肯菌属(Eikenella)	啮蚀艾肯菌
		金氏菌属(Kingella)	金氏金氏菌
	巴斯德菌科(Pasteurellaceae)	凝聚杆菌属(Aggregatibacter)	伴放线凝聚杆菌，嗜沫凝聚杆菌，迟缓凝聚杆菌
	黄杆菌科(Flavobacteriaceae)	二氧化碳嗜纤维菌属(Capnocytophaga)	牙龈二氧化碳嗜纤维菌
	军团菌科(Legionellaceae)	军团菌属(Legionella)	嗜肺军团菌
	心杆菌科(Cardiobacteriaceae)	萨顿菌属(Suttonella)	产吲哚萨顿菌
	纤毛菌科(Leptotrichiaceae)	链杆菌属(Streptobacillus)	念珠状链杆菌
	产碱杆菌科(Alcaligenaceae)	博德特菌属(Bordetella)	百日咳博德特菌
	人畜共患病原菌		
	巴斯德菌科(Pasteurellaceae)	巴斯德菌属(Pasteurella)	多杀巴斯德菌，犬巴斯德菌，溶血巴斯德菌等
	布鲁氏菌科(Brucellaceae)	布鲁氏菌属(Brucella)	马耳他布鲁氏菌，流产布鲁氏菌，猪布鲁氏菌，绵羊布鲁氏菌，大布鲁氏菌，森林鼠布鲁氏菌等
	弗朗西斯菌科(Francisellaceae)	弗朗西斯菌属(Francisella)	土拉热弗朗西斯菌，土拉热弗朗西斯菌土拉热亚种
	巴尔通体科(Bartonellaceae)	巴尔通体属(Bartonella)	汉赛巴尔通体
厌氧革兰氏阳性球菌	消化球菌科(Peptococcaceae)	消化球菌属(Peptococcus)	黑色消化球菌
	消化链球菌科(Peptostreptococcaceae)	消化链球菌属(Peptostreptococcus)	厌氧消化链球菌，不解糖消化链球菌
厌氧革兰氏阴性球菌	韦荣球菌科(Veillonellaceae)	韦荣球菌属(Veillonella)	小韦荣球菌
厌氧革兰氏阳性杆菌—不产芽孢	丙酸杆菌科(Propionibacteriaceae)	丙酸杆菌属(Propionibacterium)	痤疮丙酸杆菌
	乳杆菌科(Lactobacillaceae)	乳杆菌属(Lactobacillus)	德氏乳杆菌
	放线菌科(Actinomycetaceae)	放线菌属(Actinomyces)	牛放线菌，伊氏放线菌
	真杆菌科(Eubacteriaceae)	真杆菌属(Eubacterium)	黏液真杆菌
		动弯杆菌属(Mobiluncus)	柯氏动弯杆菌
	双歧杆菌科(Bifidobacteriaceae)	双歧杆菌属(Bifidobacterium)	齿双歧杆菌
		加德纳菌属(Gardnerella)	阴道加德纳菌

续表

类(Class)	群(Group)/科(Family)	属(Genus)	种(Species)(举例与人类感染有关的细菌种)
厌氧革兰氏阳性杆菌—产芽孢			
	梭菌科(Clostridiaceae)	梭菌属(Clostridium)	产气荚膜梭菌,破伤风梭菌,肉毒梭菌,艰难梭菌,诺氏梭菌和索氏梭菌等210个种和亚种
厌氧革兰氏阴性杆菌	拟杆菌科(Bacteroidaceae)	拟杆菌属(Bacteroides)	脆弱拟杆菌属
	普雷沃菌科(Prevotellaceae)	普雷沃菌属(Prevotella)	口腔普雷沃菌
	卟啉单胞菌科(Porphyromonasaceae)	卟啉单胞菌属(Porphyromonas)	不解糖卟啉单胞菌
	梭杆菌科(Fusobacteriaceae)	梭杆菌属(Fusobacterium)	具核梭杆菌
革兰氏阴性弯曲菌和螺杆菌	弯曲菌科(Campylobacteraceae)	弯曲菌属(Campylobacter)	胎儿弯曲菌,空肠弯曲菌,大肠弯曲菌等29个种和13个亚种
		弓形菌属(Arcobacter)	消化弓形菌,嗜低温弓形菌,布氏弓形菌
	螺杆菌科(Helicobacteraceae)	螺杆菌属(Helicobacte)	幽门螺杆菌,毕氏螺杆菌
螺旋体	钩端螺旋体科(Leptospiraceae)	钩端螺旋体属(Leptospira)	钩端螺旋体
	螺旋体科	疏螺旋体属(Borrelia)	回归热螺旋体,莱姆病螺旋体
		密螺旋体属(Treponema)	苍白密螺旋体(梅毒螺旋体)
		短螺旋体属(Brachyspira)	阿尔堡短螺旋体
支原体、衣原体和相关细胞内病原体	支原体科(Mycoplasmataceae)	支原体属(Mycoplasma)	肺炎支原体,人型支原体,生殖道支原体等122个种
		脲原体属(Ureaplasma)	解脲脲原体和差异脲原体等7个种
	衣原体科(Chlamydiaceae)	衣原体属(Chlamydia)	肺炎衣原体,沙眼衣原体,鹦鹉热衣原体
	立克次体科(Rickettsiaceae)	立克次体属(Rickettsia)	斑疹伤寒立克次体
		东方体属(Orientia)	恙虫病东方体
	柯克斯体科(Coxiellaceae)	柯克斯体属(Coxiella)	贝纳柯克斯体

目前在临床微生物实验室中，真菌形态学检测在真菌检测中仍占据重要的地位。新的非培养检测方法发展很快，如免疫学诊断方法乳胶凝集试验、ELISA、半定量放射免疫测定法等。常用的抗原检测方法有半乳甘露聚糖（GM 试验）、1，3-β-D- 葡萄糖（G 试验）以及新型隐球菌抗原检测。直接检测患者血清中的特异性抗体已被广泛用于双相型真菌感染的辅助诊断。分子生物学技术和 MALDI-TOF 质谱技术等均已被应用于部分真菌的亚种水平的鉴定和耐药机制研究，使侵袭性真菌病得以早期诊断和及时治疗。

【寄生虫的分类】引起人类疾病的重要寄生虫包括原虫和蠕虫等。原虫（protozoa）为单细胞真核动物，具有完整的生理功能。医学原虫约有 40 种，大多为寄生或共生类型。和医学有关的重要的原虫有溶组织阿米巴、福勒尔 - 耐格里原虫、棘阿米巴原虫、各种疟原虫、杜氏利什曼原虫，以及贾第虫、弓形虫、罗得西亚锥虫、冈比亚锥虫等。蠕虫（helminths）可分为 3 类，即吸虫、绦虫、线虫。和医学有关的重要蠕虫有二三十种。其中吸虫类包括华支睾吸虫、猫后睾吸虫、布氏姜片吸虫、肝片吸虫、卫氏并殖吸虫、四川肺吸虫、日本血吸虫、埃及血吸虫、曼氏血吸虫等。绦虫包括孟氏裂头绦虫、阔节裂头绦虫、肥胖带绦虫、链状绦虫、细粒棘球绦虫、多房棘球绦虫、短膜壳绦虫、长膜壳绦虫等。线虫包括十二指肠钩虫、美洲钩虫、东方圆线虫、粪类圆线虫、蛔虫、蛲虫、鞭虫、旋毛虫、斑氏丝虫、马来丝虫、盘尾丝虫、美丽筒线虫、结膜吸吮线虫、麦地那龙线虫等。

目前对寄生虫病的实验室诊断包括病原学检查、免疫学检查以及分子生物学检测。但是病原学诊断仍然是确证寄生虫感染的金标准，其费用低，标本易取。

第三节　与抗菌药物治疗有关的实验室检查

一、药物敏感性试验

各种致病菌对不同抗菌药物的敏感性不同，同一种细菌的不同菌株对不同抗菌药物的敏感性亦有差异；与此同时，由于抗菌药物的广泛应用所产生的选择性压力，使耐药菌株也随之增加。因此药敏测定结果的正确与否与临床疗效的关系极为密切，一个正确的结果可供临床医师选用抗菌药物时参考，并可提高疗效。

此外，药物敏感性试验还可进行细菌耐药性监测，了解本医院、本地区以至全国某种致病菌的耐药性变迁情况，以便采取有效的措施，防止或减少细菌耐药性的发生和发展；并可为抗菌药物的管理和国家制订新药的开发研究计划提供重要的实验室依据；同时对细菌耐药谱的分析和分型亦有助于某些细菌的鉴定，并可作为医院感染流行病学调查的手段之一。因此，临床微生物室必须重视和正确无误地开展细菌的药物敏感性试验。

（一）药敏试验的原理

测定抗菌药物在体外对病原微生物有无抑制作用的方法称为药物敏感性试验。有的以抑制细菌生长作为评定结果的标准，有的则以杀灭细菌为标准。前者常用最低抑菌浓度表示，后者常用最低杀菌浓度表示。

1. **最低抑菌浓度**　指抑制细菌生长所需药物的最低浓度（minimal inhibitory concentration，MIC），试验时肉眼观察未见细菌生长的最低药物浓度即为 MIC。通常以 MIC_{50} 和 MIC_{90} 表示某种抗菌药物抑制 50% 和 90% 受试菌生长所需的 MICs。

2. **最低杀菌浓度**　最低杀菌浓度（minimal bactericidal concentration，MBC），即能使受试菌最初的活菌总数减少 99.9% 或以上所需要的最低抗菌药物浓度。通常用 MBC_{50} 和 MBC_{90} 表示药物能将 50% 或 90% 受试菌的最初活菌总数杀灭 99.9% 或以上所需要的 MBCs。

3. **"临界浓度"** 根据抗菌药物抑制细菌生长所需要的 MIC，结合常用剂量时在人体内所能达到的血药浓度划分细菌对各种抗菌药物敏感和耐药的界限，亦可称为"判断标准"。统计在临界浓度时该药抑制受试菌株的百分率，称为该药的抑菌率或细菌对该药的敏感率，常用于临床流行病学和细菌耐药性调查。

4. **抗生素后效应（post-antibiotic effects，PAE）** 细菌暴露于抗菌药后，在去除抗菌药的情况下，恢复细菌生长 1 个 $\log_{10}$ 指数所需要的时间与对照菌增加 1 个 $\log_{10}$ 指数生长所需要的时间之差 ≥ 0.5 小时，即该抗菌药物具有 PAE。它反映了抗生素作用后细菌再生长延迟相的长短和抗菌药作用于细菌后的持续抑制作用。不同抗菌药对不同细菌的 PAE 持续时间有很大差异，并受抗菌药浓度、作用时间等影响。所有抗菌药对于革兰氏阳性球菌均有 PAE；抑制蛋白和核酸合成的抗菌药对革兰氏阴性杆菌具有 PAE；β- 内酰胺类对革兰氏阴性杆菌 PAE 很短或缺如，亚胺培南对铜绿假单胞菌的 PAE 为 1～2 小时；两性霉素 B、氟胞嘧啶对真菌具有 PAE，但吡咯类无。

5. **杀菌曲线** 杀菌曲线（time-kill curves）即将细菌处于 ≥ MIC 的抗菌药物浓度下观察抗菌药物的杀菌速度。由于在一定受试药物浓度下细菌成活数逐渐减少，其 $\log_{10}$ 指数的改变与受试药物浓度的杀菌时间呈线性关系。从杀菌曲线可观察到抗菌药物对受试菌的杀菌速度及其与药物浓度和时间的关系。当抗菌药浓度 ≥ MIC 时，菌量随时间延长逐渐减少，表明具有杀菌作用，为杀菌剂。菌量随时间变化不明显，曲线接近水平状，表明仅具抑菌作用，为抑菌剂。

（二）药敏试验的指征

下列情况应进行药物敏感性试验：

1. 已查明病原菌，需要帮助医师选择最合适的抗菌药物者。

2. 为进行细菌耐药性监测和了解本地区的耐药性变迁，必须有细菌药敏试验结果以建立细菌耐药性数据库。

3. 新抗菌药物的药效学评价，必须进行药敏测定以获得该药的 MIC_{50} 和 MIC_{90}，MBC_{50} 和 MBC_{90} 以及抑菌率等评价指标。

以下情况不需要做药敏测定：①已知某些抗菌药物对某种细菌有良好的抗菌作用，而且很少有耐药株存在，例如青霉素对溶血性链球菌和脑膜炎奈瑟球菌等；②可能是污染菌而不是引起感染的真正病原菌；③对一些营养要求较高，不易生长的细菌，一般也可不做常规药敏试验，例如淋病奈瑟球菌和流感嗜血杆菌。

（三）常用的药敏试验方法

1. **稀释法** 以一定浓度的抗菌药物与含有受试菌株的培养基进行一系列不同倍数稀释（通常为对倍稀释），经培养后观察其最低抑菌浓度。用肉汤培养基在试管内进行试验者称"试管稀释法"；用微量板进行者为"微量稀释法"；液体稀释法时细菌接种菌量为 10^5 cfu/ml。过夜培养后用肉眼观察试管或微量板小孔内细菌生长的浊度来判定 MIC 结果。以肉眼未见细菌生长管内所含的最低药物浓度为该药对该试验菌的最低抑菌浓度（MIC）。如以含药物的琼脂平板代替肉汤管，称琼脂稀释法。琼脂稀释法时细菌的接种菌量为每点 10^4 cfu。过夜培养后，以无菌落生长的平板中所含最低药物浓度为最低抑菌浓度。

稀释法的最大优点是可以精确测得药物最低抑菌浓度，但需耗费较多材料、人力和时间。在肉汤稀释法测定药物对细菌生长的 MIC 时，可将肉眼无细菌生长的各管每管中取 10μl 分别移种至不含抗菌药物的琼脂平皿上；过夜培养后，每块平板上菌落计数不超过 5 个的相应肉汤管中的最低药物浓度，即药物的最低杀菌浓度（MBC）。微量稀释法的优点为试剂、材料较节省，而且微量板中可预先配制好抗菌药物和培养基，冷藏后一定时期内使用，较为方便。琼脂稀释法配合多点接种器使用，可同时进行大量菌株的药敏测定，实验结果重复性好，适宜于工作量大的实验室采用。缺点是不能进行最低杀菌浓度的测定。

2. 纸片扩散法 将浸有抗菌药物的纸片贴在涂有细菌的琼脂平板上，抗菌药物在琼脂内由纸片中心向四周扩散，其浓度呈梯度递减，因此在纸片周围一定距离内的细菌生长受到抑制，过夜培养后形成抑菌圈，其直径大小与药物浓度的对数呈线性关系。用稀释法和扩散法同时测定一定数量的菌株，可以得到一条代表抑菌圈直径与药物浓度关系的回归线，从抑菌圈的大小可推知该药的最低抑菌浓度。

纸片法操作简单，所费材料、人力和时间都较少，是目前临床上最广泛使用的药敏测定方法。1977年，世界卫生组织推荐以Kirby-Bauer（K-B）方法作为标准化药敏试验方法，主要适用于生长较快的需氧菌和兼性厌氧菌的药敏测定。根据试验中所测得抑菌圈的大小，可推断该菌株的MIC；同时参考常用剂量时血清和其他体液中的药物浓度，划分纸片法药敏试验结果的判断标准。目前以美国临床和实验室标准化协会（Clinical and Laboratory Standards Institute，CLSI）制定的药敏试验判断标准为临床上普遍采用。

Stokes纸片比较法是用标准敏感菌株作为对照菌，与受试菌涂在同一琼脂平皿上，根据对照菌与受试菌在药物纸片周围产生的抑菌圈大小，判断受试菌株为敏感、中度敏感或耐药。本法仅在英国等少数几个欧洲国家应用，其优点为受试菌和对照菌在同一平皿内进行试验，避免了由于实验条件不同而产生的误差。

3. E-试验法（Epsilometer test，E-test） 在琼脂扩散法的基础上改良而成。其方法是将抗菌药物放置于5mm×50mm的不透明薄型塑料带上，药物浓度按$\log_2$梯度递减，共含15个不同稀释度的抗菌药。塑料带的反面是相应的药物浓度标记（256μg/ml、128μg/ml……0.016μg/ml）。将"E-试验"条代替抗菌药纸片进行药敏试验，操作步骤与琼脂扩散法相同。每个直径9cm的琼脂平皿内可放"E-试验"条1～2条，直径为14～15cm的平皿可放4～6条。过夜培养后在"E-试验"条周围形成一椭圆形抑菌圈，其边缘与"E-试验"条交叉处的药物浓度标记即该药对该细菌的最低抑菌浓度（MIC）。本法与琼脂稀释法、微量稀释法和琼脂扩散法等测定结果的符合率均在95%以上。本法还可用于营养要求较高、生长缓慢或需特殊培养条件的病原菌的药敏检测，如流感嗜血杆菌、肺炎链球菌、淋病奈瑟球菌、空肠弯曲菌和厌氧菌等，但价格较高为其缺点。

4. 自动化药敏测定仪 20世纪70年代以后，国外相继开发并上市的自动化药敏测定仪有VITEK系统、MicroScan Walk/Away系统、Phoenix系统、Sensititre-ARIS系统以及国产自动化药敏系统等。基本原理是利用光学测量法测定抗菌药物对细菌的抑制或杀灭作用，即透光量与菌液浊度呈反比。自动化仪器测试的优点是：快速，尤其适用于快速生长的细菌，药敏试验可在3～5小时完成，重复性好，节省人力，且内置专家系统，可提示不可能或极少见的耐药表型。但仪器和检测所用试剂盒或试剂卡价格昂贵，对于生长缓慢或需特殊培养条件的病原菌使用仍有一定限制，测定结果为半定量者，不够精确。

（四）一些特殊细菌的药敏试验

1. 少见细菌和苛养菌 由于临床微生物实验室鉴定技术和设备的更新，以往一些鉴定困难的和较少见细菌的检出率日益提高。这类细菌大多是条件致病菌，可引起临床上一些较少见或难治的感染性疾病。如气单胞菌属/邻单胞菌属、芽孢杆菌属（非炭疽芽孢杆菌属）、空肠弯曲菌/大肠弯曲菌、棒状杆菌属、猪红斑丹毒丝菌、乳杆菌属、明串珠菌属、产单核李斯特菌、卡他莫拉菌、巴斯德菌属、片球菌属、弧菌属、HACEK细菌等。2006年，CLSI建立了上述细菌的药敏试验指南M45-A，为上述细菌提供了标准化的药敏试验方法和结果判断标准及质控的标准。

2015 年，CLSI 在 M45-A 的基础上又出版了修订版 M45-A2。其中又补充了炭疽芽孢杆菌、鼠疫耶尔森菌、鼻疽伯克霍尔德菌、类鼻疽伯克霍尔德菌、土拉热弗朗西斯菌和布鲁氏菌属、霍乱弧菌和幽门螺杆菌等。

2. 厌氧菌 通常厌氧菌不需要进行常规药敏试验，因为多数厌氧菌对常用的抗厌氧菌药物均呈敏感，且厌氧菌往往与需氧菌形成混合感染，导致药敏结果不易解释；但在厌氧菌引起的严重感染（如脑脓肿、心内膜炎等），或需长期用药者（如骨髓炎等），或进行厌氧菌耐药性监测时，则应进行药敏试验。目前 CLSI 已制订了厌氧菌药敏试验方法，其原理与稀释法相似，试验结果重复性好。目前 CLSI 推荐的厌氧菌药敏试验有肉汤稀释法和琼脂稀释法。培养基以布鲁氏菌培养基为基础，补充氯化血红素、维生素 K_1 和冻融马血（琼脂稀释法可补充冻融羊血）。细菌的接种菌量分别为 10^6cfu/ml 和每点 10^5cfu。药敏试验常用的抗菌药品种为青霉素类及其与 β-内酰胺酶抑制剂复方制剂、碳青霉烯类、克林霉素、甲硝唑、氯霉素、红霉素、四环素等，以脆弱拟杆菌 ATCC25285 或产气荚膜梭菌 ATCC13124 为质控菌。稀释法较繁复，不易推广。E- 试验法较为简便，结果准确，但价格昂贵。

3. 真菌 近 20 年来，深部真菌感染呈增多趋势，尤其是条件致病性真菌的感染亦呈显著上升趋势。真菌药敏试验的原理与细菌药敏试验相同，但由于某些抗真菌药的水溶性差，对酸和热不稳定，许多真菌生长缓慢，因此操作较困难。常用的抗真菌药物为两性霉素 B、制霉菌素及吡咯类，如咪康唑、酮康唑、氟康唑、伊曲康唑和氟胞嘧啶等。常用的方法为肉汤稀释法、琼脂稀释法和纸片法。生长较快的真菌如念珠菌属、隐球菌属等可用肉汤稀释法或微量稀释法；其他真菌需用琼脂稀释法，沙保培养基，培养温度 30℃。但上述方法不宜用于测定酵母菌对酮康唑或其他咪唑类的敏感性。近年来 CLSI 制订的标准化药敏方法日趋成熟，并被普遍接受。有 M27-S3 酵母菌肉汤稀释法体外抗真菌药敏试验参考方法（表 1-1-4）、M38-A2 丝状真菌肉汤稀释法体外抗真菌药敏试验参考方法、M44-S2 酵母菌纸片扩散法抗真菌药敏试验（表 1-1-5）等。虽然纸片法亦可用于酵母菌的药敏测定，但因多烯类药物不稳定（如两性霉素 B）、咪唑类溶解度和稳定性差异较大，限制了本法的使用。目前商品化的 E- 试验法也是一种测定真菌药敏的有效方法。

表 1-1-4　抗真菌药念珠菌属药敏试验判断标准（稀释法：mg/L）

抗真菌药	敏感（S）	剂量依赖性敏感（S-DD）	中介（I）	耐药（R）	不敏感（NS）
阿尼芬净	≤ 2	—	—	—	> 2
卡泊芬净	≤ 2	—	—	—	> 2
氟康唑	≤ 8	16 ~ 32	—	≥ 64	
氟胞嘧啶	≤ 4	—	8 ~ 16	≥ 32	
伊曲康唑	≤ 0.125	0.25 ~ 0.5	—	≥ 1	
米卡芬净	≤ 2	—	—	—	> 2
伏立康唑	≤ 1	2	—	≥ 4	

注：摘自 CLSI M27-S3。

表 1-1-5　抗真菌药念珠菌属药敏试验判断标准（纸片法：直径 mm）

抗真菌药	纸片含量 /（μg/ 片）	敏感（S）	剂量依赖性敏感(S-DD)	耐药（R）
卡泊芬净	5	≥ 10	—	≤ 10
氟康唑	25	≥ 19	15 ~ 18	≤ 14
伏立康唑	1	≥ 17	14 ~ 16	≤ 13

注：摘自 CLSI M44-S2。

4. 结核分枝杆菌　初治病例通常不需要做药敏测定，亦不需要获知药敏试验结果后方开始治疗。但复治病例常需要进行药敏试验，以评估结核分枝杆菌耐药性，供临床用药时参考，尤其在用抗结核药治疗 4 ~ 5 个月后痰菌仍呈阳性的患者。由于结核分枝杆菌的生长十分缓慢，通常采用固体培养基法，抗结核药物采用链霉素、异烟肼、对氨基水杨酸、乙胺丁醇和利福平等。每周观察 1 次，1 个月后报告结果。

（五）药敏试验的影响因素

许多因素都可影响药敏试验的结果。为使药敏试验的结果准确可靠、重复性好，并能迅速反映细菌耐药性的变迁情况，必须采用标准的药敏试验材料，并按标准化的药敏试验方法进行。通常按美国 CLSI 推荐的操作方法进行。

1. 培养基　培养基内应尽量避免有抗菌药物的拮抗物质，如钙、镁离子能减低氨基糖苷类的抗菌活性，胸腺嘧啶核苷和对氨苯甲酸（PABA）能拮抗磺胺药和 TMP 的活性。目前推荐用 MH 培养基，并且为保证 MH 培养基的质量，必须用粪肠球菌 ATCC29212 进行质控试验。

2. 细菌接种量　细菌接种量应恒定，如太多或太少均可影响药敏试验的结果。如纸片法药敏操作时，CLSI 推荐的菌液浓度为 0.5 麦氏浊度，含菌量约 1.5×10^8 cfu/ml。

3. 质控菌　为保证每次试验结果准确可靠，在试验中应同时用标准敏感菌株作为对照菌，与受试菌同时进行试验。只有当标准菌株的药敏试验结果在规定的范围内时，药敏试验结果才是可信的。不同的细菌药敏试验采用的质控菌株是不一样的。测定金黄色葡萄球菌药敏时，用金黄色葡萄球菌 ATCC25923（纸片法）或 ATCC29213（稀释法）为对照；测定肠杆菌科细菌药敏时应用大肠埃希菌 ATCC25922 为对照；测定糖不发酵革兰氏阴性杆菌则用铜绿假单胞菌 ATCC27853 为对照菌。必要时可采用与受试菌相应菌种的 ATCC 质控菌。

4. 抗菌药物药敏试验中应根据不同受试菌选择适宜的抗菌药物

根据 CLSI 规定，结合国内临床用药情况，常规药敏试验按照抗菌药物的体外抗菌作用、临床疗效、耐药性的出现以及价格等，将现有的抗菌药物分成 A、B、C、U 四个组。A 组药物为常规的一级试验组合，并常规报告结果；B 组药物亦可用于一级试验，但应选择性报告，当细菌对 A 组药物耐药时可以选择性报告 B 组中同类抗菌药物；C 组为补充性药物，可根据需要选择性报告；U 组为尿道分离菌的药敏选择药物。

（六）药敏试验结果判断标准及临床意义

1. 判断标准　通常采用 CLSI 公布的药敏试验结果判断标准，采用三级划分制。即高度敏感（S）、中介（I）和耐药（R），某些特殊药物如头孢吡肟尚有剂量依赖性敏感（susceptible-dosedependent，S-DD）。但应注意必须采用 CLSI 文件中规定的药敏试验材料和方法。目前在临床微生物实验室常规使用的许多抗菌药物判断标准源于 20 世纪 80 年代中期，已不适应目前临床上细菌耐药的情况。2000 年，CLSI 指出临床微生物实验室一旦发现对任何一种第三代或第四代头孢菌素以及氨曲南耐药的菌株必须筛选和确认其是否产生超广谱 β- 内酰胺酶（extended spectrum β-lactamases，ESBLs）；如果确认是产 ESBLs 菌株，无论药敏试验结果如何均应报告为耐药；并推荐了 ESBLs 初筛和确认的具体方法。再如由于碳青霉烯酶在肠杆菌科细菌中的发现，为控制其迅速蔓延和扩散，2008 年起 CLSI 提出在常规药敏试验中如发现对碳青霉烯类耐药的肠杆菌科细菌，建议进行碳青霉烯酶的检测，检测方法包括改良 Hodge 试验（因出现检测结果呈假阴性和假阳性，目前该方法已被删除）、Carba_Np 试验、改良碳青霉烯灭活试验（mCIM）等。近年来 CLSI 对头孢菌素类和氨曲南对肠杆菌科细菌及碳青霉烯类抗生素对肠杆菌科细菌的判断标准作了修改（表 1-1-6），凡采用新标准的临床微生物实验室可以按照新标准报告药敏结果，不需进行 ESBLs 的初筛和确认试验。但商品化药敏系统目前尚不能使用新标准报告，仍须按老标准的要求进行药敏试验并报告。采用纸片法药敏试验的实验室可使用新标准进行规范化报告。必须注意，新标准仅是适合用于美国 FDA 批准的给药方案包括剂量、给药途径、每日给药次数等，各医疗机构采用的抗菌药物剂量和调整方法需要重新评估，以保持与 CLSI 推荐的标准相一致。

表 1-1-6　头孢菌素和碳青霉烯类抗生素对肠杆菌科细菌的判断标准

抗生素	纸片浓度 /(μg/ 片)	纸片扩散法判断标准 /mm			MIC 测定法判断标 /(mg/L)			FDA 批准的给药方案
		S	I	R	S	I	R	
头孢唑林	30	≥ 23	20 ~ 22	≤ 19	≤ 2	4	≥ 8	2g　q8h
头孢唑林*	30	≥ 15		≤ 14	≤ 16		≥ 32	1g　q12h
头孢噻肟	30	≥ 26	23 ~ 25	≤ 22	≤ 1	2	≥ 4	1g　q8h
头孢唑肟	30	≥ 25	22 ~ 24	≤ 21	≤ 1	2	≥ 4	1g　q12h
头孢曲松	30	≥ 23	20 ~ 22	≤ 19	≤ 1	2	≥ 4	1g　q24h
头孢他啶	30	≥ 21	18 ~ 20	≤ 17	≤ 4	8	≥ 16	1g　q8h
氨曲南	30	≥ 21	18 ~ 20	≤ 17	≤ 4	8	≥ 16	1g　q8h
多立培南	10	≥ 23	20 ~ 22	≤ 19	≤ 1	2	≥ 4	500mg　q8h
厄他培南	10	≥ 22	19 ~ 21	≤ 18	≤ 0.5	1	≥ 2	1g　q24h
亚胺培南	10	≥ 23	20 ~ 22	≤ 19	≤ 1	2	≥ 4	500mg　q6h 或 1g　q8h
美罗培南	10	≥ 23	20 ~ 22	≤ 19	≤ 1	2	≥ 4	1g　q8h

注：摘自 2020 年 CLSI M100-S30；*非复杂性尿路感染标准。

2. 临床意义　临床微生物实验室通常采用 S、I、R 分别表示受试菌对抗菌药物的敏感性。其临床意义如下。

（1）高度敏感（S）：表示该菌所致的感染，采用药物常用剂量治疗有效，即常规剂量时达到的平均血药浓度超过该药对细菌 MIC 的 5 倍以上。

（2）中度敏感（I）：表示该菌所致的感染需用高剂量药物时才有效，或细菌处于体内抗菌药物浓缩的部位或体液（如尿、胆汁、肠腔等）中时才能被抑制，采用常规剂量时达到的平均血药浓度相当于或略高于对细菌的 MIC。毒性较小的抗菌药，适当加大剂量仍可望获得临床疗效。

（3）耐药（R）：药物对细菌的 MIC 高于常规治疗剂量在血或体液内可能达到的浓度；或该菌能产生灭活抗菌药物的酶，则无论其 MIC 值大小如何，仍应判定该菌为耐药。例如产青霉素酶的金黄色葡萄球菌应即认为该菌对青霉素耐药。

值得注意的是葡萄球菌属中存在耐甲氧西林菌株，因此当药敏结果显示对甲氧西林或苯唑西林耐药者，应即认为对所有 β- 内酰胺类抗生素耐药（除外第五代头孢菌素），包括阿莫西林 - 克拉维酸、氨苄西林 - 舒巴坦等复方制剂。无论体外药敏试验的结果如何，临床治疗往往失败。此外，应注意表 1-1-7 中的细菌虽然体外药敏试验结果呈敏感，但临床治疗可能无效。

表 1-1-7　体外药敏试验结果敏感、体内无抗菌活性的细菌和抗菌药物

细菌	抗菌药物
沙门菌属、志贺菌属	第一、第二代头孢菌素，头霉素类和氨基糖苷类抗生素
耐甲氧西林葡萄球菌	青霉素类、β- 内酰胺类 / 酶抑制剂合剂、头孢菌素类（除具抗葡萄球菌活性的头孢菌素外）、碳青霉烯类抗生素
肠球菌属	氨基糖苷类抗生素（除高浓度筛选外）、头孢菌素类、克林霉素和复方磺胺甲噁唑

注：摘自 CLSI M100-S30。

3. 联合药敏试验　某些病原菌对各种抗菌药物不太敏感（如铜绿假单胞菌），以及复数菌感染和某些病原尚未查明的严重感染，常需采用两种或两种以上抗菌药物联合治疗。因此有必要进行联合药敏试验，供选用抗菌药物的参考。

通常用部分抑菌浓度指数（fractional inhibitory concentration index，FIC）作为联合药敏试验结果的判断依据。

$$FIC\ 指数 = \frac{联合时甲药的\ MIC}{甲药的\ MIC} + \frac{联合时乙药的\ MIC}{乙药的\ MIC}$$

FIC 指数 ≤ 0.5：协同作用，即两种抗菌药物联合后的抗菌活性显著大于各单药抗菌作用之和。

FIC 指数 > 0.5 ~ 1：相加作用，即两种抗菌药物联合后，其抗菌活性较任一种单药稍有增加。

FIC 指数 > 1 ~ 2：无关作用，即两种抗菌药物的活性均不受另一种药物的影响。

FIC 指数 > 2：拮抗作用，即一种抗菌药物的活性被另一种抗菌药物削弱。

联合药敏试验应先进行单药的药敏试验，然后以接近两者 MIC 的几种浓度进行两药的交叉联合，进行药敏试验。具体方法有肉汤稀释棋盘法、琼脂稀释棋盘法、单药纸片搭桥法、复合药物纸片法、纸条法等。以前两种方法的结果较为准确，但费时费材料，工作量大；纸片、纸条法等简便易行，但有时结果不易判断。

二、耐药菌的检测

（一）葡萄球菌属

1. 耐甲氧西林葡萄球菌（methicillin-resistant Staphylococcus，MRS）　耐甲氧西林葡萄球菌，包括耐甲氧西林金黄色葡萄球菌（methicillin-resistant Staphylococcus aureus，MRSA）和耐甲氧西林凝固酶阴性葡萄球菌（methicillin-resistant coagulase-negative staphylococci，MRCNS）。MR 菌株主要由于携带编码青霉素结合蛋白 PBP-2a 的 *mecA* 基因，使该菌对 β- 内酰胺类抗生素的亲和力显著降低，导致其对 β- 内酰胺类抗生素耐药。2010 年 CLSI 对 MRSA 的定义作了补充，

认为 MRSA 菌株应为含有 *mecA* 基因或苯唑西林或头孢西丁耐药者均为 MRSA。

（1）MRS 菌株的检测

1）表型检测：早年 CLSI 推荐采用苯唑西林纸片法药敏试验或肉汤稀释法及琼脂稀释法进行 MRSA 的表型检测。即用每片 1μg 苯唑西林纸片的抑菌圈直径 ≤ 10mm（或每片 5μg 甲氧西林纸片出现的抑菌圈直径 ≤ 9mm），或苯唑西林 MIC ≥ 4μg/ml（或甲氧西林 MIC ≥ 8μg/ml）者为耐甲氧西林金黄色葡萄球菌（MRSA）。近年来 CLSI 推荐采用每片 30μg 头孢西丁纸片检测 MRSA，头孢西丁比苯唑西林更易使 *mecA* 基因充分表达，结果也更准确。如抑菌圈直径 ≤ 21mm 者，或进行稀释法的 MIC 值 ≥ 8μg/ml 者均为 MRSA（表 1-1-8）。由于每片 1μg 苯唑西林纸片对凝固酶阴性的葡萄球菌中 MR 菌株的检测除表皮葡萄球菌外，其他凝固酶阴性葡萄球菌出现太多的假阳性，2009 年 CLSI 仅推荐苯唑西林的 MIC ≥ 0.5μg/ml 或每片 30μg 头孢西丁纸片的抑菌圈直径 ≤ 24mm 者即为耐甲氧西林凝固酶阴性葡萄球菌（MRCNS）。此外，金黄色葡萄球菌中对苯唑西林抑菌圈直径为 11 ~ 12mm 者，需送参考实验室进行苯唑西林 MIC 测定，以确证是否为 MR 菌株。

表 1-1-8 CLSI 推荐的 MRS 菌株检测方法

葡萄球菌	抗生素	纸片含量/(μg/片)	纸片法(抑菌圈直径/mm)			稀释法[MIC/(μg/ml)]		
			S	I	R	S	I	R
金黄色葡萄球菌和路邓葡萄球菌	苯唑西林	1	—*	—	—	≤ 2	—	≥ 4
金黄色葡萄球菌和路邓葡萄球菌	头孢西丁**	30	≥ 22	—	≤ 21	≤ 4	—	≥ 8
其他凝固酶阴性葡萄球菌(除外假中间葡萄球菌和施氏葡萄球菌)	苯唑西林	1				≤ 0.25	—	≥ 0.5
	头孢西丁***	30	≥ 25	—	≤ 24	—		—
假中间葡萄球菌和施氏葡萄球菌		1	18		17	≤ 0.25	—	≥ 0.5

注：摘自 CLSI M100-S30。

* — 表示 CLSI 没有标准。

**头孢西丁替代苯唑西林用于检测 MRSA 或 MRCNS，根据头孢西丁的结果报告对苯唑西林敏感或耐药。同时用头孢西丁和苯唑西林检测金黄色葡萄球菌和路邓葡萄球菌时，两者之一为耐药者均应报告此菌对苯唑西林耐药，为 MRSA。

***CLSI 不推荐苯唑西林纸片法用于其他凝固酶阴性葡萄球菌（CNS）中 MRCNS 的检出，推荐采用苯唑西林的稀释法或头孢西丁纸片法。除表皮葡萄球菌外有一些 CNS 菌株，虽然其苯唑西林的 MIC 值处于 0.5 ~ 2μg/ml，但这些菌株并不携带 *mecA* 基因。因此对于所致严重感染的上述 CNS，应直接进行 *mecA* 基因的检测或直接 PBP-2a 的乳胶检测。

2）*mecA* 基因的检测：通过以 *mecA* 基因引物对受试菌行 PCR 扩增，扩增产物行琼脂糖电泳，观察是否具有 *mecA* 基因的特征条带。以 MRSA ATCC43300 为对照。

3）PBP-2a 蛋白的检测：采用商品化的 PBP-2a 蛋白乳胶试剂对受试菌行乳胶凝集试验，凡乳胶凝集试验阳性者即为 MRS 菌株。

4）ChromID-MRSA 琼脂法：由于 MRSA 可产生 α- 葡萄糖苷酶，在添加了抗生素头孢西丁的 ChromID-MRSA 培养基上，MRSA 可产生绿色菌落。因此可采用 ChromID-MRSA 培养基筛选MRSA。

由于该菌对抗菌药物的耐药性具有不均一性（heterogenic）的特点，即同一菌落中可能同时存在 MR 株和 MS 株，给筛选和认识 MRSA 菌株带来一定的困难。因此 CLSI 推荐在实验室内可采用每毫升 MH 培养基中含 4%NaCl 和 6μg 苯唑西林的琼脂平皿进行 MR 菌株的表型筛选试验，该类细菌具有在高渗培养基（含 4%NaCl）生长良好的特点，而 MS 菌株则不能。

（2）临床意义：目前已知葡萄球菌属的大多数菌株可产青霉素酶，金黄色葡萄球菌中 90%或以上的菌株产生青霉素酶，凝固酶阴性葡萄球菌中亦有 85% 以上的菌株产生青霉素酶，因此目前青霉素已不适用于治疗葡萄球菌感染（表 1-1-9）。产青霉素酶的菌株对苯唑西林、氯唑西林、第一代头孢菌素和 β- 内酰胺酶抑制剂复方等仍敏感。MR 葡萄球菌菌株即使体外药敏试验对头孢菌素、酶抑制剂复方以及碳青霉烯类显示敏感，但体内应用往往失败，因此实验室确证为MR 菌株均应报告对所有 β- 内酰胺类抗生素耐药。上述各种葡萄球菌属引起的感染有效治疗药物不同，因此临床实验室的正确报告对临床合理选用抗菌药物十分重要。

表 1-1-9　葡萄球菌的耐药性和临床意义

葡萄球菌	β- 内酰胺酶	*mecA* 基因	药物敏感性
MSSA（或 MSCNS） （甲氧西林敏感葡萄球菌）	+	−	对除青霉素外的所有耐酶青霉素敏感
MRSA（或 MRCNS） （耐甲氧西林葡萄球菌）	+	+	对所有的 β- 内酰胺类抗生素耐药(除具抗葡萄球菌活性的头孢菌素外)，部分菌株对氨基糖苷类、氟喹诺酮类等亦显示耐药

2. 万古霉素不敏感金黄色葡萄球菌的检测　万古霉素不敏感金黄色葡萄球菌指的是hVISA、VISA、VRSA 等 MRSA 菌株。长期以来万古霉素是治疗 MRSA 感染的首选药物，但 20世纪 90 年代日本已报告对万古霉素中敏（或低度耐药株）的金黄色葡萄球菌并称之为 VISA（Vancomycin-intermediate *Staphylococcus aureus*），2002 年 7 月美国报告了第 1 株万古霉素耐药的金黄色葡萄球菌，称之为 VRSA（vancomycin-resistant *Staphylococcus aureus*）。2007 年国际上报道的 VRSA 已达 10 株。近年许多报道万古霉素对金黄色葡萄球菌的 MIC 有所增高以及在万古霉素 MIC 为 1~4mg/L 的 MRSA 感染中，采用万古霉素治疗失败者增多。其中异质性万古霉素中介金黄色葡萄球菌即 hVISA 菌株的存在可能是万古霉素 MIC 增高和治疗 MRSA 感染失败的主要原因。

为及时发现万古霉素不敏感菌株，2006 年 CLSI 修订了万古霉素的药敏判断标准：万古霉素对金黄色葡萄球菌的 MIC ≤ 2mg/L 者为敏感株；MIC 为 4 ~ 8mg/L 者为中介株，即 VISA；MIC ≥ 16mg/L 者为耐药株，即 VRSA。目前美国疾病控制与预防中心（CDC）对 VISA 的标准有 3 条：①肉汤稀释法万古霉素的 MIC 为 4~8mg/L；② E- 试验法万古霉素的 MIC > 6mg/L；③在含有万古霉素 6mg/L 的脑心浸液琼脂（BHIA）筛选培养基上培养 24 小时能生长者即为VISA。由于万古霉素纸片法药敏结果与万古霉素最低抑菌浓度（MIC）测定结果不完全符合，往往出现假敏感现象，不易发现 VISA 菌株，更不易发现 hVISA。2009 年，CLSI 提出对万古霉素常规药敏试验临床微生物实验室必须采用万古霉素 MIC 测定法，以避免漏检 VRSA 和 VISA，加强对 hVISA 的检测。

（1）VAN-BHI 琼脂检测法：药物筛选平皿为含 6µg/ml 万古霉素 - 心脑琼脂平皿。0.5 麦氏浊度的菌悬液点种于 VAN-BHI 琼脂试验平皿表面，只要有 1 个菌落或薄菌苔生长即可推测试验菌为万古霉素敏感性降低。在上述筛选试验的基础上进一步使用稀释法测定万古霉素的 MIC，以确认该菌对万古霉素敏感性降低。也有学者建议采用 4µg/ml 万古霉素 - 心脑琼脂平皿。

（2）hVISA 的检测：根据 CLSI 近年的标准，某些菌株通常对万古霉素敏感（MIC 为 1~2µg/ml），但可在含有 4µg/ml 万古霉素的平皿中生长，并且这些子代菌落对万古霉素的敏感性呈现不均一性。这种菌株称 hVISA。至今还无适用于常规实验室检测 hVISA 的标准方法。各种文献报道的方法有常规 E- 试验法、琼脂稀释法、宏量 E- 试验法、Hiramatsu 筛选法、梯度平板法和改良的 PAP 法进行 hVISA 和 VRSA 的检测。其中以宏量 E- 试验法和改良的 PAP 法较为可靠。

1）宏量 E- 试验法：Appelbaum 等推荐在常规药敏获得万古霉素 MIC 1~2µg/ml 的菌株应该采用宏量 E- 试验法进行 hVISA 菌株的筛选。具体方法是采用 2 个麦氏浊度的受试菌悬液，涂布于心脑浸出液琼脂。贴万古霉素和替考拉宁 E 试验条。37℃孵育 48 小时后，观察万古霉素和替考拉宁 MIC 值。如两药的 MIC 值均低于其敏感标准，则为 VSSA；如万古霉素的 MIC 值处于 4~8µg/ml，而替考拉宁的 MIC 值 ≥ 32µg/ml，则为 hVISA；如两药的 MIC 值均高于其各自的耐药标准，则为 VISA。质控菌金黄色葡萄球菌 ATCC700698（hVISA-Mu3）的万古霉素 MIC 值为 6mg/L，替考拉宁为 32mg/L；质控菌金黄色葡萄球菌 ATCC700699（VISA-Mu50）的万古霉素 MIC 值为 24mg/L，替考拉宁为 32mg/L。文献报道，用宏量 E- 试验法检测大规模 MRSA 中的 hVISA，已发现有 2% 的假阳性。

2）改良的 PAP 法：将经 24 小时培养的胰大豆蛋白胨肉汤（TSB）受试菌菌液用生理盐水稀释至 10^3cfu/ml 和 10^6cfu/ml，运用螺旋接种仪将上述菌液分别接种在含有 0.5mg/L、1mg/L、2mg/L、2.5mg/L 和 4mg/L 万古霉素的心脑浸液琼脂（BHIA）平皿上，以金黄色葡萄球菌 ATCC700698（hVISA-Mu3）和 ATCC700699（VISA-Mu50）菌株为对照，37℃、48 小时培养后作菌落计数。使用统计绘图软件 GraphPad Prism（GraphPad；San Diego，CA，USA）进行万古霉素浓度和相对应的活菌数绘制相关曲线图，计算曲线下面积（AUC）。以受试 MRSA 的 AUC 值除以对照菌 Mu3 的 AUC 值。如获得的比值为 0.9~1.3 即为 hVISA；≤ 0.9 为 VSSA；≥ 1.3 为 VISA。

目前改良的 PAP 法被认为是检测 hVISA 较为可靠的方法，但此法费时费力、操作烦琐，不适合常规实验室开展。宏量 E- 试验法操作较简单，敏感性和特异性较高，但费用昂贵，专家提议临床遇到万古霉素治疗 MRSA 无效或疗效不满意时，宏量 E- 试验法可用于接受糖肽类治疗患者的 MRSA 分离株 hVISA 的检测。如发现为 hVISA 可疑菌株时，再用改良的 PAP 法确证，以明确治疗方向。

（3）临床意义：包括 VISA、VRSA 和 hVISA 在内的万古霉素不敏感菌株意味着上述菌株所引起的感染采用万古霉素治疗将会失败。目前虽然有些抗菌药物对 MRSA、hVISA、VISA 和 VRSA 有很好的体外抗菌活性，如利奈唑胺、达托霉素、替加环素和头孢洛林等，但临床资料极少，因此尚须进行有科学设计的前瞻性随机对照临床试验以确诊其疗效。

（二）耐药肠球菌的检测

肠球菌属是肠道和生殖道的正常菌群，近年来逐渐成为医院感染的主要病原菌之一。其检出率在革兰氏阳性球菌中仅次于葡萄球菌属。由于该菌细胞壁坚厚，对许多临床常用抗生素固有耐药。

1. 肠球菌属对抗菌药物的耐药性 该菌对青霉素具固有的低度耐药性，通常为耐受性菌株（MBC/MIC > 32）。其耐药机制为细菌产生一种特殊的青霉素结合蛋白（PBPs）与青霉素亲和力降低而导致耐药性，此种耐药性尿肠球菌中多见；少数菌株可产生青霉素酶而耐药，可用头孢硝噻吩检测，但不易获得阳性结果，故目前无确切的产酶率报道。

肠球菌对氨基糖苷类的耐药性有 2 种，即中度耐药性和高度耐药性。中度耐药菌株（MIC 为 62～500mg/L）系细胞壁屏障所致，此种细菌对青霉素或糖肽类与氨基糖苷类联合时敏感；高度氨基糖苷类耐药菌株（HLARE，庆大霉素 MIC ≥ 500mg/L，链霉素 ≥ 2 000mg/L）由于细菌产生质粒介导的氨基糖苷钝化酶 AAC（6'）-APH（2″），此种耐药的肠球菌亦称为高水平氨基糖苷耐药肠球菌（high-level aminoglycoside resistant Enterococcus，HLARE），对青霉素和糖肽类与氨基糖苷类联合呈现耐药。因此测定该菌对氨基糖苷类的敏感性对临床治疗具有重要意义。

耐万古霉素肠球菌（vancomycin resistant Enterococcus，VRE）对万古霉素的耐药性有 Van A、Van B、Van C、Van D、Van E、Van G、Van L 和 Van M 型等，对糖肽类的万古霉素和替考拉宁显示不同程度的耐药性。

2. VRE 检测

（1）纸片扩散法：用每片 30μg 的万古霉素纸片，35℃、24 小时培养后抑菌圈直径 ≥ 17mm 者为敏感，≤ 14mm 者则为耐药，15～16mm 者为中敏。中敏的菌株均应进行万古霉素 MIC 测定或按 CLSI 推荐的 VRE 筛选试验进行测定。此外，在抑菌圈内出现薄雾状或任何其他生长现象者均应视为耐药。

（2）VAN-BHI 琼脂检测法：制备含 6mg/L 万古霉素的 BHI（心脑浸出液）琼脂平皿和 0.5 麦氏浊度的菌悬液。1～10μl 上述菌液点种到琼脂表面。35℃培养 24 小时，出现 1 个以上的菌落者为万古霉素耐药菌株。

3. HLARE 检测

（1）纸片扩散法：准备好 MH 药敏平板和 0.5 麦氏浊度的菌液，并将菌液均匀涂布于平板，将每片 120μg 的庆大霉素和每片 300μg 的链霉素贴于平板上，35℃过夜 24 小时培养后，抑菌圈直径 ≥ 10mm 者为敏感，≤ 6mm 者为耐药，7～9mm 者示中敏。中敏的菌株应使用肉汤稀释法或琼脂稀释法确定其耐药性。

（2）平板或肉汤筛选法：制备 500mg/L 庆大霉素或 2 000mg/L 链霉素 BHI 琼脂平板，10μl 0.5 麦氏浊度的菌液点种于上述药物平板表面。35℃培养 24 小时后平板上出现 1 个以上的菌落为耐药株。如 24 小时未见菌落出现，应延长培养时间至 48 小时。采用 BHI 肉汤进行时，链霉素的量应为 1 000mg/L，庆大霉素为 500μg/L。使用的菌液浓度为 10^5cfu/ml。肉汤内呈浑浊生长者即可判为耐药菌。

4. 临床意义 HLARE 检测试验结果呈敏感者提示采用庆大霉素等氨基糖苷抗生素与 β- 内酰胺类或糖肽类药物联合具有协同抗菌作用。试验结果为耐药者则上述药物联合后无协同抗菌作用。对于万古霉素耐药的肠球菌，特别是 Van A 型的耐药肠球菌，目前有效的治疗药物很少，治疗十分困难，可进一步进行利奈唑胺、达托霉素、替加环素等药敏试验；Van B 型耐药肠球菌通常对替考拉宁敏感，Van C 型等耐药菌株临床少见。

（三）耐青霉素肺炎链球菌

1. 耐药情况 长期以来肺炎链球菌对青霉素高度敏感，青霉素的 MIC 为 0.005～0.01mg/L。低水平青霉素耐药肺炎链球菌首次报道于 1967 年，青霉素的 MIC 为 0.5mg/L。高水平青霉素耐药肺炎链球菌于 1977 年在南非首次报道，该菌除对青霉素高度耐药外，对红霉素、四环素、林可霉素、链霉素和利福平等多种抗菌药耐药。此后此种耐药菌株在许多国家和地区均有报道，且耐药率不断上升。

肺炎链球菌对青霉素等 β- 内酰胺类抗生素的耐药机制主要与青霉素结合蛋白（PBPs）的改变有关，肺炎链球菌青霉素高耐药株是由于其青霉素结合蛋白 PBP-1a、-2x、-2a、-2b 发生突变所致，而低水平耐药可由于其中任一个 PBP 发生改变引起。目前按青霉素对肺炎链球菌的 MIC 值：2007 年前的 CLSI 标准，青霉素的 MIC ≤ 0.06μg/ml 者为青霉素敏感株（PSSP）；MIC 0.125 ~ 1μg/ml 者为青霉素中度敏感株（PISP），或称低度耐药株；MIC ≥ 2μg/ml 者为青霉素耐药株（PRSP）。此标准是指脑膜炎分离株。2008 年 CLSI 修改了肺炎链球菌的药敏判断标准，分为非脑膜炎（如肺炎或血流感染）分离株和脑膜炎分离株（表 1-1-10）。

2. 检测方法 CLSI 推荐用每片 1μg 苯唑西林纸片筛选耐青霉素肺炎链球菌。每片 1μg 苯唑西林纸片的抑菌圈直径 ≥ 20mm 者为青霉素敏感株；抑菌圈直径 ≤ 19mm 者则必须进行青霉素的 MIC 测定，因为抑菌圈直径 ≤ 19mm 的现象也可以发生在青霉素敏感株中。在测定青霉素对这些菌株的 MIC 时应同时测定头孢噻肟、头孢曲松、美罗培南、四环素、红霉素和万古霉素等的 MIC，因为青霉素高耐药株可能为多重耐药株。最低抑菌浓度（MIC）的测定可以采用 CLSI 推荐的液体稀释法或琼脂稀释法，也可以用 E- 试验法进行。需要注意的是，苯唑西林纸片扩散法仅用于预测肺炎链球菌对青霉素的敏感性，无须测定苯唑西林的 MIC 值。

表 1-1-10　青霉素对肺炎链球菌的临界浓度（CLSI，2008）

抗生素	S	I	R	FDA 批准的给药方案
青霉素(静脉,非 CSF 株)	≤ 2	4	≥ 8	(1) MIC ≤ 2μg/ml：肾功能正常成人 200 万 U q4h；1 200 万 U/d iv (2) MIC=4μg/ml：肾功能正常成人 1 800 万 ~ 2 400 万 U/d iv (3) 分别按脑脊液和非脑脊液分离株的标准报告药敏结果
青霉素(静脉,CSF 株)	≤ 0.06	—	≥ 0.012	(1) 肾功能正常成人患者至少 300 万 U q4h iv (2) 按脑脊液分离株标准报告药敏结果

3. 临床意义 CLSI 提示对于非脑脊液分离的肺炎链球菌，如青霉素对该菌株的 MIC ≤ 0.06mg/ml（或苯唑西林抑菌圈直径 ≥ 20mm），提示该菌株对氨苄西林（口服或肠外）、氨苄西林 - 舒巴坦、头孢克洛、头孢地尼、头孢托仑匹酯、头孢泊肟、头孢丙烯、头孢唑肟、头孢呋辛、氯碳头孢、亚胺培南和美罗培南同样敏感；如青霉素对该菌株的 MIC ≤ 2μg/ml，提示该菌株对阿莫西林、阿莫西林 - 克拉维酸、头孢吡肟、头孢噻肟、头孢曲松和厄他培南也敏感。必须注意的是，虽然阿莫西林、氨苄西林、头孢吡肟、头孢噻肟、头孢曲松、头孢呋辛、厄他培南、亚胺培南和美罗培南可用于治疗肺炎链球菌感染，但对这些药物尚无可靠的纸片法药敏试验，最好用 MIC 法测定其体外抗菌活性；需同时使用脑膜炎和非脑膜炎的折点向临床报告青霉素的敏感性。对于脑脊液标本分离的肺炎链球菌，应尽快使用可靠方法检测和报告青霉素和头孢噻肟（或头孢曲松）或美罗培南的 MIC 值。对于脑脊液中分离的肺炎链球菌，仅需采用脑膜炎的判断标准报告青霉素的敏感性。

对于肺炎链球菌所致非脑膜炎的青霉素静脉给药治疗时，如为青霉素 MIC ≤ 2μg/ml 的菌株，肾功能正常的成年人，应采用 200 万 U q4h 的给药方案进行治疗（每天 1 200 万 U）。对于青霉素 MIC 为 4μg/ml 的菌株则须将剂量提高至每天 1 800 万 ~ 2 400 万 U。对于肺炎链球菌所致脑膜炎的青霉素静脉给药治疗时，需提高青霉素的给药剂量，如肾功能正常的成年人可使用 300 万 U q4h。

青霉素高度耐药株是一类多重耐药株，由于其对青霉素耐药性并非由青霉素酶引起，所以对一些β-内酰胺酶抑制剂复方制剂同样耐药，部分菌株对第三代头孢菌素亦可耐药。因此对于该类菌株应进行青霉素、头孢噻肟、头孢曲松、美罗培南等药物的MIC测定，并测定其对万古霉素和左氧氟沙星或莫西沙星或加替沙星等的敏感性。此外，新近研制的利奈唑胺对青霉素高耐药株也有良好作用。根据CLSI推荐，采用头孢噻肟、头孢曲松和头孢吡肟等对肺炎链球菌进行MIC测定时，对于来自脑脊液的分离菌株，上述药物的判断标准是MIC $\leq$ 0.5mg/L者为敏感，1mg/L为中敏，$\geq$ 2mg/L为耐药。对来自非脑脊液的分离菌株的判断标准为：MIC $\leq$ 1mg/L者为敏感，2mg/L为中敏，$\geq$ 4mg/L为耐药。

（四）细菌β-内酰胺酶的检测

细菌产生β-内酰胺酶是细菌对β-内酰胺类抗生素耐药的最主要和常见耐药机制，该酶能水解青霉素类和头孢菌素类结构中的β-内酰胺环，使之失去抗菌活性而导致细菌耐药。因此对细菌β-内酰胺酶的检测，对于临床选用抗菌药物有重要的参考价值。快速β-内酰胺酶试验比纸片扩散法药敏试验能更快地得出结果。常用的检测方法有微生物法、碘测定法、酸度法及产色头孢菌素——头孢硝噻吩法。下面介绍最常用的头孢硝噻吩法和碘测定法。

1. 头孢硝噻吩法

原理：头孢硝噻吩（nitrocefin）的β-内酰胺环受β-内酰胺酶的作用开环后，产生由黄色向红色转变的颜色反应，即为产酶菌株。

可用滴管吸取工作液1滴直接置于测试菌的菌落上，观察菌落及周围培养基颜色变化，菌落及周围的培养基产生红色反应者即为产酶菌。头孢硝噻吩对多数β-内酰胺酶是一种极为灵敏的检测方法。目前也可采用头孢硝噻吩纸片（cefinase）使测试更简便。测试时用1滴无菌水将cefinase纸片湿润，把测试菌直接涂于经湿润后的cefinase纸片，在数分钟内即可观察其颜色反应，能使黄色的纸片转变为红色者即为产酶菌。

2. 碘测定法

原理：青霉素结构中的β-内酰胺环受细菌β-内酰胺酶的作用开环后形成青霉噻唑酸，后者与蓝色淀粉-碘试剂中的碘结合，使指示剂由蓝色转变为白色者即为产酶株。

可用吸管吸取蓝色淀粉-碘试剂直接置于测试菌的菌落上，观察菌落周围培养基颜色变化，菌落周围产生白色反应者即为产酶菌。也可自制蓝色淀粉-碘试剂纸片使测试更简便。测试时用1滴无菌水将蓝色淀粉-碘试剂纸片湿润，把测试菌直接涂于经湿润后的蓝色淀粉-碘试剂纸片，在数分钟内即可观察纸片的颜色反应，能使蓝色的纸片转变为白色者即为产酶菌。

头孢硝噻吩法是目前检测嗜血杆菌属、淋病奈瑟球菌、卡他莫拉菌、葡萄球菌属和肠球菌属产生β-内酰胺酶的最好方法，快速、灵敏、简便，但价格相对较昂贵。此外，碘测定法对上述细菌也不失为一种良好的检测方法，可以按具体情况选用。

临床意义：根据CLSI的推荐意见，β-内酰胺酶检测阳性的嗜血杆菌属、淋病奈瑟菌和卡他莫拉菌对青霉素、氨苄西林和阿莫西林耐药。肠球菌属亦可因产生β-内酰胺酶而导致对氨苄西林或青霉素耐药。血和脑脊液中分离的菌株推荐用头孢硝噻吩进行β-内酰胺酶试验，阳性者提示对青霉素耐药，并对酰胺基、羧基和脲基青霉素耐药。但该项试验不适用于预测肠杆菌科细菌、假单胞菌属等需氧革兰氏阴性杆菌对β-内酰胺类抗生素的敏感性，因为上述细菌的耐药机制比较复杂，β-内酰胺酶检测的结果往往与药敏试验结果不相一致。

（五）超广谱β-内酰胺酶的测定

目前部分肠杆菌科细菌可产生超广谱β-内酰胺酶（ESBLs），从而对青霉素类，第一代、第二代、第三代、第四代头孢菌素和氨曲南耐药，给临床治疗带来很大的困难。头霉素以及碳青霉烯类则对之稳定，多数ESBLs可为克拉维酸等酶抑制剂所抑制。该酶为质粒介导，可以在不同的菌种间或菌属间传播，造成耐药细菌的暴发流行。2010 年，CLSI 修改了部分头孢菌素和氨曲南的药敏结果判断标准（表 1-1-6），并认为可以不必进行 ESBLs 的检测。但是有些使用商品化药敏系统的实验室仍需要使用老标准。此外，ESBLs 的检测对于医院流行病学资料的累积和控制医院感染仍十分重要。因此检测细菌产 ESBLs 仍具有十分重要的临床意义。

目前检测 ESBLs 的方法很多，有双纸片法、三维试验法、E- 试验法，以及用自动化仪器 Microscan、VITEK 等测定，均是利用 ESBLs 可被酶抑制剂所抑制的特点，导致第三代头孢菌素的抑菌圈扩大或 MIC 值降低作为产 ESBLs 的指标。

1. ESBL 筛选试验和确证试验

（1）表型筛选试验：用纸片法进行细菌对头孢噻肟等几种第三代头孢菌素和单环类的氨曲南的药敏试验测定（表 1-1-11）。也可以按肉汤稀释法对测试菌进行头孢噻肟等 2 种以上第三代头孢菌素或氨曲南的最低抑菌浓度测定（表 1-1-12）。

（2）表型确证试验：亦称酶抑制增强试验（图 1-1-1）。

根据 ESBL 活性可被克拉维酸所抑制的特点，将头孢噻肟、头孢噻肟 / 克拉维酸、头孢他啶和头孢他啶 / 克拉维酸四张纸片贴于已涂布有待测菌株的琼脂表面。35℃培养 16 ~ 18 小时后阅读结果。上述任何一含酶抑制剂合剂的抑菌圈直径比相应单药抑菌圈直径相差 ≥ 5mm 者，即为 ESBL 产生株（表 1-1-11）。

也可以按肉汤对倍稀释法对可疑菌株进行头孢他啶、头孢噻肟以及头孢他啶 / 克拉维酸和头孢噻肟 / 克拉维酸的最低抑菌浓度测定。菌液浓度 10^5cfu/ml。抗菌药物浓度：头孢他啶 0.25 ~ 128µg/ml，头孢他啶 / 克拉维酸 0.25/4 ~ 128/4µg/ml；头孢噻肟 0.25 ~ 64µg/ml，头孢噻肟 / 克拉维酸 0.25/4 ~ 64/4µg/ml。35℃培养 16 ~ 20 小时后阅读结果。任何一组酶抑制剂复方的 MIC 值比相应单药的 MIC 降低 3 个稀释度者即可判定为 ESBL 产生株（表 1-1-12）。

2. 双纸片法

按 K-B 法制备 MH 平板，涂布待测菌（菌液浓度 0.5 麦氏浊度）。平板中心贴阿莫西林 / 克拉维酸纸片。在该纸片的周围，按纸片中心距 2.5 ~ 3cm 处分别贴上头孢他啶、头孢噻肟、头孢曲松、头孢泊肟以及氨曲南等抗生素纸片。35℃培养 18 ~ 20 小时后阅读结果。任何一种纸片与阿莫西林 / 克拉维酸纸片之间产生"坑"或匙扣现象者均为 ESBL 可疑菌株。

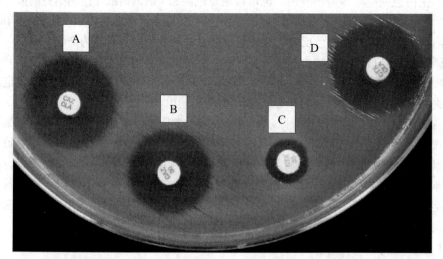

A: 头孢他啶 / 克拉维酸；B: 头孢他啶；C: 头孢噻肟；D: 头孢噻肟 / 克拉维酸。

图 1-1-1 酶抑制增强试验检测产 ESBL 菌株

3. 三维试验 按 K-B 法制备 MH 平板，涂布敏感菌株 ATCC25922（一维），贴上头孢噻肟等 2 种以上第三代头孢菌素纸片（二维），并沿着第三代头孢菌素纸片距平皿边缘端 5mm 处切割一条约 3mm 的圆形深沟，加入待测细菌（三维），35℃培养 18～20 小时后阅读结果，凡任何一种抗生素纸片周围的抑菌圈出现变形者即为 ESBLs 可疑产酶菌株。

4. E- 试验法 E- 试验法检测 ESBLs 的原理为酶抑制剂增强试验。分别将单药和复方制剂置于同一张 E- 试验条的两端，即 E- 试验纸条的一端是头孢他啶或头孢噻肟（0.25～64μg/ml），另一端是头孢他啶或头孢噻肟与酶抑制剂克拉维酸的复方。当上述 E- 试验条贴于已经涂布好待检细菌的 MH 平板后，35℃培养 18～20 小时后阅读结果，凡复方制剂的 MIC 使相应单药的 MIC 降低 3 个对倍稀释度时即为 ESBLs 产生株。

临床意义：2010 年 CLSI 修改了头孢菌素和氨曲南对肠杆菌科细菌的判断标准，采用新折点的临床微生物实验室不需要作 ESBLs 的检测，可按新折点进行药敏结果的报告。即使是 ESBLs 的产生株，无须修改敏感结果。对未施行新折点的实验室仍需按照 2009 年前 CLSI 的推荐意见，无论其体外药敏结果如何，只要确定为 ESBLs 产生株，应视为对所有的第三代与第四代头孢菌素和氨曲南耐药或可能耐药。产 ESBLs 菌所致感染的治疗应根据病情选用酶抑制剂和 β- 内酰胺类复方制剂如哌拉西林 - 他唑巴坦、头孢哌酮 - 舒巴坦或头霉素类或亚胺培南、美罗培南等其他抗菌药物。

表 1-1-11 肺炎克雷伯菌、产酸克雷伯菌、大肠埃希菌和奇异变形杆菌 ESBLs 纸片法检测和确证试验

方法	初步筛选试验	表型确证试验
培养基	Mueller-Hinton 琼脂	Mueller-Hinton 琼脂
抗微生物药物纸片浓度	肺炎克雷伯菌、产酸克雷伯菌和大肠埃希菌： 头孢泊肟 10μg 或 头孢他啶 30μg 或 氨曲南 30μg 或 头孢噻肟 30μg 或 头孢曲松 30μg 奇异变形杆菌： 头孢泊肟 10μg 或 头孢他啶 30μg 或 头孢噻肟 30μg （使用一种以上的药物进行筛选将会提高检测的敏感性）	头孢他啶 30μg 头孢他啶 / 克拉维酸 30/10μg 和 头孢噻肟 30μg 头孢噻肟 / 克拉维酸 30/10μg （确证试验需要同时使用头孢噻肟和头孢他啶，单独和联合克拉维酸复合制剂）
接种	按标准纸片扩散法的规定进行	按标准纸片扩散法的规定进行
孵育条件	35℃；空气	35℃；空气
孵育时间	16～18 小时	16～18 小时
结果判断	肺炎克雷伯菌、产酸克雷伯菌和大肠埃希菌： 头孢泊肟的抑菌圈 ≤ 17mm 头孢他啶的抑菌圈 ≤ 22mm 氨曲南的抑菌圈 ≤ 27mm 头孢噻肟的抑菌圈 ≤ 27mm	对 2 个任何一个药物，在加克拉维酸后，抑菌圈直径与不加克拉维酸的抑菌圈相比，增大值 ≥ 5mm 时，判定为产 ESBLs（如头孢他啶的抑菌圈 = 16mm，头孢他啶 / 克拉维酸的抑菌圈 =21mm）

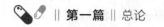
续表

方法	初步筛选试验	表型确证试验
	头孢曲松的抑菌圈 ≤ 25mm 奇异变形杆菌: 头孢泊肟的抑菌圈 ≤ 22mm 头孢他啶的抑菌圈 ≤ 22mm 头孢噻肟的抑菌圈 ≤ 27mm 意味着有 ESBLs 产生的可疑	
报告		所有经确证为产 ESBLs 的菌株药敏试验结果报告的原则: 对尚未执行新的头孢菌素和氨曲南解释标准的实验室,药敏试验的报告应该对所有青霉素类、头孢菌素类和氨曲南作"耐药"的修改。 对已经执行了新的头孢菌素和氨曲南解释标准的实验室,药敏试验的报告不必作修改
质控菌	大肠埃希菌 ATCC25922 肺炎克雷伯菌 ATCC700603 头孢泊肟抑菌圈 9 ~ 16mm 头孢他啶抑菌圈 10 ~ 18mm 氨曲南抑菌圈 9 ~ 17mm 头孢噻肟抑菌圈 17 ~ 25mm 头孢曲松抑菌圈 16 ~ 24mm	对于大肠埃希菌 ATCC25922,所测试的药物联合克拉维酸后的抑菌圈与单药的抑菌圈相比,增大值应当 ≤ 2mm 对于肺炎克雷伯菌 ATCC700603: 头孢他啶联合克拉维酸复合制剂的抑菌圈,与单药的抑菌圈相比,增大值应当 ≥ 5mm 头孢噻肟联合克拉维酸复合制剂的抑菌圈,与单药的抑菌圈相比,增大值应当 ≥ 3mm

表 1-1-12 肺炎克雷伯菌、产酸克雷伯菌、大肠埃希菌和奇异变形杆菌 ESBLs MIC 法检测和确证试验

方法	初步筛选试验	表型确证试验
培养基	阴离子调节 MH 肉汤 CAMHB	阴离子调节 MH 肉汤 CAMHB
抗微生物药物浓度	肺炎克雷伯菌、产酸克雷伯菌和 大肠埃希菌: 头孢泊肟 1μg/ml 或 头孢他啶 1μg/ml 或 氨曲南 1μg/ml 或 头孢噻肟 1μg/ml 或 头孢曲松 1μg/ml 奇异变形杆菌: 头孢泊肟 1μg/ml 或 头孢他啶 1μg/ml 或 头孢噻肟 1μg/ml (使用 1 种以上的药物进行筛选 将会提高检测的敏感性)	头孢他啶 0.25 ~ 128μg/ml 头孢他啶 / 克拉维酸 0.25/4 ~ 128/4μg/ml 和 头孢噻肟 0.25 ~ 64μg/ml 头孢噻肟 / 克拉维酸 0.25/4 ~ 64/4μg/ml (确证试验需要同时使用头孢噻肟和头孢他啶,单独和联合克拉维酸复合制剂)
接种	按标准肉汤稀释法的规定进行	按标准肉汤稀释法的规定进行
孵育条件	35℃;空气	35℃;空气
孵育时间	16 ~ 20 小时	16 ~ 20 小时

方法	初步筛选试验	表型确证试验
结果判断	生长 = 有 ESBL 的产生可疑（即 MIC ≥ 2μg/ml）	对上述任何一个药物在加克拉维酸后 MIC 比单药 MIC 值降低 3 个以上对倍稀释度，即可判定为产 ESBL（如头孢他啶的 MIC = 8μg/ml，头孢他啶 / 克拉维酸的 MIC 为 1μg/ml）
报告		所有经确证为产 ESBLs 的菌株药敏试验结果报告的原则： 对尚未执行新的头孢菌素和氨曲南解释标准的实验室，药敏试验的报告应该对所有青霉素类、头孢菌素类和氨曲南作"耐药"的修改。 对已经执行了新的头孢菌素和氨曲南解释标准的实验室，药敏试验的报告不必作修改
质控建议	大肠埃希菌 ATCC25922 不生长 肺炎克雷伯菌 ATCC700603 应当生长 头孢泊肟 MIC ≥ 2μg/ml 头孢他啶 MIC ≥ 2μg/ml 氨曲南 MIC ≥ 2μg/ml 头孢噻肟 MIC ≥ 2μg/ml 头孢曲松 MIC ≥ 2μg/ml	肺炎克雷伯菌 ATCC700603；联合克拉维酸的复合制剂的 MIC，与单药的 MIC 相比，应当降低 3 个以上对倍稀释度

5. 其他肠杆菌科细菌 ESBLs 的检测 目前产 ESBLs 的菌株已不限于肠杆菌科中的大肠埃希菌和克雷伯菌属以及奇异变形杆菌。许多其他肠杆菌科细菌如阴沟肠杆菌、产气肠杆菌、枸橼酸杆菌属，摩根菌属、黏质沙雷菌中均有 ESBLs 检出的报道。此外，某些糖不发酵革兰氏阴性杆菌如不动杆菌属和假单胞菌属中亦有 ELBLs 的检出。但 CLSI 目前推荐检测 ESBLs 的方法并不适用于检测上述菌株产生的 ESBLs 酶，因为这些菌株均可产生染色体介导的 Bush I 类酶——AmpC 酶，可干扰 ESBLs 的检出。Tzele 等提出上述细菌中对第三代头孢菌素耐药的菌株采用头孢吡肟和头孢吡肟 + 克拉维酸来检测上述菌属中的 ESBLs 产生株，原理是头孢吡肟对 AmpC 酶稳定，且 AmpC 酶又不为酶抑制剂所抑制。因此当单药头孢吡肟对检测菌的 MIC 与复方制剂的 MIC 一致（MIC 比值 ≤ 4）并显示敏感，则该菌为产 AmpC 酶株；如果单药的 MIC 与复方的 MIC 比值 ≥ 8，则该菌为既产 AmpC 酶又产 ESBLs 酶。

（六）AmpC 酶的检测

AmpC β- 内酰胺酶属 Bush 分类 I 类酶，或 Ambler 分类的 C 组酶，主要是由革兰氏阴性杆菌产生的染色体介导的含丝氨酸头孢菌素酶。它可导致细菌对第三代头孢菌素、单环 β- 内酰胺类、头霉素类等耐药，且多数不能被 β- 内酰胺酶抑制剂所抑制，但对亚胺培南等碳青霉烯类敏感。几乎所有肠杆菌科细菌和铜绿假单胞菌都可以产生染色体介导的 AmpC 酶。除大肠埃希菌、肺炎克雷伯菌以及志贺菌属外，多数为诱导型酶。在自然状态下，细菌产生酶的量很少。但目前已发现由于 AmpC 调节基因等突变可导致 AmpC 酶的持续大量表达（俗称"去阻遏"）。此外，近年来也不断分离出质粒介导的 AmpC 酶。目前 CLSI 尚无 AmpC 酶统一的检测方法，一般实验室可按 Andron 推荐的三维试验法以及 PCR 扩增等分子生物学方法测定细菌产生的 AmpC 酶。

1. 微生物法（三维试验法）

（1）原理：AmpC 酶可使头霉素类抗生素水解失活，致使细菌对其耐药。

（2）筛选试验：按纸片法药敏试验制备 25ml MH 琼脂培养基平板。将 0.5 麦氏浊度的大肠埃希菌 ATCC25922 菌液均匀地涂布于药敏平板。稍干后于平板中心贴一张每片 30μg 的头孢西丁纸片。用无菌手术刀片距上述纸片边缘 5mm 处以辐射状向平板边缘方向开 3mm×5mm 的横沟。用微量加液器吸取 20～30μl 待测菌的酶粗提液并由内向外小心地加入槽沟中，注意不要溢出（图 1-1-2）。35℃培养过夜。次日观察沟槽和抑菌圈交界处出现抑菌圈缺损者，则为 AmpC 阳性。质控菌株为阴沟肠杆菌 029M（AmpC 酶高产株）和阴沟杆菌 029（AmpC 酶诱导株）。

2. 分子生物学方法 根据质粒 *ampC* 基因的分群，设计具有种群特点的 6 对引物，在同一个 PCR 反应体系中进行扩增，琼脂糖电泳检测 AmpC 酶基因扩增条带，并根据受试菌电泳条带的位置与对照菌株进行比对，作初步分群，并进一步作 DNA 测序，以明确 AmpC 酶的基因型。

临床意义：由于染色体介导的 AmpC 酶基因几乎存在于所有肠杆菌科细菌中，大多肠杆菌科细菌可低水平地产生染色体介导的 AmpC 酶，头孢菌素类对其 MIC 较低。AmpC 酶介导的耐药是由于产高水平 AmpC 酶的突变株（去阻遏突变体）以及携带由质粒介导的 AmpC 酶菌株所致。上述三维试验测试结果为产高水平 AmpC 酶的突变株（去阻遏突变体）和质粒介导的 AmpC 酶菌株，PCR 扩增试验可明确区分为质粒介导的 AmpC 酶产生株和去阻遏突变体。产 AmpC 酶的菌株不仅对第三代头孢菌素、氨曲南耐药，对头霉素类、酶抑制剂和 β- 内酰胺类复方制剂也耐药。亚胺培南虽是 AmpC 酶诱导剂，但该抗菌药物对 AmpC 酶稳定，且分子量小，可很快通过细胞膜到达作用靶位，发挥其抗菌活性。第四代头孢菌素中的头孢吡肟对 AmpC 酶很稳定，并具有很强的抗菌活性。CLSI 不推荐进行 AmpC 酶的检测试验以决定治疗用药，可采用 CLSI 药敏试验判断结果的新标准作为肠杆菌科细菌感染时选择用药的参考，无须考虑细菌是否为产生 AmpC 酶菌株。对可能产生诱导型 AmpC 酶菌株所致的感染（如阴沟肠杆菌、枸橼酸杆菌、吲哚阳性变形杆菌、黏质沙雷菌和铜绿假单胞菌）应严格掌握头孢菌素类的应用，并在疗程中严密监测该菌株是否产生了耐药性。

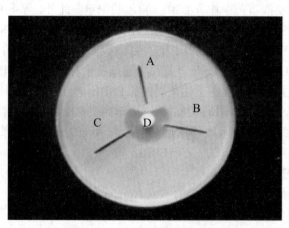

A：ECL 029M 高产 AmpC 酶。

B：ECL 1194E 高度诱导型（低水平 AmpC 酶）。

C：ECL 029 野生型敏感株（低水平 AmpC 酶）。

D：头孢西丁 扩大的生长区。

图 1-1-2　三维改良法检测 AmpC 酶

（七）碳青霉烯酶的检测

碳青霉烯酶是革兰氏阴性杆菌对碳青霉烯类抗生素产生耐药性的最常见耐药机制之一，具有广泛的水解底物谱，可以水解包括亚胺培南等碳青霉烯类抗菌药物在内的所有 β- 内酰胺类抗生素。细菌一旦产生这种耐药性，则很难治疗。该类酶主要有 2 种，一种是以金属锌离子为活性部位的金属酶，该组酶属 Ambler B 群或 Bush 3 组酶。代表酶有 IMP 型和 VIM 型酶。多见于葡萄糖非发酵菌，亦可见于肠杆菌科细菌。另一种是以丝氨酸为活性部位的丝氨酸酶，又称非金属酶。根据分子分类和功能分类，丝氨酸酶又可分成两大类。一类为肺炎克雷伯菌等肠杆菌科细菌所产生的 KPC 系列酶，包括已经报道的 KPC1~KPC11。该组酶属 Ambler A 群或 Bush 2f 组，此外还包括黏质沙雷菌等产生的 Sme-1 型酶等。另一类酶为 OXA 型碳青霉烯酶，包括 OXA-23 到 OXA-27 以 及 OXA-40、48、49、51、54、58、64~66、68~72、75~78 以 及 OXA-181 和 OXA-232 等众多的 OXA 型碳青霉烯酶。该组酶属 Ambler D 群或 Bush 2df 组。金属酶大多为染色体介导；非金属酶中 2f 组的 KPC 和一些 GES 酶等大多为质粒介导，但 OXA 酶的编码基因大多位于染色体，肠杆菌科细菌中阴沟肠杆菌的 KPC 酶亦可有染色体介导等。近年来已有关于金属酶由质粒介导的报道。如日本首先报道一株铜绿假单胞菌带有质粒介导的金属酶 IMP-1，该酶还可通过转座子传播到沙雷菌和其他革兰氏阴性杆菌，引起医院内暴发流行。法国报道一株铜绿假单胞菌中有质粒介导的金属酶 VIM-2。近来发现并报道多种肠杆菌科细菌产生新的金属酶 NDM-1，位于质粒上，体外可以在菌株之间稳定传播，目前已经成为全球性的公共卫生问题。Timothy 报道 NDM-1 的流行情况，其中印度金奈发现 44 株肠杆菌科细菌携带 NDM-1，印度哈里亚纳邦 26 株，英国 37 株，印度的其他城市和巴基斯坦共 73 株。这些菌株与印度哈里亚纳邦发现的产 NDM-1 肺炎克雷伯菌属于同一克隆。碳青霉烯酶菌株的产生与临床上广泛运用碳青霉烯类抗生素有关。一旦细菌对碳青霉烯类抗生素耐药，该菌将对临床所有常用抗菌药物耐药。因此，加强细菌对该类抗生素耐药性的监测和该类耐药菌株的检出对防止该类菌株的传播和医院感染的控制均有重要意义。

实验室检测碳青霉烯酶的方法众多，不同方法各具特色。主要包括改良 Hodge 试验、Carba NP 试验、改良碳青霉烯灭活试验（modified carbapenem inactivation method，mCIM）、酶抑制剂增强试验、免疫金标试验以及分子生物学方法等。

1. 酶抑制剂增强试验 以 3- 氨基苯硼酸（300μg/ 片）和 EDTA（292μg/ 片）分别作为 A 类碳青霉烯酶和金属 β- 内酰胺酶抑制剂。操作按 CLSI 推荐的纸片法进行，含酶抑制剂合剂的抑菌圈直径与单药相差 ≥ 5mm 以上，即可判断该受试菌株产生 A 类或 B 类碳青霉烯酶（图 1-1-3）。

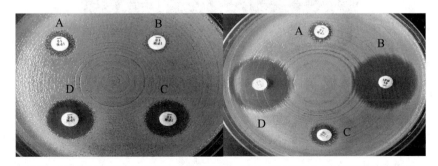

左图：产 KPC-2 型碳青霉烯酶肺炎克雷伯菌；右图：产 NDM-1 金属酶肺炎克雷伯菌

A：亚胺培南（10μg）；B：亚胺培南（10μg）+EDTA（292μg）；C：亚胺培南（10μg）+3- 氨基苯硼酸（300μg）；

D：亚胺培南（10μg）+EDTA（292μg）+3- 氨基苯硼酸（300μg）。

图 1-1-3 3- 氨基苯硼酸和 EDTA 联合碳青霉烯类抗菌药检测碳青霉烯酶

2. Carba NP 试验 美国临床与实验室标准化协会（Clinical and Laboratory Standards Institute，CLSI）于 2015 年引入 Carba NP 试验，用于检测肠杆菌科、铜绿假单胞菌和不动菌属细菌中碳青霉烯酶的表型确证试验。该试验采用比色法，目前主要用于流行病学研究或感染控制。研究表明，Carba NP 试验在检测 KPC、NDM、VIM、IMP、SPM 和 SME 型碳青霉烯酶方面具有较好的敏感性（>90%）和特异性（>90%）。Carba NP 试验试剂配制和结果解释分别见表 1-1-13 和表 1-1-14。

3. mCIM 试验 见图 1-1-4，其原理是碳青霉烯抗菌药物（通常为美罗培南）与受试菌悬液混合，若受试菌产生碳青霉烯酶，可破坏美罗培南的抗菌活性；若受试菌不产碳青霉烯酶，无法破坏美罗培南的抗菌活性，美罗培南仍可保持其对大肠埃希菌 ATCC25922 的抗菌活性。结果判断：美罗培南抑菌圈直径 6～15mm 为阳性，抑菌圈直径为 16～18mm 但圈内存在散在菌落亦为阳性；抑菌圈直径 ≥ 19mm 为阴性结果（图 1-1-5）。

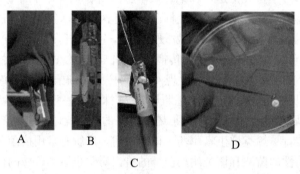

图 1-1-4 mCIM 试验检测碳青霉烯酶操作步骤

10ul 接种环取出美罗培南纸片（A）；将纸片贴于试管内壁并挤去多余水分（B）；
同一接种环取出纸片（C）；并贴于 MHA 平板上（D）。

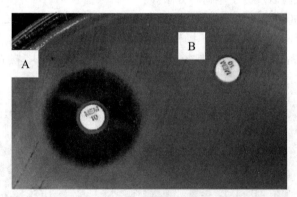

阴性对照 BAA1706 肺炎克雷伯菌（A）和阳性对照肺炎克雷伯菌 BAA1705（B）
图 1-1-5 mCIM 试验检测碳青霉烯酶结果判断

4. 碳青霉烯酶检测纸片组合 英国 MAST 公司的碳青霉烯酶检测纸片组合共包含 5 张纸片，以法罗培南和替莫西林为底物，辅以 A 类和 B 类碳青霉烯酶抑制剂，可同时检测 KPC 型碳青霉烯酶、B 类金属酶和 OXA-48 型碳青霉烯酶，并可通过结果组合判断非产碳青霉烯酶的 AmpC 酶合并膜孔蛋白缺失所致碳青霉烯耐药机制（图 1-1-6）。

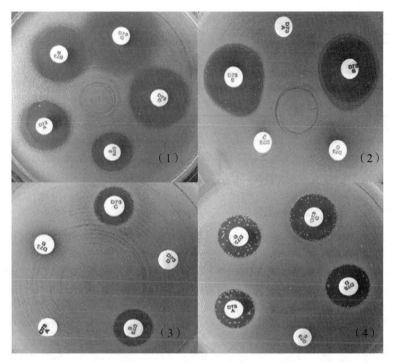

（1）产 ESBL 大肠埃希菌 BAA-198；（2）产 NDM-1 金属 β- 内酰胺酶大肠埃希菌 BAA-2452；

（3）产 KPC 型碳青霉烯酶肺炎克雷伯菌 BAA-1705；（4）产 OXA-48 型碳青霉烯酶大肠埃希菌 BAA-2523

图 1-1-6　碳青霉烯酶检测纸片组合检测碳青霉烯酶

5. 免疫金标试验　见图 1-1-7，这是目前以菌落为基础的最快速的检测碳青霉烯酶的方法。挑取一接种环待测菌菌落与裂解液混合，然后将此混合液滴加在加样孔中，15 分钟后即可观察结果。若板上标记线条由绿色变为红色，提示该菌产生碳青霉烯酶。目前该金标测试条可快速检测 KPC、NDM 和 OXA-48 型碳青霉烯酶。

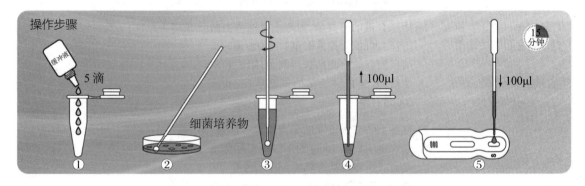

图 1-1-7　免疫金标试验快速检测碳青霉烯酶示意图

6. 快速分子诊断技术　分子诊断技术可直接检测标本中碳青霉烯酶基因，实现快速筛查 CRE 菌株的目的。分子诊断技术可同时检测 KPC、NDM、IMP、VIM 和 OXA 型碳青霉烯酶，且检测时间一般在 1 小时左右，其检测灵敏度和特异性可达 96% 以上。

7. 质谱技术　基质辅助激光解析电离飞行时间质谱（matrix-assisted laser desorptionionizationtime of flight mass spectrometry，MALDITOF MS）是近年来发展的简便、快速、准确的病原微生物鉴定方法。质谱技术通过比较不同细菌间质谱峰强度差异，可快速对碳青霉烯类耐药细菌进行检测。

表 1-1-13　Carba NP 试验试剂的配制

名称	配制过程	储存
10mmol/L 七水硫酸锌溶液	1）称量 1.4g $ZnSO_4 \cdot 7H_2O$ 2）加入 500ml 实验室试剂级纯水 3）混合，室温保存	1 年或不超过各成分保质期
0.5% 酚红溶液	1）称量 1.25g 酚红粉末 2）加入 250ml 实验室试剂级纯水 3）混合，室温保存 4）使用前混匀	1 年或不超过各成分保质期
0.1mol/L 氢氧化钠溶液	1）将 20ml 1mol/L NaOH 加入 180ml 实验室试剂级纯水中 2）室温保存	1 年或不超过各成分保质期
Carba NP 试剂 A 溶液	1）取 25 或 50ml 烧杯，将 2ml 0.5% 酚红溶液加入到 16.6ml 实验室试剂级纯水中 2）加入 180ml 的 10mmol/L 硫酸锌溶液 3）以 0.1mol/L NaOH 溶液（若 pH 太高则以 10%HCl 溶液调整 pH 至 7.8±0.1） 4）4～8℃小瓶保存，避免长时间光照	2 周或不超过各成分保质期（溶液应为红色或橙色，其他颜色均不可使用）
Carba NP 试剂 B 溶液（A 液 +6mg/ml 亚胺培南）	1）计算 B 液的需要量，需考虑每株待测菌每管 100ml、质控菌株和未接种细菌的试剂质控。如检测两株待测菌，阳性和阴性对照、未接种细菌的试剂质控，共需 500ml B 液 2）称量 10～20mg 亚胺培南粉末。注意：建议至少称量 10mg 粉末。将实际称重量除以 6，以计算所需加入的 A 液量。如：亚胺培南 18mg/6=3ml 溶液 A，足够 30 管测试	最多 3 天（4～8℃）

表 1-1-14　Carba NP 试验结果解释

管"a"：溶液 A（作为内质控）	管"b"：溶液 B	结果解释
红色或红 - 橙色	红色或红 - 橙色	阴性，非碳青霉烯酶产生株
红色或红 - 橙色	浅橙色、深黄色或黄色	阳性，碳青霉烯酶产生株
红色或红 - 橙色	橙色	无效
橙色、浅橙色、深黄色或黄色	任何颜色	无效

（八）耐药细菌的基因诊断

传统检测耐药菌的方法至少需 3 ~ 5 天，对于危重患者可能贻误治疗；而且有时药敏试验结果可能与临床效果不一致。随着分子生物学技术的发展，以及临床常见致病菌对抗菌药物耐药性机制的研究，一种直接从标本中检测细菌的耐药基因，获取致病菌敏感或耐药信息的分子生物学技术——基因诊断技术得以建立。近年来在临床微生物实验室和细菌耐药性研究领域应用最多的基因诊断技术有 DNA 探针（DNA probe）杂交、聚合酶链反应（polymerase chain reaction，PCR）、DNA 序列分析、单链构象多态性（single-strand conformation polymorphism，SSCP）、限制性片段长度多态性（Restriction fragment length polymorphism，RFLP）等。表 1-1-15 列出目前用于检测临床常见致病菌耐药性的基因诊断方法。

表 1-1-15　病原微生物耐药性的基因诊断方法

病原微生物	抗生素	靶基因	基因诊断方法
葡萄球菌 （包括凝固酶 阴性葡萄球菌）	甲氧西林 （苯唑西林等）	*mecA*	DNA 探针 Branched Chain DNA 探针 PCR
肠球菌	万古霉素	*van A* *van B* *van C* *van D*	DNA 探针 PCR
肠杆菌科细菌 流感嗜血杆菌 淋病奈瑟球菌	β- 内酰胺类	*blaTEM* 和 *blaSHV*	DNA 探针 PCR-RFLP、PCR-SSCP DNA 序列分析
肠杆菌科细菌 和革兰氏阳性球菌	喹诺酮类	*gyr A*、*gyr B*、*par C* 和 *par E* 点突变	PCR-DNA 序列分析
结核分枝杆菌	利福平	*rpo B* 点突变	PCR-SSCP PCR-DNA 序列分析
	异烟肼	*kat G*、*inh A* 和 *aph C* 点突变 *enb B* 点突变	PCR-SSCP
	乙胺丁醇 链霉素 氟喹诺酮	*rps L* 和 *rrs* 点突变 *gyr A* 点突变	PCR-DNA 序列分析 PCR-RFLP PCR-SSCP PCR-DNA 序列分析
带状疱疹病毒	阿昔洛韦	胸腺嘧啶酶基因（*tk*）和 DNA 聚合酶基因突变	PCR-DNA 序列分析

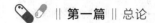
续表

病原微生物	抗生素	靶基因	基因诊断方法
HRV	逆转录酶抑制剂	聚合酶基因（*pol*）突变	RT-PCR-Lip A
			RT-PCR-DNA 序列分析
	蛋白酶抑制剂	蛋白酶基因突变	RT-PCR-RFLP
			RT-PCR-DNA 序列分析

基因诊断的优点：①基因诊断有助于明确传统药敏试验获得的结果处于临界范围的受试菌的耐药性。如金黄色葡萄球菌，苯唑西林的 MIC 为 2～8mg/L，该菌可能携带 *mecA* 基因，为耐甲氧西林金黄色葡萄球菌；但其耐药性也可能因产生高水平的青霉素酶而引起。前者的治疗需用万古霉素，后者只需使用对酶高度稳定的 β- 内酰胺类或酶抑制剂的复方制剂。采用基因诊断技术显示 *mecA* 基因阴性的细菌临床上可以选用除万古霉素以外的抗菌药物。②基因诊断能直接从标本中检测耐药基因以及细菌中耐药基因的点突变，可以在获知培养结果前即可对患者进行正确的病原治疗。③基因诊断可以比药敏试验更为精确地检测社区或医院感染中细菌耐药基因的流行或传播。如用 PCR 扩增技术可以追踪耐万古霉素肠球菌中 *vanA* 基因、革兰氏阴性杆菌中各种 β- 内酰胺酶基因的传播。④基因诊断技术还可用于评价一种新的药敏试验的精确度，尤其当 MIC 值处于中介状态时，采用基因诊断技术可确切区分其为敏感或耐药。基因诊断除了上述优点之外，还可直接检测临床标本，不必担心某些患者因服用抗菌药物或标本留置时间过长导致病原菌死亡；基因诊断获得的结果是病原菌的耐药基因型，较表型鉴定快。因此基因诊断方法具有快速、灵敏、准确、可靠的特点，使患者在最佳的时机获得治疗。同时基因诊断技术由于直接检测其基因型，可减少传统方法在培养过程中可能造成的病原菌扩散和生物危害。

但基因诊断技术仍存在一定的缺点：①当待测标本中病原菌数量较少时基因诊断可能缺乏敏感性，要求鉴定技术具有较高的灵敏度；②对每一种抗菌药物的耐药性检测均需用不同的相应引物或探针；③病原菌对某一种抗菌药物的耐药性可能通过不同的耐药机制及其相应的耐药基因引起，因此一种基因诊断的方法只能检测某一种特定的耐药机制；④只能对耐药机制明确的耐药基因进行诊断；⑤外源性的核酸或前一标本残留的核酸污染可能造成假阳性结果；⑥尚未建立检验标准。

三、血清杀菌滴度

采取患者给药后的最高（峰值）和最低（谷值）水平时的两份血清标本，与患者自身分离菌，用稀释法或杀菌试验进行测定。患者血清能抑制细菌生长的（无肉眼可见生长的）最大稀释度称血清抑菌滴度（serum inhibitory titre）。患者血清能够使检测菌最初的菌量减少 99.9% 的最大稀释度，即代表患者血清的杀菌力，称血清杀菌滴度（serum bactericidal titre）。一般认为患者血清的杀菌滴度在 1：8 或以上者提示治疗有效，在 1：4 以下提示治疗可能失败。本试验对于严重感染患者如感染性心内膜炎，或中性粒细胞减低合并血流感染的患者可能有一定参考意义，但进行本试验必须获得患者自身的病原菌。

脑脊液的杀菌滴度试验亦可参照本试验方法进行。

主要参考文献

[1] 朱德妹，汪复．临床微生物学概论∥陈灏珠，林果为．实用内科学．13 版．北京：人民卫生出版社，2009．

[2] 陈东科，孙长贵．实用临床微生物学检验与图谱．北京：人民卫生出版社，2011．

[3] 倪语星，李惠．临床微生物学检验结果评价∥巫向前．临床检验结果评价．2 版．北京：人民卫生出版社，2009．

[4] 秦启贤，秦立模，章强强．临床真菌学．上海：复旦大学出版社/上海医科大学出版社，2001．

[5] 马子行．细菌的鉴定和分类∥闻玉梅．现代微生物学．上海：上海医科大学出版社，1999．

[6] 吴绍熙．深部真菌∥闻玉梅．现代微生物学．上海：上海医科大学出版社，1999．

[7] BARON E J, DUMLER J S. BACTERIOLOGY//MURRAY P R. Manual of clinical microbiology.9th ed. Washington D.C.: American Society of Microbiology, 2007.

[8] JORGENSEN J H. Diagnostic technologies in clinical microbiology//Murray PR.Manual of clinical microbiology. 9th ed. Washington D.C.: American Society of Microbiology, 2007.

[9] JORGENSEN J H, FERRARO M J.Antimicrobial agents of susceptibility Testing//Murray PR. Manual of clinical microbiology. 9th ed. Washington D.C.: American Society of Microbiology, 2007.

[10] LORIAN V. Antibiotics in laboratory medicine. 5th ed. Philadelphia:Lippincott Williams & Wilkins, 2005.

[11] Clinical and Laboratory Standards Institute. Methods for antimicrobial dilution and disk susceptibility testing of infrequently isolated or fastidious bacteria, 3rd Edition (2015).（2015-10-02）[2020-06-01]. https://clsi.org/standards/products/microbiology/documents/m45/.

[12] Clinical and Laboratory Standards Institute. Performance standards for antimicrobial susceptibility testing; Thirty informational supplement, 2020, M100-S30.（2020-01-21）[2020-06-01]. https://clsi.org/standards/products/microbiology/documents/m100/.

[13] Clinical and Laboratory Standards Institute. Method for antifungal disk diffusion susceptibility testing of yeasts, 3rd Edition (2018).（2018-12-10）[2020-06-01]. https://clsi.org/standards/products/microbiology/documents/m44/.

第二章
抗菌药物的作用机制和细菌耐药性

第一节　抗菌药物的作用机制

　　临床应用的抗菌药物，包括抗生素和化学合成抗菌药物，必须对病原微生物具有较高的"选择性毒性作用"，但对患者不造成损害。这种选择性的毒性作用对于临床安全用药十分重要。研究并了解抗菌药物"选择性毒性"的作用机制，对于临床合理选用抗菌药物、新抗菌药物的研制开发和细菌耐药性的研究，均有重要意义。

　　抗菌药物的"选择性毒性"作用，主要来源于药物对于病原微生物某些特殊靶位的作用。根据主要作用靶位的不同，抗菌药物的作用机制可分为：①干扰细菌细胞壁的合成，使细菌不能生长繁殖；②损伤细菌细胞膜，破坏其屏障作用；③影响细菌细胞蛋白质的合成，使细菌丧失生长繁殖的物质基础；④影响核酸的代谢，阻碍遗传信息的复制；⑤其他。参阅表 1-2-1。

一、干扰细菌细胞壁的合成

　　所有细菌（除支原体外）都具有细胞壁，而哺乳动物细胞则无，这是两者最主要的区别。不同细菌细胞壁的组成亦各不相同，但主要可分两种类型，即革兰氏阳性细菌和革兰氏阴性细菌。细胞壁的主要成分是糖类、蛋白质和类脂质组成的聚合物，相互镶嵌排列而成。革兰氏阳性菌细胞壁肽聚糖层厚而致密（占胞壁重量的 65%～95%），内有磷壁酸镶嵌，类脂质、脂多糖、脂蛋白较少或缺少；革兰氏阴性杆菌细胞壁则肽聚糖层薄而疏松（不足 10%），无磷壁酸或磷壁醛酸，含类脂质、脂多糖和脂蛋白等。但两者均含有呈链状交叉联结的肽聚糖，许多抗菌药物可干扰肽聚糖的生物合成，从而干扰细胞壁的合成。

　　细胞壁肽聚糖的合成可简述如下（图 1-2-1）。

表 1-2-1　抗菌药物的主要作用部位

部位	抗菌药物	主要靶位
细胞壁	β- 内酰胺类（青霉素类、头孢菌素类等）	转肽酶
	杆菌肽	异戊二烯磷酸盐
	糖肽类	胞壁肽聚糖侧链 D- 丙氨酰 -D- 丙氨酸
	环丝氨酸	丙氨酸消旋酶、丙氨酸合成酶
	磷霉素	丙酮酸转移酶
	棘白菌素类	抑制 β-(1,3)-D- 糖苷合成酶，抑制真菌细胞壁葡聚糖合成
细胞膜	多黏菌素类	磷脂类
	多烯类（两性霉素 B、制霉菌素等）	固醇类

部位	抗菌药物	主要靶位
	吡咯类(酮康唑、氟康唑等)	去甲基酶(影响麦角固醇合成)
核糖体	氯霉素	抑制肽基转移酶
(蛋白质合成)	大环内酯类	易位
	林可霉素类	抑制肽基转移酶
	夫西地酸	伸长因子 G
	四环素类	核糖体 A 位
	氨基糖苷类	与核糖体 30S 亚单位结合
	噁唑烷酮类	抑制 70S 起始复合物形成
核酸	喹诺酮类	DNA 促旋酶(α 亚单位)
	利福平	RNA 聚合酶
	硝基咪唑类(甲硝唑等)	氧化 DNA,使 DNA 链断裂
	硝基呋喃类	干扰细菌氧化还原酶,抑制 DNA 合成
叶酸合成	磺胺药	二氢叶酸合成酶
	二氨基嘧啶类(甲氧苄啶等)	二氢叶酸还原酶

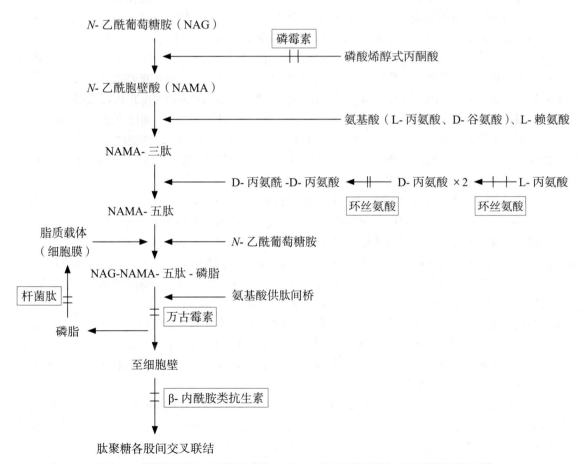

图 1-2-1 细菌细胞壁合成示意图(图中方框内为作用于细胞壁合成相关靶位的抗生素)

1. N-乙酰胞壁酸（NAMA）-五肽的合成 首先由 N-乙酰葡糖胺（NAG）与磷酸烯醇丙酮酸结合得到 1 分子乳酸后成为 N-乙酰胞壁酸（NAMA）。后者依次接上 L-丙氨酸、D-谷氨酸、L-赖氨酸（此为革兰氏阳性细菌，在革兰氏阴性细菌则为消旋二氨基庚二酸）与经丙氨酸消旋酶的作用从 L-丙氨酸生成的另外 2 分子的 D-丙氨酸结合，形成了 NAMA-五肽。肽聚糖合成的第一步在细胞质内进行。

2. 以上形成的 NAMA-五肽，在五肽侧链上的 L-丙氨酸连接 1 分子 NAG 和其他氨基酸（后者用于形成革兰氏阳性细菌的肽间桥），然后经细胞膜上的磷脂载体（为含有 55 个碳原子的异戊烯醇磷酸酯，简称 P-C$_{55}$ 酯）运送到细胞膜外侧，交联到膜外细胞壁受体的生长点上，插入预先存在的肽聚糖链中。在此过程中，P-C$_{55}$ 酯又获得另一个磷酸基团，当肽聚糖前体被运送达细胞膜外后，此磷脂载体须经脱磷酸化作用恢复成为原来的磷脂载体，继续运送新的肽聚糖前体。肽聚糖合成的第二步在细胞膜上完成。

3. 肽聚糖的交叉联结 以上形成物被运送至细胞壁的肽聚糖链后，在转肽酶的催化下邻近两条肽聚糖链发生交叉联结，形成坚韧的肽聚糖聚合物，即细胞壁的主要成分。肽聚糖合成的第三步在细胞膜外完成。

革兰氏阳性菌细胞壁肽聚糖链之间的联结通过 5 个甘氨酸肽链与另 1 条肽聚糖链中第四个 D-丙氨酸相连；而革兰氏阴性菌的肽聚糖链之间是直接由丙氨酸与另一肽链中的氨基酸相连，因此革兰氏阴性菌细胞壁的肽聚糖不如革兰氏阳性菌坚韧。

磷霉素可抑制细胞壁肽聚糖合成的第一步，磷霉素的化学结构与磷酸烯醇丙酮酸相似，可与磷酸烯醇丙酮酸竞争丙酮酸转移酶，使 NAG 无法获得 1 分子乳酸而成为 NAMA。环丝氨酸的结构与 D-丙氨酸相仿，可干扰丙氨酸消旋酶的作用，使 L-丙氨酸不能变成 D-丙氨酸，并可阻断两分子 D-丙氨酸联结时所需 D-丙氨酸合成酶的作用。杆菌肽抑制肽聚糖合成的第二步，抑制细胞膜上磷脂载体的脱磷酸化作用，阻止了磷脂载体的再生和新的肽聚糖的继续运送。万古霉素主要抑制肽聚糖合成的第二步，本品可与 NAMA-五肽末端的 D-丙氨酰-D-丙氨酸结合，使被运送至细胞膜外的前体物不能与细胞壁的肽聚糖链结合，致造成前体物堆积，使肽聚糖前体的进一步交叉联结受阻。替考拉宁与万古霉素同属糖肽类，其作用部位和作用机制与万古霉素同。由于糖肽类抗生素是一种极性大分子物质，不能穿过革兰氏阴性细菌的细胞外膜，因此糖肽类抗生素对革兰氏阴性细菌无抗菌作用。

β-内酰胺类抗生素包括青霉素类、头孢菌素类和不典型的 β-内酰胺类抗生素，主要抑制肽聚糖合成的第三步，阻止肽聚糖链的交叉联结，使细菌无法形成坚韧的细胞壁。因为青霉素类可以作用于两种肽聚糖水解酶，两者使完整的细胞壁产生裂痕而为新加入的肽聚糖前体提供受点。一种是内肽酶（endopeptidase），有转肽酶的活性；另一种是糖苷酶，与细菌外周细胞壁的合成有关。青霉素类等在较低浓度时可抑制内肽酶的活性，影响中隔细胞壁合成，细胞的分裂受阻，但菌体仍能伸长，形成丝状体（filamentous form）。高浓度时糖苷酶（glycosidase）也受抑制，细菌外周细胞壁的合成也受影响，因而细菌不能伸长。两种酶同时受抑制时，细菌的细胞壁发生缺损而形成球形体（spheroplast）。各种不同青霉素类对于两种酶的作用可以有所不同，例如氨苄西林主要影响内肽酶，故细菌经作用后多形成丝状体，球形体较少；阿莫西林主要影响外周细胞壁的合成，形成较多球形体。

研究发现细菌的细胞膜上有特殊的蛋白分子，能与青霉素类或头孢菌素类结合，是 β-内酰胺类抗生素的作用靶位，称为"青霉素结合蛋白（penicillin binding protein，PBP）"。各种细菌细胞膜上的 PBP 数目、相对分子质量、对 β-内酰胺类抗生素的敏感性不同，但分类学上相近的细菌，其 PBP 类型及生理功能则相似。例如大肠埃希菌有 7 种 PBP，其中 PBP-1a、PBP-1b、

PBP-2、PBP-3 具有转肽酶的活性，PBP-1a 和 PBP-1b 与细菌的伸长有关，PBP-2 与细菌的形状有关，PBP-3 与细菌的分裂有关，PBP-4、PBP-5、PBP-6 则与羧肽酶等的活性有关，可以控制细胞壁交叉联接的程度。PBP-1、PBP-2、PBP-3 是细菌的存活、生长繁殖所必需，PBP-4、PBP-5、PBP-6 则重要性较差。β- 内酰胺类抗生素与 PBP 结合后，先引起细菌形态的改变，最终导致细菌被杀灭。不同抗生素与 PBP 结合的主要部位亦有不同，如头孢噻吩与 PBP-1a、PBP-1b 有高度亲和力，使细菌生长繁殖和伸长受抑制，并溶解死亡。美西林则主要与 PBP-2 结合，细菌形成大圆形细胞，对渗透压的改变较稳定，细菌可继续生长几代后才溶解死亡。多数青霉素类或头孢菌素类抗生素达一定浓度时主要与 PBP-1 和 / 或 PBP-3 结合，形成丝状体和球形体，然后细菌发生变形萎缩，逐步溶解死亡。

β- 内酰胺类抗生素是一种杀菌剂，革兰氏阴性细菌细胞壁的肽聚糖成分少，对于渗透压改变的保护作用差，由于渗透压改变导致菌体溶解和死亡。革兰氏阳性球菌细胞壁含有丰富的肽聚糖，厚实坚固。当 β- 内酰胺类抗生素作用时首先释出脂质胞壁酸，激发自溶酶的释放，破坏细胞壁的肽聚糖成分，使细菌死亡。

二、损伤细胞膜

细菌的细胞膜为一种半透膜，内外各为一层蛋白质，中间一层类脂质（以磷脂为主）。细菌的细胞膜具有选择性屏障作用，脂溶性物质较易透入细胞内，且能将氨基酸、嘧啶、嘌呤、磷脂、无机盐和核苷酸等浓集在细胞内，防止外漏。此外，还有许多酶和能合成蛋白质的核糖体等也黏附在细胞膜上。因此细菌细胞膜具有选择性输送营养物质及催化重要生化代谢过程的作用。多黏菌素类的分子有两极性，一极为亲水性，与细胞膜的蛋白质部分结合；另一极具亲脂性，与细胞膜上磷脂的磷酸根相结合，使细胞膜裂开，本品尚可作用于革兰氏阴性杆菌的外膜，导致细胞内重要物质外漏和细菌死亡。革兰氏阴性杆菌细胞壁及细胞膜中脂质含量多，故本品对革兰氏阴性杆菌作用强。达托霉素是一种环脂肽抗生素，与 Ca^{2+} 结合后，其亲脂端插入细菌细胞膜，形成跨膜的离子通道，导致 K^+ 及其他金属离子外流，抑制细菌内 DNA、RNA 及蛋白等大分子物质合成，细菌快速死亡。由于大分子物质不能从细菌细胞膜释放，因此细菌死亡并不溶解。本品不能通过革兰氏阴性菌的细胞外膜，故对革兰氏阴性菌无抗菌活性。两性霉素 B、制霉菌素等多烯类抗生素主要与细胞膜上的麦角固醇结合，使细胞膜的通透性增加。吡咯类药物中的咪唑类如咪康唑、酮康唑，三唑类如氟康唑、伊曲康唑等抑制真菌细胞膜中固醇类的生物合成而影响其通透性。

三、影响细菌蛋白质的合成

蛋白质的合成有 3 个阶段，即起始阶段、延长阶段和终止阶段。

1. **蛋白质合成的起始阶段**　蛋白质由氨基酸按一定的顺序连接而成，在核糖体上进行。蛋白质合成时需要许多基本成分的参与，如活化的氨基酸、转运核糖核酸（tRNA）、信使核糖核酸（mRNA）、核糖体（由核糖体核糖核酸 rRNA 及蛋白质组成）、酶、Mg^{2+}、腺苷三磷酸（ATP）、鸟苷三磷酸（GTP）等。核糖体是合成蛋白质的场所。细菌核糖体的沉降系数为 70S，蛋白质合成开始时，70S 核糖体可解离为 50S 及 30S 两个亚基。30S 亚基与新生成的 mRNA 结合成 mRNA-30S 复合物，然后接上第一个氨基酰 -tRNA（即甲酰蛋氨酰 -tRNA，接在相当于 50S 亚基的 P 位），称为 30S 起始复合物。后者很快与 50S 亚基结合成 70S 起始复合物。

2. 蛋白质合成的延长阶段　新的氨基酰 -tRNA 按 mRNA 的密码要求，接在核糖体 50S 亚基的 A 位上；此时，结合在 P 位上的甲酰蛋氨酰或以后合成的肽链被输送至 A 位，其羧基与新接上的氨基酸的氨基结合而形成新的肽链。此时在 P 位的 tRNA 被释放，回到细胞质内转运其他相应的氨基酸。核糖体 30S 亚基在 mRNA 上发生位移，把带有肽链的 tRNA 从 A 位移至 P 位。A 位上又接受新的氨基酰 -tRNA。如此周而复始地合成蛋白质。

3. 蛋白质合成的终止阶段　当 mRNA 上的密码出现终止信号时，表示蛋白质合成已结束。肽链从核糖体上释出，tRNA 及 mRNA 也与核糖体分离。70S 核糖体又解离为 30S 及 50S 亚基，重新参与蛋白质的合成。

细菌细胞与哺乳动物细胞合成蛋白质的过程基本相同，两者最大的区别在于核糖体的结构及蛋白质、RNA 的组成不同。因此，细菌核糖体的沉降系数为 70S，并可解离成 50S 与 30S 亚单位；而哺乳动物细胞核糖体的沉降系数为 80S，并可解离为 60S 与 40S 亚单位，这就为抗生素的选择性毒性作用提供了条件。许多抗生素均可影响细菌蛋白质的合成，但作用部位及作用阶段不完全相同。

氯霉素与核糖体 50S 亚单位结合并抑制肽基转移酶，使氨基酰 -tRNA 复合物中的氨基酸无法连接至核糖体，因而抑制肽链的形成和抑制细菌生长，此过程为可逆性。本品为抑菌剂，但对流感嗜血杆菌、肺炎链球菌和脑膜炎奈瑟菌具杀菌作用。

四环素先与镁离子结合，带有阳离子的四环素经革兰氏阴性杆菌细胞外膜 OmpF 和 OmpC 孔蛋白通道至细胞周质，释出游离四环素穿过细胞膜进入细胞内。四环素可直接穿过革兰氏阳性菌的细胞膜进入细胞内。四环素与细胞内的二价金属离子（如镁离子）络合，络合后的镁 - 四环素复合物与核糖体的 30S 亚单位结合，阻止氨基酰 -tRNA 与细菌核糖体结合，抑制肽链延长和蛋白质合成，从而抑制细菌生长。四环素亦可与线粒体内 70S 核糖体结合，抑制线粒体的蛋白合成。四环素对某些原虫（如恶性疟原虫）的作用可能与此有关。四环素对哺乳动物细胞的核糖体作用很弱。替加环素是米诺环素的衍生物，属于甘氨酰环素类，其作用机制与四环素基本相同，主要抑制细菌蛋白质的合成，但其作用较四环素更强。体外试验结果显示，本品与细菌核糖体 30S 和 70S 亚单位的结合力较四环素强 10～12 倍，因此四环素外排泵 Tet M 不能将本品自菌体内排出。此外，本品与核糖体结合的方位与四环素不同，使四环素耐药菌分泌的保护核糖体免受抗生素作用的一种蛋白质不起作用。由于上述两种机制而对四环素耐药的细菌对本品仍敏感。

大环内酯类作用于核糖体的 50S 亚单位，阻断转肽作用和 mRNA 上的位移，抑制肽链的延长和细菌蛋白质的合成。

夫西地酸并不直接与核糖体结合，而是首先与延长因子 G（EF-G，50S 核糖体移位蛋白）结合形成稳定的复合物。在此过程中由鸟苷三磷酸（GTP）转变为鸟苷二磷酸（GDP），为肽链移位（由 P 位至 A 位）提供能量。夫西地酸 -G 因子 -GDP- 核糖体复合物使氨基酰 -tRNA 停留在 P 位，因而抑制了肽链延长和蛋白质合成，导致细菌不能生长而死亡。夫西地酸不易渗入革兰氏阴性杆菌和哺乳类细胞，因此本品仅对革兰氏阳性菌（尤其葡萄球菌）有抗菌作用。

氨基糖苷类与核糖体 30S 亚单位结合，抑制肽链延长，并造成遗传密码错读，使细菌合成异常蛋白质，并可抑制 DNA 的复制。有研究发现氨基糖苷类可竞争性地取代细菌生物膜中连接多糖与脂多糖分子的 Mg^{2+} 与 Ca^{2+}，在细胞壁形成空洞而破坏细胞膜，致细胞内重要物质外漏，细菌迅速死亡。氨基糖苷类对敏感需氧革兰氏阴性杆菌有快速杀菌作用。此作用为浓度依赖性，药物浓度越高，杀菌活性越强，并有相当长的抗生素后效应作用。但通常本类药物对革兰氏阳性球菌仅具抑制作用，除非与 β- 内酰胺类联合，可能具有杀菌作用。

噁唑烷酮类（oxazolidinones）为新一类的抗菌药，对革兰氏阳性菌、结核分枝杆菌和拟杆菌属均有抗菌作用。其中研制开发的新品种利奈唑胺（linezolid）已上市。本品为抑菌剂，可与细菌核糖体50S亚单位结合，抑制mRNA与核糖体连接，抑制氨基酰-tRNA（即甲酰蛋氨酰-tRNA）与核糖体70S亚基结合形成70S起始复合物，从而抑制细菌蛋白质的合成。

链阳性菌素类中目前已上市的品种为奎奴普丁-达福普汀，对于革兰氏阳性球菌有杀菌作用并具有抗生素后效应作用，主要与细菌核糖体50S亚单位结合，此结合为不可逆的，形成奎奴普丁-核糖体-达福普汀三联复合物，其中奎奴普丁抑制肽链延长，达福普汀抑制肽基转移酶，阻断细菌蛋白质的合成。本品作用于金黄色葡萄球菌使菌体增大，其细胞壁增厚。

四、抑制细菌核酸的合成

核酸包括脱氧核糖核酸（DNA）及核糖核酸（RNA），都是由许多单核苷酸相互连接而成的多核苷酸。每一单核苷酸由糖、碱基和磷酸组成。当细胞分裂时，以原有的DNA作模板，在DNA聚合酶的参与下，根据碱基互补联结原理，合成新的DNA。RNA有3种，即mRNA、rRNA和tRNA。合成RNA的过程称为转录，在依赖于DNA的RNA聚合酶的作用下，以DNA为模板，合成新的RNA。mRNA带有DNA的全部遗传信息。

利福平可与依赖于DNA的RNA聚合酶（转录酶）的β亚单位结合，从而抑制mRNA的转录。但真核细胞的RNA聚合酶则不受影响。某些突变株的转录酶亚单位的结构发生改变，利福平不再与之结合，导致细菌对利福平耐药。氟胞嘧啶进入真菌细胞后，经脱氨酶的作用形成氟尿嘧啶，后者取代尿嘧啶而进入真菌的RNA。喹诺酮类抗菌药（最早的喹诺酮类以萘啶酸为代表）主要作用于细菌DNA复制过程中的DNA促旋酶（或拓扑异构酶Ⅱ）及拓扑异构酶Ⅳ。据研究，大肠埃希菌的DNA促旋酶包括两个A亚单位和两个B亚单位。A亚单位在染色体的双股DNA上造成刻痕，使之断裂；B亚单位的作用是利用ATP释放的能量使断裂后的DNA链以RNA核心为主轴，反方向紧密地绕紧，形成负性超螺旋状；然后再由A亚单位的作用使DNA断端重新封闭联结。拓扑异构酶Ⅳ的作用是使复制的DNA分离（或去联结）。两种拓扑异构酶均为DNA的复制所必需，经药物作用后均可抑制细菌生长并导致死亡。喹诺酮类药物对革兰氏阴性杆菌的主要作用靶位是DNA促旋酶的A亚单位，而拓扑异构酶Ⅳ为次要靶位；相反，喹诺酮类药物对革兰氏阳性球菌的主要作用靶位为拓扑异构酶Ⅳ，而DNA促旋酶则为次要靶位。但只有具有合成RNA和蛋白质能力的细菌才能为本类药物所杀灭。利福平可抑制RNA合成，氯霉素可抑制细菌合成蛋白质，两者均能使喹诺酮类药物的杀菌活性显著减低。本类药物为浓度依赖性杀菌剂。当药物浓度超过其MIC的10～20倍时有显著抗生素后效应作用，并且不易产生耐药株。哺乳类动物细胞的DNA促旋酶只含两个亚单位，其结构和功能亦与细菌的DNA促旋酶不同，因此对喹诺酮类不敏感。

甲硝唑等硝基咪唑类的作用机制为此类药物在厌氧菌体内，其硝基被还原，生成亚硝基和咪唑基等物质，使DNA氧化，DNA链断裂，细菌死亡。

硝基呋喃类在细菌体内被还原，其还原产物可抑制蛋白质合成。此外，此类药物可与细菌核糖体30S亚单位结合，阻止mRNA翻译和产生紧急反应的能力，使细菌不能存活。

五、其他

1. 抑制细菌叶酸代谢 由于细菌细胞对叶酸的通透性差，因此不能利用环境中的叶酸成分，必须在细菌体内合成叶酸后，参与核苷酸和氨基酸的合成，使细菌得以生长繁殖。细菌叶酸代谢如图 1-2-2 所示。

磺胺药与 PABA 的化学结构相似，两者竞争二氢叶酸合成酶，使二氢叶酸合成减少，或磺胺药代替 PABA 后形成无效的化合物，使核酸等重要物质的合成受阻，影响细菌的生长繁殖。甲氧苄啶（TMP）的结构与二氢叶酸分子中的蝶啶相似，能竞争抑制二氢叶酸还原酶，使四氢叶酸的生成受到抑制。TMP 与磺胺药合用后，由于两者作用于叶酸合成的不同环节，抑制细菌的叶酸代谢，因此具有协同作用。TMP 对哺乳动物细胞的二氢叶酸还原酶作用甚微。对氨基水杨酸（PAS）对结核分枝杆菌的作用机制为：与 PABA 竞争二氢叶酸合成酶，合成含有 PAS 的二氢叶酸类似物，抑制了结核分枝杆菌的生长与繁殖。此外，PAS 还可抑制分枝杆菌素（mycobactin）的合成。

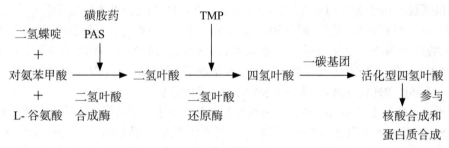

图 1-2-2 细菌叶酸代谢和磺胺药、TMP 作用示意图

2. 抑制分枝菌酸的合成　结核分枝杆菌细胞壁有分枝菌酸（mycolic acid），异烟肼、乙硫异烟胺、丙硫异烟胺可抑制分枝菌酸合成酶，使分枝菌酸合成减少，造成细胞壁缺损，细菌内容外漏，菌体死亡。

3. 抗真菌药　根据作用机制的不同，抗真菌药可分为：①主要作用于真菌细胞膜的固醇，属于此类者有吡咯类、多烯类及烯丙胺类（allylamines）抗真菌药；②作用于真菌细胞壁的药物，如葡聚糖合成酶抑制剂；③抑制核酸合成，如氟胞嘧啶。

（1）影响细胞膜固醇的药物：吡咯类抗真菌药目前已在临床应用者有咪唑类药如咪康唑、益康唑和酮康唑，以及三唑类药如伊曲康唑、氟康唑、伏立康唑、泊沙康唑等。此外正在研发中的新品种至少 10 种。麦角固醇是真菌细胞膜的重要成分，对保持细胞膜的完整性具重要作用。其中固醇成分必须不具有 C_4 位甲基。真菌细胞膜的形成需要血红蛋白与依赖 P-450 的 14α- 去甲基酶共同作用，使羊毛固醇变为麦角固醇，吡咯类与血红蛋白结合，抑制了 14α- 去甲基酶的作用，导致羊毛固醇等前体物不能转变为麦角固醇，使细胞膜的结构和功能发生改变。吡咯类对哺乳类细胞膜固醇的合成亦具抑制作用，但需更高的药物浓度。

多烯类抗真菌药中，长期以来（1950 年后）两性霉素 B 是系统性真菌病的标准治疗用药。多烯类药主要作用于真菌细胞膜中的固醇，在细胞膜中形成水状孔道，使细胞内的重要物质外漏，真菌死亡。由于两性霉素 B 毒性较大，用药后不良反应多，近年开发了多种两性霉素 B 及其他多烯类（如制霉菌素）含脂类制剂，其依据是多烯类药与脂类物质结合后可参与一种选择性药物转运机制，使药物易于到达真菌细胞膜中含麦角固醇的作用靶位。

烯丙胺类药如特比萘酚对多种皮肤真菌具强大作用。最近的报道表明本品对吡咯类耐药的某些白念珠菌菌株和新型隐球菌有良好作用。本类药物可抑制麦角固醇生物合成的早期，主要作用于角鲨烯环氧化酶，使角鲨烯大量积聚从而导致细胞膜破坏和断裂。

（2）抑制葡聚糖合成：葡聚糖合成酶抑制剂可抑制真菌细胞壁中葡聚糖的合成，并可使麦角固醇和羊毛固醇还原和使细胞壁中壳质含量增多。棘白菌素类抗真菌药如卡泊芬净、米卡芬净、阿尼芬净抑制葡聚糖合成酶，导致真菌细胞壁 β-（1，3）-葡聚糖的合成受阻，破坏了真菌细胞壁的完整性，使真菌产生假菌丝、细胞壁增厚和细胞芽生等，最后细胞溶解死亡。哺乳动物细胞无细胞壁，因此本类药物对于人体毒性低。

（3）抑制核酸合成：氟胞嘧啶对许多酵母菌如念珠菌属、新型隐球菌具抑制作用。本品通过真菌细胞的渗透酶系统进入细胞内，经胞嘧啶去氨基酶的作用转换成氟尿嘧啶，此后又经磷酸尿苷焦磷酸化酶的作用转换成氟磷酸尿苷，后者替代尿嘧啶结合进入真菌的 RNA，破坏蛋白质的合成。氟尿嘧啶亦可转变为单磷酸 5-氟尿嘧啶核苷，后者可抑制 DNA 合成和核分裂过程中需要的胸苷酸合成酶。因此氟胞嘧啶可通过上述反应干扰真菌细胞的嘧啶代谢、RNA、DNA 及蛋白质的合成。

4. 抗病毒药 由于病毒的生活史与正常细胞密不可分，因此长期以来很难筛选到对于病毒具有高度选择作用的药物。但近年的研究发现其中仍存在可能的药物作用点，如病毒与正常细胞的吸附和穿透至细胞内，病毒核酸的脱鞘，病毒核酸的复制过程，新的病毒颗粒的装配及病毒粒子输出。

病毒的复制过程是最易受到攻击的薄弱点。目前临床应用的抗病毒药多数为核苷类似物，其中以阿昔洛韦和喷昔洛韦对病毒的选择作用最强。核苷类似物首先在细胞内经病毒编码的胸苷激酶作用成为单磷酸阿昔洛韦或单磷酸喷昔洛韦，然后经细胞内胸苷激酶进一步磷酸化形成三磷酸阿昔洛韦或三磷酸喷昔洛韦，两者抑制病毒的聚合酶并掺入 DNA 链，使 DNA 的合成过程提前终止。许多抗 HIV 病毒药如齐多夫定、去羟肌苷、扎西他滨等核苷类似物则经细胞胸苷激酶的作用磷酸化后，能竞争性地抑制逆转录酶，使以单链 RNA 为模板的 DNA 转录过程中 DNA 链提前终止。更昔洛韦对巨细胞病毒 DNA 聚合酶的作用机制亦与之相同。由于上述核苷类似物的脱氧核糖环上缺少 –OH 基团，因而无法形成 DNA 链中的磷酸双酯键。抗 HIV 药物中蛋白酶抑制剂如利托那韦和沙奎那韦等主要抑制割裂作为病毒蛋白前体的多肽所需的酶，导致生成无感染性的未成熟粒子，因而抑制病毒的复制。

膦甲酸钠可与疱疹病毒的 DNA 聚合酶结合，干扰病毒 DNA 的合成。膦甲酸钠对 HIV 病毒的作用则与此不同，本品非竞争性地抑制其逆转录酶而抑制病毒 DNA 的合成，但本品与酶的结合部位与核苷类似物不同。

金刚烷胺及其衍生物金刚乙胺具有抗甲型流感病毒的作用，其作用机制为本品可作用于病毒产生的细胞膜相关蛋白，防止病毒与细胞膜融合而摄入细胞内，阻止病毒脱壳及其核酸释出，并可干扰病毒的装配。

扎那米韦（zanamivir）和奥司他韦（oseltamivir）是一种神经氨酸酶抑制剂。在流感病毒表面有血凝素和神经氨酸酶两种蛋白，血凝素可使病毒粒子吸附并进入宿主细胞，病毒与气道上皮细胞表面的唾液酸结合而吸附于细胞表面，神经氨酸酶可去除细胞表面和病毒吸附处的唾液酸，使病毒颗粒脱壳后释放到气道，进入其他细胞中继续复制，并传播至其他宿主。扎那米韦和奥司他韦可抑制神经氨酸酶的作用，因而抑制流感病毒的复制和释放。两者在体外对甲型和乙型流感病毒的各种亚型均有强大抑制作用。

5. 抗寄生虫药

（1）抗原虫药：甲硝唑等硝基咪唑类药物对阿米巴原虫具有显著抑制作用，作用机制如前述。乙胺嘧啶与氯胍抑制二氢叶酸还原酶，从而抑制叶酸的生物合成。奎宁及氯喹等喹啉类抗疟药可在红细胞内浓集并抑制血红蛋白合成酶，使疟原虫产生的有毒高铁血红素 IV 不能被还原而解毒，导致疟原虫死亡。伯氨喹可抑制疟原虫的肝内期，其机制可能是由于伯氨喹在肝内代谢后可抑制线粒体的酶系统。青蒿素在红细胞内遇有血红蛋白或游离铁存在时其过氧化桥可被切断形成游离基，后者可烷化疟原虫蛋白质，使之不能生存。

阿托伐醌属羟萘醌类化合物，具有抗疟原虫作用。本品为一种电子转运抑制剂，其主要作用为抑制疟原虫体内生产嘧啶所必需的铁黄蛋白二氢乳清酸脱氢酶，使疟原虫不能生存。本品对哺乳类细胞毒性小，因后者仍可利用已形成的嘧啶类物质。

（2）抗锥虫及抗利什曼原虫药：砷剂与锑剂仍是治疗锥虫病及利什曼病的主要药物，其主要作用为影响葡萄糖的分解代谢因而切断了能量供应。本类药物对宿主亦有显著毒性。

依氟鸟氨酸（eflornithine）为一种鸟氨酸脱羧酶的选择性抑制剂，可使虫体内腐胺及亚精胺等多胺类物质的生物合成耗竭而使虫体死亡。但本品在哺乳类细胞内的半衰期极短，因而对后者的毒性较低。

（3）抗蠕虫药：哌嗪、吡喹酮、左旋咪唑、双羟萘酸噻嘧啶（噻嘧啶）、伊维菌素、美曲膦酯、敌敌畏等均可通过不同途径麻痹蠕虫的神经肌肉组织。如吡喹酮可使吸附于血管壁的血吸虫脱落移行至肝脏，同时药物可作用于血吸虫代谢并使其外皮断裂，虫体抗原暴露，以上作用均与钙平衡的改变有关。甲苯咪唑与阿苯达唑则主要抑制蠕虫摄取葡萄糖，导致虫体糖原耗竭和 ATP 生成减少；并可与虫体微小管的结构蛋白——微管蛋白结合，使虫体麻痹。

在应用抗菌药物治疗过程中，除药物的作用外，机体良好状态的保持是疾病获得治愈的根本保证。抗菌药物在体内作用于病原菌后，使细菌的生长繁殖迅速受到抑制，但病原菌的最终消除仍有赖于机体本身的防御免疫功能。而且有的细菌可能深藏在组织内或细胞内，或在抗菌药物不易到达的体液或体腔内（如脑脊液、骨或前列腺等），使药物的作用不能发挥。这些保留在组织内或吞噬细胞内的病原体（尤其是巨噬细胞内）可能导致疾病的进展、复发或转为慢性。因此，在应用抗菌药物的同时，必须采取各种综合措施，如纠正水、电解质平衡与酸碱平衡，补充血容量，改善微循环，处理局部病灶，调整机体的防御免疫功能等，以使机体的全身状况有所改善。霍奇金病、淋巴瘤、白血病、各种肿瘤、尿毒症、器官移植等患者的免疫功能常受到抑制，当发生各种感染时，抗菌药物的治疗效果常较差，加上肾上腺皮质激素、细胞毒性药物、抗代谢药物等的应用，进一步加剧了免疫功能的缺陷，使细菌感染更不易控制。

不少抗菌药物可对细胞免疫及／或体液免疫产生影响。抗菌药物对免疫功能的影响，至今尚缺乏系统了解。根据大量体外、体内及少数临床研究表明，抗菌药物对于机体免疫系统的作用主要有：①抑制效应器细胞的产生，如β-内酰胺类、氯霉素、磺胺药及抗疟药可引起患者中性粒细胞减少或缺乏症。②产生不良反应，如β-内酰胺类、氨基糖苷类、磺胺类和砜类等可触发免疫反应而引致过敏或自身免疫。某些大环内酯类、喹诺酮类和四环素类则此类反应较轻。③某些抗菌药物在细胞内摄入量较多而对细胞内病原菌有效，如大环内酯类、喹诺酮类、利福霉素类、异烟肼、克林霉素等；但细胞内药物浓度与细胞内杀菌活性并不成比例。④影响细菌毒素的产生，或改变细菌毒力，间接影响免疫功能。如青霉素等某些β-内酰胺类可增加肺炎链球菌产生β-溶血素。反之许多抑制细菌合成蛋白质的抗生素则可能抑制细菌毒素的生物合成。β-内酰胺类、多黏菌素类、万古霉素、克林霉素等，在亚抑菌浓度（sub MIC）时可使细菌形态、生长速度、代谢和结构发生显著改变；此种细菌改变可导致与吞噬细胞相互作用的改变。例如抗生素后白细胞作用增强（post antibiotic leukocyte enhancement，PALE），即吞噬细胞灭活作用增强及（或）对吞噬细胞灭活作用敏感。⑤对免疫系统一种或多种细胞成分的直接作用。例如许多头孢菌素类对淋巴细胞转化具抑制作用；美洛西林、哌拉西林、四环素、甲硝唑、利福平、环丙沙星等可抑制迟发型变态反应；此外，许多抗生素还可抑制或刺激活化的免疫细胞分泌各种细胞因子，如肿瘤坏死因子，白介素-1、-2、-4及干扰素等，从而影响机体免疫功能。⑥抑制机体产生抗体，如氯霉素和甲砜霉素、SMZ-TMP、多西环素和利福平等。

许多种类抗菌药物对吞噬细胞功能具一定影响。β- 内酰胺类抗生素中头孢地嗪、亚胺培南、美罗培南等可增强中性粒细胞的趋化、吞噬和杀菌功能；氨基糖苷类、四环素类则对其具抑制作用。大环内酯类的大部分品种如红霉素、交沙霉素、螺旋霉素、罗红霉素、地红霉素、克拉霉素、阿奇霉素等可增强中性粒细胞的吞噬和杀菌作用。替考拉宁和万古霉素对上述细胞的趋化、吞噬和杀菌均具增强作用，克林霉素亦然。喹诺酮类对中性粒细胞的上述作用无直接影响，但部分品种可通过其他作用机制导致细菌表型改变，间接提高吞噬细胞的杀菌作用。两性霉素 B 具免疫刺激作用，咪唑类药物如咪康唑、酮康唑具免疫抑制作用，氟康唑则对机体免疫功能无影响。

根据各种抗菌药物对机体免疫系统影响的不同，可分为以下各类：①大部分 β- 内酰胺类、多黏菌素 B、万古霉素对免疫系统无明显作用。②部分大环内酯类、氨基糖苷类、四环素类、利福霉素类、磺胺类、氯霉素类、异烟肼等，在体外、离体器官及体内试验中可损害一种或多种免疫功能。③部分 β- 内酰胺类如头孢噻肟、头孢美唑、亚胺培南等可增强吞噬细胞功能。④喹诺酮类及大环内酯类在细胞内浓度较高，显示出较强的细胞内生物活性，在某些情况下可与吞噬细胞氧依赖杀菌系统具协同作用。⑤兼具抗菌活性和生物反应调节作用（biological response modifier，BRM）的抗菌药物新品种例如头孢地嗪，动物感染实验中可增加多种感染动物的存活率。在一些免疫功能低下的患者中应用本品后能提高或恢复多项免疫学试验参数。此外，不少抗菌中草药体外的抗菌作用不及抗菌药物，但在体内具有确切的抗感染效能，其作用可能部分与调整机体的免疫功能有关，如小檗碱、穿心莲、板蓝根等。因此，合理利用抗菌药物，同时调整机体免疫功能，对提高临床疗效有重要意义。

第二节 细菌耐药性和耐药机制

随着抗菌药物在临床上的广泛应用，细菌常会出现耐药性，造成临床治疗的困难。细菌耐药性可分为：①天然或固有的耐药性，即耐药性为某种细菌固有的特点。其原因可能由于细菌缺少对药物敏感的靶位，或细菌具有天然屏障致药物无法进入细菌体内。例如万古霉素不能穿透革兰氏阴性杆菌的外膜进入菌体，革兰氏阴性细菌对万古霉素天然耐药。肠球菌属的青霉素结合蛋白不易与头孢菌素类结合，造成肠球菌属对头孢菌素类天然耐药。②获得耐药性，由于细菌获得耐药基因，使原来敏感的细菌变为耐药。耐受性细菌（即敏感的细菌）仍可为一定浓度的药物所抑制，但在药物达到原来杀菌浓度时仍能存活，即 MBC/MIC > 32，亦应视为一种获得性耐药。

获得性耐药是目前临床面临的最主要的耐药问题，本节将着重叙述获得性耐药的有关问题。

一、耐药性的分子遗传学基础

抗菌药物的应用可对细菌产生强大的选择性压力，为适应此种变化，细菌可通过不同机制产生遗传变异和对抗菌药物的耐药性。①微观的变化：在某一核苷酸碱基中发生了点突变，导致抗菌药物作用靶位的改变，因而产生耐药性。②宏观的变化：导致细菌 DNA 的一大片全部重排，包括倒位、复制、插入、中间缺失，或细菌染色体或大段序列的质粒 DNA 从原有部位转座至另一部位，此种转座系通过一种特殊的遗传物质，即整合子、转座子或插入序列来完成。③细菌获得由质粒或噬菌体或其他遗传片段或转位元件所携带的外来 DNA 片段，导致细菌产生耐药性。继承外来 DNA 极大地丰富了细菌的遗传变异性和对选择性压力的反应能力，使之能对几乎任何抗菌药产生耐药性。

质粒是一种染色体外的 DNA，耐药质粒广泛存在于革兰氏阳性和阴性细菌中，几乎所有致病菌均可具有耐药质粒。因此，通过耐药质粒传播的耐药现象在自然界发生的细菌耐药现象中最为主要，也最多见。除耐药性外，质粒还具有多种功能，包括细菌的毒力、代谢能力等。

耐药质粒可分两种主要类型，接合型质粒（conjugative plasmid）和非接合型质粒（nonconjugative plasmid）。质粒能通过细菌间以接合方式（conjugation）转移者称接合型。接合型质粒的耐药因子包括两部分：①耐药决定因子：具有一个至数个耐药基因，通过破坏抗生素，改变细菌细胞壁或细胞膜的通透性，或阻断抗生素到达作用靶位等机制，使细菌对抗生素产生耐药性。②耐药转移因子：负责耐药因子转移时所需物质的制备和合成，最主要者为性纤毛（sex pili）。性纤毛为接合的必需物质，如细菌性纤毛脱落，则不再出现接合过程。此外，耐药转移因子尚与质粒 DNA 的复制、接合过程中耐药基因的转移等有关。非接合型质粒的耐药因子仅有耐药决定因子而无耐药转移因子，故不能通过细菌接合转移，而系通过转化、转导或由共存的接合型质粒"动员"（mobilization）等方式转移。

耐药质粒在微生物间通过下列方式转移。

1. 转化（transformation） 耐药菌溶解后释出的 DNA 进入敏感菌体内，其耐药基因与敏感菌中的同种基因重新组合，使敏感菌成为耐药菌。此种传递方式基本限于革兰氏阳性细菌，在革兰氏阴性菌中仅嗜血杆菌属有此种方式的耐药传递现象。转化过程的进行需有一定量的供体菌和受体菌，其发生率在一定范围内与耐药菌释出的 DNA 量成正比；由于进入敏感菌体内的 DNA 量很少，很少有两种以上耐药基因同时被传递，因此由转化传递的耐药性在自然界和临床上并无重要性。

2. 转导（transduction） 耐药菌通过噬菌体将耐药基因转移给敏感菌，转导是金黄色葡萄球菌中耐药性转移的最主要方式。金黄色葡萄球菌产生青霉素酶的特性即可借噬菌体而由耐药菌转移给敏感菌，使后者也对青霉素耐药。试验证明金黄色葡萄球菌对氯霉素、链霉素、四环素类和大环内酯类抗生素的耐药性也是通过转导传递的。除金黄色葡萄球菌外，耐药性的转导现象在其他细菌中发生率很低；由于噬菌体有种的特异性，故耐药性转导的现象仅能发生在同种细菌内；此外，通过噬菌体所能传递的 DNA 量很少，通常仅能传递对一种抗生素的耐药基因。因此耐药基因的转导现象除在葡萄球菌属外，其临床意义可能不大。

3. 接合（conjugation） 由接合传递的耐药性也称感染性耐药（infectious resistance），系通过耐药菌和敏感菌菌体的直接接触，由耐药菌将耐药因子转移给敏感菌。接合转移的方式主要出现在革兰氏阴性细菌中，特别是肠道细菌中，但近期有报道此种方式偶亦可以在肠球菌属或葡萄球菌属中进行。通过接合方式，一次可完成对多种抗生素的耐药性转移。接合转移不仅可在同种细菌间进行，亦可在不同属细菌间进行，其转移频率介于 $1 \times 10^{-8} \sim 1 \times 10^{-2}$ 供体菌。试验证明，大肠埃希菌耐药菌株可通过接合方式将耐药性转移给志贺菌属、沙门菌属、肺炎克雷伯菌和产气杆菌等；耐药性也可传递给变形杆菌属、沙雷菌属、假单胞菌属、弧菌属等，但其转移效果较差。在人和动物的肠道内，这种耐药性的接合转移现象也被证实。动物的肠道细菌有广泛的耐药质粒转移现象，这种耐药菌又可传递给人。

在自然界接合转移频率不高，且并非十分有效。但应注意，接合转移在某些地区个别临床单位曾造成耐药菌的暴发流行。

4. 易位（translocation）或转座（transposition） 即耐药基因可自一个质粒转座到另一个质粒，从质粒到染色体或从染色体到噬菌体等。新近的研究证实，此种可转座的遗传片段有两种，即转座子（Tn）和插入序列（Is），前者主要介导具表型特性的耐药性，例如细菌对某种抗生素的耐药性标志。两者在各自的两侧均带有一小段反向互补序列，并且各自均可作为独立的单位参与转座过程。转座子和插入序列都不能进行自身复制，而必须依附于细菌的染色体、噬菌体或质粒而得以复制和繁殖。但新近报道一种新的可转座片段，可在细菌的染色体之间互相转移。带有上述转座子的耐药质粒可以通过插入序列中碱基序列的重新组合，使耐药基因扩大，因而提高细菌对于抗生素的耐药水平。此种耐药基因转座的方式还可在不同属和种的细菌中进行，甚至从革兰氏阳性菌转座至革兰氏阴性菌，因而扩大了耐药性传播的宿主范围。由转座传递的耐药性见于对氨苄西林、四环素、甲氧苄啶、链霉素等耐药的细菌中。这种转座子及转座方式可使耐药因子增多，是造成多重耐药性的重要原因，并易于传递散播，造成医院内或院外耐药菌感染流行。

5. DNA 整合元件 DNA 整合元件（DNA integration elements）亦简称整合子（integrons），由 Stokes 于 1989 年首先报道。目前已知有 5 类整合子，在致病菌中 I 类整合子最为常见。5 类整合子中除Ⅳ类整合子位于染色体且无法移动外，其他 4 类整合子均可借助其他可移动基因元件发生转移，这些整合子亦称可移动整合子（mobile integrons）。已知的整合子均由 3 部分组成：5′-保守区（5′- conserved segment，5′-CS）、3′- 保守区（3′- conserved segment，3′-CS）和两者之间的可变区（variable region）。5′-CS 包括整合酶（*intI*）、整合子重组位点（*attI*）及基因盒启动子 Pc。可变区可携带数量不等、功能各异的基因盒，基因盒由单一功能基因和基因盒重组位点（*attC*）构成。3′-CS 可因整合子种类不同而异。整合子通过重组酶对 *attI* 和 *attC* 的识别实现定位重组（site-specific recombination），不断捕获各类外源基因，并将它们转变为基因盒整合入可变区，由 Pc 启动成为可正确表达的功能基因。由于抗生素选择压力的存在，携带整合子的细菌可大量捕获各类耐药基因，促进细菌耐药性形成及耐药基因水平传播。

二、耐药性的发生机制

细菌可通过一种或多种机制对一种或多种不同类的抗菌药产生耐药性，或一种耐药机制可能导致细菌对几种不同类的抗菌药耐药（表 1-2-2）。

表 1-2-2 抗菌药物的耐药机制

耐药机制	耐药性举例
1. 减少细菌体内药物浓度 （1）外排泵	β- 内酰胺类、氨基糖苷类、氯霉素、大环内酯类、林可霉素、四环素（*tet* 基因）、喹诺酮类（*norA* 基因）
（2）减低外膜通透性 （革兰氏阴性杆菌）	β- 内酰胺类（外膜蛋白 OmpF、OprD）、氨基糖苷类、氯霉素、大环内酯类、糖肽类、四环素、TMP、喹诺酮类（外膜蛋白缺失）
2. 产生灭活酶	β- 内酰胺类（β- 内酰胺酶）、氨基糖苷类（钝化酶）、氯霉素、大环内酯类、林可霉素、四环素（灭活酶）
3. 作用靶位改变	喹诺酮类（促旋酶变异）、利福平（RNA 聚合酶变异）、β- 内酰胺类（PBP 改变）、大环内酯类（rRNA 甲基化）、氨基糖苷类（核糖体改变）、糖肽类（VanA、VanB 等）、林可霉素（核糖体变异）、TMP（二氢叶酸还原酶变异）、四环素（幽门螺杆菌）
4. 保护作用靶位	四环素类（TetM、TetO 等）、喹诺酮类（QnrA、QnrB 等）
5. 靶位产生过多	磺胺药、TMP、糖肽类
6. 建立被抑制过程的旁路	磺胺药、TMP
7. 与抗生素结合	糖肽类
8. 其他	磺胺药、TMP、β- 内酰胺类（高产酶） 硝基咪唑类（还原减少）

1. 产生灭活酶或钝化酶的细菌可产生破坏抗生素或使之失去抗菌作用的酶，使药物在作用于菌体前即被破坏或失效。

（1）β-内酰胺酶（β-lactamase）：细菌对β-内酰胺类抗生素耐药主要由于产生β-内酰胺酶，使其β-内酰胺环的酰胺键断裂而失去抗菌活性。根据氨基酸组成和核苷酸序列的不同可分为：①A组β-内酰胺酶，相对分子质量约29 000，其活性部位具有一丝氨酸残基，主要水解青霉素类，如广泛存在于革兰氏阴性杆菌的TEM-1酶。②B组金属酶，其活性部分是结合锌离子的硫醇基。③C组β-内酰胺酶，其中包括大肠埃希菌K_{12}染色体中的AmpC酶，此酶与志贺菌属和克雷伯菌属中染色体介导的β-内酰胺酶具有很多同源序列。相对分子质量约39 000，主要水解头孢菌素类。在其活性部位亦带有丝氨酸，但与A组酶缺乏同源序列。④D组β-内酰胺酶即苯唑西林水解酶。A组、C组与D组酶通过其活性部位的丝氨酸形成酰基酶以水解底物。

革兰氏阳性菌中葡萄球菌属是产β-内酰胺酶的主要致病菌，此种酶主要水解青霉素类，为一种胞外酶，多数可诱导产生。编码此β-内酰胺酶的基因常位于小质粒或转座子上；另一种编码β-内酰胺酶和其他耐药基因的较大质粒，则可通过接合而使耐药基因在金黄色葡萄球菌之间或金黄色葡萄球菌与表皮葡萄球菌之间传播。肠球菌属很少产酶，但1981年美国已报道一株肠球菌产生质粒介导的β-内酰胺酶，该耐药基因常与庆大霉素耐药基因同时存在于转座子或质粒。

几乎所有革兰氏阴性细菌均可产生某些染色体介导的β-内酰胺酶，其中多数对头孢菌素类抗生素具水解能力。革兰氏阴性杆菌产生的β-内酰胺酶远较革兰氏阳性菌中所产者多而广泛，目前已报道的各种β-内酰胺酶已不下1 500种（至2016年7月），而且每年还不断有新的酶发现。为此已有多种β-内酰胺酶的分类，其中以Bush、Jacoby与Medeiros（1995）和Bush、Jacoby于2009年更新的功能分类最为广泛采用（表1-2-3）。临床上重要的β-内酰胺酶见表1-2-4。

革兰氏阴性杆菌产生的染色体介导β-内酰胺酶主要为头孢菌素酶，属于第1组酶。在大肠埃希菌、克雷伯菌属等肠杆菌科细菌中，此种酶的产量很少，也不受β-内酰胺类抗生素的诱导而增加产酶量。但在某些肠杆菌科细菌如肠杆菌属（如产气肠杆菌、阴沟肠杆菌）、柠檬酸杆菌属、沙雷菌属、普罗威登斯菌属及摩根菌属等遇有β-内酰胺类抗生素存在时，后者可诱导细菌产酶量大量增加（增多10~100倍），去除诱导剂时其产酶量仍可减少至原来的水平。但上述细菌的部分菌株可发生自然突变（突变率$1 \times 10^{-8} \sim 1 \times 10^{-5}$）而成为稳定的去抑制高产酶株。此种突变主要发生在β-内酰胺酶分类中产1组AmpC酶的菌株，突变株可对第三代头孢菌素、头霉素类及β-内酰胺酶抑制剂复方均耐药，造成治疗困难。临床上大量应用第三代头孢菌素等抗生素容易选择出此种突变株，并可造成耐药菌的暴发流行。

近年来已发现染色体上编码AmpC酶的基因与质粒结合并通过质粒传播到大肠埃希菌、肺炎克雷伯菌等肠杆菌科细菌中。已报道的质粒介导AmpC型酶有DHA-1、MIR-1、ACT-1、CMY-2、FOX-1、LAT-1、LAT-2等，现已发现有DHA（23种）、CMY（136种）、MIR（18种）、ACC（5种）、FOX（12种）、MOX（11种）、ACT（38种）。并已在美洲、欧洲、亚洲等多个国家中出现。

第1组中1e亚组系由第1组酶发生点突变或插入或删除某些DNA而形成新的β-内酰胺酶，易水解头孢他啶和其他氧亚胺基β-内酰胺类抗生素。有报道一株铜绿假单胞菌产生的新的AmpC酶并可水解碳青霉烯类，产生此酶的菌株往往同时存在外膜孔蛋白突变。

表 1-2-3 β-内酰胺酶的结构与功能分类（Bush-Jacoby，2017）

Bush-Jacoby 分类（2009）	Bush-Jacoby Medeiros 分类（1995）	分子分类	特殊底物	酶抑制剂作用		特点	代表酶
				CA 或 TZB	EDTA		
1	1	C	头孢菌素类	-	-	水解头孢菌素类作用大于水解青霉素及头孢霉素	大肠埃希菌 AmpC、P99、ACT-1、CMY-2、FOX-1、MIR-1、LAT-1、LAT-2
1e		C	头孢菌素类	-	-	易水解头孢他啶及其他氧亚胺基 β-内酰胺类	GC1、CMY-37
2a	2a	A	青霉素类	+	-	水解青霉素类作用大于水解头孢菌素类	PC1
2b	2b	A	青霉素类、第一、二代头孢菌素	+	-	水解青霉素及第一、二代头孢菌素	TEM-1、TEM-2、SHV-1
2be	2be	A	广谱头孢菌素类、单环类	+	-	易水解氧亚胺基 β-内酰胺类（CTX、CTZ、CRO、FEP、AZT）	TEM-3、SHV-2、CTX-M-15、PER-1、VEB-1
2br	2br	A	青霉素类	-	-	对 CA、TZB、SUB 耐药	TEM-30、SHV-10
2ber		A	广谱头孢菌素类、单环类	-	-	水解氧亚胺基 β-内酰胺类，耐 CA、TZB、SUB	TEM-50
2c	2c	A	羧苄西林	+	-	易水解羧苄西林	PSE-1、CARB-3
2ce	2ce	A	羧苄西林、头孢吡肟	+	-	易水解羧苄西林、头孢吡肟，头孢匹罗	PTG-4
2d	2d	D	氯唑西林	-	-	易水解氯唑西林或苯唑西林及羧苄西林	OXA-1、OXA-10

续表

Bush-Jacoby 分类 (2009)	Bush-Jacoby Medeiros 分类 (1995)	分子分类	特殊底物	酶抑制剂作用		特点	代表酶
				CA 或 TZB	EDTA		
2de		D	广谱头孢菌素类	-	-	水解氯唑西林、苯唑西林及氧亚胺基β-内酰胺类	OXA-11、OXA-15
2df		D	碳青霉烯酶	-	-	水解碳青霉烯类	OXA-23、OXA-48、OXA-181、OXA-198
2e	2e	A	广谱头孢菌素类	+	-	水解第三、四代头孢菌素类，被 CA 抑制（除单环类外）	CepA
2f	2f	A	碳青霉烯类	TZB +	-	易水解碳青霉烯类，氧亚胺基β-内酰胺类及头霉素	KPC-2、IMI-1、SME-1
3a	3	B(B1)	碳青霉烯类	-	+	广谱β-内酰胺类，包括碳青霉烯类（除外单环类）	IMP-1、VIM-1、CcrA、IND-1、NDM-1、SPM-1
		B(B3)					L1、CAU-1、GOB-1、FEZ-1
3b	3	B(B2)	碳青霉烯类	-	+	广谱，更易水解碳青霉烯类	CphA、Sfh-1、IMiS

注：* CA：克拉维酸；TZB：他唑巴坦；SUB：舒巴坦；CTX：头孢噻肟；CTZ：头孢他啶；CRO：头孢曲松；FEP：头孢吡肟；AZT：氨曲南

此表引自 BUSH K，JACOBY G A. Updated functional classification of β-lactamaded.Antimicrob Agents Chemother, 2010，54（3）：969-976.

β- 内酰胺酶分类中第 3 组染色体介导的金属酶可水解除氨曲南以外的各种 β- 内酰胺类，包括碳青霉烯类，而且不能为 β- 内酰胺酶抑制剂所抑制，其特点为在活性部位必须有锌离子的存在，并可为金属离子络合剂 EDTA 所抑制。该类酶主要存在于非发酵糖革兰氏阴性杆菌的染色体，亦可见于肠杆菌科细菌，可为获得性，由质粒介导。该组酶的出现尤其对亚胺培南、美罗培南等碳青霉烯类抗生素构成了威胁。本组酶根据结构不同，分为 B1、B2、B3 亚组；根据功能不同分为 3a、3b 亚组。B1（IMP、VIM-1、IND-1 等）和 B3 亚组酶（CAU-1、GOB-1、FEZ-1）的功能同属 3a 亚组，3b 亚组很少，现有的方法不能测出。第 4 组酶现已删除。近年日本首先报道了一株铜绿假单胞菌带有质粒介导的金属酶 IMP-1，该酶并可通过转座子传播到沙雷菌和其他革兰氏阴性杆菌，引起医院内暴发流行。新近在欧洲多个国家也相继报道了 IMP-2、VIM-1、VIM-2 等相关的质粒介导的金属酶，提示该酶可能已在全球范围内传播。

表 1-2-4　临床上重要的 β- 内酰胺酶

酶家族	功能组或亚组	酶数量	代表酶
CMY	I、Ie	136	CMY-1 至 CMY-136
ACC	1	5	ACC-1 至 ACC-5
ACT	1	38	ACT-1 至 ACT-38
DHA	1	23	DHA-1 至 DHA-23
FOX	1	12	FOX-1 至 FOX-12
MIR	1	18	MIR-1 至 MIR-18
MOX	1	11	MOX-1 至 MOX-11
TEM	2b、2be、2br、2ber	220	
	2b	15	TEM-1、TEM-2、TEM-206
	2be	91	TEM-3、TEM-10、TEM-26、TEM-211
	2br	37	TEM-30（IRT-2）、TEM-31（IRT-1）、TEM-185
	2ber	11	TEM-50（CMT-1）、TEM-178
SHV	2b、2be、2br	194	
	2b	37	SHV-1、SHV-11、SHV-14、SHV-171
	2be	45	SHV-2、SHV-3、SHV-183
	2br	7	SHV-10、SHV-107
CTX-M	2be	172	CTX-M-1、CTX-M-44（Toho-1）至 CTX-M-172
PER	2be	8	PER-1 至 PER-8
VEB	2be	16	VEB-1 至 VEB-16
BEL	2be	3	BEL-1、BEL-2、BEL-3
GES	2f	27	GES-1 至 GES-27
KPC	2f	24	KPC-1 至 KPC-24
SME	2f	5	SME-1 至 SME-5

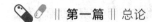
续表

酶家族	功能组或亚组	酶数量	代表酶
IMI	2f	11	IMI-1 至 IMI-11
OXA	2d、2de、2def、2df	498	OXA-1 至 OXA-498
	2d	34	OXA-1、OXA-2、OXA-137
	2de	21	OXA-11、OXA-14、OXA-226
	2def	2	OXA163、OXA247
	2df	126	OXA-23（ARI-1）、OXA-51、OXA-58、OXA-309
IMP	3a	53	IMP-1 至 IMP-53
VIM	3a	46	VIM-1 至 VIM-46
NDM	3a	16	NDM-1 至 NDM-16
IND	3a	15	IND-1、IND-2、IND-2a、IND-3 至 IND-15

注: 此表数据来自网页: http://www.lahey.org/studies/。

　　第 2 组酶包括分子分类中 A 组和 D 组 β- 内酰胺酶。2a 亚组为青霉素酶，主要存在于葡萄球菌属，偶亦见于肠球菌属。2b 亚组为广谱酶，可水解青霉素及第一代、第二代头孢菌素。2be 亚组是超广谱酶（ESBLs）。

　　第 2 组酶中 2ber 亚组包括 TEM 型 ESBLs 中某些酶同时对克拉维酸耐药者。如 TEM-50 或称 CMT（complex mutant TEM）酶。

　　第 2 组酶中 2ce 亚组包括新近分离的超广谱羧苄西林酶 RTG-4（CARB-10），可水解头孢吡肟和头孢匹罗。

　　第 2 组酶中 2d、2de、2df 亚组均属于分子分类的 D 组 β- 内酰胺酶，亦称 OXA 型 β- 内酰胺酶，其活性部位均带有丝氨酸。迄今 OXA 型酶已发现近 500 种，其遗传背景最具多样化，且水解底物谱亦各不相同。D 组酶不为克拉维酸、他唑巴坦及舒巴坦所抑制，但 NaCl 可抑制其活性；并易水解氨苄西林和羧苄西林。D 组酶广泛分布于革兰氏阴性杆菌，包括鲍曼不动杆菌和铜绿假单胞菌，其编码基因有的为天然存在于细菌染色体的常驻酶，但对细菌耐药性无重要作用。更多的获得性 D 组酶其编码基因存在于质粒、转座子或插入序列、整合子中，易于在细菌中传播。获得性 D 组酶按其水解底物的不同可分为：① 2d 亚组酶，可水解氯唑西林、苯唑西林及青霉素、羧苄西林等，如 OXA-1、OXA-2、OXA-10。② 2de 亚组酶，水解氯唑西林、苯唑西林、氧亚胺基 β- 内酰胺类，但不能水解碳青霉烯类，如 OXA-11、OXA-15，多见于铜绿假单胞菌。③ 2df 亚组酶，可水解碳青霉烯类。多见于鲍曼不动杆菌。其编码基因常位于染色体，但近来有报道在肠杆菌科细菌中有质粒介导的 OXA-23、OXA-48、OXA-198、OXA-181。

　　第 2 组酶中 2e 亚组酶可水解超广谱头孢菌素（第三代、第四代头孢菌素）。并可为克拉维酸或他唑巴坦所抑制。本亚组酶不水解氨曲南，此点与 AmpC 酶不同。

　　第 2 组酶中 2f 亚组属分子分类的 A 组酶，可水解碳青霉烯类，并可为他唑巴坦所抑制。本亚组中 SME、IMI-1、NMC-1 酶编码基因位于染色体，编码基因位于质粒者如 KPC 及某些 GES 酶。近年已有许多报道产 KPC 酶的多重耐药革兰氏阴性杆菌（鲍曼不动杆菌及肠杆菌科细菌）导致医院内感染暴发流行，显示该酶已在全球广泛流行。

　　在各类质粒介导的 β- 内酰胺酶中，超广谱酶是最多见和重要的一类，截至 2016 年已发现的 ESBLs 至少在 353 种以上，其中并有多种产酶菌株在多个国家的医院内引起暴发流行，造成治疗困难。目前 ESBLs 又可分为 4 类：① TEM 型 ESBLs，由广谱酶 TEM-1 和 TEM-2 的基因发生突变，造成 1 ~ 4 个氨基酸改变而形成的一系列酶蛋白。截至 2016 年已发现有 220 种。② SHV 型 ESBLs，截至 2016 年已发现 194 种，由广谱酶 SHV-1 的基因发生突变，造成 1 ~ 4 个氨基酸改变而形成。③ OXA 型 ESBLs，属于 Bush-Jacoby 分类中的 2de 亚组，能水解苯唑西林、氯唑西林、第三代头孢菌素和氨曲南，主要存在于铜绿假单胞菌，主要来源于 OXA-2 和 OXA-10 基因发生突变而形成，已至少发现 21 种。④ CTX-M 型 ESBLs，是 1990 年首次报道的对头孢噻肟水解活性极高的 ESBLs，因此命名为 CTX-M。已发现 172 种。根据基因同源性的不同又可分为 5 组：CTX-M-1 组包括 CTX-M-1、CTX-M-3、CTX-M-15 like、CTX-M-10、CTX-M-11、CTX-M-12 等；CTX-M-2 组包括 CTX-M-2、CTX-M-4、CTX-M-20、CTX-M-6、CTX-M-7、Toho-1 等；CTX-M-8 组，包括 2 种；CTX-M-9 组，包括 CTX-M-16 等；CTX-M-25 组包括 CTX-M-25、CTX-M-26 等。其他包括 PER、SFO、GES、TLA、VEB、BES、CME、IBC 等。

ESBLs 主要在大肠埃希菌和肺炎克雷伯菌中发现，此外也在肠杆菌属、柠檬酸杆菌属、变形杆菌属、沙雷菌属等其他肠杆菌科细菌及铜绿假单胞菌中发现。产 ESBLs 菌的发现与临床上广泛应用第三代头孢菌素密切有关，导致细菌对第三代头孢菌素、氨曲南及第四代头孢菌素耐药。因此各医疗单位微生物实验室应加强对产 ESBLs 菌株的检测，检测方法普遍采用美国临床和实验室标准化协会（CLSI）推荐的初筛和确证试验，试验结果产 ESBLs 者应报告该菌对所有青霉素类、头孢菌素类及氨曲南耐药。由于 ESBLs 的种类繁多，多数酶所水解的底物具有一定专一性，并非每一种酶对各种头孢菌素类或氨曲南的水解程度完全一样。例如 CTX-M 型酶水解头孢噻肟的能力比水解头孢他啶强 150 倍，因此试验结果头孢他啶对该产酶菌的 MIC 为 0.5 ~ 2μg/ml，而头孢噻肟的 MIC 则为 8 ~ 256μg/ml，从而得出可以采用头孢他啶治疗产 CTX-M 型酶菌株所致感染的结论，这一结论与 CLSI 的判断标准不同。

2015 年，CLSI 推荐采用新的药敏试验判断标准，以取代常规检测肠杆菌科细菌产 ESBLs 菌株（表 1-2-5）。此外，近期在革兰氏阴性杆菌中产 KPC 等碳青霉烯酶的菌株渐见增多。为此 CLSI（2008 年）推荐对疑有可能产碳青霉烯酶的菌株进行改良 Hodge 试验确认。采用 2010 年 CLSI 新的判断标准后可以免做改良 Hodge 试验。对于已证实为产碳青霉烯酶菌株必须测定 MIC。但是应当指出，检测产 ESBLs 菌株和改良 Hodge 试验仍可用于耐药菌的流行病学调查或医院感染的控制。

表 1-2-5 新版药敏试验头孢菌素类和碳青霉烯类对肠杆菌科细菌的折点（CLSI 2018：M100-S28）

药物	旧标准			新标准			药物	旧标准			新标准		
	S	I	R	S	I	R		S	I	R	S	I	R
头孢唑林	≤ 8	16	≥ 32	≤ 2	4	≥ 8	厄他培南	≤ 2	4	≥ 8	≤ 0.5	1	≥ 2
头孢噻肟 头孢曲松	≤ 8	16 ~ 32	≥ 64	≤ 1	2	≥ 4	美罗培南	≤ 4	8	≥ 16	≤ 1	2	≥ 4
头孢他啶	≤ 8	16	≥ 32	≤ 4	8	≥ 16	亚胺培南	≤ 4	8	≥ 16	≤ 1	2	≥ 4
氨曲南	≤ 4	8	≥ 16	≤ 4	8	≥ 16	多立培南	-	-	-	≤ 1	2	≥ 4
头孢吡肟	≤ 8	16	≥ 32	≤ 2	4 ~ 8	≥ 16							

（2）氨基糖苷类钝化酶：是临床细菌对氨基糖苷类产生耐药性的最常见和重要的机制。氨基糖苷类抗生素分子结构中都有 2 个或 3 个氨基糖分子和氨基环醇环，由配糖键相连接。许多革

兰氏阴性杆菌、金黄色葡萄球菌和肠球菌属等均可产生钝化酶，对这些氨基糖分子的活性基团进行修饰而使之失去抗菌作用。目前已知有 3 类钝化酶：①乙酰转移酶（AAC），使游离氨基乙酰化；②磷酸转移酶（APH），使游离羟基磷酸化；③核苷转移酶（AAD 或 ANT），使游离羟基核苷化。3 类酶又可按照所破坏的不同品种和作用点的不同而分为许多种。目前已知至少存在着 30 种氨基糖苷类钝化酶，每种酶还可包括多种异构酶和不同酶蛋白组分。代表这些钝化酶的酶标记见表 1-2-6。

表 1-2-6　主要的氨基糖苷类钝化酶种类

钝化酶种类	酶标记	酶反应底物	基因来源
乙酰转移酶			
AAC（1）		安普霉素、利维霉素、巴龙霉素、核糖霉素	
AAC（3）- Ⅰ、Ⅱ、Ⅲ、Ⅳ、Ⅵ、Ⅶ、Ⅷ、Ⅸ、Ⅹ	aac（3）-	庆大霉素、阿司米星、西索米星、地贝卡星、妥布霉素	大肠埃希菌、铜绿假单胞菌，黏质沙雷菌、阴沟肠杆菌等
AAC（6′）- Ⅰ、Ⅱ、Ⅲ	aac（6′）-	庆大霉素、妥布霉素、地贝卡星、奈替米星、西索米星、阿米卡星	铜绿假单胞菌、金黄色葡萄球菌、粪肠球菌
AAC（2′）- Ⅰ	aac（2′）-	庆大霉素、妥布霉素、地贝卡星、奈替米星	普罗威登斯菌
磷酸转移酶			
APH（3′）- Ⅰ、Ⅱ、Ⅲ、Ⅳ、Ⅴ、Ⅵ、Ⅶ	aph（3′）-	卡那霉素、新霉素、巴龙霉素、核糖霉素、利维霉素、阿米卡星、异帕米星	
APH（2″）- Ⅰ	aph（2″）-	庆大霉素、妥布霉素、地贝卡星、阿米卡星、阿司米星	
APH（3″）- Ⅰ	aph（3″）-	链霉素	灰色链霉菌
APH（6）- Ⅰ	aph（6）-	链霉素	灰色链霉菌、淡青链霉菌
APH（5″）- Ⅰ	aph（5″）-	核糖霉素	
核苷转移酶			
ANT（2″）- Ⅰ	ant（2″）-	庆大霉素、妥布霉素、地贝卡星、西索米星、卡那霉素	肠杆菌科细菌
ANT（3″）- Ⅰ	ant（3″）-	链霉素、大观霉素	肠杆菌科细菌
ANT（4″）- Ⅰ	ant（4″）-	妥布霉素、阿米卡星、异帕米星、地贝卡星	
ANT（4′）- Ⅱ	ant（4′）-	妥布霉素、阿米卡星、异帕米星	铜绿假单胞菌
ANT（6′）- Ⅰ	ant（6）-	链霉素	粪肠球菌
ANT（9）- Ⅰ	ant（9）-	大观霉素	金黄色葡萄球菌
双功能酶			
AAC（6′）APH（2″）		庆大霉素、阿贝卡星	葡萄球菌、肠球菌
AAC（6′）- Ⅰ b-Cr		庆大霉素、卡那霉素、妥布霉素、氟喹诺酮类	肠杆菌科细菌

注：AAC，乙酰转移酶；AAD 或 ANT，核苷转移酶；APH，磷酸转移酶；（1）（3）（6）（2′）（4′）（6′）（2″）（3″）等表示酶的作用位点；Ⅰ、Ⅱ、Ⅲ、Ⅳ等表示独特的耐药模式。

编码这些酶的基因用相应的符号，如 aac（$6'$）-Ⅰa 和 aac（$6'$）-Ⅰb 分别编码能催化同一反应的两种酶蛋白的基因（图 1-2-3）。编码钝化酶的基因通常由质粒携带，其中很多还与转座子相连，加速了这些耐药基因在菌种间的传播。这些钝化酶位于革兰氏阴性杆菌的胞质周间隙（革兰氏阳性菌中位置不明）。经钝化酶修饰后的氨基糖苷类可能通过下列作用而失去抗菌活性：①与未经钝化的氨基糖苷类竞争细菌细胞内转运系统；②与细菌核糖体的亲和力大为降低，或不能与之相结合；③失去了干扰核糖体功能的作用。

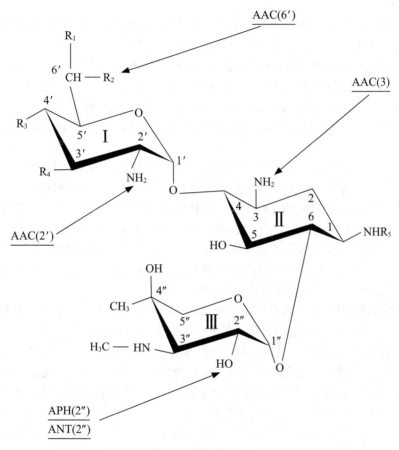

图 1-2-3　氨基糖苷类抗生素的化学结构及其他钝化酶修饰的位点

不同的氨基糖苷类可为同一种酶所钝化，而同一种氨基糖苷类抗生素又可为多种钝化酶所钝化，这是因为一种抗生素的分子结构中可能存在多个结合点之故。例如妥布霉素和庆大霉素可分别为 6 种和 5 种酶所钝化，而阿米卡星则主要为一种乙酰转移酶 AAC（$6'$）所钝化 [少数葡萄球菌属产生的 AAD（$4'$）酶可钝化阿米卡星，对之产生轻度耐药]。对氨基糖苷类耐药性的研究表明，在 20 世纪 80 年代前期所分离到的耐药菌多数仅含一种氨基糖苷类钝化酶，但近期的调查发现多数耐药菌含有多种钝化酶，其中最多的可含有 7 种钝化酶。

细菌氨基糖苷类钝化酶的产生由质粒所控制，并可通过接合转移或转座子转移到其他敏感菌株。产生钝化酶的细菌往往对被钝化的氨基糖苷类显著耐药，因而导致治疗失败。但产生钝化酶的细菌不一定耐药，因有时经钝化后的抗生素仍具有相当的抗菌活性。例如妥布霉素与庆大霉素虽均可为 AAC（3）所钝化，妥布霉素被 AAC（3）钝化的速度较慢（仅为庆大霉素的 1/4），临床上产生 AAC（3）钝化酶的菌株对庆大霉素耐药，但对妥布霉素仍可敏感。

2003 年发现 16S rRNA 甲基化酶，该酶可使细菌核糖体 30S 亚单位中的 16S rRNA 甲基化，因而使氨基糖苷类不能与之结合而发挥抗菌作用，导致细菌对该类抗生素耐药。此外，2006 年发现在革兰氏阴性杆菌中存在 AAC（6'）- I b-Cr 酶，导致细菌同时对氨基糖苷类和喹诺酮类耐药。该酶在大肠埃希菌、肺炎克雷伯菌、铜绿假单胞菌和鲍曼不动杆菌中均有检出。

（3）氯霉素乙酰转移酶：某些金黄色葡萄球菌、表皮葡萄球菌、D 群链球菌和革兰氏阴性杆菌可产生氯霉素乙酰转移酶，使氯霉素转化为无抗菌活性的代谢物，此酶为一种胞内酶，由质粒或染色体基因编码。

（4）红霉素酯化酶：细菌对红霉素和其他大环内酯类的耐药机制主要是细菌核糖体的靶位发生改变或外排泵所致。但最近已分离获得数种灭活酶，如从大肠埃希菌分离得到的红霉素酯化酶可以水解红霉素结构中的内酯环而使之失去抗菌活性。此酶由质粒介导，导致细菌对红霉素高度耐药。此外尚自溶血性链球菌、金黄色葡萄球菌中分离获得质粒介导的灭活酶，可使大环内酯类、林可霉素类及链阳菌素类（streptogramin）核苷化、乙酰化或水解而灭活。

（5）四环素降解酶：某些拟杆菌属和弧菌属可产生药物降解酶，使四环素失活，导致细菌对之耐药。

产生灭活酶是引起细菌耐药性的最重要机制，产酶菌往往表现明显的耐药性，其最低抑菌浓度（MIC）常为普通给药量所能达到血药浓度的数倍或数十倍以上，因而引起临床上抗生素的治疗失败。由于革兰氏阳性菌的 β- 内酰胺酶是一种胞外酶，细菌产生的 β- 内酰胺酶常很快释放至细菌细胞外，因此细菌数量将影响酶的浓度和抗生素被破坏的量。如细菌量少，则产酶金黄色葡萄球菌的药敏试验结果可能对青霉素无明显耐药；但青霉素的存在可诱导细菌产生大量 β- 内酰胺酶，从而导致治疗失败。因此只要是产 β- 内酰胺酶的金黄色葡萄球菌，无论体外药敏试验结果如何，均应视为对青霉素耐药而改用其他抗生素。

2. 抗生素的渗透障碍　由于细菌细胞壁或细胞膜通透性的改变，抗生素无法进入细胞内到达靶位而发挥抗菌作用。这一机制可能导致细菌对一种或多种抗生素耐药。革兰氏阴性杆菌细胞壁肽聚糖层外面存在着双层脂类组成的外膜，外层为脂多糖，由紧密排列的碳氢分子组成，阻碍了疏水性抗菌药进入菌体内。外膜上存在着多种孔蛋白，分子较大者为 OmpF，分子较小者为 OmpC，为亲水性抗菌药物的通道。抗菌药物分子越大，所带负电荷越多，疏水性越强，则不易通过细菌外膜。细菌发生突变失去某种特异孔蛋白后，即可导致药物不能进入细菌体内而产生耐药性。铜绿假单胞菌对多种常用抗生素耐药，主要由于其外膜存在着独特的药物外排系统，其次由于其外膜蛋白缺失，使药物不易通过。近期的研究发现铜绿假单胞菌外膜上带有多种特异性孔蛋白，其中孔蛋白 D2（OprD）是亚胺培南的特异性通道。当细菌暴露于亚胺培南后可使 OprD 的表达下调，导致该药不能进入菌体，此为该菌对亚胺培南耐药的主要机制。革兰氏阳性菌对多黏菌素类耐药，由于后者难以透过细菌的厚细胞壁所致。各种青霉素类抗生素的作用机制相似，但由于对细菌的双层脂质外膜层的通透性不同而产生不同的抗菌谱。氨基糖苷类抗生素为水溶性药物，革兰氏阴性杆菌可自身促进摄入该类药物，使之通过细胞外膜进入细胞内。氨基糖苷类抗生素不易穿透革兰氏阳性菌（如肠球菌）的细胞壁，需要较大剂量才能产生抗菌作用；但与阻碍胞壁合成的青霉素类、头孢菌素类等合用时即有协同作用，此时药物易于进入细胞内，所需剂量也大为减少。革兰氏阳性菌缺乏外膜层，其细胞壁虽较厚实，但细胞壁的肽聚糖层易为多数抗生素通过。革兰氏阳性菌可由于质粒控制的细菌胞质膜的通透性改变，使很多抗生素如四环素类、氯霉素、磺胺药和某些氨基糖苷类抗生素难以进入细菌内而获得耐药性。淋病奈瑟菌中由 *mtr* 编码的突变株可产生一种新的外膜蛋白，使细菌外膜双层脂质区的结构和渗透性发生改变，药物无法进入细菌细胞而产生耐药性。

抗菌药物的外排系统：近年的研究发现细菌中普遍存在主动外排系统，能将进入细胞内的多种抗菌药物主动泵出细胞外，导致细菌获得耐药性。

主动外排系统首先是在大肠埃希菌对四环素的耐药机制研究中发现的。目前根据超微结构、转运机制和氨基酸序列的同源性，将细菌中的主动外排系统分为 5 类：① MFS 超家族（major facilitator superfamily）；② RND 超家族（resistance-nodulation-division）；③ SMR 家族（small multidrug resistance）；④ ABC 超家族（ATP-binding cassette）；⑤ MATE 家族（multidrug and toxic compound extrusion）。其中尤其 RND 家族中的药物转运蛋白在革兰氏阴性菌临床耐药性起着关键性作用。

药物外排泵包括特种药外排泵（drug specific efflux）和多药外排泵（multidrug efflux pump，MDR efflux pump），前者系对某类药物的专属外排泵，例如 *Tet* 基因编码的外排泵仅可排出四环素。通常由质粒或转座子或整合子等遗传元件编码。由于此种遗传元件中常同时携带多种其他耐药因子而导致细菌多重耐药（表 1-2-7）。

表 1-2-7 常见病原菌的抗菌药物耐药性相关的主要药物外排泵

外排泵种类	所在的病原菌	耐药抗菌药
特种药物外排泵		
TetA、B、C、D 等	肠道革兰氏阴性菌	四环素类
TetK、L	葡萄球菌、链球菌、肠球菌	四环素类
Mef A	链球菌、肠球菌	大环内酯类
Msr A	葡萄球菌	大环内酯类及链阳菌素
多药外排泵（MDR）		
AcrAB-Tolc	大肠埃希菌、肺炎克雷伯菌、肠杆菌属	萘啶酸、氟喹诺酮类、四环素、氯霉素、红霉素、部分 β- 内酰胺类
Mdf A	大肠埃希菌	氟喹诺酮类、氯霉素、四环素、红霉素、新霉素
Mex AB-Opr M	铜绿假单胞菌	氟喹诺酮类、氯霉素、四环素、TMP、部分 β- 内酰胺类
Mex CD-OprJ	铜绿假单胞菌	氟喹诺酮类、红霉素、四环素
Mex EF-OprN	铜绿假单胞菌	氟喹诺酮类、氯霉素、TMP、亚胺培南
Mex XY-OPRM	铜绿假单胞菌	氟喹诺酮类、红霉素、氨基糖苷类
Sme DEF	嗜麦芽窄食单胞菌	萘啶酸、氟喹诺酮类、红霉素、四环素、氯霉素
Ade ABC	鲍曼不动杆菌	氨基糖苷类、氟喹诺酮类、四环素、氯霉素、红霉素、TMP
Nor A	金黄色葡萄球菌	诺氟沙星、环丙沙星
Nor B	金黄色葡萄球菌	诺氟沙星、环丙沙星、莫西沙星、司巴沙星

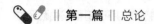
续表

外排泵种类	所在的病原菌	耐药抗菌药
Mde A	金黄色葡萄球菌	莫匹罗星、夫西地酸
Pmr A	肺炎链球菌	氟喹诺酮类
qepA 及 oqx AB	肠杆菌科细菌	氟喹诺酮类
RND	肠杆菌科细菌	替加环素

　　多药外排泵是由内膜转运蛋白（RND）、外膜通道蛋白（OMP）和连接两者的胞周质辅助蛋白（MFP）（连接蛋白）组成。这种三联体结构能将细胞内物质直接排出至细胞外。主动外排系统的 3 种结构蛋白功能必须均正常，而且必须正确组装在一起才能发挥主动外排作用。研究表明主动外排系统的内膜转运蛋白能够捕捉内膜胞质侧及胞周间隙侧镶嵌于磷脂膜上的药物分子并将其转运至细胞外，即使积聚于胞周间隙的药物，亦能被排至细胞外。多药外排泵的能量供应来源于细菌的跨膜质子电动势，RND 类外排泵均属此类，为革兰氏阴性菌中最主要的主动外排泵。ABC 类的能量供应来自外排泵内的 ATP 酶水解 ATP 而产生的能量。主动外排系统并非只存在于耐药菌，研究发现它也存在于敏感细菌中，但其功能表达受调节基因控制，当表达增加时细菌即成为耐药菌。

　　目前发现在铜绿假单胞菌、淋病奈瑟菌、肺炎克雷伯菌、耻垢分枝杆菌、金黄色葡萄球菌、大肠埃希菌、空肠弯曲菌、肺炎链球菌、化脓性链球菌等细菌以及白念珠菌中均存在主动外排系统。该系统对物质的转运是需能的主动运输，能量为质子动力势。主动外排系统的底物大多广泛，氯霉素、红霉素和其他大环内酯类、氟喹诺酮类和 β- 内酰胺类等抗菌药物及其他对细菌有毒害作用的物质均可由一种或数种主动外排系统泵出细胞外。同时一种细菌中可存在多个多药外排泵，导致细菌对多种不同化学结构的抗菌药耐药。

　　已知细菌对四环素耐药主要是由于其细胞膜存在能量依赖性外排系统，使菌体内药物量减少，此种外排系统由 Tet 膜蛋白介导。编码四环素排出的基因已超过 30 余种，*tetA* 至 *tetE* 和 *tetG*、*tetH*、*tetI*、*tetJ*、*tetZ*、*tet30* 存在于革兰氏阴性菌，*tetP* 仅限于梭状芽孢杆菌属，*tetK* 和 *tetL* 存在于革兰氏阳性菌中，耐药基因可位于质粒或染色体或转座子。

　　铜绿假单胞菌中存在着至少 10 种主动外排系统，其中最重要的是 MexAB-OprM、MexCD-OprJ、MexEF-OprN 和 MexXY-OprM。其中 MexB、MexD、MexF 是位于内膜上的转运载体蛋白，OprM、OprJ、OprN 为外膜通道蛋白，MexA、MexC、MexE 为连接两者的辅助蛋白。MexAB-OprM 与 MexCD-OprJ 的底物均相当广泛，两者底物谱无明显差别，而 MexEF-OprN 底物主要是碳青霉烯类和氟喹诺酮类药物。大肠埃希菌中亦发现存在主动外排系统 AcrAB，其中 AcrB 为主动转运载体，AcrA 为辅助蛋白，但其基因结构中并不含有外膜通道的序列，研究表明 TolC 蛋白可能参与其中，起着外膜通道的功能。AcrEF 也是存在于大肠埃希菌的另一种主动外排系统，通常其表达水平较低，如果一旦过度表达则可引起显著的耐药性。

　　细菌对其主动外排系统存在着复杂的调控机制。研究表明大肠埃希菌中的 *acrR*、*emrR*，铜绿假单胞菌中的 *mexR*，淋病奈瑟菌中的 *mtrR* 均对其自身主动外排系统的表达起着负性调节作用。大肠埃希菌中的 marRAB 操纵子对主动外排系统起着正性调节作用，另外 *soxS* 和 *NobA* 亦参与了这种调节。总之，主动外排系统参与细菌对许多药物的耐药过程，*mar* 基因可显著增强其外排功能。在许多情况下，主动外排系统与外膜通透性或其他耐药机制协同形成细菌的多重耐药。常见革兰氏阴性菌中的 RND 多药外排系统见表 1-2-8。

表 1-2-8　常见革兰氏阴性菌中主要的多药外排泵

细菌	外排泵组成			调节子	底物
	MFP	RND	OMP		
鲍曼不动杆菌	AdeA	AdeB	AdeC	*AdeT*、*AdeSR*	AG、CM、FQ、NO、TC、TM
	AdeI	AdeJ	AdeK		BL、CM、EM、FQ、FU、LC、NO、RF
产气肠杆菌	AcrA	AcrB	TolC	*AcrR*	CM、FQ、MC、TC
	EefA	EefB	EefC		CM、EM、TC、CP
阴沟肠杆菌	AcrA	AcrB	TolC	*AcrR*、*MarA*	AG、BL、CM、CP、EM、LC、LZ
流感嗜血杆菌	AcrA	AcrB	TolC	*AcrR*（*TetR*）	AP、EM
肺炎克雷伯菌	AcrA	AcrB	AcrR	*AcrR*（*TetR*）（*MarA*）	CM、EM、NA、NF、TC、TG
摩根摩根菌	AcrA	AcrB		*AcrR*（*TetR*）	CM、EM、NA、TC、TG、TM
奇异变形杆菌	AcrA	AcrB	TolC		AP、CM、CP、SAM、MI、TC、TG、TM
铜绿假单胞菌	MexA	MexB	OprM	*MexR*	AG、BL、CM、ML
	MexC	MexD	OprJ	*NfxB*	CM、CP、FQ、TC
	MexE	MexF	OprN	*MexT*	CM、FQ
	MexX	MexY	OprM	*MexZ*	AG、ML、TC
	MexJ	MexK	OprM	*MexL*	EM、TC
	MexV	MexW	OprM		CM、EM、FQ、TC
鼠伤寒沙门菌	AcrA	AcrB	TolC	*AcrR*	BL、CM、EM、FQ、NA
黏质沙雷菌	SdeA	SdeB	HasF	*SdeR*	CM、FQ
嗜麦芽窄食单胞菌	SmeA	SmeB	SmeC	*SmeSR*	AG、BL、FQ
	SmeD	SmeE	SmeF	*SmeT*	EM、FQ、TC

注：AG，氨基糖苷类；AP，氨苄西林；BL，β-内酰胺类；CM，氯霉素；CP，头孢菌素类；EM，红霉素；FQ，氟喹诺酮类；FU，夫西地酸；LC，林可霉素类；LZ，利奈唑胺；MI，米诺环素；ML，大环内酯类；NA，萘啶酸；NF，诺氟沙星；SAM，氨苄西林-舒巴坦；RF，利福平；TC，四环素；TG，替加环素；TM，甲氧苄啶。

　　自然界中多数细菌都携带一个或多个外排泵，其中许多外排泵可能具有一定防御功能，并有广泛的底物谱，能排出不同结构的抗菌药、有毒代谢产物及其他毒性物质等，使细菌得以在各种不利环境中继续生长繁殖。近期的研究显示主动外排泵除了与细菌耐药性密切相关外，还可能排出细菌密度信号分子，从而影响细菌的生长密度。某些外排泵还可增加生物膜内的细菌对某一特定抗生素的耐药性，增强细菌对外来刺激的应激反应能力，或增加细菌对宿主的寄殖能力。某些外排泵还与细菌产生毒素有关。

　　鉴于主动外排泵在细菌中广泛存在，并在细菌耐药性中发挥重要作用，不少学者提出研制开发外排泵抑制剂与抗菌药联合应用以减轻细菌耐药性并治疗耐药菌感染的设想。目前已筛选和研制成功多种外排泵抑制剂，但尚处于实验研究阶段，尚有许多问题有待解决。

3. 靶位的改变 细菌可改变抗生素与核糖体的结合部位，从而导致四环素、大环内酯类、林可霉素类与氨基糖苷类等抗菌药物不能与其作用靶位结合，或阻断抗菌药物抑制细菌合成蛋白质的能力而使细菌仍能生长。不同类别的耐药决定因子可位于细菌的质粒或染色体。细菌对大环内酯类、林可霉素类、链阳菌素类耐药主要由于其核糖体 50S 亚单位的 23S 核糖体 RNA 上的腺嘌呤残基转录后甲基化，使药物不能与核糖体结合而抑制蛋白质的合成，这一耐药机制在金黄色葡萄球菌、溶血性链球菌、脆弱拟杆菌、产气荚膜梭菌中均存在。细菌对四环素的耐药性可由于 *tetM* 耐药基因的存在，保护了核糖体，使四环素不能与之结合而起作用。细菌核糖体 30S 亚单位的 S12 蛋白可发生突变，使链霉素不能与核糖体结合而导致耐药。糖肽类抗生素如万古霉素和替考拉宁主要与细菌细胞壁的主要成分肽聚糖前体末端的 D- 丙氨酰 -D- 丙氨酸结合，影响细胞壁的合成。当 D- 丙氨酰 -D- 丙氨酸连接酶发生改变时，肽聚糖前体末端变为 D- 丙氨酰 -D- 乳酸，上述抗菌药不能与之结合，导致细菌耐药。革兰氏阳性菌可由于其青霉素结合蛋白（PBPs）的改变，使其与 β- 内酰胺类抗生素的亲和力减低，导致细菌耐药。肺炎链球菌可自耐青霉素链球菌属中获得耐药基因片段与自身基因组合成镶嵌式耐药基因，编码 PBPs 使之成为耐青霉素肺炎链球菌。金黄色葡萄球菌与屎肠球菌中的一些菌株可诱导产生新的 PBPs，其与 β- 内酰胺类的亲和力显著减低，造成细菌耐药。已发现在淋病奈瑟菌、脑膜炎奈瑟菌和流感嗜血杆菌等革兰氏阴性菌的某些菌株中也存在与 β- 内酰胺类亲和力减低的 PBPs 而导致细菌耐药。因作用靶位改变导致的细菌耐药性见表 1-2-9。

4. 靶位保护蛋白 肺炎链球菌、淋病奈瑟菌可产生一种蛋白，能保护核糖体靶位不受四环素作用。1998 年发现细菌对喹诺酮类可产生一种蛋白 Qnr，保护细菌的喹诺酮类作用靶位，使喹诺酮类与之结合减少。目前已发现的 Qnr 蛋白有：QnrA、QnrB、QnrC、QnrD 及 QnrS，每个蛋白又有多个亚型，例如其中 QnrB 已报道 32 个亚型。Qnr 仅使细菌对喹诺酮类的敏感性轻度下降，如环丙沙星对携带 Qnr 革兰氏阴性菌的 MIC 为 $0.1 \sim 1\text{mg/L}$，但这些菌株在接触喹诺酮类后较野生株更容易诱导靶位改变而导致高耐药株的产生。目前在各类肠杆菌科细菌中均检测到 *qnr* 基因，检出率各家报道不一，其中检出率最高的为肠杆菌属细菌，可高达 50% 以上。由于 *qnr* 基因由质粒携带，故耐药性可在不同细菌间水平转移，可能是导致细菌对喹诺酮类耐药性快速上升的原因之一。近年来在一些细菌的染色体上也发现了类似 *qnr* 的基因，如在粪肠球菌中发现的 Efs *qnr*。

5. 其他 细菌可增加对抗菌药物拮抗物的产量而耐药。如金黄色葡萄球菌对磺胺药耐药菌株的对氨苯甲酸（PABA）产量可为敏感菌的 20 倍。此外，细菌代谢状态的改变、营养缺陷和外界环境变化等都可使细菌的耐药性增加。

总之，细菌耐药性的产生机制极为复杂。无疑，细菌灭活酶或钝化酶的产生具重要作用，但在不少病原菌中并非唯一的机制；除灭活酶外，细菌耐药性可能由细胞壁渗透障碍或细菌靶位的改变等两种或两种以上机制所形成，使之对许多抗生素及抗生素新品种产生耐药性（表 1-2-10）。

在正常情况下，由染色体介导的耐药性，其耐药菌往往有一定缺陷，但质粒介导产生的耐药菌则与敏感菌一样，迅速生长繁殖，并可在正常人和体弱者中引起感染。无论质粒或染色体介导的耐药性，一般只发生于少数细菌中，难于与占压倒优势的敏感菌竞争，故其危害性不大；只有当敏感菌因抗菌药物的选择性作用而被大量杀灭后，耐药菌才得以大量繁殖而成为优势菌，并导致各种感染的发生。因此，细菌耐药性的发生和发展是抗菌药物广泛应用特别是无指征滥用的后果。

表 1-2-9　靶位改变导致对抗菌药物耐药

机制	药物	靶位	涉及细菌	耐药因子定位	药物与靶位作用改变
自发突变	喹诺酮类	DNA 促旋酶 拓扑异构酶IV	多种革兰氏阴性与革兰氏阳性菌	染色体	药物与靶位结合
	利福霉素类	RNA 聚合酶	许多革兰氏阳性菌	染色体	药物与靶位结合
	β-内酰胺类	转肽酶（PBPs）	肺炎链球菌	染色体	药物与靶位结合
	达托霉素	靶位突变	革兰氏阴性菌	染色体	药物与靶位结合减少
同种基因重组产生镶嵌型靶位	β-内酰胺类	转肽酶	肺炎链球菌	染色体	药物与靶位结合减少
靶位改变（获得新的代谢途径）	糖肽类	胞壁肽聚糖侧链 D-丙氨酰-D-丙氨酸	肠球菌属	质粒与转座子	药物与靶位结合减少
靶位改变（靶位产生过多，阻止药物到达靶位）	糖肽类	同上	金黄色葡萄球菌	染色体	使药物与靶位隔断
	磺胺药与甲氧苄啶	二氢叶酸合酶产生过多	多种革兰氏阳性及革兰氏阴性菌	染色体	破坏药物抑菌作用
靶位改变（获得新的蛋白）	大环内酯类 林可霉素类 链阳菌素 噁唑烷酮类	核糖体 50S 亚单位的 23S RNA	多种革兰氏阳性细菌	质粒与转座子	药物与靶位结合减少
	四环素类	核糖体 30S 亚单位	多种革兰氏阴性与革兰氏阴性菌、支原体、脲原体、幽门螺杆菌	质粒	药物与靶位结合减少
	喹诺酮类	DNA 促旋酶	肠杆菌科细菌	质粒	阻止药物与靶位结合
获得靶位旁路	β-内酰胺类	转肽酶 产生 PBP2a	葡萄球菌属	染色体	新靶位与药物结合减少
	莫匹罗星	异亮氨酸 tRNA 合成酶	金黄色葡萄球菌	质粒	新靶位与药物结合减少
	甲氧苄啶	二氢叶酸还原酶	多种革兰氏阴性及革兰氏阳性菌	质粒、转座子、整合子内基因盒	新靶位与药物结合减少
	磺胺药	二氢叶酸合酶	多种革兰氏阴性与革兰氏阳性菌	质粒	新靶位与药物结合减少

表 1-2-10 细菌对一些常用抗菌药物的主要耐药机制

抗菌药物	耐药机制	遗传基础	通常存在的细菌
β-内酰胺类 青霉素类 头孢菌素类 单酰胺菌素	(1) 改变青霉素结合蛋白	染色体	葡萄球菌属、肺炎链球菌 流感嗜血杆菌、淋病奈瑟菌、脑膜炎奈瑟菌 大肠埃希菌、铜绿假单胞菌
	(2) 破坏抗菌活性 增加 β-内酰胺酶的产生 改变靶位酶 (PBP2a) 引入不同底物的 β-内酰胺酶	质粒或染色体	各种革兰阳性和革兰阴性菌
	(3) 减少细菌体内药物浓度 外膜孔蛋白缺失 药物外排泵	质粒或染色体	革兰阴性菌
碳青霉烯类	产生碳青霉烯酶	质粒或染色体	肠杆菌科细菌、不动杆菌属和铜绿假单胞菌
	产生 β-内酰胺酶	质粒和染色体	葡萄球菌属、肠球菌属 肠杆菌科细菌、铜绿假单胞菌 淋病奈瑟菌、脑膜炎奈瑟菌、卡他莫拉菌 拟杆菌属、不动杆菌属
氟喹诺酮类	DNA 促旋酶或拓扑异构酶IV改变	染色体	葡萄球菌属、肠杆菌科细菌、假单胞菌属 铜绿假单胞菌
	细胞壁渗透性减低	染色体	
	产生 Qnr 蛋白 减少药物与 DNA 促旋酶结合	质粒	肠杆菌科细菌
	产生 AAC(6')-Ⅰ b-Cr 酶 只水解环丙沙星和诺氟沙星	质粒	大肠埃希菌

续表

抗菌药物	耐药机制	遗传基础	通常存在的细菌
氨基糖苷类	药物外排泵		革兰氏阴性杆菌
	与核糖体结合减少	染色体	链球菌属
	药物摄入减少	染色体	肠杆菌科细菌,假单胞菌属,拟杆菌属
	产生钝化酶,减少与糖精体的结合	质粒	葡萄球菌属,肠球菌属,链球菌属
	产生甲基化酶	质粒	肠杆菌科细菌,假单胞菌属
红霉素	靶位改变(23S RNA 的腺嘌呤甲基化)	质粒或染色体	链球菌属,葡萄球菌属,肠球菌属,肺炎链球菌
林可霉素类	靶位改变(23S RNA 的腺嘌呤甲基化)	质粒或染色体	肠球菌属,链球菌属,葡萄球菌属
	核苷化	质粒	溶血葡萄球菌(少)
四环素类	细胞膜药物外排	质粒	肠杆菌科细菌,假单胞菌,链球菌,葡萄球菌,肠球菌,拟杆菌等属
	破坏或合成新的蛋白(抑制核糖体与药物结合)	质粒	淋病奈瑟菌,支原体,革兰氏阳性菌等
氯霉素	产生氯霉素乙酰转移酶	质粒或染色体	肠杆菌科细菌,葡萄球菌属,链球菌属
磺胺药	改变二氢叶酸合成酶	质粒	链球菌属
	产生过量 PABA,与磺胺药竞争结合点	染色体	肠杆菌科细菌,链球菌属,葡萄球菌属
甲氧苄啶	改变二氢叶酸还原酶	质粒或染色体	肠杆菌科细菌
	胞壁渗透性改变		假单胞菌属,弯曲杆菌
利福平	改变 RNA 聚合酶	染色体	肠杆菌科细菌,假单胞菌属,奈瑟菌属,葡萄球菌属,链球菌属
万古霉素及替考拉宁	肽聚糖末端合成 D- 丙氨酰 -D- 乳酸,万古霉素不能与之结合	质粒染色体	肠球菌属,溶血葡萄球菌
多黏菌素类	改变细胞壁的磷脂成分,使药物不能进入;外排泵;激活或修饰 LPS 基因; mcr-1 耐药基因	染色体或质粒	肠杆菌科细菌,奈瑟菌属,鲍曼不动菌

续表

抗菌药物	耐药机制	遗传基础	通常存在的细菌
甲硝唑	改变硝基还原酶 减少甲硝唑摄入	染色体 质粒	拟杆菌属 梭状芽孢杆菌属
硝基呋喃类	硝基呋喃还原酶 I 缺失；外排泵	染色体或质粒	肠杆菌科细菌
夫西地酸	改变与 G 因子的亲和力	染色体	葡萄球菌属
磷霉素	改变药物转运	染色体 质粒	葡萄球菌属 肠杆菌科细菌 假单胞菌属
莫匹罗星	改变异亮氨酸 -tRNA 合成酶	质粒	葡萄球菌属
达托霉素	不能通过革兰氏阴性菌的细胞外膜，故革兰氏阴性菌均耐药；革兰氏阳性菌通过靶位改变或产生某种物质保护核糖体，使药物不能与靶位结合	染色体	葡萄球菌属
利奈唑胺	50S 亚单位产生点突变	染色体	葡萄球菌属，肠球菌属
替加环素	可通过外排泵（AdeABC）或外膜渗透性减低而导致耐药或耐药基因突变	染色体	不动杆菌属

三、一些重要致病菌的耐药机制

1. 耐甲氧西林葡萄球菌（MRS） 金黄色葡萄球菌可产生一种特殊的青霉素结合蛋白 PBP2a，其与 β- 内酰胺类抗生素的亲和力减低，因而产生耐药性（MRSA）。PBP2a 由 *mecA* 基因编码，由转座子携带并整合至葡萄球菌染色体的 mec 部位。每株 MRSA 菌基本都有 *mecA* 基因，而敏感株则无。*mecRI-mecl* 是调节基因，通过抑制 *mecA* 的转录决定 PBP2a 的合成水平而调节细菌的耐药程度。在细菌基因组中还存在着辅助基因 *femA*、*femB*、*femC*、*femD*，与甲氧西林耐药性的表达有关。这些辅助基因与 *mecA* 基因协同作用，产生对 β- 内酰胺类抗生素的高度耐药。*mecA* 基因广泛分布于金黄色葡萄球菌及凝固酶阴性葡萄球菌。带有 *mecA* 基因的菌株对青霉素类、头孢菌素类、氨曲南等 β- 内酰胺类抗生素均呈耐药。但近期发现某些 MRSA 菌株对所有 β- 内酰胺类，包括新上市的对 MRSA 具有抗菌活性的头孢菌素（头孢罗膦、头孢比罗）均耐药，研究发现此种耐药性由 PBP4 活性部位发生的点突变所介导。此外，还发现某些金黄色葡萄球菌 *mecA* 基因阴性，但具有 MRSA 菌株的表型特点，经检测此种菌株具有另一种 mec 基因，与 *mecA* 基因具有 70% 的同源性，命名为 *mecC* 基因。由于 mec 基因所在的转座子常带有对其他抗生素的耐药基因，使耐甲氧西林葡萄球菌常可对红霉素、四环素类、夫西地酸、磺胺药、链霉素等氨基糖苷类及氟喹诺酮类同时耐药，但对上述抗生素的耐药机制则各不相同。

此外，金黄色葡萄球菌 23S rRNA 和 L3/L4 核糖体蛋白编码基因突变，*cfr* 基因的存在均可导致对利奈唑胺耐药。金黄色葡萄球菌 *PBP2a* 突变可导致对头孢罗膦高度耐药。存在 *mprF*、*dlt*、*vraRS*、*yycFG*、*pgsA*、*cls* 基因，使细菌细胞膜的正电荷增加，排斥达托霉素使之不能到达细菌体内而对达托霉素耐药。新近研究显示 *mprF* 变异介导的 MRSA 达托霉素耐药株可因 *PrsA* 功能异常，导致 PBP2a 表达下降而重新对甲氧西林敏感。

1996 年欧洲首次报道了对万古霉素不敏感金黄色葡萄球菌，MIC 为 8~16μg/ml，称为 VISA（vancomycin intermediate *S.aureus*）或 GISA（glycopeptide intermediate *S. aureus*），其机制尚未完全阐明，可能由于该菌产生过多的靶位，阻断了药物到达靶位，使之不能起抗菌作用。2002 年美国首次报道自糖尿病足患者中分离到 1 株耐万古霉素金黄色葡萄球菌，经研究显示，该菌携带的 *vanA* 基因系自患者分离的肠球菌中经 Tn1546 转座子转入患者的万古霉素敏感 MRSA 而成为 VRSA。目前已报道的 VRSA 已有 16 株（美国 12 株，印度和伊朗各 2 株）。

2. 耐万古霉素肠球菌 肠球菌属对万古霉素的耐药性已发现有 9 种基因型，即 Van A、Van B、Van C1/Van C2/C3、Van D、Van E、Van G、Van L、Van M 和 Van N。其中 Van A、Van B、Van D、Van E、Van G、Van L 和 Van M 为获得性耐药，Van C1/Van C2/C3 和 Van N 为固有的耐药性。万古霉素与细菌肽聚糖前体末端的 D- 丙氨酰 -D- 丙氨酸结合，抑制细胞壁肽聚糖的合成。耐万古霉素菌株中 Van A、Van B、Van D 和 Van M 型可产生一组功能相似的连接酶，导致合成 D- 丙氨酰 -D- 乳酸取代正常的细胞壁肽聚糖末端的 D- 丙氨酰 -D- 丙氨酸，前者与万古霉素的亲和力仅为正常成分的 0.001，使万古霉素不能与其靶位结合，造成细菌对万古霉素耐药。Van E、Van C、Van G、Van L 和 Van N 则导致合成 D- 丙氨酰 -D- 丝氨酸取代正常细胞壁的结构。不同基因型耐药肠球菌的表型特点见表 1-2-11。

表 1-2-11 不同基因型耐药肠球菌的表型特点

	Van A	Van B	Van C1/C2/C3	Van D	Van E	Van G	Van L	Van M	Van N
万古霉素 MIC /(μg/ml)	64 ~ >500	4 ~ >500	2 ~ 32	64 ~ 128	16	12 ~ 16	8	> 256	16
替考拉宁 MIC /(μg/ml)	16 ~ 512	0.5 ~ 1	0.5 ~ 1	4 ~ 64	0.5	0.5	0.5 ~ 1	0.75 ~ 256	0.5
接合转移	+	+	—	—	—	+	—	/	/
表达	诱导	诱导	体质或诱导	诱导	诱导	/	/	诱导	/
操纵子位置	质粒或染色体	质粒或染色体	染色体	染色体	染色体	染色体或质粒	染色体	质粒或染色体	质粒
可移动元素	Tn1546	Tn1547 或 Tn1549	/	/	/	/	/	/	/
靶位改变	D-Ala-D-Lac	D-Ala-D-Lac	D-Ala-D-Ser	D-Ala-D-Lac	D-Ala-D-Ser	D-Ala-D-Ser	D-Ala-D-Ser	D-Ala-D-Lac	D-Ala-D-Ser
常见的细菌	粪肠球菌,尿肠球菌和金黄色葡萄球菌	粪肠球菌和尿肠球菌	鹑鸡肠球菌铅黄肠球菌黄色肠球菌	尿肠球菌	粪肠球菌	粪肠球菌	粪肠球菌	尿肠球菌	尿肠球菌

3. 耐青霉素肺炎链球菌 目前肺炎链球菌仍是社区获得性肺炎、中耳炎、窦炎、化脓性脑膜炎等常见感染的最重要病原菌。自从 1977 年南非首次报道耐青霉素肺炎链球菌暴发流行，此后世界许多国家和地区均有报道，且耐药率迅速上升。耐药机制是细菌 PBP 的改变，使其与青霉素的亲和力减低导致耐药。肺炎链球菌有 6 种 PBP：即 PBP1a、PBP1b、PBP2x、PBP2a、PBP2b 和 PBP3，其中以 PBP2x 和 PBP2b 最重要。产生耐药性的原因可能是由于青霉素和其他 β-内酰胺类抗生素产生的选择性压力，使少数几种血清型菌株的 PBP 突变成为青霉素中介（或低度耐药）株；此后细菌通过遗传转化过程，识别、吸收并整合来自异种细菌（可能为草绿色链球菌）的 DNA 片段，最后形成耐药菌株。PBP 的改变在 9V、19A、23F 和 6B 等血清型最为常见。不同耐药菌株其 PBP 发生改变的数目和分子质量不同，因而构成不同的 PBP 组合类型。同一 PBP 类型的菌株其血清型、耐药谱和地理分布等特点均相似。在一些青霉素耐药菌株中还出现了对第三代头孢菌素耐药的菌株，产生的机制为：①青霉素和其他 β-内酰胺类抗生素的选择性压力造成 PBP2x 与 PBP2b 发生改变；②头孢菌素类的选择作用使 PBP2x 和 PBP1a 发生改变。近年已有报告出现了对氟喹诺酮类耐药的肺炎链球菌药，其机制为细菌 DNA 促旋酶的编码基因 *gyrA* 和拓扑异构酶 Ⅳ 的编码基因 *parC* 和 *parE* 等所在的喹诺酮类耐药决定区（quinolone resistance determining region，QRDR）发生突变所致。

4. 耐药革兰氏阴性杆菌 近年来，由于许多广谱 β-内酰胺类抗生素尤其第三代头孢菌素在临床上广泛使用，引起细菌产生许多新的 β-内酰胺酶，可以水解各种广谱 β-内酰胺类，从而使细菌对之耐药，其中最主要的是产 ESBLs 的肠杆菌科细菌。此外已出现产 CTX-M-190 型 ESBLs 的大肠埃希菌，此酶不被他唑巴坦和舒巴坦所抑制，可致 β-内酰胺酶抑制剂的复方制剂耐药。

染色体或质粒介导的 AmpC 酶以及碳青霉烯酶也是临床上重要的 β-内酰胺酶，上述酶主要在肠杆菌属、普罗威登斯菌属、摩根菌属、沙雷菌属、假单胞菌属和鲍曼不动杆菌中，导致细菌对头霉素类、第三代头孢菌素和 β-内酰胺酶抑制剂的复方制剂等 β-内酰胺类均耐药。此外，其他多种 β-内酰胺酶的产生，外膜孔蛋白的缺失，细菌存在主动药物外排泵以及抗菌药物作用于细菌靶位的改变等机制均可导致细菌产生耐药性。近年有报道一种细菌中可同时存在多种耐药机制，从而产生多重耐药菌或广泛耐药菌株（即对目前常用抗菌药全部耐药）。如肺炎克雷伯菌、铜绿假单胞菌和鲍曼不动杆菌中均有发生，造成治疗上的难题。常见病原菌的耐药机制见表 1-2-12。

表 1-2-12　常见病原菌的耐药机制

病原菌	耐药表型	主要耐药机制
肺炎链球菌	β-内酰胺类	靶位改变（*pbp-2x*、*pbp-2b*、*pbp-1a*、*murM* 突变）
	大环内酯类、林可霉素类	改变核糖体的构象（ermB，核糖体 23S rRNA 甲基化），外排泵（*mefE*）
	四环素	保护核糖体靶位（*tet M*），外排泵（*tetA*、*B*、*C*、*D* 等）
	替加环素	16S rRNA 突变
	磺胺药与 TMP	改变靶位酶（DHFR-TMP、DHPS 合成酶 - 磺胺药 Sul 1 和 Sul 2）
	氟喹诺酮类	改变靶位酶（DNA 促旋酶 *gyrA* 突变，拓扑异构酶 Ⅳ -*parC* 突变）

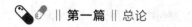
续表

病原菌	耐药表型	主要耐药机制
金黄色葡萄球菌	青霉素	酶抑制(产生青霉素酶)
	甲氧西林、苯唑西林、萘夫西林、头孢菌素类(MRSA)	改变靶位酶 PBP2a(*mecA*、*mecC* 基因编码);*pbp4* 变异产生另一 *pbp4* 等位基因,导致对所有 β- 内酰胺类(包括头孢罗膦、头孢比罗)均耐药
	利奈唑胺	改变核糖体靶位(23S rRNA 变异);*cfr* 基因
	糖肽类 VISA	改变细胞壁前体靶位,使增厚的细胞壁与药物结合,阻止药物到达靶位
	糖肽类 VRSA	改变细胞壁前体靶位(获得质粒介导的 VRE 的 *vanA* 基因,产生肽聚糖前体 D- 丙酰胺 -D- 乳酸或 D- 丙氨酰 -D- 丝氨酸)
	达托霉素	*mprF* 变异可使带正电荷的赖氨酸与细胞膜的磷脂酰甘油接合,使之由细胞膜转移至细胞膜外,导致达托霉素不能与细胞膜接合
	头孢罗膦	*pbp2* 突变,*pbp4*、*gdpP*(磷酸二酯酶)突变或失去功能
肠球菌属	氨苄西林	改变靶位酶(屎肠球菌 PBP5);酶抑制少见(粪肠球菌青霉素酶)
	氨基糖苷类	核糖体靶位突变;酶抑制(氨基糖苷类钝化酶)
	万古霉素	屎肠球菌多。改变细胞壁前体靶位(高水平耐药:Van A、Van B、Van D、Van M 表型;低水平耐药:Van C、Van E、Van G、Van L、Van N 表型)
	利奈唑胺	改变核糖体靶位(23S rRNA 及 L3/L4 变异);*cfr*、*optrA* 基因
	达托霉素	粪肠球菌 *gdpD*、*liaF*、*liaFSR* 三种耐药基因使细菌细胞中磷脂酰甘油减少,双磷脂酰甘油增多,使达托霉素不能与细胞膜结合 屎肠球菌 *liaFSR* 基因变异,导致达托霉素失去抗菌活性
淋病奈瑟菌	青霉素类	PPNG:酶抑制(质粒介导青霉素酶);CRNG:改变靶位酶(PBPs)
	四环素	保护核糖体靶位(*tetM* 基因)
	头孢曲松	耐药决定因子(*penA*)发生突变
	大环内酯类	外排泵,改变核糖体靶位(23S rRNA V 区 *C2611T* 突变)
	多重耐药	外排泵(MtrR-CDE 系统,导致对青霉素、四环素、大环内酯类耐药)
肠杆菌科细菌	呋喃妥因	外排泵
	磷霉素	细菌转移蛋白丧失或表达减少,使磷霉素摄入减少;作用靶位改变,使磷霉素与其结合减少;产生灭活酶(FosA)
	碳青霉烯类	产生碳青霉烯酶;外膜渗透性减低;外排泵
	β- 内酰胺类	酶抑制(体质性青霉素酶、ESBLs),外膜渗透性减低
	氟喹诺酮类	改变靶位酶(*gyrA* 突变);外排泵;保护靶位(质粒介导 *qnr* 基因)
	氨基糖苷类	酶抑制(氨基糖苷类钝化酶);改变核糖体靶位(核糖体甲基化)

病原菌	耐药表型	主要耐药机制
	多黏菌素类	细菌荚膜多糖阻止多黏菌素类与细菌表面结合;质粒介导耐药基因 mcr-1,产生磷酸乙醇胺转移酶;外排泵(acrAB、rpnEF)
铜绿假单胞菌	β-内酰胺类	酶抑制(AmpC、ESBLs、MBLs);主动外排泵(MexAB);外膜渗透性降低(OprD 缺失)
	氨基糖苷类	酶抑制(氨基糖苷类钝化酶);外排泵(MexXY);改变核糖体靶位(核糖体甲基化)
	氟喹诺酮类	外排泵(MexAB、CD、EF、XY、GH、VW);DNA 促旋酶突变(GyrA)
	碳青霉烯类	酶抑制(PoxB)
	多黏菌素类	外膜蛋白过度表达(OprH)
	多重耐药	外排泵 MexAB-OprM 过度表达,导致对喹诺酮类、四环素、TMP 耐药
鲍曼不动杆菌	β-内酰胺类	酶抑制(AmpC、ESBLs、碳青霉烯酶、MBL 等);靶位酶改变(PBPs);外膜渗透性降低;外排泵等
	氨基糖苷类	酶抑制(氨基糖苷类钝化酶);外排泵
	氟喹诺酮类	外排泵
	替加环素	外排泵
	多黏菌素类	失去 LPS 或影响 LPS 合成;生物合成Ⅳ型菌毛增加,使形成生物膜能力和毒力增强
	磷霉素	外排泵 AbaF
嗜麦芽窄食单胞菌	β-内酰胺类	酶抑制(金属酶 L1、L2);外膜渗透性减低
	SMZ-TMP	改变磺胺靶位酶(质粒或Ⅰ类整合子内 sul 1、sul 2 基因)
	氟喹诺酮类	改变靶位酶(DNA 促旋酶突变);外排泵
	多重耐药	多重耐药泵(Sme DEF 导致四环素、红霉素、氯霉素、NFX、OFX 耐药)
拟杆菌属	β-内酰胺类	酶抑制(染色体编码 Cep 头孢菌素酶;金属 β-内酰胺酶);外排泵(RND 超家族同系物);改变药物靶位(PBPs)
	大环内酯类、林可霉素类	改变核糖体靶位
	四环素	保护核糖体靶位(tet Q);外排泵
	喹诺酮类	改变靶位酶(DNA 促旋酶 GyrA);外排泵

注:CRNG,染色体介导耐药淋病奈瑟菌;DHFR,二氢叶酸还原酶;DHPS,二氢叶酸合成酶;ESBLs,超广谱 β-内酰胺酶;VISA,万古霉素中介金黄色葡萄球菌;VRSA,耐万古霉素金黄色葡萄球菌;MRSA,耐甲氧西林金黄色葡萄球菌;PBPs,青霉素结合蛋白;PPNG,产青霉素酶淋病奈瑟菌;MBLs,金属 β-内酰胺酶;rRNA,核糖体 RNA;SMZ-TMP,磺胺甲噁唑;VRE,耐万古霉素肠球菌。

5. 耐药结核分枝杆菌染色体基因突变是结核分枝杆菌耐药的主要分子机制。耐多药 / 泛耐药（MDR/XDR）结核主要是由引起单药耐药的不同基因突变序列累积而致。异烟肼需要细菌通过过氧化氢 - 过氧化物酶的激活产生活性氧及有机基团，作用于结核分枝杆菌的各个靶位点。异烟肼耐药机制主要由于过氧化氢 - 过氧化氢酶活性丧失或降低，编码过氧化氢 - 过氧化物酶的 *katG* 基因突变是引起结核分枝杆菌对异烟肼耐药的主要分子机制。利福平可抑制细菌 RNA 聚合酶的活性。结核分枝杆菌获得性耐药大部分是由于编码 RNA 聚合酶 β- 亚单位的 *rpoB* 基因发生了突变。乙胺丁醇与细菌细胞壁的阿拉伯糖转移酶结合，抑制阿拉伯糖半乳聚糖的合成。细菌编码阿拉伯糖转移酶的 *embB* 基因发生突变，是引起结核分枝杆菌对乙胺丁醇耐药的主要分子机制。吡嗪酰胺在结核分枝杆菌体内必须经吡嗪酰胺酶转化为活性型吡嗪酸才能起作用，编码吡嗪酰胺酶的 *pncA* 基因发生突变是结核分枝杆菌对吡嗪酰胺产生耐药的主要分子机制。目前基于以上基因耐药相关位点突变的分子检测技术，如反向探针杂交技术、实时 PCR 扩增技术等已用于临床，可以直接检测带菌的痰液或者培养获得的菌株在 24 小时内得到结核分枝杆菌对上述一线药物的基因型耐药数据，其中利福平耐药基因型的检测与临床菌株耐药表型的符合率可达 90% ~ 98%，其他药物的基因型检测结果与表型耐药检测结果的符合率为 60% ~ 80%。结核分枝杆菌耐药分子机制的阐明和耐药相关基因型的发现，为进一步快速诊断耐药结核分枝杆菌以及研发新型抗耐药结核病药物奠定了基础。

6. 厌氧菌的耐药机制 口腔中存在大量厌氧菌，产黑色素拟杆菌和其他拟杆菌属中多数可产生青霉素酶而对青霉素耐药。肠道中存在的大量脆弱拟杆菌，其中某些菌株产生能水解头孢西丁和亚胺培南的 β- 内酰胺酶，因而对两者耐药。多数拟杆菌属菌株具有编码四环素外排系统的 Tet 膜蛋白而对四环素耐药。对甲硝唑及其他硝基咪唑类耐药的厌氧菌尚不多见，但某些菌株可改变细菌体内的硝基还原酶，使甲硝唑在菌体内不能还原成活性型而发挥抗菌作用，导致细菌对甲硝唑耐药。

7. 真菌的耐药机制 真菌对两性霉素 B 和制霉菌素等多烯类耐药者极为少见，已有的报道关于念珠菌属对于抗真菌药耐药者较多。

（1）棘白菌素类：真菌细胞的主要成分是 β-（1，3）- 葡聚糖。棘白菌素类可抑制 β-（1，3）- 葡聚糖合成酶 FKs1p 或 FKs2p，从而破坏真菌细胞壁，导致真菌死亡。上述葡聚糖合成酶基因 *FKs1* 或 *FKs2* 发生突变可导致真菌对棘白菌素类耐药。近来有报道真菌细胞膜鞘脂类生物合成酶的编码基因发生突变，可导致真菌对本类药物敏感性降低。

（2）吡咯类：临床上应用的吡咯类抗真菌药有十余种，不同念珠菌属对不同品种吡咯类的敏感性不同，光滑念珠菌通常对本类药物的敏感性较低。暴露于一种吡咯类药物可能诱导产生对所有吡咯类耐药。真菌可通过：①上调主动外排系统，降低细胞内药物浓度。②改变作用靶位，增加吡咯类主要作用靶位 ERG11 的表达，或使之发生点突变，减少吡咯类与靶位酶的结合。③减少吡咯类的摄入，通常吡咯类可经被动弥散通过真菌细胞膜，进入真菌细胞内。改变细胞膜的脂质成分，因而改变其渗透性，可减少药物摄入。有研究发现非 *cyp51A* 变异烟曲霉的法尼基转移酶变异可导致对伊曲康唑摄入减少产生耐药，而且 *algA* 基因缺失菌株对唑类抗真菌药耐药的发生率升高。

（3）多烯类：真菌对之耐药性少见。多烯类可以在细胞膜外大量集聚，使麦角固醇自双层磷脂中脱离，导致真菌细胞内麦角固醇降低或缺乏，真菌死亡。耐药真菌的细胞膜内麦角固醇量低，导致 C_{14} 甲基固醇或羊毛固醇积聚、氧反应物积聚、线粒体活性改变。以上各种细胞过程导致两性霉素 B 杀真菌作用减低。

真菌对氟胞嘧啶产生耐药主要是由于真菌发生突变而丧失胞嘧啶脱氨酶或尿嘧啶磷酸核糖基

转移酶，使氟胞嘧啶进入细胞内后不能转变成氟尿嘧啶而发挥抗真菌作用。

第三节　细菌耐药性变迁及其防治

细菌耐药性是否易于发生和耐药性获得后是否稳定，因不同菌种和不同抗菌药物而异。金黄色葡萄球菌、结核分枝杆菌等对抗菌药物易产生耐药性，β溶血性链球菌和其他链球菌属等则对抗菌药物较少产生耐药性。金黄色葡萄球菌对红霉素等大环内酯类和克林霉素，革兰氏阴性菌对链霉素和四环素，真菌对氟胞嘧啶等在短期内即可出现耐药性。细菌对四环素、氯霉素等产生耐药性时，其耐药性相当稳定。细菌对多黏菌素类、万古霉素不易产生耐药性。近年来随着抗菌药物在临床的广泛应用，细菌耐药性亦随之增多，并出现了多重耐药菌、广泛耐药菌甚至全耐药菌。例如耐甲氧西林葡萄球菌属，多重耐药大肠埃希菌、肺炎克雷伯菌等肠杆菌科细菌，铜绿假单胞菌、鲍曼不动杆菌、嗜麦芽窄食单胞菌等，导致治疗失败、病死率上升等严重后果，对人类健康构成严重威胁。

自从青霉素应用于临床后的 2~3 年内，75% 的金黄色葡萄球菌即对其产生了耐药性，目前葡萄球菌属产青霉素酶的菌株已达 95%～100%，对青霉素均耐药。据 2014 年 CHINET 中国细菌耐药性监测资料，葡萄球菌属中甲氧西林敏感株除对青霉素及氨苄西林外，对苯唑西林，第一、二、三代头孢菌素，氨苄西林 - 舒巴坦，利福平，SMZ-TMP 仍可呈现敏感。耐甲氧西林金黄色葡萄球菌对上述抗菌药除 SMZ-TMP 外，耐药率均在 53%～88%，耐甲氧西林凝固酶阴性葡萄球菌对上述抗菌药的耐药率稍低，为 28%～86%，两者中均未发现金黄色葡萄球菌对万古霉素、替考拉宁、利奈唑胺耐药株，但国内外报道葡萄球菌属对上述抗菌药已出现少量耐药株。肠球菌属对头孢菌素类均呈耐药。近年来肠球菌属中屎肠球菌略多于粪肠球菌。两者约分别占肠球菌属的 48% 和 45%，其他肠球菌属仅占 6%～7%。屎肠球菌对各种抗菌药的耐药率均显著高于粪肠球菌，但对氯霉素则反之。两者对万古霉素、替考拉宁、利奈唑胺均出现少数耐药株。粪肠球菌对呋喃妥因、磷霉素和氨苄西林耐药率较低，分别为 3.5%、4.3%（尿分离株）和 6.8%，但屎肠球菌对呋喃妥因和氨苄西林耐药率则为 46%、91%。两者对高浓度庆大霉素耐药率分别为 31% 和 49%。肠球菌属中万古霉素耐药株（VRE）有逐年增多趋势，2014 年检测到的 132 株 VRE 中粪肠球菌 12 株，屎肠球菌 120 株，其中可分型的 101 株 VRE 中 Van A 型 38 株，均为屎肠球菌；Van B 型 40 株，其中 10 株为粪肠球菌，30 株为屎肠球菌；Van M 型 23 株，均为屎肠球菌。对利奈唑胺耐药的菌株对万古霉素均呈敏感。据报道，目前国内肠球菌属中万古霉素耐药率粪肠球菌 < 1%，屎肠球菌 < 5%。

自从 20 世纪 70 年代初，南非开始出现耐青霉素肺炎链球菌后，全球数十个国家均有报告，耐药率为 5%～40%。国内 CHINET 细菌耐药性监测显示，2018 年 18 岁以下患者非脑脊液分离的肺炎链球菌中 PRSP 平均检出率为 1.7%，PISP 平均为 8.9%，PSSP 平均为 89.4%。所有肺炎链球菌对红霉素和克林霉素耐药率均高（均在 90% 以上），并已发现少数菌株对氟喹诺酮类耐药。2018 年，18 岁以上患者非脑脊液分离株中 PRSP 检出率为 1.6%，PISP 为 3.1%，PSSP 为 95.2%。所有上述肺炎链球菌对红霉素和克林霉素耐药率均在 70% 以上，对氟喹诺酮类耐药株亦较儿童分离株为多见（1.1%～1.7%）。在所有肺炎链球菌中未发现对万古霉素和利奈唑胺耐药株。A群、B 群等 β 溶血性链球菌对青霉素及氨苄西林、头孢菌素类等仍高度敏感，对红霉素和克林霉素耐药率高，可达 50%～95%，无万古霉素、利奈唑胺耐药株。

1974 年首次发现带有 TEM-1 质粒介导 β- 内酰胺酶的流感嗜血杆菌，导致氨苄西林治疗失败。此后不久出现了对四环素、氯霉素、氨苄西林等多种抗生素耐药的菌株。目前国内流感嗜血杆菌的产酶率约33%。儿童分离株对氨苄西林耐药率约50%，对氨苄西林-舒巴坦或阿莫西林-克拉维酸耐药率31%～33%，对头孢菌素类、氯霉素、阿奇霉素多数敏感，但对复方磺胺甲噁唑耐药率67%。成人分离株对上述抗菌药的耐药率略低于儿童分离株。

志贺菌属在国内大城市中已显著减少。福氏志贺菌对常用抗菌药的耐药率高于宋内志贺菌。福氏志贺菌对氨苄西林、氯霉素、复方磺胺甲噁唑的耐药率已达70%～90%或以上。宋内志贺菌的耐药率略低，对氯霉素的耐药率<10%。福氏志贺菌对氨苄西林-舒巴坦、头孢曲松、环丙沙星的耐药率分别为40%、50%、37.5%，宋内志贺菌分别为18%、35%、3%。

伤寒沙门菌和其他沙门菌属除在个别地区有局部流行外，现已显著减少。伤寒和副伤寒沙门菌对氯霉素、复方磺胺甲噁唑、头孢曲松、氨苄西林-舒巴坦耐药率均<5%，对氨苄西林耐药率为14%。氟喹诺酮类如左氧氟沙星、环丙沙星、莫西沙星等对上述细菌感染均有良好疗效，见效快，并发症少，无复发和带菌者。但本类药物不宜用于儿童及妊娠期妇女患者。鼠伤寒沙门菌对氨苄西林、氯霉素、复方磺胺甲噁唑、头孢曲松耐药率均较高（40%～80%），但对氨苄西林-舒巴坦、阿莫西林-克拉维酸耐药率为10%～20%，对环丙沙星耐药率仅为3.7%。

近十余年来，全球多数地区报道肠道革兰氏阴性杆菌中产β-内酰胺酶是导致细菌对β-内酰胺类抗生素耐药的主要原因，其中尤以产超广谱β-内酰胺酶（ESBLs）和染色体介导AmpC酶最为常见（参见本章有关部分）。肠杆菌科细菌对氨苄西林耐药率高（80%以上，除伤寒及副伤寒沙门菌外），细菌对氨苄西林-舒巴坦或阿莫西林-克拉维酸耐药率则较低。大肠埃希菌对庆大霉素、氟喹诺酮类的耐药率接近或超过50%。肠杆菌科细菌对头孢唑林、头孢呋辛等第一代和第二代头孢菌素的耐药率均在40%以上，大肠埃希菌、克雷伯菌属、肠杆菌属、摩根菌属、沙雷菌属、普罗威登斯菌属等的耐药率可高达70%～90%。多数肠杆菌科细菌对第三代头孢菌素中头孢他啶、头孢吡肟耐药率为30%～40%，个别菌种耐药率可达50%以上。其中细菌对头孢他啶和头孢吡肟的耐药率低于头孢噻肟和头孢曲松。产ESBLs的菌株对各种β-内酰胺类抗生素（除头霉素类和碳青霉烯类外）和β-内酰胺酶抑制剂复方制剂的耐药率普遍高于非产酶株，产ESBLs菌株对于其他抗菌药如氨基糖苷类和氟喹诺酮类的耐药率也较非产酶株高。肠杆菌科细菌对阿米卡星的耐药率较低，为5%～20%。碳青霉烯类（亚胺培南、美罗培南及厄他培南）对肠杆菌科细菌的抗菌作用强，耐药率大多低于5%，但普罗威登斯菌的耐药率可达10%～20%。不发酵糖革兰氏阴性杆菌中不动杆菌属对多数抗菌药物耐药率较高，但舒巴坦与其他抗菌药组成的复方对之仍有较好作用。碳青霉烯类对不动杆菌属具良好抗菌作用，但鲍曼不动杆菌对多数抗菌药的耐药率均在50%以上，对亚胺培南和美罗培南的耐药率已高达65%～70%，并已出现对目前常用抗菌药均耐药的广泛耐药株，成为治疗中的难题。铜绿假单胞菌对哌拉西林、庆大霉素、头孢他啶、阿米卡星的耐药率较稳定，无明显增高趋势，对亚胺培南和美罗培南耐药率在25%～30%。近年临床上出现的嗜麦芽窄食单胞菌往往是广泛应用第三代头孢菌素或碳青霉烯类的结果，该菌对碳青霉烯类高度耐药，头孢哌酮-舒巴坦、氟喹诺酮类、米诺环素和复方磺胺甲噁唑对之体外有较好抗菌作用。

目前感染性疾病仍是临床上发病和致死的重要原因。据报道全世界死于急性细菌性呼吸道感染、腹泻、麻疹、艾滋病、疟疾、结核病的患者占感染死亡人数的85%；其中某些感染的病原菌对一线抗感染药耐药率可高达100%。此外还存在广泛耐药菌引起的医院内感染、某些病毒感染（如病毒性肝炎和艾滋病）及耐药的寄生虫病（如疟疾）等问题。由于国际间的频繁交往，耐药病原微生物的传播十分广泛，已成为威胁全球人类健康的严重问题。耐药性的产生往往导致治疗失败，住院时间延长，病死率上升，医疗费用增加，甚至影响医疗保健制度的有效运转等。

病原微生物对于治疗药物产生耐药性是一种自然生物现象，因此要完全消灭它不太可能。由于各种原因使用抗菌药物所造成的选择性压力是导致和加速耐药性产生的最重要因素，而不适当地选用抗菌药品种、剂量不足、疗程不足等均可导致并加速细菌耐药性产生，但采取适当限制措施，合理使用抗菌药，减少或延缓病原微生物对抗菌药物产生耐药性则是可能的。目前耐药菌等病原微生物不仅对一线抗菌药物耐药，某些细菌甚至对现有抗菌药或抗感染药全部耐药，导致无药可医；更为严重的是目前对耐药菌等病原微生物有效治疗药物的研制开发显著滞后于耐药性的发展速度。为此，1998 年欧美等 25 个国家在丹麦举行会议讨论对付细菌等病原微生物耐药性的策略，并形成哥本哈根建议书。美国 FDA、CDC 等十大政府机构于 2001 年讨论并共同拟订一项控制细菌耐药性的专题行动计划，以对付日益严重的细菌等耐药性对人类健康构成的威胁。世界卫生组织于 1998 年召开世界卫生大会，对控制细菌耐药性的措施提出建议。2004 年和 2009 年美国感染病学会的专家联合呼吁美国政府加大对付耐药菌感染研发的资金投入和政策扶持，解决临床目前面临的巨大挑战。2012 年世界抗击细菌耐药性联盟成立，其中包括 55 个国家的 720 名代表并得到全球 145 个医学协会的支持。2014 年该联盟发表对付细菌耐药性的宣言，其中提出10 项具体措施。多年来，我国有关政府部门先后制定了多项关于合理使用抗菌药物的政策措施，如抗菌药物研发立题的指导原则、抗菌药物分级管理、抗菌药物临床试用指导原则，并建立抗菌药物临床应用监测网等，规范我国抗菌药物的研发、管理及临床应用等诸多环节，对于减少不合理使用抗菌药和延缓细菌耐药性的产生起到一定作用。

细菌耐药性的防治措施应从以下几方面着手：

1. 加强公众对细菌耐药性的严重性和危害性的认识　各有关国际组织包括世界卫生组织、世界动物卫生组织、联合国粮食及农业组织等应联手引导对付细菌耐药性问题。

2. 建立细菌耐药性监测系统　包括建立国家、地区和各城市的细菌耐药性监测网。凡有条件的单位都应对临床常见微生物病原（以细菌为重点）进行耐药性监测，掌握重要病原菌对抗菌药物敏感性的准确资料，供临床选用抗菌药物参考。

必须建立各级医疗单位中抗菌药物使用的监测系统，以便研究分析抗菌药物的使用与产生细菌耐药性之间的关系，并制订限制使用抗菌药物和防治细菌耐药性的措施。

3. 加强对抗菌药物的管理　应在农业和食用动物等部门建立细菌耐药性监测网，早期检测在畜牧、渔业和食用动物中与人类疾病有关的致病菌的耐药性。必须严格区分和限制人用与农用、兽用等抗菌药物的品种，避免人用抗菌药物用作动物生长促进剂。研究分析临床重要耐药菌与农业和畜牧业中使用抗菌药和杀菌剂的关系及其对人类健康的影响。

抗菌药物必须在医疗机构或正规药房凭执业医师处方供应。医疗机构中抗菌药物使用的管理十分重要。有的医院中成立包括感染科医师、微生物学家和药剂师的抗生素管理小组，协助监管抗菌药物的合理使用，值得推广。

4. 细菌耐药性的预防和控制　①各级医师必须严格掌握采用抗菌药物的适应证，避免无指征使用或过多使用。对严重感染患者采用抗菌药物前应尽一切可能进行病原菌的检查，有条件时进行药敏试验，作为选用药物的参考。掌握适当的剂量和疗程，避免剂量过大出现毒性反应和造成药物浪费，并应注意由于剂量不足而导致疗效不佳或病情迁延，转为慢性或复发及细菌耐药性的产生。疗程应尽量缩短，一种抗菌药可以控制的感染则不任意采用多种药物联合，可用窄谱抗菌药者则不用广谱抗菌药。严格掌握抗菌药物的局部应用、预防用药和联合用药指征，避免滥用。细菌对之容易产生耐药性的抗菌药（如大环内酯类、利福平等）应用时须联合用药，以减少耐药现象产生。②制定合理应用抗菌药物的策略与规定，加强对医务人员和公众关于正确使用抗菌药物的教育，制定临床合理用药指南，规定抗菌药物必须凭处方供应，应由有资格的执业医师开处方，方可配给抗菌药物。加强对研制抗菌药物的质量监督，加强对医务人员的培训，提高其用药水平等。③细菌耐药性一旦产生后并非一定稳固，有的抗菌药物在停用一段时期后敏感性又可能逐渐恢复，例如某些细菌对庆大霉素的耐药性。因此根据细菌耐药性的变迁，有计划地将抗菌药物分期分批轮换使用，可能对于防止或减少细菌耐药性有一定作用。④改进病原菌的诊断方法，建立快速诊断技术以及对特殊耐药菌（如 MRSA、VRE、CRE 等）的诊断方法，以促进针对病原菌正确选用抗菌药。制定各种实验室指南，加强培训，提高病原诊断和耐药菌的检测水平。⑤在医院中严格执行消毒隔离制度，防止耐药菌交叉感染。对高度耐药菌感染患者应予隔离。医院中的医务人员尤其是与患者或患者饮食接触较多者要严格执行洗手等卫生措施，并应定期检查其带菌情况，发现带菌时应暂时调离病房或接触患者的岗位，以免造成医院内感染。⑥对农、牧、渔业中采用抗菌药物应制定有关条例，避免使用临床常用的抗菌药。

5. 加强对科学研究的资金支持　应加强对抗菌药物的作用机制和病原菌的耐药机制研究，研究农牧业中应用抗菌药物对于动植物、水和土壤等环境微生物的影响。研究改进给药方案对于加速或减缓耐药性及耐药性传播的影响等。

6. 新抗菌药物的寻找和研制根据细菌耐药性的发生机制及其与抗菌药物结构的关系，寻找和研制具有抗菌活性尤其对耐药菌有活性的新抗菌药；同时可以针对某些主要因细菌产生灭活酶而失效的抗菌药物，寻找适当的酶抑制剂与抗菌药物联合应用，以保护药物不受灭活酶的破坏而保存其抗菌活性。目前已用于临床的 β- 内酰胺酶抑制剂有克拉维酸、舒巴坦、他唑巴坦及其与 β- 内酰胺类抗生素的复方制剂：氨苄西林 - 舒巴坦、阿莫西林 - 克拉维酸、替卡西林 - 克拉维酸、头孢哌酮 - 舒巴坦及哌拉西林 - 他唑巴坦等。近期开发的 β- 内酰胺酶抑制剂还有如阿维巴坦（avibactam）及 relebactam 及其合剂头孢他啶 - 阿维巴坦、头孢罗膦 - 阿维巴坦、氨曲南 - 阿维巴坦等。针对目前临床上多重耐药和广泛耐药的革兰氏阴性菌感染患者日益增多，而有效的治疗药物十分紧缺的问题，2013 年美国感染病学会制订计划：目标是在 2020 年前研制开发 10 种安全、有效的抗革兰氏阴性菌感染的抗菌药物。目前已有一些品种进入Ⅱ期或Ⅲ期临床试验阶段。鉴于目前新药的研制开发远远滞后于细菌耐药性发展的速度，为此需要制定一些条例，鼓励和促进抗耐药菌药物的研发并应用于临床。同时要研发一些适用于农、牧、渔业的抗菌药，但与人用抗菌药间不易相互传播耐药性的药物。此外，新的灭活酶和钝化酶抑制剂、质粒消除剂或防止耐药质粒进行结合转移的药物研究也在进行中。总之，控制或限制细菌耐药性是一项全球性的战略任务，需要全球国家、地区、城市之间紧密协作，政府各部门、药物研发机构和医疗单位相互配合，药政管理人员、科研人员、医务人员和广大群众的共同努力和参与，才能取得成效。

主要参考文献

[1] 汪复，张婴元. 实用抗感染治疗学. 2 版. 北京：人民卫生出版社,2012.

[2] GREENWOOD D, WHITLEY R. Modes of action//Finch R, Greenwood D, Norrby SR, et al. Antibiotic and chemotherapy. 8th ed. New York: Churchill Livingstone, 2003.

[3] HOOPER D C. Target modification as a mechanism of antimicrobial resistance//LEWIS K,

SALYERS A A, Taber HW, et al. Bacterial resistance to antimicrobials. New York:Marcel Dekker, Inc., 2002.

[4] OPAL S M, POP-VICAS A. Molecular mechanisms of antibiotic resistance//BENNETT J E, DOLIN R, Blaser MJ. Mandell, Douglas, and Bennett's principles and practice of infectious diseases.8th ed. Philadelphia: Elsevier Saunders, 2015.

[5] GOLD H S. Vancomycin-resistant enterococci: mechanisms and clinical observations. Clin Inf Dis, 2001, 33(2): 210-219.

[6] WHO. WHO Global strategy for containment of antimicrobial resistance. [2018-1-1]. https://www.who.int/drugresistance/WHO_Global_Strategy. htm/en/.

[7] PHILIPPON A, ARLET G, JACOBY G A. Plasmid-determined AmpC-type β-lactamase. Antimicrob Agent Chemother, 2002, 46(1):1-11.

[8] BUSH K, JACOBY G A. Updated functional classification of β-lactamases. Antimicrob Agent Chemother, 2010, 54(3):969-976.

[9] GUPTA V. An update on newer beta-lactamases.Indian J Med Res, 2007, 126(5):417-427.

[10] Clinical and Laboratory Standards Institute. Performance standards for antimicrobial susceptibility testing: Twenty-fifth informational supplement, M100-S25. Clinical and Laboratory Standards Institute, Wayne, PA., 2015.

[11] Clinical and Laboratory Standards Institute. Performance standards for antimicrobial susceptibility testing: Twentieth informational supplement, M100-S26. Clinical and Laboratory Standards Institute, Wayne, PA., 2016.

[12] OLSON M W, RUZIN A, FEYFANT E, et al. Functional, biophysical, and structural bases for antibacterial activity of tigecycline. Antimicrob Agent Chemother, 2006, 50(6):2156-2166.

[13] POOLE K. Efflux-mediated antimicrobial resistance. J Antimicrob Chemother, 2005, 56(1): 20-51.

[14] WEINSTEIN R A, HOOPER D C.Efflux pumps and nosocomial antibiotic resistance: A Primer for hospital epidemiologists. Clin Infect Dis, 2005, 40(12): 1811-1817.

[15] PIDDOCK L J. Clinically relevant chromosomally encoded multidrug resistance efflux pumps in bacteria. Clin Microbiol Rev, 2006, 19(2):382-402.

[16] LI X Z, NIKAIDO H. Efflux-mediated drug resistance in bacteria: an update. Drugs, 2009, 69(12): 1555-1623.

[17] PAGES J M, AMARAL L. Mechanism of drug efflux and strategies to combat them: changing the efflux pump of gram-negative bacteria. Biochimica et Biophysica Acta, 2009, 1794(5): 826-833.

[18] JACOBY G A. AmpC β-lactamases. Clin Microbiol Rev, 2009, 22(1): 161-181.

[19] PATERSON D L,BONOMO R A. Extended-spectrum β-lactamases: a clinical update. Clin Microbiol Rev, 2005, 18(4): 657-686.

[20] RODRIGUEZ-BANO J, PASEUAL A. Clinical significance of extended-spectrum β-Lactamases. Expert Rev Antiinfect Ther, 2008, 6(5): 671-683.

[21] 胡付品，朱德妹，汪复，等 . 2014 年中国 CHINET 细菌耐药性监测 . 中国感染与化疗杂志，2015, 15(5): 401-410.

[22] BOUCHER H W, TALBOT G H, BRADLEY J S, et al. Bad Bugs, No Drugs: No ESKAPE! An update from the infectious diseases society of America. Clin Infect Dis, 2009, 48(1): 1-12.

[23] MUNITA J M, BAYER A S, ARIAS C A. Evolving resistance among Gram-positive pathogens. Clin Infect Dis, 2015, 61 (Suppl 2):S48-S57.

[24] CHAN L C, GILBERT A, BASUINO L, et al. PBP 4 mediates high-level resistance to new-generation cephalosporins in Staphylococcus aureus. Antimicrob Agents Chemother, 2016, 60(7):3934-3941.

[25] KOŁACZKOWSKA A, KOŁACZKOWSKI M. Drug resistance mechanisms and their regulation in non-albicans Candida species. J Antimicrob Chemother, 2016, 71(6):1438-1450.

[26] GU B, KELESIDIS T, TSIODRAS S, et al. The emerging problem of linezolid-resistant Staphylococcus. J Antimicrob Chemother, 2013, 68(1):4-11.

[27] HO P L, NG K Y, LO W U, et al. Plasmid-Mediated OqxAB is an important mechanism for nitrofurantoin resistance in Escherichia coli. Antimicrob Agents Chemother, 2015, 60(1): 537-543.

[28] BIALEK-DAVENET S, LAVIGNE J P, GUYOT K, et al. Differential contribution of AcrAB and OqxAB efflux pumps to multidrug resistance and virulence in Klebsiellapneumoniae. J Antimicrob Chemother, 2015, 70(1):81-88.

[29] CHIN C Y, GREGG K A, NAPIER B A, et al. A PmrB-regulated deacetylase required for lipid a modification and polymyxin resistance in Acinetobacterbaumannii. Antimicrob Agents Chemother, 2015, 59(12):7911-7914.

[30] BEABOUT K, HAMMERSTROM T G, Perez A M, et al. The ribosomal S10 protein is a general target for decreased tigecycline susceptibility. Antimicrob Agents Chemother, 2015, 59(9): 5561-5566.

[31] SANGLARD D, COSTE A T. Activity of isavuconazole and other azoles against candida clinical isolates and yeast model systems with known azole resistance mechanisms. Antimicrob Agents Chemother, 2015, 60(1):229-238.

[32] AISSA N, MAYER N, Bert F, et al. A new mechanism to render clinical isolates of Escherichia coli non-susceptible to imipenem: substitutions in the PBP2 penicillin-binding domain. J Antimicrob Chemother, 2016, 71(1):76-79.

[33] LIM T P, ONG R T, HON P Y, et al. Multiple genetic mutations associated with polymyxin resistance in acinetobacter baumannii. Antimicrob Agents Chemother, 2015, 59(12):7899-7902.

[34] DHABAAN G N, ABUBAKAR S, CERQUEIRA G M, et al. Imipenem treatment induces expression of important genes and phenotypes in a resistant acinetobacter baumannii isolate. Antimicrob Agents Chemother, 2015, 60(3):1370-1376.

[35] ADLER M, ANJUM M, ANDERSSON D I, et al. Combinations of mutations in envZ, ftsI, mrdA, acrB and acrR can cause high-level carbapenem resistance in Escherichia coli. J Antimicrob Chemother, 2016, 71(5):1188-1198.

[36] CAMPOS M A, VARGAS M A, REGUEIRO V, et al.Capsule polysaccharide mediates bacterial resistance to antimicrobial peptides.Infect Immun, 2004, 72(12):7107-7114.

[37] SASTRY S, DOI Y. Fosfomycin: Resurgence of an old companion. J Infect Chemother, 2016, 22(5):273-280.

[38] SCHWARZ S, JOHNSON A P. Transferable resistance to colistin: A new but old threat. J Antimicrob Chemother, 2016,7(8）:2066-2070.

[39] FARRELL D J, MENDES R E, ROSS J E, et al. LEADER Program results for 2009: An activity and spectrum analysis of linezolid using 6,414 clinical isolates from 56 medical centers in the United

States. Antimicrob Agents Chemother, 2011, 55(8):3684-3690.

[40] ARGUDÍN M A, DODÉMONT M, TAGUEMOUNT M, et al. In vitro activity of ceftaroline against clinical Staphylococcus aureus isolates collected during a national survey conducted in Belgian hospitals. J Antimicrob Chemother, 2017,72(1):56-59.

[41] SHARMA A, SHARMA R, BHATTACHARYYA T, et al. Fosfomycin resistance in Acinetobacter baumannii is mediated by efflux through a major facilitator superfamily (MFS) transporter—AbaF. J Antimicrob Chemother, 2017,72(1):68-74.

[42] RENZONI A M, KELLEY W L, ROSATO R R, et al. Molecular bases determining daptomycin resistance-mediated re-sensitization to β-lactams ("see-saw effect") in MRSA. Antimicrob Agents Chemother, 2016, 61(1).pii: e01634-16.

[43] WEI X, CHEN P, GAO R, et al. Screening and characterization of the non-cyp51A mutation Afcox10 conferring azole resistance in Aspergillus fumigatus. Antimicrob Agents Chemother, 2016, 61(1).pii: e02101-16.

[44] SHEN Z, DING B, BI Y, et al. CTX-M-190, a novel β-lactamase resistant to tazobactam and sulbactam identified in an Escherichia coli clinical isolate.Antimicrob Agents Chemother, 2016, 61(1). pii: e01848-16.

第三章

抗菌药物的临床药理学

　　临床药理学是研究药物与人体相互作用规律，将临床医学与药理学融为一体的学科，其内容包括临床药代动力学、药效学、药物临床疗效和安全性评价、药物相互作用。抗菌药物在临床上占有重要地位，其临床药理学研究已有数十年历史，积累了大量的资料。自20世纪90年代以来，抗菌药物药代动力学（pharmacokinetics，PK，简称药动学）和药效学（pharmacodynamics，PD）两者相结合（PK/PD）的研究，对抗菌药物给药方案的制订和优化，临床合理应用抗菌药物及减少或延缓细菌耐药性产生起了重要指导作用。抗菌药物的临床药理学研究已用于抗菌新药临床评价，筛选抗菌药物不同制剂，上市后抗菌药物给药方案的优化和制订个体化的给药方案等。

第一节　抗菌药物的临床药代动力学

　　临床药代动力学是研究药物在人体内的吸收（absorption）、分布（distribution）、代谢（metabolism）和排泄（excretion）随时间而变化的过程，依据动力学原理，采用数学方程式加以描述。为了定量描述药物体内过程的规律，通常采用房室模型（compartmental modelling）理论来模拟人体，将人体比拟为若干房室组成的一个完整的系统。根据药物在体内动力学的特点，可分为一房室、二房室或多房室，但并不特定指某个器官或组织，最常用者为一室模型和二室模型。一室模型是假设药物进入人体后立即均匀分布到全身各组织和体液中，在同一房室中达到动态平衡，之后药物自该房室消除。二室模型是将人体模拟为中央室和周边室，药物进入人体后先进入中央室，再向周边室分布。中央室往往代表血液以及心、肝、肾等血供丰富的组织，周边室则多代表脂肪、皮下组织、静止状态的肌肉等血供较少或血流缓慢的组织。然而，不同药物的中央室和周边室并非固定，例如脂溶性药物易透过血脑屏障，则脑组织可为中央室，但某些水溶性药物很少透过血脑屏障，脑组织则属周边室。由于房室模型分析方法并不适用于所有药物且计算较为复杂烦琐，近年来，越来越多采用非房室模型药动学（noncompartmental analysis）分析方法，并不考虑药物体内房室模型的特征，假设药物最终以指数形式消除，采用统计矩方法计算各项药动学参数。根据药物浓度-时间曲线，用房室模型或非房室模型分析，估算出药物在体内吸收、分布、代谢和排泄等相关的若干药动学参数（pharmacokinetic parameters），用于反映药物在体内的动力学规律和特点。常用的药动学参数包括如下：

　　1. 血药峰浓度（peak concentration，C_{max}）　指给药后所能达到的最高血药浓度。

　　2. 达峰时间（peak time，t_{max}）　指给药后达到血药峰浓度所需的时间。

　　3. 药时曲线、药时曲线下面积　药时曲线指药物浓度数据（纵坐标）对时间（横坐标）作图，该曲线下面积称药时曲线下面积（area under the concentration time curve，AUC），药时曲线反映药物进入人体后其浓度随时间变化的动态曲线，AUC代表药物在血液中的相对量。

　　4. 生物利用度（bioavailability，F）　指药物从某制剂进入血液循环的程度和速度。通常以t_{max}表示吸收速度，吸收程度以AUC表示。生物利用度是评价药物制剂质量的重要指标，包括绝对生物利用度（absolute bioavailability）和相对生物利用度（relative bioavailability）。绝对生物利用度为抗菌药物口服或肌内注射制剂的 AUC 与同一药物静脉制剂 AUC 的比值。相对生物利用度指药物待测剂型或制剂（受试制剂）的 AUC 与同一药物原研药品（参比制剂）AUC 的比值。口服及肌内注射等血管外给药后吸收完全者生物利用度高，反之则低。

5. 半衰期（half life，$t_{1/2}$） 指体内药量（或血药浓度）吸收、分布和消除一半所需时间，分别称吸收半衰期（$t_{1/2ka}$）、分布半衰期（$t_{1/2\alpha}$，二房室模型）和消除半衰期（$t_{1/2\beta}$，二房室模型）或（$t_{1/2ke}$，一房室模型）或（$t_{\lambda z}$，非房室模型）。半衰期（$t_{1/2}$）通常指药物消除半衰期。

6. 表观分布容积（apparent volume of distribution，V_d） 指血药浓度（C）与给药剂量（D）或体内药量间的比值，其无直接的生理意义，也与人体液的实际容积无关。当药物的 $V_d >$ 1L/kg 时，说明药物的组织浓度高于血浆浓度；当药物的 $V_d <$ 1L/kg 时，则说明药物的组织内浓度低于血浆内浓度。

7. 清除率（clearance，Cl） 是机体消除药物的速率另一种表示方法。常用总体清除率（total body clearance，Cl_t）表示，总体清除率是单位时间内从体内消除的药物表观分布容积，它能较半衰期更好地表示药物从体内清除的情况。总清除率为肾清除率（renal clearance，Cl_r）和肾外清除率（nonrenal clearance，Cl_{nr}）总和。肾功能损害时某些经肾排泄的药物清除率明显降低，清除减慢。

一、药代动力学在抗菌药物应用中的临床意义

1. 制订合理的给药方案 通过对抗菌药物各项药动学参数的估算，根据患者感染性疾病的种类、病情及病原菌的不同，结合药效学资料制订治疗不同感染患者的给药方案。对毒性大的药物，或原先有肝、肾功能损害的患者，均可根据药物的药动学特点及患者不同生理和病理情况，制订个体化给药方案，以提高药物疗效和减少不良反应。此为药动学研究的最重要目的。

2. 抗菌新药临床评价 在抗菌新药Ⅰ期临床试验中，通过对健康受试者单剂量及多剂量的药动学研究，以及对口服制剂进行的食物对人体内药动学影响的研究，阐明该新药的体内过程及特点，推荐该药用于Ⅱ期临床试验的安全有效剂量及给药方法。

3. 筛选优良品种或制剂 通过对药物不同品种药动学参数的比较，可筛选优良品种；对口服制剂生物利用度的测定可筛选吸收完全、药效高的制剂。此外，尚可对药品质量进行监督。

二、抗菌药物的体内过程

任何抗菌药物，除口服或局部应用不吸收者外，给药后在体内均具有吸收、分布和排泄过程，部分药物尚可在体内代谢。抗菌药物自不同途径给药后，经吸收（口服和肌内注射）或直接（静脉给药）进入血液循环，前者为吸收过程。进入血液循环的药物以两种形式存在，一部分与血清（浆）蛋白结合，一部分未结合者呈游离状态，后者具有抗菌活性。游离及结合部分呈动态平衡。游离状态药物易分布进入多种组织和体液，部分药物还可在组织内代谢。继分布过程之后或在分布过程中药物开始自体内清除，以药物原型或代谢物形式排出体外，大多数情况下以两种形式同时排出。各类主要抗菌药物的药代动力学特点见表 1-3-1。

1. 吸收 不同抗菌药物其吸收程度和吸收速率各不相同。口服及肌内注射给药者均有吸收过程。一般在口服后 1~2 小时，肌内注射后 0.5~1 小时药物吸收入血达高峰血药浓度。口服吸收完全的药物有头孢氨苄、头孢拉定、头孢克洛、头孢丙烯、阿莫西林、氯霉素、克林霉素、利

福平、多西环素、异烟肼、复方磺胺甲𫚭唑（SMZ-TMP）、氟胞嘧啶、甲硝唑、氟喹诺酮类的某些品种，如氧氟沙星（ofloxacin）、左氧氟沙星（levofloxacin）、加替沙星（gatifloxacin）和莫西沙星（moxifloxacin）等，以上药物口服后均可吸收给药量的 80% ~ 90% 或以上；四环素类的吸收受金属离子钙、镁、铝等的影响，除多西环素外其吸收一般低于给药量的 60% ~ 70%；多数青霉素类可被胃酸破坏（青霉素 V 例外），口服氨苄西林、苯唑西林后仅吸收给药量的 30% ~ 40%；氨基糖苷类、头孢菌素类注射剂、多黏菌素类、万古霉素、两性霉素 B 口服后均吸收甚少，为给药量的 0.5% ~ 3.0%。由于各类药物吸收过程的差异，在治疗轻至中度感染时，可选用病原菌对其敏感、口服易吸收的抗菌药物，并不需肌内注射或静脉给药，然而治疗危重感染时则宜采用静脉推注或静脉滴注，以避免口服或肌内注射时多种因素影响其吸收。

2. 分布 进入血液循环的药物迅速分布至组织和除血以外的体液中，并到达感染部位。一般而言，血供丰富的组织，如肝、肾、肺组织中的药物浓度较高，而在血供差的部位如脑、骨、前列腺等组织中浓度较低。某些部位存在生理屏障，如血脑屏障的存在使大多数药物的脑脊液浓度偏低。

各类抗菌药物的分布由于受多种因素的影响，其表观分布容积（V_d）可相差甚多，在各组织体液中分布的特点也不同。例如脂溶性较高的药物易于穿过细胞膜进入细胞内，而离解度高的水溶性药物则不易穿透生物膜；又如蛋白结合率高的药物或药物相对分子质量较大亦不易分布至组织体液中，而相对分子质量较小的药物较易分布至组织和进入体腔。一般而言，如某种药物的 V_d > 1L/kg 时，往往提示该药的组织浓度高于血浓度，在体内分布广泛，有利于组织或感染病灶内细菌的清除。如氟喹诺酮类药物，大多品种的 V_d 高达 2~3L/kg 甚或更高，因此以该类药物治疗某些细胞内细菌感染（如伤寒等沙门菌属感染）和细菌性前列腺炎等感染时，均能取得良好疗效。

多数药物不易到达骨、前列腺、脑脊液等组织，但某些药物仍可达到有效药物浓度，其分布特点如下。

（1）骨组织：克林霉素、林可霉素、磷霉素、利奈唑胺、氟喹诺酮类的大多数品种，均可在骨组织中达到杀灭病原菌的有效药物浓度，骨组织中药物浓度可达血药浓度的 0.3~2 倍，而大多抗菌药物的骨浓度均很低。因此在治疗骨感染时宜根据病原菌对抗菌药的敏感情况选用上述骨浓度高的药物。

（2）前列腺：抗菌药物在前列腺组织和前列腺液中浓度大多较低，但氟喹诺酮类、红霉素、复方磺胺甲𫚭唑（SMZ-TMP）、四环素等在前列腺液和组织中大多可达有效浓度，故前列腺炎者的治疗可根据感染病原菌种类选用上述药物。

（3）脑脊液：由于血脑屏障的存在，大多抗菌药物脑脊液中药物浓度低，但某些药物对血脑屏障的穿透性好（表 1-3-2）。脑脊液中药物浓度是否可达有效治疗水平，取决于给药剂量和病原菌对药物的敏感性。一般而言，当脑脊液药物浓度达到最低杀菌浓度（MBC）10 倍时可达杀菌效果。在脑膜炎症时脑脊液药物浓度可达血药浓度的 50% ~ 100%，如氯霉素、磺胺嘧啶、异烟肼、氟胞嘧啶、甲硝唑等，在脑膜炎症时脑脊液中上述药物可达有效杀菌或抑菌水平。苯唑西林、红霉素、克林霉素、酮康唑、两性霉素 B 等对血脑屏障的穿透性较差，无论有无脑膜炎症，脑脊液中药物浓度均不能达到抑菌水平。某些青霉素类、头孢菌素类等药物在脑膜有炎症时，其血脑屏障穿透性增高，脑脊液中药物浓度可达抑菌或杀菌水平。因此治疗化脓性脑膜炎时，应按照病原菌种类分别选用在脑脊液中可达有效水平的药物。某些血脑屏障穿透性差者，如病情需要，除全身用药外亦可加用鞘内用药，如两性霉素 B、氨基糖苷类、糖肽类药物等，但脑脊液内可达有效药物浓度者并不需同时鞘内用药。

表 1-3-1 抗感染药物药代动力学特点

药物	剂量和途径	血药峰浓度均值或范围 /(mg/L)	血半衰期 /h	口服生物利用度 /%	主要清除途径	蛋白结合率 /%	尿排出量 /%
青霉素	60万U im	12	0.5	10~15	肾	46~65	79~85
	1200万U/d ivgtt	16					
青霉素 V	500mg po	5~8.2	0.5~0.8	60	肾、肝	75~80	20~40
普鲁卡因青霉素	30万U im	1.6	0.5		肾		60~90
苄星青霉素	120万U im	0.12U/ml			肾		
		0.03U/ml(24h)					
		0.02U/ml(14d)					
苯唑西林	0.25g iv	9.7	0.5~1	30~33	肾、肝	90~94	
	0.5g im	15					40
	1g po	11.7					23~30
氯唑西林	0.5g po	7~14	0.5~1	50~75	肾、肝	94~95	35~50
	0.5g im	15					
氨苄西林	0.5g iv	17	1~1.5	40	肾、肝	20	70
	0.5g im	7~14					56
	0.5g po	2~6					20
阿莫西林	0.25g po	3.5~5	1~1.5	60~75	肾	17~20	60
	0.5g po	5.5~7.5					
哌拉西林	0.5g im	4.9	1~1.5		肾、肝	17~22	49~68
	1g im	13.3					
	2g im	30.2					
阿洛西林	1g iv	92.9	0.7~1.5		肾	30~46	60~75
	5g ivgtt	409					

续表

药物	剂量和途径	血药峰浓度均值或范围 /(mg/L)	血半衰期 /h	口服生物利用度 /%	主要清除途径	蛋白结合率 /%	尿排出量 /%
美洛西林	1g im	15~25	0.7~1.1		肾	16~42	55~60
	1g iv	56					
	5g iv	383.5					
	3g ivgtt（1h）	100					
头孢氨苄	0.5g po	16~18	0.6~1	90	肾	10~15	80
头孢拉定	0.5g iv	46	0.8~1	90	肾	8~12	90
	1g im	12					66
头孢羟氨苄	0.5g po	16	1.5	90	肾	20	88~93
	1g po	30					
头孢噻吩	0.5g im	10	0.5~1		肾、肝	50~60	60~70（原型）
	1g im	20					20~30（代谢物）
	1g iv	30~60					
头孢唑林	0.5g im	37	1.8~2		肾	74~86	70~80
	1g iv	185					
头孢硫脒	0.5g ivgtt	38.8	1.2		肾	23	90
	0.5g im	26.2					
头孢呋辛	0.75g im	27	1.1~1.4		肾	50	89
	0.75g iv	50					
头孢呋辛酯	0.5g po	7~10	1.2~1.6	36~52	肾	50	32~48
头孢克洛	0.25g po	6	0.6~0.9	93	肾	25	60~85
头孢丙烯	0.5g po	10.5	1.3~1.8	89~95	肾	36	62~69
头孢孟多	1g iv	139	0.7~1		肾	78	65~85
	2g iv	240					
	3g iv	533					
头孢替安	1g ivgtt	75	0.7~1.1		肾	40	60~75
头孢克肟	0.2g po	2	3~4	40~50	肾	65	50

续表

药物	剂量和途径	血药峰浓度均值或范围 /(mg/L)	血半衰期 /h	口服生物利用度 /%	主要清除途径	蛋白结合率 /%	尿排出量 /%
头孢特仑酯	0.2g po	2.9	0.9		肾	75	32.8
头孢他美酯	0.5g po	4.11	2.2~2.8	50	肾	22~25	45~51
头孢地尼	0.3g po	1.6	1.6~1.8	16~21	肾	60~70	26~33
	0.6g po	2.87					
头孢托仑匹酯	0.2g po	1.8	1.6	14~16	肾、胆	88	20
头孢泊肟酯	0.1g po	1.4	1.9~3.2	50	肾	80	80
	0.2g po	2.3					
	0.4g po	3.9					
头孢噻肟	0.5g im	11.7	1		肾	35~40	60
	1.0g im	20.5					
头孢唑肟	1.0g iv	136~159	1.49~1.9		肾	30	80
	1.0g ivgtt	69~84					
头孢曲松	0.5g im	82	5.8~8.7		肾、肝	85~95	33~67
	1g im	151					
	2g im	257					
头孢他啶	0.5g iv	45	1.9		肾	10~17	80~90
	1.0g iv	90					
头孢哌酮	1.0g im	65	1.7		肾、肝	82~93	20~30
	1.0g iv	153					
头孢匹胺	1g iv	264	4.5		肾、肝	23	
	1g ivgtt	215					
头孢吡肟	1g iv	78.7	2.6		肾	15~19	80~90
	1g im	25.9					
头孢匹罗	1g iv	86.7	1.2~1.7		肾	5~10	80.3~92.3
	1g ivgtt	60					
头孢噻利	2g iv	144.5	2.8		肾		99

续表

药物	剂量和途径	血药峰浓度均值或范围 /(mg/L)	血半衰期 /h	口服生物利用度/%	主要清除途径	蛋白结合率 /%	尿排出量 /%
头孢罗膦	0.6g iv	19	1.6		肾		88
头孢布烯	0.4g po	15	2.4	75~90	肾	65	56
氯碳头孢	0.2g po	7~8	1~1.2	90	肾	25	89~97
	0.4g po	14~15.4					
头孢西丁	1.0g im	22.5	0.68~0.77		肾	65~80	90
头孢美唑	1.0g ivgtt	76.2	1.2		肾		85~92
头孢替坦	1g iv	158	3~4.6		肾	88	51~81
	1g im	71					
头孢米诺	1.0g ivgtt	98.4	2.2~2.5		肾		90
亚胺培南	0.5g ivgtt	21~58	1.0		肾	20	70
美罗培南	1.0g ivgtt	39~58	1.0		肾	22	70
帕尼培南	0.5g ivgtt	27.5	1.0		肾	6~7	91.5
厄他培南	1g iv	137	4.3~4.6		肾		40（原型）/40（代谢物）
比阿培南	0.3g iv	17.3	1.03		肾		63.4
法罗培南	150mg po						
氨曲南	1.0g iv	125	1.5~2		肾	50	70
阿莫西林/克拉维酸	0.375g(0.25g/0.125g)po	5.6/3.4	0.9~1.07/0.9~1.12		肾	18/25	50~70/25~40
氨苄西林/舒巴坦	1.5g(1.0g/0.5g) iv	40~71	1		肾		75~85
	3g iv	109~150					
替卡西林/克拉维酸	3.1g(3g/0.1g) iv	330/8	1.1		肾		

续表

药物	剂量和途径	血药峰浓度均值或范围/(mg/L)	血半衰期/h	口服生物利用度/%	主要清除途径	蛋白结合率/%	尿排出量/%
哌拉西林/他唑巴坦(8:1)	3.375g ivgtt / 4.5g ivgtt	242/24 / 298/34	0.7~1.2		肾	30~40	60~70/35~45
头孢哌酮/舒巴坦	2g(1g/1g)iv	236.8/130.2	1.7/1		肾		25/72
拉氧头孢	1g iv / 1g ivgtt	101.2 / 77.2	2.3/2.25		肾	60	90
链霉素	0.5g im	5~20	2~3		肾	35	40~90
卡那霉素	0.5g im	20	2.5		肾		80
庆大霉素	2mg/kg(首剂),然后 1.7mg/kg,q8h ivgtt	4~10 (谷浓度 1~2)	2~3		肾		40~65
	5.1mg/kg,qd	16~24 (谷浓度 1~2)					
妥布霉素	2mg/kg(首剂),然后 1.7mg/kg,q8h ivgtt	4~10 (谷浓度 1~2)	1.5~3		肾		80~85
	5.1mg/kg,qd ivgtt	16~24 (谷浓度 1~2)					
阿米卡星	7.5mg/kg,q12h ivgtt	15~30 (谷浓度 5~10)	2		肾	3.5	85~98
	15mg/kg,qd ivgtt	56~64 (谷浓度 <1)					

续表

药物	剂量和途径	血药峰浓度均值或范围/(mg/L)	血半衰期/h	口服生物利用度/%	主要清除途径	蛋白结合率/%	尿排出量/%
奈替米星	2mg/kg, q8h ivgtt	4~10（谷浓度1~2）	2.5		肾		60~90
	6.5mg/kg, qd ivgtt	22~30（谷浓度≪1）					
异帕米星	200mg im	10.2	2~3		肾		85
	200mg ivgtt	17.13	1.8				
小诺米星	60mg im	5.6	2.5		肾		80
	60mg ivgtt	4.3	1.69				
依替米星	0.1g ivgtt	11.3	1.5		肾	25	80
四环素	0.5g po	3~5	6~10	30~70	肾,肝		20~70
米诺环素	0.2g po	3~5	11~33	95	肝,肾	55~75	4~9
多西环素	0.2g po	3~5	14~22	93	肾,肝	60~95	35~40
替加环素	0.1g iv	1.45	42.4		肝,肾	71~89	22
甲磺酸黏菌素（多黏菌素E）	150mg（以CBA计）ivgtt	5~7.5	CMS:1.5~2; colistin:>4		肾	约50	
多黏菌素B	1.5mg/kg,q12h ivgtt	2.8	4.5~6.0		肾	60	
氯霉素	1.0g po	8~12	1.3~3.5	76~93	肝,肾	44~60	92~93
甲砜霉素	0.5g po	4.7	1.5		肾		70~90
麦迪霉素	1g po	1.13	2.4		胆		2~3
红霉素	0.25g po	0.3	1.6~1.7		胆	18~44	2.5
交沙霉素	1g po	3.22	1.7		胆		20
乙酰螺旋霉素	0.2g po	1.0	4~8		胆		3.29(0~12h)
地红霉素	0.5g po	0.29	32.5~44	6~14	胆,肾	19	1.2~2.9

续表

药物	剂量和途径	血药峰浓度均值或范围/(mg/L)	血半衰期/h	口服生物利用度/%	主要清除途径	蛋白结合率/%	尿排出量/%
阿奇霉素	0.5g po	0.4~0.45	35~48	37	胆		12
克拉霉素	0.5g po	2.12	3.5~4.9	55	肝,肾	70	32(原型+代谢物)
罗红霉素	0.3g po	9.1~10.8	8.4~15.5	72~85	肝	86~91	7.4
林可霉素	0.5g po	2.6	4~5	少	胆	60~80	9~13
	0.6g im	11.6					
克林霉素	0.15g po	2.5~3	3	90	胆	60	13
	0.3g im	4.9					
万古霉素	1.0g ivgtt	25~40	4~6		肾	55	80~90
去甲万古霉素	0.8g ivgtt	40	3.3		肾		85
替考拉宁	0.4g ivgtt	71.7	47~100		肾	90	65
夫西地酸	0.5g po	14~38	5~6	46~69	胆	97~99.8	
达托霉素	4mg/kg iv	57.8	9.4		肾		80
	6mg/kg iv	93.9					
磺胺嘧啶	2g po	30~60	8~13	70~90	肾	20~50	60~85
利奈唑胺	0.6g po,单剂	12.7	4.5~5.5	100	代谢,肾	31	30~35(母药) 50(代谢物)
	0.6g po,q12h	21.2					
	0.6g ivgtt,单剂	12.9					
	0.6g ivgtt q12h	15.1					
磷霉素钠	1g ivgtt	46	3~5	37	肾	2.16	90
SMZ-TMP	800mg/160mg po	57.4/1.72	10/8~10		肾,肝		84.5/66.8
吡哌酸	1.0g po	5.4	3~3.5	少	肾	1 400	70
诺氟沙星	0.4g po	1.4~1.6	3~4	30~40	肾,肝	10~15	26~32(原型) 5~8(代谢物)
依诺沙星	0.4g po	2.8~3.7	3~6	60~89	肾	40	65

续表

药物	剂量和途径	血药峰浓度均值或范围/(mg/L)	血半衰期/h	口服生物利用度/%	主要清除途径	蛋白结合率/%	尿排出量/%
氧氟沙星	0.4g po	2.9	5~7	98	肾	20~32	65~90
环丙沙星	0.5g po	2.4~2.6	3.3~4.9	49~70	肾、肝	20~40	40~50
	0.2g ivgtt	2.1					
吉米沙星	0.36g po	1.61	6.65	71	肝、肾	55~73	36
洛美沙星	0.2g po	1.4	7~8	95~98	肾		60~80
	0.4g po	3.2					
左氧氟沙星	0.5g po	5.2~6.4	5~7	98~100	肾	24~38	87
加替沙星	0.4g po	3.8	7~14	96	肾	20	80~84
莫西沙星	0.4g po	3.1	12	91	代谢	45	45
甲硝唑	0.25g po	6	7~8.5	90	肾、肝	20	20(原药)
替硝唑	0.15g po	4.91	11~13	~100	肾	12	60~65
奥硝唑	1.5g po	30	11~14	90	肾	15	63
呋喃妥因	0.1g po	0.72	0.3~1		肾	40~60	40
氟康唑	0.4g po	6.7	27~37	90	肾	11~12	80
伏立康唑	0.2g po	2.08	6	96	肝	96	2
伊曲康唑	0.2g po	0.3	15~20	55	肝	99.8	40
氟胞嘧啶	2.0g po	30~40	2.5~6	78~90	肾	2.9~4	90
两性霉素 B	0.37~0.65mg/kg ivgtt	0.5~3.5	24		代谢、肾	91~95	40
卡泊芬净	首剂 70mg,维持量 50mg ivgtt	9.9	9~11		肝	97	41
米卡芬净	0.1g iv	8.17	14~15		肝	99	15
异烟肼	0.2g po	0.5~1.5	1.2~3.0	90	肾	10	75~95(29原药)
乙胺丁醇	15~25mg/kg po	3~5	3~4	75~80	肾	20~30	79
利福布汀	0.3g po	0.375	36~45	53	胆/肾	85	53

续表

药物	剂量和途径	血药峰浓度均值或范围/(mg/L)	血半衰期/h	口服生物利用度/%	主要清除途径	蛋白结合率/%	尿排出量/%
利福平	0.6g po	7～9	3～5	90～95	胆、肠	80～91	6～15
	0.6g ivgtt	17.5					
利福喷汀	4mg/kg po	5.13	18	70	胆	98	
吡嗪酰胺	0.5g po	9～12	9～10		肝	50	4～14（母药）26～36（代谢物）
金刚烷胺	2.5mg/kg po	0.3～0.4	12～17	90	肾	67	90
金刚乙胺	0.1g po	0.05～0.086	25	100	肾	40	74
阿德福韦	0.01g po	0.018	7.5	50	肾		45
恩替卡韦	0.5mg po	0.004	20		肾		80
	1mg po	0.008					
阿昔洛韦	5mg/kg ivgtt	9.8	2.9	10～20	肾	9～33	60～91
更昔洛韦	5mg/kg ivgtt	8～11	2～4	6～9	肾	1～2	91
利巴韦林	0.6g po	1.3	30～60	33～45	肾		40
替比夫定	0.6gpo	3.69	40～49	60～80	肾		42
利托那韦	0.6g po	5	3～4		肝、肾	98～99	12
沙奎那韦	0.6g po	0.09	1～2	4	肝	98	1
膦甲酸钠	57mg/kg ivgtt	575	3～8		肾	14～17	80
齐多夫定	0.2g po	1.1	0.5～3	60～65	代谢、肾	38	74（代谢物）
奥司他韦	0.15g po	0.456	1～3	2	肾	42	65～75
去羟肌苷	0.3g po	1.6	1.6	30～40	肝	5	18
扎西他滨	0.5mg po	0.007	1.2～2	70～88	肾	4	60～70
司他夫定	70mg po	1.4	0.9～1.6	86	肾		40
拉米夫定	2mg/kg po	1.5	5～7	86	肾		70
茚地那韦	0.8g po	12.6μmol/L	1.5～2	65～80	肝、胆		19

表 1-3-2 抗感染药物血脑屏障的穿透性

脑脊液/血药浓度比率≥50%	脑脊液/血物浓度比率5%~<50%		脑脊液/血药浓度比率<5%	脑脊液药物浓度甚微量或不能测得者
氯霉素	磺胺甲噁唑	亚胺培南[3]	苯唑西林	克林霉素
磺胺嘧啶	甲氧苄啶	美罗培南	头孢唑林	红霉素
甲硝唑	氨苄西林	帕尼培南	头孢噻吩	克拉霉素
氟康唑	替卡西林[1]	左氧氟沙星	头孢西丁	阿奇霉素
氟胞嘧啶	哌拉西林[1]	加替沙星		罗红霉素
异烟肼	青霉素[2]	氧氟沙星		达托霉素
吡嗪酰胺	头孢吡肟	环丙沙星		替加环素
环丝氨酸	头孢唑肟	万古霉素		多黏菌素
齐多夫定	头孢他啶	利福平		酮康唑
阿昔洛韦	头孢噻肟	乙胺丁醇		伊曲康唑
去羟肌苷	头孢曲松	更昔洛韦		两性霉素B
膦甲酸钠	头孢呋辛	氨基糖苷类		
司他夫定	氨曲南			

注：1. 尚不能达到对铜绿假单胞菌脑膜炎的治疗浓度；2. 高剂量时亦不能达到对青霉素高度耐药肺炎链球菌脑膜炎的治疗浓度；3. 由于可致癫痫发作，避免用于脑膜炎患者。

（4）浆膜腔和关节腔：抗菌药物全身用药后可分布至各体腔和关节腔中，局部药物浓度可达血药浓度的50%~100%。因此除有包裹性积液或脓腔壁厚者外，一般不需腔内局部注入药物。

（5）胎儿循环：抗菌药物可穿过血胎盘屏障自母体进入胎儿体内（表1-3-3）。透过胎盘较多的抗菌药物有氯霉素、四环素、羧苄西林、磺胺药、TMP、呋喃妥因、氧氟沙星等，此类药物的胎儿血药浓度与母血药浓度之比可达50%~100%；庆大霉素、卡那霉素、链霉素、红霉素等的比率在30%~50%；头孢菌素类、多黏菌素类、苯唑西林、克林霉素等为10%~15%或更低。妊娠期间应用氨基糖苷类时，药物可经母体进入胎儿体内，损害第Ⅷ对脑神经，导致先天性耳聋。四环素类尚可引致乳牙及骨骼发育受损，因此妊娠期间应避免应用此类有损于胎儿的抗菌药物，尤其是对血胎盘屏障通透性高的药物。氟喹诺酮类在体内分布广泛，可有一定量自母体进入胎儿体内，曾发现该类药物可引起幼年动物的软骨损害，且该类药的作用机制为抑制蛋白合成过程中的DNA促旋酶，因此氟喹诺酮类不宜在妊娠期应用。

表 1-3-3 抗菌药物血胎盘屏障穿透性

婴儿/母体血药浓度比值×100/%	药物
>50~100	四环素类、氯霉素、氟喹诺酮类、羧苄西林、磺胺药、TMP、呋喃妥因、利奈唑胺
30~50	庆大霉素、链霉素、卡那霉素、两性霉素B、普鲁卡因青霉素、青霉素、氨苄西林、头孢哌酮、克林霉素
>10~30	妥布霉素、阿米卡星、苯唑西林、头孢唑林、头孢曲松、红霉素
≤10	头孢噻吩、头孢拉定

3. **代谢** 部分抗菌药物在体内代谢，代谢物可保持原有抗菌活性，或抗菌活性减弱或消失。氯霉素经肝细胞酶的作用与葡糖醛酸结合成为氯霉素单葡糖醛酸酯，此代谢物无抗菌活性。异烟肼、磺胺药均可在肝酶作用下产生乙酰化代谢产物；利福平在肝内乙酰化后抗菌活性较原药明显为低；头孢噻肟在体内的代谢物去乙酰头孢噻肟的抗菌活性亦较原药为低。利奈唑胺的主要代谢物为两个无活性的开环羧酸代谢产物。抗菌药物的代谢物可与药物的原型同时自肾排出体外或自肝胆系统排泄。

4. **排泄** 大部分抗菌药物主要经肾排泄，部分药物由肝胆系统排出，并可形成肝肠循环，自粪中排出药物的一部分。此外，口服吸收差的药物大部分可自粪中排出体外。抗菌药除了自胆汁排泄外，尚可分泌至唾液、泪液、支气管分泌物、痰液、乳汁等。

（1）尿排泄：青霉素类、头孢菌素类和碳青霉烯类的大多数品种，氨基糖苷类药物主要自肾排出，因此尿药浓度高，可达血药浓度的数十至数百倍甚或更高；即使非主要经肾排泄的大环内酯类、林可霉素类和利福平等也可在尿中达到有效药物浓度。磺胺类药物、呋喃妥因、喹诺酮类的大多数品种等化学合成药亦在尿中均达到较高浓度。

不同的抗菌药物在不同酸碱度的尿液中，抗菌活性可有明显差异，例如庆大霉素等氨基糖苷类在碱性尿中抗菌作用显著增强，而四环素类则在酸性尿中抗菌活性增高。因此治疗尿路感染时可根据情况加服碳酸氢钠，使尿液碱化，或服用维生素 C 酸化尿液以提高药物疗效。

当患者肾功能减退时，主要经肾排出的抗菌药物的消除半衰期（$t_{1/2}$）延长，肾清除率减缓，导致药物在体内积聚和血药浓度升高，此时应调整给药剂量（详见第一篇第六章第二节"肾功能减退时抗菌药物的应用"）。

（2）胆汁排泄：红霉素等大环内酯类、林可霉素类、利福平、头孢哌酮、头孢曲松等主要或部分由肝胆系统排泄（表 1-3-4），并有部分药物经胆汁排入肠道后重新吸收入血，形成肝肠循环。上述药物的胆汁浓度均高，可达血药浓度的数倍至数十倍；氨基糖苷类和氨苄西林、哌拉西林等在胆汁中亦可达一定浓度，但氯霉素、主要经肾排泄的头孢菌素类如头孢唑林、头孢他啶等以及万古霉素等则在胆汁中的浓度低。

表 1-3-4 抗菌药物的胆汁浓度

抗菌药	胆汁 / 血药浓度比值	抗菌药	胆汁 / 血药浓度比值
青霉素	0.5	厄他培南	0.1
氨苄西林	1 ~ 3	亚胺培南	0.04
阿莫西林	1 ~ 30	美罗培南	0.3 ~ 3
羧苄西林	0.5 ~ 0.75	庆大霉素	0.1 ~ 0.6
哌拉西林	1 ~ 15	妥布霉素	0.1 ~ 0.6
美洛西林	1 ~ 10	阿米卡星	0.3
苯唑西林	0.2 ~ 0.4	链霉素	0.4
头孢噻吩	0.4 ~ 0.8	依诺沙星	9
头孢氨苄	0.16	诺氟沙星	10
头孢唑林	0.7	环丙沙星	2
头孢拉定	0.1 ~ 4	氧氟沙星	2.1 ~ 18.86
头孢羟氨苄	0.22	左氧氟沙星	1 ~ 2
头孢克洛	0.6	培氟沙星	2 ~ 6

续表

抗菌药	胆汁 / 血药浓度比值	抗菌药	胆汁 / 血药浓度比值
头孢呋辛	0.4	红霉素	8 ~ 25
头孢孟多	3 ~ 4	克拉霉素	70
头孢西丁	2.8	克林霉素	2.5 ~ 3
头孢哌酮	8 ~ 12	四环素	2 ~ 32
头孢噻肟	0.1 ~ 0.5	多西环素	2 ~ 32
头孢唑肟	0.1 ~ 0.3	夫西地酸	1 ~ 2
头孢他啶	0.3	米诺环素	2 ~ 32
头孢克肟	8	林可霉素	2.5 ~ 4
头孢曲松	10	氯霉素	0.2
头孢吡肟	5	利福平	5 ~ 20
头孢泊肟	1.02 ~ 1.27	万古霉素	0.5
头孢替坦	0.02 ~ 0.21	磺胺甲噁唑	0.4 ~ 0.7
拉氧头孢	1.52 ~ 2.24	甲氧苄啶	1 ~ 2
氨曲南	0.6	甲硝唑	1

（3）粪排泄：除口服不吸收的抗菌药物外，大多数抗菌药物的粪浓度较尿浓度为低，但某些经肝胆系统排泄并有肝肠循环的药物如红霉素、四环素类、利福平等粪便的药浓度较高。

根据上述抗菌药物体内过程的一般规律，结合各类药物的吸收、分布、代谢和排泄特点，在感染性疾病的抗菌治疗中需注意以下几点：①采用常规剂量治疗各种感染时，大多数抗菌药物在血液、浆膜腔、血供丰富的组织和体液中可达有效药物浓度，但在某些具生理屏障或血供较少的组织如脑组织、脑脊液、骨、前列腺、痰液等常难以达到杀菌或抑菌浓度，此时需根据病原菌对抗菌药物敏感情况，分别选用在该组织或体液内分布良好的抗菌药物。②口服吸收良好的药物可用于治疗敏感菌所致的轻至中度感染，不必应用注射剂，但处理严重感染时，为避免各种因素对药物吸收的影响，仍需采用静脉给药以保证疗效。③抗菌药物的局部用药应尽量避免，一般情况下药物在体腔内可达有效治疗浓度，并不需腔内注入药物，除非有厚壁脓腔形成，或治疗细菌或真菌性脑膜炎，药物难以透过血脑屏障时，可分别辅以腔内及鞘内给药。④对透过血胎盘屏障量多，而又可能对胎儿造成损害的氨基糖苷类、四环素类和氟喹诺酮类等，妊娠期间均不宜应用。⑤可供治疗尿路感染选用的药物品种多，需根据患者病情（单纯性或复杂性），以及结合细菌药敏结果选用药物。治疗单纯性下尿路感染时可投予毒性低、价廉的口服抗菌药物。

第二节　抗菌药物体液组织浓度测定

为研究药物的体内过程，需要进行体液（血液、尿液、脑脊液，胆汁等）或组织（心脏、肺、肾、肌肉等）中的药物浓度测定，研究药物在健康人或患者中药动学参数变化、组织体液穿透性、口服药物吸收及药物相互作用的影响因素，为制订新抗菌药物安全有效的给药方案提供参考。

抗菌药物组织和体液内浓度的测定方法分为化学分析法与微生物法。分述如下。

（一）抗菌药物浓度测定化学分析方法

抗菌药物浓度化学分析方法主要有色谱测定法（chromatography）和免疫测定法。

1. 色谱测定法（chromatography） 又称层析法，其基本原理是各物质在固定相和流动相两相之间分配系数不同，经过一定时间的不断分配过程，能将各物质相互分离，然后由检测器逐个检测和定量。高效液相色谱仪（high performance liquid chromatography，HPLC）基本组成包括流动相输送泵、色谱柱（固定相）、进样器、检测器和色谱工作站，采用高效固定相、高压输送流动相和在线检测技术，具分离效率高、分析速度快、专一性强和灵敏度高等特点，尤适合于水溶性、对热不稳定的 β- 内酰胺类抗菌药物等的组织体液浓度测定。根据生物样品中待测物化学结构选择不同的检测器，检测器有紫外检测器（ultraviolet detector，UV）、荧光检测器（fluorophotometric detector，FD）、电化学检测器（electrochemical detector，ECD）和质谱检测器。紫外检测器应用于对紫外线有吸收的药物，大多数 β- 内酰胺类抗生素对紫外线有吸收而用之。荧光检测器的灵敏度和专一性比紫外检测器高，但只适合于能产生荧光的药物检测。许多氟喹诺酮类药物本身具有天然荧光，能直接检测，但对本身无荧光的氨基糖苷类药物等可通过柱前荧光衍生化转变成荧光衍生物后才能检测。电化学检测器主要用于离子检测，除大环内酯类抗生素外，大多数抗菌药不能采用。

近年来，液相色谱与质谱检测器的连接（液质联用仪，HLPC-MS/MS）使色谱和质谱优势互补，色谱对复杂样品的高分离能力，与质谱具有高选择性、高灵敏度及能够提供相对分子质量与结构信息的优点结合，可用于检测所有抗菌药物的组织体液浓度，其定性与定量分析的结合，尤其适合于药动学中未知代谢产物的分析。其基本组成及原理为用 HPLC 的分离技术，将样品分离成单一的组分进入质谱仪，通过离子源将组分电离成离子，由质量分析器将离子源生成的离子按照质荷比（m/z）从小到大分离，检测器收集并检测分离出的离子，依据样品中组分的量（或浓度）与质荷比呈正比，计算抗菌药物在样品中的浓度。同时，可判断电离后键的断裂方式，通过质荷比对照相应的图库大概判断碎片的分子结构，从而对未知样品作定性分析。

高效液相测定法和液质联用测定法具有特异性高，专一性强，精确性和准确性高，灵敏度高，进样量少和分析时间短，并不受合并用药影响的特点。目前已在抗菌药物临床药理学研究中占主导地位。但该类仪器价格昂贵，耗材贵，对技术人员的专业要求高。

2. 免疫测定法 免疫测定法包括放射免疫法（radio immunoassays）、放射酶法（radioenzymatic immunoassays）、酶免疫法（enzyme-multiplied immunoassay technique，EMIT）及荧光偏振免疫法（fluorescence polarization immunoassay，FPIA）。免疫测定法灵敏度高，重复性好和操作简单；能一次完成大批量样品的同时测定，满足临床用药过程中抗菌药物治疗药物浓度及时监测，及时调整给药方案的要求；测定耗时短，操作简单。但所用仪器设备较为昂贵，并需专属的试剂盒，方法的灵敏度低于色谱法。

荧光偏振免疫法（FPIA）常用于阿米卡星、庆大霉素、奈替米星、妥布霉素和万古霉素浓度等血药浓度监测。荧光偏振免疫分析仪原理是结合荧光偏振方法及抗原、抗体之间竞争结合的免疫反应，测定患者体内的血药浓度。

（二）抗菌药物浓度测定微生物法

微生物法是抗菌药物独有的测定药物浓度方法，本法根据抗菌药物抑制敏感细菌的特点，根据药物剂量的对数与其所产生抑菌圈的直径呈线性关系的基本原理而设计。最常用方法为琼脂扩散法。所测得者为具有抗菌活性的部分，符合临床使用的实际情况。该方法操作简单，不需特殊设备，灵敏度也较高，且血浆等组织体液样品无须进行任何预处理。但该方法专一性不强，易受联合用抗菌药物的影响，与仪器方法相比测定时间较长。此限制了微生物测定方法的应用，因此近年来抗菌药物组织体液浓度测定方法普遍采用化学分析法。

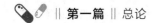

第三节　药代动力学与药效学及其与疗效的关系

抗感染药物治疗感染性疾病时的疗效评价，除临床疗效外，病原学疗效至关重要。以细菌性感染而言，只有感染灶内的病原菌被清除，才能达到治愈的目的；同时病原菌的被杀灭也防止了细菌耐药性的产生和耐药菌播散的可能，对减少耐药菌感染的发生亦具重要作用。

有效的抗感染治疗方案需基于药效学（pharmacodynamics，PD）和药动学（pharmacokinetics，PK）两者相结合的原则制订，缺一不可。以细菌性感染抗菌治疗方案的制订为例，抗菌药药效学的重要指标包括药物对细菌的最低抑菌浓度（MIC）、最低杀菌浓度（MBC），但 MIC 或 MBC 值只能反映该药对某种细菌抑菌或杀菌活性的高低，并不能说明药物抑菌或杀菌活性持续时间的长短，也不能反映药物与细菌停止接触后有否持续抗菌作用或抗生素后效应（PAE）等。药动学可了解抗菌药物在人体血液循环、其他体液和组织中浓度的高低及其持续时间，但药动学参数（PK）与药物抗菌作用之间的关系并不明确。因此，只有将药动学和药效学（PK/PD）两者结合，才能制订有效的治疗方案，达到最佳的临床和细菌学疗效。

1. **应用 PK/PD 原则选择抗菌药物**　抗菌药物的疗效取决于体内感染灶中的药物能否达到有效浓度，并清除其中的病原菌。经各种途径给药后，药物在血液和其他体液、组织中达到杀灭或抑制细菌生长的浓度，并能维持一定的时间者，即可认为该抗菌药已达到有效治疗药物浓度。组织、体液内（除血液外）药物浓度通常与血药浓度呈平行关系，因此在制订给药方案时可将血药浓度与细菌药敏，即抗菌药对细菌的 MIC、MBC 之间的关系作为主要依据。通常抗菌药物的组织体液浓度低于血药浓度，前者常仅为后者的 1/10~1/2，因此为确保感染部位药物浓度达到有效抑菌或杀菌水平，血药浓度应达到 MIC 值的若干倍。通常各类抗菌药物应用常规剂量后，所达到的血药浓度范围是已知的，但抗菌药对不同细菌的 MIC 值则各不相同。一般根据药敏试验中抗菌药对细菌的 MIC 值，结合药物在常用剂量时的血药浓度来判定细菌药敏试验的结果为敏感或耐药，据以指导临床选用合适的抗菌药。

2. **应用 PK/PD 原则制订给药方案**　各种抗菌药物对不同病原菌具有不同的抗菌活性和在人体内不同药动学（PK）特点，因此其临床疗效和细菌学疗效亦不相同。动物实验及临床研究结果显示，抗菌药的体内杀菌活力大致可分为：①浓度依赖性：即药物浓度愈高，杀菌力愈强。此类药物通常具有较长的抗菌药后续作用，即抗生素后效应（PAE）。PAE 是指抗菌药物作用于细菌一定时间停止接触后，其抑制细菌生长的作用仍可持续一段时间，此时间（h）即为 PAE。属此类型者有氨基糖苷类、氟喹诺酮类、两性霉素 B、达托霉素、甲硝唑等。②时间依赖性：药物浓度在一定范围内与杀菌活性有关，通常在药物浓度达到对细菌 MIC 的 4~5 倍时，杀菌速率达饱和状态，药物浓度继续增高时，其杀菌活性及速率并无明显改变，但杀菌活性与药物浓度超过细菌 MIC 时间的长短有关，血液或组织内药物浓度低于 MIC 值时，细菌可迅速重新生长繁殖。此类抗菌药通常无明显 PAE。β- 内酰胺类抗生素，包括青霉素类、头孢菌素类、碳青霉烯类、氨曲南等均属此类。有些抗菌药物具有时间依赖性特点，但其杀菌作用呈现持续效应，有明显的 PAE。属此类型者有阿奇霉素、克拉霉素、克林霉素、四环素类和糖肽类等（表 1-3-5 和表 1-3-6）。

表 1-3-5　常用抗细菌药物的 PK/PD 特性

抗菌药	杀菌模式	抗生素后效应（PAE）	PK/PD 指数
青霉素类	时间依赖性	无或短	%T > MIC
头孢菌素类	时间依赖性		%T > MIC

抗菌药	杀菌模式	抗生素后效应（PAE）	PK/PD 指数
碳青霉烯类	时间依赖性	无或短	$\%T > MIC$
红霉素	时间依赖性	轻至中度	$\%T > MIC$
阿奇霉素	时间依赖性	持续较长	AUC_{0-24}/MIC
克拉霉素	时间依赖性	持续较长	AUC_{0-24}/MIC
克林霉素	时间依赖性	持续较长	AUC_{0-24}/MIC
四环素类	时间依赖性	持续较长	AUC_{0-24}/MIC
替加环素	时间依赖性	持续较长	AUC_{0-24}/MIC
万古霉素	时间依赖性	持续较长	AUC_{0-24}/MIC
去甲万古霉素	时间依赖性	持续较长	AUC_{0-24}/MIC
替考拉宁	时间依赖性	持续较长	AUC_{0-24}/MIC
达托霉素	时间依赖性	持续较长	AUC_{0-24}/MIC
利奈唑胺	时间依赖性	短至中度	AUC_{0-24}/MIC、$\%T > MIC$
氨基糖苷类	浓度依赖性	持续较长	C_{max}/MIC、AUC_{0-24}/MIC
喹诺酮类	浓度依赖性	持续较长	AUC_{0-24}/MIC、C_{max}/MIC
硝基咪唑类	浓度依赖性	持续较长	AUC_{0-24}/MIC、C_{max}/MIC

表 1-3-6　常用抗真菌药物的 PK/PD 特性

抗真菌药	杀菌模式	抗真菌后效应（PAFE）	PK/PD 指数
两性霉素 B	浓度依赖性	持续较长	C_{max}/MIC、AUC_{0-24}/MIC
氟康唑等唑类	浓度依赖性	持续较长	AUC_{0-24}/MIC
棘白菌素类	浓度依赖性	持续较长	C_{max}/MIC、AUC_{0-24}/MIC
氟胞嘧啶	时间依赖性	无或短	$\%T > MIC$

在制订给药方案时应根据抗菌药的上述 PK/PD 特点，属于时间依赖性的抗菌药，体内药物浓度超过 MIC 的时间占给药间隔时间 %，即 $\%T > MIC$ 是重要的 PK/PD 指数，并与临床疗效和细菌学疗效相关。动物实验及临床研究结果均显示当青霉素类、头孢菌素类等 β- 内酰胺类抗生素的 $\%T > MIC$ 为 40%～50% 时，预期可达 85% 以上的临床疗效，如 $\%T > MIC$ 为 60%～70% 时，则预期可获最佳细菌学疗效。浓度依赖性抗菌药物，其血药峰浓度（C_{max}）和 MIC 比值（C_{max}/MIC）以及 24 小时药时曲线下面积（AUC_{0-24}）与 MIC 比值（AUC_{0-24}/MIC），为该类药物的重要 PK/PD 指数，与清除细菌和防止细菌产生耐药性也密切相关。既属时间依赖性，又有较长 PAE 的药物，AUC_{0-24} 是与疗效密切相关的 PK/PD 指数。抗菌药物 PK/PD 指数考虑了宿主、致病菌和药物的动态过程，在评估药物杀菌或抑菌效果方面比单纯 MIC 更可靠。抗菌药物的 PK/PD 指数达到抑菌或杀菌效果，即获得细菌学疗效或临床疗效所需满足的目标值称为 PK/PD 靶值（或称 PD 靶值）。需要说明的是，在计算 PK/PD 靶值时药物浓度应以游离浓度而非总浓度计算。获得杀菌效果的 PK/PD 靶值主要来自不同细菌的体外 PK/PD 模型或不同感染动物 PK/PD 模型的实验数据，即当细菌菌落计数降低值（$\Delta logcfu$）为 -1 或 -2 时，C_{max}/MIC、AUC_{0-24}/MIC 或 $\%T > MIC$ 值。临床疗效 PK/PD 靶值来自不同患者群体 PK/PD 的临床数据。不同抗菌药物对同一种菌种所需的 PK/PD 靶值可不同，同一种抗菌药物对不同细菌菌种所需的 PK/PD 靶值亦可能不相同。如氟喹诺酮类对革兰氏阳性菌（肺炎链球菌）的 AUC_{0-24}/MIC 为

25~63，对革兰氏阴性菌（铜绿假单胞菌等）的 AUC_{0-24}/MIC 为 100~125 或更高。C_{max}/MIC 为 8~10 或更高时可明显降低氨基糖苷类抗生素治疗革兰氏阴性杆菌血流感染的病死率及显著改善治疗革兰氏阴性杆菌医院获得性肺炎的疗效。替加环素对肠杆菌科细菌引起的复杂性腹腔感染预期可获疗效的 PK/PD 靶值需为 6.96；对葡萄球菌引起的皮肤软组织感染时可获预期疗效的 AUC_{0-24}/MIC 则需达 17.9。因此在选用 PK/PD 指数和靶值时，应尽可能选用抗菌药对目标病原菌的 PK/PD 指数及其相应目标值，据此制订给药方案，可避免药物剂量不足导致治疗无效和产生细菌耐药性，或避免药物过量导致毒性反应。

治疗细菌性感染时，除根据患者感染部位、感染严重程度和病原菌种类选用抗菌药物外，制订的给药方案应首先能保证患者安全性和耐受性，然后根据 PK/PD 原理选择能取得最佳临床和微生物疗效的剂量，并有效防止细菌耐药性产生。对于浓度依赖性抗菌药可减少每日给药次数或单次给药，使 C_{max}/MIC 和 AUC_{0-24}/MIC 值达较高水平；对于时间依赖性无 PAE 的抗菌药则将每日剂量分多次给药或延长每次输注时间（静脉制剂），使 T > MIC 的时间延长；对于时间依赖性长 PAE 的抗菌药，一般相同日剂量的情况下，减少给药次数。但仍需注意：①浓度依赖性药物一日 1 次给药的治疗方案并非适用于所有感染患者，例如氨基糖苷类抗生素一日 1 次给药不宜用于治疗感染性心内膜炎、革兰氏阴性杆菌脑膜炎、大面积烧伤、骨髓炎、肺囊性纤维化、新生儿、孕妇及肾功能减退等患者。②时间依赖性抗菌药物延长输注时间并非适用于所有的 β- 内酰胺类抗生素，其中有些药物在室温下输注超过一定时间后药物活性可能降低。③通常组织中药物浓度与血药浓度呈平行关系。但由于药物进入组织内需经穿透过程，因此组织内药物高峰浓度较血药峰浓度滞后到达，组织内药物谷浓度亦滞后于血药谷浓度，因此基于血药浓度获得的 C_{max}/MIC 值可能被过高估计，而 %T > MIC 值则过低估计。在制订给药方案时需综合考虑上述影响因素。

近年来提出评价抗菌药物新药效学指标防突变浓度（mutant prevention concentration，MPC）。MPC 概念是指采用琼脂稀释法，在细菌高接种量（ > 10^{10}）下进行药敏试验，无菌落生长的培养皿中的抗菌药物浓度。MPC 和 MIC 浓度范围内称为突变选择窗（mutant selection window，MSW）。治疗药物浓度 > MPC 时可限制突变耐药株产生，提示临床疗效很好。血药浓度在突变选择窗范围内时，敏感菌株已受到抑制，只有突变耐药株仍可生长繁殖，此时提示临床可能有效，但突变耐药株容易繁殖。血药浓度 < MIC 时则细菌未受到抑制，临床疗效差，此时虽然耐药突变株的繁殖并不占优势，但由于整体细菌继续生长繁殖，间接促进了新的耐药突变株产生。AUC_{0-24}/MPC、C_{max}/MPC 是喹诺酮类药物预防耐药突变株出现的重要的药效学参数。基于 MPC 概念，制订给药方案时应：①选用具有两种不同作用靶位的药物，采用 MPC 值接近 MIC 值的药物，目的是消除突变选择窗以减少耐药突变株的产生；②如采用只有一个作用靶位的抗菌药，宜采用联合用药或宜调整给药方案，使药物浓度高于 MPC 的时间尽量延长。目前已进行了多种体外试验，包括测定喹诺酮类、氨基糖苷类、利福平、青霉素、四环素、红霉素及一些抗结核药物对金黄色葡萄球菌、肺炎链球菌、大肠埃希菌和结核分枝杆菌等的突变选择窗，但上述概念尚需体内试验和临床试验予以证实。

第四节　治疗药物监测及个体化给药

治疗药物监测（therapeutic drug monitoring，TDM）是临床药理学的重要组成部分。TDM 通过测定患者治疗用药的血或其他体液内浓度，根据药动学原理和计算方法拟订适用于不同患者的最佳个体化给药方案，包括药物剂量、给药间期和给药途径，以提高疗效和降低不良反应，从而达到有效而安全治疗的目的。抗菌药物广泛用于临床各种不同感染性疾病的治疗，对于某些毒性大的抗菌药物进行 TDM 并据以个体化给药，是提高感染性疾病治愈率和降低毒性反应的重要措施。

一、血药浓度和药理效应的关系

药物经人体吸收后，由血液循环到达作用部位或受体，在局部积累至一定浓度后才能产生相应的药理作用。通常药物作用的强弱与细胞外液中的药物浓度呈正比，而细胞外液药物浓度又与血药浓度呈平行关系，因此血药浓度水平可间接地作为受体部位药物浓度的指标。

由于不同患者生理、病理状态存在着个体差异，某一药物的相同剂量和相同途径给药后，在不同患者中的血药浓度和临床疗效可有显著不同。患者的年龄、体重、疾病状态、遗传因素、饮食和合并用药等均可使药物体内过程发生重要变化，从而影响药物在体内的吸收、分布、代谢和排泄过程，以致血药浓度各异，其药理效应亦不同，直接影响了药物的疗效及安全性。

临床实践也证明药物的疗效，即药理效应的强弱与血药浓度密切有关。有报道庆大霉素在治疗革兰氏阴性杆菌肺炎病例中，达到血药物治疗浓度患者的有效率为 89%，而未达治疗浓度的患者仅为 43%。同样，药物毒性反应的发生亦与血药浓度密切有关。庆大霉素等氨基糖苷类常规给药时肾毒性的发生率在 10% 左右，耳毒性的发生率约为 3%（不包括亚临床型）；而在一组 1 065 例革兰氏阴性杆菌感染患者中，自治疗开始即采用个体化给药方案，全部病例的血药浓度均在治疗范围内，治疗结果发生肾毒性者仅 0.75%（8/1 065），并无 1 例发生耳毒性。

由于血药浓度与药理效应之间的密切关系，因此 TDM 可以正确评估药理作用，此为 TDM 的基础。

二、治疗药物监测的适应证

在下列情况下需进行 TDM。

1. **治疗指数低、毒性大的药物** 这类药物的治疗浓度范围与中毒浓度甚为接近。由于血药浓度的个体差异，在治疗剂量下既可因血药浓度过高而发生毒性反应，也可因血药浓度过低而无治疗效果。如氨基糖苷类中庆大霉素、阿米卡星等，以及氯霉素、万古霉素等均属此类药物；心血管系统用药地高辛，在常用治疗量时毒性反应的发生率即可达 35%。

2. **某些具非线性动力学特征的药物** 该类药物在体内的消除速率与剂量有关，消除半衰期随血药浓度的增加而延长，当给药剂量超过一定范围时，随着剂量的微量增加，血药浓度可显著升高以致发生毒性反应，此现象亦称"饱和动力学"，苯妥英钠、阿司匹林、双香豆素等均属此类。

3. **有肾、肝、心脏或胃肠道等脏器疾病的患者** 上述疾病可明显影响药物的体内过程。当药物的吸收、分布、代谢和排泄的任一部分受影响时即可使血药浓度发生明显变化，此时需对血药浓度进行监测并据以制订给药方案。如肾衰竭患者应用庆大霉素等氨基糖苷类药物时，由于该类药物自肾排泄明显减少，导致药物在体内积聚，血药浓度升高，耳、肾毒性的发生增多。肝功能不全者可影响自肝内代谢药物的生物转化，如氯霉素应用于严重肝损害患者时，由于肝酶作用的减少可使药物与葡糖醛酸的结合减少，导致血药浓度增高，血液系统毒性反应易于发生。心功能不全患者应用药物时，由于心排血量的降低致使肾、肝血流量均减少，影响了药物的消除。胃肠道疾病患者应用口服药物时其吸收可明显受到影响。

4. **可能发生药物毒性反应或已出现药物毒性反应的先兆** 此时应测定血药浓度，尤其是在某些药物所致的毒性反应与所治疗疾病的症状相似，需判断可疑的毒性反应征象是由药物过量所致，抑或剂量不足而属疾病本身表现。如地高辛用于治疗心力衰竭时，药物过量及心力衰竭本身均可发生心律失常；又如苯妥英钠用于治疗癫痫时，药物过量亦可引发癫痫样抽搐。

5. 在常用剂量下无治疗反应者宜测定血药浓度，查找原因。

6. 需长程治疗，而药物又易发生毒性反应者可在治疗开始后测定血药浓度，据以调整剂量，并在短时期内建立安全、有效的给药方法。卡马西平、苯妥英钠等用于预防癫痫发作时，即应根据血药浓度监测结果建立个体化给药方案。

7. 联合用药产生相互作用改变了药物的体内过程。如红霉素与氨茶碱同用，前者对肝酶的抑制可使后者血药浓度升高而发生毒性反应，因此需在两药同用时监测氨茶碱的血药浓度，调整剂量应用。

8. 确定患者是否按医嘱服药。

9. 提供治疗上的医学法律依据。

根据上述各种指征，抗菌药物需进行 TDM 者有几种情况：①药物毒性大，其治疗浓度与中毒浓度接近者，如氨基糖苷类，包括庆大霉素、妥布霉素、阿米卡星、奈替米星、链霉素、卡那霉素等，万古霉素亦属此列；②新生儿期使用易发生严重毒性反应者，如氯霉素；③肾功能减退时易发生毒性反应者，如氟胞嘧啶、SMZ-TMP 等；④某些特殊部位的感染，确定感染部位是否已达有效药物浓度，或浓度过高有可能导致毒性反应的发生，如测定青霉素在脑脊液中的浓度。

青霉素类、头孢菌素类、大环内酯类等由于其毒性低，治疗浓度范围宽，一般在治疗剂量范围内根据病情调整剂量可达到有效浓度水平，不致发生毒性反应，因此原则上对上述抗生素不需将 TDM 列为常规。但在特殊情况下，如肾功能减退患者伴发严重感染需大剂量应用青霉素时，为防止脑脊液药物浓度过高而发生中枢神经系统毒性反应，则可进行脑脊液及血药浓度测定，以调整给药剂量。

三、血药浓度监测与给药方案个体化

测定血药浓度并根据其结果制订个体化给药方案是 TDM 中最常用的方法，其他尚有测定唾液中药物浓度作为调整用药的依据，因唾液药物浓度在一定范围内与血药浓度呈平行关系。

1. 抗菌药物的治疗浓度范围参见表 1-3-7，可参照此范围拟订适用于不同个体患者的给药方案。最简单的个体化给药方案的拟订采用峰 - 谷浓度法，以氨基糖苷类庆大霉素为例，如测定峰浓度过高，即可减少每日给药总量；如谷浓度过高，则可延长给药间期。但此方法不易迅速调整至有效治疗浓度范围内。近期推荐临床医师在临床药师协助下，运用药动学计算进行个体化给药方案的设计和调整，常用的方法有：①稳态一点法：仍以庆大霉素为例，在首次静脉滴注给药后收集 3 次血标本，采集标本时间需超过 2~3 个半衰期，然后将测定结果按一室模型计算其表观分布容积（V_d）、给药间期（T）和给药剂量（K_0），个体化给药方案即可按此结果给药，经给药 3~4 个剂量后，可测定血峰、谷浓度，如在期望值内，则按此治疗方案，如不在期望值内，则可按峰 - 谷浓度法再略加调整。按药动学分析方法可照下列公式计算。②贝叶斯（Bayesian）反馈法：当给予初始剂量后未获得预定的治疗效果时，采集患者的稳态谷浓度，利用 Bayesian 反馈程序，估算得到患者的个体药动学参数，之后结合下一剂给药剂量和时间间隔计算血药浓度预测值，根据该预测值对给药方案进行调整。以上两种方法均需在疗程中重复测定峰、谷浓度 1~2 次，如未达预期结果可再次调整，直至建立最适宜的给药方案。

表 1-3-7　抗菌药物的治疗浓度范围和可能中毒浓度（mg/L）

药物	治疗浓度范围		可能中毒浓度		注
	峰浓度	谷浓度	峰浓度	谷浓度	
庆大霉素、妥布霉素 MDD[1]： 首剂 2mg/kg，然后 1.7mg/kg q8h	4 ~ 10	1 ~ 2	> 12	> 2	常规测定
庆大霉素、妥布霉素 OD[2]： 5.1（病情危重者：7）mg/kg qd	16 ~ 24	< 1			
阿米卡星、卡那霉素 OD：15mg/kg qd	56 ~ 64	< 1			
阿米卡星、卡那霉素 MDD：7.5mg/kg q12h	15 ~ 30	5 ~ 10	> 35	> 10	常规测定
异帕米星	25 ~ 30	5 ~ 8[3]			
链霉素	20	> 5	> 40		常规测定
万古霉素	20 ~ 40	5 ~ 10[4]	> 50	> 10	常规测定
两性霉素 B			> 2		常规测定
氯霉素[5]	20	< 5	> 25	> 5	新生儿常规测定
SMZ			> 115		肾功能减退时测定
TMP			> 3		同上
氟胞嘧啶	40 ~ 60		> 80		肾功能减退时测定

注：1）MDD：每日多次给药；2）OD：每日 1 次给药；3）危及生命感染时治疗浓度范围；4）治疗甲氧西林耐药金黄色葡萄球菌（MRSA）所致严重感染，美国感染病学会（IDSA）指南推荐血清谷浓度为 15 ~ 20mg/L；5）不能测定血药浓度时新生儿、早产儿避免使用。

$$V_d = \frac{K_0'}{K_d} \cdot \frac{1 - e^{-K_d t'}}{C_{pmax} - C_{pmin} \cdot e^{-K_d t'}}$$

$$T = -\frac{1}{K_d} \ln\left(\frac{C_{pmin-d}}{C_{pmax-d}}\right) + t'$$

$$K_0 = \frac{K_d \cdot V_d}{C_{pmax-d}} \cdot \frac{1 - e^{-K_d T}}{1 - e^{-K_d t'}}$$

式中，K_0：达到预期血药浓度所需给予剂量（即调整剂量）；T：达到预期血药浓度所需给药间期（即调整给药间期）；K_d：药物消除速率常数；K_0'：药物静脉滴注速率；t'：静脉滴注时间；C_{pmax}：静脉滴注完后测定的高峰血药浓度；C_{pmin}：下次静脉滴注前测得的谷浓度；C_{pmax-d}：期望达到的高峰血药浓度；C_{pmin-d}：期望达到的谷浓度。

2. 治疗药物监测中注意事项

（1）对血药浓度监测结果应结合临床情况予以分析，如患者的疾病诊断、原发病、肝肾功能检验资料、联合用药情况、取血标本时间以及过去史等综合考虑，制订个体化给药方案。

（2）掌握好取血标本时间，随意采血或未准确记录留取标本时间，不仅毫无临床意义，且可导致错误的结论。测定药物的峰、谷浓度宜在多次给药达稳态浓度时取血，否则所得结果将较实际为低。口服或肌内注射给药的峰浓度，取血时间可在给药后 0.5~1 小时；静脉给药后瞬时的血药峰浓度，并不能反映真正的药理效应，应在给药结束后 0.5~1 小时取血样，其结果方具临床意义。谷浓度样本的取血时间均在下一次给药前。

（3）某些药物的血清蛋白结合率高，在一些疾病状态下，如尿毒症、肝硬化、严重烧伤时，由于血浆蛋白降低，药物呈结合状态者减少，游离部分增多。后者具药理作用，如显著增高亦可致毒性反应发生。血药浓度测定结果为结合及游离部分之和，遇上述病情时需考虑游离血药浓度增高的影响，在调整给药方案时综合考虑。

四、治疗药物监测方法简介

用于治疗药物监测（TDM）的方法必须具有灵敏度高、特异性强和快速的特点，以适应及时更改给药方案的要求。目前常用分析方法主要为：①免疫分析法：包括放射免疫法、酶免疫法、荧光免疫法和化学发光微粒子免疫分析法；②色谱分析法：包括高效液相色谱法、气相色谱法和液质联用仪。这些方法各有优缺点，应根据所测药物的特殊性选择相应的分析方法。如对某些药物进行 TDM 时，除检测其血样中原型药物外，尚需同时检测具药理活性的代谢产物。因此，宜选择可对血样进行多组分检测并且灵敏度和特异性高的液质联用仪分析方法。

主要参考文献

[1] 汪复，张婴元.实用抗感染治疗学.2版.北京：人民卫生出版社，2012.

[2] BENNETT J E, DOLIN R, BLASER M J. Mandell, Douglas, and Bennett's principles and practice of infectious diseases. 8th ed. Philadelphia: Elsevier Saunders, 2015.

[3] MOUTON J W, AMBROSE P G, CANTON R, et al. Conserving antibiotics for the future: New ways to use old and new drugs from a pharmacokinetic and pharmacodynamic perspective. Drug Resistance Updates, 2011,14(2):107-117.

[4] SHERWIN K B, LUNING Z, DERENDORF H. Pharmacokinetics and pharmacodynamics inantibiotic dose optimization. Expert Opin Drug Metab Toxicol, 2015, 12(1): 1-21.

[5] MARTINEZ M N, PAPICH M G, DRUSANO G L. Dosing regimen matters: The importance of early intervention and rapid attainment of the pharmacokinetic/pharmacodynamic target. Antimicro Agents Chemother,2012,56(6):2795-2805.

[6] 汪复.抗菌药物合理应用的几个问题.中国抗感染化疗杂志，2005,5(1):1-3.

[7] VÁZQUEZ M, FAGIOLINO P, BORONAT A, et al. Therapeutic drug monitoring of vancomycin in severe sepsis and septic shock. Int J Clin Pharmacol Ther, 2008,46(3):140-145.

[8] GILBERT D N, MOELLERING R C, ELIOPOULOS G M, et al. The Sanford guide to antimicrobial therapy. 41st ed. Sperryville:Antimicrobial Therapy Inc., 2011.

第四章

抗菌药物的不良反应

抗感染药物应用于临床已有几十年历史，常用的抗感染药物发挥其特有的抗菌作用，治愈了众多感染性疾病，包括鼠疫、炭疽等严重感染以及以往人们认为无法根治的疾病如结核性脑膜炎、感染性心内膜炎等，挽救了许多患者的生命。但是在用药过程中也发现许多由于药物引起的不良反应或后果，严重时致残或致死，使患者承受极大的痛苦。因此，医务人员了解和掌握抗感染药物的特性，避免或减少不良反应的发生极为重要。

药物的不良反应（adverse reactions）是指在常用剂量下由于药物或药物相互作用而发生的与防治目的无关的有害反应，包括药物引起的毒性反应（含后遗反应）、变态反应和致畸作用，以及抗感染药物引起的二重感染等。本章主要讨论抗感染药物的毒性反应、变态反应、二重感染以及不良反应的防治措施。

第一节　毒性反应

药物包括抗感染药物的毒性反应是指药物引起的生理、生化等功能异常和/或组织、器官等的病理改变，其严重程度可随剂量增大和疗程延长而增加；其机制可为药物的化学刺激、人体细胞蛋白质合成或酶系功能受阻等，也可因宿主原有的遗传缺陷或病理状态而诱发。毒性反应和变态反应常相互掺杂，有时不易截然区分，如大环内酯类引起的胆汁淤积、磺胺药的肾损害、氯霉素的贫血等。为避免重复和便于叙述，在本节中常有提及变态反应之处。

一、毒性反应的主要表现

毒性反应是抗菌药物所引起的各种不良反应中最常见的一种，主要表现在肾、神经精神系统、肝、血液、胃肠道、给药局部等方面。

1. **肾**　肾是大多数抗菌药物的主要排泄途径，药物在肾皮质内常有较高浓度积聚，因此肾毒性相当常见，表现轻重不一，自单纯尿常规或/和血生化异常、不同程度肾功能减退至尿毒症等均有所见。

肾小管上皮细胞中积聚的药物浓度远较血液中为高，故肾小管病变最为常见，严重者发生坏死。间质性肾炎最可能为一种变态反应。其他造成肾损害的因素尚有肾血流灌注减少、药物结晶阻塞肾小管或尿路等。

发生肾毒性的抗菌药物主要有氨基糖苷类、多黏菌素类、两性霉素B、万古霉素、头孢菌素类、青霉素类、四环素类、磺胺药等。大多为可逆性，于停药后逐渐恢复。

氨基糖苷类与肾小管细胞刷状缘膜（brush-border membrane）的磷脂肌醇易于结合，局部组织尤其是肾皮质内往往有远较血药浓度为高的药物积聚，其浓度比血药浓度高 $10 \sim 50$ 倍。肾毒性与药物积聚量成正比。电镜下见肾曲管上皮呈扁平状，细胞有空泡样变；溶酶体中可出现髓状小体和磷脂沉积，并因体积迅速增大而破裂。磷脂量增加可损及线粒体和导致细胞坏死。本类药物直接损伤肾小管上皮细胞，严重时引起肾小管坏死及急性肾衰竭，老年人、脱水者、两种以上肾毒性药物联用者尤易发生。庆大霉素较阿米卡星和奈替米星更易引致肾毒性。

多黏菌素类均有肾毒性，常用剂量即可引起，应用后肌酐清除率多有下降；约20%的患者在用药4日内发生蛋白尿、血尿、少尿等，约2%患者出现肾小管坏死。因此该类药物临床全身应用受到一定限制。但近年来泛耐药革兰氏阴性杆菌感染增多，多黏菌素类治疗该类细菌感染的地位重新得到重视，然而其肾毒性仍不容忽视，疗程中需密切观察。

头孢菌素类中头孢噻啶由于肾毒性强，现已不用，其他注射用第一代头孢菌素如头孢噻吩和头孢唑林在用量较大时也具一定肾毒性，与其他肾毒性药物如氨基糖苷类、强效利尿药等合用时尤宜注意。

青霉素类中甲氧西林可引起急性间质性肾炎，与应用剂量大小无关，使用者中有10%~15%发病，氨苄西林、阿莫西林等偶也可引起。一般于用药7~10天后发生皮疹、发热、嗜酸性粒细胞增高、血尿等，甚至导致进行性肾功能损害。

两性霉素B可引起多种肾损害，发生率高，几乎可发生于所有用药者。本品可改变肾小管上皮细胞通透性，导致排氢障碍而增加尿钾排出，还可影响浓缩功能而出现肾性尿崩症。更重要的是，两性霉素B还可引起肾血管的收缩，导致肾皮质缺血和肾小球滤过率减少。剂量较大时尚可导致不可逆性急性肾衰竭。两性霉素B含脂类制剂，与两性霉素B去氧胆酸盐相比（两性霉素B常规制剂），降低了肾脏的药物浓度，因此血肌酐值升高及低钾血症者减少。

磺胺药和喹诺酮类较大量长期应用时可在肾小管内结晶析出，引起血尿或梗阻性肾病，甚至发生少尿或急性肾衰竭。应用喹诺酮类药物后有0.2%~1.3%的患者出现血清肌酐值的升高，此外替马沙星（temafloxacin）用后可出现以溶血为主要表现的多脏器衰竭，发生率为1/3 500，其中有2/3的患者表现为急性肾衰竭，机制不明。该品种已从临床上撤除。

四环素类中的四环素和土霉素在肾功能中至重度减退患者应用时，可因其抗合成代谢作用而加剧氮质血症、酸中毒等。但多西环素对肾脏损害少。利福平偶可引起间质性肾炎，常伴有流感样综合征。在肾小球基底膜曾找到沉积的相应抗体，故认为可能有免疫反应参与其内。万古霉素与其他多肽类抗生素（多黏菌素类、杆菌肽等）主要损及肾小管，其肾毒性发生率约为5%，与庆大霉素合用可增至30%以上。

肾毒性（氨基糖苷类、两性霉素B、万古霉素等）的最早表现为蛋白尿和管型尿，此时尿量可无明显改变，继而尿中出现红细胞，并发生尿量改变（增多或减少）、尿pH改变（大多自酸性转为碱性）、氮质血症、肾功能减退、尿钾排出增多等，其损害程度与剂量及疗程成正比（间质性肾炎除外）。一般于给药3~6天后发生，停药后5天内消失或逐渐恢复。少数患者可出现急性肾衰竭、尿毒症等。

2. 神经精神系统

（1）中枢神经系统：青霉素类特别是青霉素剂量过大或静脉推注速度过快时，可对大脑皮质产生直接刺激，出现肌痉挛、腱反射增强、抽搐、昏迷等严重反应，称为"青霉素脑病"（penicillin encephalopathy），一般在用药后24~72小时出现。可早至用药后8小时或迟至9天发生。尿毒症患者更易发生，主要是由于尿毒症时肾排泄青霉素类的功能减低，血浆蛋白对该类药物的结合力下降，致使游离药物浓度增高，因而有较多药物通过血脑屏障进入脑组织，脑膜有炎症时尤其如此。当脑脊液中的青霉素浓度超过8U/ml时，可因大脑皮质兴奋性增高而诱发癫痫发作。异烟肼、环丝氨酸等剂量过大时可使脑内谷氨酸脱羧酶的活性减低，维生素B_6缺乏和γ-氨基丁酸（GABA）的含量减少而导致癫痫。

随着亚胺培南-西司他丁和氟喹诺酮类在临床上的广泛应用，疗程中出现抽搐、癫痫者常有报道。其原因为药物在中枢神经系统的浓度过高，导致脑中 GABA 与其受体结合受阻所致。据报道，亚胺培南 - 西司他丁结合受体的亲和力较美罗培南强，故前者引起癫痫的发生率为 1.5% ~ 2%，后者约为 0.7%。但 Pestonik 等统计 4 年来医院中应用亚胺培南 - 西司他丁的严重感染患者 1 951 例，仅 4 例发生抽搐，均系采用剂量（按肾功能计算）较大者。氟喹诺酮类可透过血脑屏障，脑膜有炎症时尤其如此。应用后 1% ~ 5% 的患者可出现头痛、头晕、焦虑、烦躁、失眠等，但抽搐、癫痫者偶见，为 < 0.5%。中枢神经系统不良反应以氟罗沙星、曲伐沙星最常见，且较常见于老年及肾功能减退患者。

鞘内或脑室内注入青霉素类、氨基糖苷类、多黏菌素 B、两性霉素 B 等，即使采用常用量，也可引起脑膜刺激征如头痛、颈项轻度强直、呕吐、感觉过敏、背和下肢疼痛、尿频、发热等，脑脊液中的蛋白和细胞数也有增加。反应均发生在注射后即刻或数小时内，多次注射后蛛网膜下组织可发生粘连。当注入量较大时则可发生高热、抽搐、昏迷、尿潴留、呼吸和循环衰竭，甚至导致死亡。因此，应严格掌握鞘内注射适应证，必须应用时剂量及药液浓度应适当控制。

（2）脑神经：第Ⅷ对脑神经损害或耳毒性为氨基糖苷类的重要毒性反应之一，与其他耳毒性药物如强效利尿药（呋塞米、依他尼酸等）、水杨酸类、抗癌药（长春碱、长春新碱等）、砷、汞、奎宁、万古霉素、多黏菌素类等合用时毒性反应将加剧，噪声、失水、缺氧、肾功能减退等均系诱发因素，老年和婴儿患者中尤易发生。对高敏易感者及有家族史者更应特别注意。对肾功能不全者应密切观察氨基糖苷类的耳毒性，但必须指出，耳、肾毒性可同时出现于耳、肾功能原来正常的患者。耳毒性的发生机制与内耳淋巴液内药物浓度较高有关。内耳组织并无浓缩药物的功能，但药物在内耳淋巴液中的半衰期远较血半衰期为长（10~15 倍）。

由于药物在内耳中的滞留，从而引起一系列生化和组织学反应，以科尔蒂器受累最著；早期变化为可逆性，但科尔蒂器毛细胞消失后不能再生，使耳聋成为进行性和永久性。耳前庭损害的主要病变在周围迷路感觉上皮。

氨基糖苷类均具有一定耳毒性，对耳蜗毒性较强者为新霉素和卡那霉素。对耳前庭损害较著者为链霉素和庆大霉素。临床常用品种中以奈替米星及异帕米星的耳毒性略弱。万古霉素的耳毒性存在争议，目前认为部分听力损害可能系既往产品纯度低、所含杂质引起，或与联合应用氨基糖苷类等其他耳毒性药物有关。其他抗生素如多黏菌素类、米诺环素、卷曲霉素等也具一定耳毒性，红霉素、氯霉素等偶也可引起。

耳蜗损害的先兆表现有耳饱满感、头晕、耳鸣等，也可并无预兆。往往先有高频听力减退，继以耳聋。孕妇应用氨基糖苷类时药物可通过胎盘而影响胎儿耳蜗。

耳前庭损害的表现为眩晕、头痛，急剧动作时可发生恶心、呕吐，伴眼球震颤；严重者可致平衡失调，步态不稳，每一动作停止后似仍在继续进行，向左右侧转有持续滚动感，前俯有倾跌感。大多为暂时性，少数可持续较长时间。米诺环素常可发生短暂的耳前庭损害如眩晕、耳鸣、共济失调、无力、恶心、呕吐等，虽不严重，但可影响工作和情绪；对老年人尤应注意，一般于服药后 3 天内发生。

抗菌药物对视神经损害的报道较少，也较少为医务工作者所注意，事实上抗菌药物对视神经偶也可产生一定毒性，特别在剂量较大和较长期应用时。如氯霉素长期口服或滴眼，有引起视神经炎、视神经萎缩甚至失明的可能。口服乙胺丁醇后，在 2~6 个月内可能发生球后视神经炎、视网膜出血及眼色素层变化，应用剂量较大者尤易发生。链霉素、异烟肼等引起的视神经炎及视神经萎缩也曾有报道。因过敏反应引起的表皮松解萎缩症，可使眼睑粘连及产生假膜层、角膜瘢痕形成等。文献报道对视神经有影响的抗菌药物尚有磺胺药、卡那霉素、新霉素、四环素等。

（3）神经肌肉接头：大剂量氨基糖苷类静脉快速注射，有引起肌肉麻痹的可能。尤其是手术过程中接受麻醉剂（乙醚）和/或肌肉松弛剂者，并在胸、腹腔内应用较大剂量本类药品，老年、重症肌无力及肾功能减退患者更易发生呼吸肌麻痹。临床表现为四肢软弱、周围血管性血压下降以及心肌抑制症状等，严重者可因呼吸肌麻痹而危及生命。这一作用与箭毒类似，乃神经肌肉接头受到阻滞所致。已知乙酰胆碱为神经冲动的传递介质，介质由神经末梢释放时需有钙离子的参与，氨基糖苷类等可与钙离子竞争结合部位，从而使乙酰胆碱的释放受阻。除氨基糖苷类外，多黏菌素类也可引起同样现象。林可霉素类大剂量快速静脉给药可引起血压下降及心电图变化，偶因神经肌肉接头传导阻滞而引起呼吸、心跳停止。四环素类等也偶可引起。上述各种因素引起的神经肌肉接头的阻滞现象，予以钙剂及新斯的明可改善症状，但其中由于多黏菌素类引起的呼吸抑制，防治措施以人工呼吸为主。近年由于临床医生对此类药物特性的了解增加，重视掌握药物的剂量与使用方法，神经肌肉接头的阻滞现象现已少见，但重症肌无力和肌营养不良者应用氨基糖苷类等时仍须警惕这类不良反应。氟喹诺酮类亦可加重重症肌无力患者的上述症状，造成严重后果。

（4）周围神经：链霉素、庆大霉素、多黏菌素类、异烟肼、硝基呋喃类、乙胺丁醇等可引起周围神经炎，与钙离子、维生素 B_6 缺乏，药物直接刺激末梢神经等因素有关。链霉素、多黏菌素类、庆大霉素等注射后可引起口唇及手足麻木，严重者伴头晕、面部和头皮麻木、舌颤等，可能系药物（氨基糖苷类）与钙离子螯合所致。异烟肼和乙胺丁醇可因维生素 B_6 缺乏而导致周围神经炎。异烟肼还可与维生素 B_6 形成吡哆醇-肼复合物，使维生素 B_6 失活；慢乙酰化者由于体内异烟肼累积较多，故易于发生周围神经炎。患者先有趾、足部位的感觉异常，逐渐波及上肢，进而出现肢体远端肌力减退和腱反射消失。呋喃类所致的多发性周围神经炎主要见于较长期服用较大剂量的患者。

（5）精神症状：首先必须辨别精神症状是否为原发疾病或药物所引起。抗菌药物如氯霉素、青霉素、氟喹诺酮类、环丝氨酸、异烟肼等有时可引起精神症状如幻视幻听、定向力丧失、狂躁吵闹、失眠、猜疑等，或表现为抑郁症，可有自杀企图。发生精神症状的机制尚未完全明了。氯霉素可能使中枢神经系统的抑制过程受到损害，致兴奋性相应增高。普鲁卡因青霉素引起的精神症状可能为药物微粒阻塞肺、脑血管之故，也可能属于普鲁卡因的过敏反应。链霉素和四环素类偶可引起精神失常或欣快症。近年随着氟喹诺酮类药物的广泛应用，该类药物引起的精神症状已越来越受到人们的关注，如幻听、幻觉、抑郁症等，上述反应尤其常见于肾功能减退而药物未减量或原有中枢神经系统病变者。伏立康唑也可引起色觉改变、视物模糊等视觉异常，但停药后可恢复。

3. 肝 肝为药物的主要代谢器官，尤其是口服药。很多药物包括抗菌药物及其代谢物均可引起肝脏损害，或影响肝脏药物代谢酶的功能。其机制可为：①中毒，主要由药物代谢物引起；②过敏；③药物对代谢酶的影响。

可引起肝脏损害的药物主要有四环素类、红霉素酯化物、磺胺药、抗结核药物（异烟肼、利福平等）、呋喃唑酮等，其他尚有 β-内酰胺类（青霉素类、头孢菌素类等）、喹诺酮类、两性霉素 B 等。

四环素静脉推注剂量较大或长期口服时可能导致急性或亚急性肝细胞脂肪变性。孕妇、长期口服避孕药者、肾功能或肝功能减退者及血浆蛋白低下者尤易发生，血药浓度增高为发病的主要因素。临床表现类似急性病毒性肝炎，病情进展迅速，有中等度黄疸、上消化道出血及全身出血倾向等，妊娠患者可发生早产或死婴，病死率高。病理检查可见肝细胞内广泛分布小脂滴，主要为甘油三酯，细胞核仍位于中心。免疫荧光检查显示四环素定位于线粒体，干扰肝细胞内蛋白质的合成，进而使脂蛋白的合成减少，加以甘油三酯的排泄受损，因而导致脂类在肝脏中沉积。

红霉素酯化物可引起胆汁淤积性黄疸，由于其发生率较高，有人认为属毒性反应，但由于：①初次发病一般在服药 10~20 天以后，再次用药则发病时间提前；②发病与剂量大小无关；③肝组织学检查偶见肝细胞坏死，主要为胆汁淤积及嗜酸性粒细胞浸润，故不少学者认为是变态反应所致。主要临床表现有黄疸、瘙痒、上腹痛，可伴发热，上腹痛较著者可误诊为胆管疾病；恢复迅速，无后遗症，周围血象往往示嗜酸性粒细胞增多。大环内酯类中最易引起本病者为依托红霉素（俗称"无味红霉素"），其他如红霉素乳糖酸盐、交沙霉素、罗红霉素等偶也可引起。

磺胺药也有引起肝损害的可能，临床上出现类似肝炎的表现，肝活检示肝细胞坏死，可伴有发热、关节痛、皮疹、嗜酸性粒细胞增多等。严重者可发展为急性或亚急性重型肝炎。发病机制可能毒性和变态反应两者兼而有之。

抗结核药物中异烟肼、利福平、对氨基水杨酸（PAS）、吡嗪酰胺、乙硫异烟胺等均可引起肝损害，主要是毒性反应。应用吡嗪酰胺者约 15% 可发生肝功能损害，表现为肝大、压痛、血清氨基转移酶升高，血清白蛋白减少，偶可产生肝坏死而引起死亡。异烟肼在肝内分解为异烟酸和乙酰肼，乙酰肼可与大分子物质以共价键结合而引起肝损害，快乙酰化者由于乙酰肼积聚较多，故发生率较高。异烟肼的肝毒性可分轻型和肝炎型两种，前者占应用者中的 10%，后者占 1%~2%；轻型者可完全无症状，仅有氨基转移酶升高；肝炎型则可出现病毒性肝炎的各种表现，病情往往较危重。过敏反应如皮疹、关节炎等很少出现。利福平对肝脏的毒性表现为氨基转移酶升高、肝大、黄疸等，以一过性氨基转移酶升高最为多见；与异烟肼合用尤易发生。此外，利福平尚可与胆红素竞争蛋白结合部位，使游离胆红素增多而导致高胆红素血症。

呋喃妥因、呋喃唑酮等引起的肝损害可能为一种免疫反应，主要表现为胆汁淤积，偶伴有散在性肝细胞坏死，多发生在用药后数周。临床上可出现发热、皮疹、黄疸、嗜酸性粒细胞增多等，预后良好。

两性霉素 B 的疗程一般较长，在过程中常可出现肝毒性如氨基转移酶升高、黄疸、肝大等，剂量较大时尤易发生。两性霉素 B 含脂类制剂由于在单核吞噬细胞系统较丰富的器官如肝、脾、肺中浓度较高，故其对肝功能的影响与两性霉素 B 普通制剂相比并非少见。

很多抗菌药物如 β- 内酰胺类（青霉素类、头孢菌素类等）、氟喹诺酮类（替马沙星、曲伐沙星、依诺沙星、氧氟沙星等）、林可霉素类、大环内酯类（麦迪霉素、乙酰螺旋霉素、红霉素及其衍生物罗红霉素、克拉霉素、阿奇霉素等）、灰黄霉素等均可引起肝损害，表现为一过性或短暂的血清氨基转移酶升高。

4. 血液系统

（1）贫血：很多抗菌药物可以引起贫血，如氯霉素、两性霉素 B、青霉素类、头孢菌素类，以氯霉素、两性霉素 B 等药物较为常见，发病机制也有多种。氯霉素是其中较突出的一种，可引起 3 种类型贫血：①红细胞生成抑制所致的贫血；②再生障碍性贫血；③葡萄糖 -6- 磷酸脱氢酶（G-6-PD）缺乏所致的贫血。当氯霉素血药浓度较高，特别在较长期使用时，氯霉素分子中的"硝基苯基团"或"苯环对位基团"可损害红细胞的线粒体，血红素合成酶（铁螯合酶）紧密结合在线粒体内膜上，线粒体受损时其活力明显降低，导致血红蛋白的合成减少。红细胞生成受阻与剂量大小和疗程长短有关，一般在用药期间发生，停药后大多恢复。除周围血象呈明显贫血外，骨髓象可显示红细胞成熟受阻，早期红细胞内出现空泡；实验室检查可出现血清铁和血浆饱和铁升高（见第二篇第六章 氯霉素类抗生素）。

氯霉素是最易引起再生障碍性贫血的抗菌药物，其发生与剂量大小无关，发生率虽低，但病死率高于 50%。多见于 12 岁以下的女性儿童，患者大多有慢性荨麻疹、湿疹等过敏性疾病。机制尚未完全阐明，现认为可能与下列因素有关：①氯霉素分子中的硝基苯基团选择性抑制骨髓干细胞，阻止 DNA 的合成；②骨髓干细胞有遗传性缺陷（详见第二篇第六章 氯霉素类抗生素）。

葡萄糖 -6- 磷酸脱氢酶（G-6-PD）参与红细胞的无氧糖酵解途径，通过还原型谷胱甘肽而保持红细胞的稳定性。G-6-PD 缺乏时红细胞处于不稳定状态，氯霉素可使还原型谷胱甘肽氧化，因此易于诱发溶血性贫血。在 G-6-PD 缺乏时可诱发溶血性贫血的抗菌药物尚有磺胺药、呋喃类等。

两性霉素 B 可与红细胞膜上的固醇结合，使细胞膜的通透性改变而发生溶血。

β- 内酰胺类如青霉素类、头孢菌素类等偶可因附着于红细胞膜上的抗原与相应抗体结合，或免疫复合物在补体的作用下非特异地吸附在红细胞膜上，引起溶血性贫血。后者的直接 Coombs 试验多呈阳性。

氟喹诺酮类药物如环丙沙星、诺氟沙星等应用后偶可出现严重溶血性贫血，伴多脏器功能损害。

（2）白细胞减少和血小板减少：很多抗菌药物如氯霉素、磺胺药、青霉素类、头孢菌素类、大环内酯类、氟胞嘧啶、氨基糖苷类、四环素类、两性霉素 B、灰黄霉素、利奈唑胺等均可引起白细胞和 / 或血小板减少，但发生率一般均较低，停药后很快恢复，临床上可全无症状。其机制可为药物对骨髓幼稚细胞的抑制，或系一种免疫反应。白细胞减少以氯霉素所致者较多见，该药可抑制幼粒细胞的蛋白质合成，使后者的胞质中出现空泡，并发生退行性改变。头孢菌素类所致的血小板减少则与免疫机制有关。药物与血浆蛋白结合成为全抗原，与相应抗体结合为免疫复合物，在补体的参与下覆盖在血小板膜上而导致血小板破坏。此外，氯霉素、灰黄霉素等尚可引起中性粒细胞缺乏症而出现高热、咽痛、口腔糜烂等。

（3）凝血机制异常：由于 β- 内酰胺类（主要为青霉素类和头孢菌素类）的抗菌活性强、毒性低，用量常较大，应用后有时因凝血酶原减少、血小板凝聚功能异常等而发生出血如鼻出血、消化道出血（包括大便隐血阳性）等，虽大多属轻至中度，但仍值得重视。文献中报道较多者为氧头孢烯类中的拉氧头孢，其他尚有头孢哌酮、头孢孟多等，以及青霉素类中的青霉素、羧苄西林、替卡西林、甲氧西林、阿洛西林等，大多与用量较大有关。

β- 内酰胺类药物引起凝血机制异常的原因，可能与该类药物可抑制肠道内产生维生素 K 的菌群，而维生素 K 是肝细胞微粒体羧化酶必需的辅助因子，参与凝血酶原前体中谷氨酸的 γ- 羧化反应，维生素 K 缺乏将使凝血酶原的合成减少和依赖维生素 K 的凝血因子 Ⅱ、Ⅶ、Ⅸ、Ⅹ 等的水平降低。拉氧头孢、头孢哌酮、头孢孟多等的结构中尚含有 N- 甲基硫化四氮唑，后者与谷氨酸的结构相似，因而可干扰维生素 K 所参与的羧化反应。

另一种引起凝血机制异常的原因可能与血小板的凝聚功能障碍有关，因为腺苷二磷酸（ADP）是诱导血小板凝聚的重要激动因子，现已发现多种 β- 内酰胺类抗生素可阻断这一作用，剂量增大时更是如此。现已证实，拉氧头孢、青霉素、羧苄西林等能非特异地与血小板膜结合，从而阻断 ADP 与特异性受体的结合，使血小板的凝聚功能发生障碍。

5. **胃肠道** 多数抗菌药物口服或注射后胆汁中浓度较高者可引起恶心、腹胀、呕吐、腹泻等胃肠道反应。化学性刺激是产生胃肠道反应的主要原因，但也可是肠道菌群失调的后果，或两者兼而有之。四环素类引起的胃肠道反应最为常见，尤其多西环素较重。近年来新上市的米诺环素衍生物替加环素，也以恶心、呕吐、腹泻等消化道不良反应最常见。大环内酯类中以红霉素口服后的胃肠道不良反应为最多见，其他如醋酸麦迪霉素、罗他霉素、罗红霉素、阿奇霉素、克拉霉素等的胃肠道反应较少而轻微。氯霉素、氨基糖苷类（链霉素、新霉素、卡那霉素、庆大霉素等）、磺胺药等口服后也易发生胃肠道反应，但程度一般较四环素类为轻。硝基咪唑类药物甲硝唑、替硝唑和奥硝唑，也以消化道不良反应最常见，长程治疗者消化道反应发生率可高达 15%。

除菌群交替性腹泻外，很多抗菌药物（不仅是林可霉素类）可引起假膜性肠炎，后者的发病机制、临床表现及防治见本章第三节。

6. 局部 许多抗菌药物肌内注射、静脉推注或气溶吸入后可引起局部反应。肌内注射后发生局部疼痛者相当多见，可有硬结形成，青霉素钾盐的情况尤为突出，应用后局部剧痛者可达20%。静脉推注或静脉滴注抗菌药物后，如浓度过高或速度过快常可导致血栓性静脉炎，伴不同程度的局部疼痛和静脉变硬，这一情况尤易发生于静脉滴注红霉素乳糖酸盐以及两性霉素B后。氟喹诺酮类药物的注射剂如左氧氟沙星、加替沙星静脉滴注速度过快常可导致血栓性静脉炎，发生率为5%以上。夫西地酸静脉应用较常见的不良反应为局部疼痛、血栓性静脉炎、静脉痉挛。常用的气溶吸入药物氨基糖苷类、两性霉素B等，如吸入的浓度过高，易出现咽痛、呛咳等上呼吸道刺激症状。

7. 其他

（1）对牙齿的影响：四环素类可沉积在牙齿及骨质内。牙与骨不同，牙组织缺乏矿物质的活跃转换，故给药后药物可持久地滞留于牙釉质及其下的钙化区，对乳牙的影响尤大。新生儿短期应用四环素类即可引起乳牙的色素沉着，染成黄或棕黄色。儿童多次应用者除乳牙黄染外，还可导致牙釉质的发育不全，从而易促成龋齿和使恒齿失去光泽而呈暗灰色。动物实验证明，牙釉质发育不全是四环素类直接作用的结果。妊娠25周以上的妇女服用四环素后，药物也可沉积于胎儿乳齿中。幼儿服用四环素类后，部分儿童可出现骨骼生长抑制现象。

（2）骨骼肌肉损害：氟喹诺酮药物在动物实验中发现可引起幼龄动物关节软骨的损伤。临床应用后可导致关节病变、肌腱炎或肌腱断裂等。达托霉素可导致肌肉疼痛或无力，并伴随肌酸激酶（creatine kinase，CK）升高，与HMG-CoA还原酶抑制剂合用者有导致横纹肌溶解症的报道。夫西地酸与HMG-CoA还原酶抑制剂合用亦可导致横纹肌溶解。

（3）灰婴综合征：早产儿和新生儿应用较大剂量氯霉素（每日剂量大于100mg/kg）时，常于用药3~4天后出现呕吐、进行性苍白、发绀、循环衰竭、呼吸不规则，患儿可于症状出现后数小时内死亡，及时停药则有迅速恢复的可能。早产儿和新生儿由于肝内酶系发育不全，影响葡糖醛酸与氯霉素的结合，加之早产儿和新生儿的肾脏排泄药物功能较差，故血中游离氯霉素浓度常显著升高而导致此严重反应。

（4）颅内压增高：婴幼儿多见，发生于应用四环素类后，表现为前囟隆起，伴呕吐。成人中也可发生，产生头痛、呕吐、视神经盘水肿等。脑脊液除压力升高外无异常。停药后症状可迅速消失，故也称"良性颅内高压症"。

（5）不纯制剂的发热反应：某些抗菌药物不易提纯，或其本身即是一种致热原，应用后（一般为静脉滴注）数小时内即可出现寒战、高热等反应。这一反应最多见于应用两性霉素B的过程中，万古霉素静脉滴注偶也可引起。宜与变态反应中的药物热区别。

（6）心脏损害：抗菌药物对心脏的损害有直接和间接两种，但发生率均较低。直接的作用如两性霉素B，可引起心肌损害，静脉滴注过快时有导致心室颤动、心脏停搏的可能。万古霉素静脉滴注也有引起心脏停搏的报道。青霉素大量静脉滴注偶可引起暂时性心电图变化，可能是冠状动脉水肿导致的心肌缺血。动物实验示氨基糖苷类可使心肌收缩力减弱。间接的心脏损害乃电解质紊乱所致，如两性霉素B、氨基糖苷类所引起的低钾血症等。氟喹诺酮类药物可引起心电图Q-T间期延长，尤其是应用格帕沙星、司帕沙星的患者中有3%出现Q-T间期延长，部分患者可引起尖端扭转型室性心动过速和心室颤动，其原因可能与喹诺酮类药物抑制细胞色素P-450介导的代谢过程有关。因此目前已停止格帕沙星的临床应用，此外司帕沙星、加替沙星等氟喹诺酮类药物也需避免用于Q-T间期延长患者或与其他可能导致Q-T间期延长的药物（如奎尼丁、普鲁卡因胺等Ⅰ A类，胺碘酮、索他洛尔等Ⅲ类抗心律失常药；红霉素、克拉霉素、膦甲酸等；匹莫齐特、氟哌啶醇等）合用。阿奇霉素亦有导致Q-T间期延长、尖端扭转型室性心动过速的报道，尤见于合并低钾血症、低镁血症、Q-T间期延长或联用其他可能导致Q-T间期延长药物的患者。

（7）糖代谢紊乱：加替沙星可导致低血糖或高血糖症，多见于服用口服降糖药的糖尿病患者。其机制为加替沙星可促进胰岛细胞释放胰岛素，造成低血糖症，胰岛细胞中胰岛素耗尽后血糖增高，出现高血糖症。应用左氧氟沙星患者亦有少量类似报道。

（8）内毒素引起的"治疗休克"：以较大量氯霉素治疗伤寒时可因细菌死亡，释出大量内毒素而引起治疗休克（也称赫氏反应）。应用四环素、氯霉素等治疗布鲁氏菌病，青霉素治疗回归热、钩端螺旋体病等也可能发生此种现象。

（9）赫氏反应和治疗矛盾：以青霉素治疗梅毒、回归热等时，有时可使疾病的症状和体征加剧，此即所谓"赫氏反应"。治疗矛盾也见于梅毒患者，其发生机制为病灶消失过快，但组织修复却较迟，或修复的纤维组织收缩妨碍器官功能所致，因此青霉素治疗梅毒以小剂量为宜。应用较大量抗菌药物治疗急性中耳炎时有产生传导性耳聋的可能，为中耳部分积聚的液体未能及时吸收所致。

二、毒性反应的防治原则

1. 严格掌握抗菌药物应用指征，制订合理给药方案（给药途径、剂量、间隔、滴速等）。应用药物种类越多，药物不良反应发生率越高，应尽量减少用药种类。药物毒性反应与剂量甚至滴速等均有关，合理的给药方案可以减少其发生。

2. 任何抗菌药物应用后都可能发生不良反应，因此应用前应充分了解相应药物可能导致的不良反应和防治对策，在治疗中进行严密观察和必要的实验室检查，以及时发现和处理。

3. 对特殊生理、病理状态的患者予以特别考虑。如孕妇避免氨基糖苷类、四环素类、氟喹诺酮类药物；未成年人避免使用氟喹诺酮类，8岁以下儿童避免使用四环素类药物；儿童、老年人慎用氨基糖苷类药物；肾功能损害患者避免伏立康唑静脉制剂；癫痫患者避免使用亚胺培南-西司他丁。

4. 治疗药物监测是保证用药安全的重要措施，尤其是对于毒性较大药物如氨基糖苷类、糖肽类等，或代谢存在较大人群差异的药物如伏立康唑，或老年人、儿童或肾功能损害患者等特定人群。

5. 避免药物相互作用导致不良反应加重。如尽量避免氨基糖苷类与万古霉素、强效利尿药等联合，以避免药物的肾功能损害作用的叠加。也可通过联合用药减少药物的不良反应，如应用头孢哌酮的患者补充维生素K以减少凝血功能障碍发生，应用SMZ-TMP的患者口服碳酸氢钠碱化尿液，减少SMZ-TMP在肾小管结晶所导致的肾损害。

6. 确定药物发生不良反应，可根据药物应用的必需性、不良反应的严重性和有无有效对症处理手段等因素，权衡利弊，决定停药改用其他药物，减量继续应用或原方案继续应用。

第二节　变态反应

变态反应是应用抗菌药物后的常见不良反应之一，几乎每种抗菌药均可引起轻、重不一的变态反应，最多见者为皮疹，其他尚有过敏性休克、血清病型反应、药物热、血管神经性水肿、嗜酸性粒细胞增多症、溶血性贫血、再生障碍性贫血、接触性皮炎等。

（一）变态反应的发生机制

抗菌药物所致的变态反应主要是由抗原和相应抗体相互作用而引起。抗菌药物的分子结构比较简单，均非蛋白质，但大多可作为半抗原，与体内（偶或体外）的蛋白质结合而成为全抗原，从而促使人体产生特异性抗体（或致敏淋巴细胞）；当人体再次接触同种抗菌药物后即可产生各种类型的变态反应。

1. Ⅰ型变态反应 包括过敏性休克、支气管哮喘、喉头水肿、即刻型荨麻疹等。变应原（抗菌药物等）可刺激人体 B 细胞产生 IgE，再次接触后变应原可与吸附在肥大细胞和嗜碱性粒细胞表面的 IgE 结合，使细胞内环腺苷酸（cAMP）的生成锐减。cAMP 有控制肥大细胞和嗜碱性粒细胞颗粒内组胺的释放作用，组胺可作用于呼吸道和消化道的黏膜及皮肤，引起支气管哮喘、黏膜水肿、呕吐、腹泻、皮肤红肿、荨麻疹等。肥大细胞内的嗜酸性粒细胞趋化因子也同时释放，从而加重了局部组织的水肿及嗜酸性粒细胞浸润。5-HT、慢反应物质的相继释出和缓激肽激活等使支气管痉挛及喉头水肿等进一步加剧，并导致小血管扩张、血管通透性增加。上述生物活性物质的共同作用导致有效血液循环量减少、微循环障碍、组织缺血、血压下降，造成过敏性休克。

青霉素以往在临床上的应用最广，发生过敏性休克也最为多见，主要与其制剂中所含的杂质小抗原决定簇（minor antigenic determinants）有关。青霉素在体内外，尤其在其溶液中可经分子重新排列形成青霉烯酸；后者可与体内蛋白质结合而成为青霉噻唑蛋白，其抗原专属性决定于与蛋白载体结合的青霉噻唑基团，因其量多故称为大抗原决定簇（major antigenic determinants）。小抗原决定簇的量虽较小，但与特异 IgE 的亲和力较大，因而是引起过敏性休克的重要原因。大抗原决定簇与 IgE 的亲和力较低，且在产生 IgE 的同时可产生较多量的抗大抗原决定簇的 IgG。该 IgG 能阻断 IgE 与抗原的结合，故减少了过敏性休克的发生机会。

2. Ⅱ型变态反应 临床表现有溶血性贫血、白细胞减少和血小板减少等，系由于吸附于细胞表面的变应原（抗菌药物）与相应的抗体 IgG、IgM 或 IgA 结合后，在补体的参与下引起细胞的破坏和溶解所致。

3. Ⅲ型变态反应 青霉素所致的血清病样反应属于该型，大抗原决定簇刺激人体产生特异性 IgG，两者结合成可溶性复合物，沉积在毛细血管壁上，并激活补体系统，生成血管活性物质，导致局部充血与水肿。嗜中性趋化因子等的产生和释放可造成局部中性粒细胞浸润。粒细胞溶酶体酶的释放可引起组织的炎症和破坏。

4. Ⅳ型变态反应 某些经常接触青霉素、链霉素等抗菌药物者可发生接触性皮炎。药物可与皮肤组织结合成复合抗原，并引起针对这一抗原的细胞免疫。当皮肤再次接触同一药物时，致敏淋巴细胞在局部被激活，产生一系列淋巴因子，导致单核细胞浸润性炎症。由于组织分化、增殖需要一定时间，故反应出现较迟，是一种迟发型变态反应。

（二）变态反应的临床表现及防治

1. 过敏性休克 以青霉素引起者最为常见，发生率为 0.004%～0.015%，病死率 5%～10%。过敏性休克的发生常极为迅速，甚至在注射针头尚未拔出即可发生，也可在皮试时出现。约半数患者的症状发生在注射后 5 分钟内，注射后 30 分钟内发生者占 90%。但也有个别病例于数小时内或在连续用药过程中（甚至 3 周后）发病。青霉素过敏性休克多见于 20~40 岁的成年人，女性比男性多，年老者和 12 岁以下儿童比较少见，但 78 岁老人和 1 月龄婴儿均曾发生。各种给药途径如注射、口服、滴眼、滴鼻、皮试、气溶吸入等都可引起过敏性休克，以注射给药者最为多见。

临床症状可分 4 组：①呼吸道阻塞症状：由喉头水肿、气管支气管痉挛、肺水肿等引起，表现为胸闷、心悸、喉头阻塞感、呼吸窘迫、脸色潮红等，伴有濒危感、口干、头晕、脸部及四肢麻木等；②微循环障碍症状：由微血管广泛扩张所致，表现为烦躁不安、面色苍白、畏寒、冷汗、脉搏微弱、血压下降等；③中枢神经系统症状：表现为昏迷、抽搐、意识丧失、大小便失禁等，是脑组织缺氧或缺血所致；④皮肤过敏反应：如瘙痒、荨麻疹、其他皮疹等。其他常见症状尚有腹痛、恶心、呕吐、腹泻、喷嚏、咳嗽、发热等。第一、二组症状较多见，第三组症状则是严重呼吸道阻塞或微循环障碍的后果。重症患者可在短时间内死亡。

过敏性休克的预防和处置措施包括：①详细询问药物过敏史，尤其是青霉素类、氨基糖苷类、磺胺药等高危药物的过敏史。包括应用过何种药物，出现过何种不良反应，有无荨麻疹、瘙痒、胸闷、发热等反应；个人有无变态反应性疾病如支气管哮喘、变应性鼻炎、湿疹等。②有对照的青霉素皮试对预测包括过敏性休克在内的变态反应有一定价值，使用各类青霉素类制剂前必须先做皮试。已停用 7 天以上（小儿 3 天以上）而需再次使用时应重做皮试。对青霉素皮试阴性者仍宜提高警惕。头孢菌素和氨基糖苷类药物皮试的预测作用缺乏循证证据支持，不提倡在应用这些药物前进行皮试筛查。③鉴于 90% 的过敏性休克于给药后 30 分钟内发生，首次给药后观察 30 分钟可有效降低过敏性休克风险。④应备有过敏性休克抢救药物和设备。过敏性休克抢救必须分秒必争，切忌远道运送。肾上腺素为首选药物，成人患者可立即肌内注入 0.1% 肾上腺素 0.5~1.0ml，病情严重者于静脉内给药。本品可重复应用，剂量同上。其他选用药物有血管活性药物、扩容剂、肾上腺皮质激素、抗组胺药物、葡萄糖酸钙等。喉头水肿严重引起窒息时，应及早做气管切开术。

除青霉素类和氨基糖苷类（链霉素、庆大霉素等）外，磺胺药、四环素类、林可霉素类、大环内酯类、氯霉素、利福平等也偶可发生过敏性休克。青霉素类与头孢菌素类之间可以发生交叉变态反应，虽发生率不高，仍应警惕。

2. 药物热 药物热的潜伏期一般为 7~12 天，短者仅 1 天，长者达数周。热型大多为弛张型或稽留热。多数同时伴有皮疹，后者的出现可先于发热。停药后 2~3 天内大多可以退热，周围血象中嗜酸性粒细胞往往增多。药物热的主要诊断依据如下：①应用抗菌药物后感染得到控制，体温下降后又再上升。②原来感染所致的发热未被控制，应用抗菌药物后体温反较未用前为高。③发热或热度增高不能用原有感染解释，而且也无继发感染的证据。患者虽有高热，但其一般情况良好，中毒症状不明显。④某些患者尚伴有其他变态反应如皮疹、嗜酸性粒细胞增多等，血白细胞总数和中性粒细胞百分比降低至正常以下亦具参考价值。⑤停用抗菌药物后体温迅速下降或退热。药物热可发生于应用各类药物后，但仍以应用 β- 内酰胺类后最常见。

3. 皮疹 各型皮疹如荨麻疹、斑丘疹、红斑、麻疹样皮疹、猩红热样皮疹、天疱疮样皮疹、湿疹样皮疹、结节样红斑、多形红斑、紫癜、剥脱性皮炎、大疱性表皮松解症、渗出性红斑等均有所见，以后三者的预后较严重，以荨麻疹、斑丘疹、麻疹样皮疹比较多见。皮疹多于治疗开始后 10 天左右出现，以往曾接受同一抗菌药物的患者，则可于给药后数小时到一二日内迅速出现；一般持续 5~10 天后消退，或停药后 1~3 天内迅速消退。

每种抗菌药物均可引起皮疹，常见抗菌药物如青霉素、链霉素、氨苄西林、磺胺药等由于应用广，有关报道也较多。青霉素所致者以荨麻疹及麻疹样皮疹为最常见，发生率为 1% ~ 2%；链霉素所致者则多表现为广泛的斑丘疹，发生率约 5%；氨苄西林及阿莫西林所致者多为斑丘疹或荨麻疹，口服后发生率为 7%，注射后可达 10% 以上；磺胺药所致者以麻疹样皮疹较多见，发生率为 1.5% ~ 2.0%。

在抗菌药物应用过程中所发生的稀疏皮疹虽多数可自行消退，但因少数患者的皮疹可发展为剥脱性皮炎等而危及生命，故宜及时停药为妥。对有轻型皮疹而必须继续用药者，则宜在采取相应措施（给予肾上腺皮质激素、抗组胺药物等）的条件下严密观察。如皮疹继续发展，并伴有其他变态反应及发热者应立即停药，同时加强抗过敏治疗。

4. 血清病样反应 属Ⅲ型变态反应，多见于应用青霉素的患者，其症状与血清病基本相同，有发热、关节疼痛、荨麻疹、淋巴结肿大、腹痛、蛋白尿、嗜酸性粒细胞增多等。除并发喉头水肿或脑部的血管神经性水肿者外，血清病样反应是一种较轻的变态反应，停药即可，不需特殊处理。

5. 血管神经性水肿 是较常见的一种变态反应，绝大多数为青霉素所引起，也属Ⅲ型变态反应，其后果一般并不严重，但波及呼吸系统及脑部时有危及生命的可能。过敏性休克中的呼吸道阻塞显然也是血管神经性水肿所致。四环素类、氯霉素、红霉素、链霉素等也可引起本病。

6. 嗜酸性粒细胞增多症 大多与其他变态反应如血清病样反应、药物热、皮疹、过敏性休克等同时出现，但在少数情况下也可单独发生，此时有助于过敏反应的判断。

7. 接触性皮炎 与链霉素、青霉素等抗菌药物经常接触的工作人员如药厂分装人员、医护人员等有发生接触性皮炎的可能，一般于接触后3~12个月内发生。皮炎每出现于两手、手臂、眼睑、颈部等处，表现为皮肤瘙痒、发红、丘疹、眼睑水肿、湿疹等，停止接触后皮炎逐渐消退。

8. 光敏反应或光毒性 可发生于应用四环素类或半合成四环素类过程中皮肤直接暴露于日光下的易感者，以应用地美环素最为多见。在应用青霉素类、头孢菌素类、氨基糖苷类、氯霉素、氟喹诺酮类等的疗程中也有所见。后者以洛美沙星、氟罗沙星、司帕沙星引起光敏反应为常见。临床表现为不同程度的日光灼伤，暴露处有红、肿、热、痛，继以水疱和渗液。以热带和南方地区多见。氟喹诺酮类发生光敏反应的机制为该类药物在光分解的同时产生游离单价自由基攻击细胞脂质膜，诱发炎症反应，并导致DNA破坏所致。

9. 溶血尿毒综合征 1992年替马沙星上市后发生了严重的不良反应，表现为第一剂应用本品后即出现溶血性贫血，继而出现肾衰竭、肝功能损害、弥散性血管内凝血（disseminated intravascular coagulation，DIC）以及低血糖等反应，因此美国FDA在同年已停止了该药的临床应用。替马沙星引起严重溶血及多脏器功能损害的机制不明，可能与免疫反应有关。氟喹诺酮类药物中引起上述不良反应以替马沙星最常见，发病率为1/3 500，其次为环丙沙星（1/17 000）、诺氟沙星（1/25 000）和氧氟沙星（1/33 000）。

10. 其他 抗菌药物所致的再生障碍性贫血、溶血性贫血、白细胞减少、血小板减少、胆汁淤积性黄疸、脏器损害、间质性肾炎等参阅本章第一节"毒性反应"及有关章节。

第三节　二重感染

（一）二重感染的发生机制

二重感染也称菌群交替症，是抗菌药物应用过程中出现的新感染。在正常情况下，人体的口腔、呼吸道、肠道、生殖系统等处都有细菌寄生繁殖，这些细菌多数为条件致病菌，少数属致病菌或纯寄生菌。寄殖菌群在互相拮抗制约下维持平衡状态。当较长期应用广谱抗菌药物后，敏感菌群受到抑制而未被抑制者则乘机大量繁殖。此外，严重原发疾病、大手术、应用肾上腺皮质激素和抗代谢药物等均可损害人体的免疫功能，也为细菌入侵和继发感染创造有利条件。在肠道、呼吸道等部位未被抑制的细菌及外来细菌均可乘虚而入，并导致二重感染。

二重感染的病原菌主要有革兰氏阴性杆菌、真菌、葡萄球菌属等，可引起口腔及消化道感染、肺部感染、尿路感染、血流感染等。发生率 2% ~ 3%，一般出现于用药后 3 周内，多见于长期应用广谱抗菌药物者、婴儿、老年人、有严重原发病（如恶性肿瘤、白血病、糖尿病、肝硬化等）者及进行腹部大手术者。二重感染由耐药菌引起的比例高，患者多合并免疫缺陷，常难以控制且病死率高。

（二）临床表现及防治

1. 口腔感染　相当多见，主要为白念珠菌引起，常合并维生素 B 族缺乏症。临床表现为鹅口疮，乳白色斑块可遍及口腔黏膜、舌面、硬腭及咽部，严重者可蔓延至气管、食管和消化道。舌部变化比较显著，多见者为萎缩性舌炎，舌面光滑无苔，颜色转红如鲜牛肉状；也有呈肥厚性舌炎者，舌苔甚厚，舌刺增生。症状有舌刺痛、口干、咽痛、吞咽困难，有舌黏于腭上的感觉，食欲减退，可伴口角炎。

2. 肛门感染　多数患者继发于肠炎持续腹泻后，感染波及肛门时可发生局部灼热、疼痛、发痒等感觉，也可伴肛周裂隙出血。病原菌可为革兰氏阴性菌或念珠菌属。

因此长期应用广谱抗菌药物时，应密切观察口腔内有无鹅口疮发生，并送检有关标本（口腔黏膜分泌液、痰液、粪便等）作涂片镜检和培养。治疗可局部应用制霉菌素甘油混悬液涂搽，并考虑暂停广谱抗菌药物。

3. 抗菌药物相关性腹泻或结肠炎　本病常见于胃肠道癌肿手术后，以及肠梗阻、恶性肿瘤、充血性心力衰竭、尿毒症、糖尿病、再生障碍性贫血等患者应用抗菌药物的过程中，老年患者尤易发生。据报道，住院患者中抗生素相关性腹泻或结肠炎发生率为 3.2% ~ 29%，除万古霉素及甲硝唑外，几乎所有抗菌药物都可引起本病，其中以 β- 内酰胺类（第二代和第三代头孢菌素、氨苄西林、阿莫西林）、林可霉素、克林霉素、氟喹诺酮类、红霉素、四环素、SMZ-TMP 等所致者发生率较高，据报道前三者引起腹泻发生率可达 10% ~ 25%。

现已证实艰难梭菌（*Clostridium difficile*）是引起抗菌药物相关性腹泻或结肠炎最常见的病因，早年报道金黄色葡萄球菌肠炎也较常见，但近年来认为该菌在假膜性肠炎中并不起主要作用。念珠菌在肠炎中的致病意义亦未被认定。另有 8% 可能由产气荚膜梭菌引起。据报道，艰难梭菌引起抗生素相关性腹泻患者中 50% ~ 75% 表现为抗菌药物相关结肠炎，其中 90% 为假膜性结肠炎，临床表现为大量水泻，每日 10 余次；大便中常含黏液，部分有血便，少数可排出斑块状假膜，伴发热、腹痛、腹胀、恶心及呕吐。重症患者可迅速出现脱水、电解质紊乱、循环衰竭、中毒性巨结肠、低蛋白血症，甚或出现腹水。因累及部位多为结肠下段，故乙状结肠镜检常有助于诊断，可见结肠有假膜性炎症。钡剂灌肠示肠黏膜水肿和溃疡。

抗菌药物相关的假膜性肠炎为艰难梭菌通过分泌毒素 A 和毒素 B 所引起，其中以 A+B+ 菌株最为常见，近年来该菌引起的抗菌药物相关性肠炎发病率呈增多趋势，并有暴发流行的报道。病死率高，约为 30%，60 岁以上患者的病死率可达 40%。

艰难梭菌肠炎的治疗措施：①停用现用抗菌药物，如原发感染尚未被控制，改用主要自肾排泄的有效抗菌药物（最好注射给药）。②首先采用甲硝唑口服，每日 3 次，每次 500mg，或 250mg 每日 4 次，疗程 10~14 日。③若甲硝唑无效时也可考虑采用万古霉素口服，成人每日 125mg，每日 4 次口服，疗程 10~14 日。④纠正水、电解质紊乱。服用甲硝唑 3~10 日后病情可见好转。停药后可有复发，复发再治仍有效。不宜加用抗肠蠕动药物如复方地芬诺酯等，肾上腺皮质激素的疗效并不肯定，以不用为宜。

4. 其他　肺部、尿路、血流均是二重感染的好发部位，其临床表现和治疗参见第三篇相应部位感染。

各类抗菌药物的主要不良反应见表 1-4-1。

表 1-4-1 各类抗感染药的主要不良反应

抗感染药	常见	少见	备注
青霉素类	过敏反应、皮疹(氨苄西林、阿莫西林尤为常见);恶心、腹部不适、腹泻等胃肠道反应多见于口服制剂	赫氏反应(用于治疗梅毒及其他螺旋体感染时)	用药前详细询问青霉素过敏史;用药前均必须做青霉素皮试,肾功能不全者应用大剂量易引起抽搐、癫痫发作
头孢菌素类	静脉炎、腹泻(头孢哌酮、头孢克肟尤为常见)、肌内注射时臀部疼痛	过敏反应(过敏性休克少见);腹泻及艰难梭菌肠炎;低凝血酶原血症而致出血(头孢孟多、头孢哌酮、拉氧头孢)	3%~5%的患者应用头孢菌素类时与青霉素类交叉过敏,有青霉素类抗生素过敏性休克史者避免用头孢菌素类
β-内酰胺类 β-内酰胺酶抑制剂	过敏反应、皮疹(氨苄西林-舒巴坦、阿莫西林-克拉维酸尤为常见)、腹泻(阿莫西林-克拉维酸常见)	头孢哌酮-舒巴坦可引起低凝血酶原血症而致出血	有青霉素类及头孢菌素类过敏者禁用其复合制剂
氨曲南	嗜酸性粒细胞增多	腹泻、恶心、肝功能异常、静脉炎、皮疹	与其他β-内酰胺类交叉过敏者较少见
亚胺培南-西司他丁	恶心、呕吐等消化道反应(静脉滴注速度过快时易发生)	过敏反应、一过性肝酶异常;癫痫发作(见于大剂量快速滴注、肾功能不全、老年人、有癫痫史者)	有癫痫等中枢神经系统疾病患者避免应用本品;肾功能减退者需减量
美罗培南		头痛、皮疹、腹泻(5%)、恶心	癫痫发作明显少于亚胺培南(肾功能不全者剂量较大时可出现)
氨基糖苷类	肾毒性	听力及前庭功能损害;与其他耳毒性药物合用时易发生神经肌肉阻滞作用	不宜与其他肾毒性药、耳毒性药、神经肌肉阻滞剂或强效利尿药同用。肾功能减退者应用本类药物需调整剂量
大环内酯类			
红霉素	胃肠道反应、静脉炎(静脉给药)	腹泻、口炎、胆汁淤积性肝炎、皮疹	可发生过敏反应、艰难梭菌性肠炎、溶血性贫血
阿奇霉素	胃肠道反应	胃肠道反应(4%)低于红霉素:腹泻、恶心、腹痛;阴道炎	可发生可逆性听力丧失、多形红斑、艰难梭菌性肠炎、肝酶增高
氟喹诺酮类		胃肠道反应、中枢神经系统反应(头痛、头晕、失眠、坐立不安)、过敏反应、腹泻、光敏反应(司帕沙星及洛美沙星多见)、肝酶增高、Q-T间期延长、跟腱断裂	偶可发生癫痫发作,有癫痫史患者慎用。不推荐用于孕妇及18岁以下的儿童

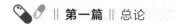

续表

抗感染药	常见	少见	备注
呋喃妥因	胃肠道反应(恶心、呕吐、食欲减退)	皮疹、药物热、头痛、嗜酸性粒细胞增多	服用6个月以上极少数患者可发生间质性肺炎或肺纤维化
四环素类	胃肠道反应常见;8岁以下儿童牙齿着色及牙釉质发育不良、骨骼发育延迟;加重氮质血症(主要为四环素);眩晕、耳鸣、共济失调(米诺环素);静脉炎	肝毒性:见于高剂量静脉用四环素;念珠菌二重感染:鹅口疮、阴道炎;光敏反应	8岁以下小儿和孕妇禁用,哺乳期患者使用本类药物时停止授乳
克林霉素林可霉素	腹泻(发生率为15%～25%,与艰难梭菌毒素相关者5%)	皮疹、艰难梭菌性肠炎、胃肠道反应(口服);静脉给药可出现静脉炎	大剂量快速静脉滴注可引起血压下降、呼吸抑制,故静脉滴注时需缓滴
复方磺胺甲噁唑(SMZ-TMP)	药物热、皮疹、粒细胞减低或缺乏、胃肠道反应(剂量相关)	溶血性贫血(G-6-PD缺乏者)、肾衰竭、肝功能损害	磺胺药和甲氧苄啶过敏者及2月龄以下婴儿禁用
万古(去甲万古)霉素	静脉炎、红人综合征	肾毒性、耳毒性、药物热	红人综合征可用抗组胺药物治疗,静脉滴注本品速度不宜过快。用药期间随访肾功能
替考拉宁	皮疹、药物热	肾毒性;耳毒性;肝、肾功能异常	肾功能不全者需调整剂量,用药期间随访肾功能
利奈唑胺		血小板减少	
达托霉素		肌肉损害、肌酸激酶(CK)升高	
氯霉素	白细胞及中性粒细胞减低、贫血及皮疹	胃肠道反应、再生障碍性贫血、过敏反应	用药期间定期随访血常规
磷霉素	腹泻	头痛、阴道炎、恶心	
甲硝唑	胃肠道反应、口腔金属味、头痛	周围神经炎(见于疗程长者,为可逆性)、静脉炎	动物实验显示有致突变作用,孕妇不宜应用
利福平	尿液、眼泪、汗液呈橘黄色	肝炎(常为淤胆型)、黄疸、胃肠道反应、过敏反应、流感样综合征	肝功能损害者慎用,疗程中密切随访肝功能
异烟肼	肝功能损害	过敏反应、药物热、周围神经炎、胃肠道反应	肝病患者慎用,疗程中注意随访肝功能,活动性肝病者避免使用
吡嗪酰胺	肝功能损害	偶见关节痛、皮疹	疗程中随访肝功能
乙胺丁醇	球后视神经炎(眼痛、视力减退)	胃肠道反应;过敏反应(皮疹、关节痛)	球后视神经炎多发生于应用高剂量患者
氟康唑	胃肠道反应	血清氨基转移酶升高、头痛、皮疹	避免与肝毒性药物合用

续表

抗感染药	常见	少见	备注
伊曲康唑	胃肠道反应;皮疹、瘙痒等过敏反应;肝功能异常	肝毒性;头痛、低钾血症(大剂量应用时);心肌收缩力减弱	伴有充血性心力衰竭者禁用本品;孕妇禁用;肌酐清除率 < 30ml/min 者不可用本品注射剂,但可用口服制剂
氟胞嘧啶	胃肠道反应、白细胞及血小板减少	血清氨基转移酶升高、皮疹	用药期间定期随访肝功能、血常规
两性霉素 B 去氧胆酸钠	发热、寒战、肾功能损害、低钾血症、贫血、静脉炎	低镁血症、恶心、呕吐、头痛、心律失常、过敏性休克、肝衰竭	用前应用解热镇痛药或抗组胺药或小剂量激素,每剂静脉滴注 6 ~ 10 小时,疗程中随访血常规、肝肾功能及电解质、心电图
两性霉素 B 含脂复合制剂	肾功能损害明显较两性霉素 B 低	发热、寒战、恶心、呕吐等,较两性霉素 B 为少见	注意事项同两性霉素 B 去氧胆酸钠,本类制剂不可鞘内注射

主要参考文献

[1] 汪复，张婴元 . 实用抗感染治疗学 . 2 版 . 北京：人民卫生出版社 , 2012.

[2] MARTIN J H, NORRIS R, BARRAS M A, et al. Therapeutic monitoring of vancomycin in adult patients: a consensus review of the American society of health-system pharmacists, the infectious diseases society of america, and the society of infectious diseases pharmacists. Clin Biochem Rev, 2010, 31(1): 21-24.

[3] JONES S C, SORBELLO A, BOUCHER R M. Fluoroquinolone-associated myasthenia gravis exacerbation: evaluation of postmarketing reports from the US FDA adverse event reporting system and a literature review. Drug Saf, 2011, 34(10): 839-847.

[4] GILBERT D N, CHAMBERS H F, ELIOPOULOS G M, et al. The Sanford guide to antimicrobial therapy. 46th ed. Sperryville:Antimicrobial Therapy Inc.,2016.

[5] SANBORN K D, YONG C, HOLLAND B, et al. Physicians' desk reference.64th ed. Montvale: PDR Network,2010.

第五章

抗菌药物的合理应用

感染性疾病目前仍是临床最常见的疾病之一，抗菌药物（或抗感染药物）也是临床上应用最广泛的药物之一。近年来随着细菌耐药性增长，耐药菌引起感染的抗菌治疗面临新的挑战。因此，了解和掌握抗菌药物的特性，规范和合理应用抗菌药，对于避免和减少不良反应的发生，提高感染性疾病的治愈率，降低病死率，延缓耐药菌的产生，减少医疗费用均是至关重要的。

临床上不合理使用抗菌药物的现象甚为常见，主要表现为下列几种情况：①抗菌药物的临床应用指征掌握不严，如用于病毒感染；②抗菌药物的品种选择不恰当，选用对病原体感染无效或抗菌作用不强的药物；③药物剂量不足或过大；④过早停药或感染已控制多日而不及时停药；⑤产生耐药菌二重感染时未及时停用抗菌药或未改用其他对胃肠道菌群影响小的抗菌药物；⑥给药途径或给药间隔时间不恰当；⑦发生严重毒性反应或过敏反应时仍继续用药；⑧不适当的抗菌药物联合；⑨过分依赖抗菌药物的防治作用而忽略必需的外科处理和综合治疗措施；⑩无指征或指征不强的预防用药。

合理应用抗菌药物系指在明确指征下，根据患者感染部位、感染严重程度和病原菌种类选用适宜的抗菌药物，同时应参考 PK/PD 原理制订各类抗菌药物的合理给药方案。包括适当的给药途径、剂量和疗程，最大限度地发挥抗菌药物的治疗和预防作用，以达到杀灭病原体和 / 或控制感染的目的；同时采用各种相应措施防止和减少各种不良反应的发生。本章将主要讨论临床应用抗菌药物的基本原则、抗菌药物的预防性应用、抗菌药物的治疗应用、抗菌药物的联合应用和相互作用、抗菌药物的投药法等。

第一节　临床应用抗菌药物的基本原则

（一）抗菌药物用药指征

诊断为病原微生物感染者（主要为细菌或某些支原体、衣原体、螺旋体、病毒等），方有指征应用抗微生物药物。

根据患者的症状、体征及血、尿常规等实验室检查结果，初步诊断或确诊为细菌性感染者方有指征应用抗菌药物。

（二）尽早明确感染性疾病的病原，并根据病原种类及药物敏感试验结果选用抗感染药

正确的病原学诊断是合理用抗菌药物的先决条件，在开始用药前应留取相应标本送细菌培养，尽一切努力分离出病原微生物（主要为细菌）。例如在给予抗菌药物前多次抽血送培养可提高感染性心内膜炎、血流感染的病原菌检出率。痰中杂菌多并常混有唾液，很难确定何者为致病微生物，可清洁口腔，鼓励深咳嗽，气溶吸入高渗盐水等以获得较满意的痰标本，并作涂片，合格的痰标本送培养。血流感染患者的皮疹，特别是瘀点的涂片中也有查见病原菌的机会，不可忽视。对某些感染如引起肺部感染的不典型病原体或真菌等也可采用血清学试验，有助于病原的诊断。

分离和鉴定病原菌后应做细菌药物敏感试验（药敏），据此选择最合适的抗菌药物，血清杀菌试验有助于判断疗效和预后，对感染性心内膜炎、血流感染等重症感染有重要参考价值。联合药敏试验对免疫缺陷者感染、多重耐药或广泛耐药细菌感染有重要意义，选用体外有协同作用的抗菌药物联合可提高疗效。

（三）根据感染特点给予抗感染药物经验治疗

许多细菌性感染，包括危重感染患者，在病初未获知病原菌前，可根据患者的发病情况、发病场所、原发病灶等分析其最可能的病原菌，并结合当地细菌耐药状况先给予抗菌药物经验治疗，获知细菌培养和药敏结果后，对疗效反应不佳者再予以调整抗菌治疗方案。

（四）根据药物抗菌活性、药动学特性、药物不良反应选择用药

抗感染药物选用时应结合其抗菌活性（药效学）、药动学、不良反应、药源、价格等而综合考虑。药敏结果获知后是否调整用药仍应以经验治疗后的临床效果为主要依据。应定期对各种抗菌药物作重新评价，了解细菌耐药性变迁、新出现的不良反应、上市后监测等的详细情况，这对新上市的品种尤为重要。

因抗菌药物各品种在适应证、抗菌活性、药动学（吸收、分布、代谢、排泄、消除半衰期、各种给药途径的生物利用度等）、药效学、不良反应等方面存在着相当差异，因此即使是同类（青霉素类、头孢菌素类、氨基糖苷类、大环内酯类、喹诺酮类、咪唑类等）或同代（第一、二、三代头孢菌素和氟喹诺酮类等）药物之间也不宜彼此混用或换用。

临床上无指征或指征不强的用药例子很多，如以氨苄西林、哌拉西林治疗产青霉素酶葡萄球菌感染（两者均不耐青霉素酶）或第三代头孢菌素（对金黄色葡萄球菌的作用不如第一代品种）治疗严重金黄色葡萄球菌感染，因此抗菌药物在治疗选用时应结合其各方面特性合理选用。

（五）按照患者的生理、病理状态合理用药

肝肾功能减退、老年人、新生儿、妊娠期、哺乳期的感染患者应用抗菌药时，其体内过程会出现相应的改变，需按照其生理、病理特点合理用药。新生儿体内酶系发育不完全，血浆蛋白结合药物的能力较弱，肾小球滤过率较低（尤以 β- 内酰胺类和氨基糖苷类的排泄较慢），故按体重计算抗菌药物用量后，其血药浓度（特别是游离部分）比年长儿和成人为高，消除半衰期也见延长。出生后 30 天内，新生儿的酶系、肝肾功能不断发育而日臻完善，因此宜按日龄调整剂量或给药间期。

老年人的血浆白蛋白减少是普遍现象，肾功能也随年龄增长而日趋减退，故采用同量抗菌药物后血药浓度较青壮年为高，消除半衰期也有所延长。故老年人应用抗菌药物，特别是肾毒性较强的氨基糖苷类等时，需根据肾功能情况给予调整，定期监测血药浓度，以确保用药安全。

孕妇肝脏易遭受药物的损伤，宜避免采用四环素类（静脉滴注较大量尤易引起肝脂肪变性）和依托红霉素（无味红霉素，可导致谷丙转氨酶升高或胆汁淤积性黄疸）。氨基糖苷类可进入胎儿循环中，孕妇应用后有损及胎儿听力的可能，故应慎用或避免使用庆大霉素、链霉素和阿米卡星等。许多药物可自乳汁分泌，因此哺乳期患者需应用任何抗菌药物时，均宜暂停哺乳。

肾功能减退者应避免使用肾毒性抗菌药物，应用主要自肾排泄的药物时应减量应用。肝功能减退时，主要经肝脏代谢或清除的药物需避免用或减量应用。

（六）下列情况下抗菌药物的应用要严加控制或尽量避免

1. 抗感染药物的预防应用应有明确的指征，不适当的预防用药不仅徒劳无益，反可引起耐药菌的继发感染，并可引起药物不良反应和经济损失。

2. 皮肤和黏膜等局部应用抗菌药物应尽量避免，因易引起耐药菌产生或变态反应。应避免将用于重症感染和多重耐药菌感染的全身用药供局部应用，应选用主要供局部应用的抗菌药物如

新霉素、杆菌肽、莫匹罗星（mupirocin）、磺胺醋酰钠等。

3. 患者的原发疾病不能治愈或纠正者，或免疫缺陷者，预防用药应尽可能少用或不用；应密切观察病情，一旦出现感染征兆时立即采集各种有关标本进行病原检查和药物敏感试验，并及早给予经验治疗。

4. 对普通感冒、麻疹、脊髓灰质炎、水痘等病毒性疾病患者，昏迷、休克、心力衰竭、免疫抑制剂应用等患者，预防用药既缺乏指征，也无效果，并易导致耐药菌感染，对上述患者通常不宜常规预防用抗菌药。

5. 联合应用抗菌药物必须有明确的指征，主要用于病原未查明的严重感染、单一抗菌药物不能控制的严重感染、免疫缺陷者伴发严重感染、多种细菌引起的混合感染、较长疗程用药细菌有可能产生耐药者、联合用药后毒性较强药物的用量可以减少者或可以肯定获得协同作用者等（参阅本章第四节抗菌药物的联合应用）。

（七）选用适当的给药方案、剂量和疗程

抗菌药物的疗效取决于体内感染灶中的药物能否达到有效浓度，并清除其中的病原菌。近年来药动学／药效学（PK/PD）概念的引入，阐明了药物抗菌活性和血药浓度之间的动态变化，为制订有效抗菌药物治疗方案，达到最佳临床和细菌学疗效提供了依据。

根据动物实验及临床研究，各类抗菌药在体内的杀菌模式大致可分为浓度依赖性和时间依赖性两类，属浓度依赖性的抗菌药有氨基糖苷类、氟喹诺酮类等，此类药物的杀菌活力在一定范围内随药物浓度的增高而增加，并具有较长的抗生素后效应，该类药物治疗细菌性感染时，除感染性心内膜炎等重症感染外，一日量可一次给药。时间依赖性抗菌药的杀菌活性与药物浓度超过对病原菌 MIC 维持时间的长短有关，属于此类者有 β- 内酰胺类、碳青霉烯类、氨曲南、红霉素等大环内酯类和克林霉素等，时间依赖性抗菌药需每日多次给药。

抗菌药物的疗程一般宜继续应用至体温正常、症状消退后 3~4 天，如有局部病灶者需待局部病灶基本吸收后停药。如临床效果欠佳，急性感染在用药后 48~72 小时应考虑调整用药（参见本章第五节抗菌药物的投药法）。

（八）强调综合性治疗措施的重要性

在应用抗菌药物治疗病原微生物感染的过程中，必须充分认识到人体免疫功能的重要性，过分依赖抗菌药物的作用而忽视人体内在因素常是抗菌药物治疗失败的重要原因之一。因此在应用抗菌药物的同时，必须尽最大努力使人体全身状况有所改善，各种综合性措施如纠正水、电解质和酸碱平衡失调，改善微循环，补充血容量，输血、血浆、血清白蛋白或氨基酸，处理基础疾病和局部病灶等，均不可忽视。

第二节 抗菌药物的预防性应用

抗菌药物的预防性应用涉及临床各科，因此严格掌握预防应用的适应证，合理选用抗菌药物的剂量、疗程，对于降低高危患者的感染率以及提高外科手术患者的成功率无疑是至关重要的。

预防用药占抗菌药物临床应用总量的相当比例，预防用药估计占抗菌药物总用量的 30%～40%。在内科（包括儿科）领域中，抗菌药物大多用于预防细菌性感染的并发症，或用于病毒性感染，如流感或上呼吸道感染等，以防止继发细菌感染。发热、昏迷、休克、心力衰竭等患者采用抗菌药物预防感染，采用肾上腺皮质激素的患者也常同时应用抗菌药物。有作者曾对应用抗菌药物预防病毒性疾病或昏迷的并发症作了比较观察：① 130 例麻疹患者在院外已使用抗生素，入院时 30.4% 继发细菌感染，298 例院外未用抗生素者仅 15% 发生细菌感染；②应用抗生

素的 63 例脑干型脊髓灰质炎中 53% 发生二重感染，对照组未用抗生素，仅 16% 有细菌性并发症；③ 32 例昏迷患者采用抗生素预防，结果 14 例（43.8%）发生肺炎，30 例未用抗生素者仅 6 例（20%）继发肺炎；④外科应用抗生素作为预防用药，98 例患者中有 40 例出现高致病性艰难梭菌感染，而 389 例无应用抗生素者，无 1 例发生感染。上述资料提示在这些患者中预防用药，既缺乏指征也达不到预防效果。

（一）内科、儿科预防用药原则

1. 主要用于预防一两种特定细菌侵入体内，如伤口（金黄色葡萄球菌、大肠埃希菌等）或血液循环（草绿色链球菌、脑膜炎奈瑟球菌等）而发生感染，可能获相当效果；如目的在于防止任何细菌的侵入，则往往徒劳无功。

2. 在一段时间内预防用药可能有效，如长期预防用药，常不能达到目的。

3. 患者的基础疾病可以恢复或纠正者，预防用药可能有效；如基础疾病不能治愈或纠正，或免疫缺陷患者，预防用药应尽可能少用或不用；应密切观察病情，一旦出现感染征兆时立即采集有关标本进行培养等病原检查和药物敏感试验，并及早给予经验治疗。

4. 对普通感冒、麻疹、脊髓灰质炎、水痘等病毒性疾病患者，昏迷、休克、心力衰竭、应用免疫抑制剂等患者，预防用药既缺乏指征也无效果，并易导致耐药菌感染，对上述患者不宜常规预防用抗菌药。

（二）预防用药在内、儿科领域中的应用

1. **预防风湿热复发** 主要适用于有风湿性心脏病的儿童，及常发生链球菌咽峡炎或风湿热的儿童及成人。风湿热与 A 群 β 溶血性链球菌感染密切相关，急性期感染控制后又可由于新菌株感染而引起复发。为了防止风湿热的复发，大多数学者认为宜对易复发儿童或成人进行长期预防用药，疗程数年或更久，直至病情稳定为止。患者原有心肌炎病史者预防用药疗程需 10 年或用药至 25 岁，对于无心肌炎病史者疗程可为 5 年或至 18 岁。常用药物为苄星青霉素，每个月肌内注射 1 次，儿童每次为 60 万 ~ 120 万 U，成人每次为 120 万 U。也可采用青霉素 V 口服，每日 2 次，每次成人及年长儿 250mg，婴幼儿 125mg。对青霉素过敏者可改红霉素口服，每日量为 250 ~ 500mg，1 ~ 2 次分服，疗程同上。也有主张定期（每个月 1 ~ 2 次）对易复发者作咽拭培养，发现 A 群溶血性链球菌时给予普鲁卡因青霉素肌内注射，每日 1 次，40 万 ~ 80 万 U，每一疗程 10 天。

2. **流行性脑脊髓膜炎（流脑）的预防** 主要预防对象为集体机构（托儿所、部队、学校）中的密切接触者，当流脑流行时，宜对重点机构（托儿所、部队、学校）中的密切接触者以及患者家庭中的儿童采用抗菌药预防；宜采用利福平口服，成人剂量为每次 600mg，1 月龄以上小儿每次 10mg/kg（1 月龄以下小儿每次 5mg/kg），均为每 12 小时 1 次，共 4 次。应用利福平后细菌清除率约为 85%，但细菌对本品易产生耐药性。也可采用环丙沙星（限成人）或头孢曲松，成人剂量分别为环丙沙星 500mg 口服或头孢曲松 250mg 肌内注射，均为单剂用药（表 1-5-1）。

表 1-5-1 预防用药在内、儿科领域中的应用

预防对象或目的	抗微生物药物	预防方案
风湿热复发	苄星青霉素 青霉素 V	苄星青霉素 60 万 ~ 120 万 U 肌内注射,每个月 1 次;或青霉素 V 每次 250mg 每日 2 次口服。风湿热伴心肌炎和瓣膜病变者预防用药自末次风湿热发作起至少 10 年或至少用药至 40 岁;风湿热伴心肌炎,无瓣膜病变者用药 10 年或用药至成年;风湿热无心肌炎者用药 5 年,或用至 21 岁

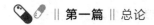
续表

预防对象或目的	抗微生物药物	预防方案
流行性脑脊髓膜炎	利福平	利福平口服成人每次 600mg,1 月龄以上婴儿每次 10mg/kg,(1 月龄以下婴儿每次 5mg/kg),均为每 12 小时 1 次,共 4 次
	环丙沙星	成人单剂口服 500mg
	头孢曲松	成人单剂肌内注射 250mg,儿童单剂肌内注射 125mg
结核病	异烟肼	异烟肼成人每日 300mg,儿童每日 5 ～ 10mg/kg,疗程 9 个月
新生儿淋病奈瑟菌或衣原体眼炎	四环素、红霉素	出生时 0.5% ～ 1% 四环素或红霉素眼药水或眼膏,或 1% 硝酸银眼药水滴眼
流感嗜血杆菌脑膜炎	利福平	利福平口服,成人每日 1 次,每次 600mg,共 4 日。1 月龄以上婴儿每日 1 次口服 20mg/kg(不超过 600mg/d),共 4 日
肺孢子菌感染	SMZ-TMP	成人口服 SMZ-TMP(400mg/80mg)每次 2 片,每日 1 次,每周连续服 3 日;或成人每日口服 SMZ-TMP 1 片
百日咳密切接触者	红霉素	红霉素每日 50mg/kg,分 4 次口服 ×2 周
新生儿可能感染 B 群溶血性链球菌(GBS)者	青霉素 氨苄西林 头孢唑林	分娩时产妇青霉素首剂 500 万 U,继以 250 万 U q4h 静脉推注;或氨苄西林首剂 2g 继以 1g q4h 静脉推注 青霉素过敏者:非高度危险发生过敏性休克患者:头孢唑林首剂 2g 静脉推注,继以 1g q8h 静脉推注 有高度危险发生过敏性休克患者:克林霉素 900mg q8h 静脉滴注或红霉素 500mg q6h 静脉滴注;如对两者均耐药者用万古霉素 1g q12h 静脉滴注 以上均应用至分娩结束
实验中感染的预防 暴露于布鲁氏菌属	高危者(接触量多)	成人多西环素 100mg 每日 2 次 + 利福平 450 ～ 600mg/d×21 日
	低危者(接触量少) 妊娠妇女	每周 2 次血清试验结果转阳时开始抗菌治疗,方案同上 口服 SMZ-TMP ± 利福平
暴露于鼠疫耶尔森菌后预防感染	多西环素 SMZ-TMP	成人多西环素 100mg 每日 2 次 ×7 日 SMZ-TMP(400mg/80mg)每日 2 次 ×7 日
疟疾(进入疫区者)	磺胺多辛与乙胺嘧啶复方片剂	每 14 日 2 片,连服,疗程不宜 > 3 个月。小儿 1 月龄以上 ～ 4 岁,每 7 日服 1/4 片或每 14 日服 1/2 片;4 ～ 8 岁每 7 日服 1/2 片或每 14 日服 1 片;9 ～ 14 岁每 7 日服 3/4 片;14 岁以上同成人量
脾切除后菌血症	阿莫西林	2 月龄 ～ 3 岁儿童阿莫西林 125mg bid 口服,3 ～ 5 岁儿童阿莫西林 250mg bid 口服。青霉素过敏(皮疹)者头孢氨苄 250mg bid 口服,严重过敏反应者无预防用药推荐。
	头孢氨苄	有发热者,成人阿莫西林 - 克拉维酸 875mg/125mg bid 口服,儿童 90mg/kg 分 2 次口服,或成人左氧氟沙星 750mg 或莫西沙星 400mg bid 口服

预防对象或目的	抗微生物药物	预防方案
甲型流感流行时易感者（> 65 岁、住护理医院者、慢性心肺疾病、糖尿病及肾衰竭等慢性代谢性疾病、长期住康复医院者、免疫功能低下者等）	接种疫苗 金刚烷胺	易感人群每年接种疫苗，继以金刚烷胺或金刚乙胺口服，1 ~ 9 岁每日 5mg/kg，最高量 75mg 分 2 次口服；10 ~ 65 岁 100mg bid；> 65 岁者 100mg qd 口服，在流感流行高峰期应用，或用至高危人群中暴发流行控制
甲型和乙型流感流行时易感者（同甲型流感）	接种疫苗 奥司他韦	易感人群每年接种疫苗，≥ 13 岁者可予奥司他韦 75mg qd 口服，在流行高峰期应用，或用于高危人群中暴发流行控制
器官移植患者预防乙型肝炎	拉米夫定	拉米夫定成人每日口服 100mg，自移植前 4 周起至移植后 12 个月
HIV 母婴传播的预防*	齐多夫定（ZDV）、拉米夫定（3TC）	孕妇自妊娠 36 周开始口服 ZDV 300mg+3TC150mg bid 至分娩，在分娩过程中 ZDV 300mg 3 小时 1 次 +3TC150mg bid 至分娩结束。产后产妇 ZDV 300mg +3TC150mg bid，疗程 7 天。新生儿 ZDV4mg/kg+ 3TC 2mg/kg bid，疗程 1 周

HIV-1 接触者的预防

(1) HIV 职业接触者*

暴露程度分级	通过破损伤面、针刺接触血液、血性液体、精液、阴道分泌液或无菌部位组织或体液，分为一、二、三级（参见原卫生部《艾滋病诊疗指南》）
暴露源危险度分级	HIV 阳性的滴度、临床表现、CD4 计数及 HIV 载量分为低传染性、高传染性、情况不明（参见原卫生部《艾滋病诊疗指南》）

预防用药

暴露程度分级	暴露源危险度分级	用药方案（口服 4 周）
I	低传染性	不需用药或根据情况用 ZDV+3TC 或 d4T+3TC
I	高传染性	ZDV+3TC 或 d4T+3TC
II	低传染性	ZDV+3TC 或 d4T+3TC
II	高传染性	同上 +NFV 或 LPV/RTV 或 IDV/RTV 或 /ATV
III	低传染性	同上 +NFV 或 LPV/RTV 或 IDV/RTV 或 /ATV
III	高传染性	同上 +NFV 或 LPV/RTV 或 IDV/RTV 或 /ATV
I、II、III	暴露源情况不明	ZDV+3TC 或 d4T+3TC
(2) 其他 HIV 接触者*	性接触或毒品注射者接触 HIV 患者血液、生殖道分泌物或乳汁等 EFV（孕妇不宜）+3TC（或 FTC）+ZDV（或 TDF）或 LPV/RTV+3TC（或 FTC）+ZDV	

*注：ZDV- 齐多夫定，3TC- 拉米夫定，d4T- 司他夫定，NFV- 奈非那韦，EFV- 依非韦伦，LPV- 洛匹那韦，RTV- 利托那韦，ATV- 阿扎那韦，IDV- 茚地那韦，FTC- 恩曲他滨，TDF- 替诺福韦。

3. B 群溶血性链球菌感染的预防 适宜于孕妇有 B 群溶血性链球菌菌尿，妊娠不足 37 周，以往出生的新生儿有 B 群溶血性链球感染史或孕妇有围生期发热，羊膜早破 ≥ 18 小时，体温超过 38℃者。可用青霉素首剂 500 万 U，静脉滴注，以后 250 万 ~ 300 万 U，每 4 小时 1 次静脉滴注，也可选用氨苄西林首剂 2g 每 6 小时 1 次静脉滴注，继以 1g 每 4 小时 1 次静脉滴注。青霉素过敏者可给予克林霉素 900mg，每 8 小时 1 次静脉滴注或红霉素 500mg，每 8 小时 1 次静脉滴注，如对两者均耐药者用万古霉素 1g 每 12 小时 1 次静脉滴注，以上均用药至分娩结束。

4. 疟疾的预防 用乙胺嘧啶与磺胺多辛（周效磺胺）的复方制剂作为预防用药，每片含乙胺嘧啶 25mg 和磺胺多辛 500mg；成人每 2 周 1 次，每次 2 片口服，疗程不宜超过 3 个月，小儿 1 月龄以上至 4 岁，每 7 日服 1/4 片或每 14 日服 1/2 片；4~8 岁每 7 日服 1/2 片或每 14 日服 1 片；9~14 岁每 7 日服 3/4 片；14 岁以上同成人量。并严密注意发生严重皮炎的可能。预防服药宜于进入疫区前 2 周开始，离开后继续服药 6 周。

5. 结核病的预防 预防用药的主要对象为：①与新发现排菌患者密切接触的儿童；②结核菌素试验新近转阳的青年人；③糖尿病、硅沉着病患者中结核菌素试验阳性者。长期接受激素或免疫抑制剂治疗者按具体情况也可考虑采用。异烟肼的剂量成人为 300mg/d，儿童每日 5~10mg/kg，1 次顿服；疗程 9 个月，以较长为妥。

6. 肺孢子菌病的预防 主要用于艾滋病患者 CD4 < $200×10^6$/L，以及骨髓移植及某些器官移植患者，成人口服 SMZ-TMP（每片 400mg/80mg）2 片，每日 1 次，每周连续 3 日；或成人每日口服 SMZ-TMP 1 片，疗程待患者情况改善，CD4 总数接近正常时停用。

7. HIV 接触者 医务人员若在医疗工作中不慎接触 HIV 感染者的血液以及排泄物等，是否需要预防应用抗病毒药物，其预防用药方案需依据暴露程度及暴露源危险度制定（表 1-5-1），如为针刺接触血液或血性体液者需予以齐多夫定 200mg、每日 3 次，拉米夫定 150mg、每日 2 次，奈非那韦 750mg、每日 3 次三者联合，疗程 4 周。口腔黏膜及结膜接触者，接触物若为血液或脑脊液、滑液、胸腔积液，可给予齐多夫定联合拉米夫定，剂量及疗程同上。皮肤接触的处理同黏膜接触者，尿液接触者不需采用预防用药。此外，所有 HIV 接触者均必须在接触后即刻、6 周、12 周以及 6 个月检测 HIV 抗体。

8. 新生儿眼炎的预防 新生儿眼炎可能导致失明，因此预防用药至为重要，且可收到较好效果。由于致病微生物主要为淋病奈瑟菌和沙眼衣原体，因此宜采用 0.5% 红霉素或 0.5%~1.0% 四环素眼药水滴眼或眼药膏涂眼，也可采用 1% 硝酸银滴眼，于出生时即予应用，并密切随访观察。硝酸银常可引起化学性结膜炎，于滴眼后 6~8 小时内发生，而于 24~48 小时消退。淋病性所致者往往于出生后 2~5 天内出现化脓性结膜炎，衣原体眼炎则多于出生后 5~14 天发生。发现孕妇有淋病或沙眼衣原体尿道炎时应同时给予相应治疗。

9. 实验室感染的预防 实验室工作者不慎感染致病性强的细菌如布鲁氏菌属时，宜选用口服多西环素 100mg 每日 2 次 + 利福平 450~600mg/d，疗程 21 日，疗程结束后继续随访血清试验每周 2 次，共 12 周。暴露于鼠疫耶尔森菌后预防感染，成人多西环素 100mg 每日 2 次 ×7 日或环丙沙星 500mg 每日 2 次 ×7 日。

10. 脾切除后菌血症 按规定严格定期给予肺炎链球菌、B 型流感嗜血杆菌、脑膜炎奈瑟菌疫苗。患镰状细胞贫血和地中海贫血的无脾小儿，至 5 岁前需每日给予抗生素预防，2 月龄~3 岁儿童阿莫西林 125mg 每日 2 次口服，3~5 岁儿童阿莫西林 250mg 每日 2 次口服。青霉素过敏（皮疹）者头孢氨苄 250mg 每日 2 次口服，严重过敏反应者无预防用药推荐。有发热者，成人阿莫西林 - 克拉维酸 875mg/125mg 每日 2 次口服，或左氧氟沙星 750mg 或莫西沙星 400mg 每日 2 次口服；儿童 90mg/kg 分 2 次口服。

此外，在内、儿科领域内预防用药有一定指征及效果者尚有：①霍乱密切接触者可给予多西环素 300mg 顿服或四环素 0.5g，每日 4 次，疗程 2~3 天。②百日咳 7 岁以下密切接触者可给予红霉素每日 50mg/kg，分 4 次口服，疗程 2 周。③婴儿室中出现 A 群溶血性链球菌、金黄色葡萄球菌和致病性大肠埃希菌等感染流行时，可对未患病婴儿进行预防用药，给予青霉素（对 A 群溶血性链球菌感染，每日 5 万 U/kg 肌内注射，分 2 次）、苯唑西林（对金黄色葡萄球菌感染每日 25~50mg/kg，分 2 次肌内注射）和 SMZ-TMP 或磷霉素（对致病性大肠埃希菌感染），前者每日 TMP 8mg/kg，分 2 次口服；后者每日 50mg/kg，分 3~4 次口服，疗程 5~10 天。④脑脊液鼻溢或耳溢者易发生复发性肺炎链球菌脑膜炎，宜密切随访观察，定期或有可疑征象时应用青霉素、氨苄西林等可能有效。此外，推荐每 6 年注射肺炎链球菌菌苗 1 次。⑤慢性支气管炎患者定期随访，如咳嗽咳痰增多或伴低热等可给予 SMZ-TMP，SD-TMP，氧氟沙星，左氧氟沙星，第一、第二代头孢菌素类等口服。⑥甲型流感流行时对易感者（老年人和婴幼儿）给予金刚烷胺口服，1~9 岁每日 5mg/kg，最高量 75mg 分 2 次口服；10~65 岁 100mg 每日 2 次口服；> 65 岁 100mg 每日 1 次口服，疗程 5~7 天。如流感病毒毒株的类型未确定时，也可采用奥司他韦，成人每次口服 75mg，每日 1~2 次，连续 6 周或整个旅行期。⑦器官移植受者预防乙型肝炎，可选用拉米夫定成人每日口服 100mg，自移植前 4 周起至移植后 12 个月。

（三）预防用药在外科领域中的应用

在外科领域中，抗菌药物主要用于预防手术部位的感染（包括切口感染和手术涉及的器官或腔隙感染），但不包括与手术无直接关系的、术后可能发生的其他部位感染。同时根据外科手术切口微生物污染情况（清洁切口、清洁 - 污染切口、污染切口、污秽 - 感染切口），决定是否预防用抗菌药物。若手术性质属清洁 - 污染或污染手术者尚应考虑手术部位可能污染细菌的种类给予预防用药。如手术前已有感染（如肺脓肿、腹膜炎等），则患者往往在术前即已开始抗菌药物治疗，不属预防用药范围（表 1-5-2）。

表 1-5-2　外科手术分类及预防用药

手术种类	感染危险度(%)	手术特点	预防用药
清洁手术（Ⅰ类切口）	1.5~4.2	手术局部无损伤、无炎症，不涉及呼吸、消化、泌尿生殖道等与外界相通器官	一般不用，仅用于高危患者
清洁 - 污染手术（Ⅱ类切口）	< 10	手术部位存在大量人体寄殖菌群。经胃肠道、呼吸道或泌尿生殖道手术	一般需要，尤其有危险因素者
污染手术（Ⅲ类切口）	10~20	自胃肠道较大溢出，新鲜创伤，感染入侵途径为尿路或胆道，或无菌技术有明显缺陷如开胸、心脏按压者	需要
污秽 - 感染手术（Ⅳ类切口）	20~40	急性细菌性炎症、创伤有坏死组织残留、异物、粪便污染	抗感染治疗

1. 外科预防用药的目的　①减少术后感染（包括手术切口感染及手术涉及的器官或腔隙的感染）的发病率及病死率；②减少因术后感染而延长住院的时间；③节省费用。

2. 外科手术预防用药基本原则　根据手术野有否污染或污染可能，决定是否预防用抗菌药物。

（1）清洁手术：手术野为人体无菌部位，局部无炎症、无损伤，也不涉及呼吸道、消化道、泌尿生殖道等人体与外界相通的器官。手术野无污染，通常不需预防用抗菌药物，仅在下列情况时可考虑预防用药：①手术范围大、时间长，污染机会增加；②手术涉及重要脏器，一旦发生感染将造成严重后果者，如头颅手术、心脏手术、眼内手术等；③异物植入手术，如人工心瓣膜植入、永久性心脏起搏器放置、人工关节置换等；④有感染高危因素，如高龄、糖尿病、免疫功能低下（尤其是接受器官移植者）、营养不良等患者。

（2）清洁-污染手术：上、下呼吸道，上、下消化道，泌尿生殖道手术，或经以上器官的手术，如经口咽部大手术、经阴道子宫切除术、经直肠前列腺手术，以及开放性骨折或创伤手术。由于手术部位存在大量人体寄殖菌群，手术时可能污染手术野引致感染，故此类手术需预防用抗菌药物。

（3）污染手术：造成手术部位严重污染的手术，包括：手术涉及急性炎症但未化脓区域；胃肠道内容物有明显溢出污染；新鲜开放性创伤但未经及时扩创；无菌技术有明显缺陷如开胸、心脏按压者。此类手术需预防用抗菌药物。

（4）污秽-感染手术：术前已存在细菌性感染的手术，如腹腔脏器穿孔腹膜炎、脓肿切除术、气性坏疽截肢术等，属抗菌药物治疗性应用，不属预防应用范畴。

3. 预防用药的选择 主要根据引起术后感染部位最可能的病原菌种类而定，药物必须：①疗效肯定；②不良反应少；③给药方便；④价格低。绝大多数的手术属清洁手术，病原菌多为金黄色葡萄球菌和表皮葡萄球菌。常用的预防药物为第一代头孢菌素，尤以头孢唑林的应用为最普遍，第二代头孢菌素如头孢呋辛也可采用。腹部和盆腔手术中侵犯的细菌除肠道需氧革兰氏阴性菌外，尚可有脆弱拟杆菌等厌氧菌，可采用哌拉西林（或庆大霉素）加用甲硝唑（或克林霉素）。耐甲氧西林葡萄球菌感染检出率高的机构可选用万古霉素或去甲万古霉素。其他较常用的预防用药有：青霉素、阿莫西林、氨苄西林（表1-5-3）。

4. 外科预防用药的方法 预防用药的目的是使手术开始暴露伤口时，局部组织中已存在有效浓度的抗菌药，足以杀灭手术过程中侵入伤口的细菌。据Classen等的研究结果，手术部位感染率与预防用药的时间密切相关，给药时间离手术开始的时间越长，手术部位感染的发生率越高。目前认为静脉用抗菌药物应于手术前30～60分钟给予，万古霉素或氟喹诺酮类等由于需输注较长时间，应在手术前2小时开始给药。口服给药者在手术前2小时给予（择期结肠手术者除外）。抗菌药物的有效覆盖时间应包括整个手术过程和手术结束后4小时。对手术时间较短（2小时以内）的清洁手术可于术前用药一次即可；手术时间＞3小时者约每3小时用药1次，术后再用药1次。

5. 应用抗菌药物预防外科手术后感染可获一定效果，但决不能替代严格细致的手术操作。手术中应遵循严格消毒措施，掌握无菌和精细的操作技术，减少组织损伤及出血等，对于防止和减少术后感染具有重要作用。

6. 手术后感染的病原菌除存在手术环境、空气及手术器械敷料等外，还可能来自医护人员的鼻部带菌，患者自身鼻腔、皮肤等处，故除上述全身性预防用药外，亦可采用局部用药，如莫匹罗星软膏鼻腔涂抹以消除鼻腔葡萄球菌带菌者，或各种含药搽剂或霜剂用以消除皮肤菌群等。

（四）手术患者抗菌药物的预防应用

1. 头和颈部手术 口咽部常有草绿色链球菌及某些厌氧菌寄殖，头颈部手术若需切开口咽黏膜或有口咽部伤口以及瓣片关闭或下颌重建者，病原菌多为葡萄球菌属、链球菌属和厌氧菌。预防用药可采用头孢唑林术前2g单剂静脉推注或克林霉素600~900mg单剂静脉滴注＋庆大霉素1.5mg/kg单剂静脉滴注。若颈部手术不经口咽部黏膜，无污染者不需预防用药。

2. 心血管手术 有预防用药指征者①腹主动脉重建；②腿部手术切口涉及会阴部者；③人工组织或异物植入术；④下肢缺血截肢手术；⑤心脏手术；⑥放置永久性起搏器。心脏手术时间较长，术后并发感染者较多，常用头孢唑林1g术前单剂静脉推注或1g每8小时静脉滴注共1~2天。儿童剂量酌减。周围血管手术和永久性起搏器植入可于术前肌内注射头孢唑林1g单剂。对头孢菌素类过敏者改用克林霉素300mg，耐甲氧西林葡萄球菌感染发生率高的地区或医院可改用万古（或去甲万古）霉素，但据文献荟萃分析结果未能提示应用万古霉素作为心血管手术预防用药优于 β- 内酰胺类。对鼻部培养金黄色葡萄球菌阳性者可于手术前晚、手术当天鼻腔内涂莫匹罗星软膏，一日 2 次，共 5 天。与以往不用抗生素者相比，1 850 例患者鼻腔内应用莫匹罗星可降低术后胸骨金黄色葡萄球菌的感染率，但也有报道仅能降低鼻腔内金黄色葡萄球菌的带菌率。心导管检查一般不需预防应用抗菌药物。

3. 胃、十二指肠手术 除胃酸分泌和胃蠕动失常外，上消化道手术后感染发生率较低，故预防用药仅适用于高危患者，包括肥胖、幽门梗阻、胃酸分泌少、胃蠕动缓慢的患者。可选的药物为头孢唑林 1g 或头孢呋辛 1.5g 或头孢噻肟 1g 单剂肌内注射或静脉滴注。部分患者亦可于 12 小时后再用 1 次。

4. 胆管手术 预防用药指征主要为高危患者，如年龄超过 70 岁，以往有胆管手术史、胆总管结石、急性胆囊炎，进行胆管 - 小肠吻合术者。感染主要由肠杆菌科细菌、链球菌属引起，偶亦可为沙雷菌属、假单胞菌属和厌氧菌等。术前应用头孢唑林 1g 单剂静脉滴注，或头孢呋辛 1.5g 肌内注射或静脉滴注。根据病情伴有胆囊或胆管感染者，可于手术后采用相应抗菌药物治疗。

5. 腹部穿刺伤需紧急手术 病原菌主要为大肠埃希菌、脆弱拟杆菌等。术前用哌拉西林 2g 静脉滴注（或庆大霉素 80mg 静脉滴注）加甲硝唑 0.5g 静脉滴注；如有肠穿孔，术后同量，每 8 小时 1 次，连用 2~5 天。

6. 阑尾手术 单纯阑尾炎而无穿孔者是否需预防用药，目前意见尚不一致。有穿孔或阑尾呈坏疽型者，可能继发弥漫性或局限性腹膜炎。因此，预防用药实际上即是治疗措施。可于术前用头孢唑林 1g（或氨苄西林 2g、哌拉西林 2g）加甲硝唑 0.5g 静脉滴注，术后同量，每 8 小时 1 次，继续用药 4~5 天，也可选用克林霉素 600mg 每 6 小时 1 次加庆大霉素 1.5mg/kg 每 8 小时 1 次静脉滴注，疗程均为 5 天以上。

7. 结肠、直肠手术择期手术 成人新霉素 1g+ 甲硝唑 0.5~1g 术前 19 小时、18 小时、9 小时口服，或新霉素 1~2g+ 甲硝唑 2g 术前 13 小时、9 小时口服。急诊手术：术前成人头孢唑林 1g+ 甲硝唑 0.5~1g 静脉滴注；β- 内酰胺类过敏者，克林霉素 600~900mg+ 庆大霉素 1.5mg/kg 静脉滴注。

8. 乳房手术、疝修补术 术前 30 分钟给予头孢唑林 1~2g 或头孢呋辛 1.5g 静脉滴注，但疝修补术主要限于人工材料补片者，据文献报道，抗生素的预防应用未能提供对疝择期手术有效预防感染的确切依据。

9. 泌尿外科手术或操作 ①对于术前无菌尿症患者，在进行膀胱镜和膀胱造影时不推荐应用抗生素作为预防用药；②术前有菌尿症者，应给予头孢唑林 1g 静脉滴注，每 8 小时 1 次，共 3 次，继以呋喃妥因口服，直至拔除导尿管或疗程 10 天；③经直肠前列腺活检：应在术前 12 小时给予环丙沙星 500mg 口服，第一剂量后 12 小时重复 1 次，在低危患者术前 0.5~1 小时也可给予左氧氟沙星 500mg。但需注意国内报道泌尿道最常见的定植菌大肠埃希菌对氟喹诺酮类耐药率高，需根据当地情况选择预防用药。据荟萃分析结果显示，抗菌药物的预防应用可降低经直肠前列腺切除术后的菌尿症和血流感染的发生率。此外，尿路结石而无尿路感染者，应尽量避免导尿，尤其留置导尿管。术前有菌尿症者，手术前应使尿培养转阴或至少手术开始前已应用抗菌药物治疗。尿路结石经保守治疗无效而需手术者，应根据病原菌药敏选用抗菌药物，一般多采用哌拉西林、氨苄西林 - 舒巴坦，成人患者也可选用氟喹诺酮类药物（如环丙沙星、左氧氟沙星等）。

10. 骨科手术 人工关节置换或开放性骨折清创术后感染可能的病原菌为葡萄球菌属、产气荚膜梭菌等，预防应用抗生素的方案为：①髋关节成形术或脊柱融合术：药物选择同心脏手术，术前可选择头孢唑林或头孢呋辛。②除髋关节以外的全关节置换术：术前头孢唑林 1~2g，术后加用 1 剂。对 β- 内酰胺类抗生素过敏者，术前万古霉素 1.0g 或去甲万古霉素 0.8g 静脉滴注，或术前克林霉素 600~900mg 静脉滴注，术后不再用药，或重复以上剂量，在术后 24 小时内停用。③闭合性骨折切开复位：可给予头孢曲松 2g，单剂肌内注射或静脉滴注。有文献报道治疗组和安慰组相比，创伤的感染率自 8.3% 下降至 3.6%。此外，气性坏疽的预防，如战伤、复杂外伤、下肢截肢等后易引起由产气荚膜梭菌所致的气性坏疽，一般于术前用青霉素 80 万 U 静脉滴注，术后同量，每 6 小时 1 次，连用 5 天，肌内注射或静脉滴注。对青霉素过敏者改用克林霉素 600mg 或甲硝唑 0.5g，每 8 小时 1 次，静脉滴注或口服（术后），疗程 5 天。

11. 经阴道子宫切除及剖宫产　①经阴道子宫切除后，可发生大肠埃希菌、脆弱拟杆菌、消化球菌、肠球菌属等细菌的继发感染或混合感染，故术前 30 分钟可给予头孢唑林 1~2g 或头孢呋辛 1.5g 或头孢西丁 1~2g 静脉滴注，手术时间长者手术过程中每 4~8 小时重复给药。有文献报道可选用头孢替坦 1~2g 静脉滴注，其疗效优于头孢唑林。②羊膜早破或产程活跃的剖宫产术，于夹住脐带后给予头孢唑林 1~2g 静脉滴注，如羊膜破裂时间较长，可每 8 小时给予同量，再用 2~3 剂，据报道可减少择期手术和急诊剖宫产术后子宫内膜炎和伤口感染，但使用单剂和多剂的疗效则相仿。③人工流产术：妊娠初 3 个月人工流产术前，仅在有盆腔炎病史、淋病或有多个性伴侣者的高危患者中用抗生素预防，可给予青霉素 200 万 U 静脉滴注或多西环素 300mg 口服，妊娠 4 ~ 6 个月者用头孢唑林 1g 静脉滴注。

12. 人或动物咬伤　人或动物咬伤病原菌有多种，扩创术前后可用青霉素 100 万 U 静脉滴注或哌拉西林 2g 静脉滴注，每 6 小时 1 次，共 4 次，按伤口情况并可加用庆大霉素 80mg 静脉滴注，每 8 小时 1 次，共 3 次。

13. 脑外科手术　①清洁颅内手术：无植入物者，术后感染发生率不高，但一旦发生后果严重，病原菌主要为皮肤革兰氏阳性细菌，因此多数学者仍主张术前开始应用头孢唑林 1g 单剂静脉滴注，耐甲氧西林葡萄球菌发生率高的地区可改用万古霉素（或去甲万古霉素），单剂静脉滴注。但 215 例回顾性文献资料显示抗生素预防应用不能降低医用装置感染的发生率。②清洁 - 污染手术：经鼻窦、鼻及口咽部手术的成人患者可于术前给予克林霉素 900mg 单剂，或阿莫西林 - 克拉维酸 1.2g，或头孢呋辛 1.5g 加甲硝唑 0.5g 静脉滴注。③脑室分流术：可有葡萄球菌属（表皮葡萄球菌为主）、类白喉棒状杆菌等感染，术前可用头孢唑林 1~2g 静脉滴注 1 次，也可选用万古霉素（或去甲万古霉素）单剂静脉滴注。

14. 感染性心内膜炎的预防　风湿性心脏病、先天性心脏病、人工心瓣膜、心脏移植后瓣膜病变和以往有感染性心内膜炎病史等患者，进行口腔、呼吸道、胃肠道等手术或操作时，宜采用适当抗菌药物以防止感染性心内膜炎的发生。常见病原菌为草绿色链球菌和肠球菌属，偶可为大肠埃希菌、变形杆菌属、假单胞菌属等。口腔或呼吸道手术前可采用阿莫西林，成人剂量 2g，儿童 50mg/kg，术前 1 小时口服；或氨苄西林，成人 2g，儿童 50mg/kg，术前 30 分钟内肌内注射或静脉滴注。青霉素过敏患者改用克林霉素，成人 600mg，儿童 20mg/kg，术前 1 小时口服或术前 30 分钟内静脉滴注；或阿奇霉素成人 500mg，儿童 15mg/kg，术前 1 小时口服，过去无青霉素过敏性休克史的患者，亦可换用头孢唑林，成人 1g，儿童 25mg/kg，术前 30 分钟内静脉滴注。进行泌尿生殖道或胃肠道手术的成人患者宜用氨苄西林 2g 肌内注射或静脉滴注，联合庆大霉素 1.5mg/kg（不超过 120mg）静脉滴注，于术前 30 分钟内给药，6 小时后成人再用阿莫西林 1g 口服。儿童用氨苄西林 50mg/kg（不超过 2g）肌内注射或静脉滴注，联合庆大霉素 1.5mg/kg 静脉滴注，术前 30 分钟内给药；6 小时后给予氨苄西林 25mg/kg，肌内注射或静脉滴注，或阿莫西林 25mg/kg 口服。青霉素过敏患者，上述给药方案中可用万古霉素或去甲万古霉素替代青霉素类，万古霉素，成人 1g，儿童 20mg/kg；去甲万古霉素，成人 0.8g，儿童 20mg/kg，静脉滴注 1~2 小时。手术导致感染危险性小的患者，预防用药方案中可免用庆大霉素（表 1-5-3）。

表 1-5-3　手术患者抗菌药物的预防应用*

预防对象、手术	抗菌药物	预防方案
头和颈部手术 　手术经口、咽部黏膜者	头孢唑林、克林霉素 + 庆大霉素	头孢唑林术前 2g 单剂静脉滴注，或克林霉素 600~900mg 单剂静脉滴注 + 庆大霉素 1.5mg/kg 单剂静脉滴注
心血管手术 心脏手术 　假体或异物置入术 　腹主动脉重建术 　缺血性下肢截肢术 　经腹股沟切口的下肢手术 　安装永久性心脏起搏器	头孢唑林或头孢呋辛，MRSA 检出率高的医院也可用万古霉素或去甲万古霉素	头孢唑林术前 1g 静脉滴注，继 1g 每 8 小时 1 次，1~2 天，或头孢呋辛 1.5g 单剂，或 1.5g 每 12 小时 1 次，共 4 次。在耐甲氧西林金黄色葡萄球菌（MRSA）检出率高的医院也可用万古霉素 1g，去甲万古霉素 0.8g，单剂静脉滴注，但手术切口如涉及腹股沟者，需加用头孢唑林
胸部手术（食管、肺）	头孢唑林	头孢唑林成人 1g，儿童 25mg/kg，术前 1 小时静脉滴注
胃、十二指肠术，包括经皮内镜胃造口术（限高危患者，见注），胆道手术包括经腹腔镜胆囊切除（限高危患者，见注）*	头孢唑林、头孢呋辛或头孢噻肟	术前头孢唑林 1g 静脉滴注或头孢呋辛 1.5g 或头孢噻肟 1g 静脉滴注
结肠、直肠、阑尾手术	择期手术 新霉素 + 甲硝唑	成人新霉素 1g+ 甲硝唑 0.5~1g 术前 19 小时、18 小时、9 小时口服或新霉素 1~2g+ 甲硝唑 2g 术前 13 小时、9 小时口服
	急诊手术 头孢唑林 + 甲硝唑，克林霉素 + 庆大霉素	术前成人头孢唑林 1g+ 甲硝唑 0.5~1g 静脉滴注；β- 内酰胺类过敏者，克林霉素 600~900mg+ 庆大霉素 1.5mg/kg 静脉滴注
乳房手术、疝气手术	头孢唑林或头孢呋辛	头孢唑林 1~2g 或头孢呋辛 1.5g 术前 30 分钟静脉滴注
妇产科手术 　经阴道或经腹腔子宫切除术	头孢唑林或头孢呋辛或头孢西丁	术前 30 分钟头孢唑林 1~2g 或头孢呋辛 1.5g 或头孢西丁 1~2g 静脉滴注，手术时间长者手术过程中每 4~8 小时重复给药
羊膜早破或产程活跃的剖宫产术	头孢唑林	夹住婴儿脐带后，立即给予头孢唑林 1~2g 静脉滴注
人工流产**	青霉素、多西环素、头孢唑林	妊娠初 3 个月时高危患者，青霉素 200 万 U 静脉滴注或多西环素 300mg 口服，妊娠 4~6 个月头孢唑林 1g 静脉滴注

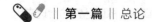
续表

预防对象、手术	抗菌药物	预防方案
泌尿外科手术		
术前有菌尿症者	头孢唑林、呋喃妥因	头孢唑林 1g 静脉推注，每 8 小时 1 次，共 3 次，围术期继以呋喃妥因口服，直至拔除导尿管
经直肠前列腺活检	环丙沙星、左氧氟沙星	术前 12 小时环丙沙星 500mg 口服，第一剂量后 12 小时重复 1 次，在低危患者术前 0.5 ～ 1 小时也可给予左氧氟沙星 500mg 口服
腹膜透析管置入	万古霉素	置入前 12 小时，万古霉素 1g 单剂静脉滴注
骨关节手术		
髋或膝关节成形术	头孢唑林或头孢呋辛，或万古霉素、去甲万古霉素或克林霉素	术前头孢唑林 1 ～ 2g 静脉滴注或头孢呋辛 1.5g 静脉滴注。对 β- 内酰胺类抗生素过敏者，术前万古霉素 1.0g 或去甲万古霉素 0.8g 静脉滴注或术前克林霉素 600 ～ 900mg 静脉滴注，术后不再用药，或重复以上剂量，在术后 24 小时停用
神经外科手术		
清洁手术无植入物，如开颅手术	头孢唑林、万古霉素、去甲万古霉素	术前头孢唑林 1.0g 静脉滴注，MRSA 发生率高的场所术前万古霉素 1.0g 或去甲万古霉素 0.8g 静脉滴注
清洁 - 污染手术(经窦、鼻、口咽部手术)	克林霉素、头孢呋辛 + 甲硝唑	成人术前克林霉素 900mg 静脉滴注，或头孢呋辛 1.5g + 甲硝唑 0.5g 静脉滴注

注：*胃、十二指肠手术高危患者：肥胖、幽门梗阻、胃酸减少、胃肠蠕动减缓；

胆道手术高危患者：> 70 岁、急性胆囊炎、胆囊无功能、梗阻性黄疸或胆总管结石。

**高危人群包括：有盆腔炎病史、淋病或有多个性伴侣者。

（五）预防用药并无效果，相反可能引起耐药菌感染的一些情况

这些情况在临床上相当多见。多数学者认为，许多病毒性疾病、昏迷、休克、心力衰竭、肾病综合征、肺囊性纤维病、免疫缺陷者、应用免疫抑制剂、不伴发热的血液病等患者的预防用药有害无益，不仅不能获得预期效果，反可招致耐药菌的继发感染，并增加不良反应。

总之，预防应用抗菌药物的指征远较治疗用药者为少，但用量却占较大比例，因此采用前必须慎重考虑和注意下列问题：①患者是否必须采用，是否应用后有发生耐药菌感染的可能；②应用的抗菌药物针对哪几种病原菌，这些病原菌对抗菌药敏感性又如何；③预防用药的时间越短越好，风湿热、结核病等系例外；④短程预防应用的抗菌药物最好是杀菌剂，其不良反应必须很少或轻微；⑤如患者的免疫缺陷短期内不可逆，或其基础病不易治愈，则预防用药应尽可能少用或不用，可于感染征兆出现时即作培养等各种病原菌的检测（培养阳性时测定其药敏），尽早给予足量抗菌药经验治疗。

第三节 抗菌药物的治疗性应用

（一）诊断为病原微生物（主要为细菌）感染者，方有指征应用抗菌药物

临床上的发热并非均由感染所致，也包括非感染因素，如过敏反应、恶性肿瘤等，且感染性疾病中也并非均为细菌所引起，也包括立克次体、螺旋体、衣原体、支原体及某些病毒感染。多数抗菌药物主要对细菌性感染有效，同时抗菌药物无一不伴有不良反应，如青霉素类的过敏反应特别是过敏性休克，氨基糖苷类的耳、肾毒性，氯霉素的骨髓抑制作用等，严重者可导致患者死亡或残疾。因此抗菌药物的临床应用需要严格掌握用药指征；但如无明确用药指征或无医嘱而自行服药，或轻微感染而用毒性较强的药物，则必然弊大于利，甚至发生严重后果。

鉴于上述原因，抗菌药物的治疗性应用必须有明确的适应证，也需有较肯定的临床诊断，最好能有病原微生物的证实。临床上很多细菌性感染病系由固定菌种所引起，例如丹毒、猩红热、立克次体病、伤寒、布鲁氏菌病、炭疽、鼠疫等，确立临床诊断后即可获知其病原，且这些病原微生物对某些抗菌药物常相当敏感。但也有一些疾病如肺炎、脑膜炎、血流感染、尿路感染等，其病原微生物有多种，而不同病原微生物的药敏往往有较大差别，因而用药不当在有临床经验者也在所难免。在有条件的医院中，对严重而危及生命的感染如血流感染、感染性心内膜炎、脑膜炎等，应尽一切努力找到病原微生物，并在应用抗菌药物前多次送检血培养（危重病例可每隔 1 小时采血 1 次，连续 3 次），取脑脊液或其他相应标本作涂片和培养，然后根据临床表现推断最可能的病原微生物给予经验治疗。分离出病原微生物后迅速检测其药敏，根据患者经验治疗后的反应和药敏结果调整用药。

详细的病史和体检对病原未查明的发热患者极为重要，患者的年龄、职业、家禽家畜接触史、工作环境、最近旅行史、结膜瘀点、皮肤病灶、心脏杂音，以及热型、热程等均有重要参考价值。发热患者与牛、羊、猪等家畜有密切接触，伴肝脾大、关节疼痛等应疑有布鲁氏菌病，取血送培养和凝集试验后即可开始四环素类和链霉素的治疗。发热患者而有皮肤、结膜瘀点及心脏杂音改变者应考虑感染性心内膜炎，在多次取血作培养后即可开始青霉素或氨苄西林联合链霉素或庆大霉素经验治疗。发热患者在皮革厂工作，暴露皮肤处有上盖焦痂的痈样病灶者，应拟诊炭疽而采用青霉素或环丙沙星。有疟区旅游史，近期内出现寒战、高热、大汗者，应疑及疟疾而予以氯喹或青蒿素。

有急性发热、脑膜刺激征及脑脊液中性粒细胞明显增多者，可拟诊为化脓性脑膜炎，如病原菌培养的结果尚未获知，或因已经用药而未能检出，则可根据患者年龄推测其可能的病原。若患者的年龄小于 1 个月，则最可能的病原常为大肠埃希菌、B 群溶血性链球菌等；1 个月以上 6 岁以下患儿的可能病原菌为肺炎链球菌、脑膜炎奈瑟菌、流感嗜血杆菌等；成人患者的可能病原菌为肺炎链球菌和脑膜炎奈瑟菌，流感嗜血杆菌少见；有脑脊液鼻溢或耳溢且经常复发者，则以肺炎链球菌脑膜炎最为可能。

血流感染绝大多数为一种病原菌所引起，细菌种类与患者年龄、原来健康状况、原发病灶、置入的医用装置和入侵途径均有密切关系，在培养未获得阳性结果前可据此推测病原菌的种类而给予治疗。原来健康者或其基础疾病可以根治者，发生血流感染时病原菌常为革兰氏阳性球菌，尤以金黄色葡萄球菌为多见，少数为革兰氏阴性杆菌如大肠埃希菌等。新生儿血流感染与羊水感染有关，常见者有金黄色葡萄球菌、表皮葡萄球菌、大肠埃希菌、B 群溶血性链球菌（国外多见）等。有免疫缺陷或基础疾病不易根治者，则病原微生物可为较少见的条件致病菌（革兰氏阴性杆菌占多数）、真菌、原虫等。金黄色葡萄球菌所致血流感染大多继发于皮肤感染或脓肿，但

也可为肺炎、骨髓炎、口咽部炎症等所引起。革兰氏阴性杆菌所引起的血流感染常继发于肠道感染、胆管感染、尿路感染等，尤其在肝硬化、糖尿病等患者，或经肠道手术、尿路器械操作等后发生。长期以静脉导管输液或补给营养，易发生金黄色葡萄球菌、表皮葡萄球菌或真菌性血流感染。烧伤后血流感染的致病菌多数为铜绿假单胞菌、金黄色葡萄球菌和鲍曼不动杆菌，与创面上或焦痂下的主要细菌基本一致。

肺炎的致病微生物常不易明确获知，痰液涂片和培养虽对诊断有帮助，但关键在于不易取得无唾液污染的合适标本（参阅"第三篇第二章呼吸系统感染"）。社区获得性肺炎患者特别是儿童及青壮年，其病原体主要为肺炎链球菌、流感嗜血杆菌、卡他莫拉菌、肺炎支原体等；在医院内发生者则病原菌为肺炎克雷伯菌、不动杆菌属、大肠埃希菌、铜绿假单胞菌、金黄色葡萄球菌等占较大比例。

尿路感染多数为革兰氏阴性杆菌所引起，其中大肠埃希菌最为常见，尤其是初发患者；其他尚可有肺炎克雷伯菌、肠杆菌属、肠球菌属、铜绿假单胞菌、腐生葡萄球菌、沙雷菌属等。

（二）常见病原微生物所致感染的抗菌药物选用

抗菌药物的选择应依据其体外抗菌活性、药动学参数、不良反应发生率、临床应用效果、细菌耐药性以及药物供应、价格等综合考虑，并需考虑患者年龄（如婴幼儿、老人）、孕妇、哺乳期妇女等以及患者的基础疾病和免疫功能等。以下简单介绍常见致病微生物所致感染的抗菌药物选用。

1. 葡萄球菌属感染 该菌在血流感染及伤口感染中常见，分别占20%~50%和17%~30%。葡萄球菌属中，金黄色葡萄球菌约占60%，凝固酶阴性葡萄球菌约占40%（无菌体液中分离）。金黄色葡萄球菌的致病性较强，可导致皮肤软组织感染、血流感染、心内膜炎、肺炎、脑膜炎、食物中毒、中毒性休克综合征等各种感染。凝固酶阴性葡萄球菌以表皮葡萄球菌感染最常见，其致病性较弱，但在人体抵抗力减弱时或在免疫缺陷者中亦可导致各种感染如血流感染（国内新生儿多见）、心内膜炎（人工瓣膜装置术后）、尿路感染等。腐生葡萄球菌主要引起尿路感染，以膀胱炎为多见。

金黄色葡萄球菌易对各种抗菌药物产生耐药性，对青霉素耐药者已达90%以上，则与细菌产生青霉素酶有关，此酶可破坏如氨苄西林、阿莫西林等青霉素类，仅甲氧西林及异噁唑类青霉素如苯唑西林、氯唑西林等及头孢菌素类对此酶稳定。此种由质粒转导的耐药性可以传代，并经噬菌体转导将耐药的耐药基因传递给敏感菌。此外，金黄色葡萄球菌尚可产生破坏氯霉素、四环素类、红霉素、氨基糖苷类的灭活酶。

耐甲氧西林金黄色葡萄球菌（MRSA）是青霉素结合蛋白的结构改变所致。MRSA对各种青霉素类和β-内酰胺类均呈耐药，但对万古霉素、替考拉宁、利奈唑胺、利福平、磷霉素、夫西地酸等仍敏感或多数敏感。近年来，耐药金黄色葡萄球菌（MRSA）的检出率呈逐年下降的趋势，据中国细菌CHINET监测资料结果显示，2005年MRSA约占金黄色葡萄球菌总数的70.6%，此后逐年下降，至2015年的42%。近年来，许多国家发现万古霉素不敏感株（VISA或hVISA），少数国家已报道耐万古霉素的金黄色葡萄球菌，给临床治疗带来很大的难题。我国目前尚未发现耐万古霉素金黄色葡萄球菌感染的报道，但有文献报道万古霉素对金黄色葡萄球菌的MIC有逐渐上升趋势，此现象需引起临床广泛重视。目前甲氧西林耐药株的检测可采用头孢西丁纸片法。此外，20世纪90年代有社区MRSA（CA-MRSA）感染暴发流行的报道，CA-MRSA引起皮肤软组织感染最为常见，但也可导致肺炎、坏死性筋膜炎、化脓性肌炎、血流感染等严重感染。

甲氧西林敏感葡萄球菌感染的治疗宜采用耐青霉素酶的半合成青霉素类如苯唑西林、氯唑西林等，也可采用第一代或第二代头孢菌素，某些严重感染可与其他药物联合应用。MRSA 感染可依病情严重程度，采用万古霉素或去甲万古霉素、替考拉宁、利奈唑胺、达托霉素、阿米卡星、利福平、磷霉素、夫西地酸等药物，但后四者主要用于联合应用，若与氨基糖苷类联合应用时需密切随访肾功能。

2. 链球菌属感染 链球菌属中的常见病原菌有 A 群溶血性链球菌（化脓链球菌）、肺炎链球菌、草绿色链球菌、B 群溶血性链球菌（无乳链球菌）等。A 群溶血性链球菌和肺炎链球菌的致病性较强，前者可引起蜂窝织炎、丹毒、猩红热、扁桃体炎、产褥热、血流感染、肺炎等，后者是社区获得性肺炎的主要病原菌，也是儿童和成人细菌性脑膜炎的重要病原之一。

B 群溶血性链球菌感染多见于新生儿，初期表现为暴发性血流感染，较晚发病的多为化脓性脑膜炎，成人如经过产科操作的青年妇女或老年人有慢性疾病者也可获得感染。草绿色链球菌为人口腔正常寄殖菌，主要在有风湿性心脏病、先天性心脏病等自身瓣膜者中导致感染性心内膜炎。

我国化脓性链球菌和无乳链球菌等溶血性链球菌对青霉素仍高度敏感，但体外药敏结果显示，对大环内酯类、克林霉素耐药率已高达 70%～80%，治疗上述细菌所致的各种感染，首选青霉素，青霉素过敏者可选用头孢菌素类（无青霉素过敏性休克者）或其他敏感抗菌药。若为感染性心内膜炎，为了更有效地杀灭心内膜赘生物中的草绿色链球菌，青霉素宜与庆大霉素或链霉素合用。如疗效不理想，宜即改用万古霉素，也可选用第一代头孢菌素如头孢唑林联合氨基糖苷类，但需注意监测肾功能。近年来，在世界各地肺炎链球菌对青霉素耐药率逐年上升，国内报道儿童中青霉素不敏感株（PISP 和 PRSP）检出率为 31%（2008 年 CLSI 标准），对大环内酯类的耐药率可达 80% 以上，并出现少数对第三代头孢菌素耐药的菌株。治疗青霉素敏感或中度敏感株引起的感染，仍首选青霉素，但对后者需用大剂量青霉素或改用氟喹诺酮类，儿童患者宜选用头孢曲松或头孢噻肟；对青霉素耐药株所致感染则选用头孢曲松或头孢噻肟。

3. 肠球菌属感染 本属菌种以粪肠球菌和屎肠球菌为主，以粪肠球菌较多见，近年来屎肠球菌的检出率有所增加。该菌属主要引起尿路感染、腹腔感染，也可引起心内膜炎、血流感染等，肠球菌属对头孢菌素类和多种抗菌药物天然耐药，对氨苄西林、青霉素具相当敏感性，与庆大霉素、链霉素合用时对大多数菌株具协同杀菌作用；临床上应用于心内膜炎、血流感染等也可获得相当满意的疗效。但近年来肠球菌属对庆大霉素、链霉素的耐药率逐渐增多，因此疗效不显著时可改用万古霉素。肠球菌属所致的尿路感染可依药敏试验结果选用呋喃妥因（适用于膀胱炎）、氨苄西林、哌拉西林、氟喹诺酮类、红霉素。现已有耐万古霉素的菌株出现，据国内细菌耐药监测资料，耐万古霉素肠球菌属的检出率 < 5%，其中大多为屎肠球菌。

4. 奈瑟菌属感染 临床重要菌种有淋病奈瑟菌、脑膜炎奈瑟菌。淋病奈瑟菌主要引起淋病，脑膜炎奈瑟菌则可引起化脓性脑膜炎和血流感染、关节炎等。淋病近年在国内渐见增多，并已出现耐青霉素菌株（产青霉素酶淋病奈瑟菌，PPNG），治疗本病目前虽仍可用青霉素，但已有被头孢曲松（小剂量 1 次肌内注射）、口服第三代头孢菌素（头孢克肟、头孢泊肟等）、大观霉素等取代的趋势。后数者对 PPNG 所致者同样有效。

脑膜炎奈瑟菌对青霉素和氨苄西林均高度敏感，耐药者少见。治疗该菌所致脑膜炎和血流感染均需应用较大剂量。磺胺嘧啶在脑膜有或无炎症时均有相当量进入脑脊液中，对敏感株所致者也可考虑采用。头孢呋辛和第三代头孢菌素中的头孢曲松、头孢噻肟，在脑膜有炎症时进入脑组织和脑脊液中的浓度可达有效水平，也可选用，特别在病原未查明的脑膜炎患者。

5. 嗜血杆菌属感染 嗜血杆菌属中以流感嗜血杆菌最为多见，其他尚有副流感嗜血杆菌、杜克雷嗜血杆菌等。流感嗜血杆菌常引起儿童患者的呼吸道感染如会咽炎、支气管周围炎、肺炎等。国外流感嗜血杆菌（特别是 B 组）因产生 β- 内酰胺酶而对氨苄西林耐药者已占相当比例，在国内耐药率也有上升趋势，据 2015 年 CHINET 耐药监测资料显示，耐药菌约占 49%（儿童分离菌）及 35%（成人）。治疗流感嗜血杆菌（不产酶株）感染首选药物为氨苄西林，耐药时可选用第二代或第三代头孢菌素如头孢曲松、头孢噻肟。国外普遍推行流感嗜血杆菌疫苗接种，故该菌引起的小儿脑膜炎现已少见。阿莫西林 - 克拉维酸可用于流感嗜血杆菌会咽炎。

杜克雷嗜血杆菌可引起软下疳，系一种性病。首选药物为阿奇霉素，或头孢曲松，也可选用红霉素或环丙沙星。

6. 埃希菌属感染　主要菌种为大肠埃希菌，系肠道正常寄殖菌。当人体抵抗力减低，进行结肠手术或肠道黏膜屏障受损时细菌可侵入血液循环、肠道外组织或器官而引起血流感染、尿路感染、胆道感染、腹膜炎、脑膜炎、肺炎等。此外，大肠埃希菌的某些血清型（依 "O" 和 "H" 抗原分型）可产生耐热或不耐热的肠毒素，黏附或侵入肠黏膜而引起婴儿腹泻、旅游者腹泻、血便、痢疾样脓血便等，主要有产毒素性大肠埃希菌（ETEC）、致病性大肠埃希菌（EPEC）、侵袭性大肠埃希菌（EIEC）、肠出血性大肠埃希菌（EHEC）和肠黏附性大肠埃希菌（EAEC）。

不同菌株对抗菌药物的敏感性有较大差别，据国内报道大肠埃希菌对喹诺酮类的耐药率可达 50% 以上，产 ESBLs 菌株的耐药率可达 60% 以上，因此选用药物应依据药敏结果。在未获知结果前宜按感染部位和严重程度用药。如为尿路和肠道感染，可口服呋喃妥因、磷霉素、SMZ-TMP、喹诺酮类（氧氟沙星、左氧氟沙星等）、头孢拉定、头孢呋辛酯等。尿路和肠道以外的中等度感染，可单用哌拉西林、氟喹诺酮类等。严重感染如化脓性胆管感染、腹膜炎、脑膜炎等则宜采用头孢他啶、头孢曲松、头孢噻肟、头孢吡肟、哌拉西林 - 他唑巴坦、头孢哌酮 - 舒巴坦等，并可考虑与氨基糖苷类合用。

7. 克雷伯菌属感染　克雷伯菌属中可引起人体致病者有肺炎克雷伯菌、硬鼻结克雷伯菌、产酸克雷伯菌等，以肺炎克雷伯菌最为多见，约占克雷伯菌属细菌的 95%，可引起肺炎、血流感染、尿路感染、脑膜炎等，易发生在有基础疾病或免疫缺陷的患者，特别是老年人。

肺炎克雷伯菌对第三代头孢菌素及阿米卡星常呈现敏感，氟喹诺酮类对肺炎克雷伯菌也具较好抗菌活性。治疗尿路感染及轻、中度感染可选用庆大霉素、氟喹诺酮类等。但据细菌耐药监测资料显示，目前肺炎克雷伯菌对上述药物的耐药性上升，尤其是产 ESBLs 菌株的检出率接近 30%（2015 年 CHINET 数据为 27.4%），由于产碳青霉烯酶的肺炎克雷伯菌 ESBL 检测呈假阴性，实际 ESBLs 产生率高于检出率，因此处理肺炎克雷伯菌严重感染如血流感染、脑膜炎、肺炎等时宜合用第三代头孢菌素类和氨基糖苷类。若为产 ESBLs 株感染，需按药敏结果选用碳青霉烯类（厄他培南、亚胺培南、美罗培南等），也可选用头霉素类（如头孢美唑）。近年来出现对碳青霉烯类耐药肠杆菌科细菌（CRE）并呈快速上升趋势，CRE 主要发生于克雷伯菌属，其检出率约为 14%，CRE 常呈广泛耐药，除对多黏菌素、替加环素敏感外，对几乎其他所有测试的抗菌药耐药，其所致感染病死率高。对 CRE 感染，需选用多黏菌素、替加环素，与其他药物如氨基糖苷类、磷霉素等联合，对于碳青霉烯类 MIC 低于 8mg/L 的 CRE 感染，也可联合大剂量碳青霉烯类治疗。

8. 假单胞菌属感染　假单胞菌属中有铜绿假单胞菌、荧光假单胞菌、恶臭假单胞菌等，均为条件致病菌，其中以铜绿假单胞菌最为多见，约占非发酵菌的 40%。可引起尿路感染、烧伤创面及压疮感染、血流感染、肺部感染、脑膜炎等。对铜绿假单胞菌有效的药物有哌拉西林、头孢他啶、头孢哌酮、哌拉西林 - 他唑巴坦、头孢哌酮 - 舒巴坦、氨基糖苷类、氟喹诺酮类、氨曲南、亚胺培南、美罗培南、多黏菌素 B、阿洛西林、美洛西林、磷霉素等，可按感染部位、病情轻重、药物供应情况、药敏试验结果等选用。尿路感染可用左氧氟沙星口服。近年来铜绿假单胞菌对上述抗菌药物的耐药率上升不明显，多为 20%～30%，广泛耐药菌（XDR）的检出率

< 2%，对于该菌所致的严重感染者需用具有抗铜绿假单胞菌的 β- 内酰胺类（头孢他啶、头孢哌酮 - 舒巴坦、哌拉西林 - 他唑巴坦）或碳青霉烯类联合氨基糖苷类。

9. 不动杆菌属感染 不动杆菌属包括鲍曼不动杆菌、洛菲不动杆菌等，国内以前者多见，该菌以医院内感染多见，主要引起下呼吸道感染、腹腔感染、尿路感染、脑外科手术后颅内感染等。近年来该菌对常用抗菌药物的耐药性增加，对多数抗菌药包括碳青霉烯类的耐药率均在 50% 以上，对绝大多数抗菌药耐药的广泛耐药菌株检出率约 20%。近期体外药敏资料显示，该菌对下述抗菌药的耐药率相对较低：对头孢哌酮 - 舒巴坦及米诺环素的耐药率分别为 33% ~ 39% 及 42% ~ 50%，对替加环素及多黏菌素的耐药率低于 10%。治疗该菌引起的感染可根据药敏结果选用头孢他啶、氨苄西林 - 舒巴坦、头孢哌酮 - 舒巴坦、碳青霉烯类、氨基糖苷类、左氧氟沙星或环丙沙星等，对于碳青霉烯类耐药株感染，尚可依据药敏结果选用替加环素、多黏菌素、头孢哌酮 - 舒巴坦或氨苄西林 - 舒巴坦等，且多需要联合用药。

10. 窄食单胞菌属感染 该菌属中具有临床意义的主要为嗜麦芽窄食单胞菌，约占不发酵糖细菌的第 3 位。嗜麦芽窄食单胞菌最常引起下呼吸道感染，亦可引起血流感染、尿路感染、心内膜炎等。该菌对头孢菌素类、碳青霉烯类天然耐药，SMZ-TMP、替卡西林 - 克拉维酸、头孢哌酮 - 舒巴坦、环丙沙星、米诺环素等对其有较好的抗菌活性，可根据病情和药敏结果选用。

11. 其他革兰氏阴性杆菌感染 沙雷菌属（黏质沙雷菌等）、肠杆菌属（产气肠杆菌、阴沟肠杆菌等）、变形杆菌属（奇异变形杆菌、普通变形杆菌等）、伯克霍尔德菌、金黄杆菌属等均是引起医院感染的条件致病菌，可引起尿路感染、血流感染、肺部感染等。除奇异变形杆菌外，上述细菌耐药程度均较高，可采用氨基糖苷类（庆大霉素、阿米卡星等）、第三代头孢菌素（头孢他啶、头孢噻肟等）、氟喹诺酮类（口服制剂用于尿路感染、轻至中度感染等）等。奇异变形杆菌感染可选用哌拉西林、头孢呋辛等。下尿路感染宜先采用口服抗菌药物。

12. 拟杆菌属感染 拟杆菌属中除脆弱拟杆菌外，多数对青霉素敏感。脆弱拟杆菌为肠道寄殖的厌氧菌，在正常菌群中所占比例远超过大肠埃希菌；该菌也可寄殖于女性生殖道。腹腔感染和盆腔感染常为该菌与需氧革兰氏阴性杆菌的混合感染。治疗应采用甲硝唑、氯霉素、克林霉素等与抗革兰氏阴性菌药联合应用。拟杆菌属中的产黑素拟杆菌存在于口腔中，常与其他口腔厌氧菌和需氧菌共同引起吸入性肺炎、肺脓肿、肺坏疽等。

口咽部厌氧菌（包括产黑素拟杆菌）感染则以青霉素为首选，也可选用克林霉素、甲硝唑等。常见的牙周炎主要由口腔厌氧菌所引起，可口服甲硝唑、大环内酯类等。

艰难梭菌结肠炎近年来引起广泛重视，此与广谱抗生素应用密切相关，临床上检测到艰难梭菌毒素即可确诊，停用抗生素是最主要的治疗措施，此外可选用甲硝唑，治疗无效时可改用去甲万古霉素或万古霉素口服。见表 1-5-4。

表 1-5-4 主要细菌感染的抗菌药物选择

病原菌	首选	可选
金黄色葡萄球菌		
MSSA	苯唑西林、氯唑西林	头孢唑林、头孢克洛、氨苄西林 - 舒巴坦、克林霉素
MRSA	万古霉素、去甲万古霉素	替考拉宁、利奈唑胺、达托霉素、夫西地酸、磷霉素、利福平、SMZ-TMP（后四者用于联合治疗）

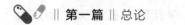

续表

病原菌	首选	可选
CA-MRSA		
轻、中度感染	SMZ-TMP 或多西环素,或利福平	克林霉素（D 试验阴性者）
严重感染	万古霉素或替考拉宁	利奈唑胺或达托霉素
凝固酶阴性葡萄球菌	万古霉素、去甲万古霉素	同上
肺炎链球菌		
青霉素敏感	青霉素	氨苄西林、阿莫西林
青霉素中介	大剂量青霉素、氨苄西林或阿莫西林(用于非脑膜感染)	左氧氟沙星、莫西沙星
青霉素耐药	头孢曲松、头孢噻肟、左氧氟沙星、莫西沙星	万古霉素
化脓性链球菌（A、C、G、F 群）	青霉素或青霉素 V（对严重 A 群菌感染,可加用克林霉素）	氨苄西林、阿莫西林、头孢唑林、红霉素、阿奇霉素、克拉霉素
无乳链球菌（B 群）	青霉素 + 庆大霉素	同上
草绿色链球菌（心内膜炎）	青霉素 + 庆大霉素	对青霉素过敏者用万古霉素（或去甲万古霉素）
粪肠球菌	系统感染:青霉素或氨苄西林 尿路感染（膀胱炎）:呋喃妥因、磷霉素	万古霉素（或去甲万古霉素）、氨苄西林 - 舒巴坦
屎肠球菌	万古霉素（或去甲万古霉素）、呋喃妥因或磷霉素（尿路感染）	利奈唑胺,严重感染可与氨苄西林或利福平或氟喹诺酮类或氯霉素联合
棒状杆菌 JK	万古霉素（或去甲万古霉素）	青霉素 + 庆大霉素（或阿米卡星）
白喉棒状杆菌	红霉素	克林霉素
单核细胞增生李斯特菌	氨苄西林	SMZ-TMP、红霉素
淋病奈瑟菌		
不产酶株	青霉素、头孢克肟、头孢泊肟	氨苄西林
产酶株	头孢曲松、大观霉素	氟喹诺酮类
脑膜炎奈瑟球菌	青霉素	头孢曲松、头孢呋辛、头孢噻肟
卡他莫拉菌	阿莫西林 - 克拉维酸、氨苄西林 - 舒巴坦	SMZ-TMP、红霉素、阿奇霉素、克拉霉素、头孢克洛、头孢丙烯等第二代头孢菌素
百日咳鲍特菌	红霉素	SMZ-TMP
布鲁氏菌属	链霉素（或庆大霉素）	多西环素 + 利福平 SMZ-TMP + 庆大霉素
嗜水气单胞菌	氟喹诺酮类	SMZ-TMP、头孢噻肟、头孢曲松
土拉弗朗西斯菌	庆大霉素或妥布霉素或链霉素	环丙沙星或多西环素
阴道加德纳菌	甲硝唑	克林霉素
流感嗜血杆菌		
非产酶株	氨苄西林、头孢呋辛	SMZ-TMP、氟喹诺酮类

病原菌	首选	可选
产酶株	阿莫西林 - 克拉维酸、氨苄西林 - 舒巴坦	头孢噻肟、头孢曲松
杜克雷嗜血杆菌	头孢曲松或阿奇霉素	红霉素、环丙沙星
鼠疫耶尔森菌	链霉素、庆大霉素	环丙沙星或多西环素
小肠结肠炎耶尔森菌	SMP-TMP 或氟喹诺酮类	头孢噻肟或头孢曲松、庆大霉素或阿米卡星
大肠埃希菌		
全身性感染	第三代或第四代头孢菌素 ± 氨基糖苷类	哌拉西林 - 他唑巴坦、头孢哌酮 - 舒巴坦、氟喹诺酮类 ± 氨基糖苷类
急性非复杂性下尿路感染	呋喃妥因、磷霉素口服	头孢氨苄、头孢拉定、头孢克洛、氟喹诺酮类、SMZ-TMP
上尿路感染	氨苄西林 - 舒巴坦、阿莫西林 - 克拉维酸	头孢唑林、头孢呋辛、第三代头孢菌素、氟喹诺酮类
克雷伯菌属	第三代或第四代头孢菌素	头孢哌酮 - 舒巴坦或哌拉西林 - 他唑巴坦或氟喹诺酮类 ± 氨基糖苷类、碳青霉烯类、多黏菌素类
柠檬酸杆菌属	第三代或第四代头孢菌素	头孢哌酮 - 舒巴坦或哌拉西林 - 他唑巴坦或氟喹诺酮类或亚胺培南、厄他培南、美罗培南等碳青酶烯类 ± 氨基糖苷类
变形杆菌属	头孢噻肟、头孢曲松、氨苄西林 - 舒巴坦	氟喹诺酮类、氨基糖苷类
肠杆菌属、哈夫尼亚菌	头孢吡肟或环丙沙星 ± 氨基糖苷类	头孢哌酮 - 舒巴坦或哌拉西林 - 他唑巴坦或亚胺培南、厄他培南、美罗培南等碳青霉烯类
摩根菌属	头孢噻肟、头孢曲松等第三代头孢菌素、阿米卡星	头孢哌酮 - 舒巴坦、哌拉西林 - 他唑巴坦
普罗威登斯菌	阿米卡星、氟喹诺酮类、第三代头孢菌素	哌拉西林 + 阿米卡星、碳青霉烯类
伤寒沙门菌	氟喹诺酮类、头孢曲松	氯霉素、阿莫西林、SMZ-TMP
志贺菌属	氟喹诺酮类或阿奇霉素	磷霉素、SMZ-TMP、呋喃唑酮
沙雷菌属	第三或四代头孢菌素、碳青霉烯类、氟喹诺酮类	氨曲南、庆大霉素、头孢哌酮 - 舒巴坦、哌拉西林 - 他唑巴坦
不动杆菌属	碳青霉烯类、氟喹诺酮类 + 阿米卡星	氨苄西林 - 舒巴坦、头孢哌酮 - 舒巴坦、米诺环素、多黏菌素类
铜绿假单胞菌	头孢吡肟、头孢他啶、碳青霉烯类、环丙沙星 + 氨基糖苷类 严重感染头孢吡肟或头孢他啶 + 妥布霉素	头孢哌酮 - 舒巴坦 ± 氨基糖苷类、哌拉西林 - 他唑巴坦、氨曲南±氨基糖苷类
嗜麦芽窄食单胞菌	SMZ-TMP、头孢哌酮 - 舒巴坦	替卡西林 - 克拉维酸、环丙沙星、米诺环素
洋葱伯克霍尔德菌	头孢他啶、美罗培南、哌拉西林 - 他唑巴坦	SMZ-TMP、米诺环素、SMZ-TMP+ 多西环素

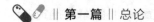

续表

病原菌	首选	可选
产碱杆菌属	头孢哌酮 - 舒巴坦、哌拉西林 - 他唑巴坦、亚胺培南、美罗培南	SMZ-TMP、哌拉西林、头孢他啶
空肠弯曲菌	红霉素	氟喹诺酮类
胎儿弯曲菌	庆大霉素	第三代头孢菌素
幽门螺杆菌	奥美拉唑 + 阿莫西林 + 克拉霉素	铋剂 + 四环素 + 甲硝唑 + 奥美拉唑
炭疽芽孢杆菌	环丙沙星、左氧氟沙星	多西环素
产气荚膜梭菌	青霉素 ± 克林霉素	多西环素
破伤风梭菌	青霉素、甲硝唑	多西环素
艰难梭菌	甲硝唑（口服）	万古霉素（或去甲万古霉素）口服（用于甲硝唑无效时）
拟杆菌属	甲硝唑	克林霉素、厄他培南、碳青霉烯类、替卡西林 - 克拉维酸、哌拉西林 - 他唑巴坦、阿莫西林 - 克拉维酸、氨苄西林 - 舒巴坦
厌氧链球菌属	青霉素	克拉霉素
军团菌属	氟喹诺酮类（左氧氟沙星、加替沙星、莫西沙星）或阿奇霉素、红霉素 ± 利福平	克拉霉素
立克次体属	多西环素	氯霉素、氟喹诺酮类
肺炎支原体	红霉素、阿奇霉素、克拉霉素、氟喹诺酮类	多西环素
肺炎衣原体	红霉素、多西环素	氟喹诺酮类
沙眼衣原体	多西环素、阿奇霉素	红霉素
以色列放线菌	氨苄西林、青霉素	多西环素、头孢曲松、克林霉素、红霉素
霍乱弧菌	多西环素、氟喹诺酮类	SMZ-TMP
星形诺卡菌	SMZ-TMP	米诺环素
布氏包柔体及其他包柔体	头孢曲松、头孢呋辛多西环素、阿莫西林	青霉素（大剂量）、头孢噻肟
回归热包柔体	多西环素	红霉素
钩端螺旋体	青霉素	多西环素
梅毒螺旋体	青霉素	红霉素、多西环素、四环素

　　如表 1-5-4 所示，结合临床实践，可以得出下列几点结论：①绝大多数感染用一种抗菌药物即可控制，不需采用二联或三联。②青霉素目前仍为治疗肺炎链球菌、溶血性链球菌、脑膜炎奈瑟球菌、除脆弱拟杆菌以外的各种厌氧菌、螺旋体等所致感染的首选或选用药物。③肠杆菌科细菌等革兰氏阴性菌对庆大霉素的耐药率明显高于阿米卡星。氨基糖苷类药物的临床应用主要局限于严重感染的住院患者，庆大霉素常与青霉素联合用于 B 群链球菌、草绿色链球菌、肠球菌属所致的血流感染、脑膜炎及自身瓣膜心内膜炎，阿米卡星常与 β- 内酰胺类药物联合用于治疗中至重度肠杆菌科细菌感染或铜绿假单胞菌感染。④埃希菌属（主要为大肠埃希菌）及肠杆菌属、沙雷菌属、普罗威登斯菌属、柠檬酸杆菌属等肠杆菌科细菌感染，因菌株间的敏感性差异较大，

宜首先按经验用药，再参照药敏结果予以调整。⑤铜绿假单胞菌感染可选用的抗菌药物有 β- 内酰胺类（头孢他啶、头孢吡肟、氨曲南、亚胺培南、哌拉西林、哌拉西林 - 他唑巴坦、头孢哌酮 - 舒巴坦、亚胺培南）、氟喹诺酮类（环丙沙星、左氧氟沙星等）、氨基糖苷类等，可根据感染部位和严重程度加以选用。严重感染患者需采用具有抗铜绿假单胞菌作用的 β- 内酰胺类或碳青霉烯类联合氨基糖苷类。⑥不动杆菌属感染宜选用氨苄西林 - 舒巴坦、头孢哌酮 - 舒巴坦或碳青霉烯类联合氨基糖苷类或多西环素，广泛耐药株感染宜选用碳青霉烯类联合多黏菌素类。⑦常见病原菌如金黄色葡萄球菌、大肠埃希菌、产气肠杆菌、普通变形杆菌、志贺菌属等对四环素和氯霉素大多高度耐药，溶血性链球菌、肺炎链球菌等对四环素耐药者也占一定比例，而氯霉素又具较大毒性，因此两者均不宜作为金黄色葡萄球菌、革兰氏阴性杆菌等感染包括肠道感染、尿路感染等的首选药物；但四环素和多西环素仍可用于立克次体病、布鲁氏菌病、弧菌属感染、衣原体属感染、支原体属感染、回归热、钩端螺旋体病、鼠咬热等，作为首选药、选用药或联合用药之一；氯霉素可作为治疗厌氧菌、沙门菌属、立克次体等感染的选用药物。⑧氟喹诺酮类对成人伤寒、伤寒带菌者等有相当疗效，宜优先选用，但不宜用于儿童及孕妇患者。⑨因绝大多数药物在尿中均能达到有效药物浓度，故尿路感染宜选用毒性较低、价格低廉的口服抗菌药物，如 SMZ-TMP、诺氟沙星以及第一代或第二代口服头孢菌素等。⑩如病原菌对广谱抗菌药物（第三代头孢菌素等）或窄谱药物（氨曲南等）同样敏感，为减少耐药株和二重感染的发生，宜尽先采用窄谱药物。

第四节 抗菌药物的联合应用

抗菌药物的联合应用始终是医务人员所关注的问题，但联合用药往往偏于滥用，导致不必要的浪费和不良反应增多，也增加了细菌的耐药性。临床上多数感染用一种抗菌药物即可获得控制，无联合用药的必要（参阅本章第三节抗菌药物的治疗性应用）。联合应用抗菌药物的目的主要在于获得协同作用，至少也应取得累加作用。以下对联合疗法（抗菌药物与抗菌药物之间，抗菌药物与其他药物之间）的效果（包括相互作用）、作用机制、适应证等作较全面的介绍。

（一）抗菌药物联合应用的结果

在体外或动物实验中，抗菌药物联合可以获得"无关""累加""协同"和"拮抗"四种作用，在人体内除非有严格对照的临床试验，这些作用不易判断或鉴别。为鉴定所用联合是否有效，可作血清杀菌活性试验。从人体内，特别是从血液和脑脊液中分离出的病原微生物应予以保存，以供必要时复查和比较之用。在临床实践中两种药物联合最为常用。

无关作用指总的作用不超过联合中作用较强者，也即两药联合后未取得增强作用的效果，这在体外试验中比较常见。两种抗菌药物联合的结果相当于两者作用相加的总和时称为累加作用或相加作用，这也是一种较常见的现象。如两药合用时所得的效果比两药作用相加时更好，则称协同作用，在体外试验中比无关和累加作用少见。拮抗作用最少见，指两者合用时其作用互有抵消。

目前可将抗菌药物分为四大类，第一类为繁殖期杀菌剂如青霉素类、头孢菌素类、氟喹诺酮类等，第二类为静止期杀菌剂如氨基糖苷类、多黏菌素类（对繁殖期和静止期细菌均具杀灭作用）等，第三类为快效抑菌剂如四环素类、氯霉素类、大环内酯类等，第四类为慢效抑菌剂如磺胺药、环丝氨酸等。第一类（青霉素类、头孢菌素类）和第二类（氨基糖苷类）合用常可获得协同作用，乃由于细菌细胞壁的完整性被破坏后，第二类药物易于进入细胞内作用于靶位所致。

抗菌药物的各种联合所产生的作用，可因不同菌种和不同菌株而异，药物剂量和给药顺序也会影响测定结果。在动物实验中，青霉素与四环素类或氯霉素合用时的作用对象如为青霉素敏感株，则青霉素的抗菌活性即有可能受到干扰。给药顺序也很重要，拮抗作用仅在四环素类等的应用先于青霉素或同时应用时才出现，如先用青霉素而继以四环素类等，则不会出现这一现象。

上述各项动物实验系在特定条件下进行，与临床实际情况有很大不同。临床上应用抗菌药物联合时，第一类繁殖期杀菌剂的给药剂量一般较大，故即使与第三类快速抑菌剂合用，也极少发生拮抗作用。拮抗现象在临床上虽仅偶然出现，但一旦发生却有导致严重后果的可能，因此临床实践中，当两种抗感染药物联合应用时需密切观察治疗反应。如用一种抗菌药物即可有效地控制感染，如以青霉素治疗溶血性链球菌和肺炎链球菌所致的各种感染，则不需加用其他抗菌药物，特别是第三类药物。

同类抗菌药物也可考虑合用，如青霉素类中的美西林与其他青霉素类合用，青霉素类与头孢菌素类合用等，以治疗某些严重革兰氏阴性杆菌感染。但作用机制或作用方式相同的抗菌药物以不合用为宜，以免增加毒性反应或因诱导灭活酶的产生或竞争同一靶位而出现拮抗现象。红霉素与氯霉素或林可霉素均作用于细菌核糖体的 50S 亚基，合用时可因竞争结合靶位而产生拮抗作用。

此外，临床上滥用抗菌药物联合，尚有可能产生以下不良后果：①使耐药菌株增多；②使毒性反应、过敏性反应等不良反应增多，联合中给药剂量未减少时尤其如此；③使二重感染发生的机会增多；④浪费药物，增加医疗费用和患者负担；⑤给人一种虚假的安全感，贻误正确治疗。

（二）协同作用的机制

联合应用抗菌药物的目的主要在于获得协同作用，至少也应取得累加作用，其产生的机制有下列几种。

1. 两者的作用机制相同，但作用于不同环节磺胺药与甲氧苄啶联合应用时，磺胺药抑制二氢叶酸合成酶，使二氢叶酸的合成受阻，TMP 抑制二氢叶酸还原酶，使二氢叶酸不能还原成四氢叶酸。两者合用使细菌的叶酸代谢受到序贯的双重阻断，因而抗菌活性可增强很多倍，抗菌谱也有扩大，并具杀菌作用。

2. 两者的作用机制不同，联合后发生协同作用

（1）细胞壁渗透性改变：青霉素类主要作用于细菌细胞壁，使其合成受阻，与氨基糖苷类合用时使后者易通过受损的细菌胞壁，进入菌体内靶位而发生抗菌作用。体外试验、动物实验和临床实践均已证明两者联合治疗肠球菌感染（包括心内膜炎）有协同效果。同样，头孢菌素类与氨基糖苷类联合，对多种革兰氏阴性菌具协同作用。

（2）细胞膜渗透性改变：多烯类如两性霉素 B 可损及真菌的细胞膜，多黏菌素类可损及敏感革兰氏阴性杆菌的细胞膜，从而有利于其他抗菌药物渗入细菌（真菌）细胞内而发挥抗菌活性。体外试验或 / 和动物实验证明，两性霉素 B 与氟胞嘧啶、利福平、四环素等联合；多黏菌素类与四环素、SMZ-TMP 等联合对一些真菌和细菌有协同作用。联合应用时两性霉素 B 或多黏菌素类的应用量可望减少，因而不良反应也见减轻。以两性霉素 B 和四环素联合治疗小鼠球孢子菌感染时，前者的剂量可减为单独用药的 $1/4 \sim 1/2$，而疗效则相同。临床上两性霉素 B 常与氟胞嘧啶合用，但尚缺少有严格对照的临床研究。

3. β- 内酰胺酶抑制剂复方　很多青霉素类如青霉素、氨苄西林、哌拉西林等和大多数第一代头孢菌素如头孢噻吩、头孢唑林、头孢氨苄等，易被 β- 内酰胺酶（如金黄色葡萄球菌产生的青霉素酶、革兰氏阴性杆菌产生的多种灭活酶等）水解而失去活性。与酶抑制剂如克拉维酸、舒巴坦或他唑巴坦合用后，由于相应的 β- 内酰胺酶被抑制，使许多因产生 β- 内酰胺酶而使抗生素水解失去抗菌活性的细菌对之恢复敏感，并扩大抗菌谱。临床应用的 β- 内酰胺类 /β- 内酰胺酶抑制剂复方有阿莫西林 - 克拉维酸、替卡西林 - 克拉维酸、氨苄西林 - 舒巴坦、头孢哌酮 - 舒巴坦、

哌拉西林 - 他唑巴坦等，在临床治疗中可获较满意疗效。

亚胺培南易被人体近端肾小管细胞刷状缘中的脱氢肽酶所破坏，与酶抑制剂西司他丁联合应用后，可因药物灭活量明显减少而提高亚胺培南的治疗效果。

4. 抑制不同的耐药菌群 抗结核药 2 ~ 3 种合用之所以能抑制耐药菌的产生，或使其延迟出现，是互相抑制或杀灭不同耐药变异株的后果。基于同样理由，某些细菌对之易产生耐药性的抗菌药物如利福平、TMP、链霉素等，疗程较长时宜与其他抗菌药物合用，但短期（1 周以内）用药因耐药菌出现机会少而可单独应用。

为使抗菌药物联合在体内达到满意的协同作用，用于治疗的药物最好具备下列条件：①抗菌谱应尽可能广，这对病原未明的严重感染尤为重要；②联合应用的两者中至少一种对病原微生物具相当抗菌活性，另一种也不宜为病原菌对其高度耐药者；③病原菌对两者无交叉耐药性，体外试验呈协同或累加作用；④两者具相似的药动学特性，包括吸收、分布、代谢、排泄等的规律基本一致，以利于两者在体内发挥协同作用。临床应用的 SMZ-TMP、SD-TMP 等是较好的例子。

（三）联合疗法的适应证

联合应用抗菌药物的适应证应较单独用药更为严格，其明确适应证如下。

1. 病原未查明的严重感染 病原未查明的严重感染患者中许多患者患有慢性病、免疫缺陷、肿瘤或白血病伴白细胞显著减少等基础疾病。因病情危重不宜等待时，可在采集有关标本进行病原学检查后即予以抗菌药物联合应用，选用药物的抗菌谱宜广，以后根据病原检查与药敏试验结果进行调整。例如有口腔手术史或皮肤病灶等，则致病菌可能是革兰氏阳性球菌；曾行肠道手术或有肝胆系统疾病的患者则病原菌可能为革兰氏阴性杆菌。如革兰氏阳性球菌的可能较大者，可用较大量青霉素或氯唑西林或第一代或第二代头孢菌素加氨基糖苷类（庆大霉素、阿米卡星等）。可能为革兰氏阴性杆菌感染者，可用氨基糖苷类（庆大霉素或阿米卡星等）加哌拉西林或第二代、第三代头孢菌素类。

2. 单一抗菌药物不能控制的严重感染 感染性心内膜炎及发生于免疫缺陷者或中性粒细胞减少者的各种严重感染如血流感染、肺炎等（病原菌已明确），单一抗菌药物常不能有效地控制感染，此时宜联合应用杀菌剂。肠球菌心内膜炎应用氨苄西林或青霉素联合庆大霉素有明确指征，临床应用后也取得良好效果。草绿色链球菌心内膜炎也有联合采用青霉素和链霉素或庆大霉素的指征。铜绿假单胞菌所致血流感染多发生于严重烧伤后或白血病化疗过程中，病原菌常比较耐药。体外试验、动物实验和临床实践提示，哌拉西林联合氨基糖苷类如庆大霉素、妥布霉素等可发生协同效果。也可考虑联合应用头孢他啶或头孢哌酮和氨基糖苷类。

3. 单一抗菌药物不能有效控制的混合感染 严重混合细菌感染常见于肠穿孔所致的腹膜炎及胸、腹部严重创伤后。病原菌常为需氧菌与厌氧菌的混合感染。需氧菌如大肠埃希菌、产气肠杆菌、变形杆菌属、铜绿假单胞菌、肠球菌属等，厌氧菌通常为脆弱拟杆菌、消化链球菌等，因此有联合应用抗需氧菌药物如哌拉西林，第二、第三代头孢菌素，氨基糖苷类和抗厌氧菌药物如甲硝唑、克林霉素、氯霉素等的指征。分离出各种病原菌后，仍宜测定其药敏及联合药敏。

4. 较长期用药细菌有可能产生耐药性者 这一情况主要见于结核病的治疗，其他尚有慢性尿路感染、慢性骨髓炎等。常用的抗结核药如链霉素、异烟肼、利福平等较长期单独应用时，结核分枝杆菌对上述药物均易产生耐药性。联合用药（二联或三联）后，耐药菌的出现机会即明显减少。在慢性尿路感染的治疗中，SMZ-TMP 的较长期小量应用实际上也是一种联合用药。在膀胱炎动物模型中，利福平和萘啶酸单独应用时耐药菌很快出现；用较小剂量联合用药后，细菌生长可长期被抑制，并且不出现耐药菌株。

5. 联合用药使毒性较大药物的剂量可相应减少 治疗隐球菌脑膜炎，两性霉素 B 与氟胞嘧啶合用时抗菌活性加强，因而两性霉素 B 的剂量可相应减少，从而使毒性反应减轻，有利于疗程的顺利完成。

（四）可能有效的抗菌药物联合

文献中所介绍的各种有效联合，绝大多数系依据体外联合药敏试验（包括单药纸片法和复合药物纸片法；肉汤稀释棋盘法和琼脂稀释棋盘法、联合杀菌试验等）的结果而得出，经动物实验证实者很少，而经临床试验获得明确结论者为数更少，仅青霉素和链霉素或庆大霉素联合治疗肠球菌心内膜炎，四环素类和链霉素联合治疗布鲁氏菌病，链霉素或利福平和异烟肼联合治疗结核病等少数例子而已。其他可能有效的抗菌药物联合见表 1-5-5。

表 1-5-5　可能有效的抗菌药物联合应用

病原菌	可能有效的抗菌药物联合	备注
草绿色链球菌	青霉素＋链霉素（或庆大霉素）	适用于心内膜炎或血流感染
肠球菌属	氨苄西林（或青霉素）＋庆大霉素	适用于心内膜炎或血流感染
金黄色葡萄球菌	氯唑西林或头孢唑林＋庆大霉素	适用于血流感染及心内膜炎患者
	万古霉素＋磷霉素或利福平	适用于 MRSA 感染
李斯特菌属	氨苄西林（或青霉素）＋红霉素	脑膜炎患者可用氯霉素代替红霉素
布鲁氏菌属	多西环素＋链霉素（或庆大霉素）	布鲁氏菌病易复发，宜用多个疗程
	SMZ-TMP＋氨基糖苷类	
肺炎克雷伯菌	第三或第四代头孢菌素＋氨基糖苷类	适用于严重感染患者
铜绿假单胞菌	哌拉西林＋氨基糖苷类	适用于严重感染患者
	头孢他啶（或头孢哌酮）＋氨基糖苷类	
	亚胺培南＋氨基糖苷类	
其他革兰氏阴性杆菌（主要为肠杆菌科细菌）	哌拉西林＋氨基糖苷类	联合药敏试验有重要参考价值
	第三或第四代头孢菌素＋氨基糖苷类	
结核分枝杆菌	利福平＋异烟肼；链霉素＋异烟肼	强化期宜加用吡嗪酰胺、乙胺丁醇等
各种深部真菌	两性霉素 B＋氟胞嘧啶	两性霉素 B 剂量宜酌减
肺孢子菌	SMZ＋TMP	

应用于金黄色葡萄球菌感染的药物很多，轻至中度感染可单独给予异噁唑类青霉素（苯唑西林、氯唑西林等）、第一代头孢菌素（头孢唑林、头孢噻吩等）、克林霉素、万古霉素（适用于甲氧西林耐药株）等。对严重感染如心内膜炎、血流感染、肺炎等则常需联合用药，如氯唑西林或头孢唑林加庆大霉素。耐甲氧西林金黄色葡萄球菌感染用万古霉素、替考拉宁、利奈唑胺联合磷霉素等。

近年来应用于临床的第三代、第四代头孢菌素，亚胺培南等碳青霉烯类抗菌活性强，毒性低，严重不良反应较少，可单用治疗严重革兰氏阴性杆菌感染。但在某些情况下如免疫缺陷患者感染及严重铜绿假单胞菌感染，目前较常用者为一种氨基糖苷类与一种 β- 内酰胺类的联合，氨基糖苷类中可先选用妥布霉素或庆大霉素，病原菌对两者均耐药时可改用阿米卡星或异帕米星；β- 内酰胺类中可选用哌拉西林或第二代、第三代或第四代头孢菌素。由于病原菌对抗菌药物的敏感性差异很大，因此药敏和联合药敏试验结果有重要参考价值。联合药敏结果对治疗免疫缺陷者伴发感染时有重大意义，选用体外联合药敏试验有协同作用的抗菌药物联合可明显提高疗效。

近年来有些学者建议采用两种 β- 内酰胺类的联合，主要为一种青霉素类与一种头孢菌素类合用，代替以氨基糖苷类为主的联合疗法，目的在于减少耳、肾毒性。但两种 β- 内酰胺类联合而产生协同作用者往往不如 β- 内酰胺类与氨基糖苷类合用多见而明显，有时有产生拮抗现象的可能。β- 内酰胺类与酶抑制剂如克拉维酸、舒巴坦、他唑巴坦等合用（克拉维酸、舒巴坦也属于 β-内酰胺类）常可获得协同作用。

深部真菌感染近年来有增多的趋势，病原菌以念珠菌属、曲霉属、隐球菌属为多见，也可由毛霉属、着色霉属等引起。目前虽有较多的抗真菌药物问世，而两性霉素 B 仍为常用药物之一，但其毒性大，必须静脉给药；疗程长，常需数个月；单独应用对曲霉病、毛霉病的疗效不够理想；药物不易渗入中枢神经系统，治疗真菌性脑膜炎时常需同时鞘内给药；因此仍非治疗深部真菌感染的理想药物。

为减少其毒性和取得更好疗效，两性霉素 B 宜与氟胞嘧啶合用以取得协同效果。体外试验和动物实验显示两者联合对多数念珠菌属、部分隐球菌属和曲霉属有协同作用，临床上也常用两者联合以治疗各种真菌感染而取得一定效果。两者合用治疗新型隐球菌脑膜炎时，两者的剂量均可适当减少，从而减少毒性反应。

（五）抗菌药物的相互作用

抗菌药物之间或抗菌药物与其他药物同时应用时，可能发生相互作用，引起药物的作用减弱或毒性增加。抗菌药物是使用较广泛的一类药物，常与另一种抗菌药物或其他药物合用，因而往往有发生相互作用的可能（参阅附录8 抗感染药物与配伍药物间的相互作用）。概括而言可有作用加强和作用减弱两种结果。临床上作用加强可表现为疗效提高（协同作用等）或毒性加大，作用减弱可表现为疗效降低（拮抗作用等）或毒性减轻。在合用多种药物时应力求避免某药的疗效降低或 / 和毒性加大，而力争获得疗效提高或 / 和毒性减轻的良好效果。

相互作用的发生机制有：①直接理化作用；②药效学方面的相互作用；③竞争血清蛋白结合点；④药物代谢酶的诱导和抑制；⑤竞争肾小管或胆道分泌；⑥在组织部位的相互作用等。

1. 直接理化作用 这一作用主要发生在体外，一部分发生在体内，其中尤以口服为多。

在输液中，抗菌药物之间和抗菌药物与其他药物间常可发生相互作用（通常称为配伍禁忌），其最后结果常使抗菌药物的活性明显减弱，此外尚可出现溶液混浊、变色、沉淀等。常用抗菌药物如青霉素类不宜与一些血管活性药物（如去甲肾上腺素、去氧肾上腺素、间羟胺、阿托品等）同瓶滴注，四环素类、红霉素、氯霉素、头孢菌素类、多黏菌素类、两性霉素 B、氨基糖苷类、磺胺药等，与血管活性药物以及很多其他抗菌药物或非抗菌药物有相互作用，因此抗菌药物均宜单独静脉推注或静脉滴注。

氨苄西林在浓溶液中不稳定，稀释成 1mg/ml 后则较稳定，其滴注时间最好不超过 4 小时。羧苄西林的静脉推注液为酸性时将缓慢失去活性，在氨基酸液中尤易降解。

2. 药效学方面的相互作用 四环素类的胃肠道吸收，可因与含二价或三价金属离子如镁、钙、铝、铁等的药物形成难溶解的络合物而受到影响。因此服用四环素类时不可同服硫酸亚铁、碱式碳酸铋、氢氧化铝、碳酸钙以及牛奶（含钙离子）等。碳酸氢钠将使胃液 pH 升高，与四环素类同服，可导致后者的溶解度降低而吸收减少。白陶土的吸附特性可使林可霉素的吸收减少，两者同用时将使后者的血药浓度明显减低。新霉素、对氨基水杨酸（PAS）等口服可损害肠黏膜的吸收功能，新霉素与地高辛合用，后者的血药浓度可因吸收减少而降低。PAS 可使合用的利福平浓度降低一半。

氟喹诺酮类药物与钙、镁、锌等金属离子间也可产生络合作用，抑制氟喹诺酮类药物的胃肠道吸收，抗酸剂、多种维生素中也含有部分上述成分，故也应避免合用，若需合用时两者服用时间应至少间隔 2~4 小时。氟喹诺酮类药物与胺碘酮、索托洛尔及三环类抗抑郁药物合用，可使 Q-T 间期延长，导致心律失常。

此外，氨基糖苷类抗生素与筒箭毒碱合用时，后者的肌肉松弛作用增强。青霉素或氨苄西林或羧苄西林与氨基糖苷类合用可使后者生物活性降低，因此均不宜同瓶静脉推注。

3. 竞争血清蛋白结合点 大多数药物在血液循环中与血清蛋白呈可逆性结合，结合程度与药物浓度、特殊亲和常数、蛋白量、结合点数量等有关。当第二个药物竞争同一结合点时可出现置换现象，血中第一个药物具药理活性的游离部分可因此而增多。置换现象在临床上并不多见，抗菌药物中具此特殊作用者主要为磺胺药。磺胺药与口服降糖药如甲苯磺丁脲、氯磺丙脲等和口服抗凝药如双香豆素等合用，可因置换作用而导致这些药物的游离浓度增高，引起低血糖和出血。磺胺药与甲氨蝶呤同服，也可因结合点的置换而加重骨髓抑制。核黄疸多见于新生儿，也是磺胺药置换胆红素的结果。

4. 药物代谢酶的诱导和抑制

（1）酶诱导（酶促）：肝脏含有代谢药物的酶系，是药物的主要代谢器官。一些药物可增加药酶的合成即酶诱导或酶促作用，如巴比妥类、利福平、灰黄霉素等。利福平可以促使肝内质网增生和细胞色素 P-450 增加，因此是一种酶促作用较强的抗菌药物。利福平与甲苯磺丁脲、苯妥英钠、华法林、洋地黄、肾上腺皮质激素、雌激素、氨苯砜等合用，可促使这些药物代谢加快和疗效降低。利福平可使异烟肼加速乙酰化，形成更多乙酰异烟肼而加重肝毒性。利福平也可加快口服避孕药在肝内的代谢，降低避孕效果。此外，有报道灰黄霉素的酶促作用可使口服抗凝药的作用降低。

（2）酶抑制：具酶抑制作用的抗菌药物有磺胺药、氯霉素、四环素类、大环内酯类、氟喹诺酮类等，受影响较著者为口服降糖药、口服抗凝药、苯妥英钠、巴比妥类、茶碱类等，这两类药物合用后可因后者的血药浓度升高而引起各种相应的毒性反应。如氟喹诺酮类与茶碱类合用后可使茶碱血药浓度增高，因而出现心动过速、恶心、惊厥等。氟喹诺酮类中以依诺沙星对茶碱类的影响最为突出，其次为环丙沙星，可使茶碱清除率减少 20%~30%，诺氟沙星及左氧氟沙星对茶碱血药浓度也有影响，但明显小于依诺沙星。据报道莫西沙星、加替沙星、司帕沙星、曲伐沙星对茶碱未发现有影响。氟喹诺酮类若与咖啡因和口服抗凝药（华法林）合用，可使后两者肝脏代谢减少，血药浓度增高而引起不良反应。大环内酯类中红霉素及其酯化物有酶抑制作用。氯霉素与口服抗凝药双香豆素合用时，后者的半衰期延长 2~4 倍；异烟肼的酶抑制作用可使苯妥英钠的血药浓度升高而发生毒性反应。

5. 竞争肾小管或胆道分泌 药物从肾脏的清除取决于肾小球滤过、肾小管再吸收、肾小管分泌等因素。肾小球滤过大多不因两种或两种以上药物同用而发生干扰或变化。肾小管再吸收则是药物分子的被动弥散现象，故药物间的相互作用也很少发生。但药物大多系弱酸或弱碱，其重吸收受到尿液 pH 的影响，因只有非离子化药物可被重吸收，故尿液的酸化或碱化将改变这些药物的排泄率。抗菌药物中磺胺药是因尿 pH 改变而影响其排出率和肾小管再吸收的突出例子。药物可在肾小管的特殊转运系统发生相互作用，当两种酸性药和两种碱性药同用，将分别竞争酸性转运系统和碱性转运系统，胜者将被分泌至肾小管管腔中。以 β-内酰胺类和丙磺舒为例，青霉素自肾小管的分泌将因丙磺舒占据酸性转运系统而受阻，因而其抗菌效果得以持久，其他大部分青霉素类和头孢菌素类的血药浓度和血半衰期也可因合用丙磺舒而见升高和延长。

药物自胆管分泌的过程中有时也可发生同样情况，利福平经胆管排出速度可因合用丙磺舒而减慢。

6. 在组织部位的相互作用 两种药物合用而毒性加剧常是药物在组织或受体部位的相互作

用所致。氨基糖苷类具有一定程度的肌肉松弛作用，是通过阻断骨骼肌的 N 受体（箭毒样作用）和阻碍运动神经末梢释放乙酰胆碱（与钙离子络合）所致；当与筒箭毒碱合用，有可能对肌肉松弛发生相互作用，导致呼吸肌麻痹，这在乙醚麻醉时尤易发生。多黏菌素类与神经肌肉接头阻滞剂合用也可发生同样情况。

氨基糖苷类和第一代头孢菌素类如头孢噻吩、头孢唑林等单独应用时均可产生一定肾毒性，合用时肾毒性往往加剧，临床上表现为血肌酐、尿素氮等升高，偶或导致急性肾小管坏死；两者与强效利尿药呋塞米合用尤其会发生此种情况。多黏菌素类与氨基糖苷类、第一代头孢菌素等合用也将增加对肾小管的毒性。

强效利尿药如呋塞米、依他尼酸等均具有耳毒性，与氨基糖苷类合用时应高度警惕听力减退的可能。两性霉素 B 能引起低钾血症，对心肌有明显影响，与强心苷合用易增强后者对心脏的毒性。

第五节　抗菌药物的投药法

抗菌药物的投药法如给药途径、给药间隔时间、给药方法如餐前或餐后给药、静脉滴注时间快慢、剂量和疗程等均会影响治疗效果，因此在采用任何抗菌药物前必须充分了解其临床药理特性，尤其是药动学特性（如吸收、分布、排泄、消除半衰期、生物利用度等）和药物可能产生的不良反应。由于不同个体对药物可存在着药动学差异和耐受性不同，故应用毒性较大的抗菌药物如氨基糖苷类、万古霉素、多黏菌素类、两性霉素 B 等时应尽可能做到用药个体化，有条件的单位宜定时监测血药峰、谷浓度，并据此调整给药方案（参阅第一篇第三章抗菌药物的临床药理学）。

（一）抗菌药物的给药途径

抗菌药物的给药途径分全身应用和局部应用两类，全身应用包括静脉推注和静脉滴注、肌内注射和口服。局部应用包括气溶吸入（也称气雾吸入），鞘内和脑室内注射，滴鼻，滴耳，滴眼，皮肤和黏膜应用，胸、腹腔和关节腔内应用等。

1. 全身应用

（1）口服：全身用药中以口服最为简单，门诊患者使用尤为方便。很多抗菌药物如四环素类、半合成四环素类（多西环素、米诺环素等）、氯霉素类（氯霉素、甲砜霉素）、大环内酯类（红霉素、螺旋霉素、罗红霉素、克拉霉素、阿奇霉素、乙酰麦迪霉素等）、磺胺药（SMZ-TMP、磺胺多辛等）、异烟肼、利福平、喹诺酮类（诺氟沙星、氧氟沙星、环丙沙星、依诺沙星、左氧氟沙星、莫西沙星等）、青霉素类（阿莫西林、青霉素 V 等）、头孢菌素类（头孢拉定、头孢氨苄、头孢克洛、头孢呋辛酯、头孢克肟等）、吡咯类（氟康唑、伊曲康唑、伏立康唑等）、硝基咪唑类（甲硝唑、替硝唑等）、林可霉素类（克林霉素等）、呋喃类（呋喃妥因、呋喃唑酮等）等均可口服。青霉素不耐酸，且易为肠道中革兰氏阴性杆菌所产生的 β- 内酰胺酶所破坏，其口服吸收很不规则，目前无口服制剂；目前所采用的青霉素 V，虽较耐酸但不耐 β- 内酰胺酶，故也仅 50% 左右被吸收。

大多数抗菌药物的口服制剂如氯霉素、多西环素、米诺环素、异烟肼、利福平、克林霉素、头孢氨苄、头孢拉定、甲硝唑、氟康唑、氟胞嘧啶、阿莫西林、新的大环内酯类（罗红霉素、阿奇霉素、克拉霉素等）、SMZ-TMP、氧氟沙星等均有较高的生物利用度，口服后可吸收给药量的 80%～90% 或以上。口服后吸收和生物利用度较差者有红霉素、四环素、头孢呋辛酯、青霉素 V、林可霉素、诺氟沙星等。虽吸收程度很不一致，但血峰浓度一般于 1～3 小时内即可到达，尿、胆汁、胸腹腔、组织脏器内浓度也可望于数小时内升至有效水平，因此轻至中度感染均可采用口服法给药。氨基糖苷类、多烯类（两性霉素 B、制霉菌素等）、多黏菌素类、万古霉素、部分 β-内酰胺类等口服后极少吸收（0.5%～3%），故不能用口服法治疗全身性感染，但可选用其中某些药物口服治疗敏感致病菌所致的肠道感染，或作为肠道手术前预防用药以杀灭肠道中的敏感菌群。

（2）肌内注射：处理中等度感染除口服抗菌药物外，尚可采用肌内注射给药，肌内注射后血峰浓度一般于 0.5～1 小时到达。重症感染静脉用药病情改善后也可改为肌内注射。各种 β-内酰胺类、氨基糖苷类、多黏菌素类、氯霉素类、林可霉素类、磷霉素钠、磺胺药等均可肌内注射，其中某些药物的局部刺激性较强，常需与局麻剂如利多卡因等同用；但局部仍可有硬结形成而影响药物的迅速吸收。红霉素乳糖酸盐、万古霉素、两性霉素 B 等由于刺激性特强，不宜肌内注射给药，宜缓慢静脉内滴入。

（3）静脉推注和静脉滴注：处理伴毒血症或休克的严重感染如血流感染、脓毒性胆管炎、化脓性脑膜炎等，口服或肌内注射给药由于吸收较慢，吸收程度差和血药浓度低，故均不适宜。可将抗菌药物溶于适量注射用水或其他溶液中，分次缓慢推注或于静脉内滴注。如发生静脉炎时应给予相应的措施如热敷等。

2. 局部用药 抗菌药物局部用药难以在感染部位达到有效浓度，且易导致过敏反应及细菌耐药性的产生，因此仅在少数情况下局部用药，如全身给药后局部难以达到有效治疗浓度的中枢神经系统感染、包裹性厚壁脓肿、眼球感染。抗菌药物的局部应用途径包括鞘内注射、气溶吸入、滴眼、滴鼻、皮肤和黏膜应用。局部用药应注意下列各点：①选用能杀灭或抑制局部细菌而毒性较小的抗菌药物；②选用的药物应没有或极少刺激性，以免损伤局部组织；③药物应不易使人体发生过敏反应；④宜采用主要供局部应用的药物如新霉素（也有发生过敏反应的报道）、杆菌肽、莫匹罗星、SD-银盐等，一般不用供全身应用的抗菌药物，以免细菌对这些药物产生耐药性；⑤用于大面积烧伤或创伤时，要注意抗菌药物因创面吸收过多而发生不良反应的可能。

鞘内注入抗菌药物带有一定危险性，现已较少采用。治疗化脓性脑膜炎时可静脉滴注较大量青霉素类或头孢菌素类，或应用易于透过血脑屏障的抗菌药物如氯霉素、磺胺药（SD 等）、甲硝唑等。必须采用氨基糖苷类、两性霉素 B 等时，可于全身给药的同时辅以局部用药，前者（庆大霉素、妥布霉素、阿米卡星等）的每次鞘内注入量（成人）不宜超过 10mg，一般以 5mg 为宜；后者宜自小剂量 0.05mg 开始，渐增至每次不超过 1mg（成人剂量）为止。鉴于第三代头孢菌素（头孢曲松、头孢噻肟、头孢他啶）、美罗培南、帕尼培南对革兰氏阴性杆菌有较强的抗菌活性，脑膜有炎症时渗入脑脊液的药物可达有效水平，故可代替氨基糖苷类用于治疗革兰氏阴性杆菌脑膜炎，并无须鞘内给药。

对气溶吸入抗菌药物治疗肺部感染的意见尚不统一，因大多数抗菌药物包括 β-内酰胺类、大环内酯类、四环素类、氯霉素、氨基糖苷类、SMZ-TMP、氟喹诺酮类等经口服、肌内注射或静脉推注后，在痰、支气管分泌物以及肺组织中的药物浓度可达有效水平，临床应用于各种肺部细菌感染也获得较好效果，因此加用气溶吸入在大多数情况下并无必要。气溶吸入主要适用于抗菌药物毒性大而患者肾功能差、不能耐受全身用药者以及慢性支气管炎并发肺部感染、经痰液引流及全身用药而效果不著者。常用的气溶吸入药物有氨基糖苷类（庆大霉素、妥布霉素等）、两性霉素 B 等，浓度以偏低为宜。庆大霉素的浓度为 0.05%～0.1%，两性霉素 B 为 0.01%～0.1%，每日以超声雾化吸入 2～3 次，每次 5～10ml。对于广泛耐药或全耐药的铜绿假单胞菌或鲍曼不动杆菌感染，可用多黏菌素类雾化吸入，剂量为黏菌素（多黏菌素 E）基质 30～60mg 溶于 3～4ml 生理盐水中每天 2 次雾化吸入。可同时联合黏菌素的全身用药。

浆膜腔和关节内注入抗菌药物现已少用，因很多药物全身用药后在上述浆膜腔内已能到达有效浓度，约为血药浓度的 50%（林可霉素、克林霉素、磷霉素、氟喹诺酮类等），因此除包裹性积液或脓液稠厚（常需外科手术或引流）者外，一般无局部用药的必要。

（二）给药间隔时间

给药间隔时间（无论口服、肌内注射或静脉推注），除少数例外（以每 6～12 小时给药 1 次为宜，即 1 日量平分 2～4 次给予），现大多数抗菌药物的 1 日量可平分 2～3 次给予，24 小时持续静脉滴注一般并无必要。

以头孢曲松治疗各种感染（除每日量为 4g 以上外），以利福平、异烟肼等治疗结核时，可每日给药 1 次。目前大多学者主张，氨基糖苷类的 1 日量可 1 次静脉滴注，与多次静脉滴注（2～3 次）相比，不仅疗效相同，且因血中谷浓度低，肾皮质和内耳淋巴液中药物积聚量较少，毒性反应也可减轻（尚需更多临床资料的证实）。氟罗沙星、罗红霉素、阿奇霉素等的半衰期较长，均可每日用药 1 次，氟喹诺酮类和大环内酯类还有较明显的抗生素后效应（PAE）。其他第三代头孢菌素如头孢哌酮、头孢他啶等由于血药浓度高和抗菌活性强，氟喹诺酮类如氧氟沙星、环丙沙星等由于半衰期较长和较明显的 PAE，给药间隔时间均可适当延长。治疗淋菌性尿道炎可单次肌内注射头孢曲松或大观霉素，或单次口服阿奇霉素、氟喹诺酮类等。

（三）口服制剂和进食

抗菌药物的口服制剂以空腹（餐前 1 小时或餐后 2 小时）服用为宜，以求血峰浓度及早到达和获得较高的生物利用度，但进食后服用酯化物如头孢呋辛酯则往往可增加其生物利用度。应用抗菌药物口服制剂时应密切注意胃肠道反应、抗生素相关性腹泻、与其他药物发生相互作用等的可能。

（四）静脉滴注

抗菌药物的静脉滴注速度过快或药液浓度过高时，常可产生静脉炎和某些严重反应（癫痫等）而影响治疗效果。氨基糖苷类和多黏菌素类等的每次静脉滴注时间不宜少于 1 小时，以免产生对神经肌肉接头的阻滞作用。氟喹诺酮类和亚胺培南 - 西司他丁注射液的每次静脉滴注时间也宜为 1～2 小时，否则可因脑组织药物浓度过高而导致癫痫等中枢神经系统症状。红霉素乳糖酸盐对静脉的刺激性强，1g 量宜溶于 1 000ml 5% 葡萄糖液中（1mg/ml），最高也不可超过 1.5mg/ml，以免患者不易耐受；滴注时间一般为 5 小时左右。万古霉素的每次静脉滴注时间也需在 1 小时以上。两性霉素 B 滴注的药液浓度不可超过 10mg/100ml，每次用量先用注射用水溶解，再以 5% 葡萄糖液稀释；每次滴注时间为 6 小时以上，滴注过快有引起心室颤动或心脏停搏的可能。以上各种抗菌药物均需溶于注射用水或 5% 葡萄糖溶液 200～1 000ml 中缓慢静脉滴注。氟喹诺酮类如左氧氟沙星、加替沙星、环丙沙星等静脉制剂出现静脉炎较多见，因此该类药物的静脉滴注时间也宜在 1 小时以上。

大多数 β- 内酰胺类可予静脉滴注。感染性心内膜炎的病原菌常深藏赘生物内，血中必须有较高的药物浓度才能渗入赘生物而发挥作用，因此应采用较大剂量的杀菌剂（如 β- 内酰胺类加氨基糖苷类），1 日量等分 2～4 次静脉滴注。每日量分次快速静脉滴注者脑脊液中的药物浓度，也较持续静脉滴注同量者为高，这对治疗化脓性脑膜炎有一定意义。

（五）剂量和疗程

1. 剂量 抗菌药物的剂量（参见附录 5 抗菌药物的每日常用剂量和用法）可按体重或体表面积计算，成人患者大多以体重为基础，以 50～60kg（除去过多脂肪的标准体重）为准，同一抗菌药物的剂量可因不同感染类别、不同感染部位、感染严重程度、不同病原菌和不同给药途径等而有所差别。如以氯霉素治疗化脓性脑膜炎或厌氧菌血流感染等时宜用较大剂量静脉滴注，每日 50 ～ 60mg/kg；而用于治疗伤寒时则可用较小量口服，每日 30 ～ 40mg/kg。青霉素及头孢菌素类治疗急性非复杂性下尿路感染仅需使用最小治疗剂量，上尿路感染或复杂性尿路感染则应使用常规剂量。

制订抗菌药物治疗某种病原菌所需的药物剂量，应依据药动学/药效学（PK/PD）参数来考虑：①给药后药时曲线下面积与抗菌药物对致病菌的最低抑菌浓度比值（AUC/MIC）；②血药峰浓度与最低抑菌浓度的比值（C_{max}/MIC）；③血药浓度超过最低抑菌浓度的时间（T > MIC）。根据 PK/PD 特性，浓度依赖性抗菌药的杀菌作用主要取决于 C_{max}/MIC、AUC/MIC 的比值，一般治疗轻至中度感染时 C_{max}/MIC 比值需达到 4 ～ 8，严重感染时以 > 8 为宜。如无条件进行 C_{max} 与 MIC 的测定时亦可进行血清杀菌活性（serum bactericidal activity，SBA）试验。效价在 1：8 以上时提示预后良好；在 1：4 或以下，则需考虑调整给药方案。时间依赖性抗菌药的杀菌作用主要取决于血药浓度超过最低抑菌浓度持续的时间，一般认为血药浓度超过 MIC 持续的时间应至少 ≥ 40% ～ 50% 的两次给药间隔时间，才能达到较满意的疗效。

采用普通剂量后，抗菌药物在血中的浓度很快达到有效水平，C_{max} 与 MIC 之比可达数倍至数十倍以上，甚至更高。因此以常用量治疗敏感菌所致的各种感染，当可迅速获得较好效果，一般无检测血药浓度的必要。但在肾功能减退患者中，应用氨基糖苷类、万古霉素等毒性大、治疗指数较低的药物时，进行血药浓度测定仍很重要，因浓度过高可能引起耳、肾毒性，过低则感染不易控制。虽药效学和药动学的一些数据可供用药时参考，但个体间差异较大，故有条件的单位仍宜定时检测血中峰、谷浓度，据此而调整剂量。

抗菌药物在尿中的浓度大多高出血药浓度数倍以至数百倍，口服不吸收的药物在粪便中的浓度也远较血药浓度为高，经肝肠循环的药物在粪便中也可有较高的浓度，某些抗菌药物在胆汁中的浓度可为血药浓度的数倍以至数十倍。因此处理尿路、肠道和胆管感染时应综合考虑病原菌药敏和所选药物在感染部位的浓度及其动态变化，而血药浓度仅具有次要的参考意义。

早产儿和新生儿的肝、肾功能尚未发育健全，按每千克体重计算，抗菌药物的每日用量需适当减少，儿童患者的每日用量较成人患者剂量相应略增，老年患者则应相应减少（参阅第一篇第六章抗菌药物在特殊情况下的应用）。

2. 疗程 抗菌药物的疗程因不同感染类型而异（表 1-5-6），一般宜用至体温降至正常、症状消退后 72 ～ 96 小时。但血流感染、骨髓炎、感染性心内膜炎、化脓性脑膜炎、伤寒、布鲁氏菌病、溶血性链球菌咽峡炎、结核病等不在此例。感染性心内膜炎的疗程宜为 4 ～ 6 周或以上，且最好采用杀菌剂。伤寒在热退尽后宜继续用药 7 ～ 10 天或以上以防复发。处理血流感染，宜用药至症状消退和迁移性病灶消除后 1 ～ 2 周，以彻底清除病原菌。布鲁氏菌病易复发，四环素类（与氨基糖苷类联合）的疗程为 6 周或 6 周以上，有的患者需用多个疗程方能治愈。溶血性链球菌咽峡炎的症状在应用青霉素后 1 ～ 2 天内即见好转，但青霉素的疗程不宜少于 10 天，以彻底清除咽部的致病菌，防止或减少风湿热的发生。细菌性脑膜炎的疗程与病原菌种类有关，流感嗜血杆菌、脑膜炎奈瑟菌脑膜炎的疗程为 1 周，李斯特菌脑膜脑炎、B 群链球菌、革兰氏阴性杆菌脑膜炎疗程为 2 ～ 3 周，免疫缺陷患者需更长。肺炎链球菌肺炎的疗程为体温降至正常后 3 ～ 5 天，而肠杆菌科细菌、铜绿假单胞菌或葡萄球菌肺炎的疗程需延长至 3 ～ 4 周。军团菌、衣原体、支原体肺炎疗程为 2 ～ 3 周。泌尿生殖道感染的疗程与部位有关，急性膀胱炎 3 天，反复发作性尿路感染经 14 天抗感染治疗后尚需维持 4 ～ 6 周，急性肾盂肾炎疗程一般为 2 周。前列腺炎的疗程较长，可达 1 ～ 3 个月。上述各系统感染如抗菌药物的临床疗效不显著，急性感染在 48 ～ 72 小时内应考虑调整用药。

表 1-5-6　感染性疾病的疗程

感染部位	临床诊断	疗程 / 天
血流（感染）	菌血症,局部病灶可去除者	10 ~ 14（体温正常 7 ~ 10 天）
心脏	心包炎（化脓性）	28
	感染性心内膜炎（自体瓣膜）	
	草绿色链球菌	14 或 28
	肠球菌	28 或 42
	金黄色葡萄球菌	14（右心心内膜炎）或 42
咽	A 群链球菌咽炎及扁桃体炎	10
	白喉	7 ~ 14
	白喉带菌者	7
耳	渗出性中耳炎	< 2 岁疗程 10 天（或单剂头孢曲松）;≥ 2 岁疗程 5 ~ 7 天。近期报道阿奇霉素 3 ~ 5 天对无并发症中耳炎有效,病情严重者无效
窦	急性窦炎	5 ~ 14
肺	肺炎链球菌肺炎	7 ~ 14
	肺炎（肠杆菌科细菌或铜绿假单胞菌）	21 ~ 42
	肺炎（葡萄球菌）	21 ~ 28
	肺孢子菌（AIDS）	21
	其他免疫缺陷患者	14
	军团病、衣原体、支原体肺炎	7 ~ 14
	肺脓肿	通常 28 ~ 42
脑膜	流感嗜血杆菌、脑膜炎奈瑟菌	7
	肺炎链球菌	5 ~ 7
	李斯特菌、B 群链球菌	21（免疫缺陷者需较长）
胃肠道	细菌性痢疾、旅游者腹泻	3
	伤寒（伤寒沙门菌）	
	头孢曲松	14（短程疗效差）
	氟喹诺酮类	5 ~ 7
	阿奇霉素	5（儿童 / 青少年）
	氯霉素	14
	幽门螺杆菌	10 ~ 14
	假膜性小肠结肠炎（艰难梭菌）	10
尿路	膀胱炎	3 ~ 5
	急性肾盂肾炎	14
	复发性尿路感染（经 14 日疗程后）	42
生殖道	非淋菌性尿道炎或化脓性宫颈炎	7 ~ 10（或阿奇霉素单剂）
	盆腔炎	14

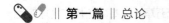

续表

感染部位	临床诊断	疗程 / 天
前列腺	慢性前列腺炎（SMZ-TMP）	30 ～ 90
	氟喹诺酮类	28 ～ 42
骨骼系统	骨髓炎，成人急性	42
	成人慢性	直至红细胞沉降率恢复正常（通常 3 个月以上）
	儿童，急性（金黄色葡萄球菌及肠杆菌科细菌）	21
	儿童，急性（链球菌、脑膜炎奈瑟菌、流感嗜血杆菌）	14
关节	化脓性关节炎（非淋菌性）	14 ～ 28
	婴儿及儿童	与骨髓炎同
	淋菌性关节炎、播散性淋菌感染	7
肌肉	气性坏疽（梭菌）	10
皮肤	蜂窝织炎	急性炎症退后 3 天
多系统	布鲁氏菌病	42（开始治疗的 7 ～ 14 天加链霉素或庆大霉素）
	兔热病	7 ～ 14
全身性	落基山热	热退后 2 天
	莱姆病	
	初期感染心肌炎	14 ～ 21
	脑膜炎、脑炎	14 ～ 28
	关节炎	30 ～ 36

主要参考文献

[1] GILBERT D N，CHAMBERS H F，ELIOPOULOS G M, et al. The Sanford guide to antimicrobial therapy. 46th ed. Sperryville: Antimicrobial Therapy Inc., 2016.

[2] BENNETT J E, DOLIN R, BLASER M J. Mandell, Douglas, and Bennett's principles and practice of infectious diseases. 8th ed. Philadelphia: Elsevier Saunders, 2015.

[3] 汪复 . 感染性疾病与抗微生物治疗 . 3 版，上海：复旦大学出版社 ,2008.

[4] 汪复，张婴元 . 抗菌药物临床应用指南 . 2 版 . 北京：人民卫生出版社 ,2008.

[5] 《抗菌药物临床应用指导原则》修订工作组 . 抗菌药物临床应用指导原则 . 2015 年版 . 北京：人民卫生出版社 ,2015.

第六章
抗菌药物在特殊情况下的应用

第一节　肝功能减退时抗菌药物的应用

　　肝脏是人体最大的腺体，其功能十分复杂。许多药物包括抗菌药物经由肝脏生物转化、解毒和清除。肝功能损害时药物的体内过程受到不同程度的影响。由于肝病时多种病理改变均可发生，诸如肝细胞受损，胆汁排泄、肝血流量的改变和药物蛋白结合率的改变等，至今对肝病时药动学的改变缺乏全面、详细的了解，抗菌药物在肝功能减退时的应用资料亦较少。

　　常用的肝功能试验并不能正确地作为肝功能损害程度判断的指标，也不能据此制订给药方案。例如在肝功能损害时异烟肼的半衰期延长，但由于遗传因素的存在，正常人中有快、慢乙酰化类型之分，快乙酰化者有肝功能损害时，异烟肼的半衰期虽然延长，但仍短于慢乙酰化者。又如肝功能损害类型不同，同样的抗菌药物应用后血药浓度的变化亦不同。在严重急性病毒性肝炎患者中，抗菌药物在肝内代谢明显减退，而分布容积和血浆蛋白尚属正常，因此血药浓度常呈现升高；但在肝硬化腹水患者中则不同，由于大量腹水的存在使细胞外液明显增多，同用的某些药物又可激活肝酶系统，加速抗菌药物在体内的代谢，结果肝硬化患者的抗菌药物浓度并未增高，有时尚可较肝功能正常者为低。

　　上述因素的影响致使肝功能减退时抗菌药物的选用十分复杂，现就目前对肝病时某些抗菌药物体内过程的改变及其治疗方案叙述如下。

（一）肝病时抗菌药物的药动学改变

　　药物在肝内的代谢有两期。第一期是在肝脏氧化还原酶或水解酶的作用下药物被氧化还原或水解，所产生代谢物的生物活性与母药不同，并可产生毒性。药物代谢的第二期则是在肝脏转移酶的作用下代谢物与葡糖醛酸、乙酸、氨基酸、谷胱甘肽等形成极性增加、可溶解的代谢物，易自胆汁或尿中排泄，此期产生的代谢物大多毒性较低。药物在肝内代谢过程中，细胞色素 P-450 是最重要的药物代谢酶。药物代谢可属第一期，也可属第二期，或两期兼有。

　　由于肝脏具有相当大的代偿能力，因此仅在肝功能严重受损时才发生抗菌药物药动学的明显改变。抗菌药物药动学的改变由下述因素引起：①肝脏自身代谢和清除能力的降低，常见于严重的病毒性肝炎伴肝实质明显损害时；②肝硬化门脉高压侧支循环的建立，减少了药物经肝脏的代谢和解毒作用；③肝病时药物与蛋白质的亲和力减低，以及肝损害时血浆蛋白合成减少均使药物游离部分增加，即具抗菌活性的药物游离部分增多；④肝硬化大量腹水时细胞外液量增加，致药物的分布容积增大；⑤肝硬化门脉高压时胃肠道淤血、水肿并常伴炎症，尚可因食管、胃底静脉曲张破裂等情况明显影响口服药物的吸收过程。

　　此外，肝脏损害部位的不同对药物代谢的影响程度亦不同。如病变累及肝小叶，则影响明显，除多见于病毒性肝炎外，尚见于酒精性肝炎患者；但在原发性胆汁淤积性肝硬化的早期，病变主要累及门脉区，对药物肝内代谢的影响并不明显，至终末期肝实质受损时才表现为肝脏代谢药物能力的减退。

某些药物对肝药酶有诱导作用，如利福平在疗程中血药浓度可由于药物肝内代谢加速而降低，但在肝功能损害者，对肝药酶的诱导作用减少，致血药浓度较正常人明显为高。

（二）肝功能减退时抗菌药物的应用

目前常用的肝功能试验并不能反映肝脏对药物的代谢清除能力，因此不能作为调整给药方案的依据。肝病时抗菌药物的选用及其给药方案的制订可参考：①肝功能减退对该类药物的药动学影响；②肝病时该类药物发生毒性反应的可能性。但由于药物在肝脏内的代谢受到多方面因素的影响，且对不少药物的体内代谢过程尚缺乏全面了解，因此仅能根据现有资料参照上述原则，大致可将肝病时抗菌药物的应用分为以下几种情况（表 1-6-1）。

1. 药物主要由肝脏清除，肝功能减退时清除明显减少，但并无明显毒性反应发生，故肝病患者仍可应用，但需谨慎，必要时减量给药。属此类情况者有红霉素等大环内酯类（不包括红霉素酯化物）、林可霉素和克林霉素等。

（1）红霉素等大环内酯类抗生素：除红霉素酯化物外，红霉素、红霉素乳糖酸盐等主要由肝胆系统清除，胆汁中浓度可达血药浓度的数十倍，但在肝功能减退患者中并无药物浓度在血中急骤升高或肝毒性的报道，因此可谨慎使用，按原治疗量或略减量应用。

阿奇霉素和罗红霉素在肝硬化患者中消除半衰期延长，肝功能减退者使用时应严密观察，并减量应用。克拉霉素在中至重度肝功能减退者中药时曲线下面积改变不大，如同时伴肾功能损害则需调整剂量应用。

（2）克林霉素、林可霉素：前者在肝病时消除半衰期明显延长，自正常的 3 小时延长至 6.4 小时，清除减慢，血药浓度升高，可引起血清氨基转移酶升高；也有在严重肝病时应用未见明显毒性反应的报道，但仍应谨慎使用，并需减量给药，必要时予血药浓度监测。林可霉素应用于肝病的报道尚少，但肝病时其清除减少，故亦宜减量使用。

2. 主要经肝或有相当量药物经肝清除，肝功能减退时药物清除或代谢物形成减少，可能导致毒性反应发生，此类药物在肝病时宜避免应用。属此类者有氯霉素、利福平、红霉素酯化物、氨苄西林酯化物、异烟肼、两性霉素 B、四环素类、磺胺药、酮康唑和咪康唑等。

（1）氯霉素：肝功能减退者，氯霉素与葡糖醛酸的结合作用受损，致未代谢药物的血药浓度升高，有可能发生氯霉素对血液系统的毒性反应，如抑制红细胞的生成等，此外在肝病患者的应用中偶可发生黄疸及血清氨基转移酶反复升高。必须使用时应监测血药浓度，使其在 $5 \sim 20\mu g/ml$ 范围内。

（2）利福平：药物有肝毒性，并可与胆红素竞争酶的结合，导致高胆红素血症。肝病患者用后尤易发生上述反应，与异烟肼同用于肝病患者更易致肝毒性，宜避免。同时利福平有诱导肝酶作用，可使美沙酮、皮质激素、口服降糖药、地高辛、奎尼丁、环孢素、口服抗凝药、雌激素、口服避孕药和氯霉素失活。因此上述药物与利福平合用以及用于以往有肝病史者需密切观察。

（3）红霉素酯化物：肝病患者应用易致黄疸、血清氨基转移酶升高等毒性反应。

（4）氨苄西林酯化物：肝病时本品水解后的毒性产物可在体内积聚。

（5）异烟肼：由于参与本品肝内代谢的酶系统存在着遗传变异，正常人中存在着异烟肼快乙酰化和慢乙酰化两种情况，慢乙酰化者的消除半衰期可为快乙酰化者的 2 倍。肝功能减退者应用异烟肼后，具有肝毒性的代谢物乙酰异烟肼排出减慢，尤以慢乙酰化者为明显，可导致肝毒性。

（6）两性霉素 B：本品可致肝毒性和黄疸，肝功能减退者应用更易致肝毒性，故严重肝病患者禁用。

（7）咪康唑：主要在肝内灭活，严重肝病患者应避免应用。

（8）四环素类：四环素、土霉素可致肝脏严重脂肪变性，肝病时应用尤易致肝损害，应避免应用。半合成四环素类尚未见肝毒性的报道。

（9）磺胺药：在肝内代谢，可致肝损害，并可与胆红素竞争血浆蛋白结合，引起高胆红素血症，肝病时应避免使用。

（10）蛋白酶抑制剂：依非韦伦、奈韦拉平和氨普那韦有一定的肝毒性，且大部分经肝代谢，轻至中度肝病时需减量使用，严重肝病时应避免使用。

3. 药物经肝、肾两种途径清除，肝功能减退时血药浓度升高，如同时有肾功能损害时则血药浓度升高尤为明显。严重肝病时需减量应用。

（1）脲基青霉素中的美洛西林、阿洛西林和哌拉西林，肝功能减退时清除减少，需减量应用，严重肝病时阿洛西林需减量50%。

（2）头孢哌酮、头孢曲松、头孢噻肟和头孢噻吩和氨曲南等亦为经肝、肾排泄的药物，尤以前两者自肝胆系统排出为多，可排出给药量的40%以上；在严重肝病时，尤其肝、肾功能均减退时需减量应用。

（3）肝病时去羟肌苷、齐多夫定清除亦减少，需减量应用；金刚乙胺在严重肝病时需半量应用。

（4）氟喹诺酮类中的培氟沙星、氟罗沙星在肝硬化患者中清除减少，需减量使用；诺氟沙星和环丙沙星仅在重度肝功能减退时药物清除减少，通常可正常剂量使用；莫西沙星在轻至中度肝功能减退时可正常剂量使用，在重度肝功能损害时的应用尚无足够资料。

4. 药物主要由肾排泄，肝功能减退时不需调整剂量。氨基糖苷类（庆大霉素、妥布霉素、阿米卡星等）、青霉素、头孢唑林、头孢他啶、万古霉素、多黏菌素等均属于此类情况。

表 1-6-1　肝功能减退时抗菌药物的应用

抗菌药物	对肝脏作用和药动学改变	肝病时应用
萘夫西林	大部分在肝内代谢,经胆道排泄	肝功能不全同时伴肾衰竭者需减量使用
美洛西林	肝、肾清除,肝病时清除减少	严重肝病减量 50% 使用
阿洛西林、哌拉西林	肝、肾清除,肝病时清除减少	严重肝病减量使用
羧苄西林	肾清除为主,小部分经胆道排泄,2% 肝内代谢	严重肝、肾功能不全者最大剂量不超过 2g/d
头孢噻肟、头孢噻吩	肾、肝清除,严重肝病清除减少	严重肝病时减量使用
头孢曲松	肝、肾清除,肝病时清除减少	慢性肝病患者应用本品时不需调整剂量。有严重肝、肾损害患者应调整剂量,剂量不宜超过 2g/d。新生儿高胆红素血症禁用
头孢哌酮	肝、肾清除,严重肝病时清除减少	最大剂量不超过 4g/d,合并肾功能不全时最大剂量为 1～2g/d
红霉素	自肝胆系统清除减少,酯化物具有肝毒性	按原量慎用或减量应用,酯化物避免使用
克林霉素	肝病时半衰期延长,消除减慢,可致 GPT 增高	仅在严重肝衰竭时需减量使用

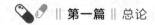

续表

抗菌药物	对肝脏作用和药动学改变	肝病时应用
林可霉素	肝病时清除减少	减量使用
氯霉素	肝病时代谢减少,血液系统毒性	避免使用
培氟沙星	肝硬化患者中消除半衰期明显延长	减量使用
氟罗沙星	肝硬化时药物清除减少	肝硬化伴腹水者减量应用
诺氟沙星、环丙沙星	肾、肝清除,重度肝功能减退(肝硬化腹水)时药物清除减少	正常剂量应用,严重肝功能减退者减量慎用
莫西沙星	肝、肾清除,重度肝功能损害无数据	正常剂量应用,严重肝功能减退者减量或不用
甲硝唑	肝内代谢	严重肝病时减量使用
替硝唑	肝内代谢	肝病时减量使用
替加环素	肝内代谢,肝、肾两种途径清除	轻至中度肝损害正常剂量应用,严重肝损害(Child-Pugh C 级)调整为首剂 100mg,然后 25mg q12h,谨慎使用并严密观察
夫西地酸	经肝脏代谢并主要经胆汁排泄	肝功能不全者不推荐使用
四环素、土霉素	肝病时易致肝损害加重	肝病患者避免应用
磺胺药	肝内代谢、高胆红素血症	避免使用
利福平	肝毒性,与胆红素竞争酶结合致高胆红素血症	避免使用,尤应避免与异烟肼同用
利福布汀	大部分在肝内代谢	减量使用
异烟肼	乙酰异烟肼清除减少,具肝毒性	轻至中度肝损害时慎用,同时需监测肝功能,急性肝病或以往有与异烟肼相关的肝损害病史者禁用
两性霉素 B	肝毒性、黄疸	避免使用
卡泊芬净	肝代谢	轻度肝功能不全者不需调整剂量,中度肝功能不全者首剂 70mg 负荷剂量后,维持剂量为 35mg/d,严重肝功能不全者的应用目前无资料
伊曲康唑	主要在肝内代谢,偶有肝衰竭等严重肝毒性报道	肝酶升高、活动性肝病或其他药物所致肝损害者不宜使用
伏立康唑	主要在肝内代谢。有报道本品与肝功能试验异常增高和肝损害的体征(如黄疸)有关	急性肝损害不需调整剂量,轻至中度肝硬化患者负荷剂量不变,维持剂量减半。严重肝功能不全、慢性乙型肝炎或丙型肝炎患者中的应用目前无资料
阿巴卡韦	主要经肝脏代谢	轻度肝脏受损患者 200mg bid。中至重度肝脏受损患者禁用
阿扎那韦	主要经肝脏代谢	使用时需非常谨慎,合并 HIV 感染、合并 HCV 感染或血清氨基转移酶升高的患者在使用本品时存在肝功能损害进一步加重风险

抗菌药物	对肝脏作用和药动学改变	肝病时应用
洛匹那韦	主要经肝脏代谢,肝病者应用本品可致血药浓度增高和肝损害加重	慎用,用药期间加强监测肝功能
利托那韦	主要经肝脏代谢,有肝毒性	乙型肝炎或丙型肝炎混合感染、肝病、肝酶异常或肝炎等,宜加强监测肝功能
呋山那韦	主要经肝脏代谢	减量慎用
沙奎那韦	肝功能异常者使用本药,可加重肝病,血药浓度升高	严重肝功能损害禁用
奈非那韦	主要经肝脏代谢	轻度肝脏受损患者不需调整剂量。中至重度肝脏受损患者避免使用
茚地那韦	主要经肝脏代谢	轻至中度肝功能不全患者应用本品时应减量,重度肝损者避免用
地拉韦啶	主要经肝脏代谢	慎用
奈韦拉平	大部分在肝内代谢,肝毒性	轻度肝脏受损患者减量使用,中等或严重程度的肝脏受损者禁用
氨普那韦	肝功能中度损害者 AUC 显著增高,肝功能重度损害者 AUC 和 C_{max} 均显著增高	肝功能不全 Child-Pugh 5～8 分者 450mg bid,9～12 分者 300mg bid,肝衰竭者禁用
依非韦伦	大部分在肝内代谢	已知或疑似为乙型/丙型肝炎者,以及同时接受其他有肝毒性药物治疗者需密切监测肝功能。血清氨基转移酶持续高于正常上限 5 倍或 5 倍以上者使用时需充分权衡利弊
齐多夫定	主要经肝脏代谢	轻至中度肝功能损害或肝硬化患者减量应用,并密切监测肝功能
金刚乙胺	严重肝病时半衰期增加 1 倍	严重肝病时半量应用
特比萘芬	主要经肝脏代谢,肝硬化者清除减少约 50%。肝毒性	慢性或活动性肝病者不推荐使用

第二节　肾功能减退时抗菌药物的应用

肾功能减退的感染患者接受抗菌药物治疗时,主要经肾排泄的抗菌药物及其代谢产物可在体内积聚,以致发生毒性反应,一些肾毒性抗菌药尤易发生此种情况。因此,肾功能减退时调整给药方案是抗菌治疗有效而安全的重要措施。

(一)肾功能减退时抗菌药物的药动学

肾功能减退时对抗菌药物在体内的清除过程影响最大,许多主要经肾排泄的药物尤为明显。由于药物清除的减少可使血药浓度增高,并可使药物体内的分布过程亦发生相应改变。严重肾功能减退者药物的吸收过程亦受到影响。

1. 对清除过程的影响　抗菌药物在体内的药物经肾和非肾途径清除,清除速率常数前者以 K_r,后者以 K_{nr} 表示,总清除速率常数 $K_{el}=K_r+K_{nr}$。一些抗菌药物在肾功能正常时其 K_r 远超过 K_{nr},肾功能减退时由于 K_r 的降低,则使 K_{el} 亦相应下降。如肾功能正常时 K_{nr} 远超过 K_r 者,则

肾功能减退时对 K_{el} 无明显影响或影响很小。肾清除速率的降低导致药物消除半衰期（$t_{1/2}K_{el}=0.693/K_{el}$）延长，使体内药物消除减慢和血药浓度升高。对于一些毒性大的抗菌药物，即其毒性反应与血药浓度密切相关者如氨基糖苷类，必须调整药物的维持量，而首次剂量即负荷量仍可按原量给予；尤其在药物半衰期明显延长的情况下，给予首剂负荷量以尽快达到体内有效浓度对治疗严重感染至为重要。

2. 对吸收过程的影响 肾衰竭时药物的吸收速率以及吸收程度均可降低。口服或肌内注射时的药物吸收均减少，此与患者的一般情况差有关。因此，肾衰竭伴严重感染者均宜静脉给药。

3. 对体内分布过程的影响 肾功能减退时药物的分布容积（V_d）可因多种因素的影响而发生变化，如水肿、脱水。又如血浆白蛋白的降低使药物与蛋白的结合量减少，药物游离部分增多，致分布容积增大，但最终血药浓度一般仍较正常肾功能者略低。

4. 对药物代谢的影响 药物经肾小管分泌或肝代谢后大多极性增高，成为易溶的代谢物自肾排泄。肾功能减退时，此类代谢产物可在体内积聚，生物转化的结果常使药物的抗菌活性降低或消失，而毒性则可升高。肾功能减退时许多药物的体内代谢过程尚不清楚，有待进一步研究。

（二）肾功能减退时抗菌药物的应用

许多抗菌药物主要经肾排泄，某些品种有肾毒性，肾功能减退者应用该类药物时易发生不良反应。因此治疗肾功能减退患者的感染时应根据需要调整给药方案。

抗菌药物应用时易发生肾毒性的原因在于：①肾脏血供丰富，因而药物在肾组织中浓度高；②药物由肾小管分泌或再吸收，使肾小管细胞接触的药物浓度远较其他组织、器官为高；③肾脏内皮细胞表面积大，易于成为抗原-抗体复合物的沉积场所。肾功能损害时，主要经肾排泄的药物或其代谢产物易在体内积聚，成为加重肾毒性或其他系统毒性的重要原因。因此，肾功能减退的患者必须合理应用抗菌药物，才能确保疗效和避免毒性反应的发生。

抗菌药物应用于肾功能减退患者时，其剂量的调整需根据以下因素：①肾功能损害程度；②抗菌药物对肾毒性的大小；③药物的体内过程，即药动学特点；④抗菌药物经血液透析或腹膜透析后可清除的程度。主要经肾排泄的药物，其血半衰期可因肾功能减退而延长，因此血半衰期可作为调整用药的重要依据。由于个体差异的存在，不同患者的血半衰期相差甚大，因此对于一些治疗浓度范围狭窄，毒性大的抗菌药应进行血药浓度监测，并据此拟订个体化给药方案，对肾功能变化较大或肾功能严重损害患者尤为重要（详见第一篇第三章第四节治疗药物监测及个体化给药）。

根据抗菌药物体内代谢过程和排泄途径，以及其对肾脏和其他重要脏器毒性的大小，在肾功能减退时药物的选用有以下 4 种情况（表 1-6-2）。

表1-6-2 肾功能减退者感染时抗菌药物的选用

药物	血半衰期 /h		药物	血半衰期 /h	
	正常	肾衰竭		正常	肾衰竭
Ⅰ可选用原治疗量或略减量者			克林霉素	2 ~ 2.5	2 ~ 3.5
红霉素	1.4	5 ~ 6	氨苄西林	1	7 ~ 20
阿奇霉素	68	68	阿莫西林	1.0	5 ~ 20
利奈唑胺	5 ~ 6	6 ~ 8	哌拉西林	1.0	3.3 ~ 5.1
利福平	1.5 ~ 5	1.8 ~ 11	美洛西林	1.1	2.6 ~ 5.4
多西环素	14 ~ 25	15 ~ 36	苯唑西林	0.5	1.0

续表

药物	血半衰期 /h		药物	血半衰期 /h	
	正常	肾衰竭		正常	肾衰竭
阿莫西林 - 克拉维酸	1.3/1	5 ~ 20/4	美罗培南	1	6 ~ 8
氨苄西林 - 舒巴坦	1/1	9/10	厄他培南	4	> 4
哌拉西林 - 他唑巴坦	1/1	3/4	多立培南	1	8
头孢哌酮	1.9 ~ 2.5	2 ~ 2.5	氧氟沙星	7	28 ~ 37
头孢曲松	6 ~ 9	12 ~ 15	左氧氟沙星	4 ~ 8	76
头孢噻肟	1.7	15 ~ 35	司帕沙星	15 ~ 20	38.5
氯霉素	2.5	3 ~ 7	加替沙星	7 ~ 14	11 ~ 40
两性霉素 B	1 ~ 15d	无变化	磺胺甲噁唑	10	20 ~ 50
氟康唑	37	100	甲氧苄啶	11	20 ~ 49
伊曲康唑	21	25	黏菌素	< 6	≥ 48
异烟肼	0.7 ~ 4	8 ~ 17	达托霉素	9.4	30
乙胺丁醇	4	7 ~ 15	阿昔洛韦	2.5	20
乙硫异烟胺	2.1	无资料	泛昔洛韦	2.3 ~ 3	10 ~ 22
吡嗪酰胺	9	26	拉米夫定	5 ~ 7	15 ~ 35
甲硝唑	6 ~ 14	7 ~ 21	阿德福韦	2 ~ 4	20
环丙沙星	3 ~ 6	6 ~ 9	奥司他韦	6 ~ 10	> 20
依非韦伦	40 ~ 55	40 ~ 55	恩替卡韦	128 ~ 149	无资料
奈非那韦	3.5 ~ 5	3.5 ~ 5	Ⅲ 避免使用,确有指征应用时在 TDM 下显著减量应用		
Ⅱ 可选用,剂量需减少者					
克拉霉素	5 ~ 7	22	庆大霉素	2 ~ 3	20 ~ 60
青霉素	0.5	6 ~ 20	妥布霉素	2 ~ 3	20 ~ 60
羧苄西林	1	13 ~ 16	奈替米星	2 ~ 3	35 ~ 72
阿洛西林	1.0	5.0	阿米卡星	1.4 ~ 2.3	17 ~ 150
替卡西林	1.2	13	卡那霉素	2 ~ 3	27 ~ 30
替卡西林 - 克拉维酸	1/1	13/4	链霉素	2 ~ 3	30 ~ 80
头孢唑林	1.9	40 ~ 70	万古霉素	6	200 ~ 250
头孢噻吩	0.5	3 ~ 18	替考拉宁	45	62 ~ 230
头孢氨苄	0.9	5 ~ 30	氟胞嘧啶	3 ~ 6	75 ~ 200
头孢拉定	0.7 ~ 2	8 ~ 15	膦甲酸钠	3	延长
头孢孟多	0.5 ~ 2.1	10	更昔洛韦	2.9	30
头孢西丁	0.8	13 ~ 23	Ⅳ 不宜应用者		
头孢呋辛	1.2	17	四环素	6 ~ 10	57 ~ 108
头孢他啶	1.2	13 ~ 25	呋喃妥因	0.5	1.0
头孢唑肟	1.7	15 ~ 35	萘啶酸	1.5	21
头孢吡肟	2.2	18	特比萘芬	36	无资料
氨曲南	2.0	6 ~ 8	金刚烷胺	12	500
拉氧头孢	2.2	19	金刚乙胺	13 ~ 65	延长
亚胺培南	1	4			

1. **可选用原治疗量或剂量略减** 属此类者主要包括由肝脏代谢或主要自肝胆系统排泄的红霉素和阿奇霉素等大环内酯类、青霉素类和头孢菌素类的部分品种如氨苄西林和头孢哌酮、抗真菌药物和抗分枝杆菌药物的多数品种，以及 HIV 蛋白酶抑制剂多数品种等。

2. **可选用，但剂量需适当减少者** 此类药物无明显肾毒性或仅有轻度肾毒性，但由于排泄途径主要为肾脏，肾功能减退时药物可在体内明显积聚，血半衰期显著延长，因此在肾功能轻、中度和重度减退时均需根据肾功能减退情况适当调整药物剂量。青霉素类和头孢菌素类的多数品种，如羧苄西林、青霉素、头孢他啶等均属此种情况。氟喹诺酮类中的氧氟沙星和左氧氟沙星亦属此类。如按原剂量应用上述药物时易导致不良反应发生。如青霉素血药浓度超过 100mg/L 或脑脊液浓度超过 8mg/L 时则有导致"青霉素脑病"的可能，在青霉素大剂量（每日超过 1 000 万 U）应用，而患者的内生肌酐清除率低于 20ml/min 时尤易发生。哌拉西林钠盐治疗严重铜绿假单胞菌感染时剂量大，肾功能减退者除有发生"脑病"可能外，尚可导致电解质紊乱。

3. **确有应用指征时在 TDM 下减量应用** 此类药物均有明显肾毒性，且主要经肾排泄。氨基糖苷类、万古霉素、多黏菌素类等均属此类。庆大霉素、妥布霉素、阿米卡星、奈替米星等氨基糖苷类和万古霉素均应在调整剂量时监测血药浓度，以防止耳、肾毒性的发生。多黏菌素类肾毒性大，肾功能减退时可减量应用，但宜以毒性低、抗菌作用相仿的药物如新一代头孢菌素等替代。

氨基糖苷类是在肾功能减退时需调整给药方案的主要药物。该类药物在体内的积聚、血药浓度的升高与耳、肾毒性的发生密切有关，因此即使肾功能损害属轻度亦需减量应用。血液透析可清除大部分的氨基糖苷类，因此在透析后可加用全量或半量。腹膜透析后亦需补给剂量。

4. **肾功能损害时不宜应用者** 包括四环素类（多西环素除外）、呋喃类、萘啶酸等。特比萘芬在终末期肾病中亦不宜使用。四环素、土霉素的应用可加重氮质血症；呋喃类和萘啶酸可在体内明显积聚，产生对神经系统的毒性反应。故均不宜应用，可选用其他抗菌活性相仿、毒性低的药物替代。

（三）肾功能减退时给药方案的调整

上述四类药物中，除第一类的多数品种和第四类外，其余在肾功能减退时需调整给药剂量。肾功能损害程度是调整剂量的重要指标，肾功能试验中以内生肌酐清除率最具参考价值。肌酐几乎全部经肾小球滤过排泄，其排出量不受饮食、蛋白分解等因素的影响，肌酐清除率与肾小球滤过率基本上呈平行关系，可以定量、准确地反映患者肾功能状态。血清肌酐值对检测肾功能也有一定价值，但因与肾小球滤过率呈双曲线关系，故在临床应用上受到限制，如在一定范围内，血清肌酐值增加 1 倍，肾小球滤过率即减少约一半，当血肌酐值为 176.8μmol/L 时，肾小球滤过率约为正常的 50%，但在肾损害早期，肾小球滤过率为正常的 50% ~ 75% 时，血清肌酐值可能仍在正常范围，老年人尤易发生此种情况；反之，在肾损害后期，肾小球滤过率低于正常的 25% 时，在此基础上若稍有降低，即可引起血肌酐值急骤升高，而此时肌酐清除率仍可呈比例下降。由于肌酐清除率的测定常难以在危重患者中进行，此时血尿素氮测定仍具有一定的参考价值，但后者易受肾外因素如肾血流量、蛋白分解代谢和饮食成分等的影响。

肾功能损害时给药方案的调整可以减少剂量或延长给药间期，前者为给药间期不变，每次给药量减少；后者为每次给药量不变，而给药间期延长。后一调整剂量的方法常使血药浓度波动幅度增大，可能影响对严重感染的疗效，因此以应用减量法更为合宜，也可两种调整方法结合应用。无论应用上述方法中的任何一种，首次负荷量仍应按正常治疗量给予。

给药方案的调整可参照以下方法：

1. 根据肾功能试验反映的肾损害程度调整剂量，即依据内生肌酐清除率（Ccr）值的改变，分为肾功能轻、中和重度损害，Ccr 分别为 > 50 ~ 90ml/min，10 ~ 50ml/min，< 10ml/min，根据肾功能损害程度调整剂量（表 1-6-3）。

如缺少内生肌酐清除率数值时，也可自血肌酐值按下式计算。

标准体重计算：

男性：50.0kg + 2.3kg × [（身高（cm） − 152.4）÷ 2.54]

女性：45kg + 2.3kg × [（身高（cm） − 152.4）÷ 2.54]

肥胖定义：实际体重超过 20% 标准体重，或体重指数 > 30。

非肥胖患者：

$$内生肌酐清除率（男）（ml/min） = \frac{（140 − 年龄）× 标准体重（kg）}{血肌酐值（mg/dl）× 72}$$

$$内生肌酐清除率（女）= 内生肌酐清除率（男）× 0.85$$

肥胖患者：

$$内生肌酐清除率（肥胖男性患者）（ml/min） = \frac{（137 − 年龄）× [（0.285 × 体重（kg） + 12.1 × 身高^2（m））]}{血肌酐值（mg/dl）× 51}$$

$$内生肌酐清除率（肥胖女性患者）（ml/min） = \frac{（146 − 年龄）× [（0.287 × 体重（kg） + 9.74 × 身高^2（m））]}{血肌酐值（mg/dl）× 60}$$

根据上述公式计算内生肌酐清除率时需注意以下几点：①老年人由于肌肉组织减少，血肌酐值可能会假性减低，从而有药物剂量过大的危险；②孕妇、腹水患者以及其他原因导致体液增加者，肾小球滤过率增高，按常规给药时药物剂量可能偏小；③产妇的体重应按未怀孕时的标准体重计算；④上述公式仅适用于估计常态下的肾功能情况，对于无尿或少尿患者可假定其内生肌酐清除率为 5 ~ 8ml/min；⑤计算氨基糖苷类药物给药剂量时，肥胖患者体重也可按以下公式调整：理想体重 + 0.4 × （实际体重 − 理想体重）；⑥计算万古霉素给药剂量时，无论肥胖患者或非肥胖患者均采用实际体重。

2. 根据血药浓度监测结果制订个体化给药方案，对于毒性较大的氨基糖苷类抗生素、万古霉素、氯霉素等是最为理想的调整给药方案的方法（详见第一篇第三章第四节治疗药物监测及个体化给药）。个体化给药方案的拟订，可按峰 - 谷浓度法调整，此方法简便易行，但非定量，仅作粗略估计；如按药动学方法计算其给药剂量及间期则较准确，有条件者应采用后一种方法，两种调整给药方案的方法均参见"治疗药物监测及个体化给药"。

目前国外一些学者主张将氨基糖苷类抗生素的给药方法改为每天 1 次，因此肾功能减退时这些药物的剂量调整也有所不同，见表 1-6-4。

（四）肾衰竭者透析治疗后抗菌药物剂量的调整

目前对于肾衰竭患者，临床上常用的血液净化方法包括腹膜透析、血液透析和血液滤过，其对药物清除的影响与药物的分子量、蛋白结合率、水溶性和主要排泄途径有关。接受抗菌治疗的患者经血液净化后，某些抗菌药物可经净化自体内清除，导致血药浓度降低，影响疗效，此时需补给剂量，如氨基糖苷类抗生素；某些药物并不受净化疗法影响，或自净化疗法中清除甚少，则不需在净化后补给剂量，如红霉素（表 1-6-5）。

表 1-6-3 肾功能减退时抗菌药物的剂量调整

药物	正常治疗量 Ccr > 90ml/min	肾功能减退（Ccr）时剂量调整		
		> 50 ~ 90ml/min	10 ~ 50ml/min	< 10ml/min
青霉素	50 万 ~ 400 万 U q4h	q4h	q8h	q12h
氨苄西林	1 ~ 2g q4 ~ 6h	q4 ~ 6h	30 ~ 50 :q6 ~ 8h 10 ~ 30 :q8 ~ 12h	q12h
阿莫西林（口服）	0.25 ~ 0.5g q8h po	q8h	q8 ~ 12h	q24h
阿莫西林 - 克拉维酸（口服）	0.5g/0.125g q8h po	0.5g/0.125g q8h	0.25 ~ 0.5g 阿莫西林 q12h	0.25 ~ 0.5g 阿莫西林 q24h
氨苄西林 - 舒巴坦	2g/1g q6h	q6h	q8 ~ 12h	q24h
哌拉西林 - 他唑巴坦（非铜绿假单胞菌）	3g/0.375g q6h		> 40 :3.375g q6h;20 ~ 40 :2.25g q6h; < 20 :2.25g q8h	
哌拉西林 - 他唑巴坦（铜绿假单胞菌）	8g/0.5g q6h		> 40 :4.5g q6h;20 ~ 40 :3.375g q6h; < 20 :2.25g q6h	
替卡西林 - 克拉维酸	3g/0.1g q4h	3.1g q4h	3.1g q8 ~ 12h	2g q12h
头孢唑林	1 ~ 2g q8h	q8h	q12h	q24 ~ 48h
头孢呋辛	0.75 ~ 1.5g q8h	q8h	q8 ~ 12h	q24h
头孢呋辛酯（口服）	0.5g q12h po	q12h	≥ 30 :0.5g q12h 10 ~ 30 :0.5g q24h	q48h
头孢克洛（口服）	0.5g q8h po	q8h	q8h	q12h
头孢噻肟	2g q8h	q8 ~ 12h	q12 ~ 24h	q24h
头孢唑肟	2g q8h	q8 ~ 12h	q12 ~ 24h	q24h
头孢他啶	2g q8h	q8 ~ 12h	q12 ~ 24h	q24 ~ 48h
头孢克肟（口服）	0.4g q24h po	0.4g q24h	0.3g q24h	0.2g q24h
头孢吡肟	2g q8h		> 60 :q8 ~ 12h;30 ~ 60 :2g q12h;11 ~ 29 :2g q24h	1g q24h
头孢西丁	2g q8h	q8h	q8 ~ 12h	q24 ~ 48h
头孢罗膦	0.6g q12h	0.6g q12h	30 ~ 50 :0.4g q12h 15 ~ 30 :0.3g q12h	< 15 :0.2g q12h

续表

药物	正常治疗量 Ccr > 90ml/min	肾功能减退（Ccr）时剂量调整		
		> 50 ~ 90ml/min	10 ~ 50ml/min	< 10ml/min
头孢美唑	2g q6 ~ 12h	1 ~ 2g q12h	1 ~ 2g q16 ~ 24h	1 ~ 2g q48h
头孢替坦	1 ~ 2g q12h	q12h	q24h	q48h
氨曲南	2g q8h	2g q8h	1 ~ 1.5g q8h	0.5g q8h
亚胺培南	0.5g q6h	0.25 ~ 0.5g q6 ~ 8h	0.25g q8 ~ 12h	0.125 ~ 0.25g q12h
美罗培南	1g q8h	1g q8h	25 ~ 50 : 1g q12h 10 ~ 25 : 0.5g q12h	0.5g q24h
厄他培南	1g q24h	1g q24h	0.5g q24h (Ccr < 30)	0.5g q24h
多立培南	0.5g q8h	0.5g q8h	30 ~ 50 : 0.25g q8h 10 ~ 30 : 0.25g q12h	尚无研究资料
庆大霉素/妥布霉素/奈替米星	1.7 ~ 2mg/kg q8h	1.7 ~ 2mg/kg q8h	1.7 ~ 2mg/kg q12 ~ 24h	1.7mg/kg q48h
阿米卡星	7.5mg/kg q12h	q12h	q24h	q48h
链霉素（肌内注射，抗结核剂量）	15mg/kg q24h im（最大剂量为1g）	q24h	q24 ~ 72h	q72 ~ 96h
红霉素	0.25 ~ 0.5g q6h	100%	100%	50% ~ 75%
克拉霉素（口服）	0.5gq12h po	q12h	q12 ~ 24h	q24h
诺氟沙星（口服）	0.4g q12h po	q12h	30 ~ 49 : q12h 10 ~ 30 : q24h	q24h
环丙沙星（口服/静脉滴注）	0.5 ~ 0.75g po 或 0.4g iv q12h	100%	50% ~ 75%	50%
氧氟沙星（口服）	0.2 ~ 0.4g q12h po	0.2 ~ 0.4g q12h	0.2 ~ 0.4g q24h	0.2g q24h
左氧氟沙星（口服/静脉滴注）	0.75g q24h po/iv	0.75g q24h	20 ~ 49 : 0.75g q48h	< 20 : 0.75g × 1,之后 0.5g q48h
加替沙星（口服/静脉滴注）	0.4g q24h po/iv	0.4g q24h	首剂 0.4g,之后 0.2g q24h	首剂 0.4g,之后 0.2g q24h
吉米沙星（口服）	0.32g q24h po	0.32g q24h	0.16g q24h	0.16g q24h
四环素（口服）	0.25 ~ 0.5g q6h po	q8 ~ 12h	q12 ~ 24h	q24h

续表

药物	正常治疗量 Ccr > 90ml/min	肾功能减退（Ccr）时剂量调整		
		> 50～90ml/min	10～50ml/min	< 10ml/min
甲磺酸多黏菌素E（按该药基质活性计算）（USP）	日剂量 2.5～5mg/kg，分 2～4 次给药	Ccr ≥ 80 :100%；Ccr 为 50～79 :日剂量 2.5～3.8mg/kg，分 2 次给药	30～49 :日剂量 2.5～3.8mg/kg，分 1～2 次给药；10～29 :日剂量 1.5mg/kg，36 小时给药 1 次	
万古霉素	15～30mg/kg q12h	15～30mg/kg q12h	15mg/kg q24～96h	7.5mg/kg q2～3d
替考拉宁	6mg/kg q24h	q24h	q48h	q72h
达托霉素	4～6mg/kg q24h	4～6mg/kg qd	30～49 :4～6mg/kg q24h；< 30 :6mg/kg q48h	
达巴万星	首剂 1g，1 周后 0.5g	首剂 1g，1 周后 0.5g	30～49 :首剂 1g×1,1 周后 0.5g；< 30 :首剂 0.75g×1,1 周后 0.375g	
替利霉素（口服）	0.8g q24h po	0.8g q24h	30～50 :0.8g q24h；10～30 :0.6g q24h	0.6g q24h
特拉万星	10mg/kg q24h	10mg/kg q24h	30～50 :7.5mg/kg q24h；< 30 :10mg/kg q48h	
磺胺甲噁唑	1g q8h	q12h	q18h	q24h
甲氧苄啶（口服）	0.1～0.2g q12h po	q12h	> 30 :q12h；10～30 :q18h	q24h
甲氧苄啶-磺胺甲噁唑（按照甲氧苄啶计算剂量）				
治疗量（口服/静脉滴注）	5～20mg/（kg·d），分次 q6～12h po/iv	不需调整剂量	30～50 :不需调整剂量；10～29 :5～10mg/（kg·d），分次 q12h	不推荐。如需要使用：5～10mg/kg q24h
甲硝唑（口服/静脉滴注）	7.5mg/kg q6h po/iv	不需调整剂量	不需调整剂量	7.5mg/kg q12h
呋喃妥因（口服）	0.1g q12h po	不需调整剂量	避免用	避免用
利福平（口服）	600mg q24h po	600mg q24h	300～600mg q24h	300～600mg q24h

药物	正常治疗量 Ccr > 90ml/min	肾功能减退(Ccr)时剂量调整		
		> 50 ~ 90ml/min	10 ~ 50ml/min	< 10ml/min
乙胺丁醇(口服)	15 ~ 25mg/kg q24h po	q24h	30 ~ 50:q24 ~ 36h 10 ~ 30:q36 ~ 48h	q48h
吡嗪酰胺(口服)	25mg/kg q24h(最高 2.5g/d) po	q24h	21 ~ 50:q24h 10 ~ 20:q48h	q48h
卷曲霉素(肌内注射/静脉滴注)	15mg/kg q24h(im/iv)	q24h	q24h	每周 3 次
环丝氨酸(口服)	250 ~ 500mg q12h po	q12h	q12 ~ 24h	500mg q48h 或每周 3 次
乙硫异烟胺(口服)	500mg q12h po	q12h	q12h	250mg q12h
异烟肼(口服)	5mg/kg, q24h po	100%	100%	100%
氟胞嘧啶(口服)	25mg/kg q6h po	q6h	q12h	q24h
两性霉素 B	0.4 ~ 1.0mg/kg q24h	q24h	q24h	q24h
两性霉素 B 胆固醇复合体(Amphotec.,ABCD)	3 ~ 6mg/(kg·d)	q24h	q24h	q24 ~ 48h
两性霉素 B 脂质复合体(Abelcet,ABLC)	5mg/(kg·d)	q24h	q24h	q24h
两性霉素 B 脂质体(AmBisome,LAB)	3 ~ 5mg/(kg·d)	q24h	q24h	q24h
氟康唑(口服/静脉滴注)	100 ~ 400mg q24h po/iv	q24h	50 ~ 200mg q24h	50 ~ 200mg q24h
伊曲康唑(口服)	100 ~ 200mg q12h po	q12h	q12h	50 ~ 100mg q12h
伊曲康唑	200mg q12h	200mg q12h	因静脉滴注制剂中赋形剂(环糊精)蓄积,在 Ccr < 30ml/min 时,避免用改口服	因静脉滴注制剂中赋形剂(环糊精)蓄积,避免用改口服
伏立康唑	6mg/kg q12h×2 次,之后 4mg/kg q12h	不需调整剂量	因静脉滴注制剂中赋形剂(环糊精)蓄积,在 Ccr < 50ml/min 时,避免用改口服	
特比萘芬	250mg po qd	q24h	避免应用	
阿昔洛韦	5 ~ 12.5mg/kg q8h	不需调整剂量	5 ~ 12.5mg/kg q12 ~ 24h	2.5 ~ 6.25mg/kg q24h
更昔洛韦	诱导剂量 5mg/kg q12h	70 ~ 90:5mg/kg q12h 50 ~ 69:2.5mg/kg q12h	25 ~ 49:2.5mg/kg q24h 10 ~ 24:1.25mg/kg q24h	1.25mg/kg 每周 3 次

续表

药物	正常治疗量 Ccr >90ml/min	肾功能减退(Ccr)时剂量调整		
		>50~90ml/min	10~50ml/min	<10ml/min
维持剂量	5mg/kg q24h	2.5~5mg/kg q24h	0.625~1.25mg/kg q24h	0.625mg/kg 每周3次
更昔洛韦(口服)	1g q8h po	0.5~1g q8h	0.5~1g q24h	0.5g 每周3次
奥司他韦(口服)	75mg po q12h	>60:75mg q12h	31~60:30mg q12h; 10~30:30mg q24h	尚无研究资料

注:*
1. 表中所列为成人治疗量,凡未注明给药途径均系静脉给药,正常治疗量(静脉给药者)的高限系用于危及生命严重感染的每日剂量。
2. 调整剂量为减少每次剂量或延长给药间期,仅减少每次给药量的百分数,或延长给药间隔时间,两者均调整者则注明剂量及间期改变。
3. 表中万古霉素、替考拉宁和氨基糖苷类抗生素均为初始治疗剂量,此后需进行血药浓度监测(TDM),据以调整给药方案。
4. USP: United States Pharmacopeia《美国药典》。

表 1-6-4 氨基糖苷类每天1次给药法:肾功能减退者的剂量调整

药物	正常治疗量 >80	肾功能减退[Ccr/(ml/min)]时的剂量调整					
	q24h/(mg/kg)	60~80	40~60	30~40	20~30	10~20	<10
						q48h/(mg/kg)	
庆大霉素/妥布霉素	5.1	4	3.5	2.5	4	3	2
阿米卡星/卡那霉素/链霉素	15	12	7.5	4	7.5	4	3
异帕米星	8	8	8	8mg/kg q48h	8	8mg/kg q72h	8mg/kg q96h
奈替米星	6.5	5	4	2	3	2.5	2.0

表 1-6-5 透析治疗时抗菌药物剂量的调整[5]

药物	血液透析时剂量调整[1]	腹膜透析时剂量调整[2]	连续肾脏替代治疗时剂量调整[3]
青霉素	50万~400万U q12h	50万~400万U q12h	100万~400万U q6~8h
氨苄西林	1~2g q12h	0.5~1g q12h	1~2g q8~12h
阿莫西林	0.25~0.5g q24h po	0.25g q12h	0.25~0.5g q8~12h

续表

药物	血液透析时剂量调整[1]	腹膜透析时剂量调整[2]	连续肾脏替代治疗时剂量调整[3]
阿莫西林-克拉维酸	0.25 ~ 0.5g(阿莫西林)q24h po,透析后加量		
氨苄西林-舒巴坦	3g q24h	3g q24h	3g q12h
哌拉西林-他唑巴坦(非铜绿假单胞菌)	2.25g q12h,透析后加用0.75g	2.25g q12h	2.25g q6h
哌拉西林-他唑巴坦(铜绿假单胞菌)	2.25g q8h,透析后加用0.75g	2.25g q8h	3.375g q6h
替卡西林-克拉维酸	3.1g	3.1g q12h	3.1g q8 ~ 12h
头孢氨苄	0.25g q12h po	0.5g q12h	
头孢唑林	1 ~ 2g q24 ~ 48h,透析后加0.5 ~ 1g	0.5g q12h	1 ~ 2g q12h
头孢拉定	0.5g po	0.25g	
头孢克洛	0.5g q12h po	0.5g q12h	
头孢丙烯	0.25g q12h po	0.25g q24h	
头孢呋辛	0.75 ~ 1.5g q24h	0.75 ~ 1.5g q24h	0.75 ~ 1.5g q8 ~ 12h
头孢噻肟	2g q24h,透析后加1g	0.5 ~ 1.0g q24h	2g q12 ~ 24h
头孢唑肟	2g q24h,透析后加1g	0.5 ~ 1.0g q24h	2g q12 ~ 24h
头孢哌酮	不加药,仅调整给药时间	1 ~ 2g q6 ~ 12h	
头孢他啶	2g q24 ~ 48h,透析后加1g		1 ~ 2g q12 ~ 24h
头孢泊肟	200mg q24h	200mg q24h	
头孢吡肟	1.0g q24h,透析后加1g	1 ~ 2g q48h	2g q12 ~ 24h
氨曲南	0.5g q8h,透析后加0.25g	0.5g q8h	1 ~ 1.5g q8h
头孢西丁	2g q24 ~ 48h,透析后加1g	1g q24h	2g q8 ~ 12h
头孢替坦	1 ~ 2g q24h,透析后加1g	1g q24h	0.75g q12h
亚胺培南	125 ~ 250mg q12h	125 ~ 250mg q12h	0.5 ~ 1g q12h
美罗培南	0.5g q24h	0.5g q24h	1g q12h
厄他培南	0.5g q24h,如在透析前6小时内给药,透析后加0.15g	0.5g q24h	0.5 ~ 1g q24h

续表

药物	血液透析时的剂量调整[1]	腹膜透析时的剂量调整[2]	连续肾脏替代治疗时的剂量调整[3]
庆大霉素/妥布霉素/奈替米星[4]	1.7~2mg/kg q48h,透析后加 0.85~1mg/kg	每日补充丢失量3~4mg/L 透析液	1.7~2mg/kg q24h
链霉素(抗结核)	15mg/kg q72~96h,透析后加 7.5mg/kg		15mg/kg q24~72h
阿米卡星	7.5mg/kg q48h,透析后加 3.25mg/kg	每日补充丢失量 20~40mg/L 透析液	7.5mg/kg q24h
克拉霉素	500mg q24h po (透析日)	每日补充丢失量 15~20mg/L 透析液	0.5g q12~24h
环丙沙星	500mg q24h po 或 400mg q24h iv	500mg q24h	500mg q12h po 或 200~400mg q12h iv
氧氟沙星	200mg q24h po,透析后给药	200mg q24h	200~400mg q24h
左氧氟沙星	0.75g×1,以后 0.5g q48h po/iv	0.75g×1,以后 0.5g q48h	0.75g×1,以后 0.5g q48h
司帕沙星	200mg×1,以后 100mg q48h		0.4g×1,以后 0.2g q24h
加替沙星	200mg q24h po/iv,透析后给药	200mg q24h	
多黏菌素 E	非透析日,65mg q12h;透析日,透析后在常规剂量上加 40~50mg	ND	65mg q12h,在此基础上 CRRT 每小时加 13mg
达托霉素	6mg/kg q48h,透析后给药	6mg/kg q48h	6mg/kg q48h
万古霉素	如下次透析日在 1 日内,15mg/kg 如下次透析日在 2 日内,25mg/kg 如下次透析日在 3 日内,35mg/kg	7.5mg/kg,q2~3d	CAVH/CVVH:500mg q24~48h
利奈唑胺	透析日用 0.6g q12h po/iv	0.6g q12h	0.6g q12h
替考拉宁	6mg/kg q72h	6mg/kg q72h	6mg/kg q48h
甲氧苄啶	100~200mg q24h (透析日)	100~200mg q24h	100~200mg q18h
甲氧苄啶/磺胺甲噁唑(按照甲氧苄啶计算剂量)	不推荐。如使用:5~10mg/kg q24h po/iv (透析日)	不推荐。如使用:5~10mg/kg q24h	5mg/kg q8h
甲硝唑	7.5mg/kg q12h po/iv	7.5mg/kg q12h	7.5mg/kg q6h
替利霉素	600mg q24h po		
异烟肼	5mg/kg q24h po	5mg/kg q24h	5mg/kg q24h
乙胺丁醇	15mg/kg q48h po	15mg/kg q48h	15~25mg/kg q24h
乙硫异烟胺	250mg q12h po	250mg q12h	500mg q12h
利福平	300~600mg q24h po	300~600mg q24h	300~600mg q24h

续表

药物	血液透析时剂量调整 (1)	腹膜透析时剂量调整 (2)	连续肾脏替代治疗时剂量调整 (3)
吡嗪酰胺	25mg/kg q48h po, 透析后给药	25mg/kg q24h	25mg/kg q24h
两性霉素 B 与含脂两性霉素 B	不需调整剂量	不需调整剂量	不需调整剂量
氟胞嘧啶	25mg/kg q24h po, 透析后给药	0.5 ～ 1.0g q24h	25mg/kg q12h
氟康唑	100 ～ 400mg q24h po/iv, 透析后给药	50 ～ 200mg q24h	200 ～ 400mg q24h
伊曲康唑口服液	100mg q12 ～ 24h po	100mg q12 ～ 24h	100 ～ 200mg q12h
伏立康唑静脉制剂	避免应用	避免应用	避免应用
奎宁	648mg q24h po, 透析后给药	648mg q24h	648mg q8 ～ 12h
喷他脒	4mg/kg q48h, im/iv, 透析后给药	4mg/kg q24 ～ 36h	4mg/kg q24h
去羟肌苷(泡腾片)	不加药, 仅调整给药时间	< 60kg:150mg q24h > 60kg:100mg q24h	< 60kg:150mg q24h > 60kg:100mg q24h
去羟肌苷(肠溶片)	无资料	无资料	无资料
恩替卡韦	0.05mg q24h, 透析后当天给药	0.05mg q24h	
金刚烷胺	100mg q7d po	100mg q7d	100mg q24 ～ 48h
阿昔洛韦	2.5 ～ 6.25mg/kg q24h, 透析后给药	2.5 ～ 6.25mg/kg q24h	5 ～ 10mg/kg q24h
泛昔洛韦	250mg q24h po, 透析后给药	无资料	无资料
更昔洛韦片	0.5mg/kg po, 每周 3 次, 透析后给药	无资料	无资料
更昔洛韦静脉制剂	1.25mg/kg po 每周 3 次, 透析后给药 维持量透析 0.625mg/kg, 每周 3 次	诱导量 1.25mg/kg, 每周 3 次, 维持量 0.625mg/kg, 每周 3 次	CVHF: 2.5mg/kg q24h
阿德福韦	10mg qw, 透析后给药	无资料	无资料
拉米夫定(HIV 剂量)	25 ～ 50mg q24h	25 ～ 50mg q24h	100mg × 1, 之后 50mg/d

注：(1) 每次血液透析调整剂量。

(2) CAPD 期间给药剂量。

(3) CRRT 期间给药剂量。

(4) 高流量血液透析膜可导致氨基糖苷类以不可预测的速度清除，建议测定透析后的血药浓度以评估疗效和毒性。氨基糖苷类在接受 CAPD 的患者中其药动学变化很大，亦建议监测血药浓度。

(5) 缓慢或持续延长每天透析（SLEDD）超过 6 ～ 12 小时，剂量调整同连续肾脏替代治疗法（CRRT）。

第三节　抗菌药物在老年人和新生儿患者中的应用

老年人和新生儿具有与成年人不同的生理特点，体内各组成部分亦出现较大变化，因此抗菌药物的体内过程也有相应改变。老年人和新生儿各具有药动学的特点，故需根据其特点合理应用抗菌药物。

一、抗菌药物在老年患者中的应用

由于生理功能的减退和组织器官萎缩等原因，老年人易罹患感染性疾病，尤其是严重细菌性感染。在抗菌治疗中不良反应发生率亦高于年轻人，因此必须根据老年人特点拟订给药方案。

（一）老年人的药代动力学特点

与青壮年者相比，老年人体内各组成成分、血流量和生理功能均有较大的变化。除脂肪组织增多外，其他如无脂肪体重、重要脏器（肝、肾、脑等）的血流量、全身含水量、心排血量、血浆白蛋白、肾功能等均见减低或减退，因而抗菌药物的体内过程，包括吸收、分布、代谢和排泄均可在老年期发生变化，其中以对清除过程的影响为大，并已为较多的研究资料所证实。

1. 药物的吸收　老年人随着年龄的增长，消化道功能和组织形态的改变，下列因素可改变药物吸收的速率和程度：①由于胃黏膜的萎缩，胃酸分泌减少，胃液 pH 增高，可使一些药物的离子化和溶解度发生改变。例如胃液酸度的降低可损及头孢呋辛酯（cefuroxime axetil）的吸收。②胃肠道血流量和黏膜表面具吸收功能的细胞数明显减少，可使口服药物的吸收速率和吸收程度明显降低。③胃肠道黏膜和平滑肌萎缩及其运动功能减弱，胃排空减慢和胃肠肌张力及动力降低，使药物在胃肠道的停留时间延长，从而影响药物的吸收。④老年患者体力活动减少，以及局部组织衰退和血液循环较差，使肌内注射药物后吸收亦减少。多数口服抗菌药物的吸收属被动转运，因此在老年人消化道中的吸收与年轻人差别不大，其原因可能为老年人的吸收面积、血流量虽有所下降，但由于胃肠道蠕动功能减弱，使药物在胃肠道中的停留时间延长，而使药物的总吸收量改变不大，但吸收速率可能减慢。

2. 药物的分布　老年人的体内组成部分发生了明显改变，全身及细胞内含水量减少（年轻人体内水分占体重的 61%，而 60~80 岁老年人仅为 53% 左右），同时去脂肪组织（lean body mass，如肌肉）占体重的比例亦减少，年轻人去脂肪组织占体重的 19%，而 60~80 岁老年人仅占 12%；老年人脂肪组织相对增多，年轻人占体重的 18%～20%，而 60~80 岁老年人可增加至 36%～38%，女性老年人的脂肪组织增加更多些，以上均可使水溶性药物的分布容积（V_d）减低，脂溶性者则增高。老年人的心排血量以每年 1% 递减，加上局部血流量减少，可影响药物的分布；药物对组织穿透性的改变也是影响老年人药物体内分布的原因之一。随着年龄的增长，老年人肝脏功能减退，蛋白合成减少，血中白蛋白浓度逐渐降低，老年人血浆白蛋白含量较年轻人减少约 20%，导致抗菌药物蛋白结合率降低，游离药物浓度升高，对蛋白结合率高者（如头孢曲松）影响尤为明显，分子小的游离药物较易分布至组织和体液中。

3. 药物的代谢　药物主要在肝脏代谢。老年人随着年龄的增长，肝组织缩小（20~40 岁的成年人肝脏约重 1 200g，而 70 岁的老年人肝脏仅为 741g），局部血流量减少（60 岁以上老年人的肝脏血流量为年轻人的 55%～60%），使老年人的药物代谢能力下降，解毒功能明显减退。有报道药物自肝脏的清除，65 岁老人较 25 岁者减少 40%～45%。近年来又有资料显示老年人中药物在肝脏慢乙酰化类型者居多。由于肝内药物代谢受到多种因素的影响，如遗传、肝脏疾病、外界环境等，致个体差异较大，因此药物代谢与年龄之间的关系尚需进一步研究。

4. 药物的排泄 老年人心排血量减少，肾动脉硬化，肾基底膜增厚等退行性变，使有效肾单位数明显减少，导致肾清除功能减退。正常成年人的肾小球滤过率（GFR）随年龄增长而逐渐降低，20~50 岁年降低 0.4ml/min，而 50 岁以上者则每年减少 1ml/min；肾脏的有效血流量 90 岁者较 20 岁者降低 50% 以上。伴随 GFR 下降的是肾小管分泌功能和再吸收能力的减退。这些改变致使许多主要经肾脏排出的抗菌药物如氨基糖苷类和 β- 内酰胺类的大多品种排泄减慢，清除率降低，消除半衰期延长，血药浓度增加，药物容易在体内蓄积而产生毒性作用。老年人肾功能改变应以 GFR 为准。由于老年人肌肉和肌酐生成的减少，血肌酐值测定常造成结果偏低的假象，宜测定内生肌酐清除率以反映 GFR 的情况。

药物自肝胆系统的排泄是另一消除途径，随着年龄的增长此功能亦降低。老年人的药物总清除率（Cl_{total}）主要与肾清除率（Cl_{renal}）有关，同时也受肝胆系统排泄功能的影响。主要经肾清除的抗菌药物如大部分 β- 内酰胺类抗生素和氟喹诺酮类、氨基糖苷类、万古霉素、甲硝唑等的总清除率明显降低，而经肾、肝清除的抗菌药物如哌拉西林等的血清总清除率降低不明显，主要经肝胆系统清除的抗菌药物如异烟肼、利福平等的总清除率无明显改变。抗菌药物在老年人的药动学变化中，与年龄变化肯定有关的是药物肾清除率的降低，至于药物吸收、分布和代谢的体内过程与年龄的关系尚有待于进一步阐明。因此，在大多数情况下，老年患者应用主要经肾排泄的抗菌药物后，药物自体内清除减少，血药浓度增高，老年人应用抗菌药物时应根据肾功能情况调整剂量或给药间期。老年人抗菌药物剂量的调整通常根据去脂肪体重（lean body weight）、内生肌酐清除率，而不能根据总体重和血清肌酐值。

（二）老年人感染特点

1. 老年人感染机会增多 由于老年人的组织器官呈退行性变，免疫防御功能降低，易患各种感染。如老年人菌尿症发生率增高，女性患者尤为明显，女性 60 岁以上，男性 70 岁以上的老年患者菌尿症可达 20%，因此尿路感染发生率增高；男性老年患者尚有前列腺肥大等因素在内。老年人的菌血症发生率亦随年龄增长而升高，有报道超过 50 岁的肺炎患者中伴有菌血症发生者占 20%。老年人中呼吸系统疾病、心血管疾病和恶性肿瘤等发病的增多，以及免疫功能低下、白细胞吞噬功能减弱等均是菌血症发生率增高的重要因素，血流感染、感染性心内膜炎等的发病率亦相应升高。老年人胆汁中亦常带菌，胃酸减少后胃液和胃黏膜中亦易有细菌生长，为胆系感染、胃肠道感染易于发生的重要原因。

2. 老年人感染临床表现常不典型 老年人罹患感染后，常出现非特异性症状，如无力、软弱、精神状态改变，可无发热。有作者报道 30% ~ 40% 老年人伴严重感染时并无发热，因此，对老年无发热者亦需警惕感染的可能，以早期诊断。

3. 老年人常见感染 老年人常患有各种慢性疾病，如慢性支气管炎、心血管疾病、肝硬化、糖尿病、恶性肿瘤等；老年人免疫防御功能的降低亦易致感染，养老护理院的老年人增加了与定植革兰氏阴性菌和其他耐药菌接触的机会。常见感染为肺炎、支气管感染、尿路感染和皮肤软组织感染等。男性患者的尿路感染常继发于前列腺肥大或前列腺炎。在上述感染基础上，易导致严重感染，如血流感染、感染性心内膜炎和单核细胞增生李斯特菌脑膜炎等，胆管感染及术后伤口感染等亦常见。由于老年人感染的临床表现不典型，又常为基础疾病症状所掩盖，需详细询问病史及体检，并进行病原学检查，以免贻误诊治。

老年人感染的常见病原菌常为革兰氏阴性杆菌，如大肠埃希菌、克雷伯菌属、流感嗜血杆菌、肠杆菌属、变形杆菌属、沙雷菌属和铜绿假单胞菌等，此外也可为金黄色葡萄球菌、肠球菌属、肺炎链球菌、草绿色链球菌、溶血性链球菌等，其他尚可有真菌及厌氧菌等。

（三）老年人感染的抗菌药物的应用

由于抗菌药物在老年人体内过程的改变，尤其是抗菌药物在体内清除的减少，血药浓度增高，以及老年患者心血管系统、呼吸系统、中枢神经系统、泌尿生殖系统等基础疾病增多，导致抗菌药物疗程中易发生不良反应。因此在老年人抗感染治疗中应注意以下几点。

1. 避免使用毒性大的抗菌药物 氨基糖苷类抗生素、万古霉素和去甲万古霉素以及两性霉素 B 等抗菌药物应尽可能避免应用，如确有指征应用该类药物时需调整给药方案。此类药物一般治疗浓度范围狭窄，即治疗药物体液浓度与中毒浓度相差小，且个体差异亦大。氨基糖苷类抗生素在体内清除与肾功能呈平行关系，当肾功能因年龄增长而减退时，该类药物自肾脏清除亦相应减少，导致药物在体内积聚，血药浓度升高，耳、肾毒性发生率增高。因此老年患者应用此类药物需进行血药浓度监测，据以调整给药方案，或测定患者的内生肌酐清除率，根据结果减量用药（参见本章第二节"肾功能减退时的抗菌药物应用"），不宜以血肌酐值作为减量的依据。万古霉素及去甲万古霉素，其治疗浓度范围亦狭窄，并具一定耳、肾毒性，主要经肾排泄，老年患者应用时亦需进行血药浓度监测据以调整剂量。

2. 患者可减量应用毒性低的 β- 内酰胺类抗生素 青霉素类、头孢菌素类及其他 β- 内酰胺类虽毒性低微，但多数主要经肾脏排泄，老年患者的药物清除明显减少，血半衰期延长。例如头孢唑林在 64 岁以上老年人的血半衰期为 189 分钟，而年轻人则为 94 分钟；青霉素在老年人的血消除半衰期可延长 2 倍以上，因此应用常规剂量可使血药浓度升高。高剂量使用后尚可出现中枢神经系统的毒性反应，如大剂量青霉素应用后所致的"青霉素脑病"就可能与药物肾清除减少，以致血药浓度和脑脊液内浓度增高有关。上述药物的应用需根据患者内生肌酐清除率降低的程度减量用药。必要时亦可进行治疗药物浓度监测（TDM）据以调整剂量。但由于此类药物的治疗浓度范围大，一般情况下并不需将血药浓度监测列为常规。

3. 老年人感染宜用杀菌剂 由于免疫功能降低和组织器官功能退化，病灶内细菌的清除更有赖于抗菌药物的杀菌作用，青霉素类和头孢菌素类均为可选药物，必要时氨基糖苷类亦可选用，但仍应按患者肾功能情况调整给药剂量和间期。同时治疗老年人感染时必须足疗程服用抗菌药物。

二、抗菌药物在新生儿患者中的应用

新生儿时期具有与成人以及年长儿不同的生理、代谢过程，随着日龄的增长变化迅速，这种变化对抗菌药物的药理性质有重大影响。例如药物在体内的生物转化过程、细胞外液量、蛋白结合率和肾脏的发育情况等，每日均在变化中；这些变化影响了抗菌药物在体内的药动学过程，包括药物的吸收、分布、代谢和排泄等。因此，新生儿感染时的抗菌治疗需按照日龄变化调整给药剂量和给药间期，不能简单地将成人治疗量机械地推算用于新生儿，否则可能导致治疗失败或毒性反应发生。

（一）新生儿时期生理和药理学特点

1. 酶系统不足或缺乏 新生儿肝脏中的细胞色素 P-450 酶含量仅为成人的约 30%，各种单胺氧化酶的活性约为成人的 50%，其他药酶如乙醇脱氢酶（ADH）、血浆酯酶、N- 乙酰转移酶和葡糖醛酰转移酶等在新生儿期间酶的活性均偏低，使某些抗菌药物体内代谢过程发生重大改变。例如氯霉素在体内通过肝脏葡糖醛酰转移酶的作用与葡糖醛酸结合而灭活，新生儿期该酶产生不足，造成氯霉素游离血药浓度增高，加上肾排泄差，使血中结合和游离氯霉素浓度均明显升高，可能导致周围循环衰竭（灰婴综合征）的发生。新生儿红细胞中缺乏葡萄糖 -6- 磷酸脱氢酶，应用磺胺药和呋喃类药物时可能出现溶血现象。

2. 细胞外液容积较大 新生儿细胞外液约占体重的35%，较成人中所占比例为大，药物分布至细胞外液后，其排泄相对缓慢，致药物的生物半衰期延长。此外，药物的分布容积与血药峰浓度呈反比，早产儿较成熟儿的分布容积小，故前者的血药峰浓度较后者为高，例如以相同剂量抗菌药物给予上述两类患儿时，所达血药浓度将有所不同。

3. 血浆蛋白与药物结合能力弱 由于新生儿血浆蛋白与抗菌药物结合能力较成人为弱，其血中游离药物浓度高于成年人或年长儿，药物的游离部分易进入组织中。此外，药物与血浆蛋白的亲和力也有重要的临床意义。例如磺胺药和胆红素可竞争血浆蛋白的结合位置，磺胺药与血浆蛋白的亲和力强于胆红素，导致较多游离胆红素进入血液循环，并可沉积在某些组织中，如沉积在脑组织则可引起核黄疸，此反应在新生儿发生溶血现象时更易发生。

4. 肾功能发育不全 是影响新生儿中抗菌药物药动学的重要因素。许多主要由肾小球滤过排出的抗生素，如青霉素类、头孢菌素类、氨基糖苷类的排出量均可减少，血药浓度增高和血半衰期延长。新生儿出生后30天内肾脏不断发育其功能并逐渐完善，因此，对不同日龄的新生儿、早产儿，必须测定不同时期的药学参数，据此计算给药剂量和给药间期，对于毒性大的氨基糖苷类尤为重要，否则可能导致耳、肾毒性的发生。即使是毒性低的青霉素类，亦可因过高的血药浓度导致脑脊液内药物浓度升高而发生昏迷、抽搐等中枢神经系统的毒性反应。

5. 其他 新生儿单核吞噬细胞系统尚未发育完全，免疫功能低下，白细胞吞噬能力亦较差，淋巴结局限细菌的能力也不强，故容易发生感染。新生儿组织对化学性刺激的耐受性较差，肌内注射抗菌药物易出现硬结而影响吸收。母乳中抗菌药物可对新生儿产生影响，如乳汁中浓度较高的四环素类可导致新生儿乳牙的损害和黄染。氟喹诺酮类药物可损害幼年动物软骨，导致软骨坏死；人类中虽尚无软骨损害证据，但新生儿的骨骼处于发育阶段，该类药物抑制蛋白合成过程中的DNA促旋酶，因此新生儿应避免应用喹诺酮类抗菌药。

（二）新生儿应用抗菌药物注意事项

鉴于上述新生儿的生理学和药理学特点，抗菌药物在新生儿中的应用需注意以下方面。

1. 药物在新生儿体内的分布容积和新生儿的单位体重、体表面积均较成人为大，因此新生儿抗菌药物用量较按体重计算者略高，但由于其肾脏未发育成熟，药物半衰期可较成人长数倍，因此给药间期一般较成人或年长儿为长。上述情况适用于毒性低、主要由肾排泄的β-内酰胺类抗生素，如青霉素类、头孢菌素类等。

2. 新生儿期由于肝酶系统的不足，肾排泄能力的不完备，一些毒性较大的抗菌药物，如主要经肝代谢的氯霉素、磺胺药，主要自肾排泄的氨基糖苷类、万古霉素、多黏菌素类、四环素类等均应尽量避免应用。如确有指征应用氨基糖苷类、万古霉素、氯霉素等时，必须进行血药浓度监测，据此个体化给药，以保证治疗安全有效（表1-6-6）。

表1-6-6 新生儿应用抗菌药物后可能发生的不良反应

抗菌药物	不良反应	发生机制
氯霉素	灰婴综合征	肝酶不足,氯霉素与其结合减少,肾排泄功能又差,使血游离氯霉素浓度升高
磺胺药	脑性核黄疸	磺胺药替代胆红素与蛋白的结合位置
氟喹诺酮类	软骨损害(动物)	抑制蛋白合成过程中的DNA促旋酶
四环素类	牙齿及骨骼发育不良,牙齿黄染	药物与钙络合沉积在牙齿和骨骼中

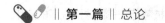

续表

抗菌药物	不良反应	发生机制
氨基糖苷类	肾、耳毒性	肾清除能力差,药物浓度个体差异大,易致血药浓度升高
万古霉素	肾、耳毒性	同氨基糖苷类
磺胺药及呋喃类	溶血性贫血	新生儿红细胞中缺乏葡萄糖 -6- 磷酸脱氢酶(G-6-PD)

3. 氟喹诺酮类药物不可在新生儿中应用。

4. 新生儿应用抗菌药物时不宜肌内注射给药。

5. 新生儿体重和组织器官的成熟度与日俱增,药动学过程随日龄的增长而不断变化,因此需按照不同日龄调整给药方案。

第四节 抗菌药物在妊娠期和哺乳期患者中的应用

一、妊娠期患者抗菌药物的应用

妊娠期间免疫力较为低下,T 淋巴细胞、自然杀伤细胞、中性粒细胞和巨噬细胞等有关宿主防御功能的细胞因子有所减少,而黄体酮、甲胎蛋白、皮质醇等有潜在免疫抑制作用的激素水平有所上升,因此妊娠期妇女感染机会增多,除常见细菌感染外,孕妇罹患真菌感染的机会亦增多。抗菌药物是常用抗感染药物之一,孕妇接受抗菌药物治疗时必须考虑药物对母体和胎儿两者的影响,既能治愈母体的感染,对胎儿也必须安全,因此需根据药物在孕妇和胎儿体内药理学特点用药。

(一)妊娠期药代动力学改变

由于孕妇的生理学特点,药物在体内的吸收、分布、代谢和消除过程均有一定程度的改变,尤以对分布、消除过程影响较明显。

1. **吸收过程** 妊娠期因孕激素影响,胃肠系统的张力及活动力减弱。妊娠早期及中期胃酸分泌减少,晚期胃酸分泌增多,胃液 pH 的改变影响药物在胃部的吸收,尤其对弱酸性药物和弱碱性药物的影响较大。妊娠早期,因"早孕反应",孕妇出现食欲减退、偏食、恶心、呕吐等消化道症状,可明显减少药物吸收。妊娠中后期由于子宫对胃肠道的压迫,致使胃肠道吸收药物减慢,血药达峰时间延迟并且血药峰浓度减低,但最终所致生物利用度变化不大。

2. **分布过程** 孕妇正常妊娠期血浆容积可增加约 50%,体重平均增加 10%~20%,血浆蛋白量减低,在使用常用剂量情况下,血药浓度较正常人为低,水溶性抗菌药物尤为明显。剖宫产的产妇应用庆大霉素时,其血药浓度可较非妊娠妇女应用相同剂量时约低 50%(包括消除加快的因素在内)。妊娠期生理性血浆蛋白低下,同时药物结合蛋白能力下降,致使蛋白结合率高的抗菌药物的游离血药浓度增高。由于母体内游离药物浓度增高,药物容易通过胎盘进入胎儿体内,使其药物浓度增高,某些药物可能对胎儿造成不良影响。

3. **代谢过程** 妊娠期间由于肝脏负荷增加,高雌激素水平使胆汁在肝脏淤积,经肝胆系统排泄的抗菌药物排出减慢,而易发生肝脏损害。当静脉滴注四环素达 2g/d 以上时可发生严重肝脂肪变导致死亡。妊娠妇女应用依托红霉素(酯化物)后,肝损害的发生率明显增高,孕妇服用 3 周以上时出现血清氨基转移酶升高者可达 9.9%,发生亚临床型肝毒性反应者可高达 10%~15%。因此妊娠期患者应避免应用具有肝毒性的抗菌药物如四环素、红霉素酯化物等。

4. **消除过程** 妊娠期间血流增速,肾血流量增加 25%~50%,肾小球滤过率可增加 50%,

肌酐清除率亦增加，使主要通过肾清除的庆大霉素、阿米卡星等氨基糖苷类，以及多数青霉素类、头孢菌素类和其他 β- 内酰胺类的消除加快，血药浓度降低；但在妊娠败血症伴肾脏病变的孕妇患者中，药物的消除半衰期仍可延长，使药物在体内积聚，但此属特殊情况。通常由于妊娠期药物分布和消除过程的特点，妊娠期用药的剂量应略高于一般常用量。

（二）抗菌药物对胎儿的影响

孕妇应用抗菌药物时，药物可通过胎盘屏障以扩散方式转运到胎儿循环，由于胎儿肾脏尚未发育完全，大部分药物再从胎盘返回母体，将药物及其代谢产物排出体外。药物的转运速度与该药的理化性质、在孕妇体内的浓度和分布以及胎盘的结构均有关。某些抗菌药物可自母体穿过血胎盘屏障进入胎儿体内，药物的穿透性与其脂溶性、相对分子质量、蛋白结合率、药物的离子化程度、胎盘血流量以及与蛋白结合的能力等多种因素有关。脂溶性非极性抗菌药物较易透过胎盘，而蛋白结合率高者则不易通过胎盘。进入胎儿体内的抗菌药物按照对胎儿可能发生的影响分为以下几类。

1. 有致畸或明显毒性的药物 妊娠期须禁用属此类药物者有：①四环素类：该类药物易透过胎盘屏障进入胎儿体内各组织，妊娠 3 个月以上孕妇应用四环素后，经荧光显示药物沉积于胎儿全身骨骼并持续存在，使骨骼发育延迟，正在形成的乳牙黄染，牙釉质发育不全和乳牙形成异常。动物实验中四环素尚可导致肢体畸形，肝、肾损害，死胎增多，因此四环素类药物对孕妇应列为禁用。②磺胺药：该类药物可与胆红素竞争蛋白的结合点，导致新生儿黄疸，因此在妊娠后期不宜应用该类药物。③ TMP 和乙胺嘧啶：此两种药物均可抑制叶酸代谢，并有致畸可能，早期妊娠者禁用，妊娠期不宜应用。④氯霉素：该药可迅速透入胎盘，很快达到胎儿体内，尤以胎儿肝脏中浓度为高。氯霉素对造血系统有毒性，并有引起早产儿、新生儿灰婴综合征的可能，在妊娠后期，尤其是临近分娩期时不宜应用氯霉素。⑤已有口服灰黄霉素后发生连体双胎的报道，通常妊娠期不用。⑥利福平对小鼠有致畸作用，妊娠早期不宜应用，但美国胸科协会和 CDC 推荐在妊娠期间抗结核治疗方案中有利福平。⑦金刚烷胺、碘苷、阿糖腺苷：金刚乙烷有致畸作用，妊娠早期不宜应用；碘苷和阿糖腺苷有致突变和致癌作用，妊娠期间不宜应用。⑧奎宁有明显致畸作用，妊娠期禁用。

2. 药物对母体和胎儿有一定毒性或影响的药物 应避免在妊娠全过程中应用，其中某些抗菌药物如有明确指征应用时，可充分权衡利弊后采用。属于此类的药物有：①氨基糖苷类抗生素：如庆大霉素、妥布霉素、阿米卡星、链霉素等所有品种均有导致胎儿听神经损害的可能，胎儿出生后可发展为先天性聋哑。如孕妇有明确指征应用该类药物时，需进行血药浓度监测据以调整给药剂量或个体化给药，减少对母体发生耳、肾毒性的可能。如孕妇已有肾功能损害，该类药的应用则需避免。②万古霉素和去甲万古霉素：有引起耳、肾毒性的潜在可能，应避免应用，但如有明确指征又无替代药物可用时，应在血药浓度监测下调整剂量谨慎应用，但已有肾功能减退的孕妇仍不宜应用。③喹诺酮类药物：由于该类药物的作用机制系抑制 DNA 促旋酶而影响蛋白质合成，并对幼年动物软骨有损害作用，因此妊娠期间需避免应用。④异烟肼：易透过血胎盘屏障，干扰维生素 B_6 的代谢，引起中枢神经系统损害，应避免在妊娠期应用。有指征应用时需加用维生素 B_6。⑤氟胞嘧啶：对动物有致畸作用，人类中未证实。部分药物在体内尚可转变为氟尿嘧啶，因此妊娠期患者应权衡利弊后慎用。⑥呋喃妥因：可致溶血反应，应避免应用。

3. 妊娠期间可选用的药物 此类药物毒性低，或对胎儿无明显影响，也无致畸作用。包括：①青霉素类、头孢菌素类、其他 β- 内酰胺类。②大环内酯类（除红霉素酯化物外）：红霉素、麦迪霉素等均无显著毒性，也不易透过血胎盘屏障，故可选用。动物实验证实克拉霉素对孕妇和胎儿均有不良影响，有报道 143 例孕妇在妊娠早期服用克拉霉素后，3.4%（5/149）的新生儿出现致畸影响，故克拉霉素不宜用于孕妇。③林可霉素和克林霉素：未发现致畸作用，但妊娠期患者应用缺乏资料。必要时，妊娠期可慎用。④磷霉素：毒性低微，可应用。妊娠各期避免应用或可选用的抗菌药物，见表1-6-7。

表1-6-7 妊娠各期避免应用或可选用的抗感染药物

妊娠早期避免应用	妊娠后期避免应用	妊娠全过程避免应用	权衡利弊后谨慎使用	妊娠全过程可应用
TMP	磺胺药	四环素类	氨基糖苷类*	青霉素类
甲硝唑	氯霉素	红霉素酯化物	异烟肼	头孢菌素类
乙胺嘧啶		氨基糖苷类	氟胞嘧啶	其他β-内酰胺类
金刚烷胺		喹诺酮类	氟康唑	大环内酯类(除外酯化物及克拉霉素)
		异烟肼	万古霉素*、去甲万古霉素*	磷霉素
		磺胺药+TMP		
		呋喃妥因		
		碘苷		
		阿糖腺苷		

注：*有明确指征应用时，权衡利弊后使用。

既往美国食品药品管理局（FDA）按照药物在妊娠期应用时的危险性分为A、B、C、D及X类，可供药物选用时参考（表1-6-8）。2015年1月30日FDA规定处方药标签上不再使用分类字母来描述风险，而是要更清楚地说明孕期和哺乳期女性服用药物的风险。但由于该法规实行时间尚短，之前批准的抗菌药物说明书依然用的是五分类法，因此表1-6-8仍沿用原分类，新近批准的药物中有相关资料者，其妊娠危险性在备注中说明。

表1-6-8 抗感染药物在孕妇中的危险性分类

药物	FDA分类*	药物	FDA分类
抗菌药		**抗分枝杆菌药**	
氨基糖苷类		卷曲霉素	C
阿米卡星、庆大霉素、异帕米星、奈替米星、链霉素、妥布霉素	D	氯法齐明/环丝氨酸	C
		氨苯砜	C
β-内酰胺类	B		
青霉素类、头孢菌素类、β-内酰胺酶抑制剂、氨曲南、美罗培南、厄他培南、多立培南			
亚胺培南	C	乙胺丁醇	安全
氯霉素	C	乙硫异烟胺	C
氟喹诺酮类		异烟肼、吡嗪酰胺	C
环丙沙星、氧氟沙星、左氧氟沙星、加替沙星、莫西沙星、吉米沙星	C	利福布汀	B

药物	FDA 分类*	药物	FDA 分类
克林霉素	B	利福平	C
多黏菌素 E 甲磺酸钠（黏菌素）	C	沙利度胺	X
多黏菌素 B	C	**抗病毒药**	
达托霉素	B	阿巴卡韦	C
磷霉素	B	阿昔洛韦	B
夫西地酸	无发生问题的报道	阿德福韦	C
利奈唑胺	C	金刚烷胺	C
泰迪唑胺	C	阿扎那韦	B
大环内酯类		西多福韦	C
红霉素 / 阿奇霉素	B	达仑那韦	C
克拉霉素	C	地拉夫定	C
甲硝唑	B	去羟肌苷	B
呋喃妥因	B	依非韦伦	D
利福昔明	C	恩夫韦地	B
TMP-SMX	C	恩替卡韦	C
特拉万星	C	依曲韦林	B
替利霉素	C	泛昔洛韦	B
四环素类、替加环素	D	呋山那韦	C
万古霉素	C	膦甲酸	C
抗真菌药		更昔洛韦	C
两性霉素 B	B	茚地那韦	C
阿尼芬净	B	干扰素类	C
卡泊芬净	C	拉米夫定	C
氟康唑（单剂）、伊曲康唑、酮康唑	C	洛匹那韦 - 利托那韦	C
氟康唑（多剂）	D	马拉韦罗	B
氟胞嘧啶	C	奈非那韦	B
米卡芬净	C	奈韦拉平	B
泊沙康唑	C	奥司他韦	C
伏立康唑	D	利巴韦林	X
特比萘芬	B	金刚乙胺	C
抗寄生虫药		利托那韦	B
阿苯达唑、甲苯咪唑	C	沙奎那韦	B
蒿甲醚 - 本芴醇	C	司他夫定	C
阿托伐醌	C	替比夫定	B
氯喹	C	替诺福韦	B
依氟鸟氨酸	C	伐昔洛韦	B
伊维菌素	C	缬更昔洛韦	C
甲氟喹	B	扎西他滨	C

续表

药物	FDA 分类*	药物	FDA 分类
沙利度胺	X	扎那米韦	C
硝唑沙奈	B	齐多夫定	C
喷他脒	C		
吡喹酮	B		
乙胺嘧啶 - 磺胺多辛	C		
奎尼丁	C		
奎宁	X		

注：*备注：引自 The Sanford guide to antimicorbial therapy 47th ed. 2017，p 86-89。

美国 FDA 妊娠期分类：A 类：在孕妇中进行的研究显示无危险性；B 类：动物实验资料无危险性但在人类中研究无足够的资料，或在动物中有毒性，而人类研究资料未显示危险性；C 类：动物实验研究有毒性，人类研究资料不充分，但药物的应用可能利大于弊；D 类：已证实对人类的危险性，但药物的应用可能获益；X 类：人类中可致胎儿异常，危险性大于受益。

二、哺乳期患者抗菌药物的应用

哺乳期患者应用抗菌药物时对乳儿的影响与以下两方面因素有关，即药物分泌至乳汁中的量，以及乳儿可自乳汁中摄入的药量，后一因素取决于药物是否可自胃肠道吸收以及吸收的量。

抗菌药物自乳汁分泌的量因药物种类而异，脂溶性及弱碱性抗菌药物的乳汁中浓度较高。大多数 β- 内酰胺类抗生素为弱酸性药物，不易进入乳汁；氟喹诺酮类药物分子质量较小，脂溶性高以及蛋白结合率较低，较易进入乳汁，某些品种如环丙沙星、培氟沙星和氧氟沙星等的乳汁浓度可与血药浓度相当或高于血药浓度；大环内酯类抗生素为脂溶性药物，易分布至乳汁，其中浓度较同期血药浓度高；氨基糖苷类抗生素为大分子水溶性药物，不易进入乳汁；四环素类为弱碱性药物，蛋白结合率较低，较易分布至乳汁；磺胺类进入乳汁的量不同品种间差异较大，与其溶解性、蛋白结合率和组织分布等特点有关，磺胺甲噁唑较易进入乳汁。常用抗菌药物在乳汁中的浓度见表 1-6-9。

表 1-6-9　药物在乳汁中的浓度

乳汁药物浓度≥母体血药浓度 25% ～ 100% 者

磺胺甲噁唑、TMP、异烟肼、乙胺丁醇、甲硝唑、氟喹诺酮类、红霉素、克拉霉素、阿奇霉素、克林霉素、林可霉素、氯霉素、四环素类、氨苄西林、头孢噻吩、氟康唑

乳汁药物浓度＜母体血药浓度 25% 者

氨曲南、头孢唑林、头孢拉定、头孢呋辛、头孢丙烯、头孢甲肟、头孢哌酮、头孢噻肟、头孢西丁、头孢曲松、头孢地秦、头孢特仑酯、头孢地尼、美洛西林、苯唑西林、青霉素、氨基糖苷类、万古霉素、磷霉素、萘啶酸、呋喃妥因

抗菌药物可通过主动或被动机制分泌至乳汁中，多数情况下母乳中药物总量不多，较少超过哺乳期妇女每日给药量的 1%。口服不吸收或吸收差的药物乳儿（新生儿）摄入量甚少，如药物易自胃肠道吸收，则乳儿摄入量增多。初乳期药物分泌至乳汁中的量较多，而乳儿对药物的代谢和排泄能力尚差，药物与血浆蛋白的结合率又低，此时药物可在乳儿组织内达到相当高的浓度，

而对乳儿产生一定影响。乳汁中抗菌药物浓度的个体差异甚大，此与母体的血药浓度、乳汁pH、脂肪含量和乳汁分泌量均有关，因此对乳儿的影响程度亦不同。哺乳期妇女服用抗菌药物后对乳儿的潜在不良反应见表 1-6-10。

表 1-6-10 抗菌药物对乳儿的潜在不良反应

潜在不良反应	抗菌药物
过敏反应	β- 内酰胺类、磺胺药
肠道菌群改变(腹泻)	全部抗生素,尤其在乳儿中生物利用度低者
影响牙齿和骨骼发育	四环素类
骨髓抑制	氯霉素
肠蠕动增加,可能引起腹泻	大环内酯类
假膜性肠炎	克林霉素
G-6-PD 缺乏症婴儿发生溶血性贫血,核黄疸	磺胺药

某些抗菌药物在乳汁中浓度虽高，但不一定对乳儿产生不良影响，而某些抗生素在乳汁中仅含微量（如青霉素）也可引起过敏反应，甚至危及生命。磺胺药和异烟肼分泌至乳汁中的量较多，其乳汁中的浓度与母体血药浓度相仿。氯霉素、红霉素和四环素也有相当量分泌至乳汁中，乳汁浓度约为母体血药浓度的 50%。青霉素类和头孢菌素类在乳汁中的分泌量少。

哺乳期妇女应用链霉素等氨基糖苷类抗生素可导致乳儿耳聋，氯霉素可抑制乳儿骨髓而影响造血功能，哺乳期妇女应用氨苄西林可引起乳儿皮疹，磺胺甲噁唑（SMZ）、磺胺嘧啶（SD）等口服吸收良好，乳儿自乳汁中摄入的药量约相当于乳儿自服药量的 1/3，此药量足可影响血清蛋白与胆红素的结合，从而使游离胆红素增高，也有可能发生核黄疸，在先天性葡萄糖 -6- 磷酸脱氢酶缺乏症的乳儿，有导致溶血性贫血的可能。乳儿摄入的四环素量亦可较多，可引起乳牙黄染及牙釉质损害。

哺乳期妇女感染需接受抗菌药物治疗时，应根据抗菌药物对哺乳期妇女和乳儿的影响，权衡利弊后应用。目前大多主张：如系对乳儿有不良影响的药物，则应暂停授乳；肾功能减退的哺乳期妇女用药后其血药浓度和乳汁中药物浓度增高时更应注意。青霉素类和头孢菌素类乳汁浓度虽低，但有引起乳儿过敏反应的可能，建议给药期间亦宜暂停授乳。

主要参考文献

[1] 汪复，张婴元 . 实用抗感染治疗学 . 2 版 . 北京：人民卫生出版社，2012.

[2] NOREDDIN A M, EL-KHATIB W, HAYNES V. Optimal dosing for antibiotic therapy in the elderly: a pharmacokinetic and pharmacodynamic perspective. Recent Pat Antiinfect Drug Discov, 2008, 3(1):45-52.

[3] 《抗菌药物临床应用指导原则》修订工作组 . 抗菌药物临床应用指导原则 . 2015 年版 . 北京：人民卫生出版社 , 2015.

[4] GILBERT D N, MOELLERING R C,ELIOPOULOS G M, et al. The Sanford guide to antimicrobial therapy. 47th ed.Sperryville:Antimicrobial Therapy Inc., 2017.

[5] SANBORN K D, YONG C, HOLLAND B, et al. Physicians' desk reference. South Lake Tahoe：Thomson Healthcare Inc., 2009.

[6] BARTLETT J G. Pocket book of infectious disease therapy.Philadelphia:Lippincott Williams &Wilkins, 2000.

[7] MCCUE J D. Antibiotic use in the elderly: issues and nonissues. Clinical Infectious Diseases, 1999, 28(4):750-752.

第二篇

抗感染药各论

第一章

青霉素类抗生素

β- 内酰胺类抗生素系指化学结构式中具有 β- 内酰胺环的一大类抗生素，包括青霉素类、头孢菌素类、头霉素类、单环内酰胺类及其他非典型 β- 内酰胺类抗生素。此类抗生素具有抗菌活性强、毒性低、临床疗效好的优点。侧链的改变形成许多不同抗菌谱和抗菌作用以及不同临床药理学特性的抗生素。

20 世纪 40 年代初期，用于临床的青霉素为第一个对革兰氏阳性菌、革兰氏阴性球菌和放线菌具有强大抗菌活性的天然抗生素，随后由于青霉素分子的母核 6- 氨基青霉烷酸（6-APA）的发现，从而开发了一系列半合成新青霉素。至今已有几十种不同类型的半合成青霉素用于临床，为感染性疾病的治疗提供了高效、低毒的有效武器。近年来细菌耐药性日趋严重，如对青霉素敏感性降低的肺炎链球菌在全球范围内流行，对青霉素中度敏感或低度耐药（PISP）以及高度耐药的肺炎链球菌（PRSP）分离率达 30% ~ 40%。肺炎链球菌对青霉素的耐药性在我国的研究起步较晚，但近年来的资料亦显示青霉素不敏感株包括 PISP 及 PRSP 的检出呈升高趋势，尤其在小儿中的分离率可达 40% 以上，此耐药现象使青霉素及青霉素类抗生素的临床疗效受到一定影响。但由于青霉素类抗生素具有杀菌活性、毒性低、治疗敏感细菌所致感染仍具满意疗效，因此该类药物在临床上仍占有重要地位。

根据抗菌谱和抗菌作用的特点，可将青霉素类抗生素分为 5 类：①主要作用于革兰氏阳性菌、革兰氏阴性球菌及个别革兰氏阴性杆菌的青霉素类；②耐青霉素酶青霉素类；③广谱青霉素类；④对铜绿假单胞菌有活性的广谱青霉素类；⑤主要作用于革兰氏阴性菌的青霉素类。

第一节 青霉素

一、青霉素

青霉素（benzylpenicillin，亦称苄青霉素或青霉素 G，penicillin G）系最早并且至今仍广泛应用于临床的低毒、高效、天然抗生素。其钾盐和钠盐在室温中均甚稳定，但其水溶液在室温不稳定，20 万 U/ml 青霉素溶液于 30℃放置 24 小时后效价下降 56%，青霉烯酸含量增加 200 倍，因此临床应用本品时须新鲜配制。普鲁卡因青霉素为青霉素的普鲁卡因盐，供深部肌内注射用。苄星青霉素为青霉素的二苄基乙二铵盐，为长效青霉素，主要用于预防风湿热。

【抗菌作用】本品对革兰氏阳性菌包括不产 β- 内酰胺酶葡萄球菌属、A 组和各组 β- 溶血性链球菌和多数草绿色链球菌等均具高度活性。本品对肺炎链球菌亦具高度抗菌活性，但自 1967 年分离获第一株青霉素耐药肺炎链球菌（PRSP）后，近 30 余年来青霉素不敏感的肺炎链球菌在全球呈增多趋势。在我国成人中，PISP 和 PRSP 的分离率分别为 10% ~ 14% 和 1.2% ~ 2.5%，而在小儿中则较成人为高，据 2014 年 CHINET 耐药性监测，肺炎链球菌在儿童分离株中的青霉素不敏感菌株约占 20%（194/959，其中 92 株为 PRSP），而成人分离株中青霉素不敏感株占 5%（青霉素不敏感株数 / 分离株数，其中 PRSP 6 株）。各种致病螺旋体及放线菌属等对本品高度敏感。

肠球菌属一般呈中度敏感，亦有高度耐药者。炭疽芽孢杆菌、白喉棒状杆菌、梭状芽孢杆菌属及厌氧革兰氏阳性杆菌如产气荚膜梭菌、破伤风梭菌、艰难梭菌、丙酸杆菌、真杆菌、乳酸杆菌等均对青霉素敏感。百日咳杆菌和流感嗜血杆菌等嗜血杆菌属对本品中度或高度敏感，产 β- 内酰胺酶的流感嗜血杆菌则耐药。梅毒螺旋体、回归热螺旋体、鼠咬热螺旋体、钩端螺旋体对本品敏感。李斯特菌属一般对青霉素敏感，偶有耐药者。脑膜炎奈瑟菌对青霉素高度敏感，耐药者罕见。淋病奈瑟菌产 β- 内酰胺酶株日趋增多，对本品的敏感性呈下降趋势。嗜肺军团菌对本品中度敏感。多杀巴斯德菌、念珠状链杆菌、小螺菌等革兰氏阴性杆菌对本品敏感。肠杆菌科细菌、布鲁氏菌属、假单胞菌属、不动杆菌属等对本品耐药，弯曲杆菌属也比较耐药。本品对脆弱拟杆菌的作用差，产黑素拟杆菌和其他拟杆菌属中度敏感。大多数牛放线菌对本品高度敏感。本品对分枝杆菌属、支原体属、衣原体属、立克次体、韦容球菌属无作用。诺卡菌属、真菌、原虫等均对本品耐药。本品对淋病奈瑟菌、不产 β- 内酰胺酶的葡萄球菌属和链球菌属等大多数敏感菌的最低抑菌浓度（MIC）范围为 0.005~0.05mg/L，最低杀菌浓度（MBC）一般为 MIC 的 4 倍。本品与氨基糖苷类抗生素合用可能获协同作用，克拉维酸和其他 β- 内酰胺酶抑制剂可能增强本品对产酶菌的活性，与氯霉素等抑菌剂合用可能产生拮抗作用。

本品作用机制和其他青霉素类、头孢菌素类和其他 β- 内酰胺类抗生素相同，均系通过与位于细菌细胞膜上的青霉素结合蛋白（PBPs）紧密结合，干扰细菌细胞壁的合成而产生抗菌作用，其他作用机制还包括细菌自溶酶抑制作用的失活而导致细菌细胞溶解和死亡等。凡产 β- 内酰胺酶的菌株均应视为对本品耐药。本品对各种 β- 内酰胺酶均不稳定。甲氧西林耐药金黄色葡萄球菌和凝固酶阴性葡萄球菌对本品的耐药率均达 100%，甲氧西林敏感金黄色葡萄球菌对本品的耐药率亦高达 93.7%。流感嗜血杆菌和卡他莫拉菌的大多数菌株对本品呈现耐药。某些葡萄球菌属和链球菌属可对本品产生耐受性（MBC/MIC > 32），其临床意义尚不清楚。

【药动学】本品不耐酸，口服后迅速被胃酸灭活，仅吸收给药量的 15%，年轻人和老年人于 30 分钟内静脉滴注青霉素钾 1g（160 万 U）后的血药峰浓度分别为 50.7mg/L 和 51.4mg/L，消除半衰期分别为 0.77 小时和 1.22 小时，药时曲线下面积分别为 31.4mg·h/L 和 43.5mg·h/L，24 小时尿中累积排出率分别为 77.3% 和 65.8%。本品在新生儿中的半衰期亦可延长。不同程度肾功能减退患者中本品的半衰期可延长至 1~10 小时。青霉素的血浆蛋白结合率为 46%~65%。青霉素被吸收后迅速分布至体内各组织和体液中，以肾、肺、横纹肌和脾的含量较高。本品也易进入浆膜腔、关节腔、胆汁及胎儿循环。肌内注射或静脉推注本品后，炎性关节液的药物浓度与同期血药浓度相当；中耳液内的药物浓度约为同期血药浓度的 35%。本品不易透过血脑屏障，多次给药后，炎性脑脊液中浓度可达同期血药浓度的 8%。骨骼、母乳、唾液、脓腔、眼房水中的青霉素含量均低。本品主要经肾小管分泌排出，给药量的 79%~85% 以原型自尿中排出，静脉推注本品后仅 0.12% 的给药量自胆汁排出。丙磺舒、磺胺药、阿司匹林等均可抑制青霉素自肾小管的分泌，提高其血药浓度，延长其半衰期。本品能为血液透析清除，透析后半衰期可缩短 50%；少量能为腹膜透析清除。

【适应证及临床应用】青霉素主要用于治疗 A 组和 B 组溶血性链球菌、敏感葡萄球菌属、革兰氏阴性球菌及其他敏感菌所致的心内膜炎、心包炎、脑膜炎、呼吸道感染、皮肤和软组织感染及血流感染等。本品仍为治疗气性坏疽、梅毒、雅司病、鼠咬热和放线菌病的选用药物。

迄今为止，青霉素仍为治疗 A 组溶血性链球菌感染，如咽炎、猩红热、蜂窝织炎、关节炎和血流感染等的有效治疗药物，亦为 B 组溶血性链球菌所致婴幼儿肺炎、脑膜炎和血流感染等的选用药物。治疗严重 B 组溶血性链球菌感染，如心内膜炎，宜与氨基糖苷类联合应用，后者宜同时进行血药浓度监测（TDM）。本品治疗 G 组溶血性链球菌引起的心内膜炎、血流感染、蜂窝织炎、化脓性关节炎、伤口感染、胆道感染、肺炎和腹膜炎等有良好疗效。青霉素为治疗成人及小儿肺炎链球菌肺炎的适宜选用药物，如为 PISP 所致者，大剂量青霉素依然有效，由 PRSP 所致者则不宜用本品，宜选用头孢噻肟或头孢曲松或万古霉素（需进行 TDM）。本品可用于治疗链球菌属所致成人中耳炎。青霉素仍为治疗脑膜炎奈瑟菌和肺炎链球菌所致脑膜炎和脑脓肿的重要药物，青霉素不敏感肺炎链球菌所致脑膜炎可选用头孢噻肟或头孢曲松，PRSP 所致脑膜炎需选用万古霉素。新生儿脑膜炎初始治疗宜选用青霉素或氨苄西林联合氨基糖苷类，如庆大霉素或阿米卡星，但必须在血药浓度监测（TDM）下进行。源于中耳颞叶的脑脓肿通常为包括厌氧菌的混合感染，青霉素宜联合甲硝唑。脑膜炎奈瑟菌及肺炎链球菌血流感染的治疗可选用本品，如为青霉素不敏感肺炎链球菌（PISP）感染，治疗宜选用头孢曲松或头孢噻肟，部分高度耐药菌株需联合万古霉素；大剂量青霉素可用于治疗敏感菌株所致的心内膜炎，治疗初期 2 周内宜联合应用氨基糖苷类如庆大霉素，以获得协同作用。人工瓣膜心内膜炎通常由耐甲氧西林凝固酶阴性葡萄球菌所致，通常对青霉素耐药，治疗宜选用万古霉素，必要时联合磷霉素或利福平。本品亦可用于治疗化脓性链球菌、B 组溶血性链球菌及厌氧链球菌等所致盆腔炎。目前本品仍为治疗梅毒的首选药物，为防止赫氏反应的发生，应用青霉素治疗晚期梅毒前，须采用碘剂或铋剂作预备治疗。治疗艾滋病患者合并梅毒时青霉素剂量应大，给药次数要多。青霉素仍是治疗气性坏疽以及流产后产气荚膜杆菌血流感染的最佳抗菌药物。本品对钩端螺旋体病包括晚期患者有肯定疗效。青霉素对回归热的疗效不及四环素。本品对布氏疏螺旋体（*Borrelia burgdorferi*）所致的莱姆（Lyme）病有一定疗效。本品治疗巴斯德菌属感染和小螺菌所致的鼠咬热具有良好疗效。本品对钩端螺旋体病有肯定疗效，但应早期使用。本品亦可选用于治疗雅司病、破伤风、炭疽、白喉、放线菌病、多杀巴斯德菌感染。

【剂量及用法】由于青霉素毒性低微，临床所用剂量范围甚大。成人常用量：肌内注射，每日 80 万～200 万 U，分 3～4 次给药；静脉滴注，每日 200 万～1 000 万 U，分 3～4 次；治疗细菌性脑膜炎时，剂量可增至每日 2 000 万～3 000 万 U，分 4～6 次静脉滴注。儿童常用量：肌内注射，每日 2.5 万～5 万 U/kg，分 4～6 次；静脉滴注，每日 5 万～20 万 U/kg，分 3～4 次。当每日剂量超过 500 万 U 时应采用青霉素钠盐静脉滴注，每 4～6 小时 1 次。

肾功能轻度减退者（GFR > 50～80ml/min），仍可给予常用剂量；中度减退者（GFR10～50ml/min），给予正常剂量的 75%；重度减退者（GFR < 10ml/min），给予正常剂量的 20%～50%。某些作者建议，严重肾功能减退者，每日剂量不宜超过 100 万～300 万 U，给药间隔时间为 8～12 小时。若患者同时有严重肝病，青霉素剂量应减至每 8 小时 50 万 U。日龄为 6 天内、7～13 天和 14 天以上新生儿的平均血清半衰期分别为 3.2 小时，1.7 小时和 1.4 小时，因此青霉素剂量应减少，给药间期为 8～12 小时。

【不良反应】

1. 毒性反应 青霉素鞘内注射和全身大剂量应用可引起腱反射增强、肌肉痉挛、抽搐、昏迷等神经系统反应（青霉素脑病），因此不宜作鞘内注射，此反应易出现于老年人和肾功能减退患者。青霉素可诱发惊厥，肾功能减退为最常见的诱发因素，在新生儿、老年人、脑膜炎患者和癫痫患者中易发生。青霉素偶可引致精神异常。本品高剂量全身给药后偶可诱发白细胞或中性粒细胞减少；大剂量青霉素（4 000 万 U/d 或在尿毒症患者 1 000 万 U/d）可影响血小板功能，干扰纤维蛋白原转变为纤维蛋白和抗凝血酶 Ⅲ 活性增加，因而导致凝血障碍。偶有大剂量本品引起心肌炎、心肌梗死和心脏停搏的报道。臀部肌内注射青霉素有发生坐骨神经损伤的可能。青霉素钾盐肌内注射后局部疼痛较著；由于其钾离子含量较高（100 万 U 青霉素钾含钾离子 67mg），不宜作静脉推注或快速滴注。神经肌肉阻滞、腹痛偶有发生。

2. 变态反应　青霉素引起的变态反应在各种药物中居首位，表现为过敏性休克（Ⅰ型过敏反应）、溶血性贫血（Ⅱ型变态反应）、血清病型反应（Ⅲ型变态反应）、药疹、多形性红斑、瘙痒、头晕、头痛、血管神经性水肿、寒战、药物热、接触性皮炎、间质性肾炎、哮喘发作等；过敏反应总发生率为 0.7%～10%，其中过敏性休克的发生率为每 10 万人中 4~15 人。过敏性休克的发生迅速，约半数患者在给药后 5 分钟内，90% 的患者在 30 分钟内发生。过敏性休克一旦发生，必须就地抢救，立即给患者吸氧，肌内注射 0.1% 肾上腺素 0.5~1ml，必要时以 5% 葡萄糖注射液或 0.9% 氯化钠注射液稀释后作静脉注射。临床表现无改善者，半小时后重复一次。心跳停止者，肾上腺素可作心内注射。同时滴注大剂量肾上腺皮质激素，并补充血容量；血压持久不升者用多巴胺等血管活性药。抗组胺药亦可应用，以减轻荨麻疹。有呼吸困难者予以氧气吸入或人工呼吸，喉头水肿明显者，应及时作气管切开。应用青霉素后可出现嗜酸性粒细胞增多症和肺部浸润，以及由于过敏性血管炎所致的颅内压增高，但均属罕见。曾有本品引起血清病的报道。青霉素皮试对预测过敏性休克起着重要作用，但皮试阴性者不能排除出现过敏反应的可能。皮试液采用青霉噻唑 - 多赖氨酸、苄青霉素噻唑酸钠或青霉素，可能检出过敏反应大小决定簇抗原的抗体，准确度高，也比较安全，前两者国内尚无生产。有青霉素过敏史者不宜进行皮试，应改用其他药物。几乎所有 β- 内酰胺类抗生素间均有交叉过敏现象，但在头孢菌素类中少见，在其他 β- 内酰胺类中如氨曲南、亚胺培南等几乎不发生。

3. 赫氏反应（Herxheimer reaction）　用青霉素治疗梅毒时可有症状加剧现象，称赫氏反应。此反应一般发生于青霉素开始治疗后 6~8 小时。表现为全身不适、寒战、发热、咽痛、肌痛、心跳加快等；同时，原有梅毒病变可有加重现象，如二期梅毒皮疹再现等，症状可于 12～24 小时内消失。赫氏反应在早期梅毒患者可无不良后果，在晚期心血管或神经梅毒可能极严重，甚至危及生命。赫氏反应可能为螺旋体抗原与相应抗体形成免疫复合物的结果，或与螺旋体释放非内毒素致热原有关。应用肾上腺皮质激素可能使赫氏反应减轻。赫氏反应也可发生于青霉素治疗钩端螺旋体病、雅司病、鼠咬热、炭疽等患者中，发生于流行性脑脊髓膜炎者罕见。治疗矛盾也见于梅毒患者，系由于治疗后梅毒病灶消失过快，但组织修补过程较迟或纤维组织收缩，影响器官功能所致。

4. 青霉素钾盐或钠盐应用后可能导致高血钠和低血钾等体内电解质失平衡，在肾功能减退或心功能不全患者中尤易发生。

5. 少数有凝血功能障碍的患者，应用大剂量本品可干扰凝血机制，导致出血。

6. 二重感染　用青霉素治疗期间可出现耐青霉素金黄色葡萄球菌、革兰氏阴性菌或念珠菌属感染，念珠菌过度繁殖可使舌苔呈棕色，甚至黑色。

【禁忌证及注意事项】

1. 对青霉素或青霉素类抗生素过敏者禁用本品。

2. 青霉素的过敏反应常见，使用前必须作皮试。青霉素皮试方法及皮试液的配制见附注。

3. 青霉素皮试对预测过敏性休克起重要作用，但皮试阴性者不能完全排除出现过敏反应的可能。有青霉素过敏史者，一般不宜再进行皮试，而应改用其他抗菌药物。

4. 患者对本品过敏者可能对其他青霉素类亦过敏，也可能对青霉胺或头孢菌素类过敏。

5. 应用本品期间，以硫酸铜法测定尿糖时可出现假阳性反应，用葡萄糖酶法测定时则不受影响。

6. 本品能为血液透析清除，患者血液透析后应给予正常维持量；持续血液透析患者每 6 小时给予正常剂量的 70%，腹膜透析患者每 6 小时给予正常剂量的 20%～50%。

7. 大剂量青霉素钾或钠静脉注射可分别出现高钾血症和高钠血症，应定期监测血清钾、钠。青霉素钾盐不宜静脉推注。

8. 青霉素可安全地应用于孕妇；少量本品可经乳汁分泌，哺乳期妇女应用青霉素后可使婴儿致敏，须权衡利弊后应用。

9. 老年人肾功能呈轻度减退，本品主要经肾排出，故治疗老年患者时宜适当减量应用。

【药物相互作用】

1. 氯霉素、大环内酯类、四环素类和磺胺药等抑菌剂可干扰青霉素的杀菌活性，不宜与青霉素类合用，尤其在治疗脑膜炎和/或急需杀菌作用的严重感染时。

2. 体外试验青霉素与氨基糖苷类联合（＞50：1），可使两者的活性降低。两者必须分瓶滴注。

3. 丙磺舒、阿司匹林、吲哚美辛、保泰松、磺胺药可减少青霉素类在肾小管的排泄，使青霉素类的血药浓度增高，消除半衰期延长，不良反应也可能增加。

4. 重金属，尤其铜、锌和汞可破坏青霉素的氧化噻唑环，与青霉素钾或钠呈配伍禁忌。由锌化合物制造的橡皮管或瓶塞也可影响青霉素的活性。

附　注

目前青霉素皮肤试验方法有

（1）传统的青霉素皮试法：步骤为：①配制青霉素皮肤试验溶液：青霉素钾盐或钠盐以生理盐水配制成为含 20 万 U/ml 的青霉素溶液（每瓶 80 万 U，注入 4ml 生理盐水即成）→取 20 万 U/ml 溶液 0.1ml，加生理盐水至 1ml，成为 2 万 U/ml 溶液→取 2 万 U/ml 溶液 0.1ml，加生理盐水至 1ml，成为 2 000U/ml 溶液→取 2 000U/ml 溶液 0.25ml，加生理盐水至 1ml，即成含 500U/ml 的青霉素皮试液；②用 75% 乙醇消毒前臂屈侧腕关节上约 6.6cm 处皮肤；③抽取皮试液 0.1ml（合青霉素 50U），作皮内注射成一皮丘（约 0.03ml）；④等 20 分钟后如局部出现红肿，直径＞1cm 或局部红晕或伴有小水泡者为阳性；⑤对可疑阳性者，应在另一前臂用生理盐水做对照试验。作青霉素皮试时须注意：①极少数高敏患者可在皮肤试验时发生过敏性休克，常于注射后数秒至 5 分钟内出现，应立即按上述过敏性休克抢救方法进行救治；②试验用药含量要准确，配制后在冰箱中保存不应超过 24 小时；③更换同类药物或不同批号或停药 3 天以上，须重新作皮内试验。

（2）快速仪器试验法：即以青霉素过敏快速试验仪进行皮试，其原理为在脉冲电场的作用下，将药物离子或带电荷的药物由电极定位无痛导入皮肤。操作步骤：①将青霉素皮试液（配制方法同传统的青霉素皮试法）和生理盐水滴入导入小盘；②将导入小盘紧裹于前臂屈侧腕关节上约 6.6cm 处皮肤；③导入时间为 5 分钟，仪器到时自动报警；④药物导入完成后 5 分钟观察结果，如局部出现红肿，直径＞1cm 或局部红晕或伴有小水泡者等异常者为阳性。该方法的优点为操作简单、快速、无痛，儿童较易接受，高敏患者如有感觉不适，可随时关机停止药物渗透，从而将危险性降到最低。

5. 呈酸性的葡萄糖注射液或四环素注射液均可破坏青霉素的活性。本品能为氧化剂或还原剂或羟基化合物灭活。

6. 本品可加强华法林的抗凝血作用。

7. 本品与甲氨蝶呤相互竞争肾小管分泌，两者同时应用可减低甲氨蝶呤的肾清除率，增加甲氨蝶呤的毒性。

8. 与考来替泊（colestipol）同用时，本品的血药浓度可降低 78%～79%，药时曲线下面积（AUC）减少 75%～85%。

9. 本品可降低避孕药的肝肠循环，两者同时应用可能降低避孕效果。

10. 本品对伤寒沙门菌具一定抗菌活性，与伤寒活菌苗同用可降低后者的免疫效应。

二、普鲁卡因青霉素

普鲁卡因青霉素（procaine benzylpencillin）为青霉素的普鲁卡因盐，深部肌内注射后，其中的青霉素徐缓释放和吸收。本品的抗菌作用和用途与青霉素相同，但由于血药浓度较低，其应用限于对青霉素高度敏感的病原体，如A组溶血性链球菌所致的扁桃体炎、咽炎、猩红热、丹毒、轻至中度肺炎链球菌肺炎、樊尚咽峡炎等。普鲁卡因青霉素也可单独用于治疗钩端螺旋体病、虱传回归热、鼠咬热、早期梅毒等。本品亦可用于炭疽的治疗。

本品在血清中水解为青霉素，成人肌内注射 30 万 U 普鲁卡因青霉素后，血药浓度高峰可于 1～3 小时内到达，约为 1.6mg/L，24 小时和 48 小时仍可分别测得 0.2mg/L 和 0.05mg/L。1 周内新生儿注射 5 万 U/kg 后，2～12 小时平均血清浓度为 7.4～8.8mg/L，24 小时为 1.5mg/L。同样剂量给予 1 周以上的新生儿时，血药浓度则较低，4 小时为 5～6mg/L，24 小时为 0.4mg/L。60%～90% 的给药量经肾排出。本品约 30% 的给药量在肝脏代谢，给药量的 60%～90% 以原型于尿中排出，消除半衰期为 0.5 小时。大部分药物可为血液透析清除。

不良反应和注意事项等参阅青霉素。用药前必须先做青霉素皮肤试验及普鲁卡因皮肤试验，两者中任何一种试验阳性者均禁用本品。患者对普鲁卡因或其他类似麻醉药过敏者亦可对本品过敏。肌内注射本品时应避免误入血管，注射部位应尽可能远离主要周围神经。应用本品后发生过敏性休克时的抢救措施同青霉素。

药物相互作用与青霉素相同。

临用前加适量灭菌注射用水制成混悬液供深部肌内注射。成人剂量 40 万～160 万 U/d，分 1～2 次；儿童剂量 40 万～80 万 U/d，分 1～2 次。轻度肾功能减退者不需调整剂量，内生肌酐清除率为 10～50ml/min 者，可给予正常剂量的 75%；内生肌酐清除率 < 10ml/min 者，可给予正常剂量的 20%～50%。同时有肝、肾功能减退的患者给予正常剂量的 50%。血液透析患者在透析过程中或透析后补给起始剂量的 50%。

三、苄星青霉素

本品为青霉素的二苄基乙二铵盐。与缓冲剂及悬浮剂适量混合制成无菌粉末，供配制注射剂用。

苄星青霉素（benzathine benzylpenicillin）的抗菌谱和抗菌作用与青霉素相同，对溶血性链球菌、不产青霉素酶葡萄球菌属、青霉素敏感肺炎链球菌等革兰氏阳性菌以及脑膜炎奈瑟菌、淋病奈瑟菌等革兰氏阴性球菌具强大抗菌活性；对白喉棒状杆菌、炭疽芽孢杆菌、破伤风杆菌、产气荚膜梭菌、肉毒梭菌、放线菌属、真杆菌属和丙酸杆菌等革兰氏阳性杆菌以及梅毒螺旋体、回归热螺旋体、钩端螺旋体等也具较强活性。

本品虽对胃酸稳定，但胃肠道吸收不完全，口服后血药浓度很低。肌内注射后自注射局部缓慢释出，水解后释出青霉素，血药浓度虽低，但其可维持 2~4 周。成人肌内注射苄星青霉素 240 万 U，14 天后血药浓度为 0.12mg/L；儿童肌内注射 60 万 U 后，血药峰浓度为 0.16mg/L，于给药后 24 小时到达。新生儿肌内注射苄星青霉素 5 万 U 后，其血药浓度高峰于给药后 13~24 小时到达，为 1.23mg/L。单次给药后 12 周，在尿中仍能测得青霉素。本品血药浓度低，不能进入脑脊液，吸收后广泛分布于体内各组织和体液中；药物主要经肾自尿中排出，少量经胆汁排出。

本品主要用于治疗对青霉素高度敏感的 A 组溶血性链球菌所致的咽炎和扁桃体炎以及预防急性风湿热的反复发作。用于预防链球菌脓疱病及治疗急性中耳炎、猩红热、梅毒等也有报道。

成人剂量为每次 60 万 ~ 120 万 U，2~4 周 1 次；儿童剂量为每次 2.5 万 U/kg（新生儿不宜应用）或 30 万 ~ 60 万 U，2~4 周 1 次，均临用前加灭菌注射用水制成混悬液，作深部肌内注射。成人单次肌内注射 240 万 U 可用于治疗早期梅毒。治疗晚期潜在梅毒（late latent syphilis）剂量为每周肌内注射 240 万 U，疗程 3 周。成人和儿童分别单次肌内注射 150 万 U 和 75 万 U，可用于治疗雅司病、非性病梅毒（endemic syphilis，bejel）和品他病（pinta，热带美洲和加勒比海地区的一种螺旋体皮肤病）等螺旋体感染。

不良反应、注意事项等参阅青霉素。①本品毒性较低，但过敏反应常见，用药后可发生青霉素引起的各种过敏反应，包括过敏性休克；②注射部位疼痛、压痛等局部刺激症状较为多见；③少数患者用药后可发生肌内注射区周围神经炎；④用药前必须先做青霉素皮肤试验，呈阳性反应者禁用本品。药物相互作用同青霉素。

四、苯氧青霉素

苯氧青霉素（phenoxylpenicillins）包括青霉素 V（penicillin V，phenoxymethylpenicillin）、非奈西林（phenethicillin，phenoxyethylpenicillin）、芬贝西林（phenbenicillin，phenoxybenzylpenicillin）、丙匹西林（propicillin，phenoxypropylpenicillin）等，目前后三者已少用。此组青霉素具有下列特点：①抗菌谱与青霉素相同，但抗菌活性较后者为低，且随药物相对分子质量的加大而减弱。②耐酸，口服后吸收良好，血药浓度均较高，但较肌内注射相同剂量青霉素的浓度为低。

青霉素 V 由产黄青霉菌（*Penicillium chrysogenum*）产生，在其发酵液中加入苯氧乙酸侧链前体而获得，为目前临床广泛应用的口服青霉素。其钾盐的吸收较游离酸快而完全，血药浓度较青霉素 V 游离酸高 2~5 倍。本品特点为耐酸、口服吸收明显优于青霉素。

【抗菌作用】本品的抗菌谱及作用机制与青霉素完全相同，体外抗菌作用亦基本相似；对青霉素敏感葡萄球菌等革兰氏阳性球菌及梅毒螺旋体等具强大抗菌活性；对白喉棒状杆菌、炭疽芽孢杆菌、梭状芽孢杆菌、牛放线菌、念珠状链杆菌、钩端螺旋体及淋病奈瑟菌等也具有一定作用。青霉素 V 对链球菌属、肺炎链球菌和不产 β- 内酰胺酶葡萄球菌属的活性较青霉素为低，对脑膜炎奈瑟菌、淋病奈瑟菌和流感嗜血杆菌的体外抗菌活性较青霉素分别低 4 倍和 4 ~ 8 倍或以上。

【药动学】本品耐酸，口服吸收良好，食物对本品吸收无影响，绝对生物利用度为 60%。口服 500mg 后，其平均血药峰浓度分别为 5.0 ~ 8.2mg/L，达峰时间为 0.5~1.0 小时。本品血消除半衰期为 0.5 ~ 0.8 小时；肾功能减退时本品半衰期延长，内生肌酐清除率为 50 ~100ml/min、20 ~ 50ml/min 和 < 20ml/min 时，半衰期可分别延长至 0.7~1.3 小时、1.3~2.5 小时和 > 2.5 小时；肝功能正常的无尿患者中本品半衰期可延长至 7~20 小时；合并肝功能减退的无尿患者可延长至

16~31 小时。本品吸收后广泛分布于各组织、体液中，药物易透入有炎症的组织，可透过血 - 胎盘屏障；在乳汁中也有一定浓度。本品不易进入眼、骨组织和脓腔中，也难以透过血脑屏障。本品血浆蛋白结合率为 75% ~ 80%。给药量的 20% ~ 40% 以原型经肾排出，约 32% 于粪中排出；约 34% 以水解产物青霉噻唑酸排泄。肾功能减退患者、新生儿和婴儿尿中排出量减少。本品能为血液透析清除，但腹膜透析对本品无清除作用。

【适应证及临床应用】青霉素 V 适用于敏感菌株所致的轻至中度感染，包括化脓性链球菌、肺炎链球菌以及敏感葡萄球菌等所致的急性扁桃体炎、咽峡炎、中耳炎、猩红热等呼吸道感染以及丹毒、蜂窝织炎等皮肤软组织感染。本品亦可用于预防风湿热的复发。口服本品可降低十二指肠溃疡的复发率。青霉素 V 治疗轻至中度口咽梭菌螺旋体病（Vincent angina）有效。随机对照研究结果表明本品治疗化脓性链球菌所致扁桃体咽炎和鼻窦炎的疗效及不良反应与阿莫西林相似；对急性化脓性牙周炎的疗效与阿莫西林相当。本品与阿莫西林 - 克拉维酸相比，对小儿中耳分泌物中肺炎链球菌和 β 溶血性链球菌的清除率与后者相似，但对流感嗜血杆菌的清除率较后者为差。青霉素 V 对化脓性链球菌所致咽炎和扁桃体炎的临床疗效及细菌清除率与阿奇霉素相当或稍差，但胃肠道不良反应发生率则稍低于后者。本品亦可用于螺旋体感染；对预防风湿性心脏病或先天性心脏病患者手术后心内膜炎的发病有效。

【剂量及用法】成人剂量：每日 1~2g，分 4 次口服；预防风湿热每日 250~500mg，分 2 次口服。儿童剂量：每日 25~50mg/kg，分 3~4 次口服，最高剂量不超过每日 3g。严重肾功能减退（内生肌酐清除率 < 10ml/min）者，每日用正常剂量，但必须每 8 小时给药一次。严重肝、肾功能减退时需调整给药剂量。

【不良反应】本品的过敏反应较青霉素少见，但亦可引起过敏性休克、荨麻疹、皮疹等；过敏性皮疹的发生率为 4.3%。大剂量口服时可发生恶心、呕吐、腹痛、腹泻等胃肠道反应。偶见溶血性贫血、白细胞减少、血小板减少的报道。少数患者大剂量给药后偶可引起神经肌肉阻滞等神经毒性及肾毒性。6% 的儿童患者以本品治疗后可发生暂时性肝酶增高。

【禁忌证及注意事项】对青霉素和青霉素类过敏患者禁用本品。有哮喘、湿症、荨麻疹、花粉症等过敏性疾病等明显过敏史者慎用本品。婴幼儿或大剂量使用本品时应注意监测肝、肾功能。本品无致畸作用，能安全地用于无青霉素过敏的妊娠妇女。本品能少量进入乳汁，哺乳期妇女应用本品可能使乳儿致敏，或引起腹泻或念珠菌感染等，故用药期间应暂停哺乳。其他注意事项参见青霉素。

【药物相互作用】参见青霉素。口服新霉素可使本品吸收减少。

第二节　耐酶青霉素

一、甲氧西林

甲氧西林（methicillin）为第一个应用于临床的耐青霉素酶半合成青霉素，对葡萄球菌产生的青霉素酶较其他耐酶青霉素稳定；作用机制与青霉素相似，由于其抗菌活性不强，临床疗效不满意，不良反应较多，已逐渐被其他耐青霉素酶半合成青霉素替代，临床上已很少应用，我国已停止生产此药。

【抗菌作用】本品对产青霉素酶和不产青霉素酶的金黄色葡萄球菌均具抗菌活性，MIC 通常为 1~4mg/L。对化脓链球菌、肺炎链球菌、草绿色链球菌、脑膜炎奈瑟菌具良好抗菌活性。对青霉素敏感葡萄球菌和链球菌的抗菌活性明显较青霉素为差。肠球菌属和革兰氏阴性杆菌对本品耐药。葡萄球菌属对本品可呈低度或中度耐药，系由于 PBPs 结构改变或青霉素酶的产量增多。

耐甲氧西林金黄色葡萄球菌（methicillin resistant Staphylococcus aureus，MRSA）具多重耐药性，MRSA 对其他青霉素类包括耐青霉素酶的氯唑西林、双氯西林、氟氯西林、萘夫西林和苯唑西林以及头孢菌素类耐药。对氨基糖苷类、氯霉素、环丙沙星、林可霉素、红霉素和四环素等通常亦耐药，耐药率差异较大。MRSA 对万古霉素、替考拉宁、利福平、夫西地酸（褐霉素）、磷霉素、SMZ-TMP 等敏感或部分敏感。MRSA 的耐药机制并非由于葡萄球菌产生青霉素酶，而是由于青霉素结合蛋白（PBPs）改变。耐甲氧西林表皮葡萄球菌的耐药机制与 MRSA 相似。高度耐药性系由于产生一种新的青霉素结合蛋白 PBP-2a，与甲氧西林等 β- 内酰胺类的亲和力下降所致。低、中度耐药系由于 PBPs 结构改变或青霉素酶的产量增多。对本品耐药的表皮葡萄球菌的耐药机制与金黄色葡萄球菌相似，但耐药率可能更高。国外报道甲氧西林耐药葡萄球菌自 20 世纪 80 年代的 5%～30% 增加至 90 年代的 35%～60% 或更高。国内上海地区金黄色葡萄球菌中 MRSA 在 1980 年以前占 5%，1985—1986 年为 24%，2009 年国内细菌耐药性监测资料显示，MRSA 和甲氧西林耐药凝固酶阴性葡萄球菌（MRCNS）分别约占金黄色葡萄球菌和凝固酶阴性葡萄球菌的 52% 和 74.8%，两者中产青霉素酶菌株均为 100%。

【药动学】甲氧西林不耐酸，口服吸收差，必须注射给药。肌内注射 1g 的血药峰浓度为 18mg/L，于 0.5~1 小时到达。5 分钟内静脉注射本品 1g 的血药峰浓度为 60mg/L。甲氧西林在各种组织体液中分布广泛，在肾和肝组织中浓度较血中为高，在浆膜炎症、关节积液和急性骨髓炎患者的骨和脓液中也能获得较高浓度。前列腺液中也有一定含量。本品可渗透至胎儿体内，也可进入乳汁，但不易透过血脑屏障。血浆蛋白结合率为 17%～43%。本品清除半衰期为 0.5~1 小时，肾功能减退时可延长至 3~6 小时。约 80% 的给药量通过肾脏以原型排出体外，2%～3% 的注射给药量自胆汁排出，随后在肠道中灭活。

【适应证及临床应用】临床上本品仅限用于产青霉素酶金黄色葡萄球菌所致的血流感染、心内膜炎、肺炎、肝脓肿、骨髓炎、皮肤软组织感染等。对青霉素敏感的金黄色葡萄球菌或各种链球菌感染，则仍应选用青霉素。

【剂量及用法】成人剂量为每日 4~6g，严重感染可增至每日 12g；儿童按每日 100~200mg/kg 计，分 4 次给药。给药时将药物溶于 10~20ml 生理盐水中，于 5 分钟内作徐缓静脉注射，肌内注射少用，静脉滴注一般不用。肾功能减退时应延长给药间隔，轻度、中度和重度肾功能减退时，给药间隔分别延长至 6 小时、8 小时和 12 小时。肝功能损害时一般不需要调整剂量。

【不良反应】肌内注射疼痛明显，药疹发生率为 4%～8%，白细胞减少和嗜酸性粒细胞增多症较常见，大剂量静脉给药常可出现间质性肾炎。

【禁忌证及注意事项】对本品及其他青霉素类过敏者禁用。注意事项参见青霉素。

【药物相互作用】参见青霉素。丙磺舒可增高本品的血药浓度和延长血半衰期。

二、异噁唑类青霉素

异噁唑类青霉素（isoxazolyl penicillins）包括苯唑西林（oxacillin）、氯唑西林（cloxacillin）、双氯西林（dicloxacillin）和氟氯西林（flucloxacillin），具耐酸、耐酶的特点，其抗菌谱与甲氧西林相似，但本组青霉素亦可用于口服。

（一）苯唑西林

【抗菌作用】本品抗菌谱与甲氧西林相似，对产青霉素酶和不产青霉素酶的金黄色葡萄球菌均具抗菌活性，最低抑菌浓度（MIC）分别为 0.35mg/L 和 0.4mg/L；对表皮葡萄球菌、化脓性链球菌、肺炎链球菌、草绿色链球菌等革兰氏阳性球菌具有良好抗菌活性；对耐青霉素金黄色葡萄球菌的最低抑菌浓度可为 0.4mg/L，但对青霉素敏感葡萄球菌和链球菌的活性较青霉素弱 10 倍以上。奈瑟菌属对本品敏感。肠杆菌科细菌、铜绿假单胞菌、肠球菌属以及脆弱拟杆菌等对本品耐药。甲氧西林耐药金黄色葡萄球菌和甲氧西林耐药凝固酶阴性葡萄球菌对本品均耐药。

【药动学】本品主要供注射给药，肌内注射 0.5g 后血药浓度于给药后 0.5 小时到达高峰，约为 15mg/L，血药浓度随剂量成比例增加。3 小时内静脉内滴注本品 0.25g，滴注结束时的血药峰浓度为 9.7mg/L，2 小时后为 0.16mg/L。本品对酸稳定，口服后可部分吸收，空腹口服本品 0.5g 和 1g，血药高峰浓度分别为 3~6mg/L 和 11.7mg/L，于给药后 0.5~1 小时到达，口服后的生物利用度为 30%~33%，食物可减少本品的吸收，空腹服药后的血药峰浓度可为进食后服药者的 2~4 倍。同时口服丙磺舒可增加本品血药浓度。本品的蛋白结合率高，为 90%~94%。血消除半衰期为 0.5~1 小时，新生儿半衰期可延长至 1.6 小时。本品体内分布良好，在肝、肾、肠、脾、胸腔积液和关节腔液中可达有效浓度。腹腔液中浓度较低。痰液中浓度为 0.3~14.5mg/L。本品可进入乳汁，也可通过胎盘进入胎儿体内，但不易透过正常血脑屏障，也难以渗透至眼玻璃体液中。约 49% 的本品在肝脏代谢，代谢产物经肾排出。肌内注射和口服后的尿药排出量分别为给药量的 40% 和 23%~31%。少量本品可经胆汁排出，排出量高于其他耐青霉素酶青霉素类。本品不为血液透析和腹膜透析所清除。

【适应证及临床应用】本品主要适用于治疗青霉素耐药而对本品呈现敏感的金黄色葡萄球菌和凝固酶阴性葡萄球菌所致的各种感染，如血流感染、肺炎、心内膜炎、脑膜炎和软组织感染等，尚可用于治疗化脓性链球菌或肺炎链球菌与耐青霉素酶葡萄球菌属所致的混合感染。葡萄球菌属对甲氧西林耐药者对本品也耐药，所以本品不用于甲氧西林耐药葡萄球菌感染。

【剂量及用法】成人常规剂量：肌内注射给药，每日 4~6g，分 4~6 次给药；静脉给药，每日 4~8g，分 3~4 次静脉滴注，治疗严重感染如败血症和脑膜炎时，每日剂量可增加至 12g；儿童剂量：每日 50~150mg/kg，分 4 次静脉给药。

【不良反应】①本品过敏反应较常见，用药后可发生青霉素所致的各种过敏反应；②大剂量静脉注射可引起头痛、抽搐、惊厥等神经毒性反应，肾功能减退患者尤易发生；③少数患者用药后可出现非特异性肝炎，表现为发热、恶心、呕吐和血清转氨酶升高等，停药后可恢复正常；④偶有应用本品引起急性间质性肾炎伴肾衰竭和婴儿大剂量用药后引起血尿、蛋白尿和尿毒症的报道；⑤静脉给药偶可出现中性粒细胞减少或缺乏症，特异质患者可有出血倾向；⑥口服给药可出现恶心、呕吐、腹胀、腹泻、食欲减退等胃肠道反应，假膜性结肠炎偶有发生；⑦少数患者用药后可发生白念珠菌继发感染和静脉炎。

【禁忌证及注意事项】参见青霉素。①对本品及其他青霉素类过敏患者禁用；②孕妇及哺乳期妇女，新生儿，肝、肾功能严重减退者，有哮喘、湿疹、花粉症、荨麻疹等过敏性疾病史者慎用。其他注意事项参见青霉素。

【药物相互作用】①本品与奈替米星和庆大霉素等氨基糖苷类抗生素联合，对金黄色葡萄球菌和肠球菌属具协同作用，与氨苄西林联合对肠球菌属亦具协同作用；②丙磺舒可抑制本品排泄，增加本品血药浓度；③阿司匹林在体外可抑制本品与血浆蛋白的结合；④磺胺药在体内外均可抑制本品与血浆蛋白结合，且可减少本品从胃肠道的吸收；⑤二盐酸奎宁在体外可减弱本品对金黄色葡萄球菌的抗菌活性。

（二）氯唑西林

【抗菌作用】本品抗菌谱与抗菌作用与苯唑西林相仿。氯唑西林对产青霉素酶和不产青霉素酶葡萄球菌属的最低抑菌浓度分别为 0.1~0.25mg/L 和 0.25~0.5mg/L，较苯唑西林为强，但较双氯西林差。对不产青霉素酶葡萄球菌属的活性远较青霉素为差。本品对化脓性链球菌和肺炎链球菌的最低抑菌浓度分别为 0.05~1mg/L 和 0.25~0.5mg/L。肠球菌属对本品耐药。

【药动学】本品对胃酸稳定，口服吸收并不完全。空腹口服 500mg 后的血药高峰浓度为 7~14mg/L，于给药后 1~2 小时到达；生物利用度为 50%~75%，肺囊性纤维化患者的生物利用度减低，食物可减少本品吸收。肌内注射 500mg，血药峰浓度于 0.5 小时到达，约为 15mg/L。本品血消除半衰期为 0.5~1 小时，新生儿中半衰期可延长。同时口服丙磺舒能增加本品血药浓度。本品的血浆蛋白结合率高，为 94%~95%。本品能渗入急性骨髓炎患者的骨组织、脓液和关节腔中，在胸腔液中可测得较高药物浓度，腹腔渗出液中则浓度较低。本品在扁桃体组织中的分布良好，药物浓度可超过致病菌最低抑菌浓度的数倍。本品能透过胎盘屏障以及分布至乳汁，但不易透过正常血脑屏障，亦难以透入房水。9%~22% 的本品在体内代谢。本品主要经肾随尿排出，口服后 35%~50% 的摄入量于给药后 6 小时内自尿中排出，约 10% 自胆汁排出。静脉给药后的尿中累积排出率约为 62%。血液透析和腹膜透析均不能有效清除本品。

【适应证及临床应用】本品适应证同苯唑西林。主要用于治疗耐青霉素葡萄球菌属所致的血流感染、肺炎及皮肤、软组织感染等。也可用于治疗化脓性链球菌或肺炎链球菌与耐青霉素葡萄球菌的混合感染。氯唑西林口服制剂也可用于葡萄球菌属所致慢性感染如骨髓炎的门诊治疗。

【剂量及用法】成人剂量：口服，每日 1~2g，分 4 次；肌内注射，每日 4~6g，分 4 次；静脉给药，每日 4~8g，分 3~4 次静脉滴注。儿童剂量：口服，每日 20~50mg/kg，分 4 次；肌内注射，每日 50~100mg/kg，分 4 次；静脉给药，每日 50~150mg/kg，分 3~4 次静脉滴注。治疗成人严重感染剂量可增加至每日 12g。

【不良反应】本品不良反应与苯唑西林相仿。过敏反应较为常见，用药后可发生青霉素所致的各种反应；口服后可出现恶心、呕吐、腹泻等胃肠道症状，偶见梭状芽孢杆菌所致的继发性肠炎；大剂量静脉给药可引起抽搐、惊厥等神经系统毒性反应；少数患者出现暂时性血清转氨酶升高，偶有出现淤积性黄疸和诱发急性间质性肾炎的报道。静脉注射偶可引起暂时性中性粒细胞减少或缺乏症。

【禁忌证及注意事项】对本品及其他青霉素类过敏者禁用。注意事项参见青霉素。

【药物相互作用】①本品与庆大霉素联合对肠球菌属具协同作用；②丙磺舒可抑制本品排泄，增加本品血药浓度；③本品与华法林等抗凝药合用，可能增强抗凝药的作用，导致出血时间延长；④阿司匹林在体外可抑制本品与血浆蛋白的结合；⑤磺胺药在体内、外均可抑制本品与血浆蛋白的结合，且可减少本品从胃肠道的吸收。

（三）双氯西林

【抗菌作用】本品抗菌谱与抗菌作用与苯唑西林相仿。双氯西林对金黄色葡萄球菌的活性为异噁唑类青霉素中最强者，对不产青霉素酶和产青霉素酶葡萄球菌的最低抑菌浓度分别为 0.06mg/L 和 0.12mg/L。对化脓性链球菌、肺炎链球菌、草绿色链球菌、表皮葡萄球菌等革兰氏阳性球菌具抗菌作用，但较青霉素为差；粪肠球菌对本品耐药。

【药动学】本品口服后较氯唑西林吸收完全，空腹口服本品 500mg 后血药峰浓度为 10~18mg/L，于给药后约 1 小时到达，生物利用度为 60%~80%。血药浓度随剂量成比例增高，食物可降低胃肠道对本品的吸收，同时合用丙磺舒可增加血药浓度。本品的蛋白结合率甚高，为 88%~98%。血消除半衰期为 0.5~1.2 小时，新生儿中本品半衰期可延长。本品在组织内的分布与氯唑西林相似，可渗入急性骨髓炎的骨组织、脓液和关节腔积液；炎性滑囊液中的浓度可为同期血药浓度的 70%。少量本品经肝脏代谢，药物原型及代谢物均通过肾小球滤过和肾小管分泌排泄。口服后约 60% 的给药量自尿中排出，仅少量从胆汁排出。本品不为血液透析和腹膜透析所清除。

【适应证及临床应用】本品主要用于敏感菌所致的轻症感染。适应证同苯唑西林。主要用于治疗产青霉素酶葡萄球菌所致的肺炎、皮肤软组织感染等。也可用于治疗化脓性链球菌或肺炎链球菌与产青霉素酶葡萄球菌的混合感染。本品不宜用于耐甲氧西林葡萄球菌所致感染。

【剂量及用法】本品仅供口服,成人每日 2～3g,分 3～4 次;儿童每日 40～60mg/kg,分 3～4 次。

【不良反应】本品不良反应与苯唑西林相似,过敏反应较为常见。口服本品后可发生恶心、上腹部不适和腹痛等胃肠道反应;偶见出血性肠炎、胆汁淤积性肝炎发生。偶见报道艰难梭菌所致假膜性肠炎。

【禁忌证及注意事项】对本品及其他青霉素类过敏者禁用,注意事项参见青霉素。

【药物相互作用】参见氯唑西林。

(四)氟氯西林

【抗菌作用】本品抗菌谱和抗菌作用与氯唑西林相仿,作用机制与青霉素相同。本品对不产青霉素酶和产青霉素酶葡萄球菌的最低抑菌浓度(MIC)分别为 0.1～0.25mg/L 和 0.25～0.5mg/L。对化脓性链球菌和肺炎链球菌的 MIC 分别为 0.05～0.1mg/L 和 0.25mg/L。本品对淋病奈瑟菌和脑膜炎奈瑟菌具较好抗菌活性;肠球菌属、耐甲氧西林葡萄球菌、肠杆菌科细菌、铜绿假单胞菌以及脆弱拟杆菌对本品耐药。

【药动学】空腹口服本品 250mg 后血药峰浓度为 6～10mg/L,于给药后约 1 小时到达,生物利用度为 50%～70%,食物能减少和延迟本品吸收。分别肌内注射本品 250mg 和 500mg 后,平均血药峰浓度分别为 11mg/L 和 17mg/L,于给药后 0.5～1 小时到达,血药浓度随剂量增加而增高,同时合用丙磺舒可增加本品血药浓度。血消除半衰期为 0.75～1.5 小时,新生儿半衰期可延长至 4.6 小时。本品蛋白结合率为 93%～95%。本品在组织和体液中的分布与氯唑西林相似,但难以透过正常的血脑屏障。手术前静脉滴注氟氯西林 2g 后 1～2 小时,在心瓣膜内高峰浓度可达 16.5mg/kg。部分药物在肝脏代谢,其原型和代谢产物均经肾自尿中排出。给药后 6 小时内自尿中分别排出口服给药量的 40% 和肌内注射给药量的 70%。仅少量药物自胆汁排出。本品不被血液透析清除。

【适应证及临床应用】本品主要适用于治疗产青霉素酶葡萄球菌所致的各种感染,如骨、关节感染,心内膜炎,腹膜炎,肺炎,皮肤、软组织感染等。也可用于预防术后葡萄球菌感染。

【剂量及用法】成人剂量:口服给药,每日 1.0g,分 3 次;静脉滴注,每日 2.0g,分 3～4 次给药。儿童剂量:口服给药,每日 0.25～1g,分 3～4 次;严重感染,成人每日最高剂量 8.0g,分 3～4 次。静脉给药时可将药物溶于 10～20ml 生理盐水内作徐缓静脉注射或溶于 100～200ml 生理盐水内作快速静脉滴入。

【不良反应】本品偶可引致淤积性黄疸,尤其在老年及疗程 2 周以上患者中易发生。中性粒细胞缺乏症和减少症罕见。静脉滴注后可出现静脉炎。本品有诱发卟啉症的可能,卟啉症患者不宜应用本品。其余不良反应与氯唑西林相似。

【禁忌证及注意事项】对本品及其他青霉素类过敏者禁用。注意事项参见青霉素。

【药物相互作用】本品与阿米卡星合用对金黄色葡萄球菌具协同作用。丙磺舒可减少本品经肾排泄,增加其血药浓度。

三、萘夫西林

萘夫西林为耐酸和耐酶青霉素,对耐青霉素葡萄球菌的活性与苯唑西林相仿。口服吸收不完全且不规则，肌内注射 0.5g 和 1g 的血药峰浓度分别约为 5mg/L 和 8mg/L，于 0.5~1 小时到达；15 分钟内静脉滴注 0.5g 的血药浓度可达 11mg/L。血消除半衰期为 0.5~1 小时，新生儿中半衰期延长。本品在体内分布容积较大，在肝内灭活较快，其血药浓度一般低于苯唑西林。本品可透过胎盘进入胎儿血液循环，亦能进入乳汁。脑膜炎症时能少量进入脑脊液。胸腔液、关节滑膜液以及骨组织中均可获有效浓度。人血浆蛋白结合率为 80%~90%。本品大部分经肝脏代谢后失活，肌内注射后约 30% 的药量经肾排出，其中 19% 具有活性；少量药物（约 8%）自胆汁排出。同时应用丙磺舒可增加血药浓度。国外目前仍用于耐青霉素金黄色葡萄球菌所致的血流感染、心内膜炎、脑膜炎、骨髓炎等和表皮葡萄球菌感染。肌内注射：成人每日 4~6g，分 4 次；儿童每日 50~100mg/kg，分 4 次。静脉推注或静脉滴注：成人每日 4~9g，分 4~6 次静脉滴注。儿童 25mg/kg，每 4 小时一次静脉滴注。本品和其他青霉素类一样可引起变态反应，偶有过敏性肾炎、中性粒细胞减少、出血时间延长等。本品静脉推注后可发生血栓性静脉炎，静脉给药不宜超过 48 小时。由于本品口服吸收差，口服给药少用。本品禁忌证和注意事项以及药物相互作用参见青霉素。国内目前无此产品供应。

第三节　广谱青霉素

一、氨基青霉素

氨基青霉素（aminopenicillins）系青霉素侧链 α 位增添氨基后增强了抗革兰氏阴性杆菌活性的广谱青霉素，所有该类青霉素的抗菌活性均相似，对革兰氏阳性或阴性菌产生的 β-内酰胺酶不稳定。氨基青霉素对化脓性链球菌、无乳链球菌、肺炎链球菌和青霉素敏感金黄色葡萄球菌有较强活性，但略逊于青霉素。对青霉素中度敏感的肺炎链球菌（PISP）仍可对氨苄西林呈现敏感，但高度耐药株（PRSP）则对本品普遍呈现耐药。本类青霉素对草绿色链球菌也有良好作用，淋病奈瑟菌对本类青霉素可高度敏感，但产酶株对之完全耐药。除产 β-内酰胺酶菌株外，流感嗜血杆菌和副流感嗜血杆菌通常呈现敏感。近年来，大肠埃希菌对氨基青霉素耐药率明显增高。宋内志贺菌和非伤寒沙门菌属对本类青霉素耐药者增多。多数克雷伯菌属、沙雷菌属、普通变形杆菌、不动杆菌属、铜绿假单胞菌和脆弱拟杆菌对本类青霉素呈现耐药。

（一）氨苄西林

【抗菌作用】氨苄西林（ampicillin）对化脓性链球菌、无乳链球菌、肺炎链球菌和青霉素敏感金黄色葡萄球菌等革兰氏阳性菌有较强活性，但略逊于青霉素。对肠球菌属和李斯特菌属的作用优于青霉素，对梭状芽孢杆菌属、放线菌属、棒状杆菌属和脑膜炎奈瑟菌的活性与青霉素相仿。除产 β-内酰胺酶菌株外，卡他莫拉菌、淋病奈瑟菌和脑膜炎奈瑟菌等革兰氏阴性球菌以及流感嗜血杆菌对氨苄西林高度敏感。本品对大肠埃希菌、奇异变形杆菌、伤寒沙门菌属等肠杆菌科细菌亦具抗菌活性；但近年来大肠埃希菌对本品耐药者已达 70%~80%；对厌氧菌和放线菌属的抗菌活性与青霉素相仿。志贺菌属和非伤寒沙门菌属对本品耐药者可达 50%~60%。克雷伯菌属、沙雷菌属、不动杆菌属、普通变形杆菌、铜绿假单胞菌和脆弱拟杆菌对本品耐药。本品对革兰氏阳性或阴性菌产生的 β-内酰胺酶均不稳定，与克拉维酸或舒巴坦等 β-内酰胺酶抑制剂以及氯唑西林或氟氯西林等耐酶青霉素联合可获协同抗菌作用；与氨基糖苷类抗生素联合对许多细菌包括肠球菌属亦可获协同作用。

【药动学】氨苄西林不被胃酸破坏，但口服后吸收并不完全，约可吸收给药量的 40%，食物可延迟并减低血药峰浓度。正常人空腹口服 0.5g 后的血药峰浓度于 2 小时到达，为 2~6mg/L；

肌内注射 0.5g 后血药峰浓度于 1 小时内到达，为 7~14mg/L。静脉注射 0.5g 后 15 分钟血药浓度为 17mg/L。血半衰期为 1~1.5 小时，新生儿和老年人中半衰期可延长，有报告肾功能减退者的半衰期可延长至 7~20 小时。新生儿和早产儿肌内注射本品 10mg/kg 和 25mg/kg 的剂量后，血药峰浓度分别为 20mg/L 和 60mg/L。孕妇中氨苄西林的血药浓度明显低于非妊娠妇女。氨苄西林吸收后在体内分布良好，注射给药后，在有炎症的脑脊液、胸腔积液、腹水、关节腔积液和支气管分泌液中均可达有效治疗浓度。本品能透过胎盘进入胎儿循环，少量分布至乳汁。氨苄西林的人血浆蛋白结合率约为 20%。口服、肌内注射、静脉注射后 24 小时和全身给药后 6 小时内，尿中分别以原型排出给药量的 20%、56%、40%~70%、60%~80%。少量自胆汁排泄和肝脏内灭活，胆汁中药物浓度远较血药浓度为高，部分药物经肝肠循环重吸收，部分在粪便中排出。腹膜透析不能清除本品，血液透析 6 小时可清除体内药物量的 40%。

【适应证及临床应用】本品适用于：①大肠埃希菌及奇异变形杆菌所致的社区获得性急性非复杂性尿路感染以及肠球菌所致尿路感染；②敏感大肠埃希菌及奇异变形杆菌所致的血流感染，本品为 B 组溶血性链球菌、粪肠球菌及奇异变形杆菌血流感染的选用药物，但通常需与庆大霉素或阿米卡星联合，以覆盖对氨苄西林耐药的革兰氏阴性杆菌；③肺炎链球菌、流感嗜血杆菌所致小儿中耳炎和鼻窦炎；④治疗或预防继发于百日咳的肺部感染；⑤敏感流感嗜血杆菌所致细菌性脑膜炎的初始治疗；⑥流感嗜血杆菌所致的会厌炎、骨髓炎、化脓性关节炎、蜂窝织炎、肺炎或血流感染，宜大剂量应用；⑦治疗李斯特菌感染，重症患者宜联合庆大霉素；⑧与氨基糖苷类抗生素联合治疗肠球菌心内膜炎；⑨与氨基糖苷类抗生素联合治疗敏感菌所致胆道感染，宜加用克林霉素或甲硝唑，以覆盖厌氧菌；⑩与克拉维酸或舒巴坦等 β- 内酰胺酶抑制剂联合用于治疗产 β- 内酰胺酶菌株所致的感染。

【剂量及用法】成人口服剂量为每日 2~4g，分 4 次服用；肌内注射剂量为每日 4~6g，分 4 次给予；静脉给药剂量为每日 4~12g，分 3~4 次，每日最高剂量不超过 16g。儿童口服剂量为每日 50~100mg/kg，分 3~4 次服用；肌内注射剂量为每日 50~150mg/kg，分 3~4 次；静脉给药剂量每日 100~200mg/kg，分 3~4 次，每日最高剂量不超过 300mg/kg。肾功能中度和重度减退患者，本品的给药间隔时间应分别延长至 6~12 小时和 12~16 小时。本品静脉滴注液浓度不宜超过 30mg/ml。

【不良反应】本品的不良反应与青霉素相仿，以过敏反应较为多见。皮疹发生率高，可达 10%~20%。大多数传染性单核细胞增多症患者应用本品后可发生药疹，皮疹亦易发生于淋巴细胞白血病、淋巴瘤以及 HIV 感染等患者，表现为荨麻疹或斑丘疹，通常发生于应用本品治疗 5~7 天以后。较严重的皮疹也可发生，多形性红斑偶见。血小板或中性粒细胞减少、间质性肾炎等均少见。耐药菌或白念珠菌所致的二重感染、假膜性肠炎等偶有报道。口服本品后可出现胃肠道反应，尤其腹泻、恶心和呕吐较为常见。肌内注射后局部疼痛较显著。大剂量静脉给药可发生青霉素脑病，少数患者可出现血清转氨酶升高。

【禁忌证及注意事项】对本品及其他青霉素过敏者禁用。注意事项参见青霉素。尚需注意：①本品浓度越高，稳定性越差；②稳定性可因葡萄糖、果糖和乳酸的存在而降低，亦可随温度升高而降低；③本品能促进雌激素代谢或减少后者的肠肝循环，因而降低口服避孕药的效果；④晚期妊娠期患者应用本品可使血浆中结合雌激素浓度减少，但对游离的雌激素和孕激素无影响；⑤同时服用氯喹，可使本品的口服吸收减少，如发生皮疹应立即停药；⑥传染性单核细胞增多症、巨细胞病毒感染、淋巴瘤等患者不宜应用本品；⑦腹膜透析患者每 24 小时给予 0.5g，肾功能严重减退者以及哮喘、湿疹、花粉症、荨麻疹等过敏疾病史者和老年人慎用；⑧应用本品期间，以硫酸铜法测定尿糖时可能出现假阳性，以葡萄糖法测定则不受影响。

【药物相互作用】①丙磺舒延缓本品吸收；②阿米卡星、卡那霉素、庆大霉素、链霉素、克林霉素、林可霉素、黏菌素、多黏菌素 B、琥珀氯霉素、红霉素乳酸盐、四环素、新生霉素、肾上腺素、多巴胺、间羟胺、阿托品、水解蛋白、氯化钙、葡萄糖酸钙、B 族维生素、维生素 C、含有氨基酸的营养注射剂、多糖和氢化可的松琥珀酸钠等均可使本品活性丧失，故本品宜单独静脉推注或静脉滴注，不宜与其他药物同瓶滴注；③同用别嘌醇可使本品皮疹发生率增加。

（二）阿莫西林

【抗菌作用】阿莫西林（amoxicillin）的抗菌谱和对绝大多数细菌的体外抗菌作用基本与氨苄西林相同，但对粪肠球菌和沙门菌属的作用较氨苄西林强 2 倍，对志贺菌属作用则较后者弱 2 倍。布鲁氏菌属对本品的敏感性优于氨苄西林，流感嗜血杆菌和厌氧菌对本品的敏感性略逊于氨苄西林。本品对化脓性链球菌、肺炎链球菌和粪肠球菌等革兰氏阳性菌的最低抑菌浓度分别为 0.01mg/L，0.02mg/L 和 0.5mg/L；对幽门螺杆菌 MIC 为 0.06mg/L。对大肠埃希菌和流感嗜血杆菌的 MIC 分别为 5.0mg/L 和 0.25mg/L。本品对多种细菌的杀菌作用较氨苄西林强而迅速；此现象可能与下列因素有关：①本品穿透细菌细胞壁的能力较强；②本品抑制细菌细胞壁黏肽的合成主要作用于 PBP-2，使细菌迅速成为球形体而破裂溶解，而氨苄西林作用于细菌中隔细胞壁 PBP-3，使细菌形成丝状体。本品对 β- 内酰胺酶不稳定，与氨苄西林完全交叉耐药。克拉维酸能增强本品对拟杆菌属、军团菌属、诺卡菌属、类鼻疽假单胞菌的抗菌活性。

【药动学】阿莫西林不被胃酸破坏，口服后吸收较氨苄西林迅速且较完全，可吸收给药量的 60% ~ 75%。口服阿莫西林 0.25g 和 0.5g 后，血药峰浓度于 1~2 小时到达，分别为 3.5~5mg/L 和 5.5~7.5mg/L，约等于口服同剂量氨苄西林的 2.5 倍。食物较少影响本品在胃肠道的吸收量。同时服用氢氧化铝、氢氧化镁、哌仑西平或雷尼替丁不影响本品的吸收。肌内注射给药后血药浓度与口服给药相似，也与肌内注射同剂量氨苄西林相仿。静脉推注 0.5g 本品后 1 分钟的血药浓度为 83~112mg/L。消除半衰期为 1~1.5 小时。本品能广泛分布至各种组织和体液中，痰和支气管分泌物中药物浓度为同期血药浓度的 4% ~ 23%；本品能少量进入乳汁，口服后乳汁中的药物浓度为同期血药浓度的 6%。唾液、汗液和泪液中可含微量本品。阿莫西林能进入炎性脑脊液，结核性脑膜炎患者口服本品 1.0g 后 2 小时的脑脊液药物浓度为 0.1~1.5mg/L，相当于同期血药浓度的 0.9% ~ 21.1%。静脉注射本品 2g 后 1.5 小时的脑脊液药物浓度可达 2.9~40.0mg/L，为同期血药浓度的 8% ~ 93%。本品可通过胎盘，脐带血中药物浓度为母体同期血药浓度的 25% ~ 30%。人血浆蛋白结合率为 17~20%。服药后约 60% 的给药量于 6~8 小时内自尿中排出。部分药物经胆汁排泄，胆汁中浓度甚高，胆总管中的胆汁浓度可为同期血浓度的 110%。丙磺舒可延缓本品排泄，可使血药浓度提高 30% ~ 40%。本品在新生儿和老年人中的半衰期延长，严重肾功能减退患者的半衰期可延长至 7~20 小时。本品能为血液透析清除。

【适应证及临床应用】本品主要适用于：①尿路感染，可用于敏感大肠埃希菌、肠球菌、奇异变形杆菌等所致者；②敏感菌所致的呼吸道感染，如慢性支气管炎急性细菌感染、β 溶血性链球菌咽炎和小儿中耳炎；③轻症伤寒的治疗，亦可用于慢性带菌者的治疗；④阿莫西林联合甲硝唑可有效清除幽门螺杆菌，预防消化性溃疡复发；⑤单纯性淋病。

【剂量及用法】成人口服剂量为每日 1.5~4g，分 3~4 次；儿童体重低于 20kg 者，每日剂量按 25~50mg/kg 计，病情严重者剂量酌增。也有用本品 3g 单剂治疗急性单纯性下尿路感染或奈瑟菌所致单纯性淋病者。必要时可于 10~12 小时再给予 3g。

【不良反应】口服本品不良反应的发生率为 5% ~ 6%，因不良反应而停药者为 2%。腹泻、恶心、呕吐等胃肠道反应较为常见，腹泻的发生率为约 3%。其次为皮疹等过敏反应，传染性单核细胞增多症患者易发生。此外，尚可发生哮喘和药物热。少数患者可有 GOT 和 / 或 GPT 升高。

偶有嗜酸性粒细胞增多和周围血白细胞计数降低，偶见假膜性肠炎，白念珠菌属或耐药菌引起的二重感染。

【禁忌证及注意事项】参见青霉素。①对本品过敏及对其他青霉素类过敏史者禁用；②发生假膜性肠炎时，轻度者停药后即可恢复；中至重度者须给予补液、纠正电解质及补充蛋白质，同时给予抗艰难梭菌的抗菌药物治疗；③哺乳期妇女服用本品后有可能使乳儿致敏，故用药时应停止授乳。

【药物相互作用】丙磺舒降低肾小管对本品的分泌排出，与本品合用可使后者血浓度增高，半衰期延长。

二、羧基青霉素和酰脲类青霉素

此类青霉素的特点为除对假单胞菌有明显抗菌活性外，对大多数革兰氏阴性菌和阳性菌也有良好作用。

（一）替卡西林

【抗菌作用】替卡西林（ticarcillin）的抗菌谱与羧苄西林相仿，对革兰氏阴性杆菌的体外抗菌活性强于后者，对铜绿假单胞菌的抗菌活性较羧苄西林强 2~4 倍；对脆弱拟杆菌的活性亦稍强于后者。厌氧革兰氏阳性菌对本品敏感。克拉维酸能增强本品对产 β- 内酰胺酶葡萄球菌属、许多肠杆菌科细菌、流感嗜血杆菌和拟杆菌属的抗菌活性，但不能增强对铜绿假单胞菌的活性。所有对羧苄西林耐药的细菌包括铜绿假单胞菌对本品亦耐药。

【药动学】本品口服不吸收。肌内注射 1g 后的血药峰浓度于 0.5~1 小时到达，为 20~35mg/L。肌内注射给药后的生物利用度为 80%。于 5 分钟内静脉注射本品 3g，15 分钟和 60 分钟时的血药浓度分别为 257mg/L 和 100mg/L。每 4 小时静脉滴注本品 3g，滴注时间 90~120 分钟，给药结束时的血药峰浓度为 239mg/L，4 小时后的浓度为 94mg/L。本品体内分布广泛，痰和胸腔积液内药物浓度分别为血药浓度的 3%～5% 和 30%～60%，脑膜炎患者脑脊液中药物浓度为同期血药浓度的 30%～50%，胆汁中药物浓度为血药浓度的数倍。本品血浆蛋白结合率为 50%～60%，血半衰期为 1.2 小时。本品主要经肾排泄，90% 以上的静脉给药量以原型自尿中排出，其中大部分于给药后 6 小时内排出。同时应用丙磺舒可增加本品血药浓度。本品能为血液透析清除，腹膜透析仅清除少量。

【适应证及临床应用】本品适用于敏感革兰氏阴性杆菌尤其是铜绿假单胞菌所致的下呼吸道感染、骨和关节感染、腹膜炎、皮肤及软组织感染、尿路感染、血流感染、脑膜炎等。治疗铜绿假单胞菌感染时，宜与氨基糖苷类或氟喹诺酮类联合应用。

【剂量及用法】成人剂量为每日 12~24g，每 3 小时或 4 小时或 6 小时给药 1 次，每次于 0.5~1 小时内静脉滴注或缓慢静脉注射。儿童剂量每日 200~300mg/kg，分次静脉给药。对敏感细菌所致感染，每日 100~200mg/kg 即可。治疗单纯性尿路感染时，每日剂量为 50~100mg/kg，分 3~4 次作深部肌内注射，同一部位注射药量不超过 2g。肾功能减退患者接受负荷剂量 3g，再根据内生肌酐清除率调整剂量，内生肌酐清除率为 30~60ml/min 者，每 4 小时 2g；内生肌酐清除率为 10~30ml/min 者，每 8 小时 2g；内生肌酐清除率小于 10ml/min 者，每 12 小时 2g。

【不良反应】本品的不良反应与羧苄西林相似，皮疹、皮肤瘙痒、药物热等过敏反应较为多见，过敏性休克少见。本品对血小板功能的影响较羧苄西林小，但大剂量用于肾功能减退患者时，可出现血小板功能或其他凝血机制异常而发生紫癜、黏膜和注射部位出血等。少数患者出现血清转氨酶升高。静脉注射高浓度本品时可出现惊厥、抽搐、癫痫发作、短暂性精神失常等神经毒性症状，肾功能减退者尤易发生。肌内注射或静脉给药时，可出现注射部位疼痛、红肿、硬结，严重者可导致血栓性静脉炎。本品含钠量较少，给药后引起电解质紊乱的发生率较羧苄西林为低，高剂量应用时可发生低钾血症。

【禁忌证及注意事项】参见青霉素。①对本品过敏或有对其他青霉素过敏史者禁用；②对头孢菌素类过敏者，孕妇及哺乳期妇女，严重肝、肾功能减退者以及凝血功能异常者慎用；③尿液中高浓度替卡西林可导致尿蛋白试验出现假阳性；④大剂量应用本品时，应随访肾功能、凝血时间和凝血酶原时间等；⑤长期大剂量应用本品应常规进行肝、肾功能及血常规检查。

【药物相互作用】①本品与克拉维酸等 β- 内酰胺酶抑制剂联合，对多种产 β- 内酰胺酶细菌具协同抗菌作用；②与氨基糖苷类和氟喹诺酮类等联合，对铜绿假单胞菌具协同抗菌作用；③丙磺舒可使本品血药浓度增高、半衰期延长；④有报道本品可增加环孢素的血药浓度。

（二）哌拉西林

【抗菌作用】哌拉西林（piperacillin）属酰脲类青霉素，其抗菌作用机制与青霉素相似，通过与青霉素结合蛋白（PBPs）结合，干扰细菌细胞壁的合成而起抗菌作用。本品与 PBP-3 有高度亲和力，与 PBP-2 有中度亲和力，高浓度时与 PBP-1a、1b 也有较强的亲和力；由于本品与铜绿假单胞菌生存所必需的 PBPs 形成多位点结合，对细菌细胞膜具有强大的穿透作用，因此对假单胞菌属具强大抗菌作用。本品为广谱青霉素，对大肠埃希菌、变形杆菌属、肺炎克雷伯菌、铜绿假单胞菌、淋病奈瑟菌（不产 β- 内酰胺酶株）等有较好的抗菌作用。不产 β- 内酰胺酶的沙门菌属、志贺菌属也对本品敏感。产气肠杆菌、柠檬酸杆菌属、普罗威登斯菌属和不动杆菌属的敏感性较差；沙雷菌属和产酶流感嗜血杆菌对本品大多耐药。除耐青霉素金黄色葡萄球菌外，本品对革兰氏阳性菌也有较好作用。对肠球菌属的抗菌活性较氨苄西林为低。脆弱拟杆菌对本品也比较敏感。近年来大肠埃希菌对本品耐药者增多，耐药率达 50%～60%，铜绿假单胞菌耐药者约为30%。本品对 β- 内酰胺酶不稳定，β- 内酰胺酶抑制剂包括他唑巴坦能增强本品对葡萄球菌属、大肠埃希菌、流感嗜血杆菌和脆弱拟杆菌等产 β- 内酰胺酶株的抗菌活性，但不能增强本品对铜绿假单胞菌的活性，因后者能产生染色体介导的 β- 内酰胺酶。单用本品治疗期间，铜绿假单胞菌对之可产生耐药；本品与其他抗假单胞菌青霉素间具部分交叉耐药性。本品与氨基糖苷类合用对铜绿假单胞菌和某些肠杆菌科细菌有协同作用，与亚胺培南联合对多数铜绿假单胞菌具拮抗作用。

【药动学】正常人单剂肌内注射本品 0.5g、1.0g 和 2g 后的平均血药峰浓度分别为 4.9mg/L、13.3mg/L 和 30.2mg/L，于给药后 30～50 分钟内到达。肌内注射后消除半衰期为 60～80 分钟。快速静脉注射本品 1g、2g、4g 和 6g 后，血药峰浓度分别为 70.7mg/L、199.5mg/L、330.7mg/L 和451.8mg/L。快速静脉注射后的消除半衰期为 0.6～1.14 小时。缓慢静脉滴注后的血药峰浓度较快速静脉注射者低，但药时曲线下面积（AUC）则相当。同时应用丙磺舒，能增加和延长本品的血药浓度。本品在体内分布广泛，给药后多数组织和体液中均可达有效浓度；在胆汁和前列腺中浓度较高，脑脊液内药物浓度与血药浓度之比为 0.36～3.65。进行心脏手术的 28 例成人患者，手术前经静脉给药 4g 后 0.5～1 小时的心瓣中浓度为 48mg/kg，给药后 4～5 小时的心瓣中浓度为11.8mg/kg。本品不易通过正常脑膜，肺炎链球菌脑膜炎患儿每 6 小时静脉滴注 69mg/kg 或103mg/kg 后，次日至第 17 日的脑脊液药物浓度为 2.3～24.5mg/L；1 例铜绿假单胞菌脑膜炎患者的脑脊液中药物浓度为同期血药浓度的 32%。静脉滴注本品 1g 后 30～90 分钟，胆总管和胆囊内胆汁的药浓度分别为 467mg/L 和 27mg/L。本品在皮下组织中的药物峰浓度为同期血浓度的一半，皮下渗出液的药峰浓度与同期血药峰浓度相同。给前列腺肥大患者于 4 分钟内静脉注射本品4g，前列腺组织内药物峰浓度于给药后 45 分钟到达，为 71.5μg/g。本品血浆蛋白结合率为17%～22%。本品在肝脏内不代谢，仅少量药物在肠道内水解为无活性代谢物。本品经肾和非肾途径自体内排出，给药量的 49%～68% 于给药后 12 小时内自尿中排出。肝功能正常者有 10%～20% 的给药量经胆汁排出；给药量的 30%～50% 能为血液透析所清除。肌内注射前 1 小时口服丙磺舒 1g 可使血药峰浓度增高 30%，血半衰期延长 30%。

【适应证及临床应用】本品主要适用于铜绿假单胞菌和各种敏感革兰氏阴性杆菌所致的血流感染，呼吸道感染，尿路感染，胆道感染，腹腔感染，妇科感染，皮肤、软组织感染，骨、关节感染以及预防创伤和手术后感染等；临床有效率和细菌清除率均为 80%～90%。本品也适用于中性粒细胞减少症和免疫缺陷患者的感染。单独应用哌拉西林治疗严重感染，病原菌（尤其铜绿假单胞菌）在治疗期间可能出现耐药性，故用本品治疗严重革兰氏阴性杆菌感染时，常需与氨基糖苷类抗生素合用。

【剂量及用法】轻度感染的剂量：成人每日 4～8g，儿童每日 100mg/kg，分 3～4 次肌内注射；中度和重度感染剂量：成人每日 4～12g，严重者可增至每日 16g；儿童每日 100～200mg/kg，严重者可增至 300mg/kg，均分 4 次静脉滴注。单次肌内注射 2g，注射前 30 分钟口服丙磺舒 1g，用于治疗单纯性淋病。肾功能减退者适当减量，治疗全身性感染患者肌酐清除率为 20～40ml/min 时，每日剂量 12g，分 3 次给药；肌酐清除率 < 20ml/min 时，剂量为每日 8g，分 2 次给药；肌酐清除率 > 40ml/min 者剂量不需调整。

【不良反应】不良反应少。约 3% 的患者出现皮疹、皮肤瘙痒等过敏反应；偶见药物热、过敏性休克等。3% 的患者有以腹泻为主的胃肠道反应，偶有恶心、呕吐、假膜性肠炎。少数患者可出现凝血时间、血小板聚集异常和凝血酶原时间延长，中性粒细胞减少也有报道，低钾血症亦可发生，但较羧苄西林少见。少数患者用药后可出现肝功能异常和胆汁淤积性黄疸等。大剂量给药时，偶可出现青霉素脑病（肌肉阵挛、抽搐、昏迷等），尤易发生在肾衰竭患者中。肌内或静脉给药时可导致注射部位疼痛、硬结，严重者可致血栓性静脉炎。

【禁忌证及注意事项】参见青霉素。①对本品及其他青霉素类过敏者禁用；②有多种变应原过敏史的患者尤易发生严重过敏反应，偶有导致死亡的报道；③有过敏史、出血史、溃疡性结肠炎史的患者慎用；肾功能减退者以及老年患者需按肾功能调整剂量；④2 个月以下婴儿不推荐使用本品；⑤少量药物可经母乳排泄使乳儿致敏或出现腹泻、念珠菌感染和皮疹等，哺乳期妇女用药时宜停止哺乳；⑥直接抗人球蛋白（Coombs）试验可呈阳性反应；⑦长期应用本品的患者应定期进行肝、肾功能和血液学等检查；⑧治疗期间如发生出血征象，应立即停用本品并给予适当处理；⑨较长期应用本品，在治疗期间有病原菌发生耐药的可能；⑩在接受细胞毒药物或利尿药治疗的患者应用本品时应定期测定电解质；⑪本品不能与庆大霉素和阿米卡星等氨基糖苷类抗生素在同一容器中滴注。

【药物相互作用】①本品与庆大霉素和阿米卡星等氨基糖苷类抗生素合用，对铜绿假单胞菌、沙雷菌属、克雷伯菌属、吲哚阳性变形杆菌、普罗威登斯菌属、其他肠杆菌属和葡萄球菌属的敏感株具协同杀菌作用，但对本品耐药菌株无协同现象，与亚胺培南联合对铜绿假单胞菌可出现拮抗作用，与庆大霉素联合对粪肠球菌无协同作用；②与阿司匹林等非甾体抗炎止痛药以及其他水杨酸制剂同用可能发生血小板功能的累加抑制作用，增加出血的危险性；③与肝素、香豆素等抗凝血药同用可增加凝血机制障碍和出血的危险；④本品不可与头孢西丁同用，因后者可诱导细菌产生 β- 内酰胺酶而对铜绿假单胞菌、沙雷菌属、变形杆菌属和肠杆菌属等出现拮抗作用。

（三）阿洛西林

【抗菌作用】阿洛西林（azlocillin）为脲基青霉素，对大多数革兰氏阴性杆菌（包括铜绿假单胞菌）、革兰氏阳性球菌和厌氧菌均有抗菌作用。对肠杆菌科细菌的抗菌活性一般较美洛西林或哌拉西林稍差，对铜绿假单胞菌的抗菌活性较羧苄西林、替卡西林及美洛西林为强，与哌拉西林相似；对耐庆大霉素和羧苄西林的铜绿假单胞菌也有较好抗菌作用，其抑菌率分别为81.7%和85%。本品对多数肠杆菌科细菌的活性较庆大霉素等氨基糖苷类抗生素为弱。本品对链球菌属、肠球菌属的抗菌活性与氨苄西林相似，对部分脆弱拟杆菌也有较好作用；对流感嗜血杆菌、脑膜炎奈瑟菌、淋病奈瑟菌和革兰氏阳性菌的抗菌活性甚强。耐青霉素的淋病奈瑟菌对本品亦耐药。本品对β-内酰胺酶不稳定。

【药动学】口服本品后不吸收。快速静脉注射1g阿洛西林，5分钟后的血药峰浓度为92.9mg/L；于30分钟内静脉滴注阿洛西林5g，滴注结束时的血药浓度为409mg/L，8小时后仍能测得2.6mg/L。给药剂量1~2g时，消除半衰期为0.7~1.5小时，给予5g剂量时可延长至1.2~1.8小时。新生儿中的消除半衰期可延长至2.6小时；肾功能减退患者中的消除半衰期可延长至2~6小时。同时给予丙磺舒可增高血药浓度。本品在组织和体液中分布广泛，支气管分泌物及组织液中浓度高。本品不易进入正常脑脊液，脑膜有炎症时，脑脊液中浓度可达同期血药浓度的10%~30%。应用本品（5g，每6小时1次静脉推注）治疗铜绿假单胞菌脑膜炎患者，脑脊液浓度为42~125mg/L，同期血药浓度为13.7~460mg/L。本品可通过胎盘，静脉推注本品1g后3小时，羊水中的药物浓度可达3.5mg/L，同期血药浓度为8.2mg/L，在胎儿组织中的浓度亦较高，少量进入乳汁。给予2g本品后，前列腺组织内药物浓度为22.9mg/kg，同期血药浓度为64.9mg/L。本品部分经胆道排泄，胆汁内药浓度可达63~1 137mg/L。静脉推注本品5g后30~45分钟时骨组织中浓度为18mg/kg，91~101分钟时为26mg/kg；伤口渗出液中亦可达较高浓度。本品血浆蛋白结合率为30%~46%。给药量的60%~75%以原型于给药后24小时内经肾排出。给予2g后2小时，尿药浓度可达2 241~8 100mg/L，丙磺舒可部分阻断肾小管分泌，减少本品经肾排泄。血液透析5~6小时，可清除给药量的30%~60%，平均血半衰期可缩短50%；给药量的5.4%可为腹膜透析所清除。

【适应证及临床应用】阿洛西林适应证与哌拉西林相仿，主要适用于铜绿假单胞菌和其他革兰氏阴性杆菌所致的各种感染，如血流感染、脑膜炎、支气管炎和肺炎等呼吸道感染以及尿路感染等。也可选用于腹腔和妇科生殖道中上述细菌合并厌氧菌的混合感染。在治疗革兰氏阴性杆菌和铜绿假单胞菌所致的严重全身性感染时，本品与氨基糖苷类联合应用常可获满意疗效。

【剂量及用法】成人剂量：每日4~16g，分3~4次静脉滴注；儿童剂量：每日100~300mg/kg，分2~4次静脉滴注。尿路感染每日100mg/kg，分4次肌内注射。剂量≤2g时，可静脉缓慢推注给药，药液浓度不宜超过10%。应用高剂量时宜静脉滴注，每剂滴注时间应在30分钟以上。中至重度肾功能减退患者的给药间隔时间可延长至12小时，肝、肾功能同时减退患者须适当减少剂量。

【不良反应】本品不良反应与羧苄西林相似。过敏反应较为多见，有皮疹、药物热、嗜酸性粒细胞增多等，少数患者可发生腹泻、恶心、呕吐、腹痛等胃肠道反应。偶见血清转氨酶升高、白细胞减少和出血时间延长。高钠血症、低钾血症以及出血时间延长均较羧苄西林少见。

【禁忌证及注意事项】参见青霉素。①对本品及其他青霉素类过敏者禁用；②本品可通过胎盘，胎儿组织中可达较高浓度，妊娠3个月以内的孕妇不宜应用；③肾功能减退者剂量酌减；④应限制患者钠盐的摄入。

【药物相互作用】①阿洛西林与氨基糖苷类联合可对铜绿假单胞菌和部分肠杆菌科细菌发生协同作用；②本品与氨基糖苷类同瓶滴注，可使后者的抗菌活性降低；③阿洛西林不宜与肝素、香豆素等抗凝药合用，也不宜与非甾体抗炎药合用，以免引起出血；④与环丙沙星合用可增加后者血药浓度并延长血药浓度持续时间。

（四）美洛西林

【抗菌作用】美洛西林（mezlocillin）对铜绿假单胞菌和大肠埃希菌、肺炎克雷伯菌、变形杆菌属、肠杆菌属、柠檬酸杆菌属、沙雷菌属等肠杆菌科细菌以及不动杆菌属和对青霉素敏感的革兰氏阳性菌有较强的抗菌活性。对肠杆菌科细菌的抗菌活性较阿洛西林强，但对铜绿假单胞菌的作用则弱于阿洛西林和哌拉西林。本品对粪肠球菌作用较强，与氨苄西林相似。本品作用机制系通过与青霉素结合蛋白（PBPs）结合，干扰细菌细胞壁的合成而起抗菌作用。本品与铜绿假单胞菌生存所必需的 PBPs 形成多位点结合，且对细菌的细胞膜具有穿透作用，因此有较强的抗菌作用。本品对 β- 内酰胺酶不稳定，产 β- 内酰胺酶的金黄色葡萄球菌及肠杆菌属对本品耐药。

【药动学】本品口服后不吸收，肌内注射给药后吸收良好，肌内注射 1g 美洛西林后，血药峰浓度为 15~25mg/L，于给药后 0.75~1.5 小时内到达，肌内注射后的生物利用度为 70%。本品静脉给药后呈非线性药动学模型，于 4~5 分钟内静脉推注美洛西林 1g 和 5g，推注结束后 5 分钟时的血药浓度分别为 56mg/L 和 383.5mg/L；于 15 分钟和 2 小时内分别静脉滴注美洛西林 3g，注射结束时的血药峰浓度分别为 269mg/L 和 100mg/L；本品可分布至胆汁、腹腔液、胸腔液、胰腺、骨及创面分泌物内；本品在支气管分泌物中分布良好，药物峰浓度可为同期血浓度的 55%，痰液中药物浓度可为同期血药浓度的 5.4%～7.7%。脑膜无炎症时，本品不易进入脑脊液，但脑膜有炎症时脑脊液中药物浓度可达同期血药浓度的 30%。本品可透过胎盘屏障，也有少量药物分泌至乳汁。美洛西林可穿透至心脏瓣膜和乳头肌以及前列腺组织。本品的血浆蛋白结合率为 16%～42%，血消除半衰期为 0.7~1.1 小时，在新生儿中半衰期延长，肾功能减退患者的血半衰期可延长至 6 小时。部分药物可在肝脏代谢为无活性物质。药物主要以原型经肾脏随尿液排出，55%～60% 的给药量于 6 小时内随尿排出；给药量的 4% 以原型自胆道排出。本品较少为血液透析和腹膜透析所清除。

【适应证及临床应用】本品的适应证与哌拉西林相仿，主要适用于治疗铜绿假单胞菌及其他敏感革兰氏阴性杆菌所致的下呼吸道感染、尿路感染、生殖系统感染及血流感染、脑膜炎等。

【剂量及用法】成人剂量：静脉给药，每日 4~16g，分 4 次静脉注射或静脉滴注。儿童剂量：每日 200～300mg/kg，分 2～4 次静脉给药。本品静脉注射时药液浓度不应超过 10%，在 3~5 分钟内缓慢注射；每日总量不应超过 24g。治疗中至重度革兰氏阴性杆菌感染，以联合氨基糖苷类抗生素为宜。治疗单纯性淋菌性尿道炎，可单剂静脉滴注 1~2g，并于给药前 90 分钟或给药时口服丙磺舒 1g。治疗单纯性尿路感染的剂量每日 6~8g，分 4 次静脉给药。治疗肾功能减退患者严重全身性感染时，肌酐清除率为 10~30ml/min 者，每 8 小时 3g；肌酐清除率 < 10ml/min 者，每 8 小时 2g。本品剂量 < 5g 时，静脉推注时间为 2~4 分钟；剂量为 5g 时，静脉推注时间为 15~20 分钟。早产儿和新生儿患儿需相应延长注射时间。有明显肝功能减退者，剂量应减半或给药间隔时间延长 1 倍。

【不良反应】本品不良反应与羧苄西林相似，但高钠血症、低钾血症以及出血时间延长均较后者少见。变态反应较为多见，可有皮疹、药物热、嗜酸性粒细胞增多等。腹泻、恶心、呕吐等胃肠道反应亦发生于少数患者，个别患者出现血清转氨酶升高和血小板降低、白细胞总数减少。少数患者静脉给药可发生血栓性静脉炎。偶见本品导致癫痫发作的报道，凝血障碍亦偶见。

【禁忌证及注意事项】参见青霉素。①对本品及其他青霉素类过敏者禁用；②严重肝、肾功能减退者以及凝血功能异常者慎用；③用药期间，以硫酸铜法测定尿糖时可出现假阳性，以葡萄糖酶法测定则不受影响；④尿蛋白试验结果可呈现假阳性，直接抗人球蛋白（Coombs）试验阳性；⑤大剂量给药时应定期测定血清钠浓度；⑥本品与酸性物质（pH < 4.5）配伍可产生沉淀，与碱性物质（pH > 8.0）配伍，可减低效价；⑦本品与阿米卡星、卡那霉素、庆大霉素、西索米星、诺氟沙星、胺碘酮等呈配伍禁忌；⑧本品经稀释后药液在冰箱内保存不得超过 24 小时。

【药物相互作用】①与庆大霉素、阿米卡星等氨基糖苷类抗生素联合应用，对肠杆菌科细菌和铜绿假单胞菌等革兰氏阴性杆菌具协同作用；②与肝素、香豆素和茚满二酮等抗凝血药合用可能增加凝血机制障碍而引起出血；③与甲氨蝶呤合用可干扰后者的肾小管排泄，降低甲氨蝶呤的清除率，引起甲氨蝶呤的毒性反应；④与维库溴铵类（vecuronium bromide）肌松药合用可延长并增加其神经肌肉松弛作用。

主要参考文献

[1] 汪复，张婴元.实用抗感染治疗学.2 版.北京：人民卫生出版社，2012:195-218.

[2] 施耀国，张婴元，张菁，等.抗菌药物在老年人的药代动力学.中国抗感染化疗杂志，2001,1(1):3-6.

[3] NATHWANI D, WOOD M J.Penicillins,a current review of their clinical pharmacyology and therapeuti use. Drugs, 1993, 45(6):866-894.

[4] GRAYSON M L, CROWE S M, MCCARTHY J S,et al. Kucers' the use of antibiotics. 6th ed. London: Hodder Arnold, 2010: 5-151.

[5] SORGEL F, KINZIG M. Pharmacokinetic characteristics of piperacillin/tazobactam. Intensive Care Med, 1994, 20 (Suppl 3):S14-20.

[6] RØDER B L, FRIMODT-MØLLER N, ESPERSEN F, et al. Dicloxacillin and flucloxacillin: pharmacokinetics, protein binding and serum bactericidal titers in healthy subjects after oral administration. Infection, 1995,23(2):107-112.

[7] 汪复，朱德妹，胡付品，等.2014 年中国 CHINET 细菌耐药性监测.中国感染与化疗杂志，2015, 15（5）：401-410.

第二章

头孢菌素类抗生素

1945 年 7 月，意大利科学家 Giuseppe Brotzu 自撒丁海沿岸的污水中分离出产头孢菌素的真菌 *Cephalosporium acinonium*，1948 年 Edward Abraham 爵士自该真菌的培养液中分离出几种抗菌成分。1959 年，终于分离到具有抗菌谱广和耐青霉素酶等特点的第一个头孢菌素——头孢菌素 C。20 世纪 60 年代初期，头孢菌素母核合成工艺的成熟为以后头孢菌素的大规模开发奠定了基础。此后，通过对天然头孢菌素 C 化学修饰（半合成）或利用全合成的方法，相继合成了许多新型头孢菌素。头孢菌素类抗生素于 20 世纪 60 年代开始应用于临床，为目前应用最广的 β-内酰胺类抗生素，据统计其用量占住院患者抗生素处方量的 30% ~ 50%。

头孢菌素类是一类广谱半合成抗生素，其母核为由头孢菌素 C 裂解获得的 7- 氨基头孢烷酸（7-ACA）。头孢菌素类的作用机制同青霉素类，具有抗菌作用强、耐青霉素酶、临床疗效高、毒性低、过敏反应较青霉素类少等优点。根据抗菌谱、抗菌活性、对 β- 内酰胺酶的稳定性以及肾毒性的不同，目前将头孢菌素分为五代。第一代头孢菌素主要作用于需氧革兰氏阳性球菌，包括甲氧西林敏感葡萄球菌、溶血性链球菌和肺炎链球菌，但甲氧西林耐药葡萄球菌、耐青霉素肺炎链球菌和肠球菌属对其耐药；对部分大肠埃希菌、肺炎克雷伯菌、奇异变形菌（吲哚阴性）等革兰氏阴性杆菌亦有一定抗菌活性；对口腔厌氧菌亦具抗菌活性；常用品种有头孢唑林、头孢氨苄和头孢拉定，其中头孢唑林有轻度肾毒性。第二代头孢菌素对革兰氏阳性球菌的活性与第一代头孢菌素相仿或略差，但对大肠埃希菌、肺炎克雷伯菌、奇异变形菌等革兰氏阴性杆菌作用较强，对产 β- 内酰胺酶的流感嗜血杆菌、卡他莫拉菌、脑膜炎奈瑟菌、淋病奈瑟菌亦具活性。对革兰氏阴性杆菌所产 β- 内酰胺酶的稳定性较第一代头孢菌素强；有轻度肾毒性或无肾毒性；常用品种有头孢克洛、头孢呋辛、头孢丙烯和头孢替安。第三代头孢菌素中的注射用品种如头孢噻肟、头孢曲松对革兰氏阳性菌的作用不如第一代头孢菌素，但对肺炎链球菌（包括耐青霉素菌株）、化脓性链球菌及其他链球菌属仍有良好抗菌作用；对大肠埃希菌、肺炎克雷伯菌、奇异变形菌等革兰氏阴性杆菌有强大抗菌作用；对流感嗜血杆菌、脑膜炎奈瑟菌、淋病奈瑟菌及卡他莫拉菌作用强，对沙雷菌属、肠杆菌属、不动杆菌属及假单胞菌属的作用则不同品种间差异较大。具有抗假单胞菌属作用的品种如头孢他啶、头孢哌酮、头孢匹胺对革兰氏阳性球菌作用较差，对革兰氏阴性杆菌的作用则与其他第三代头孢菌素相仿，对铜绿假单胞菌具高度抗菌活性。多数第三代头孢菌素对革兰氏阴性杆菌产生的广谱 β- 内酰胺酶稳定，但可被肠杆菌科细菌产生的 ESBL 和 AmpC 酶水解。第四代头孢菌素对金黄色葡萄球菌等革兰氏阳性球菌的作用较第三代头孢菌素为强；对革兰氏阴性杆菌产生的超广谱 β- 内酰胺酶（ESBLs）及染色体介导头孢菌素酶（AmpC 酶）的稳定性优于第三代头孢菌素，对后者耐药的肠杆菌属、柠檬酸杆菌属、普罗威登斯菌属、摩根菌属及沙雷菌属仍可对第四代头孢菌素敏感；对铜绿假单胞菌的活性与头孢他啶相仿；临床应用品种有头孢吡肟、头孢匹罗、头孢噻利。抗 MRSA 头孢菌素也有称为第五代头孢菌素者，国外已上市品种有头孢罗膦和头孢比罗，对多重耐药革兰氏阳性菌如 MRSA、MRCNS、PRSP 均具较强抗菌活性，但对肠球菌作用差，对部分革兰氏阴性菌仍具良好抗菌活性。近年来口服头孢菌素发展迅速，除第一代口服头孢菌素外，已有多种第二代和第三代口服头孢菌素相继用于临床。

　　头孢菌素类的作用机制与青霉素类相同，主要通过干扰细菌细胞壁主要成分肽聚糖的合成而发挥抗菌作用。肽聚糖交叉联结成环绕菌体的网状结构，使细菌具有韧性和强度。正常细菌生长及分裂时，肽聚糖五肽首先在胞质中合成，继之被转运至胞质膜外，最后经羧肽酶、内肽酶和转肽酶作用与肽聚糖交叉联结。这些酶位于胞质膜，亦称青霉素结合蛋白（PBPs），系 β- 内酰胺类药物的作用靶位。由于头孢菌素类化学结构中 β- 内酰胺环的酰胺基与肽聚糖五肽相似，头孢菌素类可与 PBP 共价结合使其灭活，因此影响了肽聚糖的合成。每种细菌含不同的 PBP，各种PBP 在维持细胞壁完整性中的作用亦不同。不同的头孢菌素品种与不同菌种的 PBP 结合，使菌体形成丝状体、球状体，最终细菌溶解破裂死亡。

　　本类药物的血药浓度超过细菌 MIC 的维持时间是该类药物抗菌作用强弱的决定因素。

　　病原菌对头孢菌素类及其他 β- 内酰胺类耐药的机制主要为：①产生 β- 内酰胺酶使抗生素水解灭活；②抗生素的作用靶位改变；③细胞壁的通透性改变，使药物不能到达菌体内的靶位；④加强药物的排出。细菌耐药性的产生可为一种或多种机制的联合作用。

第一节　第一代注射用头孢菌素

一、头孢噻吩

　　【抗菌作用】头孢噻吩（cefalothin）为最早应用于临床的头孢菌素，具广谱抗菌作用，但对革兰氏阳性菌的活性较强，对革兰氏阴性杆菌的作用相对较差。本品对产青霉素酶和不产青霉素酶的金黄色葡萄球菌、化脓性链球菌、肺炎链球菌、无乳链球菌、草绿色链球菌、凝固酶阴性葡萄球菌、白喉棒状杆菌、炭疽芽孢杆菌均具良好抗菌活性，本品对这些敏感革兰氏阳性菌的MICs 多在 0.06 ~ 1.0mg/L。本品对葡萄球菌属产生的青霉素酶非常稳定。耐甲氧西林葡萄球菌、耐青霉素肺炎链球菌、肠球菌属、单核细胞增生李斯特菌和诺卡菌属对本品耐药。流感嗜血杆菌、脑膜炎奈瑟菌、卡他莫拉菌和淋病奈瑟菌对本品敏感。本品对部分大肠埃希菌、肺炎克雷伯菌、奇异变形菌、沙门菌属、志贺菌属、霍乱弧菌等菌株具中度抗菌作用；肠杆菌属、铜绿假单胞菌、普罗威登斯菌属、摩根菌属和沙雷菌属对本品均高度耐药。厌氧革兰氏阳性球菌、梭菌属对本品敏感，脆弱拟杆菌耐药。梅毒螺旋体、回归热螺旋体等对本品敏感。

　　【药动学】本品口服吸收甚差。静脉注射 1g 后 15 分钟，血药浓度可达 30 ~ 60mg/L。正常人肌内注射头孢噻吩 500mg 和 1g 后血药峰浓度分别为 10mg/L 和 20mg/L，于给药后 30 分钟到达，4 小时后血药浓度迅速下降。同时服用丙磺舒可使血药峰浓度提高 3 倍，并使血药浓度维持时间延长。本品在肾皮质、胸腔积液、腹水、皮肤、软组织中浓度较高，在支气管分泌物、前列腺中可达血药浓度的 25%。本品在胆汁中浓度低于血浓度，在脑组织、脑脊液和骨组织中浓度甚低。本品可透过胎盘屏障，胎儿循环中浓度为母体血药浓度的 10% ~ 15%；亦可经乳汁分泌，乳汁中药物浓度为同期血药浓度的 30%。本品分布容积为 0.26L/kg。血清蛋白结合率为 50% ~ 60%。本品 60% ~ 70% 的给药量以原型由肾小管分泌排泄，20% ~ 30% 在肝脏代谢为抗菌活性弱的去乙酰头孢噻吩。少量本品可在胆汁中排出；本品消除半衰期为 0.5~1 小时，严重肾功能减退者延长至 3 ~ 5 小时，同时去乙酰头孢噻吩血清半衰期可达 12 小时。本品可为血液透析和腹膜透析所清除，两者的清除率分别为 50% ~ 70% 和 50%。

　　【适应证及临床应用】本品适用于敏感葡萄球菌所致的呼吸道感染、皮肤软组织感染、尿路感染、血流感染、心内膜炎等，对肺炎链球菌和化脓性链球菌感染疗效良好。本品虽可用于敏感革兰氏阴性杆菌所致的尿路感染以及肺炎等，但已被对革兰氏阴性杆菌作用更强的其他抗菌药物所替代。本品亦可用于预防手术部位感染，但不宜用于细菌性脑膜炎患者。

【剂量及用法】成人常用量每次 0.5 ~ 1.0g，每 6 小时 1 次，肌内注射或静脉滴注。严重感染时剂量可增至 6~8g/d。预防手术后感染的剂量为术前 30 ~ 60 分钟给予 1g，手术时间长（超过 3 小时）者手术期间给予 1g，术后每 6 小时 1g，至术后 24 小时停药。

儿童剂量每日 50~100mg/kg，分 4 次给药；1 周内新生儿 20mg/kg，每 12 小时 1 次；大于 1 周者 20mg/kg，每 8 小时 1 次，肌内注射或静脉滴注。

肾功能减退时给药方案：肌酐清除率 50~90ml/min 者不需调整剂量；肌酐清除率小于 10 ~ 50ml/min 者，每 6 小时给药 0.5g；肌酐清除率小于 10ml/min 者，每 8 小时给药 0.5g。

【不良反应】本品肌内注射后局部疼痛较显著，现已少用。静脉滴注后可发生血栓性静脉炎，有报告发生率高达 20%。其他较常见的不良反应有药疹、嗜酸性粒细胞增高、药物热、血清病样反应等过敏反应；一过性血清氨基转移酶增高，中性粒细胞减少和溶血性贫血偶可发生。应用大剂量时可引起惊厥和其他中枢神经系统症状，肾功能减退者和老年患者尤易发生。恶心、呕吐等胃肠道反应较少见。肾毒性可发生于肾功能减退或老年患者大剂量应用本品或与其他肾毒性药物合用者。本品部分在肝脏代谢，因此肝功能损害患者也应慎用；长期应用本品或与其他广谱抗菌药物合用可引致假膜性肠炎。本品与氨基糖苷类抗生素等肾毒性药物联合应用时易发生肾毒性，应注意监测尿常规和肾功能。

【禁忌证及注意事项】

1. 禁用于对本品和其他头孢菌素类过敏的患者。

2. 交叉过敏反应　患者对一种头孢菌素或头霉素过敏者，对其他头孢菌素和头霉素也可能过敏。患者对青霉素类、青霉素衍生物或青霉胺过敏者也可能对头孢菌素类或头霉素类过敏。对青霉素过敏的患者应用头孢菌素类时临床上发生过敏反应者为 5% ~ 7%。

对青霉素过敏的患者应用本品时应根据患者的情况充分权衡利弊后决定，但有青霉素过敏性休克史或即刻过敏反应史者，不宜应用头孢菌素类。

3. 对诊断的干扰　应用头孢噻吩和其他头孢菌素类的患者 Coombs 试验可呈阳性；孕妇产前应用该类药物，新生儿 Coombs 试验亦可呈阳性。应用本品的患者尿中头孢噻吩浓度超过 10mg/ml 时，以磺基水杨酸进行尿蛋白测定可呈假阳性。以硫酸铜法测定尿糖可呈假阳性。血清谷丙转氨酶（GPT）、谷草转氨酶（GOT）、碱性磷酸酶和血尿素氮在应用头孢噻吩过程中均可升高。如采用 Jaffe 反应进行血清和尿肌酐测定时可呈假性增高。

4. 有胃肠道疾病史者，特别是溃疡性结肠炎、局限性肠炎或抗生素相关性腹泻者和肾功能减退者应慎用本品。

5. 老年患者及肾功能减退患者应减量慎用；因本品部分在肝脏代谢，因此肝功能损害的患者也应慎用本品。

6. 本品属妊娠期用药 B 类。

7. 头孢菌素类可经乳汁分泌排出，哺乳期妇女应用本品时宜停止授乳。

【药物相互作用】

1. 本品与下列药物有理化配伍禁忌：硫酸阿米卡星、庆大霉素、卡那霉素、妥布霉素、新霉素、盐酸金霉素、盐酸四环素、盐酸土霉素、黏菌素甲磺酸钠、硫酸多黏菌素 B、葡萄糖酸红霉素、乳糖酸红霉素、林可霉素、磺胺甲噁唑、氨茶碱、可溶性巴比妥类、氯化钙、葡萄糖酸钙、苯海拉明和其他抗组胺类、利多卡因、去甲肾上腺素、间羟胺、哌甲酯、琥珀胆碱等。偶亦可能与下列药物发生配伍禁忌：青霉素、甲氧西林、琥珀酸氢化可的松、苯妥英、丙氯拉嗪、维生素 B 族和维生素 C、水解蛋白。

2. 本品与氨基糖苷类抗生素、袢利尿药、多黏菌素类、万古霉素、卷曲霉素和杆菌肽等多肽类抗生素以及卡莫司汀、链佐星等抗肿瘤药物合用可增加肾毒性。

3. 本品与氨基糖苷类抗生素合用可增强抗菌活性。

二、头孢唑林

【抗菌作用】头孢唑林（cefazolin）的抗菌谱与头孢噻吩相仿，对金黄色葡萄球菌的抗菌活性较头孢噻吩略差，对葡萄球菌产生的青霉素酶的稳定性亦逊于头孢噻吩。对表皮葡萄球菌、草绿色链球菌、化脓性链球菌和肺炎链球菌的抗菌活性均较青霉素为差。甲氧西林耐药葡萄球菌属、肠球菌属对本品耐药。本品对部分大肠埃希菌、奇异变形菌、肺炎克雷伯菌的抗菌作用较头孢噻吩为强。对产气肠杆菌、流感嗜血杆菌亦具抗菌作用。绝大多数普通变形杆菌、阴沟肠杆菌、摩根摩根菌和雷极普罗威登斯菌对本品耐药。沙雷菌属、假单胞菌属和不动杆菌属对本品完全耐药。

【药动学】静脉注射 1g 后的平均血药峰浓度为 185mg/L，8 小时后为 4mg/L。本品 2g 分别静脉滴注 30 分钟和 1 小时，滴注完毕后即刻血药峰浓度分别为 228mg/L 和 172mg/L。肌内注射本品 500mg 后 1 小时的平均血药峰浓度为 37mg/L，8 小时后为 3mg/L；肌内注射 1g 后 1 小时的平均血药峰浓度为 64mg/L，8 小时后为 7mg/L。消除半衰期为 1.8～2 小时，老年人的消除半衰期可延长至 2.3 小时，1 周内新生儿的消除半衰期为 4.5～5 小时。本品表观分布容积为 0.12L/kg，小于其他头孢菌素。本品难以透过血脑屏障，在胸腔积液和腹水中浓度分别为同时期血药浓度的 70% 和 90%，给药后 4 小时在滑膜液中的浓度与同时期血药浓度相仿，在心包液中浓度较高。本品在胆汁中浓度较同期血药浓度高出 5 倍，如存在胆道梗阻则胆汁中的药浓度（＜1mg/L）显著低于血药浓度。本品可透过胎盘屏障，胎儿血药浓度为母体的 70%～90%。本品血清蛋白结合率为 74%～86%。本品以原型自肾脏排泄，6 小时内排出给药量的 60%，24 小时内排出给药量的 70%～80%。肌内注射 500mg 和 1g 后尿液中药物峰浓度分别可达 2 400mg/L 和 4 000mg/L。口服丙磺舒可使血药浓度提高约 30%，有效血药浓度持续时间延长。肾功能减退可使尿中排泄量减少，消除半衰期延长。血液透析 6 小时后血药浓度减少 40%～45%，本品不被腹膜透析清除。

【适应证及临床应用】本品主要用于治疗敏感细菌所致的下列感染。

1. 肺炎链球菌、克雷伯菌属、流感嗜血杆菌、金黄色葡萄球菌（甲氧西林敏感株）及化脓性链球菌所致的呼吸道感染。

2. 大肠埃希菌、奇异变形菌、克雷伯菌属和部分其他肠杆菌科细菌所致的尿路感染。

3. 金黄色葡萄球菌（甲氧西林敏感株）及化脓性链球菌所致的心内膜炎和皮肤软组织感染。

4. 大肠埃希菌、各种链球菌、奇异变形菌、克雷伯菌属和金黄色葡萄球菌（甲氧西林敏感株）所致的胆道感染。

5. 金黄色葡萄球菌（甲氧西林敏感株）所致的骨、关节感染。

6. 大肠埃希菌、奇异变形菌、克雷伯菌属所致的前列腺炎和附睾炎。

7. 肺炎链球菌、金黄色葡萄球菌（甲氧西林敏感株）、奇异变形菌、大肠埃希菌和克雷伯菌属所致的血流感染。

8. 本品亦广泛用于手术前预防用药，用药后血药浓度高而持久，不良反应少，患者易于耐受，使之成为预防用药的常用药物之一。

9. 由于本品对血脑屏障穿透性较差，因此不宜用于中枢神经系统感染。

【剂量及用法】成人常用剂量每次 500mg～1g，每 6～8 小时 1 次。敏感革兰氏阳性球菌所致的轻症感染每次 250～500mg，每 8 小时 1 次；急性单纯性尿路感染每次 1g，每 12 小时 1 次；

肌内注射。肺炎链球菌肺炎每次 500 ~ 1 000mg，每 12 小时 1 次，肌内注射或静脉滴注。严重感染每次 1 ~ 1.5g，每 6 小时 1 次，静脉滴注。

小儿常用剂量为每日 50mg/kg，分 3~4 次；重症患者每日 100mg/kg。

本品用于预防手术感染时，一般为术前 30 分钟肌内注射或静脉内给药 1g，手术时间超过 3 小时者术中加用 1g，术后每 6 ~ 8 小时 0.5 ~ 1g，用药 24 小时。

肾功能减退时给药方案的调整参见本书第一篇第六章第二节 肾功能减退时抗菌药物的应用。

【不良反应】本品不良反应发生率较头孢噻吩为低。肌内注射区疼痛发生率较低，静脉滴注时少数患者可有血栓性静脉炎。此外可有药疹和嗜酸性粒细胞增高。肝、肾毒性低微，个别患者出现一过性血清 GPT、GOT、碱性磷酸酶和血尿素氮升高。肾功能减退患者应用大剂量（12g/d）时可出现脑病反应。直接或间接 Coombs 试验阳性少见。念珠菌属二重感染偶可发生。

【禁忌证及注意事项】参见头孢噻吩。

1. 禁用于对本品和其他头孢菌素类过敏者。

2. 用本品前必须详细询问患者先前有无对本品、其他头孢菌素类、青霉素类或其他药物的过敏史。本品慎用于有青霉素类及其他药物过敏史的患者，因可能发生交叉过敏。有青霉素过敏性休克史者，避免应用本品。如发生过敏反应，需立即停药。发生过敏性休克时，需就地抢救予以肾上腺素、保持呼吸道通畅、吸氧、糖皮质激素及抗组胺药等紧急措施。

3. 如在应用过程中发生腹泻，应考虑假膜性肠炎可能，应立即停药，并予以甲硝唑口服，无效时考虑用去甲万古霉素或万古霉素口服。

4. 长期应用可导致对本品耐药细菌过度生长导致二重感染，应及时采取恰当措施。

5. 有胃肠道疾病患者，尤其是结肠炎患者，应慎用本品。

6. 肾功能不全患者应用大剂量本品可发生惊厥，因此宜减量应用。

7. 氨基糖苷类和头孢菌素类合用易产生肾毒性。

8. 本品属妊娠期用药 B 类。

9. 本品在乳汁中含量低，但哺乳期妇女用药仍宜停止授乳。

10. 本品不推荐用于早产儿和新生儿。

【药物相互作用】参见头孢噻吩。

1. 丙磺舒可使本品血药浓度增高，消除半衰期延长。

2. 本品可导致硫酸铜法尿糖检测假阳性，并可出现 Coombs 试验假阳性。

3. 本品与硫酸阿米卡星、硫酸卡那霉素、盐酸金霉素、盐酸土霉素、盐酸四环素、乳糖酸红霉素、硫酸多黏菌素 B、黏菌素甲磺酸钠、戊巴比妥、葡庚糖酸钙、葡萄糖酸钙等药物有理化性质配伍禁忌。

4. 本品与庆大霉素、阿米卡星等氨基糖苷类抗生素联合有协同作用。

5. 本品与氨基糖苷类、强效利尿药及其他肾毒性药物合用，可使增加肾毒性。

三、头孢拉定

【抗菌作用】头孢拉定（cefradine）抗菌作用不如头孢噻吩和头孢唑林，与头孢氨苄相仿。本品对不产青霉素酶和产青霉素酶金黄色葡萄球菌的 MIC 分别为 2.0mg/L 和 8.0mg/L。除耐甲氧西林金黄色葡萄球菌和肠球菌属外，其他革兰氏阳性球菌对本品均敏感。本品对部分大肠埃希菌、肺炎克雷伯菌和奇异变形菌有一定抗菌作用，其余肠杆菌科细菌和铜绿假单胞菌对本品大多耐药。流感嗜血杆菌对本品敏感性较差。淋病奈瑟菌包括产酶株也对本品敏感。脆弱拟杆菌对本品耐药，厌氧革兰氏阳性球菌对本品敏感。本品对细菌产生的质粒介导的β-内酰胺酶较其他第一代头孢菌素稳定。

【药动学】静脉注射 500mg 后 5 分钟血药峰浓度为 46mg/L，肌内注射 1g 后的血药峰浓度于 1 小时到达，约为 12mg/L。肌内注射吸收较口服差，但血药浓度持续时间长。口服后生物利用度 90%。本品在肝组织中浓度与血药浓度相近，在肺组织中浓度可达同期血药浓度的 40%，在痰液、骨组织中可达血药浓度的 20%。本品可透过胎盘屏障，在脑脊液中的药物浓度仅为同期血药浓度的 5%～10%。其余各组织中可获有效浓度。本品在脐带血中浓度与母血浓度相近，在乳汁中含量甚微。血清蛋白结合率为 8%～12%。消除半衰期为 0.8～1 小时。肌内注射后 6 小时内尿中排出量为给药量的 66%，静脉注射后 6 小时内尿中排出量为给药量的 90% 以上。少量本品自胆汁排泄，胆汁中浓度为血药浓度的 4 倍。本品可为血液透析和腹膜透析清除。

【适应证及临床应用】本品主要用于治疗敏感细菌所致的急性咽炎、扁桃体炎、中耳炎、支气管炎、泌尿生殖道感染、皮肤软组织感染等轻至中度感染。本品亦为预防手术部位感染的选用药物之一。

【剂量及用法】成人肌内注射给药：每日 2～4g，分 2～4 次；儿童每日 50～100mg/kg，分 2～4 次给药。成人静脉滴注：每日 4～6g，分 2～4 次；儿童每日 50～150mg/kg，分 2～4 次给药。

肾功能减退时给药方案的调整参见本书第一篇第六章第二节　肾功能减退时抗菌药物的应用。

【不良反应】临床应用不良反应的发生率为 6%。以胃肠道反应较为多见。药疹发生率为 1%～3%，少数患者可有血尿素氮或转氨酶升高。假膜性肠炎、嗜酸性粒细胞增多、直接 Coombs 试验阳性、白细胞或中性粒细胞减少等少见。

【禁忌证及注意事项】参见头孢噻吩。

1. 禁用于对本品及其他头孢菌素类过敏的患者。

2. 患者有青霉素过敏史者也可对头孢菌素和头霉素发生交叉过敏反应，因此原有青霉素过敏性休克史或速发型变态反应史者不宜应用本品。

3. 本品属妊娠期用药 B 类。

4. 本品亦可少量进入乳汁，哺乳期妇女应用本品时宜停止授乳。

5. 老年人及肾功能减退患者应用时需减少给药剂量或延长给药间期。

6. 以硫酸铜法测定尿糖时可出现假阳性反应。

【药物相互作用】参见头孢噻吩。

1. 注射用头孢拉定中含碳酸钠，因此与含钙溶液（林格液、乳酸盐林格液、葡萄糖和乳酸盐林格液）有配伍禁忌。

2. 与氨基糖苷类抗生素可相互灭活，该两种药物同时应用时，应在不同部位给药，两药物不能放在同一容器中静脉滴注。

3. 注射用头孢拉定不宜与其他抗生素混合后给药。

4. 本品与庆大霉素、阿米卡星等氨基糖苷类抗生素联合有协同抗菌作用。

5. 本品与氨基糖苷类、强效利尿药及其他肾毒性药物合用，可使上述药物的肾毒性增加。

6. 丙磺舒可延迟本品自肾脏排泄。

四、头孢硫脒

头孢硫脒（cefathiamidine）由我国研制成功并首先进行临床研究和应用。

【抗菌作用】本品为广谱抗生素，对革兰氏阳性菌具良好抗菌作用，对少数肠杆菌科细菌亦具抗菌活性。本品对肺炎链球菌、化脓性链球菌、甲氧西林敏感金黄色葡萄球菌、表皮葡萄球菌和卡他莫拉菌具有较强抗菌作用。本品特点为体外对肠球菌属有较好作用，对某些厌氧革兰氏阳性杆菌（包括梭状芽孢杆菌属）、需氧革兰氏阴性球菌及流感嗜血杆菌均具有良好抗菌作用，对多数伤寒沙门菌、福氏志贺菌有一定抗菌作用，其余革兰氏阴性杆菌对本品大多耐药。

【药动学】静脉滴注 500mg 和 1 000mg 后，C_{max} 分别为 38.8mg/L 和 68.9mg/L。肌内注射 500mg 和 1 000mg 后 T_{max} 为 1 小时，C_{max} 分别为 26.2mg/L 和 35.1mg/L。肌内注射的生物利用度为 90.3%。本品在胆汁、肝、肾中浓度较高，难以透过血脑屏障。消除半衰期 1.2 小时，主要经肾排出，12 小时内经尿液排出给药量的 90%。血液透析可排除给药量的 20%~30%。

【适应证及临床应用】本品主要用于治疗敏感金黄色葡萄球菌所致的皮肤软组织感染、呼吸道感染及尿路感染等。

【剂量及用法】成人剂量：肌内注射，每日 2~4g，分 2~4 次给药；静脉滴注，每日 2~4g，分 2~4 次给药，严重者可增至每日 8g。儿童每日 50~150mg/kg，分 2~4 次肌内注射或静脉给药。

【不良反应】可有皮疹，偶见一过性血非蛋白氮、谷丙转氨酶（GPT）升高和白细胞及中性粒细胞减少。

【禁忌证及注意事项】参见头孢噻吩。

【药物相互作用】本品肌内注射合用丙磺舒 1g 后，12 小时尿排泄量降为给药量的 65.7%。

第二节　第二代注射用头孢菌素

一、头孢呋辛

【抗菌作用】头孢呋辛（cefuroxime）对革兰氏阳性球菌的活性与第一代头孢菌素相似或略差，但对葡萄球菌属和革兰氏阴性杆菌产生的 β- 内酰胺酶相当稳定。对甲氧西林敏感金黄色葡萄球菌的抗菌活性较头孢唑林为差。甲氧西林敏感表皮葡萄球菌对本品也敏感。本品对青霉素敏感肺炎链球菌、化脓性链球菌和草绿色链球菌均具抗菌活性。耐甲氧西林葡萄球菌、耐青霉素肺炎链球菌、肠球菌属和李斯特菌属对本品耐药。

本品对肠杆菌科细菌、流感嗜血杆菌和淋病奈瑟菌产生的 β- 内酰胺酶稳定。本品对部分大肠埃希菌、奇异变形菌、摩根摩根菌、肺炎克雷伯菌有良好抗菌作用。对肠杆菌属、沙门菌属和志贺菌属亦有一定作用。本品对流感嗜血杆菌和奈瑟菌属抗菌作用甚强。普通变形菌、柠檬酸杆菌属和不动杆菌属对本品的敏感性差，沙雷菌属大多耐药，铜绿假单胞菌、弯曲杆菌属完全耐药。

消化球菌、消化链球菌和产气荚膜杆菌等厌氧菌对本品敏感，艰难梭菌和脆弱拟杆菌对本品耐药。

【药动学】静脉给药 750mg 和 1.5g 后 15 分钟的血药浓度分别为 50mg/L 和 100mg/L，有效血药浓度可分别维持 5.3 小时和 8.0 小时或更久；正常志愿者每次 1.5g，每 8 小时静脉注射 1 次，体内无蓄积现象。肌内注射 750mg 后的平均血药峰浓度为 27mg/L，达峰时间为 45 分钟（15~60分钟）。肌内给药和静脉给药的消除半衰期均为约 80 分钟。静脉和肌内注射相同剂量的药时曲线下面积（AUC）基本相等。

约 89% 的给药剂量在 8 小时内以原型经肾脏排泄，尿液中浓度甚高，50% 左右通过肾小管分泌，50% 左右经肾小球滤过。肌内给药 750mg，8 小时内尿液中浓度均值可达 1 300mg/L。静脉给药 750mg 和 1.5g 后，前 8 小时内尿液中浓度均值可分别达 1 150mg/L 和 2 500mg/L。

丙磺舒可减缓本品自肾脏排泄，使肾清除率降低 40%，血药峰浓度增高约 30%，消除半衰期延长约 30%。本品在胸腔积液、关节液、胆汁、痰液、骨、羊水、滑囊液等各种组织和体液中分布良好，能进入炎性脑脊液达治疗浓度。细菌性脑膜炎患者每 8 小时静脉滴注 3g 或 60 ~ 75mg/kg 本品，脑脊液中浓度为 0.1 ~ 22.8mg/L。正常或病毒性脑炎患者脑脊液中浓度很低，约 1/3 的患者中不能测出。每 8 小时肌内注射 750mg 后痰液中的药物浓度为 0.1 ~ 7.8mg/L，注射后 2.5 小时胆囊中胆汁药物浓度为 0.39 ~ 58mg/L。静脉滴注 1 ~ 1.5g 后 0.5 ~ 4 小时的胸腔积液中浓度为 1.5 ~ 15mg/L。肌内注射 750mg 或静脉注射 1.5g 后骨组织中浓度分别为 2.4mg/L 和 19.4mg/L。皮肤水疱液中的药物浓度与血药浓度相接近。本品能进入胎盘和乳汁。产妇肌内注射 750mg 后 5.5 小时的血药浓度和羊水中药物浓度相仿，给药后 20 分钟的脐带血药浓度约为母体血药浓度的 1/3。本品血清蛋白结合率约为 50%。透析能使本品血药浓度降低。

【适应证及临床应用】主要用于治疗敏感菌所致的下列感染。

1. 肺炎链球菌、流感嗜血杆菌（包括氨苄西林耐药菌株）、克雷伯菌属、金黄色葡萄球菌（甲氧西林敏感株）、化脓性链球菌和大肠埃希菌所致的下呼吸道感染及肺炎。

2. 大肠埃希菌及克雷伯菌属所致的尿路感染。

3. 金黄色葡萄球菌（甲氧西林敏感株）及化脓性链球菌、大肠埃希菌、克雷伯菌属所致的皮肤软组织感染。

4. 金黄色葡萄球菌（甲氧西林敏感）、肺炎链球菌、大肠埃希菌、流感嗜血杆菌（包括氨苄西林耐药菌株）和克雷伯菌属所致的血流感染。

5. 肺炎链球菌、流感嗜血杆菌（包括氨苄西林耐药菌株）、脑膜炎奈瑟菌和金黄色葡萄球菌（甲氧西林敏感）所致的脑膜炎。

6. 淋病奈瑟菌所致的单纯性和播散性感染。

7. 金黄色葡萄球菌（甲氧西林敏感株）所致的骨、关节感染。

8. 也可用于预防手术部位感染。

【剂量及用法】成人剂量为每次 750mg ~ 1.5g，每 8 小时 1 次，肌内注射或静脉给药。单纯性尿路感染、皮肤软组织感染、播散性淋病奈瑟菌感染和肺炎，剂量为每次 750mg，每 8 小时 1 次；严重感染或复杂性感染，每次 1.5g，每 6 ~ 8 小时 1 次。

骨关节感染，剂量为每次 1.5g，每 8 小时 1 次。必要时需进行外科手术。静脉给药控制感染后可改为口服头孢呋辛酯。脑膜炎奈瑟菌或流感嗜血杆菌脑膜炎的每次给药剂量不能超过 3g，每 8 小时 1 次。治疗单纯性淋病给予单剂 1.5g，可于两侧（即双侧臀部）各注射 750mg。预防清洁 - 污染或可能污染手术后感染，可在术前 30 ~ 60 分钟静脉滴注 1.5g，必要时在 8 小时和 16 小时后再分别静脉滴注或肌内注射 750mg。预防心脏手术后感染在术前 30 分钟静脉滴注 1.5g，而后每 12 小时给药 1 次，总剂量 6g。

3 个月以上婴儿和儿童每日 50~100mg/kg，分 3 ~ 4 次给药；重症感染予以每日 100mg/kg，但每日最大剂量不超过成人量。治疗细菌性脑膜炎需予以更大剂量，50~80mg/kg，每 8 小时 1 次静脉滴注。

肾功能减退时给药方案的调整参见本书第一篇第六章第二节　肾功能减退时抗菌药物的应用。

【不良反应】本品的不良反应轻而短暂，以皮疹为多见；尚有胃肠道反应（偶见假膜性肠炎），长期使用可导致不敏感或耐药菌过度生长。嗜酸性粒细胞增多、血红蛋白减低和 Coombs 试验阳性偶见。肌内注射区疼痛较为多见，但属轻度。偶见血栓性静脉炎。少数患者可出现一过性血清氨基转移酶和胆红素升高。

【禁忌证及注意事项】

1. 禁用于对本品和其他头孢菌素类过敏者。

2. 拟用本品前必须详细询问患者先前有无对本品、其他头孢菌素类、青霉素类或其他药物的过敏史。本品慎用于有青霉素类及其他药物过敏史的患者，因可能发生交叉过敏。有青霉素过敏性休克史者避免应用。如发生过敏反应，需立即停药。发生过敏性休克时需就地抢救，并予以肾上腺素、保持呼吸道通畅、吸氧、糖皮质激素及抗组胺药等紧急措施。

3. 如在应用过程中发生腹泻，考虑有假膜性肠炎的可能者应立即停药，并予以甲硝唑口服，无效时考虑用去甲万古霉素或万古霉素口服。

4. 本品虽极少引起肾功能改变，但用药期间宜随访肾功能，特别是重症患者应用大剂量本品时。与其他肾毒性药物合用时需谨慎。肾功能不全患者宜减量应用。

5. 长期应用可导致不敏感或耐药菌过度生长或二重感染，应及时采取恰当措施。有胃肠道疾病患者，尤其是结肠炎患者，应用广谱抗菌药物需谨慎。

6. 氨基糖苷类和头孢菌素类合用可能加重肾毒性。

7. 应用本品治疗细菌性脑膜炎，少数患儿可发生轻至中度听力丧失，用药后 18～36 小时脑脊液培养流感嗜血杆菌可持续阳性。

8. 本品属妊娠期用药 B 类。

9. 本品可自乳汁分泌，因此哺乳期妇女应用本品时宜停止授乳。

10. 本品不推荐用于 3 个月以下婴儿。

11. 同时应用强效利尿药（如呋塞米）者，应用大剂量本品时需随访肾功能。

12. 本品可导致高铁氰化物血糖试验法呈假阴性，宜改用葡萄糖酶法或抗坏血酸氧化酶法试验测定血糖水平。

13. 药物过量可引起神经系统异常并导致惊厥。采用血液透析或腹膜透析可降低本品的血药水平。

【药物相互作用】

1. 本品可导致铜还原法尿糖试验假阳性，但葡萄糖氧化酶或己糖磷酸激酶法则不受影响。

2. 本品与氨基糖苷类抗菌药物具有协同抗菌作用。

3. 本品与强效利尿药联合应用可产生肾毒性。

二、头孢尼西

头孢尼西（cefonicid）为第二代头孢菌素，具广谱抗菌作用，对革兰氏阳性菌和革兰氏阴性菌以及一些厌氧菌均有抗菌活性，半衰期较长，可每日给药一次。

【抗菌作用】本品对需氧革兰氏阳性菌中的金黄色葡萄球菌（甲氧西林敏感菌株）、凝固酶阴性葡萄球菌（甲氧西林敏感菌株）、肺炎链球菌、化脓性链球菌、无乳链球菌具高度抗菌活性；本品对金黄色葡萄球菌的作用与头孢西丁相仿，逊于头孢孟多和第一代头孢菌素。对肠球菌属、甲氧西林耐药菌株葡萄球菌无抗菌活性。对需氧革兰氏阴性菌如大肠埃希菌、肺炎克雷伯菌、雷极普罗威登斯菌、摩根摩根菌、普通变形杆菌、奇异变形杆菌、流感嗜血杆菌（包括对氨苄西林敏感菌和耐药菌株）具良好抗菌作用；对肠杆菌科细菌和流感嗜血杆菌（包括产 β- 内酰胺酶菌株）的作用与头孢孟多相仿，优于第一代头孢菌素。对卡他莫拉菌、催产克雷伯菌、产气肠杆菌、淋病奈瑟菌（包括青霉素敏感菌和耐药菌）、弗劳地柠檬酸杆菌、异型柠檬酸杆菌亦具抗菌作用。对沙雷菌属、假单胞菌属、不动杆菌属和脆弱拟杆菌属无抗菌活性。

厌氧菌中的产气荚膜梭菌、消化链球菌、大消化链球菌、普氏消化链球菌、痤疮丙酸杆菌和巨核梭菌对本品敏感。

本品对大多数 β- 内酰胺酶稳定，但可被超广谱 β- 内酰胺酶和头孢菌素酶水解。

【药动学】静脉推注头孢尼西 1.0g 后，平均血药峰浓度为 129~148mg/L。静脉推注 0.5g 及 2.0g 的血药峰浓度分别为 91~95mg/L 及 270~341mg/L。肌内注射 0.5g 及 1.0g 的血药峰浓度分别为 49~62mg/L 及 67~126mg/L。

头孢尼西的表观分布容积为 5.7~10.8L，与血浆蛋白结合率较高，约为 98%。可在大量组织和液体中，包括外科伤口液体、子宫组织、骨骼、胆囊、胆汁、前列腺组织、心耳，以及脂肪组织达到治疗浓度。

头孢尼西体内不被代谢，以原型经尿排泄，24 小时后尿排出率为 84%～98%。肾脏消除率为 1.08~1.32L/h，总血浆消除率为 1.26~1.38L/h。

在正常肾功能患者中，静脉推注及肌内注射本品后，其血消除半衰期分别为 2.6~4.6 小时及 4.5～7.2 小时。

本品与丙磺舒联用后，可导致血浓度峰值升高，且半衰期延长到 7.5 小时。

在严重肾功能减退患者中，本品的半衰期可延长至 65~70 小时。

【适应证及临床应用】本品适用于敏感菌引起的下列感染：下呼吸道感染、尿路感染、血流感染、皮肤软组织感染、骨和关节感染。也可用于手术预防感染。

【剂量及用法】成人通常剂量为每 24 小时 1g，可供肌内注射、静脉注射或静脉滴注用。

肾功能正常患者一般轻至中度感染成人每日剂量为 1g，每 24 小时 1 次；在严重感染或危及生命的感染中，可每日 1 次，每次 2g。

单纯性尿路感染：每日 1 次，每次 0.5g。

预防手术后感染：手术前 1 小时单剂量给药 1g，如关节成形手术或开胸手术可按上述剂量重复给药 2 天。

疗程依不同病情而定。

肾功能减退时给药方案的调整参见本书第一篇第六章第二节　肾功能减退时抗菌药物的应用。

【不良反应】本品通常耐受较好，最常见的不良反应为肌内注射时的疼痛感。

较为常见的不良反应有：注射部位疼痛不适，静脉给药部位烧灼感、静脉炎；血小板增高，嗜酸性粒细胞增多；碱性磷酸酶增高、血清转氨酶（GPT、GOT）增高、乳酸脱氢酶（LDH）增高、谷氨酰胺转肽酶（GGTP）增高。

较少见的不良反应有：①过敏反应：发热、皮疹、荨麻疹、瘙痒、红斑、肌痛、变态反应、史 - 约综合征等；②恶心、呕吐、腹泻、假膜性结肠炎；③白细胞、中性粒细胞、血小板减少，溶血性贫血，Coombs 试验阳性；④偶见血尿素氮、血肌酐值升高，间质性肾炎；⑤抽搐（大剂量或肾功能减退时）、头痛、精神紧张；⑥关节疼痛；⑦念珠菌病。

【禁忌证及注意事项】

1. 对头孢菌素类药物过敏者禁用。

2. 青霉素过敏患者也可能对本品过敏，因此有青霉素过敏史或其他过敏史者应慎用。对麻醉药过敏者禁止使用利多卡因作为溶剂。

3. 本品治疗开始和治疗中可引起肠道紊乱，严重的导致假膜性肠炎，出现腹泻时应引起警惕。一旦出现，轻度腹泻者停药即可，中至重度患者应给予补充电解质以及适当的抗菌药（如万古霉素、甲硝唑等）治疗。

4. 重症患者在大剂量给药或合用氨基糖苷类抗生素治疗时，必须经常监测肾功能。肾或肝损害患者在使用该药物时应加倍小心。

5. 长期使用任何广谱抗生素都可能导致其他非敏感菌过度生长，应注意观察二重感染的发生。

6. 孕妇只有在确实需要时才能使用。在剖宫产手术时，本品应在剪断脐带后使用。

7. 本品可在乳汁中分泌，故哺乳期妇女应慎用。

8. 儿童用药的有效性及安全性尚不明确。

9. 老年患者可能对本品的作用更为敏感，应酌情减低剂量。肾功能损害患者使用本品时，应加倍小心。

【药物相互作用】

1. 与其他头孢菌素及氨基糖苷类抗生素联用时曾报道有中毒性肾脏损害出现。不能与氨基糖苷类药物放于同一注射容器中给药。

2. 与丙磺舒联用时，可减慢肾排泄，提高血药浓度水平，并导致毒性反应。

3. 与强效利尿药联用时，可能导致肾毒性增加。

4. 四环素、红霉素及氯霉素可降低本品的作用。

5. 与乙醇同时使用时，可能引发代谢紊乱反应。

6. 本品可降低口服避孕药的作用。

7. 对实验检查值的干扰，如导致 Coombs 试验假阳性率增高。

三、头孢孟多

【抗菌作用】头孢孟多（cefamandole）抗菌谱广，对革兰氏阳性菌的活性与头孢噻吩相似；对革兰氏阴性杆菌的作用较第一代头孢菌素强，但较头孢呋辛和第三代头孢菌素为差。本品对金黄色葡萄球菌（甲氧西林敏感株）、表皮葡萄球菌、溶血性链球菌及其他链球菌属、肺炎链球菌均具抗菌活性。革兰氏阴性杆菌中部分大肠埃希菌、克雷伯菌属、部分肠杆菌属、流感嗜血杆菌、普罗威登斯菌属、摩根摩根菌、部分普通变形菌对本品敏感。对革兰氏阳性及厌氧革兰氏阴性球菌（包括消化球菌和消化链球菌）、厌氧革兰氏阳性杆菌（包括梭菌属）等亦具较好抗菌作用。铜绿假单胞菌、不动杆菌属、绝大部分沙雷菌属、肠球菌属及脆弱拟杆菌、艰难梭菌均对本品耐药。本品对革兰氏阴性杆菌产生的 β- 内酰胺酶稳定性不及头孢呋辛。

【药动学】临床上多采用头孢孟多甲酯钠，此酯化物进入人体内数分钟即转变为头孢孟多。静脉给药 1g、2g、3g 后 10 分钟血药浓度分别为 139mg/L、240mg/L 和 533mg/L。4 小时后分别降至 0.8mg/L，2.2mg/L 和 2.9mg/L。静脉给药每次 4g，每 6 小时 1 次，体内无蓄积现象。肌内注射本品 500mg 和 1.0g 后的平均血药峰浓度分别为 13mg/L 和 25mg/L，达峰时间为 30 ~ 120 分钟。消除半衰期 0.7 ~ 1 小时。本品在组织和体液中分布广，肾、胆汁和尿中的药物浓度均较血药浓度为高。胸腔积液、腹水、心包液、骨和关节腔液中均可达有效浓度。静脉注射本品 1 ~ 2g，肺组织中浓度为 2.3 ~ 41.6mg/kg，胆汁中 141 ~ 352mg/L，腹水、心包液和关节液中为 5.5 ~ 25mg/L，女性生殖器中 7.3 ~ 13.1mg/kg，骨中 3 ~ 44mg/kg，皮下组织中 0.6 ~ 20.8mg/kg。脑膜有炎症时，本品可有少量透过血脑屏障。细菌性脑膜炎患者静脉注射 33mg/kg 时，脑脊液中药物浓度为 0.57 ~ 7.4mg/L。65% ~ 85% 的给药量于 8 小时内以原型自尿中排出，尿药浓度极高。肌内注射 500mg 和 1g 后，尿液浓度均值分别为 254mg/L 和 1 357mg/L。静脉给药 1g 和 2g 后，尿药浓度均值分别为 750mg/L 和 1 380mg/L。丙磺舒可延缓肾小管分泌，使血药峰浓度增高，半衰期延长。本品的血清蛋白结合率为 78%。

【适应证及临床应用】本品适用于敏感菌所致的下列感染。

1. 肺炎链球菌、流感嗜血杆菌、克雷伯菌属、金黄色葡萄球菌（甲氧西林敏感株）、β 溶血性链球菌和奇异变形菌所致的下呼吸道感染及肺炎。

2. 大肠埃希菌、奇异变形菌（吲哚阳性及吲哚阴性）及克雷伯菌属所致的尿路感染。

3. 大肠埃希菌等肠杆菌科细菌所致腹膜炎。

4. 大肠埃希菌、金黄色葡萄球菌（甲氧西林敏感株）、肺炎链球菌、化脓性链球菌、流感嗜血杆菌和克雷伯菌属所致的血流感染。

5. 金黄色葡萄球菌（甲氧西林敏感株）及化脓性链球菌、大肠埃希菌、克雷伯菌属所致的皮肤软组织感染。

6. 金黄色葡萄球菌（甲氧西林敏感株）所致的骨、关节感染。

【剂量及用法】成人常用剂量为每次 0.5～1g，每 6～8 小时 1 次。单纯性皮肤软组织感染每次 500mg，每 6 小时 1 次。单纯性尿路感染每次 500mg，每 8 小时 1 次；复杂性尿路感染每次 1g，每 8 小时 1 次。重症感染每次 1g，每 4～6 小时 1 次。最大剂量不超过每日 12g。

儿童每日 50~150mg/kg，分次给药，每 6～8 小时 1 次。严重感染可用每日 150mg/kg（每日最大剂量不超过成人量）。

肾功能减退时给药方案的调整参见本书第一篇第六章第二节　肾功能减退时抗菌药物的应用。

【不良反应】本品不良反应发生率约为 7.8%，主要为皮疹等过敏反应、静脉炎和实验室检测异常。大剂量应用本品可导致出血倾向，停药并给予维生素 K 可纠正；用药期间饮酒可引起双硫仑样反应发生。

【禁忌证及注意事项】

1. 禁用于对本品及其他头孢菌素类过敏的患者。有青霉素过敏性休克史者避免应用。

2. 本品虽极少引起肾功能改变，但用药期间宜随访肾功能，特别是重症患者应用大剂量本品时。肾功能不全患者宜减量应用。

3. 长期应用可导致不敏感或耐药菌过度生长或二重感染，应及时采取恰当措施。

4. 与氨基糖苷类合用可能增强后者的肾毒性。

5. 应用本品期间可能出现尿糖及尿蛋白假阳性。

6. 应用本品可导致低凝血酶原血症，有的患者可伴有出血现象。易发生于老年人或各种原因所致维生素 K 缺乏。合用维生素 K 可预防出血。

7. 本品属妊娠期用药 B 类。

8. 本品可用于 6 个月以上婴幼儿和儿童，不推荐用于早产儿及新生儿。

9. 过量应用可导致惊厥，尤其是肾功能不全患者。如用药期间发生惊厥应立即停药，并予以抗惊厥治疗，必要时进行血液透析。

【药物相互作用】参见头孢噻吩。

1. 本品与含有钙和镁离子的溶液（包括林格液或乳酸林格液）不能在同一容器中滴注。

2. 与产生低凝血酶原血症、血小板减少症或与治疗胃肠道溃疡的药物同用，可干扰凝血功能并增加出血危险。

3. 与氨基糖苷类等肾毒性药物联合有增加肾毒性的可能。

四、头孢替安

【抗菌作用】头孢替安（cefotiam）对革兰氏阳性菌的活性与头孢唑林相似，对金黄色葡萄球菌甲氧西林敏感株具较强抗菌活性。对部分大肠埃希菌、肺炎克雷伯菌、奇异变形菌、伤寒沙门菌、志贺菌属、流感嗜血杆菌和奈瑟菌属等革兰氏阴性菌具良好抗菌活性。对肠杆菌属、柠檬酸杆菌属、普通变形菌、雷极普罗威登斯菌及摩根菌属亦具一定抗菌作用。不动杆菌属和铜绿假单胞菌对本品耐药。本品对除脆弱拟杆菌外的多数厌氧革兰氏阳性菌有较好抗菌作用。

【药动学】30 分钟内静脉滴注本品 1g 后的血药峰浓度为 75mg/L。本品 1g 或 2g 静脉注射后 2 小时，胆汁药物浓度分别可达 157.6mg/L 和 720.5mg/L，6 小时内自胆汁排出给药量的 1%。肌内注射本品 500mg 后血药峰浓度为 21mg/L，达峰时间为 30 分钟。本品可分布至扁桃体、痰液、胸腔积液、肺组织、胆囊壁、腹水、骨髓血、膀胱壁、前列腺、肾组织、骨骼、女性性器官、脐带血、羊水、耳漏液及鼻窦黏膜，但难以透过血脑屏障，脑脊液中浓度甚低。60%～75% 的给药量于给药后 6 小时内以原型自尿中排出，成人静脉注射 500mg 后 2 小时、2～4 小时、4～6 小时的尿液浓度分别为 2 000mg/L、350mg/L 和 66mg/L。消除半衰期为 0.7~1.1 小时。本品血清蛋白结合率为 40%。

【适应证及临床应用】本品主要用于治疗敏感金黄色葡萄球菌、链球菌属、肺炎链球菌、流感嗜血杆菌、大肠埃希菌、克雷伯菌属、柠檬酸杆菌属、奇异变形菌、普通变形菌、雷极普罗威登斯菌和摩根摩根菌所致的血流感染、皮肤软组织感染、骨及关节感染、扁桃体炎、中耳炎、鼻窦炎、支气管感染、肺部感染、胆管炎及胆囊炎、腹膜炎、肾盂肾炎、膀胱炎、尿道炎和前列腺炎、子宫内感染、盆腔炎性疾病等。

【剂量及用法】成人常用剂量为每日 4g，儿童每日 80mg/kg，分 2~4 次肌内注射或静脉给药。较重感染成人剂量增加至每日 6g，儿童每日 100mg/kg，分次静脉滴注。

【不良反应】临床试用于 2 132 例患者的不良反应总发生率 5.8%，上市后 32 284 例患者用药后不良反应发生率为 4.2%，常见不良反应主要为皮疹、药物热等过敏反应，白细胞减少、贫血、嗜酸性粒细胞增多和血小板减少等血液系统改变，血 GPT、GOT 及 AKP 升高，及恶心、腹泻等胃肠道反应。偶见 Coombs 试验阳性和肠道菌群改变等。

【禁忌证及注意事项】

1. 禁用于对本品及其他头孢菌素类过敏的患者。有青霉素过敏性休克史者避免应用。

2. 本品禁用于低渗脱水患者。

3. 肾功能不全患者及老年人慎用，如需应用应根据肾功能调整给药剂量及给药间期。

4. 慎用于对青霉素过敏的患者及有哮喘及荨麻疹等过敏性疾病史和家族史的患者。

5. 老年人可发生因维生素 K 缺乏所致的出血症状。

6. 本品属妊娠期用药 B 类。

7. 本品不推荐用于早产儿和新生儿。

8. 本品可致硫酸铜测定法尿糖假阳性，可导致直接 Coombs 试验阳性。

9. 本品有肌内注射制剂和静脉注射制剂，两者不可混用。

【药物相互作用】本品与氨基糖苷类抗生素合用可显示协同抗菌作用，但可增加肾毒性；与强效利尿药合用可引致肾功能损害。

第三节　第三代注射用头孢菌素

一、头孢噻肟

头孢噻肟（cefotaxime）为第一个用于临床的第三代头孢菌素注射剂，具有广谱抗菌活性，尤其对肠杆菌科细菌，包括产 β- 内酰胺酶菌株。本品的代谢物去乙酰头孢噻肟的抗菌作用较头孢噻肟差，对许多细菌仍具一定抗菌作用，并与头孢噻肟具协同或相加作用。本品对多数 β- 内酰胺酶稳定，但可被某些质粒介导的超广谱 β- 内酰胺酶水解。本品与细菌的青霉素结合蛋白具高度亲和力。

【抗菌作用】本品对革兰氏阳性菌、革兰氏阴性杆菌及部分厌氧菌具广谱抗菌作用。本品对金黄色葡萄球菌青霉素敏感株及甲氧西林敏感菌株均具抗菌活性，但较头孢噻吩为弱。甲氧西林耐药金黄色葡萄球菌对本品耐药。表皮葡萄球菌甲氧西林敏感株对本品中度敏感。绝大部分链球菌属如化脓性链球菌、无乳链球菌及肺炎链球菌对本品敏感，其抗菌作用优于头孢噻吩。对青霉素不敏感及耐青霉素肺炎链球菌具抗菌活性，但已出现少数耐药菌株，草绿色链球菌对本品敏感。肠球菌属通常对本品耐药，单核细胞增生李斯特菌、星形诺卡菌对本品敏感性较差。

本品对卡他莫拉菌、脑膜炎奈瑟菌及淋病奈瑟菌，包括产 β- 内酰胺酶菌株具高度抗菌活性。本品对青霉素耐药的淋病奈瑟菌的 MIC 为 0.004 ~ 0.03mg/L。

绝大多数肠杆菌科细菌中非产 ESBL 菌株对本品敏感，如大肠埃希菌、克雷伯菌属、奇异变形菌、沙门菌属、志贺菌属、弗劳地柠檬酸杆菌、异型柠檬酸杆菌。普通变形菌、摩根摩根菌、司徒普罗威登斯菌和雷极普罗威登斯菌对本品敏感。绝大多数黏质沙雷菌及其他沙雷菌属对本品敏感。本品对小肠结肠炎耶尔森菌亦具相当活性。本品及其代谢产物去乙酰头孢噻肟对大肠埃希菌及普通变形菌具协同作用，对黏质沙雷菌有部分协同作用。本品对产 ESBL 及 AmpC 酶菌株作用差，2009 年 CHINET 监测资料显示大肠埃希菌、克雷伯菌属和奇异变形杆菌产 ESBL 菌株检出率分别为 56.5%、41.4% 和 16%。

流感嗜血杆菌，包括产 β- 内酰胺酶菌株对本品高度敏感，氯霉素、氨苄西林耐药菌株对本品依然敏感。杜克雷嗜血杆菌对本品敏感，但本品的 MIC 呈轻度增高趋势。马耳他布鲁氏菌对本品中度敏感。百日咳杆菌、嗜水气单胞菌、莫拉菌属、巴斯德菌属及洛菲不动杆菌对本品亦通常敏感。肠杆菌属、鲍曼不动杆菌、产碱杆菌属、空肠弯曲菌及黄杆菌属对本品常耐药。

绝大多数铜绿假单胞菌对本品耐药，其他假单胞菌属对本品高度耐药。洋葱伯克霍尔德菌及嗜麦芽窄食单胞菌对本品高度耐药。

本品对许多厌氧菌具抗菌活性，如消化球菌、消化链球菌、丙酸杆菌属、韦荣球菌属、产气荚膜杆菌及部分拟杆菌属，但艰难梭菌通常耐药。产黑色素普雷沃菌、梭杆菌属可被低浓度的本品抑制。脆弱拟杆菌对本品耐药。

本品作用于细菌细胞壁的青霉素结合蛋白 PBP-1b 及 PBP-3，从而影响细菌细胞壁的合成，导致细菌死亡。

本品对 β- 内酰胺酶中的广谱酶稳定，包括许多革兰氏阴性杆菌产生的 TEM 酶，但可被革兰氏阴性菌产生的超广谱 β- 内酰胺酶（ESBLs）水解灭活。本品亦对葡萄球菌产生的青霉素酶稳定。

【药动学】静脉注射 500mg、1g、2g 后血药浓度分别为 38.9mg/L、101.7mg/L 和 214.4mg/L，呈剂量依赖性。正常志愿者单剂肌内注射本品 500mg 或 1g 后 30 分钟达血药峰浓度，分别为 11.7mg/L 和 20.5mg/L。消除半衰期约 1 小时。静脉滴注本品 1g，每 6 小时 1 次，连续应用 14

日未发现体内有蓄积现象，血及肾清除率亦无改变。6 小时内约 60% 的给药量经尿排泄。

20% ~ 36% 静脉输注的 ^{14}C- 头孢噻肟以原型经肾排泄，15% ~ 25% 以代谢物的形式排出。其代谢物去乙酰头孢噻肟亦具抗菌作用，约为头孢噻肟的 1/10，并与头孢噻肟具协同抗菌作用。其他两种尿排泄物（M2 和 M3）占 20% ~ 25%，无抗菌活性。

本品可透过炎性脑膜，在脑脊液内达有效治疗浓度。静脉推注 1g 后胸腔积液中最高浓度达 7mg/L。痰液中药物浓度相对较低，静脉给药 0.75 ~ 2g 后浓度为 0.18 ~ 5.4mg/L，但其代谢产物去乙酰头孢噻肟在呼吸道分泌物中的浓度更高，约为血药浓度的 77%。骨组织中药物浓度可达 5 ~ 20mg/L。本品在中耳渗出液、腹水、组织液、炎性渗出液中可达有效浓度。本品可经乳汁分泌，并可透过胎盘。给予常规剂量后，前列腺、子宫、皮肤、肝、肺及肌肉组织均可达有效浓度。血清蛋白结合率 35% ~ 40%。

【适应证及临床应用】本品适用于敏感菌所致的下列严重感染。

1. 肺炎链球菌、化脓性链球菌和其他链球菌、金黄色葡萄球菌（甲氧西林敏感株）、大肠埃希菌、克雷伯菌属、流感嗜血杆菌（包括氨苄西林耐药菌株）、副流感嗜血杆菌、克雷伯菌属、奇异变形菌、沙雷菌属、肠杆菌属和吲哚阳性变形杆菌所致的下呼吸道感染。

2. 大肠埃希菌、奇异变形菌、普通变形菌、克雷伯菌属、柠檬酸杆菌属、肠杆菌属、摩根菌属、普罗威登斯菌属和黏质沙雷菌所致的尿路感染。本品亦可用于由淋病奈瑟菌所致的单纯性尿道、子宫颈和直肠感染。

3. 甲氧西林敏感葡萄球菌、链球菌属、克雷伯菌属、大肠埃希菌、奇异变形菌、肠杆菌属、拟杆菌属、梭菌属、厌氧球菌（包括消化球菌和消化链球菌）和梭杆菌属所致的盆腔炎性疾病、子宫内膜炎和盆腔蜂窝织炎。本品对沙眼衣原体无效，当治疗盆腔炎症性疾病时，需联合应用对沙眼衣原体有效的药物。

4. 大肠埃希菌、克雷伯菌属、黏质沙雷菌属、金黄色葡萄球菌（甲氧西林敏感株）、肺炎链球菌和链球菌属所致的血流感染。

5. 金黄色葡萄球菌（甲氧西林敏感株）、表皮葡萄球菌、化脓性链球菌及其他链球菌、大肠埃希菌、柠檬酸杆菌属、肠杆菌属、克雷伯菌属、奇异变形菌、摩根摩根菌、普罗威登斯菌、黏质沙雷菌、拟杆菌属和厌氧球菌（包括消化球菌和消化链球菌）所致的皮肤软组织感染。

6. 链球菌属、大肠埃希菌、克雷伯菌属、拟杆菌属、厌氧球菌（包括消化球菌和消化链球菌）、奇异变形菌和梭菌属所致腹腔内感染（包括腹膜炎）。

7. 金黄色葡萄球菌（甲氧西林敏感株）、链球菌属（包括化脓性链球菌）和奇异变形菌所致的骨、关节感染。

8. 由脑膜炎奈瑟菌、流感嗜血杆菌、肺炎链球菌、肺炎克雷伯菌和大肠埃希菌所致的中枢神经系统感染（包括脑膜炎和脑室炎）。

【剂量及用法】

1. 成人 每日剂量一般为 2 ~ 6g，分 2 ~ 3 次静脉滴注或静脉注射；严重感染者，每 6 ~ 8 小时 2 ~ 3g，每日最大剂量不超过 12g。

2. 小儿 新生儿年龄 0 ~ 1 周者 50mg/kg，每 12 小时 1 次；1 ~ 4 周者 50mg/kg，每 8 小时 1 次；均静脉给药。1 个月以上小儿：体重低于 50kg 者，每日 50 ~ 150mg/kg 分 4 ~ 6 次静脉滴注；严重感染如脑膜炎患者剂量可适当增加为 75mg/kg，每 6 小时 1 次；体重大于 50kg 者剂量与成人同。

3. 肾功能减退时给药方案的调整参见本书第一篇第六章第二节 肾功能减退时抗菌药物的应用。腹膜透析患者，每日补给 0.5 ~ 1g；血液透析患者每次透析后补充 1g。

【不良反应】本品耐受性良好，多数不良反应程度轻微，呈一过性，严重不良反应极少见。

本品不良反应发生率 5% ~ 8%，因不良反应中止治疗者 1% ~ 2%。最常见的不良反应有胃肠道反应 [腹泻、恶心或 / 和呕吐]、过敏反应（皮疹、瘙痒）及注射局部反应如肌内注射后局部疼痛、硬结、红肿及少见的静脉滴注后血栓性静脉炎。个别患者出现艰难梭菌肠炎、低凝血酶原血症、血小板减少、脑病、癫痫状态、嗜酸性粒细胞增多、中性粒细胞减少症、白细胞减少症等。偶见一过性血 GPT、GOT、LDH、AKP、BUN 及血肌酐值升高。

【禁忌证及注意事项】

1. 禁用于对本品及其他头孢菌素类抗生素过敏的患者。

2. 拟用本品前必须详细询问患者先前有无对本品、其他头孢菌素类、青霉素类或其他药物的过敏史。本品慎用于有青霉素类及其他药物过敏史的患者，有青霉素过敏性休克史者避免应用。如发生过敏反应，需立即停药。发生过敏性休克时，需就地抢救，并予以肾上腺素、保持呼吸道通畅、吸氧、糖皮质激素及抗组胺药等紧急措施。

3. 本品快速静脉注射（小于 60 秒）可能引起致命性心律紊乱。

4. 如在应用过程中发生腹泻并有假膜性肠炎可能时，应立即停药，并予以甲硝唑口服，无效时考虑用去甲万古霉素或万古霉素口服。

5. 有胃肠道疾病患者，特别是结肠炎者应慎用本品。

6. 肾功能不全患者应用本品时需根据患者的肾功能减退程度调整剂量。

7. 长期应用本品可能导致不敏感或耐药菌的过度繁殖或二重感染，需予以相应处理。

8. 应用本品治疗偶可能发生中性粒细胞减少及罕见的中性粒细胞缺乏症，尤其是长期用药的患者。因此，疗程超过 10 日者应监测血常规。

9. 本品对局部组织有刺激作用，改变注射部位可减轻注射局部反应。极个别情况下可能发生广泛血管周围外渗，并导致组织坏死，可能需要外科治疗。

10. 本品属妊娠期用药 B 类。

11. 本品可自乳汁分泌，哺乳期妇女应用本品时宜停止授乳。

【药物相互作用】

1. 本品与氨基糖苷类联合应用时可能增加后者的肾毒性。

2. 本品与氨基糖苷类合用对部分肠杆菌科细菌具协同抗菌作用，与其他 β- 内酰胺类如头孢西丁合用，对某些革兰氏阴性杆菌如黏质沙雷菌具拮抗作用。

二、头孢唑肟

头孢唑肟（ceftizoxime）为半合成的注射用广谱第三代头孢菌素，具广谱抗菌作用，其抗菌谱及抗菌作用与头孢噻肟相似，对多种革兰氏阳性菌和需氧革兰氏阴性菌、厌氧菌产生的广谱 β- 内酰胺酶稳定。

【抗菌作用】本品抗菌谱和抗菌活性与头孢噻肟相似，对金黄色葡萄球菌和表皮葡萄球菌（甲氧西林敏感株）的抗菌作用较第一代及第二代头孢菌素为差。甲氧西林耐药葡萄球菌属和肠球菌属对本品耐药。无乳链球菌、肺炎链球菌及化脓性链球菌对本品高度敏感。本品对白喉棒状杆菌具抗菌作用，对单核细胞增生李斯特菌无抗菌活性。本品对脑膜炎奈瑟菌和淋病奈瑟菌（包括产 β- 内酰胺酶菌株）具高度抗菌活性，$MIC_{90} \leqslant 0.01mg/L$。

本品对多数肠杆菌科细菌中非产 ESBL 菌株如大肠埃希菌、克雷伯菌属、变形菌属、普罗威登斯菌属、沙门菌属、沙雷菌属、志贺菌属、小肠结肠炎耶尔森菌具强大抗菌作用。绝大部分产 β- 内酰胺酶肠杆菌属细菌、摩根摩根菌和普通变形菌对本品中度敏感。本品对阴沟肠杆菌、产气肠杆菌和弗劳地柠檬酸杆菌具有抗菌作用。铜绿假单胞菌及其他假单胞菌属和产碱杆菌属对本品均耐药，不动杆菌属的敏感性亦差。本品对产 β- 内酰胺酶菌及非产酶的流感嗜血杆菌具有高度活性。

本品对脆弱拟杆菌的抗菌活性差；对消化球菌、消化链球菌、产气荚膜杆菌和韦荣球菌属的 MIC_{90} 为 $1 \sim 2.3mg/L$；产气荚膜梭菌和丙酸杆菌属对本品高度敏感。本品对放线菌属、双歧杆菌属、真杆菌属、梭杆菌属等亦具抗菌活性，艰难梭菌通常对本品耐药。

本品作用于细菌细胞壁的青霉素结合蛋白，从而影响细菌细胞壁的合成，导致细菌死亡。

本品对需氧及厌氧革兰氏阳性菌及革兰氏阴性杆菌产生的广谱 β- 内酰胺酶高度稳定，但可被革兰氏阴性菌产生的超广谱 β- 内酰胺酶（ESBLs）和 AmpC 酶水解灭活。

【药动学】静脉滴注和静脉推注 1g 的血药峰浓度分别为 69~84mg/L 和 136~159mg/L。肌内注射本品 500mg 及 1.0g 后 1 小时达血药峰浓度，分别为 13.7mg/L 和 39mg/L。消除半衰期为 1.49~1.9 小时。本品血清蛋白结合率为 30%。在体内不代谢，给药后 24 小时内以原型经肾脏排泄，因此尿液中药物浓度甚高。各种途径给药后 24 小时内尿中回收率为 70% ~ 100%。本品静脉给药 1g 后，2 小时内尿液中浓度超过 6 000mg/L。口服丙磺舒可抑制本品经肾小管分泌，导致血浓度增高，半衰期延长。

本品在各种体液和组织中可达有效治疗浓度，如脑脊液（脑膜有炎症时）、胆汁、外科伤口渗液、胸腔积液、痰液、房水、腹水、前列腺液、唾液、扁桃体、心脏、胆囊、骨、胆道、腹膜、前列腺及子宫。本品能穿过胎盘屏障进入胎儿。静脉注射 2g 后前列腺组织和正常脑脊液浓度分别为 16mg/kg 和 0.4mg/L。脑膜有炎症时，脑脊液中药物浓度可达同期血药浓度的 22%，脑脊液细胞数多、蛋白含量高者药物浓度高。本品在各种组织、体液中的浓度较头孢噻肟为高。

【适应证及临床应用】本品适用于敏感菌所致的下列感染。

1. 由克雷伯菌属、奇异变形菌、大肠埃希菌、流感嗜血杆菌（包括氨苄西林耐药菌株）、金黄色葡萄球菌（甲氧西林敏感株）、肠杆菌属、沙雷菌属、拟杆菌属、肺炎链球菌、化脓性链球菌和其他链球菌所致的下呼吸道感染。

2. 由金黄色葡萄球菌（甲氧西林敏感株）、大肠埃希菌、奇异变形菌、普通变形菌、普罗威登斯菌属、摩根菌属、克雷伯菌属、沙雷菌属（包括黏质沙雷菌）和肠杆菌属所致的尿路感染。

3. 由淋病奈瑟菌所致的单纯性尿道、子宫颈和直肠感染。

4. 由淋病奈瑟菌、大肠埃希菌或无乳链球菌所致的盆腔炎性疾病。本品对沙眼衣原体无效，当治疗盆腔炎性疾病时，需联合应用对沙眼衣原体有效的药物。

5. 由大肠埃希菌、链球菌属、肠杆菌属、克雷伯菌属、拟杆菌属和厌氧球菌（包括消化球菌和消化链球菌）所致腹腔内感染（联合抗厌氧菌药物）。

6. 由肺炎链球菌和链球菌属、金黄色葡萄球菌（甲氧西林敏感株）、大肠埃希菌、克雷伯菌属、拟杆菌属和沙雷菌属所致的血流感染。

7. 由金黄色葡萄球菌（甲氧西林敏感株）、表皮葡萄球菌、化脓性链球菌及其他链球菌、大肠埃希菌、克雷伯菌属、奇异变形菌、肠杆菌属、沙雷菌属、某些拟杆菌属和厌氧球菌（包括消化球菌和消化链球菌）所致的皮肤软组织感染。

8. 由金黄色葡萄球菌（甲氧西林敏感株）、链球菌属（包括化脓性链球菌）、奇异变形菌、某些拟杆菌属和厌氧球菌（包括消化球菌和消化链球菌）所致的骨、关节感染。

9. 由流感嗜血杆菌和肺炎链球菌所致的脑膜炎。

【剂量及用法】成人常用剂量为每次 1 ~ 2g，每 8 ~ 12 小时 1 次。给药剂量及给药途径应根据病原体的敏感性、疾病严重程度及患者的病理生理状况而定，通常静脉滴注给药，肌内注射少用。单纯性尿路感染 500mg，每 8~12 小时 1 次。其他部位感染 1g，每 8~12 小时 1 次。严重感染或难治性感染 2~3g，每 8~12 小时 1 次。成人每日剂量不超过 12g。单纯性淋病奈瑟菌感染 1g 单剂肌内注射。细菌性血流感染及其他严重感染宜静脉给药。

6 个月以上小儿每次 10~20mg/kg，每 6~8 小时 1 次。严重感染剂量每日 150mg/kg，但每日最大剂量不超过 200mg/kg 或成人严重感染时采用的剂量。

肾功能减退及血液透析时给药方案的调整参见本书第一篇第六章第二节　肾功能减退时抗菌药物的应用。

【不良反应】本品耐受性良好，常见的不良反应有皮疹、瘙痒、发热等过敏反应，一过性血GPT、GOT 和 AKP 升高等肝功能异常，一过性嗜酸性粒细胞增多和血小板增多等血象改变，部分患者 Coombs 试验阳性。此外，可有注射部位灼热感、蜂窝织炎、静脉炎（接受静脉给药者）、疼痛、硬结和感觉异常等。

较少见的不良反应有局部皮肤麻木，一过性血胆红素、血尿素氮和血肌酐增高，贫血（包括溶血性贫血，偶可致命）、白细胞减少、中性粒细胞减少和血小板减少，阴道炎，腹泻、恶心和呕吐等胃肠道反应。过敏性休克少见。

【禁忌证及注意事项】

1. 禁用于对本品及其他头孢菌素类抗生素过敏的患者。有青霉素过敏性休克史者避免应用。

2. 拟用本品前必须详细询问患者先前有无对本品、其他头孢菌素类、青霉素类或其他药物的过敏史。本品慎用于有青霉素类及其他药物过敏史的患者，因可能发生交叉过敏。如发生过敏反应，需立即停药。发生过敏性休克时，需就地抢救，并予以肾上腺素、保持呼吸道通畅、吸氧、糖皮质激素及抗组胺药等紧急措施。

3. 本品慎用于有胃肠道疾病的患者，特别是结肠炎患者。

4. 虽然尚无本品导致肾功能减退的报道，但用药期间仍应监测肾功能状态，特别是应用大剂量的重症患者。长期应用本品可能导致不敏感或耐药菌的过度繁殖或二重感染，需予以相应处理。

5. 本品属妊娠期用药 B 类。

6. 少量本品可自乳汁分泌，因此哺乳期妇女用药时宜停止授乳。

7. 本品不推荐用于 6 个月以下小儿。6 个月及以上患儿应用本品可发生嗜酸性粒细胞、血GOT、GPT 及 CK 一过性增高（CK 增高与肌内给药有关）。

【药物相互作用】头孢菌素与氨基糖苷类联合应用时可使后者的肾毒性增加。

三、头孢曲松

头孢曲松（ceftriaxone）为半合成第三代注射用头孢菌素，其抗菌谱及抗菌活性与头孢噻肟相仿，对需氧革兰氏阳性菌、革兰氏阴性杆菌及部分厌氧菌具有高度抗菌活性。对革兰氏阴性杆菌的作用通常较第一代和第二代头孢菌素为强。消除半衰期长，具有长效作用。头孢曲松对 β-内酰胺酶高度稳定，但可被革兰氏阴性菌产生的超广谱 β- 内酰胺酶（ESBLs）水解灭活。

【抗菌作用】本品对革兰氏阳性菌、革兰氏阴性杆菌及部分厌氧菌具广谱抗菌作用。本品对金黄色葡萄球菌青霉素敏感株及甲氧西林敏感菌株均具抗菌活性，但不及头孢噻吩和头孢孟多，与头孢噻肟相仿或略差，对产青霉素酶菌株的作用优于拉氧头孢和青霉素。甲氧西林耐药金黄色葡萄球菌对本品耐药。表皮葡萄球菌对本品敏感性差，产 β- 内酰胺酶菌株对本品敏感性尤差。本品对肺炎链球菌及化脓性链球菌具有高度活性，抗菌作用与青霉素、氨苄西林、头孢噻肟、头孢噻吩、头孢孟多及头孢呋辛相仿。本品对青霉素不敏感和耐青霉素肺炎链球菌亦具抗菌活性，对其所致感染用本品治疗有效，不过其 MIC 值较青霉素敏感株者为高。对青霉素不敏感或耐药的肺炎链球菌脑膜炎患者宜选用头孢曲松作为经验治疗，亦可选用头孢噻肟。虽然近几年用第三代头孢菌素治疗肺炎链球菌感染失败的报道有所增多，但总失败病例仍属较少。本品对无乳链球菌及草绿色链球菌具有高度活性。肠球菌属、单核细胞增生李斯特菌、星形诺卡菌通常对本品耐药。

本品对卡他莫拉菌、脑膜炎奈瑟菌及淋病奈瑟菌，包括产 β- 内酰胺酶菌株具高度抗菌活性。

绝大多数肠杆菌科细菌非产 ESBL 菌株如大肠埃希菌、克雷伯菌属、变形菌属、普罗威登斯菌属、摩根摩根菌、沙雷菌属、柠檬酸杆菌属、沙门菌属、志贺菌属对本品敏感，但阴沟肠杆菌敏感性较差。本品对大肠埃希菌具高度抗菌活性，对氨苄西林、四环素、头孢噻吩、妥布霉素 / 庆大霉素耐药的菌株多数对本品仍敏感，但本品对部分耐庆大霉素、头孢噻吩及多重耐药菌株的作用则较差。大部分克雷伯菌属可被本品抑制，包括对氨苄西林及头孢噻吩耐药的菌株。变形菌属和普罗威登斯菌属通常对本品敏感。摩根摩根菌对本品较普通变形菌更为敏感。本品对氨苄西林、头孢噻吩及庆大霉素耐药的变形菌属亦具抗菌作用。绝大多数普罗威登斯菌属对本品高度敏感，但雷极普罗威登斯菌和司徒普罗威登斯菌，包括氨苄西林和头孢噻吩耐药菌株的敏感性略差。本品对革兰氏阴性杆菌的抗菌活性优于头孢哌酮（铜绿假单胞菌除外），与头孢他啶、头孢噻肟、拉氧头孢相仿。气单胞菌属、莫拉菌属、伴放线放线杆菌、小肠结肠炎耶尔森菌、假结核耶尔森菌、百日咳杆菌、马耳他布鲁氏菌、土拉热弗朗西斯菌、多杀巴斯德菌、二氧化碳嗜纤维菌属对本品敏感。本品对支气管炎博德特菌、黄杆菌属、胎儿弯曲菌无抗菌活性。

流感嗜血杆菌，包括产 β- 内酰胺酶菌株对本品高度敏感，氯霉素、氨苄西林耐药菌株对本品依然敏感。

绝大多数铜绿假单胞菌对本品耐药。食酸假单胞菌、斯氏假单胞菌对本品敏感，其他假单胞菌对本品耐药。洋葱伯克霍尔德菌及嗜麦芽窄食单胞菌对本品高度耐药。

本品对许多厌氧菌具抗菌活性，如消化球菌、消化链球菌、产气荚膜杆菌，但艰难梭菌通常耐药，对脆弱拟杆菌及多数拟杆菌属作用较弱。

本品抑制细菌细胞壁的合成，具杀菌作用。本品对革兰氏阳性菌及革兰氏阴性杆菌产生的青霉素酶及头孢菌素酶高度稳定，但可被革兰氏阴性菌产生的超广谱 β- 内酰胺酶（ESBLs）和 AmpC 酶水解灭活。

【药动学】正常受试者 30 分钟内单剂静脉滴注本品 500mg、1g、2g 后 30 分钟达血药峰浓度，分别为 82mg/L、151mg/L 和 257mg/L；肌内注射本品 500mg 和 1g 后 2 小时达血药峰浓度，分别为 38mg/L 和 76mg/L。本品肌内注射后吸收完全，2～3 小时达血药峰浓度。本品 0.5～2g 每 12～24 小时一次连续用药，15%～36% 药物在体内蓄积。本品在尿液中浓度高，33%～67% 的给药量以原型自尿排出，其余部分自胆汁排泄。静脉注射 1g 后 1～3 小时，胆囊内胆汁、胆总管胆汁、胆管胆汁及胆囊壁的浓度分别为 581mg/L、788mg/L、898mg/kg、78.2mg/L，而同期血药浓度为 62.1mg/L。静脉滴注本品 1g 后 1 小时的腹水中浓度为 16mg/L。消除半衰期 5.8～8.7 小时。分布容积 5.78～13.5L。血浆清除率 0.58～1.45L/h，肾清除率 0.32～0.73L/h。血清蛋白结合率 85%～95%。

本品可透过炎性脑膜，在脑脊液内达有效治疗浓度。静脉注射 50mg/kg、75mg/kg 后 3 小时的脑脊液药物浓度分别为 5.6（1.3～18.5）mg/L 和 6.4（1.3～44）mg/L。肌内注射 50mg/kg 本品后 24 小时中耳液药物浓度达（35±12）mg/L，48 小时仍维持在 19mg/L。

【适应证及临床应用】本品适用于敏感菌所致的下列感染。

1. 由肺炎链球菌、金黄色葡萄球菌（甲氧西林敏感株）、流感嗜血杆菌、副流感嗜血杆菌、克雷伯菌属、大肠埃希菌、产气肠杆菌、奇异变形菌和黏质沙雷菌所致的下呼吸道感染。

2. 由肺炎链球菌、流感嗜血杆菌（包括产 β- 内酰胺酶菌株）和卡他莫拉菌（包括产 β- 内酰胺酶菌株）所致的急性中耳炎。

3. 由金黄色葡萄球菌（甲氧西林敏感株）、表皮葡萄球菌（甲氧西林敏感株）、化脓性链球菌、草绿色链球菌、大肠埃希菌、阴沟肠杆菌、克雷伯菌属、奇异变形菌、摩根菌属、黏质沙雷菌或消化链球菌所致的皮肤软组织感染。

4. 由大肠埃希菌、奇异变形菌、普通变形菌、摩根菌属和克雷伯菌属所致的单纯性及复杂性尿路感染。

5. 由淋病奈瑟菌（包括产青霉素酶及非产青霉素酶菌株）所致的单纯性尿道、子宫颈和直肠感染，以及非产青霉素酶菌株所致的淋菌性咽炎。

6. 由淋病奈瑟菌所致的盆腔炎性疾病。本品对沙眼衣原体无效，当治疗盆腔炎性疾病时，需联合应用对沙眼衣原体有效的药物。

7. 由金黄色葡萄球菌（甲氧西林敏感株）、肺炎链球菌、大肠埃希菌、流感嗜血杆菌或克雷伯菌属所致的血流感染。

8. 由金黄色葡萄球菌（甲氧西林敏感株）、肺炎链球菌、大肠埃希菌、奇异变形菌、肠杆菌属和克雷伯菌属所致的骨、关节感染。

9. 由大肠埃希菌、肺炎克雷伯菌、拟杆菌属、梭菌属和厌氧球菌（包括消化球菌和消化链球菌）所致的腹腔内感染（合用抗厌氧菌药物）。

10. 由流感嗜血杆菌、脑膜炎奈瑟菌和肺炎链球菌所致的脑膜炎。亦可用于大肠埃希菌等肠杆菌科细菌所致的脑膜炎。

【剂量及用法】本品可静脉或肌内给药。给药剂量及给药途径应根据病原体的敏感性、疾病的严重程度及患者的病理生理状况而定。

成人每日常用剂量为 1 ~ 2g，1 次给药；每日剂量不宜超过 4g。治疗单纯性淋病奈瑟菌感染，推荐 250mg 肌内注射。肌内注射常需加用 1% 利多卡因溶液 0.5ml。

小儿剂量：治疗皮肤软组织感染每日 50mg/kg；治疗急性细菌性中耳炎每日 50mg/kg，均每日给药 1 次。治疗除脑膜炎以外的严重感染推荐剂量为每日 50 ~ 75mg/kg，分 2 次给药，每日剂量不宜超过 2g；治疗脑膜炎每日 100mg/kg，每日剂量不超过 4g。

肝、肾功能不全患者不需减量。然而，严重肾功能不全（透析患者）及同时存在肝、肾功能不全者应适当减量。

【不良反应】成人及小儿肌内注射或静脉应用本品后通常耐受性良好。本品不良反应发生率 7% ~ 8%，绝大部分不良反应程度轻微，且呈一过性。因不良反应中止治疗者 0.6% ~ 1.75%。最常见的不良反应有胃肠道反应（腹泻、恶心或 / 和呕吐、腹痛）、过敏反应（皮疹、瘙痒）。肌内注射后局部疼痛、硬结、红肿及少见的静脉滴注后血栓性静脉炎。用药期间偶见白念珠菌过度繁殖，极个别患者可出现肠炎、艰难梭菌肠炎、黄疸。实验室检查异常发生率 3.4% ~ 4.4%，有嗜酸性粒细胞增多、低凝血酶原血症、中性粒细胞减少症、白细胞减少症，血 GPT、GOT、LDH、AKP、BUN、血肌酐升高等。

【禁忌证及注意事项】

1. 禁用于对本品及其他头孢菌素类抗生素过敏的患者。有青霉素过敏性休克史者避免应用。

2. 本品禁止与含钙的药品同时静脉给药，包括继续静脉输注胃肠外营养液等含钙的输液。

3. 拟用本品前必须详细询问患者先前有无对本品或其他头孢菌素类、青霉素类或其他药物的过敏史。本品慎用于有青霉素类及其他药物过敏史的患者，因可能发生交叉过敏。如发生过敏反应，需立即停药。发生过敏性休克时，需就地抢救，并予以肾上腺素、保持呼吸道通畅、吸氧、给予糖皮质激素及抗组胺药等紧急措施。

4. 应用本品推荐剂量时，虽曾观察到血 BUN 及肌酐一过性升高或肾功能不全的患者，但其肾毒性与其他头孢菌素类相仿。

5. 由于本品经肝、肾双途径排泄，因此肾功能不全患者不需调整剂量，但需监测血药浓度，一旦发现蓄积时需减量。

6. 肝功能不全患者不需减量给药。然而，若同时存在肝、肾功能不全，则每日剂量不宜超过 2g，否则需监测血药浓度。

7. 极个别患者可发生凝血酶原时间延长。维生素 K 合成障碍及储备不足的患者，需监测凝血酶原时间。治疗前及治疗期间凝血酶原时间延长的患者需每周补充维生素 K_1 10mg。

8. 长期应用本品可能导致不敏感或耐药菌的过度繁殖或二重感染，需采取相应措施。

9. 有胃肠道疾病患者，特别是结肠炎者应慎用本品。本品钙盐可在胆汁中沉淀，用药期间超声波检查可发现胆石症，停止治疗后结石大多可自行消失，但部分患者可能需外科治疗。危险因素为小儿患者、长期、大剂量（每日 > 2g）应用本品及胆汁淤积（全胃肠外营养者）的患者。如患者出现胆囊疾病的症状或超声检查发现胆囊异常者需停药。

10. 本品属妊娠期用药 B 类。

11. 少量本品可自乳汁分泌，因此哺乳期妇女用药时宜停止授乳。

12. 本品用于新生儿、婴幼儿及儿童的安全性及疗效也已确立。体外研究显示，本品可置换与白蛋白结合的胆红素，因此不得用于高胆红素血症的新生儿及患儿。

【药物相互作用】

1. 头孢菌素类静脉输液中加入红霉素、四环素、两性霉素 B、间羟胺、去甲肾上腺素、苯妥英、氯丙嗪、异丙嗪、维生素 B 族、维生素 C 等时将出现混浊。由于本品与许多药物间有配伍禁忌，故应单独给药。

2. 应用本品期间不宜饮酒或饮用含乙醇饮料，因个别患者可出现双硫仑样反应。

四、头孢他啶

头孢他啶（ceftazidime）为第三代注射用头孢菌素，具广谱抗菌作用，对革兰氏阳性菌及需氧革兰氏阴性菌，包括铜绿假单胞菌均具抗菌活性，对大部分革兰氏阴性杆菌产生的 β- 内酰胺酶稳定。虽然自 20 世纪 80 年代广泛应用以来，细菌对头孢他啶及其他第三代头孢菌素的耐药性不断增加，特别是肠杆菌科中产超广谱 β- 内酰胺酶及产 AmpC β- 内酰胺酶的菌株，但头孢他啶仍为治疗严重感染，特别是医院感染及肺囊性纤维化患者合并感染的有效药物。

【抗菌作用】头孢他啶对甲氧西林敏感葡萄球菌具中度活性，其活性较头孢噻肟和头孢唑林低。绝大部分链球菌属、肺炎链球菌对头孢他啶敏感，但日渐增多的青霉素耐药肺炎链球菌亦可对头孢他啶耐药。甲氧西林耐药葡萄球菌属、肠球菌属及单核细胞增生李斯特菌对本品耐药。

本品对卡他莫拉菌、淋病奈瑟菌、脑膜炎奈瑟菌具良好抗菌作用。对绝大部分肠杆菌科中的非产 ESBL 菌株如大肠埃希菌、肺炎克雷伯菌、奇异变形菌、普通变形菌、斯氏普罗威登斯菌、沙门菌属、志贺菌属等具高度抗菌活性。对肠杆菌属、沙雷菌属、柠檬酸杆菌属及不动杆菌属的抗菌作用较差。本品对铜绿假单胞菌的抗菌作用为第三代头孢菌素中最强者。近期资料显示本品对铜绿假单胞菌的 MIC_{90} 变异较大（0.5mg/L ~ 128mg/L 或以上），约 70% 的菌株仍对本品敏感。本品对铜绿假单胞菌的抗菌活性较哌拉西林、阿洛西林、羧苄西林等为强，亦优于庆大霉素和阿米卡星。本品对洋葱伯克霍尔德菌的 MIC_{90} 为 $1.56 \sim 128mg/L$ 或以上。类鼻疽伯克霍尔德菌，木糖氧化无色杆菌，其他假单胞菌属如恶臭假单胞菌、荧光假单胞菌、皮氏假单胞菌对本品敏感。嗜麦芽窄食单胞菌中仅部分菌株对本品敏感。本品对流感嗜血杆菌、卡他莫拉菌（包括产 β- 内酰胺酶菌株）等呼吸道病原菌具高度抗菌活性，对百日咳杆菌、淋病奈瑟菌和脑膜炎奈瑟菌的抗菌活性甚强。

本品对脆弱拟杆菌的活性差。厌氧革兰氏阳性球菌、梭形杆菌属和韦容球菌属均对本品敏感。

本品对多数革兰氏阴性杆菌产生的广谱 β- 内酰胺酶稳定，但可被 ESBL 和 AmpC β- 内酰胺酶水解。由于本品的广泛应用，近年来铜绿假单胞菌、肠杆菌属及大肠埃希菌、克雷伯菌属等肠杆菌科细菌对本品的耐药性明显增加。

本品与青霉素结合蛋白 -3 和 -1a 具高度亲和力，抑制细菌细胞壁的生物合成，导致细胞壁合成障碍，细胞溶解死亡。

【药动学】5 分钟内静脉注射本品 500mg 和 1.0g 后的平均血药峰浓度分别为 45mg/L 和 90mg/L。20 ~ 30 分钟内静脉滴注本品 500mg、1.0g 和 2.0g 后的平均血药峰浓度分别为 42mg/L、69mg/L 和 170mg/L。肌内注射头孢他啶 500mg 和 1g 后，血药峰浓度约于 1.0 小时到达，分别为 17mg/L 和 39mg/L。血药浓度维持在 4mg/L 以上的时间分别达 6 小时和 8 小时。消除半衰期为 1.9 小时。每次给药 1 ~ 2g，每 8 小时 1 次，连续应用 10 天，体内无蓄积现象。本品在健康老年人中的消除半衰期可延长至 2.42 小时。肝功能不全对本品的药动学无影响，因此肝功能不全患者不需减量应用。

本品组织分布良好，尿液中浓度甚高，在胆汁、滑囊液、腹腔液、痰液、房水、水疱液、骨组织、心肌、皮肤、骨骼肌和子宫肌层中均可达有效药物浓度。脑膜有炎症时脑脊液内可达有效浓度。静脉注射本品 2g 后 1 小时在骨组织、人工关节周围组织间隙和腹腔内药物浓度分别为 28.6mg/L、25.6mg/L 和 27.6mg/L；静脉注射后 90 分钟的胆汁中浓度为 36.4mg/L。静脉注射本品 1g 后 1 小时皮肤水疱液中的药物浓度达 44.7mg/L，同时期血药浓度为 49.9mg/L。血清蛋白结合率为 10% ~ 17%。应用丙磺舒可减少本品经肾排泄，本品主要以原型经肾小球滤过排出，24 小时内排出给药量的 80% ~ 90%。尿药峰浓度达 4 000 ~ 6 000mg/L。本品平均肾清除率为 100ml/min。肾功能不全患者，消除半衰期延长。

【适应证及临床应用】本品主要用于敏感革兰氏阴性杆菌尤其是铜绿假单胞菌等所致的下列感染。

1. 由铜绿假单胞菌及其他假单胞菌、流感嗜血杆菌（包括氨苄西林耐药菌株）、克雷伯菌属、肠杆菌属、奇异变形菌、大肠埃希菌、沙雷菌属、柠檬酸杆菌属等所致的下呼吸道感染。

2. 由铜绿假单胞菌、克雷伯菌属、大肠埃希菌、变形菌属（包括奇异变形菌和吲哚阳性变形杆菌）、肠杆菌属和沙雷菌属所致的皮肤软组织感染。

3. 由铜绿假单胞菌、肠杆菌属、变形菌属（包括奇异变形菌和吲哚阳性变形杆菌）、克雷伯菌属和大肠埃希菌所致的尿路感染。

4. 由铜绿假单胞菌及其他假单胞菌、克雷伯菌属、流感嗜血杆菌（包括氨苄西林耐药菌株）、大肠埃希菌和沙雷菌属所致的血流感染。

5. 由铜绿假单胞菌及其他假单胞菌、克雷伯菌属和肠杆菌属所致的骨、关节感染。

6. 由大肠埃希菌等肠杆菌科细菌所致的子宫内膜炎、盆腔炎性疾病和其他妇科感染，需与抗厌氧菌药合用。

7. 由大肠埃希菌、克雷伯菌属以及需氧菌和厌氧菌所致的腹腔内混合感染，需与抗厌氧菌药合用。

8. 脑膜炎奈瑟菌、流感嗜血杆菌和铜绿假单胞菌所致的中枢神经系统感染，包括脑膜炎。

对于严重感染、危及生命的感染和免疫缺陷者感染宜根据不同病原菌与氨基糖苷类、万古霉素等其他抗生素联合应用。

【剂量及用法】本品可肌内注射或静脉给药。成人常用剂量为每次 1g，每 8 ~ 12 小时 1 次。单纯性尿路感染 250mg，每 12 小时 1 次；复杂性尿路感染 500mg，每 8 ~ 12 小时 1 次；单纯性肺炎，轻度皮肤、软组织感染每次 500mg ~ 1g，每 8 小时 1 次；骨、关节感染 2g，每 12 小时 1 次；严重妇科感染、腹腔内感染、脑膜炎、严重感染（尤其是免疫缺陷者感染）及肺囊性纤维化患者铜绿假单胞菌感染 2g，每 8 小时 1 次。新生儿每次 30mg/kg，每 12 小时 1 次；儿童每次 30 ~ 50mg/kg，每 8 小时 1 次，静脉给药。每日最大剂量不超过 6g。

肾功能减退时给药方案的调整参见本书第一篇第六章第二节 肾功能减退时抗菌药物的应用。血液透析患者，负荷剂量 1g，而后每次透析后给药 1g。腹膜透析患者，首次负荷剂量为 1g，而后每 24 小时给予 500mg。

【不良反应】本品的不良反应轻而少见。常见不良反应有静脉炎和注射部位局部反应，荨麻疹、皮疹和发热等过敏反应，恶心、呕吐、腹泻等胃肠道反应。较少见的不良反应有头痛、头晕等中枢神经系统反应，念珠菌感染及阴道炎。偶有嗜酸性粒细胞增多、Coombs 试验阳性、轻度血清氨基转移酶、AKP、γ-GT 升高、BUN、血肌酐升高等。一过性白细胞减少、中性粒细胞减少、血小板减少极少见。

【禁忌证及注意事项】

1. 禁用于对本品及头孢菌素类过敏的患者。

2. 拟用本品前必须详细询问患者先前有无对本品、其他头孢菌素类、青霉素类或其他药物的过敏史。本品慎用于有青霉素类及其他药物过敏史的患者，有青霉素过敏性休克史者避免应用，因可能发生交叉过敏。如发生过敏反应，需立即停药。一旦发生过敏性休克（极少见），需就地抢救，并予以肾上腺素、保持呼吸道通畅、吸氧、糖皮质激素及抗组胺药等紧急措施。

3. 肾功能不全患者应用常规剂量时，可发生药物浓度增高，半衰期延长，因此肾功能不全患者需减量应用。血药浓度过高可导致惊厥、脑病、扑翼样震颤、神经肌肉兴奋和肌阵挛。

4. 长期应用本品可能导致不敏感或耐药菌的过度繁殖或二重感染，需采取相应措施。

5. 本品可诱导肠杆菌属、假单胞菌属和沙雷菌属产 AmpC β- 内酰胺酶，治疗过程中病原菌可产生耐药性，导致治疗失败。

6. 本品应慎用于有胃肠道疾病史者，尤其是结肠炎者。

7. 本品属妊娠期用药 B 类。

8. 本品少量经乳汁分泌，所以哺乳期妇女应用本品时宜停止授乳。

【药物相互作用】

1. 本品与氨基糖苷类及强效利尿药合用，可增强上述药物的肾毒性。

2. 氯霉素与 β- 内酰胺类，包括头孢他啶，联合应用有拮抗作用，应避免联合应用。

3. 头孢他啶与氨基糖苷类抗生素联用对部分铜绿假单胞菌和大肠埃希菌有累加作用；与妥布霉素和阿米卡星联用对多重耐药的铜绿假单胞菌则出现明显协同抗菌作用。

4. 与氨基糖苷类抗生素不能在同一容器中混合后静脉滴注。本品遇碳酸氢钠不稳定，不可配伍。

5. 本品可导致硫酸铜测定法尿糖检验假阳性。推荐应用葡萄糖氧化酶法测定法。

五、头孢哌酮

头孢哌酮（cefoperazone）为对铜绿假单胞菌有良好作用的注射用第三代头孢菌素，对革兰氏阳性菌和肠杆菌科细菌的活性则较头孢噻肟等第三代头孢菌素略弱，与本品对 β- 内酰胺酶稳定性差有关。本品在胆汁中浓度较高为其特点之一。

【抗菌作用】本品的抗菌谱与头孢他啶相仿，对肠杆菌科细菌及铜绿假单胞菌的抗菌活性均低于头孢他啶，但血药浓度仍可超过对多数革兰氏阴性菌的最低抑菌浓度。头孢哌酮对金黄色葡萄球菌，包括产青霉素酶及非产青霉素酶菌株的抗菌活性与头孢噻肟相仿，较头孢唑林弱。本品对表皮葡萄球菌的抗菌活性差异大，对个别菌株的 MIC 超过 128mg/L。本品对化脓性链球菌、无乳链球菌、草绿色链球菌和肺炎链球菌均有抗菌活性。耐甲氧西林金黄色葡萄球菌、肠球菌属和李斯特菌属对本品耐药。

本品对多数肠杆菌科细菌中非产 ESBL 菌株，如大肠埃希菌、克雷伯菌属、柠檬酸杆菌属、奇异变形菌、沙门菌属、志贺菌属均具抗菌活性，对 β- 内酰胺酶阳性及阴性的流感嗜血杆菌和脑膜炎奈瑟菌的 MIC ≤ 0.25mg/L。本品对普通变形杆菌、肺炎克雷伯菌、普罗威登斯菌属、沙雷菌属和肠杆菌属的抗菌活性较差。对铜绿假单胞菌具有抗菌活性，但较头孢他啶为差，庆大霉素耐药株亦可对本品敏感。鼠伤寒沙门菌和不动杆菌属对本品耐药。本品对产碱杆菌的抗菌活性与头孢噻肟和哌拉西林相仿。脆弱拟杆菌对本品耐药，本品对其他厌氧革兰氏阴性菌有良好抗菌作用，本品对产黑色素拟杆菌和其他拟杆菌属、梭杆菌属、消化链球菌和消化球菌均具抗菌活性。

头孢哌酮对多数广谱 β- 内酰胺酶的稳定性较差；能不同程度地为质粒和染色体介导的 β- 内酰胺酶水解灭活。

【药动学】静脉注射本品 1g、2g、3g、4g 后的即刻血药峰浓度分别为 153mg/L、252mg/L、340mg/L 和 506mg/L，4 小时后分别降低至 16mg/L、32mg/L、41mg/L 和 71mg/L，8 小时后分别降低至 4mg/L、8mg/L、9mg/L 和 19mg/L。肌内注射本品 1g、2g 后 1 小时达血药峰浓度，分别为 65mg/L 和 93mg/L。

本品在组织内分布广，在腹水、痰液、子宫内膜、子宫肌层、扁桃体、鼻窦黏膜、肝、肺组织、骨等组织中均可达有效治疗浓度。本品亦可通过胎盘进入胎儿体内，在脐带血和羊水中均可检出本品。本品在脐带血、脐带组织、羊水和胎盘的药物浓度分别为母血的 20%、23%、1.8% 和 10%。头孢哌酮不易透过血脑屏障。本品主要经胆汁排泄，在给药后 1 ~ 3 小时胆汁中药物达峰浓度，超过同时期血药浓度的 100 倍以上，经胆汁排出给药量的 40% 以上。静脉注射本品 2g 后 30 分钟胆汁中浓度达 66mg/L，3 小时高达 6 000mg/L。胆汁中药物浓度与胆囊浓缩功能和有无胆管阻塞有密切关系。梗阻性黄疸患者，胆囊和胆总管的胆汁中可能测不出药物，胆囊中胆汁药物浓度可低于 0.25mg/L，高者可达 12 000mg/L，为血药浓度的数百倍。胆汁中药物浓度低者系慢性胆囊病变影响胆囊浓缩功能的结果。本品消除半衰期约为 2.0 小时。肌内注射本品 1g，子宫内膜药物浓度为 35mg/kg。肌内注射 2g，输卵管的药物浓度为 84mg/kg。肌内注射本品 0.5 ~ 1g，扁桃体和上腭窦黏膜的药物浓度可达 4 ~ 8mg/kg，下鼻甲黏膜中药物含量为 5 ~ 9mg/L，中耳渗出液中药物含量为 3mg/L。静脉注射本品 1g、2g 和 3g 后痰液中浓度分别为 0.06mg/L、1.55mg/L 和 6.05mg/L。每日静脉注射 2g，腹腔渗出液中药物浓度在给药第 1、2 和 3 日分别为 2.7mg/L、38mg/L 和 64mg/L。12 小时内经尿排出给药量的 20% ~ 30%，15 分钟内静脉滴注 2g 后的尿药浓度超过 2 200mg/L。肌内注射 2g 后，尿液峰浓度近 1 000mg/L，有效浓度可维持 12 小时。每 12 小时给药 1 次，体内无蓄积现象。本品的血清蛋白结合率为 82% ~ 93%。严重肾功能减退对本品的血药峰浓度、药时曲线下面积、消除半衰期和肾排泄药量影响不大。肝功能不全患者，消除半衰期延长，尿药排泄增多。同时有肝、肾功能不全者，本品可在体内蓄积。

【适应证及临床应用】本品主要用于治疗由铜绿假单胞菌和大肠埃希菌等敏感肠杆菌科细菌所致的下列感染。

1. 由铜绿假单胞菌、流感嗜血杆菌、肺炎克雷伯菌、大肠埃希菌、奇异变形菌和肠杆菌属细菌所致的呼吸道感染。

2. 由大肠埃希菌、铜绿假单胞菌、厌氧革兰氏阴性杆菌（包括脆弱拟杆菌）所致的腹膜炎、肝胆系统感染和其他腹腔内感染（合用抗厌氧菌药物）。

3. 由铜绿假单胞菌、大肠埃希菌、肺炎克雷伯菌、其他克雷伯菌属、变形菌属（吲哚阳性及吲哚阴性）、梭菌属和厌氧革兰氏阳性球菌所致的血流感染。

4. 由铜绿假单胞菌和大肠埃希菌等敏感肠杆菌科细菌所致的皮肤、软组织感染。

5. 由淋病奈瑟菌、链球菌属、大肠埃希菌、梭菌属、拟杆菌属和厌氧革兰氏阳性球菌所致的盆腔炎（合用抗厌氧菌药物）、子宫内膜炎和其他女性生殖道疾病。

6. 由铜绿假单胞菌和大肠埃希菌等敏感肠杆菌科细菌所致的尿路感染。

【剂量及用法】成人常用剂量为每日 2~4g，每 12 小时给药 1 次，严重感染或敏感性较差的细菌感染可增加至 6~12g/d，分 2~4 次给予。儿童每日 100~150mg/kg，分 3 次静脉缓慢推注、静脉滴注或肌内注射。肌内注射时应加用 1% 利多卡因溶液。

【不良反应】本品毒性低微。不良反应总发生率为 4%，其中皮疹较多见。其次为药物热、嗜酸性粒细胞增多、轻度中性粒细胞减少、一过性血清氨基转移酶增高以及血液尿素氮或肌酐升高。用药后易出现腹泻，也可引起维生素 K 缺乏而导致出血症状，与维生素 K_1 合用可防止出血；应用本品期间饮酒或饮用含乙醇饮料者可出现双硫仑样反应。

【禁忌证及注意事项】

1. 禁用于对本品及头孢菌素类过敏的患者。

2. 拟用本品前必须详细询问患者先前有无对本品、其他头孢菌素类、青霉素类或其他药物的过敏史。本品慎用于有青霉素类及其他药物过敏史的患者，有青霉素过敏性休克史者避免应用，因可能发生交叉过敏。偶可发生过敏反应，此时需立即停药。发生过敏性休克时，需就地抢救，并予以肾上腺素、保持呼吸道通畅、吸氧、糖皮质激素及抗组胺药等紧急措施。

3. 本品偶可引起假膜性肠炎，程度自轻度至危及生命不等。如在应用过程中发生腹泻并考虑有假膜性肠炎可能时应立即停药，并予以相应处理。

4. 虽然应用本品可观察到血 BUN 及肌酐一过性升高，但本品单用并无明显肾毒性。本品与氨基糖苷类联合应用可加重后者的肾毒性。

5. 由于本品主要经胆汁排泄，因此在肝脏疾病及胆道阻塞患者，消除半衰期可延长 2~4 倍。因此，这些患者每日剂量无须超过 4g。如需应用更大剂量，需监测血药浓度。

6. 肾脏排泄并非本品的主要排泄途径，肾功能不全患者仍可给予常规剂量而不需调整。如需应用更大剂量，需定期监测血药浓度。如发现药物蓄积，应减少给药剂量。

7. 血液透析患者消除半衰期略有缩短，因此应于透析后补给一剂。同时有肝、肾功能不全者，每日剂量不应超过 1~2g；否则需监测血药浓度。

8. 极个别患者应用本品期间可发生维生素 K 缺乏。此与本品可抑制肠道合成维生素 K 的菌群有关。危险人群为营养不良、吸收障碍、酗酒、长期静脉或经鼻饲管高营养患者。对危险人群宜同时给予维生素 K_1 10mg/d，同时监测凝血酶原时间。

9. 应用本品期间或治疗结束后 72 小时内饮用含乙醇饮料，可发生双硫仑样反应，表现为面部潮红、出汗、头痛和心动过速。因此用药期间应避免摄入含乙醇饮料。

10. 长期应用本品可能导致不敏感或耐药菌的过度繁殖或二重感染，需采取相应措施。

11. 慎用于有胃肠道疾病史者，尤其是结肠炎者。

12. 本品属妊娠期 B 类药物。

13. 本品少量经乳汁分泌，所以哺乳期妇女应用本品时需停止授乳。

14. 本品在儿童的安全性尚未确立。

【药物相互作用】

1. 舒巴坦能抑制细菌产生的 β- 内酰胺酶，因此与本品合用时可增强本品对肠杆菌科细菌和脆弱拟杆菌产酶株的抗菌活性。

2. 本品与氨基糖苷类抗生素联合对多数革兰氏阴性杆菌具有协同抗菌作用。

3. 与抗凝药肝素、香豆素或茚满二酮衍生物及溶栓剂合用时可干扰维生素 K 代谢，导致低凝血酶原症。

4. 与非甾体抗炎药，特别是阿司匹林或其他水杨酸制剂、血小板凝聚抑制剂，磺吡酮等合用时可由于对血小板的抑制作用累加而增加出血的危险性。

5. 本品可导致硫酸铜测定法尿糖假阳性。

六、头孢匹胺

头孢匹胺（cefpiramide）化学结构、抗菌活性、对 β- 内酰胺酶的稳定性及其药动学特点均与头孢哌酮相似，可被多种 β- 内酰胺酶缓慢水解。

【抗菌作用】金黄色葡萄球菌和表皮葡萄球菌产青霉素酶及非产青霉素酶菌株、化脓性链球菌、无乳链球菌、肺炎链球菌和草绿色链球菌等革兰氏阳性菌对本品敏感。本品对多数肠杆菌科细菌中非产 ESBL 菌株具有抗菌活性，但活性较头孢噻肟、头孢曲松和头孢他啶等第三代头孢菌素为差。本品对铜绿假单胞菌的抗菌活性与头孢哌酮和哌拉西林相仿或略优；对不动杆菌属及铜绿假单胞菌的活性均较头孢他啶为差。产气荚膜杆菌对本品中度敏感，其他梭菌属和厌氧球菌对本品耐药。

本品与 PBP-1a、PBP-1b 和 PBP-3 有很强的亲和力，抑制细菌细胞壁的合成，从而发挥杀菌作用。

【药动学】静脉注射本品 500mg 和 1g 的血药峰浓度分别为 163mg/L 和 264mg/L，于 12 小时后分别降到 10.7mg/L 和 17.7mg/L。静脉滴注本品 1g 和 2g，1 小时的即刻血药峰浓度分别为 215mg/L 和 306mg/L，12 小时后分别降到 14.7mg/L 和 30.6mg/L。肌内注射本品 500mg 后，血药峰浓度为 50mg/L，于给药后 1 小时到达。连续给药体内无蓄积现象。24 小时内经尿排出给药量的 23%，静脉注射 1g 后 12 ~ 24 小时尿中仍保持 50mg/L 的高浓度。本品在胆汁中浓度甚高，在人体肝、胆组织的分布浓度很高，在女性生殖系统、腹腔内渗液、口腔组织、扁桃体、皮肤和烧伤组织及痰液中分布良好。消除半衰期为 4.5 小时。肝功能不全患者静脉注射 1g 后，其血药浓度为健康人的 2 倍。本品在体内不被代谢。粪便中排出给药量的 0 ~ 36.9%。

【适应证及临床应用】临床应用本品治疗由敏感菌铜绿假单胞菌、大肠埃希菌、柠檬酸杆菌属、克雷伯菌属、肠杆菌属、变形菌属、摩根菌属、流感嗜血杆菌和某些拟杆菌属等所致的下列感染。

1. 血流感染。

2. 烧伤及外科伤口继发感染等皮肤软组织感染。

3. 慢性支气管炎急性细菌性加重、支气管扩张伴感染、慢性呼吸道疾病继发感染、肺炎、肺脓肿、脓胸等呼吸道感染及肺炎。

4. 肾盂肾炎、膀胱炎、前列腺炎和附睾炎等泌尿生殖道感染。

5. 胆囊炎、胆管炎、腹膜炎（包括腹膜炎及 Douglas 脓肿）等腹腔内感染（合用抗厌氧菌药物）。

6. 子宫附件炎、宫内感染、盆腔炎性疾病、子宫旁（组织）炎、前庭大腺炎等妇产科感染（合用抗厌氧菌药物）。

【剂量及用法】成人常用剂量为每日 1~2g，分 2 次静脉注射或静脉滴注。难治性感染或严重感染时，可增至每日 4g，分 2～3 次给药。小儿常用量为每日 30~80mg/kg，分 2～3 次给药。治疗小儿严重感染时，可增至每日 100mg/kg，分次给药。

【不良反应】本品不良反应发生率为 3.6%，常见的不良反应为皮疹、荨麻疹、瘙痒、发热等过敏症状，恶心、呕吐、腹泻、食欲减退等胃肠道反应。较少见的不良反应有白细胞减少、嗜酸性粒细胞增多、贫血及血小板减少等，及一过性肝功能异常如血 GPT、GOT、AKP、γ-GT 及胆红素升高等。

【禁忌证及注意事项】

1. 禁用于对本品及头孢菌素类过敏的患者。

2. 为防止出现耐药菌，疗程应控制在治疗疾病所必需的最短时间内。

3. 用药前需仔细询问有无头孢菌素类、青霉素类或其他药物过敏史。本品慎用于有青霉素类及其他药物过敏史和家族史的患者，有青霉素过敏性休克史者避免应用，因可能发生交叉过敏。

4. 在用药期间和用药后 1 周内应禁止饮酒或饮用含乙醇饮料，因可发生双硫仑样反应，表现为面部潮红、出汗、头痛和心动过速。

5. 本品可导致铜还原法尿糖试验假阳性及直接 Coombs 试验假阳性。

6. 严重肝、肾功能不全，营养不良或胃肠外营养及全身状况欠佳的患者慎用本品。

7. 本品属妊娠期用药 B 类。

8. 本品在早产儿及新生儿的安全性尚未确立。

9. 老年人生理功能下降，易于发生不良反应，可出现维生素 K 缺乏所致的出血倾向，故应控制给药剂量及给药间隔时间，密切观察患者状况，慎重给药。

【药物相互作用】参见头孢哌酮。

第四节 第四代注射用头孢菌素

一、头孢吡肟

头孢吡肟（cefepime）为第四代注射用头孢菌素，与常用的第三代头孢菌素相比，抗菌谱更广，对革兰氏阳性球菌作用增强。头孢吡肟较易穿透细菌的细胞外膜，特别是革兰氏阴性杆菌的细胞外膜，比第三代头孢菌素的穿透性更强，因此有更多的药物进入细菌体内。本品对于染色体介导的可诱导性 AmpC β- 内酰胺酶的亲和力较弱，不易被这些酶所水解，所以对产生这类酶的革兰氏阴性菌有效。本品与细菌的 PBP-3 有强大的亲和力，对 PBP-2 也有比较好的亲和力，加强了抗菌能力。

【抗菌作用】头孢吡肟抗菌谱广，对大多数革兰氏阳性菌和革兰氏阴性杆菌，包括某些耐氨基糖苷类和耐第三代头孢菌素的菌株亦有效。本品对革兰氏阳性菌的作用优于第三代头孢菌素，对甲氧西林敏感金黄色葡萄球菌、肺炎链球菌、无乳链球菌和化脓性链球菌的抗菌活性较头孢他啶强，对青霉素中介肺炎链球菌也具有抗菌活性，但甲氧西林耐药金黄色葡萄球菌和表皮葡萄球菌对本品耐药。本品对流感嗜血杆菌的作用较头孢他啶为强；对于肠杆菌科细菌也有良好作用。头孢吡肟对染色体介导的 AmpC β- 内酰胺酶亲和力较弱，不易被这类酶所水解，所以对产生这类酶的细菌作用增强，如黏质沙雷菌、弗劳地柠檬酸杆菌、阴沟肠杆菌、摩根菌属、普罗威登斯菌属等。本品对绝大多数肠杆菌科细菌具有活性，对肺炎克雷伯菌、产气肠杆菌、阴沟肠杆菌、弗劳地柠檬酸杆菌、摩根菌属、沙雷菌属等的活性明显较头孢他啶和头孢噻肟为强。对沙门菌属、志贺菌属具有高度抗菌活性。对铜绿假单胞菌的抗菌活性与头孢他啶相仿或略差，但对部分头孢他啶耐药株仍具抗菌活性。黄杆菌属以及厌氧菌对本品耐药。

【药动学】静脉给药 500mg、1g、2g 后 30 分钟的血药浓度分别为 38.2mg/L、78.7mg/L 和 163.1mg/L；8 小时后分别降低至 1.4mg/L、2.4mg/L 和 3.9mg/L。肌内注射本品 500mg、1g、2g 后 1 小时达血药峰浓度，分别为 12.5mg/L、25.9mg/L 和 49.9mg/L；8 小时后分别降低至 1.9mg/L、4.5mg/L 和 8.7mg/L。本品在各种组织中分布广，在尿液、胆汁、腹膜液、水疱液、气管黏膜、痰液、前列腺液、阑尾和胆囊中均可达有效治疗浓度。一次静脉注射 2g，组织中有效浓度可维持 8～12 小时。本品的消除半衰期约为 2.6 小时。每次给药 2g，每 8 小时 1 次，连续应用 9 天未见药物蓄积现象。本品总清除率为 120ml/min，主要经肾小球滤过。80%～90% 的给药量以原型自尿中排出。本品的血清蛋白结合率为 15%～19%。

65 岁以上老年健康志愿者，本品 1g 单剂静脉给药，与年轻受试者相比，其 AUC 增大，肾清除率降低，消除半衰期可延长至 3 小时。肾功能不全患者的消除半衰期明显延长，应调整给药剂量。血液透析患者的平均消除半衰期为 13 小时，持续性腹膜透析患者为 19 小时。肝功能不全或肺囊性纤维化患者的药动学无改变，无须调整给药剂量。

【适应证及临床应用】本品主要适用于治疗敏感菌引起的下列感染。

1. 由肺炎链球菌、铜绿假单胞菌、肺炎克雷伯菌和肠杆菌属所致的中至重度肺炎，包括医院获得性和社区获得性肺炎中病情严重需住院的患者。

2. 中性粒细胞缺乏患者发热的经验治疗。

3. 由大肠埃希菌、肺炎克雷伯菌或奇异变形菌所致的中至重度单纯性或复杂性尿路感染（包括肾盂肾炎），包括并发血流感染者。

4. 由甲氧西林敏感金黄色葡萄球菌或化脓性链球菌所致的单纯性皮肤、软组织感染。

5. 由大肠埃希菌、草绿色链球菌、铜绿假单胞菌、肺炎克雷伯菌、肠杆菌属细菌或脆弱拟杆菌所致的复杂性腹腔内感染、盆腔感染（均需与甲硝唑合用）。

6. 本品尤其适用于敏感菌种所致的难治性感染、多重耐药菌感染。

【剂量及用法】成人常用剂量为每次 1～2g，每 12 小时 1 次静脉滴注、静脉注射或肌内注射。中性粒细胞减少患者发热及危重感染每次 2g，每 8 小时 1 次。复杂性腹腔内感染每次 2g，每 12 小时 1 次，并联合应用甲硝唑。

肾功能减退时给药方案的调整参见本书第一篇第六章第二节 肾功能减退时抗菌药物的应用。血液透析 3 小时可清除 68% 的头孢吡肟，透析后应追加 1.0g 剂量。持续性腹膜透析患者，1～2g 每 48 小时 1 次或 0.5～1.0g，每 24 小时 1 次。

【不良反应】本品耐受性良好，不良反应发生率较低，最常见的不良反应为恶心、腹泻、呕吐、便秘、腹痛等胃肠道反应，皮疹和瘙痒等过敏反应及头痛。较少见的不良反应有发热、消化不良、口腔及阴道念珠菌感染、假膜性肠炎、局部疼痛或静脉炎等注射部位局部反应。常见的实验室检查异常有一过性肝功能异常如血 GPT、GOT、AKP、胆红素升高；嗜酸性粒细胞增多、贫血、血小板减少、Coombs 试验阳性。较少见的实验室检查异常有一过性血尿素氮和 / 或血肌酐升高，一过性白细胞或中性粒细胞减少。

【禁忌证及注意事项】

1. 禁用于对本品或其他头孢菌素过敏的患者。有青霉素过敏性休克史者避免应用。

2. 对于有任何过敏，特别是药物过敏史的患者应慎用本品。如发生头孢吡肟过敏反应，应立即停药。严重的速发型过敏反应或过敏性休克患者需立即就地抢救，并即应用肾上腺素和其他急救措施。

3. 应用头孢吡肟期间可出现腹泻。对轻症肠炎患者，可停用头孢吡肟；中至重度患者考虑有假膜性肠炎的可能时予以甲硝唑口服，无效时考虑用去甲万古霉素或万古霉素口服。

4. 治疗期间发生二重感染时，应采取相应措施。

5. 本品属妊娠期用药 B 类。

6. 本品极少量自乳汁分泌，哺乳期妇女应用本品时仍宜停止授乳。

7. 本品不推荐用于 12 岁以下儿童。

8. 老年患者的疗效及安全性与年轻患者相仿。

【药物相互作用】

1. 与氨基糖苷类或袢利尿药联合应用可能增加肾毒性，需监测肾功能。

2. 本品可导致铜还原法尿糖试验呈假阳性。

3. 本品与氨基糖苷类、万古霉素、甲硝唑、氨苄西林、氨茶碱不宜置于同一容器内静脉滴注，因可能发生理化性质配伍禁忌。

二、头孢匹罗

头孢匹罗（cefpirome）为注射用第四代头孢菌素，对多种 β- 内酰胺酶稳定，对临床重要致病菌的活性较许多第三代头孢菌素强。本品除具有与第三代头孢菌素相同的抗菌谱与抗菌作用外，还具有以下特点：①可快速透过革兰氏阴性杆菌的外膜，通常较头孢噻肟、头孢曲松快 5 ~ 7 倍；②对革兰氏阴性杆菌的 AmpC β- 内酰胺酶稳定，亲和力低；③与细菌体内的青霉素结合蛋白亲和力高；④对肠杆菌属和葡萄球菌属细菌的活性较第三代头孢菌素强。

【抗菌作用】本品对革兰氏阳性球菌和革兰氏阴性菌具广谱抗菌作用，对因产生 AmpC β- 内酰胺酶而对第三代头孢菌素耐药的肠杆菌科细菌如阴沟肠杆菌、黏质沙雷菌、弗劳地柠檬酸杆菌、摩根菌属、普罗威登斯菌属等有良好抗菌活性，对葡萄球菌属等革兰氏阳性球菌的抗菌活性也较第三代头孢菌素强。多数革兰氏阳性球菌包括金黄色葡萄球菌和表皮葡萄球菌的产青霉素酶株对本品敏感，对葡萄球菌属的活性较头孢他啶强。溶血性链球菌和肺炎链球菌对本品高度敏感。本品对甲氧西林耐药金黄色葡萄球菌和凝固酶阴性葡萄球菌的抗菌作用差。对肠球菌属的抗菌作用弱。本品对肠杆菌科细菌的抗菌作用等于或优于头孢噻肟和头孢他啶。对大肠埃希菌、肺炎克雷伯菌、变形菌属、普罗威登斯菌属、沙雷菌属等肠杆菌科细菌有强大抗菌活性。本品对铜绿假单胞菌的作用与头孢他啶相仿；部分耐氨基糖苷类的铜绿假单胞菌对本品敏感。流感嗜血杆菌、淋病奈瑟菌（包括两者中的产酶株）对本品高度敏感。多数不动杆菌属对本品敏感。气单胞菌和空肠弯曲菌对本品敏感。本品对厌氧革兰氏阳性菌的活性较头孢西丁为弱；脆弱拟杆菌对本品的敏感性较差；本品对其他拟杆菌属和梭杆菌有一定抗菌活性。

【药动学】静脉注射本品 500mg 和 1g 后的血药峰浓度分别为 57.2mg/L 和 86.7mg/L，静脉滴注 500mg、1g 和 2g 后血药峰浓度分别为 37mg/L、60mg/L 和 119mg/L。本品可分布在痰液、腹水、胆汁、心、肺组织、肾组织、前列腺、子宫等组织体液中，药物浓度可超过主要敏感细菌的最低抑菌浓度。本品可透过炎症的脑膜，使脑脊液中浓度达到同时期血药浓度的20%。头孢匹罗的消除半衰期为 1.2~1.7 小时；老年人和肾功能减退者中的消除半衰期明显延长，老年人的消除半衰期可延长至 2.1~5.8 小时。24 小时尿中排出给药量的 80.3%~92.3%。本品血清蛋白结合率为 5%~10%。血液透析能清除本品。

【适应证及临床应用】本品适用于敏感菌所致各种严重感染的经验治疗，如重症监护病房的严重感染、中性粒细胞缺乏患者的感染、医院获得性和社区获得性严重下呼吸道感染、血流感染等。亦可用于治疗复杂性尿路感染、妇科感染、皮肤软组织感染、胆道系统感染、腹膜炎、革兰氏阴性杆菌脑膜炎等。

【剂量及用法】成人常用剂量为每日 2.0~4.0g，分 2 次肌内注射、静脉注射或静脉滴注。血流感染、ICU 严重感染、粒细胞缺乏及免疫缺陷者感染每次 2g，每 8 小时 1 次。下呼吸道感染每次 1~2g，每 12 小时 1 次。皮肤软组织感染及复杂性尿路感染每次 1g，每 12 小时 1 次。

肾功能减退时给药方案：肌酐清除率 50~90ml/min 者不需调整剂量；肌酐清除率小于10~50ml/min 者，每 12 小时给药 1.0g；肌酐清除率小于 10ml/min 者，每 12 小时给药 0.5g。

【不良反应】不良反应总发生率为 3.1%，常见不良反应为皮疹和瘙痒等过敏反应，腹泻、恶心等胃肠道反应和血清氨基转移酶升高等实验室检查异常。较少见的不良反应有头痛、血栓性静脉炎、呕吐、注射局部反应、味觉改变、发热、头晕、便秘和腹痛。不良反应均属短暂，停药后即消失。

【禁忌证及注意事项】

1. 禁用于对本品或其他头孢菌素过敏的患者，有青霉素过敏性休克史者避免应用，因存在发生交叉过敏的可能。

2. 头孢匹罗与氨基糖苷类或袢利尿药联合应用时，必须注意监测肾功能。

3. 在应用头孢匹罗期间，有时可发生严重的持续性腹泻或假膜性肠炎，需停用头孢匹罗并予以甲硝唑口服，无效时考虑用去甲万古霉素或万古霉素口服。

4. 本品属妊娠期用药 B 类。哺乳期妇女应用本品应停止授乳。

【药物相互作用】

1. 头孢匹罗与氨基糖苷类联合在体外显示出协同抗菌作用。

2. 头孢匹罗不应与氨基糖苷类、碳酸氢钠溶液同瓶滴注。

三、头孢噻利

【抗菌作用】头孢噻利（cefoselis）属第四代头孢菌素，抗菌谱广，其对革兰氏阳性菌、革兰氏阴性菌、厌氧菌都具有抗菌活性。本品对许多肠杆菌科细菌的抗菌活性较高，对多数肠杆菌科细菌的 $MIC_{90} < 1mg/L$。抗菌活性和头孢匹罗相当，优于第三代头孢菌素。对阴沟肠杆菌、雷极普罗威登斯菌的抗菌作用稍弱，MIC_{90} 为 8mg/L。本品对大肠埃希菌、肺炎克雷伯菌、弗劳地柠檬酸杆菌、沙雷菌属、普罗威登斯菌、沙门菌属、志贺菌属的活性是头孢吡肟的 2~8 倍，是头孢他啶的 4~16 倍。耐头孢噻肟及头孢他啶的肺炎克雷伯菌对本品高度敏感，MIC_{90} 为 0.12mg/L。本品对铜绿假单胞菌有较高活性，MIC_{90} 为 4mg/L；对摩根摩根菌及奇异变形菌亦有良好的抗菌作用。

本品对流感嗜血杆菌及淋病奈瑟菌的 MIC_{90} 分别为 0.25mg/L 和 0.015mg/L，对卡他莫拉菌抗菌作用良好。洋葱伯克霍尔德菌、鲍曼不动杆菌及嗜麦芽窄食单胞菌均对本品耐药。

肺炎链球菌，A组、B组及C组链球菌，甲氧西林敏感性金黄色葡萄球菌以及不产青霉素酶葡萄球菌对头孢噻利高度敏感。本品对溶血性链球菌、草绿色链球菌、牛链球菌具有强大的抗菌作用，MIC_{90}为0.06mg/L。本品对甲氧西林耐药金黄色葡萄球菌具有一定抗菌活性，MIC_{90}为16mg/L。

头孢噻利对除MRSA之外的葡萄球菌的抗菌作用与头孢匹罗相当。本品对表皮葡萄球菌作用较强，MIC_{90}为4mg/L。化脓性链球菌及无乳链球菌对本品高度敏感。肠球菌属、李斯特菌属、拟杆菌属、梭菌属及大多数厌氧菌属对本品耐药。

头孢噻利对消化链球菌属的MIC_{90}为0.08mg/L，不解糖消化球菌MIC_{90}为0.5mg/L、产气荚膜梭状芽孢杆菌MIC_{90}为0.78mg/L、兼性厌氧菌MIC_{90}为0.6mg/L、阴道加德纳菌MIC_{90}为0.15mg/L。

头孢噻利对细菌产生的各种β-内酰胺酶高度稳定，包括Amp C酶。

【药动学】本品在正常人药动学呈线性，符合二室模型。健康成人静脉给药0.5g、1.0g、2.0g后即刻血药峰浓度分别为31.9μg/ml、60.0μg/ml、121.0μg/ml。本品在炎症体液中的浓度高，药物渗透度为110%，消除半衰期为2.8小时。本品在人体内分布广泛，在多种组织、体液中达到较高浓度。本品可分布于痰液、胸腔积液、前列腺液、胆汁、腹腔液、伤口渗出液、水疱液、骨盆死腔液、关节液、前房水、泪液等，并可分布于前列腺、胆囊、女性生殖器、骨骼、耳鼻咽喉及口腔等组织器官。正常人静脉注射硫酸头孢噻利1g 1小时后，女性生殖器中的药物峰浓度为27.41～44.80mg/L；3.16小时后腹膜后腔中的药物浓度达峰值，为18.78mg/L。老年人静脉注射硫酸头孢噻利1g，给药结束时的血药浓度为53.5～82.1mg/L；3小时后唾液中的药物浓度为0.67mg/L；胆汁中药物浓度为12.3～16.1mg/L。头孢噻利在炎性渗出液和腹水内渗透快；在前列腺等组织中渗透性30%～50%；在脑脊液中渗透性差。头孢噻利主要通过肾小球滤过后排泄，24小时内经尿排出给药量的99%以上。肾功能不同程度减退患者体内的消除半衰期比肾功能正常者有所延长。

【适应证及临床应用】本品适用于由葡萄球菌属、链球菌属、肺炎链球菌、消化链球菌、大肠埃希菌、克雷伯菌属、肠杆菌属、沙雷菌属、变形杆菌属、摩根菌属、普罗威登斯菌属、假单胞菌属、流感嗜血杆菌、拟杆菌属等对头孢噻利敏感菌引起的中至重度感染，如血流感染、蜂窝织炎、淋巴管（结）炎；肛周脓肿、外伤、烫伤合并感染、手术部位感染、骨髓炎、关节炎；扁桃体周围脓肿、慢性支气管炎急性细菌性加重、支气管扩张继发细菌感染、肺炎、肺脓肿、肾盂肾炎、复杂性膀胱炎、前列腺炎、胆囊炎、胆管炎；腹膜炎；盆腔感染；子宫附件炎、子宫内感染、子宫旁结缔组织炎、前庭大腺炎、中耳炎、鼻窦炎、腭炎、腭骨周围的蜂窝织炎。腹膜炎及腹腔感染、盆腔感染患者时需与抗厌氧菌药物合用。

【剂量及用法】成人每天1~2g，分2次使用，30~60分钟内静脉滴注。根据年龄、症状适量增减剂量，对重症、难治性感染剂量可增至1日4g，分2次使用。每次静脉滴注1小时以上。

【不良反应】本品耐受性好，不良反应发生率低，无肾毒性。不良反应主要有轻微头痛，偶有血谷丙转氨酶、谷草转氨酶轻度升高，但多为短暂性，停药即可消失；个别患者出现嗜酸性粒细胞增多，中性粒细胞减少，白细胞一过性减少；本品可引起实验小鼠癫痫，有引起神经毒性的可能。

【禁忌证及注意事项】

1. 禁用于对本品及其任何组分有过敏的患者。

2. 肾功能不全及透析患者易发生痉挛、意识障碍等中枢神经症状，应禁用。

3. 应避免快速静脉推注或短时间内滴注，每次0.5~1g应滴注0.5~1小时，每次2g应滴注1

小时以上。

4. 以下患者须慎用本品：①有青霉素过敏史的患者；②有支气管哮喘、荨麻疹等易过敏体质的患者；③肾功能减退患者；④有中枢神经系统疾病的患者；⑤不能口服或有明显维生素 K 缺乏症的患者。

5. 本品属妊娠期用药 B 类。

6. 哺乳期妇女应用本品应停止授乳。

7. 本品不推荐用于儿童。

8. 高龄患者原则上不使用，必须使用时应监测肾功能并减量应用。

【药物相互作用】

1. 头孢噻利与替考拉宁体外联合试验对异质性耐万古霉素金黄色葡萄球菌或耐万古霉素金黄色葡萄球菌有协同或相加作用。

2. 与阿米卡星联合药敏试验对肺炎克雷伯菌和耐第三代头孢菌素的大肠埃希菌有协同作用。

3. 本品与华法林合用，可增强后者的作用。

4. 本品与强效利尿药如呋塞米合用，可增加肾毒性。

5. 本品与下列药物有配伍禁忌：氨茶碱、坎利酸钾、甲磺酸加贝酯、琥珀酸氢化可的松、阿昔洛韦。

第五节　抗甲氧西林耐药金黄色葡萄球菌头孢菌素

一、头孢罗膦

头孢罗膦（ceftaroline）抗菌谱广，对革兰氏阳性菌和革兰氏阴性菌均具有抗菌活性，包括对 MRSA 也具有活性，其机制是对金黄色葡萄球菌的 PBPs，包括 PBP-2a 有很强的亲和力。

【抗菌作用】本品为具有抗 MRSA 活性的头孢菌素，对革兰氏阳性菌及革兰氏阴性菌均具抗菌活性。本品与青霉素结合蛋白（PBP）具有高度亲和力而发挥抗菌活性。本品与金黄色葡萄球菌 PBP-2a 和肺炎链球菌 PBP-2x 结合，对其具有杀菌活性。本品对革兰氏阳性菌中的金黄色葡萄球菌（包括甲氧西林敏感和耐药菌株）、肺炎链球菌（包括青霉素耐药株）、化脓性链球菌、无乳链球菌具有良好抗菌活性；对革兰氏阴性菌中的大肠埃希菌、肺炎克雷伯菌、产酸克雷伯菌、柯氏柠檬酸杆菌、弗劳地柠檬酸杆菌、阴沟肠杆菌、产气肠杆菌、摩根摩根菌、奇异变形杆菌、流感嗜血杆菌、副流感嗜血杆菌、卡他莫拉菌具有良好作用。对肠杆菌科细菌中产 ESBL 者以及铜绿假单胞菌、鲍曼不动杆菌等抗菌作用差。

【药动学】单剂 600mg 静脉滴注 1 小时的血药峰浓度为 19.7mg/L，达峰时间为 1.0 小时，AUC 为 56.8mg·h/L，消除半衰期为 1.6 小时，血浆清除率为 9.58L/h。600mg 多剂静脉滴注 1 小时连续给药 14 日的血药峰浓度为 21.3mg/L，达峰时间为 0.92 小时，AUC 为 56.3mg·h/L，消除半衰期为 2.66 小时，血浆清除率为 9.6L/h。多剂给药后体内无明显药物蓄积。本品血浆蛋白结合率约为 20%，稳态分布容积为 20.3L，与人体细胞外液量相仿。本品及其代谢物主要经肾排泄，给药后 48 小时内经尿排出给药量的 88%，其中 64% 为原型，2% 为代谢物，仅 6% 经粪便排出。平均肾清除率为 5.56L/h，提示本品主要经肾小球滤过排出。

肾功能不全患者本品排泄减少，轻、中、重度肾功能不全患者 AUC 分别增加 19%、52% 和 115%，因此中、重度肾功能不全患者需调整给药剂量。

【适应证及临床应用】本品适用于敏感菌所致的下列感染。

1. 由金黄色葡萄球菌（甲氧西林敏感或耐药菌株）、化脓性链球菌、无乳链球菌、大肠埃希菌、肺炎克雷伯菌和催产克雷伯菌所致的急性细菌性皮肤和皮肤结构感染。

2. 由肺炎链球菌（包括合并菌血症者）、金黄色葡萄球菌（甲氧西林敏感菌株）、流感嗜血杆菌、肺炎克雷伯菌、产酸克雷伯菌及大肠埃希菌所致的社区获得性细菌性肺炎。

为评价本品治疗皮肤软组织感染的临床疗效，在 1 396 例成年患者中进行了两项随机、多中心、双盲、非劣效临床试验，试验组给药方案为头孢罗膦（600mg ivgtt q12h），对照组为万古霉素（1.0g ivgtt q12h）联合氨曲南（1.0g ivgtt q12h），疗程均为 5～14 天。第 1 项试验头孢罗膦组临床可评价人群及修正意向治疗人群临床有效率分别为 91.1% 和 86.6%，对照组分别为 93.3% 和 85.6%；第 2 项试验头孢罗膦组临床可评价人群及修正意向治疗人群临床有效率分别为 92.2% 和 85.1%，对照组分别为 92.1% 和 85.5%。革兰氏阳性菌包括 MRSA 感染及革兰氏阳性菌感染的临床治愈率两组相仿。

为评价头孢罗膦治疗社区获得性肺炎的临床疗效，在 1 231 例成年患者中进行了两项随机、多中心、双盲、非劣效临床试验，试验组给药方案为头孢罗膦（600mg ivgtt q12h），对照组为头孢曲松（1.0g ivgtt qd），第 1 项试验两组均联合应用克拉霉素 500mg q12h。疗程均为 5～7 天。第 1 项试验头孢罗膦组临床可评价人群及修正意向治疗人群临床有效率分别为 86.6% 和 83.8%，对照组分别为 78.2% 和 77.7%；第 2 项试验头孢罗膦组临床可评价人群及微生物意向治疗人群临床有效率分别为 82.1% 和 81.3%，对照组分别为 77.1% 和 75.5%。革兰氏阳性菌及革兰氏阳性菌感染的临床治愈率两组相仿。

【剂量及用法】18 岁以上患者给药剂量为每次 600mg，每 12 小时 1 次，静脉滴注 1 小时。急性细菌性皮肤和皮肤结构感染疗程 5～14 日，社区获得性细菌性肺炎 5～7 日。肾功能不全患者剂量调整方案，见表 2-2-1。

表 2-2-1　肾功能不全患者剂量调整方案

肌酐清除率 /(ml/min)	推荐剂量
> 50	600mg，每 12 小时 1 次
> 30，≤ 50	400mg(静脉滴注 1 小时)，每 12 小时 1 次
≥ 15，≤ 30	300mg(静脉滴注 1 小时)，每 12 小时 1 次
终末期肾脏疾病,包括血液透析	200mg(静脉滴注 1 小时)，每 12 小时 1 次

【不良反应】本品不良反应轻微，不良反应发生率不超过 5%，常见的不良反应有腹泻（5%）、恶心（4%）、皮疹（3%）、便秘（2%）、呕吐（2%）、血清转氨酶升高（2%）、低钾血症（2%）和静脉炎（2%）。发生率小于 2% 的不良反应有贫血、嗜酸性粒细胞增多、中性粒细胞减少和血小板降低，心动过速、心悸，腹痛，发热，肝炎，过敏反应及过敏性休克，艰难梭菌肠炎，高钾血症和高血糖症，头晕、惊厥，肾衰竭，荨麻疹。

【禁忌证及注意事项】

1. 禁用于对本品及其他头孢菌素类过敏的患者。

2. 应用 β- 内酰胺类药物可致过敏性休克和严重皮肤反应。因此应用本品前应仔细询问，患者有无头孢菌素类、青霉素类及碳青霉烯类药物过敏史。对于有上述药物过敏史的患者应慎用本品。有青霉素过敏性休克史者避免应用。如应用本品发生过敏反应，应立即停药。严重的速发型过敏反应或过敏性休克患者需就地抢救，并立即应用肾上腺素和其他急救措施。

3. 应用本品可出现艰难梭菌相关性腹泻，自轻症至危及生命的肠炎。轻症可停用本品；中至重度患者考虑有假膜性肠炎可能时予以甲硝唑口服，无效时用万古霉素口服。

4. 本品可导致直接血清 Coombs 试验阳性。

5. 本品属妊娠期用药 B 类，即动物生殖毒性研究对胚胎无危害，但缺乏在妊娠妇女中的对照研究，因此本品在妊娠妇女中的使用应权衡其潜在的获益和风险。

6. 本品是否经乳汁分泌尚不清楚，由于许多药物经乳汁分泌，因此哺乳期妇女应用本品时应谨慎。

7. 本品在儿童患者中的有效性及安全性未建立。

8. 老年患者中应用本品的疗效及安全性与非老年患者相仿，但由于老年患者易发生与年龄相关的肾功能减退，因此宜根据肾功能调整给药剂量。

【药物相互作用】本品不是肝细胞色素 P-450 系统的抑制剂、诱导剂或底物，因此与经该系统代谢的药物无相互作用。

二、头孢比罗

头孢比罗（ceftobiprole）为一酯化物（ceftobiprole medocaril sodium），其在体内迅速代谢为具有抗菌活性的头孢比罗。

【抗菌作用】头孢比罗具有广谱抗菌活性，目前已证实本品体外及临床均有效的病原菌有金黄色葡萄球菌（包括 MSSA）、肺炎链球菌（包括耐多药株）、大肠埃希菌及肺炎克雷伯菌。体外本品对甲氧西林敏感及耐药金黄色葡萄球菌、甲氧西林敏感及耐药凝固酶阴性葡萄球菌，以及利奈唑胺、达托霉素或万古霉素敏感性减低菌株均具抗菌活性。对肺炎链球菌（包括青霉素敏感、青霉素耐药及头孢曲松耐药菌株）亦具有抗菌活性。对革兰氏阴性菌中的流感嗜血杆菌（包括氨苄西林敏感及耐药菌株）、卡他莫拉菌，肠杆菌科细菌中不产 ESBL 的大肠埃希菌、肺炎克雷伯菌、奇异变形杆菌、柠檬酸杆菌属、肠杆菌属、摩根摩根菌、普罗威登斯菌属、沙雷菌属等体外亦具良好抗菌活性，但对肠杆菌科细菌中产 ESBL 菌株不具抗菌活性。本品对肺炎支原体、肺炎衣原体、洋葱伯克霍尔德菌群、嗜麦芽窄食单胞菌、分枝杆菌属、诺卡菌属不具抗菌活性。

本品通过与细菌的 PBPs 结合发挥杀菌作用。本品可与 MRSA 的 PBP-2a、肺炎链球菌的 PBP-2b（青霉素中介菌株）、PBP-2x（青霉素耐药菌株）和粪肠球菌的 PBP-5 结合。

【药动学】单剂应用 500mg 静脉滴注 2 小时的 C_{max}、AUC、$t_{1/2}$ 和 CL 分别为（29.2±5.52）μg/ml、（90.0±12.4）μg·h/ml、（3.1±0.3）小时和（4.89±0.69）ml/min。本品蛋白结合率 16%，稳态分布容积为 18L。本品以原型药经肾小球滤过排泄，约 89% 的给药剂量经尿液排出，其中 83% 为具有活性的头孢比罗。

【适应证及临床应用】本品适用于敏感菌包括甲氧西林耐药金黄色葡萄球菌所致的医院获得性肺炎（hospital acquired pneumonia，HAP）[不包括呼吸机相关性肺炎（ventilator associated pneumonia，VAP）] 和社区获得性肺炎（community-acquired pneumonia，CAP）。治疗医院获得性肺炎的疗效与头孢他啶联合利奈唑胺相仿，治疗社区获得性肺炎的疗效与头孢曲松联合或不联合利奈唑胺相仿。

【剂量及用法】18 岁及以上成人给药剂量为 500mg 静脉输注 2 小时，每 8 小时给药 1 次。疗程依据疾病严重程度及治疗反应而定。治疗 CAP 时，根据患者的治疗反应可至少静脉给药 3 日后转换为恰当的口服治疗。肾功能不全患者给药剂量，见表 2-2-2。

表 2-2-2 肾功能不全患者给药剂量

肌酐清除率 /(ml/min)	单次给药剂量	给药频度
50 ~ 80	500mg（静脉输注 2 小时）	每 8 小时 1 次
30 ~ < 50	500mg（静脉输注 2 小时）	每 12 小时 1 次
< 30	250mg（静脉输注 2 小时）	每 12 小时 1 次
终末期肾脏疾病需要透析	250mg 透析后给药	每 24 小时 1 次

【不良反应】696 例应用头孢比罗治疗患者常见（≥ 3%）的不良事件为腹泻、呕吐、低钾血症、恶心、低钠血症、发热、头痛、静脉炎、便秘、失眠、皮疹、尿路感染、呼吸衰竭、低血压及贫血。少见的不良事件有血小板减少、白细胞减少、过敏性休克、艰难梭菌肠炎、抽搐、兴奋（包括惊恐发作和噩梦）和肾衰竭。

【禁忌证及注意事项】禁用于对本品及其他头孢菌素类严重过敏的患者。

1. 应用 β- 内酰胺类药物可致过敏性休克和严重皮肤反应。因此应用本品前应仔细询问，患者有无头孢菌素类、青霉素类及碳青霉烯类药物过敏史。对于有上述药物过敏史的患者应慎用本品。有青霉素过敏性休克史者避免应用。如应用本品发生过敏反应，应立即停药。严重的速发型过敏反应或过敏性休克患者需就地抢救，并立即应用肾上腺素和其他急救措施。

2. 应用本品可出现艰难梭菌相关性腹泻，自轻症至危及生命的肠炎。轻症可停用本品；中至重度患者考虑有假膜性肠炎可能时予以甲硝唑口服，无效时用万古霉素口服。

3. 有癫痫病史及中枢神经系统疾病者慎用本品。

4. 本品属妊娠期用药 B 类。虽动物生殖毒性研究对胚胎无危害，但缺乏在妊娠妇女中的对照研究，因此本品在妊娠妇女中的使用应权衡其潜在的获益和风险。

5. 动物实验显示本品及代谢物可经乳汁分泌，人类是否经乳汁分泌尚不清楚，不能除外幼儿发生腹泻和黏膜真菌感染的可能。因此在哺乳期妇女中的使用应仔细权衡利弊。

6. 本品在 18 岁以下青少年及儿童患者中的有效性及安全性尚未确立，因此不推荐应用。

7. 65 岁以上老年患者中应用本品无须调整剂量，除非有中至重度肾功能减退。

【药物相互作用】

1. 本品可增加经过有机阴离子转运多肽 OATP1B1 和 OATP1B3 消除药物的浓度，如他汀类药物（匹伐他汀、普伐他汀、瑞舒伐他汀），格列本脲和波生坦（内皮素受体阻断药）。

2. 本品与含钙液体混合使用可发生沉淀，但乳酸钠林格液除外。

第六节　口服头孢菌素

一、第一代口服头孢菌素

（一）头孢氨苄

【抗菌作用】头孢氨苄（cefalexin）的抗菌谱与头孢噻吩相仿，但抗菌活性远较头孢噻吩为差，对产青霉素酶和不产青霉素酶葡萄球菌的平均 MIC 分别为 4mg/L 和 2mg/L；对化脓性链球菌、草绿色链球菌和肺炎链球菌的 MIC 分别为 0.4 ~0.4mg/L、1 ~6.3mg/L 和 1.6 ~3.1mg/L，肠球菌属和耐甲氧西林葡萄球菌对本品耐药。其他革兰氏阳性球菌对本品大多敏感。奈瑟菌属对本品敏感，百日咳杆菌中度敏感，流感嗜血杆菌敏感性较差。本品对部分大肠埃希菌、肺炎克雷伯菌、奇异变形菌、沙门菌属和志贺菌属有抗菌活性，对其余肠杆菌科细菌、不动杆菌属及假单胞菌属均耐药。

梭菌属对本品较为耐药，厌氧革兰氏阳性球菌中度敏感。梭杆菌属和韦荣球菌属通常对本品敏感。

【药动学】本品口服吸收完全，生物利用度 90%。空腹口服本品 500mg 1 小时后达血药峰浓度平均为 16.2mg/L，食物可延迟本品吸收。本品可广泛分布于各种组织体液，每 6 小时口服 500mg 后痰液中平均浓度为 0.32mg/L，脓性痰中药物浓度较高。脓液和骨髓炎瘘管中的药物浓度与同期血药浓度基本相等，关节腔渗出液中的药物浓度为血药浓度的一半。产妇口服本品 500mg 后，羊水和脐带血均可获有效浓度；哺乳期妇女口服本品 500mg 后，乳汁中浓度为 5mg/L。胆汁中浓度为血药浓度的 1~4 倍。本品难以透过血脑屏障，脑脊液中不能达到有效浓度。本品的分布容积为 0.26L/kg，血清蛋白结合率为 10%~15%。消除半衰期为 0.6~1 小时，丙磺舒可延迟本品从尿中排出。给药量的 80% 于 6 小时内从尿中排出，口服 500mg 后尿药峰浓度可达 2 200mg/L。约 5% 的给药量由胆汁排泄，粪便中含量甚低。新生儿和肾功能减退者本品消除半衰期均可延长。本品可为血液透析和腹膜透析清除。

【适应证及临床应用】本品主要适用于治疗敏感菌所致的各种轻至中度感染，如急性扁桃体炎、咽峡炎、中耳炎、鼻窦炎、支气管炎等呼吸道感染、尿路感染和皮肤软组织感染。本品为口服制剂，不宜用于严重感染。

【剂量及用法】成人常用量为每次 250~500mg，每 6 小时 1 次。每日最高剂量为 4g。儿童每日 20~40mg/kg，分 4 次，每 6 小时口服 1 次。肾功能减退时给药方案的调整参见本书第一篇第六章第二节 肾功能减退时抗菌药物的应用。

【不良反应】本品不良反应以恶心、呕吐、腹泻和腹部不适等胃肠道反应较为多见。亦可发生皮疹、药物热等过敏反应。偶有患者出现血清氨基转移酶升高、直接 Coombs 试验阳性和尿糖试验假阳性反应（硫酸铜法）。剂量过大时可出现血尿、嗜酸性粒细胞增多和血肌酐升高，停药后上述异常迅速消失。

【禁忌证及注意事项】参见头孢噻吩。

1. 禁用于对本品及其他头孢菌素类过敏者。有青霉素过敏性休克史者避免应用。

2. 对青霉素过敏患者，对本品亦可能过敏。

3. 有胃肠道疾病患者，特别是结肠炎者，慎用本品。

4. 应用头孢氨苄可出现直接 Coombs 试验阳性和尿糖假阳性反应（硫酸铜法），少数患者血中碱性磷酸酶和血清氨基转移酶均可升高，造成对诊断的干扰。

5. 本品属妊娠期用药 B 类。

6. 头孢菌素可经乳汁分泌少量，哺乳期妇女应用本品时宜停止授乳。

【药物相互作用】参见头孢噻吩。

1. 同时应用考来烯胺（消胆胺）可使本品的平均血药峰浓度降低。

2. 丙磺舒可使本品的肾排泄延迟并减低。

（二）头孢拉定

【抗菌作用】参见头孢拉定（cefradine）注射剂。

【药动学】本品吸收迅速而完全，口服后生物利用度 90%。空腹口服本品 250mg、500mg 和 1.0g 后的血药峰浓度于 1 小时到达，分别可达 9mg/L、17mg/L 和 24mg/L。食物可延迟本品吸收。消除半衰期为 1.5 小时。本品在体内分布广泛，在肝组织中的浓度与血药浓度相仿，但在脑组织中仅能测到少量，为血药浓度的 5%~10%；在其余各种组织中多可达有效浓度。本品可透过胎盘屏障。血清蛋白结合率为 6%~20%。90% 以上的给药量于 6 小时内以原型自尿中排出。少量本品自胆汁排泄，胆汁中药物浓度为同期血药浓度的 4 倍。本品可为血液透析和腹膜透析清除。

【适应证及临床应用】本品主要适用于治疗敏感菌所致的急性扁桃体炎、咽炎、中耳炎、鼻窦炎、支气管炎、肺炎等呼吸道感染，尿路感染和皮肤软组织感染中的轻症病例。本品为口服制剂，不宜用于严重感染。

【剂量及用法】成人常用口服剂量为每日 1~2g，分 2~4 次服。较重感染可增至每次 1g，但每日总量不应超过 4g。儿童每日 20~40mg/kg，分次服用。肾功能减退时给药方案：肌酐清除率 50~90ml/min 者不需调整剂量；肌酐清除率 10~50ml/min 者，每 6 小时给药 250mg；肌酐清除率小于 10ml/min 者，每 12 小时给药 250mg。

【不良反应】临床应用后不良反应的发生率为 6%。以胃肠道反应较为多见。药疹发生率为 1%~3%，少数患者可有血尿素氮或转氨酶升高。假膜性肠炎、嗜酸性粒细胞增多、直接 Coombs 试验阳性反应、白细胞或中性粒细胞减少等少见。

【禁忌证及注意事项】参见头孢噻吩。

1. 禁用于对本品及其他头孢菌素类过敏者。有青霉素过敏性休克史者避免应用。

2. 对青霉素过敏患者，对本品亦可能过敏。

3. 肾功能减退患者需减量应用。

4. 有胃肠道疾病患者，特别是结肠炎者，慎用本品。

5. 本品属妊娠期用药 B 类。

6. 头孢菌素可经乳汁分泌少量，哺乳期妇女用药时宜停止授乳。

【药物相互作用】参见头孢噻吩。应用本品可出现尿糖假阳性反应（硫酸铜法）。

（三）头孢羟氨苄

【抗菌作用】头孢羟氨苄（cefadroxil）的抗菌谱与头孢氨苄和头孢拉定极为相似。本品对产青霉素酶和不产青霉素酶葡萄球菌、肺炎链球菌的抗菌活性与头孢氨苄相仿，对化脓性链球菌、无乳链球菌以及草绿色链球菌的体外抗菌作用较头孢氨苄强。对沙门菌属和志贺菌属的 MIC 为 2~8mg/L，为头孢氨苄的 2 倍；对流感嗜血杆菌、淋病奈瑟菌的抗菌活性仅为头孢氨苄的一半。对大肠埃希菌和奇异变形菌的抗菌作用与头孢氨苄相仿；其他肠杆菌科细菌、不动杆菌属和假单胞菌属均对本品耐药。虽本品的体外抗菌活性较头孢氨苄略差，但由于血和组织中药物浓度较为持久，故其体内抗菌活性强于后者。

【药动学】空腹口服本品 500mg 和 1.0g 后血药峰浓度分别为 16mg/L 和 30mg/L，于给药后 1.5 小时左右到达，口服后生物利用度 90%。食物对血药峰浓度和消除半衰期均无影响。消除半衰期为 1.5 小时。口服本品 1g 后 2~5 小时的痰液、胸腔积液和肺组织中的浓度分别为 1.3mg/L、11.4mg/L 和 7.4mg/L，而同期血药浓度约为 10mg/L。成人口服本品和头孢氨苄 1g 后，前者扁桃体中浓度为后者的 3 倍。皮肤水疱液中的峰浓度达 28mg/L，骨骼、肌肉和滑囊液中的浓度分别为同期血药浓度的 23%、31% 和 43%。胆汁中浓度一般较血药浓度为低。口服本品 1g 后 1~5 小时前列腺药物浓度为 12.2mg/L，与血药浓度相仿（14.2mg/L）。本品能透过胎盘和进入乳汁。约 20% 的本品与血浆蛋白结合。本品在体内不被代谢，主要经肾排泄，88%~93% 的给药量于 24 小时内自尿中排出。肾功能减退者本品可有蓄积现象，剂量应予以调整。肝功能减退者应用常规剂量时不需调整。本品可为血液透析清除，血液透析 6~8 小时可使血药浓度降低 75%。

【适应证及临床应用】与头孢氨苄相同，用于治疗敏感菌所致的呼吸道感染、尿路感染、皮肤软组织感染、骨及关节感染等的轻症患者。

【剂量及用法】成人常用剂量为每次 0.5~1g，每 12 小时或每日 1 次口服。较重感染可增至每日 4g，分 2 次口服。儿童每日 20~40mg/kg，分 2 次口服。肾功能减退时给药方案：肌酐清除率 50~90ml/min 者不需调整剂量；肌酐清除率 10~50ml/min 者，每 24 小时给药 500mg；肌酐清除率小于 10ml/min 者，每 24 小时给药 500mg。

【不良反应】本品不良反应少而轻，以胃肠道反应为主。过敏反应如皮疹、皮炎等较为少见。

【禁忌证及注意事项】参见头孢噻吩。肾功能减退患者应减量应用。

【药物相互作用】参见头孢噻吩。

对诊断的干扰：应用头孢羟氨苄患者的 Coombs 试验（直接）可出现阳性；以硫酸铜法测定尿糖可有假阳性反应；患者应用本品期间血尿素氮、血清转氨酶和碱性磷酸酶可有短暂性升高。

二、第二代口服头孢菌素

（一）头孢呋辛酯

头孢呋辛酯（cefuroxime axetil）为头孢呋辛的 1- 醋酸乙酯。本品脂溶性强，口服吸收良好。

【抗菌作用】头孢呋辛酯的抗菌活性甚低，口服吸收后于 3～4 分钟内迅速在肠黏膜和门脉循环中为非特异性酯酶迅速水解，释放出头孢呋辛而发挥其抗菌作用，因此头孢呋辛酯的抗菌谱和抗菌活性与头孢呋辛同。

【药动学】空腹和餐后口服头孢呋辛酯 500mg，血药峰浓度于 2～3 小时到达，餐后口服的血药浓度为 7~10mg/L，空腹口服者不足 5mg/L，餐后给药后 8 小时的血药浓度仍为流感嗜血杆菌和甲氧西林敏感金黄色葡萄球菌 MIC 的 4 倍以上。空腹服药的生物利用度为 36%，餐后服药可达 52%。AUC 可因饮用牛奶而增大，在儿童较成人更为明显。血清蛋白结合率约为 50%。本品体内分布同头孢呋辛。头孢呋辛酯的消除半衰期为 1.2~1.6 小时，较头孢克洛、头孢氨苄和头孢拉定略长。本品在高龄老年（平均年龄 84 岁）患者中消除半衰期可延长至 3.5 小时。空腹和餐后服药 500mg 后，24 小时尿中排泄量分别为给药量的 32% 和 48%。

【适应证及临床应用】本品为头孢呋辛的口服制剂，主要适用于敏感菌所致的轻至中度感染。

1. 化脓性链球菌所致的咽炎、扁桃体炎。

2. 肺炎链球菌青霉素敏感株、流感嗜血杆菌（包括产 β- 内酰胺酶菌株）、卡他莫拉菌（包括产 β- 内酰胺酶菌株）或化脓性链球菌所致的急性中耳炎。

3. 肺炎链球菌、流感嗜血杆菌（仅非产 β- 内酰胺酶菌株）所致的急性细菌性鼻窦炎。

4. 肺炎链球菌青霉素敏感株、流感嗜血杆菌（包括产 β- 内酰胺酶菌株）所致的社区获得性肺炎。

5. 肺炎链球菌青霉素敏感株、流感嗜血杆菌（包括产 β- 内酰胺酶菌株）、副流感嗜血杆菌（包括产 β- 内酰胺酶菌株）所致的慢性支气管炎急性细菌性加重。

6. 金黄色葡萄球菌（甲氧西林敏感株）及化脓性链球菌所致的单纯性皮肤、软组织感染。

7. 大肠埃希菌或肺炎克雷伯菌所致的急性单纯性膀胱炎。

8. 淋病奈瑟菌（包括产青霉素酶及非产青霉素酶菌株）所致的急性单纯性淋菌性尿道炎、宫颈炎、直肠肛门感染。

【剂量及用法】成人常用剂量为每次 250mg，下呼吸道感染增加至每次 500mg，单纯性尿路感染减至每次 125mg，均为每日服药 2 次。单纯性淋菌性尿道炎单剂疗法剂量为 1g。儿童常用剂量为每次 125mg，每日 2 次；中耳炎患儿为 250mg，每日 2 次。

肾功能减退时给药方案的调整参见本书第一篇第六章第二节　肾功能减退时抗菌药物的应用。

【不良反应】本品不良反应轻微短暂，多不影响治疗，主要为胃肠道反应，如恶心、呕吐、腹泻等。变态反应与其他头孢菌素相似，偶可发生假膜性肠炎，嗜酸性粒细胞增多及一过性血清氨基转移酶升高均有报道。本品对凝血酶原无影响。

【禁忌证及注意事项】

1. 禁用于对本品及头孢菌素过敏的患者。有青霉素过敏性休克史者避免应用。

2. 本品属妊娠期用药 B 类。

3. 本品可经乳汁分泌，哺乳期妇女应用本品时应停止授乳。

4. 在 3 个月~12 岁小儿患者中积累了本品的临床试验资料。

5. 长期用药可导致不敏感或耐药菌过度生长和假膜性肠炎，故用药期间如发生腹泻应考虑假膜性肠炎可能，轻症腹泻停药即可，中至重度腹泻除停药外予以甲硝唑口服，无效时考虑用去甲万古霉素或万古霉素口服。

6. 胃肠道吸收障碍患者慎用本品。

7. 药片宜吞服，不可嚼碎，因此 5 岁以下儿童不宜服用本品片剂。

8. 本品应于餐后服用以增加吸收，提高血药浓度，亦可减少胃肠道反应。

【药物相互作用】参见头孢呋辛。与丙磺舒合用可使本品 AUC 增加 50%。与制酸剂合用可减少本品口服吸收。

（二）头孢克洛

头孢克洛（cefaclor）为第二代口服头孢菌素，其抗菌活性较头孢氨苄为强，为目前国内外应用较为广泛的头孢菌素。

【抗菌作用】头孢克洛对产青霉素酶的金黄色葡萄球菌、化脓性链球菌、草绿色链球菌和凝固酶阴性葡萄球菌的活性与头孢羟氨苄相同，对不产青霉素酶金黄色葡萄球菌和肺炎链球菌的抗菌作用较头孢羟氨苄强 2~4 倍。头孢克洛对大肠埃希菌、肺炎克雷伯菌的活性与头孢羟氨苄相仿，对奇异变形菌的活性明显较头孢羟氨苄为强。本品对沙门菌属和志贺菌属抗菌活性较头孢羟氨苄强 8 倍。本品 2.9~8mg/L 的浓度可抑制所有流感嗜血杆菌，包括因产 β-内酰胺酶而对氨苄西林耐药者。90% 的卡他莫拉菌能为 1.2mg/L 的本品所抑制，对淋病奈瑟菌的 MIC 为 0.016~1mg/L。吲哚阳性变形杆菌、沙雷菌属、不动杆菌属和铜绿假单胞菌对本品耐药。

【药动学】本品空腹口服吸收良好，生物利用度 93%，进餐与否对其吸收总量无影响。然而与食物同服的血药峰浓度仅为空腹口服的 50%~75%。空腹口服本品 250mg、500mg 和 1 000mg 后，血药峰浓度于 0.5~1 小时到达，分别为 6mg/L、13mg/L 和 23mg/L；食物可延迟本品吸收，餐后口服 500mg 的血药峰浓度仅为 6.3mg/L，但牛奶对本品吸收无影响。头孢克洛在体内分布广泛，在中耳脓液中可达到足够的浓度。唾液和泪液中浓度高。消除半衰期为 0.6~0.9 小时，同时口服丙磺舒可延迟本品经肾排泄，血药峰浓度提高至 13.9mg/L，消除半衰期由 0.8 小时延长至 1.3 小时。本品主要自肾排泄，给药量的 60%~85% 于给药后 8 小时内以原型自尿中排出，尿药浓度甚高。单次口服 250mg、500mg 和 1g，尿药浓度可分别达 600mg/L、900mg/L 和 1 900mg/L。本品的血清蛋白结合率为 25%。15% 的给药量在体内代谢，约 0.05% 的给药量自胆汁排泄，胆汁中药物浓度较同期血药浓度为低。血液透析可清除部分本品，使其消除半衰期缩短 25%~30%。

【适应证及临床应用】本品主要适用于敏感菌所致的轻至中度感染。

1. 肺炎链球菌青霉素敏感株、流感嗜血杆菌、葡萄球菌或化脓性链球菌所致急性中耳炎。

2. 肺炎链球菌、流感嗜血杆菌和化脓性链球菌所致下呼吸道感染，包括肺炎。

3. 化脓性链球菌所致咽炎、扁桃体炎。

4. 大肠埃希菌、奇异变形菌、肺炎克雷伯菌和凝固酶阴性葡萄球菌所致尿路感染。

5. 金黄色葡萄球菌（甲氧西林敏感株）及化脓性链球菌所致单纯性皮肤、软组织感染。

6. 流感嗜血杆菌（仅非产 β- 内酰胺酶菌株）、卡他莫拉菌（包括产 β- 内酰胺酶菌株）和肺炎链球菌所致慢性支气管炎急性细菌性加重和急性支气管炎继发细菌感染。

本品治疗化脓性链球菌咽炎和扁桃体炎的疗效与青霉素 V 相仿。

【剂量及用法】成人常用剂量为每次 250mg，每 8 小时 1 次。较重感染或敏感性较差细菌感染的剂量可加倍。儿童常用剂量为每日 20mg/kg，均分 3 次口服。较重感染、中耳炎或敏感性较差细菌感染的剂量为 40mg/kg，每日最大剂量不超过 1g。治疗溶血性链球菌感染的疗程至少为 10 天。

肾功能减退时给药方案的调整参见本书第一篇第六章第二节　肾功能减退时抗菌药物的应用。

【不良反应】不良反应总发生率为 3.4%，以软便、腹泻、胃部不适、食欲缺乏、嗳气等胃肠道反应为多见，程度均较轻微。皮疹、瘙痒等变态反应仅占 0.8%。血清转氨酶升高者 0.3%。血清病样反应较其他口服抗生素多见，儿童尤其常见，典型症状包括多形性红斑、皮疹和其他皮肤表现，常伴有关节炎或关节痛，可有发热或无；轻症患者停药后自行缓解，个别患者需要住院，应用抗组胺类药物或糖皮质激素可缓解症状。一般无严重后遗症。因不良反应而停药者约为 1%。

【禁忌证及注意事项】

1. 禁用于对本品及头孢菌素过敏的患者。

2. 青霉素过敏患者慎用本品。有青霉素过敏性休克史者避免应用。

3. 应用头孢克洛期间可能发生腹泻，轻症腹泻停药即可，中至重度腹泻应考虑假膜性肠炎可能，需对症处理并给予甲硝唑口服，无效时可考虑去甲万古霉素或万古霉素口服。

4. 长期用药可导致不敏感或耐药菌过度生长或二重感染，应即予以相应处理。

5. 肾功能不全患者慎用本品，必须应用时需减量。

6. 胃肠道疾病患者，尤其是结肠炎者慎用本品。

7. 本品属妊娠期用药 B 类。

8. 本品可经乳汁分泌，哺乳期妇女应用本品宜停止授乳。

9. 本品不推荐用于新生儿。

【药物相互作用】参见头孢噻吩。

1. 本品可导致铜还原法尿糖试验假阳性。

2. 本品与抗凝血药合用，可增强后者的抗凝血作用。

（三）头孢丙烯

头孢丙烯（cefprozil）为第二代口服头孢菌素，体外具广谱抗菌作用，对革兰氏阳性菌和革兰氏阴性杆菌均具活性，其抗菌活性略高于头孢氨苄、头孢拉定，与头孢克洛、头孢呋辛相仿。

【抗菌作用】头孢丙烯对产青霉素酶的金黄色葡萄球菌、肺炎链球菌、化脓性链球菌作用明显，对坚韧肠球菌、单核细胞增生李斯特菌、表皮葡萄球菌、腐生葡萄球菌、华纳葡萄球菌、无乳链球菌，C、D、F、G 组链球菌和草绿色链球菌亦具抗菌作用。屎肠球菌、甲氧西林耐药葡萄球菌对本品耐药。本品对产或不产 β- 内酰胺酶的流感嗜血杆菌、产或不产 β- 内酰胺酶的卡他莫拉菌具高度抗菌活性，对异型柠檬酸杆菌、大肠埃希菌、肺炎克雷伯菌、淋病奈瑟菌、奇异变形菌、沙门菌属、志贺菌属和弧菌属具抗菌活性。本品对不动杆菌属、肠杆菌属、摩根菌属、普通变形菌、普罗威登斯菌属、沙雷菌属和假单胞菌属无活性，对厌氧菌中的产黑色素普雷沃菌、产气荚膜杆菌、梭杆菌属、消化链球菌和痤疮丙酸杆菌亦具一定抗菌作用。本品对质粒介导的 β-

内酰胺酶稳定。

【药动学】本品空腹口服约 95% 吸收。空腹口服本品 250mg、500mg 和 1g 后，血药峰浓度于 1.5 小时到达，分别为 6.1mg/L、10.5mg/L 和 18.3mg/L，达峰时间为 1.5 小时。本品与食物同服，对药时曲线下面积和血药峰浓度无影响，但血药达峰时间延迟 0.25 ~ 0.75 小时。血清蛋白结合率 36%。多剂服用体内无蓄积现象。本品在各种组织、体液中分布良好。消除半衰期为 1.3 小时，稳态分布容积约 0.23L/kg。总清除率和肾清除率分别为 3ml/min 和 2.3ml/min。本品主要自肾排泄，8 小时内给药量的 54% ~ 62% 以原型自尿中排出，尿药浓度甚高。单次口服 250mg、500mg 和 1g，尿药浓度可分别达 700mg/L、1 000mg/L 和 2 900mg/L。肾功能减退者消除半衰期可延长至 5.2 小时。血液透析可清除本品，并使消除半衰期缩短。肝功能损害者消除半衰期可延长至 2 小时。

【适应证及临床应用】本品主要用于治疗敏感菌所致的下列轻至中度感染。

1. 由化脓性链球菌所致的急性咽炎、急性扁桃体炎。

2. 由肺炎链球菌、流感嗜血杆菌（包括产 β- 内酰胺酶菌株）和卡他莫拉菌（包括产 β- 内酰胺酶菌株）所致的中耳炎，急性鼻窦炎，慢性支气管炎急性加重和急性支气管炎继发细菌性感染。

3. 由金黄色葡萄球菌（甲氧西林敏感株）和化脓性链球菌所致的单纯性皮肤软组织感染。

【剂量及用法】成人：上呼吸道感染 500mg，每 24 小时 1 次；下呼吸道感染 500mg，每 12 小时 1 次；皮肤软组织感染 250mg，每 12 小时 1 次或 500mg，每 24 小时 1 次。较重感染 500mg，每 12 小时 1 次。2 ~ 12 岁儿童：上呼吸道细菌性感染每次 7.5mg/kg，每 12 小时 1 次；皮肤软组织感染 20mg/kg，每 12 小时 1 次。6 个月婴儿 ~ 2 岁儿童：中耳炎 15mg/kg，每 12 小时 1 次；急性鼻窦炎 7.5mg/kg，每 12 小时 1 次。较重病例每次 15mg/kg，每 12 小时 1 次。

肾功能减退时给药方案的调整参见本书第一篇第六章第二节　肾功能减退时抗菌药物的应用。肝功能不全患者不需调整剂量。

【不良反应】不良反应主要为腹泻、恶心、呕吐和腹痛等胃肠道反应。过敏反应以皮疹、荨麻疹常见。儿童患者中过敏反应较成人多见，多在开始治疗后数日内出现，停药后数日内消失。

【禁忌证及注意事项】

1. 禁用于对本品及头孢菌素过敏的患者。

2. 青霉素过敏患者慎用本品。既往有青霉素过敏性休克或其他严重过敏反应者，不宜使用本品。

3. 同时服用强效利尿药的患者使用本品时应注意监测肾功能。

4. 胃肠道疾病患者，尤其是结肠炎者慎用本品。

5. 本品属妊娠期用药 B 类。

6. 本品少量可经乳汁分泌，哺乳期妇女应用本品时宜停止授乳。

7. 本品不推荐用于小于 6 个月的婴儿。

【药物相互作用】参见头孢噻吩。

1. 与氨基糖苷类合用有引起肾毒性的报道。

2. 与丙磺舒合用可使本品的药时曲线下面积增加 1 倍。

3. 与制酸剂合用对其生物利用度无影响。

三、第三代口服头孢菌素

继头孢克肟问世后，近年来已有头孢特仑酯、头孢布烯、头孢他美酯、头孢地尼、头孢托仑匹酯和头孢泊肟酯等第三代口服头孢菌素新品种相继应用于临床。

与第一、二代口服头孢菌素相比，第三代口服头孢菌素对肠杆菌科细菌和流感嗜血杆菌、肺炎克雷伯菌、卡他莫拉菌等呼吸道常见病原菌以及奈瑟菌属的抗菌活性显著增强，其中大多数品种对β-内酰胺酶稳定，但可被 ESBLs 和 AmpC 酶水解灭活。在上述 6 个新品种中，头孢地尼和头孢泊肟酯对大多数肠杆菌科细菌的抗菌活性逊于其他 4 种，头孢布烯对肺炎链球菌的作用最差，头孢地尼对葡萄球菌的抗菌活性最强，头孢泊肟酯、头孢托仑匹酯次之，其他 3 种作用均差。上述新品种对肠球菌属、铜绿假单胞菌和其他假单胞菌属、不动杆菌属等的作用均差。

7 种第三代口服头孢菌素均有良好的药动学特性（表 2-2-3）。其中头孢布烯生物利用度最好，达 75%～90%。其余均在 50% 左右。所有新品种均能很好地分布于人体各种组织及体液中。头孢布烯主要经肾排泄，24 小时可排出给药量的 60%～70%；其他品种的肾排出量均不到给药量的 50%。饮食能促进新品种酯化物的吸收，增高生物利用度。

新品种不良反应轻微，总发生率头孢特仑酯为 4.4%、头孢他美酯为 3.9%～12.3%、头孢布烯为 5.0%～10.0%、头孢地尼为 3.4%、头孢泊肟酯为 4.7%～19%、头孢托仑匹酯为 4.0%。主要为腹泻、恶心、呕吐等胃肠道反应。实验室检查异常发生率均低。

表 2-2-3　第三代口服头孢菌素新品种的药动学参数

药物	剂量 /mg	C_{max} /(mg/L)	T_{max} /h	$t_{1/2\beta}$ /h	蛋白结合率 /%	肾排出率 /%	生物利用度 /%
头孢克肟	200	2	4	3～4	65	50	40～50
头孢特仑酯	200	2.9	3	0.90	75	32.8	—
头孢布烯	400	15	2.6	2.4	65	56	75～90
头孢他美酯	500	4.11	4	2.2～2.8	22～25	45～51	50
头孢地尼	300	1.6	2.9	1.6～1.8	60～70	26～33	16～25
头孢托仑匹酯	200	1.8	1.5～3	1.6	88	20	14～16.1
头孢泊肟酯	200	2.3	2～3	2.1～2.84	22～23	29～33	50～70

第三代口服头孢菌素用于治疗敏感菌所致的各种呼吸道感染、皮肤软组织感染、尿路感染以及胆道感染均获良好疗效，总有效率均在 74% 以上。部分品种如头孢他美酯和头孢泊肟酯等对急性中耳炎、咽扁桃体炎、肺炎以及淋病的有效率可达 100%。

（一）头孢克肟

头孢克肟（cefixime）为第一个口服第三代头孢菌素，抗菌谱广，抗菌活性强，尤其对多数肠杆菌科细菌有较强活性，显然优于头孢克洛、头孢氨苄和头孢羟氨苄。本品对多种 β-内酰胺酶稳定，消除半衰期较长。

【抗菌作用】头孢克肟对青霉素敏感肺炎链球菌、化脓性链球菌、无乳链球菌、多数 C 组链球菌敏感，但 F 组和 G 组仅中度敏感。金黄色葡萄球菌、表皮葡萄球菌、青霉素耐药肺炎链球菌、D 组非肠球菌、肠球菌属、李斯特菌通常对本品耐药。本品对肠杆菌科细菌中非产 ESBL 菌株如大肠埃希菌、奇异变形菌、普通变形菌、肺炎克雷伯菌、催产克雷伯菌、多杀巴斯德菌、普罗威登菌属、沙门菌属、志贺菌属、异型柠檬酸杆菌、黏质沙雷菌等肠杆菌科细菌具高度抗菌活性；但肠杆菌属、其他沙雷菌属、蜂房哈夫尼亚菌和摩根杆菌大多耐药。本品对肠炎沙门菌的 MIC$_{90}$ 为 0.5mg/L。本品在体外对肠杆菌科细菌的抗菌活性较头孢克洛和头孢氨苄为强，但较环丙沙星为弱。本品对产 β- 内酰胺酶及不产 β- 内酰胺酶的流感嗜血杆菌、产 β- 内酰胺酶及不产 β- 内酰胺酶的卡他莫拉菌等具有良好抗菌活性，MIC ≤ 0.75mg/L；产 β- 内酰胺酶及不产 β- 内酰胺酶的淋病奈瑟菌可为本品 ≤ 0.5mg/L 的浓度所抑制。本品对脑膜炎奈瑟菌的 MIC$_{90}$ 为 0.004mg/L。不动杆菌属、铜绿假单胞菌及其他假单胞菌属、无色杆菌属、黄杆菌属对本品耐药。脆弱拟杆菌、梭菌属和消化链球菌等厌氧菌也大多对本品耐药。

本品对多种 β- 内酰胺酶的稳定性较头孢氨苄、头孢拉定和头孢羟氨苄强，与头孢唑肟相仿，但可被产 ESBL 和 AmpC 酶水解灭活。本品对 PBP-3、PBP-1a 和 PBP-1b 具有高度亲和力，因此可使细菌迅速死亡。

【药动学】本品口服后生物利用度为 40% ~ 50%，食物及含氢氧化铝和氢氧化镁的制酸剂不影响其吸收。与食物同服吸收达峰时间增加约 0.8 小时。单次口服头孢克肟片剂 100mg、200mg 和 400mg 后 4 小时达血药峰浓度，分别为 1mg/L、2mg/L 和 3.5mg/L，8 小时后分别降低至 0.4mg/L、1mg/L 和 1.7mg/L。头孢克肟口服混悬液的血药峰浓度较片剂高 20% ~ 50%。单次口服头孢克肟混悬剂 100mg、200mg 和 400mg 后 4 小时达血药峰浓度，分别为 1.3mg/L、2.8mg/L 和 4.4mg/L，8 小时后分别降低至 0.6mg/L、1.3mg/L 和 2.2mg/L。头孢克肟口服混悬液的药时曲线下面积较片剂高 10% ~ 25%。应用混悬液替换片剂时应考虑此种吸收差异。由于缺乏生物等效性，所以片剂不能用于替换混悬液用于治疗中耳炎。本品在体内分布广泛，能进入扁桃体、上腭窦黏膜、支气管黏膜、痰液和中耳渗出液。支气管黏膜中的药物浓度可达同时期血药浓度的 34.8% ~ 38.5%。本品的血清蛋白结合率为 65%。24 小时内约 50% 的吸收药量经尿排出。动物研究显示，胆汁中排出给药量的 10%。消除半衰期为 3~4 小时。肾功能减退者消除半衰期延长，严重肾功能减退时需调整剂量。肌酐清除率 20~40ml/min 的肾功能不全患者，消除半衰期延长至 6.4 小时。肌酐清除率 5~20ml/min 的肾功能不全患者，消除半衰期延长至 11.5 小时。老年人的药时曲线下面积较其他成年人增加约 40%。血液透析及腹膜透析不能显著清除本品。本品在体内不代谢。

【适应证及临床应用】主要用于治疗敏感菌所致的轻至中度感染。

1. 由大肠埃希菌及奇异变形菌所致的单纯性尿路感染。

2. 由流感嗜血杆菌（包括产 β- 内酰胺酶菌株）、卡他莫拉菌（包括产 β- 内酰胺酶菌株）和化脓性链球菌所致的中耳炎。

3. 由化脓性链球菌所致的咽炎、扁桃体炎。

4. 由肺炎链球菌、流感嗜血杆菌所致的急性支气管炎和慢性支气管炎急性细菌性加重。

5. 由淋病奈瑟菌（包括产青霉素酶及非产青霉素酶菌株）所致的单纯性淋菌性尿道炎和宫颈炎。

【剂量及用法】成人每日 400mg，单次或分 2 次服用。单纯性淋菌性尿道炎或宫颈炎 400mg 单剂口服。治疗单纯性下尿路感染 200mg 单剂即可。儿童每日 8mg/kg，单次或分 2 次服用。体重超过 50kg 或年龄超过 12 岁的儿童，按成人剂量给药。中耳炎宜用混悬剂治疗。治疗化脓性链球菌感染，疗程至少 10 天。

肾功能减退时给药方案的调整参见本书第一篇第六章第二节 肾功能减退时抗菌药物的应用。

【不良反应】有报道 19 393 例接受本品治疗者不良反应发生率仅为 2.3%。不良反应大多轻至中度，且呈一过性，最常见者为腹泻、恶心、腹痛、消化不良、肠胃胀气和粪便形状改变等胃肠道症状。皮疹、头痛和头晕等亦可发生，多出现于治疗开始数日内。假膜性肠炎、血清氨基转氨酶增高、血尿素氮增高等偶有发生。本品所致的胃肠道反应较阿莫西林多见。

【禁忌证及注意事项】

1. 禁用于对本品及其他头孢菌素过敏的患者。有青霉素过敏性休克史者避免应用。

2. 对有哮喘及荨麻疹等过敏性疾病史和家族史的患者慎用本品。

3. 肾功能不全患者需根据肾功能调整给药剂量及给药间期。

4. 本品属妊娠期用药 B 类。

5. 尚不清楚本品是否经乳汁分泌。哺乳期妇女应用本品治疗期间应停止授乳。

6. 本品不推荐用于 6 个月以下婴幼儿。

【药物相互作用】

1. 本品与卡马西平合用可导致后者血药浓度升高。

2. 本品可致尿糖、尿酮试验假阳性，可导致直接 Coombs 试验阳性。

（二）头孢特仑酯

头孢特仑酯（cefteram pivoxil）属第三代口服头孢菌素头孢特仑的酯化物，口服吸收后经肠壁上皮细胞内酯酶水解成为有抗菌活性的头孢特仑。其抗菌谱广，对多数 β- 内酰胺酶稳定。

【抗菌作用】头孢特仑对产及不产青霉素酶的金黄色葡萄球菌、表皮葡萄球菌具有抗菌作用，对化脓性链球菌、其他溶血性链球菌的 MIC 值较头孢他美低 2 个稀释度以上，与头孢呋辛、头孢克洛相仿。对肺炎链球菌、无乳链球菌和草绿色链球菌具高度抗菌活性，对肠球菌属、甲氧西林耐药金黄色葡萄球菌和表皮葡萄球菌、杰氏棒状杆菌及单核细胞增生李斯特菌无抗菌作用。头孢特仑对部分肠杆菌科细菌中非产 ESBL 菌株如大肠埃希菌、克雷伯菌属、沙门菌属、异型柠檬酸杆菌、奇异变形菌、小肠结肠炎耶尔森菌及嗜水气单胞菌的抗菌活性高于头孢氨苄、头孢克洛及氨苄西林，但不如头孢噻肟及头孢曲松。对弗劳地柠檬酸杆菌、黏质沙雷菌、普通变形菌、摩根摩根菌、雷极普罗威登斯菌均具抗菌活性。本品对产及不产 β- 内酰胺酶的流感嗜血杆菌、产及不产 β- 内酰胺酶的淋病奈瑟菌有高度抗菌活性，对产及不产 β- 内酰胺酶的卡他莫拉菌的抗菌活性优于头孢克洛及头孢氨苄。大部分耐阿莫西林、头孢氨苄、头孢克洛及部分耐庆大霉素、甲氧苄啶的肠杆菌科细菌仍对本品敏感。本品对假单胞菌属及不动杆菌属抗菌作用差，对木糖氧化无色杆菌、黄杆菌属细菌无抗菌作用。对脆弱拟杆菌及梭菌属以外的厌氧菌具有抗菌活性。

【药动学】健康成人餐后服用本品 200mg，其血药峰浓度分别为 2.9mg/L，达峰时间为 3 小时，消除半衰期为 0.9 小时。蛋白结合率 75%。连续给药未发现明显体内蓄积。本品在体内分布广泛，如痰液、中耳渗出液、扁桃体、上颌窦黏膜、筛窦黏膜、鼻息肉、尿道分泌物、拔牙创面及女性生殖系统等组织体液中均分布良好，但几乎不向乳汁中分布。本品主要经肾脏排泄，部分以活性形式经胆汁排泄，8 小时内经尿液排出给药量的 32.8%。肾功能减退时血药浓度上升，消除半衰期可延长 2~5 倍，尿中排泄率下降。

【适应证及临床应用】本品可适用于敏感链球菌属、肺炎链球菌、消化链球菌、淋病奈瑟菌、大肠埃希菌、柠檬酸杆菌属、克雷伯菌属、肠杆菌属、沙雷菌属、变形菌属（奇异变形菌、普通变形菌）、摩根摩根菌、普罗威登斯菌属和流感嗜血杆菌所致的下列轻、中度感染。

1. 咽炎、扁桃体炎、急性支气管炎、肺炎、慢性支气管炎急性加重、支气管扩张继发感染及慢性呼吸道疾病继发感染。

2. 肾盂肾炎、膀胱炎。

3. 淋病奈瑟菌尿道炎或宫颈炎。

4. 子宫附件炎、子宫内膜炎、子宫内感染、前庭大腺炎及脓肿。

5. 中耳炎、鼻旁窦炎。

【剂量及用法】成人常用剂量为每日 300~600mg，分 3 次饭后服用。儿童每日 9mg/kg，分 3 次口服。

【不良反应】本品不良反应少而轻微。15 857 例接受本品治疗的患者中 174 例（1.1%）发生 216 例次（1.4%）不良反应，主要为消化道症状，如呕吐、腹泻、胃腹部不适、食欲缺乏等，偶有肾毒性反应发生。此外可有头痛、眩晕、皮疹及荨麻疹发生。实验室检查异常主要为血清氨基转移酶一过性升高，嗜酸性粒细胞增多，偶见血尿素氮、肌酐、乳酸脱氢酶、碱性磷酸酶、γ-谷氨酰转肽酶轻度增高，停药后可恢复正常，仅极个别患者需中止用药。

【禁忌证及注意事项】

1. 禁用于对本品及其他头孢菌素类过敏者。

2. 对青霉素有过敏史者应慎用。有青霉素过敏性休克史者避免应用。

3. 本品属妊娠期用药 B 类。

4. 哺乳期妇女慎用，如需应用需停止授乳。

5. 肾功能不全及高龄患者需减量使用。

（三）头孢他美酯

【抗菌作用】头孢他美酯（cefetamet pivoxil）为口服第三代广谱头孢菌素类抗生素。口服后在体内迅速被水解为有抗菌活性的头孢他美发挥杀菌作用。本品对革兰氏阳性菌和革兰氏阴性杆菌的抗菌活性与头孢克肟相仿。本品对肺炎链球菌、溶血性链球菌具抗菌活性，对葡萄球菌属和肠球菌属的抗菌作用差。对非产 ESBL 的大肠埃希菌、流感嗜血杆菌、克雷伯菌属、淋病奈瑟菌等革兰氏阴性杆菌都有很强的抗菌活性，沙雷菌属、普通变形菌、肠杆菌属及柠檬酸杆菌属亦对本品敏感。铜绿假单胞菌对本品耐药，但洋葱伯克霍尔德菌对本品敏感。本品对脆弱拟杆菌具较强抗菌活性，对多数 β-内酰胺酶稳定，但可被 ESBLs 和 AmpC 酶水解。

【药动学】本品口服后经肠黏膜吸收，在肝内盐酸头孢他美酯被迅速代谢，转变为头孢他美发挥抗菌作用。本品随食物口服后，平均约 55% 的给药量转变为头孢他美。口服本品 500mg 后的血药峰浓度为 4.11mg/L，于给药后 4 小时到达。分布容积为 0.29L/kg，消除半衰期为 2.2~2.8 小时，蛋白结合率为 22%～25%。45%～51% 的给药量于 12 小时内自尿中排出。餐后服用的生物利用度为 50%。制酸剂（镁、铝、氢氧化物等）或雷尼替丁不改变本品生物利用度。肾功能不全患者的血半衰期延长。

【适应证及临床应用】本品主要用于敏感菌所致的中耳炎、鼻窦炎、咽炎、扁桃体炎等上呼吸道感染，慢性支气管炎急性细菌性加重、急性气管-支气管炎等下呼吸道细菌性感染，单纯性尿路感染、复杂性尿路感染、反复发作性尿路感染和肾盂肾炎，以及急性单纯性淋菌性尿道炎和宫颈炎等。

【剂量及用法】成人常用剂量为每日 500~1 000mg，分 2 次口服，儿童每日 16~24mg/kg，分 2 次口服。肾功能不全患者：肌酐清除率 > 40ml/min 者每次 500mg，每 12 小时 1 次；肌酐清除率 10~40ml/min 者，每次 125mg，每 12 小时 1 次。

【不良反应】本品不良反应发生率 3.6%，主要以腹泻、恶心、呕吐等胃肠道反应，皮疹，头痛、眩晕等神经系统症状为多见。少数患者可有暂时性嗜酸性粒细胞增高和肝、肾功能异常。偶有假膜性肠炎、腹胀、胃灼热、腹部不适、血中胆红素升高，转氨酶一过性升高等。瘙痒、局部水肿、紫癜、皮疹等皮肤反应，头痛、眩晕、衰弱等中枢神经系统反应，白细胞减少、嗜酸性粒细胞增多、血小板增多等血液系统反应，均属偶见，并为一过性。其他罕见的反应有牙龈炎，直肠炎、结膜炎、药物热等。

【禁忌证及注意事项】

1. 禁用于对本品及其他头孢菌素类过敏的患者。

2. 对青霉素类药物过敏者慎用。有青霉素过敏性休克史者避免应用。

3. 不推荐本品用于新生儿患者。

4. 本品属妊娠期用药 B 类。

5. 虽然在乳汁中尚未发现本品的代谢物，哺乳期妇女应用本品时宜停止授乳。

【药物相互作用】

1. 制酸剂、H_2 受体拮抗剂对本品药动学无影响。

2. 目前尚未见到本品对实验室检测值和 / 或方法有影响的报道，也未观察到合用利尿药的患者在使用本品时发生肾功能损害。

（四）头孢地尼

头孢地尼（cefdinir）是第三代口服头孢菌素，对革兰氏阳性菌、革兰氏阴性杆菌有广谱抗菌活性。对葡萄球菌属的抗菌活性在第三代口服头孢菌素中最强。

【抗菌作用】头孢地尼对产及不产青霉素酶的金黄色葡萄球菌、青霉素敏感肺炎链球菌、化脓性链球菌等革兰氏阳性球菌的抗菌活性优于头孢克肟、头孢布烯、头孢泊肟、头孢克洛，对产及不产青霉素酶的表皮葡萄球菌、无乳链球菌和草绿色链球菌亦具抗菌活性。对甲氧西林耐药葡萄球菌、肠球菌属无抗菌作用。本品对革兰氏阴性杆菌的抗菌活性与头孢克肟相似，明显优于头孢克洛。对产及不产 β- 内酰胺酶的流感嗜血杆菌、产及不产 β- 内酰胺酶的副流感嗜血杆菌、产及不产 β- 内酰胺酶的卡他莫拉菌均具高度抗菌活性。对异型柠檬酸杆菌、大肠埃希菌、肺炎克雷伯菌及奇异变形菌亦具抗菌作用。本品对假单胞菌属和肠杆菌属无效。

本品对需氧菌产生的多种青霉素酶、头孢菌素酶具有很高的稳定性，优于头孢氨苄和头孢克洛，与头孢克肟相似；但对厌氧菌产生的 β- 内酰胺酶稳定性略差。

【药动学】成人单剂空腹口服头孢地尼胶囊 300mg 和 600mg 后的血药峰浓度分别为 1.6mg/L 和 2.87mg/L，达峰时间分别为 2.9 小时和 3 小时，药时曲线下面积分别为 7.05mg·h/L 和 11.1mg·h/L。儿童单剂空腹口服头孢地尼混悬剂 7mg/kg 和 14mg/kg 后的血药峰浓度分别为 2.3mg/L 和 3.86mg/L，达峰时间分别为 2.2 小时和 1.8 小时，药时曲线下面积分别为 8.31mg·h/L 和 13.4mg·h/L。口服胶囊生物利用度为 16%～21%，混悬液生物利用度为 25%。血浆蛋白结合率为 60%～70%。在体内分布广泛，在痰液、扁桃体组织、鼻窦黏膜、肺组织、中耳分泌物和皮肤水疱液中分布良好，乳汁中不能检出本品。本品在体内不被代谢，主要以原型经肾排泄，12 小时内经尿液排出给药量的 26%～33%。消除半衰期为 1.6～1.8 小时。肾功能减退患者中本品排泄延迟，半衰期延长，血药浓度增高。

【适应证及临床应用】本品主要适用于敏感菌引起的轻至中度感染。

1. 成人和青少年

（1）由流感嗜血杆菌及副流感嗜血杆菌（包括产 β- 内酰胺酶菌株）、肺炎链球菌青霉素敏感株和卡他莫拉菌（包括产 β- 内酰胺酶菌株）所致的社区获得性肺炎，慢性支气管炎急性细菌性加重，急性上颌窦炎。

（2）化脓性链球菌所致的咽炎或扁桃体炎。

（3）金黄色葡萄球菌（包括产 β- 内酰胺酶菌株）及化脓性链球菌所致的单纯性皮肤软组织感染。

2. 儿童

（1）由流感嗜血杆菌及副流感嗜血杆菌（包括产 β- 内酰胺酶菌株）、肺炎链球菌青霉素敏感株和卡他莫拉菌（包括产 β- 内酰胺酶菌株）所致的急性细菌性中耳炎。

（2）化脓性链球菌所致的咽炎或扁桃体炎。

（3）金黄色葡萄球菌（包括产 β- 内酰胺酶菌株）及化脓性链球菌所致单纯性皮肤软组织感染。

【剂量及用法】成人常用口服剂量为每日 600mg，儿童常用剂量为每日 14mg/kg，分 2 次口服。肾功能减退时给药方案的调整参见本书第一篇第六章第二节　肾功能减退时抗菌药物的应用。

【不良反应】不良反应发生率为 3.1%。常见的不良反应有腹泻、恶心、腹部疼痛、阴道念珠菌病、头痛等，较少见的不良反应有皮疹、消化不良、肠胃胀气、呕吐及头晕等。

【禁忌证及注意事项】参见头孢克肟。

【药物相互作用】与含镁、铝、铁等金属离子的制剂合用可降低本品的吸收，可能降低疗效。

（五）头孢托仑匹酯

【抗菌作用】头孢托仑匹酯（cefditoren pivoxil）吸收后在肠壁代谢成活性的头孢托仑而发挥抗菌作用。本品具广谱抗菌作用，对甲氧西林敏感金黄色葡萄球菌、青霉素敏感肺炎链球菌、化脓性链球菌、无乳链球菌、C 组和 G 组链球菌及对青霉素敏感及中介的草绿色链球菌等革兰氏阳性球菌具抗菌活性；对流感嗜血杆菌（包括产 β- 内酰胺酶菌株）、副流感嗜血杆菌（包括产 β- 内酰胺酶菌株）、卡他莫拉菌（包括产 β- 内酰胺酶菌株）等革兰氏阴性菌具抗菌活性。本品对消化链球菌、痤疮丙酸杆菌、某些拟杆菌属等厌氧菌亦具抗菌活性。

本品对各种细菌产生的 β- 内酰胺酶稳定，但可被 ESBLs 和 AmpC 酶水解。

【药动学】健康志愿者空腹口服 200mg 后的血药峰浓度为 1.8mg/L，达峰时间 1.5 ~ 3 小时。餐后服用吸收量增多。空腹口服本品的绝对生物利用度约为 14%，与低脂食物共服的生物利用度为 16.1%；与高脂食物共服 AUC 增加 70%，血药峰浓度增加 50%。高脂餐后服用本品 200mg、400mg 的血药峰浓度分别为 3.1mg/L 和 4.4mg/L。本品分布容积为 9.3L。蛋白结合率 88%。分布于痰液、扁桃体、鼻窦黏膜、皮肤组织、乳腺组织、胆囊、子宫、阴道、子宫颈、睑板腺组织及拔牙后创面等组织和体液中，但不分布于乳汁中。口服 400mg 后 4~6 小时，皮肤水疱液中浓度为 1.1mg/L；口服 200mg 后 2~4 小时扁桃体组织中浓度为 0.18μg/g。消除半衰期 1.6 小时。主要经尿液排泄，肾清除率 4~5L/h。健康志愿者空腹口服 100mg、200mg、300mg 后 24 小时内尿排泄率约为 20%。口服本品每次 200mg，每 12 小时 1 次，连用 7 天未见蓄积。肾功能不全患者（尤其肌酐清除率 < 30ml/min，或进行血液透析者）尿中排泄延迟，半衰期延长，血药浓度升高 1 ~ 2.5 倍，药时曲线下面积增大 5 ~ 10 倍。

【适应证及临床应用】本品主要用于敏感菌所致的成人及 12 岁以上青少年轻至中度感染。

1. 由流感嗜血杆菌及副流感嗜血杆菌（包括产 β- 内酰胺酶菌株）、肺炎链球菌青霉素敏感株和卡他莫拉菌（包括产 β- 内酰胺酶菌株）所致慢性支气管炎急性加重。

2. 化脓性链球菌所致的咽炎或扁桃体炎。

3. 金黄色葡萄球菌（包括产 β- 内酰胺酶菌株）及化脓性链球菌所致单纯性皮肤软组织感染。

【剂量及用法】成人常用剂量：急性咽炎和扁桃体炎以及单纯性皮肤软组织感染为每次 200mg，每日 2 次，慢性支气管炎急性细菌感染每次 400mg，每日 2 次，均餐后服用。12 岁以下小儿应用本品的安全性及疗效尚未确立。肾功能减退时给药方案：肌酐清除率 50~90ml/min 者不需调整剂量；肌酐清除率小于 10~50ml/min 者，每 12 小时给药 200mg；肌酐清除率小于 10ml/min 者，每 24 小时给药 200mg。

【不良反应】本品不良反应少而轻微，以胃肠道反应较为常见，表现为恶心、呕吐、腹泻等，假膜性肠炎罕见；皮疹、瘙痒、荨麻疹和发热等过敏反应少见；偶见嗜酸性粒细胞增多、白细胞减少及一过性肝、肾功能异常。

【禁忌证及注意事项】

1. 禁用于对本品或其他头孢菌素过敏的患者。有青霉素过敏性休克史者避免应用。

2. 应用 β- 内酰胺类有引起严重过敏反应的可能，用药前应仔细询问有无药物过敏史或家族史，以及过敏性疾病史或家族史。

3. 本品属妊娠期用药 B 类。

4. 本品不推荐用于 12 岁以下儿童。

5. 老年人给药间隔时间宜根据肾功能适当延长。

【药物相互作用】与抗酸剂合用会使其吸收率降低，与丙磺舒合用会使其尿中排泄率降低。

（六）头孢泊肟酯

头孢泊肟酯（cefpodoxime proxetil）为口服广谱第三代头孢菌素，是头孢泊肟的前体药物。口服经肠道吸收后，在肠管壁上皮细胞内经酯酶水解后产生具有抗菌活性的头孢泊肟。

【抗菌作用】本品对产及不产青霉素酶的金黄色葡萄球菌，腐生葡萄球菌，青霉素敏感肺炎链球菌，化脓性链球菌，无乳链球菌，C 组、F 组、G 组链球菌等革兰氏阳性球菌具较强抗菌活性。对甲氧西林耐药葡萄球菌、青霉素耐药肺炎链球菌和肠球菌属无抗菌活性。对产及不产 β- 内酰胺酶的流感嗜血杆菌、副流感嗜血杆菌、卡他莫拉菌、产及不产 β- 内酰胺酶的淋病奈瑟菌具高度抗菌活性。对非产 ESBL 的大肠埃希菌、肺炎克雷伯菌、催产克雷伯菌、奇异变形菌、异型柠檬酸杆菌、普通变形菌、雷极普罗威登斯菌具高度抗菌活性。对肠杆菌科细菌的活性与头孢克肟相仿，较头孢呋辛、头孢克洛和头孢氨苄均强。肠杆菌属、铜绿假单胞菌、其他假单胞菌属和不动杆菌属等非发酵菌均对本品耐药。本品对厌氧菌中的消化链球菌具抗菌活性。

本品对多数 β- 内酰胺酶稳定，但可被 ESBL 和 AmpC 酶水解。

【药动学】单次口服本品 100mg、200mg 和 400mg 后的血药峰浓度分别为 1.4mg/L、2.3mg/L 和 3.9mg/L，于给药后 2~3 小时达到；空腹口服后的生物利用度为 50%，进食可增加本品的吸收，使生物利用度达 70%。制酸剂和 H_2 受体拮抗剂可减少其吸收，并使血药峰浓度减低。多次服药后体内无蓄积现象。本品的血清蛋白结合率为 22% ~ 33%。本品在体内分布广泛，肺组织、皮肤水疱液、扁桃体、精液、滑囊液、破损皮肤的炎症和体液中均可达有效治疗浓度。消除半衰期为 2.09~2.84 小时。本品在体内不代谢，未吸收的药物经粪便排出；29% ~ 33% 的给药量以原型经尿液排泄，极少部分经胆道排泄。肾功能不全患者尿排泄药量减少，肝硬化患者本品的吸收减少。本品能为血液透析清除。

【适应证及临床应用】本品主要适用于敏感菌所致的轻至中度感染。

1. 肺炎链球菌青霉素敏感株、化脓性链球菌、流感嗜血杆菌（包括产 β- 内酰胺酶菌株）或卡他莫拉菌（包括产 β- 内酰胺酶菌株）所致急性中耳炎。

2. 化脓性链球菌所致咽炎、扁桃体炎。

3. 肺炎链球菌青霉素敏感株、流感嗜血杆菌（包括产 β- 内酰胺酶菌株）所致社区获得性肺炎。

4. 肺炎链球菌青霉素敏感株、流感嗜血杆菌（仅非产 β- 内酰胺酶菌株）或卡他莫拉菌所致慢性支气管炎急性加重。

5. 淋病奈瑟菌（包括产青霉素酶菌株）所致急性单纯性淋菌性尿道炎、宫颈炎、直肠肛门感染。

6. 金黄色葡萄球菌（包括产青霉素酶菌株）及化脓性链球菌所致单纯性皮肤、软组织感染。

7. 流感嗜血杆菌（包括产 β- 内酰胺酶菌株）、肺炎链球菌、卡他莫拉菌（包括产 β- 内酰胺酶菌株）所致急性鼻窦炎。

8. 大肠埃希菌、肺炎克雷伯菌、奇异变形菌或腐生葡萄球菌所致急性单纯性膀胱炎。

【剂量及用法】成人咽炎、扁桃体炎和单纯性尿路感染每次 100mg，每 12 小时 1 次，疗程 5 ~ 10 天；社区获得性肺炎、慢性支气管炎急性加重和急性细菌性鼻窦炎每次 200mg，每 12 小时 1 次，疗程 10 ~ 14 天；急性单纯性淋病 200mg，单剂服用；皮肤和皮肤软组织感染每次 400mg，每 12 小时 1 次，疗程 7 ~ 14 天。

儿童急性中耳炎、咽炎、扁桃体炎和急性细菌性鼻窦炎每次 5mg/kg，每 12 小时 1 次。疗程 5~10 天。每日最大剂量不超过 400mg。

肾功能减退时给药方案的调整参见本书第一篇第六章第二节 肾功能减退时抗菌药物的应用。

【不良反应】本品的不良反应发生率约为 12.3%，常见的不良反应有腹泻、恶心、阴道念珠菌感染、外阴阴道感染、腹痛和头痛等。较少见的不良反应有呕吐、消化不良、全身不适、头晕、皮疹等。实验室检查异常有血清氨基转移酶、胆红素、AKP、LDH、BUN 及血肌酐一过性升高，白细胞及中性粒细胞一过性减低等。

【禁忌证及注意事项】

1. 禁用于对本品或其他头孢菌素过敏的患者。有青霉素过敏性休克史者避免应用。

2. 用药前应仔细询问有无药物过敏史或家族史，以及过敏性疾病史或家族史。

3. 本品属妊娠期用药 B 类。

4. 本品不推荐用于 2 个月以下婴幼儿。

5. 肾功能正常的老年人不需调整给药剂量及间隔时间。

【药物相互作用】

1. 本品与大剂量制酸剂（碳酸氢钠和氢氧化铝）与 H₂ 受体拮抗剂合用，血药浓度峰值分别降低 24% 和 42%，吸收分别减少 27% 和 32%。

2. 与丙磺舒合用可抑制本品自肾小管分泌，使血药浓度升高 20%，药时曲线下面积增大 31%。

3. 与肾毒性药物合用时需监测肾功能。

4. 头孢泊肟酯可导致直接 Coombs 试验阳性。

主要参考文献

[1] TORRES A, MOUTON J W, PEA F. Pharmacokinetics and dosing of ceftobiprole medocaril for the treatment of hospital- and community-acquired pneumonia in different patient populations. Clin Pharmacokinet, 2016,55(12):1507-1520.

[2] KIANG T K, WILBY K J, ENSOM M H. A critical review on the clinical pharmacokinetics, pharmacodynamics, and clinical trials of ceftaroline. Clin Pharmacokinet, 2015,54(9):915-931.

[3] LONG T E, WILLIAMS J T. Cephalosporins currently in early clinical trials for the treatment of bacterial infections. Expert Opin Investig Drugs, 2014,23(10):1375-1387.

[4] ZAFFIRI L, GARDNER J, TOLEDO-PEREYRA L H. History of antibiotics. From salvarsan to cephalosporins. J Invest Surg, 2012,25(2):67-77.

[5] ANDES D R, CRAIG W A. Cephalosporins//BENNETT J E, DOLIN R, BLASER M J.Mandell, Douglas, and Bennett's principles and practice of infectious diseases. 8th ed. Philadelphia: Elsevier Saunders,2015:278-292.

[6] HAMILTON-MILLER J M. Development of the semi-synthetic penicillins and cephalosporins. Int J Antimicrob Agents, 2008,31(3):189-192.

[7] COOPER T W, GIBBS W J, BRONZE M S, et al. Antimicrobial symposium. Part Ⅳ. Cephalosporins. J Okla State Med Assoc, 2006, 99(12):579-583.

第三章
其他 β- 内酰胺类抗生素

第一节　头霉素类抗生素

头霉素类（cephamycins）获自链霉菌（*Streptomyceslactamdurans*）发酵液，有 A、B 和 C 三型，以头霉素 C 抗菌作用最强。该类抗生素化学结构与头孢菌素相似，但其头孢烯母核的 7α 位碳原子上有甲氧基，该基团使其对革兰氏阴性菌产生的青霉素酶和头孢菌素酶高度稳定。亦有将头霉素类归入第二代头孢菌素者，但头霉素类对大多数超广谱 β- 内酰胺酶（ESBLs）稳定，且对脆弱拟杆菌等厌氧菌抗菌作用较第二代头孢菌素显著为强。然而该类药物用于治疗产 ESBLs 菌株所致感染的可靠性并未被证实。

一、头孢西丁

头孢西丁（cefoxitin）为半合成头霉素 C，对需氧革兰氏阳性菌、革兰氏阴性菌及厌氧菌具广谱抗菌作用。本品对革兰氏阴性菌所产生的多数 β- 内酰胺酶高度稳定，包括超广谱 β- 内酰胺酶，但可被 Bush Ⅰ组酶（Amp C 酶）所水解。本品可诱导部分肠杆菌科细菌产生 β- 内酰胺酶。

【抗菌作用】头孢西丁对革兰氏阳性菌的体外抗菌作用较头孢噻吩和头孢孟多弱 5~10 倍。本品对金黄色葡萄球菌青霉素敏感株及甲氧西林敏感菌株均具抗菌活性，其 MIC_{90} 为 4mg/L，甲氧西林耐药株对本品亦耐药。本品对化脓链球菌及肺炎链球菌的 MIC_{90} 分别为 1mg/L 和 2mg/L。肠球菌属和李斯特菌通常对本品耐药。

本品对脑膜炎奈瑟菌、淋病奈瑟菌（包括产 β- 内酰胺酶菌株）和流感嗜血杆菌的 MIC 分别为 ≤ 0.5mg/L、1mg/L 和 0.78~6.25mg/L，逊于头孢孟多或头孢呋辛，但对产 β- 内酰胺酶淋病奈瑟菌的抗菌作用则优于头孢孟多。

本品对大多数质粒或染色体介导的 β- 内酰胺酶高度稳定，所以对头孢噻吩耐药的某些革兰氏阴性杆菌如吲哚阳性变形杆菌和普罗威登斯菌属，以及某些大肠埃希菌、肺炎克雷伯菌、变形杆菌属、摩根摩根菌均具较强活性，MIC_{90} 为 8mg/L；对肠杆菌属和沙雷菌属抗菌作用较弱，对沙门菌属和志贺菌属的抗菌作用与头孢噻吩相仿。本品对多数铜绿假单胞菌、阴沟肠杆菌抗菌作用差。

本品对许多厌氧菌具抗菌活性，如消化球菌和消化链球菌，对脆弱拟杆菌的抗菌作用为头孢菌素类中最强者，但近年拟杆菌属对本品的耐药率已逐渐上升。梭状芽孢杆菌属和放线菌属对本品中度敏感。

本品作用于细菌细胞壁的青霉素结合蛋白，从而影响细菌细胞壁的合成，导致细菌死亡。

【药动学】本品口服吸收差。成人肌内注射 1.0g 头孢西丁后的血药峰浓度于 20 分钟到达，为 22.5mg/L。于 3 分钟内静脉推注头孢西丁 1.0g，5 分钟后的血药峰浓度为 124.8mg/L。30 分钟内静脉滴注头孢西丁 1.0g，滴注结束时的血药峰浓度为 72.3mg/L。肌内注射或静脉推注的血半衰期为 0.68~0.77 小时，合用丙磺舒可使其血半衰期延长至 1.4 小时。

本品在体内分布良好，表观分布容积为 8~12L。本品在胸腔积液和腹水中的浓度分别为同期血药浓度的 50% 和 86%，在胆汁中浓度则可达同期血药浓度的 4~12 倍。静脉注射 1g 后乳汁中浓度可达 5.6mg/L。本品不能透过正常脑膜，脑膜有炎症时脑脊液中浓度约为同期血药浓度的 10%。血浆蛋白结合率为 65% ~ 80%。

给予头孢西丁后 12 小时内尿排出给药量的 90% 以上，主要以原型经肾小球滤过和肾小管分泌排泄。肾功能减退患者血液透析可清除血中 85% 的药物，腹膜透析清除率仅为血浆清除率的 7.4%。

【适应证及临床应用】由敏感菌株引起的下列感染。

1. 肺炎链球菌及其他链球菌属细菌、甲氧西林敏感金黄色葡萄球菌、大肠埃希菌、肺炎克雷伯菌、流感嗜血杆菌以及拟杆菌属引起的下呼吸道感染。

2. 由大肠埃希菌、变形杆菌属、肺炎克雷伯菌、摩根菌属、普罗威登斯菌属引起的尿路感染。

3. 大肠埃希菌、克雷伯菌属、拟杆菌属（包括脆弱拟杆菌）以及梭菌属引起的腹膜炎和腹腔内感染。

4. 大肠埃希菌、淋病奈瑟菌（产酶及非产酶株）、拟杆菌属、梭菌属、消化链球菌以及 B 组溶血性链球菌引起的子宫内膜炎、盆腔炎等，疑有沙眼衣原体感染者应合用抗衣原体药。

5. 由肺炎链球菌、甲氧西林敏感金黄色葡萄球菌、大肠埃希菌、克雷伯菌属和拟杆菌属（包括脆弱拟杆菌）引起的血流感染。

6. 甲氧西林敏感金黄色葡萄球菌所致的骨、关节感染。

7. 甲氧西林敏感金黄色葡萄球菌、表皮葡萄球菌、链球菌属、大肠埃希菌、克雷伯菌属、奇异变形杆菌、拟杆菌属（包括脆弱拟杆菌）、梭菌属、消化球菌属、消化链球菌所致的皮肤、软组织感染。

8. 也可用于无污染的胃肠道手术、经阴道子宫切除、经腹腔子宫切除或剖宫产等手术前预防用药。

【剂量及用法】

1. 成人 ①轻度感染，每 8 小时 1g，肌内注射或静脉滴注；②中度感染，每 4 小时 1g，或每 6~8 小时 2g；③严重感染，每 4 小时 2g，或每 6 小时 3g，静脉滴注。成人每日最大剂量 12g。

2. 3 个月及 3 个月以上的婴儿和儿童常用量每次 20 ~ 25mg/kg，每 4 ~ 6 小时给药一次，静脉滴注。

3. 肾功能损害者 肌酐清除率（Ccr）为 30~50ml/min 者每 8~12 小时 1~2g；10~29ml/min 者每 12~24 小时 1~2g；5~9ml/min 者每 12~24 小时 0.5~1g；< 5ml/min 者每 24~48 小时 0.5~1g。血液透析患者每次透析后需补给 1~2g，维持剂量同肾功能损害者。

4. 预防用药 用于未被污染的胃肠道手术、经阴道子宫切除术或腹式子宫切除术术后感染的预防时，术前 0.5~1 小时静脉滴注 2g，以后 24 小时内每 6 小时静脉滴注 1~2g。3 个月及 3 个月以上小儿每次剂量为 30~40mg/kg，给药时间同成人。接受剖宫产手术者脐带夹住时 2g 单剂静脉滴注，4 小时和 8 小时后各追加一次剂量（2g）。

【不良反应】本品耐受性好，最常见的不良反应为静脉用药后的局部反应，其他不良反应较少见。①局部反应：静脉炎；②过敏反应：包括皮疹、瘙痒、嗜酸性粒细胞增多、发热、荨麻疹和呼吸困难，偶可发生过敏性休克、间质性肾炎和血管性水肿；③心血管系统：低血压；④胃肠道反应：腹泻，包括假膜性肠炎，可以发生在用药过程中或停药后；⑤神经肌肉：可能使重症肌无力患者症状加重；⑥血液系统：嗜酸性粒细胞增多、中性粒细胞减少、贫血（包括溶血性贫血）、血小板减少和骨髓抑制，部分患者特别是有氮质血症者 Coombs 试验可呈阳性；⑦肝脏：血谷丙转氨酶（GPT）、谷草转氨酶（GOT）、乳酸脱氢酶（LDH）、碱性磷酸酶（AKP）以及血胆红素增高；⑧肾脏：偶有血尿素氮和血肌酐升高，罕有急性肾功能损害的报道。

【禁忌证及注意事项】

1. 对本品及头孢菌素类抗生素有过敏史者禁用。

2. 拟用本品前必须详细询问患者先前有无对本品、其他头孢菌素类、青霉素类或其他 β- 内酰胺类药物的过敏史，因为在青霉素类和头孢菌素类等 β- 内酰胺类抗生素之间已证实存在交叉过敏反应可能。在青霉素类抗生素过敏患者中 5%～10% 可对头孢菌素出现交叉过敏反应。因此有青霉素类过敏史患者，有指征应用本品时，必须充分权衡利弊后在严密观察下慎用。如以往曾发生青霉素休克的患者则不宜再选用本品。应用本品时一旦发生过敏反应，需立即停药。如发生过敏性休克，需立即就地抢救，给予肾上腺素、保持呼吸道通畅、吸氧、糖皮质激素及输液等紧急措施。

3. 有胃肠道疾病病史的患者，特别是结肠炎患者应慎用本品。与其他抗生素相仿，长期应用本品可引起肠道菌群失调，非敏感菌过度增殖。如在应用本品过程中发生抗生素相关性肠炎，必须立即停药并采取相应措施。

4. 肾功能损害的患者需要减量应用，老年患者应根据其肾功能调整用量。

5. 高浓度头孢西丁（＞100mg/L）可导致 Jaffe 法检测的血清及尿肌酐水平假性升高，Poter-Silber 法检测的尿 17- 羟 - 类固醇水平假性升高，还可致铜还原法（Clintest 尿糖试纸）尿糖假阳性。

6. 本品属于妊娠期用药 B 类，即动物实验中没有发现本品对生殖能力和胎儿的损害，但迄今在人类中尚无足够的对照研究资料。所以只有在明确指征时谨慎应用。头孢西丁可经乳汁分泌，哺乳期妇女应用本品时应停止哺乳。

7. 本品在 < 3 个月婴儿中不宜采用，3 个月及 3 个月以上幼儿给予大剂量头孢西丁可引起嗜酸性粒细胞增多和血谷丙转氨酶水平增高，故 3 个月以上婴幼儿用药时应注意掌握剂量。

【药物相互作用】

1. 本品有较强的 β- 内酰胺酶诱导作用，羧苄西林、美洛西林等对革兰氏阴性杆菌所产 β- 内酰胺酶不稳定的 β- 内酰胺类药物与其合用可发生拮抗作用。

2. 丙磺舒可减少本品在肾小管分泌，致血药浓度升高，血半衰期延长。

3. 与某些头孢菌素类和氨基糖苷类抗生素合用可增加肾毒性。

二、头孢美唑

头孢美唑（cefmetazole）抗菌谱与头孢西丁相仿，体外抗菌作用较头孢西丁略强，但对革兰氏阴性菌的作用较头孢替坦为差。头孢美唑为头霉素类抗生素中对 β- 内酰胺酶最稳定者。

【抗菌作用】本品对甲氧西林敏感金黄色葡萄球菌的 MIC_{90} 为 4mg/L，对表皮葡萄球菌的活性略差于金黄色葡萄球菌。化脓链球菌对本品高度敏感，MIC_{90} 为 0.5mg/L。本品对肺炎链球菌的 MIC_{90} 为 8mg/L。肠球菌属和耐甲氧西林的葡萄球菌对本品耐药。

本品对奈瑟菌属的活性与头孢西丁相仿或稍差，对卡他莫拉菌的 MIC ≤ 1mg/L。本品对流感嗜血杆菌的抗菌活性很强，MIC_{90} 为 1.6~4.0mg/L，对产 β- 内酰胺酶的菌株，MIC 升高不显著。

本品对大肠埃希菌、克雷伯菌属、奇异变形杆菌、异型柠檬酸杆菌的体外抗菌活性较头孢西丁强 2~8 倍，MIC_{90} 为 2~4mg/L。对吲哚阳性变形杆菌和普罗威登斯菌属的活性与头孢西丁相仿，通常对青霉素类和其他头孢菌素耐药的吲哚阳性变形杆菌对本品亦可呈现敏感。铜绿假单胞菌、弗劳地柠檬酸杆菌、肠杆菌属和沙雷菌属对所有头霉素类抗生素耐药。

本品对脆弱拟杆菌的抗菌活性与头孢西丁相仿或稍差，MIC_{90} 为 16mg/L。对其他厌氧菌（包括消化球菌、消化链球菌、梭状芽孢杆菌属等）的抗菌活性与头孢西丁相仿或稍强。

本品对 β- 内酰胺酶包括超广谱 β- 内酰胺酶高度稳定，为头霉素类抗生素中最稳定者。

本品作用于细菌细胞壁的青霉素结合蛋白，抑制细菌细胞壁的合成，导致细菌死亡。

【药动学】健康成人静脉注射本品 1g，10 分钟后平均血药浓度为 188μg/ml，6 小时后平均血药浓度为 1.9μg/ml，血半衰期为 1 小时。健康成人于 1 小时内滴注本品 1g，滴注完毕时到达血药峰浓度，平均为 76.2μg/ml，6 小时后平均血药浓度为 2.7μg/ml，血半衰期为 1.2 小时。

本品广泛分布于各种组织体液，如痰液、腹水、腹膜渗出液、胆囊壁、胆道、子宫 / 卵巢、盆腔液、颌骨、上颌窦黏膜和牙龈。本品亦可分布到羊水和脐带血中。本品只有极少量可分泌到乳汁，故可忽略不计。血浆蛋白结合率为 83.6% ~ 84.8%。

本品主要以原型经肾排泄，6 小时内经尿排出给药量的 85% ~ 92%。肾功能减退者药物排泄减少，血药浓度增高，血半衰期延长。

【适应证及临床应用】本品适用于金黄色葡萄球菌、大肠埃希菌、肺炎克雷伯菌、变形杆菌属、摩根摩根菌、普罗威登斯菌、拟杆菌属、消化球菌和普雷沃菌属（双路普雷沃菌除外）中头孢美唑敏感株所致的：①血流感染；②急性支气管炎、肺炎、肺脓疡、脓胸、慢性呼吸道疾病继发细菌感染；③胆囊炎、胆管炎；④腹膜炎；⑤膀胱炎、肾盂肾炎；⑥前庭大腺炎、宫腔感染、子宫附件炎、盆腔感染；⑦颌骨炎和颌旁蜂窝织炎等。本品对沙眼衣原体无效，在治疗盆腔炎合并沙眼衣原体感染时，应与抗衣原体药联合应用。

【剂量及用法】

1. 成人每天 2~3g，分 2 次静脉注射或者静脉滴注。严重感染者剂量可增至每天 4 ~ 8g，分 2~4 次静脉给药。

2. 小儿每天 25~100mg/kg，分 2~4 次静脉注射或者静脉滴注。严重感染者剂量可增至每天 150mg/kg，分 2~4 次静脉给药。

3. 肾功能减退的患者需根据内生肌酐清除率调整剂量，详见本书第一篇第六章第二节 肾功能减退患者抗感染药的应用。

【不良反应】据报道，27 356 例患者中，841 例（3.07%）曾发生不良反应。主要为 GOT（0.94%）、GPT（0.90%）增高，皮疹（0.82%）以及恶心 / 呕吐（0.20%）。

1. 过敏反应 包括过敏性休克（< 0.01%），皮疹和瘙痒（0.1% ~ 1%），荨麻疹、红斑和发热（< 0.1%）。

2. 血液系统 中性粒细胞减少症和嗜酸性粒细胞增多症（0.1% ~ 1%），贫血和血小板减少（< 0.1%）。亦有中性粒细胞缺乏症和溶血性贫血的报道。

3. 肝脏 GOT 增高、GPT 增高和其他肝功能检查异常（0.1% ~ 1%）。

4. 胃肠道反应 恶心、呕吐和腹泻（0.1% ~ 1%），厌食（< 0.1%），假膜性肠炎（< 0.01%）。

5. 二重感染 念珠菌血症（< 0.1%）。

6. 维生素缺乏症 维生素 K 缺乏症（血凝血酶原减少，出血倾向）（< 0.1%）和 B 族维生素缺乏症（舌炎、口炎、厌食和神经炎）。

7. 其他 头痛（< 0.1%），急性肾衰竭，间质性肺炎和史 - 约综合征。

【禁忌证及注意事项】

1. 对本品及头孢菌素类抗生素有过敏史者禁用。

2. 拟用本品前必须详细询问患者先前有无对本品、其他头孢菌素类、青霉素类或其他药物的过敏史，因为在青霉素类和头孢菌素类等 β- 内酰胺类抗生素之间可能发生交叉过敏反应。在青霉素类抗生素过敏患者中 5% ~ 10% 可对头孢菌素类出现交叉过敏反应。因此有青霉素类过敏史患者，有指征应用本品时，必须充分权衡利弊后在严密观察下慎用。如以往发生过青霉素休克的患者，则不宜再选用本品。应用本品时，一旦发生过敏反应，需立即停药。如发生过敏性休克，需立即就地抢救，予肾上腺素、保持呼吸道通畅、吸氧、糖皮质激素及输液等紧急措施。

3. 患者或家族中有过敏反应史者，如支气管哮喘、皮疹或荨麻疹，应慎用本品。

4. 进食困难，需要肠道外营养或全身情况恶化者，应用本品时可能出现维生素 K 缺乏的症状，因此须慎用本品。

5. 肾功能减退者应根据肾功能调整剂量。

6. 老年人容易发生各种不良反应，包括由于维生素 K 缺乏引起的出血倾向。所以老年人应用本品时必须密切观察。

7. 本品在孕妇中的安全性尚未确立。孕妇应用本品时必须充分权衡利弊。

【药物相互作用】

1. 应用本品时饮用含乙醇的饮料，可能发生双硫仑样反应（面部潮红、心悸、眩晕、头痛和恶心）。因此用药期间以及停药后至少 1 周以内禁止饮用含乙醇的饮料。

2. 与利尿药（如呋塞米）合用，可能加重肾功能损害。

3. 应用本品时，用铜还原法、Benedict 溶液或 Fehling 试剂检测尿糖会出现假阳性；用 Jaffe 法检测肌酐值可出现假性增高；可使 Coombs 试验出现假阳性。

三、头孢替坦

头孢替坦（cefotetan）的抗菌谱与头孢西丁相仿，血半衰期较长。

【抗菌作用】头孢替坦对多数革兰氏阳性球菌（葡萄球菌属和链球菌属）具有中度抗菌作用，对甲氧西林敏感金黄色葡萄球菌、化脓性链球菌和肺炎链球菌的 MIC_{90} 分别为 16mg/L、4mg/L 和 > 32mg/L。肠球菌属和耐甲氧西林葡萄球菌对本品耐药。

本品对奈瑟菌属具有良好抗菌作用，产 β- 内酰胺酶的淋病奈瑟菌亦对本品敏感。本品对流感嗜血杆菌的 MIC_{90} 为 4mg/L。

本品对革兰氏阴性杆菌的抗菌活性较第二代头孢菌素强，接近于第三代头孢菌素。本品对肠杆菌科细菌中的大肠埃希菌、肺炎克雷伯菌、奇异变形杆菌、摩根摩根菌具较强抗菌活性，MIC_{90} 为 0.25 ~4mg/L；对肠杆菌属和柠檬酸杆菌属抗菌作用较弱，MIC_{90} 为 64mg/L 或更高，肠杆菌属中约有一半对头孢替坦耐药，如产气肠杆菌和阴沟肠杆菌。铜绿假单胞菌和不动杆菌属对本品耐药。

本品对许多厌氧菌具抗菌活性，包括拟杆菌属、梭状芽孢杆菌属和梭杆菌属等。本品对脆弱拟杆菌的活性与头孢西丁相仿，对其他拟杆菌的活性较头孢西丁弱。艰难梭菌对本品耐药。

头孢替坦对革兰氏阴性菌所产生的多数 β- 内酰胺酶高度稳定，包括超广谱 β- 内酰胺酶，但可被 AmpC 酶所水解。

本品作用于细菌细胞壁的青霉素结合蛋白，从而影响细菌细胞壁的合成，导致细菌死亡。

【药动学】健康志愿者分别静脉注射（3 分钟以上）和肌内注射头孢替坦 1g，血药峰浓度分别于30分钟和1小时到达，分别为158μg/ml和71μg/ml。健康志愿者分别静脉注射（3分钟以上）和肌内注射本品2g，血药峰浓度分别于5分钟和3小时到达，分别为237μg/ml和91μg/ml。静脉注射或肌内注射后的血半衰期均为3~4.6小时。血浆蛋白结合率为88%。头孢替坦在体内广泛分布，分布容积为8~13L。在皮肤、肌肉、脂肪、子宫、卵巢、胆囊、上颌窦黏膜、扁桃体、腹水、脐带血中均可达到有效浓度，在胆汁中的浓度高于同期血药浓度。本品在乳汁和脑脊液中浓度低。脑膜炎患儿静脉给药53~83mg/kg，40~90分钟后脑脊液中浓度为1.1~4.8μg/ml。血和尿中未检测到具有抗菌活性的头孢替坦代谢产物，但是，少量（<7%）头孢替坦可能在血和尿中转化为异构体，具有与原型药相仿的抗菌活性。正常人24小时内51%~81%的给药量以原型经肾排出。分别静脉给药1g和2g后1小时内的尿浓度最高，分别约为1 700μg/ml和3 500μg/ml。肾功能减退者头孢替坦的半衰期随肾功能减退而延长，多次给药后在肾功能正常者中未发现药物蓄积现象。

【适应证及临床应用】本品适用于敏感菌所致的下列感染。

1. 大肠埃希菌、克雷伯菌属、变形杆菌属（含吲哚阳性及阴性变形杆菌）所致的尿路感染。

2. 肺炎链球菌、甲氧西林敏感金黄色葡萄球菌、流感嗜血杆菌（含氨苄西林耐药株）、克雷伯菌属、大肠埃希菌、奇异变形杆菌、黏质沙雷菌所致下呼吸道感染。

3. 甲氧西林敏感金黄色葡萄球菌、表皮葡萄球菌、化脓性链球菌、其他链球菌属、大肠埃希菌、肺炎克雷伯菌、黑色消化球菌、消化链球菌属所致皮肤及软组织感染。

4. 甲氧西林敏感金黄色葡萄球菌、表皮葡萄球菌、链球菌属、无乳链球菌、大肠埃希菌、奇异变形杆菌、淋病奈瑟菌、部分拟杆菌属、梭形杆菌属及厌氧革兰氏阳性菌所致妇科感染。疑有衣原体感染时应与抗衣原体药联合应用。

5. 大肠埃希菌、克雷伯菌属、链球菌属、部分拟杆菌属和梭状芽孢杆菌所致腹腔感染。

6. 金黄色葡萄球菌所致骨、关节感染。

7. 本品亦可用于某些清洁-污染手术前的预防用药，如剖宫产、经腹或经阴道子宫切除、胆道手术、胃肠道手术等。

【剂量及用法】

1. 成人 常用剂量为每次1~2g，每12小时静脉滴注或肌内注射1次。治疗重症感染时剂量可增至每次3g，每12小时静脉滴注1次。每日最高剂量不超过6g。

2. 儿童 常用剂量为每日40~60mg/kg，分2~3次给药，严重感染者每日剂量可增加至100mg/kg。

3. 肾功能损害者 肾功能损害的患者需根据肾功能损害程度调整剂量。GFR > 50ml/min者无须调整剂量；GFR 10~50ml/min者推荐剂量每24小时给药1次，每次2g；GFR < 10ml/min者推荐剂量每24小时给药1次，每次1g。间歇性血液透析患者，透析后给药1g；腹膜透析患者每天给药1g。

4. 预防用药 手术前30~60分钟单剂静脉给药1~2g。接受剖宫产手术者应在夹脐带时给药。

【不良反应】头孢替坦常见的不良反应为变态反应和胃肠道反应。

1. 胃肠道 主要为腹泻和恶心，以及假膜性肠炎。假膜性肠炎可能发生在疗程中，也可能发生在停药后或外科手术预防用药时。

2. 血液系统 包括嗜酸性粒细胞增多，直接Coombs试验阳性，血小板减少，以及中性粒细胞缺乏症、溶血性贫血、中性粒细胞减少、凝血酶原时间延长、伴或不伴出血。

3. 肝脏 血液中谷丙转氨酶、谷草转氨酶、碱性磷酸酶和乳酸脱氢酶等增高。

4. 变态反应 如皮疹、瘙痒、过敏性休克样反应和荨麻疹。

5. 局部反应　静脉炎和注射部位不适。

6. 肾脏　有血尿素氮和肌酐值增高的报道。罕有肾毒性的报道。

7. 全身反应　发热。

其他在应用头孢菌素过程中报道的不良反应有：史 - 约综合征、多形性红斑、中毒性表皮溶解性坏死、呕吐、腹痛、肠炎、二重感染、阴道炎包括阴道念珠菌病、胆汁淤积、再生障碍性贫血、出血、胆红素增高、各类血细胞减少。偶有癫痫发作，特别是肾功能损害患者未适当减少剂量时。

【禁忌证及注意事项】

1. 对本品及头孢菌素类抗生素有过敏史者禁用。

2. 拟用本品前必须详细询问患者先前有无对本品、其他头孢菌素类、青霉素类或其他药物的过敏史，因为在青霉素类和头孢菌素类等β- 内酰胺类抗生素之间已证实可能发生交叉过敏反应。在青霉素类抗生素过敏患者中 5% ~ 10% 可对头孢菌素出现交叉过敏反应。因此有青霉素类过敏史患者，有指征应用本品时，必须充分权衡利弊后在严密观察下慎用。以往曾发生青霉素休克的患者，则不宜再选用本品。应用本品时，一旦发生过敏反应应立即停药。如发生过敏性休克，需立即就地抢救，予肾上腺素、保持呼吸道通畅、吸氧、糖皮质激素及输液等紧急措施。

3. 禁用于乳儿、小儿及对利多卡因过敏者。

4. 有胃肠道疾病病史者，特别是结肠炎患者应慎用本品。长期应用本品可引起肠道菌群失调，非敏感菌过度增殖。如在应用过程中发生抗生素相关性肠炎，必须立即停药，并采取相应措施。

5. 头孢替坦可能使凝血酶原活性降低，产生出血倾向。所以，在肝、肾功能减退，营养状况差的患者，老年人和癌症患者中应用本品时，应检测凝血酶原时间，需要时应补充维生素 K。

6. 应用头孢替坦者及停药 72 小时内应避免饮用含乙醇的饮料，因患者可能会出现双硫仑样反应（面部潮红、出汗和心动过速）。

7. 本品属 FDA 妊娠期用药 B 类，妊娠患者确有指征时可应用本品。

8. 哺乳期妇女应用本品时宜停止授乳。

【药物相互作用】

1. 单独应用头孢替坦时曾有血肌酐值增高的报道。因此本品与氨基糖苷类抗生素合用时，有发生肾毒性的可能，需监测肾功能。

2. 本品与氨基糖苷类抗生素药液不能直接混合。如需联合使用，可依次分别静脉滴注这两种药物。

3. 应用本品时，如用铜还原法、Benedict 溶液或者 Fehling 试剂检测尿糖，可出现假阳性反应。高浓度的头孢替坦可使 Jaffe 法检测的肌酐值假性增高。

四、头孢拉宗

【抗菌作用】头孢拉宗（cefbuperazone）对葡萄球菌属的抗菌作用较头孢西丁为差，但对革兰氏阴性杆菌尤其肺炎克雷伯菌、阴沟肠杆菌、黏质沙雷菌、弗劳地柠檬酸杆菌、变形杆菌属的作用强于头孢西丁。

本品对脆弱拟杆菌、产黑色素拟杆菌、厌氧球菌、梭杆菌属和某些梭状芽孢杆菌作用良好，其中对脆弱拟杆菌的作用较头孢西丁强，但头孢西丁耐药株对本品亦耐药。

与其他头霉素类抗生素相仿，本品对革兰氏阴性菌所产生的多数 β- 内酰胺酶高度稳定，包括超广谱β-内酰胺酶，但可被 Amp C 酶所水解。

本品作用于细菌细胞壁的青霉素结合蛋白，抑制细菌细胞壁的合成，导致细菌死亡。

【药动学】健康志愿者静脉注射本品 1g 后血药浓度为 166.5μg/ml。血半衰期为 1.6 小时。血浆蛋白结合率为 54.9%。本品主要经肾脏排泄，70% 以上经尿排出。4.6% ~ 16% 的本品在胆汁中排出，少量在体内代谢。

【适应证及临床应用】本品适用于敏感菌引起的肾盂肾炎等尿路感染、肺炎、肺脓疡等下呼吸道感染、腹腔胆道感染、子宫内膜炎和耳鼻咽喉科感染。本品对沙眼衣原体无效，因此在治疗盆腔炎合并沙眼衣原体感染时，应与抗衣原体药联合应用。

【剂量及用法】本品仅供静脉滴注或静脉注射。常用剂量成人每日 1~2g，分 2 次静脉滴注；小儿每日 40 ~ 80mg/kg，分 2 ~ 4 次给药；重症患者成人可增至每日 4g，小儿可增至每日 120mg/kg。

【不良反应】主要不良反应为皮疹、胃肠道反应、血清转氨酶增高及嗜酸性粒细胞增多。

【禁忌证及注意事项】

1. 对本品及头孢菌素类抗生素有过敏史者禁用。

2. 拟用本品前必须详细询问患者先前有无对本品、其他头孢菌素类、青霉素类或其他药物的过敏史，因为在青霉素类和头孢菌素类等 β-内酰胺类抗生素之间已证实可能存在交叉过敏反应。在青霉素类抗生素过敏患者中 5% ~ 10% 可对头孢菌素出现交叉过敏反应。因此有青霉素类过敏史患者，有指征应用本品时，必须充分权衡利弊后在严密观察下慎用。以往曾发生青霉素休克的患者，则不宜再选用本品。应用本品时，一旦发生过敏反应需立即停药。如发生过敏性休克，需立即就地抢救，予肾上腺素、保持呼吸道通畅、吸氧、糖皮质激素及输液等紧急措施。

3. 应用本品的过程中及停药后 72 小时内应避免饮用含乙醇的饮料，因患者可能出现双硫仑样反应（面部潮红、出汗和心动过速）。

【药物相互作用】与利尿药合用可增加肾毒性。

五、头孢米诺

【抗菌作用】头孢米诺（cefminox）对革兰氏阳性菌和革兰氏阴性菌有广谱抗菌活性，特别对大肠埃希菌和肺炎克雷伯菌的作用较头孢西丁和头孢美唑强。本品对脆弱拟杆菌、产黑色素拟杆菌、厌氧球菌、梭杆菌属和某些梭状芽孢杆菌作用良好，其中对脆弱拟杆菌的作用较头孢西丁强。

与其他头霉素类抗生素相同，本品对革兰氏阴性菌所产生的多数 β-内酰胺酶高度稳定，包括超广谱β-内酰胺酶，但可被 Amp C 酶所水解。

本品作用于细菌细胞壁的青霉素结合蛋白，抑制细菌细胞壁的合成；同时还可与肽聚糖结合，抑制肽聚糖与脂蛋白结合，促进细菌溶解，导致细菌死亡。本品对细菌增殖期及稳定期初期均有抗菌作用。

【药动学】本品对肾功能正常成人其平均血消除半衰期为 2.5 小时。本品在慢性支气管炎患者的咳痰中、腹膜炎患者的腹水中以及其他患者的胆汁、子宫内膜、卵巢、输卵管中均能达到治疗浓度。本品在人体内未见有抗菌活性代谢物。主要从肾排泄，12 小时内尿中排泄率约为给药量的 90%。肾功能不全患者其消除半衰期延长，肾功能重度损害者（Ccr < 10ml/min）24 小时内尿中排泄率约为 10%，中度损害者（Ccr ≈ 48ml/min）12 小时内尿中排泄率约为 60%。

【适应证及临床应用】本品适用于对头孢米诺敏感的链球菌属、大肠埃希菌、肺炎克雷伯菌、变形杆菌属、流感嗜血杆菌、拟杆菌属引起的扁桃体炎、肺炎等呼吸道感染，肾盂肾炎等泌尿道感染，腹腔胆道感染，子宫附件炎等盆腔感染以及血流感染。

【剂量及用法】本品仅供静脉滴注或静脉注射。常用剂量成人每次 1g，每日 2 次，可随年龄及病情适当增减，对于血流感染、难治性或重症感染，可增至每日 6g，分 3~4 次给药；儿童按体重计每次 20mg/kg，每日 3~4 次。

【不良反应】

1. 极少数患者出现休克，故疗程中应注意观察，若患者出现不适感、口内异样感、喘鸣、眩晕、便意、耳鸣、发汗，应停药并给予适当处置。

2. 胃肠道反应　腹泻略多见，偶有恶心、呕吐、食欲缺乏等。

3. 过敏反应　皮疹、瘙痒、发热等。

4. 肝、肾功能异常　少数患者可发生血清转氨酶升高、黄疸、血肌酐增高、少尿、蛋白尿等。

5. 血液系统　偶见全血细胞减少症、中性粒细胞减少、嗜酸性粒细胞增多、红细胞减少、血红蛋白压积值降低、血红蛋白减少、血小板减少、凝血酶原时间延长。

6. 偶可出现维生素 K 缺乏症状（低凝血酶原血症、出血倾向等）、维生素 B 族缺乏症状（舌炎、口内炎、食欲缺乏、神经炎等）。

【禁忌证及注意事项】

1. 对本品及头孢菌素类抗生素有过敏史者禁用。

2. 拟用本品前必须详细询问患者先前有无对本品、其他头孢菌素类、青霉素类或其他药物的过敏史，因为在青霉素类和头孢菌素类等 β- 内酰胺类抗生素之间已证实可能存在交叉过敏反应。在青霉素类抗生素过敏患者中 5% ~ 10% 可对头孢菌素出现交叉过敏反应。因此有青霉素类过敏史患者，有指征应用本品时，必须充分权衡利弊后在严密观察下慎用。以往曾发生过青霉素休克的患者，则不宜再选用本品。应用本品时，一旦发生过敏反应需立即停药。如发生过敏性休克，需立即就地抢救，予肾上腺素、保持呼吸道通畅、吸氧、糖皮质激素及输液等紧急措施。

3. 患者或家族中有过敏反应史者，如支气管哮喘、皮疹或荨麻疹，应慎用本品。

4. 严重肾功能损害患者、高龄者、经口摄食不足患者或非经口维持营养者、全身状态不良的患者（有时出现维生素 K 缺乏症状）慎用本品。

5. 饮酒可能引起面部潮红、出汗、头痛、恶心和心悸，因此用药期间以及停药后至少 1 周应避免饮用含乙醇的饮料。

【药物相互作用】与利尿药合用可增加肾毒性。动物实验证实，本品可影响乙醇代谢，使血中乙醛浓度上升，出现双硫仑样作用。

第二节　碳青霉烯类抗生素

碳青霉烯类抗生素（carbapenems）的化学结构与青霉素有两点差异：①其青霉噻唑环的 C_2 和 C_3 间为不饱和键；② 1 位上硫原子为碳原子所替代。其中第一个品种硫霉素（thienamycin）自链霉菌的发酵液中分离，但由于性质极不稳定，不能用于临床。目前临床应用品种均为硫霉素的衍生物。

碳青霉烯类抗生素与革兰氏阳性菌、革兰氏阴性菌的大分子量青霉素结合蛋白（PBPs）具有高度亲和力，通过抑制细菌细胞壁合成发挥杀菌作用。碳青霉烯类抗生素通过其独有的外膜蛋白通道 OprD 进入细菌胞内。该类药物对葡萄球菌属、肠杆菌科细菌、铜绿假单胞菌、脆弱拟杆菌等革兰氏阳性或革兰氏阴性细菌产生的大多数质粒或染色体介导的 β- 内酰胺酶稳定（Ambler A 组与 C 组）。细菌对碳青霉烯类抗生素的耐药机制包括：①产灭活碳青霉烯类抗生素的 β- 内酰胺酶（Ambler B 组金属酶如 NDM-1，A 组如 KPC 酶，D 组 OXA-23 等）；②革兰氏阴性菌外膜孔蛋白 OprD 表达下降造成的通透性下降，亚胺培南受此机制影响较美罗培南、多立培南为甚；③外排泵，受影响者主要为美罗培南、多立培南；④细菌 PBP 靶位改变致与抗菌药亲和力下降，主要见于 MRSA、肠球菌属等革兰氏阳性耐药菌。革兰氏阴性细菌对碳青霉烯类抗生素耐药通常系产生 β- 内酰胺酶、外膜通透障碍和外排泵共同作用的结果。

碳青霉烯类抗生素具有抗菌谱广、抗菌作用强、对多种 β- 内酰胺酶高度稳定的特点，尤其在治疗耐药革兰氏阴性菌感染中具有极其重要的地位。但近年来临床分离的铜绿假单胞菌、不动杆菌属等细菌对碳青霉烯类抗生素耐药率迅速上升，肠杆菌科细菌碳青霉烯类耐药率亦不断升高，尤以肺炎克雷伯菌更甚。2014 年 CHINET 耐药监测数据显示，我国 13 个城市 17 家医院分离的铜绿假单胞菌、不动杆菌属和肠杆菌科细菌对亚胺培南的耐药率分别达 26.6%、62.4% 和 5.3%（其中肺炎克雷伯菌为 10.5%），严重威胁碳青霉烯类抗生素的临床应用。因此，合理应用抗菌药物、加强对耐药菌传播的防控以延长碳青霉烯类抗生素的使用寿命应成为当务之急。

一、亚胺培南

亚胺培南（imipenem）是硫霉素的脒基衍生物，其固态在 37℃可保持稳定达 6 个月，水溶液在室温下每小时降解 10%，在人或其他动物近端肾曲小管刷状缘可被肾去氢肽酶 - Ⅰ（dehydropeptidase-Ⅰ）灭活。临床上使用的亚胺培南与等量肾去氢肽酶抑制剂西司他丁（cilastatin）配伍使用，后者可减少亚胺培南被水解及其代谢产物的肾毒性。西司他丁无抗菌活性或抑制 β- 内酰胺酶的作用，亦不影响亚胺培南的抗菌作用。亚胺培南 - 西司他丁合剂的剂量以其中亚胺培南含量计。

【抗菌作用】本品对 A、B、C、G 组溶血性链球菌和草绿色链球菌具有高度抗菌活性，$MIC_{90} \leq 0.2mg/L$，对青霉素敏感肺炎链球菌的 MIC < 0.1mg/L，1mg/L 亚胺培南可抑制大多数青霉素耐药肺炎链球菌（青霉素 MIC > 4mg/L）。本品对甲氧西林敏感金黄色葡萄球菌和凝固酶阴性葡萄球菌的 MIC_{90} 分别为 0.03mg/L 和 0.1mg/L。本品对李斯特菌属、芽孢杆菌属和红球菌属等需氧革兰氏阳性菌亦具良好抗菌活性，但对粪肠球菌仅具抑菌作用，MIC_{90} 为 2mg/L，对甲氧西林耐药葡萄球菌、青霉素耐药粪肠球菌和屎肠球菌则无抗菌活性。1mg/L 本品可抑制大肠埃希菌、肺炎克雷伯菌、阴沟肠杆菌、柠檬酸杆菌属等大多数肠杆菌科细菌，但对部分变形杆菌属的 MIC 为 2~4mg/L。本品对包括产或不产 β- 内酰胺酶嗜血杆菌属、奈瑟菌属的 MIC_{90} 分别为 2mg/L 和 0.1mg/L，对不动杆菌属的 MIC 为 0.5mg/L，对铜绿假单胞菌的 MIC_{90} 为 4mg/L。部分其他假单胞菌属亦对本品敏感。多数黄杆菌属、嗜麦芽窄食单胞菌和部分洋葱伯克霍尔德菌则对本品耐药。本品对大多数厌氧菌具很强抗菌活性，与甲硝唑和氯霉素相仿，其中对脆弱拟杆菌 MIC_{90} 为 2mg/L，对产黑色素普雷沃菌 MIC_{90} 为 0.1mg/L，对产气芽孢梭菌 MIC_{90} 为 0.1mg/L，对艰难梭菌 MIC_{90} 为 4mg/L，对厌氧革兰氏阳性球菌 MIC_{90} 为 0.5mg/L。在体外，本品尚可抑制诺卡菌属、放线菌属、胞内鸟分枝杆菌和部分军团菌属，但其临床意义尚不确定。

亚胺培南在肉汤、尿液和血清中显示对革兰氏阴性菌具有抗生素后效应，其作用时间因不同细菌而异，其中对铜绿假单胞菌的抗生素后效应时间最长。亚胺培南与氨基糖苷类药物联合应用对肠球菌属和部分铜绿假单胞菌菌株具协同作用，与氟喹诺酮类药物联合应用对部分铜绿假单胞菌菌株亦具协同作用。

【药动学】本品在胃酸中不稳定，因此不能口服给药。

1. 静脉滴注　20 分钟内静脉滴注亚胺培南 - 西司他丁 0.25g、0.5g 和 1g，亚胺培南的血药峰浓度分别为 14~24mg/L、21~58mg/L 和 41~83mg/L，4~6 小时内亚胺培南的血药浓度下降至 1mg/L 以下；西司他丁的血药峰浓度分别为 15~25mg/L、31~49mg/L 和 56~88mg/L。与西司他丁合用亚胺培南的药时曲线下面积可增加 5% ~ 36%。亚胺培南在人体内分布广泛，在肺组织、痰液、渗出液、女性生殖系统、胆汁、皮肤等组织和体液中可达到对多数敏感菌的有效治疗浓度，在炎性脑脊液中亦可达较高浓度（表 2-3-1），且与脑组织亲和力强。亚胺培南血浆蛋白结合率约为 20%，西司他丁约为 40%。亚胺培南和西司他丁的血半衰期均为约 1 小时。亚胺培南主要经肾小球滤过和肾小管分泌排泄，并在肾脏部分分解，在不配伍西司他丁时其代谢产物具有肾毒性。亚胺培南与西司他丁合用时，两者在给药后 10 小时内尿液原药回收率均为 70%，10 小时后尿液中不能测出亚胺培南；亚胺培南给药量的其余 25% ~ 29% 以代谢产物形式经尿液排出，少于 1% 的给药量经胆道排泄。给予亚胺培南 - 西司他丁 0.5g 后，亚胺培南在尿液中浓度超过 10mg/L 的时间达 8 小时。肾功能减退患者亚胺培南和西司他丁的血半衰期延长，内生肌酐清除率 < 10ml/min 时两者分别为 4 小时和 16 小时。血液透析可清除亚胺培南与西司他丁，透析时两者血半衰期分别为 2.5 小时和 3.8 小时。

表 2-3-1 亚胺培南的体内分布（静脉滴注 1g 亚胺培南 - 西司他丁后）

组织或体液	取样时间/（给药后,h）	亚胺培南浓度 /（μg/ml 或 μg/g）	
		平均	范围
玻璃体	3.5	3.4	2.88 ~ 3.6
房水	2	2.99	2.4 ~ 3.9
肺组织	1	5.6	3.5 ~ 15.5
痰	1	2.1	—
胸腔积液	1	22	—
腹水	2	23.9	—
胆汁	2.25	5.3	4.6 ~ 6.0
脑脊液（正常）	2	1.0	0.26 ~ 2.0
脑脊液（炎性）	2	2.6	0.5 ~ 5.5
子宫内膜	1	11.1	
子宫肌层	1	5.0	
骨骼	1	2.6	0.4 ~ 5.4
组织间液	1	16.4	10.0 ~ 22.6
皮肤	1	4.4	—
筋膜	1	4.4	—

2. 肌内注射 肌内注射亚胺培南 - 西司他丁 0.5g 和 0.75g，亚胺培南达峰时间为 2 小时，血药峰浓度分别为 10mg/L 和 12mg/L；西司他丁达峰时间为 1 小时，血药峰浓度分别为 24mg/L 和 33mg/L。肌内注射亚胺培南 - 西司他丁与静脉滴注相比，亚胺培南相对生物利用度为 75%，西司他丁为 95%。亚胺培南和西司他丁从注射部位的吸收分别持续 6~8 小时和 4 小时，故肌内注射时亚胺培南的血半衰期较静脉滴注时长，为 2~3 小时，给药 0.5g 和 0.75g 后血药浓度超过 2mg/L 的时间达 6~8 小时。因此肌内注射本品时给药间隔时间可为 12 小时。

【适应证及临床应用】本品具有抗菌谱广、抗菌作用强和对 β- 内酰胺酶高度稳定的特点，静脉给药适用于下列敏感菌所致感染：①肠杆菌属、大肠埃希菌、克雷伯菌属、黏质沙雷菌、不动杆菌属、铜绿假单胞菌等革兰氏阴性杆菌，以及甲氧西林敏感金黄色葡萄球菌所致下呼吸道感染；②肠杆菌属、大肠埃希菌、摩根摩根菌、变形杆菌属、不动杆菌属、铜绿假单胞菌等革兰氏阴性杆菌，以及甲氧西林敏感金黄色葡萄球菌、粪肠球菌所致复杂性尿路感染和上尿路感染；③肠杆菌属、大肠埃希菌、克雷伯菌属、摩根摩根菌、变形杆菌属、柠檬酸杆菌属、不动杆菌属、铜绿假单胞菌、阴道加德纳菌等革兰氏阴性杆菌，无乳链球菌、甲氧西林敏感葡萄球菌属、粪肠球菌等革兰氏阳性球菌，以及拟杆菌属（包括脆弱拟杆菌）等厌氧菌所致腹腔、盆腔感染；④肠杆菌属、大肠埃希菌、克雷伯菌属、沙雷菌属、不动杆菌属、铜绿假单胞菌等革兰氏阴性杆菌，甲氧西林敏感金黄色葡萄球菌，以及拟杆菌属（包括脆弱拟杆菌）等厌氧菌所致血流感染；⑤肠杆菌属、铜绿假单胞菌等革兰氏阴性杆菌，甲氧西林敏感金黄色葡萄球菌所致骨、关节感染；⑥肠杆菌科、不动杆菌属、铜绿假单胞菌等革兰氏阴性杆菌，甲氧西林敏感金黄色葡萄球菌、粪肠球菌等革兰氏阳性球菌，以及拟杆菌属（包括脆弱拟杆菌）等厌氧菌所致皮肤、软组织感染；⑦敏感菌所致感染性心内膜炎；⑧肺炎链球菌、化脓性链球菌和青霉素敏感葡萄球菌为病原菌之一的复数菌感染，但如为上述细菌之一所致的感染通常宜选用青霉素等抗菌谱窄的药物。

亚胺培南 - 西司他丁肌内注射给药则适用于敏感菌所致中度感染：①下呼吸道感染，例如肺炎和慢性阻塞性肺疾病急性加重；②腹腔、盆腔感染，例如坏疽性、化脓性阑尾炎，阑尾炎合并腹膜炎和产后子宫内膜炎；③皮肤、软组织感染，例如各种深部脓肿、蜂窝织炎、伤口感染和皮肤溃疡感染。

亚胺培南 - 西司他丁应主要用于多重耐药的革兰氏阴性杆菌（如产 ESBLs 肠杆菌科细菌）感染、严重需氧菌与厌氧菌混合感染的治疗以及病原未查明严重感染、免疫缺陷者感染的经验治疗，一般不宜用于治疗社区获得性感染，更不宜用作预防用药。由于本品可能导致惊厥等严重中枢神经系统不良反应，不宜用于中枢神经系统感染。

亚胺培南 - 西司他丁治疗严重铜绿假单胞菌感染时，仍应与氨基糖苷类等其他具抗铜绿假单胞菌活性的药物联合应用。疗程中铜绿假单胞菌可迅速对亚胺培南产生耐药性，故亚胺培南治疗铜绿假单胞菌感染的疗程中应定期进行药敏试验。

【剂量及用法】亚胺培南 - 西司他丁一般为静脉滴注给药，亦可肌内注射给药，严禁静脉注射给药。

1. 静脉滴注给药

（1）成人剂量：肾功能正常患者根据感染严重程度、细菌敏感性以及患者体重而定，每日 2~3g，每 6~8 小时给药一次；每日最大剂量不得超过 50mg/kg 或 4g，且无资料显示剂量超过 4g 可提高疗效。

（2）肾功能减退患者剂量：肾功能减退患者需调整剂量，内生肌酐清除率（Ccr）50~90ml/min 者每次 0.25~0.5g，每 6~8 小时一次；Ccr 10~50ml/min 者每次 0.25g，每 6~12 小时一次；Ccr 6~9ml/min 者每次 0.125~0.25g，每 12 小时一次。血液透析患者应在透析后给药，连续性非卧床腹膜透析（comtinuous ambulatory peritoneal dialysis，CAPD）患者剂量与内生肌酐清除率 < 10ml/min 者同，连续肾脏替代疗法（continuous renal replacement therapy，CRRT）每次 0.5~1g，每日 2 次。Ccr < 20ml/min 者超过推荐剂量时癫痫发生概率上升。

（3）儿童剂量：年龄 > 3 个月儿童剂量为每次 15~25mg/kg，每 6 小时给药一次；年龄 4 周~3 个月儿童为每次 25mg/kg，每 6 小时给药一次；年龄 1~4 周儿童为每次 25mg/kg，每 8 小时给药一次；年龄 < 1 周儿童为每次 25mg/kg，每 12 小时给药一次。

本品 250~500mg 静脉滴注时间应大于 30 分钟，750~1 000mg 静脉滴注时间应大于 40~60

分钟。

有建议治疗耐药菌感染时延长滴注时间以增加药效学达标概率。

2. 肌内注射　剂量为每次 0.5~0.75g，每 12 小时给药一次。本品 0.5g 和 0.75g 应分别溶解于 1% 利多卡因溶液 2ml 和 3ml 中供肌内注射。

【不良反应】亚胺培南 - 西司他丁不良反应主要有：恶心、呕吐、腹泻等胃肠道反应（尤多见于静脉滴注速度过快时）；静脉炎、注射部位疼痛等局部反应；皮疹、药物热；粒细胞减少、血小板减少；以及 GPT、GOT、ALP 和血肌酐轻度升高等实验室检查异常。癫痫、肌阵挛和意识障碍等严重中枢神经系统反应亦有发生，易发生于有中枢神经系统基础疾病、肾功能减退（尤其 Ccr < 20ml/min 时）或剂量过大患者，癫痫发生率约 1.5%。本品由于与抑制性神经递质 γ- 氨基丁酸（GABA）竞争受体、提高中枢神经系统兴奋性而导致癫痫发作。

【禁忌证及注意事项】

1. 亚胺培南 - 西司他丁禁用于对亚胺培南或西司他丁过敏患者。

2. 本品肌内注射剂用利多卡因溶液，不得用作静脉给药，亦不得用于对利多卡因过敏者或合并严重休克、房室传导阻滞等利多卡因禁忌证患者。

3. 亚胺培南 - 西司他丁应用于具有中枢神经系统基础疾病和肾功能减退患者时应严格掌握给药剂量，警惕癫痫等中枢神经系统严重不良反应发生，本品不宜用于中枢神经系统感染患者及体重 < 30kg 的肾功能不全儿童。

4. 本品属美国 FDA 妊娠期用药 C 类，孕妇仅在利大于弊时应用本品。

5. 由于未知本品是否经乳汁分泌，哺乳期妇女应用本品应停止哺乳。

6. 老年人肾功能随年龄增长而逐渐减退，故应根据肾功能调整剂量。

7. 本品不宜与其他抗菌药物混合后同瓶滴注。

【药物相互作用】

1. 有报道包括亚胺培南在内的碳青霉烯类抗生素与丙戊酸或双丙戊酸联合应用可能导致后两者血药浓度低于治疗浓度，增加癫痫发作风险，即使加大丙戊酸或双丙戊酸剂量亦不能克服这种相互作用，因此不推荐本品与丙戊酸或双丙戊酸联合应用。使用丙戊酸或双丙戊酸有效控制癫痫的患者应考虑选用非碳青霉烯类抗菌药物，必须使用碳青霉烯类抗生素者，应考虑改用其他抗癫痫药物。

2. 有报道本品与更昔洛韦联合应用患者发生癫痫大发作，故仅在利大于弊时两者可联合应用。

3. 丙磺舒可延长亚胺培南血半衰期，提高其血药浓度。

二、美罗培南

美罗培南（meropenem）与亚胺培南在结构上有两点不同：① β_1- 甲基修饰增加其对人类肾去氢肽酶 - Ⅰ 的耐受性；② C_2 位代以碱性弱的二甲基氨基甲酰吡咯烷侧链，增强其对需氧革兰氏阴性菌的抗菌活性并减轻了其肾毒性及中枢神经系统毒性。本品不需与肾去氢肽酶抑制剂配伍应用。

【抗菌作用】本品抗菌谱与亚胺培南相仿。美罗培南对链球菌属、粪肠球菌、甲氧西林敏感葡萄球菌和革兰氏阳性菌的抗菌活性与亚胺培南相比稍逊，对甲氧西林耐药葡萄球菌则无抗菌活性。本品对大肠埃希菌、肺炎克雷伯菌、阴沟肠杆菌、柠檬酸杆菌属等大多数肠杆菌科细菌的体外抗菌活性较亚胺培南强 2~8 倍，对铜绿假单胞菌的抗菌活性较亚胺培南强 2~4 倍。黄杆菌属、嗜麦芽窄食单胞菌和部分洋葱伯克霍尔德菌对本品敏感。本品对脆弱拟杆菌、产黑色素普雷沃菌、产气芽孢梭菌以及艰难梭菌厌氧革兰氏阳性球菌大多数厌氧菌具很强抗菌活性，与亚胺培南相仿或稍强。

【药动学】30分钟内静脉滴注本品0.5g和1g，血药峰浓度分别为14~16mg/L和39~58mg/L。静脉滴注本品0.5g，6小时后血药浓度降至1mg/L。5分钟内静脉注射本品0.5g和1g，血药峰浓度分别为18~65mg/L和83~140mg/L。

本品在大多数组织和体液中分布良好，在痰、肺组织、胆管、腹腔渗出液、尿液、女性生殖系统和皮肤软组织中可达到或超过抑制大多数敏感菌所需浓度，其中静脉滴注本品1g后在肺组织中药物浓度为4.8mg/L，支气管黏膜中为4.5mg/L，腹腔液中为30.2mg/L，组织间液中为26.3mg/L，胆汁中为14.3mg/L，皮肤中为5.3mg/L。本品在正常脑脊液中浓度较低，静脉滴注本品1g后药物浓度仅为0.2mg/L；但给予化脓性脑膜炎患儿本品40mg/kg后脑脊液药物浓度可达3.3mg/L。美罗培南的血浆蛋白结合率为2%。

本品血半衰期为1小时，主要经肾小球滤过和肾小管分泌排泄，尚有约2%经胆管排泄。本品静脉给药后12小时内尿液中原药回收率为70%，12小时后尿液中仅可测得微量。本品静脉给药0.5g后尿液中药物浓度超过10mg/L的时间达5小时。肾功能正常患者每6小时给予本品1g或每8小时给予本品0.5g，未发现血液或尿液中药物蓄积。

2岁以上儿童对本品的药动学参数与成人相仿。3个月~2岁儿童的血半衰期为1.5小时，剂量在10~40mg/kg范围内血药浓度与给药剂量呈线性关系。肾功能不全患者对本品血清除率与内生肌酐清除率相关，对老年肾功能减退患者的研究表明：美罗培南的清除率随内生肌酐清除率下降而下降。肝功能损害患者的研究未发现肝病影响本品代谢。血液透析可清除本品。

【适应证及临床应用】本品与亚胺培南抗菌作用及药动学特性相仿，因此其适应证亦与后者基本相同。由于本品引致癫痫等严重中枢神经系统不良反应发生率较亚胺培南低，可适用于细菌性脑膜炎，尤其是耐药革兰氏阴性杆菌所致脑膜炎。本品应主要用于对多重耐药革兰氏阴性杆菌感染（如产ESBLs肠杆菌科细菌）、严重需氧菌与厌氧菌混合感染的治疗以及病原未查明的严重感染及免疫缺陷者感染的经验治疗。

临床研究显示，美罗培南治疗敏感菌所致的腹腔感染、肺炎、细菌性脑膜炎、尿路感染、菌血症以及中性粒细胞缺乏患者发热均取得满意疗效。在对照研究中，本品治疗腹腔感染疗效与亚胺培南-西司他丁或头孢噻肟联合甲硝唑相仿；美罗培南1g、每8小时1次治疗中性粒细胞缺乏患者发热与头孢他啶2g，每8小时1次疗效相仿。美罗培南单独治疗铜绿假单胞菌感染可导致细菌产生耐药，因此治疗铜绿假单胞菌感染时宜与其他抗铜绿假单胞菌药物联合应用，但联合用药能否阻止细菌耐药性发生和提高疗效尚不明确。

【剂量及用法】

1. 成人剂量　肾功能正常患者根据感染严重程度、细菌敏感性以及患者体重等而定，常用量为每次0.5~1g，每8~12小时给药一次；细菌性脑膜炎患者可增至每次2g，每8小时给药一次；每日最大剂量不得超过6g。

2. 肾功能减退患者剂量　肾功能减退患者需调整剂量，内生肌酐清除率（Ccr）> 50 ~ 90ml/min者每次1g，每8小时一次；Ccr 26 ~ 50ml/min者每次1g，每12小时一次；Ccr 10 ~ 25ml/min者每次0.5g，每12小时一次；Ccr < 10ml/min者每次0.5g，每24小时一次。血液透析患者剂量为每次0.5g，每24小时给药一次，每次透析结束后应补充0.5g。CAPD患者剂量与Ccr < 10ml/min者同。

3. 其他　3个月以上儿童每次20mg/kg，每8小时给药一次；细菌性脑膜炎患者为每次

40mg/kg，每 8 小时给药一次；体重超过 50kg 者按 50kg 给药。老年患者 Ccr > 50ml/min 者不需调整剂量，< 50ml/min 者按肾功能调整剂量。肝功能损害患者也不需调整剂量。

本品可静脉滴注或静脉缓慢注射给药，患者耐受性好。1g 本品静脉滴注 15~30 分钟，或溶于 5~20ml 液体缓慢静脉注射，注射时间应 > 5 分钟。有建议治疗耐药菌感染时延长滴注时间以增加药效学达标概率。

【不良反应】本品不良反应主要有：注射部位疼痛和静脉炎等局部反应；恶心、呕吐、腹泻、便秘等胃肠道反应；皮疹、瘙痒、史-约综合征；头痛、嗜睡、意识障碍、癫痫（偶见）；中性粒细胞减少、血小板减少、嗜酸性粒细胞增多；以及 GPT、GOT、AKP 升高等实验室异常。

本品与中枢神经系统 γ-氨基丁酸受体（GABA）亲和力远较亚胺培南为低，故癫痫等中枢神经系统不良反应发生率亦比后者低，在非脑膜炎患者癫痫发生率仅为 0.07%。本品所致肾功能损害和恶心、呕吐等胃肠道反应亦较亚胺培南少。

【禁忌证及注意事项】

1. 禁用于对本品及其他碳青霉烯类抗生素过敏患者。

2. 对有肾功能损害、中枢神经系统基础疾病或合并应用其他可能致癫痫药物患者，应调整给药剂量。

3. 用药期间如发生癫痫等中枢神经系统症状，应及时减少剂量或停药。

4. 本品属妊娠期 B 类用药，孕妇需在有明确指征时应用本品。

5. 哺乳期妇女应用本品时应停止哺乳。

【药物相互作用】

1. 有报道包括美罗培南在内的碳青霉烯类抗生素与丙戊酸或双丙戊酸联合应用可导致后两者血药浓度低于治疗浓度，增加癫痫发作风险，即使加大丙戊酸或双丙戊酸剂量亦不能克服这种相互作用，因此不推荐本品与丙戊酸或双丙戊酸联合应用。使用丙戊酸或双丙戊酸有效控制癫痫的患者应考虑选用非碳青霉烯类抗菌药物，必须使用碳青霉烯类抗生素者，应考虑改用其他抗癫痫药物。

2. 丙磺舒可延长美罗培南血半衰期、提高其血药浓度。

三、帕尼培南

帕尼培南（panipenem）对人类肾去氢肽酶-Ⅰ的稳定性优于亚胺培南，但逊于美罗培南。临床上帕尼培南与等量倍他米隆（betamipron）配伍。倍他米隆无抗菌活性，亦非 β-内酰胺酶和肾去氢肽酶抑制剂，其作用为通过阻断肾皮质摄入帕尼培南而减轻帕尼培南的肾毒性。帕尼培南-倍他米隆仅在日本、中国等少数国家上市，其剂量以帕尼培南含量计。

【抗菌作用】帕尼培南抗菌谱与亚胺培南相仿。帕尼培南对甲氧西林敏感葡萄球菌、链球菌属、粪肠球菌等革兰氏阳性菌的抗菌活性略强于亚胺培南，对屎肠球菌和甲氧西林耐药葡萄球菌无抗菌活性。帕尼培南对大肠埃希菌、肺炎克雷伯菌、阴沟肠杆菌、柠檬酸杆菌属等大多数肠杆菌科细菌的抗菌活性与亚胺培南相仿。本品对不动杆菌属的抗菌活性逊于亚胺培南。黄杆菌属、嗜麦芽窄食单胞菌和部分洋葱伯克霍尔德菌对本品不敏感。本品对大多数厌氧菌具很强抗菌活性，与亚胺培南相仿或稍强。

本品对铜绿假单胞菌的体外抗菌活性因培养基而异。用 MH 培养基测定帕尼培南、亚胺培南和头孢他啶 3 种药物对铜绿假单胞菌的 MIC，帕尼培南的 MIC 值高于后两者，为亚胺培南的 2~8 倍，MIC_{90} 达 25mg/L。但如改用人或动物血清为培养基，则帕尼培南、亚胺培南的 MIC 值均大幅降低，帕尼培南的 MIC 值下降尤为显著，仅为 0.20~0.39mg/L，与亚胺培南 MIC 值相仿而远低于头孢他啶 MIC 值。动物实验提示帕尼培南治疗铜绿假单胞菌心内膜炎疗效并不逊于亚胺培南。研究表明，这是由于培养基中碱性氨基酸可与碳青霉烯类抗生素竞争铜绿假单胞菌外膜蛋白通道 D_2，干扰碳青霉烯类抗生素的抗菌活性，帕尼培南由于与外膜蛋白通道 D_2 的亲和力较亚胺培南弱而受干扰更大。在血清或体液中碱性氨基酸含量远低于 MH 培养基中者，对帕尼培南抗菌活性影响小，因而帕尼培南在体内的抗铜绿假单胞菌活性远高于在 MH 培养基中。

帕尼培南对革兰氏阳性菌和革兰氏阴性菌均具抗生素后效应，金黄色葡萄球菌、大肠埃希菌和铜绿假单胞菌在 4 倍 MIC 浓度帕尼培南中孵育 2 小时后，其生长抑制时间分别为 2.1 小时、1.7 小时和 1.7 小时。

【药动学】帕尼培南 - 倍他米隆的血药峰浓度和药时曲线下面积与给药剂量呈正比。30 分钟内静脉滴注本品 0.25g、0.5g 和 1g，帕尼培南的血药峰浓度分别为 14.3mg/L、27.5mg/L 和 49.3mg/L，倍他米隆的血药峰浓度分别为 7.3mg/L、15.6mg/L 和 23.7mg/L。

帕尼培南在组织和体液中分布广泛，静脉滴注本品 0.5g 后帕尼培南在痰液中的浓度为 0.166~0.375mg/L，在肺脓肿和肝脓液中分别为 0.38mg/L 和 20.98mg/L，在腹腔渗出液中为 1~2mg/L，在胆汁中为 8.37mg/L，在女性生殖器中为 3.21~5.87mg/L，在皮肤、软组织中为 0.20~6.86mg/L，在骨骼和关节囊液中分别为 0.20~2.54mg/L 和 1.67~5.63mg/L。本品在正常脑脊液中含量低，静脉滴注本品 0.5g 后帕尼培南浓度仅为 0.05~0.31mg/L；但在炎性脑脊液中可达到治疗多数敏感菌的有效浓度，儿童化脓性脑膜炎患者静脉滴注 27.5mg/kg 本品后，在急性期帕尼培南脑脊液浓度为 6.84mg/L，恢复期则有所下降，为 3.28mg/L。帕尼培南和倍他米隆的血浆蛋白结合率分别为 6%~7% 和 73%。

帕尼培南和倍他米隆合用时两者血半衰期分别为 1.0 小时和 0.59 小时。帕尼培南对肾去氢肽酶较亚胺培南稳定，但仍大部分在体内水解。静脉滴注帕尼培南 - 倍他米隆 0.5g 后，帕尼培南、倍他米隆及其代谢产物 R976-2 的 6 小时尿回收率分别为 21.5%、91.5% 和 69.4%，给药后 0~2 小时尿液中帕尼培南平均浓度为 361~938mg/L，尿液中帕尼培南浓度超过 10mg/L 的时间大于 8 小时。肾功能损害者帕尼培南和倍他米隆的血半衰期均延长，内生肌酐清除率 30~60ml/min 时分别为 1.78 小时和 1.31 小时；内生肌酐清除率 < 30ml/min 时分别为 3.94 小时和 5.77 小时。

肾功能正常儿童静脉滴注 10mg/kg、20mg/kg 和 30mg/kg 本品后血药峰浓度分别为 26.7mg/L、64.8mg/L 和 91.7mg/L，帕尼培南和倍他米隆血半衰期分别为 0.82~1.02 小时和 0.47~0.63 小时。

【适应证及临床应用】本品适用于葡萄球菌属、链球菌属、肠球菌属、消化链球菌属、大肠埃希菌、柠檬酸杆菌属、克雷伯菌属、肠杆菌属、沙雷菌属、变形杆菌属、摩根菌属、普罗威登斯菌属、假单胞菌属、卡他莫拉菌、流感嗜血杆菌及拟杆菌属中敏感株所致的以下严重感染：①血流感染、感染性心内膜炎；②肺炎、肺脓肿等下呼吸道感染；③复杂性尿路感染、肾盂肾炎及肾周脓肿；④腹腔感染；⑤盆腔感染；⑥骨、关节感染；⑦皮肤及软组织感染；⑧化脓性脑膜炎。

帕尼培南 - 倍他米隆在日本上市后，被广泛应用于治疗成人和儿童的血流感染、呼吸道感染、尿路感染、腹腔感染、妇科感染及皮肤、软组织感染等各类感染，均取得满意疗效；同时帕尼培南 - 倍他米隆还被用于治疗儿童化脓性脑膜炎，临床疗效良好，患者耐受性好，因此在日本帕尼培南 - 倍他米隆亦被批准用于治疗化脓性脑膜炎。国内对帕尼培南 - 倍他米隆与亚胺培南 - 西司他丁治疗 246 例下呼吸道、尿路和腹腔感染的临床随机对照研究显示，两组临床疗效相仿。

【剂量及用法】成人每日 1~2g，每 8~12 小时给药一次；每 0.5g 本品溶解于 100ml 生理盐水或葡萄糖注射液中供静脉滴注，每 1g 本品静脉滴注时间应不少于 1 小时。

儿童每日 30~60mg/kg，每 8 小时给药一次；重症或难治感染可增加至每日 100mg/kg，每 6~8

小时给药一次，最大剂量不超过每日 2g。

老年患者和肾功能损害患者应根据肾功能调整剂量。

【不良反应】帕尼培南-倍他米隆不良反应主要有：恶心、呕吐、腹泻等胃肠道反应，皮疹、药物热等过敏反应，头痛、失眠等轻微中枢神经系统症状，以及血清转氨酶升高等实验室检查异常。帕尼培南-倍他米隆胃肠道不良反应和严重中枢神经系统症状均少于亚胺培南-西司他丁，其中惊厥发生率为 0.03%，意识障碍发生率为 0.01%。

【禁忌证及注意事项】

1. 帕尼培南-倍他米隆禁用于对其任一成分过敏患者。

2. 帕尼培南-倍他米隆应慎用于对其他 β-内酰胺类药物过敏患者。

3. 孕妇仅在利大于弊时应用本品。

4. 哺乳期妇女应用本品时应停止哺乳。

5. 尚缺乏本品在新生儿和早产儿的应用经验，故不推荐用于新生儿和早产儿。

【药物相互作用】本品可促进丙戊酸代谢，降低后者血药浓度而导致癫痫发作。丙磺舒可延长帕尼培南血清半衰期，提高其血药浓度。

四、厄他培南

厄他培南（ertapenem）的药动学特性和抗菌活性与其他碳青霉烯类抗生素有所不同：其血半衰期较长，可每天 1 次给药；本品对铜绿假单胞菌、不动杆菌属等糖不发酵菌抗菌作用差。本品对人类肾去氢肽酶-Ⅰ稳定，不需与肾去氢肽酶抑制剂配伍应用。

【抗菌作用】本品对甲氧西林敏感金黄色葡萄球菌、肺炎链球菌、化脓性链球菌等革兰氏阳性菌具高度抗菌活性，但稍逊于亚胺培南；甲氧西林耐药葡萄球菌、肠球菌属对本品耐药。本品对肠杆菌科细菌的抗菌活性显著优于亚胺培南。嗜血杆菌属、卡他莫拉菌、脑膜炎奈瑟菌等对本品高度敏感，但铜绿假单胞菌、不动杆菌属等细菌对本品耐药。本品对脆弱拟杆菌、梭杆菌属、普雷沃菌属、消化链球菌、梭菌属等厌氧菌具良好抗菌作用，其中对厌氧革兰氏阴性杆菌的抗菌活性较亚胺培南略差，对艰难梭菌等梭菌属细菌抗菌活性略强于亚胺培南。

本品与大肠埃希菌的 PBP-1a、-1b、-2、-3、-4、-5 具高度亲和力，通过抑制细菌细胞壁合成发挥杀菌作用。本品对大多数青霉素酶、头孢菌素酶和超广谱 β-内酰胺酶稳定，但可被金属酶水解。

【药动学】30 分钟内静脉滴注本品 0.5g、1g 和 2g 后的血药峰浓度分别为 71.3mg/L、137.0mg/L 和 255.9mg/L。肌内注射本品 1g 后生物利用度约为 90%，血药浓度达峰时间为 2.3 小时，峰浓度为 67mg/L。

本品血浆蛋白结合率高，但随血药浓度升高而降低，血药浓度 < 100mg/L 时约为 95%，血药浓度达 300mg/L 时约为 85%。本品的表观分布容积约为 0.12L/kg。应用本品 1g/d，3 日后皮肤水疱液中药物浓度可达 24mg/L。

本品主要经肾脏排泄，其血半衰期为 4.3~4.6 小时。健康青年志愿者静脉应用放射性核素标记的本品 1g 后，尿液和胆汁中药物排出率分别为 80% 和 10%，尿液中药物原型和代谢产物各占约 40%。肾功能损害患者在内生肌酐清除率 60~90ml/min、31~59ml/min、10~30ml/min 和 < 10ml/min 时药时曲线下面积分别为肾功能正常者的 1.5 倍、2.3 倍、4.4 倍、7.6 倍。血液透析 4 小时可排出本品约 30%。

【适应证及临床应用】本品适用于以下敏感菌所致中、重度感染：①大肠埃希菌、拟杆菌属、梭菌属、迟缓优杆菌、消化链球菌等细菌所致复杂性腹腔内感染；②甲氧西林敏感金黄色葡萄球菌、化脓性链球菌、无乳链球菌、大肠埃希菌、肺炎克雷伯菌、奇异变形杆菌、消化链球菌、拟杆菌属、二路普雷沃菌、不解糖卟啉单胞菌等细菌所致复杂性皮肤软组织感染，包括不合并骨髓炎的糖尿病足感染；③青霉素敏感肺炎链球菌（包括合并菌血症者）、β-内酰胺酶阴性流感嗜血杆菌、卡他莫拉菌所致社区获得性肺炎；④大肠埃希菌（包括合并菌血症者）、肺炎克雷伯菌所致复杂性尿路感染；⑤无乳链球菌、大肠埃希菌、拟杆菌属、消化链球菌等所致盆腔感染。本品被批准的适应证尚包括择期结肠手术的手术部位感染预防用药。

在第 II、III 期临床试验中，本品每日一次静脉给药 1g 治疗复杂性腹腔内感染、盆腔感染和复杂性皮肤、软组织感染疗效与哌拉西林 - 他唑巴坦每次 3.375g，每 6 小时一次静脉给药相仿，治疗社区获得性肺炎、复杂性尿路感染的疗效与头孢曲松每日一次 1g 静脉给药相仿。

【剂量及用法】肾功能正常成人和 13 岁以上儿童剂量为每日一次 1g；1 个月~12 岁儿童为每日 2 次，每次 15mg/kg，每日剂量不超过 1g。

内生肌酐清除率 > 30ml/（min·1.73m^2）者无须调整剂量，内生肌酐清除率 ≤ 30ml/（min·1.73m^2）者剂量调整为每日一次 0.5g。血液透析患者如在透析前 6 小时内给药，透析后需补充给药 0.15g；如在透析前超过 6 小时给药，则透析后不需要补充给药。

本品供静脉滴注时，每 1g 应溶解于 50ml 以上生理盐水中，每次滴注时间应大于 30 分钟；供肌内注射时每 1g 应溶解于 1% 利多卡因溶液作深部肌内注射。

【不良反应】本品的不良反应主要有：腹泻、恶心、呕吐等胃肠道反应，静脉炎，头痛，以及女性阴道炎等。主要的实验室检查异常为 GPT、GOT、ALP 和血肌酐等升高。临床试验中厄他培南组患者癫痫发生率为 0.5%（不计与药物相关性），哌拉西林 - 他唑巴坦对照组为 0.3%，头孢曲松组为 0%。

【禁忌证及注意事项】

1. 禁用于对厄他培南或其他碳青霉烯类过敏者。

2. 本品肌内注射剂由利多卡因溶液稀释，不得用于静脉给药，亦不得用于利多卡因过敏者或合并严重休克、房室传导阻滞等其他利多卡因禁忌证患者。

3. 本品属妊娠期用药 B 类，孕妇需在有明确指征时应用本品。

4. 由于本品经乳汁分泌，哺乳期妇女应用本品应停止哺乳。

5. 不推荐本品应用于新生儿。

6. 老年人应根据肾功能调整剂量。

7. 本品不得溶解于葡萄糖溶液中，亦不宜与其他药物混合后滴注。

【药物相互作用】

1. 有报道包括厄他培南在内的碳青霉烯类抗生素与丙戊酸或双丙戊酸联合应用会导致后两者血药浓度低于治疗浓度，增加癫痫发作风险，即使加大丙戊酸或双丙戊酸剂量亦不能克服这种相互作用，因此不推荐本品与丙戊酸或双丙戊酸联合应用。使用丙戊酸或双丙戊酸有效控制癫痫的患者应考虑选用非碳青霉烯类抗菌药物，必须使用碳青霉烯类抗生素者，应考虑改用其他抗癫痫药物。

2. 丙磺舒可延长厄他培南血半衰期、提高其血药浓度。

五、多立培南

多立培南（doripenem）是碳青霉烯类抗生素新品种。本品亦含 β$_1$- 甲基侧链，因此对肾去氢

肽酶 - Ⅰ 稳定，不需配伍去氢肽酶抑制剂。其溶液在室温下稳定，5mg/ml 多立培南保存在 0.9% 氯化钠溶液中 12 小时或在 5% 葡萄糖 4 小时，其浓度仍大于初始浓度 90%，降解产物和杂质浓度小于 5%。本品已在日本、美国、欧盟被批准上市。

【抗菌作用】本品对肠杆菌科细菌的 MIC 值与美罗培南相近，低于亚胺培南；对不动杆菌属 MIC 稍低于美罗培南，高于亚胺培南；对铜绿假单胞菌的抗菌活性略强于美罗培南。本品对甲氧西林敏感葡萄球菌、肺炎链球菌、粪肠球菌等多数革兰氏阳性菌的抗菌活性与亚胺培南相近，优于美罗培南；对甲氧西林耐药葡萄球菌、屎肠球菌抗菌活性差。本品对拟杆菌属、普雷沃菌属、梭杆菌属的抗菌活性略逊于美罗培南，但对艰难梭菌、厌氧革兰氏阳性球菌的抗菌活性与美罗培南相仿。

【药动学】1 小时内静脉滴注多立培南钠 500mg，血药峰浓度为 23.0mg/L。健康受试者每次静脉滴注多立培南钠 500mg 或 1 000mg、每 8 小时一次，连续滴注 7~10 天未发生多立培南钠蓄积。

多立培南的血浆蛋白结合率为 8.1%，表观分布容积 16.8L。静脉滴注多立培南 250mg，腹水、后腹膜渗出液、胆汁和胆囊中药物浓度分别可达 52.4mg/L、5.17mg/L、15.4mg/L 和 1.87μg/g。

多立培南主要以原型经肾脏排泄，其血消除半衰期为 1.0~1.2 小时。静脉滴注多立培南 500mg，48 小时内尿液中可回收约 70% 原型药物和 15% 代谢产物，尿药峰浓度可达 3 360mg/L。静脉滴注放射性核素标记多立培南，1 周粪便回收药物少于 1%。肾功能损害患者在内生肌酐清除率 50~79ml/min、31~50ml/min 和 ≤ 30ml/min 时药时曲线下面积分别为肾功能正常者的 1.6 倍、5.8 倍和 7.6 倍。血液透析 4 小时，透析液中可排出本品及代谢产物约 52%。

【适应证及临床应用】多立培南适用于以下敏感菌所致中、重度感染：①大肠埃希菌、肺炎克雷伯菌、铜绿假单胞菌、脆弱拟杆菌、其他拟杆菌属、中间链球菌、星座链球菌及消化链球菌所致复杂性腹腔内感染；②大肠埃希菌（包括合并菌血症者）、肺炎克雷伯菌、奇异变形杆菌、铜绿假单胞菌和鲍曼不动杆菌所致复杂性尿路感染，包括肾盂肾炎。欧盟、日本还批准其用于医院获得性肺炎的治疗。

2 项治疗复杂性腹腔内感染的随机对照研究共入选 946 例成人患者，结果显示多立培南每次 500mg、每 8 小时一次静脉滴注疗效不逊于美罗培南每次 1 000mg、每 8 小时一次静脉注射。多立培南分别与哌拉西林 - 他唑巴坦（每次 4.5g、每 6 小时 1 次）、亚胺培南 - 西司他丁（每次 500mg、每 6 小时 1 次）对照治疗医院获得性肺炎（包括呼吸机相关性肺炎），疗效与对照药物相仿。

【剂量及用法】18 岁以上患者剂量为每次 0.5~1g（滴注 1 小时）、每 8 小时一次静脉滴注。肾功能损害患者：内生肌酐清除率 > 50ml/min 患者无须调整剂量；内生肌酐清除率 30~50ml/min 患者每次 500mg（滴注时间 1 小时）、每 8 小时一次静脉滴注；内生肌酐清除率 10~30ml/min 患者每次 250mg（滴注 1 小时）、每 8~12 小时一次静脉滴注。尚缺乏本品在血液透析患者中应用的充分资料。

【不良反应】本品不良反应主要有：恶心、腹泻、呕吐等胃肠道反应，头痛，静脉炎，皮疹。常见实验室检查异常为 GPT、GOT 升高，嗜酸性粒细胞增多，血小板减少。本品在 Ⅱ、Ⅲ 期临床试验中，复杂性尿路感染和复杂性皮肤软组织患者无一发生癫痫；在医院获得性肺炎患者中，癫痫发生率多立培南组为 1.2%（6/485）、哌拉西林 - 他唑巴坦组为 2.7%（6/221），亚胺培南组为 3.8%（10/263）。

【禁忌证及注意事项】

1. 禁用于对多立培南或其他碳青霉烯类过敏者，以及应用 β- 内酰胺类药物曾发生过敏性休克者。

2. 本品属妊娠期用药 B 类，孕妇需在有明确指征时应用本品。

3. 尚不清楚本品是否经乳汁分泌，哺乳期妇女应用本品应停止哺乳。

4. 目前缺乏本品应用于儿童的疗效和安全性资料。

5. 老年人、肾功能不全患者应根据内生肌酐清除率调整剂量。

【药物相互作用】

1. 健康志愿者联合应用丙戊酸与多立培南，其丙戊酸血药浓度在应用多立培南后 12 小时减低至治疗浓度以下，因此不推荐本品与丙戊酸联合应用。使用丙戊酸有效控制癫痫的患者应考虑选用非碳青霉烯类抗菌药物，必须使用碳青霉烯类抗生素者，应考虑加用其他抗癫痫药物。多立培南的药动学参数则不受丙戊酸影响。

2. 丙磺舒可延长多立培南血半衰期、提高其血药浓度。

六、比阿培南

比阿培南（biapenem）对人类肾去氢肽酶 - Ⅰ稳定，不需与肾去氢肽酶抑制剂配伍应用。本品仅在日本、中国等少数国家上市。

【抗菌作用】本品对甲氧西林敏感葡萄球菌、化脓链球菌、肺炎链球菌、粪肠球菌等革兰氏阳性菌抗菌活性稍逊于亚胺培南，优于美罗培南，但对甲氧西林耐药葡萄球菌、肠球菌属抗菌活性差。本品对肠杆菌科细菌的抗菌活性与亚胺培南相仿或略强，但逊于美罗培南；对铜绿假单胞菌、不动杆菌属抗菌活性与亚胺培南相仿。本品对厌氧菌抗菌活性与亚胺培南相仿。

【药动学】静脉滴注本品 300mg 和 600mg 的血药峰浓度分别为 17.35mg/L 和 32.41mg/L。每次 300mg 或 600mg、每 12 小时一次连续静脉滴注多日，未见药物蓄积。

本品血浆蛋白结合率为 3.7%。单剂给药 300mg，腹水、胸腔积液中药物浓度分别为 4.4~9.5mg/L 和 9.6mg/L。

本品主要以原型经过肾脏排泄，消除半衰期约为 1 小时。给药 300mg 和 600mg 后 12 小时内尿液回收率分别为 63.4% 和 64.0%。肾功能不全患者本品消除半衰期延长，肾小球滤过率 > 2.4L/（h·1.73m^2）、0.9~2.4L/（h·1.73m^2）和 < 0.9L/（h·1.73m^2）患者中本品的半衰期分别为 1.75 小时、2.89 小时和 5.61 小时。血液透析可有效清除本品。

【适应证及临床应用】本品适用于甲氧西林敏感葡萄球菌、链球菌属（包括肺炎链球菌）、大肠埃希菌、克雷伯菌属、肠杆菌属、柠檬酸杆菌属、变形杆菌属、沙雷菌属、铜绿假单胞菌、不动杆菌属以及厌氧菌所致的：①肺炎、肺脓肿、慢性支气管炎急性细菌性发作等下呼吸道感染；②肾盂肾炎和复杂性膀胱炎；③腹腔感染；④盆腔感染。

在欧洲进行的治疗腹腔感染临床试验中，比阿培南每次 500mg、每 8 小时一次静脉滴注与亚胺培南 - 西司他丁每次 500mg、每 6 小时一次静脉滴注疗效相仿。在日本进行的下呼吸道感染临床试验中，比阿培南每次 300mg、每 8 小时一次静脉滴注与亚胺培南 - 西司他丁每次 500mg、每 12 小时一次静脉滴注疗效相仿。在中国进行的上市前临床试验中，比阿培南每次 300mg、每 8~12 小时一次静脉滴注与美罗培南每次 500mg、每 8~12 小时一次静脉滴注治疗肺炎和尿路感染（急性肾盂肾炎、反复发作性上尿路感染和复杂性尿路感染）的疗效相仿。

【剂量及用法】成人比阿培南每次 300mg、每 12 小时一次静脉滴注。重症患者可适当增加剂量，每日最大剂量 1.2g。

【不良反应】本品不良反应主要有：恶心、呕吐、腹泻等胃肠道反应，皮疹。实验室检查异常主要为：GPT、GOT 升高，嗜酸性粒细胞增多。

【禁忌证及注意事项】

1. 禁用于对本品或其他碳青霉烯类抗生素过敏者。

2. 孕妇仅在利大于弊时应用本品。

3. 哺乳期妇女应用本品时应停止哺乳。

4. 目前不推荐本品应用于儿童。

5. 肾功能不全患者应根据内生肌酐清除率调整剂量。

【药物相互作用】与丙戊酸联合应用可引起后者血药浓度减低，导致癫痫复发。

第三节　青霉烯类抗生素

青霉烯类抗生素具有抗菌谱广、抗菌活性强和对 β- 内酰胺酶高度稳定的特点，现仅有口服品种法罗培南（faropenem）。法罗培南有 2 种剂型，其中法罗培南钠（faropenem sodium）已在中国、日本等国上市；而法罗培南酯（faropenem medoxomil）为前体药，口服后经酯酶的作用水解产生法罗培南而起抗菌作用，该药在美国完成了多项临床试验，但尚未获准上市。

法罗培南对 A 组和 B 组溶血性链球菌具有高度抗菌活性，MIC_{90} 分别为 0.015mg/L 和 0.03mg/L；本品对青霉素敏感、中介和耐药肺炎链球菌的 MIC_{90} 分别为 0.008mg/L、0.25mg/L 和 1mg/L。法罗培南对粪肠球菌 MIC_{90} 为 2mg/L，对甲氧西林敏感金黄色葡萄球菌和凝固酶阴性葡萄球菌 MIC_{90} 均为 0.25mg/L，但对甲氧西林耐药葡萄球菌和屎肠球菌抗菌活性差。本品对大肠埃希菌、克雷伯菌属、变形杆菌属、摩根摩根杆菌、肠杆菌属、柠檬酸杆菌属、斯氏普罗威登斯菌、沙门菌属、志贺菌属等大多数肠杆菌科细菌具有良好抗菌活性，$MIC_{90} \leqslant 4mg/L$；但对沙雷菌属抗菌活性差，MIC_{90} 达 32mg/L。本品对不动杆菌属、铜绿假单胞菌和嗜麦芽窄食单胞菌等糖不发酵革兰氏阴性杆菌抗菌活性差或无抗菌活性。法罗培南对流感嗜血杆菌（产或不产 β- 内酰胺酶）、卡他莫拉菌（产或不产 β- 内酰胺酶）具有高度抗菌活性，$MIC_{90} \leqslant 1mg/L$。本品对多数厌氧菌亦具有良好抗菌活性，对脆弱拟杆菌、产气荚膜梭菌、艰难梭菌和消化链球菌的 MIC_{90} 分别为 4mg/L、1mg/L、8mg/L 和 0.5mg/L。法罗培南对大肠埃希菌、金黄色葡萄球菌和肺炎链球菌具有抗生素后效应，在 4 倍 MIC 浓度时对上述细菌抗生素后效应时间分别为 0.2~1.4 小时、1.0~1.3 小时和 1.2~2.2 小时，但对流感嗜血杆菌无抗生素后效应。法罗培南对包括超广谱 β- 内酰胺酶在内的绝大多数 β- 内酰胺酶稳定。

法罗培南钠的生物利用度仅为 20%～30%，空腹口服法罗培南钠 150mg、300mg 和 600mg 后血药峰浓度分别为 2.36mg/L、6.24mg/L 和 7.37mg/L，进食后服药对其血药浓度影响不大。消除半衰期约为 1 小时，本品可为肾小管细胞去氢肽酶 - Ⅰ 水解，12 小时内尿液原药排出率仅为 5%。

法罗培南酯口服生物利用度为 70%～80%，进食对其血药浓度无影响；口服 300mg 后血药峰浓度为 13~14mg/L，达峰时间 1～2 小时；蛋白结合率 90%～95%，消除半衰期约为 1 小时。

法罗培南钠每次 150~300mg、每日 3 次口服给药，治疗敏感菌所致的呼吸道、尿路、皮肤、腹腔和盆腔等部位感染，总有效率为 80%，主要不良反应为胃肠道症状。

在 2 项治疗细菌性鼻窦炎的随机对照临床试验中，法罗培南酯每次 300mg、每日 2 次口服与头孢呋辛酯每次 250mg、每日 2 次口服对照，其中一项临床试验显示法罗培南酯临床与微生物学疗效优于后者，另一项两者相仿。在一项法罗培南酯每次 300mg、每日 2 次口服与阿莫西林每次 1g、每日 3 次对照治疗社区获得性肺炎的临床试验中，两者临床疗效分别为 91.7% 和 88.4%。在 2 项治疗慢性支气管炎急性加重的临床试验中，法罗培南酯分别与阿奇霉素、克拉霉素对照治疗感染，疗效均不低于对照组。在 1 项治疗单纯性皮肤软组织感染的随机对照临床试验中，法罗培南酯每次 300mg、每日 2 次口服与阿莫西林 - 克拉维酸每次 625mg、每日 3 次疗效相仿。对所有 Ⅱ、Ⅲ 期临床试验的汇总分析显示法罗培南酯的不良反应主要为恶心、呕吐和腹泻，其发生率与对照药物相近。

第四节　单环 β- 内酰胺类抗生素

青霉素类、头孢菌素类等 β- 内酰胺类药物均为双环结构，除 β- 内酰胺环外，还包含一个噻唑烷环或双氢噻嗪环。而单环 β- 内酰胺类（monobactams）仅有一个 β- 内酰胺环。单环 β- 内酰胺类对需氧革兰氏阴性菌具有良好抗菌活性，而对需氧革兰氏阳性菌和厌氧菌无抗菌活性。该类药物不良反应少，与青霉素类、头孢菌素类等其他 β- 内酰胺类药物交叉过敏反应发生率低。常用品种为氨曲南（aztreonam），此外还有卡芦莫南（carumonam）、替吉莫南（tigemonam）等。

氨曲南

氨曲南（aztreonam）结构中的单酰胺环 3 位上的氨基噻唑肟侧链增强其抗革兰氏阴性菌活性，羧基侧链增强其抗铜绿假单胞菌活性的同时失去抗革兰氏阳性菌活性；4 位上的 α- 甲基则增强氨曲南对 β- 内酰胺酶的稳定性。

【抗菌作用】1mg/L 本品可抑制大肠埃希菌、克雷伯菌属、变形杆菌属、沙门菌属、志贺菌属等大多数肠杆菌科细菌，但部分弗劳地柠檬酸杆菌、产气肠杆菌和阴沟肠杆菌对其耐药。气单胞菌属、洋葱伯克霍尔德菌、施氏假单胞菌、奈瑟菌属（产或不产青霉素酶）以及产酶或不产酶流感嗜血杆菌对本品均敏感。本品对铜绿假单胞菌的抗菌活性与头孢哌酮相仿，逊于头孢他啶。不动杆菌属、产碱杆菌属、黄杆菌属、荧光假单胞菌、类鼻疽假单胞菌、嗜麦芽窄食单胞菌、恶臭假单胞菌和缺陷假单胞菌对本品敏感性差，甚至完全耐药。本品在 pH 6~8 及厌氧环境下可保持抗菌活性。本品与氨基糖苷类药物对多数肠杆菌科细菌和铜绿假单胞菌具有协同抗菌作用。

本品主要通过与大肠埃希菌等需氧革兰氏阴性菌的 PBP-3 紧密结合发挥抗菌作用。本品不能与需氧革兰氏阳性菌和厌氧菌的 PBP 结合，因而对这些细菌无抗菌作用。氨曲南对 β- 内酰胺酶诱导作用弱，对多数 Ambler A 组质粒和染色体介导的 β- 内酰胺酶和 B 组金属酶稳定，但可被 A 组超广谱 β- 内酰胺酶、碳青霉烯酶和 C 组 β- 内酰胺酶水解失活。肠杆菌科细菌和铜绿假单胞菌对氨曲南的耐药机制为细菌外膜通透性障碍或产生 β- 内酰胺酶。

【药动学】口服氨曲南生物利用度不到 1%，因此必须注射给药。

3 分钟内静脉注射本品 0.5g、1g 和 2g，给药后 5 分钟血药浓度分别为 58mg/L、125mg/L 和 242mg/L，给药后 1 小时血药浓度分别为 11.8mg/L、23.3mg/L 和 48.6mg/L。30 分钟内静脉滴注本品 0.5g、1g 和 2g，滴注结束时血药浓度分别为 55~65mg/L、90~160mg/L 和 200~255mg/L。肌内注射本品 0.5g 和 1g，达峰时间为 1 小时，血药峰浓度分别为 22mg/L 和 46mg/L。每 8 小时静脉给药 0.5g 和 1g，连续 7 天，未发现药物在体内蓄积。

氨曲南在组织和体液中分布广泛（表 2-3-2），胸腔积液、胆汁、肾脏、心包腔液、肝、滑膜腔液等药物浓度均在 30mg/L 以上，肺、胆囊、皮肤等组织内药物浓度多在 20mg/L 以上。氨曲南很少透过正常血脑屏障，但可部分透过炎性血脑屏障。脑膜无炎症、脑膜有炎症和细菌性脑膜炎成人患者接受本品 2g 后 1.2~8 小时，脑脊液中药物浓度分别为 0.5~0.9mg/L、2.0~3.2mg/L 和 0.8~17mg/L。儿童化脓性脑膜炎患者接受本品 30mg/kg 静脉给药后，脑脊液中药物浓度为 2.1~20.8mg/L，相当于同期血药浓度的 17.3%，感染好转后脑脊液中药物浓度随之降低。氨曲南血蛋白结合率约为 50%。

表 2-3-2　氨曲南的体内分布*

组织或体液	给药剂量 /g	取样时间 /(给药后,h)	氨曲南浓度 /(μg/ml 或 μg/g)
体液			
胆汁	1	2	39
水疱液	1	1	20
支气管分泌液	2	4	5
胸腔液	2	1.1 ~ 3.0	51
心包液	2	1	33
滑膜液	2	0.8 ~ 1.9	83
房水	2	1 ~ 4	1.2 ~ 2.2
组织			
子宫内膜	2	0.7 ~ 1.9	9
子宫肌层	2	0.7 ~ 1.9	11
输卵管	2	0.7 ~ 1.9	12
卵巢	2	0.7 ~ 1.9	13
脂肪	2	1.3 ~ 2.0	5
骨骼	2	1.0 ~ 2.1	16
胆囊	2	0.8 ~ 1.3	23
肾脏	2	2.4 ~ 5.6	67
大肠	2	0.8 ~ 1.9	12
肝脏	2	0.9 ~ 2.0	47
肺	2	1.2 ~ 2.1	22
骨骼肌	2	0.3 ~ 0.7	16
皮肤	2	0.0 ~ 1.0	25

注: *均为静脉给药。

氨曲南主要经肾小球滤过和肾小管分泌排泄,给药后 24 小时内约 70% 的给药量以原型药、7% ~ 8% 以代谢产物自尿液中排出,另外约 1% 原型药物经胆道排泄。30 分钟内静脉滴注本品 0.5g、1g 和 2g 后 0~2 小时的尿液中药物浓度分别为 1 100mg/L、3 500mg/L 和 6 600mg/L,给药后 8~12 小时尿液中药物浓度仍可达 25~120mg/L。氨曲南消除半衰期为 1.5~2 小时,严重肾功能不全患者血半衰期可长达 6 小时,且 24 小时尿液药物排出率仅为 1.4%。4 小时的血液透析可清除本品 25% ~ 50%,而 6 小时腹膜透析可清除本品约 10%。

【适应证及临床应用】氨曲南适用于大肠埃希菌、克雷伯菌属、奇异变形杆菌、铜绿假单胞菌、肠杆菌属、柠檬酸杆菌属、黏质沙雷菌、臭鼻克雷伯菌等需氧革兰氏阴性菌所致以下感染:①肾盂肾炎、初发和反复发作性膀胱炎及其他尿路感染;②上述细菌和流感嗜血杆菌所致的肺炎和支气管炎等下呼吸道感染;③血流感染;④手术后伤口感染、溃疡和烧伤等皮肤、软组织感染;⑤腹膜炎等腹腔感染;⑥子宫内膜炎、盆腔炎等妇科感染。氨曲南治疗上述感染疗效满意,但用于治疗腹腔和盆腔感染时宜与甲硝唑等抗厌氧菌药物合用。本品尚可与其他药物联合治疗产金属酶革兰氏阴性菌感染,但应注意细菌可同时产水解氨曲南的 β- 内酰胺酶。本品用于病原菌未查明患者的经验治疗时宜联合抗革兰氏阳性菌药物。本品具有肾毒性低、免疫原性弱以及与青霉素类、头孢菌素类交叉过敏少等特点，因此可用于替代氨基糖苷类药物，治疗肾功能损害患者的需氧革兰氏阴性菌感染；并可在密切观察情况下用于对青霉素、头孢菌素过敏的患者。

【剂量及用法】氨曲南可供静脉滴注、静脉注射和肌内注射给药。肾功能正常成人患者剂量为：尿路感染每次 0.5g 或 1g，每 8 小时或 12 小时一次；中度感染每次 1g 或 2g，每 8 小时或 12 小时一次；重症感染每次 2g，每 6 小时或 8 小时一次；每日最大剂量为 8g。铜绿假单胞菌感染应按重症感染剂量给药。

儿童剂量为：每次 30mg/kg，每 8 小时给药一次；重症感染可增加至每 6 小时给药一次，每日最大剂量为 120mg/kg。

肾功能不全患者应调整剂量，内生肌酐清除率（Ccr）为 10~30ml/min 者，首剂剂量与肾功能正常患者同，维持剂量减半；Ccr < 10ml/min 者，首次剂量与肾功能正常患者同，维持剂量为肾功能正常患者剂量的 1/4；血液透析患者每次透析后补充首次剂量的 1/8。

【不良反应】氨曲南的不良反应少而轻微，患者对其耐受性好。较常见的不良反应有：静脉炎，注射部位肿胀或不适，腹泻、恶心、呕吐，皮疹，以及血清转氨酶升高等。

一项回顾性调查发现，在接受 2 793 个疗程各种 β- 内酰胺类药物治疗的 121 例肺囊性纤维化患者中，对抗菌药物过敏反应发生率依次为：哌拉西林 50.9%、头孢他啶 13% 和氨曲南 6.5%。在 2 项前瞻性临床研究中，对曾发生严重青霉素类或头孢菌素类过敏反应的肺囊性纤维化患者给予氨曲南治疗，其中一项研究 15 例患者共接受 56 个疗程的氨曲南治疗（每例患者接受 3~6 个疗程治疗，每个疗程 14 天，2 次疗程间间隔 3~4 个月），13 例患者对氨曲南耐受良好，但 2 例患者出现药物热；另一项研究中，18 例患者中 1 例在初次应用氨曲南时发生支气管痉挛，2 例在重复应用氨曲南后出现过敏反应。这些研究说明：氨曲南的免疫原性弱，与青霉素类和头孢菌素类药物交叉过敏少，可用于对后两类药物过敏患者；但仍可能导致过敏反应甚至严重过敏反应，因此本品用于这类患者时应谨慎选择，在具备迅速有效处理各类过敏反应的医疗条件下给药并密切观察。

【禁忌证及注意事项】
1. 禁用于对本品过敏的患者。
2. 本品属美国 FDA 妊娠期用药 B 类，孕妇必须在有明确指征时应用本品。
3. 少量本品可经乳汁分泌，哺乳期妇女应用本品时应暂停哺乳。

【药物相互作用】
1. 本品与丙磺舒合用可导致血药浓度轻度上升。
2. 本品与克林霉素、甲硝唑、庆大霉素等合用，其药动学参数无改变。
3. 头孢西丁、亚胺培南等药物在体外可诱导肠杆菌属、假单胞菌属等革兰氏阴性菌产生高水平 β- 内酰胺酶，从而与氨曲南等众多 β- 内酰胺类药物发生拮抗作用。

第五节　β- 内酰胺酶抑制剂及 β- 内酰胺类抗生素 / β- 内酰胺酶抑制剂复方

细菌产生 β- 内酰胺酶是对 β- 内酰胺类抗生素最常见且重要的耐药机制，影响 β- 内酰胺类抗生素的临床应用，β- 内酰胺酶抑制剂可以抑制 β- 内酰胺酶，与 β- 内酰胺类组成的复方制剂可以恢复对产 β- 内酰胺酶细菌的抗菌活性，因此具有一定的应用前景。目前，临床上应用的主要 β-

内酰胺酶抑制剂有克拉维酸、舒巴坦、他唑巴坦和阿维巴坦 4 种。

β- 内酰胺酶抑制剂分为竞争性与非竞争性两类，其中竞争性抑制剂又分为可逆与不可逆两种。不可逆抑制剂与底物竞争酶的活性部位，与其发生不可逆结合使酶失活，抑制剂清除后酶活性也不能恢复，这类抑制剂也称为"自杀性抑制剂"，传统上临床使用的 β- 内酰胺酶抑制剂均属此类。新上市的 β- 内酰胺酶抑制剂阿维巴坦与沿用品种不同，其具有长效和与酶可逆性共价结合的特点，且不会诱导 β- 内酰胺酶产生。

β- 内酰胺酶抑制剂目前多与 β- 内酰胺类药物组成复方制剂供应，应用于临床的 4 种复方制剂具有以下共同特点：① β- 内酰胺酶抑制剂通常仅具有微弱的抗菌作用，除对个别细菌外无临床意义；②对多数质粒介导的和部分染色体介导的 β- 内酰胺酶有强大抑制作用，与阿莫西林、氨苄西林、哌拉西林、替卡西林、头孢哌酮、头孢他啶等联合后可保护上述抗生素不被细菌产生的灭活酶水解，扩大抗菌谱，增强抗菌活性；③ β- 内酰胺酶抑制剂一般不增强与其配伍药物对敏感细菌或非产 β- 内酰胺酶的耐药细菌的抗菌活性；④ β- 内酰胺类 /β- 内酰胺酶抑制剂复方的抗菌作用主要取决于其中 β- 内酰胺类药物的抗菌谱和抗菌活性；⑤ β- 内酰胺酶抑制剂与配伍药物的药动学性质相近，有利于两者发挥协同抗菌作用；⑥ β- 内酰胺酶抑制剂与配伍药物联合应用后不良反应无明显增加。

β- 内酰胺酶抑制剂对金黄色葡萄球菌、流感嗜血杆菌、卡他莫拉菌、部分肠杆菌科细菌、拟杆菌属等细菌所产的 β- 内酰胺酶有较强抑制作用。这些细菌所产 β- 内酰胺酶多数由质粒编码，其中最常见的是 TEM-1 型 β- 内酰胺酶，少数为染色体介导。β- 内酰胺酶抑制剂对 TEM-1 型 β- 内酰胺酶具有较强抑酶作用，对 TEM-2 型、SHV、OXA、PSE 型 β- 内酰胺酶也具有抑酶活性。近年来，产超广谱 β- 内酰胺酶（ESBLs）的肠杆菌科细菌渐见增多，ESBLs 多数为 SHV、TEM、CTX-M 型 β- 内酰胺酶的衍生物，可水解青霉素类，第一、二、三、四代头孢菌素，单环 β- 内酰胺类如氨曲南等抗生素。β- 内酰胺酶抑制剂对于 β- 内酰胺酶 Bush-Jacoby 分类 2 组酶中的多数酶均具抑制作用（参见本书第一篇第三章的有关内容），因此，除头孢他啶 - 阿维巴坦外，多数 β- 内酰胺类 /β- 内酰胺酶抑制剂复方对多种革兰氏阳性菌、革兰氏阴性菌、包括脆弱拟杆菌在内的厌氧菌均具有良好的抗菌作用，可适用于产 β- 内酰胺酶细菌的感染、中至重度感染的经验治疗及需氧菌、产酶菌、厌氧菌混合感染，口服制剂也可用于社区常见感染的治疗，但不推荐用于对配伍药物敏感菌感染和非产 β- 内酰胺酶耐药菌感染。对复方制剂中的 β- 内酰胺类敏感细菌与产 β- 内酰胺酶细菌的混合感染也适用本品治疗。

目前临床上应用的 β- 内酰胺酶抑制剂与 β- 内酰胺类复方制剂有阿莫西林 - 克拉维酸、替卡西林 - 克拉维酸、氨苄西林 - 舒巴坦、头孢哌酮 - 舒巴坦、哌拉西林 - 他唑巴坦、Ceftolozane- 他唑巴坦和头孢他啶 - 阿维巴坦，现分述如下。

一、克拉维酸

克拉维酸对多种细菌，如金黄色葡萄球菌、溶血性链球菌、卡他莫拉菌、奈瑟菌属、部分肠杆菌科细菌、脆弱拟杆菌等具有微弱抗菌活性，但并无临床意义。

克拉维酸抑酶作用较舒巴坦强，对质粒介导的 TEM、SHV 型 β- 内酰胺酶的抑制作用与他唑巴坦相似。克拉维酸是染色体介导的 I 型 β- 内酰胺酶的较强诱导剂。

（一）阿莫西林 - 克拉维酸

【抗菌作用】克拉维酸与阿莫西林合用，可保护后者免遭 β- 内酰胺酶水解，使阿莫西林抗菌活性增强、抗菌谱增宽。因此，除阿莫西林敏感菌株外，阿莫西林 - 克拉维酸对产 β- 内酰胺酶的葡萄球菌属、流感嗜血杆菌、卡他莫拉菌、淋病奈瑟菌、脑膜炎奈瑟菌，以及大肠埃希菌、沙门菌属、克雷伯菌属、奇异变形杆菌等肠杆菌科细菌亦具良好抗菌作用。脆弱拟杆菌、梭杆菌属和消化链球菌等厌氧菌也对本品敏感。但本品对铜绿假单胞菌、甲氧西林耐药葡萄球菌属以及肠杆菌属、柠檬酸杆菌属、沙雷菌属等抗菌作用差。

【药动学】阿莫西林与克拉维酸配伍后对各自的药动学参数无显著影响。药物对胃酸稳定，口服后阿莫西林和克拉维酸均吸收良好，食物对两者吸收的影响不显著。口服本品 375mg（阿莫西林 250mg，克拉维酸 125mg），阿莫西林达峰时间为 1.5 小时，血药峰浓度为 5.6mg/L；克拉维酸达峰时间为 1 小时，血药峰浓度为 3.4mg/L。服药后 6 小时分别有 50%～70% 的阿莫西林和25%～40% 的克拉维酸以原型自尿中排出。静脉注射本品 600mg（阿莫西林 500mg，克拉维酸 100mg）和 1 200mg（阿莫西林 1 000mg，克拉维酸 200mg），阿莫西林血药峰浓度分别为32.2mg/L 和 105.4mg/L，克拉维酸血药峰浓度分别为 10.5mg/L 和 28.5mg/L，静脉注射本品后 6小时内分别有 66.5%～77.4% 的阿莫西林和 46.0%～63.8% 的克拉维酸以原型自尿中排出；静脉滴注（> 30 分钟）本品 2 200mg（阿莫西林 2 000mg，克拉维酸 200mg），阿莫西林和克拉维酸血药峰浓度分别为 108.3mg/L 和 13.9mg/L，两者的半衰期分别为 0.9～1.07 小时和 0.9～1.12 小时。本品在多数组织和体液中分布良好，但血脑屏障通透性差。阿莫西林和克拉维酸的蛋白结合率分别为 18% 和 25%，二者均可被血液透析清除。

【适应证及临床应用】阿莫西林-克拉维酸有口服和静脉制剂，口服给药适用于产 β- 内酰胺酶的下列细菌所致感染：流感嗜血杆菌和卡他莫拉菌所致鼻窦炎、中耳炎和下呼吸道感染；大肠埃希菌、克雷伯菌属和肠杆菌属所致的尿路、生殖系统感染；金黄色葡萄球菌、大肠埃希菌和克雷伯菌属所致皮肤、软组织感染。体外试验中，肠杆菌属细菌对阿莫西林-克拉维酸耐药，但在尿液中药物浓度非常高，因此，产酶肠杆菌属细菌所致尿路、生殖系统感染仍可用阿莫西林-克拉维酸治疗。静脉应用时，除上述适应证外，阿莫西林-克拉维酸还可用于上述细菌所致骨、关节感染，腹腔内感染，血流感染。

【剂量及用法】阿莫西林-克拉维酸口服治疗成人或 12 岁以上儿童肺炎及其他中度感染，口服每次 625mg（阿莫西林 500mg，克拉维酸 125mg），每 8 小时 1 次，其他感染每次 375mg，每8 小时 1 次或 625mg，每 12 小时 1 次；儿童口服每次 25mg/kg（阿莫西林与克拉维酸按 4∶1 计算），每 8 小时 1 次；阿莫西林-克拉维酸静脉滴注，用于成人及 12 岁以上儿童每次 1.2g，每 8小时 1 次，严重感染可加至每 6 小时 1 次，3 个月婴儿～12 岁儿童每次 30mg/kg，每 8 小时 1 次，严重感染可加至每 6 小时 1 次，新生儿～3 个月婴儿每次 30mg/kg，若为早产儿则每 12 小时 1 次，足月产儿每 8 小时 1 次，以上剂量均按阿莫西林与克拉维酸 4∶1 计算。

肾功能减退患者用药，内生肌酐清除率（Ccr）> 30ml/min 者，无须调整剂量；Ccr 10～30ml/min，口服每次 375mg 或 625mg，每 12 小时 1 次；静脉滴注首剂 1.2g，继以每 12 小时600mg 静脉滴注；Ccr < 10ml/min，口服每次 375mg，每 24 小时 1 次，静脉滴注首剂 1.2g，后每 24 小时 600mg 静脉滴注。阿莫西林-克拉维酸可经血液透析滤过，对血液透析患者应在透析后补充 600mg。

【不良反应】阿莫西林-克拉维酸不良反应多轻微且常呈一过性，常见者有：腹泻、消化不良、恶心、皮疹和阴道炎，恶心多发生于应用高剂量本品时。其他不良反应与青霉素类药物相似，亦可导致患者 GPT 和 GOT 增高，少数情况下，应用本品患者可发生肝炎和胆汁淤积性黄疸，这类不良反应可发生于疗程中或停药后的 6 周内，症状可能严重并持续数个月，多见于成年人及老年人，肝功能异常通常是可逆的，但在极个别情况下（存在严重基础疾病或合并用药）可导致死亡。静脉给药局部可发生静脉炎；偶见荨麻疹、斑疹，罕见多形性红斑、史-约综合征、剥脱性皮炎、中毒性表皮坏死松解症。偶可发生过敏性休克。较为罕见的不良反应还有间质性肾炎、一过性白细胞减少、血小板减少、溶血性贫血；兴奋、焦虑、失眠、头晕以及行为异常等中枢神经系统症状。

【禁忌证及注意事项】

1. 既往对阿莫西林 - 克拉维酸过敏者或对青霉素类药物过敏者禁用。

2. 青霉素类药物偶可引起过敏性休克，尤多见于有青霉素或头孢菌素过敏史患者。用药前必须详细询问药物过敏史并进行青霉素皮肤试验。如发生过敏性休克，应就地抢救，保持气道畅通、给予吸氧及肾上腺素、糖皮质激素等治疗措施。下列患者应避免或谨慎应用本品：①有其他 β- 内酰胺类如头孢菌素过敏史者，但有过敏性休克史者宜避免使用；②有与本品或青霉素类药物相关的胆汁淤积性黄疸或肝功能不全病史患者；③单核细胞增多症患者应用本品易发生皮疹，应避免使用。

3. 部分患者应用本品可出现肝功能异常，意义尚不明确，故本品应慎用于肝功能不全患者。

4. 肾功能患者应减量使用。

5. 阿莫西林 - 克拉维酸属妊娠期用药 B 类，即在动物实验中未见致畸作用，但在孕妇中尚缺乏足够临床资料，因此妊娠期患者仅在有明确指征时应用。

6. 阿莫西林能够分泌入乳汁，克拉维酸是否能分泌至人乳目前无资料，哺乳期妇女应用本品时宜暂停授乳。

7. 阿莫西林 - 克拉维酸、替卡西林 - 克拉维酸应用时需定期复查血常规、肝肾功能，尤其在需长期应用该类药物的患者。

8. 部分应用 β- 内酰胺类患者可出现出血症状，血小板聚集率下降，凝血酶原时间延长，尤多见于肾功能不全患者，疗程中如出现出血现象应停药。

9. 每 5ml 阿莫西林 - 克拉维酸混悬液含有 12.5mg 阿斯巴甜（天冬酰苯丙氨酸甲酯），因此在苯丙酮尿症患者中应慎用本品。

10. 丙磺舒可影响青霉素类药物在肾小管分泌的分泌，延长其半衰期。

【药物相互作用】

1. 该类药物与氨基糖苷类药物联合应用具有协同作用。

2. 阿莫西林可导致采用 Benedict 或 Fehling 试剂的尿糖试验出现假阳性。

3. 阿莫西林 - 克拉维酸与口服避孕药合用时，可能降低后者的作用。

4. 克拉维酸酸可与 IgG 和白蛋白在红细胞表面非特异性结合，造成 Coombs 试验假阳性。

5. 阿莫西林与别嘌醇合用可使痛风患者皮疹发生率上升。

（二）替卡西林 - 克拉维酸

【抗菌作用】克拉维酸与替卡西林合用，扩大了替卡西林的抗菌谱。替卡西林 - 克拉维酸对产 β- 内酰胺酶的金黄色葡萄球菌、凝固酶阴性葡萄球菌，产 β- 内酰胺酶的大肠埃希菌、铜绿假单胞菌、流感嗜血杆菌、卡他莫拉菌、淋病奈瑟菌、脑膜炎奈瑟菌、沙门菌属、克雷伯菌属、变形杆菌属、普罗威登斯菌属、摩根摩根菌、不动杆菌属、沙雷菌属、柠檬酸杆菌属等有良好抗菌作用，但不包括产 Richmond-Sykes Ⅰ 型 β- 内酰胺酶的菌株。脆弱拟杆菌及其他拟杆菌属如普通拟杆菌、多形拟杆菌等，产气荚膜梭菌、艰难梭菌、梭杆菌、真杆菌属也对本品敏感。

【药动学】替卡西林与克拉维酸配伍后对各自的药动学参数无显著影响。30 分钟内静脉滴注替卡西林 - 克拉维酸 3.1g（替卡西林 3g，克拉维酸 0.1g）或 3.2g（替卡西林 3g，克拉维酸 0.2g），替卡西林和克拉维酸血药峰浓度在滴注结束时到达，替卡西林为 330mg/L，克拉维酸在 3.1g 和 3.2g 不同剂量组中，血药峰浓度分别为 8mg/L 和 16mg/L。在 3.1g 和 3.2g 剂量组，替卡西林的平均药时曲线下面积（AUC）均为 485mg·h/L，克拉维酸的平均曲线下面积（AUC）分别为 8.2mg·h/L 和 15.6mg·h/L。替卡西林 - 克拉维酸可广泛分布于体内各组织，替卡西林在脑膜炎症时可透过血脑屏障，但克拉维酸不易透过血脑屏障。替卡西林和克拉维酸的血消除半衰期均为 1.1 小时。单剂给药后 6 小时内，60%～70% 的替卡西林和 35%～45% 的克拉维酸在尿中以原型排出。替卡西林和克拉维酸的蛋白结合率分别为 45% 和 9%，二者均可经血液透析清除。

新生儿患者接受替卡西林 - 克拉维酸 50mg/kg（替卡西林：克拉维酸为 30∶1）后，替卡西林和克拉维酸的消除半衰期分别为 4.4 小时和 1.9 小时；婴儿和儿童中消除半衰期为 1.0 小时和 0.9 小时，替卡西林和克拉维酸的 AUC 分别为 339mg·h/L 和 7mg·h/L。

【适应证及临床应用】本品仅供静脉使用。其适应证为产 β- 内酰胺酶对本品敏感的细菌所致下列感染：克雷伯菌属、大肠埃希菌、金黄色葡萄球菌及铜绿假单胞菌所致血流感染；金黄色葡萄球菌、流感嗜血杆菌、铜绿假单胞菌、卡他莫拉菌或克雷伯菌属所致下呼吸道感染；金黄色葡萄球菌所致骨、关节感染；金黄色葡萄球菌、克雷伯菌属、大肠埃希菌所致皮肤软组织感染；大肠埃希菌、克雷伯菌属、铜绿假单胞菌、柠檬酸杆菌属、阴沟肠杆菌、黏质沙雷菌或金黄色葡萄球菌所致尿路感染（单纯性或复杂性）；产黑色素拟杆菌、肠杆菌属、大肠埃希菌、肺炎克雷伯菌、金黄色葡萄球菌、凝固酶阴性葡萄球菌所致妇产科感染；大肠埃希菌、肺炎克雷伯菌、脆弱拟杆菌所致腹腔感染等。

【剂量及用法】本品用于治疗全身或尿路感染时，每次 3.1g 静脉滴注（其中替卡西林 3.0g，克拉维酸 0.1g），每 4～6 小时 1 次；治疗妇产科感染，中度感染患者替卡西林 - 克拉维酸每日 200mg/kg，分 4 次使用，重症感染患者每日 300mg/kg，分 6 次使用。体重低于 60kg 的患者，每日剂量按替卡西林计算为 200～300mg/kg，每 4～6 小时给药 1 次；尿路感染患者，每次 3.2g（含替卡西林 3.0g 和克拉维酸 0.2g），每 8 小时 1 次。儿科患者 3 个月以上者，体重低于 60kg 者按替卡西林计算，轻至中度感染每日 200mg/kg，分 4 次使用，重症感染每日 300mg/kg，分 6 次使用，体重 60kg 以上者，用法与成人相同。

肾功能减退患者，首剂给药 3.1g，以后根据肾功能情况调整，内生肌酐清除率（Ccr）在 60ml/min 以上者，剂量无须调整；Ccr 30～60ml/min 者，每次 2g（以替卡西林计），每 4 小时 1 次；Ccr 10～30ml/min 者，每次 2g（以替卡西林计），每 8 小时 1 次；Ccr ＜ 10ml/min 者，每次 2g（以替卡西林计），每 12 小时 1 次；Ccr ＜ 10ml/min 且合并肝功能损害者，每次 2g（以替卡西林计），每 24 小时 1 次。替卡西林 - 克拉维酸可经透析滤过，因此，腹膜透析患者每次 3.1g，每 12 小时 1 次；血液透析患者每次 2g（以替卡西林计），每 12 小时 1 次，血液透析后需补给 3.1g。

【不良反应】本品的不良反应轻微，可有胃胀、恶心、呕吐、腹泻等胃肠道反应，注射局部红肿、疼痛、静脉炎、头痛、皮疹、瘙痒、严重者可出现剥脱性皮炎、中毒性表皮坏死松解症、过敏性休克等。实验室检查异常可见一过性 GPT、GOT、LDH、肌酐、尿素氮升高，一过性胆汁淤积性黄疸，一过性白细胞减少、溶血性贫血、凝血酶原时间延长等。

【禁忌证及注意事项】

1. 既往对本品过敏者或对青霉素类药物过敏者禁用。

2. 青霉素类药物偶可引起过敏性休克，尤多见于有青霉素或头孢菌素过敏史患者。用药前必须详细询问药物过敏史并进行青霉素皮肤试验。如发生过敏性休克，应就地抢救，保持气道畅通、给予吸氧及肾上腺素、糖皮质激素等治疗措施。下列患者应避免或谨慎应用本品：①有其他 β- 内酰胺类如头孢菌素过敏史者，但有过敏性休克史者避免使用；②有与本品或青霉素类药物相关的胆汁淤积性黄疸或肝功能不全病史患者；③单核细胞增多症患者应用本品易发生皮疹，应避免使用。

3. 部分患者应用本品可出现肝功能异常，意义尚不明确，故本品应慎用于肝功能不全患者。

4. 肾功能患者应减量使用。

5. 本品属妊娠期用药 B 类，即在动物实验中未见致畸作用，但在孕妇中尚缺乏足够临床资料，因此妊娠期患者仅在有明确指征时应用。

6. 替卡西林、克拉维酸是否能分泌至人乳目前无资料，哺乳期妇女应用本品时宜暂停授乳。

7. 3 个月～16 岁儿童中应用本品是安全的，小于 3 个月的婴幼儿中尚缺乏足够的临床资料，不推荐应用本品。

8. 本品应用时需定期复查血常规、肝肾功能，尤其在需长期应用该类药物的患者。

9. 部分应用 β- 内酰胺类患者可出现出血症状，血小板聚集率下降，凝血酶原时间延长，尤多见于肾功能不全患者，疗程中如出现出血现象应停药。

10. 应用本品偶有低钾血症的报道，因此用于水、电解质平衡失调患者时需定期随访电解质。

11. 每克本品含有 109mg 钠盐，对需要严格限制钠盐摄入的患者需注意。

12. 丙磺舒可影响青霉素类药物在肾小管分泌的分泌，延长其半衰期。

【药物相互作用】

1. 该类药物与氨基糖苷类药物联合应用具有协同作用。

2. 替卡西林在尿液中浓度高，可干扰磺基水杨酸双缩脲反应造成尿蛋白检测的假阳性反应。

3. 克拉维酸可与 IgG 和白蛋白在红细胞表面非特异性结合，造成 Coombs 试验假阳性。

二、舒巴坦

舒巴坦单药对奈瑟菌属、不动杆菌属细菌具有中度抗菌活性，对金黄色葡萄球菌、凝固酶阴性葡萄球菌、溶血性链球菌、卡他莫拉菌、部分肠杆菌科细菌均具一定抗菌活性，但抗菌作用甚弱。目前，舒巴坦多与青霉素类或头孢菌素类合用，用于治疗产 β- 内酰胺酶的细菌感染。

舒巴坦与氨苄西林复方制剂对不动杆菌属细菌的抗菌活性增强系由于舒巴坦本身的抗菌作用。一项回顾性研究显示氨苄西林 - 舒巴坦治疗碳青霉烯类耐药鲍曼不动杆菌感染较多黏菌素类有效。

舒巴坦为半合成 β- 内酰胺酶抑制剂，与其他 β- 内酰胺酶抑制剂相比较，舒巴坦的抑酶谱较克拉维酸广，但作用较弱。与克拉维酸相似，舒巴坦对质粒介导的 β- 内酰胺酶有较强的抑制作用，对 Richmond-Sykes Ⅰ 型 β- 内酰胺酶无抑制作用。舒巴坦不会诱导细菌高产Ⅰ型 β- 内酰胺酶。

（一）氨苄西林 - 舒巴坦

【抗菌作用】舒巴坦与氨苄西林联合后，可保护氨苄西林免受 β- 内酰胺酶水解，使其抗菌谱扩大至产 β- 内酰胺酶的金黄色葡萄球菌、凝固酶阴性葡萄球菌、淋病奈瑟菌、流感嗜血杆菌、卡他莫拉菌、大肠埃希菌、克雷伯菌属、奇异变形杆菌等，脆弱拟杆菌、梭杆菌属和消化链球菌等厌氧菌也对本品敏感。其他对氨苄西林敏感的细菌对本品仍然敏感。但本品对甲氧西林耐药葡萄球菌属、铜绿假单胞菌以及肠杆菌属、沙雷菌属、摩根菌属等抗菌作用差。

【药动学】氨苄西林与舒巴坦配伍后对氨苄西林的药动学参数影响不大。静脉注射本品 3g（氨苄西林 2g，舒巴坦 1g）和 1.5g（氨苄西林 1g，舒巴坦 0.5g），血药浓度即刻达峰值，氨苄西林血清峰浓度分别为 109～150mg/L 和 40～71mg/L，舒巴坦血清峰浓度为 48～88mg/L 和 21～

40mg/L；肌内注射本品 1.5g（氨苄西林 1g，舒巴坦 0.5g），氨苄西林和舒巴坦血清峰浓度分别为 8～37mg/L 和 6～24mg/L。两者在各种组织、体液中分布良好，脑膜有炎症时均可在脑脊液中达到有效浓度。氨苄西林和舒巴坦血清蛋白结合率分别为 28% 和 34%。两者的消除半衰期均约为 1 小时，给药 8 小时后两者各有 75%～85% 以原型经尿排出。肾功能不全者可使本品血半衰期延长，儿童中使用本品的药动学参数与成人相似，静脉注射本品 50～75mg/kg 后，氨苄西林的峰浓度为 82～446mg/L，舒巴坦为 44～203mg/L。两者均可被血液透析清除。

舒他西林是氨苄西林与舒巴坦通过一个亚甲基连接而得的双酯，口服吸收后水解成氨苄西林和舒巴坦（1∶1 配比），口服生物利用度约 80%，进食不影响其吸收。舒他西林水解后，氨苄西林的血清峰浓度接近于口服相同剂量氨苄西林血清峰浓度的 2 倍，氨苄西林和舒巴坦的消除半衰期分别为 1 小时和 0.75 小时，50%～70% 的药物以原型随尿液排出体外。

【适应证及临床应用】本品适用于产 β- 内酰胺酶的葡萄球菌属、大肠埃希菌、克雷伯菌属、奇异变形杆菌、不动杆菌属和脆弱拟杆菌所致呼吸道感染、皮肤、软组织感染；产 β- 内酰胺酶的大肠埃希菌、克雷伯菌属和脆弱拟杆菌所致腹腔感染；产 β- 内酰胺酶的大肠埃希菌和脆弱拟杆菌所致妇科感染。

【剂量及用法】本品可供肌内注射或静脉给药。成人剂量为每次 1.5～3g（氨苄西林与舒巴坦剂量比为 2∶1，以下同），每 6 小时一次，每日舒巴坦总量不得超过 4g。

肾功能损害患者按内生肌酐清除率（Ccr）减量应用（延长给药间隔）：Ccr > 30ml/min 时，每次 1.5～3g，每 6～8 小时 1 次；Ccr 为 15～29ml/min 时，每次 1.5～3g，每 12 小时 1 次；Ccr 为 5～14ml/min 时，每次 1.5～3g，每 24 小时一次。

舒他西林口服，每次 375～750mg，每日 2 次。体重低于 30kg 的儿童，每日剂量为 50mg/kg，分 2 次服用，体重超过 30kg 者可按成人剂量给药。

【不良反应】本品的不良反应较常见者（≥ 1%）有注射部位疼痛、血栓性静脉炎、腹泻、皮疹；较少见的（< 1%）全身不良反应有：瘙痒、恶心、呕吐、念珠菌病、疲劳、不适、头痛、胸痛、腹胀、舌炎、尿潴留、排尿困难、水肿、面部肿胀、红斑、畏寒、喉头阻塞感、胸骨后疼痛、鼻出血和黏膜出血；实验室检查可出现 GOT、GPT、LDH、AKP、BUN 和血肌酐增高；血红蛋白、血细胞比容、红细胞、白细胞、中性粒细胞、淋巴细胞和血小板减少，以及淋巴细胞、单核细胞、嗜酸性粒细胞、嗜碱性粒细胞和血小板增多；血清白蛋白和总蛋白降低；其他尚可见口炎、胃炎、黑毛舌和假膜性肠炎等胃肠道反应；荨麻疹、多形性红斑等过敏反应，偶见表皮坏死松解症；偶可发生过敏性休克（参见注意事项）；有报道青霉素尚可导致粒细胞缺乏症。

【禁忌证及注意事项】

1. 氨苄西林 - 舒巴坦偶可致过敏性休克，应用本品前需详细询问药物过敏史并进行青霉素皮肤试验，既往有青霉素类药物过敏史或青霉素皮肤试验阳性者禁用本品。应用本品时一旦发生过敏反应，需立即停药并就地抢救，给予肾上腺素、保持呼吸道通畅、吸氧并给予糖皮质激素及抗组胺药等紧急措施。

2. 本品属妊娠期用药 B 类，即动物实验中没有发现本品对生殖能力和胎儿的损害，但迄今在人类中尚无足够的对照研究资料，可在有明确指征时谨慎应用。

3. 氨苄西林 - 舒巴坦可少量分泌至乳汁中，因此哺乳期妇女用药时宜暂停授乳。

4. 氨苄西林酯化物水解后的毒性产物可在体内积聚，故该类药物在肝病时应避免使用。

5. 肾功能严重减退的患者，使用本品时需调整用药剂量与给药间期。

6. 本品可用于婴儿及儿童感染的治疗。早产儿和新生儿中临床应用的资料较少，因此新生儿和早产儿宜慎用本品。

7. 单核细胞增多症患者应用本品时易发生皮疹，宜避免使用。

【药物相互作用】

1. 本品可导致直接 Coombs 试验阳性。

2. 该类药物与氨基糖苷类药物联合应用具有协同作用。

3. 本品与别嘌醇合用可使痛风患者皮疹发生率上升。

4. 丙磺舒与本品合用可延长本品两种成分的半衰期。

5. 用 Benedict 溶液或 Fehling 试剂检查尿糖时，采用本品的患者可出现假阳性反应。

（二）头孢哌酮 - 舒巴坦

【抗菌作用】舒巴坦对淋病奈瑟菌、脑膜炎奈瑟菌、不动杆菌属有较强抗菌活性，舒巴坦与头孢哌酮的复方制剂对不动杆菌属细菌的抗菌活性增强系由于舒巴坦本身的抗菌作用。

头孢哌酮 - 舒巴坦系舒巴坦与第三代头孢菌素头孢哌酮的复方制剂。头孢哌酮对多数 β- 内酰胺酶稳定性较差，能不同程度地为质粒和染色体介导的 β- 内酰胺酶所水解。舒巴坦与头孢哌酮合用后，可保护后者不被 β- 内酰胺酶水解，使头孢哌酮抗菌作用增强、抗菌谱扩大。本品对产或不产 β- 内酰胺酶的大肠埃希菌、克雷伯菌属、肠杆菌属、柠檬酸杆菌属、变形杆菌属、普罗威登斯菌属、沙雷菌属、沙门菌属、志贺菌属等肠杆菌科细菌、铜绿假单胞菌与不动杆菌属均具良好抗菌活性。淋病奈瑟菌、脑膜炎奈瑟菌亦对本品敏感。头孢哌酮 - 舒巴坦对金黄色葡萄球菌（产青霉素酶和不产青霉素酶的菌株）和表皮葡萄球菌有抗菌作用，对肺炎链球菌、化脓性链球菌等链球菌属亦具抗菌活性。脆弱拟杆菌等拟杆菌属、梭杆菌属、消化球菌、消化链球菌、梭状芽孢杆菌属、真杆菌属和乳杆菌属等厌氧菌均对本品敏感。

【药动学】静脉注射 2g 头孢哌酮 - 舒巴坦（1g 头孢哌酮钠和 1g 舒巴坦）5 分钟后，头孢哌酮和舒巴坦的平均血清峰浓度为 236.8mg/L 和 130.2mg/L。肌内注射 1.5g 本品（1g 头孢哌酮和 0.5g 舒巴坦）后，头孢哌酮和舒巴坦在 15 分钟至 2 小时可达到血清峰浓度，分别为 64.2mg/L 和 19.0mg/L。头孢哌酮和舒巴坦均能很好地分布到各种组织和体液中，包括胆汁、皮肤、阑尾、子宫等。头孢哌酮的消除半衰期为 1.7 小时，舒巴坦为 1 小时。给药后 12 小时内 25% 的头孢哌酮和 72% 的舒巴坦以药物原型经尿排泄，余下的大部分头孢哌酮经胆汁排泄。多次给药后两种成分的药动学参数无明显变化，亦未发现药物蓄积作用。

【适应证及临床应用】本品适用于因产 β- 内酰胺酶而对头孢哌酮耐药但对本品敏感的大肠埃希菌、柠檬酸杆菌属、克雷伯菌属、肠杆菌属、沙雷菌属、变形杆菌属、摩根摩根菌、普罗威登斯菌属、铜绿假单胞菌、流感嗜血杆菌、不动杆菌属、葡萄球菌属和拟杆菌属所致慢性支气管炎、支气管扩张合并感染、肺炎、肺脓肿、脓胸和慢性阻塞性肺病继发感染等下呼吸道感染；泌尿道感染；胆囊炎、胆管炎、肝脓肿和腹膜炎（包括盆腔腹膜炎，直肠子宫陷凹脓肿）等腹腔感染；血流感染和感染性心内膜炎；创伤或外科伤口继发皮肤软组织感染；骨和关节感染；盆腔炎、子宫内膜炎、子宫周围炎、附件炎等盆腔感染。

【剂量及用法】

1. 成人常用剂量为每日 2~4g（头孢哌酮 - 舒巴坦钠 1：1 制剂）或 1.5~3g（头孢哌酮 - 舒巴坦钠 2：1 制剂），每日 2 次给药，即每 12 小时静脉滴注 1 次。严重感染或难治性感染每日剂量可增至 8g（1：1 制剂）或 12g（2：1 制剂），分次静脉滴注；接受 1：1 制剂者如病情需要可另增加头孢哌酮 4g，分 2 次与本品同时静脉滴注。舒巴坦最大剂量为每日 4g。

2. 新生儿和儿童常用剂量为每日 40~80mg/kg（1：1 制剂）或每日 30~60mg/kg（2：1 制剂），每 6~12 小时注射 1 次。严重感染或难治性感染患者剂量可增至每日 140mg/kg（1：1 制剂）或每日 200mg/kg（2：1 制剂），分 2~4 次给药，但每日剂量不超过成人剂量。出生第一周的新生儿应每 12 小时给药 1 次，舒巴坦的每日最高剂量不超过 80mg/kg。

3. 肾功能减退患者头孢哌酮在肾功能减退时不需调整剂量，舒巴坦主要自肾排泄，需调整剂量。肌酐清除率低于 30ml/min 应调整剂量。血肌酐清除率为 15~30ml/min 的患者，每次接受舒巴坦的最高剂量为 1g，每 12 小时静脉滴注 1 次。血肌酐清除率低于 15ml/min 的患者，每次接受舒巴坦的最高剂量为 500mg，每 12 小时静脉滴注 1 次。严重感染患者，必要时可另外增加头孢哌酮静脉滴注。血液透析患者按血肌酐清除率低于 15ml/min 者的剂量和时间，在透析结束时给药。

【不良反应】患者通常对头孢哌酮 - 舒巴坦耐受良好。多数不良反应为轻度或中度，可以耐受，不影响继续治疗。常见的不良反应有腹泻、稀便，GPT、GOT、ALP 和血胆红素一过性升高；较少见的不良反应（＜1%）有：发热、寒战、头痛、恶心、呕吐、注射部位出现一过性疼痛、静脉炎、斑丘疹、荨麻疹，中性粒细胞轻微减少、血红蛋白降低、血小板减少、低凝血酶原血症、嗜酸性粒细胞增多；长期使用本品可发生可逆性中性粒细胞减少症；偶见过敏性休克、史 - 约综合征。

【禁忌证及注意事项】

1. 应用本品前必须详细询问患者先前有无对本品、其他头孢菌素类、青霉素类或其他药物的过敏史，因为在青霉素类和头孢菌素类等 β- 内酰胺类抗生素之间已证实存在交叉过敏反应。在青霉素类抗生素过敏患者中 5% ~ 10% 可对头孢菌素出现交叉过敏反应。因此有青霉素类过敏史的患者，有应用本品的指征时，必须充分权衡利弊后在严密观察下慎用。如以往发生过青霉素过敏性休克的患者，则不可选用本品，应用本品时一旦发生过敏反应，需立即停药并就地抢救，给予肾上腺素、保持呼吸道通畅、吸氧并给予糖皮质激素及抗组胺药等紧急措施。

2. 本品属妊娠期用药 B 类，即动物实验中没有发现本品对生殖能力和胎儿的损害，但迄今在人类中尚无足够的对照研究资料，可在有明确指征时谨慎应用。

3. 本品可少量分泌至乳汁中，因此哺乳期妇女用药时宜暂停授乳。

4. 头孢哌酮大部分经肝胆系统排泄，因此肝功能严重减退的患者使用本品时需调整给药方案。

5. 肾功能严重减退的患者，使用本品时需调整用药剂量与给药间期。

6. 本品在伴有肝、肾功能损害的老年人群中的半衰期延长，药物清除减少和表观分布容积增加。其中头孢哌酮的药动学参数与肝功能的损害程度密切相关，而舒巴坦的药动学参数则与肾功能损害程度密切相关。所以老年患者伴有肾功能不全和 / 或肝功能损害者需调整剂量。

7. 本品可用于婴儿及儿童感染的治疗。早产儿和新生儿中临床应用的资料较少，因此新生儿和早产儿宜慎用本品。

8. 少数患者在使用本品治疗后出现维生素 K 缺乏，其机制可能与药物抑制肠道菌群有关。营养不良、吸收不良（如肺囊性纤维化患者）和长期静脉注射高营养制剂的患者为危险因素。故上述患者及接受抗凝血药治疗患者应用本品时应补充维生素 K，并监测凝血酶原时间。

9. 患者在使用头孢哌酮期间及用药后 5 天内饮酒，可引起面部潮红、出汗、头痛和心动过速等双硫仑样反应。患者在应用本品时应避免饮用含有乙醇饮料，也应避免胃肠外给予含乙醇成分的高营养制剂。

【药物相互作用】

1. 本品可导致直接 Coombs 试验阳性。

2. 该类药物与氨基糖苷类药物联合应用具有协同作用。

3. 用 Benedict 溶液或 Fehling 试剂检查尿糖时，采用本品的患者可出现假阳性反应。

4. 本品与乳酸钠林格注射液、利多卡因混合有配伍禁忌，应避免在初步溶解时使用该溶液，可先用注射用水进行初步溶解，然后再用乳酸钠林格注射液或盐酸利多卡因注射液作进一步稀释后应用。

三、他唑巴坦

他唑巴坦与其他 β- 内酰胺类抗生素相同，可与细菌的青霉素结合蛋白结合，抑制细菌中隔和细胞壁形成，产生杀菌作用，抗菌谱与舒巴坦相似，但抗菌作用微弱。他唑巴坦的抑酶谱与舒巴坦相似，但其抑酶作用明显较舒巴坦强，可与许多临床上重要致病菌产生的 β- 内酰胺酶不可逆地结合，使之失活。他唑巴坦与质粒介导的 Bush-Jacoby-Medeiros 2b、2br、2c 和 2e 组 β- 内酰胺酶结合力强，与葡萄球菌属产生的青霉素酶也具有较强亲和力。他唑巴坦对铜绿假单胞菌、柠檬酸杆菌属、沙雷菌属和肠杆菌属产生的 Ⅰ 型 β- 内酰胺酶和嗜麦芽窄食单胞菌产生的 Ⅲ 型 β- 内酰胺酶（金属酶）具有轻微的结合力，但其临床意义不明。他唑巴坦不诱导高产 Ⅰ 型 β- 内酰胺酶。

（一）哌拉西林 - 他唑巴坦

【抗菌作用】他唑巴坦与哌拉西林组合可保护后者不被 β- 内酰胺酶水解，扩大其抗菌谱，使哌拉西林 - 他唑巴坦对多数革兰氏阳性球菌和革兰氏阴性杆菌均具有良好抗菌作用，其抗菌谱较氨苄西林 - 舒巴坦、阿莫西林 - 克拉维酸广，与替卡西林 - 克拉维酸相近，包括产 β- 内酰胺酶的金黄色葡萄球菌、凝固酶阴性葡萄球菌；产 β- 内酰胺酶的流感嗜血杆菌、卡他莫拉菌、淋病奈瑟菌、脑膜炎奈瑟菌、沙门菌属、大肠埃希菌、克雷伯菌属、变形杆菌属、普罗威登斯菌属、摩根摩根菌、不动杆菌属、沙雷菌属、柠檬酸杆菌属，但其中不包括产 Richmond-Sykes Ⅰ 型 β- 内酰胺酶的菌株；铜绿假单胞菌、产 β- 内酰胺酶的脆弱拟杆菌及其他拟杆菌如普通拟杆菌、多形拟杆菌等，产气荚膜梭菌、艰难梭菌等也对本品敏感。

【药动学】哌拉西林 - 他唑巴坦为 8：1 制剂，静脉滴注本品 1.25g、3.375g 或 4.5g 后，即可达到血清峰浓度，哌拉西林血药浓度与单独应用同等量哌拉西林者相仿，分别为 134μg/ml、242μg/ml 或 298μg/ml，他唑巴坦血药浓度为 15μg/ml、24μg/ml 或 34μg/ml。静脉滴注本品3.375g，每 6 小时 1 次，多剂给药后哌拉西林和他唑巴坦的稳态血药浓度与第 1 剂给药后的血药浓度相似，每 6 小时静脉滴注本品 2.25g 和 4.5g 后，达到稳态血药浓度也与首剂给药的结果相似。本品可广泛内分布于各种组织与体液中，组织中的药物浓度为血药浓度的 50% ~ 100%。脑膜无炎症时，脑脊液内药物浓度较低。哌拉西林在体内代谢为具微弱抗菌活性的去乙基产物，他唑巴坦代谢为无活性产物。给药后，哌拉西林与他唑巴坦主要经肾脏排泄，哌拉西林经尿液以原型排出给药量的 68%，80% 的他唑巴坦及其代谢产物自尿液中排出，哌拉西林与他唑巴坦均可分泌至胆汁。哌拉西林与他唑巴坦的消除半衰期均为 0.7~1.2 小时，蛋白结合率均为 30% ~ 40%。

肾功能不全患者内生肌酐清除率低于 20ml/min 者，哌拉西林与他唑巴坦的半衰期分别延长 2 倍和 4 倍。

肝硬化患者哌拉西林与他唑巴坦的半衰期分别延长 25% 和 18%。

2 个月 ~ 12 岁的婴儿和儿童中，除 C_{max} 和 AUC 外，本品的药动学参数变化不大，小于 6 个月的婴儿中，药物的半衰期较 6 个月以上的婴幼儿为长。

【适应证及临床应用】本品适用于因产 β- 内酰胺酶而耐哌拉西林但对本品敏感的细菌所致中、重度感染，如大肠埃希菌、柠檬酸杆菌属、克雷伯菌属、肠杆菌属、沙雷菌属、变形杆菌属、摩根摩根菌、雷极普罗威登斯菌、铜绿假单胞菌、流感嗜血杆菌、不动杆菌属、葡萄球菌属和拟杆菌属所致的下列感染：①慢性支气管炎、支气管扩张合并感染、肺炎、肺脓肿、脓胸和慢性阻塞性肺病继发感染等下呼吸道感染；②单纯或复杂性泌尿道感染；③胆囊炎、胆管炎、肝脓肿和腹膜炎（包括盆腔腹膜炎，直肠子宫陷凹脓肿）等腹腔感染；④创伤或外科伤口继发皮肤软组织感染、蜂窝织炎、皮肤脓肿、糖尿病足感染；⑤盆腔炎、子宫内膜炎、子宫周围炎、附件炎、盆腔感染等。

【剂量及用法】本品的常用剂量为每次 3.375g 静脉滴注，每 6 小时给药 1 次。医院获得性肺炎患者的初始剂量应为每次 3.375g 静脉滴注，每 4 小时给药 1 次，并联合应用氨基糖苷类，直到能除外铜绿假单胞菌感染。小儿应用该药的安全性和疗效未建立。

肾功能不全患者，需按内生肌酐清除率（Ccr）调整给药剂量，Ccr 40~90ml/min 者每日剂量 12g/1.5g，分 4 次使用；20~40ml/min 者每日剂量 8g/1g，分 4 次使用；低于 20ml/min 者每日剂量 6g/0.75g，分 4 次使用。血液透析患者的最大剂量为 2.25g，每 8 小时给药 1 次。血液透析可清除部分药物，透析后应补给本品 0.75g。

【不良反应】本品的不良反应大多为轻至中度，且为一过性，停药后即可好转。不良反应较常见者（≥1%）有：恶心、呕吐、腹泻等胃肠道反应，皮疹，静脉炎；较少见的不良反应（<1%）有：发热、眩晕、头痛、焦虑、消化不良、口腔念珠菌病等，偶可发生过敏性休克。实验室检查可见：一过性 GOT、GPT、胆红素升高、血红蛋白减低、血小板计数升高、白细胞减低、尿素氮、肌酐升高、血尿、蛋白尿等。

【禁忌证及注意事项】

1. 用本品前必须详细询问患者先前有无对本品、青霉素类或其他药物的过敏史，对本品过敏者，或对青霉素类药物和他唑巴坦过敏者禁用；本品偶可引起过敏性休克。用药前应进行青霉素皮肤试验。一旦发生过敏性休克，需立即停药并就地抢救，保持气道畅通、吸氧、给予肾上腺素、糖皮质激素等治疗措施。

2. 肝功能严重减退的患者，使用本品时需调整用药剂量与给药间期。

3. 肾功能严重减退的患者，使用本品时需调整用药剂量与给药间期。

4. 本品属妊娠期用药 B 类，动物实验中没有发现本品对生殖能力和胎儿的损害，但迄今在人类中尚无足够的对照研究资料，可在有明确指征时谨慎应用。

5. 哌拉西林可少量分泌至乳汁中，他唑巴坦目前无资料，哺乳期妇女应用时宜暂停授乳。

6. 本品在婴幼儿用药尚无资料，故婴幼儿不宜应用本品。

7. 本品在老年人中应用时不良反应未见增加，老年人用药须按患者的内生肌酐清除率调整剂量。

8. 哌拉西林使用过程中可出现出血现象，凝血功能降低、凝血酶原时间延长、血小板聚集率下降，多见于合并肾功能减退的患者。用药过程中出现出血现象时需停药。

9. 每克本品含 Na^+ 54mg，在需要限制钠盐摄入的患者中需注意。

10. 囊性纤维化患者使用本品时皮疹发生率上升。

【药物相互作用】

1. 本品与丙磺舒合用可使哌拉西林和他唑巴坦的半衰期分别上升 21% 和 71%。

2. 本品与肝素合用时应注意监测出凝血功能。

3. 本品与维库溴铵合用可增强后者对神经肌接头的阻滞作用。

4. 使用本品时用 Benedict 溶液或 Fehling 试剂检查尿糖时，可出现假阳性反应。

（二）Ceftolozane- 他唑巴坦

本品为 Ceftolozane 与他唑巴坦的 2 : 1 制剂。

【抗菌作用】他唑巴坦组合可保护 Ceftolozane 不被 β- 内酰胺酶水解，扩大其抗菌谱，其抗菌谱较氨苄西林 - 舒巴坦、阿莫西林 - 克拉维酸为广，他唑巴坦可抑制部分肠杆菌科细菌产生的 TEM，SHV，CTX-M，OXA 型 β- 内酰胺酶，但不能抑制 KPC 和金属 β- 内酰胺酶。本品的抗菌谱包括革兰氏阴性菌中的大肠埃希菌、产酸克雷伯菌、肺炎克雷伯菌、阴沟肠杆菌、沙雷菌属、普罗威登斯菌属、变形杆菌属、铜绿假单胞菌、鲍曼不动杆菌、洋葱伯克霍尔德菌、流感嗜血杆菌、卡他莫拉菌等，革兰氏阳性菌中的肺炎链球菌、化脓性链球菌、唾液链球菌、星座链球菌和咽峡炎链球菌，脆弱拟杆菌、普雷沃菌、梭杆菌等厌氧杆菌及其他拟杆菌如普通拟杆菌、多形拟杆菌等，产气荚膜梭菌、艰难梭菌等也对本品呈现敏感。

【药动学】静脉滴注本品 1.5g 后即可达到血药峰浓度，Ceftolozane 与他唑巴坦血药浓度分别为 69.1μg/ml 和 18.4μg/ml。静脉滴注本品 1.5g，每 8 小时 1 次，连续给药 10 天后，Cefolozane 和他唑巴坦的稳态血药浓度分别为 74.4μg/ml 和 18μg/ml。Ceftolozane 与他唑巴坦的蛋白结合率分别为 16% ~ 21% 和 30%，Ceftolozane 与他唑巴坦单剂给药 1.5g 后的分布容积为 13.5L 和 18.2L，与细胞外液相似。Ceftolozane 不在体内代谢，在尿中以原型排出，他唑巴坦代谢为无活性产物，在尿中排出。Ceftolozane 的消除半衰期均为 2.77~3.12 小时，他唑巴坦约为 1 小时。

与肾功能正常者相比，轻、中、重度肾功能不全的患者本品的排泄时间均显著延长，Ceftolozane 是正常时的 1.26 倍，2.5 倍和 5 倍，他唑巴坦是正常时的 1.3 倍，2 倍和 4 倍。因此，肾功能不全患者需要调整给药剂量。血液透析可清除本品给药剂量的 2/3。

肝功能损害对本品的代谢没有影响，因此肝功能损害患者无须调整剂量。

【适应证及临床应用】本品适用于治疗 18 岁以上成人的敏感菌所致下列感染：

1. 复杂性腹腔内感染　本品与甲硝唑联合可用于治疗大肠埃希菌、肺炎克雷伯菌、产酸克雷伯菌、奇异变形杆菌、斯氏普罗威登斯菌、阴沟肠杆菌、铜绿假单胞菌、脆弱拟杆菌、唾液链球菌、星座链球菌和咽峡炎链球菌敏感株所致复杂性腹腔内感染。

一项国际多中心、双盲、随机对照临床试验评价了本品每次 1.5g（1g : 0.5g）联合甲硝唑每次 500mg，每 8 小时一次，或美罗培南每次 1g，每 8 小时一次治疗复杂性腹腔内感染的疗效，疗程 4 ~ 14 天。主要研究终点为微生物学意向性治疗（MITT）人群在治愈访视（test-of-cure，TOC）时的临床疗效，次要终点为微生物学可评价（ME）人群 TOC 时的临床疗效。TOC 时，治疗组 MITT 与 ME 人群的有效率分别为 83% 和 94.2%，对照组分别为 87.3% 和 94.7%。疗效差异无统计学意义。

2. 复杂性尿路感染　包括肾盂肾炎本品适用于治疗大肠埃希菌、肺炎克雷伯菌、奇异变形杆菌和铜绿假单胞菌敏感菌所致复杂性尿路感染，包括肾盂肾炎。

一项国际多中心、双盲、随机对照临床试验评价了本品每次 1.5g（1g : 0.5g），每 8 小时一次，或左氧氟沙星每次 750mg，每日 1 次治疗复杂性腹腔内感染的疗效，疗程 7 天。主要研究终点为微生物学改良的意向性治疗人群（mMITT）在 TOC 时的临床有效率和微生物学清除率，次要终点为微生物学可评价人群（ME）在 TOC 时的临床疗效和微生物学清除率。TOC 时，治疗组 mMITT 与 ME 人群的有效率分别为 76.9% 和 83.3%，对照组分别为 68.4% 和 75.4%。疗效差异均有统计学意义。

【剂量及用法】本品的常用剂量为每次 1.5g 静脉滴注，每 8 小时给药 1 次。复杂性腹腔内感染的疗程为 4 ~ 14 天，复杂性尿路感染为 7 天。

肾功能不全患者，需按内生肌酐清除率（Ccr）调整给药剂量，Ccr 30 ~50ml/min 者每次

750mg，每 8 小时 1 次，15~29ml/min 者每次 375mg，每 8 小时 1 次，终末期肾病需要血液透析患者先给予负荷剂量 750mg，维持剂量为每次 150mg，每 8 小时 1 次，血液透析当日在透析后给药。

【不良反应】2 项Ⅲ期临床研究共纳入 1 015 例使用本品的受试者。不良反应参见表 2-3-3。

表 2-3-3　Ceftolozane- 他唑巴坦在Ⅲ期临床试验中发生率≥ 1% 的不良反应（%）

不良反应	复杂性腹腔内感染(482 例)	复杂性尿路感染(533 例)
恶心	7.9	2.8
头痛	2.5	5.8
腹泻	6.2	1.9
发热	5.6	1.7
便秘	1.9	3.9
失眠	3.5	1.3
呕吐	3.3	1.1
低钾血症	3.3	0.8
GPT 升高	1.5	1.7
GOT 升高	1	1.7
贫血	1.5	0.4
血小板增多	1.9	0.4
腹痛	1.2	0.8
焦虑	1.9	0.2
眩晕	0.8	1.1
低血压	1.7	0.4
房颤	1.2	0.2
皮疹	1.7	0.9

不良反应较常见者（≥ 5%）有：恶心、腹泻、头痛、发热等；低钾血症、贫血、血小板增多、血 GPT 升高、血 GOT 升高等发生率 > 1%（表 2-3-3）；较少见的不良反应（< 1%）有：心率增快、心绞痛，肠梗阻、胃炎，输注部位反应，念珠菌病、口咽部、尿路真菌感染，肾功能损伤，谷氨酰转肽酶升高、血碱性磷酸酶升高等。

【禁忌证及注意事项】

1. 禁用于对含 Ceftolozane 或他唑巴坦的药物严重过敏者，以及对其他种类头孢菌素过敏者。用本品前必须详细询问患者先前有无对本品、青霉素类或其他 β- 内酰胺类的过敏史。

2. 在Ⅲ期临床试验中，Ccr 30 ~ 50ml/min 的患者疗效显著低于 > 50ml/min 组的患者，这种现象主要见于本品与甲硝唑合用与美罗培南进行对照时，在复杂性尿路感染试验中也有类似现象。因此，肾功能不全患者在肾功能变化时，应每日监测肾功能并据此调节药物剂量。

3. 肾功能严重减退的患者，使用本品时需调整用药剂量。

4. 本品属妊娠期用药 B 类，即动物实验中没有发现本品对生殖能力和胎儿的损害，但迄今在人类中尚无足够的对照研究资料。因此，对妊娠期患者仅在其潜在获益大于其可能的风险时方可谨慎应用。

5. Ceftolozane 和他唑巴坦是否分泌至人乳汁中目前无资料，由于许多药物均可分泌至人乳汁中，因此哺乳期妇女应用本品时必须谨慎。

6. 本品在小儿用药的有效性与安全性尚未确立。

7. 本品在老年人（≥ 65 岁）中应用时不良反应增多，老年人使用本品时宜监测肾功能，并基于肾功能情况调整剂量。

【药物相互作用】本品与其他底物、抑制剂和细胞色素 P-450 酶诱导剂之间未发现有临床意义的药物交互作用。

四、阿维巴坦

经典的 β- 内酰胺酶抑制剂均属于 β- 内酰胺类化合物，抑酶机制基本相同，可与 β- 内酰胺酶形成非共价键复合体，同时其自身结构也被破坏，故也称为自杀性酶抑制剂。阿维巴坦不属于 β- 内酰胺类，与经典 β- 内酰胺酶抑制剂的作用机制不同，阿维巴坦自身结构可恢复，因而具有长效的抑酶作用。阿维巴坦本身并没有明显的抗菌活性，但能抑制 A 型（包括 ESBL 和 KPC）、C 型和部分 D 型的 β- 内酰胺酶。因此与各类头孢和碳青霉烯抗生素联合使用时具有广谱抗菌活性，尤其是对产超广谱 β- 内酰胺酶的大肠埃希菌和肺炎克雷伯菌、含有超量 AmpC 酶的大肠埃希菌以及同时含有 AmpC 和超广谱 β- 内酰胺酶的大肠埃希菌的活性显著。

头孢他啶 - 阿维巴坦

【抗菌作用】阿维巴坦与头孢他啶组合可保护后者不被 β- 内酰胺酶水解，扩大其抗菌谱，使头孢他啶 - 阿维巴坦对多数革兰氏阴性杆菌具有良好抗菌作用，其抗菌谱较氨苄西林 - 舒巴坦、阿莫西林 - 克拉维酸、替卡西林 - 克拉维酸等为广。本品对大肠埃希菌、肺炎克雷伯菌、产酸克雷伯菌、阴沟肠杆菌、产气肠杆菌、变形杆菌属、斯氏普罗威登斯菌、弗劳地柠檬酸杆菌等肠杆菌科细菌部分产 β- 内酰胺酶和超广谱 β- 内酰胺酶的细菌具抗菌活性，包括 TEM、SHV、CTX-M、KPC、AmpC 和部分 OXA。对铜绿假单胞菌产 AmpC β- 内酰胺酶，包括部分缺乏外膜孔蛋白 OprD 者亦具抗菌作用。对产金属 β- 内酰胺酶，外排泵高表达或孔蛋白突变导致耐药者无抗菌活性，本品对厌氧菌无抗菌作用，如脆弱拟杆菌及其他拟杆菌如普通拟杆菌、多形拟杆菌等，产气荚膜梭菌、艰难梭菌等。本品与其他抗菌药物无交叉耐药，对其他头孢菌素和碳青霉烯类药物耐药的菌株仍可对本品敏感。

【药动学】头孢他啶 - 阿维巴坦为 4∶1 制剂，静脉滴注单剂本品 2.5g 后，即可达到血清峰浓度，头孢他啶与阿维巴坦血药浓度分别为 88.1μg/ml 和 15.2μg/ml。静脉滴注本品 2.5g，每 8 小时 1 次，连续给药 11 天后头孢他啶和阿维巴坦的稳态血药浓度与单剂给药后的血药浓度相似，稳态血药峰浓度分别为 90.4μg/ml 和 14.6μg/ml。本品可广泛内分布于各种组织与体液中，单剂给药后，分布容积分别为 18.1L 和 23.2L，连续 11 天给药后，稳态分布容积分别为 17L 和 22.2L。头孢他啶蛋白结合率低于 10%，阿维巴坦的蛋白结合率为 5.7% ~ 8.2%。头孢他啶 80% ~ 90% 以原型自尿中排泄，阿维巴坦多数以原型自尿中排泄。头孢他啶的消除半衰期均为 2.22~3.27 小时，阿维巴坦为 2.7 小时。

肾功能不全患者头孢他啶与阿维巴坦的排泄时间均显著延长，因此，肾功能不全患者需要调整给药剂量，血液透析可清除阿维巴坦给药剂量的 55%。

肝功能损害对头孢他啶的代谢没有影响，阿维巴坦在肝功能损害患者中的药动学数据尚未确立，但其主要自肾脏排泄，清除率不会受肝损害影响。

【适应证及临床应用】

1. 复杂性腹腔内感染　本品与甲硝唑联合可用于治疗大肠埃希菌、肺炎克雷伯菌、奇异变形杆菌、斯氏普罗威登斯菌、阴沟肠杆菌、产酸克雷伯菌和铜绿假单胞菌敏感株所致 18 岁以上成人复杂性腹腔内感染。

一项随机对照、双盲 II 期临床试验比较了本品联合甲硝唑与美罗培南治疗复杂性腹腔内感染的疗效与安全性，头孢他啶 - 阿维巴坦（2g∶0.5g）联合甲硝唑 0.5g，每 8 小时一次；美罗培南 1g，每 8 小时一次，疗程 5～14 日，主要研究终点为微生物学可评价人群在 TOC 时的临床疗效，试验组与对照组的有效率分别为 91.2%（62/68）和 93.4%（71/76）。疗效差异无统计学意义。两组间不良反应发生率亦相似。

2. 复杂性尿路感染　本品适用于治疗大肠埃希菌、肺炎克雷伯菌、克氏柠檬酸杆菌、产气肠杆菌、阴沟肠杆菌、弗劳地柠檬酸杆菌、变形杆菌属和铜绿假单胞菌的敏感菌株所致 18 岁以上成人的复杂性尿路感染，包括肾盂肾炎。

一项随机对照，双盲 II 期临床试验比较了头孢他啶 - 阿维巴坦与亚胺培南 - 西司他丁治疗革兰氏阴性菌所致需住院的复杂性尿路感染的疗效与安全性，头孢他啶 - 阿维巴坦（500mg:125mg），每 8 小时一次；亚胺培南 - 西司他丁 500mg，每 6 小时一次，4 日后病情有好转者可改为口服环丙沙星，疗程 7～14 天，主要研究终点为微生物学可评价人群在 TOC 时的微生物学疗效。试验组与对照组的微生物学有效率分别为 70.4%（19/27）和 71.4%（25/35）。差异无统计学意义。两组间不良反应发生率分别为 35.3%（24/68）和 50.7%（34/67）。

由于本品的临床疗效和安全性资料目前尚有限，应限用或用于无其他替代治疗药物的患者。同时，为了减少耐药菌，保持本品及其他药物的抗菌活性，应用于确诊或高度怀疑敏感菌所致的上述适应证。在获得培养和药敏结果后再调整治疗方案。在经验治疗时，应参考当地的流行病学和药敏数据。

【剂量及用法】本品制剂为 4∶1，肾功能正常（内生肌酐清除率 > 50ml/min）的成年患者为每次 2.5g，每 8 小时一次。治疗复杂性腹腔内感染，需要联合应用甲硝唑，疗程 5～14 天，治疗复杂性尿路感染的疗程 7～14 天。

肾功能不全患者需要按照内生肌酐清除率（Ccr）调整给药剂量：31～50ml/min 者，每次 1.25g，每 8 小时一次；16～30ml/min 者，每次 0.94g，每 12 小时一次；6～15ml/min 者每次 0.94g，每 24 小时一次；< 5ml/min 者，每 48 小时一次。

【不良反应】两项 II 期临床试验评估了头孢他啶 - 阿维巴坦的安全性，不良反应在不同试验间差异较明显，其中 ≥ 10% 的不良反应，在复杂性皮肤软组织感染中为呕吐和恶心，在复杂性尿路感染中为便秘和焦虑。发生率在 5% 及以上的不良反应见表 2-3-4；发生率 < 5% 的不良反应尚有：嗜酸性粒细胞增加，血小板减少，γ- 谷氨酰转移酶升高，凝血酶原时间延长，低钾血症，急性肾衰竭，肾功能损伤，皮疹等。

表 2-3-4　头孢他啶 - 阿维巴坦在 II 期临床试验中发生率 ≥ 5% 的不良反应（%）

不良反应	复杂性腹腔内感染（101 例）	复杂性尿路感染（68 例）
呕吐	14	0
恶心	10	2
便秘	4	10
腹痛	8	7

续表

不良反应	复杂性腹腔内感染(101 例)	复杂性尿路感染(68 例)
上腹部痛	1	7
眩晕	0	6
焦虑	5	10
碱性磷酸酶升高	9	3
GPT 升高	8	3

【禁忌证及注意事项】

1. 禁用于已知对头孢他啶 - 阿维巴坦合剂、含阿维巴坦药品或头孢菌素类其他品种有严重过敏者。

2. 在Ⅲ期临床试验中，Ccr 在 30 ~ 50ml/min 的患者疗效显著低于 > 50ml/min 组的患者，这种现象主要见于本品与甲硝唑合用与美罗培南进行对照研究时，当时使用的剂量比目前推荐剂量低 33%，因此，肾功能不全患者在肾功能变化时，应每日监测肾功能并据此调整药物剂量。

3. 应用 β- 内酰胺类药物偶可发生严重和致命的过敏反应和皮肤反应。应用本品前应详细询问先前对其他头孢菌素类、青霉素类或碳青霉烯类的过敏史。因为存在交叉过敏现象，如患者对青霉素类或其他 β- 内酰胺类药物过敏，需谨慎使用。一旦发生过敏现象应立即停药。

4. 系统性使用各类抗感染药物，包括本品，可改变结肠正常菌群，造成艰难梭菌过度生长，均有可能发生艰难梭菌相关性腹泻（CDAD），程度可为轻度至威胁生命的结肠炎。艰难梭菌可产肠毒素 A 和 B 导致 CDAD，高产肠毒素会使发病率和病死率升高，由于对多种药物耐药，严重者甚至需要切除结肠。使用抗菌药物后出现的腹泻均应评估 CDAD 的可能性。需详细询问之前的用药史，有报道在应用抗菌药物 2 个月后发生 CDAD。如怀疑或确诊 CDAD，应停用对艰难梭菌无效的抗菌药，同时保持水、电解质平衡，补充蛋白质，使用抗菌药物治疗，必要时考虑外科手术治疗。

5. 中枢神经系统使用头孢他啶过程中有癫痫，非惊厥癫痫持续状态，脑病，昏迷，扑翼样震颤，神经肌肉兴奋和肌阵挛等报道，尤其多见于肾功能不全患者。用药剂量需根据内生肌酐清除率进行调整。

6. 肾功能减退的患者，使用本品时需调整用药剂量与给药间期。头孢他啶与阿维巴坦均可通过血液透析清除，该类患者应在血液透析之后使用本品。

7. 本品属妊娠期用药 B 类，动物实验中没有发现本品对生殖能力和胎儿的损害，但迄今在人类中尚无足够的对照研究资料，因此仅在有明确指征时方可应用于妊娠患者。

8. 头孢他啶可少量分泌至乳汁中，阿维巴坦目前尚无资料，哺乳期妇女应用本品时必须谨慎。

9. 18 岁以下患者应用本品的安全性和有效性尚未确立。

【药物相互作用】

1. 丙磺舒为 OAT 强效抑制剂，会降低阿维巴坦的清除，不推荐本品与丙磺舒联合应用。

2. 使用头孢他啶可使常规尿糖检测呈假阳性，推荐使用酶促葡萄糖氧化酶反应检测葡萄糖。

3. 使用本品时 Coombs 反应可出现假阳性。

第六节　氧头孢烯类抗生素

氧头孢烯类（oxacephems）为广谱抗生素，有时亦被归入第三代头孢菌素，但其在化学结构和抗菌谱上均有别于后者：氧头孢烯类药物的 7- 氨基头孢烷酸上的硫原子被氧原子替代，对拟杆菌属等厌氧菌亦具有良好抗菌活性。

一、拉氧头孢

拉氧头孢（拉他头孢，latamoxef，moxalactam）有左旋和右旋异构体，前者抗菌活性为后者的 2 倍。

【抗菌作用】拉氧头孢对大肠埃希菌、克雷伯菌属、变形杆菌属、肠杆菌属、沙门菌属、志贺菌属、柠檬酸杆菌属、黏质沙雷菌等肠杆菌科细菌均具有良好抗菌活性；对流感嗜血杆菌、淋病奈瑟菌和脑膜炎奈瑟菌的 MIC_{90} 分别为 0.1mg/L、0.1mg/L 和 < 0.01mg/L；对铜绿假单胞菌活性较弱，较哌拉西林差。本品对需氧革兰氏阳性球菌的抗菌活性不如头孢噻肟，对肺炎链球菌、化脓性链球菌和葡萄球菌属的 MIC 分别为 1mg/L、1mg/L 和 8~16mg/L，对肠球菌属则无抗菌活性。本品对脆弱拟杆菌抗菌活性较头孢西丁强 2 ~ 8 倍，对不产 β- 内酰胺酶和产 β- 内酰胺酶菌株的 MIC 分别为 ≤ 1mg/L 和 4 ~ 8mg/L；对多形拟杆菌抗菌活性差，MIC_{90} 达 64mg/L；对其他拟杆菌属和放线菌属的作用与头孢噻肟、头孢西丁相仿；对梭状芽孢杆菌属、厌氧革兰氏阳性球菌、痤疮丙酸杆菌和梭杆菌属的 MIC_{90} 均为 0.5mg/L。拉氧头孢与庆大霉素对金黄色葡萄球菌、铜绿假单胞菌具有协同抗菌作用。本品对金黄色葡萄球菌所产青霉素酶，多数肠杆菌科细菌所产质粒介导的 β- 内酰胺酶，以及铜绿假单胞菌和脆弱拟杆菌所产染色体介导的 β- 内酰胺酶稳定。

【药动学】静脉注射本品 0.5g 和 1g，血药峰浓度分别为 44.3mg/L 和 101.2mg/L；本品 1g 和 2g 静脉滴注 1 小时，血药峰浓度分别为 77.2mg/L 和 133.8mg/L。在持续非卧床腹膜透析（CAPD）患者中，1g 本品加入腹膜透析液中给药，1 小时内吸收 60%，血药峰浓度达 25mg/L。

本品在组织、体液中分布广泛，在胸腔积液和腹水中药物浓度相当于同期血药浓度的 50% 和 75%。静脉注射本品 1g 后，胆汁中药物峰浓度可达 66mg/L，给药后 5~6 小时仍维持在 48mg/L。本品对血脑屏障通透性较好，每 4~8 小时静脉滴注 2g 后脑脊液平均浓度可达 12~14mg/L。静脉注射本品 1g 后皮下脂肪和肌肉中药物浓度分别为 4.3mg/g 和 4.8mg/g，相当于同期血药浓度的 14% 和 15%。静脉注射本品 0.5g 后 2 小时，前列腺中药物浓度为 4.0~5.2mg/g，相当于同期血药浓度的 24% ~ 31%。本品血浆蛋白结合率为 60%。

本品在体内不代谢，约 90% 以原型经肾脏排泄，少量经胆汁排泄。丙磺舒对其排泄影响甚微，提示本品主要经肾小球滤过，肾小管分泌很少。本品给药后 2 小时内尿液回收率为 45% ~ 55%，6 小时内为 74% ~ 83%。静脉注射本品 1g 后 6~8 小时尿液中药物浓度仍达 145mg/L。肾功能正常者的消除半衰期为 2.3~2.75 小时，但肾功能损害者半衰期延长，最长可达 50 小时。血液透析 4 小时可清除本品 48% ~ 51%，腹膜透析不能清除本品。

【适应证及临床应用】拉氧头孢具有抗菌谱广、对革兰氏阴性菌抗菌活性强、对 β- 内酰胺酶稳定、血药浓度高且持续时间长以及脑脊液内浓度高等特点，在日本被批准的适应证为大肠埃希菌、克雷伯菌属、变形杆菌属、柠檬酸杆菌属、肠杆菌属、沙雷菌属、流感嗜血杆菌以及拟杆菌属等敏感菌引起的：①血流感染；②细菌性脑膜炎；③肺炎、肺脓肿、脓胸等下呼吸道感染；④腹膜炎、肝脓肿、胆道感染等腹腔感染；⑤盆腔感染；⑥肾盂肾炎等上尿路感染。日本一项

1 000 余例的临床试验显示，本品治疗上述感染有效率为 72.2%～92.6%。但本品可导致凝血酶原缺乏、血小板减少和功能障碍而引起严重凝血功能障碍和出血，且对葡萄球菌、肺炎链球菌等革兰氏阳性球菌抗菌活性差，很大程度上限制了本品的临床应用。在美国，1987 年后不再推荐本品用于婴幼儿化脓性脑膜炎。目前本品的临床应用日趋减少。

【剂量及用法】成人每日 1～2g，分 2 次静脉注射或静脉滴注给药；严重感染可增加至每日 4g，分 2 次给药。儿童每日 40～80mg/kg，分 2～4 次静脉注射或静脉滴注给药；严重感染可增加至每日 150mg/kg，分 2～4 次给药。肾功能不全患者应减少剂量或延长给药间隔时间。

【不良反应】本品引起的主要不良反应有皮疹、药物热、肝功能异常、肾功能损害、中性粒细胞减少和嗜酸性粒细胞增多等。但备受关注的是本品可引起凝血功能障碍、导致出血倾向，这可能与以下机制有关：①本品的 N-甲基硫化四氮唑侧链与谷氨酸结构相似，干扰维生素 K 参与的羧化反应，导致凝血酶原合成减少；②本品可抑制肠道中产维生素 K 的细菌；③通过免疫机制引起血小板减少。合用维生素 K 可避免大部分病例出现出血倾向。

【禁忌证及注意事项】

1. 禁用于对氧头孢烯类药物过敏的患者，对头孢菌素类药物过敏者慎用。
2. 应用本品期间应每日补充维生素 K。
3. 本品在孕妇中应用的安全性尚未建立，仅在利大于弊时使用。
4. 本品可少量经乳汁分泌，哺乳期妇女应用本品时应暂停哺乳。

【药物相互作用】

1. 本品与呋塞米联合应用可加重肾功能损害。
2. 应用本品患者饮酒可发生双硫仑样反应，故治疗期间及治疗结束后 1 周内应禁酒。

二、氟氧头孢

氟氧头孢（flomoxef）以硫代甲基替代了拉氧头孢的 N-甲基硫化四氮唑侧链，并对 7 位的 β-酰基氨基进行了修饰。

【抗菌作用】氟氧头孢对大肠埃希菌、克雷伯菌属、变形杆菌属等肠杆菌科细菌和流感嗜血杆菌、淋病奈瑟菌、脑膜炎奈瑟菌均具有良好抗菌作用，其抗菌活性与拉氧头孢相仿；对金黄色葡萄球菌、链球菌属等革兰氏阳性球菌抗菌活性则较拉氧头孢强，与头孢唑林相仿；对脆弱拟杆菌等厌氧菌抗菌活性与拉氧头孢相仿或略强。

【药动学】静脉注射本品 1g 和 2g，血药峰浓度分别为 39.4mg/L 和 126.2mg/L；本品 0.5g、1g 和 2g 静脉滴注 1 小时，血药峰浓度分别为 19.6mg/L、44.0mg/L 和 89.5mg/L。本品血浆蛋白结合率为 35%，在胆囊、肺、女性生殖器官、胆汁、痰液、腹腔液等组织、体液中可获较高浓度。本品主要以原型经肾脏排泄，12 小时尿液回收率为 80%～90%；10%～23% 在体内代谢为无抗菌活性的代谢产物经尿液排出。本品消除半衰期为 40～50 分钟，肾功能不全患者半衰期延长，内生肌酐清除率＜5ml/min 者本品半衰期可长达 9.6 小时。血液透析可部分清除本品。

【适应证及临床应用】本品在日本被批准的适应证为葡萄球菌属、链球菌属、肺炎链球菌、卡他莫拉菌、淋病奈瑟菌、流感嗜血杆菌、大肠埃希菌、克雷伯菌属、变形杆菌属以及拟杆菌属等的敏感株所致的以下感染：①感染性心内膜炎及血流感染；②咽喉炎、扁桃体炎、支气管炎、支气管扩张继发细菌感染、慢性呼吸道疾病继发细菌感染；③肾盂肾炎等尿路感染及前列腺炎；④腹腔、胆道感染；⑤盆腔感染等。在上市前临床试验中，氟氧头孢治疗各种感染 1 500 余例，有效率为 63.0%～96.7%。

【剂量及用法】成人每日 1~2g，分 2 次静脉注射或静脉滴注给药；严重感染可增加至每日 4g，分 2~4 次给药。儿童每日 40~80mg/kg，分 2~4 次静脉注射或静脉滴注给药；严重感染可增加至每日 150mg/kg，分 2~4 次给药。肾功能不全患者应减少给药剂量或延长给药间隔。早产儿和新生儿，每次剂量 20mg/kg，3 日龄以内者每日给药 2~3 次，4 日龄及以上者每日 3~4 次。肾功能不全患者应减少给药剂量或延长给药间隔。

【不良反应】本品主要不良反应有皮疹、腹泻、贫血、嗜酸性粒细胞增多、肝功能异常等。本品不含 N-甲基硫化四氮唑侧链，健康志愿者应用本品后凝血酶原时间、部分凝血活酶时间、凝血酶原以及凝血因子 Ⅱ、Ⅶ、Ⅸ、Ⅹ 均处于正常水平，提示其不会导致凝血功能障碍。本品亦不引起双硫仑样反应。

【禁忌证及注意事项】

1. 禁用于对氧头孢烯类药物过敏者，对头孢菌素类过敏者慎用。
2. 本品暂不推荐在孕妇中应用。
3. 本品可少量经乳汁分泌，哺乳期妇女应用本品时应停止哺乳。

【药物相互作用】本品与呋塞米联合应用可加重肾功能损害。

主要参考文献

[1] BUSH K. A resurgence of β-lactamase inhibitor combinations effective against multidrug-resistant Gram-negative pathogens.Int J Antimicrob Agents, 2015, 46(5):483-493.

[2] LISCIO J L, MAHONEY M V, Hirsch EB. Ceftolozane/tazobactam and ceftazidime/avibactam: two novel β-lactam/β-lactamase inhibitor combination agents for the treatment of resistant Gram-negative bacterial infections. Int J Antimicrob Agents, 2015, 46(3):266-271.

[3] SANBORN K D, YONG C, HOLLAND B, et al. Physicians'Desk Reference. 63th ed. Montvale,NJ: Medical Economics Company, 2009: 684-689, 2029-2036, 2080-2087,2400-2405.

[4] DOI Y, CHAMBERS H F. Other β-lactam antibiotics//BENNETT J E, DOLIN R, BLASER M J.Mandell, Douglas, and Bennett's principles and practice of infectious diseases, 8th ed. Philadelphia: Elsevier Saunders, 2015:293-297.

[5] GILBERT D N, CHAMBERS H F, Eliopoulous RC, et al. The Sanford guide to antimicrobial therapy. 46th ed. Sperryville VA: Antimicrobial Therap Inc., 2016: 73-80, 88-120.

[6] 胡付品，朱德妹，汪复，等.2014 年 CHINET 中国细菌耐药性监测 . 中国感染与化疗杂志 , 2015,15（5）:401-410.

[7] NORRBY S R, GILDON K M. Safety profile of meropenem: a review of nearly 5000 patients treated with meropenem. Scand J Infect Dis, 1999, 31（1）: 3-10.

[8] LIVERMORE D M, OAKTON K J, Carter MW, et al. Activity of ertapenem (MK-0826) versus enterobacteriaceae with potent β-Lactamases. Antimicrob Agents &Chemother,2001, 45（10）: 2831-

2837.

[9] JONES R N, HUYNH H K, BIEDENBACH D J.Activities of doripenem (S-4661) against drug-resistant clinical pathogens. Antimicrob Agents &Chemother, 2004, 48（8）:3136-3140.

[10] 杨帆，张婴元，郑丽叶，等 . 帕尼培南 / 倍他米隆的临床评价 . 中华内科杂志，2000, 39（2）: 107-110.

[11] 袁瑾懿，杨帆 . 新碳青霉烯类抗生素多立培南 . 中国感染与化疗杂志，2010, 10（5）: 396-400.

[12] PERRY C M, T IBBOTSON. Biapenem. Drugs, 2002, 62(15):2221-2234.

[13] 杨帆，赵旭，吴菊芳，等 . 比阿培南治疗细菌性肺炎和尿路感染的多中心随机对照临床试验 . 中国感染与化疗杂志，2007, 7（2）: 73-78.

[14] GETTIG J P, CRANK C W, PHILBRICK A H. Faropenem medoxomil. Ann Pharmacother, 2008,42（1）:80-90.

[15] GILBERT D N, CHAMBERS H F, ELIOPOULOUS R C, et al. The Sanford guide to antimicrobial therapy. 46th ed. Sperryville VA: Antimicrobial Therap, Inc. 2016: 73-80, 88-120.

[16] GRAYSON M L, CROWE S M, MCCARTHY J S,et al. Kucers' the use of antibiotics. 6th ed. London: Hodder Arnold, 2010:458-468.

[17] SANBORN K D, YONG C, HOLLAND B, et al. Physicians' desk reference. 56th ed. Montvale,NJ: Medical Economics Company, 2002: 1276-1279.

[18] JENSEN T, PEDERSEN S S, HOIBY N, et al. Safety of aztreonem in patients with cystic fibrosis and allergy to beta-lactam antibiotics. Rev Infect Dis, 1991, 13(supp17):S594-S597.

[19] KOCH C, HJELT K, PEDERSEN S S, et al. Retrospective clinical study of hypersensitivity reactions to aztreonam and six other beta-lactam antibiotics in cystic fibrosis patients receiving multiple treatment courses. Rev Infect Dis, 1991, 13(supp17):S608-S611.

[20] MOSS R B, MCCLELLAND E, WILLIAMS R R, et al. Evaluation of the immunologic cross-reactivity of aztreonam in patients with cystic fibrosis who are allergic to penicillin and/or cephalosporin antibiotics. Rev Infect Dis, 1991, 13(supp17):S598-S607.

[21] BUSH K. A resurgence of β-lactamase inhibitor combinations effective against multidrug-resistant Gram-negative pathogens.Int J Antimicrob Agents,2015,46(5):483-493.

[22] LISCIO J L, MAHONEY M V, HIRSCH E B. Ceftolozane/tazobactam and ceftazidime/avibactam: two novel β-lactam/β-lactamase inhibitor combination agents for the treatment of resistant Gram-negative bacterial infections.Int J Antimicrob Agents, 2015,46(3):266-271.

[23] Japan Medical Products International Trade Association. Japan pharmaceutical reference. 5th ed. Tokyo: Japan Medical Products International Trade Association, 1999: 841-847, 861-866.

[24] GRAYSON M L, CROWE S M, MCCARTHY J S,et al. Kucers' the use of antibiotics. 6th ed. London: Hodder Arnold, 2010:301-309.

[25] CAZZOLA M, BRANCACCIO V, DE GIGLIO C, et al. Flomoxef, a new oxacephem antibiotic, does not cause hemostatic defects. Int J Clin Pharmacol Ther, 1993, 31(3):148-152.

第四章
氨基糖苷类抗生素

第一节　概述

　　氨基糖苷类抗生素在其分子结构中都有一个氨基环醇环和一个或多个氨基糖分子，由配糖键相连接，或无氨基糖分子。属于这一类的抗生素有：①由链霉菌属的培养滤液中获得者，如链霉素、新霉素、卡那霉素、妥布霉素等；②由小单胞菌属的滤液中获得者，如庆大霉素；③半合成氨基糖苷类，如阿米卡星为卡那霉素的半合成衍生物，奈替米星为西索米星的半合成衍生物。

　　氨基糖苷类抗生素的共同特点为：①水溶性好，性质稳定；②抗菌谱广，对葡萄球菌属、需氧革兰氏阴性杆菌均具良好抗菌活性，某些品种对结核分枝杆菌及其他分枝杆菌属亦有良好作用，其抗菌作用在碱性环境中较强；③其作用机制主要为抑制细菌合成蛋白质；④细菌对不同品种之间有部分或完全性交叉耐药；⑤与人血清蛋白结合率低，大多低于10%；⑥具有不同程度的肾毒性和耳毒性，后者包括前庭功能损害或/和听力减退，并偶可有神经肌肉接头阻滞作用；⑦胃肠道吸收差，注射给药后大部分以原型经肾脏排出。肾功能减退时其血半衰期没有显著延长，因此用药时应根据肾功能损害的程度调整给药方案。

　　【作用机制】氨基糖苷类主要作用于细菌体内的核糖体，抑制细菌蛋白质的合成，并破坏细菌细胞膜的完整性。氨基糖苷类是一种高度极性分子，穿过革兰氏阴性菌的细胞外膜是一种自身摄入过程，药物引起细胞外膜上相邻脂多糖分子间的镁离子（Mg^{2+}）和钙离子（Ca^{2+}）桥断裂而进入，导致细胞外膜损伤和细菌细胞壁渗透性改变。此后药物与 I 期转运系统结合，通过细胞内膜进入细胞质，此为能量依赖、速率有限的摄入过程，并可为钙、镁等二价阳离子，高渗透压、低氧和酸性环境等因素所阻断。氨基糖苷类在细胞内通过依赖于能的 II 期转运系统的参与与核糖体 30S 亚单位结合，其结合点为核糖体 30S 亚单位中的 16SrRNA。此时药物损害了蛋白质合成过程中翻译校对过程，抑制肽链延长，造成错误的蛋白质插入细胞膜，导致细胞膜的渗透性发生改变，并加速了药物分子的大量进入，这一作用主要由氨基糖苷类分子结构中 2-脱氧链霉胺和首要氨基糖引起。异常蛋白质结合进入细菌细胞膜，使细胞膜发生断裂，细胞内钾离子、腺嘌呤、核苷酸等重要物质外漏并抑制 DNA 复制，导致细菌迅速死亡。氨基糖苷类分子大量进入菌体细胞是一个需氧耗能过程，在缺氧环境下这一过程即受到抑制，因此厌氧菌对氨基糖苷类均呈耐药。目前临床所用的氨基糖苷类均可在达到治疗浓度（≤25μg/ml）时抑制原核细胞合成蛋白质。氨基糖苷类对于静止期细菌的杀灭作用较强，为一静止期杀菌剂。

　　【细菌耐药性】细菌对氨基糖苷类可呈固有或获得性耐药。

　　固有的耐药性可能由酶或非酶的作用引起。氨基糖苷类进入细菌细胞必须有一个主动电子转运链足以在细胞膜的内、外两侧产生电位差。获得性耐药可由于细菌减少药物摄入或细菌体内药物排出增加，或钝化酶的修饰作用或药物作用的靶位改变所致，现分述如下。

　　1. 细胞壁（或膜）渗透性改变减少药物摄入或激活外排泵 MexXy-opr M 使细胞内药物减少　常见于假单胞菌属及其他非发酵革兰氏阴性杆菌。细菌对氨基糖苷类的摄入减少，主要由于细胞壁的渗透性减低，往往导致细菌对本类药物中度耐药。临床所见对阿米卡星耐药的革兰氏阴性杆菌大多由于细胞壁的屏障作用，对阿米卡星耐药的细菌通常对其他氨基糖苷类亦呈交叉耐药。多数需氧革兰氏阴性杆菌对本类药物表现出"适应性耐药"（即对原先的敏感菌表现出一过性杀菌活性减低），产生的机制可能由于一次给药后细菌体内能量依赖性摄入氨基糖苷类相关的酶活性即有下降，使细菌摄入药物量减少，称为适应性耐药。经过一定时间后药物的摄入又可恢复，即其杀菌活性又可恢复。链球菌属通常对氨基糖苷类耐药，则是由于药物不易进入细菌体内。这一影响药物转运的机制由染色体介导。

2. 氨基糖苷类钝化酶的产生 是临床菌株对氨基糖苷类产生耐药性的最重要原因。许多革兰氏阴性杆菌、金黄色葡萄球菌和肠球菌属等均可产生钝化酶而呈现耐药。氨基糖苷类可为 3 类酶所钝化：①乙酰转移酶（AAC），使游离氨基乙酰化；②磷酸转移酶（APH），使游离羟基磷酸化；③核苷转移酶（AAD），使游离羟基核苷化。此三类酶又可按照所破坏的抗生素和作用点的不同而分为许多种，目前已知至少存在 30 种以上的氨基糖苷类钝化酶，每种酶还可包括多种异构酶和不同酶蛋白的组成。这些钝化酶位于革兰氏阴性杆菌的胞质周间隙（革兰氏阳性菌中位置不明）。经钝化酶作用后的氨基糖苷类可能通过下列作用而失去抗菌活性：①与未经钝化的氨基糖苷类竞争细菌细胞内转运系统，减少药物摄入；②不能与核糖体结合；③失去了干扰核糖体功能的作用。

氨基糖苷类钝化酶往往经质粒或 / 和转座子播散，也可由染色体介导。由于质粒的交换和通过转座子播散使药物耐药性得以在同一菌属和不同菌属间迅速传播。早期的调查资料显示耐氨基糖苷类细菌多数带有一种钝化酶，但近期在同一地区的调查资料中发现越来越多的菌株带有多种钝化酶的耐药基因，而且其耐药类型与临床上应用的氨基糖苷类品种有关。

革兰氏阳性菌对氨基糖苷类耐药性主要与 Aph（3′）-Ⅲa，Ant（6）以及一种双功能钝化酶 Aac（6′）-Aph（2″）有关。革兰氏阴性杆菌中可存在 aac（6′）-Ⅰ，及 aac（3），ant（2″）等多种钝化酶基因。

2003 年发现某些革兰氏阴性菌可产生 16SrRNA 甲基化酶，该酶使细菌核糖体 30S 亚单位中的 16SrRNA 甲基化，因而保护细菌不为药物所作用，使细菌对几乎所有氨基糖苷类高度耐药。目前已知该酶由 *armA*、*rmtA*、*rmtB*、*rntC*、*rmtD* 和 *npmA* 6 种基因分别编码 ArmA、RmtA、RmtB、RmtC、RmtD 和 NpmA 甲基化酶。近年来，全球各地区均有报道携带该类酶的肠杆菌科细菌、铜绿假单胞菌和鲍曼不动杆菌。此外，2006 年发现在革兰氏阴性杆菌存在 AAC（6′）-Ⅰb-cr 酶，该酶由 aac（6′）-Ⅰb-cr 基因编码，导致细菌同时对氨基糖苷类和喹诺酮类耐药。该酶在大肠埃希菌、肺炎克雷伯菌、铜绿假单胞菌和鲍曼不动杆菌中均有检出。因此临床上氨基糖苷类的选用必须根据当地细菌耐药性的流行病学资料和患者病原菌的药敏试验结果个体化给药。

3. 作用靶位的改变 使抗菌药进入细菌细胞后不能与之结合而发挥作用，这种情况较少见。例如某些肠球菌属的突变株可引起靶位的改变而对链霉素高度耐药，但通常与庆大霉素、卡那霉素、妥布霉素等间无交叉耐药性。由核糖体 16SrRNA 的 S12 蛋白发生点突变产生的对链霉素的耐药性尚可发生于结核杆菌，但很少发生于其他细菌，此种耐药机制在其他氨基糖苷类抗生素中也很少发生。

此外，氨基糖苷类尚可诱导细菌形成生物膜，增加细菌细胞表面的黏附性。

【抗菌作用】氨基糖苷类为浓度依赖性杀菌剂，药物浓度高时杀菌速率加快，研究证实药物峰浓度与 MIC（最低抑菌浓度）的比值 > 8 时可防止细菌产生耐药性。

本类药物还具有抗生素后效应（PAE），即药物与细菌停止接触的一段时间内细菌仍处于抑制状态停止生长，称为抗生素的后效应。不同药物品种对不同细菌的 PAE 持续时间不同，增加药物剂量可使 PAE 时间延长。

氨基糖苷类对需氧革兰氏阴性杆菌有强大抗菌活性。链霉素为最早应用于临床的氨基糖苷类，它对结核杆菌、鼠疫杆菌、土拉菌有良好作用，但近年来结核杆菌对本品的耐药性日益增多，链霉素对于大多数革兰氏阴性杆菌的作用亦较差。卡那霉素、庆大霉素、妥布霉素、奈替米星及阿米卡星等对各种需氧革兰氏阴性杆菌如大肠埃希菌、克雷伯菌属、肠杆菌属、变形杆菌属、志贺菌属、柠檬酸杆菌属等具强大抗菌活性；此外，对沙雷菌属、气单胞菌属（Aeromonad）、产碱杆菌属、莫拉菌属（Moraxella）、不动杆菌属、布鲁氏菌属、沙门菌属、嗜血杆菌属及分枝杆菌属等也具一定抗菌作用。普罗威登斯菌属对本类药物有一定程度耐药性。近年来出现的产超广谱 β- 内酰胺酶（ESBLs）大肠埃希菌、克雷伯菌属、奇异变形杆菌对氨基糖苷类抗生素的耐药率均显著高于不产酶株。氨基糖苷类对革兰氏阴性球菌如淋病奈瑟菌、脑膜炎奈瑟菌的作用较差。流感嗜血杆菌及肺炎支原体呈中度敏感，但临床疗效不显著。本类药物对嗜麦芽窄食单胞菌和洋葱伯克霍尔德菌无抗菌作用。

氨基糖苷类对甲氧西林敏感葡萄球菌（产青霉素酶株）包括金黄色葡萄球菌、表皮葡萄球菌仍有较好抗菌活性，但甲氧西林耐药株则对之多数耐药。氨基糖苷类对各组链球菌（A 组链球菌、草绿色链球菌及肺炎链球菌）的作用微弱，肠球菌属对之常中度耐药；但庆大霉素与青霉素（或氨苄西林）或万古霉素联合对部分肠球菌属常可获协同作用（对庆大霉素高度耐药株其 MIC > 500mg/L 或链霉素 MIC > 2 000mg/L 者除外）。多数星形诺卡菌对庆大霉素耐药但对阿米卡星敏感。单核细胞增多性李斯特菌对庆大霉素呈中度敏感。结核杆菌对卡那霉素和庆大霉素亦有一定敏感性，但临床通常不用。

氨基糖苷类在碱性环境中抗菌作用较强，在酸性环境中则抗菌作用减弱，但 pH 超过 8.4（如胆汁中）时则作用亦见减弱。其抗菌活性可为 Ca^{2+}、Mg^{2+}、Na^+、NH_4^+、K^+ 等阳离子所抑制，在测定药敏时应注意培养基中阳离子的浓度。

体外试验证实，青霉素类或头孢菌素类等 β- 内酰胺类与氨基糖苷类混合后，前两者分子中的 β- 内酰胺环可能与后者分子中的氨基糖连接而使 β- 内酰胺类与氨基糖苷类活性均减低，这一情况在肾功能减退的患者接受羧苄西林与庆大霉素或妥布霉素联合治疗时亦可发生。

氨基糖苷类与作用于细胞壁的青霉素类或头孢菌素类或糖肽类联合常可获得协同作用，例如对肠球菌属的协同作用。青霉素和链霉素联合对于草绿色链球菌亦具协同作用。其他可能有效的联合有：与耐酶半合成青霉素（苯唑西林、氯唑西林）联合作用于金黄色葡萄球菌；与具有抗铜绿假单胞菌作用的头孢菌素类联合作用于铜绿假单胞菌等。但本类药物与抑菌剂（如四环素、氯霉素等）联合时常见拮抗作用。

临床试验结果显示，氨基糖苷类用于治疗革兰氏阴性杆菌感染时药物峰浓度 /MIC ≥ 10，AUC/MIC ≥ 150 时患者预后良好。

【药动学】氨基糖苷类为高度极性化合物，水溶性好，不易溶于脂肪。在胃肠道中不吸收或很少吸收，口服后的吸收量不足给药量的 1%，在肾功能正常者血药浓度很低；但在肾功能损害的患者多次口服或直肠内给药后，血药浓度可逐渐增高至中毒水平。创面、烧伤溃疡面或关节腔内局部用药后亦有引起中毒者，甚至个别肾功能正常的患者也可能在口服或局部用药后引起耳毒性或肾毒性。肌内注射氨基糖苷类抗生素后迅速吸收入血，其吸收符合一级动力学过程，血药浓度高峰在给药后 0.5~1 小时到达。一次肌内注射庆大霉素、妥布霉素、西索米星或奈替米星 1.0mg/kg 后，血药高峰浓度均可达 4mg/L 以上；一次肌内注射卡那霉素或阿米卡星 7.5mg/kg 后，血药高峰浓度可达 16~18mg/L。静脉内给药后的血药浓度随剂量而不同，成人一次静脉推注庆大霉素 80mg，10 分钟后血药浓度可达 5~7.5mg/L。

氨基糖苷类与血清蛋白很少结合，除链霉素（35%）外，蛋白结合率大多低于10%。其在体内主要分布于细胞外液；分布容积在成人约为15L（0.25L/kg）。许多因素都可影响血药浓度，包括性别、年龄、体重、血细胞比容、各种病理或生理状态如妊娠、发热、肾功能状态、烧伤等。发热可使血药浓度减低；肥胖者脂肪组织多，细胞外液相对减少，血药浓度较高；水肿、胸腔积液、腹水患者则由于细胞外液增多，血药浓度可能减低，此时患者剂量应按总体重而不应按标准体重计算；老年人的分布容积可减少，血药浓度便见增高；血细胞比容与血药浓度呈反比，贫血者血细胞比容低，血药浓度较高，由于上述各种因素的存在，使给药后的血药浓度往往难以预测。

注射给药后，氨基糖苷类在多数组织中的浓度低于血药浓度，肺组织中的浓度一般不到血药浓度之半，脑脊液药物浓度则不到血药浓度的1%，即使脑膜有炎症时，也不能达到有效浓度，因此采用本类药物治疗革兰氏阴性杆菌脑膜炎时，除全身给药外，常需合并鞘内或脑室内给药使脑脊液中达到有效浓度，但脑室内给药不宜用于新生儿。氨基糖苷类在痰液或支气管分泌物中浓度约为血药浓度的20%（有报道可高达40%）。在胆管无梗阻时，胆汁中的药物浓度一般较低，但仍能达到有效治疗浓度。注射给药时眼房水药浓度很低，眼局部滴药或结膜下注射后房水中可达有效药物浓度。滑膜液、组织液中的药浓度为血药浓度的25%～50%，腹水和心包液中浓度为血药浓度的50%～100%。胎儿血药浓度约为母体血药浓度的25%，氨基糖苷类在体内不代谢灭活，极大部分（约90%）以原型经肾小球滤过排出。尿药浓度极高，可高达数百至1 000mg/L以上，但肾功能减退时尿药浓度可显著减低。

多次给药后氨基糖苷类在肾脏皮质内积蓄，治疗开始时肾皮质内的药量约占体内总量的40%，疗程结束时可达85%；肾皮质内的药物浓度可高达血药浓度的10~50倍，与其肾毒性的大小密切有关，浓度越高者其肾毒性越大，可以说明为什么不同品种氨基糖苷类的肾毒性不同。肾髓质的药浓度一般也高于同期血药浓度，但远较肾皮质中为低。在肾脏有疾病患者其肾皮质中的药浓度即显著减低。肾功能正常时，氨基糖苷类的血消除半衰期为2~3小时，但临床观察到多次注射庆大霉素者，即使其肾功能保持稳定，血药浓度仍继续升高。不少肾功能正常者注射氨基糖苷类后24小时内尿排出量为给药量的35%～85%或以上，但采用灵敏的测定方法，在停药10~20天后仍能由血、尿中检出药物，这是由于此类药物在肾组织中积蓄的药物缓慢释放。其终末消除半衰期平均可达110~693小时，应引起临床注意。

氨基糖苷类尚可进入内耳外淋巴液，其中药物浓度的增高较血药浓度慢，5小时后的浓度与同期血药浓度相等，其半衰期为11~12小时。据认为内耳外淋巴液药物浓度的下降缓慢，是引起耳毒性的主要原因。应用利尿药并不影响内耳药物浓度。肾功能减退时氨基糖苷类的血半衰期显著延长，血液透析可清除大部分药物，使延长的半衰期缩短至透析前的1/10，但腹膜透析的清除作用较弱。

氨基糖苷类给药后的药动学参数见表2-4-1。

表2-4-1 各种氨基糖苷类的药动学参数

抗生素	肌内注射 t_m/h	$t_{1/2}$/h		K_e/(h^{-1})	V_d/L
		正常	少尿		
链霉素		2～3	50～110	0.23～0.35	
卡那霉素	0.75～1	2.1～2.4	60～96	0.29～0.33	22～23
庆大霉素	0.75～1	1.7～2.3	48～72	0.30～0.41	24

续表

抗生素	肌内注射 t_m/h	$t_{1/2}$/h		K_e/(h⁻¹)	V_d/L
		正常	少尿		
妥布霉素	0.33 ~ 0.75	2 ~ 2.8	56 ~ 60	0.25 ~ 0.35	22 ~ 23
西索米星	0.75 ~ 1	2 ~ 2.3	35 ~ 37	0.31 ~ 0.35	23
阿米卡星	0.75 ~ 2	2.2 ~ 2.5	56 ~ 150	0.28 ~ 0.31	22 ~ 29
奈替米星	0.5 ~ 1	2.2	33	0.31	25
异帕米星	0.2	2.5			12

抗生素	尿排出/%（24h）	蛋白结合率/%	清除率/[ml/(s·1.73m²)]		血药浓度中毒高限/(mg/L)	临界浓度/(mg/L)
			肾清除	总清除		
链霉素		35	1.173	1.467	25	12
卡那霉素	84 ~ 90	0	1.25 ~ 1.4	1.658	30	12
庆大霉素	70 ~ 80	0	1.367	1.6	10 ~ 12	4
妥布霉素	80 ~ 90	0	1.467	1.933	10 ~ 12	4
西索米星	85 ~ 87		1.117		10 ~ 12	4
阿米卡星	81 ~ 98	0	1.25 ~ 1.717	1.667	25	8
奈替米星	80 ~ 90	0	1.417		14 ~ 16	4
异帕米星	100		1.263	1.385		16

注：t_m（h）：达峰时间；K_e（h⁻¹）：消除速率常数；$t_{1/2}$（h）：消除半衰期；V_d（L）：表观分布容积。

【不良反应】氨基糖苷类可引起各种过敏反应和毒性反应。过敏反应较少见，主要的过敏反应如嗜酸性粒细胞增多、各种皮疹、发热等，占用药者的 1% ~ 3%，而最主要的毒性作用为对肾脏、听力、前庭器官和神经肌肉阻滞作用。不同品种的毒性与其在生理 pH 条件下所带的阳电荷有关。氨基糖苷类无肝毒性、光毒性；对造血系统及凝血机制亦无影响。

1. 耳毒性　根据主要的临床表现可分为：①前庭功能失调，多见于采用链霉素、庆大霉素、奈替米星后。②耳蜗神经损害，据报道发生率为 2% ~ 10%，多见于采用新霉素、卡那霉素、巴龙霉素、阿米卡星等全身用药后；妥布霉素则对于两者的损害程度相仿，但并非绝对，各种品种均可引起前庭或耳蜗损害，或两者同时发生。近年来不少医院采用了血药浓度监测，据以调整给药方案，因此耳毒性和肾毒性的发生率均有下降趋势。各种氨基糖苷类损害前庭功能的毒性依次为：链霉素 > 庆大霉素 > 妥布霉素 = 卡那霉素 = 阿米卡星 = 新霉素 > 奈替米星。对耳蜗神经毒性的大小依次为：新霉素 > 阿米卡星 = 卡那霉素 > 妥布霉素 = 庆大霉素 = 链霉素 > 奈替米星。必须指出，有许多自觉症状不明显，但经仪器测试显示有前庭功能或听力损害者，这些"亚临床型耳毒性"反应的发生率为 10% ~ 20%，在剂量较大和疗程较长时甚至更高，因此采用更为灵敏的测试方法（例如高频音听电图、眼震颤电图）以便在临床症状出现前就及早发现耳毒性是十分重要的。动物实验资料显示妥布霉素的耳毒性较庆大霉素低，但临床验证结果不一。奈替米星在实验动物中的耳毒性较同类药低，但临床对比试验未能证实本品耳毒性较庆大霉素或阿米卡星为低。因此目前尚缺乏可靠的临床资料对各种氨基糖苷类的耳毒性高低作出结论。

氨基糖苷类的耳毒性症状可因许多因素而加重，例如氨基糖苷类应用史、男性患者、利尿药的应用、与万古霉素等其他耳毒性药物合用或先后应用、总剂量大、疗程较长、应用于老年人或同时合并肾功能减退等。据报道，在庆大霉素引起的耳毒性患者中 64% 原先有肾功能损害。耳毒性产生的机制尚未完全阐明，据认为氨基糖苷类可与耳蜗底层外毛细胞中带负电荷的多磷酸肌醇结合，结合的程度与其耳毒性的潜能有关。药物可过度刺激耳蜗毛细胞与第Ⅷ对脑神经纤维的连接点，导致毛细胞内钙负荷大量增加，细胞死亡。此种细胞的凋亡不可逆转，在柯蒂器和前庭装置的细胞中均可发生。

近期的研究发现：某些家庭成员对氨基糖苷类特别敏感，这些人在接受正常剂量或低剂量药物后即可引起永久性耳聋。而且这种表现具有母系遗传的特点，已知线粒体遗传性疾病最常见的表现是感觉神经性耳聋，并具有母系遗传的特征。初步研究认为某些家庭中其细胞内核糖体的 12S 线粒体 rRNA 发生突变 - (1555^G)，导致线粒体蛋白合成功能障碍，患者应用氨基糖苷类药物后使内耳柯蒂器的毛细胞迅速死亡。另一方面，正常人接受大剂量氨基糖苷类药物后亦可能通过同样机制，导致内耳毛细胞迅速死亡。本类药物引起的前庭功能损害或肾毒性与遗传因素无关。

为防止和减少耳毒性反应，疗程中应密切观察耳鸣、眩晕等早期症状的出现，并根据患者的肾功能调整给药方案，有条件时应定期监测血药浓度，包括血药峰浓度（静脉滴注完后 15~30 分钟，肌内注射后 1 小时，肾衰竭者肌内注射后 2~2.5 小时）和谷浓度（下次给药前），据以调整用量。应避免与利尿药或其他耳毒性药物合用，疗程一般不宜超过 14 天；如病情需要延长疗程时应定期作电测听及前庭功能试验。在谨慎地掌握使用时，氨基糖苷类的耳毒性既不常见，也不严重。

2. **肾毒性** 氨基糖苷类（除大观霉素外）主要损害肾近端曲小管，对肾小球的影响较小。临床上往往出现蛋白尿、管型尿和红细胞，尿量一般并不减少是其特点。严重者可产生氮质血症、肾功能减退、尿钾排出增多等，其损害程度与剂量大小及疗程长短呈正比。

氨基糖苷类经肾小球滤过后，经过钙依赖性主动转运系统进入近曲小管，与近曲小管上皮细胞刷状缘的酸性磷脂类结合（主要为磷脂酰丝氨酸），随后药物被迅速转移至跨膜蛋白 megalin 和细胞膜表面受体 cubilin，并与之一同进入上皮细胞核内体，并与溶酶体融合，跨膜蛋白 megalin 则仍返回至近曲小管上皮细胞膜。这一过程导致肾曲小管上皮细胞对氨基糖苷类的选择性摄入和毒性作用。

部分含药的核内体与溶酶体融合。氨基糖苷类抑制溶酶体内磷脂酶的活性，造成细胞内溶酶体内磷脂增多，形成髓样小体大量增加。当药物在肾皮质内浓度超过一定限度时，肿胀的溶酶体膜发生破裂，使大量氨基糖苷类、溶酶体酶和磷脂等物质释放至细胞质液中，造成线粒体损害和细胞死亡。

造成肾功能损害的机制是多方面的：①病变激活了肾素 - 血管紧张素系统，导致局部血管收缩和肾小球滤过减少；②由于细胞坏死造成的阻塞引起肾单位中近曲小管内流体压增加，也使肾小球滤过减少；③近端曲小管对水分和溶质的重吸收减少，导致患者发生低渗性多尿。

临床上，患者尿中可能出现 β_2- 微球蛋白、管型及溶酶体水解酶 [如亮氨酸氨酞酶（LAP）、丙氨酸氨肽酶（AAP）] 等，对于早期测知肾小管上皮细胞损害有一定帮助。肾脏损害常可使血药浓度增高，容易诱发耳毒性症状，应引起注意。

尿液变化通常于用药后第 4 ~ 6 日发生，大多为可逆性，停药后数日逐渐恢复，偶尔在停药后血肌酐值仍可持续增高达数个月之久。动物实验和临床资料证实，氨基糖苷类与肾组织有特殊亲和力，药物可选择性地积聚在肾皮质和髓质，特别是皮质的近曲小管上皮细胞内，使局部组织的药浓度超过同期血药浓度达数十倍之多。发生肾毒性的危险因素为：老年患者，有肾脏疾病史，低血压，血容量减少，肝功能减退，应用氨基糖苷类的剂量大，疗程超过 3 天，采用品种的肾毒性较大（如庆大霉素），一日多次给药，与其他肾毒性药物如万古霉素、两性霉素 B、呋塞米、膦甲酸钠、甲氧氟烷等同用或先后应用。各种氨基糖苷类的肾毒性依次为：新霉素 > 庆大霉素 ≥ 妥布霉素 ≥ 阿米卡星 ≥ 奈替米星 > 链霉素。根据现有资料，妥布霉素的肾毒性较庆大霉素低，而庆大霉素、奈替米星、阿米卡星等的肾毒性发生率则未见差异。据临床报道，应用本类药物治疗严重感染患者后，其肾毒性的发生率为 5% ~ 10%。肝病时应用氨基糖苷类易发生肾毒性，系因肝功能损害导致肾血管收缩，肾血流量减低，刺激肾素 - 血管紧张素系统所致。

局部应用（如膀胱冲洗或用于腹膜或皮肤、黏膜等创面）氨基糖苷类时，药物可被大量吸收，引起血药浓度过高并产生肾毒性或耳毒性症状。腹泻或肝性昏迷患者口服新霉素或巴龙霉素亦可引起血药浓度增高和听力减退，这一点在肾功能本已减退的患者尤需注意。氨基糖苷类的总用量较大，疗程在 10 天以上，近期内曾用氨基糖苷类，严重毒血症患者伴失水、低血钠等电解质紊乱者，老年患者，同时应用利尿药、环孢素、顺铂、万古霉素、多黏菌素等肾毒性药物时，均易诱发肾损害。原先有肾功能减退不是加重肾损害的重要因素，这是由于：①目前临床上日益广泛采用一日一次的给药方案，并在疗程中进行血药浓度监测，据此对给药方案进行调整，保证了用药的有效性和安全性；②根据现有资料，在慢性肾衰竭时，肾组织中的药物积聚量显著减少。因此原有肾功能减退或肾衰竭的患者，氨基糖苷类的应用并非绝对禁忌。

各种氨基糖苷类的肾毒性决定于：①肾脏皮质中药物的积聚量；②不同品种与肾近曲小管上皮细胞磷脂类的结合量和抑制溶酶体中磷脂酶的程度。迄今尚无可靠的方法防止或减轻该类药物引起的肾毒性。可能采取的策略有：在疗程中密切监测肾功能，一旦发现肾功能减退时宜停药。如无其他增加肾毒性因素（如低血压、或其他原因），通常肾功能可于数日内恢复。如因病情需要不宜停药时（如治疗铜绿假单胞菌所致心内膜炎），应调整剂量后继续用药。目前推荐一日一次的给药方法已为临床上广泛采用，可能减低其肾毒性，保持疗效并在一定程度上降低了医疗费用。其他措施则尚在研究中。

3. 神经肌肉阻滞作用　氨基糖苷类具有神经肌肉阻滞作用，可引起心肌抑制、周围血管性血压下降和呼吸衰竭等。腹腔手术后用氨基糖苷类腹腔内冲洗引起呼吸衰竭和肢体瘫痪等屡有报道，这种反应偶亦见于肌内注射或静脉用药后。肾功能减退、血钙过低、合用肌肉松弛剂或同时患有重症肌无力的患者容易诱发。其机制为本类药物可与 Ca^{2+} 竞争和抑制突触前区释放乙酰胆碱，并降低神经末梢运动板对乙酰胆碱的敏感性；此外，氨基糖苷类可与 Ca^{2+} 络合，使体液内 Ca^{2+} 的含量降低，促进了神经肌肉接头的阻滞作用。与筒箭毒碱、琥珀胆碱等肌松剂，低镁、低钙、钙通道阻滞剂等同用，是诱发神经肌肉阻滞作用的危险因素。氨基糖苷类每次静脉滴注时间30 分钟以上可能避免此反应发生。氨基糖苷类各种品种对神经肌肉的阻滞作用大小为：新霉素 > 链霉素 > 卡那霉素或阿米卡星 > 庆大霉素及妥布霉素。动物实验结果提示，奈替米星可能具有较强的神经肌肉阻滞作用。治疗可采用新斯的明静脉注射，对于部分患者有效；钙剂在动物实验中效果明显，但临床效果并不满意。

4. 影响肠道吸收　口服新霉素、卡那霉素、巴龙霉素等可影响肠道对于脂肪、胆固醇、蛋白质、糖、铁等的吸收，严重者可引起脂肪性腹泻和营养不良。其原因可能是由于药物对于肠壁绒毛细胞的直接损害，以及抑制肠道乳糖酶的活性。这一作用与口服剂量呈正比，但在注射用药时则不明显。

5. 其他　氨基糖苷类尚可引起嗜酸性粒细胞增多、中性粒细胞减少、贫血、血小板减少、血清转氨酶和碱性磷酸酶增高、面部及全身麻木、视物模糊、周围神经炎等。鞘内注射氨基糖苷类剂量较大时可引起头痛、眼球震颤、平衡失调、呕吐、抽搐、小便潴留、截瘫、昏迷等症状，应注意掌握剂量和注射速度。此外，厌氧菌或真菌性二重感染偶有发生。氨基糖苷类局部应用于各种皮肤感染易引起对该药的过敏和耐药菌的产生，因此，应尽量避免本类药物局部应用。

【投药法】氨基糖苷类的标准剂量很难确定，这是因为：①该类药物对肾脏和第Ⅷ对脑神经都有一定毒性，药物的治疗剂量与中毒剂量较为接近；②本类药物的抗菌活性可受多种因素影响，例如病灶部位 pH 减低、氧分压减低或脓腔形成等均可使其活性降低；③在一定剂量时不同病例中所达到的血药浓度和半衰期往往波动很大，即不同个体间的差异较大。因此，有条件时应进行血药浓度监测，定期测定患者用药后的血药峰浓度和谷浓度，并据以调整给药方案，做到个体化给药，使血药浓度保持在有效范围内，提高临床疗效，并尽可能减少毒性反应。进行血药浓度监测在下列情况尤其必要：①肾功能减退患者；②可能危及生命的严重感染；③婴幼儿或老年患者；④休克、大量腹水、心力衰竭或严重失水等患者，以及肾功能有较大波动者。

处理严重感染时，无论患者肾功能正常与否，均应给予首次冲击量，以保证组织和体液中迅速达到有效浓度。给药剂量应按标准体重计算，氨基糖苷类进入脂肪组织，因此在特别肥胖的患者其给药剂量应按标准体重 +40%× 超重部分计算。例如患者体重 100kg，其标准体重为 70kg，计算剂量时应按 70kg+40%×（100－70）kg，即 82kg 计算。以往采用的常规给药方案是每 8~12 小时给药一次，同时监测血药峰浓度和谷浓度，据以调整剂量和给药间期。

肾功能正常者宜在用药的第 2 日测定血药峰浓度，以确定是否达到有效治疗浓度，并在用药的第 4 或第 5 日测定其谷浓度，谷浓度过高显示肾脏清除药物的功能受损，应调整给药方案，以避免血药浓度过高而引起毒性反应。以后可根据情况每周测定峰浓度、谷浓度 1~2 次。肾功能减退或波动很大者，以及在调整给药方案后的一二日内，应重复测定血药峰浓度和谷浓度，并根据情况随时监测。肾功能减退者的给药方法参见第一篇第六章第二节　肾功能减退时抗菌药物的应用。

20 世纪 70 年代后逐步形成了一日一次的给药方案，其依据为：①氨基糖苷类的肾毒性与药物在肾组织中的积聚量呈正比，每日给药量相同时，一次给予较大剂量的肾组织内药浓度较分 3 次给药者为低，提示每日剂量相同时，减少给药次数并适当加大单次给药量可能减少药物在上述组织内的积聚量而减低耳、肾毒性；②近期的研究证实氨基糖苷类属于浓度依赖性抗生素，其临床疗效与血药峰浓度及其对病原菌 MIC 的比值（峰浓度 /MIC）呈正比。但氨基糖苷类的血药峰浓度 /MIC 的比值达 10~12 时，继续增加药物浓度其疗效不再增加；③氨基糖苷类对革兰氏阳性菌和革兰氏阴性菌都有一定程度的抗生素后效应（PAE），因此在使用氨基糖苷类时可以适当延长给药间期，减少给药次数；④适应性耐药：一次给药后细菌体内能量依赖性摄入氨基糖苷类相关的酶的活性即有下降，使细菌摄入药物量减少，称为"适应性耐药"。经过一段时间以后药物的摄入又可恢复，即其杀菌活性又可恢复。这一点也支持延长给药间期、减少给药次数的做法。此外，单次较高剂量的氨基糖苷类可能避免耐药突变株的产生。

一日一次给药的常用剂量是：庆大霉素和妥布霉素 5.1mg/kg，卡那霉素或阿米卡星 15mg/kg（表 2-4-2 可供参考）。

表 2-4-2　氨基糖苷类的给药方案及预期峰、谷浓度（一日一次及一日多次给药）

药物	给药方案及预期峰、谷浓度
庆大霉素、妥布霉素	一日多次：首剂 2mg/kg，以后 1.7mg/kg　q8h　峰 4~10μg/ml，谷 1~2μg/ml 一日一次：5.1mg/kg（危重者 7mg/kg）　峰 16~24μg/ml，谷 < 1μg/ml

续表

药物	给药方案及预期峰、谷浓度
卡那霉素、阿米卡星	一日多次：7.5mg/kg　q12h　峰 15～30µg/ml，谷 5～10µg/ml 一日一次：15mg/kg　峰 16～24µg/ml，谷＜1µg/ml
奈替米星	一日多次 2mg/kg　q8h　峰 4～10µg/ml，谷 1～2µg/ml 一日一次：6.5mg/kg　峰 22～30µg/ml，谷＜1µg/ml
异帕米星	一日一次：严重患者 15mg/kg；病情较轻者 8mg/kg
链霉素	一日一次 15mg/kg（最大量不超过 1g/d）

　　根据多数临床试验综合分析结果，一日一次给药的疗效总体上优于多次给药，并可安全地用于肾功能正常的成人、儿童，中性粒细胞减低等患者，其疗效至少与一日多次给药相仿并可能减低，但不能完全消除药物引起的毒性。一日一次给药使用方便，并可节约费用。但本方案不宜用于肠球菌心内膜炎患者。对于孕妇、感染性心内膜炎、革兰氏阴性杆菌脑膜炎、骨髓炎、肾功能减退者、大面积烧伤及肺囊性纤维化等患者，尚须进行更多的临床研究。老年患者、肾功能减退者及儿童患者应用本类药物时宜进行血药浓度监测，适宜的血药峰、谷浓度见表 2-4-2。肾功能减退患者氨基糖苷类的给药方案应予以相应调整。下列调整方案可供参考（表 2-4-3）。

表 2-4-3　肾功能减退时氨基糖苷类一日一次给药方案调整（剂量 mg/kg）

药物	肌酐清除率 /（ml/min）						
	＞ 80	60～80	40～60	30～40	20～30	10～20	＜ 10
	剂量 /（mg/kg）q24h				剂量 /（mg/kg）q48h		
庆大霉素、妥布霉素	5.1	4	3.5	2.5	4	3	2
阿米卡星、卡那霉素、链霉素	15	12	7.5	4	7.5	4	3
异帕米星	8	8	8	8 q48h	8	8 q72h	8 q96h
奈替米星	6.5	5	4	2	3	2.5	2.0

　　【临床应用】氨基糖苷类抗生素对于各种革兰氏阴性杆菌有强大杀菌作用。本类药物为浓度依赖性杀菌剂，其杀菌活力在一定范围内和药物浓度成比例。本类药物主要用于敏感需氧革兰氏阴性杆菌所致全身感染，如血流感染、肺炎、腹腔感染、尿路感染等。单独应用氨基糖苷类处理各种严重感染，如革兰氏阴性杆菌所致的血流感染、肺炎、脑膜炎时可能失败，其原因可能为：①由于该类药物毒性较大，往往用量不足；②某些情况使药物的活性大为减弱，如脓液及炎性渗出物的存在，炎症病灶中缺氧、酸性环境、渗透压较高或有 Ca^{2+} 和 Mg^{2+} 的存在；③有核糖核蛋白等白细胞破坏后的降解物的存在；④药物不易渗入某些部位，如血脑屏障。故临床上多采用联合治疗。

　　处理病原菌尚未查明的严重感染，预计以需氧革兰氏阴性杆菌或铜绿假单胞菌引起者可能性较大时可采用氨基糖苷类抗生素，此时常需联合应用其他抗菌药。最常用的联合用药是：广谱半合成青霉素类，如氨苄西林、哌拉西林，或青霉素类与 β- 内酰胺酶抑制剂的复方，例如氨苄西林 - 舒巴坦、替卡西林 - 克拉维酸或哌拉西林 - 他唑巴坦；或头孢吡肟或头孢他啶；碳青霉烯类（亚胺培南 - 西司他丁）；或氟喹诺酮类如环丙沙星、左氧氟沙星等。中性粒细胞减低伴发热患者单用氨基糖苷类抗生素治疗往往失败，应与 β- 内酰胺类联合应用。也可采用氟喹诺酮类（环丙沙星、左氧氟沙星）联合 β- 内酰胺类，可减少氨基糖苷类可能产生的毒性反应。本类药物偶亦可与万古霉素联合用于某些严重革兰氏阳性菌感染，如金黄色葡萄球菌或肠球菌心内膜炎。

感染的性质已明确或病原菌已查明时，可适用氨基糖苷类药物的情况见表2-4-4。近年来对革兰氏阴性杆菌具有强大活性的其他类抗菌药日益增多，如第三代及第四代头孢菌素、碳青霉烯类、氟喹诺酮类等。因此有的学者主张在临床治疗中氨基糖苷类药物在开始治疗后2~5天即可停用，以减少肾毒性等不良反应发生。

表2-4-4 氨基糖苷类药物与大观霉素的适应证

病原菌	氨基糖苷类	联合用药
需氧革兰氏阴性杆菌		
克雷伯菌属	阿米卡星、庆大霉素、妥布霉素、奈替米星	头孢菌素类(尤其第三、第四代头孢菌素)或具有抗铜绿假单胞菌活性的青霉素类
阴沟肠杆菌	阿米卡星、庆大霉素、妥布霉素、奈替米星	抗铜绿假单胞菌青霉素类，第三代及第四代头孢菌素
黏质沙雷菌	庆大霉素	同上
铜绿假单胞菌	妥布霉素、庆大霉素、阿米卡星	同上
土拉杆菌	链霉素、庆大霉素	无
布鲁氏菌属	庆大霉素、链霉素	多西环素
鼠疫杆菌	链霉素、庆大霉素	无
需氧革兰氏阳性球菌		
草绿色链球菌	庆大霉素	青霉素
粪肠球菌	庆大霉素	青霉素(或氨苄西林)
淋病奈瑟菌	大观霉素	无
鸟细胞内分枝杆菌	阿米卡星	多种药物联合
溶组织阿米巴原虫	巴龙霉素*	无
结核分枝杆菌	链霉素	多种药物联合

注：*非首选药物。

氨基糖苷类预防性应用的指征不多。结肠手术患者术前清洁灌肠并口服新霉素和红霉素各1g，共3次，可减少手术后伤口感染。庆大霉素或妥布霉素5mg/kg静脉滴注可用于对β-内酰胺类过敏患者进行胃肠道或泌尿生殖道手术前预防术后感染。

第二节　链霉素

链霉素（streptomycin）系由放线菌属灰链霉菌（*Streptomyces griseus*）的培养滤液中提取所得的抗生素，于1944年被发现。目前临床所用者为其硫酸盐。链霉素遇酸或碱后可水解失去抗菌作用，阳离子如钙、镁以及氯化物、磷酸盐、乳酸盐、枸橼酸盐等都可使链霉素的抗菌活性减低或消失。链霉素硫酸盐极易溶于水，非常稳定，干燥制品在室温中可保持抗菌活性至少1年以上，其水溶液在室温中和pH 3~7时也较稳定，但25℃以上则易失去其抗菌效能，在冷藏时抗菌活性可保存1年以上。

【抗菌作用】链霉素对结核分枝杆菌有强大抗菌作用，其最低抑菌浓度（MIC）一般为

0.5mg/L。非典型分枝杆菌对本品大多耐药。链霉素对许多革兰氏阴性杆菌如大肠埃希菌、肺炎克雷伯菌、肠杆菌属、沙门菌属、志贺菌属、布鲁氏菌属、巴斯德杆菌属等也具抗菌作用，对金黄色葡萄球菌等多数革兰氏阳性球菌的抗菌活性差。在常用剂量时链霉素对肠球菌属无抗菌作用，但本品与青霉素合用可有协同作用并具杀菌作用。各组链球菌、铜绿假单胞菌和厌氧菌对本品耐药。

近年来结核分枝杆菌对链霉素耐药者不断增加，链霉素和其他抗结核药物如异烟肼、对氨基水杨酸等合用可减少或延缓耐药性的产生，目前本品在结核病的治疗主要限于初治病例。其他革兰氏阴性杆菌对链霉素的耐药性也很普遍，使链霉素在临床上的应用受到很大限制。耐药性的产生多数由于细菌产生质粒介导的氨基糖苷类钝化酶，偶亦可由突变引起细菌核糖体发生改变，致链霉素不能与之结合而发挥抗菌作用。

【药动学】链霉素肌内注射后，血药峰浓度于 30~45 分钟内到达。肌内注射 0.5~1.0g 后，血药峰浓度可达 20~40mg/L。一次肌内注射 0.5g，有效血药浓度可维持 12 小时。随着年龄的增长，链霉素的排泄逐渐减慢，青年的血半衰期为 2~3 小时，年龄超过 40 岁时半衰期可延长至 9 小时。肾衰竭患者的血半衰期可延长为 50~110 小时，应按肾功能减退的程度调整用药。

链霉素主要经肾小球滤过排出体外，肌内注射 0.5g 后尿中平均药浓度可达 200~400mg/L，24 小时尿排出给药量的 40%~90%。链霉素很容易渗入腹腔和胸腔，胸膜和腹膜有炎症时渗透性更见增加，其中的药物浓度几乎与血药浓度相等。常用剂量时药物可渗入结核性脓腔中，甚至在干酪化脓腔中也可达到有效浓度。链霉素可通过胎盘进入胎儿循环，羊水中及胎儿血药浓度约为母体血药浓度之半。链霉素不易透过血脑屏障，正常脑脊液中药物浓度极低，即使在脑膜有炎症时仍不能达到有效治疗浓度。链霉素口服后吸收极少，大部分药物自粪便排出（60% 以上）。本品血清蛋白结合率约为 35%。

【适应证及临床应用】尽管目前已有许多抗结核药，在许多国家和地区，链霉素仍是第一线抗结核药物之一。近年来，结核分枝杆菌对链霉素耐药性不断增多，目前本品主要用于结核病初治病例，与异烟肼、利福平等联合应用。复发病例或细菌对链霉素耐药时，应改用其他抗结核药。链霉素可单独用于兔热病且疗效良好。链霉素或庆大霉素为治疗鼠疫的首选药物，此方案联合多西环素亦可用于治疗布鲁氏菌病。链霉素与青霉素联合治疗草绿色链球菌心内膜炎，两者有协同作用。此联合亦可用于治疗肠球菌心内膜炎，但部分菌株对链霉素高度耐药者（MIC > 2 000µg/ml）宜改用庆大霉素与青霉素或氨苄西林联合。链霉素与氨苯砜或 SMZ-TMP 或利福平联合治疗放线菌引起的足分枝菌病有效。

【剂量及用法】本品主要供肌内注射，粉针剂无须冷藏。治疗结核病成人每日 0.75~1.5g，分 1~2 次，40 岁以上需较长时间应用链霉素时（如结核病），以每日 0.75g 为宜。儿童每日 15~30mg/kg，分 2 次；长期用于结核病治疗时宜用每日 20~25mg/kg，每周 2 或 3 次。肾功能减退患者的剂量应适当减少。

本品用于兔热病时每日 1~2g，分 2 次，疗程 7~14 天。链霉素用于鼠疫或布鲁氏菌病，每 12 小时肌内注射 1g，同时合用多西环素 100mg，一日 2 次，肌内注射或静脉滴注，治疗鼠疫疗程至少 10 天，治疗布鲁氏菌病链霉素疗程为 3 周，多西环素 6 周。慢性布鲁氏菌病可考虑合用菌苗疗法。链霉素与青霉素联合治疗草绿色链球菌心内膜炎时，链霉素的剂量为每日 1~2g，分 2 次肌内注射，疗程 2 周；青霉素每日 1 200万~1 800 万 U，分 4~6 次静脉滴注，疗程 4 周。用于肠球菌心内膜炎，链霉素每日 1~2g，分 2 次肌内注射（用每日 2g 的时间不宜超过 2 周），疗程 4~6 周，联合氨苄西林，每日 12g 或 200mg/kg，分 4 次静脉滴注，疗程 4~6 周。部分菌株对链霉素高度耐药者宜改用庆大霉素与青霉素或氨苄西林联合治疗。

【不良反应】

1. 变态反应　链霉素可与血清蛋白结合形成全抗原而引起各种变态反应，以皮疹、发热、嗜酸性粒细胞增多较为多见。皮疹发生率0.3%~11%（平均5%），斑丘疹多在开始治疗后7~9天发生，一般持续5~10天后消退，少数可发展为剥脱性皮炎，停药后则在1~3天内迅速消退。较少见的皮疹有荨麻疹、红斑、麻疹样、猩红热样、天疱疮样或湿疹样皮疹等，并可伴血管神经性水肿或紫癜。经常与链霉素接触的医药工作者、生产工人等常可发生接触性皮疹，一般在接触后3~12个月发生，皮疹多见于两手、手臂、眼睑、颈部等处，停止接触后即可消退。

链霉素也可导致少见的过敏性休克，部分患者可能在特异性体质基础上发生。剂量往往并不大，患者于注射后一两分钟（10分钟内）出现突然发作的呼吸困难、面色苍白、青紫、昏迷、抽搐、口吐白沫、大小便失禁等。较多见于呼吸道感染的患儿。此外，患者偶可产生对链霉素的特异性抗体（IgG）而引起急性溶血性贫血、血红蛋白尿、心包炎、急性肾衰竭等。

2. 毒性反应　注射链霉素后可引起头晕、麻木等，此外常见的毒性反应有耳毒性、肾毒性和较少的神经肌肉阻滞等。链霉素引起的毒性反应与每日剂量和疗程有关，每日剂量1g，疗程1个月时一般是安全的，剂量高于每日1g时，毒性反应发生率即见增高，肾功能减退者用药后易出现毒性反应。

（1）耳毒性反应：是链霉素最常见而严重的毒性反应，以对前庭的损害较多见。前庭功能紊乱与每日剂量和疗程长短有密切关系，每日剂量3g时第3周即可发生。儿童或老年患者、肾功能减退者、血药浓度持续在25mg/L以上者及中耳炎患者较易发生耳毒性症状。前庭功能障碍的主要症状为眩晕、头晕，急骤动作可引起恶心、呕吐，严重者每一动作停止后仍有继续进行的感觉。上述症状持续7~10天后转入慢性状态，仅急骤动作后有眩晕、运动性共济失调等，症状可借视力和触觉而部分得到代偿，小部分患者中症状可存在较长时间或成为永久性。病变主要在前庭神经节，此外内耳末梢器官前庭的壶腹嵴、位觉斑的感觉细胞也有不同程度的病变。耳蜗损害一般发生较迟，常在用药数个月后或停药后发生。高频听力常先受累，主要症状为耳鸣与听力减退，严重者可致聋。持续耳鸣、耳部饱满感有时为听力减退的先兆症状，立即停药可能防止耳聋的发生。据报道，有家族性易感体质者应用小量链霉素（0.2~3g）即可产生明显听力损害，此种家族性链霉素耳中毒只通过母系遗传，且与庆大霉素、新霉素、卡那霉素等无交叉易感性。因此家庭或亲属中用链霉素而发生听力减退者，用链霉素应特别谨慎。链霉素引起的耳毒性大多在用药1~6个月后才出现，给药期间很少发现，故不易引起注意，停药后听力减退仍可进行性加重。孕妇应用链霉素后也可引起胎儿听力减退，故孕妇应避免应用本品。链霉素引起的耳蜗损害病变主要在内侧膝状体和内耳柯蒂器内、外毛细胞。对链霉素引起的耳毒性症状，目前尚无疗效可靠的解毒药物。据上海医科大学耳鼻咽喉科研究所对325例应用耳毒性抗生素后出现听力减退儿童进行的调查：325例中严重耳聋者289例，其中应用链霉素的140例，出现严重耳聋者81.4%；应用卡那霉素和庆大霉素者中出现严重耳聋者70%以上，年龄越小，耳毒性的程度越严重。

（2）肾脏损害：链霉素可引起肾脏轻度损害，患者可出现蛋白尿、管型尿等，一般并不影响继续用药。少数患者可有肾功能减退，但停药后即可恢复。如出现肾功能减退时，链霉素的剂量应立即减少或停用。

（3）神经肌肉阻滞作用：一般发生于胸腔或腹腔内给药后，新斯的明、钙剂等可能有效。周围神经炎少见，偶可引起视神经炎和视力减退。

（4）局部刺激：肌内注射处可有疼痛、肿胀，程度大多轻微而短暂。鞘内注射链霉素一次超过50mg时，可产生头痛、发热、苍白、脑膜刺激征、眼球震颤、平衡失调、抽搐、截瘫、尿潴留、休克、昏迷、呼吸衰竭；严重者可引起死亡。多于鞘内注射后立即发生，或发生于鞘内注入后 5~6 小时内。

（5）骨髓抑制及其他：白细胞减少较多见，偶可发生中性粒细胞减少、血小板减少或再生障碍性贫血。其他偶可发生多毛症、结膜炎、唇指感觉异常、关节痛、中毒性脑病、高血压等。

【禁忌证及注意事项】对链霉素过敏者不可应用本品，已知对其他氨基糖苷类过敏者亦可能对链霉素交叉过敏，亦不宜用本品。链霉素注射剂中含亚硫酸钠，可能导致过敏性休克或其他危及生命的过敏症状及哮喘发作等。

1. 采用本品前应对患者的前庭功能和听力进行测试并记录。

2. 原先有肾功能减退的患者应注意掌握剂量（参见第一篇第六章第二节　肾功能减退时抗菌药物的应用）。疗程中应监测尿常规及肾功能。

3. 婴儿使用链霉素过量时可出现木僵、全身软弱、呼吸抑制等中枢神经系统抑制症状，因此婴儿用药时必须进行血药浓度监测，否则不宜应用本品。

4. 应用本品时不宜与依他尼酸、呋塞米、甘露醇等利尿药合用，因可增加肾毒性。

5. 本品属妊娠期用药 D 类，孕妇用后可能损害胎儿听力，故不可采用。哺乳期妇女用链霉素时应暂停哺乳。

第三节　卡那霉素

卡那霉素（kanamycin）系 1957 年发现，由 *Streptomyces kanamyceticus* 产生，临床用其硫酸盐。卡那霉素有 A、B、C 三种成分，其中主要成分为 A。1mg 卡那霉素硫酸盐约等于 800μg 卡那霉素盐基。

【抗菌作用】卡那霉素对多数肠杆菌科细菌如大肠埃希菌、肺炎克雷伯菌、肠杆菌属、变形杆菌属、志贺菌属、沙门菌属、普罗威登斯菌属、柠檬酸杆菌属及耶尔森菌属等均有良好抗菌作用，其 MIC 为 1~8mg/L。流感嗜血杆菌、布鲁氏菌属、脑膜炎奈瑟菌、淋病奈瑟菌等对本品也大多敏感。卡那霉素对金黄色葡萄球菌亦有一定作用，对铜绿假单胞菌无活性。近年来耐药菌株显著增多，主要是细菌能产生经质粒介导的氨基糖苷类钝化酶，使之失去抗菌活性。结核分枝杆菌对卡那霉素敏感，后者的 MIC 为 2.5~10mg/L，但该菌在体外或体内均能迅速对卡那霉素产生耐药性。其他革兰氏阳性细菌如溶血性链球菌、草绿色链球菌、肺炎链球菌、肠球菌属、诺卡菌属、放线菌属和厌氧菌等对本品多数耐药。

【药动学】肌内注射卡那霉素后血药峰浓度于 1 小时后到达。一次肌内注射 0.5g 后平均血药峰浓度为 20mg/L，4~6 小时后迅速下降，血半衰期 2.5 小时。卡那霉素在体内主要分布在细胞外液，但很少进入脑脊液中，即使当脑膜炎症时脑脊液中亦不能达到有效浓度。肌内注射本品后胸腔积液和腹水中浓度较高，但胆汁（约为血药浓度的 25%）与粪便中（低于 50μg/g）的浓度则较低。卡那霉素很少渗入唾液、支气管分泌物中，血清蛋白结合率 < 10%。卡那霉素主要经肾小球滤过排出，注射本品后 24 小时内尿中可排出 80%，呈原型，尿药浓度可达 100~600mg/L。其肾脏清除率约为内生肌酐清除率的 80%，丙磺舒不能延迟其排泄。

卡那霉素口服后不易吸收，绝大部分药物从粪便排出，粪便中浓度可高达 25mg/g，仅 0.3%~1.5% 的口服量从尿中排出。偶有报道长期口服卡那霉素的患者发生耳毒性者。

【适应证及临床应用】卡那霉素曾被广泛用于肠道革兰氏阴性杆菌所引起的各种感染。20 世纪 70 年代初，由于耐药菌株的显著增多，其耳毒性较大以及卡那霉素对铜绿假单胞菌无活性等原因，卡那霉素的临床应用在很大程度上已为庆大霉素所取代。口服卡那霉素可用于腹部手术前准备和肝性昏迷患者，用药后引起耳毒性与肾毒性症状以及肠吸收不良综合征的可能性较口服新霉素为小。目前本品已很少用于结核病的治疗。

【剂量及用法】

1. 肌内注射　成人每次 0.5g，每日 2 次；儿童患者每次 10mg/kg，每 12 小时 1 次。本品的疗程不宜超过 14 天。50 岁以上患者剂量应适当减少，肾功能损害者剂量应酌减（参阅第一篇第六章第二节　肾功能减退时抗菌药物的应用）。

2. 口服　成人每日 4~8g，每 6 小时口服 1~2g。

【不良反应】

1. 耳毒性反应　为应用本品引起的最重要的毒性反应，主要影响耳蜗神经。听力减退大多在疗程中发生并继续加重，但少数患者，特别是原有肾功能减退者可在停药后发生。血药浓度持续在 30mg/L 以上、疗程较长、肌内注射每日 1g、总量 > 15g 时易发生听力减退。本品的耳毒性发生率约 5%。卡那霉素引起前庭损害者并不多见。

2. 肾脏损害　卡那霉素对肾脏的毒性低于新霉素而大于链霉素，尿中可出现红、白细胞及管型等，偶有蛋白尿，大多为短暂性。停药后一般迅速减轻，病变严重者减轻较慢或仅部分减轻。

3. 其他　本品也可引起神经肌肉接头阻滞而产生呼吸抑制，葡萄糖酸钙静脉推注可使部分病例恢复。卡那霉素尚可引起味觉丧失、口周及其他部位感觉异常，头痛、不安、心动过速、视觉异常等。口服可引起恶心、呕吐、腹泻；长期服用偶可引起吸收不良、脂肪下痢等。肌内注射后局部疼痛，但大多能耐受。此外偶可引起白细胞减低、凝血酶原时间延长、纤维蛋白原减少及高血压等，药物热和皮疹发生率 1% ~ 3%，嗜酸性粒细胞增多可达 10%，过敏性休克及二重感染偶有发生。

【禁忌证及注意事项】参见链霉素。

第四节　庆大霉素

庆大霉素（gentamicin）由放线菌属小单孢菌（*Micromonospora purpura*）发酵产生，1969 年开始用于临床，目前为临床上用于各种革兰氏阴性菌感染的主要抗菌药物之一。庆大霉素由 C_1、C_{1a} 及 C_2、C_{2a} 四种成分组成，各种成分的抗菌活性及毒性基本一致。通常用其硫酸盐，易溶于水，性质稳定，水溶液不必冷藏保存。

【抗菌作用】庆大霉素对各种革兰氏阳性和阴性细菌包括铜绿假单胞菌都有良好抗菌作用，其 MBC 约为 MIC 的 2 倍。金黄色葡萄球菌和表皮葡萄球菌的甲氧西林敏感菌株中约 80% 仍可为庆大霉素所抑制，但甲氧西林耐药株则对本品多数耐药。庆大霉素对其他革兰氏阳性球菌如溶血性链球菌、草绿色链球菌和肺炎链球菌的作用较差，肠球菌属对本品大多耐药。炭疽芽孢杆菌、白喉棒状杆菌、放线菌属则多数敏感。

庆大霉素对各种肠杆菌科细菌如大肠埃希菌、肺炎克雷伯菌及其他克雷伯菌属、变形杆菌属、沙门菌属、志贺菌属、肠杆菌属及铜绿假单胞菌等均有良好抗菌作用，但对于前三者中产 ESBLs 株的耐药率显较 ESBLs（-）株为高。普罗威登斯菌、沙雷菌属的部分菌株耐药，奈瑟菌属和流感嗜血杆菌对庆大霉素中度敏感，庆大霉素对布鲁氏菌属、鼠疫杆菌、乙酸钙不动杆菌、洛菲不动杆菌、嗜肺军团菌、胎儿弯曲杆菌等体外也有抗菌作用。除铜绿假单胞菌外的其余假单胞菌属则大多耐药。本品对结核分枝杆菌、真菌、阿米巴原虫等多无作用。

20 世纪 80 年代后期，临床分离菌对庆大霉素的耐药性迅速增加，并在全国各地成为严重问题，耐药性在许多大城市中的大医院中更为严重。据上海医科大学抗生素研究所资料表明，肠杆菌科细菌中不同菌属对庆大霉素的耐药率为 20%～40%，铜绿假单胞菌耐药率 20%～40%，不动杆菌属的耐药率为 50% 或更高。细菌对庆大霉素、妥布霉素、西索米星、地贝卡星间有很大程度的交叉耐药。耐药性主要是由于细菌所产生的钝化酶（由质粒介导）使庆大霉素不易与细菌核糖体结合而失去抗菌活性。庆大霉素可为 AAC-2′、AAC-3、AAC-6′、AAC-6′-APH-2″、ANT2″、ANT-4′、APH-3′-Ⅱ、APH-3′-Ⅲ、APH-3′-Ⅵ所钝化灭活，耐药性产生后停用药物，细菌可在一定程度上恢复敏感性。80 年代后期，由于许多对革兰氏阴性杆菌具强大抗菌活性的新的 β- 内酰胺类和氟喹诺酮类等在临床上广泛使用，使氨基糖苷类抗生素尤其庆大霉素的应用有所减少。

庆大霉素与青霉素类或头孢菌素类联合对草绿色链球菌、肠球菌属和金黄色葡萄球菌有协同作用，庆大霉素与青霉素或氨苄西林联合常用于治疗肠球菌属（链霉素耐药菌株）所致心内膜炎。庆大霉素与哌拉西林联合对铜绿假单胞菌有协同作用。本品可抑制中性粒细胞的趋化作用和杀菌力。

【药动学】庆大霉素口服后很少吸收，但在痢疾急性期，给药量的 10% 可出现于尿中。烧伤患者局部应用后可见明显的全身吸收，血药浓度可达 1mg/L，2%～5% 的口服量由肾脏排出。肾衰竭患者采用庆大霉素气溶吸入，亦可经气管及支气管内膜吸收一定量，应予注意。

庆大霉素肌内注射后吸收迅速而完全，血药浓度高峰在 0.5～1 小时到达。肾功能正常的成人一次肌内注射 1mg/kg 后，平均血药峰浓度约 4mg/L，剂量增加时血药峰浓度亦相应增高；但剂量相同时，不同个体间的血药峰浓度和血半衰期可以相差甚多。一般认为庆大霉素的有效血药浓度应为 4~8mg/L，不宜超过 10mg/L，其血半衰期 2~3 小时，肾功能减退者可显著延长。成人一次静脉滴注 80mg（30 分钟内滴完）后，平均血药峰浓度为 4~6mg/L。年龄对于血药浓度有显著影响，剂量相同时 5 岁以下儿童的平均血药峰浓度约为成人之半，5~10 岁儿童中为成人的 2/3。如按体表面积计算给药剂量（如 60mg/m²），则可消除年龄所造成的差异。静脉注射或快速静脉滴注后即刻血药浓度可以甚高，但 1 小时以后的血药浓度与肌内注射者相似。发热可使庆大霉素的血药峰浓度降低，贫血则可使之增高，其机制尚未阐明，但上述因素以及肾功能损害等都可成为影响严重感染患者庆大霉素血药浓度的因素。

庆大霉素与血清蛋白很少结合（＜10%），在体内主要分布于细胞外液，可渗入胸腔、腹腔、心包、胆汁及滑膜腔液中，药物浓度为同期血药浓度的 10%～50%。庆大霉素也可通过胎盘进入胎儿循环，羊水中药物浓度为母体血药浓度的 1/3~2/3。淋巴结和肌肉组织中的药浓度与血清中者相仿。与其他氨基糖苷类相同，本品不易透过血脑屏障，正常人脑脊液中的含量很低。

庆大霉素在体内很少变化，以活性型由肾脏排出，主要通过肾小球滤过，其排出约为肌酐清除率的 60%。首次给药后的 24 小时内，尿中排出给药量的 90%（庆大霉素主要在肾组织中积聚，肾皮质中的药物浓度可比血药浓度高出许多倍）。采用灵敏度高的测定方法，在停用庆大霉素 20 天后，尿中仍可测得本品的存在，这一缓慢的清除过程与药物在肾皮质中的积蓄有关。

庆大霉素可迅速为血液透析所清除，6 小时透析约可除去药物量的 50%，因此在每次透析后应加用 1mg/kg 一次。腹膜透析 36 小时约可清除给药量的 20%，在进行腹膜透析时可加用庆大霉素 1mg/2L（透析液）。

【适应证及临床应用】

1. 严重革兰氏阴性杆菌感染　庆大霉素对常见需氧革兰氏阴性杆菌包括铜绿假单胞菌等均具强大抗菌作用，故常与哌拉西林等广谱半合成青霉素类或头孢菌素类联合用于治疗严重革兰氏阴性杆菌感染，如血流感染、肺炎、脑膜炎、骨髓炎等。但近年来由于第三代、第四代头孢菌素，碳青霉烯类及氟喹诺酮类等抗菌药物广泛应用于临床，而且对庆大霉素耐药菌株逐年增多，使本品的应用受到一定限制。对于病原尚未查明的严重感染患者，庆大霉素联合哌拉西林或头孢菌素类为可以选用的方案之一。庆大霉素与β-内酰胺类不宜同瓶滴注，因后者可使本品的活力降低。应尽可能查明病原菌并进行药敏试验。细菌对庆大霉素耐药率高的医疗单位，应改用阿米卡星。治疗严重的腹腔感染或盆腔感染时，病原菌往往为需氧菌与厌氧菌（脆弱拟杆菌）的混合感染，庆大霉素与甲硝唑联合是可以选用的方案之一。庆大霉素用于革兰氏阴性杆菌脑膜炎时，除注射用药外常加用鞘内给药，但现已多数为其他抗菌药所替代。

2. 尿路感染 庆大霉素可与其他药物联合治疗尿路有梗阻或畸形等复杂性尿路感染。由于庆大霉素有一定肾毒性，临床广泛应用后耐药菌株日益增加，故不宜作为尿路感染的首选用药。

3. 感染性心内膜炎 庆大霉素可与青霉素或氨苄西林联合治疗肠球菌心内膜炎，亦可与青霉素或氨苄西林联合治疗草绿色链球菌心内膜炎；本品亦可与其他β-内酰胺类抗生素联合治疗甲氧西林敏感金黄色葡萄球菌所致的心内膜炎。但庆大霉素的疗程不宜超过2周。本品尚可用于人工心脏瓣膜置换手术前对高危患者进行预防用药。

4. 其他 庆大霉素与哌拉西林或头孢菌素类联合亦可用于病原菌未查明的严重全身感染患者作为经验治疗。对青霉素过敏的甲氧西林敏感葡萄球菌严重感染患者或该葡萄球菌合并革兰氏阴性杆菌感染者，本品与其他药物联合应用亦为可以选用的方案之一。

5. 国内尚有口服庆大霉素片用于治疗细菌性肠道感染的报道。

【剂量及用法】庆大霉素有注射剂和口服片剂两种，前者每毫升含本品20mg（2万U）及40mg（4万U），供肌内注射或静脉滴注；后者每片含20mg或40mg，用于治疗肠道感染。

1. 肌内注射 每次1~1.5mg/kg，每8小时1次；对较重感染每日5mg/kg，分2~3次肌内注射。肾功能减退患者用量应按肾功能调整（参阅第一篇第六章第二节 肾功能减退时抗菌药物的应用）。

2. 静脉滴注 对于严重感染或血流感染患者，特别伴有休克或出血倾向的患者，可采用静脉滴入法，剂量与肌内注射者同，可采用每日1次或分2~3次静脉滴注。

3. 口服 成人剂量每日240~640mg，儿童每日10~15mg/kg，分4次服用，用于肠道感染或肠道手术前准备。

4. 局部给药 庆大霉素超声气溶吸入用0.1%溶液，每次5~10ml；鞘内注射每次5~10mg。

【不良反应】本品对肾脏的损害较卡那霉素为小。

1. 耳毒性 庆大霉素对耳前庭的影响较大，对耳蜗的损害较小。应用后2%~3%的患者发生头晕、眩晕、耳鸣、麻木、共济失调等。麻木多见于口周，也可波及四肢及头皮。耳鸣一般不伴有听力减退，有时可见眼球震颤，严重者不能行走，不得不卧床休息。若采用较精密的前庭功能检查，如冷热试验、电震颤图和电测听等，则在疗程中发生耳毒性症状者可增加至10%~20%。同时合并肾功能损害是耳毒性最重要的诱发因素，其他有关的因素如老年、庆大霉素剂量过大、过去曾用其他耳毒性药物、合用强效利尿药等。少数患者用药后亦可出现听力损害，患者往往首先出现耳鸣和高频听力减退，严重者可继续进展至耳聋。无论药物影响前庭或耳蜗神经，损害大多为两侧性，症状大多于用药1~2周内发生，但亦可在停药数周后方出现。如发现得早并及时停药，则损害有可能减轻，一般停药后症状不再进行性加重。疗程中应密切随访前庭与听神经功能，条件许可时应监测血药浓度，定期测定肾功能并据以调整剂量，这些措施对防止耳毒性反应有一定帮助。耳内局部滴用庆大霉素溶液也可引起前庭功能损害和听力减退，因此庆大霉素不宜作耳部滴用。

2. 肾毒性 庆大霉素常用量对肾脏并无明显影响，仅少数患者应用后出现腰酸，个别患者尿液中可出现管型、蛋白尿及红细胞，甚至血尿素氮增高。肾毒性反应的发生率一般为 2% ~ 10%。根据临床表现，庆大霉素的肾毒性反应有两种：①非少尿型：较多见，大多在用药 2 周后症状逐渐发生，与每日剂量过高和血药浓度过高有关，常表现为多尿、蛋白尿等，大多为可逆性。②少尿和急性肾衰竭：此型较少见，主要病变为肾近曲小管坏死，如早期发现、及时停药，10 ~ 12 天后可出现多尿期，但肾功能常需数周至数个月逐渐恢复或部分恢复，个别患者肾功能损害可继续加重，甚至发生尿毒症而死亡。

3. 变态反应　少见，偶可出现皮肤瘙痒、荨麻疹等，一般不影响继续治疗，停药后皮疹很快消退。局部用药易引起细菌耐药性，应予避免。偶可引起过敏性休克。

4. 神经肌肉阻滞作用　庆大霉素偶可引起呼吸抑制，除庆大霉素对于神经肌肉接头的阻滞作用外，与本品对于横纹肌的直接抑制作用也可能有关，用钙剂有效。庆大霉素可加重重症肌无力患者的症状，并可增强肉毒梭菌产生的毒素作用。

【禁忌证及注意事项】对庆大霉素过敏的患者禁用本品，对其他氨基糖苷类有过敏史或出现严重毒性反应的患者亦不可采用本品，因有交叉过敏的可能。

1. 庆大霉素为妊娠期用药 D 类，故孕妇应避免使用。哺乳期妇女用庆大霉素时应暂停哺乳。早产儿及新生儿不宜使用，儿童用药必须进行血药浓度监测，否则不宜使用。

2. 庆大霉素注射剂含亚硫酸钠，在某些敏感人群可能引起过敏性休克或其他严重过敏反应。

3. 本品具有神经毒性和肾毒性，局部应用或局部冲洗时毒性反应仍有可能发生。

4. 氨基糖苷类注射剂与第一代头孢菌素类注射剂合用时可能加重肾毒性。应用庆大霉素或氨基糖苷类时应避免与神经毒性或肾毒性药物合用，并避免同时应用利尿药。

5. 采用氨基糖苷类的患者不宜与麻醉药、神经肌肉阻滞剂同用或接受大量输血（含枸橼酸抗凝剂），因有发生神经肌肉阻滞和呼吸麻痹的可能。出现时给予钙盐可能有效。

6. 氨基糖苷类可能加重重症肌无力和帕金森病患者的症状。

7. 伴有低镁、低钙和低钾血症等电解质紊乱的婴儿或成人患者采用庆大霉素时可能发生感觉异常、抽搐或意识障碍，故上述患者应及时纠正电解质紊乱。

8. 老年人多伴有生理性肾功能减退，因此老年患者在采用氨基糖苷类和庆大霉素时，虽然其肾功能测试在正常范围内，仍应注意监测其肾功能，并据以调整剂量。

9. 应用庆大霉素期间患者应摄入足量水分。本品不宜与强效利尿药同用。

10. 应用庆大霉素期间应注意有发生二重感染的可能，如有发生应予以适当治疗。

【药物过量】发生药物过量或出现严重毒性反应时，血液透析有助于清除血中庆大霉素，这在肾功能减退者尤为重要。腹膜透析对庆大霉素的消除作用远较血液透析为差。

第五节　妥布霉素

妥布霉素（tobramycin）系由黑暗链霉菌（*Streptomyces tenebrarius*）的培养滤液中所获得，临床上所用者为其硫酸盐。

【抗菌作用】妥布霉素的抗菌谱和抗菌活性与庆大霉素相似，对多数革兰氏阴性杆菌及铜绿假单胞菌有良好作用，对葡萄球菌属不产酶株的 MIC < 0.25mg/L，但对产青霉素酶的菌株则作用较差，甲氧西林耐药金黄色葡萄球菌多数耐药。本品对铜绿假单胞菌的作用较庆大霉素强，其 MIC 及 MBC 值是后者的 1/4 ~ 1/2。与庆大霉素比较，本品对肺炎克雷伯菌、肠杆菌属、变形杆菌属与不动杆菌属的作用较庆大霉素稍强，但对沙雷菌属和沙门菌属的作用则略差。妥布霉素可为 10 种革兰氏阴性杆菌产生的氨基糖苷类钝化酶所破坏失活（AAC-3- Ⅱ, - Ⅲ, Ⅳ, AAC-6'- Ⅰ,

- Ⅱ，AAC-6′-APH-2″，AAC-2′-Ⅰ，ANT-2″-Ⅰ，ANT-4′-Ⅰ，-Ⅱ），肠球菌属和链球菌属对本品耐药，主要由于药物不易进入细菌体内与核糖体结合所致。细菌对本品和庆大霉素有很大程度的交叉耐药，但其中50%～60%的菌株对阿米卡星仍呈敏感。本品与某些青霉素类和头孢菌素类联合，对铜绿假单胞菌及多种肠杆菌科细菌有协同作用。

【药动学】妥布霉素肌内注射或静脉滴注后的体内过程与庆大霉素相似。成人肌内注射80mg后30分钟达血药峰浓度，平均3.7mg/L，6小时后为0.56mg/L，血半衰期2小时左右（1.5～3小时）。妥布霉素静脉滴注30~60分钟即刻到达血药峰浓度，此后的血药浓度与肌内注射等量者同。

妥布霉素主要分布于细胞外液，其分布容积与庆大霉素同，用药后胸腔积液、腹水、滑膜腔液内亦可达有效浓度。本品在细胞间质液中亦有相当浓度存在，在肾淋巴液中浓度高，但在胆汁及前列腺液和支气管分泌液中的浓度较低。本品不易通过血脑屏障，与血清蛋白很少结合（＜10%）。本品可通过胎盘进入胎儿循环，其浓度约为母血药浓度的20%，羊水中亦可达一定浓度，药物在新生儿及儿童的体内过程与庆大霉素同。

本品主要经肾小球滤过排泄，约10%的药物由肾外途径排出。与庆大霉素相同，妥布霉素亦在肾脏皮质中积蓄，在肾组织中半衰期约74小时，24小时尿中排出给药量的80%～85%，尿药峰浓度可达100~300mg/L。血液透析6小时可清除50%～60%的血中药物，每次透析后应加用本品1mg/kg；进行腹膜透析时可加本品1mg/2L（透析液）。用药时宜进行血药浓度监测，此对于严重患者或肾功能不全者尤为重要。

【适应证及临床应用】本品的适应证与庆大霉素基本相同，主要用于各种严重革兰氏阴性杆菌包括铜绿假单胞菌所致全身感染，如泌尿生殖系感染、呼吸道感染、皮肤软组织感染、骨和关节感染、血流感染、脑膜炎及腹腔感染等。但脑膜炎的治疗现已在很大程度上为第三代头孢菌素所取代。一般认为确证为铜绿假单胞菌感染的患者宜首选妥布霉素，并宜与其他药物联合应用。

【剂量及用法】本品主要供肌内注射或静脉滴注。肾功能正常的成人每次1~1.5mg/kg（或80mg），每8小时1次，疗程不宜超过14日。儿童每日剂量可酌增至5~7mg/kg，但必须进行血药浓度监测。孕妇、麻醉药成瘾者的剂量可适当增加，多巴胺可增加本品的肾清除，因此接受多巴胺治疗者本品剂量宜酌量增加。

妥布霉素亦可用于鞘内或脑室内注射治疗细菌性脑膜炎，成人每次5~10mg。

【不良反应】本品亦可引起耳毒性和肾毒性。大规模回顾性临床观察资料表明，3 506例中出现耳毒性症状者约占0.8%，另一组报道2 789例中为0.6%。本品引起的耳毒性症状可影响前庭或听神经，以前者为多。但在一些前瞻性临床观察中采用灵敏的方法监测耳蜗功能，妥布霉素耳毒性发生率为11%～24%。动物实验结果提示，本品对于前庭和耳蜗的毒性低于庆大霉素，但临床观察未得出肯定结论。

妥布霉素亦可引起蛋白尿、管型尿、血尿素氮和肌酐增高等，因此肾功能减退时其剂量应相应减少。大量临床观察中应用妥布霉素后肾毒性的发生率为1.5%～3%，但一些前瞻性临床研究中肾毒性发生率为4%～28%。妥布霉素与第一代头孢菌素类合用时应注意随访肾功能。此外，妥布霉素尚可引起恶心、呕吐、血清转氨酶增高、血小板减低、白细胞或粒细胞减低、皮疹、静脉炎等。肌内注射局部疼痛不著，偶见神经肌肉接头阻滞、二重感染等。

【禁忌证及注意事项】对任何氨基糖苷类品种（包括妥布霉素）过敏的患者禁用本品。

1. 儿童患者和已知或怀疑有肾脏、听力、前庭或神经肌肉功能减退的患者应用本品时应密切观察不良反应，并进行血药浓度监测。在用药期间出现耳鸣时应注意监测听力；出现眩晕、共济失调者应注意监测前庭功能，同时调整剂量或停药。

2. 应用妥布霉素期间出现肾毒性表现者应暂时停药，并测定血药浓度，谷浓度低于 2μg/ml 时可结合临床情况考虑调整用药。

3. 本品可加重重症肌无力和帕金森病患者的病情，此种患者应慎用本品。本品也不宜与神经肌肉阻滞剂合用，因可加重其神经肌肉阻滞作用。钙剂对本品引起的神经肌肉阻滞作用有效。

4. 严重烧伤或肺囊性纤维化患者中应用本品后血药浓度往往减低，对此类患者进行血药浓度监测以调整剂量尤为重要。

5. 采用本品气雾吸入时可能引起支气管痉挛，应给予适当治疗。

6. 本品属妊娠期用药 D 类，孕妇避免采用。哺乳期妇女需用本品时亦应暂停授乳。

7. 老年患者大多有生理性肾功能减退，但肾功能测定仍可在正常范围内。因此老年患者应用本品时进行血药浓度监测尤为重要。

8. 氨基糖苷类与第一代头孢菌素注射剂合用时可能增加肾毒性。

9. 采用氨基糖苷类局部外用或冲洗仍有引起神经毒性或肾毒性的可能。

10. 氨基糖苷类不可用于眼内或结膜下给药，因已有引起黄斑坏死的报告。

【药物过量】剂量过大可能引起肾毒性、耳毒性、神经肌肉阻滞及呼吸麻痹等中毒症状。其临床表现的严重程度与所用剂量、患者肾功能、年龄、有无失水、合用肾毒性药物、利尿药、神经毒性药物等有关。处理的方法：出现呼吸麻痹者应保持气道通畅，吸氧，进行心肺复苏措施。同时给予充足的水分摄入，注意监测肾功能及血药浓度，使谷浓度低于 2μg/ml。必要时进行血液透析。

第六节　阿米卡星

阿米卡星（amikacin）为卡那霉素的半合成衍生物，临床所用为其硫酸盐。

【抗菌作用】阿米卡星对各种革兰氏阴性菌、革兰氏阳性菌、铜绿假单胞菌及若干分枝杆菌属均具较强的抗菌活性。本品对多数肠杆菌科细菌具有良好抗菌作用，对铜绿假单胞菌及其他假单胞菌属、不动杆菌属、产碱杆菌属、气单胞菌属、结核分枝杆菌、脑膜炎奈瑟菌、淋病奈瑟菌、流感嗜血杆菌、耶尔森菌属、嗜肺军团菌、胎儿弯曲菌、星形诺卡菌等亦具较好抗菌作用，洋葱伯克霍尔德菌、嗜麦芽窄食单胞菌、黄杆菌属对之多数耐药。革兰氏阳性球菌中本品除对葡萄球菌属有较好抗菌作用外，肺炎链球菌、各组链球菌及肠球菌属对之大多耐药。本品对厌氧菌无抗菌活性。

本品最突出的优点是对许多肠道革兰氏阴性杆菌和铜绿假单胞菌所产生的乙酰转移酶、磷酸转移酶和核苷转移酶等稳定。在目前所分离到的氨基糖苷类钝化酶中，本品仅可为 AAC（6′）所钝化，此外金黄色葡萄球菌所产生的 AAD（4′）和肠球菌属所产生的 APH（3′）- Ⅳ偶可引致细菌对本品中度耐药。临床分离的肠杆菌科细菌中对庆大霉素、妥布霉素和奈替米星等耐药者 50% 以上对本品仍敏感，铜绿假单胞菌中庆大霉素耐药株对本品敏感者不同报道相差很大，为 25%～85%。国内资料表明，肠杆菌科细菌对本品耐药者在 10%～20%，但克雷伯菌属、肠杆菌属、铜绿假单胞菌、其他假单胞菌、不动杆菌属等的耐药菌株可能较多，有的可达 30% 左右。据报道从 12 个国家的 300 家以上医院中所收集到的 1 349 株氨基糖苷类耐药菌中，对卡那霉素和庆大霉素耐药者占 90%，对妥布霉素耐药者 67%，对阿米卡星耐药者占 35%，但后者均同时对其他氨基糖苷类耐药，其中约 30% 的菌株只对本品敏感。在对阿米卡星耐药的菌株中，仅 41 株可为革兰氏阴性菌所产生的 AAC（6′）所钝化，其余 90% 以上是由于细胞壁屏障机制而产生的耐药，细菌的耐药性大多是低度耐药，且多数对其他氨基糖苷类亦耐药。

本品与广谱半合成青霉素类或头孢菌素类联合常可获协同作用，与哌拉西林联合对铜绿假单胞菌有协同作用，与头孢菌素类联合对肺炎克雷伯菌有协同作用，与阿洛西林或头孢噻肟联合时对铜绿假单胞菌、大肠埃希菌、肺炎克雷伯菌及金黄色葡萄球菌均有协同作用，这在体内试验中亦已得到证实。阿米卡星与青霉素联合对肠球菌属无效，因该菌可产生质粒介导的 APH（3′）酶。

【药动学】成人肌内注射 250mg 和 500mg 后血药峰浓度于 1 小时左右到达，分别为 11mg/L 和 20mg/L。一次肌内注射 200mg 后 0.5 小时、1 小时、2 小时、4 小时和 6 小时的血药浓度分别为 13.5~15mg/L、8.8~14mg/L、6.5~8mg/L、2.7~3.1mg/L 和 0.9~2.1mg/L；一次肌内注射 500mg 后 1 小时、4 小时、8 小时的血药浓度分别为 20mg/L、10mg/L、4mg/L，12 小时后不能测出。成人在 1 小时内静脉滴入本品 7.5mg/kg 后，血药峰浓度在滴注完毕时到达，为 37.5mg/L，0.5 小时后迅速下降为 25.5mg/L，1 小时、2 小时、4 小时和 8 小时后分别为 18.4mg/L、11.9mg/L、5.5mg/L 和 1.3mg/L，消除半衰期约 2 小时。注射用药后阿米卡星的血浓度波动较小，不同个体中的差异较小，这一点与庆大霉素不同。新生儿肌内注射 7.5mg/kg 后约 0.5 小时达血药峰浓度，为 16.1mg/L；新生儿注射阿米卡星后的血半衰期与其日龄成反比，1 日龄新生儿为 6 小时，7 日后为 5 小时，1 个月时约为 3 小时。本品主要分布在细胞外液，在血液中很少与蛋白结合（蛋白结合率 0~3.5%）。脑膜无炎症时，肌内注射后脑脊液中药物浓度很低（肌内注射 7.5mg/kg 后脑脊液中浓度低于 0.5mg/L）；脑膜有炎症时脑脊液中也不能达到有效浓度。

阿米卡星肌内注射后脂肪和肌肉组织中浓度低，为同时期血药浓度的 7%~14%；支气管分泌液中的浓度也不高，在常用剂量时肌内注射后 2 小时的浓度为 2.3~8.4mg/L，7 小时后浓度均低于 1mg/L。本品胆汁中浓度约为同时期血药浓度的 20%，常用剂量肌内注射后胆囊壁的药物浓度可达 4.7~34mg/L。肾皮质中浓度可达 100μg/g 以上。

阿米卡星主要经肾小球滤过排出，肾功能正常者给药 24 小时内尿中排出量可达 85%~98%，尿药浓度可达 170~2 900mg/L；但肾功能减退者尿排出量显著减低，血半衰期亦显著延长（可长达 56~150 小时）。本品可经血液或腹膜透析清除，据报道血液透析时其半衰期可自 58 小时减少为 6.7 小时，同时血药浓度可降低 64%（平均 50%）。腹膜透析时则药物的排出较少，血半衰期可减至透析前的 30%。在应用本品治疗时，血液透析后应补给 5~7mg/kg 一次；腹膜透析时可在透析液中加入阿米卡星 20~30mg/L。

【适应证及临床应用】阿米卡星常与广谱青霉素类或头孢菌素类联合用于敏感革兰氏阴性杆菌包括肠杆菌科细菌和铜绿假单胞菌所致的严重感染，如血流感染、脓毒症及呼吸道、骨、关节、中枢神经系统（包括脑膜炎）、皮肤软组织、腹腔等感染，以及严重烧伤及手术后感染、复杂性或反复发作性尿路感染等，但脑膜炎的治疗现已为其他药物所取代。本品不适用于单纯性尿路感染（除非病原菌对其他毒性较低的抗菌药均耐药）。患者在用药前均应进行病原检查和药敏试验。本品尤其适用于对庆大霉素或妥布霉素耐药的菌株所致的感染。中性粒细胞减低或免疫缺陷患者或其他病原菌未查明的危重感染患者，阿米卡星与 β-内酰胺类联合（如哌拉西林或第三、第四代头孢菌素类）可作为经验治疗。对于确诊或疑有葡萄球菌重症感染的患者或患有革兰氏阴性杆菌和葡萄球菌混合感染时，阿米卡星与其他抗菌药联合治疗可能有效。本品偶可作为治疗星形诺卡菌脑部感染的选用药物或某些不典型分枝杆菌感染的联合用药之一。

【剂量及用法】

1. 肌内注射　成人每日 15mg/kg，分 1~2 次肌内注射，或每 12 小时肌内注射 0.4g。疗程中应监测血药浓度，血药峰浓度 20~30mg/L，谷浓度 < 5mg/L 为宜。本品用于尿路感染患者时，每日 2 次，每次 0.2g 即可。新生儿、早产儿及婴儿患者均不宜应用本品。

2. 静脉给药　适用于严重感染患者，静脉给药的剂量与肌内注射同，1 日量（0.8～1.2g）分 1～3 次缓慢滴入静脉内，每次滴注时间不少于 1 小时。肾功能减退者应根据肾功能检查结果适当减量（参见第一篇第六章第二节　肾功能减退时抗菌药物的应用），并定期监测血药浓度加以调整。

3. 鞘内和脑室内给药　由于新的有效抗菌药物不断应用于临床，本品鞘内和脑室内注入给药现已很少应用。

【不良反应】本品主要引起耳蜗神经损害，在少数患者中也可引起前庭功能损害。根据动物实验结果，采用庆大霉素的 5 倍剂量时，阿米卡星选择性地作用于耳蜗，庆大霉素则同时引起前庭和耳蜗损害。临床上用阿米卡星后可发生耳鸣、耳部饱胀感、高频听力减退，严重者可进展至耳聋。听力减退一般于停药后症状不再加重，但往往不可逆转，个别患者在停药后仍继续发展至耳聋。据文献报道，1975—1982 年采用氨基糖苷类的患者约 10 000 例中，耳蜗毒性的平均发生率为：阿米卡星 13.9%、庆大霉素 8.3%、妥布霉素 6.1%；前庭毒性的平均发生率则均为 3.2%～3.7%。诱发因素为：①疗程 10 天以上，总剂量超过 15g；②过去曾用氨基糖苷类；③血药浓度过高（峰浓度 > 30mg/L，谷浓度 > 10mg/L）；④以往在噪声环境中工作；⑤合用呋塞米等强效利尿药。

阿米卡星的肾毒性与庆大霉素相似，用药后肾脏可出现轻度损害或血尿素氮、血肌酐值增高，严重者可出现肾衰竭。据文献报道，1975—1982 年用氨基糖苷类的患者约 10 000 例中，庆大霉素和阿米卡星的平均肾毒性发生率为 14% 及 9.4%。据 Gooding 等统计，1 098 例使用阿米卡星的患者经电测听检查后有听力减退者 16 例；出现前庭功能损害者 11 例，其中 9 例为可逆性；肾功能损害 37 例（3.4%），其中 28 例为轻度的一过性损害。诱发因素为：用药前血肌酐值增高，老龄，阿米卡星总量较大，曾用或合用肾毒性药物等。

神经肌肉接头阻滞反应少见。其他不良反应有恶心、呕吐，偶见头痛、皮疹、药物热、震颤、麻木、关节痛、嗜酸性粒细胞增多、肝功能异常、贫血、低血压、视物模糊等。较长时期应用后亦可引起念珠菌属二重感染。

【禁忌证及注意事项】对阿米卡星有过敏史的患者禁用本品。对任何一种氨基糖苷类药物过敏的患者亦禁用本品，因可能对阿米卡星发生交叉过敏。

1. 阿米卡星为妊娠期用药 D 类，故孕妇避免应用，因有影响胎儿听力的可能。哺乳期妇女应用本品期间应暂停授乳。早产儿和新生儿不用本品。

2. 阿米卡星注射剂含亚硫酸钠，在某些过敏人群可能引起过敏性休克或其他严重过敏反应。

3. 本品具有肾毒性、耳毒性和神经毒性，采用本品时不可与其他肾毒性或耳毒性药物同用或先后应用（包括全身用药和局部应用）。

4. 氨基糖苷类（包括阿米卡星）注射剂与第一代头孢菌素类注射剂合用时可能增加肾毒性，并引起血肌酐值增高。

5. 注射本品后在肾组织中的浓度高，应用阿米卡星注射剂时患者应摄入充足的水分。在用药前和疗程中应定期监测尿常规和肾功能，如尿常规检查出现蛋白、红细胞、白细胞或管型，或肾功能减退时应减量或停用。

6. 老年患者通常有生理性肾功能减退，但肾功能测定仍可在正常范围内。肌酐清除率能更准确地反映老年人的肾功能情况。采用氨基糖苷类时进行血药浓度监测尤为重要。

7. 重症肌无力及帕金森病患者应慎用氨基糖苷类，因该类药物可加重症状。

8. 氨基糖苷类（包括阿米卡星）不宜与 β- 内酰胺类药物（青霉素类或头孢菌素类）同瓶滴注，因可导致两药相互失活。

9. 氨基糖苷类包括阿米卡星不应与强效利尿药同用。

10. 早产儿和新生儿不用本品。儿童用药时需进行血药浓度监测，否则不宜采用。

【药物过量】药物过量或出现毒性反应时，腹膜透析或血液透析有助于消除体内药物。

第七节　奈替米星

奈替米星（netilmicin）系自放线菌属小单孢菌（*Micromonospora inyoensis*）的发酵液中获得的西索米星半合成衍生物。

【抗菌作用】奈替米星的抗菌作用与庆大霉素基本相似，对肠杆菌科细菌如大肠埃希菌、肺炎克雷伯菌、肠杆菌属、变形杆菌属、志贺菌属、沙门菌属、柠檬酸杆菌属、沙雷菌属、铜绿假单胞菌、不动杆菌属等均具良好抗菌作用，脑膜炎奈瑟菌及流感嗜血杆菌亦对之多数敏感。本品对普罗威登斯菌属、沙雷菌属的作用不如庆大霉素，对铜绿假单胞菌的作用不如妥布霉素和庆大霉素，但本品对葡萄球菌属的作用则优于其他氨基糖苷类，体外对部分甲氧西林耐药金黄色葡萄球菌有抗菌作用。奈替米星对肺炎链球菌、各组链球菌的作用较差，对肠球菌属和厌氧菌无作用。本品最大的特点为不被革兰氏阴性杆菌所产生的 AAD（2″）所钝化，也不被金黄色葡萄球菌所产生的 APH（2″）钝化，但仍可为乙酰转移酶所钝化失活，因此本品对庆大霉素耐药菌株的作用显然不及阿米卡星。据国内报道，庆大霉素耐药株中对奈替米星敏感者仅 4.5%～41%，多数铜绿假单胞菌、变形杆菌属、普罗威登斯菌属和不动杆菌属对庆大霉素、妥布霉素耐药者对本品亦呈耐药。

奈替米星与苯唑西林或氯唑西林联合对金黄色葡萄球菌有协同作用，与阿洛西林或头孢他啶联合常对铜绿假单胞菌有协同作用，与头孢菌素类联合时对肺炎克雷伯菌偶有协同作用，与青霉素或氨苄西林联合时对肠球菌属有协同作用。

【药动学】正常人一次肌内注射 1mg/kg 后血药峰浓度于 0.5～1 小时后到达，可达 3.76mg/L，血半衰期 2.5 小时，一次肌内注射 2mg/kg 及 3mg/kg 后的平均血药峰浓度分别为 11.8mg/L 与 15.8mg/L；一次静脉滴注（30 分钟内滴完）2mg/kg 后血药峰浓度可达 16.5mg/L，1 小时、4 小时和 8 小时后的血药浓度分别为 7.9mg/L、2.1mg/L 和 0.9mg/L。本品主要经肾小球滤过排出，近端曲小管有少量重吸收，24 小时尿排出率 60%～90%，其中大部分在给药后 4 小时内排出。本品在肾皮质内的积聚量可达给药量的 5%，肾髓质及乳头部亦有积聚。末次给药后血中药物可持续 1 周以上，其终末半衰期可长达 198 小时。肾功能减退时应根据肾功能检查结果调整用药（参阅第一篇第六章第二节　肾功能减退时抗菌药物的应用）。奈替米星蛋白结合率很低，其体内分布与庆大霉素相似。本品不易渗入脑脊液，在化脓性支气管炎的支气管分泌物中，本品浓度可达同时期血药浓度的 19%。

【适应证及临床应用】奈替米星与 β- 内酰胺类（广谱半合成青霉素类或头孢菌素类）联合用于敏感革兰氏阴性杆菌所致严重感染，如肾盂肾炎、复杂性尿路感染、胆道感染、腹膜炎、胸膜肺部感染、血流感染等。本品亦可与其他药物联合用于病原未查明的发热患者的经验治疗。各种对照试验中奈替米星的临床有效率和细菌清除率与庆大霉素、阿米卡星、妥布霉素均无显著差别。本品与广谱半合成青霉素类或头孢菌素类联合用于儿童及成人中性粒细胞减低伴发热患者的治疗，有效率 73%～95%，与其他氨基糖苷类比较亦无差别。

【剂量及用法】本品可供肌内注射或静脉滴注，两者的剂量相同。肾功能正常的成人用于复杂性尿路感染每日 3～4mg/kg，1 次或分 2～3 次（每 8～12 小时 1 次）静脉滴注。一般感染每日 4～6mg/kg；严重全身性感染每日剂量 7.5mg/kg，1 次给药，或 8～12 小时给药 1 次。疗程中应定期监测血药浓度，多次给药时使血药峰浓度保持在 4~10mg/L，谷浓度 1~2mg/L 为宜；一日一次给药时血药峰浓度宜保持在 22 ~ 30mg/L，谷浓度 < 1μg/ml。肾功能减退者应按肾功能检查结果调整用药。疗程一般不宜超过 14 天。

儿童用量：每日 4~6mg/kg，分 2~3 次或每 8~12 小时给药 1 次，并应同时进行血药浓度监测。

与其他氨基糖苷类相同，奈替米星 5~6mg/kg 一日一次肌内注射或静脉滴注，经临床对照试验用于治疗各种革兰氏阴性杆菌感染，包括肾盂肾炎、血流感染、腹膜炎（与甲硝唑联合）、粒细胞减低伴发热等患者（与 β- 内酰胺类联合），其疗效及安全性与一日多次给药者无显著差异。有的学者建议在给药后 8 小时血药浓度宜保持在 1.5~6μg/ml，以保证其疗效和安全性。

【不良反应】

1. 耳毒性　动物实验结果显示，奈替米星的耳毒性较庆大霉素和妥布霉素为低，在前庭和耳蜗组织中的浓度亦较庆大霉素低，但两者在外淋巴液中的浓度基本相同。临床研究结果不统一，总体看本品耳毒性（耳蜗及前庭）与庆大霉素、妥布霉素和阿米卡星差别不大。文献报道 1975—1982 年的 10 000 例应用氨基糖苷类的患者，耳蜗毒性的平均发生率为：阿米卡星 13.9%、庆大霉素 8.3%、妥布霉素 6.1%、奈替米星 2.4%。

2. 肾毒性　奈替米星也可引起肾毒性，用药后患者可出现管型尿、血尿素氮和肌酐值升高等，症状大都轻微而可逆。动物实验资料提示，本品的肾毒性比庆大霉素低，但临床应用的结果，奈替米星、庆大霉素、妥布霉素和阿米卡星的肾毒性均无明显差异。原有肾功能减退、剂量大（每日剂量 ≥ 6mg/kg）、疗程长（大于 15 天）、血药峰浓度和谷浓度过高（分别为高于 10mg/L 和 2mg/L）者易发生肾毒性。此外，奈替米星偶可引起头痛、视物模糊、瘙痒、恶心、呕吐、皮疹、血清转氨酶和碱性磷酸酶增高、嗜酸性粒细胞计数增高等。

【禁忌证及注意事项】

1. 对奈替米星或其注射剂中的其他成分过敏的患者，或对其他氨基糖苷类过敏的患者禁用本品。

2. 本品为妊娠期用药 D 类，孕妇不宜用，哺乳期妇女用本品时应暂停授乳。

3. 早产儿及新生儿不用本品。

其余事项参见本章第四节　庆大霉素。

第八节　异帕米星

异帕米星（isepamicin）是一种半合成氨基糖苷类 - 氨基环醇，为庆大霉素 B 的半合成衍生物。临床所用为其硫酸盐。

【抗菌作用】异帕米星的抗菌谱与阿米卡星相似，对庆大霉素和阿米卡星敏感的肠杆菌科细菌的作用比阿米卡星强 2 倍，MIC 多数在 0.2~4mg/L，对普通变形杆菌、摩根菌属和普罗威登斯菌属的作用与阿米卡星同，对奇异变形杆菌和铜绿假单胞菌作用与阿米卡星相同或稍差。本品对金黄色葡萄球菌或凝固酶阴性葡萄球菌，包括甲氧西林敏感及甲氧西林耐药金黄色葡萄球菌均有良好作用，对淋病奈瑟菌或脑膜炎奈瑟菌作用差，对流感嗜血杆菌仅有中度活性，对链球菌属及肠球菌属无活性。本品对沙雷菌属的活性优于阿米卡星。

本品最大特点为对细菌所产生的多种氨基糖苷类钝化酶稳定，包括 AAC（6′）- Ⅰ，AAC（6′）- Ⅱ，AAC（2′），AAC（3）- Ⅰ，Ⅱ，Ⅲ，Ⅳ，Ⅴ，AAD（2″），APH（3′）- Ⅰ，Ⅱ，APH（2″），因此许多对庆大霉素、妥布霉素耐药的菌株对本品仍呈敏感。本品可为 AAD（4′）- Ⅰ，- Ⅱ和 APH（3′）- Ⅵ钝化，与阿米卡星的最大不同点为后者可被 AAC（6′）- Ⅰ钝化酶所钝化，而异帕米星则不会。细菌对本品耐药者大多由于染色体介导的细胞壁渗透障碍所致。

异帕米星与青霉素类、哌拉西林、头孢噻肟等联合，对大肠埃希菌、克雷伯菌属、肠杆菌属、柠檬酸杆菌属、普罗威登斯菌属、铜绿假单胞菌及不动杆菌属等的部分菌株有协同作用。药敏试验的临界浓度：≤ 14mm（纸片法）或 ≥ 32mg/L（稀释法）为耐药；≥ 17mm（纸片法）或 ≤ 16mg/L（稀释法）为敏感。实验动物中本品肾毒性与其他氨基糖苷类相似，耳毒性（前庭和耳蜗）比阿米卡星低。

【药动学】异帕米星肌内注射后迅速吸收，血药峰浓度在 1 小时内到达，成人一次肌内注射 200mg 后其药动学参数与同剂量阿米卡星相同，达峰时间约 1 小时，血药峰浓度 10.2mg/L，血半衰期 2~3 小时。一次肌内注射 100~300mg，血药峰浓度 7~16mg/L，与剂量成比例。与血浆蛋白结合率为 3%~8%。本品主要经肾排出，24 小时内经肾以原型排出约 85%，尿中浓度可达 323~818mg/ml。成人一次静脉滴注 200mg（30 分钟内滴完），血药峰浓度 17.13mg/L，血半衰期约 1.8 小时，尿排出量与肌内注射者相同。肾功能减退者本品的血半衰期亦相应延长（可达 5 小时），12 小时的血药浓度仍可达 4.2mg/L（肾功能正常者仅 0.19mg/L）。多次给药后体内无明显积蓄。胆汁内本品排出量少，一次肌内注射 200mg 后 2~3 小时，胆汁内浓度约 5mg/L。乳汁中、脐带血、羊水和胎儿血清内药物浓度低。一次肌内注射 200mg 后在痰液中的浓度为 1mg/L，伤口渗出液内 8mg/L，烧伤面渗液中 4mg/L，腹水中 8.4mg/L。

【适应证及临床应用】本品适用于对庆大霉素和其他氨基糖苷类耐药的严重革兰氏阴性杆菌（包括铜绿假单胞菌）感染。临床试用于 290 例，并以阿米卡星作对照，治疗皮肤感染、下呼吸道及尿路等感染，有效率 90%~92%；阿米卡星有效率 86%。每日 1 次给药或 2 次给药的疗效无区别；细菌清除率 78%~79%，阿米卡星为 81%。

【剂量及用法】尿路感染或较轻感染，成人每日 8mg/kg；较重感染每日 15mg/kg，分 1~2 次肌内注射或静脉滴注，临床疗效与阿米卡星相似。新生儿及婴儿患者均不宜选用本品。

肾功能中度减退者每 24 小时 8mg/kg；严重减退者 8mg/kg，每 48 小时一次；肌酐清除率 10~19ml/min 者 8mg/kg，每 72 小时一次；肌酐清除率 6~9ml/min 者 8mg/kg，每 96 小时一次。异帕米星的治疗药物浓度，峰浓度为 25~30mg/L，谷浓度为 5~8mg/L。

【不良反应】不良反应发生率为 11%（每日 1 次给药）~16%（每日 2 次给药），大多为轻度或中度反应，如眩晕、静脉炎、皮疹、胃部不适。血肌酐增高者为 4.6%，对照组（阿米卡星）为 5.1%，耳毒性发生率低。

第九节 小诺霉素

小诺霉素（micronomicin）又名相模湾霉素（sagamicin），是日本协和发酵公司从小单孢菌 *Micromonospora sagamiensis* var *nonreducaus* 产生的抗生素中分离出来，其成分为 N（6′）- 甲基庆大霉素 C_{1a}。临床用其硫酸盐。

小诺霉素抗菌谱与庆大霉素相似，对金黄色葡萄球菌、表皮葡萄球菌、肠杆菌科细菌（如大肠埃希菌、肺炎克雷伯菌、肠杆菌属等）和铜绿假单胞菌均有良好抗菌活性。本品对各组链球菌、肠球菌属作用差，对厌氧菌、结核分枝杆菌、立克次体、真菌、病毒无作用。本品对细菌产生的 AAC（6′）钝化酶稳定，该酶能使庆大霉素、妥布霉素和阿米卡星钝化失活，但小诺霉素对之仍有抗菌活性。本品与哌拉西林、头孢哌酮等 β- 内酰胺类联合有协同作用。

本品口服不吸收。健康成人一次肌内注射 60mg 或 120mg 本品后，30 分钟的血药浓度分别为 5.6mg/L 和 7.2mg/L，其血半衰期 2.5 小时，给药后 8 小时血中仍有 0.5~1.0mg/L 的浓度。一次静脉滴注 60mg 及 120mg 后血药峰浓度分别为 4.3mg/L 和 8.8mg/L，血半衰期 1.69 小时。本品主要由肾脏排出，给药后 8 小时内尿中排出给药量的 60%~70%，主要为无活性代谢物。每 12 小时注射本品 120mg，连续 4 次，血中无蓄积倾向；肾功能减退时，尿中排泄量减低。本品在胆汁中排泄量低。本品可通过胎盘循环，羊水和脐带血中药物浓度约为母体血药浓度的 50%，乳汁中浓度约为母体血药浓度的 15%。动物实验资料表明。本品的耳、肾毒性约为庆大霉素的 25%。

1975—1979 年在日本 127 个临床单位对 1 563 例进行临床试验，包括革兰氏阴性杆菌所致血流感染、烧伤或手术后继发感染、肺炎、肺脓肿、胆管感染、尿路感染、生殖系统感染、角膜溃疡、中耳炎等，总有效率 65.6%。对中耳炎、胆管感染等有较高的疗效，对肺部感染和肾盂肾炎也有较好疗效。不良反应较少，发生率 2.81%，可有听力减退、耳鸣、耳部饱满感、血尿、食欲减退、眩晕、恶心、呕吐、皮疹及肝酶增高等，其中对第Ⅷ对脑神经损害 0.98%，疗程超过 14 天者发生率较高，停药后可恢复。偶见血清转氨酶增高。成人剂量每日 120~240mg，分 2 次肌内注射或静脉滴注。

第十节　依替米星

依替米星（etimicin，爱大霉素），系国内采用半合成方法对庆大霉素 C_{1a} 进行结构改造后所得的新衍生物。1999 年获批准上市。临床所用者为其硫酸盐注射剂。

本品属氨基糖苷类，其作用机制与本类药物其他品种相同。抗菌谱广，对多数肠杆菌科细菌如大肠埃希菌、肺炎克雷伯菌、奇异变形杆菌、肠杆菌属、志贺菌属、沙门菌属、沙雷菌属等具良好抗菌活性；此外，对流感嗜血杆菌及甲氧西林敏感葡萄球菌属亦有较好抗菌作用；对部分铜绿假单胞菌和不动杆菌属具有一定作用。健康成人一次静脉滴注 100mg、150mg、200mg、300mg 后血药峰浓度分别为 11.3mg/L、14.6mg/L、17.79mg/L 和 22.64mg/L，达峰时间（T_{max}）为 0.5~1 小时，消除半衰期 1.5 小时。给药后 24 小时内尿中药物排泄量约为给药量的 80%，尿药浓度可达 150mg/L。本品的血清蛋白结合率约 25%。临床试验用于治疗敏感细菌引起的各种感染性疾病，如急性支气管炎、慢性支气管炎急性细菌性加重、社区获得性肺炎等呼吸道感染，膀胱炎、肾盂肾炎等尿路感染，疖、痈、蜂窝织炎等皮肤软组织感染，手术后感染等，均获得良好疗效。不良反应发生率 4.3%~4.7%，主要有血尿素氮、血肌酐值或 GPT、GOT、ALP 等指标轻度增高。停药后迅速恢复正常。个别病例出现听力下降，皮疹、恶心、呕吐等。成人剂量每日 200~300mg，一次或分 2 次于 100ml 生理盐水或 5% 葡萄糖注射液中静脉滴注 1 小时，疗程通常不超过 10 天。对本品及其他氨基糖苷类过敏的患者禁用。其他注意事项参见本章第四节　庆大霉素。

第十一节　新霉素

新霉素（neomycin）系从费氏链霉菌（*Streptomyces fradiae*）的培养液中提得。新霉素中含有 A、B、C 三种成分，主要为 B 及 C，临床用其硫酸盐。

新霉素的抗菌范围与卡那霉素相仿，对金黄色葡萄球菌有良好作用，对大肠埃希菌等肠杆菌科细菌亦有较好作用，对各组链球菌、肺炎链球菌、肠球菌属等活性差。本品对厌氧菌、铜绿假单胞菌、真菌、病毒、立克次体等均无抑制作用。细菌对链霉素、新霉素、卡那霉素和庆大霉素间有部分或完全交叉耐药性。

新霉素经注射后的体内过程与卡那霉素相似，因毒性大，现已弃用。新霉素口服很少吸收，但长期口服较大剂量，特别在肾功能减退时血药浓度可显著增高，肝功能减退时亦然。本品也可经腹膜、支气管内膜、膀胱黏膜及皮肤等吸收。

新霉素肌内注射后可引起明显肾毒性和耳毒性。本品主要损害耳蜗神经影响听力，一旦发生听力减退，即使停药也不易恢复，并可继续发展至耳聋。孕妇注射新霉素后可引起胎儿听力减退或丧失。此外，创面局部用药、气溶吸入等均曾有引起听力减退或耳聋的报道，因此局部应用时剂量亦应加以控制，成人不宜超过每日 1g。腹腔或胸腔内注入大量新霉素可引起神经肌肉接头阻滞，患者出现呼吸骤停而死亡，因此不可采用腹腔和胸腔内给药。新霉素口服可引起食欲缺乏、恶心、腹泻等，但长期应用（10 周以上）不影响维生素 K 的合成，偶可引起肠黏膜萎缩而导致吸收不良综合征及脂肪性腹泻，甚至假膜性肠炎。长期局部外用可引起接触性皮炎，其中约半数患者对其他氨基糖苷类亦过敏。

由于新霉素有较强的耳毒性和肾毒性，肌内及静脉给药现已不用。新霉素口服可用于肠道感染、腹部手术前肠道准备或肝性昏迷病例。成人每日 1~4g，儿童每日 25~80mg/kg，4 次分服，疗程 2~3 天，但目前除肝性昏迷外均已少用。本品 0.5% 水溶液可用于局部创面、气溶吸入或滴眼等。新霉素油膏对脓皮病有效，但局部发生变态反应者较多见，故亦应严密观察。新霉素眼膏可治疗眼部感染。

第十二节　巴龙霉素

巴龙霉素（paromomycin）系从链霉菌（*Streptomyces rimosus*）培养液中获得，我国于 1968 年试制成功，临床用其硫酸盐。

巴龙霉素的抗菌谱与新霉素、卡那霉素等基本相同，对阿米巴原虫有较强抑制作用，对部分革兰氏阳性和阴性细菌均有抑制作用，以对志贺菌属和金黄色葡萄球菌的作用较显著，对铜绿假单胞菌及厌氧菌无作用。细菌对巴龙霉素与卡那霉素、新霉素和链霉素间有交叉耐药性。巴龙霉素由于毒性大，不能作全身应用。口服可引起食欲减退、恶心、呕吐、腹泻等，偶可引起吸收不良综合征。

巴龙霉素以往主要用于治疗阿米巴肠病，成人口服每日 25~35mg/kg，分 3 次，疗程 7 天，儿童剂量相同。但本品对肠外阿米巴病无效。近年来，巴龙霉素在治疗阿米巴肠病中的地位已为甲硝唑所取代。

第十三节　大观霉素

大观霉素（spectinomycin）是一种氨基环醇类化合物，1960 年从链霉菌（*Streptomyces spectabilis*）分离所得。临床所用为其双盐酸五水化合物。

本品主要对淋病奈瑟菌有高度抗菌活性，据报道美国分离的淋病奈瑟菌均可为 6.3mg/L 的浓度所抑制，青霉素敏感株和产青霉素酶淋病奈瑟菌通常对本品均呈敏感，但后者对四环素、卡那霉素和红霉素的敏感性较差。对本品产生耐药性的机制主要是由于染色体突变引起核糖体结构的改变，影响本品抑制细菌蛋白质的合成。此外，偶有质粒介导的耐药性，使细菌能产生一种核苷转移酶，使大观霉素钝化失活。对本品耐药的菌株往往对链霉素、卡那霉素、庆大霉素、妥布霉素、阿米卡星等仍敏感。

大观霉素对许多革兰氏阴性杆菌具有中度抗菌活性，包括对大肠埃希菌、肺炎克雷伯菌、肠杆菌属、沙门菌属、志贺菌属、变形杆菌属等肠杆菌科细菌，普罗威登斯菌属和铜绿假单胞菌则通常耐药。A 组链球菌、肺炎链球菌、表皮葡萄球菌对本品常呈敏感，但金黄色葡萄球菌和草绿色链球菌则大多不敏感。本品对沙眼衣原体无活性，但对溶脲脲原体则有良好作用，对梅毒螺旋体无作用。

本品口服不吸收，肌内注射 2g 后 1 小时血药浓度到达高峰，约 100mg/L，剂量加倍则血药浓度亦增加近 1 倍，一次肌内注射 8 小时后血中仍可测出。本品主要经肾排出，一次给药后 48 小时内尿中排出 70% ~ 80%，尿药浓度可高达 1 000mg/L 以上，合用丙磺舒不影响其排泄。本品不与血清蛋白结合。

本品临床应用的唯一适应证是无并发症的淋病，本品的使用应限于由青霉素耐药菌株引起的淋病或患者对青霉素过敏者。成人单次肌内注射 2g，除淋菌性尿道炎外，本疗法亦适用于淋菌性肛门直肠炎。但本品在唾液中浓度低，故不能消除咽部淋病奈瑟菌，淋菌性咽炎患者需改用青霉素或氨苄西林、复方磺胺甲噁唑或四环素等，疗程 5 天以上。淋菌性输卵管炎患者可给予大观霉素肌内注射，每日 1 次，疗程 5~10 天。

由于本品大都用 2g 单剂治疗，故不良反应少见。个别患者偶可出现暂时性眩晕、发热、恶心、头痛或注射局部不适等，偶见皮疹，未见有耳毒性或肾毒性的报道。大观霉素与青霉素类无交叉过敏性。孕妇不宜应用。

主要参考文献

[1] BEGG E J, BARCLAY M L. Aminoglycosides-50 years on. Brit J Clin Pharmacol, 1995,39(6): 587-603.

[2] BEGG E J,BARCLAY M L,DUFFUL S B. A suggested approach to once daily aminoglycoside dosing. Br J Clin Pharmacol, 1995, 39(6):605-609.

[3] MINGEOT-LECLERCQ M P, GLUPCZYNSKI Y, TULKENS P M. Aminoglycosides: Activity and resistance. Antimicrob Agents & Chemother , 1999, 43(4):727-737.

[4] MINGEOT-LECLERCQ M P, TULKENS P M. Aminoglyco-sides: nephrotoxicity. Antimicrob Agents & Chemother, 1999, 43(4):1003-1012.

[5] HUTCHIN T, CORTOPASSI G. Proposed molecular and cellular mechanism for aminoglycoside ototoxicity. Antimicrob Agents & Chemother, 1994,38(11):2517-2520.

[6] PRINS J M, SPEELMAN P. Once-daily aminoglycosides: practical guidelines. Netherlands J Med, 1998, 52(1):1-9.

[7] MAGLIO D, NIGHTINGALE C H, Nicolau D P. Extended interval aminoglycoside dosing: from concept to clinic. International J Antimicrob Agents, 2002,19(4):341-348.

[8] GIBERT D N, LEGGETT J E. Aminoglycoside//BENNETT J E, DOLIN R, BLASER M J. Mandell, Douglas, and Bennett's principles and practice of infectious diseases. 7th ed. New York: Churchill Livingstone Inc, 2010:359-384.

[9] FRITSCHE T R, CASTANHEIRA M, MILLER G H. et al. Detection of methyltransferases conferring high-level resistance to aminoglycosides in enterobacteriaceae form Europe, North America and Latin America. Antimicrob Agents & Chemother, 2008, 52(5):1843-1845.

[10] 周颖杰，王明贵. 质粒介导氨基糖苷类抗生素新耐药机制：16S rRNA 甲基化酶. 中国感染与化疗杂志，2010, 10(2)：155-159.

[11] DOI Y, ARAKAWA Y. 16S ribosomal RNA methylation: emerging resistance mechanism against aminoglycosides. Clin Infect Dis, 2007, 45(1):88-94.

[12] BITNER-GLINDZICZ M, PEMBREY M, DUNCAN A, et al. Prevalence of mitochondrial 1555 A-to-G mutation in European Children. N Engl J Med, 2009, 360:640-642.

[13] VANDEBONA H, MITCHELL P, MANWARING, et al. Prevalence of mitochondrial 1555 A-to-G mutation in adults of European descent. N Engl J Med, 2009, 360:642-644.

[14] VIDAL L, GAFTER-GVILI A, BOROK S et al. Efficacy and safety of aminoglycoside monotherapy: systemic review and meta-analysis of randomized controlled trials. J Antimicrob Chemother, 2007, 60(2):247-257.

[15] PAUL M, BENURI-SILBIGRE I, SOARES-WEISER K,et al. Beta-lactam monotherapy versus beta-lactam-aminoglycoside combination therapy for sepsis in immunocompetent patients: systemic review and meta-analysis of randomized trials. BMJ, 2004, 328(7441):668.

[16] 杨银梅，陈晓文，张伟红，等. 革兰氏阴性杆菌中 16SrRNA 甲基化酶和 aac(6′)-Ⅰb-Cr 基因的检测. 中华检验医学杂志，2010, 33(4):356-358.

[17] YANG H, CHEN H, YANG Q, et al. High prevalence of plasmid-mediated quinolone resistance genes qnr and aac(6′)-Ⅰb-Cr in clinical isolates of Enterobacteriaceae from nine teaching hospitals in China. Antimicrob Agents & Chemother, 2008, 52(12):4268-4273.

[18] PARK CH, ROBICSEK A, JACOBY E A, et al. Prevalence in the United States of aac(6′)-Ⅰb-cr encoding a ciprolsoxacin-modifying enzyme. Antimicrob Agents & Chemother, 2006, 50(11): 3953-3955.

[19] 汪复，张婴元. 实用抗感染治疗学. 2版. 北京：人民卫生出版社，2012:308-338.

[20] LEGGETT J E. Aminoglycosides//BENNETT J E, DOLIN R, BLASER M J. Mandell, Douglas, and Bennett's principles and practice of infectious diseases. 8th ed. Philadelphia: Elsevier Saunders, 2015:310-320.

[21] RISTUCCIA A M, CUNHA B A. The aminoglycosides. Med Clin North Am, 1982,66(1):303-312.

[22] CRAIG W A. Aminoglycosides//GRAYSON M L, CROWE S M, MCCARTHY J S,et al. Kucers' the use of antibiotics. 6th ed. London: Hodder Arnold, 2010.

[23] BUNN P A. Kanamycin. Med Clin North Am, 1970, 54(5): 1245-1255.

[24] HULL J H, SARUBBI F A. Gentamicin serum concentrations:pharmacokinetic predictions. Ann Int Med, 1976, 85(2): 183-189.

[25] APPEL G B, NEU H C. Gentamicin in 1978. Ann Int Med, 1978, 89(4): 528-538.

[26] FONG I W, FENTON R S, BIRD R. Comparative toxicity of gentamicin versus tobramycin: a randomized prospective study. J Antimicrob Chemother, 1981, 7(1):81-88.

[27] SCHENTAG J J, PLAUT M E, CERRA F B. Comparative nephrotoxicity of gentamicin and tobramycin: pharmacokinetic and clinical studies in 201 patients. Antimicrob Agents & Chemother,

1981, 19(5): 859.

[28] LODE H. Tobramycin: A review of therapeutic uses and dosing schedules. Curr Therap Res, 1998, 59(7): 420-453.

[29] PRICE K E. Epidemiological studies of aminoglycoside, resistance in the USA. J Antimicrob Chemother, 1981,8(Suppl A):89.

[30] YOUNG L S. Use of aminoglycosides in immunocompomised patients. Am J Med, 1985, 79(1A):21.

[31] LANE A Z. Clinical experience with netilmicin. J Antimicrob Chemother, 1984, 13(suppl A): 67.

[32] CAMPOLI-RICHARDS D M, CHAPLIN S, SAYCE R H, et al. Netilmicin, a review of its antibacterial activity, pharmacokinetic properties and therapeutic use. Drugs, 1989, 38(5):703-756.

[33] DUKES M N. Meyler's Side Effects of Drugs. 9th ed. Excepta Medica, 1980, 456-465.

[34] THORNSBERRY C,BARRY A L,JONES R N, et al. Comparison of in vitro activity of Sch21420, a gentamicin B derivative, with those of amikacin, gentamicin, netilmicin, sisomicin and tobramycin. Antimicrob Agents & Chemother, 1990, 18(2):338-345.

[35] 胜正孝，斋藤笃. Isepamicin. Jap J Antibiotics, 1989, 42(3):543-562.

[36] TOD M, PADOIN C, PETITJEAN O. Clinical pharmacokinetics and pharmacodynamics of isepamicin. Clin Pharmacokinet, 2000, 38(3): 205-223.

[37] BLUM D. An Overview of the safety of isepamicin in adults. J Chemother, 1995, 7(suppl 2): 87-93.

[38] YOSHIO K, HIROSHI U, yukio Kawakami. Arbakacin. International J Antimicrob Agents, 1995, 5（4）: 227-230.

[39] 大越正秋. Micronomicin. Jap J Antibiotics, 1983, 35(3):691-703.

[40] 渡边诚，小山优. Micronomicin: 1. Pharmacokinetics. Jap J Antibiotics, 1983,36(11):3291-3301.

[41] 冈田敬司. Micronomicin 静脉内投与法つ检讨. Jap J Antibiotics, 1983, 36(11): 3302-3311.

[42] 李家泰，刘建，张烨，等. 新氨基糖苷类抗生素 89-07 体外抗菌作用研究. 中国抗生素杂志，1995，20（6）：407-415.

[43] 张烨，李家泰. 新氨基糖苷类抗生素 89-07 给药方案研究. 中国抗生素杂志，1995，20（6）：471-475.

[44] 周际安，田德英，杨道峰，等. 注射用硫酸依替米星Ⅲ期临床试验. 中国抗生素杂志，2000，25（增刊）：1-5.

[45] GRAYSON M L, CROWE S M, MCCARTHY J S,et al. Kucers' the use of antibiotics. 6th ed. London: Hodder Arnold, 2010:742-747.

[46] REESE R E, BETTS R F. A Practical approach to infectious diseases. Boston/Toronto:Little, Broun and Company, 1986.

[47] DAVIS B B. The lethal action of aminoglycosides. J Antimicrob Chemotherapy, 1988,22(1):1-3.

[48] ELIOPOULOS G M, MOCLLERING R C. Current clinical topics in infectious diseases. New York: Mc Graw-Hill Book Company, 1980: 378-397.

[49] MATTIE H, CRAIG W A, PECHÈRE J C. Determinants of efficacy and toxicity of aminoglycosides. J Antimicrob Chemother, 1989, 24(3): 281-293.

第五章

四环素类抗生素

四环素类抗生素（tetracyclines）由链霉菌属发酵分离获得，包括四环素（tetracycline）、金霉素（chlortetracycline）、土霉素（oxytetracycline）、地美环素（demethylchlortetracycline, demeclocycline，去甲金霉素），及半合成四环素类多西环素（doxycycline，强力霉素）、美他环素（methacycline，甲烯土霉素）和米诺环素（minocycline）。继青霉素及磺胺药后，四环素类曾广泛应用于临床，由于常见病原菌对该类药物耐药性普遍升高及其不良反应多见，此类药物临床适应证逐渐减少。目前临床应用的品种主要为四环素、多西环素和米诺环素。

第一节　四环素

【抗菌作用】四环素具广谱抗菌作用，对革兰氏阳性菌的抗菌活性优于革兰氏阴性菌，葡萄球菌属、化脓性链球菌、肺炎链球菌、炭疽芽孢杆菌、破伤风杆菌、产气荚膜杆菌、单核细胞增多性李斯特菌、以色列放线菌、蜡样芽孢杆菌等对其敏感；B 组链球菌、肠球菌属常对其耐药。四环素对多数肠杆菌科细菌、霍乱弧菌、空肠弯曲菌、幽门螺杆菌具抗菌活性；脑膜炎奈瑟菌、淋病奈瑟菌、流感嗜血杆菌、卡他莫拉菌、百日咳杆菌等对四环素敏感，但目前耐药菌株多；对变形杆菌属、铜绿假单胞菌及普罗威登斯菌属无作用。

四环素对部分厌氧菌具抗菌活性，其抗菌作用不如甲硝唑及克林霉素，4mg/L 四环素可抑制42% 的脆弱拟杆菌。四环素对支原体属、衣原体属、溶脲脲原体及立克次体属具有良好的抗微生物活性，梅毒螺旋体、弓形虫、溶组织阿米巴及某些非典型分枝杆菌对四环素敏感。

四环素为快速抑菌剂。药物经细胞外膜蛋白 OmpF 及 OmpC 进入细菌细胞内，与核糖体 30s 亚单位 A 位特异性结合，阻止氨基酰 -tRNA 与核糖体联结，从而抑制肽链延长和蛋白合成。四环素可与线粒体的 70s 核糖体结合，抑制线粒体的蛋白合成，四环素对某些原虫的作用可能与此作用有关。高浓度药物对某些细菌具杀菌作用。

细菌对四环素类各品种间存在交叉耐药性。其主要耐药机制为主动外排系统，将药物排出菌体；其次为细菌产生一种保护核糖体的蛋白，使药物不能与核糖体结合；少数耐药菌可产生药物降解酶，使药物灭活。其耐药性主要通过质粒介导，通过耐药质粒的转移使敏感菌产生耐药性。

【药动学】四环素经胃及小肠吸收，四环素盐酸盐可吸收 60%～70%，四环素碱仅吸收30%～40%。单剂口服四环素 500mg 后，约 2 小时达血药峰浓度为 3～5mg/L。进食使四环素血药峰浓度下降50%，同服牛乳、乳制品、碳酸氢钠、铁剂、氢氧化铝及镁盐，四环素的吸收减少。

四环素的分布容积为 1.3～1.6L/kg，蛋白结合率 55%～70%。四环素能很好地渗透到大多数组织和体液中，如肺、痰、腮腺、胆汁、前列腺及女性生殖器官，并可以进入细胞内；能分布于肝、脾、骨、骨髓、牙质及牙釉质中，并能进入胎儿循环及羊水，在乳汁中的浓度可达同期血药浓度的 60%～80%。无论脑膜有无炎症，本类药物不易透过血脑屏障进入脑脊液。

四环素主要经肾小球滤过，由尿液排泄，少部分经胆道排出。只有少量药物在肝内代谢灭活。四环素口服后约20%、静脉给药后＞50%的药物由肾脏排泄，消除半衰期为6～10小时。口服给药后未吸收部分由粪便排出，静脉给药者自粪便中排出少。

【适应证及临床应用】

1. 四环素作为首选或选用药物，可用于下列疾病的治疗：①立克次体病，包括流行性斑疹伤寒、地方性斑疹伤寒、洛矶山热、恙虫病、柯氏立克次体肺炎和Q热；②支原体感染，如支原体肺炎、溶脲脲原体所致的尿道炎等；③衣原体感染，包括肺炎衣原体肺炎、鹦鹉热、性病性淋巴肉芽肿、非特异性尿道炎、输尿管炎、宫颈炎及沙眼；④回归热螺旋体所致的回归热；⑤布鲁氏菌病；⑥霍乱；⑦土拉热杆菌所致的兔热病；⑧鼠疫，治疗布鲁氏菌病时需与氨基糖苷类联合应用。

2. 四环素亦可应用于对青霉素类抗生素过敏的破伤风、气性坏疽、雅司病、梅毒、淋病和钩端螺旋体病的患者。

3. 用于敏感菌所致的呼吸道、胆道、尿路和皮肤软组织感染。由于常见病原菌对四环素耐药现象严重及本品不良反应较多，对于药敏试验显示病原菌对四环素敏感时，必须权衡利弊后决定是否应用。

4. 四环素也可用于治疗痤疮。

【剂量及用法】

1. 口服剂量为成人每日1～2g，8岁以上小儿每日20～40mg/kg，分4次服用。四环素静脉滴注每日1～1.5g，8岁以上小儿15～30mg/kg，分2次给药，药液浓度不应超过1mg/ml。

2. 局部应用除眼膏可用于眼部感染外，局部用药易致过敏反应，应避免应用。本类药物不得鞘内注射，也不宜肌内注射或气溶吸入。

【不良反应】

1. 毒性反应

（1）胃肠道反应：主要表现为食管烧灼感、恶心、呕吐、腹痛、腹泻，口服给药较静脉给药常见，发生率及严重程度与给药剂量有关。停药后胃肠道反应常迅速消失。腹泻与口服后未吸收药物的直接刺激及肠道菌群改变有关，可引起药物相关性腹泻。四环素可引起食管溃疡，不应在临睡前服药以免药物滞留在食管内，服用药物时至少饮水100ml。

（2）肝毒性：四环素给药10天后，偶可出现"肝炎样"症状，多数病例在停药后症状消失，少数病情严重者需住院治疗。20世纪60年代早期，应用大剂量（＞2g）四环素静脉滴注后，部分孕妇出现急性肝细胞性坏死。

（3）肾毒性：肾功能正常者使用四环素较安全，肾功能不全者用药后因药物抑制蛋白质合成，加快其分解，可加重氮质血症，使尿毒症加重。

（4）对牙齿及骨骼发育的影响：8岁以上小儿应用四环素可使牙齿黄染及釉质发育不全，其疗程长短比用药总量的影响更大。孕妇使用四环素可使胎儿的牙齿黄染，妊娠中期到胎儿出生后4～6个月使用四环素对乳牙的影响最大，四环素能沉积在胚胎及胎儿的骨骼中，影响骨骼生长，停药后可恢复；新生儿及婴儿在出牙前应用四环素引起牙齿黄染的发生率极高；2个月至5岁幼儿的牙齿正在钙化，服用四环素可造成恒齿黄染；8岁及8岁以上小儿仍可受四环素类药物的影响。

（5）神经系统毒性：婴幼儿及年轻人在使用四环素后偶有良性颅内压增高。四环素尚可引起轻微神经肌肉阻滞作用。

（6）其他：长期用药可能影响周围血象，表现为中性粒细胞减少，出现异常淋巴细胞、粒细胞内毒性颗粒及血小板减少性紫癜。四环素可影响中性粒细胞的迁移及吞噬功能。四环素引起维生素缺乏症、中毒性精神病及赫氏反应较少见。四环素类药物静脉给药时易引起血栓性静脉炎。

2. 变态反应　较少引起皮肤变态反应，表现为荨麻疹、多形性红斑、湿疹、固定红斑及全身剥脱性皮炎，最严重者为血管神经性水肿及过敏性休克。其他有眼灼痛、口唇干裂、萎缩性或肥大性舌炎及阴道炎，上述反应可在停药后数周或数个月后发生，可能与正常菌群混乱有关。偶有哮喘、发热及嗜酸性粒细胞增多等表现。四环素可致光照皮炎，有时伴有指甲松离。

3. 二重感染　无论口服或注射本品均可导致二重感染，其发生率高于青霉素。致病菌为对四环素类耐药的细菌或真菌，感染部位多为阴道、肠道、口腔、咽喉，以肠道最为常见，表现为腹泻，严重者可出现假膜性肠炎。

【禁忌证及注意事项】

1. 禁用于对四环素类过敏者。

2. 使用剂量不宜过大。

3. 牙齿发育期（妊娠后期、新生儿及8岁以下小儿）使用四环素类可产生牙齿着色，应避免使用。

4. 本品属美国FDA妊娠期用药D类，孕妇应避免使用。

5. 本品可排泄至乳汁，哺乳期妇女用药时应暂停哺乳。

6. 肾功能不全者禁用。

7. 肝功能不全者尽可能避免应用，确有必要使用者减少剂量。

【药物相互作用】

1. 与抗凝药合用，后者应减量。

2. 与避孕药合用，可能影响后者的避孕效果。

第二节　多西环素

【抗菌作用】本品的抗菌谱及抗菌活性与四环素相仿，但对鼠疫耶尔森菌的抗菌活性优于四环素。多西环素对嗜麦芽窄食单胞菌、嗜肺军团菌在体外具一定抗菌活性。与四环素相仿，本品在体外对部分厌氧菌亦具抗菌活性，4mg/L多西环素可抑制75%的脆弱拟杆菌。

【药动学】口服多西环素经胃及小肠吸收完全，生物利用度为93%。单剂口服多西环素200mg后，约2小时达血药峰浓度为2.8～4.5mg/L。进食使多西环素血药峰浓度下降20%。同服牛乳、乳制品、碳酸氢钠、铁剂、氢氧化铝及镁盐，使本品吸收减少。

多西环素的脂溶性高，对组织穿透力强，分布容积约为0.7L/kg，能很好地渗透到大多数组织和体液中，如肺、痰、腮腺、胆汁、前列腺及女性生殖器官，能分布于肝、脾、骨、骨髓、牙质及牙釉质中，在乳汁中的浓度相当高。多西环素的蛋白结合率为60%～95%。

多西环素主要经肾小球滤过、由尿液排泄，少部分经胆道排出。口服或静脉给药后24小时，35%～60%的多西环素由肾脏排泄，部分由粪便排出，消除半衰期为14～22小时。肾功能减退时本品由尿液排泄减少，粪便排出呈代偿性增加，无尿症患者77%的口服给药量由粪便排出。

【适应证及临床应用】临床适应证与四环素相仿。本品尚可用于前列腺炎的治疗。

【剂量及用法】多西环素首次200mg口服，以后100mg每日1～2次。8岁以上儿童多西环素每日2～4mg/kg，分1～2次口服，首剂4mg/kg。

【不良反应】参见四环素。多西环素引起肾功能损害者少见。

【禁忌证及注意事项】参见四环素。肾功能不全者慎用多西环素。

【药物相互作用】长期应用抗癫痫药苯妥英钠或卡马西平的患者应用多西环素时，由于药物在肝内代谢加快，多西环素的半衰期可从 16 小时缩短至 7 小时，抗菌效能降低；应用巴比妥或嗜酒者也会发生类似现象。

第三节　米诺环素

【抗菌作用】本品的抗菌谱和抗菌活性与四环素相仿。米诺环素对嗜麦芽窄食单胞菌、伯克霍尔德菌属、嗜肺军团菌具一定抗菌活性，对多重耐药鲍曼不动杆菌仍具较好抗菌活性。

【药动学】米诺环素口服吸收完全，生物利用度为 95%。单剂口服米诺环素 200mg 后，约 2 小时达血药峰浓度为 3～5mg/L。进食对米诺环素的血药峰浓度几无影响，同服牛乳、乳制品、碳酸氢钠、铁剂、氢氧化铝及镁盐，可使本品吸收减少。

米诺环素的脂溶性明显高于其他四环素类，容易渗透进入多数组织和体液，对前列腺的穿透性高，肝、胆、肺、扁桃体及痰液中均能达到有效治疗药物浓度，在中枢神经系统可达较高浓度。米诺环素的蛋白结合率为 55%～75%。

该药在体内很少代谢，口服或静脉给药后，仅 4%～9% 的给药量由肾脏排泄，为四环素类中最低者，34% 药物由粪便排出，消除半衰期为 14～18 小时。肾衰竭时，药物通过胆道排出增加，半衰期略延长。

【适应证及临床应用】本品临床适应证与四环素相仿。近年来鲍曼不动杆菌对各类抗菌药的耐药性高，可选用抗菌药少，美国 FDA 批准米诺环素作为治疗多重耐药鲍曼不动杆菌感染的联合用药之一。对于广泛耐药鲍曼不动杆菌感染，本品可与头孢哌酮 - 舒巴坦等抗菌药联合应用。

【剂量及用法】本品首次 200mg，以后 100mg，每日 2 次口服。8 岁以上儿童 50mg，每日 2 次口服。

【不良反应】参见四环素。本品可使皮肤、指甲、巩膜及结膜出现色素沉着；可引起眩晕、耳鸣、共济失调伴恶心、呕吐等前庭功能紊乱，常发生于用药后第 3 天，发生率不同报道相差较大，为 4.5%～96%，部分病例需停药，停药后 1～2 天症状消失。女性多于男性。

【禁忌证及注意事项】参见四环素。肾功能不全者慎用米诺环素。用药期间应避免从事驾驶、危险性较大的机械操作及高空作业。

【药物相互作用】参见四环素。

主要参考文献

[1] GRAYSON M L, CROWE S M, MCCARTHY J S, et al. Kucers' the use of antibiotics. 6th ed. London: Hodder Arnold, 2010:843-880.

[2] BISHBURG E, BISHBURG K. Minocycline–an old drug for a new century: emphasis on methicillin-resistant *Staphylococcus aureus* (MRSA) and *Acinetobacter baumannii*. Int J Antimicrob

Agents, 2009, 34(5): 395-401.

[3] FALAGAS M E, VARDAKAS K Z, KAPASKELIS A, et al. Tetracyclines for multidrug-resistant *Acinetobacter baumannii* infections. Int J Antimicrob Agents, 2015, 45(5):455-460.

[4] RITCHIE D J, GARAVAGLIA-WILSON A. A review of intravenous minocycline for treatment of multidrug-resistant *Acinetobacter* infections. Clin Infect Dis, 2014, 59 (Suppl 6):S374-380.

[5] NEONAKIS I K, SPANDIDOS D A, PETINAKI E. Is minocycline a solution for multidrug-resistant *Acinetobacter baumannii*? Future Microbiol, 2014, 9(3):299-305.

[6] GARNER S E, EADY A, BENNETT C, et al. Minocycline for acne vulgaris: efficacy and safety. Cochrane Database Syst Rev, 2012, (8):CD002086.

[7] KIRCIK L H. Doxycycline and minocycline for the management of acne: a review of efficacy and safety with emphasis on clinical implications. J Drugs Dermatol, 2010, 9(11):1407-1411.

[8] PEI G, MAO Y, SUN Y. In vitro activity of minocycline alone and in combination with cefoperazone-sulbactam against carbapenem-resistant *Acinetobacter baumannii*. Microb Drug Resist, 2012, 18(6):574-577.

[9] 石岩, 徐英春, 刘晔, 等. 头孢哌酮 - 舒巴坦联合米诺环素治疗广泛耐药鲍曼不动杆菌感染. 中华医学杂志, 2012, 92(40): 2847-2850.

第六章
氯霉素类抗生素

第一节 氯霉素

氯霉素（chloramphenicol）于 1947 年从委内瑞拉链霉菌（*Streptomyces venezuelae*）培养滤液中分离获得，确立分子结构后次年即化学合成，自 1949 年起广泛应用于临床。氯霉素是人类发现的第一个广谱抗生素，其分子具苯环基本结构，化学结构中的二氯乙酰基与其抗菌活性有关。氯霉素极为稳定，在干燥状态下可保持抗菌活性 5 年以上，水溶液可冷藏数个月，煮沸 5 小时对抗菌活性也无影响。

【抗菌作用】氯霉素具广谱抗微生物作用，对流感嗜血杆菌、肺炎链球菌、淋病奈瑟菌及脑膜炎奈瑟菌具高度抗菌活性，具杀菌作用。对下列细菌具抑制作用：葡萄球菌属、化脓性链球菌、草绿色链球菌、伤寒及副伤寒等沙门菌属、大肠埃希菌、肺炎克雷伯菌、奇异变形杆菌及志贺菌属等。氯霉素对革兰氏阴性菌的抗菌活性通常优于对革兰氏阳性菌的活性。甲氧西林耐药葡萄球菌、肠球菌属、铜绿假单胞菌、不动杆菌属、肠杆菌属、黏质沙雷菌、吲哚阳性变形杆菌属及黄杆菌属通常对其耐药。

氯霉素对厌氧菌的抗菌活性强，是对脆弱拟杆菌等厌氧革兰氏阴性菌抗菌活性最强的药物之一。对消化球菌属、消化链球菌属、破伤风杆菌、产气荚膜杆菌、放线菌属、乳杆菌属、真杆菌属、双歧杆菌属、丙酸杆菌属、脆弱拟杆菌等拟杆菌属、梭菌属及韦荣球菌属等均具抗菌作用。氯霉素对梅毒螺旋体、钩端螺旋体、支原体属、立克次体属、伯氏考克斯体亦具抗微生物作用，对分枝杆菌、真菌及原虫无作用。

氯霉素作用于细菌 70S 核糖体的 50S 亚单位，抑制转肽酶，使肽链的延伸受阻，从而抑制菌体蛋白的合成。人及其他哺乳动物细胞主要含有 80S 核糖体，氯霉素等抗菌药选择性地作用于 70S 核糖体，故对人体影响不大。但在哺乳动物的线粒体中也存在 70S 核糖体，氯霉素可对骨髓细胞线粒体产生损害，这可能是氯霉素对人体产生剂量相关性骨髓抑制的原因。

各类细菌对氯霉素的耐药性已陆续有报道，伤寒沙门菌对氯霉素的耐药率各地不一，在我国及世界各地已发生多次由耐药株引起的暴发流行，如 20 世纪 70 年代初在越南及墨西哥的流行，1978—1988 年在我国各地的流行。在上海郊区的一次伤寒流行中，病原菌对氯霉素的耐药率为 80%，且呈多重耐药，但在非暴发流行期间及地区，伤寒沙门菌仍对氯霉素呈现敏感。耐氯霉素 b 型流感嗜血杆菌在世界各地已有报道，但部分氨苄西林耐药菌株对氯霉素仍呈敏感。

细菌对氯霉素的耐药性主要由于细菌产生乙酰转移酶而灭活药物所致，这一耐药机制由质粒介导，质粒可在同一菌种的不同菌株或不同菌种间转移；某些革兰氏阴性菌对氯霉素耐药是由于胞壁通透性下降，使药物不能进入菌体而引起的；某些大肠埃希菌株也可通过主动外排机制对氯霉素产生耐药。

【药动学】氯霉素口服制剂有氯霉素、氯霉素棕榈酸盐（chloramphenicol palmitate，无味氯霉素），静脉制剂为氯霉素琥珀酸酯（chloramphenicol succinate），后两者为前体药，在体内经水解后释放出具抗菌活性的氯霉素。

氯霉素口服后吸收迅速且完全，生物利用度高，为76%～93%，成人口服1g后1～2小时达血药峰浓度，为13.8～14.9mg/L，6～8小时后仍可测到有效浓度。剂量加倍，血药浓度也成倍增加。蛋白结合率为44%～60%，血半衰期为1.5～3.5小时。氯霉素棕榈酸酯口服后在十二指肠经胰酶水解为游离氯霉素后吸收，故血药峰浓度出现较晚，浓度亦较低，生物利用度为80%。12岁以下儿童口服氯霉素棕榈酸酯25mg/kg后2～3小时的平均血药峰浓度为19.3mg/L。新生儿由于肠内胰酶活力低，肠黏膜上皮细胞吸收功能差，故口服后血药浓度更低。

氯霉素琥珀酸酯静脉注射后在肝脏水解释放出游离活性氯霉素，其水解率极不稳定，部分未水解琥珀酸酯可经肾脏排出，且排出率不一，导致血药浓度变化大。在新生儿及儿童中，血药浓度及半衰期变化更大，新生儿及11岁以内儿童静脉给予氯霉素琥珀酸酯12.5～100mg/kg后的半衰期为0.87～17.8小时。成人静脉给药后的半衰期为1.2小时。氯霉素琥珀酸酯肌内注射后的血药浓度仅为口服同剂量的50%，注射局部易出现硬结，故临床应用少。

氯霉素的脂溶性强，渗透性高，在全身各组织、体液中的浓度高。可进入胸腔积液、腹水及关节液，在感染性腹腔或关节腔中的浓度常超过同时期血药浓度。无论脑膜有无炎症，氯霉素可很好透过血脑屏障进入中枢神经系统，脑脊液的药物浓度可为同期血药浓度的35%～65%。氯霉素对眼组织的通透性也很好，无论全身或局部用药，均能在眼内获得有效浓度，全身用药后房水中的浓度为同期血药浓度的50%。氯霉素也可进入乳汁、唾液腺，可通过胎盘进入胎儿体内。氯霉素可在人体中性粒细胞内积聚。

氯霉素在肝脏与葡糖醛酸结合而灭活，约90%无活性代谢产物（包括结合的氯霉素及少量氨基水解产物）经肾小管分泌排出，5%～10%以原型从肾小球滤过排出；2%～3%的氯霉素由胆汁排泄，约1%由粪便排出，主要为非活性型。虽然从尿液中排出的氯霉素大部分已失去活性，但具抗菌活性的原型部分仍足以达到有效抑菌浓度（口服1.5g后尿药浓度>200mg/L）。肾功能损害时，氯霉素活性型的排出不受影响或略有延迟，但无活性部分排泄延缓。肝功能损害时，肝内葡萄糖醛酰转移酶活力降低，可导致氯霉素血药浓度显著增高，肝硬化时氯霉素的半衰期可延长至3～12小时。新生儿的肝脏尚未发育成熟，葡萄糖醛酰转移酶活力低，致氯霉素在体内的代谢及清除缓慢。因此肝硬化患者和新生儿应避免应用氯霉素，确有指征应用时应相应减量，并监测血药浓度（参见第一篇第三章第四节 治疗药物监测及个体化给药）。

【适应证及临床应用】近年来由于常见病原菌对氯霉素的耐药性增长，以及头孢菌素类、氟喹诺酮类的广泛临床应用，氯霉素在国内外的应用普遍减少。由于氯霉素具极好组织体液穿透性的药理学特点，易穿透血-脑、血-眼屏障，及对细胞内病原菌有效，仍有一定临床应用指征，包括某些严重感染。

1. 细菌性脑膜炎和脑脓肿 氯霉素与青霉素联合应用是儿童细菌性脑膜炎的选用药物。作为青霉素过敏患者的替代治疗药物，氯霉素适用于耐氨苄西林流感嗜血杆菌、脑膜炎奈瑟菌及肺炎链球菌所致的颅内感染。与氨基糖苷类合用可治疗某些敏感革兰氏阴性杆菌脑膜炎，但由于氯霉素缺乏杀菌作用，疗效不够满意，现多选用第三代头孢菌素。青霉素与氯霉素合用也是治疗脑脓肿的选用方案，适用于需氧菌与厌氧菌混合引起的耳源性脑脓肿，其他抗厌氧菌药物如甲硝唑也可用于替代氯霉素。

2. 伤寒及其他沙门菌属感染 成人伤寒沙门菌感染以氟喹诺酮类为首选（孕妇除外），但由于多数伤寒沙门菌仍对氯霉素呈现敏感，该药仍可用于敏感菌株所致的伤寒患者。由于氯霉素的血液系统毒性，本品一般不用于其他沙门菌属细菌所致的胃肠炎，除非病情严重，有合并血流感染的可能时应用。

3. **眼科感染**　无论局部用药或全身用药，氯霉素均能在房水及玻璃体内达有效浓度，是治疗眼内炎及全眼球感染的有效药物。以 0.5% 氯霉素滴眼液每 5 分钟滴眼 1 次，共 6 次，在最后 1 次滴眼后 1~2 小时房水药物浓度为 3.5~6.7mg/L，与口服 1g 后所获的药物浓度相仿。氯霉素局部应用对眼部沙眼衣原体感染无效。

4. **厌氧菌感染**　氯霉素对脆弱拟杆菌具较强抗菌活性，可作为需氧菌与厌氧菌混合所致的腹腔、盆腔等感染的选用药物，某些厌氧菌因产生灭活酶而对其耐药，故严重感染如厌氧菌心内膜炎、血流感染或脑脓肿不宜单独应用本品。因本品对造血系统的毒性，目前已较少用于上述感染。

5. **其他**　氯霉素对 Q 热等立克次体感染的疗效与四环素相仿，轻至中度感染以用四环素为宜，下列情况亦可选用氯霉素：对四环素过敏者、需胃肠外给药者、孕妇、8 岁以下儿童等患者。氯霉素也可用于鼻疽（与链霉素合用）、布鲁氏菌病、鼠疫、鹦鹉热及气性坏疽等患者的治疗。氯霉素不宜用于细菌性痢疾及革兰氏阴性杆菌所致尿路感染。

【剂量及用法】

1. **口服给药**　供口服用制剂有：氯霉素胶囊或糖衣片，无味氯霉素（氯霉素棕榈酸酯）片或糖浆，后者无苦味，供儿童用。推荐剂量为每日 25~50mg/kg，2~4 周新生儿每日 25mg/kg，均分 4 次服用。

2. **注射给药**　氯霉素琥珀酸酯或氯霉素丙二醇成人每日 1~2g，严重病例可增至每日 3g，分 2~4 次静脉滴注，因肌内注射的血药浓度低，并可引起局部疼痛、硬结，故肌内注射给药已少用。2 周以上婴儿及儿童每日 25~50mg/kg，分 2 次静脉滴注，早产儿及 2 周内新生儿应避免应用本品。

3. **局部用药**　1% 氯霉素眼膏、0.25% 和 0.5% 氯霉素眼药水用于眼部感染。1% 氯霉素软膏、5% 氯霉素丙二醇溶液局部应用于皮肤感染、疮面、溃疡或中耳炎。

肾功能损害时，氯霉素剂量不需调整，但对尿毒症患者的骨髓毒性比肾功能正常者大，可能与尿毒症患者骨髓本已受到抑制有关。血液透析仅能清除少量氯霉素，腹膜透析对半衰期无影响，故血液透析、腹膜透析后不需加量。严重肝病患者血中游离氯霉素的半衰期因清除减慢而显著延长，必须应用时需调整剂量。

【不良反应】氯霉素可引起严重骨髓抑制、再生障碍性贫血及灰婴综合征等严重不良反应。

1. **造血系统的毒性**　表现为与剂量有关、呈可逆性的骨髓抑制，或少见的与剂量无关、不可逆的再生障碍性贫血。

（1）骨髓抑制：往往与氯霉素剂量有关，血药浓度超过 25mg/L 及长疗程使用时易出现造血抑制，肝功能减退者使用时更易发生。用药后 5~7 天可出现网织红细胞减少，6~10 天常伴血清铁升高，骨髓涂片可见早幼红细胞及中幼红细胞内出现空泡，周围血象呈明显贫血表现，这与氯霉素对线粒体铁螯合酶的抑制使红细胞对铁的吸收能力降低，致红细胞生成受阻有关。G-6-PD 缺乏患者应用本品后可诱发溶血性贫血。应用氯霉素 2~3 周后可出现白细胞及血小板减少，儿童多于成人。骨髓抑制常为可逆性，停药 2~3 周后可望恢复。此毒性反应与宿主线粒体蛋白合成受抑制有关，临床上较常见。

（2）再生障碍性贫血：与剂量大小、疗程长短无关，应用氯霉素后再生障碍性贫血发生率为 1：40 000~1：25 000。应用氯霉素所致本病的发生率高于无用药史人群 13 倍，12 岁以下儿童较多见，女性多于男性，常发生于初次用药后 3~12 周。出现症状与末次用药相隔时间越长，预后往往越严重。患者呈全血细胞减少，临床表现为皮肤黏膜瘀点、瘀斑、苍白、鼻出血、咽痛、黄疸、高热等，病死率可高达 50%，少数患者可发展为粒细胞白血病。氯霉素造成的再生障碍性贫血多由口服用药引起，注射用药引起者少见，局部用药如长疗程滴眼也偶可发生。发生此反应的原因可能为某些人群存在遗传性体质，其骨髓造血细胞有某种代谢缺陷，因而对氯霉素分子的硝基苯基团的作用特别敏感。

鉴于氯霉素的骨髓毒性，应严格掌握用药指征，详细询问病史，本人及家属有无与药物有关的造血系统毒性既往史。避免长疗程用药，肝病患者避免应用。在疗程中定期复查血常规、网织红细胞及血清铁，发现有骨髓造血功能受抑制征象时应及时停药，并给予大剂量叶酸、维生素 B_1、维生素 B_{12} 等。一旦发生再生障碍性贫血，则处理较为困难。

2. 灰婴综合征　1959 年首次报道，主要发生在早产儿及新生儿，为应用大剂量氯霉素后血药浓度异常增高（＞75mg/L）所引起的循环衰竭，偶可发生在低剂量治疗时。临床表现为腹胀、呕吐、呼吸抑制、难治性代谢性酸中毒等，并可在 12 小时内发展为皮肤苍白、微循环衰竭、休克，约 40% 的患者在症状出现后 2～3 天内死亡。及早停药，积极治疗则可望于停药后 24～36 小时逐渐恢复。新生儿的肝脏发育尚未完全，肾脏排泄能力差，影响氯霉素的代谢和解毒过程，导致药物在体内潴留，使血药浓度过高。此毒性反应可能为高浓度氯霉素对心肌的直接抑制所致。

氯霉素的每日剂量超过 100mg/kg 时，成人、年龄较大儿童及肝功能不全者也有可能发生上述毒性症状。氯霉素能很快透入胎盘，乳汁中也有分泌，故在妊娠后期孕妇及哺乳期妇女应避免使用本品，必须应用时哺乳期妇女必须停止授乳。婴幼儿有指征使用氯霉素时应进行血药浓度监测。

3. 神经系统反应　氯霉素偶可引起末梢神经炎、视神经炎、视力障碍，并可发展为视神经萎缩及失明。动物实验显示，以高浓度氯霉素滴耳时可造成听力障碍。口服氯霉素尚可引起失眠、幻听、幻视、定向力障碍及中毒性精神病等，通常停药后症状可消失，不需特殊处理，严重者可服用地西泮、多塞平等镇静药。偶可因精神症状而发生自杀企图，应予以密切观察。

4. 变态反应　氯霉素引起的变态反应极少，可表现为各型皮疹、药物热、血管神经性水肿等，直接接触可发生接触性皮炎或接触性结膜炎。

5. 其他　口服氯霉素可引起消化道反应，症状有食欲减退、恶心、腹泻、口角炎、口腔苦味等。长疗程口服用药可因肠道菌群抑制，引起维生素 K 合成受阻而使凝血酶原时间延长。极少发生由艰难梭菌引起的假膜性肠炎。

【禁忌证及注意事项】

1. 禁用于对氯霉素过敏或既往用氯霉素后有毒性反应史者。

2. 禁止与其他骨髓抑制药物合用。

3. 严格掌握用药指征，为避免严重不良反应，剂量不可太大，避免长疗程用药。

4. 用药期间注意监测周围血象，如有骨髓抑制表现应及时停药，作适当处理。

5. 氯霉素可通过胎盘，进入胎儿体内，可能产生毒性反应，孕妇应避免使用。

6. 氯霉素可通过乳汁分泌，哺乳期妇女应避免使用或用药时暂停哺乳。

7. 早产儿、新生儿及严重肝病患者避免使用，婴幼儿应用本品需作血药浓度监测。

8. 肾功能损害者使用氯霉素不需作剂量调整，但可能较易出现骨髓毒性。

【药物相互作用】

1. 氯霉素与红霉素等大环内酯类及林可霉素类的作用位点相同，合用时可发生拮抗作用。

2. 与苯妥英钠、双香豆素及甲苯磺丁脲合用时，由于氯霉素对肝微粒体代谢酶有竞争性抑制作用，可使上述药物的血药浓度增高；与苯妥英钠合用时，氯霉素的浓度也明显升高；上述药物的剂量应相应减少，以避免出现不良反应。

3. 与苯巴比妥、利福平合用，可致氯霉素血药浓度下降，苯巴比妥浓度上升，应作剂量调整。因为苯巴比妥、利福平为肝酶诱导剂，可加速氯霉素体内代谢，导致后者血药浓度下降，而氯霉素降低了苯巴比妥的肝内代谢，使其血药浓度上升。

第二节　甲砜霉素

甲砜霉素（thiamphenicol）是氯霉素的同类物，化学结构为氯霉素苯环中的对位硝基为甲硫基所替代。本品于 1952 年人工合成，我国在 1971 年开始临床应用。甲砜霉素易溶于水，较氯霉素更稳定，具较强的免疫抑制作用。

【抗菌作用】甲砜霉素的抗菌谱与氯霉素相仿，抗菌活性较氯霉素略差，对多数肠杆菌科细菌、金黄色葡萄球菌、粪肠球菌及肺炎链球菌的作用略逊于氯霉素，对流感嗜血杆菌、大肠埃希菌及沙门菌属具较好抗菌活性，对淋病奈瑟菌包括产酶株的作用与氯霉素相仿。甲砜霉素的作用机制与氯霉素相同，两者呈完全交叉耐药性。部分细菌因产生乙酰转移酶，可灭活甲砜霉素。

【药动学】本品口服后吸收迅速、完全，成人口服 500mg 后 2 小时达血药峰浓度，为 4.7mg/L，剂量增加，血药浓度相应增高。连续用药后在体内无蓄积现象。口服后体内组织分布广，以肾、肺、肝内浓度为高，比相同剂量氯霉素高 3 ~ 4 倍。由于存在肝肠循环，胆汁中的浓度高，可为血药浓度的几十倍。

与氯霉素不同，甲砜霉素不在肝脏内代谢灭活，以原型自肾小球滤过及肾小管分泌。半衰期为 1.5 小时，肾功能正常者 24 小时从尿中排出口服量的 70% ~ 90%，肾功能不全时则排出药量减少。肝功能损害时，血药浓度不受影响。

【适应证及临床应用】由于甲砜霉素抗菌活性不高，仍有发生血液系统毒性反应的可能，故该药很少应用于临床。本品可用于治疗对其敏感的流感嗜血杆菌、大肠埃希菌及沙门菌属等所致的呼吸道感染、肠道感染及尿路感染。

【剂量及用法】以口服为主，剂量与氯霉素相同。肾功能不全时，需减量或延长给药间隔时间。

【不良反应】主要为胃肠道反应。与氯霉素相仿，亦可出现血液系统毒性，主要为可逆性红细胞生成抑制及白细胞和血小板减少，发生再生障碍性贫血者罕见。

【禁忌证及注意事项】

1. 禁用于氯霉素及甲砜霉素过敏者。

2. 用药期间注意定期检查周围血象。

3. 妊娠末期妇女及新生儿应避免用。

4. 肾功能不全者剂量应相应调整。

【药物相互作用】与丙磺舒合用，可延缓甲砜霉素的排泄，使血药浓度增高。

主要参考文献

[1] GRAYSON M L, CROWE S M, MCCARTHY J S, et al. Kucers' the use of antibiotics. 6th ed. London: Hodder Arnold, 2010:1008-1029.

[2] MAVIGLIA R, NESTORINI R, PENNISI M. Role of old antibiotics in multidrug resistant bacterial infections. Curr Drug Targets, 2009, 10(9):895-905.

[3] ELIAKIM-RAZ N, LADOR A, LEIBOVICI-WEISSMAN Y, et al. Efficacy and safety of chloramphenicol: joining the revival of old antibiotics? Systematic review and meta-analysis of randomized controlled trials. J Antimicrob Chemother, 2015, 70(4):979-996.

[4] CIVLJAK R, GIANNELLA M, DI BELLA S, et al. Could chloramphenicol be used against ESKAPE pathogens? A review of in vitro data in the literature from the 21st century. Expert Rev Anti Infect Ther, 2014, 12(2):249-264.

第七章
大环内酯类抗生素

　　大环内酯类（macrolides）抗生素均具有大环内酯环基本结构，其代表品种为红霉素。自20世纪50年代初红霉素临床应用以来，大环内酯类已广泛应用于呼吸道、皮肤软组织等感染，疗效肯定，无严重不良反应。但沿用品种也存在一些不足之处，如口服吸收不完全、生物利用度较低、应用剂量较大、胃肠道等不良反应相对多见，在一定程度上限制了该类药物的临床应用。20世纪80年代开发了多个大环内酯类新品种如阿奇霉素、克拉霉素、罗红霉素等，新品种的抗微生物作用增强、口服生物利用度提高、给药剂量减少、不良反应较少、临床适应证有所扩大。这些新大环内酯类的出现，使大环内酯类的临床应用明显增加，美国胸科学会将该类药物列为社区获得性肺炎的一线治疗药物，但随之而来的是细菌耐药性也有明显上升。

　　目前临床应用的大环内酯类按其化学结构可分为：①十四元环，红霉素、克拉霉素、罗红霉素、地红霉素等；②十五元环，阿奇霉素；③十六元环，麦迪霉素、乙酰麦迪霉素、螺旋霉素、乙酰螺旋霉素、交沙霉素、吉他霉素。某些品种如竹桃霉素（oleandomycin）、三乙酰竹桃霉素（triacetyloleandomycin）、罗沙米星（rosaramicin，rosamicin，玫瑰霉素）等，因抗菌活性低或不良反应多见，临床已少用。新大环内酯类中临床应用较多的品种有阿奇霉素、克拉霉素、罗红霉素等。

　　近年来开发的酮内酯类（ketolides）抗生素为十四元环大环内酯类红霉素 A 的半合成衍生物，其结构特点为红霉内酯（erythronolids）A 环的 α-L- 克拉定糖基团被 3- 酮基所替代。目前已进入临床使用的第一个品种为泰利霉素（telithromycin），该药对红霉素及青霉素耐药的肺炎链球菌仍具抗菌活性，对肠球菌及甲氧西林敏感葡萄球菌具良好抗菌作用，明显优于红霉素。泰利霉素的半衰期长，组织穿透性好，可每日一次给药。美国 FDA 批准用于社区获得性肺炎的治疗，慢性支气管炎急性发作及急性细菌性窦炎适应证曾被批准，后又撤销，因该药上市后临床应用发现可出现严重肝毒性等不良反应。

　　以下简述大环内酯类的共同特点，并对新老品种作一比较。

　　【抗微生物活性】红霉素等沿用大环内酯类品种对需氧革兰氏阳性菌、革兰氏阴性球菌和厌氧球菌，以及支原体属、衣原体属等非典型病原体及军团菌属具良好抗微生物作用。十六元环大环内酯类对大部分由诱导引起的红霉素耐药葡萄球菌属和链球菌属仍具抗菌活性。大环内酯类对临床常见病原菌金黄色葡萄球菌、肺炎链球菌等均具良好的抗生素后效应（PAE）。但本类药物对流感嗜血杆菌的作用较差（除阿奇霉素外），对棒状杆菌属、甲氧西林耐药葡萄球菌属、消化球菌、消化链球菌和脆弱拟杆菌的作用较差。新大环内酯类对流感嗜血杆菌、卡他莫拉菌和淋病奈瑟菌的抗菌活性增强，对支原体属、衣原体属等非典型病原体的作用也明显增强。红霉素及新大环内酯类的体外抗菌活性见表 2-7-1。注意此表中的数据为早年的报道，某些细菌的耐药性近年来已发生变迁。但表中数据比较完整，仍可用于大环内酯类各品种间抗菌活性的比较。

表 2-7-1　大环内酯类抗生素体外抗菌作用比较（MIC_{90}，mg/L）

	红霉素	阿奇霉素	克拉霉素	罗红霉素	氟红霉素	乙酰麦迪霉素
肺炎链球菌	0.015 ~ 0.25	0.015 ~ 0.25	0.015 ~ 0.12	0.03 ~ 0.5	0.06	0.5
化脓性链球菌	0.03 ~ 4	0.03 ~ 4	0.015 ~ 0.25	0.06 ~ 4	0.06 ~ 0.12	0.5
金黄色葡萄球菌						
MSSA	0.5 ~ > 32	0.25 ~ > 32	0.5 ~ > 32	1 ~ > 32	0.12 ~ > 128	1
MRSA	> 64	> 64	> 64	> 64	> 32	> 64
表皮葡萄球菌						
MSSE	16 ~ 64	32	8 ~ 64	64		2
MRSE	> 64	> 64	> 64	> 64		> 64
流感嗜血杆菌	2 ~ 8	0.25 ~ 1	2 ~ 8	4 ~ 16	1 ~ 8	≥ 16
卡他莫拉菌	0.12 ~ 0.5	0.03 ~ 0.06	0.06 ~ 0.25	0.25 ~ 1	0.12 ~ 0.25	1 ~ 2
淋病奈瑟菌	0.25 ~ 1	0.03 ~ 0.25	0.25 ~ 0.5	0.5 ~ 1	1	4
嗜肺军团菌	1 ~ 2	2	0.25	0.5	2	0.12
空肠弯曲菌	1 ~ 2	0.12 ~ 0.5	2 ~ 8	4	1	4
百日咳杆菌	0.03	0.06	0.03	0.03 ~ 0.25	0.03 ~ 0.06	0.25
棒状杆菌属	16	128	4	16	16	128
消化球菌 - 消化链球菌	2 ~ 16	2 ~ 4	2 ~ 4	8 ~ 32	16	8
痤疮丙酸杆菌	0.03	0.03	0.03	0.06	1	0.12
产气荚膜杆菌	1 ~ 2	0.25 ~ 2	0.5 ~ 2	2 ~ 4	2	0.5
脆弱拟杆菌	4 ~ > 16	2 ~ > 16	2 ~ 8	32	4 ~ 8	4 ~ 8
肺炎支原体	≤ 0.01 ~ 0.015	0.002 ~ ≤ 0.01	0.008 ~ 0.5	0.03		0.015
肺炎衣原体	0.06 ~ ≤ 0.12	≤ 0.12 ~ 0.5	0.007 ~ ≤ 0.03	≤ 0.125 ~ 0.25		0.5
沙眼衣原体	0.06 ~ 2	0.032 ~ 1	0.08	0.25 ~ 1		
溶脲脲原体	0.25 ~ 4	0.064 ~ 2	0.12	0.5 ~ 1		0.12

　　【药动学】红霉素对胃酸不稳定，口服吸收少，新大环内酯类不易为胃酸破坏，生物利用度提高，使其血药浓度、组织细胞内浓度增高。新大环内酯类的半衰期较长，给药次数可以减少。多数大环内酯类主要由胆管排出，少部分从尿液中排出。

　　【临床适应证】新大环内酯类的临床适应证较沿用品种有所扩大，红霉素等沿用大环内酯类对社区获得性呼吸道感染的常见病原菌流感嗜血杆菌的抗菌作用差，新大环内酯类对该菌的抗菌作用增强，故新大环内酯类是治疗社区获得性呼吸道感染更为合适的选用药物。新大环内酯类中的克拉霉素及阿奇霉素尚可用于免疫缺陷患者的鸟分枝杆菌等非典型分枝杆菌属及弓形虫等感染的治疗。

　　【不良反应】红霉素等沿用大环内酯类主要引起胃肠道及肝脏不良反应。新大环内酯类口服吸收良好，给药次数和给药剂量减少，故胃肠道及肝脏不良反应也相应减少。沿用大环内酯类每日给药 3 ~ 4 次，新大环内酯类每日给药 1 ~ 2 次。

　　大环内酯类主要在肝脏代谢，与肝脏药物代谢酶结合、抑制肝细胞色素 P-450（CYP3A4）的活性而影响其他药物经肝脏代谢，主要受影响的药物有：卡马西平、环磷酰胺、特非那定、氨茶碱等。根据受影响的程度不同，可将大环内酯类抗生素分为 3 类：第一类，减缓合用药物的体内代谢，可产生药物相互作用，如竹桃霉素、红霉素；第二类，与其他合用药物的相互作用小，如克拉霉素、罗红霉素、麦迪霉素、乙酰麦迪霉素、交沙霉素、氟红霉素；第三类，与其他药物不产生相互作用，如阿奇霉素、地红霉素、螺旋霉素、罗他霉素。

第一节　红霉素

红霉素（erythromycin）系 1952 年从红链霉菌（*Streptomyces erythreus*）中分离获得，其基本化学结构为十四元大环内酯环。红霉素味极苦，不溶于水，易被酸灭活。为防止胃酸破坏，常制成肠溶片或酯化物口服用于临床，使其易于吸收并产生稳定的血药浓度。常用的剂型有：红霉素硬脂酸盐（erythromycin stearate）、红霉素琥珀酸乙酯（琥乙红霉素，erythromycin ethylsuccinate，为酯化物）、依托红霉素（无味红霉素，erythromycin estolate，为酯化物盐）；红霉素乳糖酸盐（erythromycin lactobionate）用于静脉滴注。红霉素硬脂酸盐及琥乙红霉素仍可被胃酸破坏，应在餐前 1 小时服用；而依托红霉素则对胃酸稳定性高，可餐前或餐后给药。

【抗菌作用】红霉素对化脓性链球菌及其他链球菌属（B、C、G 组链球菌，草绿色链球菌等）、甲氧西林敏感金黄色葡萄球菌及表皮葡萄球菌具良好抗菌作用，对肠球菌属的抗菌活性较差，甲氧西林耐药葡萄球菌属对其耐药。淋病奈瑟菌、脑膜炎奈瑟菌、卡他莫拉菌、百日咳杆菌、空肠弯曲菌、棒状杆菌属、嗜肺军团菌等对红霉素敏感，流感嗜血杆菌呈中度敏感，大肠埃希菌等肠杆菌科细菌耐药。消化链球菌、消化球菌、丙酸杆菌、双歧杆菌、乳杆菌属、部分梭菌属等厌氧革兰氏阳性菌对红霉素敏感，脆弱拟杆菌、梭杆菌属常对其耐药。梅毒螺旋体、沙眼衣原体、肺炎衣原体、肺炎支原体、溶脲脲原体、普氏立克次体对红霉素敏感或高度敏感，龟分枝杆菌对其低度敏感。红霉素对肺炎链球菌、甲氧西林敏感金黄色葡萄球菌等常见病原菌具良好的抗生素后效作用。

随着大环内酯类临床应用的增多，近年来细菌耐药性有明显上升。在美国肺炎链球菌对大环内酯类的耐药率近 20 年有明显上升趋势，但在 20 世纪其耐药率多在 20% 以内。有报道，2005—2006 年分离自美国 119 个中心呼吸道感染患者的 6 747 株肺炎链球菌对红霉素的耐药率为35%，而前 3 年耐药率为 30% 左右。而西班牙 2006—2007 年分离自呼吸道感染患者的 2 559 株肺炎链球菌对红霉素的耐药率为 21%，低于 1996—1997 年的分离株的耐药率 34%，这些菌株对青霉素的耐药率（口服青霉素判定标准）在此期间也由 60% 降至 23%。国内 70% 以上的肺炎链球菌对红霉素耐药，儿童分离株甚至耐药率在 90% 以上。葡萄球菌属对红霉素的耐药性也较高，细菌耐药性监测资料显示，目前我国 40%~50% 的金黄色葡萄球菌及约 80% 的表皮葡萄球菌对甲氧西林耐药，而对甲氧西林耐药的菌株均对红霉素耐药。近十年来，还出现了大环内酯类耐药的肺炎支原体，近期国内报道，体外药敏测定结果显示，我国部分地区临床分离肺炎支原体对红霉素的耐药率为成人 70%，儿童 90% 左右。

红霉素作用于细菌核糖体 50S 亚单位，通过阻断转肽作用及 mRNA 位移而抑制细菌蛋白质的合成。革兰氏阳性球菌对红霉素的主要耐药机制为靶位改变，即 23S rRNA 腺嘌呤的双甲基化，导致大环内酯类（macrolides）、林可酰胺类（lincosamides）、链阳性菌素类（streptogramins B）与靶位的结合力下降，因此对上述 3 类抗生素均呈高度耐药，称为 MLS 耐药。编码的耐药基因为 *ermA*、*ermB*、*ermC*、*ermTR*。MLS 又分为内在型耐药（cMLS）及诱导型耐药（iMLS），前者同时对这三类药物耐药，后者对十四、十五元环大环内酯类耐药，而对林可酰胺类、链阳性菌素 B 敏感，对十六元环大环内酯类部分敏感。我国的耐药菌株主要表现为 MLS 耐药，占 90% 以上。另一个主要耐药机制为主动外排系统，称为 M 型耐药，细菌耐药表型为对十四、十五元环大环内酯类耐药（多表现为较低程度的耐药），对十六元环大环内酯类、林可酰胺类、链阳性菌素 B 敏感，编码耐药基因为 *mefA*、*mefE*。近年来，有关革兰氏阳性球菌特别是化脓性链球菌、肺炎链球菌因主动外排导致细菌对红霉素等大环内酯类耐药的研究报道较多。20 世纪 90 年代，在美国细菌对大环内酯类耐药性主要由主动外排机制（M 型耐药）所致（有报道高达 80% 以上），而 21 世纪以来，MLS 型菌株逐渐增多，M 型下降。有报道，2005—2006 年美国分离的红霉素耐药肺炎链球菌 54% 为 M 型耐药，而前一年的菌株 M 型占 62%。大环内酯类不能穿过革兰氏阴性菌细胞膜，某些细菌产生灭活酶使药物灭活，是造成革兰氏阴性菌耐药或天然耐药的原因。

【药动学】口服红霉素经胃肠道吸收，不同剂型的吸收程度不一，且血药浓度个体差异大。红霉素碱肠溶片在十二指肠溶解、吸收，空腹口服 250mg，3~4 小时后达血药峰浓度，平均为 0.3mg/L。红霉素硬脂酸盐口服后在胃中的破坏较红霉素碱少，在十二指肠解离为有抗菌活性的红霉素而被吸收，其血药峰浓度与口服相同剂量红霉素碱相仿，达峰时间略提前，多剂给药后血药浓度明显上升。进食影响红霉素碱及红霉素硬脂酸盐的吸收。依托红霉素的药动学特性优于其他红霉素口服制剂，对胃酸稳定、吸收较完全，消除半衰期较长（5.47 小时）及药时曲线下面积大。依托红霉素主要以酯化物的形式在胃肠道吸收，41% 酯化物在血清中分解为活性红霉素，口服 250mg 及 500mg 后 2 小时到达峰浓度，分别为 1.2mg/L、4.2mg/L。空腹口服琥乙红霉素 800mg 的血药峰浓度为 2.23mg/L，达峰时间较短。从胃肠道吸收后，约 69% 的酯化物水解为活性红霉素，进食可延缓琥乙红霉素的吸收。红霉素乳糖酸盐静脉滴注 200mg 后 1 小时的平均血药浓度为 3mg/L；每 12 小时静脉滴注 1g 后 8 小时的血浓度可维持在 4~6mg/L，常规剂量红霉素静脉滴注的血药峰浓度是口服的 4~10 倍。

红霉素广泛分布到各种组织及体液中，药物组织浓度维持时间较血浓度长。口服常规剂量后，在扁桃体、中耳、肺组织、痰液、胸腹水、前列腺液等中均能达到有效浓度。红霉素乳糖酸盐每 12 小时静脉滴注 1g 后，痰中平均血药浓度为 2.6mg/L，静脉滴注红霉素乳糖酸盐后，骨组织中的浓度约为稳态血浓度的 30%。红霉素不能透过血脑屏障，脑膜有炎症时，少量药物可进入脑脊液。可通过胎盘进入胎儿，但胎儿的血药浓度远较母体中为低。红霉素的蛋白结合率为 18%~44%。在人中性粒细胞内的浓度为细胞外的 10~20 倍。

红霉素主要经胆道排泄，胆汁中的药物浓度高，静脉给药时可达 81mg/L，部分药物从肠道重吸收，相当量的药物可能在肝脏代谢灭活。口服及静脉滴注红霉素后，分别有 2.5% 及 15% 的药物以活性成分经尿排泄，尿药浓度低且波动大。血清消除半衰期为 1.6~1.7 小时。尿毒症患者应用红霉素无明显蓄积作用，血液透析、腹膜透析均不能清除体内红霉素。肝功能不全者应用本品时血药峰浓度高，达峰时间短，药物排泄较缓。

【适应证及临床应用】

1. 红霉素常作为青霉素过敏患者的替代用药，用于以下感染：①化脓性链球菌、肺炎链球菌等革兰氏阳性菌所致的咽炎、扁桃体炎、鼻窦炎、中耳炎及轻至中度肺炎。为清除病原菌、预防风湿热，治疗 A 组溶血性链球菌所致的咽炎、扁桃体炎，红霉素的疗程应为 10 天或以上；②β 溶血性链球菌引起的猩红热及蜂窝织炎；③白喉及白喉带菌者；④气性坏疽、炭疽、破伤风、放线菌病；⑤梅毒、李斯特菌病；⑥心脏病及风湿热患者预防细菌性心内膜炎和风湿热。

2. 军团病。

3. 非典型病原体如肺炎支原体、肺炎衣原体、溶脲脲原体等所致的呼吸道及泌尿生殖道感染，其他非典型病原体所引起的鹦鹉热、回归热、Q 热，局部滴眼也可用于沙眼衣原体所致的结膜炎。

4. 厌氧菌或厌氧菌与需氧菌所致的口腔感染。

5. 葡萄球菌属所致的皮肤软组织感染如疖、痈，棒状杆菌属引起的红癣。

6. 空肠弯曲菌肠炎。

7. 百日咳等。

上述某些感染如军团病、支原体肺炎、空肠弯曲菌肠炎等，红霉素为首选药物。

【剂量及用法】红霉素制剂通常口服给药，红霉素乳糖酸盐可静脉给药。

1. 口服给药　成人每日 0.75 ~ 1.5g，儿童每日 20 ~ 40mg/kg，分 3 ~ 4 次服用，一般以空腹口服为宜，酯化物依托红霉素可与食物同服。预防风湿热，250mg 每日 2 次口服。

2. 静脉给药　红霉素乳糖酸盐静脉滴注或注射，成人及儿童均为每日 20 ~ 30mg/kg，分 2 次给药，静脉滴注药液浓度不宜超过 1mg/ml，滴注速度宜缓，以减少不良反应。中至重度军团菌感染可加量至每日 2 ~ 4g，分 4 次静脉滴注，重度感染患者可联合利福平口服。

严重肝功能不全患者应用红霉素可能有药物蓄积，应适当调整剂量或进行血药浓度监测；严重肾功能不全者，消除半衰期略延长，应用红霉素时，剂量可略减少。肝病患者和孕妇不宜选用红霉素酯化物。

【不良反应】主要为胃肠道反应，严重不良反应少见。

1. 胃肠道反应　口服红霉素后胃肠道反应多见，以恶心、呕吐、中上腹不适、食欲减退、腹泻等常见，可能与红霉素促进胃肠道蠕动的作用有关。严重不良反应少见，也有肠道菌群改变、假膜性肠炎的报道。

2. 肝毒性　可出现黄疸、腹痛、发热、肝大、皮疹、嗜酸性粒细胞增多及血转氨酶增高等胆汁淤积性肝炎表现，可能属过敏反应。其发生率约 3.6/100 000。常于用药后 10 ~ 12 天出现，既往使用过此类药物者也可于用药后 1 ~ 2 天出现，停药后大多自行消退，预后良好。所有红霉素制剂均可引起肝毒性，但酯化物依托红霉素引起肝毒性的发生率较高。

3. 其他　静脉给药可引起血栓性静脉炎，肌内注射可引起局部剧痛、硬结甚至坏死。

4. 少见不良反应　偶可出现耳鸣、暂时性耳聋，主要发生于大剂量静脉给药或伴有严重肾功能及（或）肝功能损害者，大多为可逆性。有室性心律失常、低血压等报道，停药后消失。偶可出现皮疹、药物热、嗜酸性粒细胞增多等过敏反应。有溶血性贫血、间质性肾炎和急性肾衰竭、可逆性 X 因子缺乏和急性肝衰竭的个例报道。

【禁忌证及注意事项】

1. 禁用于对红霉素等大环内酯类过敏者，禁止与抗组胺药特非那定合用，以避免引起心脏毒性。

2. 红霉素主要由肝脏代谢、胆道排出，肝功能损害患者如确有必要使用红霉素时，需适当减量并密切注意观察。肝病患者和孕妇不宜使用红霉素酯化物。

3. 红霉素可通过胎盘进入胎儿循环。本品属美国 FDA 妊娠风险用药 B 类，只有在有明确指征下可用于孕妇。

4. 红霉素可通过乳汁分泌，哺乳期妇女服用时应暂停哺乳。

5. 乳糖酸红霉素不可直接以生理盐水或葡萄糖氯化钠注射液（糖盐水）溶解，以免产生不完全溶解的乳白色悬液。应以注射用水将粉针剂完全溶解后，加入生理盐水或 5% 葡萄糖注射液中稀释，缓慢静脉滴注。

【药物相互作用】红霉素及其酯化物为药物代谢酶细胞色素 P-450 的抑制剂，可使甲基氢化可的松、茶碱、卡马西平、华法林、特非那定及环孢素的清除率降低，减少地高辛还原，增加其生物利用度，这些药物与红霉素合用，宜进行血药浓度监测，必要时调整剂量。

第二节 麦迪霉素、麦白霉素与乙酰麦迪霉素

麦迪霉素（midecamycin）是 *Streptomyces mycarofaciens* 产生的十六元环大环内酯类。麦白霉素含多组分，主要由麦迪霉素 A_1 与吉他霉素组成，每毫克不少于 850 个麦迪霉素单位。乙酰麦迪霉素（acetylmidecamycin）也称为米欧卡霉素（miokamycin），为麦迪霉素 A_1 的二乙酰半合成衍生物，在体内快速代谢，其中某些代谢产物具良好抗菌活性。

【抗菌作用】抗菌谱与红霉素相仿，抗菌活性略差。对部分由诱导所致（iMLS）的红霉素耐药葡萄球菌属、链球菌属仍具抗菌活性。

【药动学】麦迪霉素口服后血药浓度较低，成人口服 1g 后 1 小时达峰浓度，约为 1.13mg/L。药物在组织内浓度较高，特别在肺、脾、肾、肝、胆、皮下组织中浓度明显高于同期血药浓度，且持续时间也较长。消除半衰期为 2.4 小时。大部分药物经胆汁随粪便排出，24 小时尿中排出量仅为给药量的 2%～3%。

麦白霉素单次口服 600mg 后约 0.37 小时达血药峰浓度，为 0.63mg/L，药物在组织中浓度高，组织分布和药物代谢与麦迪霉素相仿，消除半衰期 1.84 小时。乙酰麦迪霉素的吸收不受进食影响，但该药口服混悬液的吸收延缓。单剂口服 400mg、600mg 及 800mg 后的血药峰浓度分别为 1.65mg/L、1.31～3mg/L 及 1.3～2.7mg/L。

【适应证及临床应用】临床适应证与红霉素相仿。主要用于革兰氏阳性菌所致的轻至中度呼吸道、皮肤软组织、眼、耳鼻咽喉及口腔等感染。

【剂量及用法】

1. 口服麦迪霉素及麦白霉素　均成人每日 0.8g～1.2g，儿童每日 20～30mg/kg，均分 3～4 次服用；乙酰麦迪霉素成人每日 0.9～1.8g，＞1 岁儿童每日 35～55mg/kg，均分 2～3 次服用。

2. 静脉滴注酒石酸麦迪霉素　成人每日 1～1.2g，最高剂量可增至 1.5g，每克药物至少以 100ml 葡萄糖注射液稀释，缓慢滴注。

【不良反应】不良反应较红霉素轻微。口服后主要为轻至中度胃肠道反应，除个别患者血清转氨酶暂时性轻度增高外，血、尿常规及肾功能检查均无异常。

【禁忌证及注意事项】参见红霉素。

【药物相互作用】与其他经肝酶代谢的药物如茶碱的相互作用小。

第三节 交沙霉素

交沙霉素（josamycin）为 *Streptomyces narbonensis* var *josamyceticus* 产生的十六元环大环内酯类，于 1967 年首次分离获得。

【抗菌作用】抗菌谱与红霉素相仿。对金黄色葡萄球菌的抗菌活性与红霉素相仿或略差，脑膜炎奈瑟菌、淋病奈瑟菌、百日咳杆菌、空肠弯曲菌、军团菌、消化球菌、消化链球菌、丙酸杆菌属、支原体属、溶脲脲原体、立克次体对其敏感，对脆弱拟杆菌的抗菌活性优于红霉素，梭杆菌属对其中度敏感。对部分由诱导所致（iMLS）的红霉素耐药葡萄球菌属、链球菌属仍具抗菌活性。其作用机制与红霉素相同。

【药动学】交沙霉素的药动学特性与红霉素相仿，多次给药 48 小时后有药物蓄积趋势，产生较高的药物浓度。口服交沙霉素 1g 后，血药峰浓度为 3.22mg/L。口服 500mg 后，在尿、骨、牙龈、扁桃体等组织中的浓度可达 0.43～13.7mg/L（或 mg/kg）；口服 1g 后，房水及前列腺中的

浓度分别可达 0.4mg/L 及 4.3mg/kg。巨噬细胞内药物浓度为血清中浓度的 20 倍。血清消除半衰期为 1.7 小时。交沙霉素在肝脏代谢，从胆道以无活性的代谢物形式排出，低于 20% 的给药量以活性药物从尿中排出，但在尿中仍可达较高浓度。

【适应证及临床应用】交沙霉素用于治疗轻至中度社区获得性呼吸道感染。

【剂量及用法】成人每日 800～1 200mg，较重感染可增至每日 1 600mg；儿童每日 30mg/kg，分 3～4 次口服。

【不良反应】不良反应少见，消化道反应明显较红霉素为轻。偶有药疹，未发现肝损害及其他特殊不良反应。

【禁忌证及注意事项】参见红霉素。

【药物相互作用】与红霉素不同，交沙霉素不影响氨茶碱的体内药物代谢清除，与其他药物也几无相互作用。

第四节　乙酰螺旋霉素

乙酰螺旋霉素（acetylspiramycin）为螺旋霉素的乙酰化衍生物，属十六元环大环内酯类，在胃肠道吸收后，脱乙酰基转变为螺旋霉素。

【抗菌作用】乙酰螺旋霉素对甲氧西林敏感金黄色葡萄球菌及表皮葡萄球菌、链球菌属的抗菌活性较红霉素略差。对李斯特菌属、卡他莫拉菌、淋病奈瑟菌、胎儿弯曲菌、百日咳杆菌、嗜肺军团菌、消化球菌、消化链球菌、痤疮丙酸杆菌、拟杆菌属及支原体属、衣原体属、弓形虫、隐孢子虫等也有较强的抑制作用。乙酰螺旋霉素对流感嗜血杆菌的抗菌活性较低，对部分由诱导所致（iMLS）的红霉素耐药葡萄球菌属、链球菌属仍具抗菌活性。其作用机制与红霉素相同。

【药动学】空腹口服乙酰螺旋霉素 200mg 后约 2 小时达血药峰浓度，为 1mg/L，生物利用度约 40%。在胆汁、尿液、脓液、支气管分泌物、肺组织及前列腺中的浓度通常较同期血药浓度高，多次给药后的组织浓度更高。乙酰螺旋霉素能透过胎盘屏障及血脑屏障，能透入巨噬细胞内。

乙酰螺旋霉素在肝脏代谢为螺旋霉素，其消除半衰期较红霉素及螺旋霉素长，为 4～8 小时。多次给药后，在体内有蓄积。乙酰螺旋霉素主要经肝胆系统排出，胆汁中的药物浓度为血清中的 15～40 倍。12 小时从尿中的排泄量为给药量的 5%～15%，其中大部分为代谢产物。

【适应证及临床应用】本品适用于青霉素过敏患者由肺炎链球菌及链球菌属所致轻至中度呼吸道感染、口腔感染及耳鼻咽喉科感染等，也可用于治疗葡萄球菌属引起的皮肤软组织感染，以及治疗隐孢子虫病及弓形虫病。

【剂量及用法】成人每次 0.2～0.3g，每日 4 次，首剂可加倍；儿童每日 20～30mg/kg，分 2～4 次服用。弓形虫病成人每日 3～4g，儿童 50～100mg/kg，分 2～4 次服用。

【不良反应】本品不良反应较红霉素轻微，主要为胃肠道反应（恶心、呕吐、口干、腹痛），常发生于大剂量用药时，症状轻微，停药后自行消退。变态反应少见，偶可发生皮疹、接触性皮炎。有报道可致药厂工作人员出现哮喘。也有抗生素相关性腹泻、假膜性肠炎的个例报道。

【禁忌证及注意事项】参见红霉素。

【药物相互作用】十六元环的乙酰螺旋霉素几乎不与其他药物产生相互作用。

第五节 阿奇霉素

阿奇霉素（azithromycin）为新的大环内酯类抗生素，其结构特点为在十四元大环内酯环的9a位插入一个氮原子而形成十五元环，称为氮环内酯类（azalides），阿奇霉素是这类大环内酯类亚类的第一个品种。阿奇霉素对某些革兰氏阴性菌的抗菌作用增强，较红霉素具更好的药动学特性，给药方便。

【抗菌作用】对葡萄球菌属、肺炎链球菌、其他链球菌属、肠球菌属的抗菌活性较红霉素略差（MIC值高1～2倍）。对革兰氏阴性菌的抗菌活性较红霉明显增强，对流感嗜血杆菌及淋病奈瑟菌的抗菌活性为红霉素的4倍以上，对卡他莫拉菌、弯曲菌属的抗菌活性也有增强。对军团菌属的抗菌活性与红霉素相仿。肠杆菌属细菌如大肠埃希菌、沙门菌属、志贺菌属等细菌中部分菌株对本品敏感（MIC_{90} 1～16mg/L）。对厌氧菌的抗菌活性与红霉素相仿，消化球菌、消化链球菌、丙酸杆菌属、乳酸杆菌属对其敏感，脆弱拟杆菌对其中度敏感。对支原体属、衣原体属、溶脲脲原体均具有强大的抗微生物活性，对肺炎支原体的作用为大环内酯类中最强者，对包柔螺旋体的作用较红霉素强（见表2-7-1）。阿奇霉素对某些非结核分枝杆菌如鸟分枝杆菌以及弓形虫具抗微生物活性。鸟分枝杆菌对本品的MIC_{90}为32～64mg/L，但本品可减缓病原体的复制。阿奇霉素具良好的抗生素后效应，特别是对流感嗜血杆菌的PAE达4小时，明显较红霉素及其他大环内酯类的PAE（1～1.8小时）为长。

阿奇霉素的作用机制与红霉素相同，对耐药革兰氏阳性菌与红霉素呈完全交叉耐药。对革兰氏阴性菌的抗菌活性增强的原因为，阿奇霉素的分子结构中含有氮原子，使其拥有极强的阳性端，因而易于通过细菌细胞壁。

【药动学】口服后37%的药物被吸收，单剂口服500mg后2～4小时达血药峰浓度，为0.4～0.45mg/L。阿奇霉素在体内的分布及排泄符合多房室模型，从血药峰浓度至给药后8小时，血药浓度下降迅速，因为药物迅速分布至组织中；在给药8小时后，血药浓度下降缓慢，主要由于药物从组织中重新释放、排出所致。药物在体内分布容积大，组织药物浓度明显高于同期血药浓度，在鼻窦分泌物、扁桃体、肺、前列腺及其他泌尿生殖系组织中可达有效药物浓度，为同期血药浓度的10～100倍。口服500mg后在肺组织中的浓度为3.9mg/kg。阿奇霉素在中性粒细胞及巨噬细胞中有药物聚集现象，在中性粒细胞内的浓度为细胞外的79倍。动物实验及人类试验显示，随着中性粒细胞的迁移，将药物转移至感染部位，使感染局部的药物浓度更高。其蛋白结合率随血药浓度的变化而变化，当血药浓度为0.02～0.05mg/L时，蛋白结合率为50%；当血药浓度为0.1mg/L、0.3mg/L及0.5mg/L时，蛋白结合率分别降至23%、18%及12%。药物在组织中释放缓慢，组织内药物消除半衰期为2～3天。阿奇霉素主要以原型自胆管（约50%）排出，小部分自尿（12%）中排出，血清除半衰期长达35～48小时。

【适应证及临床应用】阿奇霉素适用于：①化脓性链球菌引起的急性咽炎、急性扁桃体炎；②流感嗜血杆菌、卡他莫拉菌或肺炎链球菌引起的细菌性窦炎、急性支气管炎、慢性支气管炎急性发作；③肺炎链球菌、流感嗜血杆菌、肺炎支原体、衣原体及军团菌所致的社区获得性肺炎；④沙眼；⑤杜克雷嗜血杆菌所致软下疳，衣原体属所致的尿道炎和宫颈炎；⑥金黄色葡萄球菌或化脓性链球菌敏感株所致的皮肤软组织感染；⑦与其他药物联合，用于HIV感染者的鸟分枝杆菌复合体感染的预防与治疗。

【剂量及用法】

1. 成人 ①常用量口服：第1日，500mg顿服，第2～5日，一日250mg顿服；或一日

500mg 顿服，连服 3 天。静脉滴注，社区获得性肺炎 500mg，一日 1 次，至少连续用药 2 日后改为口服一日 500mg，疗程 7~10 日。盆腔感染，每日 500mg，1~2 日，继以每日口服 250mg，疗程 7 日。②衣原体引起的尿道炎或宫颈炎、杜克雷嗜血杆菌引起的软下疳均为 1g 单剂口服。③治疗淋球菌性尿道炎及宫颈炎，2g 单剂口服。④预防鸟分枝杆菌复合体感染，每周 1 200mg 顿服，可与利福布汀合用；鸟分枝杆菌复合体感染的治疗，一日 500mg 口服，疗程 10~30 天，与 15mg/kg 乙胺丁醇合用。

2. 小儿　治疗中耳炎、肺炎，第 1 日 10mg/kg 顿服（一日最大量不超过 500mg），第 2~5 日，每日 5mg/kg 顿服（一日最大量不超过 250mg）。

【不良反应】与红霉素相比，阿奇霉素的每日给药次数及给药剂量均明显减少，故不良反应发生率明显下降。近 4 000 例的统计结果显示，不良反应发生率为 12%，其中胃肠道反应为 9.6%，较红霉素为低，偶可出现肝功能异常、外周血白细胞计数下降等实验室指标异常。

【禁忌证及注意事项】参见红霉素。因仅少部分药物从肾脏排出，肾功能不全时不需调整剂量。肝病患者的消除半衰期略有延长，但对轻至中度肝硬化患者如仅短疗程（3~5 天）用药，不需调整剂量。

【药物相互作用】阿奇霉素不影响其他经肝脏代谢药物如茶碱类、卡马西平等的代谢，合用时不需对后者作剂量调整。对艾滋病患者应用的齐多夫定无影响。对特非那定的代谢无影响。

第六节　克拉霉素

克拉霉素（clarithromycin）为十四元环的半合成新大环内酯类，因结构上其内酯环的 6 位羟基为甲氧基所替代，使其增加对酸的稳定性，增强抗菌活性，也决定了其优良的药动学特性。

【抗菌作用】克拉霉素对革兰氏阳性菌的抗菌活性较红霉素略强（MIC 值约低 1 倍），为大环内酯类中最强者。葡萄球菌属、链球菌属、肺炎链球菌等对其敏感，对单核细胞增生李斯特菌及棒状杆菌属也具抗菌活性。淋病奈瑟菌、百日咳杆菌、卡他莫拉菌、空肠弯曲菌、军团菌等对其敏感。流感嗜血杆菌对克拉霉素中度敏感，但其代谢产物 14-羟克拉霉素对流感嗜血杆菌的抗菌活性较红霉素强 2~3 倍，且与母药具协同或相加抗菌作用，从而在体内对流感嗜血杆菌的活性较红霉素强。对幽门螺杆菌具强大的抗菌活性。对肺炎衣原体、沙眼衣原体、肺炎支原体及溶脲脲原体的抗菌活性为红霉素的数倍，其中对肺炎衣原体、溶脲脲原体及嗜肺军团菌的作用是大环内酯类中最强者。对厌氧菌的作用也较红霉素有增强，对包柔螺旋体的作用强，对鸟分枝杆菌具抑制作用（MIC_{90} 4~8mg/L），见表 2-7-1。

克拉霉素的作用机制与红霉素相同。因与红霉素同属十四元环，革兰氏阳性球菌对两者交叉耐药。

【药动学】克拉霉素对胃酸稳定性高，口服吸收较完全，生物利用度为 55%，进食不影响其吸收。在体内约一半药物转化为具抗菌活性的 14-羟克拉霉素。单次口服 250mg 及 500mg 后，血药峰浓度为 0.78mg/L 及 2.12mg/L，这一浓度可维持 2~3 小时；这一剂量口服给药后，14-羟克拉霉素的峰浓度分别为 0.65mg/L 及 1.0mg/L。据日本报道，口服 400mg 克拉霉素后的峰浓度为 2.24mg/L。儿童口服克拉霉素混悬液 7.5mg/kg 后 3 小时达血药峰浓度，为 4mg/L。本品在组织、体液中的分布良好，在扁桃体、鼻黏膜、肺、皮肤、中耳液、痰液中可达相当高的浓度，为同期血药浓度的 2~6 倍。多次给药 250mg 每 12 小时后，鼻黏膜及扁桃体的峰浓度分别为 8.32mg/kg 及 6.47mg/kg；多次给药 500mg 后肺组织中的浓度可达 17.5mg/kg。细胞内、外的药物浓度比为 16.4。蛋白结合率为 70%，消除半衰期为 3.5~4.9 小时。自粪、尿中的排出量相仿，尿中排出量为给药量的 32%，其中 20%～30% 为活性克拉霉素及 10%～15% 为活性代谢产物。

【适应证及临床应用】克拉霉素适用于：①化脓性链球菌引起的咽炎及扁桃体炎；②流感嗜血杆菌、卡他莫拉菌或肺炎链球菌所致的上颌窦炎、儿童中耳炎；③上述 3 种细菌和副流感嗜血杆菌所致慢性支气管炎急性加重；④流感嗜血杆菌、肺炎链球菌、肺炎支原体、肺炎衣原体或嗜肺军团菌肺炎；⑤金黄色葡萄球菌或化脓性链球菌所致单纯性皮肤软组织感染；⑥播散性鸟分枝杆菌或细胞内分枝杆菌感染的预防与治疗；⑦与其他药物联合用于幽门螺杆菌感染的治疗。

【剂量及用法】

1. 治疗各类感染的成人常用剂量为 250～500mg，每日 2 次口服，疗程 7～14 天。咽炎、扁桃体炎：250mg 每日 2 次口服，疗程 10 天或以上；急性窦炎及流感嗜血杆菌所致慢性支气管炎急性发作：500mg，每日 2 次口服；肺炎链球菌、卡他莫拉菌、肺炎支原体所致肺炎、慢性支气管炎急性发作及单纯性皮肤软组织感染：250mg 每日 2 次口服。

2. 儿童剂量为 7.5mg/kg，每日 2 次口服，疗程 5～10 天。儿童通常给予克拉霉素混悬液，体重为 9kg、17kg、25kg 及 33kg 时，分别给予 62.5mg、125mg、187.5mg 及 250mg，每日 2 次口服。

3. 用于鸟分枝杆菌复合群感染的剂量需增至每日 1～2g，分 2 次服用，疗程 6～12 周。

4. 老年人及轻度肾功能减退者不需减量，肌酐清除率低于 30ml/min 时需调整剂量。

【不良反应】克拉霉素的不良反应发生率为 19.6%，主要为胃肠道反应（10.6%）。个别患者可出现头痛、耳鸣等神经系统症状，血小板缺乏症有个例报道，少数患者可出现皮疹、皮肤瘙痒等过敏反应，个别患者可出现抑郁症，曾有 2 例艾滋病患者出现可逆性的精神症状。可出现血清转氨酶升高等实验室检查指标异常。在对照研究中，克拉霉素的不良反应发生率及因不良反应而停药者均低于红霉素。

【禁忌证及注意事项】参见红霉素。与红霉素相同，禁止与特非那定合用，以避免因后者血药浓度过高导致的心脏毒性。本品属美国 FDA 妊娠风险用药 C 类。

【药物相互作用】由于对肝酶的诱导作用，与利福平或利福布汀合用时，克拉霉素的血药浓度明显下降。本品对肝细胞色素 P-450 酶系统的干扰小，对氨茶碱、卡马西平的代谢影响小，但后者较高剂量使用时，仍须作血药浓度监测。

第七节　罗红霉素

罗红霉素（roxithromycin）为十四元环半合成新大环内酯类，是红霉素十四元环 9 位酮基为 O-[（2-甲氧基）-甲基] 肟所取代。其抗菌活性与红霉素相仿或略差，罗红霉素的血药浓度高，排泄缓慢，每日给药剂量及给药次数可减少。

【抗菌作用】罗红霉素对葡萄球菌属、链球菌属等革兰氏阳性菌的抗菌活性较红霉素略差或相仿，对嗜肺军团菌的作用较红霉素略强或相仿，对流感嗜血杆菌、卡他莫拉菌、百日咳鲍特菌的抗菌活性较红霉素弱（MIC 高 2～4 倍），对空肠弯曲菌的作用较红霉素略差。对厌氧菌的作用与红霉素相仿，消化球菌、消化链球菌属等通常对其敏感，约 50% 脆弱拟杆菌对其敏感。对沙眼衣原体、溶脲脲原体、肺炎支原体、人型支原体等非典型病原体具良好抗菌活性，其作用与红霉素相仿。

罗红霉素的作用机制与红霉素相仿，与红霉素几乎完全交叉耐药。

【药动学】罗红霉素单剂口服 300mg 后血药浓度达 9.1～10.8mg/L，为大环内酯类中相对最高者，其生物利用度为 72%～85%，但进食可使生物利用度下降。在扁桃体、鼻窦、中耳、肺、痰、前列腺及其他泌尿生殖道组织中的药物浓度可达有效治疗水平，多次给药150mg后肺组织中的浓度为5.6mg/kg，中性粒细胞内、外浓度比为16.2，300mg给药后从哺乳期妇女乳汁中的排泄量低于0.05%。本品的蛋白结合率为86%～91%。罗红霉素的半衰期长，为8.4～15.5小时，以原型及5个代谢产物从体内排出，自胆管、肺及尿中的清除量分别为53.4%、13.4%及7.4%。

【适应证及临床应用】罗红霉素用于下列细菌所致轻、中度感染：①肺炎链球菌、流感嗜血杆菌、卡他莫拉菌、肺炎支原体等所致的窦炎、中耳炎、支气管炎及肺炎；②葡萄球菌属及化脓性链球菌所致的皮肤软组织感染；③沙眼衣原体所致输卵管炎及非淋菌性尿道炎。

【剂量及用法】成人空腹口服150mg，每日2次，也可300mg，每日1次口服；儿童每日2.5～5mg/kg。

老年人及轻至中度肾功能损害患者不需调整剂量。肝硬化患者慎用本品，有应用指征时应减量为150mg每日1次给药。严重肾功能损害患者本品的消除半衰期延长，给药间隔时间应延长1倍。

【不良反应】罗红霉素的每日给药剂量小、吸收完全，故胃肠道反应发生率明显低于红霉素，为3.1%；偶见皮疹、皮肤瘙痒、头晕、头痛等。总不良反应发生率为4.1%。个别患者可出现肝功能异常、外周血白细胞下降，均呈一过性。

【禁忌证及注意事项】参见红霉素。

【药物相互作用】罗红霉素对肝细胞色素P-450酶干扰小，对其他药物如氨茶碱类、卡马西平的代谢影响小。

第八节　地红霉素

地红霉素（dirithromycin）为十四元环的半合成新大环内酯类，抗菌谱与红霉素相仿。地红霉素在体内迅速水解为具抗菌活性的红霉胺（erythromycylamine）。对链球菌属、葡萄球菌属等革兰氏阳性菌的抗菌活性较红霉素略差，对流感嗜血杆菌的抗菌活性低，幽门螺杆菌、卡他莫拉菌、百日咳杆菌、空肠弯曲菌等革兰氏阴性菌对其敏感，其中对空肠弯曲菌的作用较红霉素为强。除痤疮丙酸杆菌外，其他厌氧菌对其耐药。

单剂口服地红霉素500mg后，血药峰浓度为0.29mg/L；500mg每日1次，口服10天后的血药峰浓度为0.48～0.69mg/L。生物利用度为6%～14%，进食不影响其吸收。其相对低的血药浓度考虑与药物广泛分布至组织中有关，分布容积大（109L/kg）。在鼻黏膜、扁桃体、肺、支气管黏膜、支气管分泌物、前列腺组织中的浓度为同期血药浓度的20～40倍，可维持有效的组织浓度至少24小时，药物在中性粒细胞内外的浓度比为60。蛋白结合率为19%。口服给药后81%～97%的药物以代谢产物红霉胺从粪便中排出，1.2%～2.9%自尿中排出，消除半衰期为32.5～44小时。

临床试验中地红霉素治疗呼吸道感染包括咽炎、扁桃体炎、支气管炎、社区获得性肺炎及皮肤软组织感染的疗效与红霉素等对照药物相仿。本品适用于：①流感嗜血杆菌、卡他莫拉菌或肺炎链球菌所致慢性支气管炎急性加重；②急性支气管炎继发卡他莫拉菌或肺炎链球菌细菌感染；③化脓性链球菌所致咽炎或扁桃体炎；④嗜肺军团菌、肺炎支原体或肺炎链球菌所致社区获得性肺炎；⑤甲氧西林敏感金黄色葡萄球菌或化脓性链球菌所致单纯性皮肤软组织感染。

给药方法为成人500mg每日1次，疗程5～7天，治疗社区获得性肺炎、链球菌所致咽炎、扁桃体炎推荐疗程7～14天。老年人、轻至中度肝或肾损害患者不需调整剂量。

地红霉素的不良反应发生率与红霉素等相仿，主要为腹痛、腹泻、恶心等胃肠道不良反应，偶见皮疹，因不良反应而停药者有 2%～3%，血液学指标及肝功能异常者少见。地红霉素对氨茶碱、口服避孕药、环磷酰胺及特非那定的代谢无影响。地红霉素属美国 FDA 妊娠风险用药 C 类，妊娠患者有用药指征时需在充分权衡利弊的情况下选用。

主要参考文献

[1] GRAYSON M L, CROWE S M, MCCARTHY J S, et al. Kucers' the use of antibiotics. 6th ed. London: Hodder Arnold, 2010: 751-833.

[2] ZUCKERMAN J M, QAMAR F, BONO B R. Macrolides, ketolides, and glycylcyclines: azithromycin, clarithromycin, telithromycin, tigecycline. Infect Dis Clin North Am, 2009, 23(4):997-1026.

[3] PÉREZ-TRALLERO E, MARTÍN-HERRERO J E, MAZÓN A, et al. Spanish surveillance group for respiratory pathogens. Antimicrobial resistance among respiratory pathogens in Spain: latest data and changes over 11 years (1996-1997 to 2006-2007). Antimicrob Agents Chemother, 2010, 54(7):2953-2959.

[4] VON ROSENSTEIL N A, ADAM D. Macrolide antibacterials. Drug interaction of clinical significance. Drug Safety, 1995, 13(2): 105-122.

[5] PETERS D H, FRIEDEL H A, MC TAVISH D. Azithromycin: a review of its antimicrobial activity, pharmacokinetic properties and clinical efficacy. Drugs, 1992, 44(5): 750-799.

[6] PETERS D H, CLISSOLD S P. Clarithromycin: a review of its antimicrobial activity, pharmacokinetic properties and therapeutic potential. Drugs, 1992, 44(1): 117-164.

[7] YOUNG R A, GONZALEZ J P, SORKIN E M. Roxithromycin: a review of its antimicrobial activity, pharmacokinetic properties and clinical efficacy. Drugs, 1989, 37(1): 8-41.

[8] BROGDEN R N, PETERS D H. Dirithromycin: a review of its antimicrobial activity, pharmacokinetic properties and therapeutic efficacy. Drugs, 1994, 48(4): 599-616.

[9] WINTERMEYER S M, ABDEL-RAHMAN S M, NAHATA M C. Dirithromycin: a new macrolide. Ann Pharmacother, 1996, 30(10):1141-1149.

[10] ZHANEL G G, WALTERS M, NOREDDIN A, et al. The ketolides: a critical review. Drugs, 2002, 62(12): 1771-1804.

[11] MCMULLAN B J, MOSTAGHIM M. Prescribing azithromycin. Aust Prescr, 2015, 38(3):87-89.

[12] VAN DRIEL M L, DE SUTTER A I, HABRAKEN H, et al. Differentantibiotic treatments for group A streptococcal pharyngitis. Cochrane DatabaseSyst Rev, 2016, 9:CD004406.

[13] JELIĆ D, ANTOLOVIĆ R. From erythromycin to azithromycin and new potential ribosome-binding antimicrobials. Antibiotics (Basel), 2016, 5(3):29.

[14] EMMET O'BRIEN M, RESTREPO M I, MARTIN-LOECHES I. Update on the combinationeffect of macrolide antibiotics in community-acquired pneumonia. Respir Investig, 2015, 53(5):201-209.

第八章
林可霉素和克林霉素

林可霉素（lincomycin）从 *Streptomycin lincolnensis* 中分离获得，克林霉素（clindamycin）为林可霉素的半合成化合物，其分子结构为林可霉素的 7 位羟基为氯原子替代，使其抗菌活性及临床疗效均优于林可霉素。两者的化学结构与红霉素等大环内酯类不同，但抗菌谱相似。林可霉素及克林霉素也称为林可酰胺类（lincosamides）。

【抗菌作用】林可霉素、克林霉素的抗菌谱与红霉素相仿，克林霉素的体外抗菌作用较林可霉素强 2～4 倍。两者对金黄色葡萄球菌、表皮葡萄球菌、化脓性链球菌、肺炎链球菌，B、C 及 D 组链球菌等链球菌属均具强大抗菌活性，甲氧西林耐药葡萄球菌通常对其耐药。肠球菌属、流感嗜血杆菌、淋病奈瑟菌、脑膜炎奈瑟菌对其耐药。与庆大霉素等联合对葡萄球菌属、链球菌属等革兰氏阳性菌常呈协同抗菌作用。

该类药物对各类厌氧菌包括拟杆菌属具良好抗菌作用，消化球菌、消化链球菌、真杆菌、丙酸杆菌、双歧杆菌、乳杆菌属、破伤风杆菌、产气荚膜杆菌、以色列放线菌、脆弱拟杆菌对其敏感，多数脆弱拟杆菌可被 4mg/L 林可霉素或 2mg/L 克林霉素所抑制，多数艰难梭菌对其耐药。

伯氏考克斯体对其高度敏感，本类药物对沙眼衣原体、人型支原体具一定抗菌活性，其他支原体属、衣原体属及溶脲脲原体对其耐药。克林霉素对麻风分枝杆菌、耶氏肺孢子菌、恶性疟原虫、弓形虫具一定抗微生物活性。

本类药物的作用机制与红霉素相同，主要作用于细菌核糖体 50s 亚单位，抑制肽链延长而影响蛋白质合成；并可清除细菌表面 A 蛋白及绒毛状外衣，使细菌易于被吞噬和杀灭。革兰氏阳性菌对该类药物耐药主要由于作用靶位（核糖体）的变异所致，可同时对大环内酯类（macrolides）、林可酰胺类（lincosamides）及链阳性菌素类（streptomycin B）耐药，称为 MLS 型耐药；葡萄球菌属、链球菌属对克林霉素的耐药性也可因产生药物灭活酶或主动外排机制所致。

【药动学】林可霉素口服吸收差，且易受进食影响。成人空腹口服 500mg 后，2 小时达血药峰浓度 2.6mg/L；进食后口服同等剂量，4 小时达血药峰浓度 1.0mg/L，给药后 12 小时血清中仍有微量。剂量增加至 1g，血药峰浓度并不成倍增加。单次肌内注射 600mg，约 30 分钟达血药峰浓度为 11.6mg/L；每 8 小时肌内注射 600mg，血药浓度维持在 5.8～13.2mg/L。林可霉素 2.1g 静脉滴注 2 小时，血药浓度可达 37mg/L，4 小时后降至 12mg/L。

克林霉素口服吸收明显优于林可霉素，生物利用度为 90%，成人口服 150mg、300mg 及 600mg，1～2 小时后达血药峰浓度，分别为 2.5～3mg/L、4mg/L 及 8mg/L，约为相同剂量林可霉素的 2 倍，进食对吸收影响小。肌内注射克林霉素磷酸酯 300mg，2.5 小时达血药峰浓度为 4.9mg/L，8 小时后降至 2.8mg/L。300mg 克林霉素磷酸酯静脉滴注 30 分钟，平均峰浓度为 14.7mg/L，2～4 小时后为 4.9mg/L，8 小时后为 3mg/L。多次静脉滴注 600mg 的稳态血药浓度为（16.8±6.0）mg/L。

该类药物在体内分布广泛，在多数组织、胆汁、胸腔积液、腹水、唾液、痰液中都可达有效浓度，在骨组织中的浓度尤高，克林霉素可达 1.3～11mg/L。药物能透过胎盘及通过乳汁分泌，林可霉素在给药后 1 小时，脐带血中的浓度约为母体血药浓度的 1/4，乳汁中的浓度大致与母体血药浓度相等。本品不能透过正常脑膜，当脑膜有炎症时也难渗入脑脊液，因此不能用于中枢神经系统感染。林可霉素的蛋白结合率不同报道不一，从 5% ~ 20% 至 80% ~ 90%；克林霉素的蛋白结合率约为 60%，也有报道为 85% ~ 94%。

本类药物主要在肝内代谢，经胆汁及粪便排出。成人单剂口服林可霉素 1g，14 小时后胆汁浓度为 42mg/L；克林霉素每 6 小时静脉给药 600mg，胆汁中浓度可达 48 ~ 55mg/L，为同期血药浓度的 2 ~ 3 倍，当胆总管梗阻时，药物不能进入胆汁中。克林霉素单剂口服后，低于 5% 的活性型药物从粪便中排出，在粪便中的药物浓度为 2 ~ 200mg/kg，足以引起肠道菌群失调。克林霉素口服给药后，13% 的活性型药物从尿中排泄；肌内注射及静脉滴注给药后 8 小时内，分别有 8% 及 28% 的药物以原型及活性代谢产物从尿中排泄，6 小时内尿中药物浓度可达 105 ~ 565mg/L。

林可霉素及克林霉素的消除半衰期分别为 4 ~ 5 小时及约 3 小时。肾功能不全时林可霉素的半衰期可延长至 10 ~ 13 小时。轻至中度肾功能损害时，克林霉素的半衰期无明显延长；无尿等严重肾功能损害者，静脉给药时血药浓度可上升 1 倍。肝功能严重不全患者克林霉素的半衰期可延长 3 ~ 5 倍。

【适应证及临床应用】林可霉素及克林霉素适用于敏感厌氧菌及需氧菌所致的下列感染：①厌氧菌、肺炎链球菌、其他链球菌属及金黄色葡萄球菌所致的下呼吸道感染，包括肺炎、脓胸及肺脓肿；②化脓性链球菌、金黄色葡萄球菌及厌氧菌引起的皮肤软组织感染；③妇产科感染，如子宫内膜炎、非淋球菌性卵巢 - 输卵管脓肿、盆腔炎、阴道侧切术后感染；④腹腔感染如腹膜炎、腹腔脓肿，妇产科及腹腔感染需同时与抗需氧革兰氏阴性菌药物联合应用；⑤静脉制剂尚可用于：金黄色葡萄球菌、链球菌属及敏感厌氧菌引起的血流感染、骨髓炎，也可用于敏感菌所致的慢性骨、关节感染手术后治疗。

【剂量及用法】林可霉素成人口服剂量为每日 1.5 ~ 2g，超过 4 周小儿每日 30 ~ 60mg/kg，分 3 ~ 4 次服用。成人肌内注射或静脉滴注每日 1.2 ~ 2.4g，小儿每日 15 ~ 40mg/kg，分 2 ~ 3 次给药。

克林霉素成人口服每日 0.6 ~ 1.8g，超过 4 周小儿每日 8 ~ 20mg/kg，分 3 ~ 4 次服用，为避免食管刺激，应以 1 杯水送服。成人静脉滴注常用剂量为 0.6 ~ 1.8g，严重感染每日 1.2 ~ 2.7g，分 2 ~ 4 次给药。大于 1 个月小儿每日 20 ~ 30mg/kg，小于 1 个月小儿每日 15 ~ 20mg/kg，分 3 ~ 4 次给药。

静脉滴注速度不宜过快，0.6g 林可霉素至少以 100ml 液体稀释，每小时滴入量不宜超过 100ml。克林霉素稀释药液的浓度应低于 6mg/ml，滴注速度不超过 30mg/min。

肾功能不全患者，应根据肾小球滤过率（GFR）延长林可霉素的给药周期：GFR > 50ml/min，每 6 小时给药一次（给药间期不变）；GFR 10 ~ 50ml/min，每 6 ~ 12 小时给药一次；GFR < 10ml/min，每 12 ~ 24 小时给药一次；也有建议严重肾功能不全者，减至正常剂量的 25% ~ 30%。在轻、中度肾功能损害者克林霉素不需作剂量调整，有建议无尿等重度肾功能损害者减至正常剂量的 1/2。中度以上肝功能损害者应避免使用林可霉素及克林霉素，确有指征使用时宜减量使用，必要时作血药浓度监测。

【不良反应】不良反应以胃肠道反应为主，口服给药比静脉给药多见，表现为恶心、呕吐、腹痛、腹泻等。林可霉素及克林霉素的腹泻发生率高，分别为 10% ~ 15% 及 4% ~ 7%，可能与药物直接刺激或肠道菌群失调有关。

部分腹泻为艰难梭菌大量繁殖、产生外毒素所致的假膜性肠炎，表现为发热、腹痛、腹胀、大量腹泻，严重者可出现脱水、低血压，甚至死亡，大便呈黏液脓血样，镜检见红细胞及中性粒细胞，直肠镜检见结肠黏膜有蚀斑及溃疡。老年人及有基础疾病患者发生率高，口服给药后假膜性肠炎发生率较静脉给药者高 3～4 倍。治疗药物为甲硝唑口服，治疗无效时可考虑万古霉素或去甲万古霉素口服。

偶可出现皮疹、药物热、嗜酸性粒细胞增多等变态反应；静脉给药偶可出现血栓性静脉炎；林可霉素大剂量快速静脉给药可引起血压下降及心电图变化，偶尔因神经肌肉接头传导阻滞而引起呼吸、心跳停止。静脉制剂用于早产儿可出现抓握综合征（grasping syndrome），系由所含的防腐剂苯甲醇引起。偶可出现一过性中性粒细胞减少、血小板减少。偶可出现肝脏转氨酶增高、高胆红素血症等，这些化验异常可能与肌内注射给药时的肌肉损害有关，也可能为药物及其代谢产物干扰比色测定结果所致。

【禁忌证及注意事项】

1. 本类药物禁用于对林可霉素或克林霉素过敏者。

2. 使用该类药物时，假膜性肠炎的发生率相对较高，应注意大便次数、性状观察，如有假膜性肠炎发生可能，应及时停药。

3. 老年人使用该类药物时假膜性肠炎的发生率高于年轻人，且病情严重，更应注意观察；因神经肌肉阻滞作用，有前列腺增生的老年男性较大剂量使用该类药物时，偶可出现尿潴留。

4. 不推荐用于新生儿。

5. 林可霉素及克林霉素可透过胎盘进入胎儿，克林霉素属妊娠期用药风险 B 类，妊娠患者确有应用指征时可应用。

6. 药物可排泌至母乳，在母乳中的浓度较高，哺乳期妇女用药期间应暂停哺乳。

7. 肾功能损害患者，林可霉素需减量，严重肾功能损害时克林霉素也需调整剂量；肝功能损害者尽量避免使用该类药物，如确有必要使用时宜适当减量，必要时进行血药浓度监测。

8. 静脉制剂应缓慢滴注，不可静脉推注。

【药物相互作用】

1. 林可霉素及克林霉素具神经肌肉阻滞作用，并可增强其他神经肌肉阻滞剂的作用，应避免与后者合用，如确有必要合用时，应密切观察。

2. 与红霉素等大环内酯类及氯霉素的作用靶位相同，应避免合用，以免产生拮抗作用。

主要参考文献

[1] GRAYSON M L, CROWE S M, MCCARTHY J S, et al. Kucers' the use of antibiotics. 6th ed. London: Hodder Arnold, 2010:987-1007.

[2] GUAY D. Update on clindamycin in the management of bacterial, fungal and protozoal infections. Expert Opin Pharmacother, 2007, 8(14):2401-2444.

第九章
多肽类抗生素

第一节　糖肽类抗生素

糖肽类（glycopeptides）抗生素的化学结构具有相似的糖和肽链，作用靶点为细菌胞壁成分D-丙氨酰-D-丙氨酸。所有的糖肽类抗生素都对革兰氏阳性细菌有活性，包括甲氧西林耐药葡萄球菌（MRSA，MRSE等）、JK棒状杆菌、肠球菌属、李斯特菌属、链球菌属、梭状芽孢杆菌等。目前临床上应用的有万古霉素、去甲万古霉素和替考拉宁等。

一、万古霉素和去甲万古霉素

万古霉素从 Amycolatopsis orientalis（Streptomyces orientalis）中分离获得。主要用于甲氧西林耐药葡萄球菌属、肠球菌属等革兰氏阳性菌所致严重感染的治疗，具有一定耳、肾毒性。去甲万古霉素（norvancomycin，demethylvancomycin）的化学结构与万古霉素相近，但缺少一个甲基，其抗菌谱和抗菌作用与万古霉素相仿。

【抗菌作用】万古霉素对各种革兰氏阳性球菌均具强大抗菌作用，包括金黄色葡萄球菌、凝固酶阴性葡萄球菌、化脓性链球菌、肺炎链球菌、草绿色链球菌及肠球菌属。革兰氏阳性杆菌如白喉棒状杆菌等棒状杆菌属对其敏感。对厌氧革兰氏阳性杆菌具良好抗菌活性，包括艰难梭菌等梭菌属、放线菌属、炭疽芽孢杆菌等芽孢杆菌属、乳酸杆菌属、痤疮丙酸杆菌及单核细胞增多性李斯特菌。本品对耐甲氧西林金黄色葡萄球菌（MRSA）、耐甲氧西林表皮葡萄球菌（MRSE）、对青霉素耐药肺炎链球菌（PRSP）和肠球菌属仍保持良好的抗菌活性。万古霉素对革兰氏阴性菌、分枝杆菌属、拟杆菌属、立克次体属及衣原体属均无抗菌作用。去甲万古霉素对葡萄球菌属、肠球菌属、链球菌属等临床分离菌的抗菌作用与万古霉素相仿。

自20世纪80年代以来，耐万古霉素的肠球菌属和凝固酶阴性葡萄球菌已在临床出现，并有缓慢增多趋势；近年来在某些地区已分离到对万古霉素等糖肽类敏感性下降（中等度耐药GISA）的金黄色葡萄球菌和耐万古霉素金黄色葡萄球菌（VRSA），需引起临床重视。虽然迄今已报道的VRSA仅十余株，但万古霉素中度耐药金黄色葡萄球菌（VISA）和异质性VISA（hVISA）正在增加，同时，还有万古霉素对葡萄球菌属的MIC值有向上漂移的报道，使万古霉素对该类细菌感染的疗效下降。

目前国内肠球菌属对万古霉素耐药率在5%以内，尚未见对万古霉素耐药的葡萄球菌属的报道。

本品与细胞壁肽聚糖的前体D-丙氨酰-D-丙氨酸紧密结合，抑制细胞壁肽聚糖的合成，导致细菌细胞溶解；本品也可能改变细菌细胞膜渗透性，并选择性地抑制RNA的合成；本品不与青霉素类竞争结合部位。

【药动学】万古霉素口服后不易吸收。成人静脉滴注万古霉素0.5g后，血药峰浓度达13～

22mg/L，有效浓度可维持 6 小时；静脉滴注 1g 后，血药峰浓度达 25～40mg/L。多次给药后，药物在体内轻度积蓄。药物能迅速分布到各种组织与体液中，在肾、肝、肺、心脏、骨及脑等组织均能达较高药物浓度，能透入胸腔积液、腹水、心包液、骨、关节液及脓肿，并能通过胎盘进入胎儿体内，但不易渗入房水。本品不易透过无炎症的脑膜，脑膜有炎症时，脑脊液内浓度可达 2.5～5mg/L，为同期血药浓度的 7%～20%。消除半衰期为 4～6 小时，肾功能不全者半衰期明显延长，药物清除与肌酐清除率呈线性相关。静脉给药时几乎全部以原型经肾排泄，24 小时尿排泄率为给药量的 80%～90%，少量经胆汁排泄，静脉给药后粪便中的药物浓度低，为 4～36mg/kg。仅少部分药物在体内代谢。血液透析与腹膜透析均不能清除药物。本品的蛋白结合率为 55%。

国内临床药动学研究结果显示，年轻健康志愿者（平均年龄 23.0 岁）静脉滴注去甲万古霉素 0.8g 后的平均血药峰浓度为 40mg/L，消除半衰期为 3.3 小时，表观分布容积为 0.37L/kg，24 小时的平均累积尿排出率为 83.8%。老年人（平均年龄 70.8 岁）静脉滴注同等剂量去甲万古霉素后的平均血药峰浓度与年轻人相仿，为 42mg/L，消除半衰期明显延长，为 7.7 小时。年轻人与老年人的总清除率分别为 92ml/min 及 59ml/min，曲线下面积分别为 148mg·h/L 及 231mg·h/L，显示老年人对去甲万古霉素的清除减慢。

【适应证及临床应用】万古霉素仅适用于耐药革兰氏阳性菌所致的严重感染，特别是甲氧西林耐药葡萄球菌属（MRSA 及 MRCNS）、肠球菌属及青霉素耐药肺炎链球菌所致感染；也可用于对青霉素类过敏患者的严重革兰氏阳性菌感染。

1. 甲氧西林耐药葡萄球菌感染　本品对甲氧西林耐药葡萄球菌属所致的严重感染如血流感染、心内膜炎、骨髓炎、肺炎及皮肤软组织感染等均具良好疗效。表皮葡萄球菌及金黄色葡萄球菌是异物植入感染如人工瓣膜、人工关节、人工血管、脑脊液分流管、腹膜透析管及留置静脉导管感染的主要病原菌，万古霉素可用于这些感染的治疗。严重感染患者可加用磷霉素或其他抗菌药。

2. 肠球菌及链球菌性心内膜炎　用于对青霉素过敏或耐药患者的肠球菌属或链球菌属心内膜炎的治疗。对肠球菌属心内膜炎，本品可与氨基糖苷类联合用药，但必须监测两者的血药浓度和肾功能。对青霉素联合氨基糖苷类治疗失败的肠球菌或链球菌心内膜炎也常能奏效。

3. 肺炎链球菌脑膜炎　近年来肺炎链球菌对青霉素的耐药性有上升趋势，青霉素耐药菌株（PRSP）常呈多重耐药，包括对第二代或第三代头孢菌素耐药，由 PRSP 所致的脑膜炎可选用万古霉素治疗。

4. 中性粒细胞缺乏者感染　革兰氏阳性菌是中性粒细胞缺乏者发热的主要病原菌之一，如凝固酶阴性葡萄球菌、金黄色葡萄球菌、草绿色链球菌、棒状杆菌属、芽孢杆菌属、肠球菌及痤疮丙酸杆菌等，上述细菌均对万古霉素敏感。万古霉素适用于中性粒细胞缺乏患者合并革兰氏阳性菌感染。一般不主张本品常规用于粒细胞缺乏发热患者的经验治疗，仅适用于高度怀疑为革兰氏阳性菌感染的粒细胞缺乏患者。

5. 假膜性肠炎　万古霉素口服对艰难梭菌所致的假膜性肠炎有肯定的疗效，为避免万古霉素耐药肠球菌（VRE）的增多，目前本病的首选用药为甲硝唑，经甲硝唑治疗无效者可选用万古霉素或去甲万古霉素口服。

6. 预防用药　由于万古霉素的耳、肾毒性以及避免耐药菌的产生，万古霉素通常不用于预防用药。但在耐药革兰氏阳性菌如 MRSA 感染发生率高的医疗单位和 / 或一旦发生感染后果严重的情况，如某些脑部手术、全关节置换术；心脏手术或高危患者对 β- 内酰胺类抗生素过敏的患者进行某些手术前预防心内膜炎发生等情况时，也有主张给予万古霉素单剂 1g 预防用药。

去甲万古霉素的临床适应证与万古霉素相仿，适用于多重耐药革兰氏阳性菌特别是甲氧西林耐药葡萄球菌属、肠球菌属及青霉素高度耐药肺炎链球菌所致的严重感染。

近年来由于万古霉素在临床上的广泛应用,已出现了耐万古霉素金黄色葡萄球菌(VISA,VRSA)和耐万古霉素肠球菌(VRE),因此谨慎使用万古霉素成为共识,建议下列情况不使用万古霉素:①外科手术前常规预防用药;中心或周围静脉导管留置者的全身或局部预防用药;持续腹膜透析或血液透析的预防用药;低体重新生儿感染的预防。② MRSA 带菌状态的清除和肠道清洁。③粒细胞缺乏者发热的经验治疗。④单次血培养凝固酶阴性葡萄球菌生长但不能排除污染可能者。⑤作为治疗假膜性肠炎的首选药物。⑥局部冲洗。

【剂量及用法】

1. 静脉滴注 成人剂量为万古霉素每日 2g,儿童每日 20～40mg/kg,分 2～4 次给药。每克药物至少加 200ml 液体,滴注时间在 1 小时以上,滴注速度不超过 15mg/min。一般疗程 1～2 周,严重感染如血流感染、心内膜炎可酌情延长至 3～4 周或以上。成人肾功能正常者,去甲万古霉素剂量为每日 1.6g,分 2～4 次静脉缓慢滴注。

近年来,有报道 MRSA 的 MIC 值出现漂移,有学者推荐对 MRSA 感染者给予每 8～12 小时静脉滴注 15～20mg/kg,单次剂量不超过 2g;对重症患者,可给予负荷剂量 25～30mg/kg。有条件的情况下监测万古霉素血药浓度,推荐万古霉素谷浓度应维持在 15～20mg/L。但文献报道万古霉素谷浓度 > 10mg/L 时出现肾毒性的危险性增加。

2. 口服给药 万古霉素 125～500mg,每日 3～4 次口服;去甲万古霉素成人 200～400mg,儿童 15～30mg/kg,每日 4 次口服;7～10 天治疗艰难梭菌所致假膜性肠炎。

3. 肾功能损害患者需调整剂量,根据肌酐清除率按不同的间隔时间给药,肌酐清除率 > 50～90ml/min,每 12 小时一次;10～50ml/min,每 24～96 小时一次;< 10ml/min,每 4～7 天 1 次;剂量均为每次 1g。血液透析及持续腹膜透析患者,每 4～7 天给予 1g,但使用新的血液透析膜可使万古霉素透出量明显增加。肾功能不全患者应用本品时个体差异大,故需监测血药浓度。

【不良反应】早期的制剂中含有较多杂质,肾、耳毒性及皮疹等不良反应发生率较高;目前使用的制剂纯度较高,不良反应尤其肾毒性明显减少。

1. 肾毒性 早期产品有较显著的肾毒性,主要损害肾小管,轻者可有蛋白尿和管型尿,严重者可产生血尿、少尿、氮质血症,甚至肾衰竭,少数患者可发生间质性肾炎,发生率约5%。与氨基糖苷类抗生素或袢利尿药合用,或患者有肾脏基础疾病时肾毒性出现的概率上升。

2. 耳毒性 患者可出现耳鸣、听力减退,多为可逆性,少数患者可发展至耳聋。近期资料显示,应用本品后耳毒性的发生率并不高。早期的产品应用后耳毒性的发生率较高,可能与制剂不纯、部分患者与氨基糖苷类等耳毒性药物合用有关。耳毒性的发生与血药浓度过高有关,大剂量、长疗程、老年患者、肾功能不全者、原有听力功能障碍或同时应用其他耳毒性药物时易出现耳毒性。

3. 变态反应 偶有药物热、皮疹、瘙痒等。部分病例静脉滴注本品速度过快或药物浓度过高可能引起皮肤(后颈部、上肢、上身)潮红、瘙痒、心动过速和血压下降,称为红人或红颈综合征。症状常在停药后 1 小时消失,继续用药,上述症状也逐渐减轻。红人综合征与万古霉素诱导组胺释放有关。红人综合征在健康志愿者中的发生率明显高于患者,每次滴注时间延长至 2 小时、用药前使用抗组胺药,常可减轻症状或避免症状出现。

4. 其他 静脉给药可引起血栓性静脉炎,口服给药可引起呕吐和口腔异味感。偶有中性粒细胞或血小板减少、心力衰竭等。

国内对去甲万古霉素较大系列的不良反应观察显示,其主要不良反应发生情况与万古霉素相仿。

【禁忌证及注意事项】

1. 对万古霉素或去甲万古霉素过敏的患者禁用。

2. 万古霉素静脉给药可透过胎盘，导致胎儿第Ⅷ对脑神经损害。因此孕妇患有严重疾病、其他药物无效或不能应用时，应充分权衡利弊后慎用本品。

3. 万古霉素静脉给药后广泛分布于各种体液中，并可在乳汁中排出。哺乳期妇女必须采用本品治疗时应停止授乳。

4. 万古霉素用于年老患者引起耳毒性与肾毒性的危险性大（可致听力丧失）。由于老年患者随年龄增长肾功能减退，因此有指征使用本品时必须根据肾功能调整剂量。

5. 对诊断的干扰血尿素氮（BUN）可能增高。

6. 听力减退或耳聋患者或有肾功能减退史者慎用本品。

7. 治疗期间应定期检查听力，复查尿常规，注意尿液中蛋白、管型、细胞数及尿比重等。

8. 万古霉素对组织有高度刺激性，肌内注射或静脉注射外漏后可引起局部剧痛和组织坏死，故本品只能用于静脉滴注或经中心静脉导管输入，静脉必须轮换使用，并应尽量避免药液外漏。

9. 为减少不良反应发生率（如"红人综合征"、血栓性静脉炎、低血压），本品给药速度不宜过快，故不可静脉注射，必须缓慢静脉滴注。每次剂量应至少用 200ml 相溶液体溶解后缓慢静脉滴注，每次滴注时间至少在 1 小时以上。

去甲万古霉素的禁忌证及注意事项参见万古霉素。

【药物相互作用】

1. 氨基糖苷类、两性霉素 B 注射剂、阿司匹林等具有肾毒性的药物与万古霉素合用或先后应用，可增加耳毒性和 / 或肾毒性的潜在可能；可能发生听力减退，即使停药后仍可能继续进展至耳聋。本品与其他耳毒性抗菌药合用或先后应用时须监测听力。

万古霉素常与氨基糖苷类联合应用于革兰氏阳性球菌心内膜炎和棒状杆菌心内膜炎的治疗，还可用于甲氧西林耐药葡萄球菌血流感染的治疗，须进行肾功能及血药浓度监测，以调整给药剂量或给药间期等。

2. 与麻醉药合用时，可能出现血压下降。必须合用时，两药应分瓶滴注，并减缓万古霉素滴注速度和注意观察血压。

3. 静脉给药时不能与氨茶碱、氯霉素、肾上腺皮质激素等药物同瓶滴注。

二、替考拉宁

替考拉宁（teicoplanin）从放线菌 *Actinoplanes teichomyceticus* 中分离获得，其化学结构、作用机制及抗菌谱与万古霉素相仿；消除半衰期长，可每天 1 次，静脉或肌内注射给药。

【抗菌作用】替考拉宁对大多数金黄色葡萄球菌的作用与万古霉素相仿或略优；对表皮葡萄球菌作用与万古霉素相仿，部分溶血性葡萄球菌对本品耐药，约 1/3 菌株的 MIC ≥ 16mg/L。对肺炎链球菌、化脓性链球菌、无乳链球菌、C 组及 G 组链球菌、草绿色链球菌等具良好抗菌活性，本品与万古霉素的 MIC_{90} 分别为 0.02mg/L 及 0.08mg/L。对肠球菌属的作用与万古霉素相仿或略优。JK 棒状杆菌和其他棒状杆菌属、艰难梭菌、单核细胞增多性李斯特菌、芽孢杆菌属和痤疮丙酸杆菌也对本品敏感。替考拉宁与氨基糖苷类抗生素联合对金黄色葡萄球菌、表皮葡萄球菌呈协同作用。VanB 型万古霉素耐药肠球菌常对替考拉宁敏感；VanC 型万古霉素耐药肠球菌对万古霉素低度耐药，但对替考拉宁敏感。

替考拉宁的作用机制与万古霉素相似，作用于细菌细胞壁，但与万古霉素不同的是，本品不影响细胞膜通透性及 RNA 的合成。在体外替考拉宁较万古霉素容易产生诱导耐药，目前已出现替考拉宁耐药的肠球菌属、表皮葡萄球菌及金黄色葡萄球菌菌株，特别是粪肠球菌耐药株，通常是由于染色体突变所致。

【药动学】口服吸收差，仅注射途径给药。健康志愿者静脉注射 3mg/kg 和 6mg/kg 后 C_{max} 分别为 53.5mg/L 和 111.8mg/L，给药后 24 小时血药浓度仍分别可达 2mg/L 和 4mg/L。肌内注射本品 3mg/kg 后，T_{max} 为 2 ~ 4 小时，C_{max} 为 5 ~ 7mg/L，24 小时仍可维持在 2mg/L。血浆蛋白结合率为 90%。静脉滴注替考拉宁 400mg 后，在腹腔、水疱液、肝、胆、胰及黏膜组织均可达有效药物浓度，但本品难以透过血脑屏障，脑膜炎症时渗透性也差。药物在体内很少代谢，几乎全部以原型从肾脏排泄。$t_{1/2}$ 长达 47~100 小时，肾功能不全者其 $t_{1/2}$ 显著延长，与万古霉素一样，血液透析和腹膜透析均不能清除本品。

【适应证及临床应用】

1. 甲氧西林耐药葡萄球菌（MRSA，MRSE）所致感染，如血流感染、骨髓炎、肺炎及皮肤软组织感染等，异物植入如人工关节、脑脊液分流管葡萄球菌属感染的治疗。

2. 链球菌属及肠球菌属严重感染，用于青霉素过敏或耐药患者由肠球菌属或链球菌属引起的严重感染的治疗。

3. 中性粒细胞缺乏症患者的革兰氏阳性菌感染。

【剂量及用法】本品既可以静脉注射也可以肌内注射。可以快速静脉注射，注射时间为 3 ~ 5 分钟，或缓慢静脉滴注，滴注时间不少于 30 分钟。

1. 成人剂量 复杂性皮肤软组织感染、肺炎及复杂性尿路感染，负荷剂量 400mg（6mg/kg），每 12 小时 1 次，给药 3 剂；维持剂量 400mg 每日 1 次，静脉或肌内注射。骨关节感染及感染性心内膜炎，负荷剂量 800mg（12mg/kg），每 12 小时 1 次，给药 3 ~ 5 剂；维持剂量 800mg（12mg/kg）每日 1 次，静脉或肌内注射。对于严重感染患者，宜进行血药浓度监测，谷浓度不低于 15~20mg/L。

2. 儿童 通常剂量为 10mg/kg 每日 1 次，新生儿每日 6mg/kg。前 3 剂负荷剂量每 12 小时静脉注射 1 次，随后静脉或肌内注射，每天 1 次。

3. 肾功能不全患者 需调整剂量。轻度肾功能不全者（肌酐清除率 50 ~ 80ml/min），6mg/kg，每 24 小时 1 次；中度肾功能不全者（肌酐清除率 10 ~ 50ml/min），6mg/kg，每 48 小时 1 次；重度肾功能不全者（肌酐清除率 < 10ml/min），6mg/kg，每 72 小时 1 次。对于血液透析患者，给药方案与重度肾功能不全者同；或使用如下给药方案，轻症感染首剂 800mg，以后每周 400mg；严重感染首剂 800mg，第 2、3、5、12 及 19 日均给予 400mg。

【不良反应】应用本品后常见的不良反应为注射部位疼痛和皮疹等过敏反应，其次为一过性肝、肾功能异常。少数患者可发生耳、肾毒性，偶见恶心、呕吐、眩晕、嗜酸性粒细胞增多、白细胞减少、中性粒细胞减少、血小板减少等。对照研究的结果显示替考拉宁引起的"红人综合征"明显较万古霉素少见，而血小板减少的发生率则在替考拉宁组较为常见，尤其常见于应用高剂量者。对照研究显示在常用剂量下替考拉宁的肾毒性较万古霉素低。本品与万古霉素可发生交叉过敏反应。

【禁忌证及注意事项】

1. 对本品过敏的患者禁用。

2. 肾功能不全患者应用本品时，必须根据肾功能减退程度调整给药剂量。

3. 用药期间需注意肾、耳毒性的发生，必须定期随访肾功能、尿常规、血常规、肝功能，注意听力改变，必要时监测听力。

4. 重症患者用药剂量加大时需监测血药浓度。

【药物相互作用】与环丙沙星合用，增加癫痫发作的风险。目前尚缺乏替考拉宁与其他药物同时应用发生相互作用的相关报道。静脉麻醉药成瘾患者对替考拉宁的肾清除加快，常需加大剂量。

第二节　脂糖肽类抗生素

脂糖肽类（lipoglycopeptides）抗生素是糖肽类抗生素的衍生物，通过在糖肽结构上修饰脂质侧链形成，目前批准上市的有 3 个品种，分别是替拉万星（telavancin）、奥利万星（oritavancin）和达巴万星（dalbavancin）。与糖肽类抗生素相比，具有其药效学、药动学特点，奥利万星对耐万古霉素肠球菌具抗菌作用。上述 3 种脂糖肽类抗生素对革兰氏阳性菌的体外抗菌作用比较见表 2-9-1。达巴万星对 PSSP 及 PRSP 的 MIC_{90} 分别为 0.03mg/L 及 0.06mg/L。

表 2-9-1　万古霉素、替拉万星、达巴万星与奥利万星对革兰氏阳性菌体外抗菌活性的比较（MIC_{90}，mg/L）

	万古霉素	替拉万星	达巴万星	奥利万星
甲氧西林敏感金黄色葡萄球菌（MSSA）	1	0.06	0.06	0.06
甲氧西林耐药金黄色葡萄球菌（MRSA）	1	0.06	0.06	0.06
糖肽类中介金黄色葡萄球菌（VISA）	8	0.12	0.5 ~ 2[**]	1
异质性耐药金黄色葡萄球菌（hVISA）	2	0.12	0.5	2
凝固酶阴性葡萄球菌	2	0.06	0.06 ~ 0.12	0.06
万古霉素敏感粪肠球菌	2	0.12	0.06	0.03
万古霉素耐药粪肠球菌	> 32	> 2[*]	> 4	0.03, 0.5[***]
万古霉素敏感屎肠球菌	1	0.03	0.12	≤ 0.008
万古霉素耐药屎肠球菌	> 32	2[*]	> 4	≤ 0.008, 0.12[***]
肺炎链球菌	0.5	≤ 0.015	0.03	≤ 0.008
β- 溶血性链球菌	0.5	0.03	≤ 0.03	0.12
草绿色链球菌	1	0.03	≤ 0.03	0.03, 0.06[****]

注：[*] vanA 型 VRE；[**] 为 MIC 范围；[***] 分别为 vanB 及 vanA 型 VRE 的 MIC_{90}；[****] 分别为青霉素敏感及耐药菌株的 MIC_{90}。此表格数据引自参考文献 [2]。

一、替拉万星

【抗菌作用】替拉万星（telavancin）为半合成脂糖肽类抗生素，对革兰氏阳性菌包括金黄色葡萄球菌、凝固酶阴性葡萄球菌（包括甲氧西林耐药株）、肠球菌属（万古霉素敏感株）、肺炎链球菌等链球菌属、梭菌属等均有良好抗菌活性（表 2-9-1）。对革兰氏阳性菌呈现浓度依赖性杀菌作用；对金黄色葡萄球菌和其他革兰氏阳性球菌的抗生素后效应为 1 ~ 6 小时。本品通过抑制细菌细胞壁肽聚糖的合成与交联抑制细胞壁的合成，同时可以与细菌的细胞膜结合，破坏其屏障功能起杀菌作用。

【药动学】健康志愿者中，本品单剂 10mg/kg，C_{max} 为 93.6mg/L，$AUC_{0-\infty}$ 为 747mg·h/L，$t_{1/2}$ 为 8.0 小时，CL 为 13.9mg/（kg·h），V_{ss} 为 145ml/kg。多剂 10mg/kg 给药后，稳态浓度在第 3 天达到，C_{max} 为（108±26）mg/L，$t_{1/2}$ 为 8.1 小时。

本品蛋白结合率为 90%，与药物浓度无关，在皮肤水疱液中的浓度是同期血药浓度的 40%。本品不经肝、肾代谢，对肝细胞色素酶 P-450 没有影响，有少量在体内代谢为羟基代谢物，具体代谢途径尚不明确。本品主要经肾排泄，76% 在尿液中以原型排出，粪便中药量小于 1%。

【适应证及临床应用】适用于：①成人敏感革兰氏阳性菌所致复杂性皮肤和皮肤结构感染（cSSSI）；②成人医院获得性细菌性肺炎及呼吸机相关细菌性肺炎（HABP/VABP）。该药用于此适应证时应作为无适宜替代药物可选用时的保留用药。

两项复杂性皮肤感染和皮肤结构感染的 III 期随机对照临床试验显示，临床可评价病例替拉万星与万古霉素的临床治愈率分别为 84.3%（289/343）与 82.8%（288/348），83.9%（302/360）与 87.7%（315/359），两者疗效相仿。对 MRSA 的清除率分别为 87.0%（208/239）与 85.9%（225/262）。两项 HABP/VABP III 期临床试验显示，替拉万星与万古霉素组临床治疗反应率分别为 83.7%（118/141）与 80.2%（138/172），81.3%（139/171）与 81.2%（138/170）。

【剂量及用法】每日一次，每次 10mg/kg，滴注时间不少于 60 分钟，复杂性皮肤软组织感染疗程 7~14 天，医院获得性肺炎 7~21 天。

肾功能不全患者需减量用药：内生肌酐清除率（Ccr）> 50ml/min 者，每 24 小时一次，每次 10mg/kg；Ccr 为 30~50ml/min 者，每 24 小时一次，每次 7.5mg/kg；Ccr 为 10~30ml/min 者，每 48 小时一次，每次 10mg/kg。

【不良反应】在复杂性皮肤和皮肤结构感染 III 期临床试验 929 例中，使用本品发生的不良反应包括：味觉障碍（33%），恶心（27%），呕吐（14%），泡沫尿（13%），腹泻（7%），瘙痒（6%），眩晕（6%）等。替拉万星与万古霉素组出现肾毒性比例别为 30/929（3%）与 10/938（1%）。在 HABP/VABP III 期临床试验 751 例患者中，出现不良反应主要为恶心（5%）、呕吐（5%）、急性肾衰竭（5%）；替拉万星与万古霉素组出现肾毒性者分别为 10% 与 8%。

【禁忌证及注意事项】

1. 本品禁止与静脉推注肝素钠同用。

2. 使用本品可能出现严重过敏反应，慎用于万古霉素过敏患者。

3. 先前有中至重度肾损伤（肌酐清除率 ≤ 50ml/min）的 HABP/VABP 患者使用本品后 28 天的全因病死率较肌酐清除率 > 50ml/min 者增高，因此对于中至重度肾损伤的 HABP/VABP 患者，仅在预期患者的受益超过其潜在危险时方考虑使用本品。

4. 先前有中至重度肾损伤的 cSSSI 患者应用本品的疗效较肾功能正常者为差。上述患者在选用抗菌治疗时需考虑此情况。

5. 原有肾病、糖尿病、充血性心力衰竭等疾病的 HABP/VABP 和 cSSSI 患者使用本品后易于发生肾功能不全。

6. 老年人常有肾功能减退，故在使用本品时应注意监测肾功能，并根据肾功能减退情况调整剂量。

7. 使用本品出现肾功能不全的患者较万古霉素多见，因此，在用药前后及用药过程中应监测肾功能，尤其与肾毒性药物联合使用时。另外，肾功能不全会造成助溶剂羟丙基 -β- 环糊精在体内蓄积。

8. 在轻至中度肝功能不全患者中使用本品无须调整剂量。

9. 本品为 FDA 妊娠安全性分级 C 级。除非获益大于风险才能在妊娠期妇女中使用。

10. 本品是否分泌至人乳汁中尚不清楚，由于许多药物均可分泌至人乳中，因此哺乳期妇女使用本品应谨慎。

11. 本品在儿童患者中的安全性和有效性尚未进行研究，因此暂不推荐本品在儿童患者中使用。

12. 本品每次滴注时间需大于60分钟，若滴注过快易引起红人综合征，表现为上半身充血、皮疹、瘙痒，停药或减慢滴速可缓解症状。

13. 有报道使用本品有可能延长 Q-Tc 间期，与可能延长 Q-Tc 间期的药物合用时应注意随访心电图。

14. 本品不影响凝血功能，但可能干扰凝血酶原时间、国际标准化比值（INR）、活化部分凝血活酶时间、活化凝血时间、凝血因子 X a 试验的检测结果，因此，进行上述凝血功能检查时血标本留取时间应尽可能靠近下一剂给药前。

【药物相互作用】
1. 本品能干扰凝血复合物与磷脂表面结合，从而引起凝血试验测定值异常。
2. 使用本品可能干扰尿蛋白测定结果。

二、达巴万星

达巴万星（dalbavancin）从野村菌属（*Nonomuraea* species）中分离获得，合成过程中，肽羧基基团的酰胺化可增强其对葡萄球菌属的抗菌活性，亲脂的长侧链使其半衰期延长。

【抗菌作用】抗菌谱及作用机制与替拉万星相仿，达巴万星对金黄色葡萄球菌（MSSA、MRSA）、化脓性链球菌、无乳链球菌等链球菌属和肠球菌属等革兰氏阳性菌体外和体内（临床感染）具有良好的抗菌活性。体外对万古霉素敏感的屎肠球菌及粪肠球菌亦具抗菌活性。对万古霉素耐药肠球菌（VRE）的抗菌作用与替考拉宁相仿，对 *vanB* 型耐药基因介导的 VRE 菌株具有良好抗菌活性，对 *vanA* 型菌株无抗菌活性。对万古霉素中介或异质性中介金黄色葡萄球菌（VISA 及 hVISA）有一定抗菌作用（表 2-9-1）。替拉万星通过抑制细菌细胞壁肽聚糖的合成与交联抑制细胞壁的合成。

【药动学】达巴万星单剂 1 000mg 及 1 500mg 静脉输注后，C_{max} 分别为 287mg/L 及 423mg/L；单剂 1 000mg 给药后，药时曲线下面积达到 23 443mg·h/L；蛋白结合率为 93%。在体内消除缓慢，其终末半衰期长达 346 小时；给药剂量的 33% 及 12% 分别以原型及羟基代谢产物自尿中排出，20% 从粪中排出。达巴万星不是肝细胞色素酶 P-450 的底物、抑制剂或诱导剂，与其他经肝脏代谢的药物相互作用小。

【适应证及临床应用】适应证为成人急性细菌性皮肤和皮肤结构感染（acute bacterial skin and skin structure infections，ABSSSI）。

达巴万星（首剂 1 000mg，1 周后 500mg）与万古霉素（1 000mg 或 15mg/kg，每 12 小时一次）静脉滴注治疗复杂性皮肤及皮肤结构感染的 2 项随机对照Ⅲ期临床试验显示，两者的临床有效率分别为 93.8%（212/226）与 96.1%（220/229），96.3%（283/294）与 94.5%（257/272），两者的细菌学疗效也相仿。达巴万星 1 500mg 单次给药与首剂 1 000mg，1 周后 500mg 两个给药方案治疗复杂性皮肤及皮肤结构感染的临床疗效相仿，有效率分别为 92.3%（250/271）及 92.5%（247/267）。

【剂量及用法】达巴万星治疗成人 ABSSSI 的给药方案为首剂 1 000mg，一周后 500mg，每次静脉输注 30 分钟。也可用 1 500mg 单剂给药。

肌酐清除率 ≥ 30ml/min 或进行常规血液透析者，不需要作剂量调整，血液透析 3 小时可清除 < 6% 的给药量；内生肌酐清除率 < 30ml/min 而未进行血液透析者，首剂 750mg，一周后 375mg，或 1 125mg 单剂，静脉输注。轻度肝功能损害者不需要调整剂量，中至重度肝功能损害者的临床资料少，需要权衡利弊是否使用。

【不良反应】达巴万星的常见不良反应有：恶心、呕吐、腹泻、便秘，头痛、头晕，皮疹、皮肤瘙痒等。实验室检查异常有：血清转氨酶升高、血肌酐升高及血小板计数降低等。

【禁忌证及注意事项】

1. 禁用于对本品过敏者。本品与万古霉素等糖肽类抗生素之间是否交叉过敏尚缺乏资料，但由于发生交叉过敏的可能性，谨慎用于糖肽类过敏者。

2. 妊娠妇女用药尚无足够的和设有对照的临床研究资料，除非对胎儿潜在获益大于其潜在风险时才可在妊娠期妇女中使用。

3. 哺乳期妇女使用本品应充分权衡利弊。

4. 在儿童患者中的安全性和有效性未建立，暂不推荐本品在儿童患者中使用。

5. 本品在老年人中的药动学未随年龄改变，在老年患者中本品的有效性和耐受性亦未随年龄改变，因此老年人不需要调整剂量。然而由于老年人常存在肾功能减退，应根据肾功能减退情况调整剂量。

6. 肌酐清除率 < 30ml/min 而未进行血液透析者，需要调整剂量。

7. 中至重度肝功能损害者的临床资料少，需要谨慎权衡利弊是否使用。

8. 本品每次静脉滴注时间 30 分钟，若滴注过快，易引起"红人综合征"，停药或减慢滴速可缓解症状。

【药物相互作用】

达巴万星对肝细胞色素酶 P-450 影响不明显，与其他药物相互作用小，但无临床研究资料。

三、奥利万星

奥利万星（oritavancin）是万古霉素的类似物，在万古霉素结构基础上增加糖及亲脂侧链，同时本品可形成二聚物，与革兰氏阳性菌肽聚糖的结合增强，从而加强对革兰氏阳性菌的抗菌活性，同时使之具独特的药动学特性。

【抗菌作用】奥利万星对包括 MRSA、VISA 和 hVISA 在内的金黄色葡萄球菌、化脓性链球菌、无乳链球菌、咽峡炎链球菌组和肠球菌属具有良好抗菌活性，对万古霉素耐药菌株如 VRE、VRSA、VISA 亦具高度抗菌活性（见表 2-9-1）。

【药动学】奥利万星单剂给药 1 200mg 后，C_{max} 为 138mg/L，AUC 为 2 800mg·h/L；蛋白结合率为 85%。其终末半衰期达 245 小时，在体内不代谢，给药 1 周后以药物原型自尿和粪中排出低于 5% 和 1% 的给药量。

【适应证及临床应用】2014 年美国批准奥利万星上市，用于敏感细菌所致急性细菌性皮肤及皮肤结构感染的成人患者。

奥利万星（单剂 1 200mg）与万古霉素（1 000mg 或 15mg/kg，每 12 小时一次）静脉滴注治疗复杂性皮肤及皮肤结构感染的 2 项随机对照Ⅲ期临床试验显示，两者对临床可评价病例的临床有效率分别为 91.9%（362/394）与 93.2%（370/397），93.2%（398/427）与 94.9%（387/408）。两者的细菌学疗效也相仿，对葡萄球菌的清除率分别为 82.6%（390/472）84.1%（398/473）。

【剂量及用法】奥利万星剂量为单剂 1 200mg 静脉滴注，每次静脉滴注时间不少于 3 小时。

轻至中度肾功能损害或肝功能损害者不需要剂量调整，重度肾功能损害者（内生肌酐清除率为 < 30ml/min）或重度肝功能损害者尚无调整用药的资料，但本品经尿排出少，肾功能对本品的排泄影响很小。血液透析不能清除本品。

【不良反应】奥利万星最常见的不良反应为恶心、呕吐、腹泻、便秘，头痛、头晕、失眠，皮肤瘙痒。注射部位静脉炎的发生率高于万古霉素。可导致血清转氨酶升高、肌酐升高及血小板降低等。本品可出现严重过敏反应，首次出现过敏反应的平均时间为 1.2 天。可出现静脉输注反应，表现为皮肤瘙痒、荨麻疹、脸部发红。

【禁忌证及注意事项】

1. 禁用于对本品过敏者。使用过程中如出现过敏临床表现，及时停药并做相应处理。慎用于糖肽类过敏者，如确有指征应用，需密切观察。

2. 用药后 5 天内，禁止静脉使用肝素。

3. 本品为 FDA 妊娠安全性分级 C 级。除非获益大于风险才能在妊娠期妇女中使用。

4. 哺乳期妇女使用本品应停止授乳。

5. 暂不推荐本品在儿童患者中使用。

6. 轻至中度肾功能不全或肝功能不全患者使用本品无须调整剂量，重度肾功能或肝功能不全者无资料。

7. 本品若滴速过快可能发生"红人综合征"，减慢滴速或停药可缓解症状。

8. 本品不影响凝血功能，但可能影响凝血酶原时间、国际标准化比值（INR）、活化部分凝血活酶时间的检测值，因此，进行上述凝血功能检查时应尽可能在给药前留取标本。

【药物相互作用】

1. 本品能干扰凝血复合物与磷脂表面结合，从而引起凝血试验测定值异常。

2. 本品与华法林合用时，后者血药浓度可能升高，应注意观察出血倾向。

第三节　环脂肽类抗生素

达托霉素

达托霉素（daptomycin）属环脂肽类（cyclic lipopeptides）抗生素，是玫瑰孢链霉菌发酵产物的衍生物，为一类全新结构的抗生素。

【抗菌作用】达托霉素对革兰氏阳性菌具有良好的抗菌活性，对革兰氏阴性菌无抗菌活性，抗菌谱包括：金黄色葡萄球菌（包括甲氧西林耐药株）、表皮葡萄球菌（包括甲氧西林耐药株）、溶血性葡萄球菌等凝固酶阴性葡萄球菌，肠球菌属（包括万古霉素耐药菌株），链球菌属（包括青霉素敏感和耐药的肺炎链球菌、化脓性链球菌、无乳链球菌和草绿色链球菌），JK 棒状杆菌，艰难梭菌和痤疮丙酸杆菌等。最低抑菌浓度（MIC_{90}）均低于 2mg/L。万古霉素、替考拉宁、利奈唑胺相比，达托霉素的 MIC_{50} 和 MIC_{90} 值均较低。

达托霉素在体外对革兰氏阳性菌显示快速、浓度依赖性杀菌活性。其作用机制独特。本品与细菌细胞膜结合，并引起细胞膜电位的快速去极化。细胞膜电位的降低抑制了蛋白质、DNA 和 RNA 的合成，最终导致细菌细胞死亡。

达托霉素有抗生素后效应（PAE），在浓度为 0.25 ~ 16mg/L（MIC 值的 1 ~ 8 倍）范围内，对金黄色葡萄球菌和肠球菌属的 PAE 持续 1 ~ 6 小时。

【药动学】健康成人每 24 小时静脉注射 4 ~ 12mg/kg 后达稳态时，达托霉素的药动学参数见表 2-9-2。

达托霉素剂量为每 24 小时 4 ~ 12mg/kg 时呈线性关系和非时间依赖性,用药第 3 天达稳态浓度。每 24 小时用药 4mg/kg、6mg/kg、8mg/kg、10mg/kg 和 12mg/kg 后,平均稳态谷浓度分别为 5.9mg/L、6.7mg/L、10.3mg/L、12.9mg/L 和 13.7mg/L。

表 2-9-2   达托霉素在健康志愿者体内达稳态时的平均药动学参数

剂量 /(mg/kg)	药动学参数				
	AUC_{0-24}/(mg·h/L)	$t_{1/2}$/h	V_{ss}/(L/kg)	CL/[ml/(kg·h)]	C_{max}/(mg/L)
4(N=6)	494(75)	8.1(1.0)	0.096(0.009)	8.3(1.3)	57.8(3.0)
6(N=6)	632(78)	7.9(1.0)	0.101(0.007)	9.1(1.5)	93.9(6.0)
8(N=6)	858(213)	8.3(2.2)	0.101(0.013)	9.0(3.0)	123.3(16.0)

达托霉素与人血浆蛋白呈可逆性结合,结合率为 90% ~ 93%。健康成人受试者中达托霉素的稳态分布容积(V_{ss})约为 0.10L/kg。达托霉素不能透过血脑屏障。

达托霉素对人细胞色素 P-450 同工酶的活性无抑制或诱导作用,不被人肝脏微粒体所代谢,因此不影响其他经细胞色素 P-450 酶系药物的代谢。少量本品在体内代谢,但代谢部位不明。

达托霉素主要经肾脏排泄,从尿液中回收约 78% 的给药剂量(根据微生物抗菌活性,约回收 52% 的给药剂量);从粪便中回收 5.7% 的给药剂量。由于肾脏排泄是药物的主要消除途径,因此严重肾功能不全(Ccr < 30ml/min)的患者需调整剂量。

【适应证及临床应用】

1. 成人及儿童(1 ~ 17 岁)复杂性皮肤感染葡萄球菌(包括 MRSA)、化脓性链球菌、无乳链球菌、停乳链球菌似马亚种及粪肠球菌(万古霉素敏感株)所致的感染。

2 项随机对照研究评价了达托霉素与万古霉素 / 抗葡萄球菌半合成青霉素对照治疗复杂性皮肤和皮肤结构感染的疗效。一项研究的意向性治疗(ITT)人群中,达托霉素组与对照组的临床有效率分别为 62.5%(165/264)和 60.9%(162/266),临床可评价人群的临床有效率分别为 76.0%(158/208)和 76.7%(158/206)。另一项研究的意向性治疗(ITT)人群中,达托霉素组与对照组的临床有效率分别为 80.4%(217/270)和 80.5%(235/292),临床可评价人群的临床有效率分别为 89.9%(214/238)和 90.4%(226/250)。显示达托霉素与万古霉素 / 抗葡萄球菌半合成青霉素治疗复杂性皮肤和皮肤结构感染具有相似的疗效。

一项随机对照试验比较达托霉素与标准治疗方案治疗儿童复杂性皮肤感染的疗效。不同年龄段达托霉素的给药剂量为:12 ~ 17 岁 5mg/kg,7 ~ 11 岁 7mg/kg,2 ~ 6 岁 9mg/kg,1 ~ < 2 岁 10mg/kg,每日一次静脉滴注,疗程 14 天。对照组用药为万古霉素、克林霉素或耐酶半合成青霉素(萘夫西林、苯唑西林或氯唑西林),临床症状好转后可改为口服抗菌药。结果两组的有效率分别为 88%(227/257)及 86%(114/132)。

2. 成人金黄色葡萄球菌(包括甲氧西林敏感和甲氧西林耐药株)导致的血流感染,包括伴发右侧感染性心内膜炎者。

一项随机、对照、多国家、多中心开放研究评价达托霉素对金黄色葡萄球菌菌血症的有效性。共 246 名(124 达托霉素组,122 对照组)金黄色葡萄球菌血流感染患者入组。在 ITT 人群中,120 名患者接受达托霉素,115 名接受对照药。ITT 人群中 182 例血流感染和 53 例感染性心内膜炎,包括 35 名右侧心内膜炎和 18 例左侧心内膜炎。ITT 人群的总有效率达托霉素组为 44.2%(53/120),对照组为 41.7%(48/115)。PP 人群的总有效率达托霉素组为 54.4%(43/79),

对照组为 53.3%（32/60）。达托霉素组和对照组在血流感染金黄色葡萄球菌的清除时间上没有差异。MSSA 患者的中位清除时间为 4 天，MRSA 患者为 8 天。

由于达托霉素可在肺部被灭活，因此不适用于肺炎的治疗。

【剂量及用法】

1. 血流感染包括右心感染性心内膜炎每次 6mg/kg，每 24 小时一次，疗程 2～6 周，大于 28 天疗程的安全性资料有限。

2. 复杂性皮肤及皮肤结构感染每次 4mg/kg，每 24 小时一次，疗程 7~14 天。

3. 肾功能损伤患者对 Ccr ≥ 30ml/min 的患者，按上述相同剂量，每 24 小时给药一次；对 Ccr < 30ml/min 的患者，包括接受血液透析或 CAPD 的患者，按相同剂量，每 48 小时给药一次。对肾功能不全的患者，应增加对肾功能和 CK 进行监测的频率。对血液透析患者，可在完成血液透析后给予达托霉素。

【不良反应】较常见的不良反应（≥ 1%）包括：腹泻、阴道炎、恶心、头痛、头晕、消化不良、皮疹等；较少见的不良反应有口干、厌食、便秘、胃胀、失眠等；实验室检查异常包括肝酶升高、CK 升高、血肌酐升高等，此类异常多无临床症状，且为可逆性。偶见白细胞减少、假膜性肠炎等。

在 cSSSI 研究中，0.2% 的患者具有肌肉疼痛或肌无力的症状，并伴随 CK 升高，可达正常值范围上限的 4 倍。停药后症状能在 3 天内缓解，CK 在停药后 7～10 天后回落到正常。在金黄色葡萄球菌血流感染 / 心内膜炎研究中，有 11 名（9.2%）患者 CK > 500U/L，其中 4 人 CK 升高超过 10 倍正常上限。这 11 名患者中的 3 人在继续治疗过程中 CK 水平回落到正常范围内，6 名患者在随访期内恢复正常值，1 名患者在末次评估时回到基线水平，1 人未报告任何随访期数据。3 名患者因 CK 升高而停药。总体而言，在 III 期临床研究中观察到的 CK 值在治疗组和对照组间的差异无统计学意义。在上市后观察到的一些横纹肌溶解病例多见于与 HMG-CoA 还原酶抑制剂合用的患者。

【禁忌证及注意事项】

1. 既往对本品过敏者禁用。

2. 本品在孕妇中的应用属妊娠期用药 B 类，即在动物实验中无明显致畸作用，但在人类中无足够的对照研究资料。因此该药仅在妊娠患者的潜在获益大于其可能的风险时谨慎使用。

3. 本品每日 6.7mg/kg 静脉输注 28 天，在哺乳期妇女乳汁中测得微量本品。哺乳期妇女应谨慎使用。

4. 本品不用于 12 个月以内儿童，动物实验显示该药可致新生幼犬肌肉、神经肌肉、周围及中枢神经系统不良反应。

5. 在动物中观察到与本品相关的骨骼肌作用，对于使用本品的患者应注意肌痛等临床症状的观察及血清 CK 的监测。

（1）对于接受本品治疗的患者，应对其肌肉痛或肌无力，尤其是肢体远端症状的发展进行监测。

（2）对于接受本品治疗的患者，应在基线时及开始给药后每周监测血清 CK 水平。有下述情况时，应对 CK 水平进行更频繁的监测，包括：①最近或伴随使用 HMG-CoA 还原酶抑制剂治疗的患者；②肾功能不全的患者；③正接受本品治疗而发生不可解释的 CK 升高的患者。

（3）如果患者出现无法解释的肌病体征和症状并伴有 CK 水平升高 > 1 000U/L（~5 倍正常上限）者，或患者虽无症状但出现明显的 CK 水平升高 > 2 000U/L（≥ 10 倍正常上限）者，应停用达托霉素。

（4）对于正接受本品治疗的患者，应考虑暂时停止使用与横纹肌溶解症相关的药物，例如 HMG-CoA 还原酶抑制剂。

【药物相互作用】

1. 本品与氨曲南、华法林和丙磺舒合用对生物利用度无影响。

2. HMG-CoA 还原酶抑制剂可能引起肌病，表现为与 CK 水平升高相关的肌痛和肌无力。由于 HMG-CoA 还原酶抑制剂与达托霉素联合用药在患者中的经验有限，对于正接受达托霉素治疗的患者，应考虑暂时停止使用 HMG-CoA 还原酶抑制剂。

3. 达托霉素对细胞色素 P-450 酶（CYP450）相关的代谢几乎无影响。

第四节　多黏菌素 B 和黏菌素

多黏菌素 B 和黏菌素

多黏菌素类（polymycins）于 1947 年被发现，包括 5 种分子结构的化合物，其中临床上仅选用多黏菌素 B（polymycin B）及多黏菌素 E（黏菌素，colistin），多黏菌素 B 从芽孢杆菌 *Bacillus polymyxa* 分离获得，黏菌素分离自 *Bacillus colistinus*，两者均为环状含阳离子的多肽类抗生素。多黏菌素类对需氧革兰氏阴性杆菌有强大抗菌作用，但有明显肾毒性，因此多年来两者的全身用药应用较少。近年来，多重耐药革兰氏阴性菌在临床上日益增多，包括多重耐药铜绿假单胞菌、鲍曼不动杆菌和产碳青霉烯酶的肠杆菌科细菌等对多黏菌素类药物耐药率低，因此本类药物重新成为治疗多重耐药革兰氏阴性菌感染的选用药物之一。临床所用为多黏菌素 B 硫酸盐和多黏菌素 E 甲磺酸盐（CMS），后者为无抗菌活性的前体药，给药后在体内转变为多黏菌素 E 而发挥抗菌作用。

【抗菌作用】多黏菌素 B 和黏菌素对绝大多数肠杆菌科细菌具强大抗菌作用，如大肠埃希菌、克雷伯菌属、肠杆菌属、沙门菌属、志贺菌属等，但变形杆菌属、沙雷菌属通常呈现耐药。铜绿假单胞菌、不动杆菌属也呈敏感；流感嗜血杆菌、百日咳杆菌、嗜肺军团菌、霍乱弧菌常呈敏感，但埃尔托型霍乱弧菌及脆弱拟杆菌耐药，其他拟杆菌属和真杆菌属则呈敏感。所有革兰氏阳性菌对本类药物呈耐药。本类药物与复方磺胺甲噁唑、利福平联合，对革兰氏阴性菌具协同作用。多黏菌素 B 的抗菌活性优于黏菌素。

多黏菌素类具有快速杀菌作用，其表面所带阳电荷与细菌细胞外膜脂多糖中带阴电荷的磷脂类结合，导致细胞外膜渗透性改变，细胞内重要物质外漏，细胞死亡。上述静电相互作用的同时也引起细胞外膜二价阳离子（钙及镁离子）的交换，因此上述阳离子的存在可以减低本类药物的杀菌作用。细菌对多黏菌素类不易产生耐药性。

【药动学】本类药物口服不吸收，肌内注射局部刺激性大，临床较少使用。静脉内给药以黏菌素甲磺酸盐（CMS）应用为多。CMS 150mg（以黏菌素计）单剂静脉给药后，血药峰浓度为 5~7.5mg/L，血半衰期 CMS 1.5~2 小时，黏菌素 > 4 小时。肾功能受损者，血半衰期延长，肌酐清除率 < 20ml/min 患者，其血浆半衰期为 10~20 小时。该药主要通过肾小球滤过后以原型和转化形式排泄。24 小时内可自尿中排出注射给药量的 80%。肾功能受损者排泄减少。黏菌素可通过胎盘屏障，但进入脑脊液量极少，可分布至乳汁中。黏菌素的蛋白结合率约 50%。多黏菌素 B 1.5mg/kg 每 12 小时一次静脉给药后，稳态时平均血药峰浓度为 2.8mg/L，24 小时 AUC 为 66.9mg·h/L。该药在体内分布至各组织，并与细胞膜相结合，其血清蛋白结合率为 60%，在危重患者中测得为 79%~92%。本品重复给药可导致药物在体内蓄积，药物不能进入脑脊液中，也不能透过胎盘，其血清半衰期为 4.5~6 小时，该药仅有少量以原型自尿中排出。肾功能不全者半

衰期延长，肌酐清除率＜10ml/min者半衰期达2~3天。体外试验结果显示本类药物为浓度依赖性杀菌剂，对多重耐药铜绿假单胞菌和鲍曼不动杆菌具有快速杀菌作用，但常存在少数耐药菌而表现为不均一性耐药（hetero-resistance）。一日剂量分次给药可减少耐药性发生。体外PK/PD模型显示：AUC/MIC是多黏菌素类药物杀菌作用的药效学指数，可以预测用药后对于病原菌的杀菌作用，但尚缺少临床资料。

【适应证及临床应用】近年来随着临床上多重耐药及广泛耐药革兰氏阴性菌感染日益增多，本类药物注射剂的临床使用逐渐有所增加。目前多黏菌素B硫酸盐和甲磺酸黏菌素注射剂主要用于多重耐药，但对多黏菌素类呈现敏感的铜绿假单胞菌、鲍曼不动杆菌、肺炎克雷伯菌及大肠埃希菌等需氧革兰氏阴性杆菌感染重症病例，以及CMS用于上述细菌，尤其是铜绿假单胞菌所致的尿路感染病例，或经其他抗菌药治疗无效时的选择用药，并常需与其他抗菌药联合应用。由于缺乏大系列有严格对照的临床研究资料，因此对该类药物治疗重症感染的临床疗效和安全性目前尚难以作出确切评价。

有个别病例报告甲磺酸黏菌素注射剂用于中枢神经系统感染的同时给予鞘内给药，取得良好效果。此外，有报道在肺囊性纤维化合并铜绿假单胞菌感染的患者以及多重耐药铜绿假单胞菌或鲍曼不动杆菌所致肺炎患者中应用本类药物注射剂的同时给予甲磺酸黏菌素气溶吸入作为辅助治疗，获得良好疗效。但由于缺乏对照组研究资料，对于本类药物气溶吸入的有效性和安全性尚难作出结论。

【剂量及用法】目前临床用药主要依据产品说明书标示的剂量及用法，以及近期发布的国际共识指南推荐的给药方案。

1. 多黏菌素B硫酸盐　剂量按mg计算，1mg = 10 000U。成人及儿童：肾功能正常者每日剂量为1.5~2.5mg/kg，分2次静脉滴注（每12小时1次），肾功能损伤者每日剂量低于1.5mg/kg。治疗中枢神经系统感染除全身用药外，必要时可予鞘内给药，成人和2岁以上儿童每次5mg、每日1次，连续3~4天后隔日给药，持续至少2周，直至脑脊液培养转阴性且血糖恢复正常；＜2岁小儿，鞘内给药每次2mg，每日1次，连续用药3~4天后，每次2.5mg隔日给药1次。近期指南推荐负荷剂量2.0~2.5mg/kg，维持剂量每次1.25~1.5mg/kg，每12小时一次静脉滴注，肾功能减退者无需减量。

2. 甲磺酸黏菌素　剂量按黏菌素盐基活性（colistin base activity，CBA）计算。肾功能正常者给药剂量为2.5~5mg/kg，分2~4次静脉滴注，严重感染者可予负荷剂量，成人300mg。

3. 肾功能减退患者甲磺酸多黏菌素E的给药剂量的调整参见表2-9-3。

表2-9-3　肾功能减退患者甲磺酸多黏菌素E给药剂量的调整

肌酐清除率/（ml/min）	EMA（每日剂量，分2~3次给药）	美国FDA（按理想体重计）
≥80	300mg/d	2.5~5mg/（kg·d）分2~4次给药
50~79		2.5~3.8mg/（kg·d）分2次给药
30~49	183~250mg/d	2.5mg/（kg·d）单次或分2次给药
10~29	150~183mg/d	1.5mg/kg q36h
＜10	117mg/d	N/R

注：剂量均以黏菌素盐基活性（CBA）计，150mg CBA = 400mg 甲磺酸黏菌素（CMS），33mg CBA ≈ 100IU 甲磺酸黏菌素。

4. 口服多黏菌素 B　成人每日 400~800mg；甲磺酸黏菌素成人每日 80~120mg，分 3~4 次空腹口服，用于清洁肠道。

【不良反应】本类药物常见的不良反应主要为肾毒性和神经毒性。

1. 肾毒性　多黏菌素类在应用过程中可引起蛋白尿、血尿、管型尿、少尿等症状，并可有血肌酐值增高及肌酐清除率减低等。一般认为其肾毒性与剂量呈正相关，但较氨基糖苷类为低。与其他肾毒性药物合用时产生肾损害的危险性增加。产生肾毒性的机制可能由于本类药物引起肾组织细胞膜渗透性增加，导致各种阳离子、阴离子及水分进入细胞内，使细胞发生肿胀并破裂。患者用药时一旦引起肾损害应即减量或停药，同时密切监测水、电解质平衡等相关措施。

2. 神经毒性　本类药物可引起不同程度的精神、神经毒性反应，如头晕、眩晕、肌无力、麻木、头痛、听力减退、视物模糊、意识混乱、昏迷、幻觉、共济失调等；也可引起可逆性神经肌肉阻滞，导致呼吸衰竭等。症状出现迅速，无先兆，与剂量有关。应用麻醉药、镇静药或神经肌肉阻滞剂、或患有低血钙、缺氧、肾脏疾病的患者较易发生。新斯的明治疗无效，采用人工呼吸、钙剂可能有效。采用本品滴耳可能引起耳聋，应予注意。

3. 过敏反应　包括瘙痒、皮疹、药物热等均少见。本品气溶吸入可引起支气管痉挛、哮喘。

4. 其他　口服可引起恶心、呕吐、食欲减退、腹泻等。偶有发生白细胞减少和肝毒性。静脉给药偶见静脉炎。肌内注射引起局部疼痛，故不宜采用。

【禁忌证及注意事项】

1. 禁用于对多黏菌素类过敏的患者。

2. 严格掌握适应证，一般不作为首选用药。

3. 剂量不宜过大，疗程不宜超过 14 天。疗程中定期复查尿常规及肾功能。

4. 孕妇避免应用。

5. 不宜与肌肉松弛剂、麻醉剂等合用，以防止发生肌肉阻滞。

6. 本品应静脉缓滴，每一剂静脉滴注 60~90 分钟，不宜静脉注射或快速静脉滴注。

7. 多黏菌素 B 鞘内给药后可引起脑膜刺激，表现为发热、头痛、颈强直以及脑脊液细胞数增加，蛋白水平升高等。

8. 应用超过推荐剂量的本类药物可能引起急性肾小管坏死和肾衰竭。腹膜透析不能清除药物，血液透析能清除部分药物。

9. 与氨基糖苷类、万古霉素等其他肾毒性药物合用可加重本品的肾毒性。

主要参考文献

[1] BENNETT J E, DOLIN R, BLASER M J.Mandell, Douglas, and Bennett's principles and practice of infectious diseases. 8th ed. Philadelphia: Elsevier Saunders, 2015:377-400.

[2] CROTTY M P, KREKEL T, BURNHAM C A, et al. New gram-positive agents: the next generation of oxazolidinones and lipoglycopeptides. J ClinMicrobiol, 2016,54(9):2225-2232.

[3] VAN BAMBEKE F. Lipoglycopeptideantibacterial agents in gram-positiveinfections: a comparativereview. Drugs, 2015, 75(18):2073-2095.

[4] MENDES R E, FARRELL D J, SADER H S, et al. Oritavancin microbiologic features and activity results from the surveillance programin the United States. Clin Infect Dis, 2012, 54(Suppl 3):S203-213.

[5] BENNETT J E, DOLIN R, BLASER M J. In principles and practice of infectious diseases. 8th ed. Philadelphia: Elsevier Inc, 2015: Vol 1,955-970.

[6] GRAYSON M L, CROWE S M, MCCARTHY J S,et al. Kucers' the use of antibiotics. 6th ed. London: Hodder Arnold, 2010:401-440.

[7] TSUJI B T, POGUE J M., ZAVASCKI A P, et al. International consensus guidelines for the optimal use of the polymyxins: Endorsed by the American College of Clinical Pharmacy (ACCP), European Society of Clinical Microbiology and Infectious Diseases (ESCMID), Infectious Diseases Society of America (IDSA), International Society for Antiinfective Pharmacology (ISAP), Society of Critical Care Medicine (SCCM), and Society of Infectious Diseases Pharmacists (SIDP). Pharmacotherapy, 2019, 39(1): 10-39.

第十章
利福霉素类抗生素

利福霉素（rifamycins）系 1957 年从 *Nocardia mediterranei* 中分离获得。利福霉素 B 为利福霉素的原始组分之一，对其化学结构进行修饰后合成了利福霉素 SV 等衍生物。目前利福霉素类在临床应用的品种有：利福平、利福霉素 SV、利福喷丁、利福布汀及利福昔明。

利福平（rifampin, rifampicin）是利福霉素 SV 的衍生物，于 1965 年合成，1968 年应用于临床。其抗菌谱广、作用机制独特、口服吸收好、毒性低，为抗结核治疗的一线药物，抗麻风联合疗法中的主要药物。但单独应用本品时细菌易产生耐药性。利福霉素 SV（rifamycin SV）于 1963 年用于临床，其性质稳定，供注射用，肌内注射或静脉推注后血药浓度不高，维持时间短，药物经肝脏快速排泄，仅适用于不能口服利福平者。肌内注射本品局部疼痛明显，需加适量利多卡因。国内目前无供应。

利福喷丁（rifapentine，环戊去甲利福平，环戊利福霉素）为长效利福霉素类衍生物，抗菌活性强，半衰期长，可每周用药 1～2 次。利福布汀（rifabutin, ansamycin, 螺旋哌啶利福霉素）为利福霉素 SV 的衍生物，其特点为对鸟分枝杆菌具抗菌作用。利福昔明（rifaximin）为利福霉素 SV 的半合成衍生物，口服后几乎不吸收，用于肠道感染的治疗与预防。

【抗菌作用】利福霉素类抗生素的抗菌谱广，对多种病原微生物有效。

1. 分枝杆菌属　利福平对结核分枝杆菌（*Mycobacterium tuberculosis*）具高度抗菌活性；其他分枝杆菌如嗜血分枝杆菌（*M. haemophilum*）、马尔摩分枝杆菌（*M. malmoense*）通常对利福平敏感；鸟分枝杆菌复合群（*M. avium* complex）、瘰疬分枝杆菌（*M. scrofulaceum*）、蟾蜍分枝杆菌（*M. xenopi*）、海分枝杆菌（*M. marinum*）对利福平低度敏感；偶然分枝杆菌（*M. fortuitum*）、龟分枝杆菌（*M. chelonae*）、猿猴分枝杆菌（*M. simiae*）、溃疡分枝杆菌（*M. ulcerans*）对其耐药。在半流体培养基中，利福平及利福喷丁对人型结核分枝杆菌的 MIC 分别为 0.78～1.56mg/L 及 0.195～0.39mg/L。利福平对繁殖期结核分枝杆菌具杀灭作用，其 MBC/MIC 为 2.46，利福喷丁为 2.38。利福平对包括氨苯砜敏感及耐药株在内的各种麻风分枝杆菌有抗菌活性，MIC 为 0.3mg/L，其杀菌作用较其他抗麻风药快，利福平与氨苯砜为治疗麻风病的 2 种主要药物。利福布汀对分离自 AIDS 及非 AIDS 患者的鸟分枝杆菌复合群具良好抗菌活性，其作用优于利福平等其他利福霉素类，1mg/L 利福布汀可抑制 81% 的鸟分枝杆菌，而相同浓度利福平的抑菌率仅为 6%。利福布汀及利福喷丁对结核分枝杆菌及麻风分枝杆菌的作用也优于利福平。结核分枝杆菌对利福平的耐药率不高，为 1.5%～2.0%，但在某些发展中国家的耐药率较高。分枝杆菌属对利福霉素类不同品种间存在交叉耐药，利福布汀与利福平间存在不完全交叉耐药，对 5mg/L 利福平耐药的结核分枝杆菌中 50% 菌株仍对 0.5mg/L 利福布汀敏感。单独应用利福平时，结核分枝杆菌易对其产生耐药性，故常与链霉素、异烟肼、乙胺丁醇等合用，以减缓耐药菌株的产生。

2. 革兰氏阳性菌　利福平对葡萄球菌包括甲氧西林耐药金黄色葡萄球菌及表皮葡萄球菌等凝固酶阴性葡萄球菌具强大抗菌活性；化脓性链球菌、草绿色链球菌、B 组链球菌、肺炎链球菌、炭疽芽孢杆菌、单核细胞增多性李斯特菌及厌氧球菌对利福平敏感；厌氧革兰氏阳性杆菌包括艰难梭菌对其敏感；多数肠球菌对利福平呈中度敏感。利福昔明对金黄色葡萄球菌、粪肠球菌具高度抗菌活性。

3. 革兰氏阴性菌 脑膜炎奈瑟菌、淋病奈瑟菌对利福平高度敏感；金黄杆菌属对利福平敏感（MIC ≤ 2mg/L），流感嗜血杆菌包括对氨苄西林或氯霉素耐药株对利福平通常敏感；多重耐药鲍曼不动杆菌对利福平具一定敏感性；肠杆菌科细菌如大肠埃希菌、克雷伯菌属、肠杆菌属、变形杆菌属、沙雷菌属及柠檬酸杆菌属等对利福平通常耐药，沙门菌属、志贺菌属及铜绿假单胞菌对利福平耐药。多数厌氧革兰氏阴性菌包括脆弱拟杆菌对利福平敏感，动物实验显示，治疗脆弱拟杆菌感染，利福平的疗效优于克林霉素，与甲硝唑相当。利福平对嗜肺军团菌具强大抗菌作用，MIC < 0.03mg/L；其他军团菌属也均对利福平敏感。豚鼠实验显示，利福平清除肺部嗜肺军团菌的作用较红霉素强。

利福昔明对沙门菌属、志贺菌属、大肠埃希菌、结肠炎耶尔森菌，对包括拟杆菌属等厌氧菌具高度抗菌活性。

4. 非典型病原体 利福平对沙眼衣原体、鹦鹉热衣原体、立克次体、伯氏考克斯体均具良好抗微生物活性。

利福平特异性地与依赖于 DNA 的 RNA 多聚酶的 β 亚单位结合，形成稳定的复合物，从而抑制多聚酶活性，抑制 RNA 的合成。利福平对哺乳动物的 RNA 多聚酶无作用。细菌对利福平耐药主要与 RNA 多聚酶的改变有关，其编码基因为 *rpoB*。革兰氏阴性菌对利福平的通透性低，是其对利福平耐药或敏感性低的原因之一。

【药动学】

1. 利福平 口服利福平后能迅速而完全地从胃肠道吸收，血药峰浓度一般于服药后 1 ~ 2 小时即能到达，血药浓度的高低及持续时间受个体差异、剂量大小、药物制剂、是否空腹服用、肝脏排泄药物能力及肝酶活力等多种因素的影响。空腹口服 600mg 利福平的平均血药峰浓度为 7mg/L（4 ~ 32mg/L）；30 分钟内静脉滴注 0.6g 血药峰浓度为 17.5mg/L。胶囊制剂的吸收较糖衣片好，目前临床多采用胶囊制剂，其生物利用度为 90% ~ 95%。进食后服药血药峰浓度可降低。6 个月 ~ 5 岁小儿口服 10mg/kg 利福平后血药峰浓度为 11mg/L，半衰期为 2.9 小时。大剂量利福平给药后，其血药峰浓度与剂量不成比例，利福平 300mg、450mg、600mg 及 1 200mg 给药后，其峰浓度分别为 4mg/L、6mg/L、10mg/L 及 > 30mg/L，这是因为利福平从肝脏转移至胆汁呈饱和现象（最大转移量）。每日一次服用相同剂量利福平较分次服药的血药峰浓度高、曲线下面积大、半衰期长。每日服用 300mg、600mg 及 900mg 后，半衰期分别为 2.5 小时、3 小时及 5 小时。在给药后的最初 6 天内，由于利福平对肝酶的诱导作用，代谢加快，通过胆汁排出增加，血药浓度下降，半衰期缩短，给药 900mg 的半衰期与给药 600mg 者相仿（2.5 ~ 3 小时），在用药 1 ~ 2 周后达到平衡，多数情况下不再有进一步变化。

利福平对组织的穿透性好，在体内分布广。在肺、肝、胃壁、胸腔积液、腹水及骨组织中的浓度通常超过同期血药浓度，在泪液及唾液中也可达到相当浓度。脑膜无炎症时，口服或静脉给药常规剂量后，脑脊液中的浓度为 0.5mg/L 及 0.75mg/L；脑膜有炎症时，脑脊液中的药物浓度可增加 4 ~ 8 倍。结核性脑膜炎患者口服利福平后初 1 ~ 2 个月，脑脊液内易达到有效浓度。较大剂量利福平给药后，慢性支气管炎患者痰中的药物浓度为 1 ~ 3mg/L；结核病患者每日给药 900mg 后，痰中的药物峰浓度可达 12mg/L。利福平可透过胎盘进入胎儿体内及羊水中，胎血中的药物浓度为同期母血浓度的 50%。利福平为脂溶性，可透过细胞膜进入细胞内杀灭病原体。利福平可在巨噬细胞内聚集，通过巨噬细胞的迁徙将药物转移至感染部位。其蛋白结合率约为 80%。

利福平在肝脏内代谢，形成去乙酰利福平，其水溶性较利福平高，仍具有抗菌活性，但其活性低于母药。利福平及其代谢产物主要由胆汁排出，前者及后者的水溶性部分在肠道重吸收（肝肠循环），胆汁中的药物浓度为同期血药浓度的 5～20 倍，如无胆管阻塞或肝功能损害，可达 100 倍。利福平的肠道排出量占给药量的 60%～65%。肝功能不全及胆道梗阻时，经胆道的排出量减少。利福平的尿排泄量及尿中药物浓度与血药浓度有关，正常剂量给药时，利福平的尿中排泄率为 18%～30%。当给药剂量为 150mg 或以下时，几乎所有的药物经胆道排出；当给药剂量 300mg 或以上时，超出了肝脏的排泄能力，血药浓度上升，部分药物由尿排出。300mg 单剂给药后，6% 的药物以活性成分从尿中排出。单剂给药 150～600mg 后 6 小时的尿药峰浓度为 100～450mg/L。利福平的半衰期为 2～5 小时，随着剂量增加其半衰期延长。

肝功能损害或有胆道阻塞时，利福平在体内可有蓄积，血药浓度上升，半衰期延长。肾功能损害时，药物在体内无蓄积。利福平不能经血液透析或腹膜透析清除。

2. 其他利福霉素类

（1）利福霉素 SV（利福霉素钠）：为注射剂，供肌内注射或静脉推注，血药浓度低，维持时间短，主要经胆汁排泄，胆汁中排出给药量的 80%，胆汁中的浓度显著高于同期血药浓度。

（2）利福喷丁：正常人口服细晶利福喷丁 400mg 后，6～12 小时达血药峰浓度，为 16.9mg/L，72 小时后仍有 1.3mg/L，半衰期为 30.7 小时。组织分布与利福平相似。72 小时的总排出量为给药量的 13.3%。本品的肝肠循环不明显，其半衰期长可能与蛋白结合率高（97%）、组织中潴留时间长及代谢、排泄缓慢等因素有关。

（3）利福布汀：与利福平相比，利福布汀口服后其血药浓度较低，口服 300mg 后 2～3 小时达血药峰浓度为 0.4mg/L，剂量加倍后峰浓度为 0.6mg/L，生物利用度为 12%～20%。本品组织分布广，在多数组织中的浓度高于血药浓度，尤以肝、肺、脾中的浓度为高。在巨噬细胞中的浓度明显高于血药浓度。其蛋白结合率为 20%。本品由肝、肾清除，半衰期为 36 小时。

（4）利福昔明：口服后几乎不吸收（吸收率低于 1%），肠道内浓度极高。

【适应证及临床应用】

1. 结核病及其他分枝杆菌感染　利福平是具杀菌作用的治疗结核病的 4 种主要药物之一，其特点为对已关闭结核病灶中的结核菌有效。利福平与异烟肼、吡嗪酰胺联合是各型结核病短程疗法的基石。利福平对各种类型肺结核，包括初治及复治病例均有良好效果。详见第二篇第十四章　抗结核分枝杆菌病药及抗非结核分枝杆菌病药。

利福喷丁也可替代利福平作为联合用药之一，国内外经数年随访研究结果提示，利福喷丁每周 2 次给药和利福平每日给药的疗效相仿，不良反应少见。在利福喷丁的强化期加用吡嗪酰胺，则前者每周给药 1 次，即可望获得满意疗效。

利福布汀可用于 AIDS 病患者鸟分枝杆菌复合群感染的预防，与其他抗结核药物三联或四联合用可用于此类患者鸟分枝杆菌感染的治疗，本品也可用于免疫缺陷患者的其他分枝杆菌如堪萨斯分枝杆菌感染。利福布汀也可用于肺结核的治疗。

利福霉素类抗生素与其他抗结核药物联合，治疗肺外结核如泌尿生殖系统结核、骨和关节结核、淋巴结结核等都有较好疗效。

2. 预防用药　利福平可用于脑膜炎奈瑟菌咽喉部慢性带菌状态并有引起临床发病的高度危险者。给药方法为，根据体重每日 300～600mg 口服 4 天，可使 85%～100% 的带菌者转阴。利福平也可用于脑膜炎奈瑟菌感染患者密切接触者的预防用药，推荐方案为，600mg 每日 2 次，口服 2 天；12 岁以内儿童每次 10mg/kg；新生儿为 5mg/kg，每日 2 次。但本品不宜用于治疗脑膜炎球菌感染，因细菌可能迅速产生耐药性。利福昔明可用于预防胃肠道围术期感染。

3. 麻风　利福平对麻风分枝杆菌具杀灭作用，现已成为麻风联合化疗中的主要药物之一。1993 年 WHO 推荐的方案为：①多菌型麻风，用三联治疗，利福平 600mg 每个月 1 次，氨苯砜每日 50～100mg，氯法齐明每个月 1 次 300mg，在医务人员督导下服药，同时氯法齐明每日 50mg 自行服用，疗程 2 年或直至皮肤查菌阴性。②少菌型麻风，以利福平与氨苯砜联合，剂量同上，疗程 6 个月。

4. 其他　单独应用利福平，细菌易产生耐药性，故通常不推荐本类药物常规用于细菌性感染的治疗。对耐甲氧西林葡萄球菌（MRSA、MRSE）所致的某些严重感染如脑膜炎、心内膜炎，可以考虑采用万古霉素联合利福平治疗。利福平与其他抗菌药联合，可用于高度耐药鲍曼不动杆菌感染的治疗。利福昔明用于治疗由敏感菌所致的肠道感染，包括急慢性肠道感染、腹泻综合征、夏季腹泻、旅游者腹泻和小肠结肠炎，也可用于高氨血症的辅助治疗。

【剂量及用法】

1. 利福平　通常利福平每日 10～20mg/kg，成人每日剂量不超过 1 200mg，分 1～3 次口服。治疗结核病的推荐剂量为每日 600mg，体重低于 50kg 者为 450mg，儿童 10～20mg/kg，不超过 600mg。利福平应空腹口服，如每日一次给药，常于早餐前 30 分钟口服。利福平也可静脉给药，每日剂量为 450～600mg（儿童 300mg）。

2. 利福霉素 SV　肌内注射及静脉推注的剂量均为每日 10～20mg/kg，肌内注射制剂含有局麻药，不可静脉推注。

3. 利福喷丁　成人剂量为，初 2 个月 600mg 每周 2 次，继以 600mg 每周 1 次空腹口服。

4. 利福布汀　①预防 AIDS 患者的鸟分枝杆菌复合群感染，成人 300mg 每日 1 次口服；②治疗 AIDS 患者的鸟分枝杆菌复合群感染，600mg 每日 1 次口服；如与克拉霉素联合，本品的剂量可减至 300mg 每日 1 次口服，因克拉霉素可使其血药浓度上升；③治疗肺结核，每日 150mg 口服。

5. 利福昔明　①肠道感染：成人及 12 岁以上儿童，一次 200mg（或日剂量 10～15mg/kg），一日 3～4 次口服；6～12 岁儿童，一次 100～200mg（或日剂量 20～30mg/kg），一日 4 次口服；一般连续用药不超过 7 日。②围术期预防用药：成人及 12 岁以上儿童，一次 400mg，一日 2 次；6～12 岁儿童，一次 200～400mg，一日 2 次。③高氨血症的辅助治疗：成人及 12 岁以上儿童，一次 400mg，一日 3 次；6～12 岁儿童，一次 200～300mg，一日 3 次。

【不良反应】　如按推荐剂量每日或间隔给药，利福平易于耐受，严重不良反应少见。

1. 消化道反应　口服利福霉素类药物均可出现厌食、恶心、呕吐、腹痛、腹泻等胃肠道反应，发生率为 1.7%～4.0%，通常均能耐受。

2. 肝脏毒性　利福平致肝损害的发生率约为 1%，利福平与异烟肼合用时，肝损害的发生率低于 4%。在疗程初数周内，少数患者可出现血清转氨酶升高、肝大及黄疸等，大多为无症状的转氨酶一过性升高，在疗程中可自行恢复，老年人、长期嗜酒者、营养不良者、原有肝病、与其他肝毒性药物联合应用或有其他因素导致肝功能异常者较易发生。个别患者可出现黄疸，系细胞性和胆汁潴留的混合型，轻者在继续用药过程中自行消退，重者须暂时停药观察。胆红素升高也可能是利福平与胆红素竞争排泄的结果。在应用利福平期间，特别在最初 2～3 个月内应注意监测肝功能。

3. 变态反应　大剂量间歇疗法后可出现"流感样综合征"，表现为给药后 1～2 小时出现发热、头痛、不适、全身骨痛，通常 12 小时内自行缓解。大剂量（1 200mg 或以上），或每周 1 次给药者较每周 2 次或每日给药者的发生率高、症状重。流感样综合征的发生与免疫反应有关，患者血清中出现抗利福平抗体。多数出现流感样综合征的患者，可通过减少每次给药剂量或改为每日给药，使症状消失后继续给药。

4. 应用利福平后，可出现"皮肤综合征"，表现为给药后 2～3 小时出现皮肤特别是脸部及头皮发红、瘙痒，可合并或不合并皮疹。发生率为 5%，通常为自限性，仅需对症治疗。偶可发生过敏性休克。利福昔明大剂量长期使用，极少数患者可出现荨麻疹样皮肤反应。

5. 肾毒性 在暂停使用利福平后，再次应用后 1～2 小时，个别患者可突发发热、腰痛，继而出现少尿、无尿，少数病例需要血液透析治疗。其机制尚不清楚，可能与药物直接损害或免疫作用有关。

6. 血液系统毒性 可出现血小板减少性紫癜、溶血性贫血，常出现于利福平间歇给药者，常于用药后 2～3 小时出现，停药后血小板或红细胞可自行恢复正常。应避免使用大剂量利福平间歇治疗，使用利福平者应每个月监测周围血液中血小板计数。血清中可出现血小板或红细胞抗体，故与免疫反应有关。个别病例可出现中性粒细胞减低或缺乏。

7. 其他 间歇用药后偶可出现呼吸困难、哮喘、血压下降、休克。应用利福平后，尿液、汗液、泪液、唾液及痰等可呈红色，接触性镜片也可着色。胸腔积液可呈红色，有时误以为血性胸腔积液。肝性脑病患者服用利福昔明后，可有体重下降，血清钾和钠浓度轻度升高。

【禁忌证及注意事项】

1. 利福霉素类禁用于对利福平等本类药物过敏者，曾出现血小板减少性紫癜者禁用本类药物。

2. 本品属美国 FDA 妊娠用药风险 C 类，妊娠 3 个月内禁用利福平，3 个月以后有明确指征者，需权衡利弊后决定是否使用本品。

3. 肝功能不全患者需减少剂量，一日不超过 8mg/kg，严重肝功能不全者禁用。

4. 用药期间应定期复查肝功能、血常规。

5. 应避免大剂量间歇用药。

6. 6 岁以内儿童避免使用利福昔明。

【药物相互作用】

1. 由于利福平对肝酶的诱导作用，使某些经肝脏代谢药物的代谢加快，血药浓度降低，包括降糖药甲苯磺丁脲、口服避孕药、氢化可的松、抗凝药华法林及苯丙羟基香豆素、氨茶碱、地高辛、美沙酮、环孢素、用于替代治疗的甲状腺素，这些药物与利福平合用时，应注意调整剂量（适当增加剂量），或改用其他药物或其他治疗措施。

2. 利福平与氨苯砜合用时，后者的清除加快，但对麻风的治疗无影响；利福平与异烟肼、吡嗪酰胺合用时，利福平的血药浓度下降，但无明显临床意义；对氨基水杨酸可影响利福平的吸收，使其血药浓度下降，两药合用时给药时间应至少间隔 6 小时。

3. 利福平与抗真菌药酮康唑、伊曲康唑、氟康唑合用时，后者的血药浓度下降，因而可能影响抗真菌治疗效果。

4. 利福平与氯霉素、多西环素、克拉霉素、齐多夫定合用时，后者的血药浓度降低，这与利福平对肝酶的诱导，药物代谢加快有关。

5. 利福昔明口服几乎不吸收，故与其他药物几乎无相互作用。

主要参考文献

[1] GRAYSON M L, CROWE S M, MCCARTHY J S, et al. Kucers' the use of antibiotics. 6th ed. London: Hodder Arnold, 2010:1587-1645.

[2] ARISTOFF P A, GARCIA G A, KIRCHHOFF P D, et al. Rifamycins—obstacles and opportunities. Tuberculosis (Edinb), 2010, 90(2):94-118.

[3] CRABOL Y, CATHERINOT E, VEZIRIS N, et al. Rifabutin: where do we stand in 2016? J Antimicrob Chemother, 2016, 71(7):1759-1771.

[4] CHAN J G, BAI X, TRAINI D. An update on the use of rifapentine for tuberculosis therapy. Expert Opin Drug Deliv, 2014, 11(3):421-431.

[5] DUPONT H L. Rifaximin: an antibiotic with important biologic effects. Mini Rev Med Chem, 2015, 16(3):200-205.

[6] SHAYTO R H, ABOU MRAD R, SHARARA A I. Use of rifaximin in gastrointestinal and liver diseases. World J Gastroenterol, 2016, 22(29):6638-6651.

[7] AL-SHAER M, NAZER L H, KHERALLAH M. Rifampicin as adjunct to colistin therapy in the treatment of multidrug-resistant *Acinetobacter baumannii*. Ann Pharmacother, 2014, 48(6): 766-771.

[8] RUSSELL C D, LAWSON MCLEAN A, SAUNDERS C, et al. Adjunctive rifampicin may improve outcomes in *Staphylococcus aureus* bacteraemia: a systematic review. J Med Microbiol, 2014, 63(Pt 6):841-848.

第十一章
其他抗菌药物

第一节　磷霉素

磷霉素（fosfomycin）是 1967 年从土壤里的链丝菌中发现的一种广谱抗生素，其分子量很小，是一个具有全新化学结构的抗生素，1970 年经人工合成。磷霉素有口服制剂磷霉素钙、磷霉素氨丁三醇和注射剂磷霉素钠。

【抗菌作用】磷霉素对需氧革兰氏阳性菌和革兰氏阴性菌具广谱抗菌作用。该药在体外及体内对下列细菌具良好抗菌作用：大肠埃希菌、志贺菌属、金黄色葡萄球菌和凝固酶阴性葡萄球菌（包括甲氧西林敏感及耐药株）和肠球菌属。磷霉素对以下细菌体外亦具抗菌活性：流感嗜血杆菌、沙门菌属、霍乱弧菌、脑膜炎奈瑟菌、链球菌属、屎肠球菌、克雷伯菌属、变形杆菌属、柠檬酸杆菌属、沙雷菌属，但抗菌活性较青霉素类及头孢菌素类差，对假单胞菌属具有不同程度的敏感性，对不动杆菌属作用差。磷霉素对于部分产 ESBLs 和碳青霉烯酶的肠杆菌科细菌具有良好的抗菌活性。

本品与 β- 内酰胺类、氨基糖苷类、万古霉素、氟喹诺酮类等抗菌药联合时具有协同抗菌作用。

磷霉素可与催化细胞壁的主要成分肽聚糖合成的烯醇丙酮酸转移酶不可逆性结合，使该酶灭活，阻断细菌细胞壁的合成，从而导致细菌死亡。

【药动学】单剂空腹口服磷霉素钙盐 1g 和 2g 后，血药峰浓度于服药后 2 小时到达，分别为 5.98mg/L 及 8.89mg/L，单剂口服磷霉酸氨丁三醇 3g 后迅速吸收并在体内转化为磷霉素游离酸，2 小时内达血药峰浓度为 26.1mg/L，单剂空腹口服绝对生物利用度为 37% ~ 42%，进食后服药的生物利用度下降至 30%，高脂饮食后血药峰浓度延迟至 4 小时到达，为 17.6mg/L。口服磷霉素钙盐的生物利用度为 12%。肌内注射磷霉素钠盐 2g 后血药峰浓度于 2 小时后到达，为 33.73mg/L。静脉注射磷霉素钠 1g 后 30 分钟，血药峰浓度为 74mg/L，静脉滴注磷霉素钠 0.5g、1.0g、2.0g、4.0g 后的血药峰浓度分别为 28mg/L、46mg/L、90mg/L 和 195mg/L，每 6 小时静脉推注 0.5g，其稳态血药浓度为 36mg/L。本品的血浆蛋白结合率为 2.16%。

磷霉素可广泛分布于各种组织和体液中，表观分布容积 136.1L。肾组织内药物浓度最高，其次为心脏、肺、肝等。脑膜炎时，本品在脑脊液中可达同时期血药浓度的 50% 以上。胎儿循环和乳汁中浓度分别约为母血浓度的 70% 和 7%。胆汁、骨髓和脓液内药浓度约为同期血药浓度的 20%、7% ~ 28% 和 11%。本品也可分布至胸腔积液、腹水、淋巴液、支气管分泌液、眼房水、膀胱壁、前列腺和精囊中。

磷霉素在体内不代谢，口服磷霉素氨丁三醇后主要以原型药自尿和粪中排泄，总清除率和肾清除率分别为 16.9L/h 和 6.3L/h。自尿和粪中各排出给药量的 38% 和 18%。口服磷霉素钙盐后，尿中排出给药量的 9% ~ 18%。单次空腹口服磷霉素氨丁三醇 3g 后 2~4 小时内尿药浓度为 706mg/L，给药后 72~84 小时尿药浓度为 10mg/L。高脂肪餐后服用本品 3g 后 6~8 小时内尿药浓度为 537mg/L，较空腹服药者略有降低，但其尿累积排出量相仿，分别为 1 118mg（进餐）和 1 140mg（空腹），尿药浓度维持时间亦相仿。口服本品的血半衰期（5.7±2.8）小时。静脉滴注磷霉素钠后大部分以原型经尿排出。消除半衰期为 1.5~2 小时，给药后 24 小时内自尿中约排出给药量的 90%。血液透析可清除 70%~80% 的药物，血液透析后应加用一剂。

【适应证及临床应用】口服磷霉素钙盐可用于治疗敏感菌所致急性单纯性下尿路感染和肠道感染（包括细菌性痢疾）。单剂口服磷霉素氨丁三醇用于单纯性下尿路感染的治疗。磷霉素钠注射剂可用于治疗敏感菌所致呼吸道感染、尿路感染、皮肤软组织感染等；也可与 β- 内酰胺类、氨基糖苷类等其他抗菌药联合应用，治疗由敏感菌所致中至重症感染如血流感染、腹膜炎、骨髓炎时需用大剂量；与万古霉素、利福平联合可用于金黄色葡萄球菌（甲氧西林敏感或耐药株）等革兰氏阳性菌所致的严重感染。磷霉素与其他抗菌药之间无交叉耐药和交叉过敏。

【剂量及用法】磷霉素钙盐口服成人每日 2~4g；儿童每日 50~100mg/kg，均分 3~4 次给药。成人空腹或进餐后单剂口服磷霉素氨丁三醇 5.631g（含磷霉素酸 3g），服用时不可吞服干粉，需以温开水 100~120ml 溶解后服。磷霉素钠静脉给药治疗成人轻、中度感染每日 4~8g，用于血流感染、肺炎、腹膜炎、脑膜炎等重症感染时，肾功能正常成人患者每日剂量可增至 16~20g，分 3~4 次给药，并宜与氨基糖苷类或 β- 内酰胺类合用。用于小儿轻、中度感染患者每日 100~200mg/kg，重症感染可增至每日 300mg/kg，均分 2~3 次静脉给药。肌内注射给药局部疼痛明显，一般不用。

【不良反应】较常见者为轻度胃肠道反应，如恶心、纳差、中上腹不适、稀便或轻度腹泻，一般不影响继续用药，偶可表现为假膜性肠炎。静脉给药可引起静脉炎。患者偶可发生皮肤瘙痒、皮疹、嗜酸性粒细胞增多等过敏反应；头晕、头痛；一过性周围血红细胞及血小板降低、白细胞降低。少数患者可出现血清氨基转移酶 GPT、GOT 一过性升高。极个别患者出现休克，一旦出现呼吸困难、胸闷、血压下降、发绀、荨麻疹等症状时应立即停药。

【禁忌证及注意事项】

1. 1g 磷霉素钠中含钠离子 0.32g，因此心功能不全、肾功能不全、高血压等需限制钠盐摄入量的患者应用本品时，必须注意保持体内钠离子的平衡。

2. 快速静脉滴注本品易出现静脉炎，故磷霉素钠静脉滴注时，每 4g 宜溶于 250ml 以上液体中，滴速不宜过快，以减少静脉炎。不推荐本品作静脉注射用。

3. 本品肌内注射局部疼痛较剧，现基本不用。

4. 磷霉素钠盐用于血流感染、重症肺炎、腹膜炎等感染时，需与其他抗生素如氨基糖苷类或 β- 内酰胺类合用，可具协同抗菌作用。用于甲氧西林耐药葡萄球菌（MRS）所致重症感染时，宜与万古霉素或去甲万古霉素联合应用。

5. 磷霉素属美国 FDA 妊娠风险分级 B 级，有明确指征时可用于妊娠期患者。

6. 哺乳期患者使用本品时应停止授乳。

7. 早产儿和婴儿暂不推荐应用本品。

8. 肾功能减退者应用磷霉素钠盐，需减量应用。

【药物相互作用】

1. 与 β- 内酰胺类联合对金黄色葡萄球菌（包括甲氧西林耐药金黄色葡萄球菌）、铜绿假单胞菌具协同作用。与氨基糖苷类联合具协同作用。

2. 本品与甲氧氯普胺同用时，可使磷霉素血药浓度降低，与其他胃肠动力药同用亦有可能发生类似情况，因此本品不宜与上述药物同用。

第二节　夫西地酸

夫西地酸（fusidic acid）于 1962 年首次从梭链孢酸脂球菌的发酵液中提取获得，其化学结构与烟曲霉酸、头孢菌素 P 相似，具有类固醇样的结构，但并无类固醇活性。近年来，葡萄球菌属等革兰氏阳性菌的耐药性日趋上升，所致感染的发生率日益增高，但细菌对夫西地酸的耐药率仍保持较低水平，因此本品重新受到关注。

【抗菌作用】夫西地酸属抑菌剂，但在高浓度时亦具杀菌作用。它对需氧革兰氏阳性菌如金黄色葡萄球菌、表皮葡萄球菌有高度抗菌活性，对甲氧西林耐药菌株亦具良好抗菌作用，但抗生素后效应时间较短，仅 1~2 小时。对腐生葡萄球菌及其他革兰氏阳性菌如链球菌属、肺炎链球菌、肠球菌属作用差。需氧革兰氏阴性菌除淋病奈瑟菌、脑膜炎奈瑟菌外对本品均耐药。在厌氧菌中，除梭菌属外多较敏感，革兰氏阳性杆菌如破伤风梭菌、炭疽芽孢杆菌、产气荚膜梭菌等的 MIC_{90} 为 0.25~1mg/L，艰难梭菌 MIC_{90} 约为 2mg/L，厌氧革兰氏阴性菌的差异较大，拟杆菌属的 MIC_{90} 在 2~16mg/L。

夫西地酸通过抑制细菌蛋白合成起抗菌作用。细菌蛋白合成依赖于氨基酰 -tRNA 将肽基转移至核糖体受位使肽链延长，该过程需要蛋白延长因子 G 和 GTP 水解提供能量。夫西地酸可与延长因子 G 结合，使氨基酰 -tRNA 不能将肽基转移至核糖体受位，从而阻断肽链的延长。由于其作用机制与其他抗菌药不同，因此与其他抗菌药没有交叉耐药现象。

细菌对夫西地酸耐药存在多种机制，金黄色葡萄球菌可通过染色体和质粒介导耐药，包括多种基因突变和染色体靶位的突变、外膜通透性的改变和外排泵等。

【药动学】夫西地酸可静脉应用，也可口服或局部使用。口服吸收好，一次口服 0.5g 后，血药峰浓度（C_{max}）于 2~3.5 小时后（T_{max}）到达，为 14.5~33.3mg/L，消除半衰期（$t_{1/2\beta}$）8.9~16.0 小时，但个体差异明显。每日 1.5g，分 3 次服用，血药浓度可见累积现象，4 天后血药峰浓度可达 71mg/L。进食可减少药物吸收。血浆蛋白结合率高，为 95%～97%。夫西地酸胶囊口服生物利用度 69%，口服混悬液为 46%，口服薄膜包衣片可达 91%。静脉注射夫西地酸 100mg 后，C_{max} 为 21mg/L。静脉滴注夫西地酸 500mg 后即刻可达 C_{max}，为 23.6~52.4mg/L，$t_{1/2\beta}$ 为 9.8~14.5 小时。本品在体内清除较慢，重复使用常规剂量可有蓄积。口服 500mg，每日 3 次，第 2 天 C_{max} 可从 21mg/L 上升至 30mg/L，第 3 天 47mg/L，第 4 天 73mg/L。静脉给药 500mg，每日 3 次，第 1 剂给药后，曲线下面积（AUC）为 400mg·h/L。给药 9 剂后 AUC 上升为 800mg·h/L。

夫西地酸可广泛分布于体内各种组织和体液中，包括关节腔液、皮下脂肪、肾脏、支气管分泌物、前列腺、房水等，本品也能通过胎盘进入胎儿体内，但难以通过血脑屏障。

夫西地酸经肝脏代谢并主要经胆汁排泄。在粪便中约有 2% 的药物以原型排泄，在尿中排泄量极少。

【适应证及临床应用】夫西地酸主要适用于治疗葡萄球菌属，包括甲氧西林耐药株所致各种感染，如急性或慢性骨髓炎、化脓性关节炎、心内膜炎、烧伤及皮肤软组织感染、下呼吸道感染。治疗上述感染时宜与其他抗菌药物联合应用。例如治疗金黄色葡萄球菌感染时宜与利福平、耐酶 β- 内酰胺类、磷霉素或氨基糖苷类等联合应用。静脉制剂适用于较重病例或耐药革兰氏阳性菌感染，但一般不作为严重感染的首选用药。本品亦可用于治疗金黄色葡萄球菌鼻腔带菌者。

本品口服可用于治疗艰难梭菌引起的假膜性肠炎。

过去认为夫西地酸治疗过程中容易出现耐药，但近期的研究表明，耐药性主要发生于慢性感染患者较长时间夫西地酸单药使用。在急性感染患者中，短期单独应用夫西地酸出现耐药者仅占

0~2%，联合用药患者中出现耐药者低于 1%。

【剂量及用法】口服，成人每日 1.5g，分 3 次服用。儿童可用混悬剂（50mg/ml），每次剂量：0~1 岁，0.3ml/kg；1~5 岁，5ml；6~12 岁，10ml，均为每日服用 3 次。静脉滴注，> 50kg 者，每日 3 次，每次 500mg，< 50kg 者，每日 3 次，每次 7mg/kg；1 ~ 12 岁儿童，每日 20mg/kg，分 3 次使用。需要注意的是，每次滴注时间应为 2~4 小时。在肾功能损害者及接受血液透析患者中，给药剂量无须调整。在肝功能损害的患者中应尽量避免使用该药。

【不良反应】口服夫西地酸较常见的不良反应（≥ 1%）以胃肠道反应为主，可有恶心、呕吐、食欲减退、消化不良、腹痛、腹泻等，发生率随剂量增加而增加，此外可有头痛、头晕、皮疹、瘙痒等。静脉滴注时常见的不良反应为局部疼痛、血栓性静脉炎、静脉痉挛。可发生肝功能异常、黄疸、血胆红素升高等。偶见严重过敏反应、湿疹、白细胞减少、血小板减少、中性粒细胞减少、视物模糊、视野变窄、精神障碍等。无肾功能损害的报道。

【禁忌证及注意事项】
1. 既往对夫西地酸过敏者禁用。
2. 夫西地酸可透过胎盘进入胎儿体内，动物实验未显示有致畸作用，妊娠期患者慎用。
3. 夫西地酸可分泌进入母乳，哺乳期患者必须采用时应停止授乳。
4. 2 岁以上儿童中可应用本品，早产儿和新生儿暂不推荐应用本品。
5. 当长期大剂量用药或夫西地酸钠与其他主要经肝胆系统排出的药物（如林可霉素或利福平）合用时，对肝功能不全或胆道异常的患者应定期检查肝功能。
6. 本品应输入血流良好、直径较大的静脉，或从中心静脉插管输入，以减少静脉痉挛及血栓性静脉炎的发生。

【药物相互作用】
1. 与辛伐他汀合用时，辛伐他汀由 CYP3A4 调节的代谢被夫西地酸抑制，出现肌病或横纹肌溶解的风险增加。
2. 与阿托伐他汀同用，可使两药血药浓度明显升高，引起肌酸激酶浓度上升，出现肌无力、疼痛等。
3. 与利托那韦同用，由于两者相互抑制代谢，可使两者血药浓度明显升高，导致肝毒性增加。
4. 与沙奎那韦同用，可使两者血药浓度明显升高，导致肝酶升高和黄疸。

第三节　奎奴普丁 - 达福普汀

奎奴普丁 - 达福普汀（quinupristin-dalfopristin）为链阳性菌素类的主要品种，属于大环内酯类 - 林可酰胺类 - 链阳性菌素类族。它是链阳性菌素类药物普那霉素ⅠA 和普那霉素ⅡB 的衍生物，即为奎奴普丁和达福普汀 30：70 的复合制剂。与其他天然链阳性菌素相同，普那霉素易溶于水，仅能用于口服，而奎奴普丁和达福普汀为天然普那霉素的甲磺酸盐衍生物，在保留普那霉素抗菌作用的同时可供静脉使用。奎奴普丁属于链阳性菌素 A，达福普汀属于链阳性菌素 B，制成合剂以后抗菌作用明显增强。

【抗菌作用】奎奴普丁 - 达福普汀对甲氧西林敏感与甲氧西林耐药的金黄色葡萄球菌、凝固酶阴性葡萄球菌、链球菌属具有杀菌作用，对棒状杆菌 JK 亦具有抗菌作用，对屎肠球菌包括万古霉素耐药与多重耐药菌株具有抑菌作用。但本品对粪肠球菌无抗菌活性。革兰氏阴性菌中，本品对卡他莫拉菌、奈瑟菌属具抗菌活性，对嗜血杆菌属无效，对肠杆菌科细菌、铜绿假单胞菌及其他假单胞菌属、不动杆菌属等非发酵菌无抗菌作用。厌氧菌中，奎奴普丁 - 达福普汀对脆弱拟杆菌具抗菌活性，但对拟杆菌属其他菌种无作用，对乳酸杆菌属、痤疮丙酸杆菌、产气荚膜梭菌、艰难梭菌等厌氧菌亦有作用。奎奴普丁 - 达福普汀在体外对支原体、衣原体、军团菌等亦具抗菌作用，但其临床意义尚不明确。

奎奴普丁 - 达福普汀可与细菌核糖体 50S 亚基不可逆地结合，达福普汀与核糖体结合后，使核糖体构象发生改变，从而有利于与奎奴普丁的结合，形成奎奴普丁 - 核糖体 - 达福普汀三联复合物，可阻断细菌蛋白质的合成，其中，奎奴普丁抑制肽链的延长，达福普汀抑制肽基转移酶。细菌对链阳性菌素产生耐药性至少存在以下 3 种机制：其中最重要的是质粒介导的核糖体结合靶位甲基化，使之对大环内酯类、林可酰胺类、奎奴普丁耐药，但它对达福普汀无作用；少见的机制有药物灭活酶的产生和主动泵出机制。由于奎奴普丁 - 达福普汀为复合制剂，核糖体结合靶位需同时发生多个点突变，造成对两种组分均耐药的机会较小，因此对奎奴普丁 - 达福普汀耐药情况仍较少见。由于作用机制不同，奎奴普丁 - 达福普汀与其他种类抗菌药间无交叉耐药情况。

奎奴普丁 - 达福普汀与 β- 内酰胺类、氨基糖苷类、糖肽类、四环素类、氯霉素类、氟喹诺酮类联合应用无拮抗作用。

【药动学】奎奴普丁、达福普汀是血浆中的主要活性成分，奎奴普丁在体内可代谢为 2 种活性代谢产物，达福普汀可水解为 1 种活性代谢产物。

健康志愿者中，奎奴普丁 - 达福普汀单剂给药 5mg/kg，10mg/kg，15mg/kg 后，奎奴普丁及其 2 种代谢产物的血药峰浓度（C_{max}）分别为 1.3mg/L、2.4mg/L、3.31mg/L，药时曲线下面积（AUC）1.6mg·h/L、3mg·h/L、4.5mg·h/L，消除半衰期（$t_{1/2}$）0~1 小时；达福普汀及其代谢产物的 C_{max} 5.1mg/L、7.1mg/L、8.5mg/L，AUC 5.9mg·h/L、8.2mg·h/L、10.8mg·h/L，$t_{1/2}$0.3~0.4 小时。奎奴普丁 - 达福普汀每次 7.5mg/kg，每日 3 次给药，每次滴注 60 分钟，给药 10 次后，奎奴普丁及其代谢产物的 C_{max}（3.20±0.67）mg/L，AUC（7.20±1.24）mg·h/L，$t_{1/2}$（3.07±0.51）小时；达福普汀及其代谢产物的 C_{max}（7.96±1.30）mg/L，AUC（10.57±2.24）mg·h/L，$t_{1/2}$（1.04±0.20）小时。

奎奴普丁 - 达福普汀可广泛分布于各组织，但不能透过血脑屏障和胎盘。奎奴普丁和达福普汀经肝脏代谢后，其原型与代谢产物均经胆道于粪便排泄，尿中排泄量仅占给药量的 15%~19%。奎奴普丁 - 达福普汀的蛋白结合率约 90%。奎奴普丁 - 达福普汀可进入巨噬细胞，细胞内浓度可达细胞外浓度的 30~50 倍，并达有效浓度。奎奴普丁和达福普汀原型的清除率相似，均为 0.72L/kg·h，奎奴普丁的分布容积为 0.45L/kg，达福普汀为 0.24L/kg。奎奴普丁与达福普汀的消除半衰期分别为 0.85 小时和 0.70 小时。

在肾功能不全患者中，内生肌酐清除率在 6~28ml/min 者，奎奴普丁与达福普汀及其代谢产物的 AUC 分别上升 40% 和 30%。腹膜透析清除药物的量很少，这类患者中，奎奴普丁与达福普汀原型药的 AUC 可分别上升 20% 和 30%。由于奎奴普丁 - 达福普汀的分子较大，血液透析不能清除药物。

肝功能损害患者中，奎奴普丁与达福普汀及其代谢产物的 AUC 分别上升了 180% 和 50%，但对药物的半衰期没有影响。

【适应证及临床应用】

1. 耐万古霉素屎肠球菌所致的严重感染或危及生命的感染。

2. 甲氧西林敏感的金黄色葡萄球菌或者化脓性链球菌所致的复杂性皮肤与皮肤结构感染。

【剂量及用法】

1. 耐万古霉素屎肠球菌严重感染，每次 7.5mg/kg，每 8 小时一次静脉滴注。

2. 由甲氧西林敏感金黄色葡萄球菌、化脓性链球菌所致复杂性皮肤软组织感染，每次 7.5mg/kg，每 12 小时一次静脉滴注，疗程至少 7 天。

3. 每次静脉滴注时间至少 60 分钟，滴注结束后以 5% 葡萄糖注射液冲洗静脉以减少静脉刺激。

4. 肾功能不全患者包括血液和腹膜透析患者中药物剂量无须调整。

5. 肝功能损害或肝硬化患者中应减量应用，但如何调整剂量尚缺乏临床资料。

6. 16 岁以下儿童中的使用缺乏临床资料。

【不良反应】奎奴普丁 - 达福普汀的不良反应可分为静脉相关的不良反应和系统性不良反应，静脉相关的不良反应是其最显著的不良反应，可在注射部位出现炎症、疼痛、水肿、血管扩张及血栓性静脉炎等，其中有 10% 的患者因此中止治疗。其他较常见的不良反应有：关节痛、肌痛、恶心、呕吐、腹泻、头痛、心悸、皮疹、瘙痒、头晕等，较少见的不良反应有发热、腹痛、胸痛、便秘、口腔念珠菌病、眩晕等。实验室检查可有血总胆红素、结合胆红素升高，LDH、CK 升高，血红蛋白降低，血 GPT、GOT、尿素氮、肌酐升高等，大多无临床症状，且为可逆性。此外偶见窒息感、骨痛、酸中毒、溶血等。

【禁忌证及注意事项】

1. 对奎奴普丁、达福普汀或链阳性菌素过敏者禁用。

2. 本品属妊娠期用药 B 类；妊娠患者有明确指征者可采用。

3. 哺乳期妇女用药宜停止授乳。

4. 16 岁以下患儿不宜使用。

5. 肝功能损害患者中，本品血药浓度上升明显，需适当减量，但给药方案的调整方法尚待研究。

6. 肾功能不全患者中，本品血药浓度有所上升，但无须调整剂量。

7. 本品静脉给药速度过快使静脉炎的发生率上升，因此每次静脉滴注时间应控制在 60 分钟以上。

8. 避免与通过细胞色素酶 P-450 3A4 系统代谢的药物以及能够使 Q-Tc 间期延长的药物合用。

【药物相互作用】

1. 由于本品可明显抑制细胞色素酶 P-450 3A4，因此与下列药物合用时可影响其肝内代谢，而使血药浓度增高。

（1）本品 7.5mg/kg、每 8 小时一次，与环孢素 300mg 合用 3 天后，环孢素的 AUC 上升 63%，血药峰浓度上升 30%，消除半衰期增加 77%，因此，环孢素与本品合用时应监测其血药浓度。

（2）本品与硝苯地平和咪达唑仑合用时，两者的血药峰浓度分别上升 18% 和 14%，AUC 分别上升 44% 和 33%。用药过程中需注意观察其不良反应。

（3）其他药与本品合用时，血药浓度会增高者：①抗组胺药，阿司咪唑，特非那定；②抗 HIV 药物（非核苷类逆转录酶抑制剂和蛋白酶抑制剂），地拉夫定，奈韦拉平，茚地那韦，利托那韦；③抗肿瘤化疗药，长春花生物碱（如长春碱），紫杉萜，紫杉醇；④苯二氮䓬类，地西泮；⑤钙拮抗剂，维拉帕米，地尔硫䓬；⑥降脂药，HMG-CoA 还原酶抑制剂（如洛伐他汀）；⑦胃肠动力药，西沙必利；⑧免疫抑制剂，他克莫司；⑨肾上腺糖皮质激素，甲泼尼龙；⑩其他，卡马西平，奎尼丁，利多卡因。

2. 地高辛不经 CYP3A4 代谢，但部分地高辛经肠道迟缓真杆菌代谢，而本品对真杆菌属具抗菌作用，由此可能影响地高辛的代谢。

第四节 利奈唑胺和泰迪唑胺

利奈唑胺（linezolid）与泰迪唑胺（tedizolid）均属于全合成抗菌药噁唑烷酮类（oxazolidinones）。

一、利奈唑胺

【抗菌作用】利奈唑胺（linezolid）对葡萄球菌属、肠球菌属、链球菌属均显示良好的抗菌作用，包括金黄色葡萄球菌（甲氧西林敏感或耐药菌株）、凝固酶阴性葡萄球菌（甲氧西林敏感或耐药菌株）、粪肠球菌（万古霉素敏感或耐药菌株）、屎肠球菌（万古霉素敏感或耐药菌株）、肺炎链球菌（包括青霉素耐药株）、无乳链球菌、化脓性链球菌、草绿色链球菌。利奈唑胺对厌氧菌亦具抗菌活性，对艰难梭菌的作用与万古霉素相似，对拟杆菌属和梭杆菌属具有一定抗菌作用。利奈唑胺对革兰氏阴性菌作用差。在兼性厌氧革兰氏阴性菌中，利奈唑胺对卡他莫拉菌、流感嗜血杆菌、淋病奈瑟菌均具有抗菌作用。对巴斯德菌属和脑膜炎败血黄杆菌有一定抗菌作用。肠杆菌科细菌、假单胞菌属和不动杆菌属等非发酵菌则对该药呈现耐药。据报道，利奈唑胺对支原体属和衣原体属、结核分枝杆菌、鸟分枝杆菌亦有一定抑制作用。

利奈唑胺与细菌核糖体50S亚单位结合，抑制mRNA与核糖体连接，阻止70S起始复合物的形成，从而抑制细菌蛋白质的合成。利奈唑胺为抑菌剂，但对肺炎链球菌等链球菌属可呈现杀菌作用。

【药动学】利奈唑胺口服吸收快速且完全，生物利用度100%。健康志愿者单剂口服利奈唑胺375mg或600mg，在1.52小时或1.28小时内（T_{max}）达到血药峰浓度（C_{max}），分别为8.10mg/L和12.70mg/L。24名志愿者每日口服375mg或625mg利奈唑胺，14.5天后，C_{max}分别为12mg/L和18mg/L，2种不同剂量达稳态时，血药谷浓度 ≥ 4mg/L。进食可使利奈唑胺T_{max}延迟1.5~2.2小时，血药峰浓度降低23%，但对AUC和生物利用度没有影响。

单剂静脉滴注利奈唑胺625mg，T_{max}为0.50小时，C_{max}达12.90mg/L。17名志愿者静脉应用利奈唑胺500mg或625mg，每日2次，7.5天后达稳态时，血药谷浓度分别为3.51mg/L和3.84mg/L，在12小时的给药间期内，血药浓度维持在 > 4mg/L的时间为9~10小时。

利奈唑胺在体内广泛分布于血液灌注良好的组织，蛋白结合率为31%。本品为时间依赖性抗菌药，表观分布容积为50L。

利奈唑胺在体内缓慢氧化为羧酸化合物，氨基乙氧乙酸（A）和羟乙基氨基乙酸（B）。非肾脏清除率约占利奈唑胺总清除率的65%。稳态时，约有30%的药物以原型药物、40%以代谢产物B的形式、10%以代谢产物A的形式随尿排泄。利奈唑胺的肾脏清除率低（CL和CL_R分别为120ml/min和40ml/min），提示有肾小管重吸收。约有6%和3%的药物分别以代谢产物B和A的形式经粪便排出。消除半衰期为4.5~5.5小时。

【适应证及临床应用】本品用于治疗敏感菌引起的下列感染：①万古霉素耐药屎肠球菌引起的感染，包括血流感染。②医院获得性肺炎：由金黄色葡萄球菌（甲氧西林敏感或耐药株）或肺炎链球菌（包括青霉素耐药或中敏株PRSP，PISP）引起的医院获得性肺炎。③复杂性皮肤软组织感染，包括未并发骨髓炎的糖尿病足部感染，由金黄色葡萄球菌（甲氧西林敏感或耐药株）、化脓性链球菌或无乳链球菌所致者。④由金黄色葡萄球菌（仅为甲氧西林敏感株）或化脓性链球菌所致的单纯性皮肤软组织感染。但此适应证宜首选第一代头孢菌素类或耐酶青霉素或阿莫西

林 - 克拉维酸。⑤社区获得性肺炎，由肺炎链球菌（包括青霉素耐药株）所致，包括伴发血流感染，或由金黄色葡萄球菌（仅为甲氧西林敏感的菌株）所致社区获得性肺炎。但由青霉素敏感肺炎链球菌（PSSP）、甲氧西林敏感金黄色葡萄球菌所致者，仍宜首选青霉素或阿莫西林，第一代或第二代头孢菌素，或耐酶青霉素类。

【剂量及用法】医院获得性肺炎、复杂性皮肤软组织感染和社区获得性肺炎、万古霉素耐药屎肠球菌感染：成人每次 600mg，每 12 小时 1 次静脉滴注或口服。儿童每次 10mg/kg，每 8 小时 1 次静脉滴注或口服。对万古霉素耐药屎肠球菌感染患者疗程至少 2 周。

单纯性皮肤软组织感染：成人每次 400mg，每日 2 次口服。儿童患者，< 5 岁者每次 10mg/kg，每 8 小时 1 次静脉注射或口服；> 5 岁者每次 10mg/kg，每 12 小时 1 次静脉注射或口服。

出生 7 天以内的新生儿：大多数出生 7 天以内的早产儿（< 34 孕周）对利奈唑胺的系统清除率较足月儿和其他大婴儿低，且 AUC 值更大。这些早产儿的初始剂量应为 10mg/kg，每 12 小时 1 次给药，当临床效果不佳时，应考虑按剂量 10mg/kg，每 8 小时 1 次给药。所有出生 7 天内或以上的新生儿应按 10mg/kg，每 8 小时 1 次的剂量给药。

肾功能损害患者中，无须调整利奈唑胺剂量。血液透析 3 小时约可排出 30% 的给药量，因此血液透析的患者在完成透析后应适当补充剂量或在完成透析后给药。本品在腹腔透析患者中的排泄无资料。

轻度及中度肝功能损害者中，无须调整利奈唑胺剂量，在重度肝功能损害者缺乏临床资料。

疗程一般宜为 2 周，不超过 28 天。应用利奈唑胺超过 28 天的安全性尚未建立。

【不良反应】较常见的不良反应（≥ 2%）包括：腹泻、头痛、恶心、呕吐、失眠、便秘、皮疹、头晕、发热；实验室检查有血小板减少症、血白细胞减少、贫血、肝功能异常、尿素氮升高。利奈唑胺相关的血小板减少表现为与疗程相关（通常疗程均超过 2 周）。大多数患者的血小板计数在随访阶段恢复至正常 / 基础水平。较少见的不良反应有味觉改变、真菌感染等；实验室异常有血总胆红素升高、血肌酐升高、血淀粉酶升高等。偶见可逆性的骨髓抑制、周围神经和视神经病变、高血压、乳酸性酸中毒以及 5- 羟色胺综合征等。

【禁忌证及注意事项】

1. 既往对利奈唑胺过敏者禁用。

2. 利奈唑胺抑制细菌蛋白质合成的同时，也抑制人体线粒体蛋白质的合成。线粒体氧化磷酸化为人体重要器官提供能量，因此耗能多的器官如骨髓、视神经、脑、肾的功能在应用本品期间可能会减退。在应用本品的患者中有出现骨髓抑制的报道，尤其以血小板减少，亦可表现为贫血、白细胞减少或全血细胞减少。停用本品后血象指标可以上升并恢复到治疗前的水平。因此对应用本品的患者应每周进行血小板和全血细胞计数的检查，尤其是那些用药超过两周，或用药前已有骨髓抑制，或合并应用能导致骨髓抑制的其他药物的患者。对发生骨髓抑制的患者应停用利奈唑胺治疗。在本品治疗中也有出现视物模糊的报道。应用利奈唑胺的患者在疗程中应密切观察视觉症状的出现，必要时监测视觉功能。

3. 应用利奈唑胺过程中，有乳酸性酸中毒的报道。在报道的病例中，患者反复出现恶心和呕吐。患者在接受利奈唑胺时如发生反复恶心或呕吐、有原因不明的酸中毒或低碳酸血症，需要立即进行检查。

4. 应用本品疗程超过 28 天的安全性未建立，疗程超过 28 天者发生周围神经病和视神经病变及其他不良反应的可能性增加。

5. 因本品有与 5- 羟色胺类药物潜在的相互作用，因此除非密切观察患者 5- 羟色胺综合征的体征和 / 或症状，否则利奈唑胺禁用于类癌综合征的患者和 / 或使用任何以下药物的患者：5- 羟色胺再摄取抑制剂，三环类抗抑郁药，5-HT₁受体拮抗剂（阿米替林）、哌替啶或丁螺环酮。

6. 由于本品具有单胺氧化酶抑制剂作用，在应用利奈唑胺过程中，应避免食用含有大量酪氨酸的食品，包括腌渍、泡制、烟熏、发酵的食品。

7. 由于本品有引起血压升高的潜在相互作用，除非对于患者可能出现的血压升高进行监测，否则利奈唑胺不宜应用于高血压未控制的患者、嗜铬细胞瘤、甲状腺功能亢进的患者和/或使用以下任何药物的患者：直接或间接拟交感神经药物（如伪麻黄碱），血管加压药物（如肾上腺素、去甲肾上腺素），多巴胺类药物（如多巴胺、多巴酚丁胺）以及苯丙醇胺、右美沙芬、抗抑郁药等。

8. 口服利奈唑胺混悬剂每 5ml 含有苯丙氨酸 20mg，有苯丙酮尿症的患者应注意。

9. 利奈唑胺属妊娠期用药 C 类，因此用药前应充分权衡利弊后决定是否用药。

10. 哺乳期妇女应用本品时宜停止授乳。

【药物相互作用】

1. 利奈唑烷不是细胞色素 P-450 的诱导剂，因此可以与华法林、苯妥英钠合用。

2. 利奈唑胺具有轻度可逆的、非选择性的单胺氧化酶抑制剂作用，因此与肾上腺素能或 5-羟色胺类药物合用有产生相互作用的可能。

（1）肾上腺素能药物：与拟交感活性药物、血管收缩药、多巴胺活性药物联合应用可使部分患者血压上升，与苯丙醇胺、伪麻黄碱合用亦可使血压上升。因此，使用多巴胺、肾上腺素时需监测血压。与苯丙醇胺、伪麻黄碱的联合需慎用。

（2）5- 羟色胺类药物：与 5- 羟色胺类药物如右美沙芬联合使用应注意发生精神错乱、高热、震颤、动作不协调等 5- 羟色胺综合征。

二、泰迪唑胺

泰迪唑胺（tedizolid）的口服及注射用药均为磷酸泰迪唑胺，为前药，体内在磷酸酯酶作用下转为其活性成分泰迪唑胺而起作用。

【抗菌作用】泰迪唑胺对葡萄球菌属、肠球菌属、链球菌属均显示良好的抗菌作用，包括金黄色葡萄球菌（甲氧西林敏感或耐药菌株）、凝固酶阴性葡萄球菌（甲氧西林敏感或耐药菌株）、粪肠球菌（万古霉素敏感或耐药菌株）、屎肠球菌（万古霉素敏感或耐药菌株）、化脓性链球菌、咽峡炎链球菌群（包括咽峡炎链球菌，中间链球菌和星座链球菌）。

泰迪唑胺与细菌核糖体 50S 亚单位结合，从而抑制细菌蛋白质的合成。泰迪唑胺为抑菌剂，对葡萄球菌、肠球菌、链球菌等链球菌属均呈现抑菌作用。由于作用机制不同，泰迪唑胺与其他种类抗菌药没有交叉耐药现象，也没有协同或拮抗作用。23S rRNA 基因或核糖体蛋白突变可导致对泰迪唑胺耐药，对金黄色葡萄球菌的研究显示，如果没有染色体突变，单纯的 cfr 基因并不会造成耐药。

【药动学】本品空腹口服后约 3 小时达血药峰浓度，其绝对生物利用度 91%。静脉输注给药时血药峰浓度出现在输注结束时。健康成人志愿者单剂口服或静脉给药本品 200mg 的血药峰浓度（C_{max}）分别为 2.0mg/L 和 2.3mg/L。进食对本品 AUC 没有影响。本品每次 200mg，每日 1 次口服或静脉多剂给药后，约 3 天达稳态血药浓度，其 C_{max} 分别为 2.2mg/L 和 3.0mg/L。

本品的血浆蛋白结合率为 70% ~ 90%。单剂静脉给药后，泰迪唑胺广泛分布至组织中，在脂肪和骨骼肌组织中的药物浓度与血药浓度相仿，分布容积为 67~80L。

绝大多数本品在体内代谢，但与肝脏微粒体代谢无关，提示对 CYP450 酶代谢没有影响。

单剂空腹口服 ^{14}C 标记磷酸泰迪唑胺，给药后多数泰迪唑胺以无抗微生物活性的硫酸盐形式自肝脏清除，82% 和 18% 的具有放射活性的药物剂量分别收集自粪便和尿液。> 85% 的泰迪唑胺在 96 小时内自体内排出。以原型从粪便和尿液排出的药物 < 3%。消除半衰期约 12 小时。

中度和重度肝功能损害（Child-Pugh 分级 B 和 C）患者对口服泰迪唑胺的 C_{max} 和 AUC 没有影响，无须调整剂量。

重度肾功能损害 [eGFR < 30ml/（min·1.73m^2）]C_{max} 没有变化和 AUC 轻度下降 10%。血液透析不能清除泰迪唑胺。因此肾功能不全或接受血液透析患者中无须调整剂量。

老年人中 C_{max} 和 AUC 与年轻人相仿，因此老年人用药无须调整剂量。

【适应证及临床应用】本品用于治疗敏感菌引起的急性细菌性皮肤与皮肤结构感染，病原菌可包括金黄色葡萄球菌（甲氧西林敏感或耐药株）、化脓性链球菌、无乳链球菌、咽峡炎链球菌群（包括咽峡炎链球菌、中间链球菌、星座链球菌）和粪肠球菌所致者。

临床试验：2 项国际多中心、双盲、非劣效研究共 1 315 例急性皮肤和皮肤结构感染患者，对照药均为利奈唑胺。试验 1 为口服给药，试验 2 中，患者可在最短 1 天后自静脉给药改为口服。试验 1 中，泰迪唑胺组与利奈唑胺组的 ITT 人群有效率分别为 85.5% 和 86%。试验 2 中，泰迪唑胺组与利奈唑胺组的 ITT 人群有效率分别为 88.0% 和 87.7%。细菌清除率在泰迪唑胺组中，金黄色葡萄球菌 88.5%（其中 MRSA 83.7%）、化脓性链球菌 83.7%、咽峡炎链球菌群 70%、无乳链球菌 88.9%、粪肠球菌 70%，利奈唑胺组中，金黄色葡萄球菌 88.6%（其中 MRSA81.5%）、化脓性链球菌 95.0%、咽峡炎链球菌群 89.3%、无乳链球菌 80.0%、粪肠球菌 100%。

【剂量及用法】18 岁以上成人每次 200mg，每日 1 次静脉滴注或口服，总疗程 6 天。采用静脉给药，每次静脉滴注时间为 1 小时。

【不良反应】2 项 II 期和 2 项 III 期临床试验共纳入 1 050 例泰迪唑胺组和 662 例对照组患者，泰迪唑胺组较常见的不良反应包括：恶心（8%）、头痛（6%）、腹泻（4%）、呕吐（3%）、眩晕（2%）等。泰迪唑胺与对照药发生不良反应的中位时间为第 5 天，其中 12% 发生在第 2 天。

其他少见（< 2%）不良反应有：贫血，心悸、心动过速，视疲劳、视物模糊、视力下降、玻璃体浮游物，输注相关反应，药物过敏，艰难梭菌肠炎、口腔念珠菌病、外阴阴道真菌感染，感觉减退、感觉异常、神经麻痹，皮疹、瘙痒、皮炎，充血、高血压，肝脏转氨酶升高、白细胞计数下降。

骨髓抑制：在健康成年人使用本品 21 天的 I 期临床试验中，当给药超过 6 天时，显示了对血液学参数可能的药物剂量和疗程效应。III 期临床试验中，有临床意义的血液学参数改变在本品和利奈唑胺组中大致相仿。

外周与视神经病变：使用利奈唑胺超过 28 天，会出现外周和视神经病变。泰迪唑胺 III 期临床试验中，外周和视神经病变的发生率在本品和利奈唑胺组间相似。

【禁忌证及注意事项】

1. 泰迪唑胺属妊娠期用药 C 类，因此用药前应充分权衡利弊后决定是否用药。

2. 泰迪唑胺可分泌至大鼠乳汁，人类无数据，因为许多药物能分泌至乳汁中，因此哺乳期妇女应用本品时宜警惕。

3. 18 岁以下儿童的疗效与安全性尚未确立。

4. 65 岁以上老年人的临床资料尚不充分，但老年人与年轻人间的药动学数据总体相似。

【药物相互作用】

1. 泰迪唑胺不是 CYP 酶的诱导或抑制剂，因此与氧化代谢的药物相互作用的可能性小。

2. 泰迪唑胺对重要药物的摄取（OAT1，OAT 3，OATP1B1，OATP1B3，OCT1 和 OCT2）和泵出（P-gp 和 ABCG2）转运体没有抑制作用。

3. 泰迪唑胺在体外具有可逆的单胺氧化酶抑制剂作用，因此与肾上腺素能或 5- 羟色胺类药物合用有产生相互作用的可能。

（1）肾上腺素能药物：两项安慰剂对照临床试验评价了本品与伪麻黄碱和酪胺合用的作用。与伪麻黄碱合用未见明显作用，使用酪胺会使收缩压上升和心悸。因此，与上述药物合用应谨慎。

（2）5- 羟色胺类药物：使用 30 倍人类常用剂量对小鼠模型没有影响。

第五节　莫匹罗星

莫匹罗星（mupirocin）是一种天然抗生素，为荧光假单胞菌的发酵产物，主要供局部应用。

【抗菌作用】莫匹罗星对包括甲氧西林耐药菌株在内的金黄色葡萄球菌、表皮葡萄球菌、腐生葡萄球菌以及化脓性链球菌等革兰氏阳性球菌具抗菌活性，但对肠球菌属无抗菌作用。对革兰氏阴性菌中的嗜血杆菌属、巴斯德菌属、博德特菌属有一定抗菌活性，对假单胞菌属、肠杆菌科细菌抗菌作用差，对厌氧菌、真菌无抗菌作用。莫匹罗星可与细菌异亮氨酰胺转移 tRNA 合成酶结合，抑制细菌蛋白质合成。由于它独特的作用机制，与其他抗菌药间没有交叉耐药。细菌对莫匹罗星耐药者少见，但长期应用可诱导葡萄球菌属耐药，低度耐药的机制主要是莫匹罗星与异亮氨酰胺转移 tRNA 合成酶结合位点的改变，高度耐药可见于金黄色葡萄球菌和凝固酶阴性葡萄球菌，它由质粒携带的 *mupA* 基因编码产生结构改变的异亮氨酰胺转移 tRNA 合成酶引起耐药。莫匹罗星为抑菌剂，但在局部应用的高浓度时可起杀菌作用。体外试验中，最低杀菌浓度（MBC）是最低抑菌浓度（MIC）的 8~32 倍。

【药动学】莫匹罗星静脉应用或口服后很快被分解，其代谢产物没有抗菌活性并由肾脏排出。本品局部应用后在成人中基本不吸收，用药 72 小时后仍只能在局部检出，但在新生儿和婴儿中可有部分吸收。本品蛋白结合率 97% 以上，但在局部应用中所起作用尚未充分研究。

【适应证及临床应用】本品为局部外用抗生素，适用于葡萄球菌属或化脓链球菌引起的脓疱病。也可鼻腔内局部应用以消除金黄色葡萄球菌的带菌状态。

【剂量及用法】本品仅供外用，涂于局部患处，每日 3 次，疗程 10 天。鼻腔内用时，将莫匹罗星软膏适量挤入鼻腔，并挤压鼻翼片刻，每日 2 次。

【不良反应】临床试验中应用本品后较为常见（≥ 1%）的不良反应包括局部烧灼感、蜇刺感、疼痛及瘙痒等；局部皮疹、恶心、红斑、皮肤干燥、局部肿胀等较为少见。上市后有报告莫匹罗星软膏引起全身性过敏反应，如过敏性休克、荨麻疹、血管性水肿和全身皮疹，但非常罕见。

【禁忌证及注意事项】

1. 既往对莫匹罗星过敏者禁用。

2. 莫匹罗星局部应用对胎儿无致畸作用，但缺乏足够的对照试验，因此在孕妇中应慎用。

3. 目前尚无莫匹罗星是否可分泌至乳汁的资料，因此在哺乳期妇女中也应慎用。

4. 2 个月 ~16 岁的儿童中可安全使用本品。

5. 莫匹罗星软膏不应接触眼部；鼻腔内使用时应用其鼻用软膏。

6. 莫匹罗星软膏所用基质可经皮肤创面吸收并经肾脏排出，因此肾功能中、重度不全患者不应大量应用。

7. 不宜应用于静脉导管或中心静脉插管部位。

第六节　替加环素

替加环素（tigecycline）属甘氨酰环素类（glycylcyclines）抗生素。

【抗菌作用】替加环素对金黄色葡萄球菌（甲氧西林敏感及耐药株）、凝固酶阴性葡萄球菌（甲氧西林敏感和耐药株），糖肽类中介金黄色葡萄球菌（GISA）和异质性 GISA（hGISA）有很高的抗菌活性。对粪肠球菌和屎肠球菌的体外抗菌活性分别是万古霉素和利奈唑胺的 8 倍和 16 倍。替加环素对肺炎链球菌、草绿色链球菌以及 β- 溶血性链球菌亦具高度抗菌活性，包括青霉素耐药株。其他革兰氏阳性菌如棒状杆菌、乳酸杆菌、明串珠菌属、单核细胞增生李斯特菌也对替加环素敏感。

替加环素对大肠埃希菌、肺炎克雷伯菌、产酸克雷伯菌、阴沟肠杆菌、产气肠杆菌和弗劳地柠檬酸杆菌有良好的抗菌作用，MIC 范围 0.5～2mg/L。对产或非产 ESBLs 大肠埃希菌、肺炎克雷伯菌、产酸克雷伯菌的抗菌活性相仿。对奇异变形杆菌、普通变形杆菌、摩根摩根菌和黏质沙雷菌的抗菌活性较差。对不发酵糖革兰氏阴性菌的作用不一。其中对鲍曼不动杆菌属、嗜麦芽窄食单胞菌体外具抗菌活性，但对洋葱伯克霍尔德菌的活性较差，铜绿假单胞菌对该药呈现耐药。

替加环素对于拟杆菌属、产气荚膜梭菌以及微小消化链球菌等厌氧菌有较好作用。对肺炎支原体和人型支原体亦有良好作用，对解脲脲原体作用略差。替加环素对快速生长的分枝杆菌具良好抗菌活性，如脓肿分枝杆菌、龟分枝杆菌和偶发分枝杆菌，而缓慢生长的非结核分枝杆菌对替加环素不敏感。

尚未发现替加环素与其他抗生素存在交叉耐药。替加环素不受 β- 内酰胺酶（包括超广谱 β- 内酰胺酶）、靶位修饰、大环内酯类外排泵或酶靶位改变（如促旋酶 / 拓扑异构酶）等耐药机制的影响。细菌对替加环素耐药与外排机制有关。在变形杆菌属、铜绿假单胞菌等对替加环素不甚敏感的菌株中，均发现外排转运机制在细菌对替加环素敏感性下降中的作用。

替加环素通过与细菌核糖体 30S 亚单位结合、阻止氨酰化 tRNA 分子进入核糖体 A 位而抑制细菌蛋白质合成，阻止肽链延长。替加环素为抑菌剂。

【药动学】单剂静脉滴注替加环素 100mg，血药峰浓度为 0.9～1.45mg/L。静脉应用替加环素首剂 100mg 继以 50mg，每 12 小时一次达稳态时，血药谷浓度为 0.13mg/L。替加环素体外血浆蛋白结合率为 71%～89%。本品分布容积为 500～700L，提示其组织分布广，其分布超过血浆容量。

本品在体内仅少量代谢为葡糖醛酸苷、N- 乙酰代谢产物和替加环素异构体（每种成分均未超过给药剂量的 10%）。给药剂量的 59% 通过胆道 / 粪便排泄消除，33% 经尿液排泄。总剂量的 22% 以替加环素原型经尿液排泄。清除率为 51ml/min，消除半衰期为 42.4 小时。

轻度肝功能损害患者中替加环素的单剂量药动学特性无影响。中度肝功能损害患者（Child-Pugh 分级 B 级）中替加环素的系统清除率减少 25%，消除半衰期延长 23%。重度肝功能损害患者（Child-Pugh 分级 C 级）中替加环素的系统清除率减少 55%，消除半衰期延长 43%。肾功能损害患者替加环素的药动学特性均未见显著改变，替加环素不能经过透析清除。所以肾功能损害或接受血液透析治疗患者无须调整本品的剂量。

【适应证及临床应用】本品适用于 18 岁以上患者在下列情况下由敏感菌所致感染的治疗：

1. 复杂性腹腔内感染　由弗劳地柠檬酸杆菌、阴沟肠杆菌、大肠埃希菌、产酸克雷伯菌、肺炎克雷伯菌、粪肠球菌（仅限于万古霉素敏感菌株）、金黄色葡萄球菌（甲氧西林敏感株和甲氧西林耐药株）、咽峡炎链球菌族（包括咽峡炎链球菌、中间链球菌和星座链球菌）、脆弱拟杆菌、多形拟杆菌、单形拟杆菌、普通拟杆菌、产气荚膜梭菌和微小消化链球菌所致者。

2. 复杂性皮肤和皮肤结构感染　由大肠埃希菌、阴沟肠杆菌、肺炎克雷伯菌、粪肠球菌（仅限于万古霉素敏感菌株）、金黄色葡萄球菌（甲氧西林敏感株和甲氧西林耐药株）、无乳链球菌、咽峡炎链球菌族（包括咽峡炎链球菌、中间链球菌和星座链球菌）、化脓性链球菌及脆弱拟杆菌所致者。

3. 社区获得性肺炎　由肺炎链球菌（青霉素敏感株）所致，包括合并菌血症者；流感嗜血杆菌以及嗜肺军团菌所致者。

4. 不推荐用于治疗糖尿病足感染。

5. 不推荐用于治疗医院获得性肺炎，包括呼吸机相关性肺炎。

【剂量及用法】

1. 静脉滴注，首剂 100mg，然后每次 50mg，每 12 小时一次，每次滴注 30～60 分钟。替加环素用于治疗复杂性腹腔内感染与复杂性皮肤和皮肤结构感染的推荐疗程为 5～14 天，治疗社区获得性细菌性肺炎的疗程为 7～14 天。应该根据感染的严重程度及部位、患者的临床和细菌学进展情况而定。

2. 轻至中度肝功能损害（Child-Pugh 分级 A 和 B 级）患者无须调整剂量，重度肝功能损害患者（Child-Pugh 分级 C 级）慎用替加环素，必须使用时剂量应调整为首剂 100mg，然后每 12 小时 25mg，并密切监测治疗反应及肝功能。

3. 肾功能损害或接受血液透析患者无须调整剂量。

4. 儿科剂量的疗效和安全性尚未建立，应避免在儿科患者中使用本品。如其他药物均无效或不可用而必须使用本品时，推荐给药方案为：8～11 岁，每次 1.2mg/kg，每 12 小时一次静脉滴注，最大剂量不超过每次 50mg，每 12 小时一次；12～17 岁，每次 50mg，每 12 小时一次静脉滴注。

【不良反应】临床研究中最常见不良反应为恶心（26%）与呕吐（18%），多为轻、中度，通常发生于治疗的第 1~2 天。其余较常见的不良反应（≥2%）包括：腹痛、脓肿、乏力、头痛、感染、静脉炎、腹泻、消化不良、贫血、伤口愈合欠佳、头晕、皮疹；实验室检查有肝功能异常、碱性磷酸酶升高、淀粉酶升高、胆红素血症、血尿素氮升高、低蛋白血症等。较少见的不良反应（＜2%）包括：注射部位疼痛、注射部位水肿、注射部位炎症、注射部位静脉炎、血栓性静脉炎、过敏反应、感染性休克、寒战、食欲减退、黄疸、排便异常、嗜睡、味觉倒错、瘙痒、阴道念珠菌病、阴道炎；实验室检查有血肌酐升高、低钙血症、低钾血症、低血糖、凝血酶原时间延长、部分凝血活酶时间延长、血小板减少、嗜酸性粒细胞增多。上市以后的不良反应包括过敏反应，急性胰腺炎，肝胆汁淤积、黄疸、严重皮肤反应（包括史-约综合征）以及有症状的低血糖。

【禁忌证及注意事项】

1. 已知对注射用替加环素任何成分过敏者禁用，对四环素类抗生素过敏的患者避免使用。

2. Ⅲ期和Ⅳ期临床研究发现，与对照药组相比，替加环素组患者全因死亡率较高，前者为 3%（110/3 646），后者为 4%（150/3 788）。全因死亡率的增高应在治疗方案选择时予以考虑。

3. 呼吸机相关性肺炎的患者使用本品后观察到治愈率较低和病死率较高。

4. 已有使用替加环素治疗后出现肝功能损害甚至肝衰竭的报道。肝功能异常患者应用本品时应权衡利弊，并密切监测肝功能。

5. 已有使用替加环素后出现胰腺炎，包括死亡的报告。如果使用本品后怀疑引发胰腺炎应停止给予。

6. 本品属美国 FDA 妊娠期用药 D 类，妊娠患者避免应用。

7. 哺乳期妇女必须应用本品时应停止哺乳。

8. 在牙齿发育期间（怀孕中后期，婴儿期、8 岁以前）使用本品可导致牙齿永久变色（黄 - 灰 - 褐），应避免使用，除非其他药物无效或者禁用。

9. 避免单用本品治疗肠穿孔继发的复杂性腹腔内感染。

10. 替加环素在结构上与四环素类抗生素相似，可能存在相似的不良反应。包括：光敏感性、假性脑瘤、胰腺炎以及抑制蛋白合成作用（后者导致尿素氮升高、氮质血症、酸中毒和高磷酸盐血症）。

【药物相互作用】

1. 替加环素能轻度降低地高辛的血药峰浓度，但对地高辛的 AUC 或清除率并无影响。地高辛不影响替加环素的药动学特性。因此，本品与地高辛合用时两者均无须调整剂量。

2. 替加环素与华法林合用，可致华法林清除率降低，血药峰浓度增高和药时曲线下面积增大，但未明显改变华法林对标准化比值（INR）的影响。因此两者合用时仍应监测凝血酶原时间或其他抗凝试验。

3. 人肝微粒体体外研究结果提示，替加环素不抑制下列 6 种细胞色素 P-450（CYP）酶系所介导的代谢过程：1A2、2C8、2C9、2C19、2D6 和 3A4。因此预期替加环素不会改变需经上述代谢酶代谢的药物代谢过程。

4. 与口服避孕药合用可导致口服避孕药作用降低。

第七节　非达霉素

非达霉素（fidaxomicin）是具有 18 元环结构的新型大环内酯类抗生素，通过桔橙指孢囊菌（*Dactylosporangium aurantiacum*）发酵而得。2011 年首次在美国上市。

【抗菌作用】非达霉素对包括艰难梭菌在内的梭菌属具有良好的抗菌活性。本品在体外对艰难梭菌显示出浓度依赖性的杀菌活性，其作用机制为通过抑制 RNA 聚合酶活性而抑制了 RNA 的合成。

体外本品与其他抗菌药物无交叉耐药，与利福平和利福昔明合用对艰难梭菌有协同作用。对艰难梭菌的抗生素后效应持续 6～10 小时。

【药动学】非达霉素口服吸收差，口服后部分水解成主要活性代谢物 OP-1118。健康成年男性单剂口服本品 200mg 后，非达霉素和 OP-1118 分别于 2 小时（1～5 小时）和 1.02 小时（1～5 小时）达血药峰浓度，为（5.20±2.81）ng/ml 和（120±6.06）ng/ml。本品主要分布在胃肠道，口服 200mg，每天 2 次，疗程 10 天，粪便中非达霉素和 OP-1118 浓度为 639～2 710μg/g 和 213～1 210μg/g。超过 92% 以上的本品和 OP-1118 从粪便排泄，仅不到 1% 的代谢产物 OP-1118 经尿排泄。消除半衰期分别为（11.7±4.80）小时和（11.2±3.01）小时。

非达霉素及其代谢物 OP-1118 在不同程度肾功能减退患者中的血药浓度无明显差异。肝功能减退对本品代谢的影响尚无研究，但由于在肝内无明显代谢，因此预计本品在肝功能减退者中的清除不会受到显著影响。

【适应证及临床应用】成人（≥ 18 岁）艰难梭菌相关性腹泻。

【剂量及用法】艰难梭菌相关性腹泻：口服，每次 200mg，每日 2 次，疗程 10 天，可与或不与食物同服。

【不良反应】临床试验中较常见的不良反应（≥ 2%）包括：恶心、呕吐、腹痛、胃肠道出血、贫血和中性粒细胞降低等；较少见的不良反应（＜ 2%）有腹胀、腹部压痛、消化不良、吞咽困难、胃胀气、肠梗阻、巨结肠、药疹、皮肤、瘙痒和皮疹等；实验室检查异常包括 AKP、GPT 升高、血小板降低、血糖升高、代谢性酸中毒等。

上市后报告的不良事件主要为过敏反应（呼吸困难、血管性水肿、皮疹和瘙痒）。

【禁忌证及注意事项】

1. 对非达霉素过敏者禁用。

2. 由于口服吸收差，不宜用于全身性感染。

3. 有应用非达霉素后发生急性过敏反应的报道，包括呼吸困难，皮疹瘙痒，口腔、咽喉和面部的血管神经性水肿。如果严重过敏反应发生，应立即停药并给予适当的治疗。

4. 有大环内酯类过敏史的患者慎用本品。

【药物相互作用】与环孢素等 P- 糖蛋白抑制剂合用，非达霉素及其主要代谢产物 OP-1118 血药浓度显著增高，胃肠道内浓度降低。但在临床试验中非达霉素与 P- 糖蛋白抑制剂合用其有效性和安全性并未受到影响，因此两者合用无须调整剂量。

主要参考文献

[1] FALAGAS M E, VOULOUMANOU E K, SAMONIS G, et al. Fosfomycin. Clin Microbiol Rev., 2016,29(2):321-347.

[2] WANG J L, TANG H J, HSIEH P H, et al. Fusidic acid for the treatment of bone and joint infections caused by meticillin-resistant Staphylococcus aureus. Int J Antimicrob Agents., 2012,40(2): 103-107.

[3] KULLAR R, SAKOULAS G, DERESINSKI S, et al. When sepsis persists: a review of MRSA bacteraemia salvage therapy. J Antimicrob Chemother., 2016,71(3):576-586.

[4] ROGER C, ROBERTS J A, MULLER L. Clinical pharmacokinetics and pharmacodynamics of oxazolidinones.Clin Pharmacokinet., 2018,57(5):559-575.

[5] PROKOCIMER P, DE ANDA C, FANG E, et al. Tedizolid phosphate vs linezolid for treatment of acute bacterial skin and skin structure infections: the ESTABLISH-1 randomized trial. JAMA., 2013, 309(6):559-569.

第十二章
喹诺酮类抗菌药

喹诺酮类抗菌药是吡酮酸类化学合成抗菌药，具有 4- 喹诺酮结构。1962 年，在合成氯喹时偶然发现其副产品——萘啶酸，为该类药物最早用于临床的品种。20 世纪 70 年代，又研制了噁喹酸（oxolinic acid）和西诺沙星（cinoxacin），但抗菌作用差，口服生物利用度低，仅可用于治疗尿路感染。1974 年，在喹诺酮结构中引入哌嗪环后获得吡哌酸，抗菌作用较萘啶酸强，具有一定的抗假单胞菌属活性，可用于治疗尿路感染和肠道感染。1978 年，用氟原子和哌嗪环取代 4- 喹诺酮结构，合成第一个氟喹诺酮类——诺氟沙星，此后又相继合成一系列含氟的喹诺酮类衍生物，统称为氟喹诺酮类（fluoroquinolones）。该类药物抗革兰氏阴性菌的活性明显提高，尤其对常用抗菌药耐药的革兰氏阴性菌具有较强抗菌活性，同时扩大至抗革兰氏阳性菌的活性，除诺氟沙星外，尚有环丙沙星、氧氟沙星、依诺沙星和培氟沙星等。此后众多氟喹诺酮类品种不断问世。如消除半衰期更长的洛美沙星（lomefloxacin）、氟罗沙星（fleroxacin），对需氧革兰氏阳性球菌、衣原体属、支原体属、军团菌等细胞内病原或厌氧菌等作用增强的左氧氟沙星（levofloxacin）、加替沙星（gatifloxacin）、莫西沙星（moxifloxacin）、吉米沙星（gemifloxacin）等。左氧氟沙星、加替沙星、莫西沙星、吉米沙星等品种明显增强了对肺炎链球菌等呼吸道感染常见病原菌的抗菌活性，同时对肺炎支原体、肺炎衣原体等非典型病原体具有良好抗微生物活性，也被称为"呼吸喹诺酮类"。近年来，新的不含氟的喹诺酮类药物如加诺沙星（garenoxacin）、奈诺沙星（nemonoxacin）等品种也已应用于临床，其中奈诺沙星增强了对革兰氏阳性菌的抗菌作用，抗菌谱可覆盖甲氧西林耐药葡萄球菌。

氟喹诺酮类抗菌药物具有下列共同特点：①抗菌谱广，对需氧革兰氏阳性菌和革兰氏阴性菌均具良好抗菌作用，尤其对革兰氏阴性杆菌具有强大抗菌活性；②体内分布广，在多数组织体液内药物浓度高于同期血药浓度，可达有效抑菌或杀菌水平；③半衰期较长，可以减少服药次数，使用方便；④多数品种有口服及注射剂，对于重症或不能口服用药患者可先静脉给药，病情好转后改为口服进行序贯治疗；⑤不良反应大多程度较轻，患者易耐受。由于上述优点，氟喹诺酮类成为近二十余年来发展迅速的抗菌药物种类之一。伴随着氟喹诺酮类抗菌药的广泛应用，常见临床分离菌对该类药物耐药性的增长已成为临床高度关注的问题。本章将对喹诺酮类抗菌药的抗菌作用、体内过程、适应证、不良反应、禁忌证及注意事项和药物相互作用作一概述，然后在各节中对喹诺酮类抗菌药的主要品种予以介绍。

【抗菌作用】最早合成的喹诺酮类药物萘啶酸的抗菌谱较窄，仅对大肠埃希菌、变形杆菌属、沙门菌属和志贺菌属的部分菌株有抗菌活性，且作用较弱，对铜绿假单胞菌、不动杆菌属、葡萄球菌属和其他革兰氏阳性球菌均无抗菌作用。其后用于临床的喹诺酮类吡哌酸对沙门菌属、志贺菌属等肠杆菌科细菌的抗菌活性较强，对铜绿假单胞菌的作用仍较差，葡萄球菌属、肺炎链球菌等革兰氏阳性菌对吡哌酸耐药。氟喹诺酮类所有品种对肺炎克雷伯菌、产气肠杆菌、阴沟肠杆菌、变形杆菌属、沙门菌属、志贺菌属、柠檬酸杆菌属和沙雷菌属等肠杆菌科细菌均具强大抗菌活性。流感嗜血杆菌对本类药物高度敏感。对不动杆菌属和铜绿假单胞菌等抗菌作用较肠杆菌科细菌为差，但仍明显优于吡哌酸。

国内已经上市的几种氟喹诺酮类抗菌药对革兰氏阴性杆菌的体外抗菌活性以环丙沙星最高，左氧氟沙星、氧氟沙星与之相仿或略低，诺氟沙星、依诺沙星、培氟沙星抗菌活性较低。

氟喹诺酮类对甲氧西林敏感葡萄球菌属均具良好抗菌作用。但其中诺氟沙星、环丙沙星、氧氟沙星、洛美沙星、培氟沙星等品种对链球菌属的抗菌活性明显较差，左氧氟沙星、司帕沙星、加替沙星、莫西沙星、吉米沙星等对肺炎链球菌及其他链球菌属的作用增强。甲氧西林耐药葡萄球菌对本类药物早期品种呈现耐药，新品种奈诺沙星具有抗菌活性。奈瑟菌属、卡他莫拉菌对氟喹诺酮类多呈现敏感。除莫西沙星等少数品种外，脆弱拟杆菌等厌氧菌对喹诺酮类多呈耐药。

氟喹诺酮类对结核分枝杆菌和其他分枝杆菌属具抗菌活性，如氧氟沙星、左氧氟沙星、环丙沙星、氟罗沙星、司帕沙星对结核分枝杆菌、堪萨斯分枝杆菌、偶然分枝杆菌和部分龟分枝杆菌有抗菌作用，对鸟分枝杆菌复合群则基本无作用。

氧氟沙星、左氧氟沙星、环丙沙星、加替沙星、莫西沙星对嗜肺军团菌、支原体属、衣原体属等亦具良好作用。

氟喹诺酮类的作用机制主要是抑制细菌 DNA 合成，起快速杀菌作用，它可以作用于细菌 DNA 促旋酶和 / 或拓扑异构酶 IV，从而造成酶 -DNA 复合物的断裂。DNA 促旋酶又称拓扑异构酶 II，由 gyrA、gyrB 亚基组成，DNA 促旋酶和拓扑异构酶 IV 共同调控细菌 DNA 的复制过程。DNA 促旋酶在整个复制过程中主要起维持 DNA 适度盘绕的作用。拓扑异构酶 IV 由 parC 和 parE 亚基构成，它的结构与 DNA 促旋酶有类似之处，其中 parC 与 gyrA，parE 和 gyrB 具有一定的同源性。拓扑异构酶 IV 可将复制完成的子代 DNA 分配至子代细胞中，与 DNA 促旋酶共同完成细菌 DNA 的复制。喹诺酮类药物可将酶 -DNA 复合物稳定在 DNA 链切断后的状态，终止 DNA 的复制，从而产生细胞毒作用。喹诺酮类对多数革兰氏阴性菌的主要作用位点是 DNA 促旋酶，而对革兰氏阳性菌的作用位点以拓扑异构酶 IV 为主。一些氟喹诺酮类药物如莫西沙星可同时作用于 DNA 促旋酶和拓扑异构酶 IV。

近年来，随着氟喹诺酮类在国内广泛应用于临床，细菌对该类药物的耐药性也逐渐增多，且耐药菌株对不同品种呈交叉耐药。耐药性上升最明显的是大肠埃希菌。1988 年的国内资料显示，环丙沙星对大肠埃希菌的抑菌率近 100%，1990 年以后耐药率逐年上升，1992 年为 41%，1993 年后耐药率在 50%～60% 甚至更高，且现有各品种间呈交叉耐药。葡萄球菌属、假单胞菌属的耐药率也逐年上升，肠杆菌科细菌中除大肠埃希菌外，肺炎克雷伯菌等肠杆菌科细菌对该类药物的敏感性则有差别，产超广谱 β- 内酰胺酶（ESBLs）者耐药率较高，可达 50% 或更高，非产 ESBLs 者耐药率 16%～40%。阴沟肠杆菌、沙雷菌属、变形杆菌属、志贺菌属等的耐药率多低于 20%～30%，伤寒沙门菌等则 < 10%。左氧氟沙星等氟喹诺酮类药物对社区获得性呼吸道感染的主要病原菌肺炎链球菌（包括青霉素不敏感株）、流感嗜血杆菌、卡他莫拉菌等仍保持了良好的抗菌活性，上述细菌对该类药敏感者达 90% 以上，沙门菌属、志贺菌属等细菌仍多呈敏感。值得注意的是，目前淋病奈瑟菌对该类药物耐药者已达 80% 以上。

细菌对喹诺酮类的耐药机制主要为：喹诺酮类药物作用靶位的改变，外膜孔蛋白缺失造成外膜通透性降低，细胞膜的主动外排机制，质粒基因编码的蛋白对喹诺酮类药物作用靶位的保护，以及氟喹诺酮类修饰酶。

喹诺酮类与 β- 内酰胺类、氨基糖苷类等其他抗生素联合呈无关或相加作用。

【药动学】喹诺酮类药物口服吸收良好，绝大多数药物的口服生物利用度大于 50%，部分品种可达 100%。口服给药后血药峰浓度多在服药后 1~3 小时到达。进食对喹诺酮类的吸收影响小，但血药浓度达峰时间有所延迟。环丙沙星经胃管或空肠造口管给药后吸收良好，但与肠道营养液同时给药可能降低药物的吸收。氟喹诺酮类的蛋白结合率通常较低，为 15%～50%，仅曲伐沙星是例外，其蛋白结合率为75%。喹诺酮类药物可广泛分布至各种组织中，如前列腺、胆汁、肺组织、支气管分泌物等，在白细胞和巨噬细胞内也可达到较高浓度。主要自肾脏排泄的喹诺酮类药物在肾组织和尿液中浓度均较高，喹诺酮类在唾液、前列腺液、脑脊液中的浓度较同期血药浓度为低，但均可达有效治疗浓度。喹诺酮类的消除半衰期从诺氟沙星的3小时至司帕沙星的20小时，因此多数品种每天给药1～2次即可。不同喹诺酮类的排泄途径不同，氧氟沙星、左氧氟沙星、洛美沙星主要自肾脏排泄，萘啶酸、培氟沙星、司帕沙星、格帕沙星、曲伐沙星等药物主要排泄途径为非肾脏途径。其他喹诺酮类药物则均可经肾脏和非肾脏两种途径排泄。氟喹诺酮类主要品种的药动学参数见表2-12-1，表2-12-2，表2-12-3。

表 2-12-1 主要喹诺酮类抗菌药的药动学参数（单次口服）

药物	剂量 /mg	C_{max} /(mg/L)	$t_{1/2\,ke}$ /h	AUC /(mg·h/L)	生物利用度 /%	分布容积 /L	总清除率 /(L/h)	尿累积排出率 /%
环丙沙星	500	2.56	3.3～6	12	49～70	307	39.12	29～44
氧氟沙星	400	2.9	5.0～7.0	35	85～95	120	12.84	70～90
诺氟沙星	400	1.58	3～4	5.7	33～45	＞100	51.6	25～30
左氧氟沙星	500	5.1	5.1～7.1	54.8	98～100	119	8.51	80～87
莫西沙星	400	3.1	12	48	91	1.7～2.7*	12	20
吉米沙星	320	1.61	7	9.93	71	4.18*	11.6	36
加替沙星	400	3.80	7～14	33	96	1.5～2.0*	7～9	70
培氟沙星	400	3.80	7.5～11	63	90～100	139	8.94	11
依诺沙星	400	3.70	3.3～5.8	33	80～89	175	21.0	52
洛美沙星	400	3.47	6.8～8.5	27.4	90～98	140	15.54	70～86
氟罗沙星	400	6.50	9.1～13	70	100	80	5.08	50～77
司帕沙星	400	1.3	16～30	20.6	92	3.9*	11.4	10
加诺沙星	400	5.65	11.1	59.6	43～96			41.8
西他沙星	50	0.51	6.2	2.62		2.8*		80
奈诺沙星	500	5.91	12.8	42.2	100	222.26	11.98	70

注： *单位为 L/kg。

表 2-12-2　几种氟喹诺酮类的组织体液分布

组织或体液	药物浓度（剂量*和给药途径）（mg/L）						
	环丙沙星	氧氟沙星	左氧氟沙星	依诺沙星	培氟沙星	氟罗沙星
肺	2.64 (100mg iv)	7.0 (200mg bid po)				8.9 (400mg po)
痰液	0.6~3.08 (200mg po)		4.36 (200mg po)	5.4 (400~600mg bid po)		5.8 (400mg po)
肝	9.8 (750mg po)					
肾	4.66 (100mg iv)					
皮肤	1.04 (500mg po)	1.05~3.3 (200mg po)	1.85 (200mg po)		6.9 (400mg bid po)	
皮下组织	0.29 (100mg iv)					0.75 (400mg po)
骨	0.8 (250mg po)				0.7 (400mg bid po)	4.2 (400mg po)
软骨					12.8 (400mg bid po)	
前列腺	3.49 (500mg po)	3.22~4.25 (200mg po)	1.15 (100mg po)	4.1 (200mg bid po)	10.5 (400mg bid po)	4.1 (400mg po)
前列腺液	0.02~5.7 (500mg po)					3.0 (400mg po)
扁桃体	2.3 (250mg po)		1.25 (100mg po)		9.0 (400mg bid po)	3.7 (200mg po)
耳鼻咽喉组织黏膜	1.4~6.65 (200mg po)		0.67 (100mg po)		5.5 (400mg bid po)	2.6 (200mg po)
唾液	2.12 (200mg po)		0.72 (100mg po)	1.64 (200mg po)		3.4 (400mg po)
肌肉					6.3 (400mg bid po)	
水疱液	1.75 (500mg po)	2.1 (300mg po)		2.9 (600mg po)		3.7 (400mg po)
腹水	1.1 (100mg iv)					
胆囊	1.26~5.42 (200mg po)		0.94 (100mg po)			2.7~6.4 (400mg iv q12h) 11.7 (400mg po)
胆汁	143 (750mg po)	4.74~21.24 (200mg tid po)	6.58 (100mg po)	4.5~25 (600mg po)		22.1 (800mg po)

注：*未注明用法者，均为单剂给药。

表 2-12-3　氟喹诺酮类组织 / 体液浓度与血浓度比值

体液或组织	组织 / 体液浓度:血浓度比值					
	曲伐沙星	司帕沙星*	加替沙星	莫西沙星	吉米沙星	加诺沙星
呼吸道						
肺泡巨噬细胞	24.1**	51.8	26.5	21.2	90.5	11.15
支气管壁		2.8			1.99	
支气管黏膜		2.7	1.65	1.7	7.21	0.99
肺表皮细胞层	1.1	12.3	1.67	8.7		0.95
肺实质	2.1	5.9	4.09			2.57
窦黏膜			1.78	2.0 ~ 2.6		1.028
中耳黏膜						1.038
痰			1.28**			0.536
胸腔积液		0.34				
皮肤						
皮肤水疱液	0.7 ~ 0.9		1.00			
皮肤	1.0					
皮下组织	0.4					
骨骼肌	1.5					
骨	1.0					
消化道						
结肠	0.7					
腹水	0.4					
胆汁	15.4					
生殖道						
前列腺液			1.07			
前列腺	1.0					
精液			1.01			
阴道	4.7		1.22			
宫颈	0.6**		1.45			

注:*用药后 2~6 小时;**多剂给药。

【适应证及临床应用】早期的喹诺酮类受抗菌谱及其药动学特点的限制,仅适用于治疗尿路感染或肠道感染,但随着新品种的迅速发展,其临床用途日益扩大,但由于不同品种的抗菌活性和体内过程的差异,各品种的适应证仍有不同。较早应用于临床的环丙沙星、氧氟沙星、诺氟沙星等主要对肠杆菌科细菌、铜绿假单胞菌等革兰氏阴性菌具良好抗菌作用,而对革兰氏阳性菌,除对葡萄球菌(甲氧西林敏感株)有较好抗菌作用外,对社区获得性呼吸道感染常见病原菌如肺炎链球菌、化脓性链球菌的抗菌活性均较低;近期临床应用的品种,如左氧氟沙星、莫西沙星、加替沙星、吉米沙星等"呼吸喹诺酮类"则增强了对肺炎链球菌、化脓性链球菌等革兰氏阳性菌和肺炎支原体、肺炎衣原体及嗜肺军团菌等社区获得性呼吸道感染病原微生物的作用。由于抗菌活性的差别,环丙沙星等氟喹诺酮类药物并不宜用于治疗以肺炎链球菌、化脓性链球菌等为主要病原菌的社区获得性呼吸道感染，如社区获得性肺炎（CAP）等，呼吸喹诺酮类药物则有指征用于上述感染。

同时，细菌耐药性的变迁对选用喹诺酮类药物具有较大影响。如大肠埃希菌对氟喹诺酮类药物耐药性的迅猛增长是该类药物临床使用中需严加关注的问题。大肠埃希菌是尿路感染、生殖道感染和腹腔感染等的主要病原菌，该菌对氟喹诺酮类药物的耐药率已达半数以上，且氟喹诺酮类品种之间往往呈现交叉耐药。因此用于上述感染时宜参考细菌药敏结果选用。

在使用喹诺酮类药物时应综合考虑上述因素。

1. **泌尿生殖道感染**　本类药物可用于敏感大肠埃希菌、变形杆菌属等肠杆菌科细菌、铜绿假单胞菌等所致的上、下尿路感染及复杂性尿路感染，细菌性前列腺炎或继发于前列腺炎的慢性尿路感染反复发作者。鉴于目前大肠埃希菌对氟喹诺酮类药物的耐药株已达半数以上，因此应参照细菌药敏结果选用氟喹诺酮类药物；少数情况下，如患者系初发、以往从未应用过喹诺酮类药物，该类药物亦可用于初治病例的经验治疗，但需先留取尿培养标本，如获病原菌则可参考药敏试验结果，必要时依治疗反应调整用药。同时也需根据感染情况选择品种。诺氟沙星口服吸收差，在肾组织中难以达到有效药物浓度，因此不宜选用于上尿路及复杂性尿路感染，但可用于单纯性下尿路感染。如患者发热等全身症状明显并有并发血流感染可能时，需选用该类药物的静脉制剂，以迅速达到有效血药浓度和组织内药物浓度，病情稳定后改为口服给药。氟喹诺酮类药物曾经是治疗淋病奈瑟菌所致尿道炎、宫颈炎的主要药物之一，但近年来淋病奈瑟菌对氟喹诺酮类药物的耐药性较早期明显升高，达 80% 左右，因此，目前喹诺酮类药物已不再用于该感染的经验性治疗。但由沙眼衣原体等所致的非淋菌性感染，氧氟沙星和左氧氟沙星仍可作为多西环素或阿奇霉素等首选药的替代选用药物。

2. **呼吸道感染**

（1）社区获得性肺炎（CAP）：主要病原菌肺炎链球菌、流感嗜血杆菌、卡他莫拉菌和肺炎支原体、肺炎衣原体等对呼吸喹诺酮类药物均高度敏感，因此左氧氟沙星、莫西沙星等可作为 CAP 初始经验治疗方案之一。主要用于以下情况的患者：①门诊患者，有心、肺、肝、肾等疾病，糖尿病，恶性肿瘤，免疫性疾病等基础病者，在此前 3 个月内有使用抗菌药物史者，可选用呼吸喹诺酮类或 β- 内酰胺类联合大环内酯类抗菌药物两种方案之一。②住院，非 ICU 或 ICU 患者，呼吸喹诺酮类或 β- 内酰胺类联合大环内酯类抗菌药物两种方案之一。其中对青霉素过敏患者，推荐选用呼吸喹诺酮类药物。③ CAP 患者考虑病原菌有铜绿假单胞菌可能时，可选用对肺炎链球菌和铜绿假单胞菌均有效的 β- 内酰胺类抗生素联合环丙沙星或左氧氟沙星。

（2）医院获得性肺炎（HAP）：包括呼吸机相关性肺炎（VAP）在内。对早发且无耐多药菌危险因素的 HAP，可选用 β- 内酰胺类抗生素或左氧氟沙星、环丙沙星；如系有耐多药菌感染危险因素者，可选用对铜绿假单胞菌有效的 β- 内酰胺类（头孢菌素类或碳青霉烯类或 β- 内酰胺类抗生素与酶抑制剂合剂）联合环丙沙星或左氧氟沙星，或联合氨基糖苷类抗生素。以上均为初始经验治疗方案。HAP 感染病原菌药敏个体差异大，在初治后宜根据药敏结果调整给药方案。

（3）AECB 或 AECOPD：以社区获得性流感嗜血杆菌、肺炎链球菌、肺炎克雷伯菌等病原菌为主，对左氧氟沙星、莫西沙星和环丙沙星等多呈现敏感，上述品种均可作为初始经验治疗方案之一，如有铜绿假单胞菌感染可能时，宜选环丙沙星或左氧氟沙星。

（4）急性窦炎：病原菌以肺炎链球菌、流感嗜血杆菌和卡他莫拉菌等为主，可选用阿莫西林 - 克拉维酸、头孢克洛或头孢丙烯。上述病原菌对呼吸喹诺酮类药物多呈现敏感，该类药物在感染部位分布广泛，浓度高。在成人患者中，氟喹诺酮类可作为初始经验治疗药物。

3. **伤寒沙门菌感染**　伤寒沙门菌 90% 以上菌株对氟喹诺酮类药物呈现敏感。成年人伤寒可首选氟喹诺酮类药物作为经验治疗。未成年人、妊娠期、哺乳期患者不宜选用。

4. **肠道感染** 志贺菌属、非伤寒沙门菌属、副溶血弧菌等所致成人腹泻，氟喹诺酮类药物是宜选药物之一，需注意细菌性痢疾的主要病原菌福氏志贺菌近年来对氟喹诺酮类药物耐药率有增高趋势，已获知病原菌者宜参照药敏结果选用药物。

5. **腹腔、胆道感染** 腹腔感染的病原菌多为大肠埃希菌等肠杆菌科细菌和脆弱拟杆菌等厌氧菌的混合感染。腹腔感染起病急，病初一般无法获得病原学资料，因此常采用初始经验抗菌治疗。由于肠杆菌科细菌对喹诺酮类药物耐药性的增高，尤其是 ICU 患者分离株产 ESBLs 者（对喹诺酮类药物也多呈耐药）显著增多，因此继发性腹膜炎重症患者的经验治疗宜选用碳青霉烯类或 β- 内酰胺类抗生素及其酶抑制剂复方。依据病原菌药敏情况也可选用第三、四代头孢菌素类或环丙沙星 + 甲硝唑。轻、中度感染住院患者可选用氨苄西林 - 舒巴坦或头孢噻肟或头孢曲松 + 甲硝唑。

6. **皮肤软组织感染，骨、关节感染，中耳炎，窦炎** 成人中由敏感需氧革兰氏阴性杆菌所致者可选用。有甲氧西林耐药金黄色葡萄球菌可能者，不宜选用氟喹诺酮类药物。

7. 氧氟沙星、左氧氟沙星可作为治疗耐药结核分枝杆菌感染的二线用药，并仍应与其他药物联合应用。

8. **细菌性脑膜炎** 氟喹诺酮类药物不用于病原尚未明确的化脓性脑膜炎的初始经验治疗。目前常用的氟喹诺酮类药物中也未获准用于细菌性脑膜炎。有文献提及氟喹诺酮类药物作为脑膜炎奈瑟菌或流感嗜血杆菌或大肠埃希菌脑膜炎的可选药物之一，但临床证据尚不充足，且由于该类药物可致抽搐等中枢神经系统不良反应，并不宜用于上述细菌性脑膜炎。

9. **中性粒细胞减少症发热时的经验治疗** 有报道环丙沙星联合阿莫西林 - 克拉维酸可用于该病低危患者的经验治疗。

【剂量及用法】喹诺酮类的剂量和用法参见下文。各种喹诺酮类药物的疗程需根据病种、病情而定。

氟喹诺酮类药物属浓度依赖性抗菌药，血药峰浓度（C_{max}）与抗菌药抑制细菌生长的最低抑菌浓度（MIC）之比，以及药时曲线下面积（AUC）与 MIC 之比是预期杀菌作用和临床疗效的重要参数。C_{max}/MIC_{90} 达 5~10 时预示对感染灶细菌具杀灭作用，而对肺炎链球菌，如 AUC_{0-24}/MIC_{90} 达 25 ~ 63 时可达良好的临床和微生物学疗效。一些呼吸喹诺酮类药物在欧美国家一日剂量一次给予的给药方案已证实可获良效。而国内左氧氟沙星等一日剂量分多次给予的给药方案仍在普遍应用中，此沿用给药方案并不能达到上述 PK/PD 参数，并可能由于未达到杀菌活性而导致细菌产生耐药性。因此借鉴国外临床经验和国内开展的 PK/PD 和临床研究，左氧氟沙星等已积累了较多临床依据，应采用一日剂量一次给药的治疗方案，如左氧氟沙星 750mg 或 500mg 1 日 1 次给药治疗 CAP 等感染，以期在达到良好临床和微生物学疗效的同时杀灭病灶中细菌，以减少细菌耐药性的发生。

【不良反应】喹诺酮类，特别是氟喹诺酮类近 30 年来在临床上广泛应用，大量随机对照双盲研究评估了喹诺酮类药物的安全性，被认为总体是耐受性较好、比较安全的抗菌药物。但一些发生率较低的不良反应很难在临床试验中被观察到，以致某些品种上市后出现了严重不良反应，如肝毒性（曲伐沙星）、溶血尿毒综合征（替马沙星）、光敏反应（司帕沙星）、血糖波动（加替沙星）、心血管事件（格帕沙星）、肌肉骨骼不良反应等，影响了药物的应用，并导致某些氟喹诺酮品种退出市场。

由于氟喹诺酮类的各类不良反应的发生，近期美国 FDA 针对喹诺酮类的不良反应，要求药品说明书上发布黑框警告。氟喹诺酮类药物全身用药时可导致致残性和潜在的永久性严重不良反应，这些不良反应包括肌腱炎、肌腱断裂、中枢神经系统相关反应、重症肌无力患者病情恶化、外周神经系统病变、Q-T 间期延长、尖端扭转型室速及光毒性等。上述不良反应可发生在用药后几小时内至几周内，且几种不良反应可能会同时发生。急性细菌性窦炎、慢性支气管炎急性细菌感染、单纯性尿路感染患者使用氟喹诺酮类抗菌药治疗引发相关严重不良反应的风险通常大于其受益，因此针对上述疾病，氟喹诺酮类药品仅可用于无其他药物可供选择的患者。

因此，对氟喹诺酮类抗菌药，在提高其有效性的同时，安全性评价十分重要，需要不断累积临床资料。

1. 喹诺酮类的胃肠道反应最为多见，发生率 3%～17%，尤其在口服给药时。多数表现为胃纳差、消化不良、恶心、呕吐、腹部不适等，多数为轻度，少数患者也可表现为腹泻，目前应用的多数喹诺酮类药物对厌氧菌缺乏抗菌活性，因此抗生素相关性腹泻少见，但莫西沙星等的应用与艰难梭菌相关性腹泻在流行病学中有一定关系，尤其是对氟喹诺酮类耐药的艰难梭菌感染。少数患者需因此停药。

2. 喹诺酮类药物引起的中枢神经系统不良反应仅次于胃肠道反应，发生率 0.9%～11%。表现为失眠、头晕，多数出现于治疗开始时，停药后可缓解。少见且较为严重的表现有：幻觉、谵妄、精神错乱、癫痫样发作等。上述不良反应易在肾功能减退患者未减量用药，或有中枢神经系统基础疾病（如癫痫、脑损伤或缺氧）、代谢紊乱或药物相互作用（如合并使用氨茶碱等）的患者中发生。其原因可能为喹诺酮类药物对中枢神经系统的直接作用，当喹诺酮类与 GABA 受体结合时，可阻断 GABA 受体与天然配体的连接，造成中枢神经兴奋性增高；也可为本类药物与其他药物相互作用的结果，例如，非甾体抗炎药芬布芬的代谢产物二苯基乙酸与某些喹诺酮类产生相互作用使抽搐的发生率上升。部分喹诺酮类可影响茶碱类代谢，使其血药浓度上升，造成癫痫等中枢神经系统不良反应。有报道，多种氟喹诺酮类药物可引起重症肌无力症状加重。中枢神经系统反应多在停药 24 小时内消失。

3. 过敏和皮肤反应，发生率 0.4%～2.8%。非特异性皮疹最为常见。临床试验中，吉米沙星的皮疹发生率为 2.8%，但青年女性用药 7 天以上，非血管炎性自限性的斑丘疹发生率可达 14%，用药少于 5 天者，皮疹发生率与其他喹诺酮类相似。不同氟喹诺酮类间的交叉过敏现象相差很大，且难以预测。光毒性反应在目前应用的喹诺酮类品种中少见，早期应用的在 8 位上有卤素的品种易于发生，现多已不用或少用。临床表现为皮肤轻度红斑直至广泛严重的疱疹，直接或间接暴露于阳光或紫外线均可引起。发生光毒性反应的概率为：洛美沙星、氟罗沙星 > 司帕沙星 > 依诺沙星 > 培氟沙星 > 环丙沙星、格帕沙星 > 诺氟沙星、氧氟沙星、左氧氟沙星、曲伐沙星。

药物热、瘙痒、血管性水肿、血管炎、血清病样反应并不多见。急性间质性肾炎少见，可有嗜酸性粒细胞尿，肾活检可见淋巴细胞和嗜酸性粒细胞浸润。

4. 肌肉骨骼系统不良反应。幼年动物给予氟喹诺酮类可出现承重关节炎症，表现为软骨损害和非炎症性渗出。儿童中使用喹诺酮类药物有所增加，尤其在囊性纤维化儿童中使用环丙沙星。这些患儿使用萘啶酸、诺氟沙星和环丙沙星过程中关节症状少见，且为可逆性，关节磁共振亦未见软骨损害。由于对儿童中软骨损害的担心，本类药品并不推荐用于未成年人。但在人类中缺乏充分的临床证据，且关节病变为可逆性，因此某些儿科患者在无其他药物可选时，使用喹诺酮类药物的获益可能大于风险。

5. 应用多种喹诺酮类药物可出现肌腱炎，可伴有疼痛、水肿和皮肤改变，严重者发生肌腱断裂。一般发生在 60 岁以上患者中，多见于男性，使用糖皮质激素，接受心、肺、肾移植者，停药后仍可出现。因此在美国的药物安全性中特别提出警告。该不良反应可累及许多部位的肌腱，但以跟腱为多。因此在应用喹诺酮类药物时如出现肌腱痛或运动受限时，应暂停喹诺酮类药物治疗。

6. 视网膜脱离是眼科急症，可导致不可逆性的失明。视网膜脱离与氟喹诺酮类的使用尚未有定论，在部分研究中观察到，使用氟喹诺酮类药物使视网膜脱离的风险增加。其机制可能与药物聚集于眼组织，对胶原与结缔组织的作用与肌腱炎相似。

7. 喹诺酮类药物可阻滞心肌组织的钾离子通道，造成复极化延迟，由此心电图上可观察到Q-T 间期延长，使室性心律失常的风险增加，包括尖端扭转型室性心动过速。该类表现以格帕沙星、司帕沙星多见，由此造成该类品种退出市场。Q-T 间期延长综合征多见于老年女性，危险因素有：心电图显示 Q-T 间期较长、充血性心力衰竭或合并使用 I_A 类（如奎尼丁，普鲁卡因胺）及Ⅲ类（胺碘酮，索他洛尔）抗心律失常药、低钾血症、低镁血症等。与西沙必利、红霉素、三环类抗抑郁药等合用时也需要注意是否出现 Q-T 间期延长。此反应在其他喹诺酮类如环丙沙星、左氧氟沙星等发生率低。莫西沙星引起 Q-Tc 延长较环丙沙星、左氧氟沙星均为多见。

8. 应用喹诺酮类药物治疗发生肝酶升高者 1%~3%，最常见的是血清转氨酶和碱性磷酸酶升高，程度大多轻微，停药后可缓解。个别品种可致肝炎、肝坏死或肝衰竭，甚至死亡或需要接受肝移植（曲伐沙星），后者已从临床撤除。

9. 白细胞减少和嗜酸性粒细胞增加的发生率低于 1%。

10. 部分氟喹诺酮类药物可引起严重多系统损害，如替马沙星（temafloxacin）所致的以溶血为主要表现并伴有肾功能不全、凝血异常或肝功能不全，称为"替马沙星综合征"。该药已被停止临床应用。

11. 尽管环丙沙星、左氧氟沙星和莫西沙星使用时有低血糖的报道，但严重低血糖报道多见于糖尿病患者口服降糖药时。老年非糖尿病患者服用加替沙星时出现高血糖也有报道。实验大鼠模型中可观察到喹诺酮类药物刺激胰岛细胞分泌胰岛素。

12. 其他少见的不良反应，日本发现 8 例患者可能与氟喹诺酮类药物有关的骨骼肌溶解、坏死的横纹肌溶解症，临床表现有肌肉痛、乏力、肌酸激酶（CK）上升及血、尿中肌红蛋白上升。

【禁忌证及注意事项】

1. 本类药物属美国 FDA 妊娠期用药分类 C 类，即在实验动物中无致畸作用，但可见毒性作用，幼年动物中观察到对软骨的损害。人类中虽无资料，但本类药物可透过血 - 胎盘屏障，因此该类药物应避免用于孕妇，除非有绝对指征，且利大于弊时方可考虑谨慎应用。

2. 喹诺酮类药物可分泌至乳汁中，其浓度接近血药浓度，故哺乳期妇女不宜应用。

3. 由于该类药物的作用机制及其在幼年动物中对软骨有损害作用，该类药物在 18 岁以下未成年人中应避免使用。但如确有应用指征，又缺乏其他有效而安全的替代选用药物时，可充分权衡利弊后加以选用。如小儿先天性肺囊性纤维化患者伴铜绿假单胞菌感染反复发作、复杂性尿路感染反复发作难以控制、多重耐药沙门菌所致伤寒等情况。

4. 在老年人中，首关效应降低或合并应用其他药物对本类药物的血药浓度和生物利用度可能产生影响。随着年龄增长，肝、肾功能均有生理性减退导致药物清除减少，但多数喹诺酮类可经肝、肾两种途径清除；老年患者内生肌酐清除率显著下降者需要对主要由肾脏排泄的喹诺酮类减量。

5. 本类药物可引起神经系统不良反应，不宜用于有中枢神经系统基础疾病或有既往史的患者，尤其是癫痫患者。

6. 肾功能减退患者应用主要经肾排出的氟喹诺酮类药物如氧氟沙星、左氧氟沙星、洛美沙星、氟罗沙星、依诺沙星等时，需根据肾功能减退的程度减量应用；高龄患者的肾功能有生理性减退，剂量亦需酌减。肾功能减退者选用自肾、肝两种途径排出的氟喹诺酮类如环丙沙星时，在中、重度肾功能减退者，或肝、肾功能同时减退者亦需减量应用。由于氟喹诺酮类引起的严重中枢神经系统不良反应易在肾功能不全的患者中发生，因此肾衰竭者应避免应用，如确有应用指征时，宜在严密观察下减量应用。

7. 肝功能损害患者选用主要经肝胆系统排泄的喹诺酮类品种时应减量使用。

8. 由于目前大肠埃希菌对氟喹诺酮类药物耐药者多见，在治疗尿路感染时应在给药前留取尿培养标本，参考细菌药敏结果调整用药。

9. 部分喹诺酮类药物如诺氟沙星、培氟沙星等应用大剂量或尿 pH > 7 时可能发生结晶尿。为避免结晶尿的发生，用药期间宜多饮水，保持 24 小时排尿量在 1 200ml 以上。

10. 应用喹诺酮类注射剂静脉滴注时，滴注时间应控制在 1 小时以上，以避免或减少静脉炎的发生。

11. 喹诺酮类可能导致重症肌无力患者症状加重，呼吸肌无力并可危及生命。

【药物相互作用】

1. 氟喹诺酮类部分品种可与细胞色素酶 P-450 产生竞争性抑制作用，从而抑制茶碱类、咖啡因和口服抗凝药（华法林）等在肝脏中的代谢，使上述药物的血药浓度升高，发生不良反应。如合并应用茶碱时，茶碱类自肝清除明显减少、消除半衰期延长，血药浓度升高，可能出现茶碱中毒症状，如恶心、呕吐、震颤、不安、激动、抽搐、心悸等；与抗凝药华法林同用时可能使后者的抗凝作用增强。产生上述相互作用最著者为依诺沙星，其次为培氟沙星和环丙沙星，氧氟沙星、加替沙星、莫西沙星等的影响很小或不明显，因此应避免可能产生相互作用的两类药物同用。如必须合用时，应监测茶碱、咖啡因等的血药浓度及凝血酶原时间，据以调整用药剂量，减少不良反应的发生。

2. 制酸剂，含钙、铝、镁等金属离子的药物，多种维生素，或其他含铁、锌离子制剂可减少氟喹诺酮类药物的吸收，宜避免同用。去羟肌苷（didanosine，DDI）因其制剂中含铝及镁，可与氟喹诺酮类螯合，可减少本品的口服吸收，故亦不宜同用。

3. 环孢素与本品同用，可使其血药浓度升高，必须监测环孢素的血药浓度并调整剂量。

4. 丙磺舒可减少本品自肾小管分泌约 50%，同用时可因本品血药浓度增高而产生毒性反应。

5. 加替沙星等喹诺酮类与格列本脲合用时有药效学的改变，可干扰血糖稳定。

6. 非甾体抗炎药与喹诺酮类抗菌药合用可能增加对中枢神经系统的刺激，并有发生惊厥的危险性。

7. 部分氟喹诺酮类如司帕沙星与 I$_A$ 类（如奎尼丁，普鲁卡因胺）及 Ⅲ 类（胺碘酮，索他洛尔）抗心律失常药、西沙必利，红霉素，三环类抗抑郁药等合用，出现 Q-T 间期延长综合征的危险增加，并可发展为尖端扭转型室性心动过速。

第一节　吡哌酸

【抗菌作用】吡哌酸（pipemidic acid）抗菌谱窄，仅对部分革兰氏阴性杆菌，如大肠埃希菌、肺炎克雷伯菌、产气肠杆菌、奇异变形杆菌、沙雷菌属、伤寒沙门菌、志贺菌属等具一定抗菌作用。

【药动学】本品口服后可部分吸收，单次口服 0.5g 和 1g，服药后 1~2 小时血药浓度达峰值，分别为 3.8mg/L 和 5.4mg/L。血浆蛋白结合率为 30%，血消除半衰期（$t_{1/2\beta}$）为 3~5 小时。吸收后在除脑脊液以外的组织体液中分布广泛。本品主要以原型经肾脏排泄，给药后 24 小时自尿液排出给药量的 58%~68%，约 20% 自粪便排泄，少量药物在体内代谢。

【适应证及临床应用】由敏感菌所致尿路感染、细菌性肠道感染。

【剂量及用法】成人一次 0.5g，一日 2~4 次。

【不良反应】不良反应主要为恶心、嗳气、上腹不适、食欲减退、稀便或便秘等胃肠道反应，皮疹或全身瘙痒少见；偶见眩晕、头痛、血清氨基转移酶一过性升高等。上述不良反应均属轻微，停药后可自行恢复。

【禁忌证及注意事项】

1. 禁用于对本品和萘啶酸过敏的患者。

2. 其他用药注意事项参见本章总论及环丙沙星部分。

【药物相互作用】参见本章总论部分。

第二节　环丙沙星

【抗菌作用】环丙沙星（ciprofloxacin）具广谱抗菌作用，尤其对革兰氏阴性杆菌抗菌活性高，对铜绿假单胞菌的作用是目前上市的氟喹诺酮类药物中最强者，对下列细菌在体外具良好抗菌作用：含大肠埃希菌在内的大部分肠杆菌科细菌，包括柠檬酸杆菌属、阴沟肠杆菌、产气肠杆菌等肠杆菌属、克雷伯菌属、变形杆菌属、沙门菌属、志贺菌属、普罗威登斯菌属、沙雷菌属、摩根菌属、弧菌属、耶尔森菌属等，但 50%~60% 的大肠埃希菌呈现耐药。对不动杆菌属和铜绿假单胞菌等假单胞菌属的大多数菌株具有抗菌作用。本品对流感嗜血杆菌、卡他莫拉菌具有抗菌活性，但 80% 以上淋病奈瑟菌对本品呈现耐药。环丙沙星对甲氧西林敏感葡萄球菌、肺炎链球菌、溶血性链球菌、粪肠球菌和炭疽芽孢杆菌亦具抗菌活性，甲氧西林耐药葡萄球菌对本品呈现耐药。本品对革兰氏阳性球菌的作用较对肠杆菌科细菌的作用低。此外，本品尚对沙眼衣原体、支原体属、军团菌具有抗微生物作用，对结核分枝杆菌和非典型分枝杆菌亦有一定抗菌活性。本品对厌氧菌的抗菌作用差。近年来细菌耐药变迁情况参见本章总论【抗菌作用】部分。

【药动学】空腹口服后吸收迅速，生物利用度为 49%~70%，进食可使吸收延迟；口服 250mg、500mg、750mg 后平均血药峰浓度于 1~2 小时到达，分别为 1.2~2.4mg/L、2.4~2.6mg/L、3.4~4.3mg/L。静脉滴注环丙沙星 200mg、400mg，滴注时间 60 分钟，1 小时达血药峰浓度，分别为 2.1mg/L、4.6mg/L。本品广泛分布到各组织、体液（包括脑脊液），在组织中的药物浓度常超过同期血药浓度，在脑脊液中的浓度为同期血药浓度的 30% 以上；分布容积为 2~3L/kg，蛋白结合率为 20%~40%，血消除半衰期 5~6 小时，肾功能减退时有所延长。给药后 24 小时内以原型经肾排出给药量的 40%~50%（主要经肾小管分泌），以代谢物形式（仍具活性，但较弱）排出约 15%；经胆汁与粪便于 5 日内排出 20%~35%，虽经胆汁仅排出少量，但胆汁内的药物浓度仍可达到同期血药浓度的 10 倍以上。口服 250mg 后的 2 小时内尿中浓度可超过 200mg/L。本品眼局部应用吸收甚少。

【适应证及临床应用】本品可用于敏感菌所致的下列感染：①泌尿生殖道感染，包括单纯性、复杂性尿路感染，细菌性前列腺炎，淋病奈瑟菌尿道炎或宫颈炎（仅限药敏结果为敏感株者）；②呼吸道感染，包括急性窦炎、慢性支气管炎急性细菌感染及肺炎；③胃肠道细菌感染，由志贺菌属、沙门菌属、产肠毒素大肠埃希菌、亲水气单胞菌、副溶血弧菌等所致者；④伤寒；⑤骨、关节感染；⑥皮肤软组织感染；⑦腹腔感染（常需与甲硝唑同用）。由于氟喹诺酮类药物全身用药时可导致肌腱损害、神经系统反应、心血管系统等致残性和潜在的永久性严重不良反应。因此急性细菌性窦炎、慢性支气管炎急性细菌感染、单纯性尿路感染患者使用氟喹诺酮类抗菌药品治疗引发相关严重不良反应的风险通常大于其受益，环丙沙星仅可用于无其他药物可供选择的患者。

局部可用于敏感菌所致结膜炎、角膜溃疡，以及敏感菌所致外耳道炎。

【剂量及用法】成人每日常用量为 0.5~1.5g，分 2~3 次口服。其中骨和关节感染每日 1~1.5g，分 2~3 次口服，疗程 4~6 周或更长；肺炎和皮肤软组织感染 1~1.5g，分 2~3 次，疗程 7~14 天；肠道感染每日 1g，分 2 次，疗程 5~7 天；伤寒每日 1.5g，分 2~3 次服，疗程 10~14 天；急性单纯性下尿路感染 0.5g，分 2 次服，疗程 5~7 天；复杂性尿路感染每日 1g，分 2 次服，疗程 7~14 天。

静脉用环丙沙星成人每日常用量为 0.4~1.2g，其中治疗轻至中度尿路感染每次 200mg，每日 2 次。治疗严重或复杂性尿路感染、下呼吸道感染、肺炎、皮肤软组织感染、骨及关节感染、腹腔感染每次 400~600mg，每日 2 次。

肾功能减退者可根据内生肌酐清除率调整剂量。内生肌酐清除率为 30~50ml/min 者，可不调整剂量；5~29ml/min 者，减至正常量的 1/3 应用；血液透析或腹膜透析者，透析后每 24 小时追加 1 剂。

本品有 0.3% 滴眼液或 0.3% 眼膏供局部用，滴眼液用法同氧氟沙星滴眼液。0.2% 滴耳液每次 3 滴，每日 2 次。

【不良反应】本品临床应用的不良反应发生率为 5.4% ~ 10.2%，应用口服制剂剂量较高时发生率有所上升，主要为胃肠道反应。

1. 胃肠道反应较为常见，可表现为腹部不适或疼痛、腹泻、恶心或呕吐。

2. 中枢神经系统反应，可有头晕、头痛、嗜睡或失眠。

3. 过敏反应，皮疹、皮肤瘙痒，偶可发生渗出性多形性红斑及血管神经性水肿。少数患者有光毒性反应。

4. 偶可有癫痫发作、精神异常、烦躁不安、意识混乱、幻觉、震颤；血尿等间质性肾炎表现；结晶尿，多见于高剂量应用时；关节疼痛。

5. 少数患者可有血清氨基转移酶升高、血肌酐及血尿素氮增高及周围血象白细胞减少，嗜酸性粒细胞增高、血小板降低等，多属轻度，并呈一过性。

【禁忌证及注意事项】

1. 对本品或其他喹诺酮类药物过敏者禁用。

2. 本品属美国 FDA 妊娠期用药分类 C 类，本品在大鼠和小鼠动物实验未见致畸作用，在兔实验中，环丙沙星可引起消化道不适导致母体体重减轻，增加流产的可能，未见致畸作用。对妊娠妇女还未进行足够的设有良好对照的试验，不能确保妊娠妇女的用药安全，所以妊娠或有可能妊娠的妇女避免使用。只有当对胎儿和患者的潜在益处大于潜在危险时才能考虑将环丙沙星用于妊娠妇女。

3. 本品可分泌至乳汁中，但乳儿吸收比例不详，由于环丙沙星可能会对母乳喂养的婴儿产生严重不良反应，需充分考虑药物对哺乳期妇女的获益，决定是否停药，或是否暂停哺乳。

4. 包括本品在内的喹诺酮类抗生素可引起多种动物幼体发生关节病变和骨、软骨病变。对儿童的安全性尚未确立，故小于 18 岁的患者应避免使用本品，但用于炭疽吸入（暴露后）的保护除外。

5. 喹诺酮类的某些品种可引起光毒性反应，所以应用本品时应避免过度暴露于阳光，如发生光毒性反应立即停药。

6. 用于静脉滴注时每次剂量滴注时间应控制在 1 小时以上，以避免产生静脉炎。

7. 其他用药注意事项参见本章总论及环丙沙星部分。

【药物相互作用】

1. 本品与咖啡因、丙磺舒、茶碱类、华法林同用可减少后者的清除，使其血药浓度升高，可能产生毒性反应。

2. 环孢素与环丙沙星同用可使环孢素血药浓度升高，必须监测环孢素血药浓度并调整剂量。

3. 与其他药物相互作用参见本章总论部分。

第三节　氧氟沙星

【抗菌作用】 氧氟沙星（ofloxacin）具广谱抗菌作用，体外和体内显示对下列细菌或病原微生物具抗菌或抗微生物活性。需氧革兰氏阴性菌：含大肠埃希菌在内的肠杆菌科大多数细菌，包括肺炎克雷伯菌等克雷伯菌属、产气肠杆菌、阴沟肠杆菌等肠杆菌属、伤寒、副伤寒沙门菌属、志贺菌属、变形杆菌属、沙雷菌属、柠檬酸杆菌属等，但50%～60%的大肠埃希菌呈现耐药；流感嗜血杆菌、不动杆菌属、铜绿假单胞菌等假单胞菌属，但80%以上淋病奈瑟菌对本品呈现耐药。需氧革兰氏阳性菌：如金黄色葡萄球菌（甲氧西林或苯唑西林耐药者除外）、化脓性链球菌、肺炎链球菌，但其作用较对肠杆菌科细菌低。此外，对沙眼衣原体、军团菌和结核分枝杆菌亦有作用。其抗菌活性除较环丙沙星略低外，高于诺氟沙星、培氟沙星和依诺沙星。近年来细菌耐药变迁情况参见本章总论【抗菌作用】部分。

【药动学】 本品口服后吸收迅速，生物利用度为98%，口服200mg、300mg、400mg后平均血药峰浓度于1~2小时内到达，分别为1.5mg/L、2.4mg/L、2.9mg/L。400mg多剂给药达稳态浓度时，血药峰浓度为4.6mg/L。单剂静脉滴注本品200mg和400mg后，高峰血药浓度分别为2.7mg/L和4mg/L，12小时后的血药浓度分别为0.3mg/L和0.7mg/L。连续给药200mg每12小时一次，7日后达稳态浓度，峰、谷浓度分别为2.9mg/L和0.5mg/L；400mg每12小时一次多剂给药后稳态血药峰、谷浓度分别为5.5~7.2mg/L和1.2~1.9mg/L。本品血浆蛋白结合率为20%～32%。本品广泛分布于全身各组织体液中，表观分布容积为120L。在大部分组织和体液中药物浓度可达同期血药浓度的0.8~1.5倍或更高。在肺、肾组织中的药物浓度可达同时期血药浓度的3倍以上，在骨、前列腺组织和前列腺液、水疱液中可超过同期血药浓度，胆汁中浓度为同期血药浓度的4~8倍。本品尚可穿过胎盘进入胎儿体内，也可通过乳汁分泌。氧氟沙星主要自肾排泄，65%～90%的给药量自尿中排出，其中低于5%以代谢物形式排出。消除半衰期为5~7小时，肾功能减退患者，本品自体内清除减缓，消除半衰期延长。

【适应证及临床应用】 口服和静脉给药适用于敏感菌所致的下列感染：①泌尿生殖道感染：包括单纯性、复杂性尿路感染，急、慢性细菌性前列腺炎；②呼吸道感染：包括敏感革兰氏阴性杆菌所致慢性支气管炎急性细菌感染及肺炎；③消化道感染：由志贺菌属、沙门菌属、产肠毒素大肠埃希菌等所致胃肠道感染；④伤寒；⑤骨、关节感染；⑥皮肤软组织感染；⑦腹腔、胆道感染；⑧急性盆腔感染。由于氧氟沙星口服后吸收完全，上述适应证轻、中度感染患者口服无困难者，可口服给药。上述①、②适应证的注意事项参见环丙沙星。

近年来，氧氟沙星亦作为治疗多重耐药性结核病的二线用药，作为联合用药之一，其剂量和疗程尚在积累资料中。

【剂量及用法】 本品口服和静脉制剂的成人常用量为每次200~300mg，每12小时1次，重症感染或铜绿假单胞菌等感染可增至每次400mg，每12小时1次。

本品用于下列细菌性感染的成人剂量和疗程：①下呼吸道感染，每次300~400mg，每12小时1次，疗程7~14天；②急性单纯性下尿路感染，每次200mg，每12小时1次，疗程3~7天；

急性肾盂肾炎及复杂性尿路感染每次 200~300mg，每 12 小时 1 次，疗程 10~14 天；③伤寒，每次 300mg，每 12 小时 1 次，疗程 10~14 天；④志贺菌感染（细菌性痢疾），每次 200~300mg，每 12 小时 1 次，疗程 5~7 天；⑤皮肤软组织感染，400mg，每 12 小时 1 次，疗程 7~14 天；⑥急性盆腔感染，400mg，每 12 小时 1 次，疗程 10~14 天；⑦腹腔、胆道感染，400mg，每 12 小时 1 次，疗程 10~14 天。治疗腹腔感染和盆腔感染时需与甲硝唑或其他抗厌氧菌药联合应用。重症患者可用静脉滴注，如患者病情改善且可口服时，可改为氧氟沙星口服应用。铜绿假单胞菌感染及重症感染剂量可增至每次 400mg，每 12 小时 1 次，疗程根据病种而定。

本品静脉制剂需静脉滴注给药，不可作静脉注射、肌内注射、鞘内注射、腹腔注射和皮下注射，亦不可快速静脉滴注，200mg 的本品静脉滴注时间不得少于 30 分钟。肾功能减退者应用本品时需调整剂量，首剂按正常量给予，维持量根据血肌酐值调整：内生肌酐清除率 20~50ml/min 者采用原治疗量，每 24 小时给药 1 次；内生肌酐清除率低于 20ml/min 者每次给药量减半，每 24 小时给药 1 次。

严重肝功能不全的患者（肝硬化伴或不伴腹水者）应用本品时亦需减量，因本品的排出可能减少，每日用量不宜超过 400mg。

【不良反应】氧氟沙星的不良反应轻微而少见，发生率为 2.5%~8.5%。

1. 胃肠道反应 （3.5%）多表现为恶心，也可有呕吐、中上腹不适、腹泻等。

2. 中枢神经系统反应 头晕（1.2%）、头痛（1.4%）、失眠（1.8%）。

3. 过敏反应 皮肤瘙痒或皮疹：发生率 1% 左右。本品很少引起光毒性反应。

4. 局部刺激反应 注射部位可出现静脉炎；使用滴眼液可有眼部刺激感。

以上不良反应多属轻至中度，常为一过性，迅即消失，仅 0.5%~1.7% 的患者因不良反应需中止治疗。

5. 氧氟沙星口服及静脉给药偶可引起以下严重不良反应 幻觉、精神异常；肌腱炎，亦有报道跟腱断裂者；结晶尿，多见于高剂量应用时。

6. 应用本品后少数患者可出现下列实验室异常 血清氨基转移酶升高、血尿素氮升高、血糖降低、白细胞或中性粒细胞减少、嗜酸性粒细胞增高等。上述异常多属轻度，并呈一过性。

【禁忌证及注意事项】

1. 对本品或其他喹诺酮类过敏者禁用。

2. 使用滴耳液时，应先使药液接近体温后应用，以避免引起眩晕。

3. 其他用药注意事项参见本章总论及环丙沙星部分。

【药物相互作用】参见本章总论部分。

第四节 诺氟沙星

【抗菌作用】诺氟沙星（norfloxacin）为氟喹诺酮类化学合成抗菌药，具广谱抗菌作用，尤其对需氧革兰氏阴性杆菌抗菌活性高，对下列细菌在体外具良好抗菌作用：含大肠埃希菌在内的肠杆菌科细菌中的大部分菌属，如柠檬酸杆菌属、阴沟肠杆菌、产气肠杆菌等肠杆菌属、克雷伯菌属、变形杆菌属、沙门菌属、志贺菌属、弧菌属、耶尔森菌属等，但 50%~60% 的大肠埃希菌呈现耐药。诺氟沙星在体外对多重耐药菌亦具抗菌活性；对流感嗜血杆菌和卡他莫拉菌亦有良好抗菌作用。本品对甲氧西林敏感葡萄球菌属、肺炎链球菌、溶血性链球菌等革兰氏阳性球菌作用差，对厌氧菌的抗菌作用差。近年来细菌耐药变迁情况参见本章总论【抗菌作用】部分。

【药动学】空腹时口服吸收迅速但不完全，可吸收给药量的 30%~40%；单次口服 400mg 和

800mg，1~2 小时血药浓度达峰值，血药峰浓度分别为 1.4~1.6mg/L 和 2.5mg/L。药物吸收后广泛分布于各种组织、体液中，如肝、肾、肺、前列腺、睾丸、子宫及胆汁、痰液、水疱液、血、尿液等中，但很少分布于中枢神经系统。肾脏（肾小球滤过和肾小管分泌）和肝胆系统为主要排泄途径，26%~32% 以原型和 5%~8% 以代谢物形式自尿中排出，自胆汁和 / 或粪便排出占 28%~30%。血浆蛋白结合率为 10%~15%，$t_{1/2}$ 为 3~4 小时，肾功能减退时可延长至 6~9 小时。诺氟沙星局部应用的药动学尚不明确。尿液 pH 影响本品的溶解度，尿液 pH 7.5 时溶解最少。

【适应证及临床应用】由于本品口服仅部分吸收，血药浓度较低，但尿、粪中药物浓度仍较高，因此本品口服适用于敏感菌所致的下尿路感染（治疗单纯性尿路感染仅限于无其他药物可供选择者）、淋病（仅限药敏结果为敏感株者）、细菌性前列腺炎、肠道感染和伤寒及其他沙门菌感染。滴眼液适用于敏感菌所致的结膜炎。

【剂量及用法】大肠埃希菌、肺炎克雷伯菌及奇异变形杆菌所致的急性单纯性下尿路感染每次 400mg，每日 2 次，疗程 3 天；复杂性尿路感染剂量同上，疗程 10~21 天。急性及慢性前列腺炎每次 400mg，每日 2 次，疗程 28 天。肠道感染每次 300~400mg，每日 2 次，疗程 5~7 天。伤寒沙门菌感染每日 800~1 200mg，分 2~3 次服，疗程 14~21 天。

内生肌酐清除率低于 30ml/min 的患者，每次 400mg，每日 1 次。

滴眼液每日 4 次，每次 1~2 滴局部应用，疗程最长 7 天。

【不良反应】

1. 胃肠道反应较为常见，表现为腹部不适或疼痛、腹泻、恶心或呕吐。

2. 中枢神经系统反应，可有头晕、头痛、嗜睡或失眠。

3. 过敏反应，皮疹、皮肤瘙痒，偶可发生渗出性多形性红斑及血管神经性水肿。少数患者有光敏反应。

4. 偶有癫痫发作、精神异常、烦躁不安、意识混乱、幻觉、震颤；血尿等间质性肾炎表现；静脉炎；结晶尿，多见于高剂量应用时；关节疼痛。

5. 少数患者可发生血清氨基转移酶升高、血尿素氮增高及周围血象白细胞减少，多属轻度，并呈一过性。

【禁忌证及注意事项】

1. 对本品或其他喹诺酮类药物过敏者禁用。

2. G-6-PD 缺乏患者服用本品后，个别患者可能发生溶血反应。

3. 滴眼液使用过程中有可能受污染，致患者出现细菌性角膜炎，因此在用药过程中出现眼睛发红、刺激感应立即就医。

4. 其他用药注意事项参见本章总论及环丙沙星部分。

【药物相互作用】

1. 本品与呋喃妥因有拮抗作用，不宜联合应用。

2. 与其他药物相互作用参见本章总论及环丙沙星部分。

第五节　左氧氟沙星

【抗菌作用】左氧氟沙星（levofloxacin）是氧氟沙星的左旋异构体，氧氟沙星起抗菌作用者为其左旋体，对多数临床分离菌的抗菌活性为氧氟沙星的 2 倍。左氧氟沙星具广谱抗菌作用，在体外和体内显示对下列细菌或病原微生物具活性：①需氧革兰氏阴性菌：含大肠埃希菌在内的肠杆菌科大多数细菌，包括肺炎克雷伯菌等克雷伯菌属、产气肠杆菌、阴沟肠杆菌等肠杆菌属、伤寒、副伤寒沙门菌属、志贺菌属、变形杆菌属、沙雷菌属、柠檬酸杆菌属等，但 50%~60% 的大肠埃希菌呈现耐药。②流感嗜血杆菌、不动杆菌属、铜绿假单胞菌等假单胞菌属，80% 以上淋病奈瑟菌对本品呈现耐药。③需氧革兰氏阳性菌：金黄色葡萄球菌（甲氧西林或苯唑西林耐药者除外）、化脓性链球菌、肺炎链球菌，但其作用较对肠杆菌科细菌为低。此外对支原体属、衣原体属、军团军属亦有作用。本品对肺炎链球菌等呼吸道感染各类病原亦具有一定抗菌作用，但与近年来新氟喹诺酮类的抗菌活性相比仍略差。近年来细菌耐药变迁情况参见本章总论【抗菌作用】部分。

【药动学】左氧氟沙星各项药动学参数与氧氟沙星相近。本品口服后吸收迅速而完全，生物利用度约为 99%，单剂口服 250mg、500mg 后平均血药峰浓度于 1~2 小时内到达，分别为 2.8mg/L、5.1mg/L。每日口服 500mg 多剂给药达稳态浓度时，血药峰浓度为 5.7mg/L。进食可使血药峰浓度降低 14%，达峰时间推迟 1 小时。单剂静脉滴注本品 500mg 后，血药峰浓度为 6.2mg/L。连续给药 500mg、每 24 小时一次，48 小时内达稳态浓度，峰、谷浓度分别为 6.4mg/L 和 0.6mg/L。本品 500mg 口服或静脉滴注后的血药浓度相近。

该药血浆蛋白结合率为 24%~38%。给药后广泛分布于全身各组织体液中，表观分布容积为 89~112L。在大部分组织和体液中药物浓度可达到或超过同期血药浓度。在肺、肾组织中的药物浓度可达血浓度的 2~5 倍。本品尚可穿过胎盘进入胎儿体内，也可通过乳汁分泌。左氧氟沙星主要自肾排泄，约 87% 的给药量自尿中以原型排出，其中 <5% 以代谢物形式排出。消除半衰期为 6~8 小时，肾功能减退患者，本品自体内清除减缓，消除半衰期延长。

【适应证及临床应用】左氧氟沙星适用于敏感菌所致下列感染：①由肺炎链球菌、流感嗜血杆菌或卡他莫拉菌所致急性窦炎；②由肺炎链球菌、流感嗜血杆菌、副流感嗜血杆菌、卡他莫拉菌或金黄色葡萄球菌甲氧西林敏感株所致慢性支气管炎急性细菌感染；③由肺炎链球菌、流感嗜血杆菌、副流感嗜血杆菌、卡他莫拉菌、金黄色葡萄球菌甲氧西林敏感株、肺炎支原体、肺炎衣原体和嗜肺军团菌所致肺炎；④由甲氧西林敏感金黄色葡萄球菌或化脓性链球菌所致单纯性皮肤软组织感染；⑤由大肠埃希菌、肺炎克雷伯菌、奇异变形杆菌、铜绿假单胞菌、粪肠球菌、腐生葡萄球菌所致急性肾盂肾炎、单纯性和复杂性尿路感染。近年来本品已用于多重耐药性结核病，作为联合用药之一。治疗急性细菌性窦炎、慢性支气管炎急性细菌感染、单纯性尿路感染因潜在严重不良反应风险，仅限于无其他药物可供选择者。

【剂量及用法】本品可口服或静脉滴注，轻、中度感染患者可口服给药，重症患者可静脉给药。成人常用量为每次 0.5g，每日 1 次。其中慢性支气管炎急性细菌感染疗程 7 天；社区获得性肺炎疗程 7~14 天；急性窦炎疗程 10~14 天；单纯性皮肤软组织感染疗程 7~10 天。治疗复杂性尿路感染和急性肾盂肾炎的剂量均为每日 0.5g，每日 1 次，疗程 10 天，治疗单纯性下尿路感染 0.3g，每日 1 次，疗程 3 天。近年来研究表明，治疗 CAP 每次 750mg，每日 1 次，连用 5 天的短程治疗疗效予 500mg，每日 1 次，疗程 10 天相同。

由于左氧氟沙星良好的生物利用度，静脉用左氧氟沙星的剂量、疗程与口服相等。

肾功能减退者可根据血肌酐清除率调整剂量。内生肌酐清除率 50~80ml/min 的患者，剂量无须调整；治疗慢性支气管炎急性细菌感染、社区获得性肺炎、急性窦炎、单纯性皮肤软组织感染，内生肌酐清除率为 20~49ml/min 者，剂量 200mg，每日 1 次；10~19ml/min 者，剂量 200mg，每 2 日给药 1 次；血液透析或腹膜透析患者，剂量 200mg，每 2 日给药 1 次。治疗复杂性尿路感染和急性肾盂肾炎，内生肌酐清除率 ≥20ml/min 者，剂量无须调整，内生肌酐清除率 10~19ml/min 者，剂量 200mg，每 2 日给药 1 次。治疗单纯性尿路感染剂量无须调整。

【不良反应】由于左氧氟沙星的抗菌作用较氧氟沙星强，药动学与氧氟沙星相近，因此其治疗剂量约为氧氟沙星的 1/2，不良反应较氧氟沙星更为少见。左氧氟沙星较常见的不良反应有：恶心、腹泻、头痛、失眠等。较少见的不良反应有：皮疹、味觉异常、腹痛、消化不良、胃肠胀气、呕吐、便秘、眩晕、焦虑、睡眠异常、多汗、全身不适等。常见实验室检查异常有：肝功能异常、白细胞减少等。

【禁忌证及注意事项】

1. 对本品或其他喹诺酮类药物过敏者禁用。

2. 用于静脉滴注时每剂滴注时间应控制在 1 小时以上，以避免产生静脉炎。

3. 其他用药注意事项参见本章总论及环丙沙星部分。

【药物相互作用】

1. 本品与降糖药合用可能干扰其糖代谢，因此在用药过程中应注意监测血糖。

2. 本品与茶碱类、华法林、地高辛合用不影响药物代谢。

3. 本品与环孢素、苯巴比妥、西咪替丁合用可使上述药物的血药浓度上升，用药过程中应注意监测。

4. 与其他药物相互作用参见本章总论部分。

第六节　莫西沙星

【抗菌作用】莫西沙星（moxifloxacin）具广谱抗微生物作用，活性与加替沙星相仿。对下列革兰氏阳性菌和革兰氏阴性菌均有较高抗菌活性：含大肠埃希菌在内的肠杆菌科大部分细菌，包括柠檬酸杆菌属、阴沟肠杆菌、产气肠杆菌等肠杆菌属、克雷伯菌属、变形杆菌属、沙门菌属、志贺菌属、普罗威登斯菌属、沙雷菌属、摩根菌属等，但 50%～60% 的大肠埃希菌呈现耐药，对不动杆菌属和铜绿假单胞菌等假单胞菌属的大多数菌株、洋葱伯克霍尔德菌、嗜麦芽窄食单胞菌亦具有抗菌作用。本品对流感嗜血杆菌、卡他莫拉菌均有抗菌活性。莫西沙星对甲氧西林敏感葡萄球菌、肺炎链球菌、溶血性链球菌亦具较高抗菌活性。此外，本品尚对肺炎衣原体、支原体、军团菌具有抗微生物作用。本品对脆弱拟杆菌等厌氧菌具较高抗菌作用。近年来细菌耐药变迁情况参见本章总论【抗菌作用】部分。

【药动学】本品口服吸收完全，口服生物利用度 91%，进食可使达峰时间推迟约 2 小时，峰浓度下降 16%，但不影响生物利用度。单剂口服本品 400mg 后，1～3 小时达血药峰浓度，为 3.1mg/L，每日 1 次口服本品 400mg，3 天后达稳态浓度，峰、谷浓度为 3.2mg/L 和 0.6mg/L。单剂静脉给药 400mg，1 小时后达血药峰浓度，为 4.1mg/L，每日 1 次本品 400mg 静脉给药，达稳态浓度后，血药峰、谷浓度分别为 4.1～5.9mg/L 和 0.43～0.84mg/L。莫西沙星的血浆蛋白结合率为 45%，表观分布容积 1.7～2.7L/kg。本品广泛分布于组织和体液中，在支气管、肺组织、鼻窦组织、肌肉、皮肤水疱液、唾液及其组织间液中的药物浓度可高于或等于同期血浓度。莫西沙星可在体内代谢为硫化物和葡糖醛酸盐，前者占给药量的 38%，主要经粪便排泄，后者占给药量的 14%，主要经肾脏排泄，莫西沙星不经细胞色素酶 P-450 代谢，不影响其他药物代谢。莫西沙星给药量的 45% 以原型排泄，经肾脏排出 20%，粪便排出 25%。消除半衰期约 12 小时，轻度肝、肾功能损害不影响其代谢。

【适应证及临床应用】莫西沙星适用于敏感菌所致下列感染：①肺炎链球菌、流感嗜血杆菌、卡他莫拉菌所致急性细菌性窦炎；②肺炎链球菌、流感嗜血杆菌、肺炎克雷伯菌、金黄色葡萄球菌甲氧西林敏感株、卡他莫拉菌所致慢性支气管炎急性细菌感染；③肺炎链球菌、流感嗜血杆菌、金黄色葡萄球菌甲氧西林敏感株、肺炎克雷伯菌、肺炎支原体、肺炎衣原体、卡他莫拉菌所致社区获得性肺炎；④金黄色葡萄球菌甲氧西林敏感株、化脓性链球菌所致非复杂性皮肤软组织感染；⑤金黄色葡萄球菌甲氧西林敏感株、大肠埃希菌、肺炎克雷伯菌、阴沟肠杆菌所致复杂性皮肤软组织感染；⑥大肠埃希菌等肠杆菌科细菌及脆弱拟杆菌等厌氧菌所致腹腔感染，但仅用于轻症患者。治疗急性细菌性窦炎、慢性支气管炎急性细菌感染因潜在严重不良反应风险，仅限于无其他药物可供选择者。

【剂量及用法】莫西沙星治疗上述感染的剂量均为成人400mg，每日1次静脉滴注，口服治疗剂量相同。其中治疗急性细菌性窦炎的疗程为10天，治疗慢性支气管炎急性细菌感染的疗程为5天，治疗社区获得性肺炎的疗程为7～14天，非复杂性皮肤软组织感染7天，复杂性皮肤软组织感染7~21天，腹腔内感染5~14天。

轻、中度肝功能异常患者无须调整治疗剂量。严重肝功能不全者缺乏临床资料。

包括尿毒症患者在内的肾功能不全患者应用本品无须调整剂量，但在透析患者中缺乏临床资料。

【不良反应】

1. 莫西沙星较常见的不良反应　恶心、腹泻、头痛和头晕，Q-T间期延长。

2. 较少见的不良反应　①全身反应：过敏反应、背痛、胸痛；②心血管系统：高血压、心悸；③消化系统：腹痛、厌食、便秘、消化不良、胃肠胀气、胃炎、舌炎、口腔溃疡、口腔念珠菌病、呕吐；④骨骼肌肉系统：关节痛，肌肉痛；⑤神经系统：激动、焦虑、失眠、紧张、感觉异常、嗜睡；⑥呼吸系统：呼吸困难；⑦皮肤及其附件：瘙痒、皮疹、多汗。

3. 实验室检查异常　莫西沙星用药后实验室检查异常发生率较低，可有：中性粒细胞减少，血清GPT、GOT、碱性磷酸酶、血胆红素、血淀粉酶增高，血尿素氮、血肌酐升高。

【禁忌证及注意事项】

1. 对本品及其他氟喹诺酮类药物有过敏史者禁用。

2. 其他用药注意事项参见本章总论及环丙沙星部分。

【药物相互作用】

1. 莫西沙星与活性炭同时服用会减少80%的药物吸收。

2. 与其他药物的相互作用参见本章总论部分。

第七节　吉米沙星

【抗菌作用】吉米沙星（gemifloxacin）具广谱抗微生物作用。对下列革兰氏阳性菌和革兰氏阴性菌均有较高抗菌活性：含大肠埃希菌在内的肠杆菌科大部分细菌，包括柠檬酸杆菌属、阴沟肠杆菌、产气肠杆菌等肠杆菌属、克雷伯菌属、变形杆菌属、沙门菌属、志贺菌属、普罗威登斯菌属、沙雷菌属、摩根菌属等，但50%～60%的大肠埃希菌呈现耐药，对不动杆菌属和铜绿假单胞菌等假单胞菌属的大多数菌株、洋葱伯克霍尔德菌、嗜麦芽窄食单胞菌亦具有抗菌作用。本品对流感嗜血杆菌、卡他莫拉菌均有抗菌活性。吉米沙星对甲氧西林敏感葡萄球菌、肺炎链球菌、溶血性链球菌、化脓性链球菌等亦具较高抗菌活性。与环丙沙星等沿用品种相比，在保留对革兰氏阴性杆菌的抗菌活性基础上，对肺炎链球菌等呼吸道感染病原体的抗菌作用明显增强，为喹诺酮类中对肺炎链球菌抗菌活性最强者。此外，本品尚对肺炎衣原体、支原体、军团菌具有抗微生物作用。本品对脆弱拟杆菌等厌氧菌亦具一定抗菌作用。近年来细菌耐药变迁情况参见本章总论【抗菌作用】部分。

【药动学】本品口服吸收较完全，口服生物利用度71%，进食不影响生物利用度。单剂口服本品 360mg 后，0.5~2 小时达血药峰浓度，每日 1 次口服本品 320mg，血药峰浓度为 1.61mg/L，AUC 为 9.93mg·h/L。吉米沙星的血浆蛋白结合率为 55%~73%，表观分布容积 4.18L/kg。本品广泛分布于组织和体液中，在支气管、肺组织中的药物浓度可高于或等于同期血药浓度。低于 10% 给药量的吉米沙星可在肝内代谢，吉米沙星对细胞色素酶 P-450 的影响小。吉米沙星可经粪便和尿液排泄，分别占给药量的 61%±9.5% 和 36%±9.3%。消除半衰期约 7 小时，轻至中度肝功能损害可使吉米沙星 AUC 和 C_{max} 分别上升 34% 和 25%、重度肝功能损害可使吉米沙星 AUC 和 C_{max} 分别上升 45% 和 41%，对消除半衰期没有影响，尽管如此，此类变化并无临床意义，肾功能损害使吉米沙星消除半衰期延长，AUC 值上升，因此在内生肌酐清除率 ≤ 40ml/min 的患者中需要减量，血液透析可清除给药量的 20%~30%。

【适应证及临床应用】本品适用于敏感菌所致的下列感染。

1. 肺炎链球菌、流感嗜血杆菌、副流感嗜血杆菌、卡他莫拉菌所致慢性支气管炎急性细菌性加重；治疗慢性支气管炎急性细菌感染因潜在严重不良反应风险，仅限于无其他药物可供选择者。

2. 肺炎链球菌（包括青霉素耐药株）、流感嗜血杆菌、卡他莫拉菌、肺炎支原体、肺炎衣原体、肺炎克雷伯菌所致轻至中度肺炎。

【剂量及用法】

1. 吉米沙星治疗慢性支气管炎急性细菌性加重和肺炎的剂量均为成人每日 1 次口服 320mg，前者的疗程为 5 天，肺炎的疗程为 7 天。

2. 肾功能损害患者需根据肾功能损害程度调整剂量。Ccr > 40ml/min 者无须调整剂量；Ccr ≤ 40ml/min 者每日 1 次口服吉米沙星 160mg。

3. 肝功能损害者无须调整剂量。

【不良反应】

1. 吉米沙星较常见的不良反应（≥ 1%）有：腹泻、皮疹、恶心、头痛。

2. 较少见或罕见的不良反应有：腹痛、关节痛、皮炎、眩晕、失眠、口干、消化不良、味觉异常、呕吐、疲劳、真菌感染等。

3. 实验室检查异常 血 GPT、GOT、CK、碱性磷酸酶增高，血白细胞减少，电解质紊乱等。

【禁忌证及注意事项】

1. 对本品及其他氟喹诺酮类药物有过敏史者禁用。

2. 临床试验中，皮疹的发生率为 2.8%，其中 10% 为重症，多在用药第 8~10 天出现，80% 在停药 14 天后缓解。在小于 40 岁的女性、绝经期妇女使用激素替代疗法、疗程超过 7 天者出现机会较高。一旦出现皮疹应立即停药。

3. 其他用药注意事项参见本章总论及环丙沙星部分。

【药物相互作用】

1. 吉米沙星对茶碱、地高辛、华法林的代谢影响不明显，但用药过程中仍应注意相关不良反应。

2. 与其他药物相互作用参见本章总论。

第八节　加替沙星

【抗菌作用】加替沙星（gatifloxacin）在体外对革兰氏阳性菌和革兰氏阴性菌均具有广谱抗

菌作用。本品对需氧革兰氏阳性菌包括甲氧西林敏感金黄色葡萄球菌、肺炎链球菌（青霉素敏感株）、化脓性链球菌；需氧革兰氏阴性菌包括克雷伯菌属、变形杆菌属、柠檬酸杆菌属、阴沟肠杆菌等肠杆菌科细菌，但 50%～60% 的大肠埃希菌呈现耐药，不动杆菌属、流感嗜血杆菌、副流感嗜血杆菌、卡他莫拉菌均具抗菌作用，对消化链球菌等少数厌氧菌有抗菌作用，对肺炎衣原体、嗜肺军团菌、肺炎支原体亦具抗微生物作用。对呼吸道感染病原菌的抗菌活性与莫西沙星相仿，优于左氧氟沙星，但对肺炎链球菌的抗菌活性低于吉米沙星。近年来细菌耐药变迁情况参见本章总论"抗菌作用"部分。

【药动学】加替沙星口服吸收良好，且不受饮食因素影响，绝对生物利用度为96%，口服 1～2 小时后到达血药峰浓度。单剂口服本品 200mg、400mg 后，血药峰浓度为 2.0mg/L、3.8mg/L；400mg 多剂给药达稳态后，血药峰浓度为 4.2mg/L。单剂静脉滴注本品 200mg、400mg 后，血药峰浓度为 2.2mg/L、5.5mg/L；200mg、400mg 多剂给药达稳态后，血药峰浓度分别为 2.4mg/L、4.6mg/L。加替沙星的血浆蛋白结合率约为 20%，分布容积为 1.5～2.0L/kg。本品广泛分布于组织和体液中，在大多数组织中的浓度高于或等于同期血药浓度，包括支气管、肺组织、胆道、皮肤水疱液、生殖道分泌物。本品在人体内代谢很少，对细胞色素 P-450 代谢酶影响不明显。本品主要以原型经肾排泄，口服或静脉注射后 48 小时内 70% 以上的药物以原型在尿中排出，在粪便中排出 5%。少于 1% 的剂量以两种代谢产物的形式在尿中排出。加替沙星的平均消除半衰期为 7～14 小时，平均肾脏清除率为 124～161ml/min，肾功能下降时，消除半衰期明显延长。少量加替沙星也可经胆道和 / 或肠道排泄。

【适应证及临床应用】本品适用于敏感菌所致的下列感染：①由肺炎链球菌、流感嗜血杆菌、副流感嗜血杆菌、卡他莫拉菌或甲氧西林敏感金黄色葡萄球菌所致慢性支气管炎急性细菌感染；②由肺炎链球菌或流感嗜血杆菌所致急性窦炎；③由肺炎链球菌、流感嗜血杆菌、副流感嗜血杆菌、卡他莫拉菌、甲氧西林敏感金黄色葡萄球菌、肺炎支原体、肺炎衣原体和嗜肺军团菌所致社区获得性肺炎，静脉制剂亦可用于治疗敏感菌所致医院获得性肺炎；④由大肠埃希菌、肺炎克雷伯菌或奇异变形杆菌所致单纯性上、下尿路感染和复杂性尿路感染。治疗急性细菌性窦炎、慢性支气管炎急性细菌感染、单纯性尿路感染因潜在严重不良反应风险，仅限于无其他药物可供选择者。

【剂量及用法】本品治疗敏感菌所致单纯性下尿路感染（膀胱炎），成人每日口服 200mg，每日 1 次，疗程 3～5 天。治疗急性窦炎、慢性支气管炎急性细菌性发作、急性肾盂肾炎、复杂性尿路感染、单纯性皮肤软组织感染，每日 400mg，每日 1 次，疗程 7～10 天。治疗社区获得性肺炎每日 400mg，每日 1 次，疗程 7～14 天。轻、中症患者可口服用药，重症者可静脉给药。也可应用先静脉给药，继以口服的序贯疗法。

肾功能损害患者应减量使用，剂量按内生肌酐清除率调整，内生肌酐清除率 < 40ml/min，或接受血液透析、腹膜透析者首剂给药 400mg，其后每日 200mg，需要注意血液透析患者应在每次透析结束后用药。

中度肝功能损害的患者应用加替沙星无须调整剂量。尚无严重肝功能损害患者应用本品的资料。

【不良反应】

1. 不良反应　较常见的不良反应有：恶心、腹泻、头痛和眩晕，静脉用药者尚可见注射部位的局部反应（注射部位皮肤发红）。较少见或罕见的不良反应有：①全身反应，过敏反应、衰弱、背痛、胸痛、寒战、面部水肿、发热。②心血管系统，高血压、心悸。③消化系统，腹痛、厌食、便秘、消化不良、胃肠胀气、胃炎、舌炎、口腔溃疡、口腔念珠菌病、呕吐。④代谢 / 营养系统，高血糖或低血糖症，周围性水肿，口渴；血糖异常不良反应表现为高血糖反应、低血糖反应和血糖紊乱（血糖双向改变或不规则波动），高血糖反应主要表现为口干、乏力、多饮、多食、多尿、尿糖，少数伴水肿、酮体阳性或高渗状态，部分患者出现意识障碍，血糖升高幅度不等，高者升至 60mmol/L 以上，尤以肾功能障碍患者血糖升幅较大。低血糖反应主要表现为头晕、多汗、心悸、胸闷、面色苍白、乏力、站立不稳、饥饿感、肢体颤抖、抽搐、烦躁等，部分出现意识障碍，表现为嗜睡、反应迟钝、意识模糊、晕厥、昏迷；血糖降低幅度不等，低者降至 1mmol/L 以下。因此，糖尿病、肾功能不全、有中枢神经系统疾病、冠心病（多伴有高血糖）的患者及老年患者应慎用。⑤骨骼肌肉系统，关节痛，腿抽筋。⑥神经系统，多梦、激动、焦虑、思维混乱、失眠、紧张、感觉异常、嗜睡、震颤、血管扩张、眩晕。⑦呼吸系统，呼吸困难、咽炎。⑧皮肤／附属器官，皮肤干燥、瘙痒、皮疹、多汗。⑨特殊感官，视觉异常、味觉异常、耳鸣。⑩泌尿生殖系统，排尿困难。

2. 实验室检查异常　加替沙星用后实验室检查异常发生率较低，可有：中性粒细胞减少，血 GPT、GOT、碱性磷酸酶、胆红素、淀粉酶增高，以及电解质紊乱等。

【禁忌证及注意事项】

1. 对本品或其他喹诺酮类药物过敏者禁用。

2. 本品宜空腹服用，食物虽可延迟其吸收，但其总吸收量（生物利用度）未见减少，故也可于餐后服用，以减少胃肠道反应。

3. 本品能使心电图 Q-T 间期延长，所以高钾血症患者、正在应用 I_A 类（如奎尼丁和普鲁卡因胺）或 Ⅲ 类抗心律失常药物（如胺碘酮和索托洛尔）的患者应避免应用加替沙星。但临床应用本品没有发现因 Q-T 间期延长导致的心血管病发病或死亡。

4. 有报道本品可影响血糖，导致高血糖综合征或低血糖综合征，通常发生在糖尿病患者中。因此糖尿病患者应用本品时应监测血糖。

5. 其他用药注意事项参见本章总论及环丙沙星部分。

【药物相互作用】

1. 加替沙星与格列本脲合用时可干扰血糖稳定。

2. 与其他药物相互作用参见本章总论部分。

第九节　培氟沙星

【抗菌作用】培氟沙星（pefloxacin）具广谱抗菌作用，对下列细菌具良好抗菌作用：含大肠埃希菌在内的肠杆菌科大部分细菌，包括克雷伯菌属、变形杆菌属、志贺菌属、伤寒及沙门菌属等以及流感嗜血杆菌、奈瑟菌属等，但 50%～60% 的大肠埃希菌呈现耐药。对铜绿假单胞菌和甲氧西林敏感金黄色葡萄球菌也有一定的抗菌作用。对肺炎链球菌、各组链球菌和肠球菌属仅具轻度作用。近年来细菌耐药变迁情况参见本章总论【抗菌作用】部分。

【药动学】口服吸收迅速而完全，单剂量口服本品 0.4g 后，血药峰浓度（C_{max}）为 3.8~6.6mg/L，消除半衰期为 10~13 小时。本品吸收后广泛分布至各种组织、体液，组织中的药物浓度都能达到有效浓度，对血脑屏障穿透性较高。本品主要在肝内代谢，原型及代谢产物 70% 经尿液排泄，约 11% 以原型自肾排泄，尿液中有效药物浓度可维持 24 小时以上。

【适应证及临床应用】由敏感菌所致的各种感染：①泌尿生殖道感染，包括单纯性、复杂性尿路感染，细菌性前列腺炎；②呼吸道感染，包括急性窦炎、敏感菌所致下呼吸道感染；③胃肠道细菌感染，由志贺菌属、沙门菌属、产肠毒素大肠埃希菌等所致者；④伤寒；⑤骨、关节感染；⑥皮肤软组织感染。治疗急性细菌性窦炎、慢性支气管炎急性细菌感染、单纯性尿路感染因潜在严重不良反应风险，仅限于无其他药物可供选择者。

【剂量及用法】口服成人常用剂量每次 200~400mg，每日 2 次。静脉给药每次 400mg，每日 2 次。适用于中、重度感染患者。轻至中度肝功能损害患者应减半量使用。肾功能不全患者无须减量。

【不良反应】不良反应发生率约 10%，多为胃肠道反应、其次为皮疹等变态反应（包括近半数光敏反应）、中枢神经系统反应。

1. 胃肠道反应较为常见，可表现为腹部不适或疼痛、腹泻、恶心或呕吐。

2. 中枢神经系统反应可有头晕、头痛、嗜睡或失眠。

3. 过敏反应皮疹、皮肤瘙痒，偶可发生渗出性多形性红斑及血管神经性水肿。部分患者有光敏反应。

4. 偶可有癫痫发作、精神异常、烦躁不安、意识混乱、幻觉、震颤；血尿等间质性肾炎表现；结晶尿，多见于高剂量应用时；关节疼痛；跟腱炎症。

5. 少数患者可发生血清氨基转移酶升高、血尿素氮增高及周围血象白细胞减少，多属轻度，并呈一过性。

【禁忌证及注意事项】

1. 对本品或其他喹诺酮类药物过敏者禁用。

2. 静脉给药时，400mg 滴注时间应大于 1 小时。

3. 其他用药注意事项参见本章总论及环丙沙星部分。

【药物相互作用】参见本章总论部分。

第十节　依诺沙星

【抗菌作用】依诺沙星（enoxacin）具广谱抗菌作用。体外试验显示该药对需氧革兰氏阴性菌，如肺炎克雷伯菌等克雷伯菌属、肠杆菌属、变形杆菌属、伤寒沙门菌属、志贺菌属、沙雷菌属、柠檬酸杆菌属、流感嗜血杆菌、不动杆菌属、铜绿假单胞菌等假单胞菌属均具抗菌活性，但50%~60% 的大肠埃希菌呈现耐药；对需氧革兰氏阳性菌，金黄色葡萄球菌（甲氧西林耐药者除外）、化脓性链球菌、肺炎链球菌亦具抗菌作用。依诺沙星对需氧革兰氏阴性菌的作用较环丙沙星为差，对需氧革兰氏阳性菌的作用较环丙沙星和氧氟沙星为差。依诺沙星对沙眼衣原体等有一定作用，但较环丙沙星和氧氟沙星为差。近年来细菌耐药变迁情况参见本章总论【抗菌作用】部分。

【药动学】本品口服后吸收迅速，生物利用度约为 90%，口服 200mg、400mg 后平均血药峰浓度于 1~3 小时到达，分别为 1.02mg/L、3.7mg/L。本品 100mg、200mg 多剂给药达稳态浓度时，血药峰浓度为 1.1mg/L、3.1mg/L。本品血浆蛋白结合率为 40%，口服吸收后广泛分布于全身各组织体液中。在肾脏、前列腺、子宫、输卵管等组织中药物浓度可超过同期血药浓度。本品尚可穿过胎盘进入胎儿体内，也可通过乳汁分泌。给药量 15%~20% 的依诺沙星在体内代谢，并可影响肝细胞色素酶 P-450。本品主要通过肾脏排泄。消除半衰期为 3~6 小时，肾功能减退患者，本品自体内清除减缓，消除半衰期延长。

【适应证及临床应用】本品体外抗菌活性与诺氟沙星相似，但由于本品口服吸收较完全、血药浓度较高，体内抗菌活性较诺氟沙星强。本品口服可用于治疗敏感菌所致下列感染：①由大肠埃希菌、腐生葡萄球菌所致单纯性下尿路感染（膀胱炎）；②由大肠埃希菌、肺炎克雷伯菌、奇异变形杆菌、铜绿假单胞菌、甲氧西林敏感葡萄球菌属或阴沟肠杆菌所致复杂性尿路感染；③由淋病奈瑟菌所致单纯性淋菌性尿道炎和宫颈炎（仅限于药敏结果为敏感株者）。治疗急性细菌性窦炎、慢性支气管炎急性细菌感染、单纯性尿路感染因潜在严重不良反应风险，仅限于无其他药物可供选择者。

【剂量及用法】治疗单纯性下尿路感染每次 200mg，每日 2 次，疗程 7 天；治疗复杂性尿路感染每次 400mg，每日 2 次，疗程 14 天；治疗单纯性淋菌性尿道炎和宫颈炎，依诺沙星 400mg 顿服。肾功能不全患者按内生肌酐清除率调整用药剂量：内生肌酐清除率 ≥ 30ml/min 者，无须调整剂量，清除率 ≤ 30ml/min 者，减半量使用。

【不良反应】据报道，依诺沙星在 2 400 余例患者中应用，不良反应发生率约 6%。依诺沙星较常见的不良反应有：恶心、呕吐、头晕、头痛、失眠、腹痛、腹泻、消化不良、味觉异常、皮疹、光敏反应等。较少见的不良反应有：全身不适、背痛、胸痛、便秘、肌痛、关节痛、气促、水肿、紫癜等。常见的实验室检查异常有：肝功能异常。

【禁忌证及注意事项】

1. 对本品或其他喹诺酮类药物过敏者禁用。

2. 在使用依诺沙星时偶有患者出现角膜及晶状体病变，虽然在安慰剂中也有类似现象，但用药过程中仍应注意。

3. 在动物实验中，使用大剂量依诺沙星时发现精子生成减少，对人体的影响尚不清楚。

4. 其他用药注意事项参见本章总论及环丙沙星部分。

【药物相互作用】

1. 地高辛与本品同用可使前者的血药浓度升高，必须监测地高辛血药浓度并调整剂量。

2. 与其他药物相互作用参见本章总论部分。

第十一节　洛美沙星

【抗菌作用】洛美沙星（lomefloxacin）具广谱抗菌作用，与氧氟沙星相仿或略差，对下列细菌或病原微生物具抗菌或抗微生物活性：①需氧革兰氏阴性菌：含大肠埃希菌在内的肠杆菌科大多数细菌，包括肺炎克雷伯菌等克雷伯菌属，产气肠杆菌、阴沟肠杆菌等肠杆菌属，伤寒、副伤寒沙门菌属，志贺菌属，变形杆菌属，沙雷菌属，柠檬酸杆菌属等，但 50% ~ 60% 的大肠埃希菌呈现耐药；流感嗜血杆菌、不动杆菌属、铜绿假单胞菌等假单胞菌属。②需氧革兰氏阳性菌：金黄色葡萄球菌（甲氧西林或苯唑西林耐药者除外）、化脓性链球菌、肺炎链球菌，但其作用较对肠杆菌科细菌的抗菌活性相对较低。此外对沙眼衣原体亦有一定作用。近年来细菌耐药变迁情况参见本章总论"抗菌作用"部分。

【药动学】本品口服吸收迅速，生物利用度 95% ~ 98%，进食可减少药物吸收。单剂口服本品 100mg、200mg、400mg 后，0.8~1.4 小时达血药峰浓度，分别为 0.8mg/L、1.4mg/L、3.2mg/L。400mg 多剂给药，2 天后达稳态，达峰时间 1.5 小时，血药峰浓度为 2.8mg/L。本品吸收后广泛分布于体内各组织，在肺组织、前列腺、痰液、尿液中药物浓度均超过同期血药浓度。本品消除半衰期 7~8 小时，主要自肾脏排泄，给药后 48 小时内在尿中以原型排出给药量的 60% ~ 80%，仅有给药量的 5% 在体内代谢，在胆汁中排泄药量约 10%。肾功能不全患者中本品的消除半衰期延长。

【适应证及临床应用】本品适用于敏感菌所致下列感染：①流感嗜血杆菌、卡他莫拉菌所致慢性支气管炎急性细菌感染；②大肠埃希菌、肺炎克雷伯菌、奇异变形杆菌、腐生葡萄球菌所致单纯性下尿路感染（膀胱炎）；③大肠埃希菌、肺炎克雷伯菌、奇异变形杆菌、铜绿假单胞菌、柠檬酸杆菌、阴沟肠杆菌所致复杂性尿路感染。治疗慢性支气管炎急性细菌感染、单纯性尿路感染因潜在严重不良反应风险，仅限于无其他药物可供选择者。

【剂量及用法】本品成人常用剂量为每次400mg，每日1次。其中治疗慢性支气管炎急性细菌感染疗程10天，治疗单纯性下尿路感染疗程3~7天，治疗复杂性尿路感染疗程14天。

肾功能不全的患者内生肌酐清除率低于40ml/min时，第1天给予负荷量400mg后，第2天起每日200mg。

肝功能损害患者无须调整用药剂量。

【不良反应】本品的不良反应发生率约2.6%，其中较常见的不良反应有：头痛、恶心、光敏现象、眩晕、腹泻、腹痛等，据报道光敏反应较其他氟喹诺酮类多见，有的患者症状可能较重，疗程延长者，其发生率也随之上升。

较少见的不良反应有：皮疹、瘙痒、全身不适、焦虑、味觉异常、消化不良、呕吐、水肿、阴道念珠菌病等。

较常见的实验室检查异常有：肝功能异常、周围血象白细胞减少、血尿素氮、肌酐上升等。

【禁忌证及注意事项】

1. 对本品或其他喹诺酮类药物过敏者禁用。

2. 服药期间避免强光或紫外线照射，以减少光敏现象的发生。一旦出现皮肤发红、烧灼感、水肿等现象应立即停药。

3. 其他用药注意事项参见本章总论及环丙沙星部分。

【药物相互作用】

1. 本品与奥美拉唑、茶碱类、咖啡因、苯妥英合用没有相互影响。

2. 本品与西咪替丁、华法林合用可使上述药物的血药浓度上升，使用过程中应注意监测。

3. 本品与环孢素合用可能使其血药浓度上升，用药过程中应注意监测。

4. 与其他药物相互作用参见本章总论部分。

第十二节　氟罗沙星

【抗菌作用】氟罗沙星（fleroxacin）对革兰氏阴性菌，包括肺炎克雷伯菌、变形杆菌属、沙门菌属、志贺菌属、阴沟肠杆菌、产气肠杆菌、柠檬酸杆菌属、黏质沙雷菌、铜绿假单胞菌、脑膜炎奈瑟菌、流感嗜血杆菌、卡他莫拉菌、嗜肺军团菌等均有较强的抗菌作用。对甲氧西林敏感葡萄球菌属、溶血性链球菌等革兰氏阳性球菌亦具有中等抗菌作用。但50%～60%的大肠埃希菌，80%以上淋病奈瑟菌呈现耐药。近年来细菌耐药变迁情况参见本章总论"抗菌作用"部分。

【药动学】单剂口服本品400mg后，血药峰浓度为4.4~6.5mg/L，生物利用度约100%。健康人静脉滴注氟罗沙星注射液0.1g后，血药峰浓度（C_{max}）为2.85mg/L，血消除半衰期为8.6小时，达峰时间为0.33小时，表观分布容积（V_d）为80L。本品在多数组织中的浓度接近或高于同时期血药浓度，但中枢神经系统中药物浓度很低。给药量的60%～70%以原型及代谢物经肾脏排泄。少部分由胆汁排泄，粪便中排出量仅占3%。

【适应证及临床应用】可用于对本品敏感细菌所致：急性支气管炎，慢性支气管炎急性细菌感染及肺炎等呼吸系统感染；泌尿生殖系统感染；伤寒沙门菌感染、细菌性痢疾等感染；皮肤软组织感染，骨、关节感染，腹腔感染及盆腔感染等，后两者需联合甲硝唑。治疗慢性支气管炎急性细菌感染、单纯性尿路感染因潜在严重不良反应风险，仅限于无其他药物可供选择者。

【剂量及用法】治疗单纯性下尿路感染每次口服200mg，每日1次，疗程7天。治疗其他感染成人常用剂量为每次 400mg，每日 1 次口服。

注射剂避光缓慢静脉滴注，1 次 0.2~0.4g，每日 1 次，稀释于 5% 葡萄糖 250~500ml 注射液中。本品注射剂少用。

【不良反应】本品的不良反应较多见，据报道临床应用后不良反应发生率约 20%，随用药剂量增大而增高。

1. 胃肠道反应较为常见，可表现为腹部不适或疼痛、腹泻、恶心呕吐、食欲缺乏。

2. 中枢神经系统反应可有头晕、头痛、兴奋、嗜睡或失眠。

3. 过敏反应有皮疹、皮肤瘙痒，偶可发生渗出性多形性红斑及血管神经性水肿。部分患者有光敏反应。

4. 少数患者可发生血肝酶、血尿素氮增高及白细胞减少，多属轻度，并呈一过性。

5. 偶可有癫痫发作、精神异常、烦躁不安、意识混乱、幻觉、震颤；血尿等间质性肾炎表现；结晶尿，多见于高剂量应用时；关节疼痛；静脉炎。

【禁忌证及注意事项】

1. 对本品或其他喹诺酮类药物过敏者禁用。

2. 本品可引起光敏反应，光照后与用药时间间隔应在 12 小时以上，治疗期间及治疗后数天内应避免长时间暴露于明亮光照下。当出现光敏反应症状如皮肤灼热、发红、肿胀、水疱、皮疹、瘙痒、皮炎时应即停药。

3. 本品静脉滴注速度不宜过快，每 0.2g 滴注时间至少为 45~60 分钟。

4. 其他用药注意事项参见本章总论及环丙沙星部分。

【药物相互作用】参见本章总论部分。

第十三节　司帕沙星

【抗菌作用】司帕沙星（sparfloxacin）对革兰氏阳性菌和革兰氏阴性菌具广谱抗菌活性，对需氧革兰氏阳性菌包括甲氧西林敏感金黄色葡萄球菌、肺炎链球菌、化脓性链球菌、无乳链球菌；需氧革兰氏阴性菌包括克雷伯菌属、变形杆菌属、柠檬酸杆菌属、阴沟肠杆菌等肠杆菌科细菌、不动杆菌属、流感嗜血杆菌、副流感嗜血杆菌、卡他莫拉菌均具抗菌作用。本品对厌氧菌作用较差，仅对消化链球菌等少数厌氧菌有抗菌作用，对肺炎衣原体、肺炎支原体亦具抗微生物作用。对结核分枝杆菌有良好抗菌作用。但 50%~60% 的大肠埃希菌，80% 以上淋病奈瑟菌呈现耐药。近年来细菌耐药变迁情况参见本章总论【抗菌作用】部分。

【药动学】司帕沙星口服吸收良好，且不受饮食因素影响，生物利用度为 92%，口服 3~6 小时后到达血药峰浓度。单剂口服本品 400mg 后，血药峰浓度为 1.3mg/L，200mg 多剂给药（首剂 400mg）第 2 天即可达稳态，血药峰浓度为 1.1mg/L。本品广泛分布于组织和体液中，分布容积为 3.9L/kg；主要在肝脏代谢，但对细胞色素酶 P-450 影响较小。本品经肾、粪便排泄各占 50%，其中以原型自尿中排出 10%。司帕沙星的平均消除半衰期为 16~30 小时，肾功能下降时，消除半衰期有所延长。

【适应证及临床应用】司帕沙星适用于由敏感菌所致下列感染：①肺炎链球菌、流感嗜血杆菌、副流感嗜血杆菌、卡他莫拉菌、肺炎支原体、肺炎衣原体所致社区获得性肺炎；②由肺炎链球菌、金黄色葡萄球菌、流感嗜血杆菌、卡他莫拉菌、肺炎克雷伯菌、阴沟肠杆菌、肺炎支原体、肺炎衣原体所致慢性支气管炎急性细菌感染。治疗慢性支气管炎急性细菌感染因潜在严重不良反应风险，仅限于无其他药物可供选择者。

【剂量及用法】成人常用剂量为第 1 天 400mg 顿服，第 2 天起每次 200mg，每日 1 次。肾功能损害患者应减量使用，用量按内生肌酐清除率调整，肌酐清除率＜50ml/min 者，第 1 天 400mg 顿服，第 2 天起每次 200mg，每 2 日 1 次。

【不良反应】司帕沙星的不良反应多为轻至中度，停药后可缓解。其中，腹泻、恶心、失眠、腹痛等不良反应发生率与其他氟喹诺酮类药物差异不大，但光敏现象、瘙痒、Q-T 间期延长较其他品种多见，且差异有统计学意义。

1. 较常见的不良反应　光敏现象、恶心、呕吐、腹泻、头痛、眩晕、厌食、腹痛、失眠、味觉异常、瘙痒、Q-T 间期延长、胃肠胀气、皮疹。

2. 较少见或罕见的不良反应　过敏反应、衰弱、背痛、胸痛、寒战、面部水肿、发热、心悸、便秘、口腔念珠菌病、多梦、激动、焦虑等。

3. 实验室检查异常　服用司帕沙星后实验室检查异常发生率较低，如血清 GPT、GOT、碱性磷酸酶、胆红素、肌酐升高，出现尿蛋白、血尿等。

【禁忌证及注意事项】

1. 对本品或其他喹诺酮类药物过敏者禁用。

2. 已有 Q-T 间期延长的患者或服用可导致 Q-T 间期延长药物者，应避免使用本品，以免出现尖端扭转型室性心动过速。

3. 用本品期间至停药后 5 天，不应暴露于阳光、强烈日光或紫外线下，如出现皮肤烧灼感、发红、水肿、皮疹、瘙痒等光敏现象应立即停药。既往有光敏现象者不宜使用本品。

4. 有癫痫或其他中枢神经系统疾病患者，应避免使用。

5. 其他用药注意事项参见本章总论及环丙沙星部分。

【药物相互作用】

1. 司帕沙星不影响茶碱类药物、华法林、苯妥英代谢，但上述药物中某些品种与之有相互作用，因此使用过程中仍应注意相关的不良反应。

2. 锌离子与司帕沙星同时服用可导致本品吸收下降，因此两者的服用时间应相隔 4 小时以上。

3. 与其他药物相互作用参见本章总论部分。

第十四节　帕珠沙星

【抗菌作用】帕珠沙星（pazufloxacin）对变形杆菌属、肺炎克雷伯菌、阴沟肠杆菌、雷极普罗威登斯菌、不动杆菌属、流感嗜血杆菌、卡他莫拉菌等革兰氏阴性菌具有良好抗菌活性，与左氧氟沙星等其他氟喹诺酮类药物相似，但 50%～60% 的大肠埃希菌呈现耐药。对葡萄球菌属（甲氧西林敏感株）具抗菌活性，对肺炎链球菌及其他链球菌和肠球菌属的活性较环丙沙星强，但比左氧氟沙星差。铜绿假单胞菌对本品的敏感性范围较大。本品对肺炎衣原体、支原体、军团菌具有抗微生物作用，对脆弱拟杆菌等厌氧菌亦具一定抗菌作用。近年来细菌耐药变迁情况参见本章总论"抗菌作用"部分。

【药动学】健康志愿者单剂静脉滴注帕珠沙星 300mg、500mg，药动学符合二室开放模型。2 种不同剂量的药动学参数：$t_{1/2\beta}$ 分别为（1.65±0.27）小时和（1.88±0.26）小时；C_{max} 分别为（8.99±0.59）mg/L 和（11.0±2.4）mg/L；$AUC_{0-\infty}$ 分别为（13.3±2.5）mg·h/L 和（21.7±3.0）mg·h/L；CL 分别为（28.23±4.67）L/h 和（30.74±9.61）L/h；V_d 分别为（24.66±14.63）和（20.10±14.24）L。给药后本品迅速分布至组织和体液中，静脉滴注本品 500mg 后，在痰液、肺

组织、胆囊组织、烧伤皮肤组织和女性生殖器官组织中的浓度分别为 $2.49 \sim 6.24\mu g/g$、$7.95\mu g/g$、$9.85 \sim 35.5\mu g/g$、$4.54\mu g/g$、$5.00 \sim 13.9\mu g/g$，在胆汁、胸腔积液、腹水、脓液、盆腔液和脑脊液中的浓度分别为 $5.47 \sim 29.9mg/L$、$1.43mg/L$、$1.87mg/L$、$4.73mg/L$、$3.18mg/L$、$0.33mg/L$。本品静脉滴注后的半衰期为 $1.74 \sim 1.88$ 小时。在给药后 24 小时，$89.5\% \sim 93.9\%$ 的给药量以原型随尿液排泄。

【适应证及临床应用】本品适用于由敏感菌所致下列感染：①慢性呼吸道疾病伴发感染；②肾盂肾炎、膀胱炎；③烧伤感染，外科伤口感染等皮肤软组织感染；④胆道感染；⑤腹腔内感染；⑥生殖系统感染；⑦耳、鼻、咽喉部感染。腹腔感染及生殖系统感染需与甲硝唑联合。治疗急性细菌性窦炎、慢性支气管炎急性细菌感染、单纯性尿路感染因潜在严重不良反应风险，仅限于无其他药物可供选择者。

【剂量及用法】静脉滴注，一次 300mg 或 500mg，一日 2 次。肾功能损害患者应减量使用，剂量按内生肌酐清除率调整，肌酐清除率 15~50ml/min 者，一次 300mg，每日 1 次。

【不良反应】本品的不良反应大多为轻至中度，停药后可缓解。

1. 神经精神系统可引起头痛、头晕、精神障碍。

2. 内分泌系统可引起低血糖，多见于老年人和肾功能不全患者。

3. 呼吸系统间质性肺炎。

4. 肌肉骨骼系统可出现横纹肌溶解，可有跟腱炎、偶有肌腱断裂的报道。

5. 消化系统可有腹泻、恶心、呕吐、上腹不适，血 GPT、GOT 等肝功能损害的表现。

6. 血液系统葡萄糖 -6- 磷酸脱氢酶（G-6-PD）缺乏症患者使用本品后发生溶血的危险增加。也可发生白细胞、血小板减少，贫血、嗜酸性粒细胞增加等。

7. 偶可发生皮疹等过敏反应。

【禁忌证及注意事项】

1. 对本品或其他喹诺酮类药物过敏者禁用。

2. 葡萄糖 -6- 磷酸脱氢酶缺乏症患者慎用。

3. 有癫痫或其他中枢神经系统疾病患者应避免使用。

4. 其他用药注意事项参见本章总论及环丙沙星部分。

【药物相互作用】

1. 本品可增强华法林的作用，使凝血时间延长，合用时需监测凝血功能。

2. 本品可抑制茶碱在肝脏代谢，使茶碱血药浓度升高，合用时应密切观察，必要时监测茶碱血药浓度。

3. 与其他药物相互作用参见本章总论部分。

第十五节　加诺沙星

本品为不含氟的喹诺酮类新品种。

【抗菌作用】加诺沙星（garenoxacin）对革兰氏阳性菌、革兰氏阴性菌和非典型病原体均有良好活性。对甲氧西林敏感金黄色葡萄球菌（MSSA）和甲氧西林敏感表皮葡萄球菌（MSSE）的抗菌活性是莫西沙星的 2~4 倍、是左氧氟沙星和环丙沙星的 8~16 倍。对青霉素敏感或耐药的肺炎链球菌和化脓性链球菌具有高度抗菌活性，较莫西沙星、左氧氟沙星为强。本品对革兰氏阴性杆菌具有良好活性，但较环丙沙星略弱。本品对于肺炎支原体和人型支原体、沙眼衣原体和肺炎衣原体、解脲支原体均具较强的抗微生物活性，比莫西沙星强。对结核分枝杆菌的抗菌活性与左氧氟沙星相当。本品对厌氧菌具有抗菌活性，是莫西沙星的 2 倍。

【药动学】本品口服吸收迅速，健康志愿者单剂口服 400mg，C_{max} 为（7.19±1.66）mg/L，T_{max} 为（1.96±1.58）小时，$t_{1/2\beta}$ 为（11.1±0.795）小时，AUC_{0-24} 为（89.8±17.4）mg·h/L。健康志愿者口服本品 400mg，每日 1 次，共 14 天，在第 1 天，第 7 天，第 14 天，C_{max} 分别为（8.36±1.64）mg/L，（11.06±1.81）mg/L，（10.90±2.08）mg/L；T_{max} 分别为（2.08±0.80）小时，（2.25±0.88）小时，（2.33±0.98）小时；$t_{1/2\beta}$ 分别为（11.66±1.55）小时，（9.76±0.60）小时，（10.67±0.55）小时。

本品的蛋白结合率为 79%~80%。口服吸收后分布至组织中，肺泡和肺泡巨噬细胞中的药物浓度明显超过同期血药浓度，在肺泡上皮细胞衬液、鼻窦黏膜、中耳黏膜、扁桃体中的浓度达到或略超过同期血药浓度，痰液中的药浓度是同期血药浓度的 53.6%。

少量本品在肝脏经细胞色素 P-450 酶系代谢，其代谢产物主要为硫酸结合物、葡糖醛酸结合物和氧化产物。

单剂口服放射性核素标记的加诺沙星 600mg，7 天后在尿液和粪便中能分别收集到给药量的 41.8%±6.3% 和 45.4%±7.6%。

【适应证及临床应用】本品适用于由敏感菌所致下列感染：咽炎/喉炎，扁桃体炎（包括扁桃体周炎和扁桃体周脓肿），急性支气管炎，肺炎，慢性呼吸道疾病继发感染，中耳炎和窦炎。治疗急性细菌性窦炎、慢性支气管炎急性细菌感染因潜在严重不良反应风险，仅限于无其他药物可供选择者。

【剂量及用法】口服，每次 400mg，一日 1 次。

【不良反应】本品常见不良反应有：腹泻（3.28%），头痛（1.71%），稀便（1.42%）等。常见实验室检查异常有：血清 GPT 升高（10.40%），GOT 升高（8.38%），血淀粉酶升高（4.23%）。

【禁忌证及注意事项】

1. 对本品或其他喹诺酮类药物过敏者禁用。

2. 有抽搐疾病史，如癫痫者慎用。

3. 心电图 Q-T 间期延长者应慎用。

4. 糖尿病及血糖水平异常者须慎用。

5. 收缩压低于 90mmHg 的患者慎用。

6. 重症肌无力患者应慎用。

7. 其他用药注意事项参见本章总论及环丙沙星部分。

【药物相互作用】

1. 加诺沙星极少经细胞色素酶 P-450 酶系代谢，因此对经该酶代谢的其他药物干扰很小。

2. 其他参见本章总论部分。

第十六节　西他沙星

【抗菌作用】西他沙星（sitafloxacin）对革兰氏阳性菌、革兰氏阴性菌、厌氧菌和非典型病原体均有良好活性。对临床分离的金黄色葡萄球菌（MSSA）和对甲氧西林敏感的表皮葡萄球菌（MSSE）具有良好抗菌活性，对部分甲氧西林耐药菌株也具有一定抗菌活性。对青霉素敏感或耐药肺炎链球菌及其他链球菌具有良好抗菌活性。本品对革兰氏阴性菌具有良好活性，包括肺炎克雷伯菌等克雷伯菌属，产气肠杆菌、阴沟肠杆菌等肠杆菌属，伤寒、副伤寒沙门菌属，志贺菌属，变形杆菌属，沙雷菌属，柠檬酸杆菌属，流感嗜血杆菌、不动杆菌属、铜绿假单胞菌等假单胞菌属，其作用与环丙沙星相仿或略强，强于莫西沙星。本品对于肺炎支原体和人型支原体，沙眼衣原体和肺炎衣原体，解脲支原体均具较强的抗微生物活性，比莫西沙星强。本品对厌氧菌具有抗菌活性，强于莫西沙星。

【药动学】本品口服吸收快，生物利用度为 43% ~ 96%，进食对吸收没有影响，健康志愿者单剂口服 50mg 或 100mg，C_{max} 分别为 0.51mg/L 或 1mg/L，T_{max} 为 1.2 小时，$t_{1/2\beta}$ 为 6.2 小时或 5.7 小时，$AUC_{0-\infty}$ 分别为 2.62mg·h/L 和 5.55mg·h/L。呼吸道感染患者口服本品 50mg 或 100mg，每日 2 次，稳态 C_{max} 分别为 0.57mg/L 和 1.17mg/L；稳态 AUC_{0-24} 分别为 9.38mg·h/L 和 17.16mg·h/L。

本品的蛋白结合率为 46% ~ 55%，吸收后广泛分布至肺组织、鼻窦黏膜、中耳黏膜、扁桃体中。

本品部分可经细胞色素 P-450 酶系代谢，主要以原型经肾脏排泄，给药后 72 小时，80% 的药物经肾脏排泄，20% 经粪便排泄。

【适应证及临床应用】敏感菌所致咽喉炎，扁桃体炎（包括扁桃体周围炎和扁桃体周脓肿），急性支气管炎，肺炎，慢性呼吸道疾病继发感染，膀胱炎，肾盂肾炎，尿道炎，盆腔炎，中耳炎，窦炎，牙周炎，冠周炎，下颌骨骨髓炎。治疗急性细菌性窦炎、慢性支气管炎急性细菌感染、单纯性尿路感染因潜在严重不良反应风险，仅限于无其他药物可供选择者。

【剂量及用法】口服，每次 50mg 或 100mg，一日 2 次。

肾功能不全患者，Ccr > 50ml/min 者，每次 50mg，每日 2 次；Ccr 30~50ml/min 者，每次 50mg，每日 1 次；Ccr10~30ml/min 者，每次 50mg，48 小时给药 1 次。

【不良反应】本品的常见不良反应有：腹泻，头痛，恶心、胃部不适等。常见实验室检查异常有：血清 GPT 升高，GOT 升高，γ- 谷氨酰转移酶升高，嗜酸性粒细胞计数升高。

【禁忌证及注意事项】

1. 对本品或其他喹诺酮类药物过敏者禁用。

2. 有抽搐疾病史，如癫痫者慎用。

3. 其他用药注意事项参见本章总论及环丙沙星部分。

第十七节　奈诺沙星

【抗菌作用】奈诺沙星（nemonoxacin）为广谱抗菌药。体外抗菌作用研究显示：对需氧革兰氏阳性菌及需氧革兰氏阴性菌均具有良好抗菌作用。本品对需氧革兰氏阳性球菌具有强大抗菌作用，包括对金黄色葡萄球菌的甲氧西林敏感株（MSSA）、甲氧西林耐药株（MRSA）、肺炎链球菌的青霉素敏感株（PSSP）、青霉素中介株（PISP）和青霉素耐药株（PRSP）、其他喹诺酮类不敏感株、化脓性链球菌、无乳链球菌等均具有高度抗菌活性。对粪肠球菌亦具良好抗菌作用，但对屎肠球菌的抗菌作用差。本品对上述细菌中 MRSA、PRSP、粪肠球菌的作用优于其他喹诺酮类抗菌药。本品对需氧革兰氏阴性杆菌中的流感嗜血杆菌、副流感嗜血杆菌、卡他莫拉菌亦具高度抗菌活性，但对淋病奈瑟菌的作用略差。对肺炎克雷伯菌、大肠埃希菌、产气肠杆菌等大多数肠杆菌科细菌、铜绿假单胞菌、鲍曼不动杆菌、嗜麦芽窄食单胞菌亦具良好抗菌作用，抗菌活性较环丙沙星、左氧氟沙星略低。对艰难梭菌抗菌活性高，对脆弱拟杆菌、消化链球菌亦具良好抗菌作用。对肺炎支原体、肺炎衣原体、嗜肺军团菌均具有高度抗微生物活性。对结核分枝杆菌抗菌作用差。

【药动学】本品口服后吸收迅速而完全，1~2 小时内达到血药峰浓度，口服本品 500mg 的绝对生物利用度达 106%。单次口服本品 250～750mg 范围内呈线性药动学特征。空腹口服本品 500mg 或 750mg，每日一次连续给药至第 3 天达到稳态，稳态时平均血药峰浓度分别为（7.02±1.77）μg/ml 或（9.13±1.55）μg/ml，平均血药谷浓度为（0.37±0.10）μg/ml 或（0.55±0.19）μg/ml。

进高脂餐后口服本品 500mg 使达峰时间延迟约 3 小时，$AUC_{0-\infty}$ 仅降低 18%。群体药动学（PPK）结果显示，进普通餐者和空腹给药者的 C_{max}、T_{max} 和 AUC_{0-tau} 值间差异较小。

单次口服本品 500mg 或 750mg 后，其平均表观分布容积为 200L 左右，提示该药广泛分布于人体各组织体液中。本品的血浆蛋白质结合率约 16%。

本品在人血浆和尿液中稳定，在体内尚未检测到 I 相代谢产物，不被 P-450 酶等代谢。仅检测到该药与葡糖醛酸的结合物，并且不到 2%，自尿中排出。

本品主要经肾脏排泄。单次口服给药后 72 小时内，给药量的约 70% 以原型药物自尿中排出，约 6% 的原型药自粪便排出。单次口服本品后半衰期 11 小时左右，平均清除率及肾脏清除率分别约 12L/h 及 8L/h。

【适应证及临床应用】本品适用于由下列敏感细菌或其他病原微生物所致的成人（≥ 18 岁）社区获得性肺炎，包括肺炎链球菌、金黄色葡萄球菌、流感嗜血杆菌、副流感嗜血杆菌、肺炎克雷伯菌等以及肺炎支原体、肺炎衣原体和嗜肺军团菌等所致轻至中度肺炎。

【剂量及用法】口服，成人一次 0.5g，一日 1 次，空腹或进餐后服用，疗程 7～10 天，也可根据病情需要适当延长。

肾功能轻度减退的患者（肌酐清除率 > 50ml/min）无须调整用药剂量。

【不良反应】本品临床不良反应主要为恶心、呕吐、腹泻等消化道反应，头晕、头痛等神经系统反应；与药物相关的实验室检查异常主要有 GPT 升高、白细胞计数降低、GOT 升高及 γ- 谷氨酰转移酶升高。本品的不良反应发生率低，多数为轻度，并呈一过性，患者耐受性良好。用药期间可能出现的不良反应（发生于 ≥ 1% 的接受奈诺沙星治疗患者中的不良反应）详见表 2-12-4。

奈诺沙星的不良反应数据，反映了两项 II 期临床试验和一项 III 期临床试验的 670 名患者对奈诺沙星的综合暴露（519 名为奈诺沙星 500mg，151 名为奈诺沙星 750mg）资料，另外有 317 名患者接受左氧氟沙星 500mg。

不良反应的总发生率在奈诺沙星 500mg、奈诺沙星 750mg 及左氧氟沙星 500mg 组各为 22.9%（119/519）、29.8%（45/151）及 21.5%（68/317）。导致研究中止的不良反应在 3 组的总发生率各为 0.4%（2/519）、0.7%（1/151）及 0.3%（1/317）。不良反应的总发生率及导致研究中止的不良反应在使用本品 500mg 及左氧氟沙星的患者中类似。

表 2-12-4　发生于 ≥ 1% 的接受奈诺沙星治疗患者中的不良反应

系统 / 器官分类	不良反应 /%	
	奈诺沙星 500mg（N=519）	奈诺沙星 750mg（N=151）
胃肠系统疾病	恶心 2.5	恶心 6.0
	腹泻 1.3	呕吐 2.6
	呕吐 1.2	腹泻 1.3
	腹部不适 1.0	腹部不适 1.3
		上腹痛 1.3
各类神经系统疾病	头晕 1.9	头晕 2.0
	头痛 1.0	头痛 1.3

续表

系统 / 器官分类	不良反应 /%	
	奈诺沙星 500mg（N=519）	奈诺沙星 750mg（N=151）
血液及淋巴系统疾病	中性粒细胞减少症 1.9	中性粒细胞减少症 5.3
肝胆系统疾病		肝功能异常 2.6
各类检查	谷丙转氨酶升高 4.4	白细胞计数降低 4.0
	白细胞计数降低 2.1	血小板增多 2.6
	谷草转氨酶升高 1.9	中性粒细胞计数降低 2.0
	γ- 谷氨酰转移酶升高 1.3	中性粒细胞百分比降低 1.3

【禁忌证及注意事项】

1. 对本品或其他喹诺酮类药物过敏者禁用。
2. 其他用药注意事项参见本章总论及环丙沙星部分。

主要参考文献

[1] HOOPER D C,STRAHILEVITZ J.Quinolones//BENNETT J E, DOLIN R, BLASER M J. Mandell, Douglas, and Bennett's principles and practice of infectious diseases. 8th ed.Philadelphia: Elsevier Saunders, 2015: 419e1-439e8.

[2] HOOPER D C, JACOBY G A.Topoisomerase inhibitors: Fluoroquinolone mechanisms of action and resistance. Cold Spring HarbPerspect Med,2016,6(9). pii: a025320.

[3] ALVES C, PENEDONES A, MENDES D, et al. A systematic review and meta-analysis of the association between systemic fluoroquinolones and retinal detachment. Acta Ophthalmol, 2016,94(5): e251-259.

[4] LIU Y, ZHANG Y, WU J, et al.A randomized, double-blind, multicenter Phase Ⅱ study comparing the efficacy and safety of oral nemonoxacin with oral levofloxacin in the treatment of community-acquired pneumonia. J Microbiol Immunol Infect, 2017 Dec;50(6):811-820.

第十三章
磺胺药与磺胺增效剂等抗菌药

磺胺药自1933年用于临床，至今已有80余年的历史，近二三十年来虽然有较多的化学合成药物问世，但由于磺胺药治疗某些感染性疾病仍具有良好疗效，且使用方便，价格低廉，故在抗感染药物中仍占有一定地位。根据磺胺药的临床用途和吸收特点分为：①口服易吸收者可用于治疗全身各系统感染的磺胺药，如磺胺甲噁唑（sulfamethoxazole，SMZ）、磺胺嘧啶（sulfadiazine，SD）、磺胺异噁唑（sulfafurazole）、磺胺多辛（sulfadoxine）等；②口服不易吸收者仅用于肠道感染者，如柳氮磺吡啶（sulfasalazine，SASP）；③局部外用于皮肤黏膜感染者，如磺胺嘧啶银（silver sulfadiazine）、醋酸磺胺米隆（sulfamylon acetate）、磺胺醋酰钠（sodium sulfacetamide，SA-Na）等。

目前临床应用较多的为口服易吸收磺胺药，包括磺胺甲噁唑、磺胺嘧啶及其与甲氧苄啶（TMP）的复方制剂如复方磺胺甲噁唑（SMZ-TMP）。

第一节　全身应用的磺胺药

一、磺胺甲噁唑

【抗菌作用】磺胺甲噁唑（sulfamethoxazole，SMZ）属中效磺胺，对革兰氏阳性菌和阴性菌均具抗菌作用。但目前临床常见病原菌如肺炎链球菌、化脓性链球菌、大肠埃希菌、流感嗜血杆菌等对本品耐药现象普遍存在，在葡萄球菌属、淋病奈瑟菌、脑膜炎奈瑟菌中，耐药菌株可高达20%~90%。据2014年中国细菌耐药性CHINET监测结果显示，50%以上的志贺菌属对SMZ-TMP耐药。伤寒沙门菌等沙门菌属亦出现了耐药菌株，其耐药程度因不同地区不同菌株而异。在脑膜炎奈瑟菌中，A、B、C、Y组血清型中均有耐药菌株产生，其耐药率为14.5%~45%，国内流行菌株已从20世纪90年代前以A组血清型为主（95%以上），逐渐发展至21世纪初期以C组血清型为主（59%），而A组血清型下降至35%。磺胺甲噁唑对沙眼衣原体、星形诺卡菌、恶性疟原虫和鼠弓形虫亦具抗微生物活性。

磺胺类药物为广谱抑菌剂，结构类似对氨基苯甲酸（PABA），可与PABA竞争性作用于细菌体内的二氢叶酸合成酶，从而阻止以PABA为原料合成二氢叶酸，TMP则可抑制二氢叶酸还原酶减少四氢叶酸的量，而后者则是细菌合成嘌呤、胸腺嘧啶核苷和脱氧核糖核酸（DNA）的必需物质，因此抑制细菌的蛋白合成，影响细菌的生长繁殖。

细菌对磺胺药的耐药性可由染色体或质粒介导，后者在肠杆菌科细菌中较为常见。细菌对磺胺药耐药的机制有：①对氨基苯甲酸（PABA）生成过多；②磺胺药对二氢叶酸合成酶的亲和性减低；③细菌对药物的通透性减弱；④药物在体内的灭活增强。磺胺药不同品种间的交叉耐药性亦属常见。

【药动学】本品口服后易自胃肠道吸收，可吸收给药量的90%以上。但其吸收较缓慢，给药后2~4小时达血药峰浓度。每次1g，每日服2次的血中游离药物浓度可达50mg/L以上。单次口服、肌内注射或静脉给药 2g 后，游离血药峰浓度为 61~123mg/L，总血药峰浓度（游离＋乙酰化物）为 87~146mg/L。

本品吸收后广泛分布于肝、肾、消化道、脑等组织，在胸膜液、腹膜液和房水等体液中可达较高药物浓度。本品与其他口服吸收的磺胺药类似，易于穿过血脑屏障，在脑脊液中可达有效治疗浓度，脑膜有炎症时可达同时期血药浓度的 80%～90%，脑膜无炎症时可达同时期血药浓度的 50%。本品也易进入胎儿血液循环，胎儿血药浓度可达母体血药浓度的 50%～100%。

本品分布容积为 0.36L/kg，蛋白结合率为 60%～70%，其乙酰代谢物的蛋白结合率较高。本品的消除半衰期在正常肾功能者为约 10 小时，肾衰竭者可延长至 20~50 小时。本品主要在肝内代谢为乙酰化物，无抗菌活性，但仍具有磺胺药的毒性作用，血中乙酰化率为 20%～40%。肾功能不全者应用本品后，由于药物经肾排出缓慢，乙酰化作用增强，乙酰化物生成增多，毒性作用也增高。肝功能不全者药物代谢作用减退。部分药物在肝内与葡糖醛酸结合形成无活性的代谢物，自尿中排泄。

本品主要自肾小球滤过排泄，部分游离药物可经肾小管重吸收，药物排泄与尿 pH 有关，在碱性尿中排泄增多，少量自粪便、乳汁、胆汁等中排出。本品给药后 24 小时内自尿中以原型排出给药量的 16%～33%，约 30% 以乙酰化形式排出。腹膜透析不能排出本品，血液透析亦仅中等度清除本品。

【适应证及临床应用】由于目前许多临床常见病原菌对该类药物呈现耐药，故仅用于敏感细菌及其他敏感病原微生物所致感染。本品适用于：急性非复杂性下尿路感染；与甲氧苄啶（TMP）联合应用于治疗对其敏感的流感嗜血杆菌、肺炎链球菌和其他链球菌所致的中耳炎；肺孢子菌病；诺卡菌病和鼠弓形虫引起的弓形虫病。

下列疾病不宜选用磺胺类药作为治疗或预防用药：A 组溶血性链球菌所致扁桃体炎或咽炎，因该类药不能根除链球菌，亦不能防止患者并发风湿热的可能；志贺菌感染；立克次体病；结核病；放线菌病；支原体感染；真菌感染；病毒感染。

【剂量及用法】

1. 成人常用量　用于治疗一般感染首剂 2g，以后每日 2g，分 2 次服用。

2. 小儿常用量　用于治疗 1 个月以上婴儿及小儿的一般感染，首剂 50mg/kg（最大剂量不超过 2g），以后每日按 50mg/kg，分 2 次服用。

【不良反应】

1. 过敏反应　较为常见，一般于用药后 7～10 天出现，可表现为药疹，严重者可发生渗出性多形性红斑、剥脱性皮炎和大疱表皮松解萎缩性皮炎等；也有表现为光敏性皮炎、药物热、关节及肌肉疼痛、发热等血清病样反应。

2. 血液系统反应　可发生：①中性粒细胞减少或缺乏症、血小板减少症，偶可发生再生障碍性贫血。因此全身应用磺胺药时应定期检查周围血象，发现异常及时停药。②溶血性贫血及血红蛋白尿。缺乏葡萄糖-6-磷酸脱氢酶患者应用磺胺药后易发生，在新生儿和小儿中较成人为多见。

3. 高胆红素血症和新生儿核黄疸　由于磺胺药与胆红素竞争蛋白结合部位，可致游离胆红素增高。新生儿肝功能不完善，故较易发生高胆红素血症和新生儿黄疸，偶可发生核黄疸。

4. 胃肠道反应　表现为恶心、呕吐、胃纳减退、腹泻、头痛、乏力等，症状大多轻微，不影响继续用药。偶有患者发生艰难梭菌肠炎，此时需停药。

5. 肝脏损害　可发生黄疸、肝功能减退，严重者可发生急性重型肝炎。故有肝功能损害患者宜避免磺胺药的全身应用。

6. 肾脏损害 可发生结晶尿、血尿和管型尿。如应用本品疗程长，剂量大时宜同服碳酸氢钠并多饮水，以防止此不良反应。治疗中至少每周检查尿常规 2~3 次，如发现结晶尿或血尿时给予碳酸氢钠及饮用大量水，直至结晶尿和血尿消失。失水、休克和老年患者应用本品易致肾损害，应慎用或避免应用本品。肾功能减退患者不宜应用本品。偶有患者发生间质性肾炎或肾小管坏死的严重不良反应。

7. 甲状腺肿大及功能减退 偶有发生。

8. 中枢神经系统毒性反应 偶可发生，表现为精神错乱、定向力障碍、幻觉、欣快感或抑郁感。一旦出现均需立即停药。

磺胺药所致的严重不良反应虽少见，但可致命，如渗出性多形性红斑、剥脱性皮炎、大疱表皮松解萎缩性皮炎、暴发性肝衰竭、中性粒细胞缺乏症、再生障碍性贫血等血液系统异常。治疗时应严密观察，当皮疹或其他严重不良反应早期征兆出现时应立即停药。艾滋病患者上述不良反应较非艾滋病患者为多见。

磺胺药的不良反应可累及各器官，可能与其在体内的代谢过程及患者状况有关。磺胺药体内代谢的主要形式为乙酰化，但该类药的毒性难以完全以乙酰化物解释。磺胺药通过细胞色素 P-450 系统的氧化反应而代谢，此过程中可产生毒性代谢物，如羟胺、亚硝基化合物等，正常状况下此类毒性物质可由谷胱甘肽等清除而解毒，但某些患者，如免疫缺陷者体内谷胱甘肽浓度低下，致代谢产物积聚而引起毒性反应。磺胺药在人体内的乙酰化过程有快、慢两种类型，慢乙酰化者发生过敏反应者较多见。

【禁忌证及注意事项】

1. 禁用于对磺胺类药物过敏者，孕妇、哺乳期妇女及小于 2 个月的婴儿。

2. 本类药物引起皮疹等过敏反应较为常见，对呋塞米、砜类、噻嗪类利尿药、磺脲类、碳酸酐酶抑制剂呈现过敏的患者，对磺胺药亦可过敏，因此过敏体质及对其他药物有过敏史的患者应避免应用磺胺类药物。

3. 磺胺药可致中性粒细胞减少、血小板减少、再生障碍性贫血，疗程中须注意随访周围血象，发现异常及时停药。

4. 本类药物可引起肝损害，可发生黄疸、肝功能减退，严重者可发生急性重型肝炎。故用药期间应定期随访肝功能，有肝功能损害患者宜避免全身应用磺胺药。

5. 本类药物可致肾脏损害，治疗中至少每周检查尿常规 2~3 次，如发现结晶尿或血尿时给予碳酸氢钠及饮用大量水，直至结晶尿和血尿消失。若有肾功能减退、失水、休克及老年患者应用本类药物易加重或出现肾损害，应避免使用。

6. 本品属妊娠期用药 C 类。磺胺药可穿过血 - 胎盘屏障至胎儿体内，动物实验发现有致畸作用。人类中研究缺乏充足资料，孕妇宜避免应用。

7. 磺胺药可自乳汁中分泌，乳汁中浓度可达母体血药浓度的 50% ~ 100%，药物可能对乳儿产生影响。磺胺药在葡萄糖 -6- 磷酸脱氢酶缺乏的新生儿中应用有导致溶血性贫血发生的可能。鉴于上述原因，哺乳期妇女不宜应用本品。

8. 由于磺胺药可与胆红素竞争在血浆蛋白上的结合部位，而新生儿的乙酰转移酶系统未发育完善，磺胺游离血药浓度增高，以致增加了核黄疸发生的危险性，因此该类药物在新生儿及 2 个月以下婴儿的应用属禁忌。

9. 老年患者应用磺胺药发生严重不良反应的机会增加。如严重皮疹、骨髓抑制和血小板减少等是老年人严重不良反应中较常见者。因此老年患者宜避免应用，确有指征应用时需权衡利弊后决定是否应用本品。

【药物相互作用】

1. 同时应用尿碱化药可增强磺胺药在碱性尿中的溶解度，使尿中药物排泄增多。

2. 对氨基苯甲酸可代替磺胺药被细菌摄取，对磺胺药的抑菌作用发生拮抗，因而两者不宜同用。

3. 下列药物与磺胺药同用时，后者可取代这些药物的蛋白结合部位，或抑制其代谢，以致药物作用时间延长或发生毒性反应，因此当这些药物与磺胺药同时应用，或在应用磺胺药之后使用时需调整其剂量。此类药物包括口服抗凝药、口服降血糖药、甲氨蝶呤、苯妥英钠和硫喷妥钠。

4. 骨髓抑制药与磺胺药同时应用时可能增强此类药物对造血系统的不良反应。如有指征需两类药物同用时，应严密观察可能发生的毒性反应。

5. 口服避孕药（含雌激素）者同时长期应用磺胺药可导致避孕失败，并增加月经期外出血的机会。

6. 溶栓药物与磺胺药同用时，可能增大前者潜在的毒性作用，引起出血。

7. 肝毒性药物与磺胺药同时应用，可能引起肝毒性发生率的增高。对此类患者尤其是用药时间较长及以往有肝病史者应监测肝功能。

8. 光敏感药物与磺胺药同时应用可能发生光敏感的相加作用。

9. 接受磺胺药治疗者对维生素 K 的需要量增加。

10. 乌洛托品在酸性尿中可分解产生甲醛，后者可与磺胺形成不溶性沉淀物，使发生结晶尿的危险性增加，因此不宜两药同时应用。

11. 磺胺药可取代保泰松的血浆蛋白结合部位，当两者同用时可增强保泰松的作用。

12. 磺吡酮（sulfinpyrazone）与磺胺类药物同用时可减少后者自肾小管的分泌，其血药浓度升高而持久或产生毒性，因此在应用磺吡酮期间或在应用其治疗后可能需要调整磺胺药的剂量。当磺吡酮疗程较长时，对磺胺药的血药浓度宜进行监测，有助于剂量的调整，保证安全用药。

二、磺胺嘧啶

【抗菌作用】磺胺嘧啶（sulfadiazine，SD）的抗菌作用及作用机制同磺胺甲噁唑。

【药动学】本品与磺胺甲噁唑同属中效磺胺。口服后易自胃肠道吸收，但吸收较缓慢，单剂口服 2g 后 3~6 小时达血药峰浓度，为 30~60mg/L。约 15% 的本品在血中以乙酰化形式出现，较磺胺甲噁唑（20%~40%）为低。在体内分布与磺胺异噁唑相仿，本品可透过血脑屏障，脑膜无炎症时，脑脊液中药物浓度约为血药浓度的 50%；脑膜有炎症时，脑脊液中药物浓度约可达血药浓度的 50%~80%。蛋白结合率为 20%~50%，在肾功能正常者消除半衰期约为 10 小时。肾衰竭者可达 34 小时，给药后 48~72 小时内以原型药物自尿中排出给药量的 60%~85%。由于其排泄缓慢，因此引起血尿的机会不多，不良反应也较轻。腹膜透析不能排出本品，血液透析可部分清除该药。

【适应证及临床应用】本品临床适应证同磺胺甲噁唑。国内脑膜炎奈瑟菌脑膜炎的病原菌大多对本品敏感，脑脊液内药物浓度又高，故可作为治疗普通型脑膜炎奈瑟菌脑膜炎的选用药物，也可作为易感者的预防用药。本品在尿中溶解度低，出现结晶尿机会增多，故不推荐用于尿路感染的治疗。

【剂量及用法】

1. 成人常用量　口服：①用于治疗一般感染，首剂 2g，以后每次 1g，每日 2 次；②治疗流行性脑脊髓膜炎，首剂 2g，以后每次 1g，每日 4 次。静脉给药：首剂 50mg/kg，继以每日 100mg/kg，分 3~4 次静脉滴注或缓慢静脉滴注。

2. 儿童常用量　用于治疗 2 个月以上小儿的流行性脑脊髓膜炎，首剂 50~60mg/kg（最大剂量不超过 2g），以后每次 25~30mg/kg，每日 2 次口服；静脉给药的剂量为：首剂 50mg/kg（最大剂量不超过 2g），继以每日 100mg/kg，分 4 次静脉滴注。

【不良反应】参见磺胺甲噁唑。

【禁忌证及注意事项】参见磺胺甲噁唑。

【药物相互作用】参见磺胺甲噁唑。

三、磺胺异噁唑

【抗菌作用】磺胺异噁唑（sulfafurazole）的抗菌作用及作用机制同磺胺甲噁唑。

【药动学】磺胺异噁唑属短效磺胺，本品口服后易自胃肠道迅速吸收，生物利用度为 100%，健康志愿者口服本品 2g 后，2~3 小时血药峰浓度为 127~211mg/L，本品吸收后可迅速分布至全身组织及体液中。脑膜无炎症时，脑脊液中的药物浓度可达血药浓度的 30%~50%，本品也可分布至胎盘和乳汁中。磺胺异噁唑的蛋白结合率为 85%，在肾功能正常者消除半衰期为 5~8 小时；肾功能异常者可达 11 小时。给药后约 50% 的药物经肝脏乙酰化代谢，药物主要以原型从肾脏排泄。

【适应证及临床应用】本品属短效磺胺，每日服药多次，因此临床应用受到一定限制，仅用于治疗敏感菌所致的尿路感染和肠道感染。

【剂量及用法】

1. 成人常用量　首剂 2g，以后每次 1g，每日 4 次口服。

2. 儿童常用量　仅用于 2 岁以上的儿童，每日 50~100mg/kg，分 4 次口服，首剂加倍。

【不良反应】参见磺胺甲噁唑。

【禁忌证及注意事项】参见磺胺甲噁唑。

【药物相互作用】参见磺胺甲噁唑。

四、磺胺多辛

磺胺多辛（sulfadoxine）属长效磺胺，消除半衰期长达 203 小时，故又称周效磺胺。本品抗菌作用微弱，且前很少用于细菌性感染，但该药具有抗疟原虫作用。口服本品 1g 后 4 小时达血药峰浓度，为 8.2mg%（游离浓度），24 小时自尿中仅排出给药量的 8%，7 天时约排出 30%，本品自体内消除缓慢。本品与乙胺嘧啶等抗疟药联合用于耐氯喹虫株所致疟疾的治疗和预防。

本品与乙胺嘧啶配伍的复方制剂（每片含磺胺多辛 500mg，乙胺嘧啶 25mg）适应证为：

1. 疟疾急性发作的治疗　成人 2~3 片，1 个月~4 岁小儿 1/2 片，4~8 岁 1 片，9~14 岁 2 片，>14 岁同成人剂量，均顿服。

2. 疟疾的预防　成人每 7 日服 1 片或每 14 日 2 片，连服疗程不宜超过 3 个月；小儿 1 个月~4 岁每 7 日服 1/4 片或每 14 日服 1/2 片，4~8 岁每 7 日服 1/2 片或每 14 日服 1 片，9~14 岁每 7 日服 3/4 片，>14 岁同成人剂量，均顿服。

五、柳氮磺吡啶

【抗菌作用】柳氮磺吡啶（sulfasalazine，SASP）属口服不易吸收的磺胺药，对结缔组织有特别的亲和力，吸收部分在肠壁结缔组织中经肠微生物作用分解成5-氨基水杨酸和磺胺吡啶。5-氨基水杨酸与肠壁结缔组织络合后，较长时间停留在肠壁组织中起到抗菌消炎和免疫抑制作用，减少大肠埃希菌和梭状芽孢杆菌，同时抑制前列腺素的合成以及其他炎症介质白三烯的合成。因此，目前认为本品对炎症性肠病产生疗效的主要成分是5-氨基水杨酸。由本品分解产生的磺胺吡啶对肠道菌群并无明显影响。

【药动学】口服后少部分在胃肠道吸收，通过胆汁可重新进入肠道（肠肝循环）。未被吸收的部分被回肠末段和结肠的细菌分解为5-氨基水杨酸与磺胺吡啶，残留部分自粪便排出。5-氨基水杨酸几乎不被吸收，大部分以原型自粪便排出，但5-氨基水杨酸的 N-乙酰衍生物可见于尿内。磺胺吡啶可被吸收并排泄，尿中可测知其乙酰化代谢产物。血清磺胺吡啶及其代谢产物的浓度（20～40μg/ml）与毒性有关。浓度超过50μg/ml时具毒性，故应减少剂量，避免毒性反应。磺胺吡啶及其代谢产物也可出现于母乳中。

【适应证及临床应用】主要用于治疗炎症性肠病，即克罗恩（Crohn）病和溃疡性结肠炎，对溃疡性结肠炎尚有防止复发的作用。此外，亦用于成人或幼年类风湿关节炎患者，若应用水杨酸制剂或非甾体抗炎药效果不满意而加用柳氮磺吡啶，作为辅助用药。

【剂量及用法】

1. 成人常用量　起始用量为每次1~1.5g，每6～8小时1次口服；维持量为每次0.5g，每6小时1次口服。

2. 小儿常用量　2岁以上小儿，初量每次5～10mg/kg，每6小时1次口服；维持量每次7.5～10mg/kg，每6小时1次口服。

【不良反应】参见磺胺甲噁唑。

【禁忌证及注意事项】参见磺胺甲噁唑。

【药物相互作用】参见磺胺甲噁唑。

第二节　磺胺增效剂与复方磺胺药

一、甲氧苄啶

【抗菌作用】甲氧苄啶（trimethoprim，TMP）属抑菌剂，为亲脂弱碱性，化学结构属乙胺嘧啶类。对大肠埃希菌、肺炎克雷伯菌、奇异变形杆菌、沙门菌属、志贺菌属均具有抗菌活性，对肺炎链球菌、淋病奈瑟菌、脑膜炎奈瑟菌抗菌作用不明显，对铜绿假单胞菌无作用。

本品作用机制为干扰细菌的叶酸代谢，主要为选择性抑制细菌二氢叶酸还原酶的活性，使二氢叶酸不能还原为四氢叶酸，而合成叶酸是核酸生物合成的主要组成部分，因此本品阻止了细菌核酸和蛋白质的合成。甲氧苄啶与细菌的二氢叶酸还原酶的结合力较其与哺乳类该酶的结合力强5万～6万倍。

本品与磺胺药合用可使细菌的叶酸合成代谢遭到双重阻断而有协同抗菌作用，使磺胺药抗菌活性增强，并对某些细菌具有杀菌作用，减少耐药菌株的产生。

【药动学】本品口服后吸收完全，可吸收给药量的90%以上。T_{max}为1~4小时，口服0.1g血药峰浓度约为1mg/L。本品吸收后广泛分布至组织和体液，在肾、肝、脾、肺、肌肉、支气管分泌物、唾液、阴道分泌物、前列腺组织及前列腺液中的浓度均超过同时期血药浓度。本品可穿过血脑屏障至脑脊液中，脑膜无炎症时脑脊液药物浓度为同时期血药浓度的 30% ~ 50%，有炎症时可达 50% ~ 100%。本品亦可穿过血 - 胎盘屏障，胎儿循环中药物浓度接近母体血药浓度。乳汁中本品浓度接近或高于血药浓度。房水中药物浓度约为血药浓度的 1/30。本品表观分布容积为 1.3~1.8L/kg；蛋白结合率为 30% ~ 46%；消除半衰期为 8~10 小时，无尿时可长达 20~50 小时。TMP 主要自肾小球滤过，肾小管分泌排出，24 小时可排出给药量的 40% ~ 60%，其中 80% ~ 90% 以药物原型排出，而其余部分以代谢物形式排出。平均尿药浓度为 90 ~ 100mg/L，尿药峰浓度约为 200mg/L。本品在酸性尿中排泄量增加，碱性尿中排出减少。少量本品自胆汁及粪便中（约为给药量的 4%）排出。

【适应证及临床应用】本品可用于对其敏感的大肠埃希菌、奇异变形杆菌和腐生葡萄球菌等敏感菌所致的非复杂性尿路感染初发患者，单独应用本品易产生耐药性，因此目前甲氧苄啶很少单独应用，通常与磺胺甲噁唑、磺胺嘧啶联合应用。

【剂量及用法】

1. 成人常用量 治疗急性非复杂性尿路感染 100~200mg，每 12 小时 1 次；或 200mg 每日 1 次，疗程 7 ~ 10 天。每日总量不超过 400mg。

2. 儿童每日 2~5mg/kg，分 2 次服用。

3. 肾功能损害成人患者需减量应用。肌酐清除率 > 30ml/min 时仍用成人常用量，肌酐清除率为 15~30ml/min 时，每 12 小时服 50mg；肌酐清除率 < 15ml/min 时不宜用本品。

【不良反应】

1. 血液系统反应 由于本品对叶酸代谢的干扰可产生血液系统不良反应，可出现白细胞减少，血小板减少或正铁血红蛋白性贫血。一般白细胞及血小板轻度减少，及时停药可望恢复，也可加用叶酸制剂。

2. 过敏反应 可发生瘙痒、皮疹，偶可呈严重的渗出性多形性红斑。

3. 消化道反应 恶心、呕吐、腹泻等胃肠道反应，一般症状轻微。

4. 偶可发生无菌性脑膜炎，有头痛、颈强直、恶心等表现。

【禁忌证及注意事项】

1. 对本品过敏者禁用。

2. 本品可穿过血 - 胎盘屏障，虽然在人类中该药的应用尚未证实有致畸作用，但由于 TMP 对大鼠、兔有致畸作用，因此本品在妊娠期间应用必须权衡利弊后决定是否用药。

3. 本品可分泌至乳汁中，其浓度较高，且药物有可能干扰婴儿的叶酸代谢，因此哺乳期妇女应暂停哺乳。

4. 早产儿、新生儿不宜应用本品。

5. 下列情况应慎用本品肝、肾功能损害，由于叶酸缺乏的巨幼细胞贫血或其他血液系统疾病。

6. 用药期间应定期进行周围血象检查，在疗程长、服用剂量大、老年、营养不良及服用抗癫痫药等患者易出现叶酸缺乏症。如周围血象中白细胞或血小板等已有明显减少则需停用本品。本品可空腹服用，如有胃肠道刺激症状时也可与食物同服。

7. 如因 TMP 引起叶酸缺乏时，可同时服用叶酸制剂，后者并不干扰 TMP 的抗菌活性，因细菌并不能利用已合成的叶酸。如有骨髓抑制征象发生，应立即停用 TMP，并给予叶酸 3~6mg 肌内注射每日 1 次，使用 2 日或根据需要用药至造血功能恢复正常，对长期、过量使用本品者可给予高剂量叶酸并延长疗程。

8. 无尿患者本品的半衰期可延长至 20~50 小时。TMP 可经血液透析清除. 故在透析后需补给维持量的全量；腹膜透析不能清除本品。

【药物相互作用】

1. 骨髓抑制剂与本品同用时发生白细胞、血小板减少的机会增多。

2. 氨苯砜与本品同用时两者血药浓度均可升高，氨苯砜浓度的升高可使不良反应增多和加重，尤其是正铁血红蛋白血症的发生。

3. 本品不宜与抗肿瘤药，2，4- 二氨基嘧啶类药物同时应用，也不宜在应用其他叶酸拮抗药治疗的疗程之间应用本品，因可能产生骨髓再生不良或巨幼细胞贫血。

4. 利福平与本品同时应用可使本品清除增加和血消除半衰期缩短。

5. 与环孢素同用可增加其肾毒性。

6. 本品可干扰苯妥英的肝内代谢，使苯妥英的消除半衰期增加 50%，并减低其清除率 30%。

7. 普鲁卡因胺与甲氧苄啶同用可减少前者的肾清除，致该药及其代谢物乙酰普鲁卡因胺（NAPA）的血药浓度增高。

甲氧苄啶可抑制华法林的代谢而增强其抗凝作用。

二、磺胺甲噁唑与甲氧苄啶复方

【抗菌作用】本品为磺胺甲噁唑与甲氧苄啶的复合制剂（sulfamethoxazole and trimethoprime，SMZ-TMP），具广谱抗菌作用，抗菌谱同 SMZ，与单药相比，对大肠埃希菌、流感嗜血杆菌、金黄色葡萄球菌的抗菌作用增强 4~8 倍，但耐药菌株仍多见。本品对肺孢子菌有作用，体外对霍乱弧菌、鼠疫耶尔森菌、杜克雷嗜血杆菌、嗜麦芽窄食单胞菌、类鼻疽假单胞菌、洋葱伯克霍尔德菌、脑膜败血黄杆菌、沙眼衣原体、诺卡菌属、李斯特菌、弓形虫等亦具良好抗微生物活性。

磺胺甲噁唑与甲氧苄啶具有协同抑菌和杀菌作用，磺胺甲噁唑作用于二氢叶酸合成酶，干扰叶酸合成的第一步，而甲氧苄啶作用于叶酸合成的第二步，选择性抑制二氢叶酸还原酶的作用，因此两者合用，可使细菌的叶酸代谢受到双重阻断，从而干扰细菌的蛋白合成。两者的协同抗菌作用较单药增强，对其耐药的菌株亦减少。然而，近年来细菌对本品的耐药性亦呈增高趋势。

【药动学】本品中磺胺甲噁唑和甲氧苄啶口服后自胃肠道吸收完全，均可吸收给药量的 90% 以上，血药峰浓度在服药后 1~4 小时达到。给予 TMP160mg，SMZ800mg 每日 2 次服用，3 日后达稳态血药浓度，TMP 为 1.72mg/L，SMZ 的血浆游离药物浓度及药物总浓度分别为 57.4mg/L 和 68.0mg/L。SMZ 及 TMP 均主要自肾小球滤过和肾小管分泌，尿药浓度明显高于血药浓度。单剂口服给药后 72 小时内自尿中排出 SMZ 总量的 84.5%，其中 30% 为包括代谢物在内的游离磺胺药，TMP 以游离药物形式排出 66.8%。SMZ 和 TMP 两药的排泄过程互不影响。SMZ 和 TMP 的消除半衰期分别为 10 小时和 8~10 小时，肾功能减退者半衰期延长，需调整剂量。口服吸收后两者均可广泛分布于痰液、中耳液、阴道分泌物等全身组织和体液中，并可穿透血脑屏障至脑脊液中，达有效治疗浓度。也可穿过血 - 胎盘屏障进入胎儿血液循环，并可分泌至乳汁中。

【适应证及临床应用】近年来由于许多临床常见病原菌对本品常呈现耐药，故治疗细菌感染需参考药敏结果。复方磺胺甲噁唑主要适用于敏感菌株所致的下列感染。

1. 尿路感染　本品用于由大肠埃希菌、克雷伯菌属、肠杆菌属、奇异变形杆菌、普通变形杆菌和摩根摩根菌的敏感菌株所致非复杂性尿路感染具有良好疗效，亦可用于治疗反复发作性、复杂性尿路感染及无症状菌尿症，尿路感染的预防。本品对细菌性前列腺炎疗效较差，有效率仅

30% ~ 40%。

2. 呼吸道感染 本品主要用于治疗对本品敏感的流感嗜血杆菌或肺炎链球菌所致成人慢性支气管炎急性加重，其疗效与多西环素、氨苄西林、阿莫西林和头孢氨苄相仿。本品不宜用于化脓性链球菌所致的咽炎及扁桃体炎。

3. 小儿急性中耳炎 本品主要用于由敏感流感嗜血杆菌或肺炎链球菌所致儿童急性中耳炎。本品对控制症状及减少复发均有一定疗效。

4. 伤寒和其他沙门菌属感染 本品可用于敏感沙门菌属所致的伤寒、副伤寒和其他沙门菌属感染，但其治疗地位目前已为氟喹诺酮类药物所替代，仅作为氟喹诺酮类的替换用药，可用于治疗敏感沙门菌属所致的各种感染。有报道以本品治疗 1 184 例伤寒患者，平均退热时间为 5.1 天，治疗后复发者占 3.2%，较氯霉素治疗组略高。

5. 肠道感染 本品可用于福氏和宋氏志贺菌所致肠道感染。但近年来耐药菌株的增多（据报道，福氏和宋氏志贺菌对 SMZ-TMP 的耐药率分别为 66% ~ 100%），因此该药在志贺菌所致肠道感染中已很少选用。本品静脉制剂用于霍乱、副霍乱和产肠毒素大肠埃希菌（ETEC）所致的旅游者腹泻的治疗，具有一定疗效。

6. 肺孢子菌（*Pneumocystis jiroveci*）肺炎 本品为目前治疗肺孢子菌病的首选药物。需用较大剂量，其长疗程治疗免疫缺陷合并本病患者，有效率 53% ~ 68%，疗效与喷他脒相仿。此外，本品可用作艾滋病患者及中性粒细胞缺乏患者肺孢子菌肺炎的预防用药，包括已有肺孢子菌病至少一次发作史的患者，其 CD4 淋巴细胞计数 ≤ 200/mm^3 或少于总淋巴细胞数的 20%。

7. 诺卡菌病 本品治疗诺卡菌感染有肯定疗效，治疗全身性诺卡菌感染（包括累及中枢神经系统者）的有效率为 63% ~ 81%。但近期研究诺卡菌对本品耐药性有上升趋势，虽然整体耐药率仍维持在 2% 左右，但在 *Nocardia pseudobrasiliensis* 菌株中耐药率高达 31%。

8. 本品尚可用于治疗 Wegener 肉芽肿，预防高危人群发生自发性细菌性腹膜炎，预防中性粒细胞缺乏患者继发感染。

9. 本品可作为单核细胞增多性李斯特菌感染的可选药物，也可用于洋葱伯克霍尔特菌、嗜麦芽窄食单胞菌、溶血葡萄球菌感染及耶尔森结肠炎等。

下列情况不宜应用本品：①中耳炎的预防或长程治疗；② A 组溶血性链球菌扁桃体炎和咽炎，因不易清除细菌。

【剂量及用法】

1. 成人常用量

（1）口服：①治疗细菌性感染：每次 TMP 160mg，SMZ 800mg，每 12 小时服用 1 次；②治疗肺孢子菌感染：每次 SMZ18.75~25mg/kg，TMP 3.75~5mg/kg，每 6 小时服用 1 次；③肺孢子菌病的预防复发：初次给予 TMP 160mg、SMZ800mg，每日 2 次，继以相同剂量每日服 1 次，或每周服 3 次。

（2）静脉给药：治疗细菌性感染，成人每次 SMZ 5~12.5mg/kg 和 TMP2~2.5mg/kg，每 6 小时给药一次。

2. 小儿常用量

（1）口服：①治疗细菌感染：2 个月以上，体重 ≤ 40kg 以下的婴幼儿每次口服 SMZ 20~30mg/kg 及 TMP4~6mg/kg，每 12 小时 1 次；体重 ≥ 40kg 的小儿剂量同成人常用量。②治疗肺孢子菌病：每次剂量参照成人剂量按千克体重计算。2 个月以下儿童不宜应用本品。

（2）静脉给药：2 个月以下儿童不宜应用本品。2 个月以上治疗剂量参照成人剂量按千克体重计算。

【不良反应】分别参阅磺胺甲噁唑或甲氧苄啶。本品偶可致过敏性休克发生。老年人使用本品时较易发生严重的皮肤过敏反应及血液系统异常，同时应用利尿药者更易发生。

【禁忌证及注意事项】

1. 禁用于对本品及其他磺胺类药物过敏者以及对呋塞米、砜类、噻嗪类利尿药、磺脲类、碳酸酐酶抑制剂呈现过敏的患者。

2. 警告严重不良反应如史 - 约综合征、中毒性表皮坏死、暴发性肝衰竭中性粒细胞缺乏症、再生障碍性贫血和其他血液恶性病变虽极少见，但偶可发生。一旦出现皮疹、其他过敏反应及严重不良反应时需要立即停药。

3. 本品慎用于肝、肾功能不全，可能叶酸缺乏（例如老年人、慢性乙醇中毒、接受抗惊厥治疗、吸收不良综合征及营养不良），严重过敏或支气管哮喘的患者。葡萄糖 -6- 磷酸脱氢酶缺乏者应用本品可发生溶血，该反应通常为剂量依赖性。

4. 非糖尿病患者应用本品治疗时偶可发生低血糖，通常发生于治疗后数日。肾功能不全、肝脏疾病、营养不良及应用大剂量本品为危险因素。

5. 因叶酸缺乏导致的血液系统改变在老年患者、原有叶酸缺乏或肾衰竭患者易于发生。用叶酸治疗有效。

6. 与其他磺胺药一样，本品慎用于血卟啉症及甲状腺功能异常患者。

7. 老年患者应用磺胺药发生严重不良反应的机会增加，尤其是肝、肾功能损害者或合用其他药物者。严重皮肤反应、骨髓抑制和血小板减少是老年人最常见的严重不良反应。联合应用利尿药尤其噻嗪类利尿药者，血小板减少性紫癜发生增多。肾功能不全老年患者应调整给药剂量及疗程，以免发生不良反应。甲氧苄啶可导致高钾血症，在钾代谢异常、肾功能不全患者或与其他可导致高钾血症的药物合用时尤易发生，应密切监测血钾。停用本品有助于降低血钾。

8. 应用磺胺药期间应多饮水，保持正常尿量，以防结晶尿和结石的发生，必要时亦可服碱化尿液的药物，如碳酸氢钠片等。

9. 应用本品期间应注意监测血常规，如任何一种血细胞计数显著降低时应停用本品，对接受较长疗程的患者尤为重要。用药期间应定期进行尿常规和肾功能检查，尤其是肾功能不全患者。

10. 本品属妊娠期用药 C 类。磺胺药可穿过血 - 胎盘屏障至胎儿体内，孕妇宜避免应用。

11. 磺胺药可自乳汁中分泌，乳汁中浓度可达母体血药浓度的 50% ~ 100%，药物可能对乳儿产生影响。哺乳期妇女不宜应用本品。

12. 由于磺胺药可与胆红素竞争在血浆蛋白上的结合部位，而新生儿的乙酰转移酶系统未发育完善，磺胺游离血药浓度增高，增加了核黄疸发生的危险性，因此该类药物在新生儿及 2 个月以下婴儿禁用。

【药物相互作用】

1. 老年患者合用某些利尿药，尤其是噻嗪类，血小板减少性紫癜发生率增加。本品可使接受抗凝剂华法林治疗的患者凝血酶原时间延长。

2. 本品可抑制苯妥英在肝内的代谢。本品常用剂量可使苯妥英半衰期延长 39%、代谢清除率降低 27%。

3. 本品可自血浆蛋白结合部位置换甲氨蝶呤，而且竞争肾脏甲氨蝶呤的转运，增加甲氨蝶呤的血药浓度。

4. 在肾移植患者，本品与环孢素合用肾毒性明显增强，但为可逆性。

5. 本品与地高辛合用可使后者血药浓度增高，尤其是老年患者。应监测地高辛的血药浓度。

6. 吲哚美辛可使磺胺甲噁唑的血药浓度增高。

7. 应用乙胺嘧啶预防疟疾每周剂量超过 25mg 时，应用本品易于发生巨幼细胞贫血。

8. 本品与三环类抗抑郁药合用，可降低其效果。

9. 本品可使口服降糖药的作用增强。

10. 本品与金刚烷胺合用有导致暂时精神狂乱的个案报道。

11. 本品尤其甲氧苄啶可干扰竞争性蛋白结合技术法（CBPA）测定的血清甲氨蝶呤浓度，但放射性免疫测定法（RIA）结果不受影响。

12. 本品可干扰 Jaffe 碱性苦味酸盐反应测定的血肌酐值，可较正常值升高 10% 左右。

三、溴莫普林

【抗菌作用】溴莫普林（brodimoprim）抗菌谱与 TMP 相似，对大肠埃希菌、流感嗜血杆菌、克雷伯菌属、变形杆菌属等病原菌均有较好的抗菌作用。其对脆弱拟杆菌和诺卡菌的作用较 TMP 为强。

本品的作用机制同 TMP，主要选择性地抑制细菌二氢叶酸还原酶的活性，但本品对该酶的亲和力为 TMP 的 2 倍，故部分对 TMP 耐药的病原菌，溴莫普林仍具有抗菌活性。

【药动学】口服本品后迅速从胃肠道吸收，单次口服 400mg，血药峰浓度为 3.25mg/L，每日口服 200mg，首剂加倍，连服 7 天，其稳态血药浓度为 2.44～3.97mg/L。口服本品后可广泛分布于组织和体液中，也可穿过血 - 胎盘屏障进入胎儿组织。本品的分布容积为 1.52L/kg。溴莫普林主要自肾排出，口服后 96 小时内约排出给药量的 70%，约 10% 自粪便排出。本品血消除半衰期为 37 小时，肾功能减退者本品排泄减慢。

【适应证及临床应用】本品可适用于敏感菌所致的非复杂性尿路感染、中耳炎、鼻窦炎、扁桃体炎等感染，治疗化脓性扁桃体炎的疗效与多西环素相仿。

【不良反应】口服本品后可出现恶心、呕吐、腹泻等胃肠道症状，也可出现：皮疹、荨麻疹、药物热等。本品结构与 TMP 相似，作用机制为抑制叶酸代谢，故也可出现血液系统不良反应，如白细胞减低，中性粒细胞减少，血小板减少等。

【禁忌证及注意事项】参见甲氧苄啶。

【药物相互作用】参见甲氧苄啶。

第三节　局部应用的磺胺药

一、磺胺嘧啶银

【抗菌作用】磺胺嘧啶银（sulfadiazine silver）属局部应用磺胺，具有磺胺嘧啶和银盐两者的作用，抗微生物活性同磺胺嘧啶，对多数革兰氏阳性菌、革兰氏阴性菌均有良好抗菌作用，对酵母菌和其他真菌也有一定抗菌活性。其抗菌作用不为氨基苯甲酸所拮抗，所含银盐具收敛作用，使创面干燥、结痂和早期愈合。

【药动学】当本品与创面渗出液接触时缓慢代谢，部分药物可自局部吸收入血，一般吸收药量低于给药量的 10%，磺胺嘧啶血药浓度可达 10~20mg/L；当创面广泛、用药量大时，吸收增加，血药浓度可更高。一般情况下本品中银的吸收量不超过其含量的 1%。本品对坏死组织的穿透性较差。

【适应证及临床应用】本品主要局部用于预防或治疗Ⅱ、Ⅲ度烧伤继发创面感染，包括对该药敏感的肠杆菌科细菌、铜绿假单胞菌、金黄色葡萄球菌、肠球菌属、念珠菌等真菌所致感染。

【剂量及用法】本品可直接用粉末撒布于创面，或制成乳膏剂、混悬剂、乳膏涂敷创面，也可制成油纱布敷用，1~2 天换药 1 次。每日用量不超过 30g。

【不良反应】局部有轻微刺激性，偶可发生短暂性疼痛及皮疹。本品自局部吸收后可发生各种不良反应，与磺胺药全身应用时相同。

【禁忌证及注意事项】参见磺胺甲噁唑。

【药物相互作用】参见磺胺甲噁唑。

二、磺胺米隆

【抗菌作用】磺胺米隆（sulfamylon acetate）属局部应用磺胺，具有广谱的抗微生物活性，对铜绿假单胞菌、大肠埃希菌、葡萄球菌属均有抗菌作用。其抗菌作用不受脓液、分泌物和坏死组织的影响。

【药动学】本品对组织的穿透力较强，可迅速穿透坏死组织达到感染部位。部分药物可自局部吸收入血。

【适应证及临床应用】本品适用于烧伤或大面积创伤后的创面继发感染，尤其是铜绿假单胞菌感染。

【剂量及用法】本品可制成 5% 或 10% 的溶液湿敷，或 10% 乳膏剂涂敷。

【不良反应】本品外用时可有烧灼感及皮疹。药物可自局部部分吸收，吸收后的不良反应参见磺胺甲噁唑。

【禁忌证及注意事项】参见磺胺甲噁唑。

【药物相互作用】参见磺胺甲噁唑。

三、磺胺醋酰钠

磺胺醋酰钠（sodium sulfacetamide）属局部应用磺胺，其抗菌作用较弱，可透入眼部晶状体及眼内组织而达较高浓度。制成 15% ~ 30% 溶液作滴眼用，以治疗结膜炎、沙眼等。局部应用时刺激较小，很少引起过敏反应。

第四节 呋喃类

呋喃类药物是硝基环类药物的一种，其抗菌谱广，包括呋喃妥因、呋喃唑酮、呋喃西林等，国内临床应用的主要为前 2 个品种。

本类药物的共同特点为：①对许多需氧革兰氏阳性球菌和革兰氏阴性杆菌均具一定抗菌作用，但对铜绿假单胞菌无活性。②细菌对之不易产生耐药性。药物主要通过干扰细菌的氧化还原酶系统影响 DNA 合成，使细菌代谢紊乱而死亡。③口服吸收差，血药浓度低，且药物的组织渗透性差，不宜用于较重感染，仅适用于肠道感染及下尿路感染。④局部用药时，药物接触脓液后仍保持抗菌效能。

一、呋喃妥因

【抗菌作用】呋喃妥因（nitrofurantoin）对多数大肠埃希菌（包括产 ESBL 菌株）有良好抗菌作用，产气肠杆菌、阴沟肠杆菌、柠檬酸杆菌属、沙门菌属、志贺菌属、克雷伯菌属等肠杆菌科细菌的部分菌株对本品敏感性差异较大，大多呈中度耐药。变形杆菌属和沙雷菌属、铜绿假单胞菌通常对本品耐药。对部分金黄色葡萄球菌、腐生葡萄球菌、表皮葡萄球菌和其他凝固酶阴性葡萄球菌、肠球菌属、化脓性链球菌、D 组链球菌、草绿色链球菌等革兰氏阳性菌均具抗菌作用。本品的抗菌活性不受脓液及组织分解产物的影响，在酸性尿液中的活性较强。

本品的作用机制尚不十分明了，可能被细菌的黄素蛋白还原，其产生的活性产物可抑制乙酰辅酶 A 等多种酶而改变细菌的核糖体蛋白及其他大分子蛋白，导致细菌代谢紊乱并损伤其DNA。

【药动学】本品在小肠内吸收快而完全，生物利用度在空腹时为 87%，进食时为 94%。常规剂量下血药浓度低于有效水平。单剂口服 100mg 后 1~2 小时达血药峰浓度，为 0.72mg/L，不超过 2.5mg/L。与食物同服可使生物利用度略增加。肾功能正常者血消除半衰期 0.3~1 小时，药品在组织内部分灭活。本品在大多数组织、体液中分布少，达不到有效浓度。血清蛋白结合率为40%~60%。肾小球滤过为主要排泄途径，少量自肾小管分泌和重吸收。24 小时内大约 40% 的给药量以原型经尿排出，尿药浓度高，一般为 50~200mg/L。酸性尿时抗菌活性增强，pH 为 5~8 时对大肠埃希菌的抗菌活性将减弱 20 倍。本品亦可经胆汁排泄，并经透析清除。在羊水和脐带血中的浓度低于母体血药浓度。

肾功能不全患者、新生儿和婴幼儿用药时，药物经肾排泄量减少，血药浓度轻微升高，足以产生明显的毒性反应。氮质血症患者其尿药浓度低于有效水平。

【适应证及临床应用】本品血药浓度基本低于常见致病菌的 MIC，故仅适用于敏感的大肠埃希菌、腐生葡萄球菌、肠球菌属等细菌所致的急性非复杂性下尿路感染（急性膀胱炎）。呋喃妥因亦可用于反复发作性尿路感染的预防。

本品不宜用于肾盂肾炎及肾脓肿的治疗。

【剂量及用法】

1. 成人　口服本品每次 50~100mg，每日 4 次。急性膀胱炎推荐用小剂量。用于反复发作性尿路感染的预防，每日 50~100mg，每晚睡前服，疗程宜长但无定论。对目前已发表的随机对照研究进行文献综述显示，健康非妊娠女性预防用药疗程 6~12 个月可减少发作频率，但药物选择不仅限于本品。

2. 儿童　1 个月以上小儿口服本品每日 5~7mg/kg，分 4 次服用，疗程 7 天或用至尿培养转阴后至少 3 天。

【不良反应】

1. 消化系统反应　本品以消化道反应最为常见，表现为恶心、呕吐、纳差和腹泻等。

2. 血液系统反应　应用本品后少数患者可出现中性粒细胞减少，嗜酸性粒细胞增多，有葡萄糖 -6- 磷酸脱氢酶缺乏者尚可发生溶血性贫血。

3. 过敏反应　少数患者可出现皮疹、药物热、肝炎等变态反应。

4. 神经系统反应　应用本品后偶可出现头痛、头晕、嗜睡、肌痛、眼球震颤等神经系统不良反应，多属可逆，严重者可发生周围神经炎，原有肾功能减退或长期服用本品的患者易于发生。

5. 其他　呋喃妥因偶可引起发热、咳嗽、胸痛、肺部浸润和嗜酸性粒细胞增多等急性肺炎表现，长期服用 6 个月以上的患者，偶可引起间质性肺炎或肺纤维化。应及早停药并采取相应治疗措施。

6. 不良反应大多轻微，约 9% 的患者因不良反应终止治疗。偶见黄疸、血清氨基转移酶增高等肝毒性反应，停药后可自行恢复。

【禁忌证及注意事项】

1. 禁用于对呋喃类药物过敏者；无尿、少尿或肾功能明显受损者（内生肌酐清除率 < 60ml/min 或有临床显著的血肌酐值升高），因为这类患者可因药物排出减少而导致毒性反应发生；本品亦禁用于孕妇及新生儿。

2. 患者对一种呋喃类药过敏时，对其他呋喃类药也可产生交叉过敏现象。

3. 哺乳期妇女服用本品时应停止哺乳。

4. 老年人应慎用本品，必须使用时需根据肾功能调整剂量，并密切随访肾功能。

5. 肾功能不全（内生肌酐清除率 < 60ml/min 或有显著的血肌酐值升高）、贫血、糖尿病、电解质紊乱、维生素 B 缺乏及消耗性疾病可能增加周围神经病变的发生，长程治疗的患者应定期检测肾功能。

6. 长期应用本品 6 个月或以上者可发生弥漫性间质性肺炎或肺纤维化，故本品不宜作长期预防应用。

7. 本品可诱发伯氨喹敏感性溶血性贫血，如发生溶血应立即停用本品。

8. 应用本品可能发生假膜性肠炎，程度自轻度至危及生命不等。因此应用本品的患者如发生腹泻应考虑假膜性肠炎的可能，须立即停用本品，并予以甲硝唑口服。

9. 呋喃妥因宜与食物同服，以增强耐受性并改善肠道吸收。

【药物相互作用】

1. 含三硅酸镁的抗酸剂可吸附本品，从而减少本品的吸收量。

2. 丙磺舒和磺吡酮均可抑制呋喃妥因的肾小管分泌，导致后者的血药浓度增高、毒性增强，而尿药浓度则降低，疗效亦减弱。

3. 本品在体外与氟喹诺酮类具拮抗作用，其临床意义不明。

4. 服用本品后其尿中代谢产物可使硫酸铜试剂发生假阳性反应。

二、呋喃唑酮

【抗菌作用】呋喃唑酮（furazolidone）对革兰氏阳性菌及阴性菌均有一定抗菌作用，包括沙门菌属、志贺菌属、大肠埃希菌、粪肠球菌、霍乱弧菌、幽门螺杆菌、拟杆菌属等。在一定浓度下对滴虫、贾第鞭毛虫也有活性。其作用机制为干扰细菌氧化还原酶，从而阻断细菌的正常代谢。

【药动学】本品口服吸收仅 5%，成人顿服 1g，血药浓度为 1.7～3.3mg/L，但在肠道内保持较高的药物浓度。部分药物吸收后经尿中排出。

【适应证及临床应用】主要用于治疗敏感菌所致的各种肠道感染，包括志贺菌属感染、沙门菌属感染、霍乱，也可以用于贾第鞭毛虫病、滴虫病的治疗。本品可与制酸剂等药物联合用于治疗幽门螺杆菌所致的胃窦炎。

【剂量及用法】成人常用剂量为每日 0.3～0.4g，均分 3～4 次口服，每日最大量 0.4g；儿童每日 5～7mg/kg，分 3～4 次口服。每日最大量 10mg/kg。肠道感染疗程为 5～7 天，贾第鞭毛虫病疗程为 7～10 天。

【不良反应】主要有恶心、呕吐、腹泻、头痛、头晕、药物热、皮疹、肛门瘙痒等，偶可出现溶血性贫血和黄疸以及多发性神经炎。剂量过大可引起精神障碍及多发性神经炎。本品具有戒酒硫样作用，部分患者服药后对酒不能耐受。

【禁忌证及注意事项】参见呋喃妥因。

1. 口服本品期间饮酒，可引起双硫仑样反应，表现为皮肤潮红、瘙痒、发热、头痛、恶心、腹痛、心动过速、血压升高、胸闷烦躁等，故服药期间禁止饮酒及服用含乙醇饮料。

2. 与三环类抗抑郁药合用可引起急性中毒性精神病，应予避免。

【药物相互作用】本品可增强左旋多巴的作用。拟交感神经胺、三环类抗抑郁药、富含酪胺食物、降低食欲药、单胺氧化酶抑制剂等均可增强本品作用。

第五节　硝基咪唑类

目前用于临床的硝基咪唑类药物主要包括：甲硝唑（metronidazole）、替硝唑（tinidazole）和奥硝唑（ornidazole）。本类药物对厌氧菌具强大抗菌活性，对原虫包括滴虫、阿米巴原虫和蓝氏贾第鞭毛虫也具强大抗原虫作用。目前该类药物仍为治疗原虫和厌氧菌感染的重要选用药物。本类药物临床应用以来，耐药株很少发生。

一、甲硝唑

甲硝唑（metronidazole）早年用于治疗原虫感染如滴虫病、阿米巴原虫及贾第鞭毛虫等，至20世纪60年代发现本品对厌氧菌具强大抗菌作用后，广泛用于治疗厌氧菌感染，至今仍为厌氧菌感染的首选药物。

【抗菌与抗原虫作用】甲硝唑对多种革兰氏阴性和厌氧革兰氏阳性菌均具良好抗菌活性，在体外对梭菌属、真杆菌属、消化球菌、消化链球菌等厌氧革兰氏阳性菌，拟杆菌属（脆弱拟杆菌、吉氏拟杆菌、卵形拟杆菌、多形拟杆菌、普通拟杆菌、粪拟杆菌、单形拟杆菌）、梭杆菌属、普雷沃菌属（二路普雷沃菌、颊普雷沃菌、解糖胨普雷沃菌）等厌氧革兰氏阴性菌均具良好抗菌活性。本品 8mg/L 时可抑制 95% 的脆弱拟杆菌和全部产黑色素拟杆菌；浓度 ≤ 1mg/L 和 ≤ 2mg/L 分别可抑制全部梭杆菌属和梭状芽孢杆菌属。放线菌属、乳酸杆菌属、丙酸杆菌属对本品多呈耐药。本品对所有需氧菌无抗菌活性。此外，体外试验表明甲硝唑浓度为 1~2mg/L 和 0.2mg/L 时，肠内和肠外（组织中）溶组织肠阿米巴分别于 24 小时和 72 小时内全部被杀灭。甲硝唑对阴道滴虫、梨形肠鞭毛虫、结肠小袋纤毛虫均有良好抗原虫作用，是目前治疗阿米巴病、阴道滴虫病、梨形肠鞭毛虫病、结肠小袋纤毛虫病等的较好药物。甲硝唑的杀菌机制尚未完全阐明，本品被还原后的代谢物可抑制细菌的 DNA 代谢过程，促使细菌死亡。厌氧菌的硝基还原酶在敏感菌株的能量代谢中起重要作用。耐药菌往往缺乏硝基还原酶，因而对本品耐药。本品抗阿米巴原虫的机制为抑制其氧化还原反应，使原虫的氮链发生断裂。

【药动学】口服吸收完全，生物利用度 90%。单次口服甲硝唑 250mg、400mg、500mg 和 2g 后，1~2 小时达血药峰浓度，分别为 6mg/L、9mg/L、12mg/L 和 40mg/L。本品与食物同服不影响其吸收，但血药峰浓度减低，达峰时间延长。本品静脉滴注首剂 15mg/kg，继以 7.5mg/kg，每 6 小时 1 次，稳态血药峰浓度为 25mg/L，稳态血药谷浓度为 18mg/L。栓剂 500mg 及 1g 直肠给药后 8~10 小时，血药峰浓度分别为 5.1mg/L 及 7.3mg/L。消除半衰期为 6~14 小时，蛋白结合率小于 20%。本类药物在体内分布广，胎盘、乳汁及胆汁中的浓度与同期血药浓度相近，在唾液、精液、牙槽骨中均可达有效浓度。本品能透过血脑屏障，脑膜无炎症时，甲硝唑在脑脊液中的浓度为同期血药浓度的 43%；脑膜有炎症时，脑脊液中药物浓度可达同期血药浓度的 90% 以上。

肝脓肿脓液中、肺、骨、精液、阴道分泌物中均可达到有效杀菌浓度。$t_{1/2\beta}$ 为 7~8 小时，乙醇性肝硬化患者 $t_{1/2\beta}$ 可达 18 小时（10~29 小时）。药物主要经肾排泄，本品及其代谢产物 60%~80% 经尿排出，其中约 20% 以原型排出；6%~15% 随粪便排泄。肾清除率 10ml/min。本品及其代谢产物可很快经血液透析清除，血液透析患者 $t_{1/2\beta}$ 为 2.6 小时，腹膜透析不能清除本品。肾功能减退者单次给药后的血流动力学不变，但肝功能减退者本品清除减慢。

【适应证及临床应用】

1. 各种厌氧菌感染，包括腹腔感染、盆腔感染、脑脓肿、肺脓肿等，但需与其他抗需氧菌药物联合使用。

2. 肠道及肠外阿米巴病、阴道滴虫病、贾第鞭毛虫病、结肠小袋纤毛虫等寄生虫病的治疗。

3. 口服可用于艰难梭菌所致的假膜性肠炎。

4. 与其他药物联合用于幽门螺杆菌所致的胃窦炎、牙周感染、加德纳菌阴道炎。

5. 预防用药　本品与青霉素类、头孢菌素类或氨基糖苷类联合使用，预防阑尾穿孔切除术，小肠远端及结肠、直肠手术和腹腔手术后厌氧菌感染。

【剂量及用法】

1. 成人常用剂量　①厌氧菌感染：静脉给药首剂 15mg/kg，维持量为每次 7.5mg/kg，每 6~8 小时 1 次，疗程 7~10 天或更长。口服剂量为每次 7.5mg/kg，每 6~8 小时 1 次，疗程 7~10 天。②预防用药：手术前 1 小时静脉滴注 15mg/kg，首剂后第 6 小时、第 12 小时静脉滴注 7.5mg/kg。③阿米巴病：成人急性肠阿米巴病（急性阿米巴腹泻），每次 750mg，每日 3 次，疗程 5~10 天；阿米巴肝脓肿，每次 750mg，每日 3 次，疗程 5~10 天。④滴虫病：口服每次 375mg，每日 2 次，疗程 7 天。治疗阴道滴虫病时，需同时治疗性伴侣。⑤贾第鞭毛虫病：每次 400mg，每日 3 次，疗程 5~10 天。⑥艰难梭菌肠炎：口服每次 500mg，每日 3 次，疗程 10~14 天。

2. 小儿常规剂量　①厌氧菌感染：静脉给药首剂 15mg/kg，维持量为每次 7.5mg/kg，每 6~8 小时 1 次，疗程 7~10 天或更长。口服剂量每日 20~30mg/kg，分 3 次服用，疗程 10 天。②阿米巴病：每日 35~50mg/kg，分 3 次服用。③贾第鞭毛虫病：每日 15~25mg/kg，分 3 次服用，疗程 10 天。

【不良反应】

1. 甲硝唑的不良反应以胃肠道最常见，长程治疗者消化道反应可高达 15%。严重的不良反应为大剂量 [>300mg/（kg·d）] 时引起癫痫发作和周围神经病变，后者主要表现为肢端麻木和感觉异常。某些病例长程用药可产生周围神经病变。其他常见不良反应有：恶心、呕吐、纳差、腹部不适、腹泻、味觉改变、口干、口腔金属味等。

2. 可逆性中性粒细胞减少。

3. 过敏反应：皮疹、荨麻疹、瘙痒等。

4. 中枢神经系统症状，如头痛、眩晕、晕厥、肢体麻木、多发性神经炎、共济失调和精神错乱等。

5. 其他可有发热、阴道念珠菌感染、尿色发黑，可能为本品代谢物所致，似无临床意义。

上述不良反应均属可逆性。

【禁忌证及注意事项】

1. 禁用于对本品和硝基咪唑类药物有过敏史者。

2. 本品属妊娠期用药 B 类，妊娠患者有明确指征方可选用，但妊娠初 3 个月内禁用。

3. 有活动性中枢神经系统疾病患者慎用；用药后出现神经系统反应时应及时停药。

4. 本品与其他硝基咪唑类药物可能有交叉过敏。

5. 动物实验或体外测定发现本品具致癌、致突变作用，但人体中尚未证实。

6. 本品不宜用于哺乳期妇女。若必须用药，应停止授乳，并在疗程结束后 24～48 小时方可重新授乳。

7. 有文献认为儿童应用本品需谨慎，并宜减量应用。

8. 严重肝功能减退患者需适当减少给药剂量，并作血药浓度监测。

9. 肾功能不全者应注意调整用药剂量，减量或延长给药间期，肾衰竭者剂量减半。

10. 治疗阴道滴虫病时，需同时治疗其性伴侣。

11. 使用本品期间及停药后至少 3 天内不可饮酒。

12. 本品可干扰谷丙转氨酶、乳酸脱氢酶、甘油三酯、己糖激酶等的检测结果，使其测定值降至零。

【药物相互作用】

1. 本品可增强华法林和其他口服抗凝药的作用，导致凝血酶原时间延长。

2. 同时应用苯妥英、苯巴比妥等诱导肝微粒体酶的药物，可加速本品清除，使血药浓度下降，而苯妥英排泄减慢。

3. 同时应用西咪替丁等抑制肝微粒体酶活性的药物，可减缓本品在肝内的代谢及其排泄，使本品血半衰期延长，应根据血药浓度监测结果调整剂量。

4. 用药期间及停药后至少 3 日内不宜饮用含乙醇饮料，因可引起腹部痉挛、恶心、呕吐、头痛、面部潮红等。

5. 嗜酒者如同时应用双硫仑和本品可出现精神症状，故应用双硫仑者至少 2 周内不宜应用本品。

二、替硝唑

【抗菌作用】替硝唑（tinidazole）为硝基咪唑类衍生物，具抗原虫及抗厌氧菌活性。替硝唑的抗菌作用与甲硝唑基本相仿，2～4mg/L 的浓度可抑制大多数厌氧菌，对阴道加德纳菌及绝大多数厌氧菌如脆弱拟杆菌、产黑色素拟杆菌、其他拟杆菌属、梭菌属、真杆菌属、梭杆菌属、消化球菌属、消化链球菌属及韦荣球菌属等具强大作用，对脆弱拟杆菌及梭杆菌属的作用较甲硝唑为强，但对梭状芽孢杆菌属的作用则略差。微需氧菌幽门螺杆菌对本品敏感。本品对阴道滴虫、溶组织阿米巴及贾第鞭毛虫等原虫具有活性。

本品对厌氧菌的作用机制同甲硝唑。本品抗阿米巴原虫的机制为抑制其氧化还原反应，使原虫的氮链发生断裂。

【药动学】替硝唑口服吸收迅速而完全，生物利用度比甲硝唑更高，消除半衰期也更长。单次口服 150mg 后，血药浓度于 3 小时到达，约 4.91mg/L；单次口服 2g 后，2 小时达血药峰浓度 51mg/L，24 小时、48 小时和 72 小时的血药浓度分别为 19mg/L、4.2mg/L 和 1.3mg/L。静脉滴注 0.8g 及 1.6g 的血药峰浓度分别为 14～21mg/L 及 32mg/L。

本品血浆消除半衰期为 6～14 小时。血清蛋白结合率约 12%。替硝唑在肝脏代谢，部分以原型经肾脏排泄。健康受试者研究显示 5 日内 60%～65% 的给药量经肾脏排泄，其中 20%～25% 为原型。约 12% 的给药剂量经粪便内排出。

本品可广泛分布于组织及体液中，生殖器官、肠道、腹部肌肉、乳汁中可达较高浓度，在肝脏、脂肪中的浓度低，在胆汁、唾液中的浓度与同期血药浓度相仿，对血脑屏障的穿透性较甲硝唑高，在脑膜无炎症时，替硝唑在脑脊液中的浓度为同期血药浓度的 88%；脑膜有炎症时其浓度更高。药物主要经肾排泄，部分为代谢物。肾功能不全者药动学参数不变，血液透析可快速清除替硝唑，故血液透析后必须补充给药一次。

【适应证及临床应用】替硝唑临床应用适应证同甲硝唑，适用于系统性厌氧菌感染，如腹腔感染、妇科感染、血流感染、术后伤口感染、皮肤软组织感染、下呼吸道感染、阿米巴肝脓肿等。但需与其他抗需氧菌药物联合使用。严重厌氧菌感染宜先用本品静脉给药，继以口服替硝唑治疗。

本品也可用于结肠、直肠手术，某些妇产科手术及口腔等手术的术前预防用药。此外，尚可用于阿米巴病、阴道滴虫病、贾第鞭毛虫病、加德纳菌阴道炎；也可替代甲硝唑用于幽门螺杆菌所致的消化性溃疡，作为联合用药之一。

【剂量及用法】

1. 口服制剂　①厌氧菌感染：成人每日 1g 单剂口服或 500mg 每日 2 次，疗程 5～6 日或更长。②急性溃疡性牙龈炎：成人 2g 单剂顿服。③阴道滴虫病：成人 2g 单剂顿服；小儿 50～75mg/kg 顿服，但每日最大剂量不超过 2g，部分病例必要时 3～5 日后可重复上述剂量 1 次。治疗阴道滴虫病时，需同时治疗性伴侣。④贾第鞭毛虫病：成人 2g 单剂顿服；小儿 50～75mg/kg 顿服，但每日最大剂量不超过 2g，部分病例必要时可重复上述剂量 1 次。⑤肠阿米巴病：成人每日 2g 顿服，疗程 3 日；若 3 日疗法无效，疗程可延长至 6 日。小儿每日 50mg/kg 顿服，疗程 3 日，但每日最大剂量不超过 2g。阿米巴肝脓肿：治疗阿米巴肝脓肿时，必须同时引流脓腔。成人总剂量 4～12g，每日 2g 顿服，疗程 3 日。若 3 日疗法无效，疗程延长至 6 日。小儿每日 50mg/kg 顿服，疗程 3 日，但每日最大剂量不超过 2g。⑥预防术后厌氧菌感染：术前 12 小时，2g 单剂顿服。

2. 静脉制剂　①厌氧菌感染：每日 1 次 0.8g 缓慢静脉滴注，疗程 5～6 日或按病情而定。②预防术后厌氧菌感染：总量 1.6g，分 1～2 次静脉滴注，第 1 次于术前，第 2 次于术中或手术后给药。

【不良反应】与甲硝唑相比，替硝唑的不良反应较少见而轻微，以胃肠道反应最为多见，主要表现为恶心、呕吐、食欲减退、腹泻、口腔金属味，极少数病例有皮疹、瘙痒、荨麻疹及血管神经性水肿，偶可有一过性中性粒细胞减少以及头晕、眩晕、共济失调、周围神经病变等神经系统不良反应。其他罕见的不良反应有头痛、疲劳、黑毛舌及深色尿。

【禁忌证及注意事项】

1. 禁用于对本品和硝基咪唑类药物有过敏史者。

2. 禁用于妊娠初 3 个月的孕妇及哺乳期妇女。

3. 禁用于有器质性神经系统疾病患者。

4. 禁用于血液病患者或有血液病史者。

5. 用药期间禁止饮用含乙醇饮料。

6. 本品及类似结构的药物应用后可发生头晕、眩晕、共济失调、周围神经病变及罕见的惊厥。如疗程中出现中枢神经系统症状，应及时停药。

7. 肝功能减退患者本品代谢减慢，药物及其代谢物易在体内蓄积，应予减量，并作血药浓度监测。念珠菌感染患者应用本品，其症状会加重，需同时予抗真菌药。

8. 孕妇不宜应用，如确有指征应用时应仔细权衡利弊后决定，但妊娠初 3 个月内禁用。

9. 本品可经乳汁分泌，哺乳期妇女如确有指征应用，需停止哺乳，并需在停药 3 日后方可重新授乳。

10. 本品不推荐用于小儿患者。

11. 肾功能不全患者本品药动学参数无改变，因此不需调整剂量。肝功能减退患者本品的血浆清除率减低，因此需监测血药浓度，以调整给药剂量。

12. 药物过量时本品无特殊解毒治疗。可予洗胃及对症处理。血液透析可清除本品。

13. 本品可干扰氨基转移酶、乳酸脱氢酶、甘油三酯、己糖激酶等的测定结果，甚至检测值为零。

【药物相互作用】

1. 本品可增强华法林和其他口服抗凝药的作用，导致凝血酶原时间延长。

2. 同时应用苯妥英、苯巴比妥等诱导肝微粒体酶的药物可加速本品清除，使血药浓度下降，而苯妥英排泄减慢。

3. 同时应用西咪替丁等抑制肝微粒体酶活性的药物，可减缓本品在肝内的代谢及其排泄，血半衰期延长，应根据血药浓度监测结果调整剂量。

4. 用药期间及停药后至少 3 日内不宜饮用含乙醇饮料，因可引起腹部痉挛、恶心、呕吐、头痛、面部潮红等。

5. 嗜酒者如同时应用双硫仑和本品可出现精神症状，故应用双硫仑者至少 2 周内不宜应用本品。

三、奥硝唑

【抗菌作用】奥硝唑（ornidazole）为硝基咪唑类衍生物，具有良好的抗厌氧菌及抗原虫作用。

【药动学】本品经胃肠道吸收，口服生物利用度 > 90%，单剂口服本品 1.5g 后，2 小时血药峰浓度为 30μg/ml，48 小时血药浓度仍可维持在 2.5μg/ml。静脉滴注本品 1g，30 分钟后血药峰浓度为（85±6）μg/ml。奥硝唑也可经阴道吸收，据报道，局部使用 500mg 阴道栓剂后 12 小时，血药浓度约为 5μg/ml。本品的消除半衰期 14 小时，血浆蛋白结合率 < 15%。本品口服和静脉滴注后可广泛分布于组织和体液中，包括脑脊液。奥硝唑主要在肝内代谢，药物以原型或代谢物形式从尿中排泄，少量自粪便中排泄。尿及粪便中分别排出给药量的 63% 和 22%。胆汁中排泄约 4.1%。肝功能异常患者药物的清除率降低 26% ~ 48%，半衰期延长。

【适应证及临床应用】奥硝唑的临床应用适应证同甲硝唑和替硝唑，适用于系统性厌氧菌感染，如腹腔感染、妇科感染、血流感染、术后伤口感染、皮肤软组织感染、下呼吸道感染、阿米巴肝脓肿等。但需与其他抗需氧菌药物联合使用。严重厌氧菌感染宜先用本品静脉给药，继以口服奥硝唑治疗。

本品也可用于结肠、直肠手术，某些妇产科手术及口腔等手术的术前预防用药。此外，尚可用于阿米巴病、阴道滴虫病、贾第鞭毛虫病、加德纳菌阴道炎；也可替代甲硝唑用于幽门螺杆菌所致的消化性溃疡作为联合用药之一。

【剂量及用法】

1. 口服制剂 ①厌氧菌感染：成人每次 500mg，每日 2 次；儿童每 12 小时 10mg/kg。②阿米巴虫病：成人每次 500mg，每日 2 次；儿童每日 25mg/kg，分 2 次。③贾第鞭毛虫病：成人每次 1.5g，每日 1 次，疗程 1~2 日；儿童每日 40mg/kg，每日 1 次，疗程 1~2 日。④毛滴虫病：成人 1~1.5g，每日 1 次；儿童每日 25mg/kg，顿服或遵医嘱。⑤外科术前预防用药：成人术前 12 小时口服 1 500mg，术后 500mg，每日 2 次，至术后 24~48 小时。

2. 静脉滴注 ①厌氧菌感染的治疗：成人起始剂量为 0.5~1g 静脉滴注，然后每 12 小时静脉滴注 0.5g，如患者症状改善，可改口服治疗。②外科术前预防用药：成人手术前 1~2 小时静脉滴注 1g，术后 12 小时静脉滴注 500mg，术后 24 小时静脉滴注 500mg。

【不良反应】本品不良反应同替硝唑，具有良好的耐受性，用药期间可能的不良反应为：

1. 消化系统包括轻度胃部不适、胃痛、口腔异味等。

2. 神经系统包括头痛及眩晕、颤抖、四肢麻木、痉挛和精神错乱等。

3. 过敏反应如皮疹、瘙痒等。

4. 局部反应包括刺感、疼痛等。

5. 其他白细胞减少等。

【禁忌证及注意事项】

1. 禁用于对奥硝唑及其他硝基咪唑类药物过敏的患者。

2. 禁用于脑和脊髓病变的患者，癫痫及各种器官硬化症患者。

3. 肝功能损害者在用药过程中需密切随访肝功能。

4. 本品不推荐用于 3 个月以下的婴儿。

【药物相互作用】本品药物相互作用同甲硝唑及替硝唑。

1. 奥硝唑能抑制抗凝药华法林的代谢，使其半衰期延长，增强抗凝药的药效，当与华法林同用时，应注意观察凝血酶原时间并调整给药剂量。

2. 巴比妥类药、雷尼替丁和西咪替丁等药物可使奥硝唑加速消除而降效并可影响凝血，因此应禁忌合用。

四、左奥硝唑

左奥硝唑（levornidazole）属硝基咪唑类衍生物，系奥硝唑的左旋体，该药的氯化钠注射液于 2009 年 8 月在中国获准生产并上市。

【抗菌作用】左奥硝唑的抗微生物作用机制同奥硝唑，即通过分子中的硝基，在无氧环境中还原成氨基或形成自由基，与细胞成分相互作用，从而导致微生物死亡。测定本品对 123 株临床分离厌氧菌（脆弱拟杆菌、多形拟杆菌、普通拟杆菌、吉氏拟杆菌、介脲拟杆菌、牙龈卟啉拟杆菌、产黑色素普雷沃菌、口腔普雷沃菌、具核梭杆菌、双歧杆菌属、产气优杆菌、迟缓优杆菌、黏性优杆菌、丙酸杆菌属、羧菌属、韦荣氏球菌属、消化链球菌属）的 MIC_{50}、MIC_{90}、MBC_{50} 及 MBC_{90}。结果显示，左奥硝唑和消旋奥硝唑抗菌活性相仿。

【药动学】本品单次静脉滴注 0.5g、1.0g、1.5g，每次输注 60 分钟，1 ~ 1.5 小时达血药浓度高峰，分别为 8.63μg/ml、18.62μg/ml、27.50μg/ml，AUC 分别为 113.16μg·h/ml、303.6μg·h/ml、440.86μg·h/ml，均与给药剂量呈良好线性。消除半衰期为 12 小时左右。多次给药（每次 0.5g，每日 2 次，连续给药 5 天），第 5 剂后达到稳态血药浓度，AUC 为 412.30μg·h/ml。左奥硝唑多次给药后的 AUC 与单次给药的药动学参数相比有一定差异，提示 0.5g，1 日 2 次，多次连续给药后左奥硝唑在体内有一定蓄积。

【适应证及临床应用】用于治疗敏感厌氧菌引起的下列多种感染性疾病，由于下列感染多为需氧菌及厌氧菌的混合感染，因此常需与其他抗需氧菌药物联合使用：

1. 腹腔感染　腹膜炎、腹腔脓肿、肝脓肿等。

2. 盆腔感染　子宫内膜炎、输卵管或卵巢脓肿、盆腔软组织感染等。

3. 口腔感染　牙周炎、尖周炎、冠周炎、急性溃疡性牙龈炎等。

4. 皮肤软组织感染　伤口感染、表皮脓肿、压疮溃疡感染、蜂窝织炎、气性坏疽等。

5. 中枢神经系统感染　脑膜炎、脑脓肿等。

6. 败血症、菌血症等严重厌氧菌感染。

7. 围术期预防感染用药。

【剂量及用法】

1. 治疗厌氧菌感染 成人起始剂量为 0.5 ~ 1g，之后每 12 小时静脉滴注 0.5g，连用 5 ~ 10 天。如患者症状改善，可改为口服给药，每次 0.5g，每 12 小时一次。儿童剂量为每日 20 ~ 30mg/kg，每 12 小时静脉滴注一次。

2. 围术期预防用药 成人术前 1 ~ 2 小时，静脉滴注 1g。

【不良反应】本品由奥硝唑拆分而来，为其中的左旋体，临床试验中与奥硝唑比较，神经系统的不良反应显著较后者为少见。

Ⅱ期临床试验安全性评价结果显示：

（1）临床不良反应：左奥硝唑氯化钠注射液组（试验组）136 例中有 2 例发生 3 例次不良反应，不良反应发生率 1.47%；奥硝唑氯化钠注射液组（对照组）139 例中有 30 例发生 42 次不良反应，不良反应发生率为 21.58%。两组比较差异有统计学意义（$P=0.0000$）。左奥硝唑氯化钠注射液组（试验组）中，不良反应主要为轻度食欲下降；对照组主要有头晕、嗜睡、头痛、口干、恶心呕吐等。所有不良反应均未采取措施，自行缓解。

（2）实验室检查异常：有临床意义的实验室检查异常为：左奥硝唑氯化钠注射液组（试验组）白细胞计数下降 2 例，发生率为 1.47%；奥硝唑氯化钠注射液组（对照组）白细胞计数下降 3 例，发生率为 2.16%。两组比较差异无统计学意义。

【禁忌证及注意事项】

1. 禁用于已知对本品或其他硝基咪唑类药物过敏者。

2. 禁用于中枢神经系统器质性病变者，如癫痫、多发性硬化症等患者。

3. 禁用于造血功能低下，慢性乙醇中毒者。

4. 肝功能损害患者用药剂量与正常用量相同，但用药间隔时间加倍，以免药物蓄积。

5. 如使用过程中出现神经系统症状反应，应立即停药并进一步观察治疗。

6. 目前尚缺乏妊娠期及哺乳期妇女使用本品的安全性资料。基于在早期妊娠（初 3 个月）妇女中不宜使用奥硝唑等硝基咪唑类药物，建议本品在早期妊娠妇女中亦避免使用。

7. 3 岁以下及体重低于 6kg 的儿童慎用本品。

【药物相互作用】

1. 本品相比于其他硝基咪唑类药物，对乙醛脱氢酶无抑制作用。

2. 有报道奥硝唑与华法林同用时可能使后者半衰期延长，增强抗凝药的药效，导致凝血酶原时间延长。因此当本品与华法林同用时亦应注意检测凝血酶原时间并调整剂量。

3. 参考奥硝唑与萘夫西林、奥美拉唑、阿洛西林等药物可能存在配伍禁忌，使用左奥硝唑时亦应注意。

五、吗啉硝唑

吗啉硝唑（morinidazole）为硝基咪唑类衍生物，属国内自主研发，其氯化钠注射液于 2014 年在国内获准生产并上市。

【抗菌作用】吗啉硝唑的抗微生物作用机制可能是分子中的硝基在无氧环境中还原成氨基或形成自由基，与细胞成分相互作用，从而导致微生物死亡。体外抗菌试验结果显示本品对临床分离厌氧革兰氏阴性无芽孢杆菌和革兰氏阳性球菌均具有较强抗菌作用。对脆弱拟杆菌、吉氏拟杆菌、卵圆形拟杆菌、普通拟杆菌、产黑拟杆菌、聚黑拟杆菌、具核梭杆菌、多形拟杆菌的

MIC$_{50}$、MIC$_{90}$ 值分别为 0.06 ~ 0.125mg/L 和 0.125 ~ 0.5mg/L。对产气荚膜杆菌抗菌作用强，其 MIC$_{50}$、MIC$_{90}$ 值分别为 0.03mg/L 和 0.06mg/L。对厌氧革兰氏阳性菌中的韦荣球菌、中间型链球菌、消化链球菌的 MIC$_{50}$、MIC$_{90}$ 值分别为 0.125 ~ 0.5mg/L 和 0.5mg/L。对牙龈卟啉单胞菌的 MIC$_{50}$、MIC$_{90}$ 值分别为 0.125mg/L 和 0.5mg/L。对黏性放线菌抗菌活性弱，MIC$_{90}$ 为 32mg/L。吗啉硝唑具有较强的杀菌作用，其 MBC 值基本与其 MIC 值相等或为 MIC 值的 2 ~ 4 倍。

【药动学】本品为注射剂，单次静脉滴注 500mg，输注 45 分钟，AUC 为（72.1 ± 14.5）μg·h/ml，C_{max} 为（10.8 ± 1.88）μg/ml。吗啉硝唑与人体血浆蛋白结合率为 22.1% ~ 27.2%，本品 16mg/kg 静脉滴注 2 小时后 V_{ss} 为（1.209 ± 0.158）L/kg，提示本品能够广泛分布于各组织和体液中。吗啉硝唑在人体内主要代谢途径为原型药物的葡糖醛酸结合和硫酸结合，葡糖醛酸结合过程主要由 UGT1A9 酶介导。本品对主要 CYP450 酶几乎无抑制作用，其主要代谢途径不是 CYP450 酶介导。健康受试者接受静脉滴注本品 36 小时后，平均约 70% 的药物经肾脏以原型和 Ⅱ 相代谢物形式排泄，半衰期为 5.6 ~ 6.4 小时。

【适应证及临床应用】本品适用于 ≥ 18 岁成人患者下列敏感菌所致感染。

1. 由消化链球菌、脆弱拟杆菌、韦荣球菌、吉氏拟杆菌等引起的子宫内膜炎、输卵管炎、输卵管卵巢脓肿、盆腔炎等。

2. 联合手术治疗拟杆菌属、梭菌属、梭杆菌属和消化链球菌等引起的化脓性阑尾炎、坏疽性阑尾炎。

上述适应证多为需氧菌和厌氧菌的混合感染，应根据病情合并使用对需氧菌有效的药物。

【剂量及用法】治疗妇科盆腔炎症时，静脉滴注，每次 500mg，滴注时间 ≥ 45 分钟，一天 2 次给药，给药间隔 6 ~ 8 小时，连续给药 14 天。治疗化脓性阑尾炎、坏疽性阑尾炎时静脉滴注，每次 500mg，滴注时间 ≥ 45 分钟，每日 2 次给药，给药间隔 6 ~ 8 小时，连续给药 5 ~ 7 天。

【不良反应】

1. 消化系统　恶心、胃肠道不适、口苦、消化不良、口干等。

2. 神经系统　头晕、嗜睡、头痛、乏力、眩晕等，头晕最为常见。

3. 实验室检查　转氨酶升高、白细胞计数降低、胆红素异常等。

4. 其他过敏性皮炎、面部黄染、心悸、阴道炎等。

在一项纳入 338 例妇科盆腔炎患者的 Ⅲ 期临床试验研究中，不良反应发生率为 31.95%，发生率 > 2% 的不良反应主要有：转氨酶升高，头晕，恶心，白细胞计数降低等。

【禁忌证及注意事项】

1. 禁用于已知对本品和硝基咪唑类药物过敏者。

2. 禁用于脑和脊髓病变者、癫痫及多发性硬化症等患者。

3. 禁用于造血功能低下，慢性乙醇中毒者。

4. 文献报道硝基咪唑类药物如甲硝唑、替硝唑等可能会发生短暂的外周神经病变（主要症状有肢体麻木和感觉异常）、惊厥性癫痫发作、脑病、无菌性脑膜炎等。本品亦为硝基咪唑类药物，虽然在安全性评价数据中尚未见上述不良反应，但在本品使用期间亦应注意可能出现的神经系统不良反应，如有出现应立即评估继续治疗对患者的风险 / 受益比，以决定是否停药。

5. 重度肾功能不全者建议减少每日给药剂量，延长给药间隔时间。

6. 对于轻、中度肝功能不全，肾功能正常者，本品的给药方案可不作调整，但同时伴有肾功能减退者，建议延长给药间隔时间。

7. 本品与奥硝唑结构相似，可能有相似配伍禁忌。与青霉素、头孢菌素类或半合成抗生素（包括中成药制剂，如炎琥宁等）合用时，应注意观察药液是否发生变化。当病情需要同时使用这两种药物时，应在两组药液间用生理盐水冲洗输液管或间接给药。

8. 孕妇不宜应用，如确有指征应用时，应充分权衡患者收益／风险比后决定。

9. 尚无资料显示本品是否可分泌至母乳中，除非医生认为患者受益超过其风险，否则本品不应在哺乳期患者中使用。

10. 本品不推荐用于 18 岁以下患者。

【药物相互作用】

1. 本品与华法林、利福平、酮康唑合用时未发现药物相互作用，无须调整剂量。

2. 参考甲硝唑，本品可能引起同时注射苯妥英的半衰期延长和清除率下降。

3. 与环孢素、他克莫司、氟尿嘧啶等联合使用时应监测这些药物的相关毒性反应。

主要参考文献

[1] TANZER D, DEPHILLIPS H. Physicians' desk reference.64th ed. New Jersey:PDR Network, 2010: 2757-2793.

[2] 诸骏仁，桑国卫 . 临床用药须知 .2005 年版 . 北京：人民卫生出版社，2005:550,559.

[3] 汪复 . 感染性疾病与抗微生物治疗 .3 版 . 上海：复旦大学出版社，2008:281-291.

[4] 胡付品，朱德妹，汪复，等 .2014 年 CHINET 中国细菌耐药性监测 . 中国感染与化疗杂志，2015,15(5)：401-410.

[5] SCHLABERG R, FISHER M A, HANSON K E. Susceptibility profiles of Nocardia isolates based on current taxonomy. Antimicrob Agents Chermother, 2014,58(2): 795-800.

[6] ALBERT X, HUERTAS I, PEREIRÓ I I, et al. Antibiotics for preventing recurrent urinary tract infection in non-pregnant women. Cochrane Database Syst Rev, 2004, (3): CD001209.

[7] GAO R, LI L, XIE C, et al. Metabolism and pharmacokinetics of morinidazole in humans: identification of diastereoisomeric morpholine N+-glucuronides catalyzed by UDP glucuronosyltransferase 1A9. Drug Metab Dispos, 2012,40(3):556-567.

[8] CAO Y, WU X, ZHANG J, et al. Improved pharmacokinetic profile of levornidazole following intravenous infusion of 750mg every 24h compared with 500mg every 12h in healthy Chinese volunteers. Int J Antimicrob Agents, 2016,47(3):224-228.

第十四章

抗结核分枝杆菌病药及抗非结核分枝杆菌病药

结核病的化学治疗是人类控制结核病的主要手段，而抗结核药物则是结核病化学治疗的基础。根据药物的杀菌活性、临床疗效和安全性，抗结核药物被分为一线和二线抗结核药物。经过半个多世纪的研究与实践，抗结核药物已经获得了进一步的发展，品种不断增多，尤其是新型抗结核药物，如二芳基喹啉类贝达喹啉以及硝基咪唑类德拉马尼，更是给耐药结核病的治疗带来了希望。

抗结核药物中部分具有程度不等的抗非结核分枝杆菌的作用，目前尚无专用于非结核分枝杆菌病的治疗药物。已知部分抗生素如利奈唑胺，也具有较好的抗分枝杆菌作用，详见本书相关章节。

第一节　一线抗结核药物

一、异烟肼

异烟肼（isoniazid, isonicotinic acid hydrazide，INH，H）又名雷米封（rimifon），对各型结核分枝杆菌（以下简称结核菌）都有高度选择性抗菌作用，是目前抗结核药物中具有最强杀菌作用的合成抗菌药，对其他细菌几乎无作用。

【抗菌作用】异烟肼对结核分枝杆菌具有高度抗菌作用，MIC 为 $0.02\sim0.2\mu g/ml$，对繁殖期和静止期细菌均有强大杀灭作用，且不受环境 pH 的影响，对细胞内、外结核菌均能杀灭。在组织培养中，本品易渗入吞噬细胞内，对细胞内结核菌的杀灭作用比链霉素强 500 倍。将接触过异烟肼的结核菌重新移种至无药物的培养基中，细菌的生长明显延缓。

异烟肼的作用机制尚未完全阐明，其杀菌作用可能通过多种方式进行：①阻碍结核分枝杆菌细胞壁中磷脂和分枝菌酸的合成，致细胞壁通透性增加，细菌失去抗酸性而死亡。②异烟肼在菌体内被氧化为异烟酸而取代烟酰胺，形成烟酰胺腺核苷酸（NAD）的同系物，干扰酶的活性，使之失去递氢作用，结果氢自身氧化成过氧化氢，因而抑制结核分枝杆菌的生长。③异烟肼可使 NAD 降解而影响脱氧核糖核酸（DNA）的合成。异烟肼与结核分枝杆菌的某些酶所需的铜离子结合，使酶失去活性而发挥抗菌作用。

结核菌对本品易产生耐药性，但其耐药性最不稳定，对异烟肼低浓度耐药时使用高剂量（$16\sim20mg/kg$）可能有效。与其他抗结核药物合用后，可以明显地延缓或防止耐药菌的出现。

药敏试验判断标准：固体培养基低浓度 $1\mu g/ml$，高浓度 $10\mu g/ml$。

【药动学】口服本品后迅速自胃肠道吸收，生物利用度为 90%，如与食物同服，药物的吸收将减少。口服后 $1\sim2$ 小时血药浓度达峰值，但 $4\sim6$ 小时后血药浓度则因药物在患者肝脏内乙酰化的快慢而不一。快乙酰化者 $t_{1/2}$ $0.5\sim1.6$ 小时，慢乙酰化者 $3\sim6$ 小时，肝、肾功能损害者可能延长。蛋白结合率低，仅为 0% ~ 10%。异烟肼主要在肝脏中乙酰化而成无害性代谢产物，乙酰化的速度受遗传因素决定，在欧美，50% 的人为慢乙酰化型，埃及、以色列、斯堪的纳维亚、高加索等国家和地区居民和黑色人种中慢乙酰化者所占比例最高；因纽特人、东亚人和美洲印第安人中慢乙酰化者较少，亚洲国家 80% 的人为快乙酰化型。异烟肼可广泛分布于全身组织和体液中，由于分子小且有很强的穿透性，能透入细胞内，故对细胞内结核菌亦有作用。能透入结核空洞和干酪样物质中杀死结核菌。在胸腔积液和脑脊液中浓度比较高，脑膜有炎症时，脑脊液浓度可达到同时期血药浓度的 90% ~ 100%，并可快速穿过胎盘屏障进入胎儿循环，乳汁中浓度几与血药浓度相等。口服异烟肼后，75% ~ 95% 在 24 小时内经肾脏排泄，45% ~ 55% 以原型排出，其余为无活性代谢产物。快乙酰化者 93% 以乙酰化型从尿中排出，慢乙酰化者为 63%。本品亦可从乳汁、唾液、痰液和粪便中排出。异烟肼可经血液透析与腹膜透析清除。

【适应证及临床应用】

1. 结核病的预防　本品既可单用，也可与其他抗结核药物联合使用，用药一般不超过2种。已有报道证实异烟肼能有效预防结核菌感染者的发病。预防应用适用于：①人类免疫缺陷病毒（HIV）感染者；②与新诊断传染性肺结核患者有密切接触的结核菌素阳性幼儿和青少年；③未接种卡介苗的 5 岁以下儿童结核菌素试验阳性者；④结核菌素皮试阳性的下述人员：糖尿病患者，硅沉着病患者，长期使用肾上腺皮质激素治疗者，接受免疫抑制疗法者。

2. 结核病的治疗　不可单独用药，需与其他抗结核药物组成不同的化疗方案，治疗不同类型的结核病。异烟肼是治疗结核病的首选药物，适用于各种类型结核病。对于重症患者或不能口服用药的患者可采用静脉滴注，用 0.9% 氯化钠注射液或 5% 葡萄糖注射液溶解并稀释后使用。异烟肼对新发生的渗出性病灶疗效最好，对干酪性病灶也有相当疗效。治疗粟粒性结核及结核性脑膜炎等急性血行播散性疾病时需增大剂量和延长疗程，并在早期静脉内给药，病情稳定后改用口服。

3. 非结核分枝杆菌病的治疗　异烟肼对部分非结核分枝杆菌病有一定的治疗效果，如由堪萨斯分枝杆菌引起的疾病，但需联合用药。

35 岁以上患者，异烟肼引起肝毒性的概率增加，故治疗前及疗程中应监测血清转氨酶水平，如测定结果≥正常值的 3 倍时，应考虑停药。

【剂量及用法】

1. 常规用量　成人每日 300~400mg；儿童每日 10~15mg/kg，不超过 300mg。急性粟粒性肺结核或结核性脑膜炎患者，成人每日 10~20mg/kg，不超过 900mg；儿童每日 10~20mg/kg，不超过 600mg。采用间歇疗法时，成人每次（日）600~900mg。如果细菌对异烟肼耐药，成人每日用量可增加至 900mg，甚至 1 200mg。如出现胃肠道刺激症状，异烟肼可与食物同服；亦可服用制酸剂，但异烟肼应在口服制酸剂前至少 1 小时服用。与食物或制酸剂同服可能减少异烟肼的吸收。

2. 肾功能减退但血肌酐值低于 6mg/100ml 者，异烟肼的用量不需减少。肾功能严重减退者则需减量，以异烟肼服用后 24 小时的血药浓度不超过 1mg/L 为宜。在无尿患者中异烟肼的剂量可减为常用量之半。疗程中一旦出现肝毒性的症状及体征时应视其严重程度减量或停药，停药后必须待肝炎的症状、体征完全消失后方可重新应用异烟肼，此时必须从小剂量开始，逐步增加剂量。

【不良反应】

1. 肝脏毒性　异烟肼可引起轻度肝损害如一过性血清转氨酶增高、黄疸等，发生率为 10% ~ 20%。此种变化多见于用药后 1~2 个月，甚或 4~6 个月后。多数患者无自觉症状，极少数患者可发生肝细胞性黄疸。肝毒性与异烟肼的代谢产物乙酰异烟肼有关，快乙酰化型者乙酰异烟肼在肝脏积聚较多，故易引起肝损害。服药期间饮酒可使肝毒性的发生率增加。

2. 神经系统毒性　周围神经炎较多见于慢乙酰化型者，并与剂量有明显关系，常以手足感觉异常开始，多为两侧对称性改变，继以肌力减退、反射减弱、肌痛，严重者有肌肉萎缩及共济失调。此种反应在慢性铅中毒、动脉硬化、甲亢、糖尿病、乙醇中毒、营养不良及孕妇等中较易发生，且在每日剂量 1 次服用比分次服用者多见。每日服用维生素 B_6 10~50mg 可以预防或缓解周围神经炎的发生，但大剂量维生素 B_6 可降低异烟肼的抗菌活性而影响疗效。一般结核病患者应用本品时无须常规服用维生素 B_6。其他毒性反应如兴奋、欣快感、失眠、丧失自主力、有癫痫或精神病史者可诱发其发作。中毒性脑病或中毒性精神病等则均属少见，视神经炎及视神经萎缩等严重反应偶有报道。如疗程中出现视神经炎症状，需立即停药并进行眼部检查，并定期复查。轻度手脚发麻、头晕，可服用维生素 B_1 或维生素 B_6，症状严重者应立即停药。

3. 变态反应　变态反应包括发热、多形性皮疹、淋巴结病、脉管炎等，多发生在用药后 3~7 周。一旦发生变态反应，应即停药。如需再用，应从小量开始，逐渐增加剂量，如再发生任何变态反应，应立即停用异烟肼。

4. 内分泌失调　男性乳房发育、泌乳，性欲减退，女性月经不调，甲状腺功能障碍等偶有所见。

5. 胃肠道症状　包括食欲缺乏、恶心、呕吐、腹痛、便秘等。

6. 血液系统症状　表现为贫血、白细胞减少、嗜酸性粒细胞增多，亦可引起痰血、咯血、鼻出血或眼底出血等少见不良反应。

以上不良反应多在大剂量或长期使用时发生。慢乙酰化者较易引起血液系统、内分泌系统和神经精神系统的反应，而快乙酰化者则较易引起肝脏损害。

【禁忌证及注意事项】

1. 对诊断的干扰　用硫酸铜法进行尿糖测定可呈假阳性反应，但不影响酶法测定的结果。异烟肼可使血清胆红素、GOT、GPT 的测定值增高。用药前、疗程中应定期检查肝功能，包括血清胆红素、GOT、GPT，疗程中密切注意有无肝炎的前驱症状。

2. 本品可穿过胎盘，导致胎儿血药浓度高于母血药浓度。本品属妊娠期用药 C 类，大鼠和家兔实验证实异烟肼可引起死胎，在人类中虽未证实有问题，但妊娠患者确有应用指征时必须充分权衡利弊后决定是否采用。异烟肼与其他药物联合时对胎儿的作用尚未阐明。

3. 异烟肼在乳汁中浓度可达 12mg/L，与血药浓度相近；虽然在人类尚未证实有问题，哺乳期间应用仍应充分权衡利弊后决定是否用本品。如用本品则应停止哺乳。

4. 新生儿肝脏乙酰化能力较差，本品的半衰期可能延长，新生儿用药时应密切观察不良反应。

5. 50 岁以上患者服用本品引起肝炎的发生率较高，故老年人接受异烟肼治疗时更需密切注意肝功能的变化，必要时减少剂量或同时酌情使用保肝药物。

【药物相互作用】

1. 服用异烟肼时每日饮酒，易引起异烟肼诱发的肝毒性反应，并加速异烟肼的代谢。应劝告患者服药期间避免乙醇饮料。

2. 含铝制酸药可延缓并减少异烟肼口服后的吸收，使血药浓度减低，故应避免两者同时服用，或在口服制酸剂前至少 1 小时服用异烟肼。

3. 与肾上腺皮质激素（尤其是泼尼松龙）合用时，可增加异烟肼在肝内的代谢及排泄，使血药浓度减低而影响疗效，在快乙酰化者更为显著，应适当调整剂量。

4. 抗凝血药（如香豆素或茚满二酮类衍生物）与异烟肼同时应用时，由于异烟肼可抑制抗凝药的酶代谢，使抗凝作用增强。

5. 异烟肼为维生素 B₆ 的拮抗剂，可增加维生素 B₆ 经肾排出量，易致周围神经炎的发生。同时服用维生素 B₆ 者，需酌情增加用量。

6. 本品不宜与其他神经毒药物合用，以免增加神经毒性。

7. 与环丝氨酸同服时可增加中枢神经系统的不良反应（如头晕或嗜睡），需调整剂量，并密切观察中枢神经系统毒性征象，尤其对于从事需要灵敏度较高工作的患者。

8. 与乙硫异烟胺、吡嗪酰胺、利福平等其他有肝毒性的抗结核药物药合用时，可增加本品的肝毒性，尤其已有肝功能损害者或为异烟肼快乙酰化者，因此在疗程的初 3 个月应密切随访有无肝毒性征象出现。

9. 异烟肼可抑制卡马西平的代谢，使其血药浓度增高，引起毒性反应；卡马西平则可诱导异烟肼的微粒体代谢，形成具有肝毒性的中间代谢物增加。

10. 与对乙酰氨基酚合用时，由于异烟肼可诱导肝细胞色素 P-450，使前者形成毒性代谢物的量增加，可增加肝毒性及肾毒性。

11. 与阿芬太尼（alfentanil）合用时，由于异烟肼为肝药酶抑制剂，可延长阿芬太尼的作用；与双硫仑（disulfiram）合用可增强其中枢神经系统作用，产生眩晕、动作不协调、易激惹、失眠等；与恩氟烷合用可增加具有肾毒性的无机氟代谢物的形成。

12. 异烟肼不宜与咪康唑合用，因可使后两者的血药浓度降低。

13. 与苯妥英钠或氨茶碱合用时可抑制两者在肝脏中的代谢，从而导致苯妥英钠或氨茶碱血药浓度增高，故异烟肼与两者先后应用或合用时，苯妥英钠或氨茶碱的剂量应适当调整。

14. 本品不可与麻黄碱、颠茄同时服用，以免发生或增加不良反应。

二、利福平

利福平（rifampicin，RFP，R）为半合成广谱杀菌剂，又称甲哌力复霉素，抗菌作用强，抗菌谱广，是抗结核化疗中最为主要的两种药物（异烟肼和利福平）之一。

【抗菌作用】利福平在低浓度时抑菌，高浓度时杀菌。其作用原理是利福平与依赖于 DNA 的 RNA 多聚酶的 β 亚单位牢固结合，抑制细菌 RNA 的合成，但对哺乳动物的酶无影响。利福平对细胞内外繁殖期和偶尔繁殖的结核分枝杆菌均具杀菌作用，MIC 为 0.02~0.5μg/ml。利福平常与异烟肼联合应用，单用利福平极易产生耐药性，1 个月耐药发生率 10%，3 个月为 67%，6 个月可高达 100%。除利福霉素类药物外，本品与其他抗结核药物无交叉耐药性。

利福平对革兰氏阳性和阴性细菌，部分非结核分枝杆菌、麻风分枝杆菌和某些病毒均有抑制作用。

药敏试验判断标准：固体培养基低浓度 50μg/ml，高浓度 250μg/ml，余同异烟肼。

【药动学】利福平在胃肠道中吸收良好，口服后 1.5~4 小时血浓度达高峰，生物利用度 90%~95%。成人一次口服 600mg 后血药峰浓度可达 7~9mg/L，6 个月至 5 岁小儿一次口服 10mg/kg，血药峰浓度 11mg/L；成人于 30 分钟内静脉滴注 600mg 后血药峰浓度可达 17.5mg/L，小儿（3 个月至 12 岁）于 30 分钟内静脉滴注 300mg/m²，血药峰浓度可达 26mg/L。口服吸收后可弥散至全身大部分组织和体液中，包括脑脊液，当脑膜有炎症时脑脊液药物浓度增加。在唾液中亦可达有效治疗浓度。本品可穿过胎盘。利福平为脂溶性，故易于进入细胞内杀灭其中的敏感细菌。分布容积为 1.6L/kg。蛋白结合率为 80%~91%。进食后服药可使血中达峰时间延迟和峰浓度减低，$t_{1/2}$ 为 3~5 小时，多次给药后有所缩短，为 2~3 小时。本品在肝脏中可因自身诱导微粒体氧化酶的作用而迅速去乙酰化，成为具有抗菌活性的代谢物 25-去乙酰利福平，水解后形成无活性的代谢物由尿排出。

本品主要经胆和肠道排泄，可进入肠肝循环，但其去乙酰活性代谢物则无肠肝循环。60%~65% 的给药量经粪便排出，6%~15% 的药物以原型、15% 为活性代谢物经尿排出，7% 则以无活性的 3-甲酰衍生物排出。亦可经乳汁分泌。肾功能减退患者中本品无蓄积。由于自身诱导肝微粒体氧化酶的作用，在服用利福平的 6~10 天后其排泄率增加。用高剂量后由于胆道排泄达到饱和，本品的排泄可能延缓。利福平不能经血液透析或腹膜透析清除。

【适应证及临床应用】用于预防结核病时本品不可单用，常与异烟肼联合。用于治疗结核病时本品是短程化疗方案的重要组成部分，本品常与其他抗结核药联合用于各种类型结核病的治疗。利福平治疗结核病的疗效与异烟肼相近，单独用于治疗结核病时可迅速产生耐药性，因此常与异烟肼、吡嗪酰胺和乙胺丁醇等抗结核药物配伍，增强抗菌作用，延缓耐药性的发生，缩短疗程。但应注意联合用药时不利的一面，如与异烟肼合用可使肝功能损害发生率增高，与乙胺丁醇联用时加重后者对视神经的损害等。临床上使用时常将一日量于晨起后早餐前 1~2 小时空腹顿服。治疗可能需持续 6 个月或更长。

【剂量及用法】成人每日 0.45~0.6g（体重 ≥ 50kg 时，每日剂量应为 0.6g），顿服；1 个月以上小儿每日 10~20mg/kg，顿服；老年患者每日 10mg/kg，顿服。每日剂量不超过 0.6g。利福平应于空腹时（餐前 1 小时或餐后 2 小时）用水送服，以保证最佳吸收。如出现胃肠道刺激症状，则可在进食后服用。

【不良反应】

1. 肝毒性　表现为转氨酶升高，肝大，严重时伴有黄疸，胆道梗阻者更易发生。多数患者表现一过性转氨酶升高，肝损害多见于与其他抗结核药物特别是异烟肼合并用药时，促使异烟肼加速代谢为单乙酰异烟肼而增加肝毒性。老年人，孕妇，长期嗜酒者，营养不良和患有慢性肝病者较易发生。

2. 过敏反应　间歇用药较每日连续用药更易发生过敏反应。在间歇用药时，每周 2 次以下较每周 3 次以上用药发生机会为多，表现为药物热，皮肤瘙痒，皮疹（严重者导致剥脱性皮炎），嗜酸性粒细胞增多，血小板减少，粒细胞减少，血红蛋白减少，急性肾衰竭，出现少尿、蛋白尿、血尿和管型尿。严重时发生过敏性休克等。

3. 类流感样综合征　发生率较少但应引起注意者有畏寒、呼吸困难、头晕、发热、头痛、肌肉骨骼疼痛、寒战（流感样综合征），采用间歇疗法者易发生。

4. 发生率极少者　尿液混浊或血尿、尿量或排尿次数显著减少（间质性肾炎）、食欲减退、恶心呕吐、异常乏力或软弱（肝炎前驱症状）、咽痛、异常青肿或出血（血液恶病质）。

5. 不良反应持续存在需引起注意者　腹泻，尿、唾液、粪便、痰、汗液及泪液呈橘红或红棕色，胃部痉挛。

【禁忌证及注意事项】

1. 对诊断的干扰　可引起直接抗球蛋白试验（Coombs 试验）阳性；干扰血清叶酸浓度测定和血清维生素 B_{12} 浓度测定结果；可使磺溴酞钠试验潴留，因此磺溴酞钠试验应在每日服用利福平之前进行，以免出现假阳性结果。利福平可干扰利用分光光度计或颜色改变而进行的各项尿液分析试验结果，因服用利福平后可使尿液呈橘红色或红棕色。服用利福平可使血液尿素氮、血清碱性磷酸酶、血清谷丙转氨酶、谷草转氨酶、血清胆红素及血清尿酸浓度测定值增高。

2. 利福平可能引起白细胞和血小板减少，并导致牙龈出血和感染、伤口愈合延迟等。此时应避免拔牙等手术并注意口腔卫生、刷牙及剔牙均需慎重，直至血象恢复正常。

3. 用药期间应定期检查血象及肝功能。

4. 肝功能减退的患者常需减少剂量，每日不超过 8mg/kg。

5. 肾功能减退者不需减量。此外，在肾小球滤过率减低或无尿患者中利福平的血药浓度无显著改变。发生急性肾衰竭时提示利福平有诱发过敏性间质性肾炎的可能。

6. 对本品过敏患者及妊娠 3 个月以内的孕妇禁用。

7. 肝病患者、有黄疸史和乙醇中毒者慎用。

8. 利福平可穿过胎盘，本品属妊娠期用药 C 类，虽然在人类未证实对胎儿的有害作用，妊娠患者确有应用指征者应充分权衡利弊，目前认为患有结核病的孕妇仍可接受包括本品在内的抗结核药联合治疗。对啮齿类动物的研究证实：每日给予利福平 150～250mg/kg 可引起腭裂和脊柱裂。本品与其他药物联合应用对胎儿的影响尚未阐明。

9. 利福平可由乳汁排泄，应对新生儿密切观察不良反应的出现。虽然在人类未证实有问题，但哺乳期妇女用药应充分权衡利弊后决定是否用药。

10. 5 岁以下小儿中应用本品缺乏资料。

【药物相互作用】

1. 服用利福平时每日饮酒可导致利福平性肝毒性发生率增加，并增加利福平的代谢，故服药期间不宜饮酒。

2. 对氨基水杨酸盐可影响利福平的吸收，导致利福平血药浓度减低；患者服用对氨基水杨酸盐和利福平时，两药之间至少相隔 6 小时。

3. 与异烟肼合用可增加肝毒性发生的危险，尤其是原有肝功能损害者和异烟肼快乙酰化患者。

4. 利福平与乙硫异烟胺合用可加重其肝脏不良反应。

5. 氯法齐明可减少利福平的吸收，延迟其达峰时间并延长其半衰期。

6. 利福平与咪康唑或酮康唑合用，可使后两者血药浓度减低，故本品不宜与咪唑类药物合用。

7. 肾上腺皮质激素（糖皮质激素、盐皮质激素）、抗凝药、氨茶碱、茶碱、氯霉素、氯贝丁酯、环孢素、维拉帕米（异搏定）、妥卡尼、普罗帕酮、甲氧苄啶、香豆素或茚满二酮衍生物、口服降血糖药、促皮质素、氨苯砜、洋地黄苷类、丙吡胺、奎尼丁等与利福平合用时，由于后者诱导肝微粒体酶的活性，可使上述药物的药效减低，因此除地高辛和氨苯砜外，在用利福平前和疗程中上述药物需调整剂量。本品与香豆素或茚满二酮类合用时应每日或定期测定凝血酶原时间，据以调整剂量。

8. 利福平可促进雌激素的代谢或减少其肠肝循环，降低口服避孕药的作用，导致月经不规则，月经间期出血和计划外妊娠。所以，患者服用利福平时应改用其他避孕方法。

9. 利福平可诱导肝微粒体酶，增加抗肿瘤药达卡巴嗪（dacarbazine）、环磷酰胺的代谢，烷化代谢物的形成，促使白细胞减低，因此上述抗肿瘤药需调整剂量。

10. 利福平与地西泮（安定）合用可增加后者的消除，使其血药浓度减低，故后者需调整剂量。

11. 利福平可增加苯妥英钠在肝脏中的代谢，故两者合用时应测定苯妥英钠血药浓度并调整用量。

12. 利福平可增加左甲状腺素在肝脏中的降解，因此两者合用时左甲状腺素剂量应增加。

13. 利福平亦可增加美沙酮、美西律在肝脏中的代谢，引起美沙酮撤药症状和美西律血药浓度减低，故合用时后两者需调整剂量。

14. 丙磺舒可与利福平竞争被肝细胞摄入，使利福平血药浓度增高并产生毒性反应。但该作用不稳定，故通常不宜加用丙磺舒以增高利福平的血药浓度。

三、利福喷丁

利福喷丁（rifapentine，Rft）为利福霉素类药物的衍生物，具有广谱抗菌作用，抗菌谱同利福平。

【抗菌作用】对结核分枝杆菌、非结核分枝杆菌、麻风分枝杆菌、革兰氏阳性和阴性菌以及某些病毒和衣原体均有杀菌作用。抗结核活性比利福平强 2~10 倍，对结核分枝杆菌的最低抑菌浓度（MIC）0.195~0.39μg/ml，最低杀菌浓度（MBC）0.195~0.78μg/ml，均明显低于利福平，并具有长效杀菌作用。临床上主要用于结核分枝杆菌感染。对各种生长状态和生长环境的结核分枝杆菌均有杀灭作用，是全效杀菌药。作用机制与利福平相同。利福喷丁对分枝杆菌生长延迟时间明显长于利福平，是利福平的 1.56~1.7 倍，故间歇治疗活性高。

【药动学】口服本品 400mg 后，2~3 小时达血药峰值 16.8μg/ml，高于利福平。吸收迅速而完全，有效血药浓度维持 5~6 日，明显长于利福平（利福平仅 2 日），体内分布同利福平，在骨组织的渗透性显示骨皮质和网状结构的浓度均较利福平高。经肝代谢并形成肝肠循环，经胆汁和尿排出，其半衰期 32.8 小时，比利福平明显延长，是利福平的 4.05 倍。

【适应证及临床应用】主要用于治疗各系统、各种类型结核病和非结核分枝杆菌病的初治，复治，需与其他抗结核药物合用。

【剂量及用法】成人 450 ~ 600mg，每周 1 ~ 2 次，晨起空腹顿服。

【不良反应】本品的肝毒性发生率低于利福平。多数患者的肝损害呈可逆性变化，表现为一过性转氨酶升高，肝大。亦有过敏反应发生，表现为皮疹，药物热等。少数患者可出现轻度粒细胞、血小板减少。少见胃肠反应，但有致畸作用。

【禁忌证及注意事项】

1. 与利福平有交叉耐药性，对利福平产生耐药的病例亦对利福喷丁耐药。

2. 可空腹或进食后服用。因其具有脂溶性的特点，因此，进餐高脂食物后有利于促进药物的吸收。

3. 肝功能不良和妊娠 3 个月以上孕妇需慎用，3 个月以内孕妇禁用利福喷丁。

4. 其余注意事项同利福平。

四、利福布汀

利福布汀（rifabutin，Rfb）于 1981 年由意大利 Farmitalia Carlo Erba 公司首先开发，为新一代螺旋哌啶基利福霉素。

【抗菌作用】对细胞内、外的结核分枝杆菌均有杀菌作用，是完全的杀菌药。抗菌谱广，对结核分枝杆菌、麻风分枝杆菌和非结核分枝杆菌（如堪萨斯分枝杆菌、海分枝杆菌，尤其是鸟胞分枝杆菌复合群）均有较强的杀菌作用，其余抗菌谱同利福平。利福布汀对结核分枝杆菌的抗菌活性是利福平的 2 ~ 4 倍，对巨噬细胞内结核分枝杆菌的杀菌力强于利福平，12% ~ 24% 的耐福平菌株对利福布汀敏感。结核分枝杆菌与利福布汀接触 1 ~ 2 小时后显示其间歇生长期为21.5 ~ 47.5 小时，因此利福布汀可间歇给药。作用机制同利福平。

【药动学】口服后可较完全吸收。口服利福布汀 300mg，2 小时达高峰血药浓度，峰值浓度 0.4~0.6μg/ml，有效血药浓度可维持 12~30 小时，半衰期 10~18 小时。

因其具有高脂溶性的特点，因此吸收好，分布容积大，平均分布容积 9.3L/kg，能迅速渗透到全身组织和器官并能长时间维持高浓度，亦可分布到病灶和巨噬细胞、淋巴细胞中，组织中浓度以肝、肺为主，亦可进入脑脊液；口服本品 300mg，最高药物浓度（C_{max}）达 0.37mg/L，肺组织中浓度比血浆高 5~10 倍。与食物同服时延缓吸收，但 AUC 无明显变化，代谢同利福平。

本品在肝脏通过氧化、去乙酰化作用产生 20 多种代谢产物，由肾、粪便排泄。口服利福布汀后仅有 8% 以药物原型排出，静脉给药后 72 小时利福布汀和其他代谢物 44% 由肾排出，因此肝、肾损害者应减少剂量。96 小时粪便总排出量 30%~49%。

【适应证及临床应用】不能耐受利福平者可用本品替代，主要用于耐利福平的病例及非结核分枝杆菌病的治疗。在美国本品用于 HIV 或 AIDS 患者合并鸟复合分枝杆菌病的治疗。在欧洲本品多用于耐多药结核病的治疗。

【剂量及用法】推荐剂量为 150~300mg 口服，每日 1 次。

【不良反应】

1. 皮疹、胃肠道反应、中性粒细胞减少，偶尔出现血小板功能不全。

2. 发生率小于 1% 的不良反应包括流感样综合征、肝炎、溶血、关节痛、骨髓炎和呼吸困难。

3. 尚不能完全确定的不良反应包括惊厥、麻木、失语和心电图非特异性 T 波改变。

【禁忌证及注意事项】

1. 人免疫缺陷病毒感染 / 艾滋病合并活动性结核病患者在没有其他抗结核药物联合治疗的情况下，利福布汀不能用于预防鸟 - 胞内分枝杆菌复合菌群，易导致结核分枝杆菌对利福布汀和利福平产生耐药。

2. 因在动物实验中利福布汀对胎儿骨骼生长有影响，故孕妇只有在利大于弊时方可使用。

3. 老年人和合并严重肾功能损害者用药时应注意调整剂量。

【药物相互作用】

1. 利福布汀和利福平存在高度交叉耐药，利福布汀对耐利福平菌株的敏感性不足 20%。

2. 与其他利福霉素类药物具交叉过敏性。

五、吡嗪酰胺

吡嗪酰胺（pyrazinamide，PZA，Z）为烟酰胺的衍生物，白色结晶性粉末，易溶于水，不溶于有机溶媒。1952 年被用于试验治疗结核病，当时因其对肝脏的损害及引起关节痛风的报道，影响了使用。近年来发现其对顽固菌有较好的杀灭作用，使之成为短程化疗中不可缺少的化疗药物。

【抗菌作用】吡嗪酰胺对结核菌的抗菌活性在体内、外有较大差异，体内 MIC12.5μg/ml；体外抗菌作用较弱，培养基的 pH=5.5 时，对结核菌的抑菌作用最强，MIC 为 20μg/ml，但随 pH 增高而抗菌作用减弱。对静止期缓慢生长或巨噬细胞内及干酪病灶内的结核菌有杀灭作用。因本品对细胞外及在中性或碱性环境中的结核菌无效，故也为"半杀菌药"。单一用药极易产生耐药，与其他抗结核药物无交叉耐药，与利福平和异烟肼合用有明显协同作用，对异烟肼、链霉素耐药的结核菌也有抗菌效能。在动物实验中，吡嗪酰胺的作用比对氨基水杨酸、环丝氨酸、紫霉素等强，但不及链霉素和异烟肼。

吡嗪酰胺的作用机制尚不完全清楚，可能与吡嗪酸有关，吡嗪酰胺渗入吞噬细胞后并进入结核分枝杆菌菌体内，菌体内的酰胺酶使其脱去酰胺基，转化为吡嗪酸而发挥抗菌作用。另因吡嗪酰胺在化学结构上与烟酰胺相似，通过取代烟酰胺而干扰脱氢酶并阻止脱氢作用，妨碍结核分枝杆菌对氧的利用而影响细菌的正常代谢造成死亡。

药敏试验判断标准：酸性固体培养基低浓度 50μg/ml，高浓度 250μg/ml。

【药动学】口服易吸收，服药 0.5g 后 2 小时血药浓度达高峰，为 9~12mg/L，剂量加倍则峰浓度可达 45mg/L，15 小时后尚有 10mg/L。本品能广泛分布于全身组织中，尤其是肝、肺和脑脊液。本品可透过血脑屏障，血药浓度与脑脊液内浓度相近。本品顿服比分次服可更长时间地维持较高血药浓度。

吡嗪酰胺主要在肝脏代谢，水解成具有抗菌活性的吡嗪酸，继而羟化成无活性的代谢产物，经肾小球滤过排出。单次给药后，24 小时内尿中排出口服量的 40%，其中 4%~14% 为原型，其余为代谢物。吡嗪酰胺 $t_{1/2}$ 为 9~10 小时，蛋白结合率约 50%。

【适应证及临床应用】各种类型的肺内、外结核。因细菌易对本品产生耐药性，故须与其他抗结核药合用。加用本品后，可使含异烟肼和利福平的常规 9 个月疗程缩短为 6 个月，效果良好，使之成为短程化疗中的主要药物之一。在短程化疗中，吡嗪酰胺与链霉素联用可杀死细胞内、外的结核菌，成为一个完整的杀菌药。对异烟肼耐药菌株，本品仍有作用。吡嗪酰胺一般在强化期应用。

【剂量及用法】口服每日 25~30mg/kg，成人每日常用量 1.5g，间歇疗法可增至每日 2g，顿服。成人每日剂量不超过 2.5g。

【不良反应】最常见者为肝脏损害，如血清转氨酶升高，甚或出现黄疸，均应停药并进行积极保肝治疗。不良反应往往与药物剂量有明显关系，每日剂量达 2~3g 时，肝损害明显。目前短程化疗方案大都包括此药，用量为每日 1.5g，此剂量对肝脏影响不大，效果理想。全国短程化疗组观察 2 990 名患者，无一例发生严重肝损害。

其次为痛风样关节炎，主要发生在大关节，多在开始用药的 1~2 个月发生，因吡嗪酰胺的代谢物吡嗪酸抑制了尿酸的排出。停药后即缓解，必要时采用阿司匹林或其他镇痛药、丙磺舒等。偶见过敏反应，表现为药物热，皮疹，光敏反应等。

【禁忌证及注意事项】

1. 对本品有过敏史者禁用。

2. 不宜用于肝功能较差者，慎用于原有肝病、营养不良和痛风者。有痛风样症状发作者，可加用别嘌醇或停药观察。

3. 服用吡嗪酰胺的患者应避免皮肤曝晒日光，因光敏感性偶可引起皮肤暴露部分出现类似日光皮炎样的红棕色改变。一旦发生过敏反应宜停药，并进行抗过敏治疗。

4. 糖尿病患者服用本品后血糖较难控制，应注意监测血糖，及时调整抗糖尿病药物的用量。

【药物相互作用】吡嗪酰胺与利福平同服时，因吡嗪酰胺引起关节痛者明显减少，可能因利福平抑制肾小管对尿酸的重吸收，减少了尿酸在关节中沉积。

六、乙胺丁醇

乙胺丁醇（ethambutol，EMB，E）是人工合成抗结核药，有左旋、右旋、消旋异构体 3 种，其中以右旋异构体的抗结核作用最强。

【抗菌作用】乙胺丁醇对各型分枝杆菌都具有高度抗菌活性，因培养条件不同，对结核菌的

MIC 为 1 ~ 8mg/L。对异烟肼、链霉素及其他抗结核药物耐药的分枝杆菌菌株对本品仍敏感，结核菌对本品及其他药物之间无交叉耐药现象。口服本品对感染结核菌的小鼠具有保护作用，但效果不及异烟肼。单独应用本品时，结核菌易逐渐产生耐药性，故不宜单独应用，需与其他抗结核药联用。乙胺丁醇抗菌作用机制尚未完全阐明，主要是乙胺丁醇与二价锌离子络合，干扰多胺和金属离子的功能，以及影响戊糖代谢和脱氧核糖核酸、核苷酸的合成，从而阻碍核糖核酸的合成，抑制结核分枝杆菌的生长。本品对生长繁殖期细胞有较强活性，对静止期细菌几无作用。早期的研究认为本品为抑菌剂，近年来某些体外及临床研究表明，本品具有杀菌作用，并能在细胞内、外发挥抗菌作用。

药敏试验判断标准：固体培养基低浓度 5μg/ml，高浓度 50μg/ml。

【药动学】口服后经胃肠道吸收 75% ~ 80%，广泛分布于全身各组织和体液中（除脑脊液外）。红细胞内药浓度与血药浓度相等或为其 2 倍，并可持续 24 小时。肾、肺、唾液和尿液内的药浓度都很高，但胸腔积液和腹水中的浓度则很低。本品不能渗入正常脑膜，但结核性脑膜炎患者脑脊液中可有微量。分布容积 1.6L/kg，蛋白结合率 20% ~ 30%。口服 2~4 小时血药浓度可达峰值，$t_{1/2}$ 为 3~4 小时，肾功能减退者可延长至 8 小时。主要经肝脏代谢，约 15% 的给药量代谢成为无活性代谢物。经肾小球滤过和肾小管分泌排出，给药后约 80% 在 24 小时内排出，至少 50% 以原型排泄，约 15% 为无活性代谢物。在粪便中以原型排出约 20%。乳汁中的药浓度约相当于母血药浓度。相当量的乙胺丁醇可经血液透析和腹膜透析从体内清除。

【适应证及临床应用】与其他抗结核药联合治疗结核分枝杆菌所致的肺结核和肺外结核，亦可用于非结核分枝杆菌病的治疗。乙胺丁醇治疗结核病安全有效，适用于各型肺结核及肺外结核，与其他抗结核药如利福平或异烟肼合用时效果更为显著。多数患者对乙胺丁醇较对氨基水杨酸及链霉素易于接受，现已成为取代对氨基水杨酸作为治疗结核病的一线药物。当临床上需要在乙胺丁醇和链霉素之间做出取舍时，前者往往因其使用方便和患者易于接受而入选。

【剂量及用法】需与其他抗结核药物联合使用。

成人体重 < 50kg 者，每日一次 750mg 顿服，体重 ≥ 50kg 者，每日一次 1 000mg 顿服；或每次口服 25mg/kg，最高剂量 1.25g，每周 2~3 次。13 岁以下儿童用量，每日 15mg/kg。非结核分枝杆菌感染，每日 15~25mg/kg，一次顿服。

【不良反应】

1. 球后视神经炎　发生率较高，每日剂量 25mg/kg 以上时易发生。表现为视物模糊、眼痛、红绿色盲或视力减退、视野缩小。视力变化可为单侧或双侧的。

2. 胃肠道反应　恶心、呕吐、腹泻等，一般较轻，患者多能耐受。

3. 过敏反应等　发生率较少，表现为畏寒、关节肿痛（尤其大趾、踝、膝关节）、病变关节表面皮肤发热拉紧感（急性痛风、高尿酸血症）；极少出现皮疹、发热、关节痛，或麻木、针刺感、烧灼痛或手足软弱无力（周围神经炎）。

【禁忌证及注意事项】

1. 本品不宜用于儿童患者，慎用于痛风、视神经炎、肾功能减退的患者。

2. 一旦出现视力障碍或下降，应立即停药观察。

3. 治疗期间应检查　①眼部、视野、视力、红绿鉴别力等，在用药前、疗程中每日检查一次，尤其是疗程长、每日剂量超过 15mg/kg 的患者；②由于本品可使血清尿酸浓度增高而引起痛风发作，因此在疗程中应定期测定血清尿酸浓度。

4. 如发生胃肠道刺激症状，乙胺丁醇可与食物同服。一日剂量分次服用可能达不到有效血药浓度，因此本品一日剂量宜一次顿服。

5. 本品单用时细菌可迅速产生耐药性，因此必须与其他抗结核药联合应用。

6. 有 HIV 感染者或 AIDS 患者需延长疗程或长期用药。

鉴于目前尚无切实可行的测定血药浓度方法，剂量应根据患者体重计算。肝或肾功能减退的患者，本品血药浓度可能增高，半衰期延长。所以，有明确肾功能减退的患者应用本品时需减量。

7. 对诊断的干扰 服用本品可使血中尿酸浓度测定值增高。

8. 乙胺丁醇可透过胎盘，胎儿血药浓度约为母亲血药浓度的 30%。本品在小鼠实验中高剂量可引起腭裂、脑外露和脊柱畸形等。大鼠中本品高剂量可引致轻度颈椎畸形。在家兔中本品高剂量可引起独眼畸形、短肢和腭裂等畸形。虽然在人类中未证实有问题，孕妇应用本品仍须充分权衡利弊后决定。本品和其他药物合用时对胎儿的影响尚不清楚。

9. 乙胺丁醇可分泌至乳汁，浓度与血药浓度相近，虽然在人类中未证实有问题，哺乳期妇女用药时宜停止哺乳。

10. 13 岁以下儿童用药尚缺乏临床资料。由于在幼儿中不易监测视力变化，故本品不推荐用于 13 岁以下儿童。

11. 老年人往往伴有生理性肾功能减退，故应按肾功能调整用量。

【药物相互作用】

1. 迄今未发现本品与其他抗结核药物有交叉耐药性。

2. 与乙硫异烟胺合用可增加不良反应。

3. 与氢氧化铝同用能减少乙胺丁醇的吸收。

4. 与神经毒性药物合用可增加本品神经毒性，如可引起视神经炎或周围神经炎。

七、链霉素

链霉素是（streptomycin，Sm）于 1943 年由美国人 S.A. 瓦克斯曼从链霉菌中析离得到，是第一个氨基糖苷类抗生素，也是第一个用于抗结核治疗的药物。

【抗菌作用】链霉素为氨基糖苷类的广谱抗生素，具有较强的抗结核分枝杆菌作用。对布氏杆菌、鼠疫杆菌、土拉伦杆菌及肉芽肿荚膜杆菌也均有良好的抗菌作用，因仅对吞噬细胞外的结核分枝杆菌具有杀菌作用，为半效杀菌药，碱性环境可增强其抗菌作用。其作用机制为阻碍结核分枝杆菌蛋白质合成的多个环节，主要通过干扰氨酰基 -tRNA 和核糖体 30S 亚单位结合，抑制 70S 复合物形成，因而抑制肽链的延长，影响合成蛋白质致细菌死亡。

药敏试验判断标准：固体培养基低浓度 10μg/ml，高浓度 100μg/ml。

【药动学】肌内注射 0.5~1.0g 后，2 小时达血药峰浓度 20~40μg/ml，约为结核分枝杆菌最低抑菌浓度的 30 倍。有效血药浓度 5~10μg/ml 可维持 12 小时，并可渗入胸膜腔、腹膜腔、心包腔、关节腔等体液中，但难以透过血脑屏障，脑膜炎时脑脊液中浓度虽略有增加，但仍难以达到有效浓度。链霉素易透过胎盘进入胎儿循环，胎血药浓度为母血药浓度的 50%，与血清蛋白结合率为 20%~30%。肌内注射 0.5g 后，50%~60% 于 24 小时内由尿中排出，1% 经肝、胆排出体外。肾功能正常时体内无蓄积，当肾功能减退时排出量大为减少，仅达 2% 左右，在体内的半衰期为 2.4~2.7 小时。

【适应证及临床应用】主要用于治疗各系统的各类型结核病，采用短程化疗时多用于强化期。在抗结核注射剂中，链霉素的抗结核活性最强。单用链霉素时结核分枝杆菌可迅速发生耐药，耐药菌的毒力不减，耐药稳定性强，而且可产生链霉素依赖菌，故耐药后一般不考虑再用。

【剂量及用法】

1. 每日用药　成人每日 0.75g，儿童每日 20~30mg/kg，肌内注射，最大剂量每日不超过 0.75g。

2. 隔日用药　成人每日 0.75~1.0g，肌内注射。

【不良反应】

1. 常见的不良反应有口唇麻木、肌肉抽搐，注射后不久即可出现。此反应与药品所含杂质如甲醛链霉胍和甲醛链霉素等有关。

2. 对第Ⅷ对脑神经的损害是链霉素的严重不良反应，主要引起前庭功能障碍，如眩晕、恶心、呕吐、共济失调、步履蹒跚；其次是耳蜗损害，可出现耳鸣、耳聋，此症状常为永久性损伤。出现此类症状应立即停药。

3. 肾毒性一般为轻度损害，多见管型尿和蛋白尿，血尿素氮和肌酐升高，严重者则必须停药。

4. 出现皮疹、发热和关节痛等过敏反应时应停药，以免引起更严重的毒性反应。过敏性休克大多于注射后 1~2 分钟或 10 分钟内出现，表现为突然发作的呼吸困难、面色先苍白后青紫、昏迷、抽搐、口吐白沫、大小便失禁等，严重者可致死。过敏性休克比青霉素的发生率低，一旦发生则病死率高。

【禁忌证及注意事项】

1. 链霉素与阿米卡星和卷曲霉素具有单向交叉耐药性，对阿米卡星或卷曲霉素耐药时使用链霉素也无效。

2. 老年人应减量，儿童慎用，孕妇禁用，病情特别需要时可采用间歇应用，1 周 2~3 次。

【药物相互作用】

1. 与其他氨基糖苷类合用或先后连续局部或全身应用，可增加其产生耳毒性、肾毒性以及神经肌肉阻滞作用的可能性。

2. 与神经肌肉阻滞药合用，可加重神经肌肉阻滞作用。本品与卷曲霉素、顺铂、依他尼酸、呋塞米或万古霉素（或去甲万古霉素）等合用，或先后局部或全身应用，可能增加耳毒性与肾毒性。

3. 与头孢噻吩或头孢唑林局部或全身合用，可能增加肾毒性。

4. 与多黏菌素类注射剂合用，或先后连续局部或全身应用，可增加肾毒性和神经肌肉阻滞作用。

八、固定剂量复合制剂

根据化疗方案的要求将几种不同的抗结核药物按一定的剂量配方制成复合的抗结核药片或胶囊，这是防止单药治疗结核病的最重要方法之一。常用的有利福平、异烟肼、吡嗪酰胺复合制剂和利福平、异烟肼复合制剂，现已生产有含利福平、异烟肼、吡嗪酰胺、乙胺丁醇和利福平、异烟肼、乙胺丁醇的复合制剂。

【抗菌作用】参见利福平、异烟肼、吡嗪酰胺和乙胺丁醇各自的抗菌作用部分。

【药动学】固定剂量复合制剂中，利福平、异烟肼、吡嗪酰胺、乙胺丁醇的生物利用度不受影响。

【适应证】适用于初治和复治（非利福平耐药）的结核病患者。利福平、异烟肼、吡嗪酰胺复合制剂或利福平、异烟肼、吡嗪酰胺、乙胺丁醇复合制剂适用于初治和复治结核病患者的

2～3个月强化期的治疗，利福平、异烟肼复合制剂适合于初治结核病患者的4个月继续期治疗，利福平、异烟肼、乙胺丁醇复合制剂适用于复治结核病患者的6个月继续期治疗。

【剂量及用法】鉴于目前市场上供应的固定剂量复合制剂的配方剂量因生产厂家的不同而略有区别，建议使用时以其药品说明书为准。举例介绍如下：

1. 利福平、异烟肼、吡嗪酰胺复合制剂　可按下列剂量使用：①体重30～39kg者每日3片（含利福平360mg、吡嗪酰胺750mg和异烟肼240mg）。②体重40～59kg者每日4片（含利福平480mg、吡嗪酰胺1 000mg和异烟肼320mg）。③体重60kg或以上者，每日5片（含利福平600mg、吡嗪酰胺1 250mg和异烟肼400mg）。

2. 利福平、异烟肼复合制剂（150）　体重＜60kg者每日3片（含利福平450mg和异烟肼300mg）。

3. 利福平、异烟肼复合制剂（300）　体重≥60kg者每日2片（含利福平600mg和异烟肼300mg）。

【不良反应】【禁忌证及注意事项】【药物相互作用】参见异烟肼、利福平、吡嗪酰胺和乙胺丁醇各药项下。

第二节　二线抗结核药物

本类抗结核药物不再介绍如利奈唑胺等对结核病和非结核分枝杆菌病十分有效的抗生素，以避免与抗生素类的介绍重复。请详见相关章节。

一、卡那霉素

卡那霉素（kanamycin，Km）属氨基糖苷类抗生素，国内较少使用。

【抗菌作用】卡那霉素对结核分枝杆菌有杀菌作用，且对耐链霉素的结核分枝杆菌仍然敏感，主要用于治疗对卡那霉素仍敏感的复治、耐药病例。用于抗结核治疗时，需与其他抗结核药物配伍。

【药动学】肌内注射本品后迅速吸收，于1~2小时达血药峰浓度。一次肌内注射0.5g后平均血药峰浓度（C_{max}）为20mg/L。血消除半衰期（$t_{1/2}$）为2～4小时，血清蛋白结合率低。肾功能减退者$t_{1/2}$可显著延长。卡那霉素在体内可分布到各种组织，在肾脏皮质细胞中积蓄，胸腔积液、腹水中浓度较高，可穿过胎盘进入胎儿体内。胆汁与粪便中的浓度则较低。本品很少进入脑脊液中。本品在体内不代谢，主要经肾小球滤过后由尿排出，给药后24小时内尿中排出80%～90%。血液透析和腹膜透析可清除相当药量。

【剂量及用法】

1. 成人　常规用量0.75g，肌内注射，每日1次，每日剂量不能超过15mg/kg。

2. 老年患者　用量酌减，0.5g，每日1次，或0.75g，肌内注射，隔日1次。

3. 儿童　每日用量7mg/kg。需深部肌内注射。

【不良反应】

1. 听力减退、耳鸣或耳部饱满感等耳毒性，血尿、排尿次数或尿量减少、食欲减退和极度口渴等肾毒性及步履不稳、眩晕（耳毒性影响前庭）、恶心或呕吐（耳毒性影响前庭，肾毒性）的发生率较高。

2. 呼吸困难、嗜睡或软弱的发生率较低。

【禁忌证及注意事项】

1. 不可用于听神经障碍及肾功能不良者。

2. 禁止在胸腔、腹腔注射，避免呼吸抑制。

3. 禁用于氨基糖苷类药物过敏者。

4. 使用卡那霉素需注意定期检测尿常规和肾功能。

5. 停药后发生听力减退、耳鸣或耳部饱满感，提示可能为耳毒性症状，必须引起注意。

【药物相互作用】

1. 与其他氨基糖苷类药物具有交叉过敏性。

2. 与强效利尿药合用加剧该药的不良反应，禁止二者联合使用。

3. 交叉耐药性。与链霉素等氨基糖苷类药物有单向交叉耐药，故需注意临床用药的顺序，链霉素耐药时再考虑采用卡那霉素；与阿米卡星具完全双向交叉耐药。

二、阿米卡星

阿米卡星（amikacin）亦为氨基糖苷类药品，国内广泛使用。

【抗菌作用】具有较强的抗结核分枝杆菌作用，对非结核分枝杆菌亦有良好的抗菌作用。对大肠埃希菌、克雷伯菌、沙雷菌和不动杆菌等均有抗菌作用。抗结核治疗主要用于对链霉素耐药者的治疗。其作用机制同卡那霉素，通过干扰蛋白质的合成阻止细菌生长。

本品和卡那霉素的作用相似，两者具完全交叉耐药性，但本品对结核分枝杆菌的杀菌活性更高，而不良反应低于卡那霉素。因此，在耐药结核病化疗中提倡选用阿米卡星。本品与卷曲霉素有部分双向交叉耐药性，对卷曲霉素耐药菌株部分有效。

【体内代谢过程】静脉滴注 7.5mg/kg 后，1.5 小时达血药峰浓度，维持 12 小时，可广泛分布于组织和体液中，可进入胸、腹膜腔，但不能透过血脑屏障。24 小时内 94%～98% 的药物由尿中排出，肾功能障碍者排出量显著减少。

【用途、不良反应和注意事项】同卡那霉素。

【剂量及用法】常规用量 0.4g，肌内注射，每日 1 次，疗程 2 个月。老年人酌减。亦可静脉滴注。

三、卷曲霉素

卷曲霉素（capreomycin，Cm）为多肽复合物，毒性与氨基糖苷类相似。

【抗菌作用】对结核分枝杆菌有抑制作用，其机制尚不明确，可能与抑制细菌蛋白合成有关。药敏试验判断标准：固体培养基低浓度 10μg/ml，高浓度 100μg/ml。适用于复治、耐药结核病的治疗。本品对链霉素耐药菌株仍然敏感，对卡那霉素或阿米卡星耐药菌株部分敏感，是治疗耐药结核病的重要药物之一。

【药动学】本品很少经胃肠道吸收，须肌内注射。尿药浓度甚高，也可穿过胎盘，但不能进入脑脊液。肌内注射后 1~2 小时血药浓度达峰值，为 20~40mg/L。$t_{1/2}$ 为 3~6 小时。主要经肾小球滤过以原型排出，肌内注射 1g 后尿中平均浓度可达 1 680mg/L；给药 12 小时内给药量的 50%～60%、24 小时内 70%～80% 以原型排出。少量可经胆汁排出。本品可以通过胎盘，肾功能损害患者 $t_{1/2}$ 延长，血清中可有卷曲霉素积蓄。

【适应证及临床应用】卷曲霉素适用于结核分枝杆菌所致的结核病，经一线抗结核药（如链霉素、异烟肼、利福平和乙胺丁醇）治疗失败者，或由于毒性作用或产生细菌耐药性，因而不适用一线药物者。

卷曲霉素单用时细菌可迅速产生耐药性，故本品只能与其他抗结核药物联合用于结核病的治疗。本品与卡那霉素、阿米卡星有交叉耐药性，但与其他抗结核药物无交叉耐药性。

【剂量及用法】临用时，加氯化钠注射液使其溶解。成人每日 1g，分 2 次深部肌内注射，持续 60~120 日；然后每周 2~3 次，每次 1g。现多主张每次 0.75g，每日 1 次，总疗程一般不超过 120 天（耐多药结核病除外）。肾功能减退者可按有关章节的要求调整剂量。

【不良反应】

1. 卷曲霉素可致电解质紊乱，造成低血钾、低血钠、低血钙等，严重者出现抽搐，昏迷。

2. 其他毒性反应　同氨基糖苷类药物。但听神经损害程度低于链霉素，而肾毒性较链霉素多见并较严重。

【禁忌证及注意事项】

1. 用药期间应进行电解质、肾功能和尿常规检查；有电解质紊乱的患者，需在纠正电解质紊乱后使用。

2. 必须与其他抗结核药物联合应用。

3. 用药期间严密观察有无头晕、耳鸣、听力减退等反应。

4. 禁止应用于有听力障碍或肾功能障碍、重症肌无力、帕金森病患者。

5. 禁用于妊娠和哺乳期妇女及对卷曲霉素过敏者。

【药物相互作用】

1. 卷曲霉素与阿片类镇痛药合用，有抑制呼吸的作用。

2. 与抗真菌药、万古霉素、杆菌肽和抗癌药合用，可增加肾毒性和耳毒性。

四、氟喹诺酮类抗菌药

目前常用的具有抗分枝杆菌作用的氟喹诺酮类药物包括氧氟沙星（ofloxacin，Ofx）、左氧氟沙星（levofloxacin，Lfx）、莫西沙星（moxifloxacin，Mfx）。

【抗菌作用】氟喹诺酮类药物抗菌谱较广，对革兰氏阴性杆菌和阳性球菌均有杀菌作用。对结核分枝杆菌具有不同程度的杀菌活性，主要通过作用于结核分枝杆菌的 DNA 促旋酶（拓扑异构酶 II），阻止 DNA 的复制、转录而杀菌。对结核分枝杆菌的最低抑菌浓度（MIC）：莫西沙星（0.25mg/L）优于左氧氟沙星（0.5mg/L）、氧氟沙星（1.0mg/L），其抗菌活性是左氧氟沙星的 2 倍，是氧氟沙星的 4 倍。当 2 倍于 MIC 时即为最低杀菌浓度（MBC），在巨噬细胞中莫西沙星的 MBC（0.5mg/L）明显强于左氧氟沙星（2mg/L）和氧氟沙星（4mg/L）。对非结核分枝杆菌也有杀菌作用。

【药动学】请参见抗生素有关章节。

【适应证及临床应用】本类药物适用于各类型复治、耐药结核病的治疗。亦可作为不能耐受一线抗结核药物初治结核患者化疗方案的组成成分。氟喹诺酮类药物与现有其他抗结核药物无交叉耐药性。国内外多项研究结果已经肯定了氟喹诺酮类药物的抗结核作用，而且在巨噬细胞中与吡嗪酰胺有协同作用。在耐药结核病的化疗中，其抗结核作用强弱依次为：莫西沙星 > 左氧氟沙星 > 氧氟沙星。考虑到这类药物间的交叉耐药性，只要条件许可，仍推荐使用高一级的氟喹诺酮类药物，以确保其发挥最佳效果并使耐本类药物的概率降至最低。近期的国内外研究结果提示，高一代氟喹诺酮类药物对低一代氟喹诺酮类药物耐药菌仍有一定的抗菌活性，因此在怀疑或药敏试验证实低代氟喹诺酮类药物耐药时，仍可考虑使用高一代氟喹诺酮类药物，但此时不应将其视为耐药结核病化疗中的核心药物。

【剂量及用法】口服或静脉注射。

1. 左氧氟沙星每日 500~750mg，莫西沙星每日 400mg，加替沙星每日 400mg，该类药物属于浓度依赖性型，推荐每日量 1 次使用。

2. 静脉滴注剂量同口服量。

【不良反应】

1. 中枢神经系统损害　表现为头痛，头晕，失眠。重者出现幻觉，精神错乱，甚至引发癫痫发作。停药后症状逐渐消失。同时采用非甾体消炎镇痛药亦可加重此作用。

2. 过敏反应　表现为药物热，皮肤瘙痒，皮疹，多为麻疹样斑丘疹，亦有脓疹样红斑表现。

3. 光敏反应　光敏性皮炎的发生率为 0.04%~28%，其发生与光照和剂量密切相关。严重时出现全身红斑，糜烂，剥脱性皮炎。

4. 胃肠反应　以食欲缺乏、恶心、呕吐、腹胀、腹泻多见。

5. 肝、肾毒性　多表现为一过性转氨酶增高，亦有肝衰竭的报道；肾功能异常时以间质性肾炎多见，特别是对喹诺酮类药物过敏的患者更应注意肝、肾功能的变化。

6. 血液系统毒性　偶可引起白细胞降低，血红蛋白降低，溶血性贫血等表现。

7. 骨关节损害　表现关节痛和肌腱损害，有导致肌腱断裂的报道。动物实验显示幼龄动物有关节软骨损害，并影响其发育。

8. 心脏毒性　主要表现为 Q-T 间期延长。

【注意事项及药物相互作用】

1. 需与其他抗结核药物联合应用，并可产生相加效应。

2. 18 岁以下青少年和儿童慎用。

3. 有精神病史、癫痫病史者以及孕妇慎用或禁用。

4. 应用氟喹诺酮类药物时，注意不与含铝、镁、铁、锌、钙制剂同服，防止干扰氟喹诺酮的吸收。

5. 与抗结核药物联合应用时，需注意中枢神经系统、造血系统、肌肉骨骼和肝、肾功能的损害，以及出现过敏反应和光敏反应。

6. 用药后避免日光照射，可涂抹防晒霜预防光敏毒性。

7. 禁用于对任何喹诺酮药物过敏者。喹诺酮类可引起过敏性休克、喉头水肿等严重过敏反应。

8. 肾功能障碍者慎用，老年患者应用此药需检测肾功能。哺乳期妇女应用此药需暂停授乳。

9. 碱性药（碳酸氢钠、氢氧化铝、西咪替丁、碳酸钙）和抗胆碱药（阿托品、东莨菪碱、颠茄），可减少氟喹诺酮类药物的吸收，应避免长期并用。

10. 禁止非甾体消炎镇痛药（阿司匹林、丁苯羟酸、双氯芬酸）与氟喹诺酮合用，防止加剧中枢神经系统毒性反应和诱发癫痫发作。

11. 同时应用茶碱、咖啡因等药物时，氟喹诺酮干扰肝细胞色素 P-450 系统而减少茶碱在体内的消除，故需注意调整剂量或进行血药浓度监测，预防茶碱中毒。

五、乙硫异烟胺和丙硫异烟胺

乙硫异烟胺（ethionamide，1314TH，Eto）和丙硫异烟胺（prothionamide，1321TH，Pto）均为异烟酸的衍生物，属抑菌剂。1956 年由法国 D Libemann 合成，化学结构与异烟肼相似，但较异烟肼抑菌作用低，毒性高。乙硫异烟胺和丙硫异烟胺的抗结核作用、体内代谢过程、毒性及应用剂量都基本相同，两者交叉耐药，仅后者胃肠道反应较轻，故可将其视为一种药物对待，我国现仅有丙硫异烟胺。

【抗菌作用】乙 / 丙硫异烟胺体外对结核菌的 MIC 为 0.6~2.5μg/ml，抑菌作用仅为异烟肼的 1/10~1/5。除与氨硫脲有轻度交叉耐药外，与其他抗结核药物并无交叉耐药。用药时间在半年以上者，半数以上出现耐药性。

本品的抑菌机制不详。可能干扰结核菌的蛋白质合成，或阻碍合成细胞壁所需要的分枝菌酸，在菌体内转化成替代性异烟酸，干扰烟酰胺腺嘌呤核苷酸脱氢酶的活性，起到抑菌作用。

【药动学】口服吸收良好。广泛分布于体内各种组织中，组织中药物浓度与血药浓度相似，也能分布到脑脊液、胸腔积液、腹水及结核病灶中。主要在肝内代谢，代谢为亚砜，仍有部分活性；然后生成无活性代谢产物。主要经肾排泄，其中 1% 为原型，5% 为活性代谢产物，其余均为失活性代谢产物。$t_{1/2}$ 为 2~3 小时。

【适应证及临床应用】适用于复治、耐药结核病或用于不能使用其他药物治疗者，亦适用于非结核分枝杆菌病的治疗。本品口服不良反应大，国外有用静脉滴注代替口服，以降低不良反应，并可提高生物利用度。

【剂量及用法】成人每日 10~15mg/kg，或 0.75~1.0g；儿童每日 10~20mg/kg；分 2~3 次服或顿服。

【不良反应】本品应用后不良反应较多，其发生率与剂量呈正比。胃肠道反应最多（约 70%），如舌炎、口腔炎、口腔金属味。食欲缺乏、恶心、反酸、呕吐、腹痛、腹泻等，饭后服用或加用抗酸药可以减轻。为减少胃肠道反应，可由小剂量开始，2 周内加至合适剂量，有助于提高患者对本品的耐受性。肝损害（20% ~ 30%）可见血转氨酶增高，重者黄疸或多项肝功能异常。神经精神方面有周围神经炎、抑郁或兴奋，失眠或嗜睡、疲乏、震颤、头痛等。其他偶见男性乳房增大、女性月经紊乱、皮肤色素沉着、痤疮、中性粒细胞减少、低血糖、关节痛等。动物实验有致畸作用。因此，孕妇、糖尿病、肝病、乙醇中毒或精神不稳定患者慎用。

丙硫异烟胺的胃肠道反应较乙硫异烟胺为轻，较易耐受，但肝损害较多。

【禁忌证及注意事项】

1. 不适宜间歇用药。

2. 孕妇禁用（致畸性），哺乳期妇女使用本品对乳儿的危害不能排除。

3. 20% ~ 30% 的患者可对肝功能有影响，引起氨基转移酶升高，并可发生黄疸，故每月应测肝功能一次。

4. 大剂量可引起体位性低血压。

5. 逐渐增加剂量可减少胃部不适。

6. 肾功能衰竭和 / 或透析者无须改变剂量。

7. 本品可引起烟酰胺的代谢紊乱，部分患者宜适当补充 B 族维生素，尤其补充维生素 B_6、维生素 B_2。

【药物相互作用】

1. 对异烟肼、吡嗪酰胺和烟酸过敏者，可能对本品也过敏。

2. 能抑制异烟肼在肝内的乙酰化，增加异烟肼的抗结核作用。

六、环丝氨酸

环丝氨酸（cycloserine，Cs）为一种抗生素，目前已人工合成。本品抗菌谱广，但对革兰氏阳性及阴性菌作用轻微，而对结核菌的作用相对较强。国内目前还未上市。

【抗菌作用】环丝氨酸对结核菌的 MIC 为 10~20μg/ml，对实验动物结核病几乎无效，临床上对结核病有治疗效果。试管内耐药性产生慢，与其他抗结核药无交叉耐药。抑菌机制是影响结核菌细胞壁的合成。

【药动学】口服吸收良好，血中可维持较高浓度，持续时间较长。口服后广泛分布于全身组织和体液中，脑脊液内药浓度与血药浓度相似。大部分以原型从肾脏排出。仅用于抗结核治疗的后备方案。

【适应证及临床应用】主要用于复治、耐药尤其是耐多药和广泛耐药结核病治疗，对中枢神经系统结核病有效。

【剂量及用法】成人通常剂量每日 500mg，分 2 次服用，必要时可根据患者的耐受性小心加量，最大加至每 6~8 小时口服 250mg，并监测血药浓度。最大剂量为一日 1g。儿童每日 10mg/kg，分 2~4 次服用。

【不良反应】主要表现在中枢神经系统的反应，轻者为头晕、失眠、记忆力减退、肌肉抽搐、痉挛、视物模糊和情绪不稳等反应，重者可发生惊厥和精神失常。不良反应的发生与剂量呈正比，多数发生在每日剂量 1g 以上的患者。与维生素 B_6 同服可减少惊厥的发生。推荐每 250mg 环丝氨酸同服 50mg 维生素 B_6。

【禁忌证及注意事项】原有癫痫、抑郁、精神病患者和肝、肾功能不全者不宜使用。

【药物相互作用】

1. 与异烟肼或丙硫异烟胺联合应用时，两药均可促进其血药浓度升高，加重中枢神经系统毒性作用，如嗜睡、眩晕、步态不稳。

2. 可使苯妥英钠代谢减慢、毒性作用增强。

七、对氨基水杨酸

对氨基水杨酸（para-aminosalicylic acid，PAS）是 Lehman 于 1946 年发明的第一个口服抗结核药，在短程化疗方案出台前本品为一线抗结核药物，WHO 将其归类为第 4 组药物，即口服二线抗结核药物。本品在阳光和热的作用下分解成黄褐色或黑色，宜储存于避光干燥处。

【抗菌作用】对结核菌有抑菌作用，但较弱，MIC 为 0.5 ~ 2.0μg/ml，主要作用于细胞外结核菌。在有对氨苯甲酸（PABA）的环境中（如干酪病变内），其抗菌作用减弱。结核菌对本品的耐药性产生较慢，约在用药的半年之后，并有复敏现象。一般认为 PAS 的化学结构与对氨苯甲酸（PABA）近似，PAS 竞争性地替代 PABA 参与结核分枝杆菌的代谢，影响二氢叶酸的合成，造成结核分枝杆菌蛋白质合成受阻，细菌不能繁殖。

对氨基水杨酸的作用机制与磺胺药相似，但两药的抗菌谱则完全不同，磺胺药对结核菌无效，对氨基水杨酸则对细菌无作用。

药敏试验判断标准：固体培养基低浓度 1μg/ml，高浓度 10μg/ml。

【药动学】口服吸收迅速。成人一次口服 4g 后于 1.5~2 小时后血药浓度达高峰，为 75mg/L。

如一次口服对氨基水杨酸钠盐则吸收更快，服药 4g 后 0.5~1 小时，血药峰浓度 76~104mg/L。静脉注射后血药浓度较口服者高 10 倍，4~5 小时后已测不到药物浓度。血 $t_{1/2}$ 为 1 小时，肾功能损害时可延长至 23 小时。蛋白结合率 50% ~ 73%。

本品进入体内后可分布于全身组织体液中，组织内药物浓度几乎与血药浓度相等，药物浓度依次为肾、肝、肺，并可渗入到干酪病灶中，但进入脑脊液量少，脑膜有炎症时脑脊液内药物浓度可为同期血药浓度的 10% ~ 50%。对氨基水杨酸在乳汁及胆汁中仅有微量。

本品主要在肝中乙酰化，通过肾小球滤过及肾小管分泌排泄。24 小时内以乙酰化形式从尿中排出给药量的约 80%，其中 56% 为无抗菌活性的乙酰化代谢物。易在酸性尿液中析出结晶，碱化尿液可减少对肾的刺激，增加排出量。当药物用量增大时，由于肝脏乙酰化能力有限，使游离的对氨基水杨酸增加，加强了抑菌作用。故一次用大剂量本品时其抑菌作用较强，而同样剂量分次给药，因每次给药大多被乙酰化而降低了抑菌作用。

【适应证及临床应用】本品仅适用于结核病的治疗，需与其他抗结核药联合应用。单用本品疗效不显著，故一般与其他抗结核药合用，尤其常与链霉素或异烟肼配伍，不仅可以增强药物的抑菌作用，还有望延缓耐药性的产生。由于对氨基水杨酸抗菌作用较弱、剂量较大，不做首选药。静脉滴注可用于治疗结核性脑膜炎或急性播散性结核病。

静脉给药有促肾上腺皮质激素作用，其抗炎及抗过敏作用有利于病变的吸收和发热等症状的改善。对病情急剧者，一日量的对氨基水杨酸作一次静脉滴注，2 小时内滴完，可提高血药浓度，增加疗效。口服对氨基水杨酸后消化道症状严重者，可改用静脉用药。

用药期间应定期作肝、肾功能测定，并及时处理不良反应。

【剂量及用法】

1. 口服　成人剂量每日 150~200mg/kg，即每日 8~12g，顿服（患者一般难以接受）或分次服。儿童剂量为每日 200mg/kg。

2. 静脉用药　静脉滴注剂量同口服量，一般成人用 8~12g，溶于 5% 葡萄糖注射液 500ml 中，每日或隔日一次，避光静脉滴注 2~4 小时，60~90 次为一疗程。

3. 局部使用或外用　用于结核性脓胸，可穿刺抽液或冲洗后用 20% 的本品溶液 10~20ml 稀释注入脓腔中。结核性溃疡可用 10% 对氨基水杨酸软膏外敷。

【不良反应】

1. 胃肠道刺激症状　最多见，发生率约为 10%。常见者为上腹部不适、烧灼感、胃纳减退、恶心、呕吐、腹胀、腹痛、腹泻等，个别可引起胃溃疡及出血。

2. 肝功能损害　本品对肝毒性的发生率约为 1%。可有转氨酶升高及或其他肝功能异常，少数患者可出现黄疸或中毒性肝炎。偶可引起淤胆型肝损害。

3. 血液系统反应　常见白细胞减少、嗜酸性粒细胞增多、血小板减少性紫癜、单核细胞增多症等，偶可见急性溶血性贫血。

4. 过敏反应　较异烟肼、链霉素多见，为 0.3% ~ 5%。常在用药 3~5 周后出现发热、皮疹、周身淋巴结肿大、过敏性肺炎、哮喘、光感性皮炎等。对本品过敏者常可诱发对异烟肼、链霉素的过敏反应。

5. 其他不良反应　如甲状腺肿大、黏液性水肿（本品对甲状腺利用碘形成甲状腺素有轻微抑制作用）；多发性神经炎；低血钾、低血钙等均有报道。一旦发生上述不良反应，应立即停药并给予对症治疗。

【禁忌证及注意事项】

1. 禁用于正在咯血的患者。消化道溃疡，肝、肾功能不全者慎用，大剂量使用本品（12g）

静脉滴注 2~4 小时可能引发血栓性静脉炎，现已少用。

2. 本品使用前必须新鲜配制，静脉滴注时应避光，以防减效。

3. 饭后服用或同时服用叶酸、维生素 B_{12}、制酸剂等可减少胃肠道反应。但对氨基水杨酸的吸收量亦因此而减少，从而降低其疗效。

4. 用药期间应定期进行肝、肾功能测定，单项转氨酶轻度上升者可暂不停药并严密观察，但肝功能严重损害或多项异常或出现黄疸者，应立即停药并进行保肝治疗。大剂量对氨基水杨酸能抑制肝脏中凝血酶原的生成，可给予维生素 K 预防出血。

5. 乙酰化对氨基水杨酸易在酸性尿中析出结晶，引起结晶尿、蛋白尿、管型尿及血尿等，碱化尿液可减少对氨基水杨酸对肾脏的刺激和毒性反应。

6. 如应用其钠盐制剂，应定期测定血电解质，注意电解质平衡。

【药物相互作用】

1. 对氨基水杨酸与异烟肼合用，可竞争乙酰化酶而使异烟肼代谢减少、乙酰化减少，游离异烟肼浓度增加，加强了异烟肼的疗效，但在慢乙酰化型者中则可因此而增加肝毒性。

2. 与利福平合用时，因对氨基水杨酸片剂可干扰利福平自消化道吸收，故两者同用时，给药时间应间隔 6~8 小时。现多认为，对氨基水杨酸干扰福利平吸收的原因可能与对氨基水杨酸片剂的赋形剂有关，如硅酸铝等。其次可能因对氨基水杨酸加快胃肠蠕动，尤其使用大剂量对氨基水杨酸时。

八、对氨基水杨酸异烟肼

对氨基水杨酸异烟肼（isoniazid aminosalicylate，Pa）化学名称为 4- 吡啶甲酰肼 -4- 氨基水杨酸，系异烟肼与对氨基水杨酸的化学合成物。

本品在血液中可维持较高、较持久的异烟肼浓度。临床分别服用等量的异烟肼和本品后发现，前者 12 小时的异烟肼血药浓度仅有 0.03mg/L，本品异烟肼的浓度却有 2.6mg/L；前者 14 小时的异烟肼血药浓度已为 0，本品仍高达 2mg/L，为 MIC 的 2 倍。这不仅增强了药物的杀菌作用，同时也延迟了细菌耐药性的产生。临床上可用于对异烟肼敏感的单耐药和耐多药结核病，以及部分耐异烟肼但对对氨基水杨酸异烟肼仍敏感的耐药结核病。其余参见异烟肼和对氨基水杨酸。

【剂量及用法】

1. 成人　每日常用量 10~20mg/kg，体重 < 50kg 者每日 0.8g，体重 ≥ 50kg 者每日 1~1.2g；不宜超过 1.2g/d。

2. 儿童　每日常用量 20~40mg/kg。

3. 用药途径及方法　口服，每日量一次顿服或分次服用。

不良反应、注意事项等参见异烟肼和对氨基水杨酸。

（1）孕妇、哺乳期妇女、肝肾功能不良者和有精神病史、癫痫病史及脑外伤史者慎用。

（2）精神病、癫痫、严重肝功能障碍患者禁用。

（3）治疗过程中出现视神经炎症状，需立即进行眼部检查，并定期复查。

（4）抗酸药，尤其是氢氧化铝，可抑制本品吸收，不宜同服。

（5）本品可加强香豆素类抗凝血药，某些抗癫痫药、降压药、抗胆碱药、三环类抗抑郁药的作用，合用时需注意。

（6）儿童、老年人用药：未进行该项试验且无可靠参考文献。

九、氨硫脲

氨硫脲（thioacetazone，Thz，TB$_1$）为淡黄色结晶性粉末，在水中几乎不溶，但在血清中溶解度较佳。本品于 1946 年发现，50 年代开始用于临床。

【抗菌作用】对结核菌和麻风菌均有抑菌作用。体外对结核菌的 MIC 为 1μg/ml，比对氨基水杨酸差。在 10μg/ml 浓度中细菌很快失去传染性。本品为抑菌药，很少用于短程化疗，也不能用于间歇化疗。本品与其他抗结核药物联合使用，能防止或延缓结核菌产生耐药性，但与乙（丙）硫异烟胺有单向交叉耐药性，即耐本品者对乙（丙）硫异烟胺仍敏感，而对后者耐药时对本品不再敏感。

【药动学】口服易吸收，分布于全身各脏器，但不均匀，肾上腺的药物蓄积量大，肺内也有很高浓度。每日服用 100mg，血药浓度为 2.6μg/ml，服用 200mg 时为 2.77μg/ml，即增加药量对血药浓度的增加无明显影响。口服 150mg 后 4 小时的血药峰浓度为 16mg/L，$t_{1/2}$ 为 8~12 小时。本品排泄慢，服药后 48 小时内给药量的 42% 从尿中主要以代谢产物形式排出，20% 为原型，另一部分在体内潴留，因此有发生蓄积作用之可能。

【适应证及临床应用】结核病和麻风病。由于本品胃肠道反应大，故宜由小剂量开始逐渐增量，并分次服用。国内经验每日 100~150mg，可顿服，开始即用足量。氨硫脲单独应用 4~6 个月有 30% 产生耐药，与异烟肼合用可防止耐异烟肼菌株的发生。因不良反应较严重，目前欧美及亚洲国家已较少应用本品。对氨硫脲的耐受性可因人种不同而有较大的差异。

【剂量及用法】成人每日 2~3mg/kg，即每日 100~150mg，分 2~3 次口服（口服量每日 100mg 在非洲试用已证明无效），每日剂量不超过 200mg。

【不良反应】最常见者为胃肠系统不良反应，如食欲缺乏、恶心、呕吐、胃痛、腹泻等，对肝脏有一定毒性，偶见黄疸及脂肪肝。对造血系统的不良反应亦应重视，可发生骨髓抑制、进行性贫血、粒细胞减少、血小板减少性紫癜。此外，还可引起皮疹、肾毒性等，个别可引起剥脱性皮炎。氨硫脲的不良反应与剂量有关，如每日剂量 > 100mg，不良反应发生率为 68%；若每日剂量 < 100mg，不良反应发生率为 26%。

【禁忌证及注意事项】有肝、肾疾病，贫血和糖尿病者禁用。亦不宜用于 AIDS 患者，因易发生致死性剥脱性皮炎。

【药物相互作用】
1. 与链霉素合用可加重对前庭的毒性作用。
2. 和氨基比林、氯霉素等同时使用时可增加造血系统毒性。

主要参考文献

[1] 中华人民共和国卫生部疾病控制司,卫生部医政司,中国疾病预防控制中心.中国结核病防治规划实施工作指南（2008 年版）.北京:中华人民共和国卫生部,2009:54-72.

[2] 《中国防痨杂志》编委会.耐药结核病化疗过程中药品不良反应处理的专家共识.中国防痨杂志, 2019, 41(6): 591-603.

[3] 严碧涯, 端木宏谨.结核病学.北京：北京出版社, 2001.

[4] 肖和平.结核病防治新进展.上海：复旦大学出版社, 2004.

[5] 马屿, 朱莉贞, 潘毓萱.结核病.北京：人民卫生出版社, 2006.

[6] 唐神结, 高文.临床结核病学.人民卫生出版社, 2011.

[7] World Health Organization.Companion handbook to the WHO guidelines for the programmatic management of drug-resistant tuberculosis.WHO/HTM/TB/2014.11. Geneva:World Health Organization,2014.

[8] 肖和平.耐药结核病化学治疗指南：2015 年.北京：人民卫生出版社，2015.

第十五章
抗麻风分枝杆菌药

麻风病是由麻风分枝杆菌引起的慢性传染病，细菌主要侵犯皮肤和周围神经，导致皮肤麻木和周围神经损伤带来的肢体畸残。麻风杆菌在分类学上属放线菌菌目，分枝杆菌科，分枝杆菌属，均属于一类细长杆菌，因繁殖时有分枝生长趋势，故称分枝杆菌。麻风杆菌多时呈团状，束状排列或形成菌球。生长速度慢，细菌世代生长时间为 11~13 天。本属杆菌一般不易着色，在加温或延长染色时间时，能对抗盐酸乙醇的脱色，称抗酸杆菌。麻风杆菌是分枝杆菌中唯一侵入人神经组织的细菌。自从 1873 年挪威学者汉森（Hansen）发现麻风菌以来，至今体外培养仍未成功。20 世纪 40 年代以前，在相当长的时间内，由于麻风病没有有效的药物治疗，当时主要用中药大风子油治疗麻风，疗效差。20 世纪 30 年代，磺胺类药物的问世，发现对氨基苯磺酰胺治疗麻风有效。因此人们开始对包括砜类药物在内的相关化合物进行研究。1941 年，Faget 等用氨苯砜的衍生物葡胺苯砜（普洛明，promin）在美国卡维尔麻风中心治疗麻风病，两年后报道有较好的疗效，确定了砜类药物治疗麻风病的新时代。1947 年，Lowe 在尼日利亚首先用氨苯砜口服治疗麻风有效。20 世纪 50 年代以后，全世界各国都相继作为首选采用氨苯砜治疗麻风。在 20 世纪 50 年代，还用氨硫脲和硫安布新（丁氨苯硫脲）治疗麻风，但因疗效不理想而淘汰。1960 年，Browne 等在东尼日利亚开始用氯法齐明治疗麻风，1962 年报道有效。1960 年，Shepard 建立了麻风杆菌鼠足垫感染模型，证实了氨苯砜和氯法齐明的抗麻风杆菌作用，同时发现了利福平、乙硫异烟胺或丙硫异烟胺、氧氟沙星、米诺环素、克拉霉素等药物的抗麻风菌活性。1970 年，Lees 报道用利福平治疗麻风有效。20 世纪 60—70 年代，应用鼠足垫模型还发现了对氨苯砜、利福平耐药的麻风菌株，并且耐药菌株流行率不断增加，1981 年末世界卫生组织推荐了氨苯砜、氯法齐明和利福平联合治疗麻风病的方案。

自从 1981 年末世界卫生组织推荐实施麻风联合化疗以来，全世界已经用该方案治愈了 1 100 万麻风患者。我国经过 60 多年的积极防治，全国 96% 的县区麻风病患病率在 1/10 万以下。然而由于麻风病目前没有有效的疫苗，没有敏感的早期诊断方法，要达到完全消灭麻风病还需要较长的时间。

第一节 氨苯砜

氨苯砜（dapsone，DDS）化学名为 4，4'- 二氨基二苯砜（4，4'-diaminodiphenyl sulfone），是砜类药物的基质。1941 年发现对麻风杆菌有抑菌活性，以后长期作为治疗麻风病的首选药物。

【抗菌作用】作用机制尚不完全清楚，可能与磺胺类药物的作用机制相同。通过具有与对氨基苯甲酸（PABA）相似的结构，竞争性抑制细菌二氢叶酸合成酶，从而使细菌缺乏二氢叶酸，影响细菌蛋白质的合成，使细菌繁殖停止。也有人提到砜类药物能刺激单核 - 吞噬细胞系统，增加巨噬细胞的吞噬活性；或砜类药物刺激巨噬细胞的溶酶体形成，促进细胞内细菌的消化；或者砜类药物使麻风杆菌与宿主细胞的共存关系被破坏，造成麻风杆菌的游离，易被细胞外的抑菌物质抑制。

【药动学】人口服氨苯砜后体内几乎完全被吸收，5～10分钟即能在血液中测出，4～8小时血药浓度达峰值。氨苯砜口服后吸收率在90%以上，一次口服100mg后所达到的血药峰浓度（1.5μg/ml）为其最低抑菌浓度（MIC）（0.003μg/ml）的500倍。氨苯砜吸收后分布于全身各器官，麻风皮损部位的药物浓度比正常皮肤高10倍。该药在体内排泄缓慢，半衰期为10～50小时，平均28小时。一次口服100mg后，抑菌作用可维持10天左右。长期服用在停药后35天仍能在血清中测出。进入体内的药物以游离形态排泄至胆汁，有肝肠循环过程。部分以葡糖苷酸形式从尿液排出，少量从粪便、汗液和乳汁排泄。因此有肾功能损害者必须调整剂量或禁用。

【剂量及用法】治疗麻风病，成人剂量为100mg/d，对于小于5岁儿童，隔日口服25mg，5～9岁儿童口服25mg/d，10～14岁儿童口服50mg/d。瘤型麻风患者以每天100mg口服，在3～4个月可杀灭体内99.9%的麻风菌。治疗2年，患者皮损可基本消退，治疗5～6年患者皮肤细菌可阴转。由于单用药物治疗会产生耐药，目前主张与其他药物联合治疗麻风。

【不良反应】

1. 贫血，常见于用药早期，贫血原因为药物在肠道阻止铁吸收或干扰正常菌群活动，影响B族维生素的吸收。也可能加速红细胞老化产生溶血。

2. 氨苯砜可引起剥脱性皮炎，常在用药4～5周后发生，表现为躯干部位为麻疹样、猩红热样红斑，有瘙痒伴发热。立即停药可完全恢复。

3. 本品还可引起粒细胞减少、肝炎、精神障碍。

4. 动物实验中砜类药物对某些种类动物有致畸作用，但未见到人类致畸报道。一般来说，孕妇用氨苯砜治疗安全。

【禁忌证及注意事项】对磺胺和氨苯砜过敏者；有严重肝、肾功能障碍者；全身情况极度衰弱者；有严重贫血，血红蛋白低于80g/L和有精神病者禁用。用药期间应加服铁剂和复合维生素B。

第二节　其他抗麻风分枝杆菌药

一、利福平

【抗菌作用】利福平（rifampicin，RFP）为重要的抗分枝杆菌药，抑制细菌DNA依赖的RNA聚合酶，从而干扰细菌的RNA合成，阻断菌体蛋白的合成。对麻风杆菌具有极强的杀菌作用，其活性比任何单一抗麻风杆菌药物的作用强。患者一次口服600mg，数天后就可杀灭体内99.9%的活麻风菌，使其对小鼠足垫接种失去感染性。

【药动学】利福平口服吸收良好，空腹口服可增加吸收。服药后2～4小时血药浓度达峰值，并分布全身。可通过胎盘或进入乳汁。一次口服600mg后2小时，血清浓度达8.7μg/ml，有效浓度可维持8～12小时。药物半衰期为3小时。药物主要通过肝脏经胆汁排泄，有肝肠循环过程，是血中维持较长时间的有效浓度。在排泄过程中有50%在肝内通过去乙酰化作用而不再被吸收。最终大多数经胃肠道排泄，少量药物从肾脏排泄。对有肾功能有损伤者一般无须调整剂量。大便、尿、唾液、汗液和痰可被药物及其代谢物染成红色。

【剂量及用法】治疗麻风病。成人剂量每日10mg/kg，于早饭前一次顿服；儿童剂量为每日10mg/kg，每日1次口服。通常单一剂量不超过600mg。以后报道以及通过动物实验证实，每个月口服一次600mg治疗均有效，与每日给药一样有效，且副作用小。单用利福平治疗3～4年可产生麻风杆菌耐药，因此必须与其他抗麻风药物联合应用。

【不良反应】

1. 约 5% 的患者可发生面颈部潮红及一过性皮疹。

2. 大约有 1% 的患者服用后可发生药物性肝炎，通常在服药 1~2 个月内发生。有时可引起血小板减少，一旦出现紫癜，立即中断治疗。此副作用可逆，如继续治疗可引起脑出血死亡。

3. 服药 3 个月后有的患者可出现流感样综合征，表现为发热、寒战、头痛、头晕、肌肉酸痛和骨痛。一般每次服药 1~2 小时开始，持续 8 小时左右。少数患者可发生溶血性贫血，可急性发作，伴寒战、发热、恶心、头痛，可见轻度黄疸，尿液呈深褐色，严重者可导致肾衰竭。

【禁忌证和注意事项】药物过敏，HIV 患者接受抗逆转录酶治疗时不要使用。

【药物相互作用】利福平与异烟肼（INH）合用时肝毒性增加，如发生此情况，停用 1 种或 2 种药物。与以下药物如对乙酰氨基酚、口服避孕药、口服抗凝剂、巴比妥、镇静药、β 受体拮抗剂、氯霉素、糖皮质激素、美西律、环孢素、洋地黄、丙吡胺、雌激素、奎尼丁、氨苯砜合用时降低其药物疗效。在用药前，获得肝酶、胆红素、血清肌酐、血象和血小板基线计数，每个月监测异常情况。

二、氯法齐明

【抗菌作用】氯法齐明（clofazimine）于 1954 年合成，属于一种取代的亚胺基吩嗪染料，为深红色粉状结晶，又称氯苯吩嗪或 B663。本品抗菌机制尚不明了。Morrison 于 1972 年报告可能与利福平一样抑制 DNA 依赖的 RNA 聚合酶，阻止 RNA 的合成，从而抑制菌体蛋白合成，但作用方式可能不同。以后他又指出，药物结合 DNA 的鸟嘌呤。由于杆菌的 DNA 含有较大比例的鸟嘌呤，所以药物与之结合比与哺乳动物 DNA 的结合更为牢固。这种结合使 DNA 链的模板功能受到抑制而发挥其抑菌作用。也有认为药物通过其对巨噬细胞溶酶体的作用，或刺激多形核白细胞和有氧代谢的巨噬细胞膜有关。实验化疗中显示对人型结核杆菌、麻风杆菌、牛型结核杆菌、溃疡分枝杆菌、堪萨斯分枝杆菌有效。

【药动学】药物悬液经皮下、肌内或腹膜内注射后，吸收极为缓慢，因此只能口服。临床所用的药物是以微粒晶体形式悬浮于油蜡基质装在胶囊中口服，每个胶囊 50mg，每粒胶囊吸收率只有 70%，其余从粪便排出。个体对药物的吸收有明显差异。药物吸收后在人体内分布不均匀，半衰期约为 70 天，故在人体中有积蓄作用。药物在许多器官内蓄积，以肝、脾、肺、肾上腺、脂肪组织及瘤型麻风皮损中最为明显。患者每天口服 50~400mg 后，其血清浓度介于 0.5~1.4μg/ml，且其血药浓度与治疗时间无关。药物的排泄很慢，尿内 24 小时的平均排泄量为食入剂量的 0.1%。健康人口服 300mg 药物后，48 小时尿液中排泄量低于 1mg，近 50% 以原型从大便中排出，此外少量从痰、皮脂和汗液排出。

【剂量及用法】治疗麻风病，成人剂量为 300mg，每月 1 次，另行每天 50mg 口服，治疗其他分枝杆菌感染为 100~300mg/d，每日 2~3 次。治疗儿童麻风患者时，小于 5 岁儿童每个月一次口服 50mg 加上隔日口服 50mg，5~9 岁儿童每个月一次口服 100mg 加上隔日口服 50mg，10~14 岁儿童每个月一次口服 200mg 加上隔日 50mg。治疗儿童其他分枝杆菌感染时，剂量可参考治疗儿童麻风病患者的剂量。

【不良反应】

1. 口服药物 2~4 周后皮肤、尿、粪、汗液、鼻分泌物乳汁会出现红染，皮肤颜色初为淡红色，以后呈褐色至棕黑色，以暴露部位明显，在停止治疗 6 个月后完全消退。

2. 70% 的患者皮肤会出现干燥、鳞屑和鱼鳞病样改变，以冬天明显。外用尿素软膏可好转。

3. 口服本品时，部分患者可出现胃肠道反应，有腹泻、恶心、呕吐、厌食，多在治疗数天或数周内发生。与药物刺激胃肠道有关，药物与食物同服可减轻症状。

4. 另有一些患者在药物治疗 6 个月以后出现视物模糊。常为角膜或晶状体上有药物晶状体沉着引起，一般是可逆的。轻者可不必处理，部分严重者可停药，不久症状可消失。

药物的不良反应常与剂量有关，每日剂量不超过 50mg，长期服用一般是安全的。尽管有文献报道药物可进入动物胎盘，但未见到致畸作用。建议妊娠初 3 个月不用。

【禁忌证与注意事项】有肝、肾功能损伤者不用或在权衡利弊后应用，患者有反复发生腹痛、腹泻者不用或在权衡利弊后应用。

【药物相互作用】尚无足够资料

三、氧氟沙星

【抗菌作用】氧氟沙星（ofloxacin，OFLO）属氟喹诺酮类药物，抑制细菌 DNA 促旋酶，从而影响细菌 DNA 的正常形态与功能，使菌体肿胀、破裂，细胞内容物外漏而导致细菌死亡。本品对人体细胞无影响，与利福平和其他抗结核药合用治疗结核病和非典型分枝杆菌感染。

【药动学】药物口服后吸收良好，食物对其吸收影响极小。人口服 600mg 后，0.5～1 小时血药浓度达峰值（5.2μg/ml），半衰期为 5～7 小时。该药在人体分布广泛，组织器官内浓度高于血清浓度。在痰、唾液、胆汁、前列腺液、泪液、眼房水、骨及皮肤组织中的药物浓度均明显超过其血清有效浓度。药物在体内代谢少，主要通过肾排泄。口服后 48 小时内 90% 以上药物以原型随尿排出，连续给药无体内蓄积现象。

【剂量与用法】治疗麻风病，成人剂量 400mg，每日 1 次口服。该药一般作为替代药物，与其他抗麻风药物一起应用，疗程 1～2 年。不推荐用于儿童。鼠足垫实验证明，瘤型麻风患者每天口服 400mg 本品，在治疗 22 天后，取患者皮损中麻风杆菌接种鼠足垫，不出现繁殖，杀菌率达 99.99%。药物单用会产生耐药，因此建议与其他抗麻风杆菌药物联合应用。

【不良反应】

1. 有报告患者在服药时出现中至重度光敏反应，表现为皮疹、瘙痒和烧灼感，停药后多可自行消失。

2. 部分患者有恶心、腹泻或厌食等消化道不适反应。

3. 可发生中枢神经系统兴奋性增高，表现为兴奋、失眠、焦虑、幻视、恐惧和震颤，并可诱发癫痫。在有或疑有中枢神经系统疾病者用药应小心，另外老人、肝和肾功能不良者发生率较高。

4. 偶见尿素、血肌酐、转氨酶、胆红素上升，或见白细胞减少、血小板减少等血液系统反应。

5. 由于药物含氟，动物实验发现能损害幼龄动物软骨代谢和发育，但对人类尚无确切报道。因此对孕妇、哺乳期妇女及未成年人慎用，尤其不宜大量和长期服用。

6. 一些喹诺酮类药物与 Q-T 间期延长有关。

7. 长期服用本品可发生二重感染。

8. 妊娠安全性无足够资料。

【禁忌证与注意事项】对喹诺酮类药过敏者。在肾功能不足情况下，用药要小心，应调整剂量。病人服药时应维持适当的水分。

【药物相互作用】与抗酸剂合用包括铝盐，锰盐，铁盐和含锌的多种维生素可干扰本品在胃肠的吸收，使药物有效浓度降低。应与抗酸剂间隔 1～2 小时后服用。与抗糖尿病药合用有报道可发生血糖紊乱，出现低血糖或高血糖。

四、米诺环素

【抗菌作用】米诺环素（minocycline，MINO）属于四环素类药物，对麻风分枝杆菌有明显的杀菌作用。其在中性 pH 条件时脂溶性最强，能穿透麻风杆菌外面的类脂外膜和细胞壁达到其作用核糖体部位，与细菌核糖体 30S 亚单位在 A 位上特异性结合，阻止氨基酰 -tRNA 在该位置上的连接，从而抑制肽链的延长和影响细菌的蛋白合成。此外，可使细菌细胞膜通透性发生改变，使胞内核苷酸和其他重要成分外漏而抑制 DNA 的复制。

【药动学】药物口服后可迅速完全吸收，进食服用对其吸收无影响。口服吸收率近 100%。口服 100mg，1 小时后血药浓度达 0.74～4.45μg/ml，平均为 2.24μg/ml。其血药峰浓度超过其抗麻风杆菌最低抑菌浓度的 10～20 倍，对麻风杆菌有显著杀菌作用。该药脂溶性高，组织穿透力强，广泛分布于全身所有组织和体液中。肾功能正常者半衰期为 12～20 小时，肾功能不良时半衰期延长为 18～69 小时。该药 34% 的药量从大便排泄，尿液排泄仅为 5%～10%，远低于其他四环素类药，肝功能损害时应用该药无影响。

【剂量与用法】治疗麻风病，成人每天 100mg。该药一般作为替代药物，与其他抗麻风药一起应用，疗程 1～2 年。婴儿和儿童不宜服用本品。瘤型患者每天服用 100mg，治疗 3 个月，皮损均有消退。在治疗 1 个月时，动物实验证明，患者皮肤损害内的麻风杆菌失去对鼠足垫的感染性。

【不良反应】

1. 长期服用出现皮肤色素沉着，以光暴露部位的皮肤明显，停药后需几个月才能消退。

2. 另外可出现消化道症状，该药还可导致前庭功能紊乱，出现头晕、耳鸣、共济失调。常发生于最初几次剂量治疗时，女性患者发生率比较高。停药 24～48 小时后可恢复。

3. 另外常见的副作用还有牙齿着色，因此婴幼儿不宜服用。

4. 近来有报道发生药物自身免疫性肝炎和红斑狼疮样综合征等副作用，应予注意。

【禁忌证与注意事项】肾功能严重损伤、皮肤光敏、前庭功能紊乱者和婴幼儿不宜使用。

【药物相互作用】在与铝盐、钙盐、锰盐、铁盐、次水杨酸铋同用时，药物生物利用度降低。

五、克拉霉素

【抗菌作用】克拉霉素（clarithromycin，CLARI）为新的大环内酯类药物，通过连接 50S 亚单位的 23S 核糖体 RNA 的特殊靶位及某种核糖体的蛋白质结合，阻止转移核糖核酸与信息核糖体分离，引起 RNA 依赖的蛋白合成终止，从而抑制细菌生长。对大多数非结核分枝杆菌有效，包括海鱼分枝杆菌、偶遇分枝杆菌、龟分枝杆菌、脓肿分枝杆菌。

【药动学】克拉霉素对酸稳定，人口服后吸收良好。成人口服 200～400mg，2 小时可达血药高峰（1.6～2.4μg/ml），半衰期为 3.7～4.4 小时。本品在体内穿透性强，能长时间在细胞内维持较高浓度，组织中浓度明显高于血清浓度。在人体药物主要在肝脏经细胞色素 P-450 酶代谢。代谢产物有 8 种，大多为与原药有相似抗菌活性的 14- 羟基克拉霉素。该药口服后 24 小时后尿液排泄率为 45%～48%。志愿者每日口服 2 次，每次 200mg，连续口服 7～14 天，未见体内药物积蓄。

【剂量与用法】治疗麻风病，成人剂量每次 500mg，每日 2 次口服；或 1 000mg，每日 1 次口服，儿童剂量 7.5 ~ 15mg/kg，分成每日 2 次口服。该药一般作为替代药物，与其他抗麻风药一起应用，疗程 1 ~ 2 年。瘤型麻风患者每日口服克拉霉素 500mg，连续 56 天，临床有明显进步。治疗 28 天和 56 天时，取患者皮损活检，分离麻风杆菌后接种鼠足垫，杀菌率分别达到 99% 和大于 99.9%，表明克拉霉素有很强的杀麻风菌活性。该药单用也会产生细菌耐药，因此建议与其他抗麻风杆菌药联合应用。

【不良反应】

1. 不良反应很少，主要为胃肠不适、腹泻，发生率 2% ~ 3%，大剂量口服副作用更明显。

2. 偶尔引起药疹和肝功能异常。不推荐与雷尼替丁或柠檬酸铋同用（在肌酐清除率 < 25ml/min）。如果肌酐清除率 < 30ml/min，应该用半量或增加给药间期。

3. 腹泻是假膜性肠炎的体征，长期反复应用本品可发生二重感染。

4. 妊娠安全性尚无足够资料。

【禁忌证与注意事项】对药物过敏者。

【药物相互作用】

1. 与氟康唑或哌咪嗪（pimozide）同用时毒性增加。

2. 与利福布汀或利福平同用使疗效减少和胃肠道副作用增加。

3. 可增加抗凝药、环孢素、地高辛、卡马西平、抗胃肠溃疡药奥美拉唑（omeprazole）、麦角生物碱、抗失眠药三唑仑（triazolam）和羟甲戊二酰辅酶 A 还原酶抑制剂的毒性。

4. 如与胃肠动力调节药西沙必利（cisapride）合用可发生严重的心律失常。

5. 与某些安定药合用，可使安定药血药浓度增加，中枢神经系统抑制延长。

6. 与抗心律失常药丙吡胺合用可发生心律失常，并使 Q-T 间期延长。

7. 与奥美拉唑合用，两者血药浓度均增加。勿与延长 Q-T 间期的药物合用。

主要参考文献

[1] 容健材，廖锡鳞. 新编实用药物手册. 南京：东南大学出版社，1996.

[2] 沈建平，张国成. 麻风和其他分枝杆菌感染. 南京：江苏科学技术出版社，2005.

[3] 李文忠. 现代麻风病学. 上海：上海科学技术出版社，2006.

第十六章
抗真菌药

真菌感染包括浅部真菌感染及深部真菌感染。近 20 年来后者发病率呈持续上升趋势，此与机体免疫功能受损机会增多有关，如免疫抑制剂、肾上腺皮质激素、抗肿瘤化疗等的应用以及广谱抗菌药物广泛使用等。由于深部真菌感染患者病情严重，常危及生命，因此有效控制真菌感染具重要临床意义。目前用于治疗深部真菌感染的药物主要有以下 4 类：多烯类（两性霉素 B 及其含脂制剂）、吡咯类、棘白菌素类和氟胞嘧啶。两性霉素 B 为广谱抗真菌药，该药曾为治疗深部真菌感染的标准药物，目前仍为深部真菌感染的主要选用药物之一，然其明显的肾毒性和输注相关不良反应限制了其临床应用，两性霉素 B 含脂制剂的抗菌谱、抗菌活性和临床疗效与两性霉素 B 去氧胆酸盐相仿，但毒性反应明显减低。吡咯类抗真菌药临床常用者有氟康唑、伊曲康唑、伏立康唑、泊沙康唑和艾沙康唑，氟康唑主要作用于念珠菌和隐球菌，对球孢子菌、组织胞浆菌和皮炎芽生菌亦具抗菌活性；伊曲康唑抗真菌谱拓展至曲霉等；伏立康唑主要作用于曲霉，其抗真菌谱进一步拓展至镰孢霉属和赛多孢菌属；泊沙康唑的作用尚可覆盖毛霉、根霉、根毛霉、犁头霉等接合菌属。棘白菌素类抗真菌药如卡泊芬净、米卡芬净、阿尼芬净，具广谱抗真菌活性，对耐氟康唑及两性霉素 B 的念珠菌属、曲霉属、组织胞浆菌属、芽生菌属、球孢子菌属等均具较好的活性，但对隐球菌作用差。氟胞嘧啶抗菌谱较窄，且单独应用真菌对其易产生耐药性，故常与两性霉素 B 或吡咯类联合治疗深部真菌感染。

第一节　两性霉素 B 及其含脂制剂

两性霉素是一种土壤中的放线菌即结节状链霉菌（*Streptomyces nodosus*）的发酵产物，属多烯类抗真菌药，包含 A 和 B 两种组分。B 组分具有抗真菌活性，即为目前临床所用者，为两性霉素 B 的去氧胆酸盐。

一、两性霉素 B 去氧胆酸盐

【抗菌作用】两性霉素 B 去氧胆酸盐（amphotericin B deoxycholate）为多烯类抗真菌药物，体外对多种真菌具高度抗菌活性，如荚膜组织胞浆菌、粗球孢子菌、念珠菌属、皮炎芽生菌、红酵母、新型隐球菌、申克孢子丝菌、高大毛霉（*Mucor mucedo*）和烟曲霉等均可被本品 0.03 ～ 1mg/L 的浓度所抑制。念珠菌属中白念珠菌对本品极为敏感，而非白念珠菌则敏感性略差。波氏假阿利什霉和镰孢霉属对本品通常耐药；部分曲霉对本品耐药；皮肤和毛发癣菌则大多耐药；本品对细菌、立克次体、病毒等无抗菌活性。

本品具抑菌或杀菌作用，取决于药物浓度和真菌的敏感性。本品通过与敏感真菌细胞膜上的固醇（主要为麦角固醇）相结合，引起细胞膜的通透性改变，导致细胞内钾离子、核苷酸和氨基酸等重要物质外漏，从而破坏细胞的正常代谢，抑制其生长。利什曼原虫由于含较多麦角固醇，所以本品对之也有效。本品亦可与哺乳类细胞膜中的固醇（主要为胆固醇）结合，这可能是其对动物和人类具有毒性的原因。由于本品对真菌细胞膜通透性的影响，使一些药物如氟胞嘧啶易于进入真菌细胞内而产生协同作用。

【药动学】口服本品后自胃肠道吸收少且不稳定。成人每日口服 1.6~5g，连续 2 天后血药浓度仅为 0.04~0.5mg/L。本品每日静脉滴注 0.65mg/kg，4~6 小时的血药峰浓度为 1.8~3.5mg/L，达峰时间为开始滴注后 1 小时，谷浓度为 0.2~0.5mg/L。血消除半衰期成人中约为 24 小时。本品分布容积为 4~5L/kg。蛋白结合率为 91%~95%。尸体解剖证实本品在肝组织中的浓度最高，占给药总量的 27.5%，在其余组织中依次递减：脾（5.2%）、肺（3.2%）、肾（1.5%），胰腺、心脏、骨骼肌、脑、脂肪、食管、甲状腺和骨组织均 < 1%。在体液（除血液外）中浓度甚低。本品在炎性胸腔积液、腹水和滑膜腔液中的药物浓度通常低于同期血药浓度的 50%。脑脊液内药浓度极少超过同时期血药浓度的 2.5%。支气管分泌物中药物浓度亦低。

本品在体内经肾脏缓慢排泄（2 周至数个月），每日给药量的 2%~5% 以原型排出，7 日内自尿排出给药量的 40%。停药后自尿中排泄至少持续 7 周，在碱性尿液中药物排泄量增多。本品不易为透析清除。

【适应证及临床应用】本品适用于下列真菌感染的治疗：隐球菌病、北美芽生菌病、播散性念珠菌病、球孢子菌病、组织胞浆菌病，由毛霉属、根霉属、犁头霉属、内孢霉属和蛙粪霉属等所致的毛霉病，由申克孢子丝菌引起的孢子丝菌病，由烟曲霉所致的曲霉病等。两性霉素 B 可用于治疗上述真菌引起的血流感染、心内膜炎、脑膜炎（隐球菌及其他真菌所致者）、腹腔感染（包括与透析相关者）、肺部感染、尿路感染和眼内炎等。两性霉素 B 尚可作为美洲利什曼原虫病的替代治疗药物。

由于两性霉素 B 的明显毒性，故本品主要用于诊断已经确立的深部真菌感染（如获培养或组织学真菌检查阳性则更佳），且病情危重呈进行性发展者。本品不宜用于皮肤、黏膜真菌感染，如免疫功能正常者的口腔念珠菌病、阴道念珠菌病和食管念珠菌病。

【剂量及用法】成人常用剂量：开始静脉滴注时先试以 1~5mg 或每日一次 0.02~0.1mg/kg 给药，以后根据患者耐受情况每日或隔日增加 5mg，当增至每次 0.6~0.7mg/kg 时即可停止递增，此为一般治疗量。成人最高每次剂量不超过 1mg/kg，每日给药 1 次，剂量及疗程需视病情及疾病种类而定。治疗食管念珠菌病给药剂量为每日 0.3mg/kg，芽生菌病、播散性组织胞浆菌病及皮肤外孢子丝菌病为每日 0.5mg/kg，隐球菌脑膜炎为每日 0.6~0.8mg/kg，球孢子菌病为每日 1mg/kg。毛霉病及侵袭性曲霉病为 1~1.5mg/kg，粒细胞缺乏发热患者为每日 0.5~1.0mg/kg。对敏感真菌感染宜采用较小剂量，即成人每日 0.2~0.3mg/kg，疗程仍宜长。

两性霉素 B 很少有指征局部用药，仅在确有指征时使用。鞘内给药时首次 0.05~0.1mg，以后渐增至每次 0.5mg，最大量一次不超过 1mg，每周给药 2~3 次，总量 15mg 左右。鞘内给药时需用脑脊液反复稀释药液，边稀释边缓慢注入以减少不良反应。

局部用药：气溶吸入时成人每次 5~10mg，用灭菌注射用水溶解成 0.2%~0.3% 溶液应用；超声雾化吸入时本品浓度为 0.01%~0.02%，每日吸入 2~3 次，每次吸入 5~10ml；眼部或皮肤局部采用 0.2%~0.3% 溶液。持续膀胱灌注或冲洗时每日以两性霉素 B 5mg 加入 1 000ml 灭菌注射用水中，按 40ml/h 速度进行冲洗，也可间歇冲洗，共用 5~10 日。

小儿常用剂量：静脉滴注及鞘内给药剂量以体重计算同成人。

本品应用时均先以灭菌注射用水 10ml 配制本品 50mg，或 5ml 配制 25mg，然后用 5% 葡萄糖注射液稀释（不可用氯化钠注射液，因可产生沉淀），静脉滴注液的药物浓度不超过 0.1mg/ml，避光缓慢静脉滴注，每次滴注时间需 6 小时以上，稀释用葡萄糖注射液的 pH 应 > 4.2。鞘内注射时可取 5mg/ml 浓度的药液 1ml，加 5% 葡萄糖注射液 19ml 稀释，使最终浓度成 25mg/100ml。

注射时取所需药液量以脑脊液 5~30ml 反复稀释，并缓慢注入。鞘内注射液的药物浓度不可高于 25mg/100ml，pH 应 > 4.2。本品通过皮下 Ommaya 储液囊脑室内给药后反应大，皮下 Ommaya 储液囊有发生感染的危险，故此疗法应谨慎选用于个别病情严重、经积极治疗无好转、脑脊液中持续有大量真菌存在的患者。

【不良反应】

1. 输注相关不良反应　通常发生在给药后 15~20 分钟，亦可发生在静脉滴注过程中或结束后，表现为寒战、高热、严重头痛、全身不适，有时可出现血压下降、眩晕等。

2. 肾功能损害　几乎所有患者在疗程中均可出现不同程度的肾功能损害，尿中可出现红细胞、白细胞、蛋白和管型，血尿素氮和肌酐增高，肌酐清除率降低，也可引起肾小管性酸中毒。

3. 低钾血症　由于尿中排出大量钾离子所致。

4. 血液系统毒性反应　有正常红细胞性贫血，偶可有白细胞或血小板减少。

5. 消化系统反应　有食欲缺乏、恶心、呕吐、腹泻、消化不良、上腹部痉挛性疼痛等。急性肝衰竭、肝炎、黄疸、出血性胃肠炎和黑粪症等较少见。

6. 心血管系统反应　如静脉滴注过快时可出现低血压、呼吸困难，严重者发生心室颤动或心搏骤停。此外，本品所致的电解质紊乱亦可导致心律失常的发生。

7. 局部反应　本品刺激性大，不可作肌内注射，在静脉滴注部位可发生疼痛或血栓性静脉炎。

8. 骨骼肌肉系统　全身疼痛，包括肌肉和关节。

9. 神经系统毒性反应　有头痛，鞘内注射本品可引起严重头痛、发热、呕吐、颈强直、下肢疼痛及尿潴留等，严重者偶可发生下肢截瘫等。

10. 过敏性休克、皮疹等变态反应偶有发生。

【禁忌证及注意事项】

1. 禁用于对本品过敏的患者。

2. 本品毒性大，不良反应多见，但它又是治疗危重深部真菌感染的有效药物，选用本品时必须权衡利弊后作出决定。

3. 本品应静脉滴注，并由专业人员密切观察。本品应限用于敏感真菌所致的进展性、危及生命的真菌感染的治疗。

4. 本品快速静脉滴注可导致低血压、低血钾、心律失常和休克，因此应避免快速静脉滴注。本品需缓慢避光静脉滴注，每次滴注时间需 6 小时或更长。

5. 本品慎用于肾功能减退患者，并需经常监测血尿素氮、肌酐及尿常规。本品主要在体内灭活，故肾功能重度减退时消除半衰期仅轻度延长，因此肾功能轻至中度损害的患者如病情需要仍可选用本品，重度肾功能损害者则需延长给药间期或减量应用，应用其最小有效量；当治疗累积剂量 > 4g 时可引起不可逆性肾功能损害。部分患者给药前补充水分和钠离子，可降低发生肾毒性的危险。补充碱性物质可降低肾小管性酸中毒并发症的发生。

6. 正接受输注白细胞或输注后不久的患者应用本品可发生急性肺部反应，两者应间隔一定时间应用。

7. 应用本品可发生白细胞脑病，文献报道提示全身放疗可能为危险因素。

8. 本品治疗如中断 7 日以上者，需重新自小剂量（0.25mg/kg）开始逐渐增加至所需剂量。

9. 治疗期间定期严密随访血、尿常规，肝、肾功能，血镁，血钾，心电图等，如血尿素氮或血肌酐明显升高时，则需减量或暂停治疗，直至肾功能恢复。

10. 为减少本品的不良反应，给药前可给解热镇痛药或抗组胺药，如吲哚美辛或异丙嗪等，同时给予琥珀酸氢化可的松 25~50mg 或地塞米松 1~2mg，给药前 30 分钟静脉推注。

11. 本品属妊娠期 B 类药物。孕妇如确有应用指征，应权衡利弊后决定是否应用。哺乳期妇女应用本品时宜停止授乳。

12. 儿童用药　本品在小儿的安全性及有效性缺乏恰当的、设计良好的对照研究。本品已成功地用于治疗小儿系统性真菌感染，未发生不可预测的不良反应。静脉及鞘内给药剂量以体重计算均同成人，应限用最小有效剂量。

13. 老年患者肾功能有生理性减退，宜按肾功能减退的程度减量应用。

14. 药物过量，可能引起呼吸循环衰竭，应立即中止给药，并进行临床及实验室监测，予以支持和对症治疗。

【药物相互作用】

1. 肾上腺皮质激素，此类药物在控制两性霉素 B 的药物不良反应时可合用，但一般不推荐两者同时应用，因可加重两性霉素 B 诱发的低钾血症。如需同用时则肾上腺皮质激素宜用最小剂量和最短疗程，并需监测患者的血钾浓度和心脏功能。

2. 与洋地黄苷合用，本品所致的低钾血症可增强潜在的洋地黄毒性。两者同用时应严密监测血钾浓度和心脏功能。

3. 氟胞嘧啶与两性霉素 B 具协同作用，但本品可增加细胞对前者的摄取并损害其经肾排泄，从而增强氟胞嘧啶的毒性反应。

4. 本品与吡咯类抗真菌药如咪康唑、克霉唑、氟康唑、伊曲康唑等在体外具拮抗作用。而且吡咯类可诱导真菌对两性霉素 B 耐药。因此两者联合应用应谨慎，尤其是免疫缺陷患者。

5. 氨基糖苷类、抗肿瘤药物、环孢素、喷他脒、卷曲霉素、多黏菌素类、万古霉素等肾毒性药物与本品同用时可增强其肾毒性。

6. 骨髓抑制剂、放射治疗等可加重患者贫血，与两性霉素 B 合用时宜减少其剂量。

7. 本品诱发的低钾血症可加强神经肌肉阻断药的作用，两者同用时需监测血钾浓度。

8. 应用尿液碱化药可增强本品的排泄，并防止或减少肾小管酸中毒发生的可能。

二、两性霉素 B 含脂制剂

目前应用于临床的两性霉素 B 含脂制剂（lipid formulations of amphotericin B）有 3 种：①两性霉素 B 脂质复合体（amphotericin B lipid complex，ABLC，Abelcet®）所含两性霉素 B 和两种磷脂的摩尔比为 1∶1，两种磷脂分别为二肉蔻酰磷脂酰胆碱（DMPC）和二肉蔻酰磷脂酰甘油（DMPG），两者以 7∶3 的摩尔比混合；②两性霉素 B 胆固醇复合体，又称两性霉素 B 胶质分散体（amphotericin B cholesteryl complex，amphotericin B colloidal dispersion，ABCD，Amphotec®，Amphocil®），是由硫酸胆固醇与两性霉素 B 以 1∶1 摩尔比混合；③两性霉素 B 脂质体（liposome amphotericin B，L-AmB，AmBisome®）由两性霉素 B 和脂质体按 1∶7 的摩尔比混合而成，脂质体中含有氢化磷脂酰胆碱（HPC）、胆固醇（cholesterol）、二硬脂酰磷酸酰甘油（DSPG），三者的摩尔比为 2∶1∶0.8。

【抗菌作用】两性霉素 B 含脂制剂的抗菌谱及抗菌活性同两性霉素 B 去氧胆酸盐。

【药动学】两性霉素 B 含脂制剂在人体内多分布于单核 - 吞噬细胞系统，如肝、脾和肺组织中，减少了在肾组织的分布。两性霉素 B 去氧胆酸盐与两性霉素 B 含脂制剂的药动学特性比较见表 2-16-1。

【适应证及临床应用】两性霉素 B 含脂制剂治疗深部真菌感染，如曲霉病、隐球菌病、念珠菌病的临床疗效相仿，均不优于两性霉素 B 去氧胆酸盐，其肾毒性则较后者低，但其价格远高于两性霉素 B 去氧胆酸盐。因此两性霉素 B 含脂制剂仅适用于不能耐受两性霉素 B 去氧胆酸盐引起的毒性反应或出现与静脉用药相关的严重毒性反应，或经两性霉素 B 去氧胆酸盐治疗无效的患者。L-AmB 还适用于中性粒细胞缺乏伴发热患者疑为真菌感染的经验治疗。所有两性霉素 B 含脂制剂均不用于局部给药。

【剂量及用法】

1. ABCD　成人及儿童推荐剂量为每日 3~4mg/kg。以注射用水溶解，再以 5% 葡萄糖注射液稀释，按 1mg/（kg·h）的速度静脉滴注。在开始治疗时，建议在首次给药前首先予以试验剂量，以本品 5mg 溶于 10ml 稀释液中静脉滴注 15~30 分钟，而后再仔细观察 30 分钟。

2. ABLC　成人及儿童推荐剂量为每日 5mg/kg，每日单剂静脉滴注。本品应按 2.5mg/（kg·h）的速度静脉滴注。本品静脉滴注液的终浓度应为 1mg/ml。

3. L-AmB　成人及儿童用于中性粒细胞缺乏伴发热患者经验治疗推荐剂量为每日 3mg/kg，系统性曲霉、念珠菌和隐球菌病推荐剂量为每日 3~5mg/kg。

表 2-16-1　两性霉素 B 含脂制剂的理化及药动学特性比较

	AmB	ABLC	ABCD	L-AmB
常用剂量 /（mg/kg）	0.6 ~ 1	3 ~ 5	3 ~ 4	3 ~ 5
C_{max}/（mg/L）	1.1	1.7	2.6 ~ 2.9	57.6
[给药剂量（mg/kg）]	(0.6)	(5)	(3 ~ 4)	(5)
AUC/（mg·h/L）	17.1	14	29 ~ 36	269
清除率 /[ml.（kg·h）]	10	436	105 ~ 112	21
消除半衰期 /h	24	173.4(终末半衰期)	27.5 ~ 28.2	7 ~ 10
V_d/（L/kg）	5.1	131	3.8 ~ 4.1	0.16
人体内组织分布 /（mg/kg）（总剂量 %）				
肝	93.2(26.2)	196		175.5(18.3)
脾	59.3(1.0)	290		201.5(3.0)
肺	12.9(3.1)	222		16.8(0.6)
肾	18.9(0.8)	6.9		22.8(0.3)
脑	无资料	1.6		0.56(1)
心	3.7(0.13)	5.0		4.3(0.1)

【不良反应】两性霉素 B 含脂制剂静脉滴注时其毒性反应均较两性霉素 B 去氧胆酸盐为低，尤其是肾毒性明显减少，与输液有关的毒性反应如发热、寒战、恶心仍可发生，但发生率较两性霉素 B 去氧胆酸盐为低，其中以两性霉素 B 胆固醇复合体的反应发生率相对较高。两性霉素 B 含脂制剂的不良反应发生率较两性霉素 B 去氧胆酸盐为低（表 2-16-2）。

表 2-16-2　两性霉素 B 去氧胆酸盐及含脂复合制剂的不良反应发生率比较 /%

不良反应	L-AmB	ABLC	ABCD	AmB
输注相关不良反应	< 5 ~ 20	33 ~ 50	~ 86	50 ~ 90
肾毒性	~ 15	28	~ 17	15 ~ 90

（一）两性霉素 B 胆固醇复合体或两性霉素 B 胶质分散体（amphotericin B cholesteryl complex，amphotericin B colloidal dispersion，ABCD，Amphotec®，Amphocil®）

【抗菌作用】本品有效成分两性霉素 B 为多烯类抗真菌药，对大多数曲霉和念珠菌属的 MICs ≤ 1.0mg/L，对其他真菌亦具抗菌活性。本品在体外具抑菌或杀菌作用取决于药物浓度和真菌的敏感性。在动物模型中本品对烟曲霉、白念珠菌、粗球孢子菌和新型隐球菌具抗菌活性。

【药动学】本品的药动学为非线性。稳态分布容积和血浆总清除率随剂量增加而增加。在每日 0.5~8.0mg/kg 的剂量范围内血药浓度增加比例小于药物剂量的增加，分布量的增加则反映了组织对药物的吸收。患者之间药动学参数的差异很大程度上是由体重和剂量的变异所造成，清除率差异为 26%。本品经肾排泄减少，经肝排泄增多。每日给药 3~4mg/kg 的稳态分布容积为 3.8~4.1L/kg，血浆总清除率为 105~112ml/（kg·h），消除半衰期为 27.5~28.2 小时，血药峰浓度为 2.6~2.9mg/L，药时曲线下面积为 29~36μg·h/ml。

在肾功能损害、肝功能损害及各年龄段进行的研究显示，本品的药动学不受肾功能损害、肝功能损害及年龄的影响。

【适应证及临床应用】本品适用于肾功能不全患者侵袭性曲霉病、不能耐受有效剂量的两性霉素 B，以及两性霉素 B 治疗无效的侵袭性曲霉病患者。本品亦可用于侵袭性念珠菌病、隐球菌病、组织胞浆菌病、芽生菌病、球孢子菌病和孢子丝菌病重症患者的治疗。

以本品治疗 161 例曲霉病，可评价患者 80 例，其中两性霉素 B 治疗无效 28 例、肾毒性 36 例、原有肾功能损害者 16 例，每日平均剂量 4mg/kg（0.73~7.5mg/kg），累积剂量 6.3g，平均疗程 24 天，治疗后的临床有效率分别为 43%、47% 和 50%，总有效率为 46%。

【剂量及用法】成人及儿童推荐剂量为每日 3~4mg/kg。若无改善或病情持续进展，剂量可增加至 6mg/kg。

本品以注射用水溶解，再以 5% 葡萄糖注射液稀释，按 1mg/（kg·h）的速度静脉滴注。在开始新的疗程时，建议在首次给药前首先予以试验剂量，以本品 5mg（1.6~8.3mg）溶于 10ml 稀释液中静脉滴注 15~30 分钟，而后再仔细观察 30 分钟。

如果患者可以耐受本品而且无输注相关反应，则输注时间最短可缩短至 2 小时。如患者发生急性不良反应或不能耐受时，则输注时间需延长。

【不良反应】

1. 输注相关不良事件 输注相关不良事件（开始静脉滴注后 1~3 小时）在首次静脉滴注本品时最为常见，其发生频度和程度在后续给药时降低。研究显示约 35% 的患者在首日给药时发生与本品可能相关或很可能相关的寒战、或寒战伴发热；在第 7 日给药时可降低至 14%。

2. 下列不良事件见于 5% 或以上的患者，并且与应用本品可能相关或很可能相关：①全身反应：寒战、发热、头痛；②心血管系统：低血压、心动过速、高血压；③消化系统：恶心、呕吐及肝功能异常；④血液及淋巴系统：血小板减少；⑤代谢及营养紊乱：血胆红素、尿素氮、碱性磷酸酶和葡萄糖升高，血钾及血镁减低；⑥呼吸系统：呼吸困难、低氧血症。

【禁忌证及注意事项】

1. 禁用于对本品任何成分过敏的患者。

2. 应用两性霉素 B 或其他含两性霉素 B 的药物可发生过敏反应，应立即予以处理，予以肾上腺素、氧气、静脉应用肾上腺皮质激素，并保持气道通畅。如发生严重呼吸窘迫，应立即停止本品滴注，而且以后不得继续应用本品。

3. 本品需静脉滴注。急性输注相关不良反应包括发热、寒战、缺氧、低血压、恶心及呼吸急促，通常发生在开始静脉滴注后 1~3 小时。初始数剂时反应更为频繁、严重，继续应用可逐渐减弱。预先应用抗组胺药和肾上腺皮质激素和 / 或减慢滴速可减少反应发生，如发生不良反应应及时予抗组胺药和肾上腺皮质激素处理。应避免快速静脉滴注。

4. 用药期间需定期检测肝、肾功能，电解质，全血细胞计数和凝血酶原时间。

5. 本品属妊娠期用药 B 类。

6. 哺乳期妇女应用本品时仍宜停止授乳。

7. 血液透析不能清除本品。据报道两性霉素 B 过量可导致心跳呼吸停止。

【药物相互作用】参见两性霉素 B。

（二）两性霉素 B 脂质复合体（Amphotericin B Lipid Complex，ABLC，Abelcet®）

【抗菌作用】本品有效成分两性霉素 B 为多烯类抗真菌药，对大多数曲霉和念珠菌属的 $MIC_s \leq 1.0mg/L$。本品对其他真菌亦具抗菌活性，在体外具抑菌或杀菌作用取决于药物浓度和真菌的敏感性。在动物模型中，本品对烟曲霉、白念珠菌、吉列蒙念珠菌、星状念珠菌、热带念珠菌、球孢子菌、隐球菌、组织胞浆菌和芽生菌具抗菌活性。

【药动学】本品的药动学为非线性，分布容积和血总清除率随剂量增加而增加。在每日 0.6~5mg/kg 的剂量范围内血药浓度增加比例小于药物剂量的增加。每日应用 5mg/kg 时 5~7 日的血药峰浓度为（1.7±0.8）mg/L，血药谷浓度为（0.6±0.3）mg/L，药时曲线下面积为（14±7）μg·h/ml，血浆总清除率为（436±188.5）ml/（kg·h），表观分布容积为（131±57.7）L/kg，终末消除半衰期为（173.4±78）小时，24 小时内经尿液排出给药量的 0.5% ~ 1.3%。分布容积增加和血清除率高则很可能反映了组织对药物的摄取。虽然两性霉素 B 排泄缓慢，但反复给药后血中很少有药物蓄积。每日给药 5mg/kg，7 天后药时曲线下面积增加约 34%。

1 例心脏移植患者尸体解剖资料显示，本品每日给药 5.3mg/kg 共 3 剂后，在脾脏的药物浓度为 290μg/g、肺脏为 222μg/g、肝脏 196μg/g、淋巴结 7.6μg/g、肾脏 6.9μg/g、心脏 5μg/g、大脑 1.6μg/g。

【适应证及临床应用】本品适用于不能耐受两性霉素 B 去氧胆酸盐治疗或经后者治疗无效的侵袭性真菌感染。

以本品治疗 473 例侵袭性真菌感染，可评价患者 282 例，均为经两性霉素 B 去氧胆酸盐治疗无效、不能耐受或原有肾功能损害者，其中曲霉病 111 例、念珠菌病 88 例、毛霉病 25 例、隐球菌病 16 例，其他真菌感染的可评价例数少于 10 例。上述各种真菌病均有部分患者治疗获成功。

【剂量及用法】成人及儿童推荐剂量为每日 5mg/kg，每日单剂静脉滴注。本品应按 2.5mg/（kg·h）的速度静脉滴注。如滴注时间 > 2 小时，应每 2 小时摇动输注袋 1 次。本品静脉滴注液的终浓度应为 1mg/ml，小儿及心脏病患者滴注液的终浓度可为 2mg/ml。

【不良反应】本品最常见的不良反应为静脉滴注药物过程中一过性寒战和 / 或发热。因不良事件中止者占 9%。

下列不良事件见于 3% 或以上的患者：①全身反应：寒战、发热、多脏器衰竭、脓毒症、感染、疼痛、胸痛、头痛；②心血管系统：低血压、心搏骤停、高血压；③消化系统：恶心、呕吐、腹泻、胃肠道出血、腹痛；④血液及淋巴系统：血小板减少、贫血、白细胞减少；⑤代谢及营养紊乱：高胆红素血症、血肌酐值升高、低钾血症；⑥呼吸系统：呼吸困难、呼吸衰竭。

【禁忌证及注意事项】

1. 禁用于对两性霉素 B 及本品任何其他组分过敏的患者。

2. 本品过敏反应发生率 < 0.1%。如发生严重呼吸窘迫应立即停止本品滴注，而且以后不得

继续应用本品。

3. 初始治疗时应由专业人员密切观察。急性不良反应包括发热和寒战，可发生在开始静脉滴注后 1~2 小时。这些反应常见于初始数剂，继续应用可逐渐减弱。静脉滴注相关的低血压、气管痉挛、心律不齐和休克极少见。

4. 用药期间需定期检测肝、肾功能，电解质（尤其是血镁和血钾）和全血细胞计数。

5. 本品属妊娠期用药 B 类，孕妇仅限于有明确指征时应用。

6. 哺乳期妇女应用本品时仍宜停止授乳。

7. 据报道两性霉素 B 过量可导致心跳呼吸停止。如怀疑药物过量应中止治疗，监测患者的临床情况，并予以支持对症处理。血液透析不能清除本品。

【药物相互作用】参见两性霉素 B。

（三）两性霉素 B 脂质体（Liposome Amphotericin B，L-AmB，AmBisome®）

【抗菌作用】本品有效成分两性霉素 B 为多烯类抗真菌药。本品可透入细胞内或敏感真菌的细胞壁，对曲霉（烟曲霉、黄曲霉）、念珠菌属（白念珠菌、克柔念珠菌、葡萄牙念珠菌、近光滑念珠菌、热带念珠菌）、新型隐球菌和皮炎芽生菌的体外抗菌活性与两性霉素 B 相仿。本品在动物模型中对烟曲霉、白念珠菌、克柔念珠菌、葡萄牙念珠菌、新型隐球菌、皮炎芽生菌、粗球孢子菌、荚膜组织胞浆菌、巴西副球孢子菌和婴儿利什曼原虫具抗菌活性。

【药动学】本品的药动学为非线性，分布容积和血总清除率随剂量增加而增加。在每日 1.0~5.0mg/kg 的剂量范围内血药浓度增加比例小于药物剂量的增加。本品每日 1~5mg/kg 的首日及稳态血药峰浓度分别为 7.3~57.6mg/L 和 12.2~83.0mg/L，药时曲线下面积分别为 27~269μg·h/ml 和 60~555μg·h/ml，消除半衰期分别为 6.4~10.7 小时和 6.3~7.0 小时，分布容积分别为 0.16~0.44L/kg 和 0.10~0.16L/kg，清除率分别为 21~54ml/（kg·h）和 11~22ml/（kg·h）。本品消除半衰期为 7~10 小时，然而给药 49 天后，消除半衰期为 100~153 小时。终末半衰期长很可能与组织中药物缓慢再分布有关。给药 4 天后达稳态浓度。在每日 1~5mg/kg 的剂量范围内，两性霉素 B 的血药谷浓度相对稳定，提示血中无显著的药物蓄积。本品在稳态时的清除与剂量无关。

【适应证及临床应用】本品适用于中性粒细胞缺乏伴发热疑为真菌感染患者的经验治疗，HIV 感染患者隐球菌脑膜炎的治疗，两性霉素 B 去氧胆酸盐治疗无效，或肾功能不全，或不能耐受两性霉素 B 去氧胆酸盐治疗的曲霉、念珠菌和/或隐球菌病，内脏利什曼原虫病（但复发率高）。

随机、双盲、对照、多中心试验结果显示本品与两性霉素 B 去氧胆酸盐治疗中性粒细胞缺乏伴发热的真菌感染患者的有效率相仿。

以本品治疗 140 例次经两性霉素 B 去氧胆酸盐治疗无效，或肾功能不全，或不能耐受两性霉素 B 去氧胆酸盐治疗的曲霉、念珠菌和/或隐球菌病，临床可评价患者 91 例次，真菌学可评价患者 53 例次。部分确诊的曲霉病、念珠菌病或隐球菌病治疗成功。

本品治疗免疫功能正常患者内脏利什曼原虫病的原虫清除率为 98.9%，临床有效率为 96.5%；治疗免疫功能缺陷患者内脏利什曼原虫病的原虫清除率为 94.7%，临床有效率为 11.8%。

【剂量及用法】本品需静脉滴注，滴注时间为 2 小时。如患者耐受良好，滴注时间可缩短至 1 小时。如患者静脉滴注期间感不适，滴注时间可适当延长。成人及儿童用于中性粒细胞缺乏发热疑有真菌感染患者的经验治疗推荐剂量为每日 3mg/kg，系统性曲霉、念珠菌和隐球菌病推荐剂量为每日 3~5mg/kg。治疗免疫功能正常患者内脏利什曼原虫病第 1~5 天，第 14 天，第 21 天，每日 3mg/kg；治疗免疫功能缺陷患者内脏利什曼原虫病第 1~5 天，第 10、17、24、31、38 天，每日 4mg/kg。

【不良反应】

1. 随机、双盲、多中心、对照研究显示，应用本品后寒战、高血压、低血压、心动过速、低氧血症、低钾血症和各种与肾功能相关的事件均显著低于两性霉素 B 去氧胆酸盐。

2. 在小儿患者进行的双盲对照研究显示，本品与两性霉素 B 去氧胆酸盐相比不良反应发生率更低，低血钾（37%vs 55%）、寒战（29%vs 68%）、呕吐（27%vs 55%）、高血压（10%vs 21%）。205 例中性粒细胞缺乏发热患儿非盲、随机对照研究结果与此相仿。

3. 输注相关反应 首日静脉滴注本品与两性霉素 B 去氧胆酸盐的输注相关反应发生率为发热（17%vs 44%）、寒战 / 畏寒（18%vs 54%）及呕吐（6%vs 8%）。本品治疗 343 例与两性霉素 B 去氧胆酸盐治疗 344 例的对照研究显示，除血管扩张（发红）外，本品低血压、心动过速、高血压、呼吸困难、过度通气和低氧血症等反应的发生率均低于两性霉素 B。

本品与两性霉素 B 去氧胆酸盐随机对照研究显示，肾毒性发生率分别为 18.7%（64/343）和 33.7%（116/344），低钾血症发生率分别为 6.7%（23/343）和 11.6%（40/344）。

【禁忌证及注意事项】

1. 禁用于对两性霉素 B 及本品任何其他组分过敏的患者。

2. 如发生严重过敏反应，应立即停止本品滴注，而且以后不得继续应用本品。

3. 初始治疗时应由专业人员密切观察。本品毒性反应显著低于两性霉素 B 去氧胆酸盐，但仍可发生。

4. 用药期间需定期监测肝、肾功能，电解质（尤其是血镁和血钾）和全血细胞计数。

5. 本品属妊娠期用药 B 类。哺乳期妇女应用本品时仍宜停止授乳。

6. 应用本品治疗 1 个月 ~16 岁患儿深部真菌感染和利什曼原虫病，其安全性及有效性与成人相同。小于 1 个月患儿不推荐应用本品。

7. 65 岁及以上老年患者应用本品治疗不需调整剂量，但应密切观察。

8. 药物过量 本品每日 7.5mg/kg 反复应用未见剂量相关的毒性。一旦发生药物过量应立即停药，并予以支持对症处理。应特别注意监测肾功能。

【药物相互作用】参见两性霉素 B。

第二节　氟胞嘧啶

【抗菌作用】氟胞嘧啶（flucytosine）为氟化嘧啶化合物，对新型隐球菌、白念珠菌和非白念珠菌，如克柔念珠菌、热带念珠菌、葡萄牙念珠菌、近平滑念珠菌和光滑念珠菌等具有良好抗菌作用，但非白念珠菌对该药的敏感性较白念珠菌差，MIC 为 0.46~7.8mg/L。曲霉属偶可对该药呈现敏感，通常呈中、高度耐药；其他真菌多呈现耐药。

本品为抑菌剂，高浓度时具杀菌作用。可能与抑制嘌呤和嘧啶的摄入直接有关，与在真菌细胞内代谢为氟尿嘧啶间接有关。氟胞嘧啶经胞嘧啶透酶系统进入真菌细胞，在真菌细胞内经胞嘧啶脱氨酶作用代谢成为氟尿嘧啶，替代尿嘧啶进入真菌的 RNA，从而抑制 DNA 和 RNA 的合成，导致真菌死亡。哺乳类细胞内胞嘧啶脱氨酶缺乏或活性极低，因此本品对真菌具有选择性毒性作用，在人体内并不能大量将氟胞嘧啶转换为氟尿嘧啶。本品与多烯类抗真菌药，尤其是两性霉素 B 具协同作用。

单用本品时真菌易对其产生耐药性，在治疗过程中即可出现真菌耐药现象。

【药动学】本品口服吸收迅速而完全，生物利用度达 78% ~ 90%。正常受试者单剂口服 2g 后血药峰浓度为 30~40mg/L，达峰时间为 2 小时。静脉滴注本品 2g 的血药峰浓度与口服者相仿，在输注结束时立即达血药峰浓度，约为 50mg/L。肾功能正常的患者应用本品每日 150mg/kg，分 4 次口服与两性霉素 B 联合应用 6 周，服药后 1~2 小时的平均血药浓度为 70~80mg/L。表观分布容积为（0.78 ± 0.13）L/kg。血浆蛋白结合率甚低，仅为 2.9% ~ 4%。药物广泛分布于肝、肾、心脏、脾、肺组织中，药物浓度大于或等于同期血药浓度。炎性脑脊液中药物浓度可达同期血药浓度的 50% ~ 100%。本品可透过血 - 胎盘屏障，亦可进入感染的腹腔、关节腔及房水中。血消除半衰期为 2.4~4.8 小时。肾功能不全患者可明显延长，无尿患者消除半衰期可达 85 小时（29.9~250 小时）。本品主要经肾小球滤过排泄，90% 以上的的给药量以原型自尿中排出；约 10% 的药物口服不吸收，随粪便排出。本品清除率与肌酐清除率呈线性关系。本品可经血液透析排出体外。

【适应证及临床应用】本品适用于敏感念珠菌或 / 和隐球菌所致严重感染的治疗，如念珠菌所致的血流感染、心内膜炎和尿路感染本品治疗有效，有限的资料显示用于治疗肺部感染有效；隐球菌脑膜炎和肺部感染本品治疗有效，隐球菌血流感染和尿路感染虽资料有限，但效果良好。本品治疗播散性真菌病通常与两性霉素 B 联合应用，因单独应用时易导致真菌耐药性的发生。

【剂量及用法】口服及静脉滴注每日 100~150mg/kg，口服者分 4 次；静脉滴注分 2~4 次给药，成人一般每次 2.5g（1% 溶液 250ml），静脉滴注速度 4~10ml/min。肾功能不全者，需根据肾功能减退程度减量给药。

【不良反应】

1. 消化系统　口服本品常见不良反应为恶心及腹泻，与给药剂量有关，发生率约 6%。亦可有呕吐、腹痛等。

2. 过敏反应　偶见皮疹、荨麻疹、瘙痒和光敏。艾滋病患者亦可发生过敏性休克。

3. 造血系统　本品可致骨髓毒性、白细胞减少和血小板减少，发生率约 6%。偶可发生再生障碍性贫血和嗜酸性粒细胞增多。合用两性霉素 B 者较单用本品为多见，此不良反应的发生与血药浓度过高有关。应用本品时应定期复查外周血象。

4. 肝毒性　一般表现为血清氨基转移酶一过性升高，引起血清胆红素升高及肝大者甚为少见，罕有发生肝坏死者，因此应用本品时应定期随访肝功能。

5. 精神异常　偶可发生，呈暂时性，表现为精神错乱、幻觉、定向力障碍等。

【禁忌证及注意事项】

1. 禁用于严重肾功能不全及对本品过敏患者。

2. 下列情况应慎用　骨髓抑制、血液系统疾病或同时接受骨髓抑制药物；肝功能损害；肾功能损害，尤其与两性霉素 B 或其他肾毒性药物同用时。肾功能减退者需减量用药，并根据血药浓度测定结果调整剂量。

3. 单用本品在短期内真菌可产生耐药，与两性霉素 B 联合应用可延缓耐药性的产生。

4. 用药期间应进行下列检查　需定期检查周围血象；血清氨基转移酶、碱性磷酸酶和血胆红素等；尿常规、血肌酐和尿素氮；肾功能减退者需监测血药浓度，以 40~60mg/L 为宜。

5. 定期进行血液透析治疗的患者，每次透析后应补给一剂 37.5mg/kg。腹膜透析者每日补给 0.5~1.0g。

6. 本品属妊娠期用药 C 类。孕妇如确有应用指征，应仔细权衡利弊后决定是否应用。哺乳期妇女不宜使用或于使用时停止授乳。

7. 不推荐儿童患者使用本品。

8. 老年患者肾功能减退，需减量应用。

9. 血药浓度超过 100mg/L 可导致毒性反应发生增多，特别是胃肠道反应（腹泻、恶心、呕吐等）、血液系统毒性（白细胞减少及血小板减少）和肝毒性（肝炎）。药物过量时应予以洗胃、催吐、补充液体加速排泄。必要时予以血液透析。

【药物相互作用】

1. 阿糖胞苷可通过竞争抑制灭活本品的抗真菌活性。

2. 损害肾小球滤过的药物可使本品半衰期延长。

3. 本品与两性霉素 B 具协同作用，两性霉素 B 亦可增强本品的毒性，此与两性霉素 B 可使细胞摄入药物量增加以及肾排泄受损有关。

4. 同时应用骨髓抑制药物可增加造血系统的不良反应。

第三节　吡咯类抗真菌药

吡咯类（azoles）抗真菌药包括咪唑类（imidazoles）和三唑类（triazoles）。咪唑类中以酮康唑应用最多，但由于该药严重的肝毒性反应的发生，目前已撤市口服制剂；克霉唑、咪康唑和益康唑口服吸收均差，目前均主要为局部用药。三唑类中有氟康唑、伊曲康唑、伏立康唑和泊沙康唑，除伊曲康唑胶囊剂外均具有良好的药动学特点，是治疗深部真菌感染的选用药物。

吡咯类药物具有广谱抗真菌作用，对深部及浅部真菌病的病原真菌均具抗菌活性，其作用机制是抑制真菌中由细胞色素 P-450 介导的 14α- 固醇去甲基化，从而抑制真菌细胞膜主要成分麦角固醇的生物合成，损伤真菌细胞膜，以致细胞内重要物质摄取受影响或流失而使真菌死亡。药物在低浓度时为抑菌作用，高浓度时可为杀菌作用。酮康唑还可抑制哺乳类中睾丸素和糖皮质激素的合成，新的三唑类对激素的抑制作用小，有口服剂和注射剂，抗真菌谱广，体内分布好，胃肠道反应少，肝毒性少。

一、酮康唑

【抗菌作用】酮康唑（ketoconazole）对皮炎芽生菌、念珠菌属、粗球孢子菌、荚膜组织胞浆菌、巴西副球孢子菌、瓶霉、着色真菌属、孢子丝菌属等均具抗菌作用，对毛发癣菌等亦具抗菌活性。本品对曲霉、申克孢子丝菌、某些暗色孢科、毛霉属等作用差。

【药动学】本品在胃酸内溶解吸收，胃酸酸度减低时可使吸收减少，餐后服用可使其吸收增加。本品餐后服用的生物利用度为 75%。单剂口服本品 200mg 和 400mg 后，血药峰浓度分别为（3.6±1.65）mg/L 和（6.5±1.44）mg/L。达峰时间为 1~4 小时。本品吸收后在体内分布广泛，可致炎性的关节液、唾液、胆汁、尿液、肌腱、皮肤软组织、粪便等，对血脑屏障穿透性差。本品亦可透过血 - 胎盘屏障。血浆蛋白结合率 99%。消除半衰期为 6.5~9 小时。部分药物在肝内代谢，降解为无活性的咪唑环和哌嗪环。代谢物及原型药主要由胆汁排泄，经肾脏排出仅占给药量的 13%，其中 2%~4% 为药物原型，本品亦可分泌至乳汁中。肾功能减退患者应用本品对血药浓度无影响。

【适应证及临床应用】本品适用于下列深部真菌感染的治疗：念珠菌病、慢性皮肤黏膜念珠菌病、口腔念珠菌感染、尿路念珠菌感染；芽生菌病；球孢子菌病；组织胞浆菌病；着色真菌病；副球孢子菌病。有报道治疗上述感染的有效率为 65%~80%，疗程需 3~6 个月或更长。由于本品肝毒性大，现已基本不用于深部真菌感染。

皮肤真菌病一般不用本品的口服制剂，但在局部治疗或口服灰黄霉素无效，或难以接受灰黄霉素治疗的严重顽固性皮肤真菌感染，也可用本品治疗。

本品可局部用于红色毛癣菌、须癣毛癣菌和絮状表皮癣菌等引起的体癣、足癣、股癣、须癣、头癣；马拉色菌引起的花斑癣、脂溢性皮炎等；念珠菌属引起的皮肤念珠菌病。

由于本品在脑脊液内浓度低，不宜用于隐球菌脑膜炎的治疗；本品对曲霉、毛霉或足分枝菌感染的疗效不佳，亦不宜选用。

由于酮康唑可降低血清睾丸素水平，故亦可用于缓解前列腺癌的症状。

【剂量及用法】

1. 口服　成人常用量为每日 200~400mg，顿服或分 2 次服。其他用法如下：①阴道念珠菌病：每次 400mg，每日 2 次，连用 5 天；②肺部真菌病：每次 200mg，每日 2~3 次，疗程 1 个月。

2 岁以上儿童每日 3.3~6.6mg/kg，顿服或分 2 次服。酮康唑口服制剂存在严重肝毒性不良反应，已在我国禁用，但鉴于国外仍有其口服制剂，故保留了相关信息。

2. 外用　①乳膏剂：体癣、股癣、花斑癣、皮肤念珠菌病，每日 1~2 次；脂溢性皮炎每日 2 次；甲沟炎、须癣、头癣和足癣，每日 3 次；②洗剂：花斑癣，每日 1 次，连用 5 天；头皮脂溢性皮炎，每周用本品洗头 2 次，连续 4~6 周。

【不良反应】本品可致血清氨基转移酶升高，属可逆性。偶有发生严重肝毒性者，主要为肝细胞型，其发生率约为 1/10 000，临床表现为黄疸、尿色深、异常乏力等，通常停药后可恢复，但也有死亡病例报道，儿童中亦有肝炎样病例发生。胃肠道反应常见，表现为恶心、呕吐、腹痛、纳差等；男性乳房发育及精液缺乏，此与本品抑制睾酮和肾上腺皮质激素合成有关。少数患者可发生皮疹、瘙痒症等过敏反应。过敏性休克罕见。其他尚有头晕、嗜睡、畏光等不良反应。

【禁忌证及注意事项】

1. 对本品过敏者禁用。

2. 下列情况应慎用　胃酸缺乏（可能引起本品的吸收减少）；乙醇中毒或肝功能损害（本品可致肝毒性）。

3. 治疗前及治疗期间应定期检查肝功能（GPT、GOT、ALP、γ-GT、胆红素）。血清氨基转移酶升高可能不伴肝炎症状，如果血清氨基转移酶值持续升高或加剧，或伴有肝损害症状时均应中止酮康唑的治疗。

4. 如同时应用西咪替丁或呋喃硫胺，应至少于服用本品 2 小时后服用。

5. 本品可引起光敏反应，故服药期间应避免长时间暴露于日光或明亮光照下。

6. 服药期间禁服含乙醇类饮料。如发生头晕、嗜睡时需引起注意。

7. 肾功能损害者应用本品不需减量。

8. 对诊断的干扰　可致血清氨基转移酶增高，也可引起血胆红素升高。

9. 本品属妊娠期用药 C 类。哺乳期妇女应用本品时应停止授乳。

10. 本品不宜用于 2 岁以下小儿。2 岁以上儿童如确有指征应用时，需权衡利弊后决定是否应用。

【药物相互作用】

1. 本品与西沙必利、阿司咪唑、特非那定和三唑仑合用属禁忌，因合用时抑制细胞色素 P-450 代谢通道，可导致心律紊乱。

2. 乙醇和肝毒性药物与本品合用时，肝毒性发生机会增多。

3. 本品与华法林、香豆素、茚满二酮衍生物等抗凝药同时应用可增强其作用，导致凝血酶原时间延长，对患者应严密观察，监测凝血酶原时间，调整抗凝药的剂量。

4. 环孢素与本品同时使用可使前者血药浓度升高，并可能使肾毒性发生的危险性增加。当两药同时使用时，应对环孢素的血药浓度进行监测。

5. 制酸药、抗胆碱能药物、解痉药、组胺 H_2 受体拮抗剂、奥美拉唑、硫糖铝等同时应用时可使本品吸收明显减少，因此应于服用本品 2 小时后应用此类药物。

6. 利福平与本品同时服用时，前者会降低后者的血药浓度，增加肝脏毒性，因此两药不应同时服用。与异烟肼同用时可降低本品的血药浓度，故应谨慎合用。

7. 苯妥英与吡咯类合用时，可使苯妥英的代谢减缓，导致苯妥英血药浓度升高，同时使吡咯类血药浓度降低，因此两类药物合用时需严密观察其反应。

8. 去羟肌苷所含缓冲剂可使消化道 pH 升高，影响本品吸收，必须合用时需间隔 2 小时以上。

9. 本品与两性霉素 B 有拮抗作用，合用时疗效减弱。

二、氟康唑

【抗菌作用】氟康唑（fluconazole）具广谱抗菌作用，对多数新型隐球菌具抗菌作用；通常对念珠菌属中的白念珠菌、热带念珠菌和近平滑念珠菌具抗菌作用，对吉列蒙念珠菌作用较弱，光滑念珠菌对本品呈剂量依赖性敏感，克柔念珠菌通常耐药；曲霉属对本品耐药。氟康唑的体内抗菌活性明显高于体外，治疗念珠菌属、隐球菌属、粗球孢子菌、皮炎芽生菌、荚膜组织胞浆菌等所致动物感染具有良好疗效。

【药动学】本品口服后吸收完全，生物利用度达 90% 以上。正常志愿者空腹单次口服 400mg 后，平均血药峰浓度为 6.7mg/L，达峰时间为 1~2 小时。在 50~400mg 剂量范围内，药时曲线下面积与剂量呈正比。本品首日给予负荷量后，其血药浓度可在第 2 日接近其稳态浓度的 90%。表观分布容积接近体内水分总量。血浆蛋白结合率低，仅为 11%~12%，可广泛分布于体内，表观分布容积达 0.7L/kg。本品在唾液和痰液中的浓度与同期血药浓度相近；在皮肤、水疱液、腹腔液、唾液和痰液中浓度为血药浓度的 1~2 倍，在脑脊液中药物浓度可达同期血药浓度的 60%，脑膜有炎症时约为同时期血药浓度的 80%。该药主要经肾小球滤过，以原型自尿中排出给药量的 80% 以上，少量在肝脏代谢。本品的清除率与肌酐清除率呈正比，血消除半衰期 27~37 小时，肾功能减退时明显延长。血液透析或腹膜透析可清除本品。

【适应证及临床应用】①念珠菌病：用于治疗口咽部和食管感染；播散性念珠菌病，包括血流感染、腹膜炎、肺炎、尿路感染等；念珠菌外阴阴道炎。尚可用于骨髓移植受者接受细胞毒类药物或放射治疗时，预防念珠菌感染的发生。②隐球菌病：用于脑膜以外的新型隐球菌病；在治疗隐球菌脑膜炎时，本品可作为两性霉素 B 联合氟胞嘧啶初治后的维持用药。③球孢子菌病。④芽生菌病、组织胞浆菌病：本品可作为伊曲康唑的替代选用药物。

本品目前在免疫缺陷者中的长程预防应用，已导致念珠菌属对本品等吡咯类抗真菌药耐药性的增加，故需掌握指征，避免无指征预防用药。

本品与两性霉素 B 治疗艾滋病患者隐球菌脑膜炎的多中心对照研究显示，本品与两性霉素 B 治疗组的病死率分别为 18%（24/131）和 14%（9/63）。对照研究显示本品 150mg 单剂口服治疗念珠菌外阴阴道炎的临床疗效与克霉唑或咪康唑阴道给药 7 日者相仿。

【剂量及用法】

1. 口服

（1）成人常用量：①念珠菌病：播散性念珠菌病，第 1 日 400mg，以后每日 200mg，均为每日 1 次口服，疗程至少 4 周，症状缓解后至少继续用药 2 周。②食管念珠菌病：第 1 日 200mg，以后每日 100mg，疗程至少 3 周，或症状缓解后至少持续 2 周。根据治疗反应，也可加大剂量至每日 400mg，一次服用。③口咽部念珠菌病：第 1 日 200mg，以后每日 100mg，一次服用，疗程 2 周。④念珠菌外阴阴道炎：150mg 单剂口服。⑤预防念珠菌病：有预防用药指征者，口服 200~400mg，每日 1 次。

（2）小儿常用量：小儿治疗方案尚未确立。6 个月以下患儿无资料。

2. 氟康唑注射剂 供静脉滴注用。

（1）成人常用剂量：同口服，用于上述患者中病情较重者及隐球菌脑膜炎。隐球菌脑膜炎：每日 400mg，一次静脉滴注，直至病情明显好转，然后可给予每日 200~400mg，每日 1 次，用至脑脊液转阴后至少 10~12 周。亦可用初始剂量 400mg，每日 2 次，共 2 日，以后为每日 400mg，疗程同前述。

（2）小儿常用量：小儿治疗方案尚未确立。

【不良反应】氟康唑不良反应发生率为 10%~16%，主要为胃肠道反应，症状大多轻微。通常耐受良好，仅 1.5% 的患者需要中止治疗。不良反应主要表现为以下方面。

1. 过敏反应 皮疹、血管神经性水肿、面部水肿、瘙痒症等，偶可发生严重剥脱性皮肤病（包括史-约综合征和中毒性表皮溶解性坏死）、渗出性多形性红斑。

2. 胃肠道症状 恶心、呕吐、腹痛、腹泻、胃肠胀气、消化不良等。

3. 肝毒性 氟康唑治疗过程中可发生一过性血清氨基转移酶升高，偶可出现肝毒性症状。因此在氟康唑治疗开始前、治疗中应定期检查肝功能，如肝功能出现持续异常或加剧，或出现肝毒性临床症状时均需终止治疗。

4. 血液系统 偶可发生淋巴细胞减少、中性粒细胞减少及缺乏、血小板减少等。

【禁忌证及注意事项】

1. 禁用于对本品及其赋形剂过敏的患者。对其他吡咯类过敏者应慎用。本品禁止与特非那定、西沙必利等药物同时应用。

2. 偶有患者使用本品后出现严重肝毒性，包括致死性肝毒性，主要发生在有严重基础疾病或情况者。停用本品后，肝毒性通常为可逆性。氟康唑使用过程中应密切监测肝功能，如出现了与使用药物相关的肝损害，应停用氟康唑。

3. 偶有患者出现剥脱性皮炎，如史-约综合征和中毒性表皮溶解性坏死。艾滋病患者更易发生严重的皮肤反应。如在深部真菌感染患者出现皮疹，应严密观察，一旦出现大疱性损害或多形性红斑，应立即停药。

4. 本品属妊娠期用药 C 类。哺乳期妇女应用本品时需停止授乳。

5. 不推荐本品用于 6 个月以下小儿。

6. 老年患者如无肾功能受损的情况，可予以常规剂量。内生肌酐清除率 ≤ 50ml/min 者需减量。

7. 本品过量可发生幻觉和兴奋性偏执行为，可予以洗胃、利尿及对症处理。

【药物相互作用】

1. 抗凝血药 本品可增强华法林的抗凝作用，致凝血酶原时间延长，可发生出血等不良事件（皮下淤血、鼻出血、胃肠道出血、血尿和黑便等）。应严密监测同时接受香豆素类抗凝血药治疗患者的凝血酶原时间。

2. 苯二氮䓬类 本品可致咪达唑仑血药浓度明显升高，并出现精神运动性反应。两者如需同时应用，应减少苯二氮䓬类药物的剂量，并对患者进行适当监测。

3. 西沙必利　两者合用可出现严重心脏不良反应，包括尖端扭转型室性心动过速。接受本品治疗的患者禁止使用西沙必利。

4. 免疫抑制剂　本品与免疫抑制剂环孢素、他克莫司合用时，可使后两者血药浓度升高，引起肾毒性等不良反应。如需合用时需监测后两者的血药浓度，并据以调整剂量。

5. 氢氯噻嗪　与本品合用时可使本品的肾清除减少，血药浓度升高 40%。

6. 口服避孕药　本品可使炔雌醇和左炔诺孕酮的药时曲线下面积分别增加 40% 和 24%。

7. 本品与苯妥英合用时，可使后者血药浓度升高。两者合用时需监测苯妥英的血药浓度，并据以调整剂量。

8. 本品与利福平合用时，可使本品药时曲线下面积减少 25%，半衰期缩短 20%。两者合用时应考虑增加本品的剂量。

9. 本品可延长磺酰脲类药物的半衰期，糖尿病患者两者合用时应警惕发生低血糖的可能。

10. 吡咯类药物包括本品与特非那定合用时可致后者血药浓度升高，发生严重心律失常（继发于 Q-Tc 间期延长）。本品禁止与特非那定同时应用。

11. 本品与茶碱合用时可致后者血浆清除率降低 18%，两者合用时应仔细观察有无茶碱中毒症状；如患者出现中毒症状，治疗方案应作相应调整。

12. 本品与齐多夫定合用时可致后者血药浓度升高，药时曲线下面积增加 20%，可能的原因为齐多夫定转化为其主要代谢物的能力降低。两者合用时应仔细观察与齐多夫定有关的不良反应发生。

13. 本品与阿司咪唑或其他经细胞色素 P-450 酶系统代谢的药物合用时，可致这些药物的血药浓度增高。应严密观察有无不良反应发生。

三、伊曲康唑

【抗菌作用】伊曲康唑（itraconazole）对皮炎芽生菌、荚膜组织胞浆菌、黄曲霉、烟曲霉、白念珠菌和新型隐球菌均具抗菌活性，对申克孢子丝菌、毛癣菌、克柔念珠菌和其他念珠菌的抗菌作用变异较大。本品在实验动物模型中对皮炎芽生菌、杜氏组织胞浆菌、烟曲霉、粗球孢子菌、新型隐球菌、巴西副球孢子菌、申克孢子丝菌和毛癣菌感染具抑菌作用。

本品及其他吡咯类抗真菌药在体外或体内先于两性霉素 B 应用，可抑制两性霉素 B 的活性，两者呈拮抗作用。但其临床意义尚不清楚。

【药动学】本品为高度脂溶性化合物，胶囊剂口服吸收差，生物利用度 36%，与食物同服可增加药物吸收。30 例健康志愿者餐后单剂口服胶囊剂 200mg 的血药峰浓度为 0.3mg/L，达峰时间为 5 小时，药时曲线下面积为 2.7mg·h/L。本品口服液生物利用度为 55%，不需与食物同服。27 例健康志愿者空腹单剂服用口服液 200mg 的血药峰浓度为 0.54mg/L，达峰时间为 2.25 小时，药时曲线下面积为 4.5mg·h/L。29 例晚期 HIV 感染者每次 200mg，每日 2 次 ×2 日，继以每日 1 次 ×5 日静脉滴注，第 7 日的血药峰浓度为 2.9mg/L，达峰时间为 1.08 小时，药时曲线下面积为 30.1mg·h/L。单次给药后消除半衰期为 15~20 小时，多剂给药后半衰期可延长至 30~40 小时。本品蛋白结合率为 99.8%，仅 0.2% 呈游离状态。本品在肺、肾、肝、骨骼、胃、脾和肌肉中的浓度为血药浓度的 2~3 倍，在脑脊液中浓度甚低。本品主要在肝内被 P-450 CYP3A4 酶代谢为多种代谢产物，主要代谢产物为羟基伊曲康唑，其抗菌活性与伊曲康唑相似，血药浓度是原药的 2 倍。约 40% 的无活性代谢物和 ≤0.03% 的药物以原型自尿中排泄，3%~18% 的给药量以原型经粪便排泄。

【适应证及临床应用】

1. 胶囊剂 适用于治疗肺部及肺外芽生菌病；组织胞浆菌病，包括慢性空洞性肺部疾病和非脑膜组织胞浆菌病；以及不能耐受两性霉素 B 或两性霉素 B 治疗无效的肺部或肺外曲霉病。本品还适用于皮肤真菌所致的足趾或 / 和手指甲癣。

2. 口服液 与本品注射液序贯使用，用于中性粒细胞缺乏怀疑真菌感染患者的经验治疗，也可用于口咽部和食管念珠菌病的治疗。

3. 静脉注射液 适用于中性粒细胞缺乏怀疑真菌感染患者的经验治疗，还适用于治疗肺部及肺外芽生菌病；组织胞浆菌病，包括慢性空洞性肺部疾病和非脑膜组织胞浆菌病；以及不能耐受两性霉素 B 或两性霉素 B 治疗无效的肺部或肺外曲霉病。

【剂量及用法】

1. 胶囊 治疗芽生菌病、组织胞浆菌病和曲霉病的成人常用剂量为每日 200~400mg，剂量超过 400mg 时宜分 2 次给药。治疗足趾甲癣予以 200mg 每日 1 次，连用 12 周；手指甲癣每次 200mg 每日 2 次，连服 7 天为 1 疗程，停药 21 天后再予以第 2 个疗程。

2. 口服液 治疗口咽部念珠菌病予以口服液每日 200mg（20ml），连用 1~2 周；治疗食管念珠菌病予以口服液每日 100mg（10ml），连用 2 周。

3. 静脉注射液 治疗皮炎芽生菌病、组织胞浆菌病和曲霉病的成人常用剂量为第 1、2 日，每日 2 次，每次 200mg；从第 3 日起，每日 1 次，每次 200mg。静脉滴注时间至少 1 小时。伊曲康唑静脉用药时间不宜超过 14 天，应继以口服液序贯疗法。总疗程为 3 个月或用药至真菌感染的临床症状体征消失及实验室检查恢复正常。

【不良反应】

1. 常见不良反应有胃肠道不适，如消化不良、恶心、腹痛和便秘。亦有呕吐和腹泻的报道。

2. 较少见的不良反应有头痛、可逆性血清氨基转移酶升高、月经紊乱、头晕和过敏反应（如瘙痒、丘疹、荨麻疹和血管神经性水肿）。

3. 极个别患者可发生外周神经病变和史 - 约综合征。

4. 接受本品长期治疗（1 个月以上）的患者可发生低钾血症、水肿、肝炎和脱发等症状。

【禁忌证及注意事项】

1. 禁用于对本品过敏者；禁用于妊娠患者。本品与其他吡咯类交叉过敏的资料缺乏，但对其他吡咯类过敏者也不宜用本品。

2. 禁止与某些经 P-450 酶系代谢的药物合用，因可使本品血药浓度增高，导致严重、危及生命的心律失常。特非那定、阿司咪唑、三唑仑、咪达唑仑和西沙必利禁止与本品合用。应用本品治疗期间应停用洛伐他汀、辛伐他汀。

3. 本品不宜用于充血性心力衰竭患者。

4. 极个别患者可出现严重肝毒性，包括肝衰竭和死亡。先前有肝功能异常的患者、持续用药超过 1 个月的患者，以及治疗过程中发生肝功能不全症状或体征的患者，应监测肝功能。如出现不正常应停止用药。

5. 本品胶囊应与食物同服以增加吸收；但口服液应空腹服用。

6. 胃酸降低时可影响本品的吸收。接受碱性药物（如氢氧化铝）治疗的患者服用本品时两者至少间隔 2 小时。

7. 本品属妊娠期用药 C 类。哺乳期妇女应用本品时应停止授乳。

8. 不推荐本品用于儿童患者。

9. 伊曲康唑主要在肝脏代谢。肝硬化患者本品半衰期延长，应考虑调整剂量。

10. 肌酐清除率 < 30ml/min 的患者不宜应用本品静脉制剂。

11. 当发生与本品相关的神经病变时应终止治疗。

【药物相互作用】

1. 本品及其主要代谢产物羟基伊曲康唑为细胞色素 P-450（CYP）3A4 酶系统的抑制剂。本品与主要经该酶系统代谢的药物合用时，可导致后者血药浓度增高，治疗作用、不良反应增加及不良反应时间延长。经该酶系统代谢的药物有：华法林；抗组胺药：特非那定、阿司咪唑；利托那韦、茚地那韦、沙奎那韦；长春碱、白消安、多烯紫杉醇和三甲曲沙；咪达唑仑、三唑仑、地西泮；二氢吡啶、维拉帕米；洛伐他汀、辛伐他汀；西沙必利；环孢素、他克莫司和西罗莫司；甲泼尼龙；地高辛、奎尼丁等。

2. 由于本品主要经 CYP3A4 酶代谢，所以该酶的抑制剂可使本品的药物浓度增高。例如克拉霉素和红霉素；利托那韦、茚地那韦。

3. 抗分枝杆菌药如异烟肼、利福平、利福布汀，抗惊厥药如苯妥英、苯巴比妥、卡马西平及逆转录酶抑制剂奈韦拉平可明显降低本品的血药浓度。

4. 在器官移植受者中同时用本品、环孢素和羟甲基戊二酰辅酶 A（HMG-CoA）还原酶抑制剂洛伐他丁治疗时偶有发生横纹肌溶解的报道，但与伊曲康唑的因果关系不明。

四、伏立康唑

【抗菌作用】伏立康唑（voriconazole）属三唑类抗真菌药，具广谱抗真菌作用。对黄曲霉、烟曲霉、土曲霉、黑曲霉、构巢曲霉具杀菌作用；对赛多孢菌属和镰孢霉属，包括腐皮镰孢霉的作用有差异；对白念珠菌及部分都柏林念珠菌、光滑念珠菌、平常念珠菌、克柔念珠菌、近平滑念珠菌、热带念珠菌和吉列蒙念珠菌，包括耐氟康唑的克柔念珠菌、光滑念珠菌和白念珠菌耐药菌株均具抗菌活性。

其他本品治疗有效的真菌感染包括新型隐球菌、皮炎芽生菌、粗球孢子菌、链格孢属、头分裂芽生菌、支孢霉属、冠状耳霉、喙明脐霉、棘状外瓶霉、裴氏着色霉、足菌肿马杜拉菌、拟青霉属、青霉属（包括马尔尼菲篮状菌）、烂木瓶霉、短尾帚霉和丝孢酵母属，包括白吉利丝孢酵母菌感染。

伏立康唑在体外对支顶孢属、链格孢属、双极菌属、支孢瓶霉属、荚膜组织胞浆菌具抗菌活性。0.05 ~ 2μg/ml 浓度的伏立康唑可以抑制大多数菌株。对弯孢属和孢子丝菌属亦具抗菌作用。

【药动学】药动学呈非线性，AUC 增加的比例远大于剂量增加的比例。因此如果口服剂量从每日 2 次，每次 200mg 增加到每日 2 次，每次 300mg 时，AUC_τ 平均增加 2.5 倍。当给予受试者负荷剂量后，24 小时内其血药浓度接近于稳态浓度。如不给予负荷剂量，仅为每日 2 次，多剂量给药后大多数受试者约在第 6 天时达到血药稳态浓度。伏立康唑血药平均浓度和血药峰浓度分别为 2.4mg/L 和 3.7mg/L。

口服本品吸收迅速而完全，给药后 1~2 小时达血药峰浓度。口服后绝对生物利用度约为 96%。当多剂量给药且与高脂饮食同时应用时，伏立康唑的血药峰浓度和药时曲线下面积分别减少 34% 和 24%。

稳态浓度下伏立康唑的分布容积为 4.6L/kg，提示本品在组织中广泛分布。血浆蛋白结合率约为 96%。在一项研究中，对 8 例患者的脑脊液进行了检测，所有患者的脑脊液中均可检测到伏立康唑。

伏立康唑主要在肝脏通过细胞色素 P-450 同工酶，包括 CYP2C19，CYP2C9 和 CYP3A4 代谢。仅有少于 2% 的药物以原型经尿排出。本品的消除半衰期与剂量有关，口服 200mg 后消除半衰期约为 6 小时。

赋形剂二丁醚硫 -β- 环糊精（SBECD）在轻度至重度肾功能减退者（血肌酐值 > 2.5mg/dl）中可发生蓄积。

口服本品单剂 200mg 后，轻至中度肝硬化患者的 AUC_{τ} 较肝功能正常者高 233%。蛋白结合率不受肝功能减退影响。

【适应证及临床应用】本品适用于治疗侵袭性曲霉病；非粒细胞缺乏患者念珠菌血症及念珠菌所致播散性皮肤感染、腹部、肾脏、膀胱壁及伤口感染；食管念珠菌病；不能耐受其他药物或其他药物治疗无效的赛多孢菌属和镰孢霉属，包括腐皮镰孢霉所致的严重感染。

【剂量及用法】本品片剂应在餐前或餐后 1 小时服用。本品静脉制剂应静脉滴注给药，不可静脉推注，每次滴注 ≤ 3mg/kg 的时间应为 1~2 小时，滴注速度不可超过 3mg/（kg·h）。

成人及儿童：无论是静脉滴注或是口服给药，第 1 天均应给予负荷剂量，使其血药浓度尽快达稳态浓度。由于口服片剂的生物利用度很高（96%），所以可根据临床需要，口服和静脉滴注两种给药方法相互切换。详细剂量见表 2-16-3。

表 2-16-3　伏立康唑的给药剂量及方法

	静脉滴注	口服	
		患者体重 ≥ 40kg	患者体重 < 40kg
负荷剂量(第 1 日)	q12h，每次 6mg/kg(适用于第 1 日)	q12h，每次 400mg(适用于第 1 日)	q12h，每次 200mg(适用于第 1 日)
维持剂量(第 1 日以后)	念珠菌感染 3mg/kg，q12h 曲霉、赛多孢菌、镰孢霉等霉菌 4mg/kg，q12h	q12h，每次 200mg	q12h，每次 100mg

疗程应根据患者疾病的严重程度、基础疾病、免疫缺陷恢复情况及临床和微生物学反应决定。

老年人应用本品时无须调整剂量。

肝功能试验中 GPT、GOT 升高的急性肝损害者无须调整剂量，轻至中度肝硬化者负荷剂量不变，但维持剂量减半。

轻度到严重肾功能减退（肌酐清除率 < 50ml/min）的患者应用本品时可出现赋形剂 SBECD 的蓄积，应选用口服给药。伏立康唑可经血液透析清除，清除率为 121ml/min。4 小时的血液透析仅能清除少许药物，无须调整剂量。赋形剂 SBECD 在血液透析中的清除率为 55ml/min。

【不良反应】最为常见的不良反应为视觉障碍、发热、皮疹、恶心、呕吐、腹泻、头痛、周围性水肿和腹痛。这些不良反应通常为轻度到中度。最常导致停药的相关不良事件为肝功能异常、皮疹和视力障碍。

1. 视觉障碍　大约 30% 的用药者曾出现过视觉改变或视力增强、视物模糊、色觉改变或畏光。视觉障碍通常为轻度，罕有导致停药者。视觉障碍可能与较高的血药浓度和 / 或剂量有关。虽然伏立康唑的作用部位似乎主要局限于视网膜，但其作用机制仍不清楚。研究发现本品可减小视网膜电波波形的振幅，这种改变在疗程超过 29 天后不再进展，并且停药后可以完全恢复。

2. 皮肤和附件　皮疹发生率约 6%，皮疹、瘙痒、斑丘疹常见；皮肤的光敏反应、脱发、剥脱性皮炎、固定药疹、湿疹、银屑病、史 - 约综合征、荨麻疹少见；偶见有盘形红斑狼疮、多形性红斑、中毒性表皮坏死溶解。大多数皮疹为轻到中度，严重皮肤反应极少见，包括史 - 约综合征、毒性表皮溶解坏死和多形性红斑。一旦患者出现皮疹，必须进行严密观察，若皮损加重则必须停药。亦有光过敏的报道，特别是在疗程比较长时。

3. 血清氨基转移酶异常　发生率为 13.4%。肝功能试验异常可能与较高的血药浓度和 / 或剂量有关。绝大部分患者不影响继续用药，或者调整剂量继续用药（包括停药）后均可缓解。在伴有其他严重基础疾病的患者中，偶可发生严重的肝毒性反应，其中包括黄疸。肝炎或者致死性的肝衰竭极为少见。

4. 全身反应　常见反应有发热、寒战、头痛、腹痛、胸痛等；少见反应有腹胀、衰弱、背痛、水肿、面部水肿、流感样症状、注射部位疼痛等。

5. 心血管系统　常见反应有心动过速、高血压、低血压、血管扩张；少见反应有心律失常、房 - 室完全阻滞、深静脉血栓、Q-T 间期延长、晕厥、室性心动过速（包括尖端扭转型）等。

6. 消化系统　常见反应有恶心、呕吐、腹泻、肝功能异常、胆汁淤积性黄疸、口干、黄疸；少见反应有食欲减退、便秘、肝大、肝炎、肝衰竭；偶见假膜性肠炎、肝性昏迷。

7. 血液和淋巴系统　常见反应有血小板减少、贫血；少见的有中性粒细胞缺乏症、嗜酸性粒细胞增多、骨髓抑制；偶见淋巴管炎。

8. 神经系统　眩晕、幻觉等常见；精神错乱、抑郁、焦虑、震颤、激动、感觉异常、运动失调、复视、感觉障碍、眼球震颤少见。

9. 静脉滴注相关反应　有过敏性休克样的即刻反应，包括脸红、发热、出汗、心动过速、胸闷、呼吸困难、晕厥、恶心、瘙痒和皮疹。

10. 泌尿生殖系统　血肌酐、血尿素氮增高及蛋白尿、血尿常见，有报道重症患者应用本品时可发生急性肾衰竭。本品与具有肾毒性的药物合用以及用于合并其他基础疾病的患者时，可能会发生肾功能减退。

【禁忌证及注意事项】

1. 本品禁用于对伏立康唑或任何赋形剂有过敏史者。有其他吡咯类过敏史者慎用。

2. 本品禁止与 CYP3A4 底物，特非那定、阿司咪唑、西沙必利、匹莫齐特或奎尼丁合用，因为本品可增加上述药物的血药浓度，导致 Q-T 间期延长，尖端扭转型室性心动过速极少见。

3. 本品禁止与利福平、利福布汀、卡马西平和长效巴比妥类合用，这些药物可以显著降低本品的血浓度。

4. 本品禁与麦角生物碱类药物（麦角胺、二氢麦角胺）合用。麦角生物碱类为 CYP3A4 的作用底物，两者合用会使麦角类药物的血药浓度增高导致麦角中毒。

5. 伏立康唑可以使西罗莫司的血药浓度显著增加，因此禁止同时应用这两种药物。

6. 用药期间应注意监测肝、肾功能，尤其是肝功能、胆红素和血肌酐值。

7. 本品属妊娠期用药 D 类。哺乳期妇女应用本品时需停止授乳。

8. 不推荐本品用于 12 岁以下小儿。

9. 半乳糖不耐受：本品片剂含乳糖，不宜应用于罕见的遗传性半乳糖不耐受、乳糖酶缺乏或葡萄糖 - 半乳糖吸收障碍的患者。

10. 部分吡咯类，包括本品与心电图 Q-T 间期延长有关。极个别服用本品的患者可发生尖端扭转型室速。此类患者多为重症，存在多种复杂的危险因素，如心脏毒性化疗、心肌病、低血钾和合用的其他药物。存在潜在心律失常情况的患者慎用本品。应用本品前应纠正血钾、血镁和血钙。

【药物相互作用】伏立康唑通过细胞色素 P-450 同工酶代谢，包括 CYP2C19，CYP2C9 和

CYP3A4。这些同工酶的抑制剂或诱导剂可以分别增加或减少伏立康唑的血药浓度。

1. 其他药物对伏立康唑的药动学影响

（1）苯妥英可使伏立康唑的 C_{max} 和 AUC_{τ} 显著降低，两者合用时可能需要调整伏立康唑的维持剂量。

（2）本品与茚地那韦合用时不需调整剂量，但应监测与本品相关的不良事件和毒性反应。

（3）本品与非核苷类逆转录酶抑制剂（NNRTI）合用时，应注意监测与本品相关的不良事件和毒性反应。

2. 伏立康唑对其他药物药动学的影响

（1）本品可使环孢素的 AUC 显著增加，对 C_{max} 作用不显著。应用环孢素治疗的患者开始使用本品时，建议其环孢素的剂量减半，并严密监测其血药浓度。环孢素浓度的增高与肾毒性有关。当停用本品时，仍需严密监测环孢素的浓度，必要时增加其剂量。

（2）他克莫司、苯妥英、奥美拉唑、非核苷类逆转录酶抑制剂（NNRTI）、苯二氮䓬类、他汀类、双氢吡啶钙通道阻滞剂、磺脲类口服降糖药、长春碱：本品可使上述药物的 C_{max} 和 AUC 显著增加。合用时应密切监测上述药物相关的不良事件和毒性反应，必要时调整上述药物的剂量，并监测他克莫司、苯妥英的血药浓度。

（3）华法林：本品可使凝血酶原时间显著延长。因此当两者合用时，需严密监测凝血酶原时间，可能需要调整华法林的剂量。

五、泊沙康唑

泊沙康唑（posaconazole）为第二代三唑类抗真菌药，为唯一对接合菌具有抗菌活性的吡咯类抗真菌药，是 FDA 批准的唯一可用于预防侵袭性曲霉病的抗真菌药物。

【抗菌作用】本品对念珠菌属的作用略逊于伏立康唑，但优于氟康唑和伊曲康唑。对白念珠菌、近平滑念珠菌、热带念珠菌、挪威念珠菌、都柏林念珠菌的 $MIC_{90} \leq 0.25mg/L$，对光滑念珠菌的 MIC_{90} 为 2mg/L，对克柔念珠菌 MIC_{90} 为 1mg/L。对曲霉属的抗菌活性与伏立康唑大致相仿，对烟曲霉、黄曲霉、黑曲霉、土曲霉的 MIC_{90} 均 $\leq 0.5mg/L$。本品为唯一对接合菌有良好抗菌活性的吡咯类抗真菌药，然而抗菌作用不如两性霉素 B。本品对根霉属、毛霉属、犁头霉属、汗霉属、瓶霉属和根毛霉属的 MIC_{90} 分别为 $1 \sim 8.0mg/L$、$2 \sim 16mg/L$、0.25mg/L、$0.031 \sim 1mg/L$、$0.016 \sim 2.0mg/L$、$0.016 \sim 0.25mg/L$。对镰孢霉属的 MIC_{90} 为 $1.0 \sim 32mg/L$。双相真菌如组织胞浆菌、芽生菌属、球孢子菌属、副球孢子菌属的 MIC_{90} 为 $0.125 \sim 0.25mg/L$。对隐球菌属均具良好抗菌活性，MIC_{90} 为 0.25mg/L。

【药动学】本品难溶于水，有注射制剂、缓释片和口服悬液剂。在健康志愿者中静脉制剂单剂 200mg 或 300mg 给药后的 $AUC_{0-\infty}$ 分别为 35 400ng·h/ml 和 46 400ng·h/ml，AUC_{0-12} 分别为 8 840ng·h/ml 和 13 000ng·h/ml，C_{max} 分别为 2 250ng/ml 和 2 840ng/ml，消除半衰期分别为 23.6 小时和 24.3 小时，清除率分别为 6.5L/h 和 6.9L/h。缓释片首日 300mg 每日 2 次继以 300mg 每日 1 次口服，达稳态后的 AUC_{0-24} 为 51 618ng·h/ml、C_{av}（$AUC_{0-24}/24h$）为 2 151ng/ml，C_{max} 为 2 764ng/ml，C_{min} 为 1 785ng/ml，达峰时间 4 小时，消除半衰期 31 小时，清除率 7.5L/h。口服混悬液单剂 200mg 非脂肪餐后给药 C_{max} 为 378ng/ml，AUC 为 10 753ng·h/ml，T_{max} 为 $3 \sim 5$ 小时，清除率为 21L/h，消除半衰期 22.2 小时，高脂餐后 C_{max} 为 512ng/ml，AUC 为 15 059ng·h/ml。口服混悬液 200mg 每日 3 次达稳态后的 C_{avg} 为 583ng/ml，AUC_{0-24} 为 15 900ng·h/ml，清除率 51.2L/h，V/F 2 425L，消除半衰期 37.2 小时。静脉给药的分布容积为 261L（226 ~ 295L），具有

高度组织穿透力。可透过胎盘，在乳汁中有分泌。蛋白结合率 > 98%，给药量的 71% 经粪便排泄，13% 经肾脏排泄。肝功能不全患者慎用本品，轻至中度肾功能不全患者应用本品无须减量。

【适应证及临床应用】本品适用于：① 13 岁及以上严重免疫功能缺陷患者，如用于造血干细胞移植受者发生移植物抗宿主病，或血液系统恶性肿瘤化疗后长期中性粒细胞缺乏者，预防侵袭性曲霉和念珠菌感染。②口咽部念珠菌病的治疗，包括伊曲康唑或氟康唑治疗无效者。

【剂量及用法】

1. 预防侵袭性曲霉和念珠菌感染　静脉制剂首日负荷剂量 300mg 每日 2 次，维持剂量 300mg 每日 1 次。本品注射剂需经中央静脉导管或经外周静脉穿刺中央静脉导管（PICC）给药，每次静脉滴注 90 分钟。缓释剂首日负荷剂量 300mg 每日 2 次，维持剂量 300mg 每日 1 次。口服混悬液 200mg（5ml）每日 3 次。

2. 治疗口咽部念珠菌病　口服混悬液负荷剂量 100mg 每日 2 次，继以 100mg 每日 1 次，疗程 13 日。

3. 治疗伊曲康唑或氟康唑无效的口咽部念珠菌病　口服混悬液 400mg（10ml），每日 2 次。口服混悬液均需与食物共服，不能进食患者应改用其他抗真菌药。

【不良反应】在 1 844 例患者进行的安全性评价显示，口服混悬液耐受性良好。171 例患者用药时间超过 6 个月，58 例患者超过 12 个月。在预防性应用、治疗口咽部念珠菌病及中性粒细胞缺乏发热患者补救治疗等研究中，口服混悬液的安全性及耐受性与氟康唑大致相仿。口服混悬液最常见的不良反应有胆红素血症、血转氨酶升高、肝细胞损害以及恶心和呕吐。静脉制剂最常见的不良反应有腹泻（32%）、低钾血症（22%）、发热（21%）、恶心（19%）、皮疹（15%）、头痛（14%）和腹痛（13%）等。缓释剂最常见的不良反应有腹泻（29%）、发热（28%）、恶心（27%）和低钾血症（22%）。

【禁忌证及注意事项】

1. 本品不可与麦角生物碱类药物（麦角胺、二氢麦角胺）合用。

2. 本品禁止与 CYP3A4 底物，特非那定、阿司咪唑、西沙必利、匹莫齐特、卤泛群或奎尼丁合用，因为本品可增加上述药物的血药浓度，导致 Q-T 间期延长，但尖端扭转型室性心动过速极少见。

3. 有其他吡咯类过敏史者慎用。

4. 用药期间应注意监测肝功能，如肝功能持续恶化应考虑停用本品。

5. 部分吡咯类包括本品与心电图 Q-T 间期延长有关。存在潜在心律失常可能性的患者慎用本品。应用本品前应纠正血钾、血镁和血钙。

【药物相互作用】本品是 CYP3A4 抑制剂，但不抑制其他 CYP 酶（如 CYP1A2、2C8/9、2D6、2E1）。因此和其他三唑类抗真菌药物相比，本品发生药物相互作用的可能性较小。但本品可通过抑制 CYP3A4，干扰其他药物代谢。本品应避免与西咪替丁、利福布汀、苯妥英合用，除非利大于弊。本品与环孢素、他克莫司及咪达唑仑合用时，后数者需减量使用，并监测血药浓度。

六、艾沙康唑

现应用者为艾沙康唑（isavuconazole）的前药艾沙康唑硫酸酯（isavuconazonium sulfate），艾沙康唑硫酸酯静脉输注或口服后，在体内主要被丁酰胆碱酯酶水解，迅速完全转化为艾沙康唑以及少量的降解产物 BAL8728。

【抗菌作用】艾沙康唑具有广谱抗真菌作用，其对大多数临床致病真菌，包括曲霉属、念珠菌属、接合菌属、隐球菌属具有良好的抗菌作用。对以下真菌的大多数菌株在体外和在临床感染中均具有活性：黄曲霉、烟曲霉、黑曲霉和毛霉目，例如米根霉和 Mucormycetes。

对绝大多数曲霉属的 MIC_{50} 和 MIC_{90} 与伏立康唑和泊沙康唑相仿，但优于棘白菌素类，对伊曲康唑耐药曲霉菌株亦具有较强活性，其 MIC 和 MFC 几何均数分别为 1.1μg/ml 和 2.3μg/ml。对土曲霉显示出较强抗菌活性（$MIC_{50} ≤ 1μg/ml$），土曲霉通常对两性霉素 B 耐药。对绝大多数念珠菌属的抗菌活性与伏立康唑和泊沙康唑相仿，优于氟康唑、伊曲康唑和两性霉素 B。对接合菌属的体外抗菌活性与泊沙康唑相仿或略差。对隐球菌属的体外抗菌活性与伏立康唑和泊沙康唑相仿。对其他真菌（如镰孢菌属、尖端赛多孢菌、双相真菌等）也有一定的抗菌活性。

【药动学】在健康受试者中，口服本品 200mg 后的 C_{max} 为（7 499 ± 1 893.3）ng/ml，T_{max} 为 3.0 小时，AUC 为（121 402 ± 35 768.8）ng·h/ml。本品静脉给药的血浆半衰期为 130 小时，在体内分布广泛，V_{ss} 约为 450L。口服制剂的生物利用度达 98%。本品与高脂肪餐合用可使 C_{max} 减低 9%，但 AUC 增加 9%。本品蛋白结合率大于 99%。艾沙康唑少量经尿液排泄，口服或静脉给药后尿液中排泄量低于总剂量的 1%。

【适应证及临床应用】本品适用于 18 岁及以上成人侵袭性曲霉病和侵袭性毛霉病。

【剂量及用法】

1. 负荷剂量　艾沙康唑 200mg，每 8 小时 1 次，共 6 剂，口服或静脉给药。

2. 维持剂量　艾沙康唑 200mg，每日 1 次，口服或静脉给药。

【不良反应】最常见的不良反应有恶心、呕吐、腹泻、便秘，头痛，血清氨基转移酶升高，低钾血症，呼吸困难，咳嗽，周边水肿和背痛。

【禁忌证及注意事项】

1. 禁用于对本品及其任何组分过敏的患者。

2. 禁止与强 CYP3A4 抑制剂合用，例如高剂量利托那韦，因为强 CYP3A4 抑制剂可显著增加本品的血药浓度。

3. 禁止与强 CYP3A4 诱导剂合用，例如利福平、卡马西平、圣约翰草或长效巴比妥类，因为强 CYP3A4 诱导剂可显著减低本品的血药浓度。

4. 禁用于有家族性短 Q-T 间期综合征的患者，因本品以浓度相关方式缩短 Q-Tc 间期。

5. 曾报道有严重肝脏不良药物反应，包括肝炎，胆汁淤积或肝衰竭包括死亡，应用本品时需严密随访肝功能。

6. 本品静脉给药期间有输注相关反应的报道，包括低血压、呼吸困难、发冷、眩晕、感觉异常和感觉迟钝。如发生应终止输注。

7. 其他三唑类抗真菌药曾报道有过敏反应或史 - 约综合征，如应用本品期间发生剥脱性皮炎应停药。

8. 本品属妊娠期 C 类，妊娠期间仅在潜在获益大于对胎儿风险时谨慎使用。哺乳期妇女应用本品应停止授乳。

9. 本品在 18 岁以下青少年和婴幼儿的有效性和安全性尚未确立。

10. 65 岁以上老年患者应用本品无须调整剂量。

11. 轻至中度或严重肾功能受损患者，包括肾病终末期患者，应用本品无须调整剂量。

12. 轻至中度肝受损患者中无须调整剂量（Child-Pugh A 和 B 级），严重肝受损（Child-PughC 级）患者只有当获益大于风险时才考虑使用，并严密监测。

【药物相互作用】

1. 本品引发的药物相互作用总体少于伊曲康唑和伏立康唑，与泊沙康唑相当。

2. CYP3A4 抑制剂或诱导剂可能改变本品的血药浓度。

3. 本品与免疫抑制剂如环孢素、西罗莫司、他克莫司及咪达唑仑合用时，后数种药需减量应用并监测血药浓度。

4. 本品与地高辛合用时可导致后者血药浓度增高，需监测血药浓度并调整剂量。

第四节　棘白菌素类抗真菌药

一、卡泊芬净

【抗菌作用】卡泊芬净（caspofungin）为杀菌剂，在体外具有广谱抗真菌活性。本品对烟曲霉、黄曲霉、土曲霉和黑曲霉具良好抗菌活性，对白念珠菌、光滑念珠菌、吉列蒙念珠菌、克柔念珠菌和热带念珠菌具高度抗真菌活性，明显优于氟康唑及氟胞嘧啶，与两性霉素 B 相仿，但对近平滑念珠菌作用相对较弱。此外，本品对镰孢霉属、丝状真菌和一些双相真菌具有抗菌活性，如顶孢霉属、拟青霉属等，且优于两性霉素 B；对组织胞浆菌和肺孢子菌也有一定的作用。新型隐球菌对本品天然耐药。本品对镰孢霉属、根霉属、丝孢酵母属等作用差。

本品治疗免疫功能正常及免疫缺陷动物白念珠菌和烟曲霉感染，具有良好疗效。

作用机制：葡萄糖多聚物 β-（1，3）-D- 葡聚糖是念珠菌属和曲霉细胞壁的基本组分，可使细胞壁结构完整，不易被药物渗透。卡泊芬净是半合成棘白菌素类，通过非竞争性抑制 β-（1，3）-D- 糖苷合成酶，破坏真菌细胞壁糖苷的合成。而哺乳动物无类似的细胞壁合成过程，故对于哺乳类动物毒性减少。

体外及体内研究显示本品与两性霉素 B 联合应用无拮抗作用，其临床意义尚不清楚。

【药动学】随着静脉应用卡泊芬净剂量的加大（从 5mg 到 100mg），健康人的血药浓度成比例地增加。单剂静脉滴注本品 70mg 持续 1 小时，结束时即刻血药峰浓度为 12.04μg/ml，24 小时后的血药浓度为 1.42μg/ml。血浆清除率为 9.85ml/min，$t_{1/2β}$ 9~11 小时，$AUC_{0→∞}$ 为 118.45μg·h/ml。

首日 70mg 继以每日 1 次，每次 50mg 静脉滴注共 14 天，第 1 天 $AUC_{0→24}$ 为 97.63μg·h/ml，第 14 天为 100.47μg·h/ml；第 1 天静脉滴注结束后血药浓度为 12.09mg/L，第 14 天为 9.94mg/L。

静脉应用多剂卡泊芬净，每日 15~70mg×2 周或每日 70mg×3 周，可有中等度的药物累积现象（AUC_{24h} 增加 25%~50%）。

卡泊芬净的血浆蛋白结合率可高达 97%。肝、肾和大肠的 AUC_{24h} 组织 - 血浆比分别为 16、2.9 和 2。小肠、肺和脾组织中的药物浓度与血浆内相似，心、脑和大腿的药物浓度低于血浆内浓度。

健康成人静脉应用卡泊芬净 70mg，通过水解和 *N*- 乙酰化代谢速度缓慢。卡泊芬净也有自发的化学降解过程。本品消除半衰期为 9~10 小时，血浆总清除率为 0.72L/h。

约 35% 给药量的本品及其代谢产物经粪便排泄，41% 经尿液排泄。其中约 1.4% 以原型从尿液中排泄，表明其主要代谢形式是肝脏代谢。母药的肾清除率甚低，仅 0.15ml/min；而本品的总清除率为 12ml/min。

65 岁以上老年患者使用本品时血药浓度有轻度增加，但不需调整剂量。

卡泊芬净用于轻度至终末期肾功能不全或轻度肝功能不全的患者时不需调整剂量。血液透析不能清除本品。对于中度肝功能不全患者，应适当减少剂量。

【适应证及临床应用】本品适用于治疗：①念珠菌血流感染和下列念珠菌感染：腹腔脓肿、腹膜炎和胸腔感染；②食管念珠菌病；③难治性或不能耐受其他抗真菌药治疗（如两性霉素 B 去氧胆酸盐、两性霉素 B 含脂制剂和 / 或伊曲康唑）的侵袭性曲霉病；④中性粒细胞缺乏伴发热经广谱抗菌药治疗无效，疑为真菌感染患者的经验治疗。

【剂量及用法】

1. 念珠菌血流感染及其他念珠菌感染　成人剂量为首日负荷剂量 70mg，继以每日 50mg，缓慢静脉滴注 1 小时。疗程依据患者的临床及微生物学反应而定，一般为血培养阴性后 14 天。中性粒细胞缺乏患者疗程宜长，持续至中性粒细胞恢复。

2. 食管念珠菌病　每日 50mg，缓慢静脉滴注 1 小时。由于 HIV 患者易于复发，可予以长期抑制治疗。

3. 侵袭性曲霉病　首日负荷剂量 70mg，继以每日 50mg，缓慢静脉滴注 1 小时。疗程依据患者基础疾病的严重程度、免疫缺陷恢复情况以及临床反应而定。

4. 肾功能损害及轻度肝功能损害患者无须调整剂量。中度肝功能损害患者首日负荷剂量为 70mg，继以每日 35mg。

【不良反应】本品临床不良反应及输注相关不良反应发生率分别为 28.9% 和 20.2%，显著低于两性霉素 B 的 58.4% 和 48.8%。实验室检查异常发生率为 24.3%，显著低于两性霉素 B 的 54.0%。常见临床不良反应有发热、恶心、呕吐以及静脉滴注相关反应。常见的实验室检查异常有血清氨基转移酶、胆红素、碱性磷酸酶、血肌酐、血尿素氮升高，血钾、血细胞比容和血红蛋白降低。

【禁忌证及注意事项】

1. 禁用于对本品及其任何组分过敏的患者。

2. 本品不宜与环孢素合用，除非利大于弊。

3. 本品属妊娠期用药 C 类。哺乳期妇女应用本品应停止授乳。

4. 不推荐本品用于 18 岁以下儿童、青少年及婴幼儿患者。

【药物相互作用】

1. 本品可致他克莫司血药浓度降低，两者合用时应监测他克莫司的血药浓度，并调整他克莫司的剂量。

2. 环孢素可使本品的 AUC 增加 35%，但血药浓度不变。两者合用时可发生血清氨基转移酶水平升高，故应避免两者合用。

3. 利福平可使本品血药谷浓度降低 30%。应用利福平的患者，应予以本品每日 70mg。另外，回归分析显示合用依法韦仑、奈韦拉平、苯妥英、地塞米松或卡马西平可使本品血药浓度降低。应用上述药物的患者，应予以本品每日 70mg。

二、米卡芬净

【抗菌作用】米卡芬净（micafungin）对白念珠菌（包括氟康唑敏感及耐药菌株）、光滑念珠菌、克柔念珠菌、近平滑念珠菌、热带念珠菌具有杀菌作用；对曲霉属具抑菌作用，可抑制孢子发芽和菌丝生长；对隐球菌属、镰孢霉属、毛孢子菌无效。

【药动学】本品每日给药 50mg、100mg 和 150mg 的血药峰浓度分别为 5.1mg/L、10.0mg/L 和 16.4mg/L，达稳态时 AUC 分别为 54μg·h/L、115μg·h/L 和 167μg·h/L。分布容积（0.39 ± 0.11）L/kg。多剂给药后蓄积系数 1.5，血浆蛋白结合率 > 99%。脑脊液内药物浓度低。

$t_{1/2\beta}$14.0～17.2 小时。总清除率 1.5L/min，米卡芬净主要经肝脏代谢，给药后 28 日经粪便和尿液共排出给药量的 82.5%，其中 71% 经粪便排出，主要为代谢物。

【适应证及临床应用】米卡芬净适用于：①治疗念珠菌属血流感染、急性播散性念珠菌病、念珠菌腹膜炎和腹腔脓肿；②食管念珠菌病；③造血干细胞移植患者移植前预防念珠菌病。

【剂量及用法】

1. 治疗念珠菌血流感染、急性播散性念珠菌病、念珠菌腹膜炎和脓肿　每日 100mg。

2. 治疗食管念珠菌病　每日 150mg。

3. 预防造血干细胞移植患者移植前念珠菌病　每日 50mg。

均为每日 1 次，静脉滴注。

【不良反应】本品耐受性好，不良反应有胃肠道反应、发热、血胆红素增高、肝酶增高、白细胞减低等。2 042 例应用米卡芬净的患者 717 例发生不良反应。常见的不良反应有白细胞减少（1.6%）、中性粒细胞减少（1.2%）、血小板减少（0.8%）、贫血（0.8%），恶心（2.8%）、呕吐（2.4%）、腹泻（1.6%）、腹痛（1.5%），发热（1.5%）、寒战（1.0%）、注射部位疼痛（0.9%），胆红素增高（1.0%）、GOT 增高（2.7%）、GPT 增高（2.6%）、碱性磷酸酶增高（2.0%）、肝功能异常（1.5%）、血清肌酐值增高（0.6%）、尿素氮增高（0.5%）、乳酸脱氢酶增高（0.5%），低钾血症（1.2%）、低钙血症（1.1%）、低镁血症（1.1%），头痛（2.4%）、头晕（0.7%）、嗜睡（0.5%），皮疹（1.6%）、瘙痒（0.7%），静脉炎（1.6%）、高血压（0.6%）和面部发红（0.5%）。严重的不良反应有：溶血性贫血、血管内溶血、血小板减少性紫癜、急性肾功能损害、过敏性休克等。

【禁忌证及注意事项】

1. 禁用于对本品中任一成分或其他棘白菌素类药物过敏的患者。

2. 个别患者可对本品发生严重过敏反应，应立即停药并予恰当治疗。

3. 患者使用本品的疗程中应监测肝、肾功能，如出现肝功能异常时应严密监测，并仔细权衡利弊后决定是否继续使用。

4. 应用本品可发生血肌酐值和尿素氮增高，极个别患者发生肾功能不全或急性肾衰竭。患者使用本品出现肾功能异常时，应继续监测肾功能。

5. 应用本品可能发生血管内溶血和血红蛋白尿，如出现临床或实验室溶血或溶血性贫血的证据时，应继续监测，并仔细权衡利弊后决定是否继续使用。

6. 本品属妊娠风险分级 C 类。哺乳期妇女应用本品需停止授乳。

7. 本品不推荐用于儿童患者。

8. 本品在老年患者的安全性和有效性与年轻患者并无差别。

【药物相互作用】本品可使西罗莫司的 AUC 增加 21%，但 C_{max} 不变；使硝苯地平的 AUC 和 C_{max} 分别增加 18% 和 42%；使伊曲康唑的 AUC 和 C_{max} 分别增加 22% 和 11%。本品与西罗莫司、硝苯地平或伊曲康唑合用时，需监测后三者的不良反应，必要时减少后三者的给药剂量。

三、阿尼芬净

【抗菌作用】阿尼芬净（anidulafungin）对白念珠菌（包括氟康唑敏感及耐药菌株）、光滑念珠菌、克柔念珠菌、近平滑念珠菌、热带念珠菌、葡萄牙念珠菌、皱褶念珠菌、星状念珠菌和无名念珠菌具有杀菌作用，对其他抗真菌药耐药的念珠菌（吡咯类耐药克柔念珠菌、两性霉素 B 耐药葡萄牙念珠菌和其他棘白菌素类耐药近平滑念珠菌）亦具抗菌作用；体外对曲霉属具良好抗菌作用；与两性霉素 B 联合对曲霉属具相加作用，与伊曲康唑和伏立康唑联合对曲霉属具有协同作用。对隐球菌属、镰孢霉属、毛孢子菌无效。

【药动学】本品首日给予负荷剂量后即达稳态血药浓度。本品首剂负荷剂量 75mg、200mg 和 260mg 继以维持剂量 35mg、100mg 和 130mg 给药 7 日后的稳态血药峰浓度分别为 3.55mg/L、8.6mg/L 和 10.9mg/L，达稳态时 AUC 分别为 42.3μg·h/L、111.8μg·h/L 和 168.9μg·h/L。清除率约为 1.0L/h，终末清除半衰期 40～50 小时，分布容积 30～50L，血浆蛋白结合率 > 99%。本品在肝内不被代谢，在生理体温和 pH 状态时缓慢化学降解成为不具抗菌活性的开环肽。给药 9 天内约 30% 经粪便排泄，其中原型药物少于 10%，不足 1% 的药物经尿液排泄。

【适应证及临床应用】本品适用于下列真菌感染的治疗：①念珠菌血症和其他念珠菌感染（腹腔内脓肿和腹膜炎）；②食管念珠菌病。

【剂量及用法】

1. 念珠菌血症和其他念珠菌感染（腹腔内脓肿和腹膜炎） 负荷剂量 200mg，继以 100mg，每日 1 次静脉滴注，疗程至血培养阴性后 14 日。

2. 食管念珠菌病 负荷剂量 100mg，继以 50mg，每日 1 次静脉滴注，疗程至少 14 日或临床症状缓解后至少 7 日。

【不良反应】本品耐受性好，但可致组胺介导的症状，如皮疹、荨麻疹、面部发红、瘙痒、呼吸困难和低血压。当本品滴注速度不超过 1.1mg/min 时上述事件少见。

本品安全性在 929 例患者进行了评价，包括 672 例临床研究和 257 例 I 期临床受试者。633 例每日给药剂量为 50mg 或 100mg，其中 481 例疗程超过 14 日。治疗念珠菌血症和其他念珠菌感染的不良事件发生率为 24.4%，包括腹泻（3.1%），GPT（2.3%）、GOT（0.8%）、AKP（1.5%）、肝酶（1.5%）升高，低钾血症（3.1%）和深静脉血栓（0.8%）。治疗食管念珠菌病的不良事件发生率为 14.3%，包括粒细胞减少（1.0%）、白细胞减少（0.7%）、消化不良加重（0.3%）、恶心（1.0%）、呕吐（0.7%）、发热（0.7%）、γ-GT（1.3%）、GOT（0.3%）增高，头痛（1.3%）、皮疹（1.0%）和静脉炎（0.7%）。

【禁忌证及注意事项】

1. 禁用于对本品中任一成分或其他棘白菌素类药物过敏的患者。

2. 患者使用本品的疗程中应监测肝、肾功能，如出现肝功能异常时应严密监测肝功能有无恶化，并仔细权衡利弊后决定是否继续使用。

3. 本品妊娠风险分级为 C 级。

4. 哺乳期妇女应用本品时需停止授乳。

5. 本品不推荐用于儿童患者。

6. 老年患者，轻、中、重度肝功能不全患者及肾功能不全患者，包括血液透析患者，应用本品不需调整给药剂量。

【药物相互作用】

1. 本品不被肝细胞色素 P-450 代谢，在临床治疗剂量可达到的药物浓度时亦不抑制 CYP 同工酶的活性。因此与其他药物联合应用时，无明显相互作用。

2. 本品与伏立康唑、他克莫司、两性霉素 B 和利福平联合应用时不需调整剂量。与环孢素合用可使本品的 AUC 增加 22%，但不需调整给药剂量。

第五节　抗肺孢子菌药

一、复方磺胺甲噁唑

　　根据新的分类，肺孢子虫归类为真菌，更名为肺孢子菌。复方磺胺甲噁唑（SMZ-TMP）是目前治疗所有类型肺孢子菌病的主要选用药物。从 20 世纪 70 年代中期开始应用该药治疗耶氏肺孢子菌病，有效率达 70%～80%，疗效与喷他脒相仿。给药途径有口服和静脉滴注，需用较大剂量，甲氧苄啶每日 20mg/kg，磺胺甲噁唑每日 100mg/kg，分 4 次口服或静脉滴注，疗程 14 日。一般用药 1～4 日可退热，4～10 日肺部阴影消失，用药后 5～6 日未奏效者可改用其他药物。主要不良反应为胃肠道反应及皮疹。

　　此外，本品可用作艾滋病患者及中性粒细胞缺乏患者的预防用药，据报道可降低此类患者中耶氏肺孢子菌肺炎的发生率，但不良反应发生率高，许多患者因发生过敏反应或不能耐受而使其应用受到一定限制。

　　本品的作用机制、药动学、不良反应、注意事项及药物相互作用参见第二篇第十三章第二节磺胺增效剂与复方磺胺药。

二、喷他脒

　　喷他脒（pentamidine）又名戊烷脒，具杀灭耶氏肺孢子菌的作用，主要适用于不能耐受SMZ-TMP 的患者。剂量每天 3～4mg/kg，在 1～2 小时内缓慢静脉滴注，每日 1 次，疗程 10～21 日，艾滋病患者应至少 3 周以上。临床试验中与 SMZ-TMP 相比较疗效相近，但不良反应发生率高，主要有直立性低血压、药物热、皮疹、肾功能损害、低血糖、造血系统损害、胰腺炎、低血钙，最严重的不良反应有心律失常，特别是尖端扭转型室速。多在用药第 7～14 日发生，减慢输液速度可减少不良反应的发生率。

　　喷他脒与 SMZ-TMP 联合不仅不能增强疗效，反而使不良反应增多。

　　喷他脒气溶疗法已广泛用于艾滋病并发肺孢子菌肺炎患者预防复发，可提高在肺组织中的药物浓度，减少药物全身吸收，与全身用药相比不良反应甚微。雾化吸入后其血药浓度仅为静脉给药后的 5%，而支气管肺泡液中的浓度则为静脉给药的 5~6 倍。预防用药，成人剂量为 300mg，每个月 1 次，雾化吸入。

　　本品的作用机制、药动学、不良反应、注意事项及药物相互作用参见本书第二篇第十九章第一节。

三、阿托伐醌

　　阿托伐醌（atovaquone）的临床疗效与 SMZ-TMP 相仿，但其不良反应明显低于磺胺药，适用于艾滋病患者合并轻至中度肺孢子菌病而不能耐受 SMZ-TMP 者。剂量为每日 3 次，每次750mg，疗程 21 日。

　　本品的作用机制、药动学、不良反应、注意事项及药物相互作用参见本书第二篇第十九章第一节。

四、三甲曲沙

三甲曲沙（trimetrexate）为甲氨蝶呤的脂溶性衍生物，对耶氏肺孢子菌二氢叶酸脱氢酶具强力抑制作用。本品与磺胺嘧啶合用可提高疗效，对艾滋病患者的疗效可达 64%。主要不良反应为骨髓抑制，其他尚有皮疹、肝功能损害等。1993 年 FDA 批准三甲曲沙葡糖醛酸用于治疗对 SMZ-TMP 禁忌、不能耐受或治疗失败的中至重度 PCP 患者。剂量 45mg/m^2（成人）静脉滴注，每日 1 次，疗程 21 日。为避免骨髓抑制，需要同时给予四氢叶酸钙 20mg/m^2 口服或静脉滴注，直至疗程结束。

五、其他

1. 氨苯砜联合甲氧苄啶（Dapsone + Trimethoprim） 用于治疗轻至中度肺孢子菌肺炎的疗效与 SMZ-TMP 等效，有效率达 90%～95%，病死率 2%～5%，不良反应较后者少。常见的不良反应有皮疹、中性粒细胞减少、血小板减少、溶血性贫血、恶心、发热、高铁血红蛋白血症等。常规剂量每天甲氧苄啶 20mg/kg，分 3～4 次口服；氨苯砜 100mg 每日口服 1 次。为减少溶血性贫血的发生，用药前应除外葡萄糖-6-磷酸脱氢酶缺乏症。

本品的作用机制、药动学、不良反应、注意事项及药物相互作用参见本书第二篇有关章节。

2. 克林霉素（Clindamycin）联合伯氨喹（Primaquine） 治疗艾滋病患者合并的轻至中度肺孢子菌肺炎有效率达 90%～93%，病死率 2%～7%，复发率 2%。前者剂量为 600～900mg 口服或静脉推注，每 6～8 小时 1 次；后者为 15～30mg，每日 1 次口服，疗程 3 周。主要用于 SMZ-TMP 和喷他脒治疗无效的患者。不良反应有皮疹、腹泻、中性粒细胞减少、发热、高铁血红蛋白血症等。

第六节 其他抗真菌药

一、制霉菌素

【抗菌作用】制霉菌素（nystatin）为多烯类抗真菌药，具广谱抗真菌作用，对念珠菌属的抗菌活性高，此外新型隐球菌、曲霉、毛霉、小孢子菌、荚膜组织胞浆菌、皮炎芽生菌及皮肤癣菌在体外亦可对本品呈现敏感。作用机制同两性霉素 B。

【药动学】本品口服后胃肠道不吸收，给常用口服量后血药浓度极低，对深部真菌感染无治疗作用。服药量几乎全部自粪便内排出。局部外用亦不被皮肤和黏膜吸收。本品的注射剂毒性大，故不作注射用。

【适应证及临床应用】本品主要用于治疗皮肤黏膜念珠菌病，口服该药可治疗肠道或食管念珠菌病；局部用药治疗口腔念珠菌病、阴道念珠菌病和皮肤念珠菌病。

【剂量及用法】

1. 消化道念珠菌病 口服，成人每次 50 万～100 万 U，每日 3 次。

2. 口腔念珠菌病 本品混悬剂每次 40 万～60 万 U 含于口中，充分接触病损面，然后吞服，每日 4 次。小儿每日 10 万～20 万 U，每日 4 次。

3. 皮肤念珠菌病 用乳膏剂或软膏涂患处，每日 2～3 次。

4. 阴道念珠菌病　用阴道片或栓剂，每日 1~2 次，每次 1 片或 1 粒。

【不良反应】本品口服后可发生腹泻、恶心、呕吐和上腹疼痛等消化道反应，减量或停药后迅速消失；皮肤黏膜局部应用时刺激性不大，个别阴道用药者有白带增多。

【禁忌证及注意事项】

1. 对本品过敏的患者禁用。

2. 本品对全身真菌感染无治疗作用。

3. 孕妇及哺乳期妇女慎用。

二、灰黄霉素

【抗菌作用】灰黄霉素（griseofulvin）主要对毛发癣菌、小孢子菌、表皮癣菌等浅部真菌有良好抗菌作用。对念珠菌属、隐球菌属、曲霉、组织胞浆菌属、孢子丝菌属、芽生菌属、球孢子菌属等无抗菌作用。

本品系通过干扰真菌核酸的合成而抑制其生长。

【药动学】本品口服吸收因制剂不同而异，该药的微粒型可被吸收 25% ~ 70%，其超微粒型口服后几乎全部吸收。高脂肪饮食可明显增加吸收程度，血浆蛋白结合率约为 80%。吸收后可沉积在皮肤、毛发、甲的角质层，并与角蛋白相结合，防止敏感皮肤癣菌等的继续入侵，存在于浅表角质层的致病真菌则随皮肤或毛发的脱落而离开人体，仅极少量分布至其他体液和组织。本品亦可进入胎儿循环及自乳汁中分泌。本品在肝内代谢灭活，主要的代谢物为 6-甲基灰黄霉素及其葡萄糖醛酰化物，血消除半衰期为 14~24 小时。本品自尿中以药物原型排出者不足 1%，16% ~ 36% 以原型自粪便排出。

【适应证及临床应用】本品适用于各种癣病的治疗，包括头癣、须癣、体癣、股癣、足癣和甲癣。上述癣病由深红色发癣菌、断发癣菌、须发癣菌、指间发癣菌等以及奥杜安小孢子菌、犬小孢子菌、石膏样小孢子菌和絮状表皮癣菌等所致。

本品不宜用于轻症、局限性浅部真菌感染及局部用抗真菌药亦可奏效者。灰黄霉素对念珠菌属、组织胞浆菌属、放线菌属、孢子丝菌属、芽生菌属、球孢子菌属、诺卡菌属及隐球菌属等感染及花斑癣均无效。

【剂量及用法】以下为微粒型的剂量。

1. 成人　甲癣和足癣，一次 500mg，每 12 小时 1 次；头癣、体癣或股癣，每次 250mg，每 12 小时 1 次，或每次 500mg，每日 1 次。

2. 小儿　2 岁以上体重 14~23kg 者，每次 62.5~125mg，每 12 小时 1 次；或每次 125~250mg，每日 1 次。小儿体重 > 23kg 者，每次 125~250mg，每 12 小时 1 次；或每次 250~500mg，每日 1 次。

【不良反应】

1. 神经系统　头痛较为常见，约 10% 患者可出现头痛，初时较重，继续用药可减轻。其他尚有嗜睡、乏力等。偶有眩晕、共济失调和周围神经炎等发生。

2. 消化系统　少数患者可出现上腹不适、恶心或腹泻，一般系轻度，患者可耐受。

3. 过敏反应　约 3% 患者可发生皮疹，偶可发生血管神经性水肿、持续性荨麻疹、剥脱性皮炎，少数患者可发生光感性皮炎。

4. 本品偶可致周围血象白细胞减少，偶可引起肝毒性及蛋白尿。

【禁忌证及注意事项】

1. 禁用于卟啉症、肝衰竭及对本品过敏者。

2. 交叉过敏　由于灰黄霉素获自青霉菌，由此推测该药可能与青霉素类或青霉胺存在交叉过敏，然而临床并未证实此情况存在，但青霉素过敏患者应用本品时仍需谨慎，并严密观察。

3. 灰黄霉素在动物实验中有致肿瘤作用。

4. 本品偶可致肝毒性，有肝病或肝功能损害者需权衡利弊后决定是否用药。

5. 本品可诱发卟啉病、红斑狼疮，红斑狼疮患者如有指征应用该药时必须权衡利弊后决定。

6. 治疗中需定期检测周围血象、肝功能、血尿素氮、肌酐及尿常规。

7. 本品可于进餐时同服或餐后服，以进高脂肪餐为最佳，因可减少胃肠道反应及增加药物吸收。

8. 为防止复发，治疗应持续到临床症状消失和实验室检查证实病原菌已完全根除。一般疗程为：头癣 8~10 周；体癣 2~4 周；足癣 4~8 周；指甲癣至少 4 个月；趾甲癣至少 6 个月；但趾甲癣的复发率仍高。

9. 通常需同时予以适宜的局部用药，此对足癣尤为重要。

10. 男性患者在治疗期间及治疗结束后至少 6 个月应采取避孕措施。

11. 孕妇禁用。育龄期妇女治疗期间采取避孕措施，并持续至治疗结束后 1 个月。

12. 儿童用药　2 岁以下儿童缺乏应用本品的资料。

【药物相互作用】

1. 本品与乙醇同服可出现心动过速、出汗、皮肤潮红等，故两者不宜同用。

2. 与华法林、香豆素类等抗凝药合用时，本品可能使肝代谢增强，因而使抗凝药的作用减弱，故需监测凝血酶原时间以调整剂量。

3. 与扑米酮、苯巴比妥类药物合用时可使本品的抗真菌作用减弱，可能与巴比妥类使本品的吸收减少，并由于对肝酶的影响使本品灭活增快，致血药浓度降低有关，应避免此类药物与本品合用。

4. 雌激素类避孕药与本品合用可降低口服避孕药的效果，可能因本品加强该类药物在肝内代谢致其血药浓度降低有关，应避免两者同用。

三、特比萘芬

【抗菌作用】特比萘芬（terbinafine）是一种具有广谱抗真菌活性的丙烯胺类药物，能特异地干扰真菌固醇的早期生物合成，高选择性抑制真菌的麦角鲨烯环氧化酶，使真菌细胞膜形成过程中麦角鲨烯环氧化反应受阻，致使角鲨烯在真菌细胞中蓄积，破坏了真菌的膜结构，从而达到杀灭或抑制真菌的作用。本品对须发癣菌、深红色发癣菌、白念珠菌、絮状表皮癣菌、短尾帚霉具抗菌活性。人体细胞对本品的敏感性低于真菌细胞 10 000 倍。

【药动学】本品吸收迅速而良好（70%），生物利用度约为 40%。单次口服本品 250mg，血药峰浓度为 1mg/L，达峰时间约 2 小时，药时曲线下面积为 4.56mg·h/L，与食物同服药时曲线下面积降低 20%。血浆蛋白结合率为 99%。本品可迅速经真皮层弥散并集中在亲脂的角质层，也可分布在皮肤中。因此，在毛囊、头发与多皮脂的皮肤中可达相当高的浓度。在治疗的最初几周，特比萘芬即可进入甲板中。本品生物转化后的代谢物无抗真菌活性，约 70% 的给药剂量自尿中排出，消除半衰期为 17 小时，在体内无蓄积作用。肝硬化、肾功能不全（肌酐清除率 ≤ 50ml/min）者的特比萘芬清除率可降低 50%，从而导致血药浓度升高。

【适应证及临床应用】本品适用于皮肤癣菌所致的手指及足趾甲癣。

【剂量及用法】

1. 口服　成人每次 250mg，每日 1 次，手指甲癣疗程为 6 周，足趾甲癣为 12 周。

2. 外用　1% 乳膏外搽，每日 2 次，体、股癣和皮肤念珠菌病，疗程 1~2 周；花斑癣，疗程 2 周；足癣，疗程 4 周；对甲癣，疗程 6~12 周。

【不良反应】本品耐受性好，不良反应通常为轻至中度，且常为一过性。最常见者有头痛、胃肠道症状（胀满感、食欲缺乏、恶心、轻度腹痛及腹泻）和过敏反应（皮疹、荨麻疹、瘙痒等）。个别病例可发生严重的皮肤反应（如史 - 约综合征、中毒性表皮坏死松解症），若继续进展，则应停药。极个别病例发生肝功能不全，应停用本品。

局部应用时偶见局部刺激、红斑、烧灼感和干燥、皮疹、荨麻疹等，发生率约为 2%。

【禁忌证及注意事项】

1. 禁用于对本品过敏者。

2. 用药期间应定期检测肝功能。

3. 肝硬化及肾功能不全（肌酐清除率 < 50ml/min，血肌酐 > 300μmol/L）者，不推荐应用本品。如必须应用，则剂量应减少 50%。

4. 本品属妊娠期 B 类用药。哺乳期妇女应用本品时应暂停授乳。

5. 不推荐本品用于儿童患者。

【药物相互作用】

1. 使用口服避孕药的妇女应慎用本品，因为极少数人可能发生月经失调。

2. 本品可使咖啡因和环孢素的清除率降低，血药浓度升高。

3. 细胞色素 P-450 诱导剂利福平可使本品的血浆清除率增高 1 倍，细胞色素 P-450 抑制剂西咪替丁使其清除率降低 33%，特非那定可使本品药时曲线下面积增加 16%。本品与上述药物合用时，剂量需作适当调整。

主要参考文献

[1] NETT J E, ANDES D R. Antifungal agents: Spectrum of activity, pharmacology, and clinical indications. Infect Dis Clin North Am, 2016, 30(1):51-83.

[2] MALANI A N, KERR L E, KAUFFMAN C A. Voriconazole: How to use this antifungal agent and what to expect.Semin Respir Crit Care Med, 2015, 36(5):786-795.

[3] MOORE J N, HEALY J R, KRAFT W K.Pharmacologic and clinical evaluation of posaconazole. Expert Rev Clin Pharmacol, 2015, 8(3):321-334.

[4] FELTON T, TROKE P F, HOPE W W. Tissue penetration of antifungal agents. Clin Microbiol Rev, 2014, 27(1):68–88.

[5] de la TORRE P, REBOLI A C. Micafungin: An evidence-based review of its place in therapy.

Core Evid, 2014, 9:27-39.

[6] LARRU B, ZAOUTIS T E. Newer antifungal agents. Curr Opin Pediatr, 2013, 25(1):110-115.

[7] LESTNER J, HOPE W W. Itraconazole: An update on pharmacology and clinical use for treatment of invasive and allergic fungal infections. Expert Opin Drug Metab Toxicol, 2013, 9(7):911-926.

[8] CIFANI C, COSTANTINO S, MASSI M, et al. Commercially available lipid formulations of amphotericin B: Are they bioequivalent and therapeutically equivalent? Acta Biomed, 2012, 83(2): 154-163.

[9] HINSKE L C, WEIS F, HEYN J,et al. The role of micafungin and anidulafungin in the treatment of systemic fungal infections: Applications and patents for two novel echinocandins. Recent Pat Antiinfect Drug Discov, 2012, 7(1):1-7.

[10] MAYR A, AIGNER M, LASS-FLÖRL C. Caspofungin: When and how? The microbiologist's view. Mycoses, 2012, 55(1):27-35.

第十七章
抗病毒药

病毒是细胞内寄生的微生物，利用宿主细胞代谢系统进行增殖复制，按病毒基因提供的遗传信息合成病毒的核酸与蛋白质，然后再装配并从细胞内释放出来。多数抗病毒药物对宿主细胞均有毒性，因而近年开发的新的抗病毒药物试图从分子生物学水平寻找病毒与宿主代谢间的差异，发现抗病毒攻击的靶点，如病毒酶抑制剂，病毒吸附细胞，病毒基因组脱壳，子代病毒颗粒的装配，抑制病毒的核酸合成或选用针对病毒独有的特性与复制的薄弱环节的药物，以避免损害宿主细胞，但通常抗病毒药对处于隐匿状态的病毒无效。

健全的宿主免疫反应是病毒感染后得以恢复的重要条件。由于病毒基因组的自然突变以及药物的选择性压力使耐药性毒株出现。诱发因素有：病毒复制量多，某些毒株的内在突变率高以及所受选择性压力大，尤其在疗程长或采用多个疗程治疗后。常见的耐药性毒株多见于免疫功能低下者合并单纯疱疹病毒，带状疱疹病毒，巨细胞病毒及人免疫缺陷病毒 -1（HIV-1）等病毒感染中，但甲型流感病毒和乙型肝炎病毒耐药株常发生在免疫功能正常的患者。

近十年来，艾滋病（AIDS）及其病原人类免疫缺陷病毒（HIV）的发现，使抗病毒药物的发展突飞猛进。目前已在临床应用并有确切疗效的抗病毒药已不下 20 余种（表 2-17-1）。

表 2-17-1　有确切疗效的抗病毒药

病毒感染	药物	给药途径	成人常用剂量
巨细胞病毒	更昔洛韦	静脉	5mg/kg q12h 静脉滴注 1h，×（14 ～ 21）d
视网膜炎	乏昔洛韦	口服	900mg bid×21d
	西多福韦	静脉	5mg/kg qw×2，继以 q2w
	福米韦生	玻璃体内	330μg q2w×2，继以 q4w
	膦甲酸钠	静脉	60mg/kg q8h，静脉滴注 1 ～ 2h×（14 ～ 21）d
肝炎病毒			
慢性丙型肝炎	PEG-IFNα-2a	皮下	180μg qw×48w
	或 PEG-IFNα-2b	皮下	1.5μg/kg qw×48w
	＋利巴韦林		
慢性乙型肝炎	IFNα-2b	皮下／肌内注射	5MU/d 或 10MU×3/qw×16w
		口服	800 ～ 1 200mg/d（根据患者体重及基因型而定）
	PEG-IFNα-2a	皮下	180μg qw×48w
	拉米夫定	口服	100mg/d
	阿德福韦	口服	10mg/d
	恩替卡韦	口服	0.5mg/d（对拉米夫定耐药者 1mg/d）
	替比夫定	口服	600mg/d
	替诺福韦酯	口服	300mg/d

病毒感染	药物	给药途径	成人常用剂量
单纯疱疹病毒			
外生殖器疱疹			
首次发作	阿昔洛韦	口服	400mg tid 或 200mg×5 次 /d×（7～10)d
	泛昔洛韦	口服	250mg tid×（7～10)d
	伐昔洛韦	口服	1g bid×（7～10)d
复发性	阿昔洛韦	口服	800mg tid×2d 或 400mg tid 或 200mg×5 次 /d 或 800mg bid×5d
	泛昔洛韦	口服	125mg bid×5d 或 1 000mg q12h×1d
	伐昔洛韦	口服	500mg bid×3d 或 1g/d×5d
长期抑制	阿昔洛韦	口服	400mg bid or 200mg tid
	泛昔洛韦	口服	250mg bid
	伐昔洛韦	口服	500mg/d 或 1g/d（每年发作 ≥ 10 次者），或 250mg bid
脑炎	阿昔洛韦	静脉	10～15mg/kg q8h 静脉滴注 1h，×（14～21)d
免疫缺陷者皮肤	阿昔洛韦	静脉	5mg/kg q8h×（7～14)d
黏膜病		口服	400mg×5 次 /d×（7～14)d
	伐昔洛韦	口服	500mg 或 1g bid×（7～10)d
	喷昔洛韦	静脉	5mg/kg q8～12h×7d
	泛昔洛韦	口服	500mg bid×（7～10)d
口唇疱疹			
首次发作	阿昔洛韦	口服	儿童 15mg/kg×5 次 /d×7d（每日最大量 200mg）成人剂量与生殖器疱疹首次发作同
复发性	喷昔洛韦（1%）	局部	1% 软膏 q2h（白天）×4d
	阿昔洛韦（5%）	局部	5% 软膏 ×5 次 /d×4d
	二十二烷醇（10%）	局部	10% 软膏 ×5 次 /d 直至愈合
	伐昔洛韦	口服	2g，12 小时后重复 1 次
	泛昔洛韦	口服	1 500mg 单次，或 750mg q12h×1d
	阿昔洛韦	口服	400mg tid×5d
新生儿单纯疱疹	阿昔洛韦	静脉	10～20mg/kg q8h×（14～21)d
单纯疱疹角膜结	曲氟脲苷	局部	1% 浓液 1 滴 q2h（一日量不超过 9 滴）
膜炎	阿糖腺苷	局部	3% 软膏 ×5 次 /d，每次 1/2 吋（1 吋 = 2.54cm）
甲型和乙型			
流感病毒	奥司他韦	口服	75mg bid×5d
	扎那米韦	吸入	10mg bid（吸入）×5d
甲型流感病毒	金刚烷胺	口服	100mg bid×5d（治疗）
	金刚乙胺	口服	100mg bid×5d（治疗）
尖锐湿疣病毒	咪喹莫特（5%）	局部	5% 软膏每周 3 次 ×16 周，每次用药后 6～10h 洗去
	干扰素 α-2b	病灶内	1MU/0.1ml 局部注入（不超过 5 处，每周 3 次）×3w
呼吸融合病毒	利巴韦林	气溶吸入	每日吸 18h×（3～7)d
水痘（正常小儿）	阿昔洛韦	口服	20mg/kg（≤ 800mg)qid×5d
水痘免疫缺陷者）	阿昔洛韦	静脉	10mg/kg q8h 或 500mg/m^2 q8h×（7～10)d

续表

病毒感染	药物	给药途径	成人常用剂量
带状疱疹(免疫功能正常者)	阿昔洛韦	口服	800mg×5 次 /d×(7 ~ 10)d
	伐昔洛韦	口服	1g tid×7d
	泛昔洛韦	口服	500mg tid×7d
带状疱疹(免疫缺陷者)	阿昔洛韦(重症)	静脉	10mg/kg q8h 静脉滴注 1h×(7 ~ 10)d
	阿昔洛韦(轻症)	口服	≤ 800mg×5 次 /d×7d

第一节　金刚烷胺

金刚烷胺（Amantadine）为对称的三环癸烷胺。

【抗病毒作用】本品能特异性地抑制甲型流感病毒复制，干扰病毒进入细胞，阻止病毒脱壳及其核酸的释出，并改变血凝素的构型而抑制病毒装配，其作用并无宿主特异性。此外，本品还可以用于帕金森病的治疗，其机制不明。本品对乙型和丙型流感病毒无作用。甲型流感病毒H1N1、H2N2 和 H3N2 对本品均敏感，但禽流感病毒 H5N1 多数耐药，近年来甲型流感病毒H1N1 和 H3N2 亦已出现耐药毒株。

【药动学】本品口服片剂或糖浆后吸收良好，成人口服 100mg 每日 2 次后稳态血药峰浓度可达 0.5 ~ 0.8μg/ml。老年患者按体重服用青年人的半量即可达血药谷浓度 0.3μg/ml。鼻部分泌物的药物浓度较接近血药浓度，有证据提示金刚烷胺可浓集在肺组织。成人口服 2.5mg/kg 后血药峰浓度平均于 2~4 小时到达，为 0.3 ~ 0.4μg/ml。血浆蛋白结合率 67%，分布容积 4 ~ 5L/kg，鼻分泌物和唾液中药物浓度接近同期血清内浓度。气雾吸入后鼻部清洗液的药浓度为 2~19mg/L。脑脊液药浓度可达同期血药浓度的 52% ~ 96%。本品可经乳汁分泌。半衰期 12 ~ 18 小时，老年人半衰期可延长至约 29 小时（20 ~ 41 小时），肾功能减退者剂量应适当减少。本品在体内稳定，几乎全部以原型由尿中排出，很少经血液透析或腹膜透析清除，故透析后不需加用剂量。

【适应证及临床应用】本品可用于甲型流感的预防和治疗，对乙型流感则无效。口服本品后可使 50% 的患者发热及其他症状的持续时间缩短 1 ~ 2 天，排毒量减少。应在发病后 24 ~ 48 小时内服用，否则将无效。在甲型流感流行期间服用本品可防止 50% ~ 90% 的接触者发病，尤其是老年或有基础疾病者（如心血管疾病，肺病，神经肌肉病以及免疫缺陷等患者）。预防用药每日 100mg，服用整个流行期（通常为 4 ~ 8 周），接受疫苗注射者仍应服用本品至少 2 ~ 4 周（疫苗应包括近年的流行株）。

本品亦可用于药物引起的锥体外系统反应及特发性帕金森病或帕金森综合征。

【剂量及用法】

1. 甲型流感　成人每日口服 200mg（或每 12 小时 100mg），疗程 5 ~ 7 天。65 岁以上患者每日口服 100mg。患有充血性心力衰竭、周围性水肿、直立性低血压或肾功能损害的患者剂量应酌减。

2. 儿童用药　1 ~ 9 岁每日 5mg/kg，分 2 次服，一日总量不超过 150mg。预防用药成人每日100mg，在一次暴露后至少连用 10 天。

3. 帕金森病（或综合征）　成人每日 2 次，每次 100mg。≥ 65 岁者每日 1 次，每次100mg。

4. 肾功能减退者用药　见表 2-17-2。

表 2-17-2　肾功能减退者用药

肌酐清除率 /（ml/min）	剂量
35 ~ 79	每日 100mg
15 ~ 34	每 3 日 100mg
< 15	每 7 日服 200mg

【不良反应】口服本品一般能很好耐受，无严重的肝、肾和造血系统的毒性。长期服用可引起视网膜炎、周围水肿，直立性低血压，充血性心力衰竭，视力丧失和尿潴留。常见的不良反应有中枢神经系统和胃肠道反应，多见于用药后 48 小时，包括焦虑不安，头晕目眩，思想不集中，失眠，发音不清，共济失调，食欲减退和恶心，由于金刚烷胺可影响儿茶酚胺在中枢及周围神经系统的积聚、释放和再摄取过程而作用于肾上腺素能神经系统。短期内用药反应常可耐受，停药后不良反应多立即消失。不良反应的发生率为 6% ~ 11%，多与剂量及疗程有关。严重的神经系统毒性反应用毒扁豆素可暂时逆转。孕妇及肾功能减退者慎用。动物实验有致畸胎作用。大剂量应用或肾功能减退时能引起严重神经系统毒性反应，如震颤、抽搐、昏迷、心律紊乱，甚至死亡（此时患者血药浓度可达 1 ~ 5μg/ml）。

【禁忌证及注意事项】

1. 对本品或其赋形剂过敏的患者禁用。

2. 曾有本品过量（最低致死量 2g）引起中毒并死亡的报道。由于本品有抗胆碱能作用，可引起心脏、呼吸系统、肾脏或中枢神经系统毒性反应，发生心律不齐、心动过速、高血压等症状。

3. 少数患者服用本品后可发生定向力消失、精神错乱、抑郁等精神症状，甚至有自杀倾向，其机制不明。因此服药过程中出现中枢神经系统症状者应密切观察，并且不宜驾车或从事需精神高度集中或运动神经协调的工作。有癫痫史的患者服用本品后可能加重症状。

4. 有充血性心力衰竭或周围性水肿史的患者服用本品时应注意有发生充血性心力衰竭的可能，可能需调整剂量。

5. 本品偶可引起肝酶增高，肝病患者应慎用本品。

6. 本品属妊娠期用药 C 类，妊娠期患者必须充分权衡利弊决定是否应用本品。哺乳期妇女不宜用本品。

7. 本品不宜用于 1 岁以下的婴儿。

【药物过量】本品成人的最小致死量为 2g，故开具处方时应注意掌握剂量。过量引起的急性中毒主要是由于本品的抗胆碱能作用，导致心律紊乱，心动过速，高血压，肺水肿，肾功能损害（血中 BUN 增高及肌酐清除率减低），失眠，烦躁，激动，肌张力增高，共济失调，步履不稳，震颤，精神错乱，定向力消失，谵妄，嗜睡，昏迷，抽搐等。本品无特殊对抗剂，治疗可静脉缓滴毒扁豆碱，成人每 1 ~ 2 小时用 1 ~ 2mg，儿童每 5 ~ 10 分钟 0.5mg，最大用量 2mg/h；同时立即洗胃，酸化尿液，加强全身支持及对症治疗等。

【药物相互作用】

1. 本品与中枢神经系统兴奋剂同用时需严密观察可能出现的不良反应。

2. 本品与抗胆碱能药物合用，可增强其抗胆碱能作用。

3. 与硫利达嗪合用可能使帕金森病患者的震颤症状加重。

4. 与氨苯蝶啶、氢氯噻嗪合用可使本品血药浓度增高。

5. 与 SMZ-TMP 合用可减少本品从肾脏排出，使血药浓度增高，并可引起中枢神经系统毒性。

6. 与奎宁或奎尼丁合用可减少本品的肾清除量。

第二节 金刚乙胺

金刚乙胺（Rimantadine）为一种合成抗病毒药，临床用其盐酸盐。

【抗病毒作用】本品的作用机制未完全阐明，可能抑制甲型流感病毒脱壳及其核酸的释出，因而抑制病毒复制。本品对甲型流感病毒的抑制作用比金刚烷胺强 4～10 倍，对甲型流感病毒的 3 种亚型（H1N1，H2N2 及 H3N2）均具抑制作用，对于乙型流感病毒无作用。本品不干扰甲型流感病毒灭活疫苗产生的免疫作用，临床上已有耐药毒株出现。

【药动学】本品口服后吸收良好，但吸收较慢，血中达峰浓度需 2～6 小时。正常人单次口服 100mg 后约 6 小时达血药峰浓度，为（74±22）ng/ml，血浆蛋白结合率约 40%，消除半衰期约 25 小时，老年人（> 70 岁）中为 32 小时。正常健康者多次给药（100mg，每日 2 次 ×10 日）后其药时曲线下面积（AUC）可比单剂服药者增加约 30%，血药峰浓度可达 0.4～0.5μg/ml，血药谷浓度 0.2～0.4μg/ml。婴儿口服 3mg/kg 后血药峰浓度为 0.1～0.6μg/ml。70 岁以上老年患者口服本品 100mg 每日 2 次后血药浓度为年轻人的 2 倍，显示老年患者用药时剂量应适当减少。蛋白结合率约 40%，消除半衰期平均 24～36 小时，分布容积约 12L/kg，鼻黏膜药浓度比同期血药浓度高 50%。口服吸收后药物大部分在肝脏代谢，给药量的 25% 以原型从尿中排出。72 小时内尿中排出代谢物及原型药约 74%。严重肝功能减退患者口服本品 200mg 后的 AUC 比肝功能正常者可增加 3 倍，消除半衰期约增加 2 倍，药物清除量约减少 50%。肾功能减退者药物从体内清除亦减少。严重肝功能减退或肾功能减退患者（肌酐清除率 < 10ml/min）剂量应减半（成人每日 100mg）。本品经血液透析清除量很少，故透析后不需增加剂量。

【适应证及临床应用】金刚乙胺主要用于甲型流感病毒的预防和治疗，但流感的预防仍以疫苗注射为首选，无法接种或不能接种疫苗者可口服本品。口服本品并不能完全防止流感发生。在流感暴发流行时已接种流感疫苗者至少 2～4 周后产生抗体反应，在此期间可以预防性服用本品。治疗应在患者出现流感症状和体征 48 小时以内服用本品，可缩短热程并减轻症状。在甲型流感流行期服用本品可防止 50%～90% 的接触者发病。

【剂量及用法】

1. 预防用药　成人每日 2 次，每次口服 100mg，老年人、严重肝功能损害和肾衰竭（肌酐清除率 < 10mg/min）患者每日口服 100mg。10 岁以下儿童每日口服 5mg/kg，分 2 次服，一日总量不超过 150mg。10 岁以上儿童按成人剂量服用。

2. 治疗用药　成人每日 2 次，每次口服 100mg。老年、严重肝功能损害和肾衰竭（肌酐清除率 < 10ml/min）患者每日口服 100mg，疗程 7 天。

【不良反应】与服用金刚烷胺后相似，但神经毒性较少。服用本品后以胃肠道和神经系统不良反应较为常见，如失眠、头痛、乏力、恶心、呕吐、食欲减退、腹痛等。一项与金刚烷胺对照试验中，服用本品的不良反应发生率 6.9%，金刚烷胺组为 14.7%。偶有报道本品引起抽搐发作者。

【禁忌证及注意事项】对金刚烷胺或金刚乙胺过敏者禁用本品。

1. 有癫痫史者服用本品后可能导致发作增多，疗程中发生癫痫时应停用本品。

2. 严重肝功能减退或肾功能减退的患者应慎用本品。

3. 据研究在服用本品的疗程中 10%～30% 患者的流感病毒由敏感变为耐药，患者对于治疗的反应可能较慢。

4. 本品属妊娠期用药 C 类，妊娠期妇女应用本品前应充分权衡利弊后决定是否采用。哺乳期妇女不宜采用本品。

5. 1 岁以下婴儿不宜应用。

【药物过量】应给予支持疗法，本品无对抗剂。

【药物相互作用】

1. 本品与西咪替丁同用（两者口服时间相隔 1 小时）可使本品从体内的清除减少 18%，增加本品血药浓度 15%～20%。

2. 与对乙酰氨基酚同服可使本品的 AUC 和血药峰浓度减少 11%。

3. 与阿司匹林同服可使本品的 AUC 和血药峰浓度约减少 10%。

4. 与抗组胺药、抗抑郁药、抗胆碱能药及其他影响中枢神经功能药物同用可增加中枢神经系统不良反应。

第三节　扎那米韦

扎那米韦（Zanamivir）是唾液酸类似物，是一种神经氨酸酶抑制剂。本品为供喷雾吸入的粉剂，通过特制的装置将粉剂经口吸入患者的气道。每一喷 5mg，内含本品 3.6mg。

【抗病毒作用】在流感病毒的表面有两种蛋白质，一种是血凝素，另一种是神经氨酸酶。血凝素可使病毒粒子吸附并进入宿主细胞，病毒与气道上皮细胞表面的唾液酸结合并吸附于细胞表面。神经氨酸酶可去除细胞表面和病毒吸附处的唾液酸，使病毒颗粒脱壳后释放到气道，进入其他细胞中继续复制并传播到其他宿主。本品可抑制神经氨酸酶的作用，因而抑制流感病毒的复制和释放，本品对于甲型和乙型流感病毒及其亚型均有强大抑制作用。此外，神经氨酸酶可促进病毒在唾液酸丰富的气道黏液中流动。此种黏液在流感病毒感染时形成物理屏障，阻碍病毒的播散。由于神经氨酸酶的主要作用部位在气道内上皮细胞和病毒的表面，流感病毒的脱壳也在上皮细胞的表面进行，因此直接从气道输入神经氨酸酶抑制剂可以有效治疗和预防流感。耐药菌株很少产生，仅偶有报道。临床研究显示流感病毒对本品耐药者较对奥司他韦耐药者更少。

【药动学】本品口服吸收差，生物利用度仅约 2%（1%～5%）。用特殊装置经口吸入后，约 15% 的药量分布于下呼吸道，其余分布于口咽部。经口吸入本品 10mg 后 12 小时肺部上皮衬液的药浓度为 0.3～0.9μg/ml。正常人用药后 6 小时、12 小时、24 小时痰液中的药浓度分别为 1.34μg/ml、0.3μg/ml 和 0.05μg/ml，本品在肺组织中半衰期约 2.8 小时，给药量的 4%～17% 分布至全身。口腔吸入后，呼吸道组织中药物浓度很高，因而药物容易到达感染部位，但血浆峰浓度很低，仅为 0.04～0.05μg/ml。通常口咽部组织含吸入药量的 78%，药物迅速从胃肠道消除，给药量的 8%～21% 进入肺组织。本品与血浆蛋白不结合。本品在体内不代谢，主要以原型经肾排出，经口腔吸入后血半衰期为 2.6～5 小时。总清除率 2.5～10.9L/h。

【适应证及临床应用】本品适用于甲型和乙型流感的治疗。12 岁以上儿童及成人常用量为每日 2 次，每次 2 喷（2×5mg），疗程 5 天，应在出现症状后 48 小时内开始治疗。肝、肾功能减退及老年患者无须调整剂量。

本品使用后可减轻流感症状，平均缩短病程 1.5 天。不发热的患者应用本品无明显益处。

流感流行季节与流感患者接触者可用本品每日吸入 1 次（10mg）预防流感发生（有效率 84%）。

【剂量及用法】用一种专门的装置经口喷药，每日 2 次，每次 2 喷（2×5mg），每日总量 20mg。12 岁以下儿童不宜使用。

【不良反应】本品口腔吸入后耐受性好。根据临床研究资料，应用本品后出现与药物有关的不良反应发生率与安慰剂组相仿。偶有引起支气管痉挛、慢性阻塞性肺病加重并伴肺水肿的报道。因此有气道阻塞性疾病者不宜用，如需应用时需严密观察，并备好支气管扩张药。常见不良反应的临床表现与流感的症状难以区别，如头痛、鼻塞、咳嗽及胃肠道症状等。

【禁忌证及注意事项】

1. 对本品及制剂中所含成分过敏者禁用。

2. 本品尚未试用于老年，患有哮喘及其他慢性呼吸道疾病，12 岁以下儿童及免疫缺陷患者。

3. 本品属妊娠期用药 C 类，孕妇用药应充分权衡利弊后决定是否采用。哺乳期妇女用本品时应停止哺乳。

4. 鼻腔内接种流感减活疫苗的 48 小时前至接种后 2 周不宜应用本品，因可能减少疫苗的免疫原性。

【药物过量】本品静脉内给药 1 200mg/d 连续 5 天未发生不良反应。因此经口吸入途径引起药物过量的可能性很小。

第四节　奥司他韦

奥司他韦磷酸盐（oseltamivir）是一种神经氨酸酶（涎酶）抑制剂的乙酯前体药。

【抗病毒作用】奥司他韦口服后在体内经酯酶的作用转变成奥司他韦羧酸盐，其抑制流感病毒神经氨酸酶的作用比其前体药强 50 倍。与流感病毒表面的神经氨酸酶结合，抑制该酶切断受感染细胞表面的唾液酸，因而抑制了新生的流感病毒颗粒从受染细胞释出。本品在体外对甲型和乙型流感病毒的各种亚型均有强大抑制作用。奥司他韦羧酸盐对 9 种甲型流感病毒的神经氨酸酶亚型均有抑制作用，包括新近出现的致病性禽流感病毒 H5N1、H7N7、H9N2，及 2009 年全球流行的甲型流感病毒 H1N1（S-OIV 株）。本品对新城疫病毒亦有一定抑制作用。本品对流感病毒实验室毒株及临床分离株的神经氨酸酶的作用基本相仿。实验动物感染亦有效。人志愿者感染甲型流感病毒患者后 28 小时服用本品 5 天，病毒脱壳量，脱壳持续时间及症状持续时间均有减少或缩短。乙型流感病毒对奥司他韦羧酸盐的敏感性较甲型流感病毒低 10～20 倍，其所致感染本品的疗效亦较差。本品在体外、动物实验中及人体均无明显毒性，不影响人体免疫功能。流感病毒的神经氨酸酶活性部位发生改变后影响药物与该酶的结合，使病毒对本品敏感性减低。耐药性流感病毒株少见，但偶可发生于免疫缺陷的患者。

【药动学】单剂口服奥司他韦后迅速经胃肠道吸收，在肝内经酯酶转变为活性型代谢物奥司他韦羧酸盐，约占口服药量的 80%。奥司他韦的消除半衰期 1~3 小时。其活性代谢物的血药峰浓度在给药后 2~4 小时到达，消除半衰期约 8.2 小时（6~10 小时）。与高脂肪食物同服使药物吸收稍延迟，但不影响其生物利用度。活性代谢物在体内各种组织分布广，分布容积 23~26L，前体药的蛋白结合率约 42%，但其羧酸盐则仅 < 3%。本品及其活性代谢物均不影响肝细胞色素 P-450 氧化酶或葡糖醛酰转移酶。正常人一次口服奥司他韦 75mg 后血药峰浓度平均 0.35μg/ml，谷浓度 0.14μg/ml，达峰时间 5 小时，正常老年人服用本品后其 AUC 比正常年轻人增加 25%，主要由于肾脏排出量减少。正常人服药后其中耳及上颌窦的本品羧酸盐浓度与同期血药浓度相仿。乳汁中亦含药物，胎盘组织和脑脊液内药物浓度低，正常人口服本品后其羧酸盐的消除半衰期平

均 6 ~ 10 小时。本品及其羧酸盐主要以原型经肾排出，尿中排出原型药约 5%，其中 60% ~ 70% 为活性代谢物。口服后约 20% 由粪便排出，其中约 50% 为活性代谢物。老年人的体内过程与年轻人无显著差异，故无须调整剂量。严重肾功能减退者应适当减量。肌酐清除率＜ 30ml/min 时其消除半衰期 22 小时，血液透析可清除本品。

【适应证及临床应用】本品适用于甲型和乙型流感病毒（包括各种亚型）患者的治疗和预防。临床试验结果：1 400 余例流感患者在症状发生 36 小时以内口服本品 75mg 或 150mg，一日 2 次，疗程 5 日。给药后 24 小时内症状明显减轻，症状持续时间缩短（较安慰剂缩短 40%）。发生继发性细菌感染的合并症者（如支气管炎、窦炎、中耳炎、肺炎等）比安慰剂组减少 43% ~ 61%。因此应在出现症状后 48 小时内服药。

预防流感发生的临床双盲对照试验中，共 1 559 例成人志愿者分成 3 组，每组 75mg 1 次，或 2 次或安慰剂组，疗程 6 周。3 组的发病率分别为 1.2%、1.3% 和 4.8%，本品的总保护有效率为 74%。

【剂量及用法】

1. 治疗用药　成人每日服药 2 次，每次 75mg 或 150mg，疗程 5 日。

出生后至 8 个月的婴儿剂量为 3.0mg/kg，每日 2 次；出生后 9 ~ 11 个月的婴儿为 3.5mg/kg，每日 2 次。

2. 预防用药　成人每日服 1~2 次，每次 75mg，疗程 6 周。

【不良反应】口服本品后耐受性好，无药物引起的严重不良反应。常见的不良反应为轻至中度恶心、呕吐，大多在用药的 2 天内发生，疗程中逐渐减轻或消失。偶有头痛。与食物同服可减少胃肠道反应。

【禁忌证及注意事项】

1. 对本品过敏者禁用本品。

2. 老年患者及肝功能减退者不需要调整剂量，只有在严重肾功能减退的患者（肌酐清除率＜ 30ml/min）需适当减量。

3. 本品为妊娠期妇女用药 C 类。哺乳期妇女及儿童用药尚无资料。

【药物相互作用】

1. 与对乙酰氨基酚同服对本品的活性型代谢物的药动学参数无影响。

2. 丙磺舒可减少本品经肾清除的 50%。

第五节　阿昔洛韦和伐昔洛韦

阿昔洛韦（aciclovir，ACV，无环鸟苷）是去氧鸟苷类化合物，对疱疹病毒 DNA 的合成有抑制作用，可口服或静脉滴注。伐昔洛韦（valaciclovir）是阿昔洛韦的 L-缬氨酸酯，仅供口服。

【抗病毒作用】ACV 经疱疹病毒的胸苷激酶（TK 酶）激活后，经磷酸化后形成单磷酸 ACV。经细胞酶的作用后单磷酸 ACV 转变成双磷酸或三磷酸 ACV，能与脱氧核糖核苷竞争性地抑制 DNA 病毒多聚酶并阻断病毒 DNA 的合成。ACV 抑制病毒的复制有两种方式：① ACV 三磷酸盐能抑制脱氧核苷三磷酸掺入疱疹病毒 DNA 中；② ACV 三磷酸盐掺入新形成的疱疹病毒 DNA 中，由于 ACV 缺少 3'-OH，因而中断了病毒 DNA 链的延伸。ACV 三磷酸盐在感染 HSV 的细胞中浓度比未感染细胞中高 40~100 倍。

本品在体外和实验动物中主要对疱疹病毒有抑制作用，尤其对 I 型和 II 型单纯疱疹病毒（HCV）的作用比对带状疱疹病毒（HZV）的作用强 10 倍。本品在体外对 EB 病毒的复制亦有抑制作用，但对隐匿型细胞感染无效，对巨细胞病毒（CMV）作用差（见表2-17-3）。

耐阿昔洛韦的HSV毒株（体外抑制浓度>2~3μg/ml）可发生于野生毒株1/10⁻⁴~1/10⁻³。在临床分离毒株中约占1%。产生的机制是：①病毒的TK酶减少或缺如，最为常见；②TK酶的底物专一性改变（如该酶只能使胸苷磷酸化但不能使阿昔洛韦磷酸化）；③病毒的DNA聚合酶改变。耐药毒株在免疫缺陷患者中可占6%~8%，患者免疫缺陷程度较轻者经阿昔洛韦治疗后耐药HSV感染可能自愈。如病情进展时膦甲酸钠（静脉滴注）有效，耐阿昔洛韦的HSV病毒也可能由于其TK酶的变异所引起。耐药毒株产生的诱发因素为：宿主免疫缺陷的程度、病变的大小、长期多次应用阿昔洛韦治疗，局部应用阿昔洛韦治疗生殖器疱疹。耐药毒株偶见于HIV感染者，长期用小剂量阿昔洛韦治疗是诱发耐药毒株的危险因素。膦甲酸钠或西多福韦静脉给药治疗耐药毒株感染有效。

疱疹病毒引起内脏病变者少见，偶可引起肺炎、脑膜脑炎、食管炎、肝炎、视网膜坏死及全身播散性感染等，上述感染亦可由耐ACV毒株引起。

表2-17-3　无环核苷类和核苷酸药物对水痘疱疹病毒的抑制作用

病毒	抑制浓度/(μg/ml)			
	阿昔洛韦	喷昔洛韦	更昔洛韦	西多福韦
单纯疱疹病毒-Ⅰ	0.02~0.9	0.2~1.8	0.05~0.6	0.4~3
单纯疱疹病毒-Ⅱ	0.3~2.2	0.3~2.4	0.05~0.6	0.4~3
水痘-带状疱疹病毒	0.8~5.2	0.9~5.1	0.2~2.8	0.25
巨细胞病毒	2~57	52	0.2~2.8	0.2~0.9
EB病毒	1.6	-	1.5	<0.03

【药动学】肾功能正常成人ACV的血半衰期平均为2.5~3小时（1.5~6.3小时），新生儿中则轻度延长，无尿时半衰期达19.5小时，每小时静脉滴注2.5mg/kg，5mg/kg，10mg/kg和15mg/kg，滴注完后血药浓度分别为4.52mg/L，8.28mg/L，14.6mg/L和22.7mg/L。蛋白结合率<20%。口服ACV的生物利用度低（15%~21%），口服200mg，每4小时服1次后，1.5~4小时的血药峰浓度在0.3~0.9mg/L。成人口服200mg，每日5次，血药峰浓度平均为1.4（0.9~1.8）mg/L。血药浓度与药物剂量呈正比。脑脊液、唾液内的药物浓度分别为同期血药浓度的20%和13%。口服给药后，房水中浓度为同期血药浓度的37%，乳汁中浓度为乳母同期血药浓度的3倍。新生儿血药浓度与母体血药浓度同，羊水和胎盘内药浓度为母体血药浓度的数倍。投药后72小时内60%~91%的给药量由肾排出，仅低于15%的ACV在体内代谢。ACV易被血液透析清除，血液透析6小时可清除33%~60%的ACV，腹膜透析清除药物量少。腹腔内给药后生物利用度约61%。当患者肌酐清除率低于0.835ml/s时剂量应减少。丙磺舒、青霉素类和头孢菌素类可提高ACV的血药浓度，肾清除率降低时，ACV的半衰期增加约18%。

伐昔洛韦是阿昔洛韦的前体药，口服吸收迅速而完全，在肠壁和肝脏经酶水解后几乎完全转变为阿昔洛韦而发挥抗病毒作用。与口服阿昔洛韦相比，口服本品后其生物利用度可提高3~5倍，平均为54%~70%。口服本品1g及2g阿昔洛韦后平均血药峰浓度分别可达5mg/L和8.5mg/L，其AUC可与阿昔洛韦静脉给药者相仿。估计儿童口服30mg/kg后血药峰浓度为7~8mg/L。

【适应证及临床应用】阿昔洛韦主要适用于：①单纯疱疹病毒感染，包括免疫缺陷患者初发或复发性HSV（Ⅰ型及Ⅱ型）所致皮肤及黏膜感染，新生儿HSV感染，单纯疱疹脑炎、初发或复发性外生殖器疱疹病毒感染、疱疹病毒角膜炎等；②带状疱疹病毒感染；③其他：水痘。

口服伐昔洛韦可用于初发或复发性外生殖器 HSV 感染，免疫缺陷者 HSV 皮肤黏膜病。HSV 所致复发性口唇疱疹。

【剂量及用法】

1. 单纯疱疹病毒性脑炎　阿昔洛韦为首选药物。可采用 ACV 钠盐，12 岁以上儿童及成人患者每次 10mg/kg，每 8 小时 1 次，每次静脉滴注 1 小时以上，共 14～21 日。3 个月至 12 岁儿童每 8 小时 1 次，每次 20mg/kg，静脉滴注 1 小时以上，共 14～21 日。

2. 免疫缺陷患者 HSV（Ⅰ型及Ⅱ型）所致皮肤及黏膜感染　12 岁以上儿童及成人 5mg/kg，每 8 小时 1 次，静脉滴注 1 小时以上，共 7 日。12 岁以下儿童每次 10mg/kg，每 8 小时 1 次，静脉滴注 1 小时以上，共 7 日。

3. 外生殖器疱疹病毒感染　12 岁以上儿童及成人严重病例：5mg/kg，每 8 小时 1 次，静脉滴注 1 小时以上，共 5 日。外生殖器疱疹病毒初次治疗，口服阿昔洛韦 200mg，每 4 小时 1 次，每日 5 次，疗程 10 日。复发性感染一次 200mg，一日 5 次，共 5 日；复发性感染的慢性抑制疗法，一次 200mg，一日 3 次，共 6 个月，必要时剂量可加至一日 5 次，一次 200mg，共 6~12 个月。

4. 急性带状疱疹感染　800mg 口服，每 4 小时 1 次，每日 5 次，共 7~10 日。

5. 免疫缺陷者带状疱疹病毒感染　12 岁以上儿童及成人每次 10mg/kg，静脉滴注 1 小时，每 8 小时 1 次，共 7 日。12 岁以下儿童每次 20mg/kg，静脉滴注 1 小时，每 8 小时 1 次，共 7 日。

（1）阿昔洛韦注射剂只供静脉滴注，不可肌内注射或静脉推注。

（2）免疫功能正常的患者应用阿昔洛韦后很少发生耐药毒株和治疗失败的病例，但在艾滋病患者单纯疱疹病毒所致肛周溃疡和器官移植受者发生口面部 HSV 感染时，阿昔洛韦耐药毒株（最低抑制浓度 > 3mg/L）时有所见，此时应改用膦甲酸钠。

6. 肾功能严重减退者　剂量调整见表 2-17-4 及表 2-17-5。

表 2-17-4　肾功能严重减退者阿昔洛韦剂量调整

口服		
正常剂量	肌酐清除率 /(ml/min)	给药方案
200mg　q4h	> 10	200mg　q4h　一日 5 次
	0～10	200mg　q12h
400mg　q12h	> 10	400mg　q12h
	0～10	200mg　q12h
800mg　q4h	> 25	800mg　q4h　一日 5 次
	10～25	800mg　q8h
	0～10	800mg　q12h

表 2-17-5　肾功能严重减退者阿昔洛韦剂量调整

	静脉滴注		口服	
肌酐清除率 /(ml/min)	正常剂量的 %	给药间隔时间 /h	剂量 /mg	给药间隔时间 /h
> 50	100	8	800	4
25～50	100	12	800	4

续表

肌酐清除率 /(ml/min)	静脉滴注		口服	
	正常剂量的 %	给药间隔时间 /h	剂量 /mg	给药间隔时间 /h
10 ~ 25	100	24	800	8
0 ~ 10	50	24	800	12

伐昔洛韦的用法与剂量为：①生殖器单纯疱疹初发，成人每日口服 1g，每日 2 次，疗程 7 ~ 10 日。②生殖器疱疹复发，成人每日 0.5g，每日 2 次，疗程 3 日。③对反复发作患者的慢性抑制治疗，用于减轻症状，成人每日口服 0.5g 或 1g。④免疫缺陷患者（如艾滋病患者）或重症患者的口唇疱疹，成人口服 0.5 ~ 1g，每日 2 次，疗程 7 日，须在疱疹发生 3 日内开始用药。⑤带状疱疹患者，成人口服 1g，每日 3 次，疗程 7 日。肾功能减退者用药：见表 2-17-6。肌酐清除率 ≥ 50 ~ 90ml/min 者 1g，每 8 小时 1 次；10 ~ 49ml/min 者 1g，每 12 ~ 24 小时 1 次；< 10ml/min 者 0.5g，每 24 小时 1 次。血液透析患者应在每次透析后给药（阿昔洛韦及伐昔洛韦）。

表 2-17-6　肾功能减退者伐昔洛韦剂量调整

肌酐清除率 /(ml/min)	带状疱疹	复发性外生殖器 HSV	复发性口唇 HSV
≥ 50	1g q8h	500mg q12h	2g 12h 后 2g
30 ~ 49	1g q12h	500mg q12h	1g 12h 后 1g
10 ~ 29	1g q24h	500mg q24h	500mg 12h 后 500mg
< 10	0.5g q24h	500mg q24h	单次 500mg

【不良反应】ACV 的不良反应较其他抗病毒药物为少，表现为：①偶有发热、头痛、不适、低血压、皮疹等，停药后迅速消失。② ACV 静脉滴注后部分患者发生静脉炎，局部疼痛及暂时性 GPT 升高。③大剂量静脉滴注可发生尿路结晶而致肾小管阻塞，尿素氮和肌酐升高，症状大多可逆，故肾功能减退者慎用。④口服的不良反应主要是恶心、呕吐、腹泻等，不常见。⑤静脉给药偶可引起嗜睡、迟钝、精神错乱、谵妄、昏迷、抽搐等，老年患者较易发生，视觉障碍偶见。脑脊液内蛋白增加，脑电图示弥漫性异常。肾功能减退患者中易发生。血中 ACV 浓度增高（> 25μg/ml）时，脑脊液中可检出羧基甲氧甲基鸟嘌呤（为 ACV 代谢产物，可能与其神经毒性有关）。⑥偶可发生肾衰竭并引起死亡。亦有报道免疫缺陷患者用药后发生血栓性血小板减少性紫癜 - 溶血尿毒综合征致死者。

本品无致癌、致畸作用，属妊娠期用药 B 类，体外试验有致突变作用，但临床未发现有畸胎。

【禁忌证及注意事项】

1. 对阿昔洛韦及伐昔洛韦过敏者禁用本品。

2. 本品不宜与其他肾毒性药物同用，以免加重肾毒性。

3. 静脉滴注本品时应保证患者摄入足量水分。

4. 静脉给药时约 1% 的患者可发生嗜睡、震颤、幻觉、激动、抽搐、昏迷等神经系统症状。有神经系统基础疾病，严重肝、肾功能减退，电解质紊乱或低氧状态的患者应慎用本品。

5. 本品属妊娠期用药 B 类。孕妇用药前后应权衡利弊，确定利大于弊时方可使用。哺乳期妇应用本品时应停止授乳。

6. 老年患者应采用治疗剂量范围内的较低剂量并监测肾功能。不推荐本品用于 2 岁以下儿童用药。

【药物相互作用】静脉滴注本品与丙磺舒同用可减少其经肾排出，增加 AUC 及血半衰期。阿昔洛韦与齐多夫定联合应用可产生困倦、嗜睡。与环孢素或其他肾毒性药物同用可增加毒性。

药物过量 曾有报道一次口服 20g 后引起嗜睡、抽搐。大剂量静脉给药可导致肾功能减退甚至肾衰竭死亡。血液透析有助于药物从体内消除。

第六节　喷昔洛韦和泛昔洛韦

喷昔洛韦（penciclovir）是无环鸟苷类似物，其抗疱疹病毒作用与阿昔洛韦相似；泛昔洛韦（famciclovir，Famvir）是喷昔洛韦的二乙酰酯化物，为一种前体药，本身并无抗病毒作用，口服后在肠壁吸收后，经去乙酰化和氧化转化为喷昔洛韦而起作用。

【抗病毒作用】喷昔洛韦主要对于Ⅰ型和Ⅱ型 HSV 及水痘 - 带状疱疹病毒具良好抑制作用，其作用强度与阿昔洛韦相伯。本品对于因胸苷激酶或 DNA 聚合酶改变而耐阿昔洛韦的 HSV 或 VZV 毒株以及某些膦甲酸钠耐药株可能有作用。

本品在细胞内首先经磷酸化成为活性型的三磷酸喷昔洛韦，为病毒 DNA 聚合酶的竞争性抑制剂而抑制了病毒 DNA 的合成；其作用较三磷酸阿昔洛韦弱 100 倍。但本品在细胞内的浓度远较后者为高，留居细胞内的时间亦显著较长（其细胞内半衰期为 7~20 小时），因此可在感染细胞内发挥持久的抗病毒作用。临床应用过程中产生耐药毒株者很少。

【药动学】口服泛昔洛韦经肠壁吸收后迅速去酰化并在肝脏内氧化为喷昔洛韦，口服后的生物利用度（成为喷昔洛韦）平均 77%。血液及尿中测不到泛昔洛韦。喷昔洛韦的蛋白结合率约 20%，分布容积约为人体水含量的 2 倍。单剂口服泛昔洛韦 250mg 及 500mg 后血液中喷昔洛韦的峰浓度平均为 1.6~1.9μg/ml 和 2.7~4.0μg/ml。与食物同服使血药峰浓度减低，但对其生物利用度无显著影响。静脉滴注喷昔洛韦 10mg/kg 后的平均血药峰浓度为 12μg/ml。喷昔洛韦的血半衰期 2~3 小时，约 70% 以原型经尿排出，在肾脏内经肾小球滤过和肾小管分泌排出，给药量的约 30% 由肾外途径（主要为粪便）排出喷昔洛韦及 6- 去氧前体。严重肾功能减退者（肌酐清除率 < 30ml/min）尿排出量显著减低，AUC 可增加 10 倍。中度以上肾功能减退患者剂量应适当减少。肝病患者不需调整剂量。本品可经血液透析清除。

【适应证及临床应用】本品适用于：①急性带状疱疹；②免疫功能正常者复发性外生殖器 HSV 感染以及 HIV 感染者中反复发作性皮肤黏膜 HSV 感染。

【剂量及用法】治疗用泛昔洛韦，可以与食物同服。

1. 带状疱疹　成人每日 500mg，每 8 小时 1 次，共 7 日。治疗应尽早开始。

2. 单纯疱疹　复发性外生殖器 HSV 感染患者每日 2 次，每次 125mg，共 5 日。治疗应于症状出现后立即开始。慢性反复发作的患者每日 2 次，每次 250mg，疗程 1 年。

3. HIV 感染者口唇或外生殖器 HSV 感染　每日服药 2 次，每次 500mg，共 7 日。

肾功能减退患者剂量调整见表 2-17-7。

表 2-17-7　肾功能减退者泛昔洛韦剂量调整

标准剂量	肌酐清除率 /（ml/min）	调整剂量
500mg q8h 或 q12h	40 ~ 59	500mg q12h
	20 ~ 39	500mg q24h

标准剂量	肌酐清除率 /（ml/min）	调整剂量
	< 20	250mg q24h
250mg q12h	≥ 40	250mg q12h
	20 ~ 39	125mg q12h
	< 20	125mg q24h
125mg q12h	≥ 40	125mg q12h
	20 ~ 39	125mg q24h
	< 20	125mg q24h

注：血液透析患者每次透析后采用肌酐清除率 < 20ml/min 的调整剂量。

【不良反应】本品可引起头痛、恶心、呕吐、腹泻、乏力、皮肤瘙痒等反应。较少见的不良反应有麻木、偏头痛、腹泻、荨麻疹、皮疹、月经失调等。少见的反应有幻觉、谵妄、精神错乱等，主要在老年患者中出现。实验室异常可有 GPT、GOT 增高，血中脂酶、淀粉酶、胆红素增高，白细胞、中性粒细胞减低等。曾有报道肾功能减退者应用大剂量本品引起急性肾衰竭。

【禁忌证及注意事项】

1. 对本品及其制剂中其他成分过敏者禁用本品。

2. 肾功能减退者（肌酐清除率 < 60ml/min）应用本品应适当减量。

3. 本品并不能完全治愈外生殖器疱疹病毒感染，目前亦无资料关于本品能否预防本病的传播，患者用药期间应避免与其他人发生性关系。

4. 本品属于妊娠期间用药 B 类，孕妇用药应充分权衡利弊，利大于弊时方可应用本品。哺乳期妇女用药时应停止授乳。

5. 18 岁以下儿童用药的有效性和安全性尚未建立。

6. 与丙磺舒或其他主要经肾小管分泌的药物同用可能导致喷昔洛韦血药浓度增高。

【药物过量】药物过量时应采用支持治疗。血液透析有助于清除本品。

第七节　更昔洛韦和缬更昔洛韦

更昔洛韦（ganciclovir，DHPG，丙氧鸟苷）是去氧鸟苷类化合物，化学结构与阿昔洛韦相似，但在侧链上多 1 个羟甲基。缬更昔洛韦（valganciclovir）是更昔洛韦的 L- 缬氨酰酯化物，为前体药，口服后在体内迅速转化为更昔洛韦而起抗病毒作用。

【抗病毒作用】ACV 的侧链加 3′- 碳和羟基，可使药物掺入病毒及宿主细胞的 DNA 中。本品对 HSV- Ⅰ 、HSV- Ⅱ 及水痘 - 带状疱疹病毒具良好抑制作用，但其最大特点为对巨细胞病毒（CMV）有强大抑制作用，其对人类 CMV 的抑制浓度较 ACV 低 10 ~ 50 倍或以上。实验动物中本品对 CMV 和 HSV 感染有效。DHPG 主要抑制病毒 DNA 的合成。本品进入体内后，在感染 CMV 的细胞内经 UL97 基因编码的病毒蛋白激酶的作用变成单磷酸 DHPG，再经细胞单磷酸鸟苷激酶的作用变为二磷酸和三磷酸 DHPG。DHPG 三磷酸盐在受 CMV 感染的细胞内浓度较未感染细胞高 100 倍以上，亦较 ACV 在感染病毒的细胞内浓度高 10 倍以上。DHPG 在细胞内的消除半衰期可长达 16.5 ~ 24 小时或以上，可能为本品对 CMV 感染有良好作用的原因之一。本品对病毒 DNA 聚合酶的抑制作用较宿主细胞 DNA 聚合酶为强，但对人类骨髓前期细胞的抑制浓度则与抑制 CMV 的浓度相仿，因此治疗浓度的 DHPG 可能对患者的免疫反应有抑制作用。在感染病毒的细胞内，三磷酸去氧鸟苷竞争性抑制 DNA 聚合酶，并掺入病毒 DNA，使病毒 DNA 链的延长减慢并逐渐停止。

耐更昔洛韦的 CMV 毒株（体外抑制浓度 > 1.5~3μg/ml）的耐药机制为：①由于编码病毒蛋白激酶的 UL97 基因产生点突变或消除，导致更昔洛韦不能磷酸化；②病毒的 DNA 聚合酶发生点突变。DHPG 对多数耐药毒株的抑制浓度可增高 4~20 倍，DHPG 的磷酸化作用受损，但该毒株往往对膦甲酸钠和西多福韦仍敏感。CMV 病毒对本品产生耐药性的危险因素有：长期用更昔洛韦、首次感染合并免疫缺陷、较高剂量免疫制剂应用（包括应用抗淋巴细胞球蛋白）。高度耐药 CMV 毒株（抑制浓度 > 10μg/ml）则由于 UL97 和 UL54 基因均发生改变。耐药毒株对西多福韦呈交叉耐药，但通常对膦甲酸钠敏感。耐药毒株感染者可能发生侵袭性 CMV 病，部分患者可发生视网膜炎，多神经根病变或 CMV 肺炎，膦甲酸钠或西多福韦治疗可能有效。本品对耐阿昔洛韦（TK 酶缺失）HSV 的毒株作用差（比野生敏感株差 40 倍）。

【药动学】更昔洛韦细胞内半衰期超过 24 小时，去除药物后 24 小时内仍有原水平 40% 的 DHPD 三磷酸盐，其抗 CMV 的活性是 ACV 的 25~100 倍，呈对数式衰减，血半衰期 2~4 小时。静脉滴注 5mg/kg，每 8 小时 1 次，滴注后 1 小时血药浓度峰值和谷值分别为 8~11mg/L 和 0.6~1.2mg/L。前房液、玻璃体和视网膜下液的药浓度与同期血药浓度相仿。静脉滴注 2.5mg/kg 后 0.25~5.7 小时内脑脊液中药物浓度为 1.96~2.66μmol/L（脑脊液与血药浓度之比为 0.24~0.70）。口服后生物利用度差（空腹 5%，进餐后为 6%~9%），现已为口服缬更昔洛韦所取代。缬更昔洛韦口服后经肠道及肝脏酯酶作用迅速转变为更昔洛韦，其生物利用度为 59%，此时更昔洛韦的血药峰浓度可达 5.9~6.7μg/ml，相当于更昔洛韦静脉内给药 5mg/kg 者。本品 91% 以原型经肾小球滤过和肾小管分泌排出，蛋白结合率 1%~2%，肾功能严重减退时（血肌酐 > 4.5mg/dl）其血半衰期可延长至 28~40 小时，故肌酐清除率 < 80ml/min 者更昔洛韦和缬更昔洛韦的剂量均应减少（表 2-17-8）。一次血液透析可使血药浓度减低 50%~60%，因此血液透析患者宜于透析后用药。新生儿口服缬更昔洛韦 15mg/kg 每日 2 次后的血药浓度与静脉滴注更昔洛韦 5mg/kg 每日 2 次者相仿。

【适应证及临床应用】

1. 免疫缺陷者如艾滋病或器官移植患者合并巨细胞病毒视网膜炎而危及视力者，更昔洛韦用法为初期剂量 5mg/kg，静脉滴注 1 小时以上，每 12 小时 1 次，疗程 14~21 天。治疗后约 90% 患者血、尿、喉部等培养转阴，病毒滴度减低 100 倍以上，但易复发。因此需采用长期抑制治疗，疗程 120 天时可使 60% 患者免于复发，但艾滋病患者的复发率仍高。单用本品无效者可采用本品与膦甲酸钠联合治疗。

2. 艾滋病患者合并危及生命的感染如巨细胞病毒性肺炎或胃肠道感染，用本品 5mg/kg，静脉滴注 1 小时以上，每 12 小时 1 次共 14 日。用后某些症状可获改善，但确切疗效尚难评价。本品与免疫球蛋白或巨细胞病毒免疫球蛋白静脉给药联合应用后，可使巨细胞病毒性肺炎患者的病死率自 80%~90% 下降至 30%~50%。

3. 用于骨髓移植或固体器官移植受者，其移植物对巨细胞病毒血清试验呈阳性或骨髓移植供者为排 CMV 病毒者，以预防发生巨细胞病毒性疾病。

缬更昔洛韦口服及更昔洛韦静脉制剂尚未用于先天或新生儿 CMV 疾病；本品除用于 CMV 视网膜炎患者外，对其他 CMV 感染的疗效尚无确切评价。本品亦未用于免疫功能正常的患者。口服缬更昔洛韦仅适用于 CMV 视网膜炎的维持治疗，用于治疗其他 CMV 感染的疗效和安全性尚未确立。

【剂量及用法】

1. 免疫缺陷者合并 CMV 视网膜炎　肾功能正常的成人患者诱导期每次用 5mg/kg 静脉滴注 1 小时以上，每 12 小时 1 次；或口服缬更昔洛韦 900mg，每日 2 次，共 14~21 日。维持期可采用：每日 1 次更昔洛韦 5mg/kg，静脉滴注 1 小时以上；或每日 1 次 6mg/kg，静脉滴注 1 小时以上，每周给药 5 日或口服缬更昔洛韦 900mg，每日 1 次。维持期疗程的长短取决于免疫缺陷持续时间和器官移植种类。有个别报道玻璃体内植入更昔洛韦，每日可释出少量药物，维持 8 个月。如患者在维持期用药时病情加重，可重新转为诱导期用药。有报道在严重视力损害时作为紧急治疗，可用更昔洛韦玻璃体内注射 200mg（限 1 次），继以口服缬更昔洛韦或静脉滴注更昔洛韦。

2. 晚期 HIV 感染患者预防发生 CMV 感染　患者肾功能正常者口服缬更昔洛韦每日 2 次，每次 900mg，进餐时服用。

3. 器官移植受者预防 CMV 感染　肾功能正常的成人患者每日 5mg/kg，静脉滴注 1 小时以上，每 12 小时 1 次，7~14 日，继以每日 5mg/kg 静脉滴注，一日 1 次；或一日 1 次 6mg/kg 静脉滴注，每周用药 5 日。或成人口服缬更昔洛韦一日 2 次，每次 900mg，进餐时服。疗程视不同器官移植种类而定。

4. 肾功能减退患者的剂量调整　见表 2-17-8。

表 2-17-8　肾功能减退患者更昔洛韦注射剂剂量调整

肌酐清除率* /(mg/min)	更昔洛韦 诱导期剂量 /(mg/kg)	给药间隔 时间 /h	更昔洛韦 维持剂量 /(mg/kg)	给药间隔 时间 /h
> 70	5.0	12	5.0	24
50 ~ 69	2.5	12	2.5	24
25 ~ 49	2.5	24	1.25	24
10 ~ 24	1.25	24	0.625	24
< 10	1.25	每周 3 次, 血液透析后	0.625	每周 3 次, 血液透析后

注：*肌酐清除率可根据血肌酐值用公式计算（参见第一篇第六章第二节　肾功能减退时抗菌药物的应用）。

肾功能减退患者口服缬更昔洛韦的剂量调整见表 2-17-9。

表 2-17-9　肾功能减退患者缬更昔洛韦剂量调整

肌酐清除率 /(ml/min)	诱导期剂量	维持剂量
≥ 60	900mg bid	900mg qd
40 ~ 59	450mg bid	450mg qd
25 ~ 39	450mg qd	450mg q2d
10 ~ 24	450mg q2d	450mg 每周 2 次
< 10	不推荐	不推荐
血液透析	不推荐	不推荐

【不良反应】

1. 骨髓抑制作用　是最常见的毒性反应，艾滋病患者静脉滴注更昔洛韦或口服缬更昔洛韦后，24% ~ 40% 的患者中性粒细胞数减低至 1×10^9/L 以下，15% ~ 20% 的患者血小板计数减至

$50 \times 10^9/L$ 以下。器官移植受者发生上述反应者较少。口服更昔洛韦患者中性粒细胞减低者约占 1/4，停用 1 周后大多可恢复。基因重组 G-CSF 治疗可能有效。此外尚可发生贫血，故在疗程中应经常检查血常规，中性粒细胞数低于 $0.5 \times 10^9/L$ 时需停药。

2. 中枢神经系统症状　如头痛、精神错乱等，偶可引起昏迷、抽搐等，发生率 5%～15%。

3. 其他　如皮疹、贫血、药物热、静脉炎、导管相关并发症、肝功能异常、血肌酐值增高、恶心、呕吐等。约 25% 口服缬更昔洛韦的患者因毒性反应等原因，在维持治疗的 10 个月内中止治疗。约 1/3 静用更昔洛韦的患者因骨髓或神经系统毒性反应中止治疗。玻璃体内植入或注射更昔洛韦可能发生视力改变、眼部出血、感染或视网膜脱离。更昔洛韦在动物实验中有致畸、致癌、免疫抑制及生殖系统毒性等。

【禁忌证及注意事项】

1. 对更昔洛韦或阿昔洛韦过敏的患者禁用本品。

2. 中性粒细胞数 < $0.5 \times 10^9/L$ 或血小板计数 < $25 \times 10^9/L$ 者禁用本品。

3. 本品只可缓慢静脉滴注，并宜选择较粗静脉，不可快速静脉注射，以免增加毒性。采用注射剂时患者应摄入充足水分。

4. 疗程中应定期监测周围血象。

5. 更昔洛韦胶囊应于进餐时服，可增加生物利用度。

6. 本品有致畸、致癌及生殖毒性，孕妇禁用。生殖期妇女及男性患者在采用本品治疗期间及停药后 3 个月内应采取屏障性避孕措施。哺乳期妇女用药时应停止哺乳。

7. 儿童患者用药前必须充分权衡利弊后决定是否采用本品。

8. 老年人用药应密切监测肾功能，据以调整剂量。老年人应用本品容易产生各种不良反应，尤应密切注意观察。

【药物过量】

1. 注射剂过量可引起骨髓抑制等不良反应。尚无口服用药引起中毒症状的报道。

2. 血液透析有助于清除本品，药物过量患者应补充足够水分。出现造血抑制时考虑应用造血生长因子。

【药物相互作用】

1. 本品与去羟肌苷合用时可使后者口服后 AUC 增加 1 倍，并增加其毒副作用发生的可能，但本品的药动学不受影响。更昔洛韦在体外可拮抗去羟肌苷和齐多夫定的抗 HIV 活性；齐多夫定可拮抗更昔洛韦的抗 CMV 作用。

2. 与齐多夫定合用可加重对骨髓的抑制作用，故两者不可同用。

3. 合用丙磺舒可使本品的肾清除减少 22%，AUC 增加 53%。

4. 与亚胺培南合用易引发全身抽搐，故两者不宜同用。

5. 与氨苯砜、喷他脒、氟胞嘧啶、长春新碱、多柔比星、两性霉素 B、SMZ-TMP 或核苷类似物合用前应充分权衡利弊，因可能增加毒性反应。

6. 与两性霉素 B 或环孢素合用可能导致肾功能减退，更昔洛韦可增加环孢素血药浓度。

第八节　膦甲酸盐

膦甲酸盐（Foscarnet，PFA，Phosphonoformate）为无机焦磷酸盐衍生物。

【抗病毒作用】可竞争性地抑制多种病毒的 DNA 聚合酶（包括 CMV，EBV，VZV，HSV-I，HSV-Ⅱ，HHV-8，HBV，HDV 等）以及流感病毒 RNA 多聚酶，也可非竞争性地抑制逆转录病毒、HIV 等。其作用机制可能是非竞争性地阻断病毒多聚酶的焦磷酸盐结合部位，抑制焦磷酸盐自三磷酸去氧核苷酸解离，从而抑制病毒生长。膦甲酸钠具有高度选择作用，对疱疹病毒多聚酶和 HIV 病毒逆转录酶的抑制作用较其对于细胞 DNA 聚合酶的作用强 100 倍。本品在体外与更昔洛韦或阿昔洛韦联合对巨细胞病毒有协同抑制作用；与齐多夫定（zidovudine）联合可抑制 HIV 复制。本品对多数更昔洛韦耐药的 CMV 毒株和对阿昔洛韦耐药的单纯疱疹和带状疱疹毒株仍具抑制作用。偶有报道对本品耐药的单纯疱疹、CMV 毒株和 HIV，抑制浓度 > 400μmol/L，其机制为 HSV 和 CMV 的 DNA 聚合酶或 HIV 的逆转录酶发生突变，此种耐药单纯疱疹病毒可能对阿昔洛韦仍敏感。部分膦甲酸钠耐药 CMV 感染，更昔洛韦或西多福韦有效。膦甲酸钠耐药 HSV 常仍对西多福韦敏感。

【药动学】本品在体内的代谢过程符合三室模型。静脉推注 60mg/kg，每 8 小时一次，2 周后测血药峰、谷浓度分别为 450~575μmol/L 和 80~150μmol/L。药物虽并不被代谢，但其肾脏清除超过肌酐清除的 80% 以上，通过肾小管分泌和肾小球滤过排出。10% ~ 28% 的积累量沉积在骨中，经数个月逐渐消除，对骨质无不良影响。眼玻璃体内药浓度平均为同期血药浓度的 1.4 倍。口服吸收差，生物利用度 7% ~ 9%，血浆蛋白结合率 14% ~ 17%。本品可部分通过血脑屏障，脑脊液内药浓度为同期血药浓度的 13% ~ 68%（平均 66%）。消除半衰期 2~3 小时，终末半衰期 18~88 小时。本品可为血液透析所清除，3 小时的血液透析约可清除给药量的 38%，使血药浓度减低 50%，故血液透析后应补充一次剂量。

【适应证及临床应用】

1. 艾滋病或 HIV 感染患者伴 CMV 视网膜炎　约 90% 的患者病情可获稳定，少数患者可停止排病毒，但多数患者最终病情仍继续进展而需重复治疗。本品的疗效与更昔洛韦相仿。经本品治疗后病情持续活动或复发的视网膜炎患者及对更昔洛韦耐药的患者可采用膦甲酸盐与更昔洛韦联合治疗，但应注意本品不可与两性霉素 B 或环孢素合用，以免加重严重肾毒性。

2. 免疫缺陷患者合并对阿昔洛韦耐药的皮肤黏膜单纯疱疹感染　本品对艾滋病患者合并阿昔洛韦耐药带状疱疹感染亦有效，膦甲酸钠用于艾滋病患者合并 CMV 感染时可能减少卡波西肉瘤的发生。

本品用于治疗视网膜炎以外的 CMV 感染，先天性或新生儿 CMV 感染或免疫功能正常患者的上述感染的有效性和安全性尚未确立。除上述阿昔洛韦耐药皮肤黏膜 HSV 感染以外的其他 HSV 感染，先天性或新生儿中 HSV 感染或免疫功能正常者的 HSV 感染中采用本品治疗的有效性和安全性未确立。

【剂量及用法】

1. 免疫缺陷患者合并 CMV 视网膜炎　肾功能正常的成人患者，诱导期用膦甲酸钠 60mg/kg 静脉滴注 1 小时以上，每 8 小时 1 次；或 90mg/kg 静脉滴注 1.5~2 小时，每 12 小时 1 次，连续 2~3 周，维持期用药成人每日 90mg/kg，静脉滴注 2 小时，静脉滴注时需用输液泵以保持恒速，滴速不超过 1mg/（kg·min），并给予足量液体。

2. 免疫缺陷患者合并耐阿昔洛韦 HSV 感染　肾功能正常的成人患者，诱导期 40mg/kg 静脉滴注 1 小时以上，每 8~12 小时 1 次，2~3 周或至疱疹愈合。

3. 肾功能减退患者的剂量调整　见表 2-17-10。

表 2-17-10　肾功能减退患者膦甲酸钠剂量调整

肌酐清除率* /[ml/(min·kg)]	CMV 诱导期		CMV 维持期	
	60mg/kg q8h	90mg/kg q12h	90mg/(kg·d)	120mg/(kg·d)
> 1.4	60 q8h	90 q12h	90 q24h	120 q24h
> 1 ~ 1.4	45 q8h	70 q12 ~ 24h	70 q24h	90 q24h
> 0.8 ~ 1.0	50 q12h	50 q12h	50 q24h	65 q24h
> 0.6 ~ 0.8	40 q12h	80 q24h	80 q48h	105 q48h
> 0.5 ~ 0.6	60 q24h	60 q24h	60 q48h	80 q48h
≥ 0.4 ~ 0.5	50 q24h	50 q24h	50 q48h	65 q48h
< 0.4	不推荐用	不推荐用	不推荐用	不推荐用

注：*肌酐清除率可根据血肌酐值用公式计算（参见第一篇第六章第二节　肾功能减退时抗菌药物的应用）。

【不良反应】

1. 肾毒性是本品最主要的不良反应，患者用药后可出现轻度蛋白尿、氮质血症，并可能引起急性肾小管坏死，约 1/3 的患者可发生显著肾功能减退（血肌酐值 > 2mg%）。停药后多数患者可于 2 ~ 4 周内恢复。结晶尿、结晶性肾小球病、肾小管性酸中毒、肾源性尿崩症和间质性肾炎亦有报道，诱发因素有大剂量、快速或连续静脉滴注、失水、原已存在的肾功能不全、合用肾毒性药物等。

2. 本品为二价阳离子络合剂，并可引起代谢异常，包括低血钙、高血钙、血磷过高或过低及低钾血症，故用药时应密切随访肾功能和电解质。血清游离钙减低可引起麻木、心律失常、抽搐及中枢神经系统异常。

3. 中枢神经系统症状约发生于 25% 的患者，如头痛、幻觉、震颤、易激惹、抽搐等，后三者的发生率约 10%。

4. 其他　如发热、皮疹、恶心、呕吐、腹泻、肝功能异常等，胃肠道症状多发生于口服本品的患者，贫血可发生于 20% ~ 50% 的艾滋病患者，中性粒细胞减低少见，其骨髓抑制程度通常较更昔洛韦为轻。

【禁忌证及注意事项】

1. 对膦甲酸钠过敏的患者禁用本品。

2. 疗程中应密切监测尿常规及肾功能，并据以调整剂量。血肌酐值 > 2.8mg/dl 或肌酐清除率 < 50ml/min 者慎用本品。本品亦不宜与其他肾毒性药物同用。

3. 疗程中应注意监测血电解质（血清钙、磷、镁、钾等），并密切观察可能出现电解质紊乱的症状，如手足搐搦、癫痫、心律紊乱等。一旦出现上述症状应立即给予相应处理。

4. 静脉滴注本品应选择较粗血管，以减少静脉炎的发生。

5. 与喷他脒静脉注射剂同用时可引起严重低钙血症，曾有死亡病例的报道，故两者不可同用。但合用喷他脒气雾吸入未见毒性反应的报道。

6. 与利托那韦或利托那韦及沙奎那韦同用可导致肾功能异常。

7. 本品属妊娠期用药 C 类，通常妊娠妇女不宜应用本品，除非经权衡利大于弊。哺乳期妇女必须应用本品时应停止授乳。

8. 本品在儿童患者中应用的有效性和安全性尚未确立。实验动物中本品可分布至牙齿和骨骼中，已知本品可分布至人类骨骼，因此儿童患者不宜应用。

【药物过量】本品无特异对抗药，药物过量时血液透析有助于减低血药浓度。疗程中应密切监测患者的肾功能和电解质，并密切观察可能出现的不良反应，给予相应处理。

第九节　利巴韦林

利巴韦林（ribavirin，RBV，Virazole，三氮唑核苷）为鸟苷类似物，结构中的盐基和核糖为抗病毒作用所必需。

【抗病毒作用】本品为广谱抗病毒药，对多种 RNA 病毒和 DNA 病毒具有抑制作用。在组织培养中对甲型流感病毒、乙型流感病毒、副流感病毒、仙台病毒、黏病毒、副黏病毒、新城鸡瘟病毒、呼吸道合胞病毒（RSV）、水疱性口炎病毒、麻疹病毒、甲型肝炎病毒、乙型脑炎病毒、流行性出血热病毒、脊髓灰质炎病毒、腺病毒等均有抑制作用。在实验动物中本品注射剂治疗拉沙热、本雅病毒和沙粒病毒等感染有效。本品气雾吸入治疗流感和呼吸道合胞病毒感染较注射用药更有效，对引起严重急性呼吸综合征（SARS）的冠状病毒无抑制作用。

本品进入细胞后，经细胞酶的作用磷酸化为三氮唑核苷单磷酸、二磷酸和三磷酸衍生物，三氮唑核苷单磷酸盐能竞争性地抑制肌苷 -5′- 单磷酸脱氢酶，使肌苷单磷酸不能转化为次黄嘌呤单磷酸，干扰三磷酸鸟苷的合成和核糖核酸合成。鸟苷浓度的减低又可加强其抗病毒作用。此外，三氮唑核苷三磷酸盐可抑制流感病毒 RNA 多聚酶的活性，并竞争性地抑制病毒 mRNA 依赖于三磷酸鸟苷的 5′- 盖帽形成，因而抑制了 mRNA 的形成。丙型肝炎病毒的 RNA 多聚酶可将利巴韦林单磷酸盐结合至病毒 RNA，使之产生突变，因而抑制病毒 RNA 合成。三氮唑核苷二磷酸盐和三磷酸盐亦可抑制 HIV 逆转录酶的活性。实验动物中本品具有免疫抑制作用，并对自身免疫性疾病和病毒诱发的可移植性肿瘤有治疗作用。

【药动学】成人和儿童口服本品后的生物利用度为 45%～65%。单剂口服 600mg，1 200mg，2 400mg 后 1~2 小时血药达峰浓度，分别为 1.3μg/ml、2.5μg/ml 及 3.2μg/ml。静脉滴注 1 000mg 与 500mg 后 0.5 小时血药峰浓度分别可达 24μg/ml 及 17μg/ml。血药浓度达到稳态时脑脊液内药浓度约为同期血药浓度的 70%。本品消除半衰期 37～79 小时，与血浆蛋白不结合。本品的三磷酸盐在红细胞内高度浓集，其浓度可达血药浓度的 40 倍以上。本品在肝内通过去核糖化和酰胺分解代谢，尿中约排出给药量的 40%，口服本品后 5%～10% 以原型经尿排出，另有 39% 为其代谢物。血液透析及血过滤仅可清除少量药物。肾功能不全患者剂量应相应减少。

本品亦可经气溶吸入进入血液循环，血中药物浓度与气溶吸入的时间长短有关，经 8 小时的吸入后血药浓度可达 0.5~2.2μg/ml，吸入 20 小时后可达 0.8~3.3μg/ml。呼吸道分泌物内药物浓度可超过 1 000μg/ml，其半衰期 1.4~2.5 小时。但由于病毒位于细胞内，呼吸道分泌物和血药浓度能否反映呼吸道细胞内的药物浓度尚不清楚。在气溶吸入时需用一种专用的气溶发生器，其所产生的药物颗粒可以深入到下呼吸道。

【适应证及临床应用】

1. 本品气雾剂须用特殊的呼吸器并由医护人员操作，不宜常规应用，仅适用于婴幼儿中 RSV 所致细支气管炎及肺炎的危重住院病例，用后可能减轻病情、退热、排毒量减少。免疫缺陷患儿的 RSV 肺炎患者可采用本品气溶吸入合并免疫球蛋白注射。气雾剂不推荐用于成人。

2. 本品静脉滴注或口服亦用于治疗拉沙热或流行性出血热（具肾脏综合征或肺炎表现者），最好在发病 6 天内开始治疗，可减低病死率。

3. 口服本品联合干扰素 α-2b 可用于慢性丙型肝炎的治疗（参见第三篇第十二章第十七节病毒性肝炎）。

【剂量及用法】

1. 气溶吸入　儿童剂量为每小时 0.82μg/kg，放入氧气帐或呼吸器内，速率 12.5L/min，每日给药 12~18 小时，共 3~6 天。

2. 静脉给药治疗拉沙热　首剂 30mg/kg 静脉滴注，继以 15mg/kg 每 6 小时 1 次，共 4 天，再继以 7.5mg/kg，共 6 天。

【不良反应】

1. 大剂量长期口服或静脉滴注后可引起血管外溶血及抑制骨髓导致贫血及免疫抑制，此作用为可逆性。

2. 上腹不适，厌食，胃肠道出血和血胆红素增高，血清铁和血尿酸升高。本品可引起溶血，长期口服本品每日剂量 800mg 以上时血红蛋白浓度平均可下降 20～40g/L，与干扰素联合应用时 25%～30% 的患者血红蛋白下降至 11g% 以下。如患者血红蛋白低于 100g/L 时，应减量或停药，红细胞生成素治疗有效。

3. 可有中枢神经系统症状，如头痛、乏力、失眠、情绪改变等。

4. 其他　静脉推注可引起寒战。高剂量静脉滴注本品可引起头痛、低钙血症。此外可能引起瘙痒、皮疹、恶心、抑郁、咳嗽等。气溶吸入可引起轻度结膜刺激、支气管痉挛、可逆性肺功能减退等。采用氧气帐气溶吸入患儿的护理人员可能因接触本品产生不良反应。

【禁忌证及注意事项】

1. 对本品过敏的患者禁用本品。

2. 实验动物中本品可致畸胎和致突变，并产生睾丸病变。孕妇不宜采用，亦不宜护理用本品治疗的患儿。本品为妊娠期用药 X 类。女性或男性患者应用本品停药后至少 6 个月内应采取避孕措施。

【药物相互作用】

1. 制酸剂可轻度减低口服本品的生物利用度。

2. 本品拮抗齐多夫定的抗 HIV 作用，但可增强嘌呤双去氧核苷类的作用。

3. 合并感染丙型肝炎和 HIV 的患者合用本品和抗逆转录病毒药可增加线粒体毒性反应和乳酸性酸中毒的危险。

第十节　福米韦生

福米韦生（fomivirsen，vitvavene）是 21- 亚磷硫代寡核苷酸，本品与 CMV 病毒编码调节病毒基因表达的蛋白序列互补，从而影响 CMV 的 mRNA 转录；此外，本品尚具有非反义作用，抑制病毒复制及抑制细胞对病毒的吸收。本品对耐更昔洛韦、膦甲酸钠和西多福韦（cidofovir）的 CMV 仍具作用。

本品供眼玻璃体内注射，用于治疗 HIV 感染合并 CMV 视网膜炎患者不能耐受其他治疗药物或用其他药物无效或有禁忌者。成人每 2 周玻璃体内注射 330μg，可使病情的发展延缓，用药后约 1/4 的患者可能产生虹膜炎或玻璃体炎，局部应用皮质激素可缓解；患者可发生眼压增高，疗程中应监测眼压。最近曾接受西多福韦的患者不宜应用本品，因易引起虹膜炎等眼部炎症。

第十一节　西多福韦

西多福韦（cidofovir）为单磷酸核苷酸类似物。

【抗病毒作用】西多福韦对多种病毒具有抑制作用，包括人疱疹病毒中的 EB 病毒、CMV、人疱疹病毒 -6（HHV-6）、疱疹病毒 -8（HHV-8）以及其他 DNA 病毒，包括乳头状瘤、多瘤、痘病毒及腺病毒等。体外本品对 CMV 病毒的抑制浓度为 0.2~0.7μg/ml，HSV 为 0.4~33μg/ml，腺病毒为 0.02~0.7μg/ml。本品对耐阿昔洛韦的 HSV 毒株和耐更昔洛韦的 CMV 毒株仍有抑制作用；本品与更昔洛韦或膦甲酸钠联合对 CMV 有协同抑制作用。本品在细胞内的半衰期长，因此可发挥持久的抗病毒作用。

西多福韦在细胞内经细胞酶作用代谢转为活性型二磷酸盐，该代谢物在病毒感染细胞及未感染细胞内的浓度相近。其二磷酸盐为 dCTP 的竞争性抑制剂，亦为病毒 DNA 聚合酶的作用底物。西多福韦与病毒 DNA 聚合酶结合后延缓并阻断 DNA 链的延长，因而抑制病毒 DNA 合成。本品的二磷酸盐在细胞内的半衰期可长达 17~65 小时。其对 CMV、HSV 的 DNA 聚合酶的抑制浓度远低于对人体细胞 DNA 聚合酶的抑制浓度（为后者的 1/600~1/8）。CMV 感染者应用本品后产生耐药性者少见，其耐药程度亦轻。更昔洛韦高度耐药 CMV 在体外亦对本品耐药。膦甲酸钠耐药 CMV 及 HSV 对本品仍呈敏感，但可能出现 DNA 聚合酶点突变而形成多重耐药 CMV。在用本品治疗 CMV 视网膜炎前，CMV 对本品耐药株的发生率约 5%，经 3 个月治疗后耐药株发生率 29%。

【药动学】口服本品后生物利用度低（< 5%）。静脉滴注后的血药浓度与剂量呈正比，终末半衰期平均约 2.6 小时。给药 5mg/kg 联合丙磺舒后血药峰浓度可达 19.6μg/ml。本品在体内不代谢，体内分布容积与体内总水量相当，主要经肾小球滤过和肾小管分泌清除，约 90% 的给药量在尿中以原型排出。其血浆蛋白结合率 < 6%，脑脊液内药浓度低，大剂量丙磺舒（静脉滴注前 3 小时服 2g，静脉滴注后 2 小时及 8 小时各服 1g）可减少本品的肾排出并使血药浓度增高。肾功能减退和血液透析对本品药动学的影响尚未进行研究。

【适应证及临床应用】本品仅适用于艾滋病患者并发的 CMV 视网膜炎。本品在非艾滋病患者以及艾滋病患者中 CMV 引起的其他感染（如肺炎或胃肠炎）中的疗效和安全性尚未建立。

【剂量及用法】

1. 在诱导期，患者的血肌酐值≤ 1.5mg/dl，并用公式计算所得肌酐清除率 > 55ml/min，尿蛋白 < 100mg/dl[或 <（++）] 者给予 5mg/kg 静脉滴注 1 小时，每周 1 次连续 2 周。维持期，5mg/kg 静脉滴注 1 小时，每 2 周 1 次。

2. 每次静脉滴注本品前 3 小时口服丙磺舒 2g，滴完后 2 小时及 8 小时各服 1g。服用丙磺舒前进食可减轻恶心或呕吐等不良反应。用药时应给予充足水分，静脉滴注 1 000ml 生理盐水，以后根据患者耐受程度于滴药后再给予生理盐水 1 000ml，静脉滴注 1~3 小时。

3. 肾功能减退者剂量调整　血肌酐值超过正常范围 0.3~0.4mg/dl 者每次剂量改为 3mg/kg；血肌酐值超过正常范围 0.5mg/dl 或尿蛋白（+++）以上者停药。

【不良反应】

1. 肾毒性　是静脉滴注本品后主要的不良反应。有报道接受维持剂量每 2 周静脉滴注西多福韦 5mg/kg 后，12% ~ 39% 的患者产生蛋白尿，15% ~ 24% 的患者血肌酐值增高。肾毒性主要表现为近曲小管功能减退，产生蛋白尿、氮质血症、尿糖、代谢性酸中毒。偶见范科尼（Fanconi）综合征。肾毒性主要由于本品与肾脏有机阴离子转运蛋白亲和力强，导致药物在肾皮质内积聚，引起肾小管上皮细胞凋亡因而产生肾毒性。口服丙磺舒并大量饮水可减少发生肾毒性的危险。先前曾用过膦甲酸钠治疗的患者用本品后发生肾毒性的危险性增加，故应加强对患者肾功能的监测。

2. 中性粒细胞减低　在应用 5mg/kg 的维持量时，约 24% 患者的中性粒细胞绝对值可减低至≤500/mm³。

3. 眼压减低 有报道在应用 5mg/kg 的维持量时，约 24% 的患者可发生眼压减低至原水平的 50% 以下，个别可降至 0~1mm Hg。

4. 眼色素层炎或虹膜炎 应用 5mg/kg 的维持量时，约 11% 的患者可发生眼色素层炎或虹膜炎。

5. 其他 本品应用过程中尚可发生发热、头痛、食欲减退、恶心、呕吐、腹泻、乏力、皮疹、气急、肌关节酸痛、贫血、血转氨酶增高（GPT，GOT）等。

【禁忌证及注意事项】

1. 用药前血肌酐值 > 1.5mg/dl，计算得肌酐清除率≤55ml/min，或尿蛋白（++）以上（或尿蛋白量≥100mg/dl）者禁用本品。

2. 应用其他肾毒性药物的患者禁用本品；或至少停用其他肾毒性药物 7 天以上方可开始用本品治疗。

3. 对西多福韦过敏的患者禁用。

4. 对丙磺舒或其他含硫药物过敏的患者禁用本品。

5. 本品不可直接眼内注射。

6. 疗程中应密切随访尿常规、肾功能、中性粒细胞、眼压，并注意观察眼虹膜炎和眼色素层炎的症状和体征出现。

7. 实验动物中本品有致畸、致癌作用及生殖毒性，属妊娠期用药 C 类。妊娠患者除非经充分权衡利弊必须应用者方可应用本品，哺乳期妇女禁用本品。

8. 儿童用药应充分权衡利弊，如确实利大于弊时方可应用本品。

9. 老年患者常伴有不同程度肾功能损害，应用本品前和用药过程中均应密切监测肾功能。

10. 药物过量时应给予静脉大量补充生理盐水。

第十二节　曲氟尿苷

曲氟尿苷（trifluridine）为氟化嘧啶核苷，对 HSV-Ⅰ，HSV-Ⅱ，CMV，水痘病毒及某些腺病毒具抑制作用。其作用机制为抑制病毒 DNA 的合成，亦可抑制宿主细胞 DNA 合成。本品在实验动物中具有致畸、致突变及抗肿瘤作用。临床上主要局部用于 HSV-Ⅰ，HSV-Ⅱ 所致角膜炎和角膜结膜炎。用 1% 溶液滴眼，每 2 小时 1 次，每日不超过 9 滴，疗程 21 日。本品对耐碘苷及耐阿糖腺苷的单纯疱疹病毒眼部感染有效，亦可用于 HSV 所致皮肤黏膜损害。用药后可能有局部不适、水肿，偶有局部刺激及过敏等反应。

第十三节　拉米夫定

拉米夫定（lamivudine，LAM）为脱氧胞嘧啶核苷同系物，是 2′，3′-二脱氧-硫代胞嘧啶的左旋对映体。于 1999 年在中国上市。

【抗病毒作用】对乙型肝炎病毒（HBV）和人类免疫缺陷病毒（HIV）有明显抑制作用。本品口服吸收后，在外周单核细胞和肝细胞内经磷酸激酶作用，形成具有抗病毒作用的活性 5′-三磷酸拉米夫定。后者通过竞争抑制作用，抑制 HIV 和 HBV 的逆转录酶与 HBV 聚合酶，并参与 HBV 和 HIV DNA 链合成，终止 DNA 链延长，从而阻止 HBV 和 HIV 的合成与复制。与阿德福韦或喷昔洛韦合用可增强其抗嗜肝脱氧核糖核酸病毒作用。HBV DNA 聚合酶的 YMDD 基序发生点突变，可导致 HBV 对本品的敏感性减低 $40 \sim 10^4$ 倍，并对其他相关品种如替比夫定（telbivudine）、恩曲他滨（emtricitabine）、克拉夫定（clevudine）产生交叉耐药，如果合并聚合酶第 526 位氨基酸发生 L526M 突变，对泛昔洛韦也产生交叉耐药。拉米夫定耐药株对阿德福韦和恩替卡韦仍敏感。随着疗程的延长，HBV 对拉米夫定耐药率可不断增加，有报道用本品治疗慢性乙肝患者第 1、2、3、4 年的耐药率分别为 14%，38%，45% 和 66%。合并 HIV 感染的患者经本品治疗 2 年和 4 年后，HBV 对拉米夫定的耐药率分别增加至 50% 和 90%。对拉米夫定耐药患者中约 67% 的患者发生病情恶化，少数患者出现肝衰竭，甚至死亡。

【药动学】拉米夫定口服吸收良好，成人的生物利用度为 86%，儿童为 68%，T_{max} 约 1 小时。口服 100mg 后 C_{max} 1.1~1.5mg/L，AUC 400~600μg·h/L（24 小时）。在每次剂量 600mg 以内，AUC、C_{max} 与剂量呈线性关系，Cl/F、Ccr 和 T_{max} 与剂量无关。拉米夫定与食物一起服用，T_{max} 延迟 0.25~2.5 小时，C_{max} 降低 10% ~ 40%，但生物利用度和 AUC 不变。拉米夫定广泛分布于体内各组织，分布容积为 1.3~1.5L/kg，血浆蛋白结合率 16% ~ 36%。消除半衰期为 5~7 小时，其三磷酸化合物在肝细胞内半衰期为 17~19 小时，在 HIV 感染者的血液单核细胞内为 10.5~15.5 小时。药物主要以未代谢物经肾脏排泄，肾排出给药量的 71%。仅少量（< 10%）在肝脏代谢为磺基氧化物等。每日口服 100mg，无蓄积作用。本品能通过血脑屏障进入脑脊液；可通过胎盘血液循环，也能进入到分泌的乳汁。

肾功能不全影响药物清除，肌酐清除率 < 50ml/min 时应减量使用。肝功能不全的患者，如不伴有肾功能减退，则不影响药物清除。老年人由于肾功能减退，可使半衰期延长。

【适应证及临床应用】适用于伴或不伴有肝硬化的成人慢性乙型肝炎以及 2 岁以上的儿童患者。由于本品长期应用易诱导 HBV 的耐药性，目前已不作为治疗慢性乙型肝炎的一线药物。

【剂量及用法】每日服药 1 次，每次 100mg。儿童剂量每日 3mg/kg。艾滋病患者合并慢性乙型肝炎时剂量需加大至每日服药 2 次，每次 150mg；并需与其他抗 HIV 药联合应用。慢性乙型肝炎患者每日服用本品 100mg，可以连服 1 年，但确切的疗程待定；儿童患者（2 岁以上）按每日 3mg/kg 服用，最大剂量不超过 100mg。

肾功能减退患者肌酐清除率在 50mg/min 以上者不需减量，30 ~ 49mg/min 者首剂 100mg，以后每日 50mg；15 ~ 29mg/kg 者首剂 100mg，以后每日 25mg；5 ~ 14ml/min 者首剂 35mg，以后每日 15mg；< 5ml/min 者首剂 35mg，以后每日 10mg。HIV 感染合并慢性乙型肝炎患者应按 HIV 感染的剂量服药，并与其他抗 HIV 药联合应用。

【不良反应】拉米夫定的不良反应较轻，常见的有上腹不适、头晕、乏力、口干、罕有皮疹，发生频率和程度与安慰剂相同。肝酶增高在拉米夫定治疗组较多见，停药后约 15% 的患者转氨酶可超过 500U/ml。少数患者可有血小板减少，肌酸激酶增高，一般不需停药。

【禁忌证及注意事项】肌酐清除率低于 50ml/min 的患者，应减量应用。停药后可出现病情复燃。单用核苷类药物或核苷类药与本品合用时偶有引起乳酸性酸中毒、肝大合并脂肪变性，甚至死亡的报道。尤易发生在女性肥胖的 HIV 感染者。故疗程中应监测肝功能及乳酸性酸中毒。艾滋病患者合并慢性乙肝时本品的剂量需加大，并需与其他抗 HIV 药联合应用，否则易导致 HIV 对本品耐药。

【药物相互作用】对细胞色素 P-450 酶系影响不大，与经肝脏代谢的药物间相互作用很少。主要以活性阳离子形式从肾脏排泄，与本品具有相同排泄机制的药物如甲氧苄啶（TMP），可能发生相互作用。与雷尼替丁、西咪替丁、齐多夫定、去羟肌苷、阿昔洛韦、更昔洛韦、膦甲酸钠等无相互作用。

第十四节　阿德福韦

阿德福韦酯（adefovir dipivoxil，ADV）是一种无环腺嘌呤核苷同系物。美国 FDA 于 2002 年 9 月批准用于治疗慢性乙型肝炎患者，于 2005 年在中国上市。阿德福韦酯为阿德福韦的双酯前体药，口服后在体内经酯酶水解释出阿德福韦而起作用。

【抗病毒作用】阿德福韦在细胞内被磷酸激酶转化为具有抗病毒活性的二磷酸盐，通过对天然底物二脱氧腺苷三磷酸的竞争作用，抑制 HBV DNA 聚合酶（逆转录酶），并吸收及渗入病毒 DNA，中止 DNA 链的延长，从而抑制 HBV 的复制，促进 GPT 复常、改善肝组织炎症、坏死和纤维化。对 HBeAg 阳性患者治疗 1、2、3 年时 HBV DNA < 1 000 拷贝 /ml 者分别为 28%、45% 和 56%，HBeAg 血清学转换率分别为 12%、29%、43%；耐药率分别为 0%、1.6% 和 3.1%。对 HBeAg 阴性者治疗 5 年，HBV DNA < 1 000 拷贝 /ml 者为 67%、GPT 复常率 69%。阿德福韦二磷酸盐能迅速进入宿主细胞，其细胞内的半衰期为 5 ~ 18 小时，故可每日服药一次。乙肝病毒对本品不易产生耐药性，慢性乙肝患者连续服药 48 ~ 60 周后无耐药株产生。服药 144 周后约 3.9% 的患者有 HBV DNA 聚合酶突变，导致 HBV 对本品敏感性减低。对宿主 DNA 多聚合酶 α 和 γ 有轻微的抑制作用。体外对 HBV 转染肝细胞的 IC_{50} 为 0.2~2.5μmol/L。HBV YMDD 变异株与本品无交叉耐药性。对于拉米夫定耐药的慢性乙肝患者，在拉米夫定治疗的基础上加上阿德福韦，可能有效抑制 HBV DNA，促进 GPT 复常，且耐药率较低。

【药动学】口服本品 10mg，生物利用度较低，为 < 12%。迅速吸收后为肠内或血液中酯酶水解后释出阿德福韦。进食不影响其生物利用度，蛋白结合率 < 5%，表观分布容积 0.4L/kg，T_{max} 平均 1.75 小时，C_{max}（18.4 ± 6.25）ng/ml，AUC（220 ± 70）ng·h/ml，消除半衰期（7.48 ± 1.65）小时。本品主要以原型经肾小球滤过和肾小管主动分泌而排泄。肾功能正常者连续每日口服后 10mg，不影响其药动学参数。30% ~ 45% 的药物于 24 小时内由尿排出。静脉给药后 24 小时内排出给药量的 98%。消除半衰期 5 ~ 7.5 小时。血液透析 4 小时可清除给药量的 35%，因此推荐此种患者可每周血液透析一次。腹膜透析无资料。肾功能不全者，可影响药物排泄，使血药浓度升高。

【适应证及临床应用】适用于伴或不伴有肝硬化的成人慢性乙型肝炎患者。对拉米夫定、替比夫定或恩替卡韦已经产生耐药的患者，可以加用本品。由于本品抗病毒作用相对较弱，长期使用本品可出现耐药性及肾毒性，因此，本品已不作为治疗慢性乙型肝炎的一线药物。

【剂量及用法】成人每日 1 次，口服 10mg。肾功能不全患者按肌酐清除率调整：≥ 50ml/min 者每日 10mg；20 ~ 49ml/min 者 10mg/48h；10 ~ 19ml/min 者 10mg/72h，血液透析患者为 10mg/7d，透析后用药。

【不良反应】每日口服 10mg 时不良反应发生率低，不良反应一般较轻，常见者有乏力、头痛、腹痛、恶心、腹泻、食欲缺乏等。4% 的患者可出现血肌酐清除率轻度上升（ > 0.3ml/min）。连续服药 96 周时约 10% 的患者血肌酐值可增加 0.3mg%，约 2% 的患者可增加 0.5mg% 或以上，原先有肾功能减退者发生率可更高。尽管阿德福韦的耐药率较低，但长期治疗可引起低磷血症、骨质疏松等，严重者可出现范科尼综合征。

【禁忌证及注意事项】慢性乙肝患者停药后可致严重的病情反跳，需严密监测，必要时重新给药治疗。如同时有 HIV 感染者可能出现 HIV 的变异株，对肾脏疾病患者应严密监测可能发生的肾毒性。本品为妊娠期用药 C 类。

【药物相互作用】

1. 对肝药酶 P-450 无抑制作用，与拉米夫定，SMZ-TMP 和对乙酰氨基酚无相互作用。

2. 与布洛芬 800mg，一日 3 次合用，可使阿德福韦的 C_{max} 增加 33%，AUC 增加 23%。

3. 与核苷类似物或其他抗逆转录病毒药联合应用可能增加乳酸性酸中毒和脂肪变性的危险。

第十五节　恩替卡韦

恩替卡韦（entecavir，ETV）为鸟嘌呤核苷同系物，具有抗病毒作用强、耐药率低、不良反应少等优点，2006 年在我国上市。

【抗病毒作用】本品在肝细胞内转化为三磷酸恩替卡韦，在细胞内的 $t_{1/2}$ 为 15 小时，对 HBV DNA 的多聚酶和逆转录酶有明显抑制作用，其抑制乙肝病毒的作用较拉米夫定强 30～1 000 倍，并抑制 HBV DNA 的正链。它对转染 HBV 细胞株的 IC_{50} 为 3.75nmol/L。

Ⅲ期临床试验分别用恩替卡韦每日 0.1mg，0.5mg 和拉米夫定每日 100mg。分别治疗慢性乙型肝炎 36 例、48 例和 41 例，共 22 周。用 bDNA 检测 HBV DNA 转阴率分别为 61.8%、83.7% 和 57.3%。恩替卡韦每日 0.5mg 使 HBV DNA 载量下降比每日 100mg 拉米夫定平均增加 1.28 log 拷贝 /ml，表明本品每日 0.5mg 比每日 100mg 拉米夫定对于 HBV 复制有更强的抑制作用。每日服药 0.5mg 共 48 周，HBV DNA 下降至 300 拷贝 /ml 以下者 67%、GPT 复常者 68%，肝组织学改善者 72%，作用明显比拉米夫定强。并对 YMDD 变异株有抑制作用。长期应用恩替卡韦的耐药率较低，应用 7 年后的耐药率在 1.2% 左右，但对于拉米夫定耐药患者，单独口服恩替卡韦 5 年的耐药率可高达 50% 以上。

【药动学】口服吸收迅速，生物利用度 100%。本品宜空腹服用，服用 0.5mg 后，T_{max} 为 0.65～1.05 小时，C_{max} 4.3～6.4ng/ml，AUC 15.0～17.8ng·h/ml。在体内少量代谢，与葡糖醛酸结合。62%～73% 以原型从肾脏排出，清除率为（360±64）ml/min。在体内清除较慢，血浆半衰期约 240 小时，其三磷酸衍生物在肝细胞内的半衰期为 15 小时。连续服药 5～10 天后达到稳态血药浓度，长期服药后体内约有 20% 给药量的蓄积。本品对细胞色素 P-450 3A4 和细胞色素 P-450 2D6 无抑制作用。血肌酐清除率 < 50ml/min 者应减量应用。肝功能减退患者不需调整剂量。

【适应证及临床应用】适用于具有抗病毒治疗适应证的慢性乙肝成人患者及 2 岁以上的儿童患者，包括肝硬化患者。但不推荐用于拉米夫定或替比夫定耐药者。对于拉米夫定耐药者，如果改用替诺福韦治疗 1 年后仍然应答不佳（HBV DNA 持续阳性），可加用恩替卡韦。

【剂量及用法】口服 0.5mg，每日一次。对于核苷类似物经治患者（包括耐药患者），口服剂量为 1mg，每日一次。

【不良反应】有头痛、腹痛、鼻炎、乏力、恶心、头晕、腹泻等，血尿、尿糖、血淀粉酶增高，脂肪酶增高，胆红素增高等。但偶可发生乳酸性酸中毒和脂肪变性。多发生于采用核苷类似物（可合并应用抗逆转录病毒药者）。停用本品后可发生病情反跳。发生率多低于 5%，大多为轻度或中度。多数不良反应与药物治疗无关。其禁忌证与拉米夫定相同（参见第二篇第十八章第一节中"拉米夫定"相关内容）。

【禁忌证及注意事项】

1. 影响肾功能的药物可能影响本品血药浓度。

2. 失代偿性肝硬化患者服用本品时，应监测血清乳酸水平。

3. 本品为妊娠期用药 C 类。

【药物相互作用】

1. 恩替卡韦不是细胞色素 P-450（CYP450）酶系统的底物、抑制剂或诱导剂。同时服用通过抑制或诱导 CYP450 系统而代谢的药物对恩替卡韦的药代动力学没有影响。而且，同时服用恩替卡韦对已知的 CYP 底物的药代动力学也没有影响。

2. 由于恩替卡韦主要通过肾脏清除，服用降低肾功能或竞争性通过主动肾小球分泌的药物的同时，服用恩替卡韦可能增加这两类药物的血药浓度。

3. 同时服用恩替卡韦与其他通过肾脏清除或已知影响肾功能的药物的相互作用尚未研究。患者在同时服用恩替卡韦与此类药物时要密切监测不良反应的发生。

第十六节　替比夫定

替比夫定（telbivudine）是 D- 胸腺嘧啶核苷的左旋对映体。本品于 2007 年在中国上市。

【抗病毒作用】本品口服吸收后，经细胞激酶的作用转化为活性型三磷酸替比夫定，后者可抑制 HBV DNA 聚合酶的活性，并掺入病毒 DNA，导致 DNA 链合成终止，抑制 HBV 复制。

本品在体外试验和临床试验中均表现出较强的抗病毒作用。国际多中心Ⅲ期临床研究中与拉米夫定组相比，替比夫定组具有更强的抗病毒效果。在 HBeAg 阳性的患者中，给药 52 周时 HBV DNA 检测为阴性者（COBAS AMPLICOR PCR 检测法 ≤ 300 拷贝 /ml）替比夫定组为 60%，拉米夫定组 40%（$P < 0.000\,1$）。HBV DNA 降低，替比夫定组为 6.5log 拷贝 /ml，拉米夫定组 5.5log 拷贝 /ml（$P < 0.000\,1$）。替比夫定组比拉米夫定组具有更高的 HBeAg 转阴率和血清转换率，耐药发生率为 3%，也显著低于拉米夫定组。但长期应用本品，也易导致耐药的发生。近年来的研究发现，本品还可引起肾小球滤过率估计值（eGFR）的改善，尤其是基线 eGFR < 90ml/min 的患者，其 eGFR 的改善更加明显。其机制尚不明确。

【药动学】本品口服吸收良好，生物利用度 40% 以上。每日口服替比夫定 600mg，5 ~ 7 日后达稳态，在给药后 1 ~ 4 小时血药峰浓度（C_{max}）（3.69 ± 1.25）μg/ml，AUC 为（26.1 ± 7.2）μg·h/ml，谷浓度 0.2 ~ 0.3μg/ml。血半衰期约 15 小时。食物不影响其口服吸收。本品在体内分布广泛，血浆蛋白结合率低（3.3%）。本品在体内不代谢，肝功能减退时不影响其药动学特点。本品主要以原型经肾排泄，肾清除率为（7.6 ± 2.9）L/h，单剂口服 600mg 后约 40% 的给药量在 7 天内经尿排出。肾功能减退时其清除率低，C_{max} 和 AUC 也相应增高。本品可通过血脑屏障进入脑脊液，也可通过胎盘进入胎儿血液循环，并可在乳汁中分泌。

【适应证及临床应用】适用于具有抗病毒治疗适应证的慢性乙肝成人患者。由于本品可引起肌肉损害，不适用于合并有肌病的患者。本品不能与 α- 干扰素联合应用，因易诱发严重的肌肉病变。

【不良反应】本品服用后不良反应较轻，常见者有头晕、头痛、乏力、恶心、腹泻、血肌酸激酶升高、咳嗽、流感。偶见皮疹、血淀粉酶及 GPT 增高，但大多程度较轻，一般不需停药。曾有报道疗程中出现肌病者（< 1%）。严重不良反应有：乳酸性酸中毒、肝大、脂肪酶升高、肌病、横纹肌溶解症。

【剂量及用法】

1. 16 岁以上成人和青少年患者　600mg，每日 1 次口服。餐前或餐后服。

2. 肾功能减退患者　肌酐清除率 ≥ 50ml/min 的患者，无须调整剂量，600mg 每日 1 次；肌酐清除率 30 ~ 49ml/min 者 600mg 每 48 小时 1 次；肌酐清除率 < 30ml/min 者（无须透析者）600mg，每 72 小时 1 次；血液透析患者在透析后服用 600mg，每 96 小时 1 次。

【禁忌证及注意事项】

1. 对本品或其中任何辅料过敏者禁用。

2. 疗程中应监测肝功能及乳酸性酸中毒的发生。

3. 本品属妊娠期用药风险 B 级，孕妇用药前应充分权衡利弊后决定是否应用。哺乳期妇女用药时应停止授乳。

4. 老年患者用药时应监测肾功能，并据以调整剂量。

5. 不推荐本品用于 16 岁以下儿童患者。

6. 肝移植受者已接受或正在接受影响肾功能的免疫抑制药治疗的患者应用本品时应在疗程中监测肾功能。

7. 本品可能导致发生肌病；应用本品时应注意观察患者，如出现肌无力、肌痛等症状时应及时就诊，并根据情况考虑减量或停药。

8. 本品单用或与干扰素联合应用，可引起周围神经病变，因此应避免与任何干扰素制剂同时使用。

9. 慢性乙型肝炎患者在停用本品后可能引起病情反跳或发生重症肝炎，因此在应用本品治疗的患者停药后仍应继续严密观察及进行实验室监测至少数个月。

【药物相互作用】

1. 本品主要通过肾脏排泄，同时服用影响肾功能的药物可能影响本品的血药浓度。

2. 本品与干扰素同时使用可能增加周围神经病变的发生。

第十七节　富马酸替诺福韦二吡呋酯

富马酸替诺福韦二吡呋酯（tenofovir disoproxil fumarate，TDF）为替诺福韦的前体药，是腺苷单磷酸的无环核苷酸类似物，对人类免疫缺陷病毒（HIV）及乙型肝炎病毒（HBV）具有抑制作用。2008 年，FDA 批准本品用于慢性乙型肝炎的治疗，2015 年在中国上市，是治疗慢性乙型肝炎的一线药物。

【抗病毒作用】本品为替诺福韦的前体药，口服后在体内首先水解产生替诺福韦，继而经细胞酶的作用磷酸化形成活性型二磷酸替诺福韦，后者可抑制 HIV-1 和 HIV2 逆转录酶，并对哺乳类 DNA 聚合酶和线粒体聚合酶亦有轻度抑制作用。此外，本品对乙型肝炎病毒亦有抑制作用。本品可在肝细胞中转化成活性型二磷酸替诺福韦，后者可抑制 HBV 聚合酶，并可掺入到病毒 DNA，中止 DNA 链的延长，抑制 HBV DNA 的合成。

两个Ⅲ期临床研究 102 和 103 分别比较了 TDF 和阿德福韦（ADV）治疗 HBeAg 阴性和 HBeAg 阳性患者的疗效，治疗 48 周时 ADV 组患者均换用 TDF 继续治疗。研究结果表明，治疗 48 周时 TDF 组 HBV DNA 转阴率明显高于 ADV 组（HBeAg 阴性患者分别为 93% 和 63%，$P < 0.001$；HBeAg 阳性患者分别为 76% 和 13%，$P < 0.001$）。HBeAg 血清转换率两组相似（分别为 21% 和 18%，$P=0.36$），HBsAg 转阴率 TDF 组高于 ADV 组（分别为 3.2% 和 0，$P=0.02$）。144 周时，TDF 组 87%HBeAg 阴性患者及 72%HBeAg 阳性患者的 HBV DNA < 400 拷贝 /ml，在先口服 ADV、1 年后再转换为 TDF 组的患者，该比例分别为 88% 和 71%，总的 HBV DNA 转阴率分别为 81% 和 74%，持续 GPT 水平正常，HBeAg 转阴率 34%。可见 ADV 治疗组转换为 TDF 后，更多患者获得了 HBV DNA 转阴，转阴率可与 TDF 初治患者类似。长期应用 TDF 可显著改善肝组织学，逆转肝纤维化或 / 和代偿期肝硬化。在部分患者中，与干扰素联合应用，可提高 HBsAg 的转阴率。目前尚未发现确定的、由 TDF 治疗诱导的耐药。

TDF 治疗 LAM 或 LdT 耐药的患者较 ADV 更有效。ADV 治疗期间病毒抑制不理想且无明确耐药者亦可换用 TDF，但若肯定存在 ADV 耐药，TDF 并不是最佳的挽救疗法，尤其是 A181+N236 变异者，TDF 也不敏感。体外试验表明 TDF 对 ETV 耐药株有效，临床上也证实，ETV 耐药者可换用 TDF。TDF 有单药制剂（viread）或与恩曲他滨的复合制剂（truvada）。在 LAM 和 ADV 序贯治疗后仍存在耐药的患者中，若需要 TDF 与核苷合用，复合制剂则更为便利，但本品尚未在中国上市。

【药动学】空腹口服生物利用度约 25%。单次空腹口服 300mg 后 T_{max} 为（1 ± 0.4）小时，C_{max} 为（0.30 ± 0.09）μg/ml，AUC 为（2.29 ± 0.69）μg·h/ml。浓度为 $0.01 \sim 25$μg/ml 时血浆和血清蛋白结合率分别为 $< 0.7\%$、7.2%。静脉给药 1mg/kg、3mg/kg，稳态分布容积分别为（1.3 ± 0.6）L/kg、（1.2 ± 0.4）L/kg。本品在体内经肾小球滤过及肾小管主动分泌排泄，静脉给药后 72 小时内 70%～80% 的给药量以原型经尿排泄。单次口服本品后 $t_{1/2}$ 为 17 小时。多次给药每日 1 次口服 300mg，24 小时内经尿排出给药量的 $32\% \pm 10\%$。脂肪餐（含 700～1 000kcal，其中 40%～50% 脂肪）可增加本品的生物利用度，AUC 增加约 40%，C_{max} 增加 14%。餐后多次口服本品 300mg，每天 1 次，C_{max} 及 AUC 分别为（0.33 ± 0.12）μg/ml，（3.32 ± 1.37）μg·h/ml。

【适应证及临床应用】本品为治疗成人 HIV-1 感染联合治疗的药物之一，也可用于治疗成人慢性乙型肝炎及 12 岁以上的儿童患者。

【剂量及用法】

1. 治疗 HIV 感染　口服一日 1 次，每次 300mg，常与其他抗 HIV 药联合应用。治疗慢性乙型肝炎患者每日服用 1 次，每次 300mg。进食不影响口服后吸收。

2. 肾功能减退患者　肌酐清除率 30～49ml/min 者 300mg，每 48 小时 1 次；肌酐清除率 10～29ml/min 者 300mg，每 72～96 小时 1 次；血液透析患者 300mg，每 7 天 1 次，或透析后约 12 小时服药。

【不良反应】与阿德福韦相仿，但肾毒性较低。

【禁忌证及注意事项】

1. 禁用于对本品及其中成分过敏的患者。

2. 本品属妊娠风险 B 级。

3. 哺乳期患者服用本品时应停止授乳。

4. 不推荐本品用于 12 岁以下的儿童患者。

5. 本品可能引起肾功能损害，导致急性肾衰竭或范科尼综合征。疗程中应监测肾功能，肌酐清除率及血磷水平，并避免与其他可能引起肾功能损害的药物同用（包括阿德福韦酯）。

6. 临床或实验室检测有乳酸性酸中毒或肝功能异常的患者慎用本品。

7. 避免与其他含有本品成分的药物（如依法韦仑＋恩曲他滨＋替诺福韦酯复方片剂等）同用。

8. 用于治疗慢性乙型肝炎患者合并 HIV-1 感染者时，不可单独使用本品。

9. 慢性乙型肝炎患者中止本品治疗时，可能出现严重肝炎病情恶化。故停止治疗时应加强监测，必要时重新开始抗乙型肝炎治疗。

10. 本品用于治疗 HIV 感染患者时可能导致骨密度减低，在有病理性骨折史或有骨质疏松的患者应监测骨密度。

11. 接受包括本品在内的联合抗逆转录病毒治疗的 HIV 感染者可能出现身体脂肪重分布或脂肪异常聚集。

12. 使用本品可能出现免疫重建综合征。

【药物相互作用】

1. 本品与去羟肌苷同用，可增加后者的血药浓度，导致产生不良反应（如胰腺炎、周围神经病变、腹泻、严重乳酸性酸中毒等）的风险增加。此外，初始治疗时两药合用可能迅速出现耐药变异株，导致抗病毒治疗失败。

2. 本品与阿扎那韦同用可减低后者的血药浓度，增高本品的血药浓度。因此两药合用时需联合利托那韦，并注意监测本品的不良反应。

3. 本品与洛匹那韦 - 利托那韦片合用，可增加本品的血药浓度，需监测本品的不良反应。

4. 与阿德福韦酯合用时两者可竞争肾小管排泄，致两药的肾清除均降低，血药浓度均升高，并可导致肾脏毒性。故不推荐两药合用。

第十八节　富马酸丙酚替诺福韦

富马酸丙酚替诺福韦（tenofovir alafenamide fumarate，TAF）是一种抑制 HBV 复制的核苷酸类似物，2016 年在美国批准上市，适用于成人代偿性慢性乙型肝炎的治疗。

【抗病毒作用】TAF 是替诺福韦（2′- 脱氧腺苷单磷酸类似物）膦酰胺酯的前体药物。TAF 作为一种亲脂性细胞渗透化合物，通过被动扩散和肝脏的摄取转运蛋白 OATP1B1 和 OATP1B3 进入原代肝细胞，在肝细胞内被 CES1（羧酸酯酶 1）水解，或被外周单核细胞及巨噬细胞的组织蛋白酶 A 代谢成替诺福韦。在体内，TAF 在细胞内被水解形成替诺福韦（主要代谢物）后磷酸化成活性代谢物二磷酸替诺福韦，后者被 HBV 逆转录酶掺入病毒 DNA 链中从而抑制 HBV 复制，导致 DNA 链合成终止。二磷酸替诺福韦是哺乳动物 DNA 聚合酶（包括线粒体 DNA 聚合酶 γ）的弱抑制剂，在细胞培养中未发现对线粒体有毒性的证据。

两项临床研究分别比较了 TAF 和富马酸替诺福韦二吡呋酯（TDF）治疗代偿性（无腹水、肝性脑病、静脉曲张出血，INR 小于 1.5× ULN，总胆红素 < 2.5× ULN，以及白蛋白 > 3.0mg/dl）HBeAg 阴性和 HBeAg 阳性慢性乙型肝炎患者 48 周的疗效。两项研究病例数分别是 425 例和 873 例。

一项研究的人群是 HBeAg 阴性慢性乙型肝炎患者，治疗 48 周后 HBV DNA 转阴率（< 29U/ml）在 TAF 组和 TDF 组分别为 94% 和 93%；另一项研究的人群是 HBeAg 阳性患者，治疗 48 周后 HBV DNA 转阴率（< 29U/ml）在 TAF 组和 TDF 组分别为 64% 和 67%。HBeAg 血清转换率在 TAF 组和 TDF 组分别为 10% 和 8%。服用 TAF 和 TDF 治疗的两组，GPT 复常率在一项研究中分别为 83% 和 75，另一项研究中分别是 72% 和 67%。

对接受 TAF 治疗的 108 例初治和 110 例经治患者进行合并分析，治疗 48 周后发生病毒学突破（HBV DNA 低于 69U/ml 之后，连续两次随访 HBV DNA ≥ 69U/ml，或 HBV DNA 比最低值升高 ≥ 1.0log10），或治疗 24 周以后 HBV DNA 仍 ≥ 69U/ml 的患者进行 HBV 耐药基因分析及 HBV 分离株测定，均未发现耐药性相关突变。

【药动学】单次口服 TAF 25mg 后的 T_{max} 为 0.48 小时，血浆蛋白结合率为 80%。TAF 每日一次，每次 25mg，多次给药后的 C_{max} 为（0.27±0.17）μg/ml，AUC 为（0.27±0.13）μg·h/ml。高脂肪餐（热量 800kcal，50% 脂肪）后服药较空腹服药者的 AUC 高 1.65 倍。血消除半衰期中位数为 0.51 小时，80% 以上的 TAF 以代谢物的形式排泄，其中 31.7% 从粪便排泄，从尿中排泄量 < 1%。

【适应证及临床应用】本品用于治疗成人代偿性慢性乙型肝炎患者。

【剂量及用法】每次 25mg，每日 1 次，进餐时服用。对于肾功能损害患者，TAF 不推荐用

于肌酐清除率 < 15ml/min 的患者。对于肝功能损害患者，TAF 不推荐用于失代偿期肝病患者（Child-Pugh B 或 C 级）。

【不良反应】

1. 乳酸性酸中毒及严重的肝脏脂肪变性和肝大。

2. 可能导致肾功能损害或恶化。

【禁忌证及注意事项】

1. 有报道服用本品后发生乳酸性酸中毒及严重的肝脏脂肪变性和肝大多见于女性患者，肥胖及长期采用核苷类似物也可能是危险因素。因此需要对接受治疗的患者进行乳酸性酸中毒和肝功能的监测。

2. 中断治疗可导致乙肝病情急剧恶化，因此在停用 TAF 之后的数个月内需要严密监测临床症状和实验室检查，必要时重新开始抗病毒治疗。

3. HBV/HIV 合并感染的患者使用 TAF 可能导致对 HIV-1 耐药，因此不推荐 TAF 单独用于 HIV-1 感染的治疗。该药在 HBV/HIV 合并感染患者中的有效性和安全性尚未得到证实。在开始治疗前需要检测 HIV 抗体，阳性者应联合其他抗逆转录病毒药治疗。

4. 尽管在 TAF 的临床研究中未发现肾功能受损或恶化，例如发生急性肾衰竭和范科尼综合征（因低磷导致的肾小管受损），但仍推荐在使用本品治疗前及治疗过程中监测血清肌酐、血清磷、肌酐清除率、尿糖及尿蛋白，如发现有肾功能受损或范科尼综合征的表现时及时停药。

5. TAF 用于孕妇时是否会导致流产或胎儿有致畸作用仍缺乏临床研究。

6. TAF 在 18 岁以下青少年人群中的安全性和有效性未获得证实。

7. 由于 65 岁以上人群的病例数有限，不能确定老年患者的疗效是否与青年人一致。

【药物相互作用】

1. TAF 是 P- 糖蛋白（P-glycoprotein，P-gp）及乳腺癌耐药蛋白（breast cancer resistance protein，BCRP）的底物。显著影响 P-gp 和 BCRP 活性的药物可能影响 TAF 的吸收。抗惊厥药卡马西平、奥卡西平、苯巴比妥、苯妥英，抗结核药利福布汀、利福平、利福喷丁及含有圣约翰草的制剂等可诱导 P-gp 活性的药物将导致 TAF 吸收减少，血药浓度减低，可能影响 TAF 的治疗效果。TAF 与抑制 P-gp 和 BCRP 活性的其他药物同用可能增加 TAF 的吸收，提高血药浓度。

2. 由于替诺福韦主要通过肾小球滤过、肾小管主动分泌排泄，因此与降低肾功能或竞争肾小管分泌的药物同用，将增加替诺福韦和其他经肾排泄的药物浓度，可能增加不良反应的发生率，如阿昔洛韦、西多福韦、更昔洛韦、伐昔洛韦、缬更昔洛韦、氨基糖苷类如庆大霉素以及大量或多剂量的非甾体抗炎药（NSAIDs）类药物。

3. 药物相互作用研究已证实与 TAF 不具有相互作用的药物包括炔雌醇、伊曲康唑、酮康唑、雷地帕韦 - 索磷布韦、咪达唑仑、诺孕酯、舍曲林、索磷布韦以及尹柯鲁沙（索磷布韦 - 维帕他韦）。

第十九节 α- 干扰素

α- 干扰素（interferon alpha，IFNα）干扰素（IFN）是一组由机体产生的细胞因子，可分为 I 型，II 型和 III 型三大类。I 型 IFN 包括：IFNαs 和 IFNβs，II 型为 IFNγ，III 型为最近鉴定的 IFNλ。以 IFNα 对乙型肝炎病毒（HBV）和丙型肝炎病毒（HCV）感染有较好的效果。IFNα 有 13 种亚型，分别由不同的 IFN 基因表达而产生。目前临床所用的 IFNα 大多为应用重组基因技术为 IFNα 的基因引入大肠埃希菌表达而产生。例如 IFNα-2a、IFNα-2b 和 IFNα-1b 系分别由相关的 IFN 基因在大肠埃希菌内的表达产物。重组复合干扰素（C-IFN）则根据 I 型干扰素的主要决定簇，人工合成 IFN 基因在大肠埃希菌表达产生。由淋巴细胞株制备的干扰素（IFNα-n1）和从人类白细胞提取的干扰素现已不用。干扰素系由 165 个或 166 个氨基酸组成的多肽，IFNα-2a 和 IFNα-2b 均含 165 个氨基酸，它们在结构上只有 1 个氨基酸的差异，即第 23 位氨基酸分别为赖氨酸和精氨酸。CIFN 由 166 个氨基酸组成，与 IFNα-2b 有 19 个氨基酸差异。IFNα-1b 也含 166 个氨基酸，与 IFNα-2b 有 22 个氨基酸差别。IFNαs 和 IFNβs 在受到病毒感染或其他各种病原微生物及各种细胞因子等刺激时可由各种细胞产生。IFN-γ 则限于受到抗原刺激、有丝分裂原和 IL-2 等刺激后由 T 淋巴细胞产生。IFNα 和 IFNβ 的抗病毒作用较强，IFNγ 抗病毒作用较弱，但具有较强的免疫调节、激活巨噬细胞，第 II 类 MHC 抗原及介导局部炎症反应等作用。各种 IFN 的分子量略有差异，相差 $2.0 \sim 19.5\mathrm{kDa}$ 左右。多数临床应用的 IFNs 由重组 DNA 技术所产生。最近将 IFNα 与聚乙二醇（PEG）复合，制备成 PEG 化干扰素（PEG-IFN），由于分子量增加，清除率减慢，使 IFN 在血液循环内停留时间明显延长，以提高抗病毒的效果。

【抗病毒作用】IFNα 是一种广谱抗病毒药，由巨噬细胞产生，并能调节巨噬细胞功能，增强吞噬作用和溶细胞作用，通过直接抗病毒作用和调节免疫反应而减轻病毒感染。它并不能直接杀灭病毒，而是作用于细胞上的受体，诱导和激活细胞抗病毒效应蛋白分子的基因，起到抑制病毒的作用。它可以诱导 2'-5' 寡腺苷酸合成酶和蛋白激酶等，后者具有抑制病毒复制蛋白合成、渗透或脱壳、mRNA 的合成，病毒装配及释放等作用。同时，它还能诱导其他抗病毒蛋白，并激活自然杀伤细胞和抗原特异性 T 细胞，诱导和加强细胞表面 MHC 抗原的表达，促进宿主的免疫应答，抑制或杀灭细胞内的病毒。此外，IFN 还具有抑制肿瘤细胞增殖的作用。

【药动学】干扰素口服不吸收，临床上采用深皮下或肌内注射，吸收良好，生物利用度为 98% 以上。不同类型的 IFNα 的药动学略有差异，不同的人种也有所不同。根据作者对 IFNα-2a、α-2b、α-1b 药动学的研究及国外文献报道，可概括如下。皮下或肌内注射 IFNα 3MU（MU= 百万单位，即 $10^6\mathrm{U}$），T_{max} 为 $4 \sim 6$ 小时，$C_{max} 50 \sim 80\mathrm{U/ml}$，$t_{1/2\beta}$ $4 \sim 9$ 小时（肌内注射为 $4 \sim 6$ 小时，皮下注射为 $5 \sim 9$ 小时）。在给药后 24 小时内血中可维持一定水平的浓度，36 小时能测出较低活性，48 小时基本不能测出。连续每日给药共 2 周，无明显蓄积作用。IFN 不易进入眼、脑组织及脑脊液，仅少量由尿排出。PEG-IFN 有 2 种，为 PEG-IFN α-2a（Pegsys）和 PEG-IFN α-2b（Peg-IntronA），分子量分别为 40kDa 和 12kDa，吸收较缓慢，由体内清除减少。由于在血内停留时间长，$t_{1/2}$ 分别为 $70 \sim 90$ 小时和 $36 \sim 40$ 小时，仅需每周注射一次即可达到明显疗效。PEG-IFNα-2a 较稳定，主要由肝脏清除。PEG-IFNα-2b 则有 30% 由肾脏清除。多次注射 180μg PEG-IFNα-2a 后 45 小时达到血药峰浓度 26ng/ml，消除半衰期 $80 \sim 90$ 小时，$5 \sim 8$ 周后达稳态血药浓度，中度肾功能减退和肝硬化患者不影响药动学参数，血液透析患者中本品的肾清除减少 $25\% \sim 45\%$。PEG-IFNα-2b 多次注射 1.5μg/kg 后 $15 \sim 44$ 小时达血药峰浓度，为 1.4ng/ml，消除半衰期 $30 \sim 40$ 小时；多次给药后体内可有少量积蓄。上述两种 PEG-IFNα 在终末期肾病患者须减量。

【适应证及临床应用】慢性乙型肝炎和慢性丙型肝炎。

PEG-IFNα 与利巴韦林联合应用是目前最有效的抗 HCV 治疗方案，其次是普通 IFNα 与利巴韦林联合疗法，均优于单用 IFNα。HBeAg 阳性的乙型肝炎患者亦可选用 α- 干扰素治疗。

【剂量及用法】

1. 慢性乙型肝炎　适用于 HBeAg 阳性、GPT 增高、无明显黄疸的慢性乙肝患者。普通 IFN-α 用 $3 \sim 5$MU，一周 3 次，疗程 6 个月，如有应答，为提高疗效亦可延长至 1 年或更长。

PEG-IFNα-2a 剂量为 180μg，每周 1 次，皮下注射，疗程 1 年。PEG-IFNα-2b 剂量 1.0 ~ 1.5μg/kg，每周 1 次。皮下注射，疗程 1 年。

2. 慢性丙型肝炎　普通 IFNα 3MU，一周 3 次，疗程 12 个月，PEG-IFNα-2a（180μg）或 PEG-IFN α-2b（1.5μg/kg），每周 1 次，皮下注射，疗程 1 年，与利巴韦林合用（800 ~ 1 200mg/d）。

【不良反应】每日剂量低于 500 万 U 时不良反应较轻，并可逆。较常见的不良反应有：流感样发热、寒战、全身不适、关节酸痛等，多见于用药初期，以后减轻。以后可有乏力、食欲减退、体重减轻、肌肉酸痛、恶心、脱发、中性粒细胞或血小板减少。长期应用可引起精神激动、抑郁、失眠、嗜睡，偶有抽搐、甲状腺功能异常，自身免疫病等。

【禁忌证及注意事项】失代偿肝硬化、抑郁症、粒细胞减少、血小板减少、血清总胆红素升高 2 倍以上、谷丙转氨酶升高 10 倍以上者禁用。其他禁忌证详见产品说明书。本品属妊娠期用药 C 类。孕妇用药的安全性未建立。

【药物相互作用】和阿糖腺苷合用，可增加毒性。IFN 可减少经肝细胞色素 P-450 酶系代谢药物的代谢，尤其是氨茶碱。IFN 可增加其他药物的神经毒、血液和心脏毒性及增加利巴韦林引起贫血的可能。

第二十节　西米普韦

西米普韦（simeprevir）是 HCV NS3/4A 蛋白酶抑制剂。

【抗病毒作用】西米普韦可显著抑制病毒复制所必需的 NS3/4A 蛋白酶。在重组的基因 1a 及 1b 型复制子中，西米普韦抑制蛋白水解的中位 K_i 值分别为 0.5nmol/L 和 1.4nmol/L。西米普韦抑制基因 1b 型的 EC_{50} 和 EC_{90} 分别为 9.4nmol/L（7.05ng/ml）及 19nmol/L（14.25ng/ml）。以基因 1b 型复制子为对照，西米普韦抑制含有初治丙肝患者 NS3 序列的基因 1a 及 1b 型嵌合体复制子的中位 EC_{50} 变化倍数分别为 1.4 和 0.4；抑制含有 Q80K 多态性的基因 1a 及 1b 型分离株 NS3 序列的复制子的中位 EC_{50} 变化倍数分别为 11 和 8.4；抑制含有初治患者 NS3 序列的基因 4a、4d 或 4r 型嵌合体复制子的中位 EC_{50} 变化倍数分别为 0.5、0.4 及 1.6，对照组为基因 1b 型复制子。对含有初治丙肝患者来源的基因 4 型包括 4c（N=1），4e（N=2），4f（N=3），4h（N=3），4k（N=1），4g（N=2），4q（N=2）及无法分型的（N=7）NS3 序列的嵌合体复制子的中位 EC_{50} 倍数进行了荟萃分析，以基因 1b 型复制子为对照，中位 EC_{50} 的变化倍数为 0.7。含有 50% 人血清时，西米普韦的抑制活性减少 2.4 倍。西米普韦与干扰素、利巴韦林、NS5A 抑制剂及核苷类似物 NS5B 多聚酶抑制剂联合没有相互拮抗作用。

【药动学】在健康成人及慢性丙型肝炎病毒感染者进行西米普韦的药动学研究中，当给药剂量按 75 ~ 200mg，每日 1 次剂量增加时，血浆 C_{max} 及 AUC 的增加超过剂量增加的比例，反复给药后会出现药物蓄积，给药 7 天后达到稳态血药浓度。丙肝病毒感染者的 AUC 是非丙肝感染者的 2 ~ 3 倍。西米普韦单药与联合 PEG-IFN 及 RBV 的血浆 C_{max} 及 AUC 相似。丙肝患者中位给药前稳态血药浓度为 1 936ng/ml（SD：2640），中位 AUC_{24} 为 57469ng·h/ml（SD：63571）。

西米普韦单剂口服 150mg 的平均绝对生物利用度为 62%，给药后 4 ~ 6 小时达到 C_{max}。与空腹服药相比，健康成人进食高脂肪、高热量早餐后，服用西米普韦的 AUC 增加 61%，进食正常热量的早餐后增加 69%，分别延迟吸收 1 小时和 1.5 小时。由于进食后生物利用度增加，西米普韦应在进食后服用，食物的类型没有影响。

西米普韦与血浆蛋白高度结合（＞ 99.9%），主要与白蛋白结合，其次是 α_1-酸性糖蛋白。

有肾或肝损伤患者的血浆蛋白结合率没有明显变化。动物实验中，西米普韦广泛分布在肠道和肝脏组织中（大鼠的肝/血比29:1）。人的肝摄取由OATP1B1/3介导。

西米普韦在肝内代谢，主要通过肝内CYP3A系统进行氧化代谢，不排除CYP2C8及CYP2C19的参与。西米普韦与中等或强CYP3A抑制剂合用时可能显著增加血药浓度，与中等或强CYP3A诱导剂合用时可能显著减少血药浓度。正常健康人单剂口服200mg（推荐剂量的1.3倍）^{14}C标记的西米普韦后，大多数血浆放射性（平均83%）为未改变的药物原型，小部分为代谢产物（没有主要代谢产物）。粪便内的代谢物为大环和/或芳香环部分氧化形成。

西米普韦通过胆汁分泌。肾脏排泄少。健康人单剂口服200mg^{14}C标记的西米普韦后，平均91%的总放射性从粪便回收，从肾脏回收量<1%。粪便中西米普韦原型平均占总给药量的31%。口服200mg（推荐剂量的1.3倍）本品后，非丙肝感染者及丙肝感染者的终末半衰期分别为10～13小时和41小时。

【适应证及临床应用】西米普韦是丙肝病毒NS3/4A蛋白酶抑制剂，与其他抗病毒药联合用于治疗基因1型及4型慢性丙型肝炎。但本品不适用于以下情况：①不可采用单药治疗。②与聚乙二醇干扰素及利巴韦林联合治疗：对于基因1a型丙肝，强烈建议筛查NS3Q80K多态性，如果检测到Q80K，应改用其他药物。③不推荐西米普韦用于治疗中度或重度肝功能损害者（Child-Pugh B或C级）。④不推荐西米普韦用于治疗以前经本品或其他蛋白抑制剂治疗失败的丙型肝炎患者。

【剂量及用法】本品为口服药，一次150mg，每天1次，与食物同时服用。本品必须与其他抗丙肝病毒药物联合。西米普韦+PEG-IFN+RBV方案可以治疗基因1型或4型丙肝病毒单一病毒感染或HCV/HIV-1合并感染者。对于初治或经治后复发者，该方案的疗程为12周；对于经治无应答或仅有部分应答者，该方案的疗程为24周。对于初治或经治、伴有肝硬化的丙肝患者，该方案的疗程为24周。

【不良反应】西米普韦副作用较少，最常见的不良反应（≥20%）有皮疹（包括光敏）、瘙痒及恶心等。

【禁忌证及注意事项】晚期肝硬化和/或失代偿性肝硬化患者在西米普韦联合方案治疗期间发生肝功能失代偿或肝衰竭，在开始西米普韦联合治疗之前应对患者的肝功能进行评估。治疗期间应监测肝功能变化，并应防止日光照射或尽量减少暴露在日光下。如果发生光敏反应或出现严重的皮疹，应考虑停药。

【药物相互作用】

1. 本品与胺碘酮合用可导致心动过缓。西米普韦与索磷布韦联合，并同时服用胺碘酮，可能发生严重的有症状的心动过缓，尤其是同时服用β受体拮抗剂，或者合并心脏疾病的患者。不推荐西米普韦与索磷布韦合用时使用胺碘酮。对于必须使用胺碘酮而没有其他有效药物可选时，应密切监测心电图变化。

2. 本品与中度或强效CYP3A诱导剂或抑制剂合用可显著影响西米普韦的血药浓度，治疗前或治疗期间应考虑到药物间的相互作用。

第二十一节　索磷布韦

索磷布韦（sofosbuvir），其商品名为"Sovaldi"，是抑制HCV多聚酶NS5B的核苷酸类似物。

【抗病毒作用】索磷布韦是HCV NS5B RNA依赖的RNA多聚酶抑制剂，NS5B是病毒复制所必需的酶。索磷布韦是前体药，经细胞内代谢后转变为具有药理活性的尿嘧啶三磷酸类似物

（GS-461203），该类似物通过 NS5B 多聚酶嵌入正在复制的 HCV RNA 链，终止 HCV RNA 合成。GS-461203 对人 DNA 或 RNA 多聚酶没有影响，对人线粒体 RNA 聚合酶也没有影响。

在抑制 HCV 病毒复制子的实验中，索磷布韦对基因型 1a，1b，2a，3a，4a 全长复制子及编码基因型 2b，5a 或 6a 的 NS5B 的基因 1b 型嵌合体复制子的 EC_{50} 范围为 $0.014 \sim 0.11\mu mol/L$。索磷布韦对临床上分离的 NS5B 序列嵌合体复制子的中位 EC_{50}：基因 1a 型为 $0.062\mu mol/L$（$0.029 \sim 0.128 mol/L$，$N=67$），基因 1b 型为 0.102（$0.045 \sim 0.170\mu mol/L$，$N=29$），基因 2 型为 0.029（$0.014 \sim 0.081\mu mol/L$，$N=15$），基因 3a 型为 0.081（$0.024 \sim 0.181\mu mol/L$，$N=106$）。在病毒感染实验中，索磷布韦对基因 1a 型和 2a 型的 EC_{50} 分别为 $0.03 mol/L$ 和 $0.02\mu mol/L$。40% 的人血清对索磷布韦的抗病毒活性没有影响。在复制子细胞模型中，索磷布韦联合干扰素 α 或利巴韦林时，对降低 HCV RNA 的水平相互之间没有拮抗作用。

【药动学】索磷布韦口服后吸收迅速，中位血药峰浓度出现在服药后 $0.8 \sim 1$ 小时。GS-331007 的中位血药峰浓度出现在服药后 $3.5 \sim 4$ 小时。健康成人与慢性丙肝患者的索磷布韦及其代谢产物 GS-331007 的 AUC_{0-24} 及 C_{max} 相似。

本品的血浆蛋白结合率 61% ~ 65%，药物浓度在 $1 \sim 20\mu g/ml$ 时，其蛋白结合度与药物浓度无关。GS-331007 在人的血浆蛋白结合率最低，健康成人单剂口服 ^{14}C 标记的索磷布韦 400mg 后，^{14}C 的放射性全血 / 血浆比约为 0.7。

本品在肝脏内代谢为有药理活性的三磷酸核苷类似物 GS-461203，通过嘧啶核苷酸合成途径磷酸化。再经过脱磷酸化形成核苷代谢产物 GS-331007，该产物不能再磷酸化，并且体外无抗丙肝病毒活性。健康成人单剂口服 ^{14}C 标记的索磷布韦 400mg 后，GS-331007 占体内全部给药量的 90% 以上。

健康成人单剂口服 ^{14}C 标记的索磷布韦 400mg 后，平均总回收率超过 92%，尿液、粪便及呼出气体的回收率分别为 80%，14% 及 2.5%。回收的索磷布韦放射活性大部分为 GS-331007（78%），仅 3.5% 为原型索磷布韦，这些数据表明肾脏是 GS-331007 的主要排泄途径。口服索磷布韦及 GS-331007 的平均终末半衰期分别为 0.5 小时和 27 小时。

在轻度 [$eGFR \geq 50$ 但 $< 80ml/$（$min \cdot 1.73m^2$）]、中度 [$eGFR \geq 30$ 但 $< 50ml/$（$min \cdot 1.73m^2$）]、重度 [$eGFR < 30ml/$（$min \cdot 1.73m^2$）] 肾功能减退和终末期肾病需要血液透析（ESRD），并且 HCV RNA 阴性患者中进行了索磷布韦单剂 400mg 的药动学研究。与肾脏功能正常者相比 [$eGFR > 80ml/$（$min \cdot 1.73m^2$）]，肾功能轻度、中度及重度减退者索磷布韦的 AUC_{0-inf} 分别升高 61%，107% 和 171%。GS-331007 的 AUC_{0-inf} 分别升高 55%，88% 及 451%。与肾功能正常者相比，如果透析前 1 小时给药，则终末期肾病（ESRD）患者的索磷布韦及 GS-331007 的 AUC_{0-inf} 分别升高 28% 及 1 280%。如果透析后 1 小时给药，则升高 60% 及 2 070%。4 小时透析可以除去约 18% 的索磷布韦量。

患有丙肝同时伴有中度（Child-Pugh B 级）及重度（Child-Pugh C 级）肝功能减退者进行口服索磷布韦 7 天，每天 400mg 的药动学研究。与肝功能正常者相比，肝功能中度及重度减退者的索磷布韦 AUC_{0-24} 分别升高 126% 和 143%。GS-331007 的 AUC_{0-24} 分别升高 18% 和 9%。丙肝患者的群体药动学分析表明，肝硬化对索磷布韦及 GS-331007 的给药量没有影响。

【适应证及临床应用】索磷布韦是一种抑制 HCV NS5B 多聚酶的核苷酸类似物，适用于与其他抗病毒药联合治疗慢性丙型肝炎。已证实索磷布韦治疗基因 1，2，3，4 型丙型肝炎病毒感染有肯定疗效。

【剂量及用法】索磷布韦每日 1 次，每次 400mg，空腹口服，或与食物同服。本品应与利巴韦林联合，或与聚乙二醇干扰素 + 利巴韦林合用。对于 HCV 基因 1 型或 4 型，可选用索磷布韦 +

聚乙二醇干扰素 + 利巴韦林治疗，疗程 12 周；对于基因 2 型，可用索磷布韦 + 利巴韦林治疗，不需联合聚乙二醇干扰素，疗程 12 周；但对于基因 3 型，采用索磷布韦 + 利巴韦林治疗时，疗程需 24 周。等待肝移植的患者，索磷布韦联合利巴韦林治疗 48 周或治疗到进行肝移植时（如果肝移植在用药后 48 周内进行）。对严重肾损害或终末期肾病患者，已有报道，可以减量应用。

【不良反应】索磷布韦联合利巴韦林时，最常见的不良反应（包括所有等级，发生率 ≥ 20%）是乏力和头痛。索磷布韦联合聚乙二醇干扰素 + 利巴韦林时，最常见的不良反应是乏力、头痛、恶心、失眠及贫血。

【禁忌证及注意事项】

1. 与聚乙二醇干扰素 + 利巴韦林联合或与利巴韦林联合用药时，所有聚乙二醇干扰素及利巴韦林的禁忌证都是索磷布韦联合用药的禁忌证。

2. 索磷布韦与其他直接抗病毒药物（direct anti-viral agent，DAA）合并用药时可能发生严重的伴有症状的心动过缓，尤其是同时服用 β 受体拮抗剂，或者合并心脏疾病，伴或不伴有进展期肝病的患者。不推荐索磷布韦联合其他 DAA 治疗慢性丙型肝炎时使用胺碘酮。对于必须使用胺碘酮而没有其他可选的有效药物时，应密切监测心电变化。

3. 已知利巴韦林可能引起出生缺陷及胎儿死亡。动物实验已经证明干扰素可能引起流产，因此，应避免女性患者或男性患者的女性伴侣怀孕。在开始治疗前，必须检查确认没有怀孕，而且至少用药期间使用两种避孕方法，每个月做一次妊娠检测。

【药物相互作用】索磷布韦联合其他直接抗病毒药物（DAA）并与胺碘酮合用时可能导致严重的伴有症状的心动过缓。活性强的诱导性药物（如利福平，金丝桃）可能改变索磷布韦的血药浓度。

第二十二节　达拉他韦

达拉他韦（daclatasvir），商品名 Daklinza，为 HCV 非结构蛋白 5A（NS5A）抑制剂。二盐酸达拉他韦为白色或黄色，可完全溶于水（ > 700mg/ml）。

【抗病毒作用】达拉他韦是 HCV NS5A 抑制剂，与 NS5A 的 N- 末端结合抑制 HCV RNA 复制及病毒颗粒的组装。达拉他韦通过与 NS5A 蛋白域内的 N- 末端相互作用，导致蛋白的结构发生扭曲，干扰 NS5A 的功能。

如果未检测到与耐药相关的第 28、30、31 或 93 位点变异的 NS5A 多态性时，达拉他韦抑制含有 NS5A 序列的基因 1a、1b、3a 型杂合复制子的中位 EC_{50} 分别为 0.00 8nmol/L（0.002 ~ 0.03nmol/L，n=35），0.002nmol/L（0.000 7 ~ 0.00 6nmol/L，n=30）和 0.2nmol/L（0.006 ~ 3.2nmol/L，n=17）。如果第 28、30、31 或 93 位点发生与耐药相关的变异，达拉他韦抑制基因 1a、1b 或 3a 杂合复制子的活性下降，其中位 EC_{50} 分别为 76nmol/L（4.6 ~ 2 409nmol/L，n=5）、0.05nmol/L（0.002 ~ 10nmol/L，n=12）及 13.5nmol/L（1.3 ~ 50nmol/L，n=4）。与此相似，当 NS5A 序列（相对基因 3a 型）在位点 30+31（基因 3b 型）或 30+62（基因 3i 型）发生变异时，达拉他韦抑制 3 个基因 3b 型及 1 个基因 3i 型的 EC_{50} ≥ 3 620nmol/L。利用 HCV 复制子系统证明，达拉他韦与干扰素 α、HCV NS3/4A 蛋白酶制剂、HCV NS5B 核苷类似物抑制剂及 NS5B 非核苷类似物抑制剂之间均无相互拮抗作用。

【药动学】达拉他韦在健康成人及慢性丙型肝炎患者的药动学研究表明，口服达拉他韦片后，C_{max}、AUC 及 C_{min} 呈剂量依赖性升高，直至最大剂量 60mg，每天 1 次。稳态血药浓度出现在用药后第 4 天。慢性丙肝患者与健康成人的血药浓度相似。

慢性丙肝患者多次口服达拉他韦片剂，血药峰浓度出现在服药后 2 小时以内。用人 Caco-2 细胞的离体研究发现，达拉他韦是 P-gp 的底物。片剂的绝对生物利用度为 67%，其吸收不受食物影响。多剂量给药时，达拉他韦的蛋白结合率约为 99%，并且与其剂量无关。口服达拉他韦 60mg 后再静脉推注 100μg[^{13}C，^{15}N]，稳态分布容积为 47L。达拉他韦是 CYP3A 的底物，CYP3A4 是参与代谢的主要同型。健康成人口服单剂量 ^{14}C 标记的达拉他韦 25mg 后，大多数血浆放射性来源于母药（97% 或更高）。健康成人口服单剂量 ^{14}C 标记的达拉他韦 25mg 后，总放射性的 88% 从粪便回收（53% 剂量为达拉他韦原型），6.6% 从尿液中排出（主要是达拉他韦原型）。慢性丙肝患者口服 1~100mg、每天 1 次、多个剂量后，终末半衰期为 12~15 小时。总清除率为 4.2L/h。

非 HCV 感染的肾功能减退者口服单剂 60mg 本品后，与肾功能正常者（Ccr90ml/min）相比，肌酐清除率（Ccr）为 60ml/min，30ml/min 及 15ml/min，患者的 AUC_{0-inf} 分别升高 26%、60% 和 80%。游离的达拉他韦分别升高 18%、39% 及 51%。终末期肾病需要透析的患者 AUC_{0-inf} 升高 27%，游离的达拉他韦升高 20%。达拉他韦与血浆蛋白高度结合，并且不能通过透析清除。

非 HCV 感染且肝功能分别为轻度（Child-Pugh A）、中度（Child-Pugh B）及重度（Child-Pugh C）减退者，口服 30mg 单剂达拉他韦后，总达拉他韦（游离型及蛋白结合型）的 C_{max} 及 AUC $_{(0-inf)}$ 与配对的对照组相比分别下降 46% 和 43%（Child-Pugh A），45% 和 38%（Child-Pugh B），及 55% 和 36%（Child-Pugh C）。游离型达拉他韦的 C_{max} 和 AUC_{0-inf} 分别下降 43% 和 40%（Child-Pugh A），14% 和 2%（Child-Pugh B）及 33% 和 5%（Child-Pugh C）。

【适应证及临床应用】达拉他韦与索磷布韦联合，可治疗基因 1-6 型丙型肝炎，疗程 12 周。但存在肝硬化时，需再联合利巴韦林。索磷布韦 + 达拉他韦 + 利巴韦林治疗基因 3 型伴有肝硬化的丙型肝炎时，建议疗程 24 周。在开始达拉他韦联合索磷布韦，加或不加利巴韦林治疗前，最好筛查 NS5A 的 M28、Q30、L31 及 Y93 等位点是否存在变异。

【剂量及用法】达拉他韦的推荐剂量为 60mg，口服，每日 1 次，不受食物影响。此外，还需根据药物相互作用及 CYP3A 诱导剂或抑制剂的使用情况调整剂量。同时应用强 CYP3A 抑制剂及某些抗 HIV 药物时，达拉他韦的推荐剂量为 30mg，每日 1 次；同时应用中等 CYP3A 诱导剂及奈韦拉平（nevirapine），达拉他韦的推荐剂量为 90mg，每日 1 次。同时应用强 CYP3A 诱导剂时，不推荐使用达拉他韦。不推荐因为出现不良反应而减少达拉他韦的剂量。与索磷布韦联合时，如果终止索磷布韦，应同时终止使用达拉他韦。

【不良反应】不良反应较少。达拉他韦与索磷布韦联合应用时的最常见的不良反应（≥10%）是头痛和乏力。

【禁忌证及注意事项】

1. 达拉他韦不可与强 CYP3A 诱导剂合用，因可能导致达拉他韦的作用下降或消失。禁止与达拉他韦合用的强 CYP3A 诱导药物包括苯妥英钠、卡马西平、利福平、金丝桃等。

2. 达拉他韦与索磷布韦和胺碘酮合用时，可发生严重的有症状的心动过缓。尤其是同时服用 β 受体拮抗剂或有潜在心脏疾病的患者。因此，不推荐达拉他韦与索磷布韦联合时服用胺碘酮，必须合用胺碘酮时应严密监测心电图。

【药物相互作用】达拉他韦与其他药物联合时可能改变达拉他韦及其他药物的血药浓度。关于药物相互作用，参见达拉他韦及拟联合药物的说明书。

第二十三节　哈瓦尼（索磷布韦 - 雷地帕韦）

哈瓦尼（harvoni）是 400mg 索磷布韦（sofosbuvir）与 90mg 雷地帕韦（ledipasvir）组成的固定剂量复合片。

【抗病毒作用】雷地帕韦是 HCV NS5A 抑制剂，NS5A 是病毒复制所必需的蛋白。在 HCV 复制子实验中，雷地帕韦抑制基因 1a 型及 1b 型全长复制子的 EC_{50} 分别为 0.031nmol/L 和 0.004nmol/L。雷地帕韦抑制编码临床分离株 NS5A 序列的嵌合复制子的中位 EC_{50} 分别为 0.018nmol/L（基因 1a 型）和 0.006nmol/L（基因 1b 型）。雷地帕韦对基因型 4a, 5a 及 6a 的抗病毒活性低于基因 1 型，EC_{50} 分别为 0.39nmol/L，0.15nmol/L 和 1.1nmol/L，对基因 6e 型的抗病毒活性更低，EC_{50} 为 264nmol/L。索磷布韦与雷地帕韦联合在降低 HCV RNA 水平上没有拮抗作用。

【药动学】口服索磷布韦 - 雷地帕韦固定剂量复合片（哈瓦尼）后，雷地帕韦的中位血药峰浓度出现在服药后 4~4.5 小时。索磷布韦吸收迅速，中位血药峰浓度出现在服药后 0.8~1 小时。根据丙肝患者群体药动学分析，雷地帕韦（N=2113）的几何平均稳态 AUC_{0-24} 为 7 290ng·h/ml，稳态血药浓度（C_{max}）为 323ng/ml。与健康成人相比（N=191），慢性丙肝患者的雷地帕韦 AUC_{0-24} 及 C_{max} 分别降低 24% 和 32%。

与空腹服药相比，单剂口服哈瓦尼，同时进食中等含量脂肪（~600kcal，脂肪量占 25%~30%）或高含量脂肪（~1 000kcal，脂肪含量占 50%）后，索磷布韦的 AUC_{0-inf} 增加约 2 倍，对索磷布韦的稳态浓度 C_{max} 无显著影响。无论中度或高脂肪含量食物，对 GS-331007（索磷布韦的主要代谢产物）及雷地帕韦的浓度无影响。在哈瓦尼治疗慢性丙肝的Ⅲ期临床研究中，食物对哈瓦尼的药动学没有影响。

雷地帕韦的血浆蛋白结合率 > 99.8%。健康成人单剂口服 ^{14}C 标记的雷地帕韦 90mg 后，^{14}C 放射活性的全血 / 血浆比为 0.51~0.66。体外试验未观察到细胞色素 CYP1A2，CYP2C8，CYP2C9，CYP2C19，CYP2D6 及 CYP3A4 参与雷地帕韦的代谢，但有证据表明雷地帕韦通过一种未知机制进行缓慢的氧化代谢。血浆中可以检测到的雷地帕韦几乎是原型药（> 98%），粪便内排出的药物也主要是雷地帕韦原型药。

健康成人单剂口服 ^{14}C 标记的雷地帕韦 90mg 后，粪便及尿液内的总平均 ^{14}C 放射活性回收率约为 87%，多数放射活性量来自粪便（约为 86%）。经粪便排泄的未发生改变的雷地帕韦原型药平均占全部剂量的 70%，氧化代谢物 M19 占 2.2%。这些数据表明雷地帕韦主要经过胆道排泄，经肾脏排泄约为 1%。口服哈瓦尼后，雷地帕韦的平均终末半衰期为 47 小时。

对丙肝患者的群体药动学分析表明，女性雷地帕韦的 AUC 及 C_{max} 比男性分别高出 77% 和 58%。然而，雷地帕韦药量在不同性别的差异无临床意义，因为Ⅲ期临床试验结果表明，无论男性还是女性都获得极高的应答率（SVR12 > 90%），并且，男性与女性的安全性也相似。不同种族对雷地帕韦、索磷布韦及 GS-331007 的血药浓度没有影响。尚无雷地帕韦或索磷布韦在儿童丙肝患者的药动学数据。年龄对雷地帕韦、索磷布韦及 GS-331007 的血药浓度没有影响。

在健康成人与严重肾功能减退的患者间未观察到有临床意义的雷地帕韦药动学差异。与肾脏功能正常者相比 [eGFR > 80ml/（min·1.73m²）]，肾功能轻度、中度及重度损伤者的索磷布韦的 AUC_{0-inf} 分别升高 61%，107% 和 171%。GS-331007 的 AUC_{0-inf} 分别升高 55%，88% 及 451%。与肾功能正常者相比，如果透析前 1 小时给药，则终末期肾病（ESRD）的索磷布韦及 GS-331007 的 AUC_{0-inf} 分别升高 28% 及 1 280%。如果透析后 1 小时给药，则升高 60% 及

2 070%。4 小时透析可以去除约 18% 的索磷布韦量。

严重肝功能减退者的雷地帕韦血药浓度 $AUC_{0\text{-inf}}$ 与肝功能正常的对照组相似。丙肝患者的群体药动学研究分析表明，肝硬化对雷地帕韦的体内药量无影响。丙肝患者伴有中度（Child-Pugh B 级）及重度（Child-Pugh C 级）肝功能减退进行口服索磷布韦 7 天，每天 400mg 的药动学研究。与肝功能正常者相比，肝功能中度及重度减退的索磷布韦 $AUC_{0\text{-}24}$ 分别升高 126% 和 143%。GS-331007 的 $AUC_{0\text{-}24}$ 分别升高 18% 和 9%。患者的群体药动学分析表明，肝硬化对索磷布韦及 GS-331007 的血药浓度没有影响。

【适应证及临床应用】哈瓦尼适用于基因 1、4、5、6 型丙型肝炎的治疗，联合或不联合利巴韦林。

【剂量及用法】哈瓦尼的推荐剂量为，每日 1 片（90mg 雷地帕韦及 400mg 索磷布韦），口服。无肝硬化患者疗程为 12 周；肝硬化患者可采用哈瓦尼联合利巴韦林，疗程为 12 周，如不联合利巴韦林，疗程需要 24 周。如果存在应答不佳的危险因素（如既往治疗失败），哈瓦尼联合利巴韦林疗程可延长至 24 周。对于严重肾功能损伤或终末期肾病患者，目前尚无推荐剂量。

【不良反应】最常见的不良反应（包括不同程度的不良反应发生率 ≥ 10%）是乏力、头痛和虚弱。

【禁忌证及注意事项】索磷布韦与胺碘酮合并用药时可能发生严重的心动过缓，尤其是同时服用 β 受体拮抗剂，或合并心脏疾病者。不推荐哈瓦尼治疗慢性丙型肝炎时使用胺碘酮。不推荐与其他含有索磷布韦的药物联合应用。

【药物相互作用】

1. 哈瓦尼与胺碘酮合用可能导致严重的有症状的心动过缓，不推荐哈瓦尼与胺碘酮合用。

2. P-gp 诱导性药物（如利福平，金丝桃）可能改变雷地帕韦及索磷布韦的血药浓度，不推荐哈瓦尼与 P-gp 诱导剂合用。

第二十四节　泰科尼韦（翁比他韦 - 帕利瑞韦 - 利托那韦）

泰科尼韦（technivie）是由翁比他韦（ombitasvir）、帕利瑞韦（paritaprevir）、利托那韦（ritonavir）3 种成分按剂量 12.5mg/75mg/50mg 组成的固定剂量复合片（因有两种 DAA，又称 2D）。翁比他韦为 HCV NS5A 抑制剂，帕利瑞韦为 HCV NS3/4A 蛋白酶抑制剂，利托那韦为 CYP3A 抑制剂，可以升高帕利瑞韦的血药浓度。2015 年，美国 FDA 批准泰科尼韦联合利巴韦林（RBV）用于未发生肝硬化的基因型 4 型丙肝（GT-4 HCV）成人患者的治疗。

【抗病毒作用】泰科尼韦将两种作用机制不同、无交叉耐药的 DAA 结合在一起，作用于丙肝病毒生命周期的多个环节。翁比他韦是 HCV NS5A 抑制剂，NS5A 是病毒 RNA 复制及病毒组装必需的蛋白。帕利瑞韦是 HCV NS3/4A 蛋白酶抑制剂，NS3/4A 是 HCV 病毒编码的多蛋白水解加工必需的蛋白酶。翁比他韦抑制含 NS5A 的基因 4a 及 4d 的 EC_{50} 为 1.7pmol/L 和 0.38pmol/L，抑制含有从基因 4a 型丙肝患者分离的病毒株 NS5A 序列的 EC_{50} 为 0.21pmol/L。帕利瑞韦抑制重组基因 4a 型 HCV NS3/4A 蛋白酶水解活性的 IC_{50} 为 0.16nmol/L，抑制含 NS3 序列的基因 4a 及 4d 的 EC_{50} 分别为 0.09nmol/L 及 0.015nmol/L。利托那韦无直接抗病毒作用，加上利托那韦不影响帕利瑞韦的抗病毒活性。

【药动学】泰科尼韦的药动学数据见表 2-17-11。

表 2-17-11　泰科尼韦的药动学数据汇总表

	翁比他韦	帕利瑞韦	利托那韦
吸收			
T_{max}/h	5	4 ~ 5	4 ~ 5
绝对生物利用度	48	53	NA
中量脂肪餐（相对空腹）	1.82	3.11	1.49
高量脂肪餐	1.76	2.80	1.44
药物蓄积	1.90 ~ 1.03 倍	1.5 ~ 2 倍	
C_{max}/（ng/ml）	82	194	543
$AUC_{0\text{-}24}$/（ng·h/ml）	1 239	2 276	6 072
分布			
血浆蛋白结合率 /%	99.9	97 ~ 98.6	> 99
稳态分布容积 /L	173	103	21.5
代谢	酰胺水解、再氧化代谢	CYP3A4(主要),CYP3A5	CYP3A4(主要),CYP2D6
消除			
主要消除途径	胆汁分泌	代谢	代谢
$t_{1/2}$/h	21 ~ 25	5.5	4

注：NA（not available），无数据。

【适应证及临床应用】泰科尼韦与利巴韦林联合适用于基因 4 型且无肝硬化的慢性丙型肝炎患者。

【剂量及用法】推荐剂量：每天 1 次（早上）口服，每次 2 片，与食物同时服用，应与利巴韦林联合治疗基因型 4 型丙型肝炎，疗程 12 周。

【不良反应】泰科尼韦联合利巴韦林治疗 12 周，最常见的不良反应（ > 10%，包括各种程度不良反应）是虚弱、乏力、恶心及失眠。

【禁忌证及注意事项】

1. 禁忌证　包括以下 4 项。

（1）利巴韦林的禁忌证。

（2）不建议中度肝功能减退（Child-Pugh B 级）患者使用本品，严重肝功能减退（Child-Pugh C 级）患者，禁止使用本品。

（3）由于本品的清除高度依赖于 CYP3A，不能与 CYP3A 的中度和强诱导剂同用。

（4）已知对利托那韦产生过敏反应者，如中毒性表皮坏死松解症，史 - 约综合征需禁用。

2. 注意事项　治疗开始前需评估患者有无肝硬化及肝硬化的严重程度，包括肝功能指标等及临床指标。

（1）治疗肝硬化患者可能发生肝功能失代偿及肝衰竭，甚至导致死亡，常常需要肝移植才能挽救生命。治疗前和治疗过程中应监测肝功能情况。

（2）治疗前应停用含有炔雌醇成分的药物，选择本说明书中推荐的避孕药。

（3）由于本品可引起 GPT 升高，在开始治疗的 4 周内应对所有患者进行肝功能检查。对于

GPT 升高的患者，更应密切监测肝功能。

（4）与利巴韦林联合时，利巴韦林的警告和注意事项同样适用于本方案。

【药物相互作用】泰科尼韦与某些药物联合可能改变本品及其他药物的血药浓度。在同时用药之前及期间应考虑潜在的药物相互作用（详见药品说明书）。

第二十五节　维克拉派
（翁比他韦 - 帕利瑞韦 - 利托那韦 / 达沙布韦）

维克拉派（Viekira Pak）由两种片剂组成，一种片剂是由翁比他韦（ombitasvir）- 帕利瑞韦（paritaprevir）- 利托那韦（ritonavir）按剂量 12.5mg/75mg/50mg 三种成分组成的复合片（见第二十四节），另一种片剂是由达沙布韦（dasabuvir）250mg 单一成分组成。由于维克拉派包括 3 种 DAA，又称 3D。

【抗病毒作用】维克拉派是将作用机制不同、无交叉耐药的 3 种 DAA 的组合，作用于 HCV 生命周期的多个环节，抑制 HCV 的复制。翁比他韦是 HCV NS5A 抑制剂，帕利瑞韦是 HCV NS3/4A 蛋白酶抑制剂，达沙布韦为非核苷类 HCV NS5B RNA 依赖的 RNA 多聚酶抑制剂，而 NS5B 是病毒基因组复制必需的蛋白。达沙布韦的作用靶点主要是 NS5B 的掌形域。

达沙布韦抑制基因 1a 和 1b 型复制子的 EC_{50} 分别为 7.7nmol/L 和 1.8nmol/L。抑制含有初治基因 1a 和 1b 型临床分离株 NS5B 序列复制子的中位 EC_{50} 分别为 0.6nmol/L（0.4 ~ 2.1nmol/L，n=11）和 0.3nmol/L（0.2 ~ 2nmol/L，n=10）。翁比他韦、帕利瑞韦、利托那韦、达沙布韦及利巴韦林的抗病毒活性无相互拮抗作用。

【药动学】达沙布韦的药动学数据见表 2-17-12。

表 2-17-12　维克拉派的药动学数据汇总

	翁比他韦	帕利瑞韦	利托那韦	达沙布韦
吸收				
T_{max}/h	5	4 ~ 5	4 ~ 5	4
绝对生物利用度	48	53	NA	70
中量脂肪餐(相对空腹)	1.82	3.11	1.49	1.3
高量脂肪餐	1.76	2.80	1.44	1.22
药物蓄积	1.90 ~ 1.03 倍	1.5 ~ 2 倍		0.96 倍
分布				
血浆蛋白结合率 /%	99.9	97 ~ 98.6	> 99	> 99.5
稳态分布容积 /L	173	103	21.5	149
代谢	酰胺水解再氧化代谢	CYP3A4(主要)，CYP3A5	CYP3A4(主要)，CYP2D6	CYP2C8(主要)，CYP3A
消除				
主要消除途径	胆汁分泌	代谢	代谢	代谢
$t_{1/2}$/h	21 ~ 25	5.5	4	5.5 ~ 6

【适应证及临床应用】适用于治疗成人慢性丙型肝炎，包括基因 1b 型、无肝硬化或有代偿性肝硬化；与利巴韦林联合治疗基因 1a 型、无肝硬化或有代偿性肝硬化。

【剂量及用法】翁比他韦 - 帕利瑞韦 - 利托那韦 12.5mg/75mg/50mg，口服，每天 1 次，每次 2 片，早上服用；达沙布韦 250mg，1 次 1 片，早、晚各 1 次。对于 HCV 基因型 1a 型、无肝硬化患者，需采用维克拉派与 RBV 联合治疗，疗程 12 周，已有代偿性肝硬化患者，疗程需要 24 周。需与食物同时服用。肝移植后肝功能正常及轻度纤维化（Metavir 纤维化积分 ≤ 2）的患者，推荐维克拉派 +RBV 治疗 24 周。

【不良反应】维克拉派 +RBV 的最常见不良反应（＞ 10%）是乏力、恶心、瘙痒、皮疹、失眠及虚弱。单用维克拉派时最常见的不良反应（≥ 5%）是恶心、瘙痒及失眠。

【禁忌证及注意事项】

1. 中度至重度肝功能损害者禁用。

2. 如果与利巴韦林联合，同时适用利巴韦林的禁忌证。

3. 与高度依赖于 CYP3A 进行清除的药物，或者与中等或强 CYP3A 诱导剂同时使用，或者与强 CYP2C8 诱导剂或强 CYP2C8 抑制剂同时使用均属禁忌。

4. 已经对利托那韦产生过敏反应者（如中毒性表皮坏死溶解，史 - 约综合征）需禁用。

5. 开始治疗前应进行临床及实验室评估，如有失代偿性肝硬化证据则禁止使用本品。注意事项基本与泰科尼韦相同（见第二十四节）。

【药物相互作用】维克拉派与某些药物联合可能改变本品及其他药物的血药浓度。在同时用药之前及期间应注意潜在的药物相互作用。

第二十六节　泽普蒂尔（厄尔巴韦 - 格拉索帕韦）

泽普蒂尔（zepatier）是由 HCV NS5A 抑制剂厄尔巴韦与 NS3/4A 蛋白酶抑制剂格拉索帕韦组成的固定剂量复合片。每片含厄尔巴韦 50mg，格拉索帕韦 100mg。

【抗病毒作用】泽普蒂尔是由两种作用机制完全不同且没有交叉耐药的 DAA 组成，作用于丙肝病毒生命周期的多个环节。厄尔巴韦（elbasvir）是 HCV NS5A 抑制剂，NS5A 是病毒 RNA 复制及病毒颗粒组装所必需的蛋白质。格拉索帕韦（grazoprevir）是 HCV NS3/4A 蛋白酶抑制剂，NS3/4A 是水解 HCV 编码的大蛋白所必需的，也是病毒复制所必需的蛋白质。在生化分析中，格拉索帕韦抑制基因 1a，1b 及 4a 型的 NS3/4A 蛋白酶的 IC_{50} 分别为 7pmol/L，4pmol/L 及 62pmol/L。

在 HCV 复制子实验中，厄尔巴韦抑制基因 1a，1b 及 4 型全长复制子的 EC_{50} 分别为 4pmol/L，3pmol/L 及 0.3pmol/L，抑制编码 NS5A 序列的嵌合体复制子的中位 EC_{50} 分别为：基因 1a 型，5pmol/L（3 ~ 9pmol/L，N=5）；基因 1b 型，9pmol/L（5 ~ 10pmol/L，N=4）；基因 4a 型，0.2pmol/L（0.2 ~ 0.2pmol/L，N=2）；基因 4b 型 3 600pmol/L（17 ~ 34 000pmol/L，N=3）；基因 4d，0.45pmol/L（0.4 ~ 0.5pmol/L，N=2）；基因 4f 型 1.9pmol/L（N=1）；基因 4g 型，36.3pmol/L（0.6 ~ 72pmol/L，N=2）；基因 4m 型，0.6pmol/L（0.4 ~ 0.7pmol/L；N=2）；基因 4o 型，2.2pmol/L（N=1）；基因 4q 型，0.5pmol/L（N=1）。

在 HCV 复制子实验中，格拉索帕韦抑制基因 1a，1b，及 4 型全长复制子的 EC_{50} 分别为 0.4nmol/L，0.5nmol/L 及 0.3nmol/L。抑制编码临床分离株 NS3/4A 序列的嵌合体复制子的中位 EC_{50} 分别为：基因 1a 型，0.8nmol/L（0.4 ~ 5.1nmol/L，N=10）；基因 1b 型，0.3nmol/L（0.2 ~ 5.9nmol/L，N=9）；基因 4a 型，0.3nmol/L（N=1）；基因 4b 型，0.16nmol/L（0.11 ~ 0.2nmol/L，

N=2）；基因 4g 型，0.24nmol/L（0.15 ~ 0.33nmol/L，N=2）。

【药动学】在非丙肝及丙肝患者评估了厄尔巴韦及格拉索帕韦的药动学，结果表明厄尔巴韦在健康人与丙肝患者的药动学相似。格拉索帕韦口服，每日 1 次，以 10 ~ 800mg 剂量递增时，丙肝患者的体内药物量约为正常人的 2 倍。利巴韦林与泽普蒂尔联合用药时对血浆厄尔巴韦及格拉索帕韦的 AUC 及 C_{max} 无临床相关的影响。

丙肝患者每日 1 次口服泽普蒂尔后，厄尔巴韦及格拉索帕韦在约 6 天内达到稳态血药浓度。

（1）吸收：丙肝患者口服泽普蒂尔后，厄尔巴韦达到峰浓度的中位时间是 3 小时（3 ~ 6 小时）；格拉索帕韦达到峰浓度的中位时间是 2 小时（0.5 ~ 3 小时）。食物对泽普蒂尔无显著影响。

（2）分布：厄尔巴韦及格拉索帕韦与血浆蛋白高度结合（分别超过 99.9% 和 98.8%）。厄尔巴韦和格拉索帕韦两者都与人血清白蛋白及 1- 酸糖蛋白结合。根据群体药动学模型计算，厄尔巴韦及格拉索帕韦的表观分布容积约为 680L 和 1 250L。在临床前分布研究中，厄尔巴韦主要分布在组织中，包括肝脏；而格拉索帕韦主要分布在肝脏，可能是通过 OATP1B1/3 肝摄取转运子。

（3）消除：丙肝患者的厄尔巴韦（50mg）及格拉索帕韦（100mg）的平均终末半衰期分别约为 24 小时和 31 小时。

（4）代谢：厄尔巴韦和格拉索帕韦部分通过氧化代谢清除，主要是通过 CYP3A。

（5）排泄：厄尔巴韦和格拉索帕韦的主要消除途径是粪便，几乎所有（> 90%）的放射标记剂量通过粪便回收，只有 1% 通过尿液排出体外。

【适应证及临床应用】适用于治疗基因 1 型或 4 型、有或无肝硬化的慢性丙型肝炎，加或不加利巴韦林。

【剂量及用法】

推荐剂量：每天 1 次，一次 1 片（含厄尔巴韦 50mg/ 格拉索帕韦 100mg），服药时间与进食时间无关。

（1）基因 1a 型：初治或 PR 治疗失败，没有基线 NS5A 变异者，单用泽普蒂尔治疗，疗程 12 周；初治或 PR（聚乙二醇干扰素 + 利巴韦林治疗）失败，有基线 NS5A 变异者（第 28、30、31 或 93 位点发生变异），需要泽普蒂尔与利巴韦林联合治疗，疗程为 16 周。初治或 PR+NS3/4A 蛋白酶抑制剂治疗失败者，泽普蒂尔 + 利巴韦林治疗，疗程 12 周。

（2）基因 1b 型：初治或 PR 失败者，单用泽普蒂尔治疗，疗程 12 周。初治或 PR+NS3/4A 蛋白酶抑制剂治疗失败者，泽普蒂尔 + 利巴韦林治疗，疗程为 12 周。

（3）基因 4 型：初治者，泽普蒂尔单用，疗程为 12 周；PR 治疗失败者，泽普蒂尔 + 利巴韦林联合治疗，疗程 16 周。

HCV/HIV-1 合并感染者的方案与 HCV 单一感染者的方案相同。肾功能减退者（包括透析者），无须剂量调整。

【不良反应】泽普蒂尔治疗 12 周，最常见的不良反应（≥ 5%，包括所有级别）是乏力、头痛及恶心。泽普蒂尔联合利巴韦林治疗 16 周，最常见（≥ 5%）的中度或重度不良反应是贫血及头痛。

【禁忌证及注意事项】

1. 有中度或严重肝受损（Child-Pugh B 或 C 级）患者禁用。

2. 同时应用有机阴离子转运多肽（OATP1B1/3）抑制剂，强 CYP3A 诱导剂和依法韦仑属禁忌。

3. 如泽普蒂尔与利巴韦林联合，需同时兼顾患者对利巴韦林的禁忌证。

4. 开始治疗前需对患者的肝功能情况进行评估，对于基因 1a 型患者，推荐进行与耐药性相关变异的检查。在治疗过程中，需定期进行肝功能检测。

【药物相互作用】不推荐泽普蒂尔与中度 CYP3A 诱导物或某些强 CYP3A 抑制物合用，因这些药物可降低或增加泽普蒂尔的血药浓度。

第二十七节　尹柯鲁沙（索磷布韦 - 维帕他韦）

尹柯鲁沙（epclusa）为索磷布韦与维帕他韦组成的固定剂量复合片，每片含索磷布韦 400mg，维帕他韦（velpatasvir）100mg。索磷布韦是 HCV NS5B 核苷酸类似物抑制剂，维帕他韦是 HCV NS5A 抑制剂。

【抗病毒作用】索磷布韦是 HCV NS5B RNA 依赖的 RNA 多聚酶抑制剂，NS5B 是病毒复制必需的酶。索磷布韦是前体药，经细胞内代谢后转变为具有药理活性的尿嘧啶三磷酸类似物（GS-461203），该类似物通过 NS5B 多聚酶嵌入正在复制的 HCV RNA 链，终止 HCV RNA 合成。生化分析表明，GS-461203 抑制重组的基因 1b，2a，3a 及 4a 型 NS5B 多聚酶活性的 IC_{50} 为 $0.36 \sim 3.3\mu mol/L$。GS-461203 对人 DNA 或 RNA 多聚酶没有影响，对人线粒体 RNA 聚合酶也没有影响。

维帕他韦是 HCV NS5A 抑制剂，为丙肝病毒复制所必需。表 2-17-13 为索磷布韦与维帕他韦抑制含有 NS5B 或 NS5A 序列的全长或嵌合体复制子的 EC_{50} 值。NS5B 或 NS5A 的序列来自实验室。

表 2-17-13　索磷布韦及维帕他韦对实验室来源 HCV 复制子的抑制作用

复制子基因型	索磷布韦 EC_{50}/（nmol/L）	维帕他韦 EC_{50}/（nmol/L）
1a	40	0.014
1b	110	0.016
2a	50	0.005 ~ 0.016
2b	15	0.002 ~ 0.006
3a	50	0.004
4a	40	0.009
4d	33.4	0.004
5a	15	0.021 ~ 0.054
6a	14 ~ 25	0.006 ~ 0.009
6e	NA	0.130

注：NA（not available），无数据。

抑制来源于临床分离株的 NS5B 或 NS5A 序列复制子 EC_{50} 见表 2-17-14。

表 2-17-14　索磷布韦及维帕他韦对临床分离株病毒复制子的抑制作用

基因型	临床分离株来源的 NS5B 的复制子		临床分离株来源的 NS5A 的复制子	
	分离株个数	索磷布韦 EC_{50}/（nmol/L）	分离株个数	维帕他韦 EC_{50}/（nmol/L）
1a	67	62（29 ~ 128）	23	0.019（0.011 ~ 0.078）
1b	29	102（45 ~ 170）	34	0.012（0.005 ~ 0.500）
2a	1	28	8	0.011（0.006 ~ 0.364）

基因型	临床分离株来源的 NS5B 的复制子		临床分离株来源的 NS5A 的复制子	
	分离株个数	索磷布韦 EC_{50}/(nmol/L)	分离株个数	维帕他韦 EC_{50}/(nmol/L)
2b	14	30(14 ~ 81)	16	0.002(0.0003 ~ 0.007)
3a	106	81(24 ~ 181)	38	0.005(0.002 ~ 1.871)
4a	NA	NA	5	0.002(0.001 ~ 0.004)
4d	NA	NA	10	0.007(0.004 ~ 0.011)
4r	NA	NA	7	0.003(0.002 ~ 0.006)
5a	NA	NA	42	0.005(0.001 ~ 0.019)
6a	NA	NA	26	0.007(0.0005 ~ 0.113)
6e	NA	NA	15	0.024(0.005 ~ 0.433)

注: NA (not available), 无数据。

【药动学】维帕他韦与索磷布韦的药动学数据见表 2-17-15。

表 2-17-15 维帕他韦与索磷布韦的药动学数据比较

	索磷布韦	维帕他韦
吸收		
T_{max}/h	0.5 ~ 1	3
分布		
血浆蛋白结合率 /%	61 ~ 65	> 99.5
血液对血浆比	0.7	0.52 ~ 0.67
代谢		
	组织蛋白酶 A	CYP2B6
	羧酸酯酶 1(CES1)	CYP2C8
	组氨酸三联体核苷酸结合蛋白 1(HINT1)	CYP3A4
消除		
主要消除途径	SOF:代谢	母药形式从胆汁排除(77%)
	GS331007: 肾滤过及小管主动分泌	
$t_{1/2}$/h	SOF:0.5	15
	GS331007:25	
经尿液排泄 /%	80	0.4
经粪便排泄 /%	14	94

多剂量药动学研究结果显示,丙肝患者口服尹柯鲁沙后,索磷布韦、索磷布韦的代谢物 GS-331007 和维帕他韦的 C_{max} (ng/ml) 分别为 567 (平均 CV%:30.7%)、898 (平均 CV%: 26.7%) 和 259 (平均 CV%: 54.3%); AUC_{tau} (ng·h/ml) 分别为 1 268 (平均 CV%: 38.5%)、14 372 (平均 CV%: 28.0%) 和 2 980 (平均 CV%: 51.3)。维帕他韦的 C_{trough} (ng/ml) 为 42 (平均 CV%: 67.3%)。

成年丙肝患者索磷布韦及活性代谢物 GS-331007 的 AUC_{0-24} 及 C_{max} 与成年健康人相似。与健康成人相比,丙肝患者维帕他韦的 AUC_{0-24} 及 C_{max} 分别降低 37% 和 42%。在健康成年人,维帕他韦按 5～50mg 给药时，AUC 随着给药剂量的增加而按比例增加，当给药剂量为 50～450mg 时，AUC 的增加并不随剂量增加呈比例增加。但在 HCV 感染者，当维帕他韦的给药剂量在 25～150mg 递增并与索磷布韦同时给药时，AUC 随着剂量的增加而呈比例升高。索磷布韦及 GS-331007 的 AUC 在 200～1 200mg 剂量区间内随剂量的增加而呈比例升高。

【适应证及临床应用】尹柯鲁沙适用于治疗成人基因 1，2，3，4，5，6 型丙型肝炎，无肝硬化或有代偿性肝硬化。尹柯鲁沙需与利巴韦林联合治疗合并失代偿性肝硬化的丙型肝炎。

【剂量及用法】尹柯鲁沙的推荐剂量为 1 片，每天 1 次口服，与食物无关。无肝硬化或有代偿性肝硬化（Child-Pugh A 级）患者，尹柯鲁沙单用，疗程 12 周。失代偿性肝硬化（Child-Pugh B 或 C 级）患者，采用尹柯鲁沙＋利巴韦林联合治疗，疗程为 12 周。对于严重肾功能减退或终末期肾病患者，无推荐剂量。

【不良反应】

1. 尹柯鲁沙 12 周治疗时，最常见的不良反应（不同程度不良反应，≥10%）是头痛和乏力。

2. 尹柯鲁沙联合利巴韦林治疗失代偿性肝硬化 12 周，最常见的不良反应（不同程度不良反应，≥10%）是乏力、贫血、恶心、头痛、失眠及腹泻。

【禁忌证及注意事项】

1. 索磷布韦的禁忌证也适用于本品。

2. 尹柯鲁沙与胺碘酮合并用药时可能发生严重的心动过缓，尤其是同时服用 β 受体拮抗剂，或者合并心脏疾病，伴或不伴有进展期肝病的患者。不推荐尹柯鲁沙治疗慢性丙型肝炎时使用胺碘酮。如果没有其他有效药物选择而必须使用胺碘酮时，应密切监测心电图变化。

【药物相互作用】P-gp 诱导物和 / 或中度至强度 CYP 诱导物（如利福平、金丝桃、卡马西平等）可能降低索磷布韦和 / 或维帕他韦的血药浓度。因此，不推荐尹柯鲁沙与 P-gp 诱导物和 / 或中至强度 CYP 诱导物联合应用。关于药物相互作用的详细信息，请参阅完整说明书。

主要参考文献

[1] GLUE P. The clinical pharmacology of ribavirin. Seminars in Liver Disease, 1999,19(suppl1): 17-24.

[2] BARDSLEY-ELLIOT A, NOBLE S. Oseltamivir. Drugs, 1999, 58(5): 851-862.

[3] JACKSON H C, ROBERTS N, WANG Z M, et al. Management of influenza-use of new antivirals and resistance in perspective. Clin Drug Invest, 2000,20(6): 447-454.

[4] AOKI F Y, HAYDEN F G. The pharmacokinetics of zanamivir-a new inhaled antiviral for influenza. Clin Pharmacok, 1999,36(suppl1): 1-58.

[5] DREITLEIN W B, MARATOS J, BROCAVICLL J. Zanamivir and Oseltamivir: two new options for the treatment and prevention of influenza. Clin Therap, 2001, 23(3): 327-355.

[6] 汪复，张婴元.实用抗感染治疗学.2 版.北京：人民卫生出版社，2012:504-528.

[7] PATEL R. Valaciclovir: development, clinical utility and potential. Exp Opin Invest Drugs, 1997, 6(2): 173-189.

[8] HOOFNAGLE J H, DI BISCEGLIE A M. The treatment of Chronic viral hepatitis.New Engl J Med, 1997, 336(5): 347-356.

[9] BROWN J L. Efficacy of combined interferon and ribavirin for treatment of hepatitis C. Lancet, 1998, 351(9096): 78-79.

[10] BOYD M R,SAFRIN S,KERN E R. Penciclovir: a review of the spectrum of activity, selectivity and cross-resistance pattern. Antiviral Chem Chemother, 1993, 4(suppl): 3-11.

[11] TYRING S,BARBARASH R A,NAHLIK J E, et al. Famciclovir for the treatment of acute herpes zoster: effects on acute disease and postherpetic neuralgia, a randomized, double-blind, placebo-controlled trial. Ann Int Med, 1995, 123(2): 89-96.

[12] PERRY C M, FAULDS D. Valaciclovir-a review of its antiviral activity, pharmacokinetic properties and therapeutic efficacy in herpesvirus infections. Drugs, 1996, 52(5): 754-772.

[13] CRUMPACKER C S. Ganciclovir. New Engl J Med, 1996, 335(10): 721-729.

[14] LEA A P, BRYSON H M. Cidofovir. Drugs, 1996, 52(2): 225-230.

[15] JRVIS B,FAULDS D. Lamivudine. A review of its therapeutic potential in chronic hepatitis B. Drugs,1999,58(1): 101-141.

[16] LAI C L, ROSMAWARTI M,LAO J, et al. Entecavir is superior to lamivudine in reducing hepatitis B virus DNA in patients with chronic hepatitis B infection. Gastroenterol, 2002,123(6):1831-1838.

[17] AOKI F Y, HAYDEN F G, DOLIN R. Antiviral drugs (other than antiretrovirals)//BENNETT J E, DOLIN R, BLASER M J. Mandell, Douglas, and Bennett's Principles and Practice of Infections Diseases, 7th ed. 2010:P565-598.

[18] LOK A, MC MAHON B. Chronic hepatitis B:Updata 2009. Hepatology, 2009, 50(3):1-36.

[19] GHANY M, STRADER D, THOMAS D,et al. Diagnosis, management and treatment of hepatitis C:An Update. Hepatology, 2009, 49(4):1335-1374.

[20] European Association for Study of Liver. EASL Recommendations on Treatment of Hepatitis C 2015. J Hepatol. 2015;63(1):199-236.

[21] 中华医学会肝病学分会, 中华医学会感染病学分会.慢性乙型肝炎防治指南(2010年版). 中华肝脏病杂志, 2011, 19（1）: 13-24.

[22] 中华医学会肝病学分会, 中华医学会感染病学分会 . 中国丙型肝炎防治指南 . 中华肝脏病杂志, 2004, 12(4); 194-198.

[23] BENNETT J E, DOLIN R, BLASER M J. Mandell, Douglas, and Bennett's Principles and Practice of Infectious Diseases. 8th ed. Philadelphia: Elsevier Saunders, 2015: 528-560.

[24] MARCELLIN P, GANE E, BUTI M, et al. Regression of cirrhosis during treatment with tenofovir disoproxil fumarate for chronic hepatitis B: a 5-year open-label follow-up study. Lancet, 2013, 381(9865):468-475.

[25] GANE E J, DERAY G, LIAW Y F, et al. Telbivudine improves renal function in patients with chronic hepatitis B. Gastroenterology, 2014,146(1):138-146.e5.

[26] WEBSTER D P, KLENERMAN P, DUSHEIKO G M. Hepatitis C. Lancet, 2015, 385(9973): 1124-1135.

[27] DORE G J, FELD J J. Hepatitis C virus therapeutic development: in pursuit of "perfectovir". Clinical Infectious Diseases, 2015, 60(12):1829-1836.

[28] FELD J J, JACOBSON I M, HÉZODE C, et al. Sofosbuvir and velpatasvir for HCV genotype 1, 2, 4, 5, and 6 Infection. N Engl J Med, 2015, 373(27):2599-2607.

[29] CURRY M P, O'LEARY J G, BZOWEJ N, et al. Sofosbuvir and velpatasvir for HCV in patients with decompensated cirrhosis. N Engl J Med, 2015,373(27):2618-2628.

[30] ROTH D, NELSON D R, BRUCHFELD A, et al. Grazoprevir plus elbasvir in treatment-naive and treatment-experienced patients with hepatitis C virus genotype 1 infection and stage 4-5 chronic kidney disease (the C-SURFER study): a combination phase 3 study. Lancet, 2015, 386(10003):1537-1545.

第十八章
抗 HIV 药

现已有 6 大类 30 余种抗 HIV 药物通过美国食品药品管理局（Food and Drug Administration，FDA）认证，分别为核苷类逆转录酶抑制剂（nucleoside/nucleotide reverse transcriptase inhibitors，NRTIs）、非核苷类逆转录酶抑制剂（non-nucleoside reverse transcriptase inhibitors，NNRTIs）、蛋白酶抑制剂（protease inhibitors，PIs）、整合酶抑制剂（integrase inhibitors）、进入抑制剂（entry inhibitors）和融合抑制剂（fusion inhibitors）。各种药物的具体品种及上市时间见表 2-18-1。

表 2-18-1　用于 HIV 感染及艾滋病的药物

通用名及简称	商品名	生产厂家	批准上市时间
核苷类逆转录酶抑制剂			
齐多夫定 AZT	Retrovir	Glaxo	1987 年 3 月
去羟肌苷 ddI	Videx	BMS	1991 年 10 月
扎西他滨 ddC	Hivid	Roche	1992 年 6 月
司他夫定 D4T	Zerit	BMS	1994 年 6 月
拉米夫定 3TC	Epivir	Glaxo	1995 年 11 月
齐多夫定 + 拉米夫定	Combivir	Glaxo	1997 年 9 月
阿巴卡韦 ABC	Ziagan	Glaxo	1999 年 2 月
替诺福韦 TDF	Viread	Gilead Sciences	2001 年 10 月
恩曲他滨 FTC	Emtriva	Gilead Sciences	2003 年 7 月
阿巴卡韦 + 齐多夫定 + 拉米夫定	Trizivir	Glaxo	2000 年 10 月
非核苷类逆转录酶抑制剂			
奈韦拉平 NVP	Viramune	Bechringer-Ingelheim	1996 年 6 月
地拉韦定 DLV	Rescriptor	Pharmacia-Upjohn	1997 年 4 月
依法韦仑 EFV	Sustiva	Dupont	1998 年 9 月
依曲韦林	Intelence	Johnson & Johnson	2008 年 1 月
利匹韦林 RPV	Rilpivirine	Tibotec	2011 年 5 月
蛋白酶抑制剂			
阿普那韦 APV	Agenerase	Glaxo	1999 年 4 月

续表

通用名及简称	商品名	生产厂家	批准上市时间
沙奎那韦 SQV	Fortovase（软胶囊） Invirase（硬胶囊）	Rocho	1997 年 11 月
利托那韦 RTV	Norvir	Abbott	1995 年 12 月
茚地那韦 IDV	Crixivan	Merck	1996 年 3 月
奈非那韦 NFV	Viracept	Agouron	1996 年 3 月
洛匹那韦 - 利托那韦 LPV-RTV	Kaletra	Abbott	2000 年 9 月
福沙那韦	Lexiva(U.S.)	ViiV Healthcare	2003 年 12 月
阿扎那韦	Reyataz	Bristol Myers	2003 年 6 月
替拉那韦	Aptivus	Boehringer Ingelheim	2005 年 6 月
达芦那韦	Prezista	Johnson & Johnson	2006 年 6 月
整合酶抑制剂			
雷特格韦	Isentress	MERCK	2007 年 10 月
多替拉韦	Tivicay	GSK	2013 年 8 月
埃替格韦	Elvitegravir	Gilead Sciences	2014 年 9 月
进入抑制剂			
马拉维若	Selzentry	Pfizer	2007 年 8 月
融合抑制剂			
恩夫韦肽	Fuzeon	Roche	2003 年 3 月
HIV 增效药			
可比司他	Tybost	Gilead Sciences	2014 年 9 月

目前国内现有的逆转录病毒（ARV）药物见表 2-18-2。

表2-18-2 国内现有抗逆转录病毒（ARV）药物介绍

药物名称	缩写	类别	用法与用量	主要不良反应	ARV 药物间相互作用和注意事项	备注
齐多夫定 (Zidovudine)	AZT	NRTIs	成人：每次 300mg，2 次 /d 新生儿 / 婴幼儿：2mg/kg，4 次 /d 儿童：160mg/m² ，3 次 /d	1. 骨髓抑制，严重的贫血或中性粒细胞减少症。 2. 胃肠道不适：恶心、呕吐、腹泻等。 3. 肌酸激酶 (CK) 和 GPT 升高；乳酸酸中毒和 / 或肝脂肪变性	不能与司他夫定 (d4T) 合用	已有国产药
拉米夫定 (Lamividine)	3TC	NRTIs	成人：每次 150mg，2 次 /d 或每次 300mg，1 次 /d 新生儿 L：2mg/kg，2 次 /d 儿童：4mg/kg，2 次 /d	不良反应少，且较轻微，偶有头痛、恶心、腹泻等不适	—	已有国产药
阿巴卡韦 (Abacavir)	ABC	NRTIs	成人：每次 300mg，2 次 /d 新生儿 / 婴幼儿：不建议用本品 儿童：8mg/kg，2 次 /d，最大剂量 300mg，2 次 /d	1. 高敏反应，一旦出现高敏反应终身停用本品。 2. 恶心、呕吐、腹泻等	有条件时应在使用前查 HLA-B5701，如阳性不推荐使用	已注册
替诺福韦酯 (Tenofovir disoproxil)	TDF	NRTIs	成人：每次 300mg，1 次 /d，与食物同服	1. 肾脏毒性。 2. 轻至中度消化道不适，如恶心、呕吐、腹泻等。 3. 代谢如低磷酸盐血症，脂肪分布异常。 4. 可能引起酸中毒和 / 或肝脂肪变性	—	已有进口药
恩曲他滨 (Emtricitabine)	FTC	NRTIs	成人：每次 0.2g，1 次 /d，可与食物同服	头痛、腹泻、恶心和皮疹，程度从轻到中等严重；皮肤色素沉着		已有国产药

续表

药物名称	缩写	类别	用法与用量	主要不良反应	ARV 药物间相互作用和注意事项	备注
齐多夫定-拉米夫定(Combivir,AZT+3TC)		NRTIs	成人:1片/次,2次/d	见 AZT 与 3TC	见 AZT	已有国产药
齐多夫定-拉米夫定-阿巴卡韦(Trizivir,AZT+3TC+ABC)		NRTIs	成人:1片/次,2次/d	见 AZT,3TC 和 ABC	见 AZT 和 ABC	已注册
恩曲他滨替诺福韦片(Truvada)	FTC/TDF	NRTIs	1片/次,1次/d,口服,随食物或单独服用均可	见:FTC/TDF		已注册
奈韦拉平(Nevirapine)	NVP	NNRTIs	成人:每次200mg,2次/d 新生儿/婴幼儿:5mg/kg,2次/d 儿童:<8岁,4mg/kg,2次/d;>8岁,7mg/kg,2次/d 注意:奈韦拉平有导入期,即在开始治疗的最初14天,需先从治疗量的一半开始(1次/d),如果无严重的不良反应才可以增加到足量(2次/d)	1. 皮疹,出现严重的或可致命性的皮疹后应终身停用本品。 2. 肝损害,出现重症肝炎或肝功能不全时,应终身停用本品	引起 PI 类药物血药浓度下降;与茚地那韦(IDV)合用时,IDV 剂量调整至1000mg,3次/d	已有国产药
依法韦仑(Efavirenz)	EFV	NNRTIs	成人:每次600mg,1次/d 儿童:体重15~25kg,200~300mg,1次/d;25~40kg,300~400mg,1次/d;>40kg,600mg,1次/d 睡前服用	1. 中枢神经系统毒性,如头晕、头痛、失眠、抑郁、非正常思维等;可产生长期神经精神作用;可能与自杀意向相关。 2. 皮疹。 3. 肝损害。 4. 高脂血症和高甘油三酯血症	与 IDV 合用时,IDV 剂量调整到1000mg,3次/d;不建议与沙奎那韦(SQV)合用	已有进口药和国产药物

药物名称	缩写	类别	用法与用量	主要不良反应	ARV 药物间相互作用和注意事项	备注
依曲韦林 (Etravirine)	ETV	NNRTIs	成人:每次 200mg,2 次 /d,饭后服用	皮疹,恶心,腹泻,呕吐,乏力,周围神经病,头痛,血压升高等	不建议与 NVP、EFV、替拉那韦 / 利托那韦(TPV/r)和未增强的 PIs 合用	已注册
利匹韦林 (Rilpivirine)	RPV	NNRTIs	每次 25mg,1 次 /d,随进餐服用	主要为抑郁,失眠,头痛和皮疹	妊娠安全分类中被列为 B 类药物,与其余 ARV 药物无明显相互作用;不应与其他 NNRTIs 类合用	已有进口药
利托那韦 (Ritonavir)	RTV	PIs	成人:在服药初至少用 2 周的时间将服用剂量逐渐增加至每次 600mg,2 次 /d。通常为:第 1～2 天,口服,每次 300mg,2 次 /d;第 3～5 天,口服,每次 400mg,2 次 /d;第 6～13 天,口服,每次 500mg,2 次 /d	1. 恶心,呕吐,腹泻,头痛等。 2. 外周神经感觉异常。 3. 转氨酶和 γ-GT 的升高。 4. 血脂异常。 5. 糖耐量降低,但极少出现糖尿病。 6. 应用时间较长时可出现脂肪的重新分布	由于 RTV 可引起较重的胃肠道不适,大多数患者无法耐受本品。故多作为其他 PI 类药物的激动剂,仅在极少的情况下单独使用	已注册
洛匹那韦 - 利托那韦 (Lopinavir and Ritonavir)	LPV-RTV	PIs	成人:2 片 / 次,2 次 /d(每粒含量:LPV 200mg,RTV 50mg) 儿童:7～15kg,LPV 12mg/kg 和 RTV 3mg/kg,2 次 /d;15～40kg,LPV 10mg/kg 和 RTV 2.5mg/kg,2 次 /d	主要为腹泻,恶心,血脂异常,也可出现头痛和转氨酶升高	与去羟肌苷(ddI)合用时,ddI 应在本品服用前 1h 或服用后 2h 再口服	已有进口药

续表

药物名称	缩写	类别	用法与用量	主要不良反应	ARV药物间相互作用和注意事项	备注
替拉那韦 (Tipranavir)	TPV	PIs	成人:每次500mg,2次/d,同时服用RTV 200mg,2次/d;与食物同服提高血药浓度	腹泻,恶心,呕吐,头痛,乏力,转氨酶升高,甘油三酯升高等	与ddI合用时,与本品服用要间隔2h	已注册
阿扎那韦 (Atazanavir)	ATV	PIs	每次400mg,1次/d,与食物同服用可增加生物利用度,避免与抑酸剂同时服用	常见的不良反应为恶心、呕吐、腹泻、腹痛、皮疹、发热、失眠、眩晕、抑郁、肌痛、黄疸,可诱发糖尿病患者可能合并增加糖升高,对血液病患者可能增加出血倾向,可使心电图显示P-R间期延长,黄疸发生率与剂量相关	若与EFV或TDF联用,则ATV 300mg,每日1次合用RTV 100mg,每日1次合用	已注册
达芦那韦 (Darunavir)	DRV	PIs	成人:每次600mg,2次/d,同时服用利托那韦100mg,2次/d,与食物同服提高血药浓度	肝损害	妊娠安全分类中被列为B类药物	已注册
雷特格韦 (Raltegravir)	RAL	整合酶抑制剂(INI)	成人:每次400mg,2次/d	常见的有腹泻、恶心、头痛、发热等,少见的有腹痛、乏力、肝肾损害等	妊娠安全分类中被列为C类药物	已注册
多替拉韦 (Dolutegravir)	DTG	整合酶抑制剂	成人:50 mg QD(首次接受INI治疗),50 mg BID(INI-耐药)	常见的有头痛、头晕、皮疹、腹泻、恶心、肝功能异常等	妊娠安全分类中被列为B类药物	已注册
埃替格韦 (Elvitegravir)	EVG	整合酶抑制剂	50mg1,QD强化(四分之一片),与食物一起服用	常见为头痛、头晕、腹泻、恶心	妊娠安全分类中被列为B类药物	FDA2014年获批

注:"—",无相关数据;NRTIs,核苷类逆转录酶抑制剂;NNRTIs,非核苷类逆转录酶抑制剂;PIs,蛋白酶抑制剂;INI,整合酶抑制剂。服用方法中2次/d=每12小时服药1次,3次/d=每8小时服药1次。

第一节　核苷类逆转录酶抑制剂

一、齐多夫定

【抗病毒作用】齐多夫定（zidovudine，ZDV）为 1987 年美国 FDA 批准上市的第一个治疗艾滋病的有效药物。本品进入宿主细胞后，因细胞中酶的作用转化成活性型三磷酸齐多夫定，后者竞争性抑制 HIV 病毒的逆转录酶，抑制病毒 DNA 的合成、运输、整合至宿主细胞核及病毒的复制。在细胞培养中本品与拉米夫定、去羟肌苷、扎西他滨、多种蛋白酶抑制剂及非核苷类逆转录酶抑制剂有协同抗 HIV 作用。本品与拉米夫定联合治疗时可延缓 HIV 耐药毒株的产生。长期应用易产生耐药性，机制为病毒的逆转录酶分子中某些氨基酸产生突变，致药物不能与之结合而起作用。

【药动学】口服本品的生物利用度 64%，分布容积 1.6L/kg，蛋白结合率 < 38%。血半衰期 0.5~3 小时（平均 1.1 小时）。本品可通过血脑屏障，脑脊液内药物浓度约为同时期血药浓度的 60%。主要在肝内代谢，口服后尿中排出原药及其代谢物分别为 14% 及 74%。进餐对于药物吸收无影响，高脂饮食可减少吸收。肾功能减退患者肌酐清除率 < 20ml/min 时及血液透析患者应减量。严重肝功能减退患者亦应减量应用。

【适应证及临床应用】本品应与其他抗 HIV 药物联合用于艾滋病的治疗（详见第三篇第十一章第八节　艾滋病）。本品亦用于妊娠患者预防 HIV 的母婴传播，母婴传播的发生率自 24.9% 减少至 7.8%。

【剂量及用法】成人剂量每日口服 600mg，分 2~3 次。6 周以上小儿每 8 小时服 160mg/m²。新生儿每 6 小时口服 2mg/kg。医务工作者 HIV 职业暴露者口服 200mg，每日 3 次或 300mg，每日 2 次，共 28 日。以上均需与其他抗 HIV 药物联合应用。肌酐清除率 < 20ml/min 时减量为每日 300~400mg，分次服用；血液透析患者每日剂量 300mg，严重肝功能损害患者用 100mg，一日 3 次。本品亦可静脉滴注，注射剂 10mg/ml，每瓶 20ml。成人每日剂量 300~600mg。

【不良反应】主要不良反应为：①呕吐、恶心、腹泻等不良反应，失眠、乏力、头痛、全身肌痛、头晕、麻木、皮疹等，症状的严重程度与剂量有关。②骨髓抑制，贫血、粒细胞减低，常在用药后 4~6 周及 12~24 周后出现，但对巨核细胞影响小。症状的出现及严重程度与应用本品的剂量、疗程和艾滋病病期有关。可根据情况给予减量、细胞生长因子或停药等处理。③其他可有腿及臀部肌痛，乳酸脱氢酶及肌酸激酶增高，可能与细胞线粒体损害有关，停药可恢复。此外尚有大红细胞增多症、肝大、肝功能异常、脂肪变性、指甲着色等。本品及其他核苷类逆转录酶抑制剂单用或与其他药物合用时有引起肝大、脂肪泻并导致死亡的病例报道。

【禁忌证及注意事项】对本品过敏的患者禁用。本品属妊娠期用药 C 类，妊娠期患者须充分权衡利弊后决定是否应用本品。哺乳期妇女用本品时需停止哺乳。

【药物相互作用】本品主要在肝内代谢，因此与多种同在肝内代谢的药物可能有相互作用。

1. 联合应用时对 HIV 病毒有相加或协同抑制作用者，如去羟肌苷、扎西他滨、α- 干扰素、膦甲酸钠。

2. 两者间可能发生拮抗作用者如利巴韦林、更昔洛韦、d4T。

3. 美沙酮可使本品血药浓度增加 30% ~ 40%，但本品并不影响前者的血药浓度。丙磺舒亦可增加本品的血药浓度。

4. 与更昔洛韦同用可增加对骨髓的抑制作用。其他如 SMZ-TMP、氨苯砜、乙胺嘧啶、氟胞嘧啶、干扰素、多柔比星、长春新碱、两性霉素 B，羟基尿素等对骨髓有一定抑制作用的药物，需要与本品联合时应慎用。对乙酰氨基酚可引起粒细胞减低，应用齐多夫定治疗的患者需应用前者时应注意。

二、去羟肌苷

【抗病毒作用】去羟肌苷（didanosine，ddI）为核苷类逆转录酶抑制剂，在体内经细胞酶的作用转变为活性型双去氧腺苷（DDA）5′-三磷酸盐，对 HIV 逆转录酶起竞争性抑制作用，并可抑制 HIV 病毒 DNA 链的延长而抑制其 DNA 合成。本品还可减少 HIV 对未感染细胞的扩散。本品对齐多夫定耐药的 HIV 病毒株仍有效，用药后部分 HIV 毒株的逆转录酶的编码基因可能产生突变，导致对本品的敏感性减低或耐药。

【药动学】本品供口服，进食后服药可减少吸收量的 55%，故宜空腹服用。但本品可为胃酸破坏，故口服制剂中加入适量缓冲剂。片剂的生物利用度为 40%，粉剂为 30%。血半衰期 1.6 小时，但在细胞内（DDA 三磷酸盐）半衰期可达 25~40 小时。本品有一定量进入脑脊液，脑脊液内药浓度可达同期血药浓度的 20%。蛋白结合率 < 5%，分布容积 1.08L/kg，主要在肝内代谢，尿中排出量 18%，肾功能严重减退时血半衰期延长。血液透析可清除少量药物，腹膜透析不能清除本品。

【适应证及临床应用】本品可与其他抗 HIV 药物联合用于 HIV 感染患者的治疗。用药后患者 CD4 细胞计数增加，病毒载量减低，患者发生艾滋病相关并发症的时间延迟，存活期延长。

【剂量及用法】本品宜空腹口服，即餐前至少 30 分钟或餐后 2 小时服用。成人剂量每 12 小时口服 200mg，体重低于 60kg 者每 12 小时服 125mg。有特殊需要时亦可每日剂量一次服用。儿童剂量 120mg/m²。肾功能减量者用量：肌酐清除率 30~59ml/min 者 100mg，一日 2 次；10~29ml/min 者每日 1 次，150mg；< 10ml/min 者每日 1 次 100mg。体重低于 60kg 者，肌酐清除率 30~59ml/min 每日 1 次，150mg 或 75mg，一日 2 次；10-~29ml/min 者每日 1 次，100mg；< 10ml/min 者每日 1 次，75mg。血液透析或腹膜透析患者剂量与肌酐清除率 < 10ml/min 者同，透析后不需补充药量。

【不良反应】

1. 胰腺炎可发生于 1% ~ 9% 的用药患者，其中约 6% 可引起死亡。过去有胰腺炎病史、嗜酒、肥胖症、高甘油三酯血症、晚期艾滋病患者或与其他可致胰腺炎的药物同用时易发生胰腺炎。据报道本品与 d4T 和 / 或羟基尿素联合应用时易发生胰腺炎。故疗程中宜定期监测血清淀粉酶，如测定值超过正常值的 1.5~2 倍时应减量或停用。

2. 周围神经病变及肢体麻木、疼痛，发生率 5% ~ 12%。与 d4T 和 / 或羟基尿素合用时易发生。

3. 其他可有恶心、呕吐、腹痛、腹泻、皮疹、头痛、发热、贫血、白细胞减低、血清转氨酶增高、低血钾、低血钙、低血镁、视神经炎、乳酸性酸中毒及肝大脂肪变性等。

【禁忌证及注意事项】

1. 对本品过敏的患者禁用本品。

2. 每日剂量宜分 2 次服用。

3. 肾功能减退患者应减量（见【剂量及用法】）。

4. 服用本品缓冲粉剂者应注意监测电解质。

5. 疗程中应定期监测肝、肾功能，血淀粉酶，这在老年患者尤其重要。

6. 本品不宜与 d4T 和羟基尿素合用。

7. 本品属妊娠期用药 B 类，妊娠期患者应慎用。哺乳期患者应用本品时需停止哺乳。

【药物相互作用】

1. 口服药物需在酸性环境中吸收者应在口服本品前或后 1~2 小时服药，包括氨苯砜、茚地那韦、利托那韦、地拉韦定、酮康唑、四环素和氟喹诺酮类。

2. 本品应避免与可能引起胰腺炎的药物同用，如乙胺丁醇、喷他脒。饮酒亦需注意适度。

3. 可引起周围神经病变的药物宜慎用或避免，如乙胺丁醇、异烟肼、长春新碱、金制剂、双硫仑、顺铂。

4. 与美沙酮同用可使本品的 AUC 减少 60%，故两者同用时本品剂量应适当增加。

5. 本品不可与扎西他滨（ddC）同用。

三、扎西他滨

【抗病毒作用】扎西他滨（zalcitabine，ddC）为核苷类逆转录酶抑制剂，其作用较 ddI 强。本品在体内经细胞内酶的作用转变为活性型双去氧胞苷 5′-三磷酸盐，后者与 HIV 的 DNA 结合后抑制病毒 DNA 链的延长和 DNA 合成。此活性型 ddC 三磷酸盐亦可抑制宿主细胞 DNA 聚合酶 β 和线粒体 DNA 聚合酶 γ。用药后部分 HIV 毒株的逆转录酶的编码基因可能产生突变而对本品耐药。

【药动学】本品供口服，生物利用度 70%～88%。血半衰期 1.2~2 小时，在细胞内半衰期为 3 小时。本品可通过血脑屏障，脑脊液内药浓度可达同期血药浓度的约 20%（9%～37%）。小部分在肝内代谢，蛋白结合率＜4%。口服后约给药量的 60% 由肾排出（肾小球滤过及肾小管分泌），粪便中排出约 10%。肾功能减退时血半衰期延长。

【适应证及临床应用】本品可与其他抗 HIV 药联合用于 HIV 感染者的治疗。用药后使病程进展延迟，病死率减低。

【剂量及用法】每片 0.375mg，成人剂量 0.75mg，每 8 小时一次口服，与其他抗 HIV 药物联合应用。肌酐清除率 10~50ml/min 者 0.75mg，每日 2 次；＜10ml/min 者 0.75mg，每日 1 次口服。

【不良反应】

1. 本品引起的主要不良反应为周围神经病变，发生率为 17%～31%。患者有双侧感觉运动神经病变，肢端麻木、烧灼感、伴间断或连续疼痛，多发生于用药 2～6 个月，立即停药症状可逐渐缓解，如仍持续用药症状往往不可逆转，甚至需用麻醉剂，此时应中止给药并且今后也不宜再用。

2. 少数患者可发生胰腺炎，发生率＜1%。血清淀粉酶值增高者或有胰腺炎病史者易发生。

3. 其他可有口角炎、口疮、食管炎、皮疹或乳酸性酸中毒及脂肪变性等，后者可引起死亡。

【禁忌证及注意事项】

1. 对本品过敏的患者禁用本品。

2. 肾功能减退患者应减量用药（见【剂量及用法】）。

3. 本品属妊娠期用药 C 类，妊娠期患者用药前须充分权衡利弊后决定是否用药。育龄妇女患者用药时须采用可靠的避孕措施。哺乳期妇女用药期间不宜哺乳。13 岁以下儿童暂不推荐用药。

4. 老年患者慎用本品。如采用本品时应监测肾功能，并据以调整剂量。

【药物相互作用】可能引起周围神经病变的药物不宜与本品同用，如 ddI、d4T、乙胺丁醇、顺铂、双硫仑、乙硫异烟胺、异烟肼、苯妥英、长春新碱、金制剂、格鲁米特、肼屈嗪及长期应用甲硝唑。

四、司他夫定

【抗病毒作用】司他夫定（stavudine，d4T）为胸腺嘧啶核苷类似物，在体内经细胞激酶作用转变为活性代谢物三磷酸司他夫定。后者与三磷酸去氧胸腺嘧啶竞争抑制 HIV 的逆转录酶，并与病毒 DNA 结合，终止 DNA 链的延长，从而抑制病毒 DNA 合成。三磷酸司他夫定还可抑制细胞 DNA 聚合酶 β 与 γ，因而显著减少线粒体 DNA 的合成。本品在体外对 HIV-1 有抑制作用，并与去羟肌苷和扎西他滨有协同作用。在应用本品疗程中曾分离出对本品敏感性减低的毒株。

【药动学】本品胶囊供口服，生物利用度为 86%，进餐对本品的吸收无影响。血半衰期 1 小时，细胞内半衰期 3.5 小时。本品的蛋白结合率极低，分布容积 58L。本品可透过血脑屏障，脑脊液药物浓度可达同期血药浓度的 30% ~ 40%。约给药量的 40% 经肾排出。肾功能减退时血半衰期延长，故剂量应相应调整。肝功能减退对药动学参数无影响。

【适应证及临床应用】本品与其他抗 HIV 药物联合用于 HIV-1 感染者的治疗。用药后患者血中 CD4 细胞计数增加，病毒载量下降。

【剂量及用法】

1. 成人剂量　体重 60kg 以上者每 12 小时口服 40mg；体重低于 60kg 者每 12 小时口服 30mg。

2. 儿童剂量　体重 ≥ 30kg 者剂量与成人相同，体重低于 30kg 者每 12 小时口服 1mg/kg。在疗程中应密切注意有无手足部麻木、针刺感或疼痛等周围神经症状出现，一旦出现应即停药。待症状完全消失后可采取半量，重新开始治疗，如果上述症状再现，则患者今后不可再用本品。

3. 肾功能减退者用药　体重 ≥ 60kg 者：肌酐清除率 26~50ml/min，每 12 小时服 20mg；10~25ml/min，每 24 小时服 20mg。体重 < 60kg 者：肌酐清除率 26~50ml/min，每 12 小时服 15mg；10~25ml/min，每 24 小时服 15mg。

【不良反应】

1. 主要为疼痛性周围神经病变，发生于 5% ~ 15% 的患者。与 ddI 及羟基尿素同用时发生率显著增高。

2. 与 ddI ± 羟基尿素同用时偶有致死性胰腺炎的报道，发生率 < 1%。

3. 乳酸性酸中毒、严重肝大及脂肪变性，可能致死。

4. 可有恶心、呕吐、腹痛、腹泻等胃肠道症状，失眠、发热、皮疹、肝酶增高等。

【禁忌证及注意事项】

1. 对本品过敏的患者禁用本品。

2. 乳酸性酸中毒、肝大伴脂肪变性，可能导致肝衰竭死亡，多数发生在联合应用本品和 ddI 的妊娠患者，因此妊娠期患者采用本品与 ddI 联合治疗方案前必须充分权衡利弊后决定。此外，采用本品与 ddI 和羟基尿素联合治疗者发生严重肝毒性死亡亦有报道。

3. 本品属妊娠期用药 C 类，使用前应充分权衡利弊。

4. 哺乳期患者用药时应停止哺乳。

5. 老年患者用药应根据肾功能调整剂量。

6. 有周围神经病变，或用其他核苷类似物治疗（如 ddI，ddC）后曾产生周围神经病变者不宜采用本品。

【药物相互作用】

1. 与 ddI 及 ddC 同用，对周围神经的毒性可加重。

2. 用本品治疗时，其他可能引起周围神经病变的药物应慎用或避免，如 ddC、乙硫异烟胺、异烟肼、苯妥英、长春新碱、格鲁米特、金制剂、肼屈嗪及长期应用甲硝唑。

3. 美沙酮与本品同用，可减低其血药浓度，但通常不需调整剂量。本品不影响美沙酮的血药浓度。

五、拉米夫定

【抗病毒作用】拉米夫定（lamivudine，3TC）为化学合成核苷类似物，在细胞内磷酸化为三磷酸拉米夫定，后者可与病毒 DNA 结合，终止其 DNA 链延长，抑制病毒逆转录酶和 DNA 合成。本品对哺乳动物 DNA 聚合酶 γ 仅具微弱抑制作用。

【药动学】口服生物利用度 86%，血半衰期 3~6 小时，细胞内半衰期 12 小时，脑脊液浓度可达同期血药浓度的 13%。主要经肾排泄，排出给药量的 71%。其余参见抗病毒药有关章节。

【适应证及临床应用】本品与其他抗 HIV 药物联合治疗 HIV 感染患者，亦用于慢性乙型肝炎的治疗（参见第三篇有关章节）。

【剂量及用法】HIV 感染者成人剂量：150mg，一日 2 次口服；体重 < 50kg 者，每次 2mg/kg，一日 2 次口服。餐后或空腹服用。小儿剂量，3 个月至 16 岁患儿每次 4mg/kg（每日剂量不超过 150mg），一日 2 次。以上均需与其他药物联合治疗，肾功能减退的小儿患者剂量应酌减。

慢性乙型肝炎患者每日服用本品 100mg，可以连服 1 年，但确切的疗程待定，儿童患者（2 岁以上）按每日 3mg/kg 服用，最大剂量不超过 100mg。

肾功能减退患者：肌酐清除率在 50ml/min 以上者不需减量，30~49ml/min 者首剂 100mg，以后每日 50mg；15~29ml/kg 者首剂 100mg，以后每日 25mg；5~14ml/min 者首剂 35mg，以后每日 15mg；< 5ml/min 者首剂 35mg，以后每日 10mg。HIV 感染合并慢性乙型肝炎的患者应按 HIV 感染的剂量服药，并与其他抗 HIV 药联合应用。

【不良反应】服用本品后不良反应少见，与齐多夫定或其他抗逆转录病毒药物联合治疗中所见不良反应多数由齐多夫定或其他药物所引起。已报告本品引起的不良反应有头痛、不适、恶心、腹泻、腹痛、失眠、发热、乏力、肌肉酸痛、皮疹等。此外，儿童患者中曾有报道用药后发生胰腺炎（15%）。

【禁忌证及注意事项】

1. 对本品过敏者禁用本品。3 个月以下婴儿暂不推荐应用。

2. 妊娠期用药 C 类，妊娠患者用药前应充分权衡利弊后决定是否采用。哺乳期患者用药期间应停止哺乳。

3. 老年患者用药时应根据肾功能调整剂量。

4. 本品亦可引起乳酸性酸中毒合并肝大及脂肪变性，有致死病例的报道，肥胖及长期用药的女性患者中易发生。疗程中应监测肝功能及乳酸性酸中毒的发生。

5. 合并 HIV 感染及慢性乙型肝炎的患者，治疗应按 HIV 感染的剂量用药。

6. 由于儿童患者可能发生胰腺炎，故儿童患者有胰腺炎病史者或有发生胰腺炎的危险因素患者应慎用本品。用药过程中应密切观察，一旦出现胰腺炎的症状、体征或实验检查异常时应立即停用本品。

7. 肝功能损害患者不需调整剂量。失代偿性肝病患者不宜采用本品。

【药物相互作用】SMZ-TMP 可增加本品的血药浓度，但通常不需调整本品剂量。

六、阿巴卡韦

【抗病毒作用】阿巴卡韦（abacavir，ABC）为碳环合成核苷类似物。阿巴卡韦在体内经细胞酶的作用转变为活性代谢物三磷酸阿巴卡韦，后者为可与三磷酸去氧鸟氨酸（dGTP）竞争抑制病毒的逆转录酶，并与病毒 DNA 结合，终止 DNA 链延长因而抑制病毒 DNA 的合成。本品在体外与其他核苷类逆转录酶抑制剂及奈韦拉平、阿帕那韦等联合时有协同抗 HIV 的作用。

【药动学】本品供口服，有片剂及口服液，口服的生物利用度为 83%，与乙醇同服可增加血药浓度 41%。进餐不影响其吸收。分布容积 0.86L/kg，提示本品分布在血管外液。本品有一定量通过血脑屏障，脑脊液内浓度可达同期血药浓度的 27%～33%。蛋白结合率 50%。本品约 81% 经肝内乙醇脱氢酶和葡糖醛酰转移酶代谢，其代谢物无抗病毒活性。主要经肾排泄，尿中原型药为 1%，粪便排泄 16%。

【适应证及临床应用】本品可与其他抗逆转录病毒药联合用于 HIV-1 感染。患者用药后可见 CD4 细胞计数增加，病毒 RNA 载量下降。疗程中曾发现 HIV 逆转录酶的编码基因发生点突变，导致病毒对本品的敏感性下降。

【剂量及用法】成人剂量每日 2 次，每次 300mg。3 个月以上小儿每日 2 次，每次 8mg/kg。本品需与其他抗 HIV 药物联合应用。

【不良反应】

1. 严重并可能导致死亡的过敏反应约见于 5% 的服药者，表现为高热、皮疹、乏力、恶心、呕吐、腹泻等胃肠道症状、关节痛、咳嗽、气急等。实验检查可见肝功能异常、淋巴细胞减低、肌酸激酶增高。多数发生在开始服药的 6 周内。一旦出现发热、皮疹等可疑过敏反应时应立即停药，并且今后不再应用本品。

2. 其他不良反应有乏力、恶心、呕吐、腹泻、头痛等。偶见乳酸性酸中毒，可能合并脂肪变性。

【禁忌证及注意事项】

1. 对本品过敏的患者避免用本品。

2. 本品属妊娠期用药 C 类，妊娠期患者用本品前应充分权衡利弊后决定是否应用。

3. 哺乳期患者用本品时应停止哺乳。

4. 肝功能减退患者用药时剂量的调整无资料。

5. 3 个月以内婴儿用药无资料。

【药物相互作用】乙醇可使本品血药浓度增加 41%。本品对乙醇的浓度无影响。

七、齐多夫定与拉米夫定复方

【抗病毒作用】本品为齐多夫定与拉米夫定的复方制剂（combivir），每片薄膜片含齐多夫定 300mg，拉米夫定 150mg。齐多夫定与拉米夫定均为核苷类逆转录酶抑制剂，两者联合有协同抗病毒作用。

【药动学】口服本品 1 片（含齐多夫定 300mg 与拉米夫定 150mg）后两者的药动学参数与两者单独服用时相同，见表 2-18-3。

表 2-18-3　成人服用 Combivir 后齐多夫定与拉米夫定的药动学参数

药动学参数	拉米夫定	齐多夫定
口服生物利用度 /%	86	64
表观分布容积 /(L/kg)	1.3	1.6
血浆蛋白结合率 /%	< 36	< 38
脑脊液药浓度 / 血药浓度	0.12	0.6
总清除 /[L/(kg·h)]	0.33	1.6
肾清除 /[L/(kg·h)]	0.22	0.34
消除半衰期 /h	5 ~ 7	0.5 ~ 3

注：进餐不影响吸收。

【适应证及临床应用】本品与其他抗 HIV 药物联合用于治疗 HIV 感染。

【剂量及用法】成人及 12 岁以上的青年剂量每日 2 次，每次 1 片。由于齐多夫定与拉米夫定用于肾功能减退的患者时均须调整剂量，而本复方中两种成分的含量是固定的，因此本复方不宜用于肾功能减退患者。

【不良反应】未进行口服本品的临床试验。但在同时口服齐多夫定片和拉米夫定片后观察到的不良反应多数由于齐多夫定所引起。参见齐多夫定和拉米夫定章节。

【禁忌证及注意事项】

1. 本品禁用于对本复方制剂中任何成分过敏的患者。

2. 中性粒细胞减低（< 1.0×10^9/L、贫血（血红蛋白 < 95g/L）者慎用本品。晚期艾滋病患者在疗程中尤应经常监测周围血象。

3. 疗程中应注意可能发生乳酸性酸中毒、严重肝大及脂肪变性、肌病或肌炎等不良反应。

4. 本品属妊娠期用药 C 类，用药前应充分权衡利弊后决定是否采用。哺乳期患者用本品时应停止哺乳。

5. 与更昔洛韦、α- 干扰素或其他具抑制骨髓作用的药物同用，可加重齐多夫定对骨髓的抑制。

6. 肾功能损害者不宜用本品。

【药物相互作用】无资料。

八、阿巴卡韦、齐多夫定与拉米夫定复方

【抗病毒作用】本品为阿巴卡韦、齐多夫定和拉米夫定 3 种核苷类抗逆转录病毒药的复方制剂（trizivir），每片含量为：阿巴卡韦 300mg，齐多夫定 300mg，拉米夫定 150mg，供口服。三者的抗 HIV 作用和作用机制参见各有关章节。

【药动学】在正常人中进行单剂服用本品片剂与同时服用阿巴卡韦、拉米夫定和齐多夫定各 1 片的生物利用度试验，结果表明两组的吸收程度（C_{max} 及 AUC）相同，空腹服用本品 1 片，与同时服用阿巴卡韦 300mg+ 齐多夫定 300mg+ 拉米夫定 150mg 具有生物等效。三者的药动学参数参见各有关章节。进餐后服药不影响其中 3 种成分的吸收。三者均不通过肝细胞色素 P-450 酶系代谢。阿巴卡韦与拉米夫定或齐多夫定同服或三者同服，对阿巴卡韦的药动学参数均无影响。拉米夫定与齐多夫定同服时两者的药动学参数亦无影响。

【适应证及临床应用】本复方制剂可单独或与其他抗逆转录病毒药物联合用于 HIV 感染的治疗。

【剂量及用法】成人及体重 40kg 以上的患者每日给药 2 次，每次 1 片口服。体重 40kg 以下者不宜应用。肾功能减低需调整剂量者（肌酐清除率 ≤ 50ml/min 者）亦不宜采用本品。

【不良反应】

1. 本品含有阿巴卡韦成分，在临床试验中约 5% 的服用患者可产生严重过敏反应，并可致死。症状往往在开始治疗的 6 周内发生。因此服用本品时应严密观察，一旦出现可疑为过敏反应的症状时应立即停药，并且今后不再服用本品。

2. 临床试验中出现的不良反应尚有恶心、呕吐、腹泻、食欲减退、失眠、寒战、发热、头晕、头痛、乏力、肌痛、关节痛等，其发生率与对照组（拉米夫定 + 齐多夫定，或茚地那韦 + 拉米夫定 + 齐多夫定）相仿。

【禁忌证及注意事项】

1. 对阿巴卡韦过敏的患者禁用本品。对本复方中任一种成分过敏的患者亦禁用本品。

2. 中性粒细胞数 < 1.0×10^9/L 或血红蛋白 < 95g/L 者慎用本品。晚期艾滋病患者在疗程中尤须勤查周围血象，早期患者应用本品的疗程中亦应定期复查周围血象。

3. 长期应用本品治疗可能发生肌炎或肌病，主要由齐多夫定引起。

4. 肌酐清除率 ≤ 50ml/min 者避免采用本品。

5. 本品属妊娠期用药 C 类，妊娠期患者用本品前应充分权衡利弊后决定是否采用。

6. 用本品期间应停止哺乳。

【药物相互作用】

1. 本品含有阿巴卡韦、齐多夫定和拉米夫定 3 种成分，服用本品时三者相互之间的药动学参数无影响。

2. 乙醇可减少阿巴卡韦的排泄，增加其血药浓度，但阿巴卡韦对乙醇的药动学无影响。

3. 美沙酮对阿巴卡韦的药动学无影响，但阿巴卡韦可增加前者的清除，因此部分服用美沙酮的患者可能需增加剂量。

4. SMZ-TMP 可增加拉米夫定的 AUC。

5. 更昔洛韦、α- 干扰素及其他骨髓抑制剂可增加齐多夫定对骨髓的毒性。齐多夫定应避免与司他夫定同用，因两者在体外有拮抗作用。齐多夫定亦应避免与多柔比星或利巴韦林同用，因可能产生拮抗作用。

九、恩曲他滨

【抗病毒作用】恩曲他滨（emtricitabine，FTC）为化学合成类核苷胞嘧啶，系核苷类逆转录酶抑制药，结构与拉米夫定相似，对 HIV-1 和乙型肝炎病毒（HBV）有良好的抑制作用，对哺乳动物 DNA 聚合酶 α、β、ε 和线粒体 DNA 聚合酶 γ 的抑制活性弱。体外试验中，本品对 HIV-1 的 50% 抑制浓度为 10 ~ 20nmol/L（是拉米夫定的 4 ~ 10 倍），对 HBV 的 50% 抑制浓度为 10 ~ 40nmol/L。抗 HIV-1 的机制是：通过体内多步磷酸化，形成活性三磷酸酯，竞争性地抑制 HIV-1 逆转录酶；同时与天然 5′- 磷酸胞嘧啶竞争，渗入到病毒 DNA 合成的过程中，导致 DNA 链合成中断。

【药动学】本品吸收好，清除快，且在研究中所使用的剂量范围内，其药动学呈剂量依赖性，总清除速率接近于肾血流量。对 HIV 感染者单独给予本品 100~1 200mg，T_{max} 为 1.25~1.61

小时。HIV 感染者接受本品一日 200mg，其血浆半衰期 7.5~8 小时，本品三磷酸盐的细胞内半衰期大约为 39 小时。本品在健康志愿者和 HIV 感染者中的药动学相似。口服吸收迅速，给药 1~2 小时后达血药浓度峰值（C_{max}）。单次空腹服用本品 100mg，200mg，400mg 后，平均 C_{max} 分别为 1μg/ml、2.1μg/ml 及 4.4μg/ml，药时曲线下面积（AUC）为 10μg·h/ml。对 HIV 感染可在 72 小时内起效，在 11 日内出现峰值效应。平均生物利用度为 93%。药物吸收后分布广泛，体外蛋白结合率 < 4%。约 13% 的药物在肝脏代谢，约 86% 药物经尿液排出体外，约 14% 经粪便排泄。总体清除率为 5 ~ 6ml/（kg·min）。血液透析可清除部分药物。

【适应证及临床应用】与其他抗逆转录病毒药物联合用于成人 HIV 感染的治疗

【剂量及用法】18 岁以上成人口服用药，每次 200mg，每日 1 次。空腹服用，也可与食物同服。肾功能减退者应调整剂量，改为 200mg，隔日 1 次或每 3 天 1 次。

【不良反应】最常见的不良反应包括轻至中度的头痛、腹泻、恶心和皮疹，约 1% 的患者因上述反应中止服药。除皮肤色素沉着在本品治疗组发生率略高外，其余不良反应发生率与对照组相当。出现的不良反应如下：

1. 代谢 / 内分泌系统　可见胰淀粉酶、血清淀粉酶、血清脂肪酶、甘油三酯、肌酸激酶等升高；血糖升高或降低。

2. 呼吸系统　可见咳嗽加重、鼻炎。

3. 肌肉骨骼系统　可见关节痛、肌痛。

4. 神经系统　可见头痛、眩晕、失眠、周围神经炎、感觉异常、乏力。

5. 精神疾病　可见幻梦、抑郁。

6. 肝脏　可见 GPT、GOT 和胆红素升高。

7. 胃肠道　可见腹痛、腹泻、畏食、恶心、呕吐。

8. 血液　可见中性粒细胞降低。

9. 皮肤　可见皮肤色素沉着，以手掌和 / 或足底明显，一般较轻。还可见瘙痒、斑疹、风疹、水痘疹、脓疱疹和过敏性皮疹。

【禁忌证及注意事项】

1. 已知对本品或其中任一组分过敏者禁用。

2. 禁用于晚期肾病及肝功能不全者。

3. 孕妇服用本品可能对胎儿和新生儿有不利影响。不推荐孕妇和哺乳期妇女使用本品。

4. 老年人选择剂量时应慎重，可根据其肝、肾、心功能的衰退，伴发疾病以及其他药物治疗的影响，酌情减量服用。

5. 本品主要经肾排泄，故肾功能不全患者服用本品应减量。

6. 儿童安全用药尚未建立，故不推荐儿童使用。

【药物相互作用】本品不影响肝微粒体酶 P-450 酶系统，不产生由此介导的相互作用，与替诺福韦、茚地那韦、泛昔洛韦、司他夫定合用，药动学几乎无影响。本品与拉米夫定的耐药机制相似，合用时抗病毒活性增加较小，两者不宜合用。

十、富马酸替诺福韦二吡呋酯

【抗病毒作用】富马酸替诺福韦二吡呋酯（tenofovir disoproxil fumarate，TDF）是一种新型核苷酸类逆转录酶抑制剂，以与核苷类逆转录酶抑制剂类似的方法抑制逆转录酶，抑制 HIV-1 复制。替诺福韦酯的活性成分替诺福韦双膦酸盐可通过直接竞争性地与天然脱氧核糖底物相结合而抑制病毒聚合酶，导致 DNA 链合成中断。

【药动学】替诺福韦几乎不经胃肠道吸收，因此进行酯化、成盐，成为替诺福韦酯富马酸盐。替诺福韦酯具有水溶性，可被迅速吸收并降解成活性物质替诺福韦，然后再转变为活性代谢产物替诺福韦双膦酸盐。给药后 1~2 小时内替诺福韦达血药峰值。禁食患者替诺福韦的生物利用度为 25%，替诺福韦与食物同服时生物利用度可增大约 40%。食物将使替诺福韦的达峰时间延迟 1 小时。禁食单剂服用替诺福韦 300mg 时，峰浓度在约 1 小时达到。血药峰浓度为 296ng/ml，药时曲线下面积为 2 287ng·h/ml，替诺福韦的药动学在一定剂量范围内与浓度呈比例关系。体外替诺福韦的蛋白结合率 < 7.2%。替诺福韦双膦酸盐的细胞内半衰期约为 10 小时，可 1 天给药 1 次。由于该药不经 CYP450 酶系代谢，因此本品与其他药物间产生相互作用的可能性很小。本品主要经肾小球滤过和主动小管转运系统排泄，70%~80% 以原型经尿液排出体外。

【适应证及临床应用】本品和其他逆转录酶抑制剂合用于 HIV-1 感染、HBV 感染的治疗。

【剂量及用法】对成人患者或年龄 > 12 岁的儿童或体重超过 35kg 的儿童，推荐剂量为 300mg，每日一次。肾功能受损患者应根据肌酐清除率减量：肌酐清除率 30~49ml/min 者，300mg，每 48 小时服用一次；肌酐清除率 10~29ml/min 者，300mg，每周服用 2 次；透析患者，300mg，每隔 7 日服用一次。

【不良反应】

1. 消化系统　轻至中度的胃肠道不适，常见的有腹泻、腹痛、食欲减退、恶心、呕吐和胃肠胀气、胰腺炎。

2. 代谢系统　脂肪异常分布综合征，可能引起乳酸性酸中毒，肝毒性，与脂肪变性相关的肝大等。

3. 神经系统　头晕、头痛。

4. 呼吸系统　呼吸困难。

5. 肾脏系统　可引起肾脏毒性，尤其在血药浓度较高时，可能引起急性肾衰竭、范科尼综合征、蛋白尿和急性肾小管坏死。这些不良反应主要由于药物在近端小管积聚所致。

6. 皮疹、疲乏。

【禁忌证及注意事项】

1. 肾功能不全者应慎用。

2. 如需对肝功能损害或肾功能不全的患者使用时，建议对替诺福韦监测血药浓度。

3. 本品属妊娠期用药 B 类，妊娠期患者需慎用。

【药物相互作用】

1. 替诺福韦可与食物同服或空腹服用。

2. 当替诺福韦与去羟肌苷同服时，引起去羟肌苷血药浓度增加，可能导致去羟肌苷不良反应增加，因此替诺福韦与去羟肌苷同服时需谨慎，并密切监测去羟肌苷的不良反应。

3. 阿扎那韦和洛匹那韦-利托那韦被认为可以增加替诺福韦的血药浓度，因此当患者联用替诺福韦、阿扎那韦或洛匹那韦-利托那韦时，需密切监测替诺福韦的不良反应。

4. 同服替诺福韦与拉米夫定，可导致拉米夫定血药峰浓度下降 24% 左右。

5. 替诺福韦与沙奎那韦-利托那韦同服时，上述 3 种药物的血药谷浓度均增加，同时沙奎那韦的血药峰浓度也增加，但不推荐因此调整药物剂量。

6. 与通过肾小管主动分泌排泄的其他药物，如阿德福韦酯、西多福韦、阿昔洛韦、伐西洛韦、更昔洛韦、缬更昔洛韦等同服时，可能导致替诺福韦及同服的其他药物血药浓度均增加。

第二节 非核苷类逆转录酶抑制剂

一、奈韦拉平

【抗病毒作用】奈韦拉平（nevirapine）为 HIV-1 非核苷类逆转录酶抑制剂，与 HIV-1 的逆转录酶结合，并阻断此酶的催化部位，抑制 RNA 依赖和 DNA 依赖的 DNA 聚合酶活性。本品不与模板或三磷酸核苷产生竞争。本品对 HIV-2 逆转录酶及人类 DNA 聚合酶无活性。

【药动学】本品口服吸收良好，生物利用度为 91%～93%。单剂给药 200mg 后的血药峰浓度为 2mg/L，达峰时间为 4 小时。每日服药 400mg，达稳态血药浓度后的血药谷浓度为 4.5mg/L。本品的吸收不受饮食、抗酸药或其他碱性药物的影响（如去羟肌苷），在体内分布广泛，表观分布容积为 1.21L/kg。本品易通过胎盘屏障，且可进入乳汁；蛋白结合率约 60%。本品在人体脑脊液浓度为同时期血药浓度的 45%。

本品主要在肝内通过细胞色素 P-450 同工酶 CYP3A 代谢，80% 以上本品经尿排出，其中主要为葡糖醛酸代谢产物，< 3% 为原型；10% 左右经粪便排泄。消除半衰期为 25~30 小时。

【适应证及临床应用】本品与其他抗 HIV-1 药物联合适用于治疗 HIV-1 感染，可单独用于预防 HIV-1 母婴传播。

【剂量及用法】

1. 成人 在初始 14 天，每日 200mg 单次口服（这一导入期的应用可以降低皮疹的发生率）；此后每次 200mg，每日 2 次，并同时合用其他抗 HIV-1 药物。

2. 儿童 2 个月至 8 岁的患儿推荐口服剂量是初始用药 14 天每日 4mg/kg 单次口服；继以每次 7mg/kg，每日 2 次。≥ 8 岁的患儿推荐剂量为初始 14 天每日 4mg/kg 单次口服；继以每次 4mg/kg，每日 2 次。小儿患者每日剂量不得超过成人量，即 400mg。

3. 预防 HIV-1 母婴传播 产程开始时孕妇单剂口服 200mg，新生儿在出生后 72 小时内单剂口服 2mg/kg。

【不良反应】本品最常见的不良反应为皮疹和肝功能异常，其他常见的不良反应有恶心、疲劳、发热、头痛、嗜睡、呕吐、腹泻、腹痛和肌痛。

上市后监测资料表明，本品最严重的不良反应为史 - 约综合征、中毒性表皮坏死溶解等严重皮疹发生率约 6.6%，有死亡的报道。重症肝炎 / 肝衰竭发生率约 1%。过敏反应特征为皮疹伴发热、关节痛、肌痛和淋巴结病变等全身反应，以及肝炎、嗜酸性粒细胞增多、粒细胞缺乏症和肾功能损害。治疗初始 8 周为关键阶段，需严密监测，约 7% 的患者因皮疹而终止治疗。

【禁忌证及注意事项】

1. 禁用于对本品及其任何组分过敏的患者。

2. 单用本品病毒易快速产生耐药，因此应与至少两种以上抗逆转录病毒药物联合应用。

3. 本品治疗的初始 8 周为关键阶段，需对患者情况进行严密监测，及时发现潜在的严重和威胁生命的皮肤反应（包括史 - 约综合征和中毒性表皮坏死溶解）或重症肝炎 / 肝衰竭。必须严格遵守剂量，尤其是在 14 天导入期内。

4. 应告知患者每日服药的必要性。如果漏服药物，患者应该尽快服用下一次药物，但不要加倍服用。如果患者停用本品超过 7 天，应按照给药的原则重新开始，即 200mg，每日 1 次导入，14 日之后每次 200mg，每日 2 次。

5. 患者服用本品前和服用本品期间应定期随访肝功能。

6. 对于因严重皮疹，皮疹伴全身症状，过敏反应和本品所致的肝炎而中止本品治疗的患者不得再次服用。

7. 如用药期间血清氨基转移酶超过正常值上限 5 倍，应立即停药。血清氨基转移酶恢复正常后可重新服用本品。如果又很快出现肝功能异常，应终身禁用。

8. 本品主要在肝脏代谢，代谢物主要由肾脏清除。药动学研究显示，中、重度肝功能不全的患者应慎用本品。肾功能减退对本品的药动学无影响。血液透析使本品 AUC 下降 43%。肌酐清除率 ≥ 20ml/min 的患者不需调整剂量。

9. 本品属妊娠期 C 类药物。动物实验显示本品无致畸作用，但在孕妇缺乏合适的对照研究。孕妇如确有应用指征，应仔细权衡利弊后决定是否应用。本品可分泌入乳汁，哺乳期妇女如应用本品应停止哺乳。

10. 儿童的清除率比成人快，且随年龄的增长而降低。新生儿用药无资料。

11. 对 55 岁以上的 HIV-1 患者，尚未进行本品的药动学研究。

12. 药物过量时，患者可出现水肿、结节性红斑、乏力、发热、头痛、失眠、恶心、浸润性肺炎、皮疹、眩晕、呕吐和体重下降。本品无特效解毒药，停止用药后上述症状可好转。

【药物相互作用】

1. 本品为 CYP3A 的诱导剂，可以降低主要由 CYP3A 代谢的药物的血药浓度。因此，如患者正在应用经 CYP3A 代谢的药物治疗时，需要调整本品剂量。

2. 本品可使酮康唑血药浓度增高，药时曲线下面积增大，因此两者不宜同时应用。

3. 本品可使茚地那韦、口服避孕药、美沙酮血药浓度减低。

4. 利福布汀可使本品血药浓度降低。

二、地拉韦定

【抗病毒作用】地拉韦定（delavirdine）的抗病毒作用同奈韦拉平。本品与其他 NNRTIs 之间存在交叉耐药。

【药动学】本品口服易吸收，生物利用度达 85%。400mg 本品每日 3 次口服，达稳态浓度后的血药峰浓度为 35μmol/L，达峰时间约为 1 小时，谷浓度为 15μmol/L，药时曲线下面积为 180μmol·h/L。本品血浆蛋白结合率为 98%。脑脊液浓度为同时期血药浓度的 0.4%，在唾液和精液中的浓度分别为同时期血药浓度的 6% 和 2%。本品在体内经细胞色素氧化酶 P4503A 代谢成为数种无活性的代谢产物，51% 的药品经尿液排泄，44% 经粪便排泄。尿液中原型药少于 5%。消除半衰期与剂量有关，口服 400mg 的消除半衰期为 5.8 小时。

【适应证及临床应用】本品适用于 HIV-1 感染者的抗病毒联合治疗。

【剂量及用法】本品与其他恰当的抗逆转录病毒药物联合应用的剂量为每次 400mg，每日 3 次。

【不良反应】本品耐受性一般良好，与其他抗逆转录病毒药物联合的常见不良反应有头痛、乏力等全身症状，恶心、呕吐、腹泻等消化道症状及皮疹。常见实验室检查异常为血清氨基转移酶升高。

【禁忌证及注意事项】

1. 禁用于对本品及其任何组分过敏的患者。

2. 本品主要经肝脏代谢，肝功能不全患者慎用。

3. 本品属妊娠期 C 类药物。动物实验具致畸作用，但在孕妇缺乏合适的对照研究。孕妇如确有应用指征，应仔细权衡利弊后决定是否应用。尚不清楚本品是否分泌入乳汁，哺乳期妇女如应用本品应停止哺乳。

4. 16 岁以下患儿应用本品的安全性及有效性尚未确立。

【药物相互作用】本品与特非那定、阿司咪唑、麦角衍生物、钙通道拮抗剂、抗心律失常药、西沙必利、抗惊厥药（苯妥英、苯巴比妥、卡马西平）、利福布汀、利福平等药物合用有导致严重和 / 或危及生命不良反应的可能。

三、依法韦仑

【抗病毒作用】依法韦仑（efavirenz）抗病毒作用同奈韦拉平。本品与其他 NNRTIs 之间存在交叉耐药。

【药动学】单剂口服 100~1 600mg 的血药峰浓度为 1.6~9.1μm/L，达峰时间为 5 小时。生物利用度为 50%。血浆蛋白结合率 99.5%～99.75%。脑脊液中药物浓度为同时期血药浓度的 0.69%。本品主要在肝内经细胞色素 P-450 代谢。消除半衰期为 40~55 小时。14%～34% 的药品经尿液排泄，16%～61% 经粪便排泄。

【适应证及临床应用】本品适用于 HIV-1 感染者的抗病毒联合治疗。

【剂量及用法】成人及体重≥ 40kg 的儿童，本品与蛋白酶抑制剂和 / 或核苷类逆转录酶抑制剂联合应用的剂量为每日 600mg，单次口服。体重 10~40kg 的小儿患者每日给药剂量为 200~400mg。

【不良反应】本品耐受性一般良好，最常见的不良反应为皮疹、恶心、眩晕、腹泻、头痛、失眠、乏力和注意力降低。需予以关注的不良反应为皮疹和神经系统症状。

【禁忌证及注意事项】

1. 禁用于对本品及其任何组分过敏的患者。

2. 本品单用时，病毒可快速产生耐药性。因此不宜单用或与治疗无效的药物联合应用。

3. 本品属妊娠期 C 类药物。动物实验具致畸作用，但在孕妇缺乏合适的对照研究。孕妇如确有应用指征，应仔细权衡利弊后决定是否应用。尚不清楚本品是否分泌入乳汁中，哺乳期妇女如应用本品应停止哺乳。

4. 尚未对 3 岁以下或体重低于 13kg 的小儿患者进行研究。

5. 药物过量时患者可出现神经系统症状增多，亦可发生不自主肌肉收缩。本品无特效解毒药，可予以支持对症等处理。

【药物相互作用】

1. 本品不得与特非那定、阿司咪唑、西沙必利、咪达唑仑或三唑仑、麦角衍生物合用，因本品竞争 CYP6A4 可能导致这些药物的代谢抑制，并可能导致严重和 / 或危及生命的不良反应（如心律失常、持续的镇静作用或呼吸抑制）。

2. 本品为 CYP3A4 的诱导剂，与本品合用时，经 CYP3A 代谢的其他药物血药浓度可能降低，如奈非那韦、茚地那韦、利托那韦、沙奎那韦、克拉霉素。

3. 利福霉素类可使本品的血药峰浓度和药时曲线下面积降低。

4. 含铝、镁的抗酸剂及法莫替丁可影响本品吸收。

5. 本品可使口服避孕药的药时曲线下面积增大，但血药峰浓度无明显变化。

6. 服用本品可导致尿液大麻酚试验假阳性。

四、依曲韦林

【抗病毒作用】依曲韦林（etravirine）是一种非核苷类逆转录酶抑制剂（NNRTI）。它通过结合于逆转录酶，阻断 RNA 依赖性和 DNA 依赖性的 DNA 聚合酶活性，抑制 HIV-1 复制而发挥作用。其抗病毒活性不需要细胞内磷酸化。与其他抗逆转录病毒药合用，治疗有病毒复制证据和对 NNRTI 及其他抗逆转录病毒药物抵抗的 HIV-1 病毒感染。依曲韦林不会抑制人 α、β 和 γ 型 DNA 聚合酶。

【药动学】依曲韦林口服后达峰时间为 2.5~4 小时，绝对生物利用度尚不清楚，其体内吸收不受雷尼替丁或奥美拉唑等抗酸药的影响。与餐后给药相比，空腹口服本品的药时曲线下面积（AUC）降低约 50%，因此，一般推荐餐后服用。本品在体内主要与白蛋白和 α_1- 酸糖蛋白结合，血浆蛋白结合率为 99.9%。依曲韦林主要经肝药酶 CYP3A4、CYP2C9 和 CYP2C19 代谢，其主要代谢产物的药理活性比原型药至少低 90%。依曲韦林可经粪便（93.7%）和尿液（1.2%）进行排泄，粪便中测得的原型药物量占总给药量的 81.2% ~ 86.4%。本品消除半衰期约为 41 小时。

【适应证及临床应用】本品可与其他抗逆转录病毒药物联合应用于经抗逆转录病毒药物治疗后出现耐药的成年 HIV-1 感染患者。

【剂量及用法】本品推荐剂量为每次 200mg，每日 2 次服用，餐后给药。

【不良反应】

1. 本品常见不良反应为皮疹，程度多为轻、中度，多在开始治疗后 2 周内出现，随治疗延续而逐渐消退，治疗 4 周后出现皮疹的情况罕见；据报道有少部分患者出现严重皮肤反应，发生率小于 0.1%，因此在出现严重皮肤反应时，须停用本品并换用其他药物治疗。

2. 其他不良反应包括腹泻、恶心、腹痛、呕吐、疲劳、手足感觉异常、头痛、尿量改变或黑尿、眼结膜或皮肤黄染、精神或情绪改变（如神经质或意识错乱）、癫痫发作和高血压等。当依曲韦林与其他抗 HIV 感染药物合用时，患者可能出现脂肪分布异常综合征。部分 HIV 感染患者也可能出现免疫重建综合征。

【禁忌证及注意事项】

1. 对本品过敏者禁用。

2. 若出现严重皮疹，应停止治疗。

3. 怀孕期间除非特别需要，否则不应服用本品，用本品期间应停止哺乳。

4. 不能用于初治患者，不能用于曾接受治疗但无对非核苷类逆转录酶抑制剂和蛋白酶抑制剂耐药的基因突变病毒株形成的患者。

【药物相互作用】

1. 本品会使下列药物的血药浓度降低　伊曲康唑、酮康唑、免疫抑制剂、克拉霉素、红霉素、美沙酮、磷酸二酯酶 -5 抑制剂、CYP3A4 底物（如苯二氮䓬类、钙通道阻滞剂、麦角碱衍生物、米氮平、那格列奈、萘法唑酮、他克莫司和文拉法辛）和抗心律失常药（如胺碘酮、氟卡尼、利多卡因、普罗帕酮、奎尼丁）。

2. 本品会使下列药物的血药浓度升高　伏立康唑，华法林，地西泮和 CYP2C19 底物如西酞普兰、甲琥胺、苯妥英、普萘洛尔和舍曲林。本品会导致 HMG-CoA 还原酶抑制剂的血药浓度升高或降低，合用时需调整剂量。

3. 下列药物会导致本品血药浓度降低　CYP2C9 诱导剂（如卡马西平、苯巴比妥、苯妥英、利福喷丁和司可巴比妥），CYP2C19 诱导剂（如氨鲁米特），CYP3A4 诱导剂（如氨鲁米特、萘夫西林、奈韦拉平、苯巴比妥和利福霉素类）及地塞米松。

4. 高剂量利托那韦会影响本品的血清水平，避免合用。可与（利托那韦增强疗法）地瑞拉韦、沙奎那韦或洛匹那韦合用，避免与替拉那韦、福沙那韦或阿扎那韦合用。

五、利匹韦林

【抗病毒作用】利匹韦林（rilpivrine）通过非竞争抑制 HIV-1 逆转录酶（RT）从而抑制病毒复制，但不会抑制人体细胞的 DNA 聚合酶 α，β 和 γ。

【药动学】利匹韦林主要经胃肠道吸收，与健康成人相比，HIV-1 感染患者对本品的吸收较差。单剂量服用本品 25mg，达峰时间为 4 小时，24 小时 AUC 为（2 397±1 032）ng·h/ml。本品的血浆蛋白结合率为 99.7%，主要经 CYP3A4 代谢。本品 85% 经胃肠道排泄，其中原型占 25%；6.1% 经尿排泄，全部为代谢产物。血浆半衰期为 34~55 小时。利匹韦林的绝对生物利用度尚不明确，空腹服用本品的生物利用度比与餐同服低 40%，本品和只含蛋白质的饮食同服与和正常饮食同服相比，生物利用度低 50%，所以本品应在饭中服用，以促进吸收。性别和种族对 HIV-1 感染者的药动学无临床相关影响。

【适应证及临床应用】本品用于治疗感染 HIV-1 的成年患者，一般和其他类型抗艾滋病药联合使用。

【剂量及用法】推荐剂量为每次 25mg，每日 1 次，餐后口服。

【不良反应】初次服用利匹韦林的患者，至少有 2% 有轻至中度（≤2 级）不良反应，如恶心、呕吐、腹痛，皮疹，头痛、头晕，抑郁、失眠、谵妄，疲劳。其他常见不良反应还有肌酐、谷丙转氨酶、总胆红素、总胆固醇和低密度脂蛋白升高，以及攻击性增加。少数有中等强度及以上（≥2 级）的不良反应，包括腹泻、胆囊炎、胆石症，食欲降低，嗜睡、睡眠障碍、焦虑，系膜增生性肾小球肾炎。约 2% 的患者由于不良反应停止治疗，导致停药最常见的原因是精神障碍（1%），因皮疹而停药约占 0.1%。

【禁忌证及注意事项】

1. 本品所致情绪低落、抑郁、烦躁、消极、企图自杀的发生率为 8%，多数为轻度或中度。因抑郁症停药患者约占 1%，因此有严重抑郁症状的患者应给予医疗评估，确定是否继续治疗。

2. 接受本品的患者出现脂肪重分布，可能出现面部消瘦、向心性肥胖、乳房增大以及"库欣综合征外观"等变化。

3. 接受包括本品在内的联合疗法的患者，在治疗初始阶段可出现免疫重建综合征。

4. 利匹韦林服用过量会引起 Q-T 间期延长。与已知具有尖端扭转型室性心动过速风险的药物合用时，应谨慎使用利匹韦林。目前没有特异性药物对抗利匹韦林过量，由于利匹韦林与血浆蛋白高度结合，透析不能显著清除本品。

【药物相互作用】

1. 利匹韦林由 CYP3A4 代谢。CYP3A 抑制剂如唑类抗真菌药氟康唑、伊曲康唑或大环内酯类抗生素克拉霉素、红霉素可能会使利匹韦林的血药浓度升高，但合用时无须调整剂量。CYP3A4 强诱导剂，如利福平、利福喷丁、卡马西平、奥卡西平、苯巴比妥、苯妥英钠则使利匹韦林的血药浓度降低，可能导致疗效降低以及耐药性。

2. 质子泵抑制剂如埃索美拉唑、奥美拉唑及抗酸药氢氧化镁、碳酸钙使胃内 pH 升高，从而降低利匹韦林的血药浓度，因此不建议同时服用。

3. H_2 受体拮抗剂如法莫替丁，如果在利匹韦林给药前 12 小时或之后 4 小时服用，不会影利匹韦林的血药浓度，可作为质子泵抑制剂的替代药物。

4. 利匹韦林和其他抗 HIV-1 药物（蛋白酶抑制剂地瑞拉韦、利托那韦和阿扎那韦，以及核苷类逆转录酶抑制剂如去羟肌苷）的相互作用较少，合用时无须调整剂量。利匹韦林对 CYP3A 抑制剂或其他在肝脏代谢的药物，如对乙酰氨基酚和口服避孕药无显著影响。

第三节　蛋白酶抑制剂

一、沙奎那韦

沙奎那韦（saquinavir）为美国 FDA 批准的首个蛋白酶抑制剂。本品有 2 种剂型：沙奎那韦硬胶囊（hard gelatin capsule，hgc），商品名 Invirase，为本品的甲磺酸盐；沙奎那韦软胶囊（soft gelatin capsule，sgc），商品名为 Fortovase。软胶囊的生物利用度明显较硬胶囊为高，目前硬胶囊仅用于与利托那韦合用。

【抗病毒作用】沙奎那韦为蛋白酶抑制剂，与蛋白酶的活性位点结合，抑制病毒多蛋白裂解为功能蛋白，而形成无感染活性的病毒颗粒。沙奎那韦的体外抗病毒活性是在淋巴母细胞、单核原始细胞及外周血淋巴细胞中测定的，本品对急性和慢性细胞感染的 HIV 病毒均有效。与逆转录酶抑制剂如齐多夫定、去羟肌苷、拉米夫定等合用时，呈相加或协同作用。蛋白酶编码基因的突变，主要为 48 位及 90 位氨基酸的变异，可导致病毒对本品的耐药。

【药动学】正常人及 HIV 患者餐后服用沙奎那韦硬胶囊 600mg 每日 3 次，其血药峰浓度分别为 90ng/ml 及 253ng/ml。本品高脂肪餐后服用生物利用度明显提高，健康志愿者高脂肪餐后及空腹单剂口服本品硬胶囊 600mg 的 24 小时 AUC 分别为 24ng·h/ml 及 161ng·h/ml。与利托那韦合用时，本品硬胶囊的吸收不受进食影响。硬胶囊高脂肪餐后服用的绝对生物利用度为 4%。沙奎那韦软胶囊的生物利用度较硬胶囊提高 3～5 倍，正常人及 HIV 患者餐后服用软胶囊 1 200mg 每日 3 次，第 1 周的血药峰浓度分别为 1 420ng/ml 及 2 477ng/ml。软胶囊餐后服用的生物利用度也较空腹服用为高。

沙奎那韦的分布容积为 700L，蛋白结合率为 98%。本品主要经肝细胞色素 P-450 代谢排出，沙奎那韦甲磺酸盐 600mg 口服及静脉给药后，分别有 88% 及 81% 的药物由粪便排出，1% 及 3% 的药物由尿排出。沙奎那韦的消除半衰期为 1～2 小时。目前尚缺乏沙奎那韦在肝、肾功能不全患者中的药动学资料。

【适应证及临床应用】通常采用沙奎那韦软胶囊与其他抗逆转录病毒药物合用，用于治疗 HIV 感染。目前硬胶囊仅用于与利托那韦合用，因后者可明显增加其生物利用度，其 AUC 可增加 17 倍。临床试验显示，用药后患者的 HIV 病毒载量下降、CD4 细胞计数上升，减少 AIDS 相关并发症的发生、降低病死率。

【剂量及用法】沙奎那韦硬胶囊的成人剂量为 600mg 每日 3 次，高脂肪餐后 2 小时内口服；但与利托那韦合用时，可减量为 400mg 每日 2 次口服。沙奎那韦软胶囊的剂量为 1 200mg 每日 3 次，进食时或餐后 2 小时内口服。

【不良反应】

1. 恶心、腹痛、腹泻等消化道症状为主要不良反应，程度一般较轻。

2. 头痛、四肢麻木等神经系统症状。

3. 皮肤瘙痒、皮疹等过敏症状。

4. 全身乏力、肌肉疼痛等。

5. 肝转氨酶增高、高血糖等。

【禁忌证及注意事项】

1. 禁用于对本品及其他蛋白酶抑制剂过敏者。

2. 有报道使用蛋白酶抑制剂可引起糖尿病或使糖尿病加重，疗程中应注意血糖监测。

3. 血友病患者应用蛋白酶抑制剂可能会引起自发性出血。

4. 肝功能不全者应慎用。

5. 本品属妊娠期用药 B 类，妊娠患者应慎用本品。

【药物相互作用】

1. 沙奎那韦不可与特非那定、阿司咪唑、西沙必利、三唑仑或咪达唑仑合用，因本品对细胞色素 P-450 的竞争结合而导致这些药物的代谢抑制，引起严重的不良反应。

2. 利福平及利福布汀可使本品（硬胶囊）血药浓度下降 84% 及 43%，故不应与本品合用。

3. 与利托那韦合用时，本品软胶囊的 AUC 增加 17 倍，故本品应减量；与奈非那韦合用时，本品的 AUC 上升 4 倍，但本品硬胶囊不需调整剂量。

4. 地拉韦定与本品硬胶囊合用，可使后者的 AUC 上升 5 倍，约 13% 患者发生肝酶增高，故疗程中应随访肝酶测定。酮康唑可使本品硬胶囊的 AUC 增加 130%。

二、利托那韦

【抗病毒作用】利托那韦（ritonavir）为蛋白酶抑制剂，抑制病毒 Gag-Pol 多蛋白前体裂解为功能蛋白，形成无感染活性的病毒颗粒。在体外细胞培养中，利托那韦与齐多夫定、去羟肌苷联合，对 HIV-1 呈相加作用。蛋白酶编码基因的突变，可导致病毒对本品的耐药，本品与其他蛋白酶抑制剂呈部分交叉耐药。

【药动学】HIV 感染患者服用利托那韦 600mg 每日 2 次后的稳态血药峰浓度为 11.2mg/L。餐后口服本品胶囊制剂的吸收率较空腹口服高 15%。其蛋白结合率为 98% ~ 99%，消除半衰期为 3 ~ 5 小时。利托那韦主要经肝细胞色素 P-450 代谢排出，单剂给药 600mg 后，86% 由粪便排出，11% 由尿排出，在粪便及尿中原型药分别为 33.8% 及 3.5%。目前尚缺乏本品在肝、肾功能不全患者中的药动学资料。

【适应证及临床应用】利托那韦与其他抗逆转录病毒药物合用，用于治疗 HIV 感染。用药后可减少 AIDS 相关并发症的发生，降低病死率。

【剂量及用法】利托那韦成人剂量为 600mg 每日 2 次，宜于进食时口服。从小剂量开始逐渐加量可减少腹泻等不良反应的发生，开始剂量为 300mg 每日 2 次口服，每 2 ~ 3 日加量 100mg 每日 2 次，直至 600mg 每日 2 次口服。

儿童剂量为 400mg/m² 每日 2 次口服，最大剂量不超过 600mg 每日 2 次。起始剂量为 250mg/m²，然后每 2 ~ 3 日加量 50mg/m²。

【不良反应】

1. 乏力、不适等全身症状较多见。

2. 恶心、呕吐、腹痛、腹泻等消化道症状。

3. 头晕、头痛、失眠、口唇及周围神经麻木或感觉异常等神经系统症状。

4. 皮疹等过敏表现。

5. 肝功能异常、高脂血症、贫血、中性粒细胞减少等。

【禁忌证及注意事项】

1. 禁用于对本品及其他蛋白酶抑制剂过敏者。

2. 有报道使用蛋白酶抑制剂可引起糖尿病或使糖尿病加重，应注意血糖检测。

3. 血友病患者应用蛋白酶抑制剂可能会引起自发性出血。

4. 应用本品可出现肝功能异常，用药期间应注意定期复查肝功能。

5. 本品属妊娠期用药 B 类，妊娠期患者慎用。

【药物相互作用】利托那韦为很强的细胞色素 P-450 抑制剂，与许多药物有相互作用。

1. 本品不可与特非那定、阿司咪唑、西沙必利、三唑仑、咪达唑仑、胺碘酮、普罗帕酮、奎尼丁麦角胺、二氢麦角胺及匹莫齐特等合用，因本品与细胞色素 P-450 的竞争结合而导致这些药物的肝内代谢减少，易引起严重的不良反应。

2. 本品与利福布汀合用，可使后者的 AUC 上升 4 倍，利福布汀需减量 3/4。

3. 本品与酮康唑合用，可使后者的 AUC 上升 3.4 倍，故后者每日剂量不宜超过 200mg。

4. 本品与美沙酮、氨茶碱、口服避孕药合用，可使后者的排出加快，故上述药物宜酌加剂量。

5. 本品与西地那非合用，可使后者 AUC 上升 10 倍，后者应调整剂量。

6. 本品与沙奎那韦合用，后者的 AUC 上升 17 倍，故沙奎那韦的每日剂量应减少至 400mg，一日 2 次。

7. 本品与双硫仑或甲硝唑同服，可引起双硫仑样反应。

8. 与克拉霉素同服可增加后者血药浓度，故克拉霉素剂量应酌减。

9. 与地昔帕明同服可增加后者血药浓度，故后者宜减量，并进行血药浓度监测。

10. 如与去羟肌苷合用，两者给药必须间隔 2.5 小时以上。

三、茚地那韦

【抗病毒作用】茚地那韦（indinavir）为 HIV 蛋白酶抑制剂，使病毒多蛋白不能裂解为功能蛋白，而形成无感染性的病毒颗粒。在体外细胞培养中，茚地那韦对 HIV 包括实验室病毒株及临床分离株（包括对核苷类及非核苷类 HIV 逆转录酶抑制剂耐药株）均具抗病毒活性。茚地那韦与齐多夫定、去羟肌苷具协同抗病毒作用。蛋白酶编码基因的突变导致病毒对本品耐药。

【药动学】茚地那韦空腹口服后迅速吸收，在 0.8 小时后达峰浓度，800mg 每 8 小时一次口服后的平均血药峰浓度为 12 617nmol/L，给药后 8 小时的血药浓度为 251nmol/L，生物利用度为 65%。高脂肪、高蛋白饮食后服用本品，血药峰浓度下降 84%；低脂肪、低蛋白饮食对血药浓度影响不大。本品的蛋白结合率约为 60%。茚地那韦主要经肝细胞色素 P-450 代谢，单剂给药 400mg 后，83% 由粪便排出，少于 20% 由尿排出，在粪便及尿液中原型药分别为 19.1% 及 9.4%。本品的半衰期为 1.9 小时。

【适应证及临床应用】与其他抗逆转录病毒药物联合，用于 HIV 感染的治疗。临床试验显示，本品可持久抑制 HIV 的 RNA，使 CD4 细胞计数上升，降低 AIDS 相关并发症的发生及 AIDS 病患者的病死率。

【剂量及用法】本品成人剂量为 800mg 每日 3 次，餐前 1 小时或餐后 2 小时口服。24 小时内至少饮水 1.5L，以避免肾结石形成。轻至中度肝功能不全者使用本品时应减量为 600mg，每日 3 次口服。

【不良反应】

1. 肾结石　发生率为 3.1% ～ 9.3%，少部分患者需停药。用药期间多饮水可预防或减少其发生。

2. 无症状性高胆红素血症　见于 10% 用药患者，少部分同时有转氨酶上升。

3. 恶心、呕吐、腹痛、腹泻等消化道反应。

4. 头痛、失眠等神经症状。

5. 皮疹等过敏症状。

【禁忌证及注意事项】

1. 禁用于对本品及任何蛋白酶抑制剂过敏者。

2. 用药期间应多饮水，以避免发生肾结石。

3. 血友病患者应用蛋白酶抑制剂可能会引起自发性出血。

4. 轻至中度肝功能不全者应用本品应减量。

5. 本品属妊娠期用药 C 类，必须在充分权衡利弊情况下用于孕妇。

【药物相互作用】

1. 茚地那韦不可与特非那定、阿司咪唑、西沙必利、三唑仑或咪达唑仑、匹莫齐特、麦角胺衍生物合用，因本品对肝细胞色素 P-450 的竞争结合而导致这些药物的代谢抑制，可能引起严重的不良反应。本品也不可与洛伐他汀、辛伐他汀等同服，因可能导致横纹肌溶解症等肌病。

2. 与利福布汀合用，可使本品的血药浓度降低，利福布汀的 AUC 增加。

3. 与酮康唑合用，可使本品的血药浓度上升，本品剂量应减至 600mg，每日 3 次口服。

4. 如与去羟肌苷合用，两者给药间隔必须 1 小时以上。

四、阿普那韦

【抗病毒作用】阿普那韦（amprenavir）为蛋白酶抑制剂，与蛋白酶的活性位点结合，抑制病毒多蛋白裂解为功能蛋白，而形成无感染活性的病毒颗粒。在体外细胞培养，本品对 HIV-1 具抗病毒活性，与齐多夫定、去羟肌苷及沙奎那韦联合对 HIV-1 具协同抗病毒活性，与茚地那韦、奈非那韦及利托那韦联合具相加抗病毒活性。病毒对本品的耐药主要由于蛋白酶编码基因的突变所致。

【药动学】HIV 感染患者口服阿普那韦 1 200mg 每日 2 次，3 周后的血药峰浓度为 5.36mg/L，达峰时间为 1.9 小时，餐后口服可使血药峰浓度下降。本品口服溶液的生物利用度较胶囊制剂低 14%，表观分布容积为 430L/kg，蛋白结合率为 90%。阿普那韦主要由肝细胞色素 P-450 代谢，本品单剂给药后，给药量的 75% 及 14% 分别由粪便及尿排出，绝大部分为代谢产物，原型药极低。本品的消除半衰期为 7.1 ~ 10.6 小时。肝功能不全（中度及重度肝硬化）患者，单剂口服本品后的血药峰浓度及 AUC 明显高于健康志愿者。

【适应证及临床应用】与其他抗逆转录病毒药物联合用于 HIV 感染的治疗。本品可降低外周血中 HIV 的 RNA 载量，CD4 细胞计数上升。

【剂量及用法】

1. 胶囊　成人或 13 ~ 16 岁青少年的剂量为 1 200mg 每日 2 次口服，可空腹或餐后给药，但高脂肪饮食可影响本品吸收，应予避免。4 ~ 12 岁儿童或体重低于 50kg 的 13 ~ 16 岁青少年，20mg/kg 每日 2 次或 15mg/kg 每日 3 次口服（最大剂量不超过 2 400mg）。

2. 口服液　用于 4 ~ 12 岁儿童或体重低于 50kg 的 13 ~ 16 岁青少年，22.5mg/kg（1.5ml/kg）每日 2 次或 17mg/kg（1.1ml/kg）每日 3 次口服（最大剂量不超过 2 800mg）。

中、重度肝功能不全患者慎用阿普那韦，确需应用时应减量。Child-Pugh 评分为 5 ~ 8 时，450mg 每日 2 次口服；Child-Pugh 评分为 9 ~ 12 时为 300mg，每日 2 次口服。

【不良反应】

1. 阿普那韦的最常见不良反应为恶心、呕吐、腹泻、味觉异常等胃肠道反应。

2. 皮疹常见（约 22%），多为斑丘疹，有时伴瘙痒。轻、中度皮疹不影响继续用药，但 1% 的服药者可能出现严重皮疹，危及生命，故中度以上皮疹伴全身症状者应立即停药。

3. 口唇及周围神经感觉异常等神经症状，抑郁或情绪异常等精神症状。

4. 个别患者可能新发血糖增高，糖尿病或原有糖尿病加重等。

因不良反应而停止用药者占 15%～16%，主要原因为胃肠道反应（11%），皮疹（3%）及感觉异常（< 1%）。

【禁忌证及注意事项】

1. 禁用于对本品及任何蛋白酶抑制剂过敏者。

2. 因生物利用度的差异，口服溶液中的 1mg 药物不等同于胶囊制剂中的 1mg 药物。

3. 本品为磺胺类药物，与磺胺药可能存在交叉过敏，对磺胺类过敏者慎用本品。

4. 血友病患者应用蛋白酶抑制剂可能会引起自发性出血。

5. 肝功能不全者慎用本品，有指征使用者应减量。

6. 本品属妊娠期用药 C 类，必须在充分权衡利弊情况下用于孕妇。

7. 4 岁以下患儿不推荐应用本品。

8. 部分患者可能出现向心性肥胖、四肢瘦弱的脂肪重分布现象。

【药物相互作用】

1. 阿普那韦不可与阿司咪唑、西沙必利、三唑仑、咪达唑仑、特非那定、匹莫齐特、胺碘酮、利多卡因、麦角胺等合用，因本品对细胞色素 P-450 的竞争结合而导致这些药物的代谢抑制，可能引起严重的不良反应。

2. 本品不可与利福平合用，因后者使阿普那韦血药浓度下降 90%。本品与利福布汀合用，使阿普那韦血 AUC 下降 15%；可使利福布汀的 AUC 上升 2 倍，利福布汀剂量应减半。

3. 本品与伊曲康唑或酮康唑合用，可能使两者的血药浓度上升，故后两者剂量应减少。

4. 本品与西地那非合用可使后者的 AUC 上升 2.1 倍，须对后者作剂量调整。

5. 本品与口服避孕药合用，可使后者的排出加快。

6. 其他可产生相互作用的药物有：氨苯砜、红霉素、阿普唑仑、钙离子通道阻滞剂如硫氮䓬酮、西咪替丁、利托那韦等。

7. 与去羟肌苷同用时，两者服药时间至少相隔 1 小时。

五、奈非那韦

【抗病毒作用】奈非那韦（nelfinavir，NFV）为 HIV-1 的蛋白酶抑制剂，抑制病毒的蛋白酶，防止病毒的多聚蛋白 Gag-Pol 分解为功能蛋白，导致生成不成熟、无传染性病毒。体外与核苷类抗逆转录病毒药联合，有相加或协同抗病毒作用。在应用本品过程中，病毒蛋白酶编码基因中氨基酸发生突变时可导致对本品的敏感性减低。

【药动学】本品供口服，有片剂及粉剂。进餐时服药的生物利用度为 20%～80%，食物可增加药物吸收 2~3 倍。血消除半衰期 3.5~5 小时。本品不能通过血脑屏障，主要在肝内经细胞色素 P-450 3A4 酶系代谢，其主要代谢物为氧化代谢物，其抗病毒活性与母药相同。分布容积 2~7L/kg，蛋白结合率 > 98%。粪中排出约 78% 为氧化代谢物，22% 为原药。尿中排出原药 1%～2%。

【适应证及临床应用】本品与其他抗 HIV 药物联合用于 HIV 感染的治疗。用药后患者血中 CD4 细胞计数增加，HIV 病毒 RNA 载量减低。

【剂量及用法】

1. 成人 每次 1 250mg，每日 2 次或每次 750mg，每日 3 次，进餐时服用。需与其他抗 HIV 药联合应用。

2. 儿童 2~13 岁每次 20~30mg/kg，一日 3 次。2 岁以下小儿患者暂不推荐使用。

【不良反应】发生率 10%～30%。最常见的不良反应为腹泻或稀便，其他可有中心性肥胖、血中甘油三酯及胆固醇增高，高血糖及 2 型糖尿病、骨质疏松、血小板减少及出血等。

【禁忌证及注意事项】

1. 对本品过敏者禁用。

2. 下列药物不可与本品同用：胺碘酮、奎尼丁、麦角衍生物、利福平、三唑仑、西沙必利、洛伐他汀、辛伐他汀。

3. 本品口服粉剂每 1g 含苯丙氨酸 11.2mg，苯丙酮尿症患者慎用本品。

4. 本品可能引起高血糖及新发糖尿病或原有糖尿病加重，在疗程应注意监测血糖，并予以相应处理。

5. 曾有血友病患者用本品后有出血加重现象的报道，故血友病患者应慎用。

6. 部分患者服用本品后可出现全身脂肪重分布现象，表现为中心性肥胖、四肢细瘦、机制不明。

7. 本品属妊娠期用药 B 类，妊娠期用药需慎用。哺乳期患者应停止哺乳。

8. 2 岁以下小儿患者暂不推荐使用。

【药物相互作用】

1. 本品与利福布汀合用时后者的血药浓度可增加，故其剂量宜减半；本品的血药浓度则有所减低，其剂量宜增加为每日 2 次，每次 1 250mg。

2. 本品与茚地那韦同用，可使两者的血药浓度均增高；与利托那韦同用，使本品的血药浓度增高；与沙奎那韦同用时后者血药浓度增高。

3. 本品与炔雌醇同用，使后者血药浓度减低。

4. 本品与卡马西平、苯巴比妥、苯妥英同用可使本品血药浓度减低。本品可使环孢素、他克莫司的血药浓度增高。

六、洛匹那韦 - 利托那韦

Kaletra 是洛匹那韦（lopinavir）与利托那韦（ritonavir）的复方制剂，两者均系 HIV 蛋白酶抑制剂，利托那韦可抑制肝细胞色素 CYP3A 酶对洛匹那韦的代谢而使后者的血药浓度增高。

【抗病毒作用】洛匹那韦与利托那韦均可抑制病毒 Gag-Pol 多蛋白前体裂解为功能蛋白，形成无感染活性的病毒颗粒。蛋白酶编码基因的突变，可导致病毒对本品耐药。

【药动学】洛匹那韦在肝脏内为细胞色素 CYP3A 酶完全代谢，洛匹那韦 400mg 与利托那韦 100mg 联合时，后者抑制了前者在肝内的代谢，洛匹那韦的稳态血药浓度较利托那韦高 15~20 倍，而利托那韦的血药浓度则低于单用利托那韦 600mg 每日 2 次时的 7%；洛匹那韦对 HIV 的 EC_{50} 值比利托那韦低 10 倍，因此口服 Kaletra 复方制剂后其抗病毒作用主要为洛匹那韦的作用。

口服本复方（洛匹那韦 - 利托那韦）400mg/100mg 每日 2 次共 3~4 周后，洛匹那韦的血药峰浓度（C_{max}）可达 9.6μg/ml，达峰时间约 4 小时，谷浓度 5.5μg/ml。其绝对生物利用度未测。

餐后服药时本复方胶囊剂与口服液等效，但空腹服用时洛匹那韦口服液的 C_{max} 和 AUC 比胶囊剂约低 22%。餐后服用胶囊剂使洛匹那韦的 AUC 和 C_{max} 分别增高 48% 与 23%；餐后服口服液则 AUC 和 C_{max} 分别增高 80% 与 54%，因此本品应在餐后服用。洛匹那韦的蛋白结合率为 98% ~ 99%，主要与 $α_1$- 酸性糖蛋白及白蛋白结合。本品在肝内为细胞色素 P-450 CYP3A 同工酶完全代谢。利托那韦为 CYP3A 的强力抑制剂，抑制了洛匹那韦在肝脏的代谢，提高其血药浓度。同时，利托那韦可诱导肝脏的药物代谢酶，诱导其本身在肝内的代谢。洛匹那韦在尿液和粪便中分别排出原型药的 2.2% 和 19.8%。血半衰期 5~6 小时，表观口服清除率 6~7L/h。

【适应证及临床应用】本品可与其他抗逆转录病毒药联合治疗 HIV 感染。

【剂量及用法】

1. 成人　每次洛匹那韦 - 利托那韦 400mg/100mg（3 个胶囊或口服液 5ml），一日 2 次，进餐后服。如与依法韦仑或奈韦拉平联合用于曾接受抗 HIV 治疗的患者，可加量至每次 4 个胶囊或口服液 6.5ml，一日 2 次。

2. 小儿　6 个月至 12 岁的患者，体重 7~ < 15kg 者用口服液每次 12/3mg/kg；15 ~40kg 者10/2.5mg/kg；与依法韦仑或奈韦拉平合用时，体重 7~ < 15kg 者用口服液每次 13/3.25mg/kg；15 ~40kg 者每次 11/2.75mg/kg，一日 2 次餐后服；体重 > 40kg 者剂量与成人同。

【不良反应】常见的不良反应有腹泻，大多轻至中度，此外可有乏力、恶心、呕吐、无力、胸痛、失眠、皮疹、发热、心悸、气急等。实验室检查可有血糖、肝酶、γ-GT、胆固醇及甘油三酯增高，粒细胞减低等。

【禁忌证及注意事项】

1. 禁用于对本复方制剂过敏的患者。

2. 6 个月以下婴儿暂不推荐服用本品。

3. 老年患者慎用。

4. 肝功能损害患者应用本品时可导致洛匹那韦血药浓度增高和肝功能损害加重，应慎用。用药期间应定期检查肝功能。

5. 本品与其他 HIV 蛋白酶抑制剂之间可能有交叉耐药。

6. 血友病患者应用本品可能引起自发性出血。

7. 应用本品可引起中心性肥胖，血胆固醇及甘油三酯增高，并可能引起胰腺炎。亦有报道本品可引起血糖增高、糖尿病或使原有糖尿病加重。

8. 本品属妊娠期用药 C 类，妊娠期患者应充分权衡利弊决定是否采用。

【药物相互作用】

1. 本品不可与氟卡尼、普罗帕酮、阿司咪唑、特非那定、利福平、麦角衍生物、西沙必利、洛伐他汀、辛伐他汀、匹莫齐特、咪达唑仑、三唑仑等合用，因可能引起严重不良反应。

2. 与依法韦仑和奈韦拉平同用可使洛匹那韦血药浓度减低，因此后者剂量应酌加。

3. 与苄普地尔、胺碘酮、利多卡因、奎尼丁同用可使上述药物血药浓度增加，在疗程中应监测上述药物的血药浓度。

4. 与华法林同用时应监测后者血药浓度。

5. 卡马西平、苯巴比妥、苯妥英可能减低洛匹那韦血药浓度因而降低其疗效。

6. 与克拉霉素同用可增加后者血药浓度，故克拉霉素剂量应酌减。

7. 与酮康唑或伊曲康唑合用，可使后两者 AUC 增高，故两者的每日剂量均不宜超过 200mg。

8. 与利福布汀同用时后者需减量 3/4。

9. 与阿托伐醌同用，后者的剂量需酌增。

10. 与钙通道阻滞剂同用时宜监测后者的血药浓度。

11. 地塞米松可减低洛匹那韦的血药浓度，可能降低其疗效。

12. 本品口服液含乙醇 42.4%，与双硫仑或甲硝唑同用可能引起双硫仑样反应。

13. 本品可使阿托伐他汀、辛伐他汀血药浓度增高，同用时后两者宜用最低剂量并监测血药浓度。

14. 本品可使环孢素、他克莫司血药浓度增高，与后两者同用时应监测后两者的血药浓度。

15. 本品可使美沙酮、口服避孕药的排出加快，故本品与之合用时上述药物宜酌加剂量。

七、阿扎那韦

【抗病毒作用】阿扎那韦（atazanavir）是一种蛋白酶抑制剂，其作用机制是选择性抑制感染细胞内编码的 Gag 和 Gag-Pol 多蛋白前体加工，继而抑制成熟的病毒颗粒形成，从而减少体内病毒载量。

【药动学】阿扎那韦是首个可以每日服用 1 次的蛋白酶抑制剂，成人服用的起始剂量为 400mg，每日 1 次。利托那韦增加本品的血药浓度，如果本品与利托那韦同时服用，则本品需要减量至 300mg，每日 1 次。阿扎那韦可以被快速吸收，在 HIV 阴性人群中，达到最大血药浓度的时间为 2.5 小时，与食物同服可增加本品的生物利用度。服用单剂 400mg 本品，与低脂食物同服时，会增加 70% 的药时曲线下面积（AUC），和增加 57% 的最大血药浓度（C_{max}），当与高脂食物同服时，AUC 增加 35%，C_{max} 无明显增长。阿扎那韦在第 4 日和第 8 日之间达到稳态浓度，蛋白结合率为 86%，与 α_1- 酸糖蛋白和白蛋白结合程度类似。阿扎那韦主要在肝脏经细胞色素 P-450 代谢，抑制 CYP3A 与 UGT1A1。本品 400mg 每日 1 次，与清淡食物同服时，清除半衰期约 7 小时。阿扎那韦 79% 从粪便中排泄，13% 从尿排泄。儿童关于本品的药动学关系还有待进一步研究。

【适应证及临床应用】本品可与其他抗逆转录病毒药联合治疗 HIV 感染。

【剂量及用法】推荐剂量为阿扎那韦 300mg 每日一次，口服，需同时使用利托那韦 100mg 每日一次，口服。

【不良反应】最常见的不良反应为恶心、黄疸和皮疹。此外还可引起过敏反应、加重糖尿病或增加糖尿病的发生，胆红素升高、乳酸性酸中毒、P-R 间期延长、腹痛、背痛、咳嗽加剧、抑郁、腹泻、头痛、黄疸、脂肪分布异常综合征、恶心、皮疹、呕吐。但目前认为与其他蛋白酶抑制剂相比，阿扎那韦对血脂的影响相对较小。临床试验中皮疹发生率为 20%，皮疹出现的中位时间为 7.1 周，中位持续时间为 1.3 周。皮疹多为轻至中度，多数患者不需因皮疹停药。

【禁忌证及注意事项】

1. 阿扎那韦主要在肝脏代谢，因此当给予肝功能损害患者使用本品时需要非常谨慎。合并 HBV 感染、合并 HCV 感染或转氨酶升高的患者在使用本品时存在肝功能损害进一步加重风险。

2. 血友病患者服用阿扎那韦会增加出血的风险。

3. 本品属妊娠期用药 B 类，妊娠期用药需慎用。哺乳期患者如用药应停止哺乳。

【药物相互作用】

1. 阿扎那韦应与食物同服。

2. 阿扎那韦可减少药物从体内的清除，导致其他药物的血药浓度增加，增加其他药物的不良反应，如三唑仑、咪达唑仑、苄普地尔、维拉帕米、地尔硫䓬、西地那非、洛伐他汀、辛伐他汀、阿托伐他汀、匹莫齐特、环孢素、利福布汀、胺碘酮、克拉霉素、麦角类药物。

3. 阿扎那韦在酸性环境中容易被吸收，因此应避免与抑制胃酸的药物同时服用。质子泵抑制剂、H_2 受体拮抗剂同时服用。如患者需使用上述药物时，在服用上述药物前 2 小时或后 1 小时服用本品。2009 年 4 月，美国 FDA 发出警告：阿扎那韦不应与质子泵抑制剂同时服用，FDA 的报告显示，当阿扎那韦与奥美拉唑 40mg 同时服用时，阿扎那韦的 AUC 减少 76%，谷浓度减少 78%。

4. 依法韦仑减少阿扎那韦的血药浓度，因此当患者同时服用阿扎那韦与依法韦仑时，需要同时加用 100mg 利托那韦以保障阿扎那韦足够的血药浓度。

5. 去羟肌苷减少阿扎那韦的血药浓度。当阿扎那韦需要与去羟肌苷联用时，需要在服用去羟肌苷前 2 小时或后 1 小时服用。

6. 替诺福韦增加阿扎那韦的血药浓度，推荐使用阿扎那韦 300mg、利托那韦 100mg、替诺福韦 300mg。

7. 不推荐阿扎那韦与奈韦拉平联合使用，因为奈韦拉平显著降低阿扎那韦的血药浓度，而可能增加奈韦拉平的不良反应。

8. 不推荐阿扎那韦与口服避孕药合用。

八、福沙那韦

【抗病毒作用】福沙那韦（fosamprenavir）是一种蛋白酶抑制剂，是阿普那韦（amprenavir）的前药，人体代谢福沙那韦合成阿普那韦，使福沙那韦成为阿普那韦的"缓释剂型"。福沙那韦被快速、完全水解为阿普那韦，吸收后被肠道上皮细胞的磷酸酶转化为磷酸盐，阿普那韦与 HIV-1 蛋白酶的活性位点结合，阻止病毒 Gag-Pol 多聚蛋白前体的加工过程，导致不成熟、无感染性病毒颗粒的形成。

【药动学】本品在健康志愿者和 HIV 感染者中的药动学相似。给药 1.5～4 小时（平均 2.5 小时）后达血药浓度峰值。服用本品的绝对生物利用度目前尚无数据。空腹服用，每日 2 次。同时服用利托那韦时，福沙那韦的平均 C_{max} 6.08μg/ml，AUC 为 79.2μg·h/ml，体外蛋白结合率为 90%。在血浆浓度为 1～10μg/ml，表现为浓度依赖性。当阿普那韦血药浓度增加时，未结合的阿普那韦浓度增加。本品主要通过肝细胞色素酶 P-450（CYP）3A4 代谢，消除半衰期为 7.7 小时，从尿、粪便清除原型阿普那韦微量。

【适应证及临床应用】本品可与其他抗逆转录病毒药联合治疗 HIV 感染。

【剂量及用法】对于初治患者的推荐剂量：①不联合应用利托那韦时，本品 1 400mg，每日 2 次。②本品 1 400mg 每日 1 次，联合应用利托那韦 200mg，每日 1 次。③本品 700mg，每日 2 次，联合应用利托那韦 100mg，每日 2 次。④对于使用过蛋白酶抑制剂的患者，本品的推荐剂量是 700mg，每日 2 次。联合应用利托那韦 100mg，每日 2 次。如果与依法韦仑联用时，需要每日增加利托那韦 100mg。用法均为口服。

【不良反应】

1. 本品最常见的不良反应包括甘油三酯升高、皮疹、抑郁或情绪障碍，血糖增高、恶心、腹痛、腹泻、乏力、头痛、恶心等。

2. 糖尿病患者接受福沙那韦治疗后可能使糖尿病病情加重。

3. 临床试验中，接受福沙那韦治疗的患者中，19% 出现皮疹，多为轻至中度，小于 1% 的患者出现严重的皮疹。

4. 接受蛋白酶抑制剂的血友病患者可能发生自发性出血。

5. 可能出现脂肪异常分布综合征，文献报道服用福沙那韦的患者发生心肌梗死的风险增加。少数患者出现肾结石。

【禁忌证及注意事项】

1. 禁用于对阿普那韦过敏的患者。

2. 福沙那韦含有磺胺类药物的基团，对磺胺药过敏患者应用本品需非常谨慎。

3. 本品属妊娠期用药 C 类，必须在充分权衡利弊情况下决定是否用于妊娠患者。

【药物相互作用】

1. 高脂饮食会降低福沙那韦混悬液的血药浓度，推荐成人空腹服用福沙那韦混悬液，而 2 ~ 18 岁的儿童与食物同服福沙那韦混悬液。

2. 福沙那韦不应与地拉韦定（delavirdine）同服，因为可能导致对地拉韦定耐药。

3. 依法韦仑或奈韦拉平与福沙那韦同服时会降低福沙那韦的血药浓度。

4. 苯妥英钠与福沙那韦同服时，会增加阿普那韦血药浓度，而降低苯妥英钠的血药浓度。如果需要同服时，需监测苯妥英钠的血药浓度，必要时剂量需要增加，但不推荐更改福沙那韦的剂量。

5. 帕罗西汀与福沙那韦同服时，降低帕罗西汀的浓度，后者的剂量需要在耐受性、药效学方面进行调整。

6. 当阿普那韦与胺碘酮、利多卡因、奎尼丁、三环类抗抑郁药同服时，可能发生危及生命的不良事件，不推荐福沙那韦与上述药物联用，必须同服时需要非常谨慎的监测。

7. 阿夫唑嗪与沙美特罗不应与福沙那韦同服。

8. 患者服用西地那非、伐地那非与蛋白酶抑制剂，包括福沙那韦时需要非常谨慎。

9. 当福沙那韦与含有炔雌醇 / 炔诺酮的避孕药同服时，可能造成病毒学失败（即未能达到抑制病毒复制并维持 HIV RNA < 400copies/ml，或病毒曾被完全抑制后再次反弹等）。

10. 当福沙那韦、利托那韦与口服避孕药物同服时，还可能造成转氨酶升高。

11. 福沙那韦会增加华法林的血药浓度。

12. 当福沙那韦与洛伐他汀、辛伐他汀同服时，可能会造成肌痛、横纹肌溶解等严重的不良反应。

九、达芦那韦

【抗病毒作用】达芦那韦（darunavir）是一种新的 HIV-1 蛋白酶抑制药，其作用机制是选择性抑制感染细胞内的编码 Gag-Pol 多聚蛋白前体分裂，继而抑制形成成熟的病毒颗粒。达芦那韦与 HIV 的蛋白酶发生作用，对于蛋白酶抑制剂发生多重耐药突变的经治患者，达芦那韦仍可能发挥有效抗病毒作用。

美国健康与人类服务部（DHHS）推荐本品可用于治疗初治患者及经治成年患者。达芦那韦联合小剂量利托那韦可用于治疗其他抗 HIV 药治疗无效的成人 HIV 感染。临床试验数据显示达芦那韦的抗病毒作用优于洛匹那韦 - 利托那韦及其他蛋白酶抑制剂。

【药动学】每日单剂服用 600mg 本品时，绝对生物利用度为 37%，与利托那韦 100mg 每日 2 次同时服用时，本品的绝对生物利用度为 82%。达芦那韦与利托那韦 100mg 每日 2 次联用时，达峰时间为 2.5 ~ 4 小时。达芦那韦、利托那韦与食物同服时，平均 C_{max} 与药时曲线下面积（AUC）较禁食时服药增加约 30%，因此达芦那韦 + 利托那韦需要与食物同服，AUC 是 61.668μg·h/ml，平均血药浓度为 3.539ng/ml。在 HIV 阴性对照中，达芦那韦被快速吸收，达峰时间为 3 小时，稳态浓度在服药后 3 天内达到。达芦那韦与利托那韦同服时，其药动学参数较单独服用达芦那韦好。达芦那韦主要与血浆 α_1- 酸糖蛋白结合（95%）。体外试验显示达芦那韦主要在肝脏经氧化代谢。达芦那韦在肝细胞色素 P-450 CYP3A 代谢，当达芦那韦与利托那韦同服时，达芦那韦的消除半衰期为 15 小时。达芦那韦不能经血液透析或腹膜透析清除。

【适应证及临床应用】本品与其他抗逆转录病毒药联合用于其他抗 HIV 药治疗无效的成人 HIV 感染，2008 年 10 月 FDA 批准用于初治患者抗 HIV 治疗。

【剂量及用法】对于经治的成年患者，进食后服用本品 600mg 一日 2 次，加服利托那韦 100mg 一日 2 次。对成人初治患者，进食后服用本品 800mg 每日 1 次，与利托那韦 100mg 同服。

【不良反应】

1. 常见的不良反应有恶心、呕吐、腹泻、腹痛、便秘等胃肠道反应。

2. 少数患者可能发生严重的皮疹，如史 - 约综合征也曾有报道。临床研究中 0.3% 的患者因皮疹停药。

3. 肝脏损伤。

4. 血脂、血糖升高，可能引起脂肪分布异常综合征。

5. 其他较为少见的不良反应包括药物超敏反应、血管性水肿、荨麻疹。

【禁忌证及注意事项】

1. 禁用于对本品过敏的患者。

2. 本品为磺胺类药物，与磺胺药可能存在交叉过敏，对磺胺类过敏者慎用本品。

3. 血友病患者应用本品可能引起自发性出血。

4. 本品属妊娠期用药 C 类，必须在充分权衡利弊情况下决定是否用于孕妇。哺乳期患者服用时应停止哺乳。

5. 肝功能损害，因为达芦那韦主要通过肝脏代谢，在存在肝功能损害的患者中，使用达芦那韦需非常谨慎，严重肝脏疾病患者禁用本品。

【药物相互作用】

1. 达芦那韦不可与其他蛋白酶抑制剂、伏立康唑、地塞米松、氟地松、卡马西平、利培酮、硫利达嗪、曲唑酮、地昔帕明、咪达唑仑、利福布汀、地高辛、阿托伐他汀、普伐他汀、洛伐他汀、西地那非、伐地那非、他达那非同时使用。

2. 与酮康唑、伊曲康唑联用时，达芦那韦的药效增强。

3. 当与舍曲林、帕罗西汀、炔雌醇、炔诺酮联用时有拮抗作用。

4. 其他作用于 CYP3A4 的药物，如卡马西平、苯巴比妥、苯妥英等，可被达芦那韦所拮抗。

5. 与抗心律失常药物如利多卡因、奎尼丁、胺碘酮、氟卡尼、普罗帕酮、钙离子拮抗剂、β 受体拮抗剂等联用时，上述药物的血药浓度增加，因此需要非常谨慎。

6. 本品与免疫抑制剂他克莫司、西罗莫司、环孢素同用时，需监测上述药物的血药浓度。

7. 本品不应与利福平共同使用，当与利福布汀同时使用时，利福布汀需减量至 150mg，每两日服用一次。

8. 与华法林联用时，需监测华法林的血药浓度。

9. 与克拉霉素联用时，将增加后者血药浓度。

10. 如果需要与去羟肌苷合用，去羟肌苷需要在达芦那韦、利托那韦之前 1 小时或之后 2 小时服用。

11. 当与马拉维若合用时，会增加马拉维若的血药浓度，马拉维若需减量至 150mg，每日 2 次。

十、替拉那韦

【抗病毒作用】替拉那韦（tipranavir）是一种非肽类的蛋白酶抑制剂，能够抑制 HIV 感染细胞中病毒 Gag 及 Gag-Pol 多聚蛋白的加工过程，从而阻止成熟病毒体的形成。从理论上说，替拉那韦的非肽类结构在与耐药的 HIV 蛋白酶变异体结合时更具有灵活性，而且也有利于延缓 HIV 耐药性产生的速度。可用于治疗对其他蛋白酶抑制剂耐药的患者。

【药动学】动物实验中，口服 10mg/kg 的绝对生物利用度约为 30%，高脂饮食可提高生物利用度。健康志愿者口服 1 350mg 的平均血药峰浓度为 26μmol/L，该剂量下一日 2 次服用后的平均血药稳态浓度是 6μmol/L，平均谷浓度是 0.8μmol/L。与利托那韦同用时本品的血药浓度大大提高。可与人血白蛋白和 α_1- 酸性糖蛋白结合，蛋白结合率超过 99%，分布容积为 7.7~10.2L。本品在肝脏经细胞色素 P-450 3A4（CYP3A4）广泛代谢，极微量药物经肾清除，多剂量口服给药较单剂量给药的清除率升高。成年 HIV 感染患者和健康志愿者联用本品 500mg 和利托那韦 200mg、一日 2 次的平均稳态半衰期分别是 6 小时和 4.8 小时。

【适应证及临床应用】本品对实验室和临床 HIV-1 病毒株具高度活性，对齐多夫定、地拉韦定和蛋白水解酶抑制剂耐药的临床分离株有显著活性，用于抑制对其他蛋白酶抑制剂产生耐药的 HIV 病毒感染者。

【剂量及用法】本品剂量为 500mg，与利托那韦（APTIVUS/r）200mg 合用，每日服用 2 次。替拉那韦必须与利托那韦同用，以使替拉那韦达到治疗水平。

【不良反应】

1. 代谢 / 内分泌系统　据报道，与利托那韦联用可引起糖尿病、既往糖尿病恶化、高血糖症及高脂血症（总胆固醇和甘油三酯大幅度升高）。

2. 呼吸系统　有咽喉发紧的报道。与利托那韦联用可引起支气管炎、咳嗽。

3. 肌肉骨骼系统　有关节痛或僵硬的报道。

4. 神经系统　与利托那韦联用可引起虚弱、疲劳、头痛、失眠。大剂量使用本品可出现眩晕、情绪变化、思维不集中和思考（或运动）减慢。

5. 精神　与利托那韦联用可引起抑郁。

6. 肝脏　与利托那韦联用可引起肝功能损害。

7. 胃肠道　与利托那韦联用可引起腹痛、腹泻、恶心、呕吐。

8. 皮肤　据报道，与利托那韦联用可引起轻至中度皮疹（包括风疹、斑丘疹）和潜在的光敏性，女性及男性的发生率分别为 14% 和 8% ~ 10%。也有全身瘙痒的报道。

【禁忌证及注意事项】

1. 交叉过敏　本品含有一磺胺的结构，但尚不明确是否与磺胺类药存在交叉过敏现象。

2. 禁忌证　①对本品过敏者（国外资料）；②中至重度肝功能不全者（国外资料）。

3. 慎用　①对磺胺类药过敏者；②慢性乙型肝炎、丙型肝炎或氨基转移酶升高者（肝毒性及死亡风险增加）；③糖尿病或高血糖症患者；④血友病患者（出血风险升高）；⑤轻度肝功能不全者。

4. 药物对儿童的影响　儿童用药的有效性和安全性尚未建立。

5. 药物对妊娠的影响　本品属妊娠期用药 C 级，妊娠期患者应充分权衡利弊决定是否利用。

6. 对哺乳的影响　尚不明确哺乳期用药对乳儿的危害。美国疾病预防控制中心建议 HIV 感染的母亲不进行哺乳，以避免 HIV 病毒的出生后传播。

7. 替拉那韦与利托那韦需与食物同服。高脂饮食时替拉那韦生物利用度增加。

【药物相互作用】

1. 与利托那韦合用，可降低利托那韦的血药浓度，升高本品的血药浓度。

2. 与利托那韦联用后再与氟康唑合用，可使本品的血药浓度升高，产生不良反应的风险增加。可能机制为氟康唑抑制了 CYP3A4 介导的本品代谢。

3. 与利托那韦联用后再与克拉霉素合用，可使本品与克拉霉素的血药浓度升高，可能机制为细胞色素 P-450 酶介导的两者代谢被抑制所致。

4. 本品与利托那韦（200mg）联用后，不可与胺碘酮、苄普地尔、氟卡尼、普罗帕酮、奎尼丁、阿司咪唑、特非那定、二氢麦角胺、麦角新碱、麦角胺、甲麦角新碱、西沙必利、匹莫齐特、咪达唑仑、三唑仑等联用。

5. 与利托那韦联用后再与伊曲康唑或酮康唑合用，可抑制伊曲康唑或酮康唑的代谢，使其血药浓度升高。

6. 与利托那韦联用后再与非洛地平（及地尔硫䓬、尼卡地平、尼索地平、维拉帕米）等钙离子拮抗剂合用，可增加非洛地平等药物的毒性风险。

7. 本品与免疫抑制剂合用，可升高免疫抑制剂的毒性风险（中毒性肾损害、高血糖、高血钾、神经精神病学反应），合用时应监测免疫抑制剂的血药浓度和毒性征象，必要时应降低免疫抑制剂的剂量。

8. 与利托那韦联用后再与利福布汀合用时，可升高利福布汀的血药浓度。

9. 与利托那韦联用后再与阿托伐他汀合用时，可升高阿托伐他汀的浓度，使毒性风险增强，三者联用应谨慎。

10. 与利托那韦联用后再与洛伐他汀或辛伐他汀合用，可使肌病或横纹肌溶解的风险升高，不推荐三者联用。

11. 与碱性碳酸铝、氢氧化铝、磷酸铝、甘羟铝、碳酸二羟铝钠、氢氧化镁铝、碳酸镁、氢氧化镁、氧化镁、三硅酸镁等合用，可使本品吸收减少、疗效降低。

12. 与大麻合用，可改变本品的吸收，使本品代谢增强、疗效降低。

13. 与利托那韦联用后再与利福平合用，可能使病毒对本品和利托那韦出现耐药。

14. 与利托那韦联用后再与阿巴卡韦、齐多夫定或美沙酮合用，可致阿巴卡韦、齐多夫定或美沙酮的血药浓度降低。

15. 与利托那韦联用后再与妊马雌酮、酯化雌激素、雌二醇、雌三醇、雌酮、硫酸雌酮哌嗪、炔雌醇合用，可降低雌激素浓度，增加出现皮疹的风险。

第四节　整合酶抑制剂

一、雷特格韦

【抗病毒作用】雷特格韦（raltegravir）是美国 FDA 批准的首个整合酶抑制剂（integrase inhibitors）。它通过抑制病毒复制所需的 HIV 整合酶，可防止感染早期 HIV 基因组共价插入或整合到宿主细胞基因组。整合失败的 HIV 基因组无法生成新的感染性病毒颗粒。

【药动学】服用雷特格韦不受食物影响。服用本品 400mg 每日 2 次，服药后 12 小时平均药时曲线下面积（AUC）为 14.3μmol·h/L，服药后 12 小时平均血药浓度为 142nmol/L。关于本品绝对生物利用度的资料尚未确定。在浓度范围为 2 ~ 10μmol/L 时，约 83% 的本品与血浆蛋白结合。雷特格韦的消除半衰期约 9 小时，约 51% 的本品从粪便中排泄，约 32% 从尿液中排泄。

【适应证及临床应用】本品与其他抗逆转录病毒药物联合，用于对多种抗逆转录病毒药物耐药的 HIV-1 感染的成年患者。

【剂量及用法】用于治疗 HIV-1 感染者时，口服本品 400mg，每日 2 次，餐前或餐后服用均可。本品应与其他抗逆转录病毒药物联合使用。

【不良反应】最常见的治疗相关不良反应是腹泻、恶心、疲乏、头痛和瘙痒。其他被报道的不良反应包括便秘、腹胀、皮疹等，也有抑郁症的报道。

【禁忌证及注意事项】

1. 禁用于对本品任何成分过敏的患者。

2. 本品属妊娠期用药 C 类，必须在充分权衡利弊情况下决定是否用于妊娠患者。哺乳期妇女如应用本品应停止哺乳。

【药物相互作用】

1. 雷特格韦主要经 UGT 1A1 介导的葡糖醛酸化途径代谢清除。与 UGT 1A1 强诱导剂，如利福平（许多药物代谢酶的诱导剂）联用时，本品的血药浓度下降。当本品和利福平或其他 UGT 1A1 强诱导剂合用时需谨慎。而本品的推荐剂量可与其他诱导作用较弱的药物（如依法韦仑、奈韦拉平、利福布汀、皮质类固醇激素、吡格列酮）联用。

2. 基于在高 pH 条件时本品溶解度增加，与已知增加胃 pH 的药物（如奥美拉唑）合用时，本品的血浓度可能会增加。

二、多替拉韦

【抗病毒作用】多替拉韦（dolutegravir）通过与整合酶活性位点结合并阻碍 HIV 复制周期中关键的逆转录病毒脱氧核糖核酸（DNA）整合链转移步骤而抑制 HIV 整合酶。在体外，多替拉韦从野生型整合酶 -DNA 复合体活性位点的解离速度较慢（$t_{1/2}$ 为 71 小时）。

【药动学】多替拉韦片剂口服给药后被快速吸收，平均 T_{max} 为 2～3 小时。多替拉韦的药动学线性取决于剂量和剂型。一般而言，在片剂口服给药之后，在 2 至 100mg 时，多替拉韦表现出非线性药动学，血浆暴露水平的增加比例小于剂量增加比例；但是在 25～50mg，多替拉韦的暴露水平与剂量呈比例。饭前饭后服用多替拉韦均可。尚未确定多替拉韦的绝对生物利用度。多替拉韦与人血浆蛋白高度结合（约 99.3%）。表观分布容积估计值（在口服混悬液之后，V_d/F）为 12.5L。多替拉韦的脑脊液与血药浓度比值范围为 0.11%～2.04%。多替拉韦主要通过 UGT1A1 代谢，少量通过 CYP3A 代谢（在人体研究中占总给药剂量的 9.7%）。口服剂量的 53% 以原型通过粪便排泄、31% 通过尿液排泄。本品的消除半衰期约为 14 小时，表观清除率（Cl/F）为 0.56L/h。

【剂量及用法】

1. 成人 ①感染 HIV-1 且未被确诊或临床疑似对整合酶类抑制剂耐药的患者：本品推荐剂量为 50mg 口服，每日 1 次。与某些药物（如依法韦仑、奈韦拉平、替拉那韦 - 利托那韦或利福平）联用时，本品应按每日 2 次给药。②感染 HIV-1 且被确诊或临床疑似对整合酶类抑制剂耐药的患者：本品的推荐剂量为 50mg，每日 2 次。

2. 儿童 12 岁和 12 岁以上的青少年 对整合酶类药物不耐药的青少年 HIV-1 患者中（12～17 岁，体重不低于 40kg），本品的推荐剂量为 50mg，每日 1 次。尚未确定本品在 12 岁以下或体重低于 40kg 儿童中的安全性和有效性。

3. 老年人 65 岁及以上的患者中本品的用药数据有限。尚无证据证实老年患者所需剂量与年轻成人患者不同。

4. 肾损害　轻度、中度或重度（肌酐清除率 < 30ml/min，没有接受透析）肾损害的患者不需要调整剂量。尚无关于接受透析受试者的数据，但预计在此人群中药动学无差异。

5. 肝损害　在轻度或中度肝损害（Child-Pugh A 或 B 级）的患者中不需要调整剂量。尚无关于重度肝损害患者（Child-Pugh C 级）的数据；因此在这些患者中必须慎用本品。

【不良反应】最常见的不良反应有头痛、恶心、腹泻。常见的不良反应有皮疹、头晕、疲乏、腹胀以及失眠、异常做梦、抑郁等精神症状。实验室常见的不良反应有 GPT 和 / 或 GOT 水平升高、肌酸激酶（CK）水平升高。少见的有肝炎、超敏反应、免疫重建炎性综合征、自杀企图等。

【禁忌证及注意事项】

1. 禁止多替拉韦与多非利特或吡西卡尼联合使用。

2. 已知对本品或本品任何辅料过敏的患者禁用本品。

3. 注意：存在整合酶类耐药的情况下决定使用多替拉韦时，应考虑在病毒株中突变的 G140A/C/S、E138A/K/T、L74I 发生 Q148+ > 2 继发突变时，多替拉韦的活性大幅下降。存在整合酶类耐药的情况下，本品的有效性尚未明确。

【药物相互作用】

1. 与依曲韦林（不伴增效性蛋白酶抑制剂）、依法韦仑、奈韦拉平、替拉那韦 - 利托那韦、利福平、卡马西平、苯妥英、苯巴比妥和贯叶连翘同时给药时，本品的推荐剂量为 50mg，每日 2 次。

2. 多替拉韦不应与含多价阳离子的抗酸剂、钙补充剂或铁补充剂同时给药，建议在服用上述药物 2 小时之前或 6 小时之后服用本品，或者与食物同时服用。

3. 多替拉韦可增加二甲双胍的血药浓度，在治疗期间应对后者进行监测，且可能需要调整二甲双胍的剂量。

4. 具有内在抗 HIV 活性的药物均不拮抗多替拉韦（使用棋盘格式法对与司他夫定、阿巴卡韦、依法韦仑、奈韦拉平、洛匹那韦、阿普那韦、恩夫韦肽、马拉韦罗、阿德福韦和拉替拉韦联用进行体外评估）。此外，无内在抗 HIV 活性的抗病毒药物（利巴韦林）对于多替拉韦的活性没有明显影响。

第五节　进入抑制剂

马拉维若

【抗病毒作用】进入抑制剂是新的一类抗 HIV 药物，马拉维若（maraviroc）是美国 FDA 批准的首个 CCR5 拮抗剂类药，它的药理基础是阻断宿主 CD4 细胞上的 CCR5 蛋白，后者是 HIV-1（R5 嗜性病毒）主要表型的辅助受体。本品在 R5 病毒进入 T 细胞前将其阻止在细胞外表面，而不是作用于细胞内的病毒。

【药动学】马拉维若的服用不受食物的影响，必须与其他抗逆转录病毒药物联合使用。当与 CYP3A 抑制剂，如蛋白酶抑制剂（替拉那韦 - 利托那韦除外），地拉韦定、伊曲康唑、克拉霉素和其他 CYP3A 抑制剂（奈法唑酮，泰利霉素）联用时，马拉维若的推荐剂量是 150mg，每日 2 次。与非核苷类似物、替拉那韦 - 利托那韦、奈韦拉平、拉替拉韦和其他非 CYP3A 强抑制剂和诱导剂时，马拉维若的推荐剂量是 300mg，每日 2 次。与 CYP3A 强诱导剂，包括依法韦仑、利福平和卡马西平、苯巴比妥和苯妥英钠同时服用时，马拉维若的推荐剂量是 600mg，每日 2 次。

马拉维若的安全性及有效性并未在儿童患者中进行评估，因此马拉维若不应在年龄小于 16 岁的儿童中使用。存在轻至中度肾功能损害的患者服用马拉维若时，其药动学参数与肾功能正常者的药动学参数相同，因此本品剂量无须调整。严重肾功能不全或终末期肾病患者不推荐使用马拉维若。马拉维若的血药峰浓度在单剂服用马拉维若 1 200mg 后 0.5 ~ 4 小时到达，药动学参数并非与剂量呈比例关系。马拉维若主要被肝 P-450 CPY3A 代谢，稳态时的消除半衰期是 14 ~ 18 小时。蛋白结合率约为 76%，分布容积约为 194L。约 25% 的马拉维若经肾脏清除。肾功能不全的患者，接受马拉维若时剂量不需调整。血液透析对马拉维若的清除作用较小。

【适应证及临床应用】美国 FDA 批准马拉维若与其他抗逆转录病毒治疗药联用，用于治疗成人 CCR5- 嗜性 HIV-1 病毒（也称为 R5 病毒）感染，和有耐多种抗逆转录病毒药物的 HIV-1 感染。

【剂量及用法】推荐剂量是 300mg，每日 2 次。当与蛋白酶抑制剂、地拉韦定等 CYP3A 强抑制剂同服时，本品的推荐剂量是 150mg，每日 2 次。当与依法韦仑、利福平、依曲伟林等 CYP3A 强诱导剂同服时，本品的推荐剂量是 600mg，每日 2 次。

【不良反应】

1. 本品常见的不良反应是咳嗽、发热、上呼吸道感染、药疹、肌肉骨骼症状、腹痛和眩晕。其他不良反应包括腹泻、水肿、睡眠障碍、鼻炎。

2. 临床研究中马拉维若出现了肝毒性，目前尚没有对严重肝脏基础疾病患者使用马拉维若的数据，因此对于存在基础肝脏疾病及 HBV/HIV、HCV/HIV 合并感染的患者，使用马拉维若需谨慎。

3. 使用马拉维若者中念珠菌感染、疱疹感染、流感感染的发生率增加。

4. 在临床研究中，使用马拉维若组的患者心血管事件的发生率，包括心肌缺血及心肌梗死的发生率较安慰剂组高。

5. 没有发现使用马拉维若后恶性事件发生率会增加，然而由于药物的作用机制，它可能影响到机体的免疫监视作用，而存在导致恶性肿瘤概率增加的可能。

【禁忌证及注意事项】

1. 在同时服用 CYP3A 强诱导剂或抑制剂的严重肾功能损害或终末期肾病患者中，禁忌使用马拉维若。

2. 存在基础肝脏疾病及 HBV/HIV、HCV/HIV 合并感染的患者，使用马拉维若需谨慎。

3. 本品属妊娠期 B 类药物，妊娠患者应慎用本品。

【药物相互作用】

1. 高脂饮食将降低马拉维若的血药浓度。

2. 马拉维若是细胞色素 P-450（CYP）3A 和 P- 糖蛋白（Pgp）的底物，因此在同时使用通过 CYP- 或 Pgp- 代谢的药物时，需要调整剂量。CYP3A/Pgp 抑制剂如酮康唑、洛匹那韦 - 利托那韦、利托那韦、沙奎那韦和阿扎那韦可增加马拉维若的血药浓度。CYP3A/Pgp 的诱导剂如卡马西平、苯妥英钠、苯巴比妥、利福平、依法韦仑将降低马拉维若的血药浓度。

第六节　融合抑制剂

恩夫韦肽

【抗病毒作用】恩夫韦肽（enfuvirtide）为 HIV 融合抑制药，为 HIV-1 跨膜融合蛋白 GP41 内高度保守序列衍生而来的一种合成肽类物质。本品可与病毒包膜糖蛋白的 GP41 亚单位上的第一个七肽重复结构（HR1）相结合，阻止病毒与细胞膜融合所必需的构象改变，可防止病毒融合，进入细胞内。

【药动学】本品皮下给药后在 4~8 小时达血药浓度峰值，AUC 约 48.7μg·h/ml。静脉给药可在 2 周内达血药峰值。皮下给药的生物利用度为 84.3%。淋巴液中本品浓度可与血药浓度相近。本品蛋白结合率为 92%，主要与白蛋白结合，分布容积为 5.5L。在肝脏代谢，总体清除率为 30.6ml/（kg·h），消除半衰期为 3.8 小时。

【适应证及临床应用】恩夫韦肽与其他抗逆转录病毒药物联合，用于治疗发生耐药而其他药物治疗无效的 HIV-1 感染患者。

【剂量及用法】

1. 成人　本品推荐剂量为每次 90mg，每日 2 次。注射于上臂、前股部或腹部皮下。每次注射的部位应与前次不同，并且此部位当时没有局部注射反应。

2. 儿童　目前尚无恩夫韦肽在 6 岁以下儿童中使用的推荐剂量。对 6~16 岁儿童患者推荐的恩夫韦肽剂量为每次 2mg/kg，最大剂量为每次 90mg，每日 2 次，注射于上臂、前股部或腹部皮下。

【不良反应】恩夫韦肽的最常见不良反应包括局部注射部位反应，外周神经病变、鼻炎、结膜炎、胰腺炎、皮肤乳头状瘤、食欲减低、无力、焦虑、抑郁、单纯疱疹病毒、瘙痒、失眠、肌痛和体重减轻。

1. 精神神经系统　与单独使用抗逆转录病毒药物治疗的基础方案相比，本品与抗逆转录病毒药物合用，失眠、焦虑、周围神经病变的发生率增加，疲乏的发生率相近。

2. 呼吸系统　使用本品后细菌性肺炎的发生率增加。

3. 肌肉骨骼系统　可引起肌痛。

4. 泌尿生殖系统　有发生肾功能不全及肾衰竭的报道，但与本品的因果关系尚未确定。

5. 胃肠道　研究数据显示，与未使用此药的基础方案相比，本品与抗逆转录病毒药物合用导致食欲缺乏、胰腺炎的发生率增加，而腹泻、恶心的发生率未见明显变化。

6. 血液系统　有嗜酸性粒细胞增多的报道，也有用药后出现血小板、中性粒细胞减少的报道，但与本品的关系尚未确定。

7. 皮肤　有研究认为，有 98% 的患者出现注射部位反应（包括疼痛、红斑、硬结、结节、囊肿等），其中多数为轻度至中度的疼痛。

8. 眼　有研究认为，与单独使用抗逆转录病毒药物治疗的基础方案相比，本品与抗逆转录病毒药物合用，结膜炎的发生率增加。

9. 其他　①有研究认为，与单独使用抗逆转录病毒药物治疗的基础方案相比，本品与抗逆转录病毒药物合用，更易发生鼻窦炎、单纯性疱疹、皮肤乳头状瘤、流行性感冒等感染，淋巴结病变的发生率增加。也有发生脓毒症的报道。②已有用药后出现耐药性的报道。

【禁忌证及注意事项】

1. 禁忌证　对本品过敏者，已知对恩夫韦肽或者其成分过敏的患者禁用。

2. 慎用　①肝功能不全；②肾功能不全患者。

3. 药物对儿童的影响　6 岁以下儿童用药的安全性及有效性尚未确定。

4. 本品属妊娠期 B 类药物，妊娠患者应慎用本品。尚不清楚本品是否分泌入乳汁，哺乳期妇女如应用本品应停止哺乳。

主要参考文献

[1] PODZAMCZER D, FUMERO E. The role of nevirapine in the treatment of HIV-1 disease. Expert Opin Pharmacother, 2001,2(12):2065-2078.

[2] SCOTT L J, PERRY C M. Delavirdine: a review of its use in HIV infection. Drugs, 2000,60(6): 1411-1444.

[3] PLOSKER G L, PERRY C M, GOA K L. Efavirenz: A pharmacoeconomic review of its use in HIV infection. Pharmacoeconomics, 2001,19(4):421-436.

[4] BARTLETT J G, GALLANT J E. Medical management of HIV infection.Baltimore Maryland: Port City Press, 2000:155-286.

[5] GILBERT D N, MOELLERING R C, SANDE M A. The Sanford guide to antimicrobial therapy.33th ed. Sperryville:Antimicrobial Therapy Inc, 2003.

[6] SIFTON D W. Physicians'desk reference.56th ed. Montvale,NJ: Medical Economics Company, 2002.

[7] Us Department of Health and Human Services. AIDSinfo Drug Database. [2020-06-01].https://aidsinfo.nih.gov/drugs.

[8] MORENO S, LÓPEZ ALDEGUER J, ARRIBAS J R et al. The future of antiretroviral therapy: challenges and needs. J Antimicrob Chemother, 2010,65(5):827-835.

[9] SEDEN K, BACK D, KHOO S. Antiretroviral drug interactions: often unrecognized, frequently unavoidable, sometimes unmanageable. J Antimicrob Chemother, 2009,64(1):5-8.

[10] ROCA B. Adverse drug reactions to antiretroviral medication. Front Biosci, 2009,14:1785-1792.

[11] 中华医学会感染病学分会艾滋病学组．艾滋病诊疗指南第三版．中华传染病杂志, 2015, 33（10）：577-593.

第十九章

抗寄生虫药

　　寄生虫病仍然是影响我国人民健康的重要疾病，寄生虫病的防治是一个重要的公共卫生问题。由于寄生虫病对人类造成的巨大威胁，人类长期以来一直在寻找治疗寄生虫病的良药。近年来，抗寄生虫药物不断更新，吡喹酮已成为广谱杀吸虫与绦虫药物；苯并咪唑类药物也相继合成，如甲苯咪唑（甲苯达唑）与阿苯达唑等广谱杀虫药的问世，为治疗线虫病提供了重要的武器。国外从放线菌阿弗米丁链霉素（Streptomyces avermitilis）中研制出一类新抗生素，其中的伊维菌素（ivermectin）不仅对肠道线虫和盘尾丝虫等有杀虫作用，尚可杀灭体表寄生虫如疥虫等，值得引起重视，我国也正在研制中，目前已有相应的品种用于治疗家畜和家禽的寄生虫感染，并且取得了较为理想的效果。抗原虫药物中，青蒿素及其衍生物广泛而有效地用于治疗各种疟原虫感染，是我国医务工作者作出的又一重大贡献。因此，研发抗寄生虫药伊维菌素和青蒿素及其衍生物的 3 位中外科学家获得了 2015 年度的诺贝尔生理学或医学奖。

第一节　抗原虫药

一、氯喹

　　氯喹（chloroquine）是 4- 氨基喹啉类衍生物，除抗氯喹恶性疟流行区外，仍然是疗效最佳的抗疟药。临床用其二磷酸盐，即磷酸氯喹（chloroquine phosphate），为白色晶状粉末，无臭、见光可渐变色，熔点为 192~195℃，易溶于水，水溶液呈酸性，在乙醇、三氯甲烷、乙醚或者苯中则几乎不溶。

　　【抗原虫作用】氯喹对早期在红细胞内发育的 4 种疟原虫均有效，系一高效杀灭裂殖体的药物，对间日疟、三日疟和卵形疟的成熟配子体亦有一定的作用。氯喹除可用于控制疟疾急性发作外，也可用于抑制性治疗（临床性预防），即给已经感染疟原虫的患者服用氯喹，在用药期间不会发作，但一旦停药，经过相当时间后仍可有疟疾发作。由于氯喹对组织内疟原虫无效，故不能起病原预防和中断传播的作用。

　　氯喹抗疟原虫的机制尚不完全清楚。近年来的研究认为：①氯喹呈弱碱性，进入被疟原虫感染的红细胞后，可浓集于疟原虫的酸性食物泡内，因消耗食物泡内的 H^+ 而使 pH 升高，从而损害血红蛋白酶，使疟原虫不能消化其所摄取的血红蛋白，引起原虫氨基酸的缺乏和核酸的崩溃。②在疟原虫的食物泡中，氯喹形成一种有细胞毒的复合物，并可能通过原虫的酸性半胱氨酸蛋白酶的作用而抑制消化。③在体外，氯喹能阻止宿主细胞释放 Fe^{2+}，从而影响疟原虫生长所需要的 Fe^{2+} 供应。电镜观察证实，疟原虫的食物饱和溶酶体是氯喹浓集的部位，经氯喹作用后，原虫的食物泡首先被破坏，然后影响内质网和细胞核，导致原虫变性崩溃。

　　【药动学】磷酸氯喹口服后，肠道吸收迅速且充分，生物利用度达 80% 以上。一次口服氯喹 300mg 后 1~2 小时，血药浓度达峰值 0.06mg/L，表观分布容积约为 200L/kg。氯喹的蛋白结合率为 46% ~ 74%，在红细胞中的浓度为血浆浓度的 10~20 倍，在感染疟原虫红细胞中的浓度又较正常红细胞中的浓度高出约 25 倍。本品在感染红细胞内的高度浓集，有利于杀灭裂殖体，氯喹从体内缓慢排泄，初始相半衰期为 3~6 天，缓慢相半衰期为 12~14 天，而终末半衰期为 40~50 天。在体内，氯喹的主要代谢物为去乙基氯喹，其抗疟作用较氯喹弱。氯喹及其代谢物主要经尿排出，酸化尿液可加快药物的排出。

【适应证及临床应用】主要用于疟疾急性发作的治疗，控制疟疾症状，还可用于治疗肠外阿米巴病、结缔组织病等。

【剂量及用法】

1. 控制疟疾急性发作口服，成人总剂量为 2.5g，分 3 天服。第 1 天服 1.0g，第 2、3 天各 0.75g，每日 1 次。如与伯氨喹合用，只需第一天服 1.0g。儿童首剂 16mg/kg（高热期酌情减量，分次服用），6~8 小时后和第 2~3 天各服 8mg/kg。治疗间日疟或卵形疟时还需在氯喹治疗后服用伯氨喹，每日 15mg，共 14 天，以清除肝组织内的疟原虫休眠子和末梢血内的配子体，防止复发和传播。

2. 疟疾的预防成人每周 1 次，每次 0.5g。儿童每次 8mg/kg，从暴露前 2 周直至末次暴露后 6 周。

3. 阿米巴肝脓肿的治疗第一、二天，剂量为 1.0g，分 2 次服用，以后每天 0.5g，也分 2 次服用，连用 3 周。

4. 结缔组织病的治疗对盘状红斑狼疮和类风湿关节炎，开始剂量为一日 2~3 次，每次 0.25g，经 2~3 周后，如症状得到控制，改为一日 1~2 次，每次不超过 0.25g，长期维持。对系统性红斑狼疮，用皮质激素治疗症状缓解后，可加用氯喹以减少激素用量。

【不良反应】服药后可有食欲减退、恶心呕吐、腹泻等消化道反应；可出现白细胞减少；还可出现皮肤瘙痒、紫癜、脱发、湿疹，偶有剥脱性皮炎；也可引起头晕、头痛、耳鸣、眩晕、睡眠障碍、精神错乱、视野变小、角膜及视网膜变性等。

【禁忌证及注意事项】

1. 本品针剂只供静脉滴注，不宜作肌内注射，亦禁止静脉推注。

2. 本品对胎儿有致畸作用，故孕妇禁用。

3. 由于氯喹对心脏有抑制作用，可引起心律失常，严重者可致阿 - 斯综合征，故有心脏病患者慎用。

4. 长期使用可产生抗药性（多见于恶性疟），如用量不足，恶性疟常在 2~4 周后复燃。

【药物相互作用】

1. 与伯氨喹同时使用时，部分患者可产生严重的心血管不良反应，如改为序贯服用，则疗效不减而不良反应减少。

2. 与氯丙嗪等对肝脏有损害的药物合用，可加重肝脏负担。

二、羟氯喹

羟氯喹（hydroxychloroquine）为 4- 氨基喹啉，其药理作用同氯喹。本品对间日疟、三日疟、卵形疟原虫以及敏感恶性疟原虫所致疟疾均有效，但其抗疟作用不及氯喹。

羟氯喹可用于疟疾的预防，其剂量为：成人每周 1 次，400mg 顿服；儿童 5mg/kg，每周 1 次。治疗疟疾的急性发作，成人首剂服用 800mg，6 小时后 400mg，以后 2 天每日 400mg；儿童首剂 10mg/kg，6 小时后再服 5mg/kg，以后每日 5mg/kg。羟氯喹还可用于治疗系统性红斑狼疮、盘状红斑狼疮和类风湿关节炎。

本品的不良反应和注意事项同氯喹。

三、甲氟喹

甲氟喹（mefloquine）是 4- 氨基喹啉甲醇类衍生物，是一种长效杀裂殖体抗疟药，主要应用于耐药恶性疟的治疗和预防，常用其盐酸盐（mefloquine hydrochloride）。本品略溶于水，熔点为 295 ~ 260℃。

【抗原虫作用】甲氟喹对间日疟、三日疟、卵形疟和恶性疟均有强烈的杀裂殖体作用，对这 3 种疟原虫的配子体也有作用。对组织内（红外期）疟原虫则无效。其抗疟谱与氯喹相似，但其抗疟作用较氯喹强 5 倍，对氯喹、奎宁、磺胺以及乙胺嘧啶耐药的疟原虫均有效。但近年来非洲等地区已有疟原虫对甲氟喹耐药性增加的报道。本品的抗疟作用机制尚不完全清楚，据报道与本品使疟原虫酸性食物泡的 pH 升高以及改变疟色素的超微结构有关。

【药动学】甲氟喹自消化道吸收良好，虽然与血浆蛋白的结合率高，达 98%，但可广泛分布于红细胞、肝、肺和胃肠等组织。本品主要在肝内代谢，原药及其代谢产物由粪便和胆汁排泄，有肠、肝再循环。一次口服甲氟喹 1.5g 后 18 小时，血药峰浓度值为 0.7~1.5mg/L，表观分布容积为 13~29L/kg，消除半衰期 6.5~23 天（平均为 14 天左右），较氯喹的半衰期长，有效血药浓度可维持 30 天以上。单剂和多剂口服甲氟喹的半衰期未见明显差异。甲氟喹在红细胞内的浓度较血浆中的浓度高 2~5 倍。口服 4 周内，尿中排出的原药量低于给药量的 10%。

【适应证及临床应用】适用于对氯喹、羟氯喹有抗药性的恶性疟治疗。由于疟原虫对甲氟喹容易产生抗药性，故该药宜与其他抗疟药联合应用，并防止滥用。本品也可用于疟疾的预防。

【剂量及用法】甲氟喹口服片剂每片为 274mg（相当于基质 250mg）。

1. 用于控制疟疾急性发作成人顿服 1~1.5g，儿童 25mg/kg 顿服（按体重 < 45kg 计）。

2. 用于疟疾的预防成人剂量为 250mg，每周 1 次口服，自进入疟区前 1 周开始服药，共 4 周为一疗程，如尚须滞留，则可改为隔周服用；儿童剂量为 4mg/kg，用法同成人。

【不良反应】甲氟喹的不良反应与剂量有关，口服后可出现头晕、恶心和呕吐。通常剂量 < 1g 时耐受性较好，1g 以上则不良反应较多见，一般为轻至中度，少数病例于服药 2 周后出现神经精神紊乱，如定向力丧失、幻觉和意识障碍等。此外，有的病例于服药后 3~4 天出现窦性心动过缓，但心电图上无心肌损害，一般不需治疗，2 周内可恢复正常。少数患者可出现血清转氨酶升高、中性粒细胞和血小板减少等。联合用药的不良反应与上述相似，但以恶心、呕吐等消化道症状为多见。

【禁忌证及注意事项】

1. 大剂量甲氟喹有致畸作用，孕妇、哺乳期妇女避免使用。

2. 本品不宜与 β 受体拮抗剂、奎宁或奎尼丁联合应用，有癫痫或者精神病史者避免应用。长期使用者需要定期随访肝功能、血常规以及进行眼底检查。

四、伯氨喹

伯氨喹（primaquine）是 8- 氨基喹啉衍生物，常用者为磷酸伯氨喹（primaquine phosphate）。本品为橙红色结晶性粉末，无臭，味苦，能溶于水，不溶于丙酮、三氯甲烷和乙醚，熔点为 197 ~ 200℃。

【抗原虫作用】本品能杀灭寄生于人体肝内的各期疟原虫，对各种疟原虫的配子体也有杀灭作用，尤其对间日疟和卵形疟在肝脏内休眠体的杀灭作用更强。对红内期的作用则较弱。近年来东南亚和大洋洲地区出现对本品耐药的间日疟，耐药率可达 10% ~ 30%。

伯氨喹的杀虫机制尚不清楚，电镜观察显示伯氨喹可使疟原虫的线粒体形态发生变化，抑制线粒体的氧化作用，使疟原虫的摄氧量减少。伯氨喹在体内代谢过程中可变为强氧化作用的喹啉醌衍生物，干扰疟原虫红外期的糖代谢和氧化作用。

本品可使大鼠发生高铁血红蛋白血症，以及肝和肾的退行性变化。伯氨喹对猴可引起发绀、骨髓抑制以及大脑皮质水肿和胶质增生等。本品还可引起部分胎鼠骨骼畸形，但无致突变作用。

【药动学】本品口服后的生物利用度为 96% ± 8%。口服伯氨喹 45mg（基质）后 2~3 小时，血药浓度达峰值 0.15~0.2mg/L，表观分布容积为 3~4L/kg，消除半衰期为约 7 小时。服药后 24 小时，从尿中排泄的原型药为给药量的 1%。本品主要在肝内代谢，其代谢途径有两条，一是产生 N-2- 酰伯氨喹和脱氨基羧基酸，这些代谢物无抗疟作用，亦与高铁血红蛋白的形成无关；另一途径是产生 5- 羟基去甲伯氨喹，仍保持抗疟活性，并与高铁血红蛋白形成有关。

【适应证及临床应用】本品对间日疟和卵形疟休眠体具有杀灭作用，临床上主要用于上述两种疟疾的根治。在正规氯喹疗程结束后，继以伯氨喹根治治疗。由于本品对疟原虫的配子体有较强的杀灭作用，故有防止疟疾传播的作用，但需要与杀红细胞裂殖体的药物联合应用。

【剂量及用法】磷酸伯氨喹片剂每片 7.5mg（基质）。根治间日疟每天 2 片，疗程 14 天，在最初 3 天与氯喹联合应用，后者的总剂量为 1.5g（基质）。

【不良反应】本品最严重的不良反应是以急性溶血性贫血为特征的血管内溶血，见于葡萄糖 -6- 磷酸脱氢酶（G-6-PD）缺乏的患者。溶血轻重与药物剂量和酶缺乏程度直接有关。除上述不良反应外，治疗量的伯氨喹绝大多数患者可耐受，部分患者可出现食欲减退、恶心、腹痛、头晕等，偶有中性粒细胞减少。

【禁忌证及注意事项】

1. 本品对胎儿的作用尚不清楚，孕妇不宜应用。

2. 缺乏葡萄糖 -6- 磷酸脱氢酶的患者服用伯氨喹后容易引起严重溶血性贫血，故禁用。

3. 中性粒细胞减少者禁用本品。

4. 应用伯氨喹前应常规做 G-6-PD 活性检测，确定无缺陷后再给药。

五、青蒿素及其衍生物（蒿甲醚和青蒿琥酯）

青蒿素（qinghaosu, artemisinin）系从菊科植物黄花蒿（*Artemisia annua*）提取出的抗疟药，为一新型的含有过氧基团的桥倍半萜内酯，呈无色结晶，熔点为 156~157℃，几乎不溶于水，可溶于乙醇、甲醇和乙醚等。蒿甲醚（artemether）和青蒿琥酯（artesunate）为已经用于临床的青蒿素衍生物。前者的油溶解度比青蒿素大，可制成油针剂；后者的钠盐则易溶于水，但不稳定。

【抗原虫作用】青蒿素及其衍生物代表一组在化学结构上全新的高效杀疟原虫红内期裂殖体药物，对红前期和红外期均无效。恶性疟原虫体外试验测试，青蒿素与氯喹无交叉耐药性。

此类化合物的抗疟作用有赖于其分子内过氧桥的存在。新近的研究认为，完整的分子结构是其抗疟作用所必需。青蒿素的还原产物二氢青蒿素可能是其有效的代谢物，即在分子内保留过氧桥，而活性则比原药更强。电镜观察结果表明，本品对疟原虫红内期超微结构的影响，主要是疟原虫膜系结构的改变，该药首先作用于食物泡膜、表膜和线粒体，其次是核膜、内质网，此外对核内染色质也有一定的影响，提示本品的作用方式主要是干扰表膜 - 线粒体的功能。本品作用于食物泡膜，阻断了营养摄取的最早阶段，使疟原虫较快出现蛋白质合成障碍，迅速形成自噬泡，并不断排出虫体外，使疟原虫损失大量胞质而死亡。体外培养的恶性疟原虫对氚标记的异亮氨酸摄入情况也显示其起始作用方式可能是抑制疟原虫的蛋白合成，这与其他抗疟药物包括氯喹在内有所不同。动物毒理实验表明本品可造成动物的骨髓红系生成障碍，而且有明显胚胎毒和孕鼠流产。但无致突变和致畸性。

与其他大多数抗疟药物相比，青蒿素缺少含氮杂环结构，其突出的优点是比其他传统抗疟药物（如奎宁、氯喹等）疗效高、毒性低、不良反应轻，缺点是复发率高，但青蒿素与其他抗疟药合用可减少疾病的复发。

青蒿素类药物联合用药在治疗耐药性疟疾中效果肯定，对于抗血吸虫的治疗也逐步得到认可。青蒿素的二聚体、三聚体甚至是四聚体在抗多种寄生虫（弓形虫、利什曼原虫、蓝氏贾第鞭毛虫等）、抗肺孢子菌以及抗肿瘤、抗病毒等动物实验中均表现出令人期待的疗效，且具毒副作用小等优点。

【药动学】青蒿素及其衍生物在人体内的药动学资料较少。青蒿素口服后，药物自消化道迅速吸收，吸收半衰期为 32 分钟；直肠给予青蒿素栓剂 10mg/kg 后，血药浓度达峰值时间为（9.6±3.1）小时，峰浓度为（0.179±0.093）mg/L，消除半衰期为（4.03±0.67）小时。静脉注射青蒿琥酯 2mg/kg 和 308mg/kg 后，两者的半衰期分别为 0.5 小时和 0.6~0.8 小时，稳态表观分布容积分别为 0.1~0.6L/kg 和 0.3~0.4L/kg。肌内注射蒿甲醚 6mg/kg 和 10mg/kg 后，血药浓度达峰值时间为 4~9 小时。在体内，3 种青蒿素及其衍生物均可迅速被水解为二氢青蒿素，后者在体内清除较母体化合物缓慢。

【适应证及临床应用】用于治疗间日疟、对氯喹有抗药性的恶性疟和脑型疟疾患者。

【剂量及用法】青蒿素片每片 100mg（基质），首剂服 1g，第 2、3 天各 0.5g；水混悬液每毫升 100mg（基质），首剂肌内注射 0.6g，第 2、3 天各 0.3g；栓剂每枚 100mg（基质），直肠给药，首剂 0.6g，4 小时后 0.6g，第 2、3 天各 0.4g。

蒿甲醚油剂每支 100mg（基质），第 1 天肌内注射 160mg，第 2~5 天各 80mg；蒿甲醚胶囊每粒含蒿甲醚 40mg，成人首剂 160mg，以后每天 1 次，每次 80mg，连服 5~7 天。儿童每天 1.6mg/kg，首剂加倍，疗程同成人。

青蒿琥酯钠粉针剂每支 60mg（基质），第一天 200mg，第 2、3 天各 100mg，稀释后缓慢静脉滴注。

【不良反应】本品不良反应较少，可有药物热及红细胞计数下降，少数患者有轻度恶心、呕吐和腹泻。

【禁忌证】对本品过敏者禁用。肝肾功能不全者慎用。孕妇慎用。

六、卤泛群

卤泛群（halofantrine）主要应用于耐药恶性疟的治疗，为目前很有希望的抗疟新药。

【抗原虫作用】本品为红内期裂殖体杀灭剂，对氯喹敏感及耐药的恶性疟和三日疟原虫均有杀灭作用，对间日疟原虫也有作用。部分对甲氟喹耐药的恶性疟原虫，对本品也敏感。对配子体和红外期无效。近年来部分地区已发现本品与甲氟喹在恶性疟治疗中有交叉耐药性。

卤泛群对疟原虫的作用机制尚不完全清楚，据认为卤泛群可与正铁血红蛋白形成复合物，损害原虫的细胞膜，引起裂殖体的溶解和死亡。

【药动学】本品口服吸收率差别很大，高脂饮食可增加本品的吸收。单剂口服 500mg 后 6 小时，血药浓度达峰值。药物广泛分布于胰、肾脂肪组织，肺、骨髓以及肝脏等组织。本品的消除半衰期约为 23 小时，部分药物在肝脏代谢，但大部分（75%）给药量在肠道排出。

【适应证及临床应用】主要用于治疗耐药恶性疟、三日疟。对多重耐药疟原虫的治愈率达 85% ~ 100%，平均退热时间和症状消失时间为 24~60 小时。疟原虫阴转时间为 36~72 小时。由于卤泛群对红外期或者配子体作用不显著，因而不能用于疟疾的预防。

【剂量及用法】口服片剂为每片 250mg（相当于基质 233mg）；混悬液 100mg/5ml（相当于基质 93mg）。用于治疗耐药疟原虫的剂量为成人每 6 小时 1 次，每次 500mg，连服 3 次；儿童宜用混悬液：8mg/kg，每 6 小时 1 次，连服 3 次。

【不良反应】本品的不良反应较同类抗疟药物少见，多数患者服药后可出现轻微的腹痛、腹泻、瘙痒、皮疹等，偶尔有血清转氨酶升高。

【禁忌证】禁用于心脏病，先天性 QT 延长家族史者。本品动物实验有胎儿毒性而且部分药物可从乳汁分泌，故孕妇和哺乳期妇女禁用。

七、本芴醇

本芴醇（benflumetol）为黄色结晶性粉末；有苦杏仁臭，无味。本品在三氯甲烷中易溶，在丙酮中略溶，在乙醇或水中几乎不溶。熔点 125 ~ 130℃。

【抗原虫作用】本芴醇是我国创制的甲氟喹类新药，对间日疟有性体和无性体有明显的杀灭作用，对间日疟有良好的预防作用。对恶性疟无性体也有杀灭作用，但起效缓慢。能降低血中配子体率，抑制配子体在蚊体内发育。

【药动学】本芴醇是人工合成的甲氟喹类抗疟药，口服后 4 ~ 6 小时即达血药浓度峰值，半衰期为 24 ~ 72 小时。与蒿甲醚配伍，两者抗疟作用可以互补。本芴醇杀虫彻底，作用持久，但控制症状缓慢；而蒿甲醚速效，但复燃率高。

【适应证及临床应用】用于恶性疟的治疗，尤其适用于抗氯喹虫株所致恶性疟的治疗。在抗氯喹恶性疟流行区试用证明，对抗氯喹或多药抗性的恶性疟的治愈率在 95% 以上。

【剂量及用法】①成人首日 0.8g 顿服，第 2、3、4 日各 0.4g；②儿童一日 8mg/kg 顿服，连服 4 日，首剂加倍，但不宜超过 0.6g。

【不良反应】动物实验证明，本品毒性甚小，临床未见明显不良反应，少数患者可出现心电图 Q-T 间期一过性轻度延长。

【禁忌证及注意事项】心脏病和肾病患者慎用；孕妇和哺乳期患者暂不推荐。

八、乙胺嘧啶

乙胺嘧啶（pyrimethamine）为白色结晶性粉末，无色，无味，几乎不溶于水，但微溶于乙醇、三氯甲烷和乙醚。熔点 239~242℃。

【抗原虫作用】乙胺嘧啶对 4 种疟原虫的红前期均有抑制作用，对红内期的抑制作用仅限于未成熟的裂殖体阶段，能抑制滋养体的分裂。疟原虫红内期不能利用环境中出现的叶酸，而必须自行合成。乙胺嘧啶是二氢叶酸还原酶的抑制剂，使二氢叶酸不能还原为四氢叶酸，从而影响嘌呤及嘧啶核苷酸的生物合成，最后使核酸合成减少，使细胞核的分裂和疟原虫的繁殖受到抑制。疟原虫的 DNA 合成主要发生在滋养体阶段，在裂殖体期合成甚少，故乙胺嘧啶主要作用于进行裂体增殖的疟原虫，对已发育完成的裂殖体则无效。因此乙胺嘧啶临床起效慢，不用于控制疟疾症状，但可作为病因性预防。乙胺嘧啶还能抑制配子体在蚊虫内发育，使卵囊数目减少和不能发育成为子孢子，从而可阻断疟疾的传播。

【药动学】乙胺嘧啶在肠道的吸收快，口服后几小时几乎完全吸收，2~6 小时达血药峰浓度，表观分布容积为 101L/kg，80% 的药物与血浆蛋白结合。乙胺嘧啶从体内排泄慢，消除半衰期为 80~100 小时。它的抗叶酸作用可持续 48 小时以上。主要分布于红、白细胞及肺、肝、肾、脾等器官中。本品能够由乳汁分泌，亦能通过胎盘。服药后 5~7 日有 10% ~ 20% 的原型药自尿中排出，2 周后在尿中仍能测出。

【适应证及临床应用】本品主要用于疟疾的预防，也可用于治疗弓形虫病。

【剂量及用法】国产乙胺嘧啶每片 6.25mg（基质），进口片剂每片 25mg（基质），针剂每支 2.5ml。每毫升含乙胺嘧啶 10mg。

1. 病因预防每周顿服 25mg，或每隔 10 天顿服 50mg。儿童 0.9mg/kg，每周服 1 次，最高剂量以成人量为限；应于进入疫区前 1~2 周开始服用，一般宜服至离开疫区后 6~8 周。

2. 抗复发预防每天 1 次，每次 50mg，连用 2 天。

3. 弓形虫病的治疗每日 25mg 加磺胺嘧啶 2~6g，连用 3~4 周。

【不良反应】口服抗疟治疗量时毒性很低，较为安全。大剂量应用时可出现发热、黄疸以及巨幼细胞贫血，血小板、中性粒细胞和全血细胞减少，并引起消化道症状，如味觉的改变或丧失，舌头疼痛、红肿、烧灼感及针刺感，口腔溃疡、白斑等，以及食管炎所致的吞咽困难、恶心、呕吐、腹痛、腹泻等。乙胺嘧啶还能抑制 N- 甲基转移酶，使中枢神经系统的组胺蓄积而引起抽搐。出现上述症状时如及早停药，同时注意补充四氢叶酸，症状能逐渐恢复。

【禁忌证及注意事项】

1. 动物实验中本品可引起胎儿畸形，同时本品可由乳汁分泌，因此妊娠前 3 个月应避免使用本品；哺乳期妇女服用本品时应停止授乳。

2. 下列情况应慎用①意识障碍患者；②肝、肾功能不全者；③G-6-PD 缺乏者，服用本品可能引起溶血性贫血；④巨幼细胞贫血患者，本品影响叶酸代谢，因而可加重病情。

3. 大剂量治疗时每周应注意监测周围血液中的红细胞、白细胞和血小板等。

4. 长期应用本品者，可加用四氢叶酸做辅助治疗。

九、甲硝唑

甲硝唑（metronidazole）为一低分子量 5- 硝基咪唑类药物，具有广谱杀原虫作用，是目前治疗阿米巴病、阴道滴虫病、梨形肠鞭毛虫病和结肠小袋纤毛虫病等的较好药物。此外尚广泛用于厌氧菌感染的治疗。

【抗原虫作用】本品为硝基咪唑类衍生物，可抑制阿米巴原虫的氧化还原反应，使原虫氮链发生断裂。体外试验证明，药物浓度为 1~2mg/L 时，溶组织阿米巴于 6~20 小时即可发生形态改变，24 小时内全部被杀灭；浓度为 0.2mg/L 时，72 小时内可杀死溶组织阿米巴。

甲硝唑对厌氧菌有杀灭作用，它在人体内还原后生成的代谢物也具有抗厌氧菌作用，抑制细菌脱氧核糖核酸的合成，从而干扰细菌的生长、繁殖，最终致细菌死亡。动物实验发现，甲硝唑对某些动物有致癌作用。

【药动学】口服或直肠给药后能迅速而完全吸收，口服后 1~2 小时，血药浓度达峰值，有效浓度能维持 12 小时。消除半衰期 7 ~ 8.5 小时，血浆蛋白结合率 < 20%。药物广泛分布于各种组织和体液中，且能通过血脑屏障，药物在唾液、胎盘、胆汁、乳汁、羊水、精液、尿液、脓液和

脑脊液中可达有效浓度，有报道药物在胎盘、乳汁、胆汁的浓度与血药浓度相仿。健康人脑脊液中血药浓度为同期血药浓度的 43%。少数脑脓肿患者，每日服用 1.2~1.8g 后，脓液中的药浓度（34~45mg/L）高于同期血药浓度（11~35mg/L）。耳内感染后其脓液内的药物浓度 > 8.5mg/L。本品经肾排出 60%~80%，约 20% 的原型药从尿中排出，其余以代谢产物（25% 为葡糖醛酸结合物，14% 为其他代谢结合物）形式由尿排出，10% 经肠道排出，少量从皮肤排泄。

【适应证及临床应用】用于治疗肠道和肠外阿米巴病（如阿米巴肝脓肿、胸膜阿米巴病等）。还可用于治疗阴道滴虫病、小袋虫病和皮肤利什曼病、麦地那龙线虫感染等。目前还广泛用于厌氧菌感染的治疗。

【剂量及用法】

1. 成人常用量 ①肠道阿米巴病：1 次 0.4~0.6g，每日 3 次，疗程 7 日；肠道外阿米巴病，1 次 0.6~0.8g，1 日 3 次，疗程 20 日。②贾第鞭毛虫病：1 次 0.4g，1 日 3 次，疗程 5~10 日。③皮肤利什曼病：1 次 0.2g，1 日 4 次，疗程 10 日；间隔 10 日后可重复一疗程。④滴虫病：一次 0.2g，1 日 4 次，疗程 7 日；可同时用栓剂，每晚 0.5g 置入阴道内，连用 7~10 日。⑤厌氧菌感染：口服每日 0.6~1.2g，分 3 次服，7~10 日为一疗程。

2. 小儿常用量 ①阿米巴病：每日 35~50mg/kg，分 3 次口服，10 日为一疗程。②贾第鞭毛虫病：每日 15~25mg/kg，分 3 次口服，连服 10 日；治疗麦地那龙线虫病、小袋虫病、滴虫病的剂量同贾第鞭毛虫病。③厌氧菌感染：口服每日 15~30mg/kg。

【不良反应】甲硝唑的不良反应以消化道反应最为常见，包括恶心、呕吐、食欲缺乏、腹部绞痛，一般不影响治疗；神经系统症状有头痛、眩晕，偶有感觉异常、肢体麻木、共济失调、多发性神经炎等，大剂量可致抽搐。少数病例发生荨麻疹、潮红、瘙痒、膀胱炎、排尿困难、口中金属味及白细胞减少等，均属可逆性，停药后自行恢复。

【禁忌证及注意事项】

1. 本品在动物实验中有致突变作用，故妊娠早期不宜应用。

2. 有活动性中枢神经系统疾病患者慎用；用药后出现神经系统不良反应时应及早停药。

3. 肝功能异常或肾功能不全者应注意调整用药剂量，减量或者延长给药间期。

4. 本品可抑制乙醇代谢，用药期间应戒酒。

【药物相互作用】

1. 本品能增强华法林等抗凝药物的作用。

2. 与土霉素合用可干扰甲硝唑清除阴道滴虫的作用。

十、替硝唑

替硝唑（tinidazole）为白色或淡黄色结晶或结晶性粉末；味微苦。在丙酮或三氯甲烷中溶解，在水或乙醇中微溶。熔点 125~129℃。

【抗原虫作用】替硝唑与甲硝唑同属硝基咪唑类，对原虫（溶组织阿米巴、阴道滴虫等）和厌氧菌有良好活性。对阿米巴和蓝氏贾第鞭毛虫的作用优于甲硝唑。厌氧革兰氏阳性菌（消化球菌、消化链球菌、乳杆菌属），梭状芽孢杆菌属和艰难梭菌等对本品均较敏感；本品对脆弱拟杆菌、梭杆菌属和费氏球菌属等厌氧革兰氏阴性菌的作用略胜于甲硝唑，空肠弯曲菌等则对本品中度敏感。放线菌属和丙酸杆菌属等对本品耐药。其作用机制为能快速进入细胞内，并抑制病原体 DNA 的合成。

【药动学】口服吸收完全，服用单剂 150mg 后 3 小时血药峰浓度为 4.91mg/L；口服 2g，2 小时后的血药峰浓度为 51mg/L，24 小时后仍高达 19.0mg/L，72 小时后仍有微量（1.3mg/L）。与甲硝唑比较，本品吸收快，血药浓度较高，持续时间较长。静脉滴注 800mg 和 1 600mg，10 ~ 15 分钟后血药峰浓度分别为 15.3mg/L 和 32mg/L，24 小时后为 4.3mg/L 及 8.6mg/L。本品易于透过血脑屏障，脑脊液药浓度可为同期血药浓度的 80%，胆汁及唾液内浓度几乎与同期血药浓度相等。16% ~ 25% 的给药量由尿排出。蛋白结合率为 21%，消除半衰期为 12 ~ 14 小时。

【适应证及临床应用】替硝唑治疗滴虫病、蓝氏贾第鞭毛虫病、阿米巴病等痊愈率可达 90% 以上。亦可用于治疗男女泌尿生殖道毛滴虫病；敏感厌氧菌（如脆弱拟杆菌属其他拟杆菌、消化球菌属、梭状芽孢杆菌属、梭形杆菌等）所致的感染，如肺炎、肺脓肿等呼吸道感染，腹膜内感染，子宫内膜炎、输卵管脓肿等妇科感染，牙周炎、冠周炎等口腔感染等。用于厌氧菌的系统感染与局部感染，如腹腔、妇科、手术创口、皮肤软组织、肺、胸腔等部位感染以及血流感染、肠道或泌尿生殖道毛滴虫病、梨形鞭毛虫病以及肠道和肝阿米巴病。

【剂量及用法】

1. 滴虫病 2g 顿服，必要时间隔 3~5 日后可重复一剂。也可 1g 每日 1 次，连服 3 日，首剂加倍。

2. 肠阿米巴病每次 500mg，每日 2 次，疗程 5~10；或 2g 顿服，每日 1 次，疗程 2~6 日。

3. 肠外阿米巴病 2g，每日 1 次顿服，疗程 3~5 日，必要时可延长至 5 ~ 10 日。

4. 贾第鞭毛虫病 2g 顿服，必要时 3 ~ 5 日后重复 1 剂。

5. 厌氧菌感染首剂 2g，以后每日 1g；或每次 0.5g，每日 2 次，疗程 5~6 日。

6. 预防手术后厌氧菌感染术前 12 小时 1 次顿服 2g。

7. 本品对阿米巴包囊作用不大，宜加用杀包囊药物。

8. 梨形鞭毛虫病 1 次 2g。

9. 口服片剂应于餐间或餐后服用。静脉滴注每 400mg（200ml）应不少于 20 分钟。

【不良反应】不良反应少而轻微，偶有消化道症状，个别有眩晕感、口腔金属味、皮疹、头痛或白细胞减少。

【禁忌证及注意事项】

1. 本品虽无致畸作用，但可通过胎盘，也可经乳汁分泌，故妊娠早期及哺乳期妇女不宜用。

2. 对本品过敏者禁用，用药期间忌酒及含乙醇饮料，因可发生双硫仑样反应，引起腹部痉挛，面部潮红或呕吐。

3. 血液病患者或有血液病史者禁用。

4. 有器质性神经系统疾病患者禁用。

5. 12 岁以下患者禁用或不宜使用。

【药物相互作用】

1. 本品有抑制乙醛脱氢酶作用，服药后饮酒或服用含乙醇饮料可出现双硫仑样反应，可引起腹部痉挛、灼热感及呕吐，因此在使用本品过程中应避免饮酒。

2. 本品与抗凝药同时使用时，能增强抗凝药的药效，应注意监测凝血酶原时间并调整给药剂量。

十一、奥硝唑

奥硝唑（ornidazole）是继甲硝唑、替硝唑之后第三代硝基咪唑类衍生物，外观呈白色或微黄色细小结晶，无臭或略有臭味，味苦。易溶于三氯甲烷，溶解度超过 50%，在水中溶解度为 2.6%。

【抗原虫作用】对原虫（溶组织阿米巴、阴道滴虫等）和厌氧菌有良好活性。药物进入易感的病原体细胞后，在无氧或少氧环境和较低的氧化还原电位下，其硝基易被电子传递蛋白还原成具细胞毒作用的氨基，抑制细胞 DNA 的合成，并使已合成的 DNA 降解，破坏 DNA 的双螺旋结构或阻断其转录复制，从而使病原体细胞死亡。

本品的抗阴道滴虫、阿米巴原虫及蓝氏贾第鞭毛虫的作用与甲硝唑和替硝唑相仿或略强。抗厌氧菌作用，尤其是其左旋体，即左奥硝唑的抗菌活性更强。

【药动学】本品容易经胃肠道吸收，1.5g 单剂口服，在用药后 2 小时内达到 30μg/ml 的最高血药浓度，24 小时后降到 9μg/ml，48 小时后降到 2.5μg/ml。本品分布广泛，在包括中枢神经系统的大多数组织中，其浓度可达到血药浓度的 60%～90%，但胎盘内药浓度较低。体内表观分布容积为 0.87L/kg，血浆蛋白结合率 < 15%。本品主要在肝中代谢，健康志愿者口服本品后排泄物中原型药少于 4%，在服药后的 5 天内从尿和粪便中回收的药物占服药剂量的 85%，尿中排泄量占主要比例，粪便中的本品为给药剂量的 22.1%。

【适应证及临床应用】治疗阴道毛滴虫感染，奥硝唑对阴道毛滴虫的活性高于其他同类药物，其疗效优于甲硝唑和替硝唑；用于细菌性阴道炎的疗效亦优于甲硝唑和替硝唑。本品还可用于治疗蓝氏贾第鞭毛虫病、阿米巴病，以及厌氧菌感染。

【剂量及用法】
1. 滴虫病　1.5g 顿服，治愈率 100%，且无复发。
2. 肠阿米巴病　成人患者每天 1.5g 顿服，服药 3 天；儿童患者每天口服 40mg/kg，疗程 3 日。
3. 肠外阿米巴病　1.5g，每日 1 次顿服，疗程 5 日。
4. 贾第鞭毛虫病　1.5g 顿服，儿童剂量为每天 40mg/kg，给药 7 天。

【不良反应】不良反应少，症状轻微。一般表现为头晕和胃肠不适，近年来有本品可诱发肝损害的报道，临床应用时应警惕。无致畸等特殊毒性。

【药物相互作用】与奥硝唑易发生配伍禁忌的药物主要为头孢菌素类、青霉素类抗生素、奥美拉唑及中药。配伍变化的原因是这些药物与奥硝唑混合时可发生氧化还原反应、盐析现象，导致 β-内酰胺环开环裂解、析出游离单体等。在临床应用中应避免混合使用或序贯使用。

十二、喷他脒

喷他脒（pentamidine）为一芳香基双脒，有羟乙磺酸盐（isethionate）和甲磺酸盐（mesylate）2 种。用于治疗耶氏肺孢子菌病、黑热病和早期非洲锥虫病。

【抗原虫作用】喷他脒的抗原虫作用主要有下列几种机制：①通过抑制氧化磷酸化和二氢叶酸还原酶的活性，影响葡萄糖的代谢和抑制核酸与蛋白质的合成等，从而杀灭肺孢子菌。②抑制锥虫的胸腺嘧啶合成酶，影响 DNA 的生物合成。③引起热带利氏曼原虫细胞核、线粒体、核糖体的形态变化。墨西哥利氏曼原虫接触喷他脒后亦可出现线粒体分裂、膜断裂，并抑制无鞭毛体向前鞭毛体的转变。此外，本品还具有一定的抗菌作用，可抑制金黄色葡萄球菌的蛋白质合成，干扰氨基酸的转运。寄生虫较人体组织摄取、浓集更多的药物，有利于本品选择性抗原虫作用的发挥。

【药动学】口服不易吸收。一次肌内注射 4mg/kg 后，血药峰值为 0.5μg/ml（0.3～1.4μg/ml），于给药后 1 小时到达，多次给药并不能提高其血药浓度，在人体分布容积约为 3L/kg。血药浓度与临床疗效、不良反应频度和严重程度无关。药物很快离开血液循环，与组织（尤其是肝、脾、肾）广泛结合，数周内缓慢释放，产生低血药浓度，给药后 6～8 周血浆中仍可检测到药物。本品在肝内不进行生物转化，大多以原药形式从尿中排出，肾病时排泄减慢，故剂量应予调整。少量由肠道排泄，本品可通过胎盘，但不易通过血脑屏障。喷雾给药后，肺组织中可有相当浓度，但肝、肾等组织中则无药物浓集。

【适应证及临床应用】

1. 黑热病和黏膜皮肤利氏曼原虫剂量为 4mg/kg，每日 1 次，连用 14 天，肌内注射。

2. 耶氏（伊氏）肺孢子菌肺炎治愈率为 63% ~ 76%。多中心回顾性调查比较艾滋病并发 PCP 患者的 SMZ-TMP 与喷他脒的疗效，结果表明两药的疗效相仿，但复发率以 SMZ-TMP 治疗组（35%）为高，喷他脒组为 6%。不良反应则以 SMZ-TMP 组为高。因此艾滋病患者并发 PCP 时，应选用喷他脒为宜。治疗耶氏肺孢子菌病的剂量为每日 4mg/kg 肌内注射，连用 12~13 天，合并艾滋病的患者可适当延长疗程。

喷他脒雾化吸入已经广泛用于艾滋病患者耶氏肺孢子菌肺炎预防复发，与全身用药比较，不良反应轻微，雾化吸入后其血药浓度仅为静脉用药的 5%，而支气管肺泡液中喷他脒的浓度则为静脉用药的 5~6 倍。预防耶氏肺孢子菌肺炎，成人剂量为 300mg，每个月 1 次，雾化吸入。

3. 锥虫病对早期（血液 - 淋巴系期）病例治愈率高，但如病变已经影响中枢神经系统时，则 75% 无效。预防用药可显著降低睡眠病的发病率。本品治疗锥虫病的剂量，成人和儿童均为每日 4mg/kg 肌内注射，疗程为 10 天。

【不良反应】喷他脒的各种不良反应发生率为 40% ~ 50%。

1. 即刻反应见于 1/3~3/4 的静脉用药者，而肌内注射者仅 1/10。有血压下降、心动过速、恶心或者呕吐、颜面潮红、瘙痒、幻觉、晕厥等反应，以血压降低最为常见。

2. 局部反应肌内注射处有轻至中度疼痛，4% ~ 5% 的患者可发生无菌性脓肿或坏死。其可能机制为喷他脒作为一种半抗原，与局部组织中的核酸结合而引起局部免疫反应。静脉应用喷他脒后，局部可出现皮疹、静脉炎或血栓形成等。

3. 全身反应最常见为肾毒性，见于 20% ~ 30% 的患者，常较轻微而可逆。

4. 艾滋病患者接受喷他脒治疗后，约 10% 的患者可发生血白细胞和中性粒细胞减少，贫血见于 3% ~ 5% 的患者。少数患者可发生低血糖反应或糖尿病。可逆性心脏毒性发生率为 20% ~ 30%，表现为心动过速或过缓、心电图 ST 段及 T 波改变等。肝功能异常见于 10% ~ 15% 的患者。其他较少见的不良反应有皮疹、药物热、低钙血症、血小板减少等。

十三、阿托伐醌

阿托伐醌（atovaquone）为苯醌衍生物，与同类药物相比，阿托伐醌弥补了该类药物吸收差、代谢迅速等药动学性质不足之处。阿托伐醌对恶性疟和耶氏肺孢子菌均有良好作用，动物实验中已证实其对弓形虫的作用，联合应用乙胺嘧啶或磺胺类药物可增强本品的抗原虫作用。

阿托伐醌的作用机制尚未明了。其生物利用度低，蛋白结合率超过 99%。在 AIDS 患者中半衰期为 2.2~2.9 天，大部分以原型从肾脏排出。阿托伐醌治疗恶性疟的复发率高，而用于治疗艾滋病患者耶氏肺孢子菌肺炎的疗效较好，其临床疗效与 SMZ-TMP 相仿，但不良反应明显低于磺胺药。阿托伐醌已被用于艾滋病患者合并轻至中度耶氏肺孢子菌肺炎而不能耐受 SMZ-TMP 治疗者。用法：750mg，1 日 3 次，进餐时同服，连用 21 天。常见不良反应有发热、皮疹等。此外，少数患者可能出现咳嗽、恶心、呕吐、腹泻、头痛、失眠等。

第二节　抗蠕虫药

一、甲苯咪唑

甲苯咪唑（mebendazole）为浅白色至微黄色粉末，无味、不吸潮，不溶于水、乙醚、乙醇以及三氯甲烷，易溶于甲醇和乙酸，熔点为285~289℃。

【抗蠕虫作用】本品为广谱抗蠕虫药，对蛔虫、蛲虫、鞭虫、粪类圆线虫的成虫和幼虫均有效，并可杀蛔虫卵和抑制钩虫幼虫的发育。甲苯咪唑的作用主要是通过抑制肠道寄生虫对葡萄糖的摄取，导致虫体内贮存的糖原耗竭，使虫体内腺苷三磷酸形成减少而死亡，但并不影响宿主血中葡萄糖水平。电镜观察显示本品可引起虫体被膜细胞及肠细胞胞质中微管变性，使高尔基体内分泌颗粒积聚，产生运输堵塞、胞质溶解，吸收细胞完全变性，从而引起虫体死亡。

【药动学】甲苯咪唑口服吸收差，口服本品后只有5%~10%由胃肠道吸收，进食后服药（特别是脂肪性食物）可增加吸收。服药后2~4小时，血药浓度达峰值，血浆中的总药量仅为摄入量的0.3%~0.5%。消除半衰期为1.5~5.5小时。口服后于24小时内以原型或2-氨基代谢物通过胆汁由粪便排出，5%~10%的药物由尿中排出。

【适应证及临床应用】用于蛲虫病、蛔虫病、钩虫病、鞭虫病、粪类圆线虫病、绦虫病的治疗。

【剂量及用法】甲苯咪唑片剂每片50mg。成人常用量：治疗蛔虫、钩虫、鞭虫感染：每次100mg，1日2次，连服3日。2周和4周后可重复用药1次；治疗蛲虫感染：单剂100mg，2周后重复用药1次；治疗绦虫、粪类圆线虫病：每次300mg，1日2次，连服3日。4岁以上的儿童应用成人剂量；2~4岁者用量减半。

【不良反应】因本品吸收少，排泄快，故不良反应较少。极少数患者有胃部刺激症状，如恶心、腹部不适、腹痛、腹泻等，尚可出现乏力、皮疹。偶见剥脱性皮炎，全身性脱毛症等，

【禁忌证及注意事项】

1. 2岁以下幼儿及对本品过敏患者禁用。此外，本品在动物实验中有致畸作用，因此孕妇禁用，哺乳期妇女应用本品时应停止哺乳。

2. 肝、肾功能不全者慎用。

3. 对诊断的干扰本品可使GPT、GOT及血尿素氮增高。

4. 少数病例特别是蛔虫感染较严重的患者服药后可引起蛔虫游走，造成腹痛或吐蛔虫，甚至引起窒息。此时应加用左旋咪唑等驱虫药以免发生上述情况。

5. 腹泻者因虫体与药物接触少，故治愈率低，应在腹泻停止后服药。

【药物相互作用】

1. 与西咪替丁等抑制肝微粒体酶活性的药物合用，能抑制甲苯咪唑的代谢，使甲苯咪唑的血药浓度升高。

2. 与苯妥英或卡马西平等诱导肝微粒体酶药物合用，可加快本品在肝内代谢，使甲苯咪唑的血药浓度降低。

二、阿苯达唑

阿苯达唑（albendazole）为白色或类白色粉末，无臭、无味，不溶于水，难溶于有机溶剂，

微溶于稀硫酸，熔点为 208~212℃。

【抗蠕虫作用】本品系苯并咪唑类衍生物，对多种线虫有高效，对绦虫和华支睾吸虫亦有效。该药与甲苯咪唑作用机制相似，其在体内迅速代谢为亚砜、砜醇和 2- 胺砜醇。对肠道线虫选择性及不可逆性地抑制寄生虫肠壁细胞胞质微管系统的聚合，阻断其对葡萄糖等营养物质的摄取，导致虫体内源性糖原耗竭，并抑制延胡索酸还原酶系统，阻止腺苷三磷酸的产生，致使虫体无法繁殖。动物实验发现：本品可致畸，但无致突变性和致癌性。

阿苯达唑在临床上作为一种广谱的抗寄生虫药物，使用已有近 30 年。20 世纪 90 年代末期，阿苯达唑的抗肿瘤研究开始逐渐引起药物研究者的关注，其抗微管聚合的作用机制已经得到证实。同时 1H- 苯并咪唑 -2- 氨基甲酸酯作为合成阿苯达唑的前体化合物，在体外与体内均也表现出抗肿瘤作用。苯并咪唑类化合物潜在的抗肿瘤作用，给药物研究者将其作为抗肿瘤先导化合物进行改造提供了思路和方向。

【药动学】本品不溶于水，故在肠道内吸收缓慢。同时有显著的肝脏首关代谢效应，原药在肝脏内转化为丙硫苯咪唑 - 亚砜与丙硫苯咪唑 - 砜，前者为杀虫成分。口服后 2.5~3 小时血药浓度达峰值；药物广泛分布于肝、肾、肌肉等器官和组织中，亦可透过血脑屏障。原药与砜衍生物在血中的浓度极低，不能测出。而丙硫苯咪唑 - 亚砜的浓度变化很大，平均（0.24 ± 0.13）mg/kg。消除半衰期为 8.5~10.5 小时。本品及其代谢产物大部分由尿排出，少部分从肠道排出，在体内无蓄积作用。

【适应证及临床应用】本品为广谱抗蠕虫药，除用于治疗钩虫、蛔虫、鞭虫、蛲虫、旋毛虫等线虫病外，还可用于治疗囊虫病和棘球蚴病。

【剂量及用法】

1. 成人用量 蛔虫及蛲虫病，一次 400mg 顿服；钩虫病及鞭虫病，每次 400mg，一日 2 次，连服 3 日；旋毛虫病，1 次 400mg，一日 2 次，连服 7 日；囊虫病，每日 20mg/kg，分 3 次口服，10 天为 1 个疗程，一般需 1~3 个疗程；棘球蚴病，每日 10mg/kg，分 2 次口服，30 天为 1 疗程，一般需 5 个疗程以上，疗程之间相隔为 7~10 日。

2. 儿童用量 12 岁以下小儿用量减半。

【不良反应】不良反应轻微，少数患者可有口干、乏力、嗜睡、头晕、头痛以及恶心，上腹不适等消化道症状。治疗囊虫病和棘球蚴病，因用药剂量较大，疗程较长，可出现谷丙转氨酶（GPT）升高，多于停药后逐渐恢复正常。

【禁忌证及注意事项】

1. 孕妇、对本品过敏者和严重肝、肾、心脏功能不全及活动性溃疡病患者禁用。

2. 蛲虫病患者易有自身重复感染，故在治疗 2 周后应重复治疗一次。

3. 脑囊虫病患者必须住院治疗，以免发生意外。

4. 合并眼囊虫病时，须先行手术摘除虫体，而后进行药物治疗。

三、噻苯唑

噻苯唑（tiabendazole）是合成的苯咪唑衍生物。

【抗蠕虫作用】本品具有广谱抗肠道线虫活性，包括对粪类圆线虫、蛲虫、钩虫、蛔虫、旋毛虫等均有作用。对幼虫和虫卵亦有杀灭作用，因此可用于治疗类圆线虫、钩虫等感染引起的皮下幼虫移行症。噻苯唑抗线虫的作用机制可能是通过抑制虫体的延胡索酸还原酶和胆碱酯酶的活性而起作用。

【药动学】口服后迅速由胃肠道吸收，也可以从皮肤表面及眼吸收。服药 1~2 小时后血药浓度达峰值。本品在体内代谢成 5- 羟基噻苯咪唑，然后与葡糖醛酸或硫酸结合。90% 的代谢产物经尿中排出，少部分由粪便排出。

【适应证及临床应用】适用于粪类圆线虫病、蛲虫病、钩虫病、鞭虫病、蛔虫病及皮肤幼虫移行症。

【剂量及用法】口服，体重 60kg 以下患者每次 25mg/kg，每日 2 次；60kg 以上者每次 1.5g，每日 2 次，疗程取决于感染程度。类圆线虫病的疗程为 2 天。皮下幼虫移行症如治疗 2 天后仍有活动性皮损，可重复治疗。内脏游走性幼虫病疗程为 7 天。

【不良反应】常规剂量下不良反应发生率为 5%～30%，多发生在服药后 3~4 小时，可持续 2~8 小时。常见的反应有：厌食、恶心、呕吐、眩晕、上腹不适；较少见的有：腹泻、瘙痒、疲倦、嗜睡、手足麻木、头晕、头痛、耳鸣、高血糖、脉搏徐缓、低血压、虚脱、暂时性肝功能异常；少见的不良反应有：发热、面部潮红、结膜充血、血管神经性水肿、淋巴结肿、皮疹。偶见幻视、嗅觉障碍、重症多形性红斑、尿结晶、暂时性白细胞减少及肝内胆汁淤积。

【禁忌证及注意事项】

1. 孕妇及哺乳期妇女以及体重低于 15kg 的小儿及有过敏史的患者禁用。

2. 粪类圆线虫的雌虫多产卵于小肠黏膜中，虫卵在该处可孵化为杆状蚴，并自黏膜逸出排出体外，但在接受免疫抑制剂治疗后，杆状蚴可迅速发育为丝状蚴，并钻入肠壁而进入血液循环，引起内源性感染，因而驱虫前不宜应用免疫抑制剂。失水、贫血及营养不良者应先给予支持疗法。

3. 噻苯唑偶使 GPT 升高及脑磷脂絮状试验呈阳性，可干扰诊断。

4. 下列情况应慎用或注意：①由于本品在肝内代谢，肝功能不全者慎用；②长期治疗时，应注意对肾脏的损害；③由于本品引起的中枢神经系统不良反应较多，在治疗期间不宜进行需精神高度集中的工作（如驾驶汽车、操作机床等）。

5. 该药可影响氨茶碱或黄嘌呤类药物的代谢。

四、伊维菌素

伊维菌素（ivermectin）是阿维菌素的两种密切相关的半合成衍生物的混合物。无色，无臭。

【抗螨虫作用】本品是由链霉菌（*Streptomyces avermitilis*）产生的大环内酯类抗生素的复合物。系一广谱抗螨虫药物，对盘尾丝虫亦有效。已广泛应用于兽医界，也应用于体外寄生虫的治疗。人类医学上，该药一般只用于治疗盘状丝虫病。伊维菌素的作用机制可能涉及神经介质 GABA（γ- 氨基丁酸）的释放。本品的毒性低，安全性较好。伊维菌素有致畸性，但无致突变性。

【药动学】本品肠道内吸收良好。一次口服 12mg，4 小时内血药浓度达峰值，约为 30μg/L。消除半衰期约为 12 小时，表观分布容积为 46.9L，血浆蛋白结合率为 93%。肝和脂肪组织内药物浓度高，脑中可有少量。代谢产物于服药后 2 周内在尿中排出。

【适应证及临床应用】可用于治疗盘尾丝虫病、粪类圆线虫病及疥疮。

【剂量及用法】盘尾丝虫病：150μg/kg，一次顿服；粪类圆线虫病：200μg/kg，2 剂；疥疮：200μg/kg，一次顿服。

【不良反应】有皮疹、发热、头痛、淋巴结炎、骨关节痛等，个别可出现眼部损害及中枢神经系统反应。

五、乙胺嗪

乙胺嗪（diethylcarbamazine），即海群生（hetrazan），为白色粉末，无臭、味酸苦，易溶于水、乙醚和三氯甲烷等，熔点为 141~143℃。

【抗蠕虫作用】本品有效活性仅用于丝虫。对罗阿丝虫的成虫和微丝蚴均有杀灭作用。对班氏丝虫和马来丝虫主要有杀微丝蚴活性，对成虫作用缓慢。对盘尾丝虫的微丝蚴有活性而对成虫无作用。其作用机制为抑制虫体的肌肉活动和改变微丝蚴体表膜，使之更易遭受宿主防御功能的攻击和破坏。

【药动学】该药与哌嗪结构相似，口服后易吸收，服单剂 0.2~0.4g 后 1~2 小时血药浓度达峰值，约 0.1mg/L，血半衰期为 9~12 小时。除脂肪组织外，药物在体内分布均匀。原药或代谢产物的 70% 以上由肾脏排泄，其余由肾外途径排出。

【适应证及临床应用】用于治疗班氏丝虫、马来丝虫和罗阿丝虫感染，也用于盘尾丝虫病。对前三者一次或多次治疗后可根治，但对盘尾丝虫病，因本品不能杀死成虫，故不能根治。

【剂量及用法】国内目前用于丝虫病，成人每日 0.6g，分 3 次服，连服 7 日，总剂量为 4.2g；血中微丝蚴多，体质好的成人患者可采用大剂量短程疗法，即：每天午后一次顿服 1.5g，连服 3~4 天，总剂量为 4.5~6g；亦可采用小剂量长疗程法，100mg，每天 3 次，连服 14 天，总剂量 4.2g。在丝虫病流行区，也有将乙胺嗪掺拌入食盐中，制成药盐供全民食用以杀死血液中微丝蚴，防治效果迅速可靠，为消灭丝虫病传染源的较好措施。

【不良反应】乙胺嗪本身的毒性甚低，偶可引起食欲减退、恶心、呕吐、头晕、头痛、乏力、失眠等。治疗期间由于大量微丝蚴和成虫杀灭后释放异性蛋白，可有畏寒、发热、头痛、肌肉关节酸痛、皮疹、瘙痒等症状。偶见过敏性喉头水肿、支气管痉挛、暂时性蛋白尿、血尿、肝大和压痛等。成虫死亡后尚可引起局部反应如淋巴管炎、淋巴结炎、精索炎、附睾炎等，并出现结节。马来丝虫病患者出现的反应常较班氏丝虫病者为重，血中微丝蚴数多者反应也较重。

【禁忌证及注意事项】

1. 孕妇和哺乳期妇女应暂缓治疗。肾功能不全者应减量。

2. 用于丝虫感染时应从小剂量开始，以减少因虫体破坏而引起的不良反应。

3. 在重度丝虫感染者采用乙胺嗪治疗后可发生脑病和视网膜出血等。预先给予肾上腺皮质激素可减少不良反应。

4. 活动性肺结核、严重心脏病、肝病、肾病、急性传染病等患者应暂缓治疗。儿童有蛔虫感染者应先驱蛔虫。

六、吡喹酮

吡喹酮（praziquantel）为无色结晶性粉末，无臭、微苦，具有吸湿性，难溶于水，而易溶于乙醚和三氯甲烷等大多数有机溶剂，熔点为 136~140℃。

【抗蠕虫作用】本品对血吸虫、华支睾吸虫、肺吸虫、姜片虫和囊虫均有效。中国内地不同地区虫株对吡喹酮敏感性存在差异。吡喹酮对虫体可起两种主要药理作用：①虫体肌肉发生强直性收缩而产生痉挛性麻痹：血吸虫接触低浓度吡喹酮后仅 20 秒钟虫体张力即增高，药浓度达 1mg/L 以上时，虫体瞬即强烈挛缩。虫体肌肉收缩可能与吡喹酮增加虫体细胞膜的通透性，使细胞内钙离子丧失有关。②虫体皮层损害与宿主免疫功能参与：吡喹酮对虫体皮层有迅速而明显的损伤作用，引起合胞体外皮肿胀，出现空泡，形成大疱，突出体表，最终表皮糜烂溃破，分泌体几乎全部消失,环肌与纵肌亦迅速先后溶解。在宿主体内,服药后15分钟即可见虫体外皮空泡变性。皮层破坏后,影响虫体吸收与排泄功能,更重要的是其体表抗原暴露,从而易遭受宿主的免疫攻击,大量嗜酸性粒细胞附着皮损处并侵入,促使虫体死亡。此外,吡喹酮还能引起继发性变化,使虫体表膜去极化,皮层碱性磷酸酶活性明显降低,致使葡萄糖的摄取受抑制,内源性糖原耗竭。吡喹酮还可抑制虫体核酸与蛋白质的合成。新近研究显示,吡喹酮对血吸虫表皮的损害作用并非直接效应,而可能是通过钙通道影响细胞内 Ca^{2+} 内稳态变化导致的间接效应。研究还发现细胞松弛素 D(CyD)可完全拮抗吡喹酮的杀虫作用,表明吡喹酮可能存在多靶点抗血吸虫作用。在持续药物压力下,感染宿主体内的吡喹酮还可能使虫体对吡喹酮产生一定的耐受性。

【药动学】口服后吸收迅速,80% 以上的药物可从肠道吸收,血药浓度1小时左右达峰值,消除半衰期为 0.8~1.5 小时,药物进入肝脏后首关代谢效应显著,主要形成羟基代谢物,仅极少量未代谢的原药进入体循环。门静脉血中药物浓度可较周围静脉血药浓度高 10 倍以上。脑脊液内药物浓度为同期血药浓度的 15%~20%,哺乳期患者服药后,其乳汁中药物浓度相当于血药浓度的 25%。口服 10~15mg/kg 后的血药峰值约为 1mg/L。药物主要分布于肝脏,其次为肾脏、肺、胰腺、肾上腺、脑垂体、唾液腺等,很少通过胎盘。主要由肾脏以代谢物形式排出。

【适应证及临床应用】本品为广谱抗吸虫和绦虫药物。适用于各种血吸虫病、华支睾吸虫病、肺吸虫病、姜片虫病以及绦虫病和囊虫病的治疗。

【剂量及用法】

1. 急性血吸虫病　成人总剂量为 120mg/kg(儿童 140mg/kg),4~6 日疗法,每日量分 2~3 次服用。

2. 慢性血吸虫病　成人总剂量为 60mg/kg,每次 10mg/kg(体重以 60kg 为限),每日 3 次,连服 2 日;儿童患者体重低于 30kg 者,总量为 70mg/kg。现场大规模治疗,在轻流行区用吡喹酮 40mg/kg,顿服,在重流行区用 50mg/kg,分 2 次服用,也取得满意效果。

3. 华支睾吸虫病　总剂量为 90~150mg/kg,采用 3 日 9 次疗法。

4. 肺吸虫病　25mg/kg,每日 3 次,连服 3 天。

5. 姜片虫病　15mg/kg,顿服。

6. 牛肉和猪肉绦虫病　10mg/kg,清晨顿服。

7. 短小膜壳绦虫和阔节裂头绦虫病　25mg/kg,顿服。

8. 囊虫病　总剂量 120~180mg/kg,3~5 日疗法,每日量分 2~3 次服。

【不良反应】常见的不良反应有头晕、头痛、恶心、腹痛、腹泻、乏力、四肢酸痛等,一般程度较轻,持续时间较短,不影响治疗,不需处理。5%~10% 的病例出现心悸、胸闷等症状,心电图显示 T 波和 ST 段轻度改变,偶见 Q-T 间期延长和房室传导阻滞。少数病例可出现肝功能异常,偶可诱发精神失常或出现消化道出血。

【禁忌证及注意事项】

1. 严重的晚期血吸虫病,以及伴有心、肝或肾等严重器质性疾病的血吸虫病患者应慎用。有精神病史的患者慎用。

2. 治疗寄生于组织内的寄生虫如血吸虫、肺吸虫、囊虫等,由于虫体被杀死后释放出大量的抗原物质,可引起发热、嗜酸性粒细胞增多、皮疹等,偶可引起过敏性休克,必须注意观察。

3. 脑囊虫病患者需住院治疗,并辅以防治脑水肿和降低高颅内压的药物。

4. 合并眼囊虫病时,须先手术摘除。

七、硫氯酚

硫氯酚（bithionol）对肺吸虫囊蚴有明显杀灭作用，对华支睾吸虫病疗效较差。临床上应用于治疗肺吸虫病。剂量为每日 50～60mg/kg（成人与小儿同）。等分 3 次服用，疗程总量 30～45g。不良反应有轻度头晕、头痛、呕吐、腹痛、腹泻和荨麻疹等反应，也可能引起药物性肝炎。对本品过敏者禁用。

八、三苯双脒

三苯双脒（tribendimidine）肠溶片（tribendimidine enteric-coated tablets）对美洲钩虫、巴西日本圆线虫、犬钩虫、犬弓蛔虫有一定的驱除作用，对节片戴纹绦虫和楔形变带绦虫也有一定的作用。

【药动学】口服三苯双脒肠溶片 0.4g，尿中 24 小时和总累积排泄量分别为（0.115±0.121）mg 和（0.126±0.125）mg，相应的排泄率分别为 0.029%±0.030% 和 0.031%±0.031%。口服三苯双脒肠溶片 0.6g，尿中 24 小时和总累积排泄量分别为（0.415±0.449）mg 和（0.461±0.492）mg，相应的排泄率分别为 0.069%±0.075% 和 0.077%±0.082%。试验结果显示绝大多数血浆样本中未能检测到三苯双脒，且尿中药物排泄也极少（不到 0.1%）。

口服 0.4g 和 0.6g 三苯双脒肠溶片后，三苯双脒的吸收半衰期分别为（3.01±2.35）小时和（3.23±1.60）小时，表明三苯双脒的吸收较慢，且吸收速率与剂量大小无关。

口服 0.4g 和 0.6g 三苯双脒肠溶片后，三苯双脒的消除半衰期分别为（5.75±3.32）小时和（4.29±2.10）小时，表明三苯双脒在体内的消除可能随剂量增大而加快。

【适应证及临床应用】本品为广谱肠道驱虫药，用于治疗钩虫（尤其是美洲钩虫）、蛔虫感染。

【剂量及用法】口服，钩虫感染：0.4g 一次顿服。蛔虫感染：0.3g 一次顿服。

【不良反应】恶心、腹痛、腹泻、头晕、头痛、困倦，程度较轻，无须特殊处理。

【禁忌证及注意事项】

1. 对本品成分过敏者禁用。

2. 心脏病患者或心电图异常者不宜使用。

3. 伴有严重肝、肾功能异常患者慎用。

4. 暂不推荐孕妇及哺乳期妇女用药。

5. 本品不能掰开或咬碎服用。

主要参考文献

[1] 俞强.解决人类重大健康问题的抗寄生虫病药——2015年诺贝尔生理学或医学奖简介.自然杂志,2015,37(6):405-410.

[2] 曹慧,李国庆.青蒿素类药物的生物学活性应用研究进展.微生物学免疫学进展,2016,44(2):84-88.

[3] 李洪军,汪伟,梁幼生.双氢青蒿素抗寄生虫作用研究进展.中国血吸虫病防治杂志,2011,23(4):460-464.

[4] 王军,王增寿,朱光辉,等.奥硝唑的临床应用及不良反应.医药导报,2006,25(7):711-712.

[5] 闻俊娜,张博全,沈丽,等.奥硝唑配伍禁忌文献分析.中国医药,2013,8(8):1179-1180.

[6] 路宽,覃亮.抗寄生虫药阿苯达唑新活性研究.中国当代医药,2010,17(23):12-13.

[7] 钱科,汪伟,梁幼生.国内外吡喹酮研究进展.热带病与寄生虫学,2011,9(3):176-180.

[8] 杨巧林,蔡茹,李欣.日本血吸虫吡喹酮耐药虫体筛选及其超微结构观察.中国血吸虫病防治杂志,2010,22(3):206-212.

[9] MU L L, CHENG Z N, GUO X, et al. Investigation of chiral inversion andpharmacokinetics of laevo-ornidazole by high-performance liquid chromatography. JClin Pharm Ther, 2013,38(1):31-35.

第三篇

抗感染药的临床应用

第一章
血流感染和感染性心内膜炎

第一节　血流感染

血流感染（blood stream infection, BSI）是指由细菌、真菌等病原微生物入侵血流所致的全身性感染，血培养可获阳性结果。BSI 包括菌血症（bacteremia）和败血症（septicemia）。菌血症时，细菌等病原微生物侵入血液后常迅速为机体防御系统所清除，因此多呈一过性，患者无明显毒血症状或症状轻微；败血症时细菌等病原微生物在血液中迅速大量生长繁殖，由病原微生物及其毒素引起明显的毒血症状，常表现为高热、寒战，部分患者出现血压降低、多器官功能障碍。严重者表现为脓毒症（sepsis）或脓毒症休克。脓毒症定义为由感染（其中包括血流感染）所致的宿主反应失调引发危及生命的器官功能障碍。器官功能障碍是指由感染引发的序贯器官衰竭评分（SOFA）≥ 2 的急性变化。在综合医院疑为感染所致的序贯器官衰竭评分（SOFA）≥ 2 的住院患者中总病死率约为 10%。而脓毒症休克是指脓毒症患者伴有持续低血压需要使用血管加压药维持平均动脉压 ≥ 65mmHg，以及血清乳酸水平 >2mmol/L（18mg/dL），尽管予以充足的液体复苏，但组织器官的低灌注导致的多器官衰竭常使脓毒性休克患者的医院病死率超过 40%。

近年来，随着医疗技术水平的不断提高，大手术的开展，损伤性医疗器械在检查和治疗中应用的增多，机体免疫受损机会亦增加；同时医院内耐药菌的流行，广谱抗菌药的广泛应用等多种因素的存在使血流感染的发病，尤其是医院内获得者呈上升趋势，且病原菌耐药现象严重。目前血流感染病死率仍高，由多重耐药菌所致医院获得的血流感染，其病死率仍可高达 20%~50%。及早、正确地诊断和给予最适宜的抗微生物治疗是降低病死率、改善预后的关键。血流感染的病原诊断及抗微生物治疗需综合考虑以下方面：①原发感染灶是否存在；②患者原发疾病及有无免疫功能受损，尤其是接受侵袭性诊断或治疗措施的情况；③患者所在地区细菌耐药性变迁情况。在病原诊断未确立之前，可根据上述因素综合考虑，先给予经验性抗菌药物治疗，待病原诊断确立后必要时再予以调整。

【病原学】血流感染的病原大多数为细菌，其中又以需氧菌为主，厌氧菌和真菌明显较需氧菌为少见。少数情况下，病毒、分枝杆菌、支原体等病原微生物亦可引起血流感染。

血流感染病原菌的分布与获得感染处所、原发病灶和入侵途径等有关。在社区获得性血流感染（community-acquired BSI, CABSI）、卫生保健相关社区获得性血流感染（healthcare-associated BSI, HCABSI）和医院获得性血流感染（hospital-acquired BSI, HABSI）中病原菌的分布有一定差别（表 3-1-1）。HABSI 是指首次血培养阳性发生在住院 ≥ 48 小时或出院 < 48 小时的患者；社区起病（首次血培养在住院 48 小时内）的 BSI 包括 CABSI 和 HCABSI。后者是指 BSI 发病前30 天内有静脉用药治疗史或接受家庭特别护理，或血液透析的患者，以及在 BSI 发病前 90 天内曾入住急诊护理院 > 2 天的患者。不具有 HCABSI 中任一项的社区发病的 BSI 属 CABSI。在HABSI 中凝固酶阴性葡萄球菌、金黄色葡萄球菌包括甲氧西林耐药株（MRSA）、念珠菌属真菌、鲍曼不动杆菌等明显较 CABSI 为多见；HCABSI 较 CABSI 中凝固酶阴性葡萄球菌、MRSA、铜绿假单胞菌、鲍曼不动杆菌、念珠菌属等为常见。HCABSI 的病原菌分布与 HABSI 有类似之处。在 ICU 患者中 BSI 的发病明显高于非 ICU 住院患者。此外分枝杆菌血流感染发病近年来亦呈上升趋势，在免疫功能低下或免疫缺陷者中较常见。有报道在 HIV 阳性患者中 42% 结核分枝杆菌血培养阳性。非结核分枝杆菌血流感染在 AIDS 患者和其他免疫功能低下患者中的发病亦有所增高，其中鸟分枝杆菌（M. avium complex, MAC）最为常见，AIDS 患者中约 51%~96% 患有 MAC 感染，其他少见者尚有偶发分枝杆菌（M. fortuitum）、龟分枝杆菌（M. chelonei）以及新近出现的 M. genuvense。此外尚有一些较少见或特殊培养要求的病原微生物也可致血流感染，如军团菌属、链球菌营养变种、弯曲菌属、布鲁氏菌属和支原体等。

表 3-1-1 血流感染的主要病原菌分布*

社区获得性血流感染 （CABSI）	卫生保健相关社区获得性血流感染 （HCABSI）	医院获得性血流感染 （HABSI）
大肠埃希菌	大肠埃希菌	凝固酶阴性葡萄球菌
金黄色葡萄球菌	金黄色葡萄球菌	大肠埃希菌
肺炎链球菌	凝固酶阴性葡萄球菌	金黄色葡萄球菌
克雷伯菌属	克雷伯菌属	肠球菌
沙门菌	铜绿假单胞菌	克雷伯菌属
其他肠杆菌科细菌	肺炎链球菌	耐甲氧西林金黄色葡萄球菌
流感嗜血杆菌	肠球菌属	念珠菌属
铜绿假单胞菌	肠杆菌属	铜绿假单胞菌
β 溶血性链球菌	耐甲氧西林金黄色葡萄球菌	鲍曼不动杆菌
肠球菌属	厌氧菌	肠杆菌属
厌氧菌	鲍曼不动杆菌	嗜麦芽窄食单胞菌
凝固酶阴性葡萄球菌	念珠菌属	
草绿色链球菌组		

*本表内容参考本章参考文献 [1]~[3]，各列中病原菌由多至少排列。

　　有原发感染灶者，BSI 病原菌种类分布有一定差别。由皮肤软组织感染、外科手术后伤口感染所致者多为葡萄球菌，少数病例中的葡萄球菌属亦可来自呼吸道感染灶。肺炎链球菌多来自呼吸道，肠球菌血流感染多由胃肠道感染和泌尿生殖道感染灶入侵所致。大肠埃希菌血流感染的最常见原发病灶为泌尿生殖系感染，其次为肠道感染。肺炎克雷伯菌、铜绿假单胞菌常由呼吸道及泌尿生殖道感染灶入侵；肺炎克雷伯菌、其他肠杆菌科细菌、不动杆菌属等革兰氏阴性杆菌血流感染的原发病灶可为胃肠道、腹腔感染和胆道感染等。脆弱拟杆菌血流感染常来自腹腔、盆腔感染灶，真菌血流感染多来自全胃肠外营养、中央静脉导管、脏器念珠菌定植等。

　　血流感染的病原菌耐药性呈增长趋势。尤其是医院获得感染其病原菌的耐药程度明显高于社区获得感染者。在需氧革兰氏阳性球菌中，甲氧西林或苯唑西林耐药的葡萄球菌属明显增多，耐万古霉素肠球菌、耐青霉素肺炎链球菌在全球范围内呈增长趋势。在需氧革兰氏阴性杆菌中，产超广谱 β- 内酰胺酶（ESBLs）的肺炎克雷伯菌、大肠埃希菌，产 AmpC 酶的肠杆菌属、柠檬酸杆菌属、沙雷菌属，对哌拉西林等呈现耐药的铜绿假单胞菌均不断增多，医院内流行的鲍曼不动杆菌、嗜麦芽窄食单胞菌、黄杆菌属等也呈现多重耐药。更为严重的是近年来出现的碳青霉烯类抗生素耐药肠杆菌科细菌（CRE）和鲍曼不动杆菌（CRAB），除多黏菌素类外，对其他临床常用抗菌药几乎全部耐药。

【发病和诱因】血流感染的发病率在不同国家和地区、不同患者人群中发病率相差甚多。近期报道的北美和欧洲地区，按当地人口计，BSI 年发病为 57.5 万~67.7 万例次（北美）和 121.3 万~138.1 万例次（欧洲），其中约 19%~30% 为医院获得 BSI（HA）。HABSI 在 1 000 名入院患者中发病者为 6 例次（美国）和 2.7~8.4 例次（欧洲）。社区获得 BSI（HA 及 HCA）的发病例次数远高于 HA 者，约占 BSI 发病总例次数的 70%~80%。

机体免疫功能缺陷或低下是血流感染的重要诱因，健康者在病原菌入侵后，一般仅表现为短暂菌血症，细菌可被人体的防御免疫系统迅速消灭，并不引起任何症状。但各种防御免疫功能缺陷者，包括局部或全身屏障功能的缺失，均易诱发血流感染。各种原因引起的中性粒细胞缺乏或减少是诱发血流感染的常见原因，血流感染的发病与中性粒细胞减少的程度有关；当中性粒细胞在 0.5×10^9/L 以下时，血流感染发病率明显增高。此类血流感染多继发于急性白血病、骨髓移植术后、恶性肿瘤患者接受化疗后，以及再生障碍性贫血等患者。

各种大手术的开展、肾上腺皮质激素和广谱抗菌药的应用、放射治疗、细胞毒类药物的应用等均为血流感染的重要诱因。烧伤创面、气管插管、气管切开、静脉导管、留置导尿管等的应用均可使机体局部屏障功能受损，成为病原菌的入侵门户。此外，严重的原发疾病如肝硬化、结缔组织病、糖尿病、尿毒症等也是血流感染的诱因。上述各种诱因中，如患者同时存在两种或两种以上时，则发生血流感染的危险性明显增高。在诱发因素中留置静脉导管导致凝固酶阴性葡萄球菌、金黄色葡萄球菌血流感染的发生，已日益在医院感染中占重要地位，许多作者报道了与导管和其他血管内留置装置有关的败血症（catheter 或 device associated septicemia）多由表皮葡萄球菌为主的凝固酶阴性葡萄球菌和金黄色葡萄球菌引起。除中心静脉导管、周围静脉留置导管外，尚有脑室引流管放置、脑脊液分流术后，以及为监测血氧饱和度、血液透析等保留的动脉通道、腹膜透析、输注营养液的留置导管等。此类血流感染的病原菌除葡萄球菌属最为常见外，沙雷菌属、铜绿假单胞菌等革兰氏阴性杆菌也为重要病原菌；真菌，主要为念珠菌属，也是留置导管血流感染的病原菌，尤其在通过留置静脉导管静脉滴注全营养液（TPN）时更易发生。留置导尿管则常是诱发大肠埃希菌、铜绿假单胞菌血流感染的原因；静脉导管的留置和辅助呼吸器的应用也是不动杆菌属、沙雷菌属、黄杆菌属等革兰氏阴性杆菌血流感染的常见诱因之一。

【诊断和预后】血培养获阳性结果并非诊断血流感染的唯一依据。如系短暂的细菌入血，并无明显临床症状者称为菌血症，在泌尿生殖道的手术操作或检查，如尿道扩张、前列腺手术、膀胱镜检查等，口腔手术如拔牙等操作时均可发生菌血症，但持续时间短暂。肺炎链球菌肺炎也可导致短暂的菌血症出现。如菌血症持续数小时至数日以上且伴有畏寒、寒战、发热等毒血症状或中毒性休克时可诊断为败血症。血流感染可分为非复杂性和复杂性。非复杂性 BSI 定义为血培养阳性并符合以下情况：可排除心内膜炎；无修复植入物；初次血培养后 2~4 天重复检查细菌不再生长；初始有效治疗后 72 小时内热退；无迁徙病灶的证据。复杂性 BSI 定义为血培养阳性并且不符合非复杂性 BSI 标准。

由于血流感染病原菌种类众多，难以根据临床表现鉴别，正确的病原学诊断有赖于及早采取血培养及脓液或其他体液等相关标本进行培养。在投予抗菌药物前即应采血送培养至少 2 次，一般 3~4 次，每次采血时需采自两处不同部位，采血量至少 10ml，最大量不超过 30ml。如应用抗菌药物后发热不退，仍可继续送血培养，疑有厌氧菌或真菌血流感染时，需加送厌氧及真菌培养。当血培养获阳性结果时，有助于血流感染的诊断，但并非血培养阳性者均可诊断为血流感染。大量资料显示普通血培养中下列细菌生长时，90%以上属血流感染，如肠杆菌科细菌、铜绿假单胞菌、肺炎链球菌和白念珠菌等；某些细菌如棒状杆菌属、痤疮丙酸杆菌等血培养阳性时仅有不足5%属血流感染；草绿色链球菌、肠球菌属和凝固酶阴性葡萄球菌血培养阳性者分别有70%、38%和12%~26%被诊断为血流感染。因此对血培养阳性结果的诊断意义必须结合临床情况考虑，尤其是一些条件致病菌，例如血培养凝固酶阴性葡萄球菌生长，在符合下列全部情况时考虑系标本污染：①仅从单一血培养标本中获该菌；②患者并无血管内留置导管或其他植入装置；③原有感染类型并不像由该菌所引起。因此对条件致病菌所致血流感染，如两次血培养获同一种细菌，或血培养结果与脓液、胸腹水等其他相关标本培养结果相同时，可诊断为该菌所致血流感染。

在未获病原菌前的临床诊断，需依据详细的病史及全面的体检，以及对流行病学、起病诱因和原发病灶等全面了解后，做出临床诊断，以便尽早开始经验治疗。对病原菌的估计应首先区别属革兰氏阳性或革兰氏阴性菌，此外尚需估计有无厌氧菌或真菌感染的可能。院外发生的皮肤软组织感染和住院患者留置静脉导管，尤其中心静脉导管放置者最易发生葡萄球菌属（金黄色葡萄球菌和表皮葡萄球菌）血流感染；继发于呼吸系统感染的血流感染亦有可能为金黄色葡萄球菌；继发于泌尿生殖系感染的病原菌大多为大肠埃希菌，也可为肠球菌属；胆道感染、胃肠道感染、腹腔和盆腔感染均可能是革兰氏阴性杆菌血流感染的原发病灶，后两者常存在需氧菌和厌氧菌的混合感染。各种原因引起的免疫缺陷，尤其是中性粒细胞缺乏症患者发生血流感染时，病原菌以医院内存在的、耐药程度高的革兰氏阴性杆菌，包括肠杆菌科细菌、不动杆菌属、假单胞菌属等最为可能，耐药葡萄球菌属亦是重要的病原菌。长期应用广谱抗菌药物或肾上腺皮质激素者可能发生真菌血流感染。

血流感染的预后与以下因素有关：①病原菌种类，肺炎链球菌、溶血性链球菌（除侵袭性A群链球菌外）所致血流感染的病死率低，肠球菌血流感染的病死率约为15%~35%，肠杆菌属、肺炎克雷伯菌、柠檬酸杆菌属、变形杆菌属、气单胞菌属等革兰氏阴性菌血流感染病死率均较高，不动杆菌属、铜绿假单胞菌、其他假单胞菌属和耐甲氧西林金黄色葡萄球菌所致者的病死率可达30%~45%或更高，真菌血流感染的病死率可高达40%~67%；②复数菌所致血流感染的病死率明显高于单一菌种所致者，据报道两种细菌所致者的病死率为26%~40%，两种以上细菌所致者达37%~54%；③获得感染场所，医院获得血流感染的病死率明显高于社区获得者，因病原菌常高度耐药，原发疾病严重，患者常为免疫功能低下者；④有严重原发疾病的患者预后差，如患有血液系统恶性病变、肿瘤、肝硬化、尿毒症等患者的病死率均高；⑤原发病灶不明者病死率较高；⑥起病前已接受抗菌药物治疗者的病死率高于未接受抗菌药物者。

【血流感染病原微生物耐药变迁及抗微生物治疗】由于血流感染患者病情危急，且病原菌常无法在短期内检出，故在血流感染临床诊断初步确立并留取血和其他相关标本送培养后应即开始经验治疗。根据患者原发病种类、免疫缺陷情况、流行病学资料、可能的入侵途径、初步推断的病原菌种类及当地病原菌耐药情况拟订经验治疗方案，给予适宜的抗菌药物（表3-1-2），获知细菌药敏报告后再根据患者治疗后反应和药敏结果调整用药。血流感染的抗菌治疗一般可采用两种有效抗菌药物的联合，亦可单药治疗，在抗菌治疗开始时宜静脉给药，以保证药效。疗程宜较长，体温平稳后尚需继续用药7~10天，如有迁徙病灶者则需更长。有局部病灶者可能尚需配合外科引流等措施。

（一）需氧革兰氏阳性球菌血流感染

在需氧革兰氏阳性球菌血流感染中葡萄球菌属占首位。近年来肠球菌属细菌所致的医院获得及社区获得血流感染也呈上升趋势；肺炎链球菌、β 溶血性链球菌和草绿色链球菌等亦为重要病原菌。在革兰氏阳性球菌中耐药现象严重，如耐甲氧西林葡萄球菌属、耐万古霉素肠球菌属等。近年来又出现了金黄色葡萄球菌对万古霉素敏感性降低的菌株。耐药菌的增多给感染的抗菌治疗带来了很大的困难。为治疗上述耐药菌感染，近年来陆续有多种抗菌新药研究的报道，其中有的已用于临床。

1. 葡萄球菌血流感染　病原菌主要为金黄色葡萄球菌和表皮葡萄球菌等凝固酶阴性葡萄球菌。常见于静脉留置导管或有其他血管内装置者，原发病灶也可为皮肤软组织感染、肺炎（常伴机械通气）等。近年来金黄色葡萄球菌及凝固酶阴性葡萄球菌（CONS）对常用抗菌药耐药明显，尤其是耐甲氧西林金黄色葡萄球菌（MRSA）和凝固酶阴性葡萄球菌（MRCONS）。在 HABSI 中甲氧西林耐药者明显较 CABSI 为多见。耐甲氧西林葡萄球菌（MRS）呈多重耐药，除对甲氧西林耐药外，对其他青霉素类、头孢菌素类和其他 β- 内酰胺类抗生素、大环内酯类、林可霉素类亦呈现耐药，对氨基糖苷类、氟喹诺酮类的多数品种亦可呈现耐药。对万古霉素、去甲万古霉素敏感，但在全球范围内已有少数菌株对万古霉素敏感性降低或耐药的报道。替考拉宁（teicoplanin）对金黄色葡萄球菌的抗菌作用与万古霉素相仿，对部分凝固酶阴性葡萄球菌的作用则不如万古霉素。近年来上市的噁唑烷酮类（oxazolidinones）中的利奈唑胺（linezolid）、达托霉素，链阳菌素类（streptogramins）中的奎奴普丁 / 达福普汀（quinupristin/dalfopristin, synercid）亦有用于 MRS 血流感染获良好疗效的报道。此外，磷霉素钠，利福平，复方磺胺甲噁唑，氨基糖苷类的异帕米星（isepamicin）、阿米卡星和奈替米星等亦对部分 MRS 菌株体外有活性，可根据药敏选用作为联合用药之一。磷霉素钠或利福平与万古霉素或去甲万古霉素的联合是常用于 MRS 血流感染的治疗药物（表 3-1-2）。由于葡萄球菌属目前对青霉素几近全部耐药，葡萄球菌血流感染的经验治疗宜首选苯唑西林或氯唑西林。对青霉素类有过敏史者可选用头孢噻吩或头孢唑林，但需除外对青霉素类有过敏性休克史或其他严重不良反应者，因青霉素与头孢菌素类间偶可发生交叉过敏反应。在使用头孢菌素类时仍需密切观察，并准备处理严重即刻反应的应急药品和设备。病原检查和药敏试验结果证实为耐甲氧西林葡萄球菌血流感染时，首选万古霉素或去甲万古霉素与磷霉素钠或利福平的联合，此外可选用的药物尚有达托霉素（daptomycin）、替考拉宁和氨基糖苷类等，但均需根据药敏结果选用，一旦药敏试验结果证实葡萄球菌并非甲氧西林耐药株时，仍宜选用 β- 内酰胺类，苯唑西林、氯唑西林、第一代及第二代头孢菌素等均是适宜的选用药物，并不需应用万古霉素或替考拉宁等药物。

近年来出现的少数对万古霉素敏感性下降的金黄色葡萄球菌感染（包括 BSI）的研究资料显示，万古霉素用于治疗 MIC 为 1.5mg/L、2mg/L 的金黄色葡萄球菌感染时，其失败率明显高于 MIC ≤ 1mg/L 的金黄色葡萄球菌所致者，因此目前推荐在治疗 MIC 1~1.5mg/L 金黄色葡萄球菌血流感染、肺炎、脑膜炎等重症感染时，需增大万古霉素剂量，以达到万古霉素谷浓度 15~20mg/L 和 AUC/MIC=400，但加大剂量可能增加肾毒性。治疗 MIC ≥ 2mg/L 金黄色葡萄球菌感染时，宜选用其他药物，如达托霉素等。

近年来出现的社区获得性 MRSA（CA-MRSA），以及原先仅在医疗机构中传播、致病的 MRSA（HA-MRSA），也可出现在社区感染中。CA-MRSA 具有独特的生物学特性，毒力较 HA-MRSA 更强，可以在无 MRSA 感染危险因素的健康人群中引起感染，也可导致医院内暴发流行。所致感染主要为皮肤软组织感染，少数可引起危及生命的坏死性肺炎、坏死性筋膜炎和 BSI。需注意的是 CA-MRSA 与 HA-MRSA 对抗菌药的敏感性略有不同，其对非 β- 内酰胺类药物如克林霉素、喹诺酮类等可能呈现敏感，需依据其药敏试验结果选用药物。

2. 肠球菌血流感染　在血流感染中，由肠球菌属所致者呈增多趋势，据欧美等国大系列报道肠球菌属在医院获得性血流感染病原菌中已占第 3~4 位。在肠球菌属中，以粪肠球菌最为常见，少数为屎肠球菌，偶可为鸟肠球菌、坚韧肠球菌、铅黄肠球菌等。肠球菌属血流感染常继发于尿路感染、腹腔感染、盆腔感染后。近年来在留置静脉导管或导尿管、动脉通道、腹膜透析、烧伤、褥疮溃疡等患者中发病增多，且大多系医院内获得。此外住院时间长，先前应用广谱抗菌药，尤其对该菌抗菌作用差的头孢菌素类的应用也是引起该菌血流感染的危险因素。由于肠球菌属细菌对许多常用抗菌药呈固有耐药，仅对青霉素、氨苄西林呈中度敏感，对万古霉素等糖肽类呈现敏感。近年来又出现了对万古霉素耐药的肠球菌（VRE），且呈逐渐增多趋势，其检出率随地区不同而异。近期北美和欧洲细菌耐药监测资料（SENTRY）中 VRE 占肠球菌感染病原菌的30%，且 90% 以上为屎肠球菌。近期国内细菌耐药监测资料（2014 CHINET）显示，VRE 在粪肠球菌和屎肠球菌中的检出率分别为 0.4% 和 4.2%。对拟诊肠球菌属 BSI 患者的经验治疗可首选氨苄西林或青霉素（剂量宜较高）与氨基糖苷类联合，待获知药敏结果后，可据此选用万古霉素、替考拉宁等药物（表 3-1-2）。耐万古霉素肠球菌（VRE）所致者宜选用利奈唑胺，或达托霉素，如属 VanB 型耐药者，仍可选用替考拉宁。

3. 链球菌血流感染　在链球菌属细菌所致血流感染中，肺炎链球菌所致者最常见，其次为 β 溶血性链球菌和草绿色链球菌。近期一较大系列报道中肺炎链球菌占链球菌属血流感染病原菌的 50.7%，β 溶血性链球菌占 32.8%，其中又以 B 群溶血性链球菌为多见，A 群溶血性链球菌次之，C、G 群溶血性链球菌最少。草绿色链球菌占链球菌属的 16.5%，其中最常见者为缓症链球菌（*S. mitis*）和血液链球菌（*S. sanguis*）。

（1）肺炎链球菌血流感染：多系肺炎链球菌肺炎伴发的菌血症，少数为败血症。患有血液系统疾病及脾切除术后免疫功能缺陷者易罹患本病。肺炎链球菌血流感染在新生儿、2 岁以下婴幼儿和 65 岁以上老年人中发病率较高。近 10 年来肺炎链球菌对青霉素的敏感性有所降低，出现了对青霉素呈现中介（PISP）和耐药（PRSP）株。青霉素耐药株对红霉素、克林霉素、氯霉素等亦呈多重耐药。目前国内对血流感染中肺炎链球菌对青霉素的耐药状况尚缺乏较大系列资料，但细菌耐药监测资料（2017CHINET）显示临床分离肺炎链球菌中，成人和小儿 PISP 的检出率分别为 3.4% 和 11.0%，PRSP 分别为 1.9% 和 2.2%。获自小儿的菌株对青霉素的耐药性较成人者为高。治疗 PISP 血流感染仍可应用青霉素，但需加大剂量，替代选用药物有第一代、第二代头孢菌素，如头孢唑林、头孢呋辛等；对 PRSP 所致感染宜选用第三代或第四代头孢菌素，如头孢曲松、头孢噻肟、头孢吡肟等，但血流感染累及脑膜时除上述品种外亦可根据情况选用万古霉素与碳青霉烯类抗生素美罗培南的联合。

（2）溶血性链球菌血流感染：其中 A 群溶血性链球菌血流感染少见。在小儿患者中该菌常自呼吸道或皮肤软组织病灶入侵血液，老年患者则多发生于糖尿病或周围血管病变的基础上。恶性肿瘤、免疫功能低下是小儿和老年人发生该类菌血流感染的危险因素。近年来侵袭性 A 群链球菌感染呈上升趋势，表现为中毒性休克综合征（streptococcal toxic shock syndrome，STSS），以 20~50 岁健康成人中多见，除血流感染、中毒性休克外尚伴有多脏器损害，包括坏死性筋膜炎、肌炎、深部血肿、呼吸衰竭、肝肾衰竭等，病死率可高达 30% 以上。

B 群溶血性链球菌又称无乳链球菌（*S. agalactiae*），所致血流感染在新生儿中较多见。B 群链球菌可定植于妊娠妇女的阴道、肠道和尿道，新生儿可直接自母体，或分娩时由母体生殖道获致感染。成人中 B 群链球菌血流感染少见，以产妇为多，少数情况下亦可为免疫功能低下者，如糖尿病、慢性肝功能不全、HIV 感染、恶性肿瘤接受化疗患者。新生儿 B 群链球菌感染可分为早发（出生后 5 日内发病）和迟发（出生后 7 日至 3 个月）两种类型，均以败血症表现为主，部分患者尚可并发脑膜炎。

C、G 群溶血性链球菌偶可致血流感染，以恶性肿瘤、糖尿病等患者易感。以 C 群链球菌中的马链球菌（*S. equi*）所致血流感染相对较多。

（3）草绿色链球菌血流感染：除可自社区获得外，在中性粒细胞减少症患者中多见，尤其是骨髓移植者和肿瘤患者接受化疗后。临床表现可呈短暂的菌血症（社区获得者为多），也可为败血症，偶可并发脑膜炎，社区获得性菌血症中可并发心内膜炎。缓症链球菌、血液链球菌、唾液链球菌（*S. salivarius*）均可引致以上感染。

（4）牛链球菌血流感染：该菌属 D 群链球菌，常误认为肠球菌。肠道是该菌常见的入侵门户，肝胆系统、泌尿道也是可能的入侵途径。牛链球菌败血症中约 20%~50% 可伴发心内膜炎。

溶血性链球菌目前仍对青霉素呈现敏感。对头孢噻肟、左氧氟沙星等亦呈现敏感。草绿色链球菌对青霉素的敏感性低于溶血性链球菌，对左氧氟沙星、万古霉素等仍保持敏感。因此治疗链球菌血流感染时仍以青霉素为首选，第一代、第二代头孢菌素为替代选用药物。B 群溶血性链球菌对青霉素的敏感性略低于 A 群，因此应用青霉素时宜用较大剂量，并可与氨基糖苷类联合；草绿色链球菌血流感染常可并发心内膜炎，且对青霉素敏感性亦较低，因此亦宜应用较大剂量青霉素，必要时与氨基糖苷类或万古霉素联合。青霉素耐药菌株所致感染可选用第三代头孢菌素、左氧氟沙星等氟喹诺酮类、万古霉素等药物。牛链球菌血流感染的抗菌治疗参见肠球菌属血流感染。

（二）需氧革兰氏阴性杆菌血流感染

需氧革兰氏阴性杆菌血流感染多继发于严重原发疾病基础上，病情大多危重，多属医院获得感染。入住重症监护室（ICU），接受侵袭性医疗操作，尤其是气管内插管、人工通气、留置导尿管、各种引流管的应用均是引起革兰氏阴性菌血流感染的诱发因素。革兰氏阴性杆菌血流感染病原菌的分布随医院获得或社区获得略有不同（见表 3-1-1）。在医院获得者中，肺炎克雷伯菌等克雷伯菌属、铜绿假单胞菌、不动杆菌属明显多于社区获得者，而大肠埃希菌、肺炎链球菌等则明显少于社区获得者。近年来革兰氏阴性杆菌耐药性呈增长趋势，肠杆菌科细菌中产超广谱 β-内酰胺酶（ESBLs）细菌增多，尤多见于肺炎克雷伯菌和大肠埃希菌中，其检出率随不同国家、地区和医院有很大差异。产 ESBLs 菌株对除碳青霉烯类以外的大多数 β- 内酰胺类抗生素耐药，对 β- 内酰胺类与 β- 内酰胺酶抑制剂合剂可呈现敏感。此外部分肠杆菌科细菌尚可产生染色体介导的 AmpC 酶，多见于阴沟肠杆菌、产气肠杆菌等肠杆菌属，弗劳地柠檬酸杆菌，黏质沙雷菌，普鲁威登菌，摩根摩根菌等，上述产 AmpC 酶的菌株可对头孢吡肟等第四代头孢菌素类和碳青霉烯类敏感。值得注意的是近年来国内外报道出现了碳青霉烯类耐药的肠杆菌科细菌（CRE）并呈增长趋势，近期国内资料（2017CHINET）CRE 检出率达 9.4%。鲍曼不动杆菌对碳青霉烯类耐药者已 >60%。此类耐药菌常对包括碳青霉烯类抗生素在内的常用抗菌药呈多重耐药或全部呈现耐药，仅对多黏菌素类呈现敏感。革兰氏阴性杆菌对各种抗菌药的敏感性不同菌株之间差异甚大，因此根据细菌药敏试验结果选择用药至关重要。

1. 肠杆菌科细菌血流感染　在肠杆菌科细菌所致血流感染中，大肠埃希菌占第一位，其他依次为克雷伯菌属、肠杆菌属、变形杆菌属等。大肠埃希菌血流感染多来自尿路、肠道等感染灶；肺炎克雷伯菌和肠杆菌属等血流感染则多获自医院内。近年来大肠埃希菌耐药性增长明显，在一些大城市的大医院中产 ESBLs 的菌株已达 50% 以上，因此药物选用时宜参照病原菌是否产 ESBLs。ESBLs 阴性者可选用第三代头孢菌素，也可根据药敏结果选用氨苄西林 / 舒巴坦、环丙沙星等氟喹诺酮类，氨基糖苷类常作为联合用药。对 ESBLs 阳性者宜选用碳青霉烯类，也可选用 β- 内酰胺类与 β- 内酰胺酶抑制剂复方，并可根据药敏结果联合氟喹诺酮类或氨基糖苷类。肺炎克雷伯菌产 ESBLs 菌 BSI，选用药物与大肠埃希菌所致者相仿（表 3-1-2）。肠杆菌属、柠檬酸杆菌属等血流感染多系医院内获得，常产 AmpC 酶，耐药程度较高，可选用第四代头孢菌素或根据药敏选用氟喹诺酮类，也可选用碳青霉烯类。肠杆菌科细菌血流感染的重症患者均可联合应用氨基糖苷类抗生素，并需严密观察耳、肾毒性的发生。CRE 血流感染宜选用多黏菌素 E（黏菌素）或多黏菌素 B 联合美罗培南或亚胺培南。

2. 不发酵糖革兰氏阴性杆菌血流感染　以铜绿假单胞菌等假单胞菌属、鲍曼不动杆菌等不动杆菌属为多见，其他尚可有嗜麦芽窄食单胞菌、黄杆菌等。铜绿假单胞菌是医院获得性血流感染的主要病原菌，在 ICU 的患者中更为常见。常发生在有严重原发病或免疫缺陷患者中，继发于医院获得性肺炎，尤其是呼吸机相关性肺炎（VAP）者多见。其病势凶险，病死率甚高。由于铜绿假单胞菌常呈多重耐药，抗菌治疗宜选用对该菌有效的 β- 内酰胺类抗生素与氨基糖苷类的联合；也可选用环丙沙星等氟喹诺酮类与氨基糖苷类的联合。亦可根据药敏结果选用 β- 内酰胺酶抑制剂复方或碳青霉烯类药物。不动杆菌属血流感染多系医院内获得，患者常有严重原发疾病。病原菌呈多重耐药。可选用含舒巴坦与 β- 内酰胺类抗生素复方，因前者本身对不动杆菌属亦具抗菌活性，也可根据药敏试验结果选用氟喹诺酮类或碳青霉烯类，可联合应用氨基糖苷类。对于碳青霉烯类耐药鲍曼不动杆菌和铜绿假单胞菌重症感染（包括 BSI），近年来又重新应用黏菌素或多黏菌素 B，具有一定疗效，但由于该药的明显的肾毒性和神经毒性，保持其疗效又能使毒性降至最低的给药方案尚在累积临床资料中，一般需联合碳青霉烯类。此外也有将替加环素用于广泛耐药鲍曼不动杆菌感染的报道，但临床资料有限，一般不建议单用替加环素治疗 BSI，尤其对该菌的 MIC ≥ 1μg/ml 时。嗜麦芽窄食单胞菌血流感染多发生在医院内，且易发生在应用碳青霉烯类抗生素后。头孢哌酮 / 舒巴坦、替卡西林 / 克拉维酸、环丙沙星、SMZ-TMP 等对该菌具较好抗菌作用，可以选用，也可根据药敏试验结果选用头孢他啶、头孢吡肟等药物。黄杆菌属血流感染亦多属医院感染，头孢哌酮 / 舒巴坦、环丙沙星、哌拉西林、复方磺胺甲噁唑等具良好抗菌作用，可根据药敏结果选用。

（三）厌氧菌血流感染

厌氧菌血流感染近年来呈下降趋势，早期的发病约占血流感染病原的 10%~15%，近期则为 5% 或以下。但在外科、妇科和骨髓移植术后患者中发病率略高。病原菌主要为脆弱拟杆菌等厌氧革兰氏阴性杆菌，约占厌氧菌分离菌的 70%，其次为消化链球菌，约占 10%，梭状芽孢杆菌约占 5%~10%。厌氧菌常是复数菌血流感染的病原之一，多系厌氧菌与需氧菌的混合感染。脆弱拟杆菌等拟杆菌属厌氧菌来自于肠道者约占 50%，少数来自女性生殖道，约占 20%，下呼吸道、头、颈部及皮肤软组织作为该菌入侵途径者少见，仅约 5% 左右。消化链球菌常来自口咽部、女性生殖道，少数来自腹部和皮肤软组织的原发病灶。厌氧菌血流感染的临床表现与需氧菌所致者很难区别，确诊有待于病原菌培养结果。疑及本病时需加送厌氧菌血培养，并积极清除病灶或引流脓肿以消除厌氧环境。甲硝唑、氯霉素、克林霉素、头孢西丁、β- 内酰胺类与 β- 内酰胺酶抑制剂合剂、亚胺培南等对脆弱拟杆菌均有良好抗菌作用，消化链球菌对青霉素也大多呈现敏感，故可根据病情、细菌药敏情况分别选用。脆弱拟杆菌等厌氧菌常与肠杆菌科细菌混合感染，尤多见于以腹腔、盆腔感染者，故应用甲硝唑、克林霉素等药物时常需与广谱青霉素类、第三代头孢菌素类或氨基糖苷类等联合应用。

（四）真菌血流感染

真菌血流感染的发病近年来呈上升趋势。念珠菌属是医院获得性血流感染的主要病原菌之一。真菌性血流感染的诱发因素主要为患者处于免疫抑制或免疫缺陷状态，尤其是中性粒细胞减少或缺乏症患者和接受肾上腺皮质激素治疗的患者，广谱抗菌药的应用，留置静脉导管，特别是高营养液经导管输注以及各种侵袭性操作等。由于真菌性血流感染常继发于严重原发病，其临床表现多为原发病的临床表现所掩盖，不易早期确诊。因此遇有真菌血流感染的诱发因素存在，疑及真菌血流感染时应及早送真菌血培养。真菌性 BSI 中念珠菌血症最为常见，对念珠菌血症的抗真菌治疗方案见表 3-1-2（参照 2016 年美国感染病学会临床实践指南：念珠菌病处理临床实践指南）。需注意在非中性粒细胞减少者与中性粒细胞减少者中治疗方案略有不同，此外，近年来白念珠菌以外的光滑、热带、近平滑和克柔念珠菌等非白念珠菌增多，应根据不同真菌对抗真菌药的敏感性选用抗真菌药品种（详见深部真菌病章节）。

（五）几种特殊情况下的血流感染

1. 血管内导管相关血流感染　中心静脉或周围静脉导管留置者均可伴发血流感染。留置时间愈长（3~4 日以上），感染机会愈多；置入导管时操作不熟练，多腔导管的应用，导管置入部位为腹股沟内侧区，患者免疫功能低下或缺陷等均是血流感染发病的危险因素。病原菌以表皮葡萄球菌等凝固酶阴性葡萄球菌（CONS）、金黄色葡萄球菌、念珠菌属等真菌为多见，此外亦可有需氧革兰氏阴性杆菌等。诊断导管相关血流感染的依据除有败血症的临床表现外，尚有：①导管插入部位感染征象。②缺乏引起血流感染的原发病灶，如肺炎、尿路感染、外科伤口感染或腹腔感染等。③外周静脉血和导管尖端培养获相同病原菌，分别经由导管或外周静脉留取的双份血标本，获相同病原菌，并符合导管相关血流感染（CRBSI）的血培养定量标准或血培养报告阳性时间差异。④导管尖端 5cm 节段半定量细菌培养 ≥ 15CFU（细菌菌落）或导管尖端肉汤定量培养菌落计数 > 10^2CFU。⑤有关定量血培养，自导管接口部位留取的血培养菌落数需至少 3 倍于外周静脉血培养者；有关时间差，留自导管接口部位血培养至少提前 2 小时检测到细菌。符合以上情况者基本上可排除皮肤定植菌群如表皮葡萄球菌等污染的可能。诊断为导管相关血流感染后应立即予以抗感染经验治疗，并尽早拔除导管。抗菌药的经验治疗可按上述常见病原菌种类及参考该医院或病区细菌耐药状况予以选用。获细菌培养和药敏结果再调整给药方案。

2. 新生儿血流感染　由于新生儿存在多处细菌入侵门户，免疫防御功能又未发育完善，易导致血流感染发生。病情多危重，临床表现不典型。病原菌以金黄色葡萄球菌、表皮葡萄球菌、B 群溶血性链球菌、大肠埃希菌等为多见，治疗同上述各类菌所致血流感染。值得注意的是，由于新生儿的生理特点，抗菌药物给药剂量和方法不同于成人（参见本书附录 6　部分抗菌药在新生儿患者中的剂量和用法），尤其是毒性大的氨基糖苷类应尽量避免应用，或有应用指征时进行血药浓度监测。

3. 严重烧伤后血流感染　严重烧伤时致病菌可自创面大量多次进入血液循环，病情常危重。病原菌以铜绿假单胞菌、金黄色葡萄球菌、大肠埃希菌、真菌等为多见，亦有部分患者为两种以上病原菌的混合感染。血流感染的病原菌常与焦痂下细菌种类相同，治疗用药分别按上述常见病原菌选用。

表 3-1-2　血流感染的抗菌药物选用

病原菌	首选药物	替代选用药物	备注
金黄色葡萄球菌和凝固酶阴性葡萄球菌			
甲氧西林或苯唑西林敏感	苯唑西林或氯唑西林	头孢噻吩、头孢唑林、头孢呋辛、磷霉素钠	有青霉素类过敏性休克史者不宜选用头孢菌素类
甲氧西林或苯唑西林耐药	万古霉素或去甲万古霉素	达托霉素、万古霉素＋利福平或磷霉素钠、替考拉宁	万古霉素或去甲万古霉素宜联合利福平或磷霉素钠

病原菌	首选药物	替代选用药物	备注
肺炎链球菌			
青霉素敏感（PSSP）	青霉素	阿莫西林、头孢噻吩、头孢唑林、头孢呋辛	并发脑膜炎者青霉素需增高剂量
青霉素耐药（PRSP）	万古霉素或去甲万古霉素	左氧氟沙星、头孢曲松、头孢吡肟、亚胺培南、美罗培南	并发脑膜炎者可选用头孢曲松或头孢吡肟联合万古（去甲万古）霉素，不宜选用亚胺培南，可选用美罗培南
溶血性链球菌	青霉素	阿莫西林、头孢噻吩、头孢唑林、头孢呋辛	
肠球菌			
氨苄西林敏感	氨苄西林或青霉素+氨基糖苷类	万古霉素或去甲万古霉素	
氨苄西林耐药，万古霉素敏感	万古霉素或万古霉素+氨基糖苷类	利奈唑胺	万古霉素与氨基糖苷类联合应用时需严密监测耳、肾毒性的发生
氨苄西林耐药，万古霉素耐药	利奈唑胺或达托霉素	替考拉宁	耐万古霉素肠球菌（VRE）菌株间敏感性差异大，宜根据药敏结果选药
大肠埃希菌、肺炎克雷伯菌等克雷伯菌属			
ESBLs 阴性	头孢噻肟、头孢曲松等第三代头孢菌素	环丙沙星等氟喹诺酮类、氨曲南、氨苄西林-舒巴坦、氨基糖苷类	菌株之间对药物敏感性差异大，需根据药敏结果选用。需注意大肠埃希菌对氟喹诺酮类耐药者多见
ESBLs 阳性	碳青霉烯类	头孢哌酮-舒巴坦、哌拉西林-他唑巴坦、环丙沙星等氟喹诺酮类、氨基糖苷类	菌株之间对药物敏感性差异大，需根据药敏结果选用药物品种，氨基糖苷类常为联合用药
碳青霉烯类耐药肠杆菌科细菌（CRE）	黏菌素或多黏菌素B+碳青霉烯类		
肠杆菌属、黏质沙雷菌、柠檬酸杆菌属	头孢吡肟等第四代头孢菌素	碳青霉烯类、环丙沙星等氟喹诺酮类	
不动杆菌属	氨苄西林-舒巴坦或头孢哌酮-舒巴坦	碳青霉烯类、氨基糖苷类、氟喹诺酮类、多黏菌素类	碳青霉烯类耐药者选用黏菌素或多黏菌素B+碳青霉烯类
铜绿假单胞菌	头孢他啶、头孢哌酮、头孢吡肟、哌拉西林等抗铜绿假单胞菌β-内酰胺类联合氨基糖苷类	头孢哌酮-舒巴坦、哌拉西林-他唑巴坦、碳青霉烯类、环丙沙星或左氧氟沙星联合氨基糖苷类	菌株之间对药物敏感性差异大，需根据药敏结果选用药物。一般需联合用药

续表

病原菌	首选药物	替代选用药物	备注
嗜麦芽窄食单胞菌	SMZ-TMP	替卡西林 - 克拉维酸、环丙沙星等氟喹诺酮类、头孢他啶	需根据药敏结果选用药物
脆弱拟杆菌	甲硝唑	氯霉素、克林霉素、碳青霉烯类	
念珠菌属			
非中性粒细胞减少患者	卡泊芬净等棘白菌素类	氟康唑、两性霉素 B 含脂制剂（LFAmB）或 AmB 去氧胆酸盐（AmB-D），或伏立康唑	对于非危重患者且不属耐氟康唑念珠菌者可替代选用氟康唑作初治药物
中性粒细胞减少患者	卡泊芬净等棘白菌素类	氟康唑或伏立康唑、LFAmB	非危重患者且先前未用过唑类药物者可替代选用氟康唑。若需覆盖霉菌，推荐用伏立康唑

第二节　感染性心内膜炎

感染性心内膜炎（infective endocarditis，IE）是指由细菌、真菌、立克次体、病毒等病原微生物所致的心瓣膜、心内膜炎症，也包括动脉内膜炎，其中以细菌性心内膜炎为常见。以往将 IE 分为急性、亚急性，此是基于该病的自然进展过程分类的。由金黄色葡萄球菌、化脓性链球菌等所致 IE 常呈急起的发热、全身中毒症状及周围血象白细胞增高，未经有效治疗的患者多在起病后数日至 6 周内死亡；亚急性 IE 则主要由草绿色链球菌所致，病程进展较缓慢，常表现为低热、盗汗、体重减轻等，病程多在起病后 6 周以上至 3 个月。然而近年来伴随着医疗技术的不断进步，一些心血管手术的开展，抗感染药物的应用，IE 的临床表现多不典型，同一种病原菌所致 IE 可表现为急性，也可为亚急性病程。随着心瓣膜修复术及其他心血管手术开展的增多，人工瓣膜心内膜炎（prosthetic valve endocarditis，PVE）发病在 IE 中所占比例呈增多趋势。值得注意的是近年来卫生保健相关（healthcare-associated）IE 的出现，该类型 IE 的发病是基于一些医疗措施的开展和应用，如血管内导管、高营养输液通道、起搏器、血液透析等导致血流感染发病的增多。在一大系列自身瓣膜心内膜炎（native valve endocarpditis,NVE）和静脉药瘾者 IE 患者中，卫生保健相关 IE 占 1/3 以上，许多病例均获自社区。

【病原学】IE 的病原菌以链球菌科细菌和葡萄球菌属细菌最为常见，此两类细菌约占 IE 病原菌的 80%~90%（表 3-1-3）。以草绿色链球菌组细菌为主的链球菌，目前仍是发展中国家 IE 的主要病原菌，肠球菌属和牛链球菌均属 D 组链球菌，在链球菌科中是仅次于草绿色链球菌组细菌的 IE 病原菌。近年来由于卫生保健相关 IE 的出现，金黄色葡萄球菌呈增多趋势，在一些发达国家已超过链球菌，成为最常见病原菌。以表皮葡萄球菌为主的凝固酶阴性葡萄球菌（CONS）较金黄色葡萄球菌为少见，在 PVE 中较自身瓣膜心内膜炎（NVE）为多见。需氧革兰氏阴性杆菌所致 IE 少见，主要包括肠杆菌科细菌、铜绿假单胞菌等以及 HACEK 组细菌（见表 3-1-4 注）。IE 病原菌中真菌远较细菌为少见，主要为念珠菌属真菌。厌氧菌亦少见，除厌氧链球菌外，以脆弱拟杆菌为主。

自身瓣膜心内膜炎（native valve endocarditis，NVE）和人工瓣膜心内膜炎（PVE）的病原分布不同（表3-1-4）。在 NVE 患者中，除静脉药瘾所致者外，仍以链球菌科细菌为主，但所占比例较早年略有下降，目前链球菌科细菌约占 NVE 病原菌的 60%~80%，其中仍以草绿色链球菌为多见（30%~40%），其次为肠球菌属（5%~18%），牛链球菌（S.bovis）、B 组溶血性链球菌等亦占一定比例，肺炎链球菌少见。葡萄球菌属是次于链球菌科细菌的病原菌，约占 NVE 病原菌的 20%~35%，主要为金黄色葡萄球菌，凝固酶阴性葡萄球菌少见。需氧革兰氏阴性杆菌、真菌等在 NVE 病原菌中亦少见。在静脉药瘾者 NVE 病原中，葡萄球菌属、假单胞菌属、沙雷菌属等需氧革兰氏阴性杆菌和念珠菌属等真菌明显较 NVE 患者为多见，并可为复数菌感染。在 PVE 患者中，病原菌随心血管手术后时间长短而有不同。早期发病者（术后 2 月之内）中，葡萄球菌属较常见，且以凝固酶阴性葡萄球菌略多，其次为需氧革兰氏阴性杆菌，肠球菌属、真菌亦较常见，链球菌少见。术后 3 月~12 月 PVE 的病原菌仍以葡萄球菌属为多见，次为肠球菌，但链球菌所占比例较早期发病者增多。术后 >12 个月的 PVE 患者病原菌分布大致与 NVE 相仿。早期发病的 PVE 病原菌在手术时或术后自患者皮肤、静脉输液、各种导管、辅助呼吸装置和周围环境进入血循环致病，而迟发者病原菌的入侵与牙、皮肤、泌尿生殖系损伤后的暂时性菌血症有关，因此其病原菌分布与 NVE 患者大致相仿。约有 2%~31% 的感染性心内膜炎血培养阴性，此与在留取血标本前已给予抗菌药经验治疗有关，也与某些细菌生长缓慢或需要特殊培养条件（如布鲁氏菌、HACEK 组、链球菌营养变种、李斯特菌等）有关，此外与一些少见病原体未能检出也有关。近期在一大系列血培养阴性心内膜炎（BCNE）中，740 例中检出贝纳柯克斯体（coxiella burnetii）和巴通体属（Bartonella species）者分别占 37% 和 12.4%，另据报道 Tropheryma whipolei（惠普尔病病原）IE 在 BCNE 中可占 6.3%~8.5%，此需引起重视。

表 3-1-3　确诊为感染性心内膜炎患者 1 779 例的病原微生物分布*

病原菌	占分离病原菌总数的 /%
葡萄球菌	
金黄色葡萄球菌	31.6
凝固酶阴性葡萄球菌	10.5
链球菌	
草绿色链球菌组	18.0
牛链球菌	6.5
其他链球菌	5.1
肠球菌	10.6
HACEK 组细菌	1.7
非 HACEK 组需氧革兰氏阴性杆菌	2.1
真菌	1.8
复数菌	1.3
其他菌属	3.1
培养阴性	8.1

　*参考自 FOWLER V G Jr, MIRO J M, HOEN B, et al. Staphylococcus aureus endocarditis A consequence of medical progresss. JAMA 2005, 293（24）:3014。

表 3-1-4　NVE 和 PVE 的病原菌分布[*]

NVE	PVE（发病距心脏手术时间）		
	≤2 月	>2 月~12 月	>12 月
草绿色链球菌	凝固酶阴性葡萄球菌	凝固酶阴性葡萄球菌	链球菌
金黄色葡萄球菌	金黄色葡萄球菌	金黄色葡萄球菌	金黄色葡萄球菌
其他链球菌	需氧革兰氏阴性杆菌	肠球菌	肠球菌
肠球菌	肠球菌	链球菌	凝固酶阴性葡萄球菌
需氧革兰氏阴性杆菌	真菌	真菌	HACEK 组细菌[**]
真菌	棒状杆菌	需氧革兰氏阴性杆菌	需氧革兰氏阴性杆菌
凝固酶阴性葡萄球菌	链球菌		棒状杆菌
			真菌

[*] 各列中病原菌由多至少排列；[**] 包括 Haemophilus spp，Aggregatibacter spp，Cardiobacterium hominis，Eikenella corrodens，Kingella spp。

【发病和诱因】感染性心内膜炎的发病率在过去的 30 年中变化不大，据美国报道在 1970—2000 年间，IE 的平均年发病率为每 100 000 人年 5~7 例。另据美国心脏病学会资料，美国每年约有 1 万~2 万 IE 新发病例。IE 的发病年龄近年来呈增长趋势，早年其发病年龄中位数为 39 岁，近年来则有超过 50% 的 IE 患者发病年龄 >50 岁。在近期报道的确诊为 IE 患者 2 700 例中，年龄中位数为 57.9 岁。发病年龄的增长与以下因素有关：首先是急性风湿热和风湿性心脏病发病的减少，而在老年人中退行性心脏损害则呈增长趋势；另一方面则是人口年龄呈稳定增长；此外尚有近年来医院感染 IE 的出现，如由于侵袭性医疗措施，包括静脉留置导管、心脏起搏器的应用，透析治疗等。

原有风湿性心脏病、先天性心脏病、动脉硬化性心脏病、二尖瓣脱垂，以及心血管手术和各种侵袭性诊疗措施等的应用均可成为 IE 的发病诱因。在 IE 中，继发于风湿性心脏病的患者已从早年的 37%~76% 降至目前的 25% 或更低，IE 累及部位仍以左心二尖瓣为常见，右心累及者甚少。先天性心脏病患者中，尤其是动脉导管未闭、室间隔缺损和法洛四联症患者易发病。动脉硬化性心血管病的退行性心脏病变也是 IE 发病的诱因，其确切原因尚不清楚，然而在无任何原发心脏瓣膜病变的患者中约有 30%~40% 与退行性心脏病变有关，在老年人中多见。诱发 IE 的其他因素尚有各种侵袭性诊疗操作，如血管内留置导管，尤其是中央静脉导管留置、高营养液导管内输注、心内放置心脏起搏器、血液透析等。人工瓣膜置换或修复等心血管手术则是近年来引致 PVE 的重要诱因。据报道在手术后 5 年内发生 PVE 者约 3%~5.7%。在术后的初 2 个月内为发病高峰，术后 6~12 个月以后发病率降低，约每年降低 0.4%。

风湿性心脏病、先天性心脏病、动脉硬化性心脏病、二尖瓣脱垂等患者在经受各种侵袭性诊疗操作时，可引致菌血症的发生，如拔牙、扁桃体切除、前列腺切除、尿路器械操作和肠道手术均可导致菌血症，病原菌以草绿色链球菌、肠球菌为多见，在原有心脏病变基础上可诱发上述细菌所致心内膜炎。静脉注射毒品者可诱发葡萄球菌或需氧革兰氏阴性杆菌心内膜炎。患者有严重原发疾病、长期接受肾上腺皮质激素、广谱抗菌药、细胞毒类药物、静注毒品或心血管手术、医疗器械操作等均可诱发真菌性心内膜炎。

【诊断】由于感染性心内膜炎的临床表现常不典型，以及近年来人工瓣膜、静脉药瘾、老龄患者中心内膜炎的增多，使其临床表现更为多样化；同时心内膜炎的病原菌亦发生了变化。上述多种因素使感染性心内膜炎的诊断较为困难。目前导入超声心动图技术，并注重典型病原菌的 Duke 诊断标准已广为接受。近年来基于对 IE 临床资料的积累，对 Duke 标准进行了修正。如对疑似诊断标准的具体化；对感染病原菌描述的改变（如金黄色葡萄球菌不再仅定义为社区获得，增加贝纳柯克斯体实验室诊断标准等）；删除次要标准中的超声心动图发现等。Duke 修正标准见表 3-1-5。

感染性心内膜炎的病原诊断甚为重要，不同病原菌所致的心内膜炎应选用的抗菌药有很大差异。因此在投予抗菌药物前应留取血及有关体液标本进行培养，并应至少连续采血 3 次送培养，每次间隔 1 小时，每次抽血量 15ml 或至少 10ml，最大量不超过 30ml。在应用抗菌药物后发热仍不退者应继续送检血培养。如血培养标本在送检后 48 小时内有细菌生长，且至少 2 次血培养阳性为同一细菌时，则病原诊断可确立。除进行需氧培养外，尚应根据需要同时送血厌氧菌或真菌培养。由于部分患者此前已应用抗菌治疗或限于实验室技术条件，血培养可呈阴性，此时需考虑某些生长缓慢、培养条件苛刻的病原菌以及少见的病原微生物，如某些立克次体的可能，应改变培养条件和方法，并根据患者病史及体检资料，结合原发病灶、入侵途径等流行病学资料，对病原菌作出估计，先给予抗菌药经验治疗。

表 3-1-5　感染性心内膜炎诊断修正 Duke 标准*

确诊标准（Definite）

　病理学标准

　　微生物：由赘生物培养或组织学检查，或由赘生物栓子，或由心内脓肿证实该微生物

　　病理损害：呈现为赘生物或心内脓肿，经组织学证实为活动性心内膜炎

　临床标准（参见下述主要和次要标准）

　　2 项主要标准

　　或 1 项主要标准和 3 项次要标准

　　或 5 项次要标准

疑似标准（Possible）

　　1 项主要标准和 1 项次要标准；或 3 项次要标准

非感染性心内膜炎（Rejected）

　　有其他的明确诊断可解释心内膜炎的临床表现

　　或抗生素治疗 ≤ 4 日疗程，心内膜炎征象完全消失者

　　或在抗生素 ≤ 4 日治疗后手术或尸解后未发现有感染性心内膜炎证据者

主要标准

1. 阳性血培养结果

（1）自 2 次分别留取的血培养标本中持续分离到下列任一种典型微生物

　　1）草绿色链球菌、牛链球菌、HACEK 组细菌、金黄色葡萄球菌

　　2）在无原发感染灶情况下分离到社区获得肠球菌

（2）可致感染性心内膜炎的微生物持续血培养阳性

　　1）≥ 2 次血培养阳性，采血间隔时间 >12h

　　2）3 次血培养的全部或 4 次血培养的大多数血培养阳性，首次及末次取血时间相隔至少 1h

　　3）贝纳柯克斯体单次血培养阳性或抗 phase 1 IgG 抗体滴度 >1 ∶ 800

2. 侵及心内膜的依据

    (1) 心内膜炎的超声心动图阳性(在有人工心瓣膜,按临床标准至少分级为疑似(possible)的病例或复杂性 IE(瓣膜周围脓肿)者推荐经食道超声心动图(TEE)检查,其他病例首先作经胸腔超声心动图(TTE)检查。阳性发现包括①在心瓣膜上、或支持结构、或瓣膜返流路径、或医用装置上出现心内可摆动的物质,而缺乏其他解剖方面的解释;②脓肿;③人工瓣膜新的部分裂开

    (2) 新出现的瓣膜返流(先前不明显的杂音增强或改变)

次要标准

  1. 诱发因素 以往心脏病史或静脉药瘾者

  2. 发热 体温 ≥ 38℃

  3. 血管 主要动脉栓塞、脓毒性肺梗死、真菌性动脉瘤、颅内出血、结膜出血和 Janeway 损害

  4. 免疫现象 肾小球肾炎、Osler's 结节、Roth 斑和类风湿因子阳性

  5. 微生物学证据 血培养阳性,但不符合上述主要标准或感染性心内膜炎病原菌血清学改变

* IE 诊断修正 Duke 标准参考自本章主要参考文献 [10]。

【预防】先前有心脏疾患者在经受某些手术操作时,由于出现菌血症,可导致发生感染性心内膜炎,对此类患者有指征预防用抗菌药。在美国心脏病学会制定的预防感染性心内膜炎指南中根据菌血症发生频率的高低分为以下几种情况:经牙齿和口腔手术或操作者发生菌血症的频率最高,中等程度者为接受泌尿生殖道操作者,最低者为接受胃肠道疾病诊断性操作者,如内镜检查。根据其入侵部位,可提示菌血症的病原菌。如链球菌是口腔的正常寄殖菌,而肠球菌和革兰氏阴性杆菌则是接受泌尿生殖道或下消化道操作者发生菌血症的病原菌。预防用药方案的选择可参照患者发生感染性心内膜炎的危险程度:①属高度危险者;如有人工心瓣者、以往有细菌性心内膜炎史者、复杂性青紫型先天性心脏病患者(如单心室、大动脉错位、法洛四联症);②属中度危险者;如大多数其他先天性心脏病(除上述者外)、获得性心瓣膜功能不全(如风湿性心脏病)、肥大性心肌病等。在近期欧洲心脏病学会(ESC)IE 指南(2015)中对 IE 的预防提出了修正意见,即预防用药仅限于处于最高度危险因素的患者。此是基于现有证据未能支持以往指南中提出的抗菌药广泛应用的效果。该指南推荐抗菌药预防应用仅限于下列高危患者:①有人工心瓣膜或心瓣膜修复的患者;②以往有 IE 史;③先天性心脏病患者,包括青紫型先天性心脏病已经人工材料全修复,经手术或经皮下手术者,直到操作后 6 个月;当残余缺损持续存在于经心脏手术或经皮下技术人工材料或装置植入部位者。该指南也对具危险性的操作类型提出在高危患者中的预防推荐,即推荐在下列牙科操作时应考虑予预防用抗菌药:需在牙龈或牙根尖周部位进行操作或口腔粘膜穿破者。其他牙科操作、呼吸道内镜、胃镜、肠镜、膀胱镜经食道心超检查等涉及呼吸道、消化道、泌尿生殖道的操作均不推荐预防用抗菌药,对皮肤软组织感染者则属治疗感染用药。对于具危险性牙科操作的预防用药推荐方案为:阿莫西林或氨苄西林成人 2g 口服,小儿 50mg/kg,单剂口服或静脉给药,如为青霉素过敏予克林霉素成人 600mg,小儿 20mg/kg 单剂口服或静脉给药。以上预防用药均在术前 30~60 分钟给予。

早发 PVE 的发病与围手术期污染修复瓣膜有关,也可能与静脉导管留置或伤口感染等远处感染灶细菌的入侵有关。为预防早发 PVE,在心脏手术者推荐围手术期预防用抗菌药。推荐的预防用药为针对金黄色葡萄球菌和 CONS 的第一代头孢菌素,但可根据当地医院细菌耐药模式和患者菌定植情况对围手术期抗菌药选用个体化。在下列情况建议选用万古霉素:甲氧西林耐药葡萄球菌(MRS)高度流行的医院;患者为 MRSA 感染高危者(老年、糖尿病);已知患者为

MRSA 定植者;或患者不能耐受头孢菌素类者、围手术期预防用药均应在术前 1 小时内完成静脉给药,如手术时久者可重复给药,但均应在 48 小时内停药,以减少耐药性及药物毒性的发生。迟发 PVE 的病原菌多获自社区,以草绿色链球菌为主,预防用药宜参考 NVE。

【治疗】感染性心内膜炎治愈的关键在于清除心内膜或心瓣膜赘生物中的病原微生物。抗感染治疗原则为:①应用杀菌剂;②原则上选用两种具有协同作用的抗菌药物联合;③剂量需高于一般常用量,以期感染部位达到有效浓度。④静脉给药;⑤疗程 4~6 周,PVE 患者疗程 6~8 周或更长,以降低复发率;⑥部分患者需进行外科手术治疗,移除已感染材料或脓肿引流以清除感染灶;⑦大剂量应用青霉素等药物时,宜分次静脉滴注,避免高剂量给药后可能引起的中枢神经系统毒性反应,如青霉素脑病等的发生。不同病原微生物的抗感染治疗见表 3-1-6。

表 3-1-6 感染性心内膜炎的抗菌治疗方案[1,2]

病原菌	抗菌药治疗剂量及方法	疗程(周)	注
草绿色链球菌和牛链球菌青霉素高度敏感株(青霉素 MIC ≤ 0.12mg/L)	①青霉素(G)每日 1 200 万~1 800 万 U,分 4~6 次静脉滴注,或24h 持续静脉滴注或头孢曲松 2g qd 静脉滴注	4[3]	此方案适用于年龄 >65 岁者或伴有肾功能损害或第 8 对脑神经损害的大多数患者
	小儿剂量:青霉素(G)每日 20 万 U/kg,分 4~6 次静脉滴注;头孢曲松每日 100mg/kg qd 静脉滴注或肌内注射	4[3]	氨苄西林 2g q4h 静脉滴注可替代青霉素 PVE 患者青霉素每日 2 400 万 U 分 4~6 次静脉滴注,PVE 患者疗程 6 周
	②青霉素(G)每日 1 200 万~1 800 万 U,分 6 次静脉滴注,或24h 持续静脉滴注或头孢曲松 2g qd 静脉滴注	2	2 周疗程的治疗方案不宜用于下列患者:已知有心脏或心脏外脓肿、肌酐清除率 <20ml/min、第 8 对脑神经功能损伤、Abiotrophia Granuli-catella,或 Gemella spp 感染患者。庆大霉素剂量应依据血药浓度监测结果调整,多次给药者峰浓度 3~4μg/ml,谷浓度 <1μg/ml。
	联合庆大霉素 1mg/kg q8h 或 3mg/kg qd 静脉滴注	2	
	小儿剂量:青霉素(G)、头孢曲松剂量同①小儿剂量;庆大霉素 1mg/kg q8h 或 3mg/kg,每日 1 次静脉滴注或肌内注射		
	③万古霉素每日 30mg/kg,分 2 次静脉滴注,或去甲万古霉素每日 1.6g,分 2 次静脉滴注万古霉素小儿剂量每日 40mg/kg,分 2~3 次静脉滴注	4	万古霉素仅推荐用于不能耐受青霉素或头孢曲松的患者(β 内酰胺类过敏者)、万古霉素剂量应调整至血药谷浓度 10~15μg/ml
草绿色链球菌和牛链球菌青霉素相对耐药株[2](青霉素 MIC>0.12mg/L, ≤ 0.5mg/L)	①青霉素(G)每日 2 400 万 U,分 6 次静脉滴注,或 24h 持续静脉滴注或头孢曲松 2g qd 静脉滴注	4[3]	PVE 患者推荐 6 周疗程病原菌为青霉素耐药株(MIC>0.5μg/ml)时治疗方案按肠球菌心内膜炎
	联合庆大霉素 1mg/kg q8h 静脉滴注	2	
	②万古霉素每日 30mg/kg,分 2 次静脉滴注或去甲万古霉素每日 1.6g,分 2 次静脉滴注	4[4]	万古霉素仅推荐用于不能耐受青霉素或头孢曲松的患者(β 内酰胺类过敏者)进行血药浓度监测,参见上述

续表

病原菌	抗菌药治疗剂量及方法	疗程(周)	注
肠球菌 　青霉素和氨基糖苷类敏感	①氨苄西林每日 12g,分 6 次静脉滴注 联合庆大霉素 1mg/kg q8h 静脉滴注或肌内注射	4~6[4] 4~6[4]	NVE:出现 IE 症状≤3 月者推荐 4 周疗程;症状>3 月者推荐 6 周疗程。PVE 和心脏其他部位修复者,疗程至少 6 周。
	②青霉素(G)每日 1 800 万~3 000 万 U,24h 持续静脉滴注或分 6 次静脉滴注 联合庆大霉素 1mg/kg q8h 静脉滴注或肌内注射	4~6[4] 4~6[4]	
青霉素敏感、氨基糖苷类耐药	氨苄西林每日 12g,分 6 次静脉滴注,联合头孢曲松 2g q12h 静脉滴注	6	两种 β 内酰胺类抗生素的联合有益于原有肾功能损害及第Ⅷ对脑神经功能异常的患者 疗程至少 6 周
青霉素耐药、万古霉素和氨基糖苷类敏感	万古霉素每日 30mg/kg,分 2 次静脉滴注 或去甲万古霉素每日 1.6g,分 2 次静脉滴注 联合庆大霉素 1mg/kg q8h 静脉滴注或肌内注射	4~6[4] 4~6[4] 4~6[4]	此方案也用于 β 内酰胺类过敏患者 此方案伴有肾毒性增加风险 万古霉素疗程推荐 6 周。万古霉素、庆大霉素均应进行血药浓度监测
葡萄球菌			
NVE			
甲氧西林敏感	苯唑西林或萘夫西林每日 12g,分 4~6 次静脉滴注 或头孢唑啉每日 6g,分 3 次静脉滴注	4~6 4~6	NVE 患者不推荐联合庆大霉素,因有明显肾毒性且无明确的临床受益。对青霉素类过敏者可选用头孢唑啉,但必须除外有青霉素即刻型过敏反应史即过敏性休克史的患者
甲氧西林耐药	万古霉素每日 30mg/kg,分 2 次静脉滴注,或去甲万古霉素每日 1.6g,分 2 次静脉滴注	6	调整万古霉素剂量至谷浓度 10~20μg/ml。此方案也可用于对青霉素有即刻型过敏反应史的甲氧西林敏感葡萄球菌 NVE 者
PVE			
甲氧西林敏感	苯唑西林或萘夫西林每日 12g,分 6 次静脉滴注	≥6	
	联合利福平每日 900mg,分 3 次口服或日 1 次静脉滴注	≥6	
	联合庆大霉素每日 3mg/kg,分 3 次静脉滴注	2	
甲氧西林耐药	万古霉素每日 30mg/kg,分 2 次静脉滴注或去甲万古霉素每日 1.6g,分 2 次静脉滴注	≥6	调整万古霉素剂量至谷浓度 10~20μg/ml
	联合利福平每日 900mg,分 3 次口服或每日 1 次静脉滴注或联合磷霉素钠每日 15~20g,分 3~4 次静脉滴注	≥6	
	联合庆大霉素每日 3mg/kg,分 3 次静脉滴注	2	

病原菌	抗菌药治疗剂量及方法	疗程(周)	注
HACEK 组细菌[5]	头孢曲松 2g qd 静脉滴注 或氨苄西林 - 舒巴坦 3g q6h 或氨苄西林 2g q4h 静脉滴注	4	PVE 患者疗程 6 周 此仅用于细菌药敏结果对氨苄西林敏感者
肠杆菌科细菌	广谱青霉素类或头孢菌素类等 β 内酰胺类联合氨基糖苷类	≥ 6	需依据细菌药敏选用药物,疗程需 6 ~ 8 周或更长。β 内酰胺类中尚可选用 β 内酰胺类及酶抑制剂复方、碳青霉烯类,联合用药尚可选用氟喹诺酮类
铜绿假单胞菌	抗铜绿假单胞菌青霉素类或头孢菌素类联合妥布霉素或庆大霉素	≥ 6	同上
念珠菌属	两性霉素 B 每日 0.6 ~ 1mg/kg 或两性霉素 B 含脂制剂每日 3 ~ 5mg/kg 联合氟胞嘧啶 25mg/kg qid。对于病情稳定、血培养转阴的氟康唑敏感念珠菌感染者,可转为氟康唑每日 400 ~ 800mg (6 ~ 12mg/kg)治疗	6 ~ 8	
巴尔通体属	怀疑 IE 者:头孢曲松 2g qd×6 周 + 庆大霉素 1mg/kg q8h×2 周 + 多西环素 100mg bid 静脉滴注或口服 ×6 周 证实 IE 者:多西环素 100mg bid 静脉滴注或口服 ×6 周 + 庆大霉素 1mg/kg q8h 静脉滴注 ×11 日		
贝纳柯克斯体 (Q 热病原)	多西环素 100mg bid 口服 + 羟氯喹每日 600mg,疗程至少 18 个月		
Tropheryma whipplei (惠普尔病病原)	多西环素每日 200mg + 羟氯喹每日 200 ~ 600mg 口服,疗程≥ 18 个月		需长期治疗,最宜疗程尚不知

注:(1)本表内容主要参考自本章参考文献 10、11

(2)表中剂量未注明者所列均为成人剂量

(3)表中所列为草绿色链球菌 NVE 的抗菌治疗方案,对 PVE 抗菌治疗方案见正文有关内容

(4)PVE 疗程为 6 周

(5)包括 Haemophilus spp., Aggregatibacter spp., Cardiobacterium hominis, Eikenella corrodens, Kingella spp.。

(一)链球菌心内膜炎

链球菌仍是引起感染性心内膜炎的最常见病原,以草绿色链球菌居多,该类菌中可致 IE 者有缓症链球菌(Str.mitis)、血链球菌(Str.sanguis)、变异链球菌(Str.mutans)、唾液链球菌(Str. salivarius)、链球菌营养变种(nutritionally variant streptococci,现分类为 Abiotrophia spp.)和中间链球菌组(Str.intermedius group)中的某些菌株等。链球菌属中最常引致 IE 者有血链球菌、

牛链球菌（Str.bovis）、变异链球菌和温和链球菌（Str.mitior）。

1. 草绿色链球菌心内膜炎　目前草绿色链球菌仍是 NVE 的主要病原菌，常在原有心脏病的患者中发病。原发病中仍以风湿性心瓣膜病变者为最多见，先天性心脏病、二尖瓣脱垂和变性心瓣膜病变也为重要的基础病。在心血管手术后早期（2 月以内）发病的 PAE 中草绿色链球菌甚为少见，术后 1 年或更长时间发病者由该菌所致心内膜炎可达 30%。草绿色链球菌心内膜炎的抗菌治疗，按照该菌对青霉素的敏感程度治疗方案略有差异（表 3-1-6）。青霉素对草绿色链球菌最低抑菌浓度（MIC）≤ 0.12mg/L 者为敏感株，0.12mg/L<MIC≤0.5mg/L 者系相对耐药株。治疗敏感株所致 IE 以青霉素（G）为首选，每日剂量 1 200 万~1 800 万 U，分 4~6 次静脉滴注，疗程 4 周，亦可选用头孢曲松每日 2g 静脉滴注 1 次，疗程 4 周，上述治疗方案适用于年龄 >65 岁的患者，或已有肾功能损害或第 8 对脑神经损害的患者。除上述情况外，青霉素应与庆大霉素 1mg/kg，每 8 小时 1 次或每日 3mg/kg，每日 1 次联合用药，疗程 2 周。对 β 内酰胺类抗生素过敏的患者可选用万古霉素或去甲万古霉素。治疗草绿色链球菌相对耐药菌株所致 IE 时，青霉素剂量宜增至每日 2 400 万 U，分 6 次静脉滴注，疗程 4 周，初 2 周联合庆大霉素。对青霉素、头孢菌素等 β 内酰胺类抗生素过敏者可选用万古霉素或去甲万古霉素。由于目前草绿色链球菌对青霉素的敏感性有下降趋势，且临床常不易获知青霉素对草绿色链球菌的 MIC 资料，或草绿色链球菌 IE 仅系临床诊断，因此拟诊为草绿色链球菌 IE 时，一般可按相对耐药菌株 IE 治疗方案进行，即青霉素（4 周）联合庆大霉素（2 周）的治疗方案，治程中需注意监测庆大霉素血药浓度。如系人工瓣膜心内膜炎（PVE）患者，抗菌治疗方案如下（以下均为成人剂量）：草绿色链球菌敏感株（青霉素 MIC ≤ 0.12mg/L）所致者，给予青霉素（G）每日 2 400 万 U，分 6 次静脉滴注，或头孢曲松每日 2g qd 静脉滴注，疗程均为 6 周，初 2 周可联合庆大霉素 1mg/kg q8h 静脉滴注。对青霉素类过敏患者（除外即刻过敏反应者，即有过敏性休克史者）可给予头孢曲松 2g qd 静脉滴注，疗程 ≥ 6 周，初 2 周可联合庆大霉素，剂量同上述。对青霉素类、头孢菌素类均呈现过敏者给万古霉素或去甲万古霉素，剂量前者为每日 30mg/kg，分 2 次静脉滴注，后者为每日 1.6g，分 2 次静脉滴注，疗程 6 周。应用庆大霉素及万古霉素、去甲万古霉素的患者均应定期进行血药浓度监测，并注意随访肾功能。治疗草绿色链球菌相对耐药株和耐药株（青霉素 MIC>0.12mg/L）所致的患者，青霉素（G）每日 2 400 万 U，分 6 次静脉滴注，或头孢曲松每日 2g qd 静脉滴注，疗程均为 6 周，联合庆大霉素 3mg/kg 每日 1 次静脉滴注，疗程 6 周。草绿色链球菌青霉素耐药株（MIC>0.5mg/L）所致的 NVE 和 PVE 患者均按肠球菌心内膜炎治疗方案。

2. 牛链球菌心内膜炎　牛链球菌（Str.bovis）属 D 组链球菌，易与肠球菌或草绿色链球菌（尤其唾液链球菌）鉴定时相混淆。胃肠道、泌尿道、肝胆系统等为可能的入侵途径。25%~50% 的牛链球菌血流感染伴心内膜炎，临床表现酷似草绿色链球菌心内膜炎，牛链球菌感染与消化道（主要为结肠）恶性肿瘤密切有关，该菌所致血流感染患者中约 50% 伴消化道恶性肿瘤。牛链球菌对青霉素多呈高度敏感（MIC 0.01~0.1mg/L），其治疗方案同草绿色链球菌心内膜炎。

（二）肠球菌属心内膜炎

在自身瓣膜心内膜炎（NVE）中多见，仅次于草绿色链球菌和金黄色葡萄球菌。多由粪肠球菌（E faecalis）引起，少数由屎肠球菌（E faecium）、鸟肠球菌（E avium）等所致。肠球菌心内膜炎多发生在原有心脏瓣膜疾患者，也可在人工瓣膜或正常瓣膜者中发病。胃肠道、泌尿道为主要入侵门户。临床表现与草绿色链球菌心内膜炎相似。肠球菌属细菌对多种抗菌药物呈现固有耐药，因此病死率高，且易复发。一些有效药物单用时仅具抑菌作用，因此治疗肠球菌心内膜炎时必须联合用药，以达到杀菌作用减少复发机会。粪肠球菌可对氨苄西林和青霉素呈现敏感，但其敏感性较草绿色链球菌差，屎肠球菌敏感性更低。治疗青霉素和氨基糖苷类均敏感的肠球菌心内膜炎时成人青霉素剂量每日 1 800 万~3 000 万 U，或氨苄西林每日 12g，均为 24 小时内持续静脉滴注或分 6 次静脉滴注，并联合氨基糖苷类抗生素，后者宜选用庆大霉素。庆大霉素剂量为每次 1mg/kg，每 8h 静脉滴注或肌内注射 1 次。对青霉素敏感、氨基糖苷类耐药的肠球菌心内膜炎可选用两种 β 内酰胺类抗生素的联合。临床研究资料显示氨苄西林联合头孢曲松与氨苄西林联合庆大霉素治疗青霉素敏感、庆大霉素敏感或耐药的肠球菌心内膜炎病例在复发、病死率，需要手术及并发症方面均无明显差别。两种 β 内酰胺类的联合明显降低了肾毒性的发生，但需注意过敏反应增多的潜在可能性。对青霉素敏感，氨基糖苷类耐药，但链霉素敏感的肠球菌心内膜炎，除可选用氨苄西林联合链霉素外，也可选用氨苄西林联合头孢曲松，后者疗程至少 6 周。肠球菌对青霉素耐药，万古霉素及氨基糖苷类敏感者可选用万古霉素与庆大霉素的联合，此方案也推荐用于对 β 内酰胺类不耐受（过敏反应）的患者。对青霉素、氨基糖苷类和万古霉素均耐药的肠球菌心内膜炎治疗困难，多由屎肠球菌所致，目前缺乏标准治疗方案。利奈唑胺、达托霉素和喹奴普丁 - 达福普汀是体外对该类耐药菌具有抗菌活性的药物，但均未被批准用于 IE。在近期相关"指南"中推荐遇此情况时需由感染病、心内外科、临床药理学等专家共同拟定治疗方案，并严密观察治程中可能发生的严重不良反应，谨慎使用上述药物。由于肠球菌对抗菌药敏感性偏低，治疗后心内膜炎复发率高（12.5%~40%），因此疗程至少 4~6 周，属 PVE 者一般需 6~8 周或更长以减少复发。

（三）葡萄球菌心内膜炎

葡萄球菌心内膜炎多呈急性病程，病死率约 25%~40%。在男性、年龄 >50 岁，累及左心或有中枢神经系统表现者病死率尤高。葡萄球菌心内膜炎可由金黄色葡萄球菌引起，也可由凝固酶阴性葡萄球菌所致。后者主要为表皮葡萄球菌和其他凝固酶阴性葡萄球菌。金黄色葡萄球菌 IE 可发生于自身瓣膜，也可发生于人工瓣膜患者，凝固酶阴性葡萄球菌 IE 多发生在人工瓣膜患者。金黄色葡萄球菌心内膜炎可自社区获得，也可自医院内获得，在金黄色葡萄球菌血流感染中，约 10%~12% 可伴发心内膜炎。在非静脉药瘾者中金黄色葡萄球菌心内膜炎多累及二尖瓣，而在静脉药瘾者中多累及三尖瓣。表皮葡萄球菌等凝固酶阴性葡萄球菌 IE 多系医院内获得，是人工瓣膜心内膜炎的主要病原菌之一，IE 常伴发于手术中或术后的血流感染，大多在心血管手术后一年内发病。葡萄球菌心内膜炎的抗菌治疗方案宜根据病原菌是否属甲氧西林或苯唑西林耐药株而定（表 3-1-6）。由于青霉素耐药葡萄球菌已达 90% 以上，故在未获细菌药敏前经验治疗宜首选耐酶青霉素类，如苯唑西林或氯唑西林等联合氨基糖苷类。病原菌药敏显示属甲氧西林或苯唑西林敏感葡萄球菌者宜首选苯唑西林或氯唑西林，联合或不联合庆大霉素。在近期的 IE 相关指南中（本章参考文献 10、11）对 NVE 患者不推荐联合庆大霉素，因临床资料显示联合与不联合庆大霉素治疗 NVE 疗效相仿，但联合者有明显肾毒性。如患者对青霉素类抗生素过敏者，可选用第一代头孢菌素头孢唑啉，但有青霉素即刻过敏反应史者，即有青霉素过敏性休克史者不宜选用头孢菌素类。如系青霉素及头孢菌素类均过敏者可选用万古霉素或去甲万古霉素联合磷霉素钠或利福平。由甲氧西林或苯唑西林耐药葡萄球菌所致心内膜炎者宜选用万古霉素或去甲万古霉素联合磷霉素钠或利福平。疗程视患者有无人工瓣膜而定，属自身瓣膜者，疗程为 4~6 周。属人工瓣膜患者，疗程一般需 6~8 周甚或更长，治初 2 周联合庆大霉素。静脉药瘾者（IDUs）IE 病原中葡萄球菌常见。IDUs 的非复杂性右心金黄色葡萄球菌心内膜炎（非复杂性 IE 为不具有以下证据：肾功能衰竭、肺外迁徙感染、累及主动脉瓣或二尖瓣、脑膜炎、MRSA 感染）的抗菌治疗方案为 β 内酰胺类联合氨基糖苷类 2 周的短程治疗，已报道的临床资料显示疗效良好。近期指南并推荐在该类患者中不再联合氨基糖苷类。对由甲氧西林耐药葡萄球菌所致 IDUs 者可选用万古霉素（4 周疗程）或达托霉素（6mg/kg qd 静滴）4~6 周疗程。

（四）需氧革兰氏阴性杆菌心内膜炎

由需氧革兰氏阴性杆菌所致的心内膜炎显较需氧革兰氏阳性球菌引起者为少见，由肠杆菌科细菌和铜绿假单胞菌等所致 IE 仅约占 IE 病例的 2%。在 PVE 早期发病者中，大肠埃希菌、奇异变形杆菌、克雷伯菌和黏质沙雷菌等肠杆菌科细菌是主要病原菌之一。由静脉注射毒品致病者，也可发生在自身瓣膜患者（NVE）中，病原菌以铜绿假单胞菌为多见，也可为肠杆菌科细菌。抗菌药物的选用以对铜绿假单胞菌有效的广谱青霉素类如哌拉西林与庆大霉素或妥布霉素的联合为首选，也可选用对铜绿假单胞菌有效的头孢菌素类，如头孢他啶联合氨基糖苷类。近年来由于细菌耐药性的增长，尚可选用 β 内酰胺类及酶抑制剂复方或碳青霉烯类，联合用药中尚可选用氟喹诺酮类。由于革兰氏阴性杆菌对抗菌药的敏感性在菌株间差异甚大，宜根据细菌药敏结果选择用药。疗程至少 6 周，常需 6~8 周或更长。由铜绿假单胞菌、肠杆菌科细菌所致左心 IE 患者在长疗程抗菌药治程中常需进行心瓣膜手术治疗。

感染性心内膜炎也可由 HACEK 组细菌引起，该类细菌系一组生长缓慢，营养要求高的革兰氏阴性杆菌，包括副流感嗜血杆菌属、凝聚杆菌属、人心杆菌、侵蚀艾肯菌属和金氏菌属。此组细菌约占非吸毒者 NVE 病原菌的 5%~10%。早年此组细菌对氨苄西林敏感，然而近年来该细菌中产 β 内酰胺酶菌株增多，氨苄西林耐药，因此宜选用头孢曲松或头孢噻肟等第三代或第四代头孢菌素或氨苄西林 - 舒巴坦治疗。细菌药敏示氨苄西林敏感者仍可选用氨苄西林。NVE 者疗程为 4 周，PVE 者疗程至少 6 周。不能耐受头孢菌素类和氨苄西林成人患者可替代选用环丙沙星、左氧氟沙星等氟喹诺酮类。

（五）真菌性心内膜炎

真菌性心内膜炎多发生在下列情况：心血管、心瓣膜修复术后、长期静脉导管留置、尤其是广谱抗菌药的长期应用，静脉注射毒品者、免疫抑制或免疫缺陷患者，肿瘤化疗后。由于患者多有严重原发疾病，心内膜炎的临床表现常被掩盖，难以早期确诊和治疗，故预后差，病死率 >50%。念珠菌属真菌为常见病原菌，在非药物成瘾者中主要为白念珠菌，偶为曲霉，在静脉药瘾者常为近平滑念珠菌和热带念珠菌等。真菌 IE 的治愈常需置换瓣膜联合长程抗真菌治疗。抗真菌治疗首选两性霉素 B 与氟胞嘧啶的联合。对 NVE 者首选两性霉素 B 或其含脂制剂与氟胞嘧啶的联合，备选药物为卡泊芬净。对于病情稳定、血培养已转阴，念珠菌对氟康唑呈敏感者，可转换为氟康唑继续治疗，疗程 6~8 周或更长，并建议置换瓣膜。PVE 患者治疗方案同 NVE，不能换瓣者需在初治后以氟康唑作终生抑菌治疗。由于真菌性心内膜炎赘生物大，常易发生大动脉栓塞，复发率亦高，预后常差。

（六）人工瓣膜心内膜炎

在人工瓣膜植入者中约有 1%~6% 发生 PVE，在确诊为感染性心内膜炎（IE）病例中 PVE 占 16%~33%。在 IE 尚处于活动期时进行瓣膜置换手术，尤其是在 IE 病原菌尚不明或未进行充足抗菌治疗者发生 PVE 的风险增高。PVE 的病原菌分布与其发病时间，即早发或迟发及感染获得场所为社区获得或卫生保健获得相关。早发 PAE 系在术中或术后即刻获病原菌感染，但其发病在术后 2 个月至一年，高峰在初 2 个月内，一些毒性低的细菌如凝固酶阴性葡萄球菌可迟至一年方发病，因此目前以一年为界，分为早发及迟发 PVE。早发 PVE 的病原菌主要为金黄色葡萄球菌、凝固酶阴性葡萄球菌（CONS），尚有少数为棒状杆菌、真菌和需氧革兰氏阴性杆菌。迟发 PVE 通常病原菌获自社区，与围手术期感染无关，其病原菌与 NVE 相仿。近年来卫生保健相关（health care-associated）感染已成为 PVE 发病的重要危险因素。卫生保健相关 PVE 约占据所有 IE 病例的 37%，最重要的危险因素是血管内装置和血液透析。60% 以上患者在术后 2 个月内发病，70% 以上在术后一年内诊断为 PVE。需氧革兰氏阴性杆菌中以铜绿假单胞菌、沙雷菌、不动杆菌和窄食单胞菌属细菌为主，上述细菌常呈多重耐药。真菌 PVE 中以白念珠菌、近平滑念珠菌为最多见，其他尚可有光滑念珠菌及克柔念珠菌等非白念珠菌。社区获得 PVE 的病原菌以肠球菌属、草绿色链球菌组和 HACEK 组细菌为常见。在迟发 PVE 患者中病原偶可为分枝杆菌、柯克斯体和巴尔通体、军团菌等。PVE 的抗菌治疗分别参见相关病原菌所致 PVE 的治疗方案，其疗程较 NVE 为长，大多为 6~8 周。但 PVE 的抗菌药物治疗仅对部分患者有效，常需进行手术治疗联合抗菌药物治疗以提高存活率。

（七）静脉药瘾者感染性心内膜炎

在静脉药瘾者（injection drug users，IDUs）中感染性心内膜炎确切的发病率尚不明确，据保守估计约为每年每 1 000 名静脉药瘾者中 1.5~2 人。静脉药瘾者心内膜炎患者中，70% 左右累及右心，而在非静脉药瘾者中累及右心的 IE 患者仅占 9%。IDUs 心内膜炎患者累及三尖瓣者占 40%~69%，累及主动脉瓣及二尖瓣者占 20%~30%，累及多瓣膜者占 5%~10%。累及右心者，病原菌以金黄色葡萄球菌最为多见；累及左心者以草绿色链球菌为多见。铜绿假单胞菌是 IDUs 者心内膜炎的另一重要需氧革兰氏阴性杆菌，其他尚有沙雷菌等肠杆菌科细菌，少数病例为念珠菌属、肠球菌属、棒状杆菌 JK 等感染，部分患者系复数菌感染。抗感染治疗分别参见相关病原所致 IE。静脉药瘾者右心 IE 的抗菌药治疗疗效比左心 IE 略好，外科手术干预治疗亦少于左心 IE 者，对该类患者宜避免在瓣膜置换术后的装置感染的高风险。

（八）血培养阴性心内膜炎

在心内膜炎患者中血培养阴性者比例报道相差很大，可自 2.5% 至 31% 不等，然而在血培养阴性者中仅有 5% 患者按严格的感染性心内膜炎诊断标准证实为 IE。血培养呈阴性的原因有多方面：①留取血培养标本前已使用过抗菌药；②心内膜炎由生长缓慢或培养条件苛刻的某些病原微生物引起，如 HACEK 组革兰氏阴性菌、草绿色链球菌营养变种、布鲁氏菌、厌氧菌、非念珠菌真菌，如曲霉等；③留取血培养时患者慢性病程已在 3 个月以上者；④发生在室间隔缺损、心肌梗死后、心脏起搏器电极导线感染等情况下的室壁心内膜炎；⑤由某些少见的细胞内病原所致者，如贝纳柯克斯体、巴通体等立克次体、衣原体、病毒等所致者（参见表 3-1-7）；⑥非感染性心内膜炎。多次血培养阴性者应考虑以上各种原因，分别选用相应的培养条件及新的诊断技术。如患者系慢性病程，在病情许可情况下亦可暂停抗菌药物后留取血培养标本。通过以上措施提高血培养阳性率。

对于血培养阴性 IE 患者除改进实验诊断技术查找少见病原外，宜分析其最可能的病原微生物予以经验性抗微生物治疗。先前心血管系统感染病史、抗菌药使用情况、临床病程、感染严重度、现存的心血管外感染灶部位等均为经验抗菌治疗的参考依据。自身瓣膜者，如感染呈急性病程（数日）者，病原菌宜覆盖金黄色葡萄球菌、β 溶血链球菌和需氧革兰氏阴性杆菌，经验治疗可选用万古霉素联合头孢吡肟作为初治方案。如患者病程呈亚急性（数周）的自身瓣膜者，病原菌宜覆盖金黄色葡萄球菌、草绿色链球菌、HACEK 和肠球菌，抗菌治疗可给予万古霉素联合氨苄西林/舒巴坦。如治程中获病原菌者，依据病情可予调整。对人工瓣膜者，症状出现在瓣膜置换术 1 年以内者，病原菌宜覆盖葡萄球菌、肠球菌和需氧革兰氏阴性杆菌，抗菌治疗宜包括万古霉素、利福平、庆大霉素和头孢吡肟。如症状出现在瓣膜置换术 1 年以上者，抗菌治疗宜覆盖葡萄球菌、草绿色链球菌和肠球菌。一些少见病原 IE 的抗感染治疗参见表 3-1-7。

表 3-1-7 血培养阴性感染性心内膜炎可能的少见病原微生物

病原微生物	流行病学特征
曲霉和其他非念珠菌真菌	人工瓣膜
巴尔通体属	接触猫或猫蚤、犬、体虱、流浪者、酒精中毒、肝硬化
布鲁氏菌属、贝纳柯克斯体（Q 热）	摄入污染牛乳或乳制品、接触已感染家畜
鹦鹉热衣原体	接触鸟类
HACEK 组细菌*	牙周炎或齿科操作
李斯特菌属	供水系统污染、人工瓣膜早发（<1 年）、酒精中毒、肝硬化
链球菌营养变种	病程进展缓慢者、人工瓣膜迟发（>1 年）
Tropheryma whipplei（Whipplei 病）	腹泻、体重下降、关节痛、淋巴结肿大、中枢神经系统侵及、心瓣膜赘生物、心瓣膜狭窄或功能不全症状或体征，也可无临床表现

*包括 Haemophilus spp.，Aggregatibacter spp.，Cardiobacterium hominis，Eikenella corrodens，Kingella spp.。

（九）感染性心内膜炎的外科治疗

感染性心内膜炎，尤其是 PVE 患者，单用抗感染药物治疗常难以奏效，而有指征地进行药物与手术的联合治疗，可提高患者的存活率。一般认为以下情况有手术治疗指征：①IE 患者出现难治性充血性心力衰竭者；②发生过一次以上的严重的体循环栓塞；③尽管予以适宜的抗菌治疗，仍反复发作栓塞和赘生物持续存在或增大；④严重瓣膜返流和漂动的赘生物 >10mm 者；⑤虽经适宜的抗感染药物治疗，感染仍不能控制者，表现为持续菌血症及发热（>5 ~ 7 天）；⑥缺乏有效的抗菌治疗药物，如真菌性心内膜炎等；⑦在早期发病的 PVE 患者中，感染病原菌常高度耐药，如万古霉素耐药肠球菌、耐多药革兰氏阴性杆菌等，抗菌治疗难以控制感染者；⑧已出现局部化脓性并发症者，如瓣膜周围脓肿、心肌脓肿；⑨真菌性动脉瘤等；⑩由于瓣膜功能不全已发生中度至重度心力衰竭者；⑪因感染瓣膜破坏严重，穿孔或破裂、或瓣膜周围漏、或瓣膜狭窄、或新近出现传导阻滞者；⑫复发性 PAE。

静脉药瘾者右心 IE 的抗菌治疗疗效相对于左心 IE 者略好，该类患者在接受外科治疗后，发生装置感染的风险高，因此右心 IE 接受外科治疗者少于左心 IE 患者。在下列情况时仍有外科治疗指征：①因严重三类瓣返流致心力衰竭，药物治疗反应差者；②由真菌或耐多药细菌所致的持续性难治性感染或对适宜抗菌治疗缺乏反应者；以及在抗菌治疗过程中三尖瓣赘生物直径 ≥ 20mm 者和反复肺动脉栓塞者。

主要参考文献

[1] LAUPLAND K B, CHURCH D L. Population-based epidemiology and microbiology of community-onset bloodstream infections. Clin Microbiol Rev, 2014, 27(4):647-664.

[2] GOTO M, AL-HASAN M N. Overall burden of bloodstream infection and nosocomial

bloodstream infection in North America and Europe. Clin Microbiol Infect, 2013,19(6):501-509.

[3] RODRÍGUEZ-BAÑO J, LÓPEZ-PRIETO M D, PORTILLO M M, et al. Epidemiology and clinical features of community-acquired, healthcare-associated and nosocomial bloodstream infections in tertiary-care and community hospitals. Clin Microbiol Infect, 2010, 16(9):1408-1413.

[4] WISPLINGHOFF H. BISCHOFF T, TALLENT S M, et al. Nosocomial bloodstream infections in US hospitals: analysis of 24,179 cases from a prospective nationwide surveillance study. Clin Infect Dis, 2004, 39(3):309-317.

[5] SINGER M, DEUTSCHMAN C S, SEYMOUR C W, et al. The third internationall consensus definitions for sepsis and septic shock (sepsis-3). JAMA 2016; 315(8):801-810.

[6] LIU C，BAYER A, COSGROVE S E, et al. Clinical practice guidelines by the infectious diseases society of america for the treatment of methicillin-resistant Staphylococcus aureus infections in adults and children. Clin Infect Dis, 2011, 52(3): e18-e55.

[7] 胡付品，郭燕，朱德妹，等 . 2017 年 CHINET 中国细菌耐药性监测 . 中国感染与化疗杂志，2018，18（3）241-251.

[8] PAPPAS P G, KAUFFMAN C A, ANDES D R, et al. Clinical Practice Guideline for the Management of Candidiasis: 2016 Update by the Infectious Diseases Society of America. Clin Infect Dis, 2016, 62(4):e1-e50.

[9] BENNETT J E, DOLIN R, BLASER M J. Mandell, Douglas, and Bennett's principles and practice of infectious diseases. 8th ed. ELSEVIER Saunders Philadelphia 2015, 914-934,990-1040.

[10] American Heart Association(AHA). Infective endocarditis in aduts: Diagnosis, antimicrobial therapy, and management of complications. Circulation, 2015, 2005(111): 3015.

[11] European Society of Cardiology (ESC). 2015 ESC Guidelines for the management of infective endocarditis. European Heart Journal, 2015, 36(4): 3075-3128.

[12] GIBERT D N, CHAMBERS H F, ELIOPOULOS G M, et al. The Sanford Guide to Antimicrobial Therapy, 45th ed. Antimicrobial Therapy Inc. Sperryville, 2015. 28-31.

[13] LIU C, BAYER A, COSGROVE S E, et al. Clinical practice guidelines by the Infectious Diseases Society of American for the treatment of methicillin-resistant staphylococcus aureus infections in adults and children: executive summary. Clin Infect Dis, 2011, 52(3): 285-292.

[14] FOURNIER P E, THUNY F, RICHET H, et al. Comprehensive diagnostic strategy for blood culture-negative endocarditis: A prospective study of 819 new cases. Clin Infect Dis 2010, 51(2):131-140.

[15] LAMAS C. Diagnostic strategy for blood culture-negative endocarditis. Clin Infect Dis 2010, 51(2):141-142.

第二章

呼吸系统感染

呼吸道感染（respiratory tract infection，RTI）是临床最常见的感染性疾病之一。根据感染的部位不同，分为上呼吸道感染和下呼吸道感染。上呼吸道感染包括急性咽炎、扁桃体炎、喉炎、会厌炎、鼻窦炎及中耳炎等；下呼吸道感染包括急性支气管炎、慢性阻塞性肺病急性加重、支气管扩张伴感染、肺炎、肺脓肿、脓胸等。肺炎的病原菌与其感染场所有关，根据感染场所的不同，肺炎可分为社区获得性肺炎（community-acquired pneumonia, CAP）和医院获得性肺炎（hospital-acquired pneumonia, HAP）。根据病原体不同，呼吸道感染又分为病毒性、细菌性、真菌性感染等。本章着重阐述细菌性包括支原体等非典型病原体等所致的临床常见上、下吸道感染及其抗感染治疗。

第一节　急性咽炎及扁桃体炎

急性咽炎和急性扁桃体炎为儿童及青少年最常见的感染之一，在成人中也很常见。绝大部分由病毒引起，例如腺病毒、流感病毒、副流感病毒和呼吸道合胞病毒。

化脓性链球菌，即 A 群 β 溶血性链球菌（GABHS）为细菌性咽炎和扁桃体炎的主要病原菌，约占 15% ~ 30%。GABHS 感染多见于 5 ~ 15 岁的儿童，3 岁以下少见。全年均可发病，约 15% ~ 20% 的学龄儿童咽部可有 GABHS 寄植，但不引起任何症状。GABHS 所致的化脓性扁桃体炎、咽炎可引起扁桃体周脓肿、蜂窝织炎、咽后壁脓肿等化脓性并发症，也可能在感染后 2 ~ 4 周引起风湿热、肾小球肾炎等非化脓性并发症。C 群、G 群溶血性链球菌，卡他莫拉菌，白喉棒状杆菌等所致者较少。

GABHS 咽炎及扁桃体炎的临床表现有急性咽痛、吞咽困难、发热、头痛、咽扁桃体充血、水肿、渗出和全身不适等，并伴有周围血象白细胞增多和中性粒细胞增多。应留取咽拭子培养，有条件者可同时做化脓性链球菌快速抗原检测（RADT）有助于病原早期诊断。

病毒所致者病程有自限性，仅予以对症治疗即可。急性细菌性咽炎和扁桃体炎患者需采用抗菌治疗。抗菌药物治疗需完成足够的疗程，以达到清除病灶内细菌的目的，防止非化脓性并发症。A 群溶血性链球菌对青霉素仍呈现高度敏感，抗菌治疗以青霉素为首选。①青霉素类：可口服青霉素 V，儿童每次 250mg，每日 2 ~ 3 次；青少年及成人患者每次 250mg，每日 4 次；疗程 10 天。预计难以完成口服给药 10 天疗程者，可予以肌内注射苄星青霉素 120 万 U，儿童体重 <27kg 者 60 万 U，单剂注射；对幼儿患者可予以阿莫西林混悬剂替代上述青霉素，疗程 10 天。②青霉素过敏，但非严重即刻反应患者，也可选用口服头孢呋辛酯、头孢克洛、头孢丙烯等第二代头孢菌素类，疗程 10 天。

第二节　急性中耳炎及乳突炎

（一）急性中耳炎

中耳炎好发于 0～3 岁的儿童，其中以出生后 6～24 个月的婴幼儿发生率最高。中耳炎在成人中并不多见。病原菌以肺炎链球菌和流感嗜血杆菌最为多见；在接种肺炎链球菌疫苗的地区，流感嗜血杆菌的检出率超过肺炎链球菌；卡他莫拉菌约占儿童急性中耳炎的 10%，病情通常较轻。金黄色葡萄球菌，包括甲氧西林敏感株和耐药株在急性中耳炎中并不多见。病毒感染在急性中耳炎初期非常多见。50% 的急性中耳炎儿童患者可从鼻咽部分离到呼吸道病毒，25% 患者可从中耳液中分离到呼吸道病毒，其中以呼吸道合胞病毒、流感病毒、肠道病毒、冠状病毒和鼻病毒最为常见。病毒和细菌的混合感染亦很常见，病情较单纯细菌感染者更为严重，治疗反应也较差。某些肺炎支原体下呼吸道感染患者可合并中耳炎。6 个月以下婴儿急性中耳炎亦可由沙眼衣原体所致。念珠菌属和曲霉感染可见于免疫缺陷患者慢性化脓性中耳炎。

中耳炎的临床表现包括：耳痛、耳道有液体流出或听力丧失、鼓膜充血等，并可伴有发热、嗜睡或兴奋、眩晕、眼球震颤和耳鸣等。

1. 急性中耳炎的经验治疗　2 岁以下患儿无明确推荐方案。2 岁以上患者，若无发热或耳痛，体检阴性或不能确诊者，可给予镇痛治疗，不用抗菌药。有症状、体征者，予以抗菌治疗：①如最近 1 个月内未用过抗生素，可给予大剂量阿莫西林口服；②如近 1 个月内曾用过抗生素，首选大剂量阿莫西林或阿莫西林-克拉维酸口服，次选口服头孢地尼，或头孢泊肟，或头孢丙烯，或头孢呋辛酯。疗程：<2 岁者 10 天，≥2 岁者 5～7 天，成人 10 天。

2. 上述经验用药 3 天无效者，可能为青霉素不敏感肺炎链球菌感染。应调整抗菌治疗方案：①大剂量阿莫西林治疗无效者，予以口服大剂量阿莫西林-克拉维酸，或头孢地尼，或头孢泊肟，或头孢丙烯，或头孢呋辛酯，或肌内注射头孢曲松 3 天；②阿莫西林-克拉维酸治疗无效者，予以肌内注射头孢曲松 3 天 ± 鼓膜穿刺术。此外，万古霉素对耐青霉素肺炎链球菌感染有效，也可采用。成人亦可考虑应用左氧氟沙星或莫西沙星。

上述治疗药物的儿童剂量为：大剂量阿莫西林每日 80～90mg/kg，每 8～12 小时 1 次口服；阿莫西林/克拉维酸（5ml 含阿莫西林 600mg 和克拉维酸 42.9mg）每日 90/6.4mg/kg，分 2 次口服；头孢地尼 7～14mg/kg，分 1～2 次口服；头孢泊肟每日 10mg/kg，每 12 小时 1 次口服；头孢丙烯 15mg/kg，每 12 小时 1 次口服；头孢呋辛酯每日 30mg/kg，每 12 小时 1 次口服；头孢曲松 50mg/kg 每日 1 次肌内注射。

成人剂量：大剂量阿莫西林 1g，每日 3 次口服；阿莫西林-克拉维酸 2 000/125mg，每日 2 次口服；头孢地尼 300mg，每 12 小时 1 次口服；头孢泊肟 200mg，每日 2 次口服；头孢丙烯 250～500mg，每日 2 次口服；头孢呋辛酯 250mg，每日 2 次口服；头孢曲松 2g，每日 1 次静脉滴注；左氧氟沙星 500mg 或 750mg，每日 1 次口服；莫西沙星 400mg，每日 1 次口服。

3. 经鼻插管 48 小时后发生的中耳炎　经鼻插管 48 小时后约 50% 的患者可发生渗出性中耳炎，常见病原菌为假单胞菌属、克雷伯菌属和肠杆菌属。经验治疗可选用头孢他啶、头孢吡肟、亚胺培南、美罗培南、哌拉西林-他唑巴坦、替卡西林-克拉维酸或环丙沙星，均为静脉滴注。给药剂量为：头孢他啶 2g 每 8 小时 1 次，头孢吡肟 2g 每 12 小时 1 次，亚胺培南 0.5g 每 6 小时 1 次，美罗培南 1g 每 8 小时 1 次，哌拉西林-他唑巴坦 4.5g 每 8 小时 1 次，环丙沙星 400mg 每 8～12 小时 1 次。

4. 预防反复发作性重症急性中耳炎　①抗菌药预防，阿莫西林 20mg/kg 睡前口服，每日 1

次；②疫苗接种，包括肺炎链球菌疫苗和流感病毒疫苗；③鼓室造孔置管时，行腺样体切除术。

（二）急性乳突炎

急性乳突炎常伴有急性中耳炎，为中耳炎的并发症。早期症状与急性中耳炎相仿，表现为听力丧失、耳痛和发热，随后出现局部膨胀感、局部变红和乳突骨组织压痛，脓性分泌物可通过鼓膜穿孔处溢出。

首次发作急性中耳炎的常见病原菌为肺炎链球菌、流感嗜血杆菌及卡他莫拉菌，2 次以上复发或慢性中耳炎的常见病原菌为金黄色葡萄球菌、铜绿假单胞菌及肺炎链球菌。留取标本送细菌培养后立即使用经验抗菌治疗，急性中耳炎选用头孢曲松 2g，静脉滴注每日 1 次，或左氧氟沙星 500mg 或 750mg，静脉滴注每日 1 次。

第三节　急性鼻窦炎

社区获得性急性鼻窦炎常继发于病毒性上呼吸道感染，以累及上颌窦者为多见。病原菌以肺炎链球菌最为常见，其次为流感嗜血杆菌，两者共占 50% 以上，其他可为卡他莫拉菌，链球菌属、金黄色葡萄球菌和厌氧菌相对较为少见。儿童患者中卡他莫拉菌分离率较成人中为高。尽管病毒感染在急性细菌性鼻窦炎的发病中有重要作用，病毒的分离率仍低于细菌。腺病毒、副流感病毒和鼻病毒约占病原的 10%。真菌亦为某些急性和慢性鼻窦炎的重要病原。侵袭性真菌性鼻窦炎是一种暴发性感染且常伴有播散性病变，多发生于有严重基础疾病的患者，病原真菌包括曲霉、毛霉、根霉、镰刀霉、鲍氏假性阿利什利菌（P. boydii）以及支链孢属等皮肤真菌。过敏性真菌性鼻窦炎发生于免疫功能正常但对真菌有特异性反应者，病原包括曲霉和双极霉等。

医院获得性急性鼻窦炎是医疗操作后较为常见的并发症之一。鼻插管特别是鼻胃管是医院获得性鼻窦炎的重要危险因素，经鼻气管或胃插管后 7 天后，95% 患者有 X 射线"鼻窦炎"，但经鼻穿刺培养阳性率仅 38%；其他危险因素包括应用镇静剂、鼻部革兰氏阴性菌寄殖等。常见病原菌有金黄色葡萄球菌、假单胞菌属等革兰氏阴性杆菌及肺炎链球菌。

1. 急性鼻窦炎　如不伴发热且分泌物引流良好，可予以抗组胺药以及减轻鼻黏膜充血等对症处理。经上述处理 10 天后，仍有颌面部疼痛和流脓涕的患者则需要抗感染治疗，重症患者（疼痛、发热）通常需住院抗感染治疗：①如近期未用过抗生素，可给予大剂量口服阿莫西林、阿莫西林 / 克拉维酸、头孢地尼、头孢泊肟或头孢丙烯。②如近期用过抗生素，给予阿莫西林 / 克拉维酸或左氧氟沙星或莫西沙星（成人）口服，疗程 10 天。剂量参见急性中耳炎。③对 β- 内酰胺类过敏者，尤其是 IgE 介导的过敏反应，可选用阿奇霉素、克拉霉素、SMZ-TMP 或多西环素口服。阿奇霉素和氟喹诺酮类疗程多为 5 天。④需注意有发热和面部红斑的患者，金黄色葡萄球菌感染的可能性大，可选用萘夫西林或苯唑西林，MRSA 感染者选用万古霉素。⑤如治疗 3 天后无效，应进行诊断性穿刺或抽吸分泌物再次检测病原菌。如为糖尿病急性酮症酸中毒、中性粒细胞减少患者，有根霉、毛霉或曲霉感染的可能，经验治疗可选用两性霉素 B。

2. 医院获得性急性鼻窦炎　治疗应首先拔除插管，持续发热者在开始经验治疗前先做窦引流液细菌涂片及培养。经验治疗首选亚胺培南或美罗培南；疑为 MRSA 所致者加用万古霉素。可选药物为头孢他啶或头孢吡肟 + 万古霉素。如鼻窦吸取物涂片为酵母菌，采用氟康唑。

第四节　社区获得性细菌性肺炎

尽管呼吸道病原菌检测手段有很大提高以及广谱抗菌药物的广泛应用，但肺炎的发病率及病死率仍无明显下降。据报道美国每年有 400 万例社区获得性肺炎患者，其中 65 岁以上老年人每年社区获得性肺炎在 91 万例以上，约有 100 万患者需住院治疗，住院病例中约有 36% 需入住重症监护病房。另有报道在需住院治疗的社区获得性肺炎患者病死率为 2%~30%，在美国社区获得性肺炎（包括流感）占所有死亡原因中的第七位。

肺炎的治疗困难与肺炎的病原体复杂，病原诊断困难及病原体对抗菌药耐药性上升等因素有关。社区获得性肺炎的病原体主要有：细菌、病毒、非典型病原体（支原体属、衣原体属、军团菌属等），本节主要叙述社区获得性细菌性（包括非典型病原体）肺炎。

【病原学】社区获得性肺炎最常见的病原菌肺炎链球菌以往占 50%~90%，近期文献报道其比例高低不一，为 16%~60%；流感嗜血杆菌占 3%~38%；非典型病原体如肺炎支原体、肺炎衣原体、嗜肺军团菌，约占 20%~30%，其中嗜肺军团菌各地区的报道不一，为 2%~30%；金黄色葡萄球菌占 2%~5%，多发生于流感后继发肺炎患者；革兰氏阴性杆菌包括肺炎克雷伯菌、铜绿假单胞菌及肠杆菌属细菌占 7%~18%，多发生于老年人，特别是有慢性基础疾病、卧床及近期曾住院的患者；卡他莫拉菌也是慢性阻塞性肺病（COPD）患者及免疫缺陷患者的重要致病菌。有吸入因素的患者，病原菌为厌氧菌或需氧菌与厌氧菌混合感染。在需住院治疗的患者中，非典型病原体和革兰氏阴性杆菌感染所占比例相对较高。

国内对 610 例社区获得性肺炎的病原学调查显示主要病原体为：肺炎链球菌为 10.3%，流感嗜血杆菌 9.2%，肺炎支原体 20.7%，肺炎衣原体 6.6%，嗜肺军团菌 5.1%。国内有关社区获得性肺炎的数项病原体研究中肺炎链球菌的比例均较低，可能与该菌培养条件要求高，部分患者在留取痰标本前使用了抗菌药有关，而肺炎支原体及肺炎衣原体的检测通常采用急性期、恢复期双份血清测定抗体滴度来确定，假阴性可能少。

引起社区获得性肺炎的肺炎链球菌、流感嗜血杆菌及肺炎支原体对常用抗微生物药物的耐药性已受到广泛关注，据美国感染病学会报道青霉素中介和耐药的肺炎链球菌菌株约占 25%~35%[按 2008 年前临床和实验室标准协会（CLSI）的标准，青霉素 MIC：敏感 ≤ 0.06mg/L，中介 0.1~1mg/L，耐药 ≥ 2mg/L]，个别国家（南非、韩国）报道耐青霉素肺炎链球菌可高达 50% 以上。20 世纪末国内上海和北京儿童分离株中青霉素不敏感肺炎链球菌约占 11%~15%，且多数为中介（或低度耐药）；21 世纪初青霉素不敏感肺炎链球菌（中介＋耐药）儿童分离株已达 40%~50%。2008 年美国 CLSI 将非脑膜炎肺炎链球菌静脉应用青霉素的折点改为：敏感 ≤ 2mg/L，中介 4mg/L，耐药 ≥ 8mg/L。按此新标准判定，2015 年我国 CHINET 细菌耐药监测网数据显示，儿童分离株中青霉素不敏感肺炎链球菌为 13.5%，其中青霉素耐药（PRSP）为 7.2%；而成人分离株中青霉素不敏感率为 8.2%，其中 PRSP 为 2.6%。肺炎链球菌对红霉素及克林霉素的耐药率均在 90% 以上，少数菌株对喹诺酮类耐药。国内近年来流感嗜血杆菌对抗菌药的耐药性有明显上升，2015 年 CHINET 监测结果显示，流感嗜血杆菌对氨苄西林的耐药率儿童分离株为 49%，成人分离株为 35%；对头孢呋辛的耐药率为儿童株 27%，成人株 14%；对阿奇霉素的耐药率儿童株 17%，成人株 11%；对左氧氟沙星的耐药率儿童低于 1%，成人低于 5%。近年来国际上陆续报道，呼吸道分离肺炎支原体对红霉素等大环内酯类出现耐药，在日本耐药率为 30%，而其他地区多为零星报道，我国目前上海、北京地区肺炎支原体儿童分离株对红霉素的耐药率为 80%~90%，成人株为 69%，而对四环素类及喹诺酮类均未发现耐药株。

【诊断和鉴别诊断】

1. 临床诊断 根据咳嗽、咳痰、发热、胸痛等症状，肺部啰音等体征和胸部 X 射线检查发现肺部渗出病灶可诊断为肺炎，如获得场所为社区，即可诊断为社区获得性肺炎。老年人及中性粒细胞缺乏患者也可无咳嗽、咳痰等症状。社区获得性肺炎需与结缔组织病如血管炎的肺部渗出表现、肺部肿瘤及肺结核等疾病鉴别。社区获得性肺炎的临床诊断较易确立，但病原诊断困难。

2. 病原学诊断　病原诊断对有效抗菌药的选用、停药指征的掌握均很重要，但社区获得性肺炎的病原标本送检率低，特别是门诊治疗患者送检率更低，在我国患者住院前往往已用抗菌药，住院患者送检标本的培养阳性率也低。

（1）痰标本的采集：合格痰标本的采集对下呼吸道感染病原菌的检测具重要意义。咳痰留取痰标本是患者最易接受的无创病原检查方法。为取得合格的痰标本，清晨嘱患者先以无菌生理盐水漱口 2 ~ 3 次，继做深咳嗽，或拍背、采取不同体位。若检查分枝杆菌和耶氏肺孢子菌可以用高渗盐水雾化吸入，诱导患者咳嗽、咳痰于无菌器皿中，并尽快送检，一般不超过 2 小时。环甲膜穿刺或经支气管纤维支气管镜防污染毛刷取痰或取纤维支气管镜灌洗液送检，取得标本虽符合要求，但因系创伤性检查，不易为患者所接受。

（2）痰涂片检查：已处理的痰标本应先进行涂片检查，如每一低倍视野内的中性粒细胞或脓细胞高于 25 个，而上皮细胞少于 10 个，即属合格标本，可进行细菌培养。如标本中上皮细胞占明显优势，则属被唾液污染的标本，应重新采集。合格痰标本涂片每一油镜视野下如见到 10 个以上的革兰氏阳性卵圆双球菌，提示为肺炎链球菌，其特异性为 85%，敏感性为 62%。如涂片中革兰氏阳性球菌成堆，可能为葡萄球菌，但需经培养证实。流感嗜血杆菌的痰涂片阳性率约 40% ~ 80%。

（3）痰培养及菌落计数：常规的痰培养检测方法，敏感性及特异性均不甚满意。据报道肺炎链球菌的培养阳性率仅为 40% ~ 50%。若为防污染毛刷取痰标本，阳性率略有提高。此外，痰液的菌落计数对病原菌的诊断也有一定参考价值。菌落计数 $>10^7$cfu/ml 时，可认为致病菌；超过 10^4cfu/ml 而低于 10^7cfu/ml 时，可能为致病菌，但需结合涂片、培养结果中是否为优势菌方可作出判断；菌落计数 $<10^4$cfu/ml 时，提示为污染菌。国内目前仅少数临床微生物室进行痰标本的半定量菌落计数。部分患者痰涂片及培养检查结果为阴性，尚需借助于血培养及血清学检查。

（4）血培养：所有社区获得性肺炎均有必要进行血液培养，且需要同时抽取 2 个部位的血标本。据报道，在社区获得性肺炎的血培养阳性率为 11%。

（5）其他：由非典型病原体引起的呼吸道感染，如肺炎支原体肺炎、肺炎衣原体肺炎和嗜肺军团菌肺炎的诊断，除参考临床症状、体征外，尚需依据血清学检查。肺炎支原体的血清学检查方法为颗粒凝集法，若双份血清抗体增高或降低 4 倍则有诊断意义。衣原体的血清学检查方法为微量免疫荧光法，若相隔 2 ~ 4 周两次标本 IgG 抗体滴度升高或降低 4 倍；或 IgG 滴度持续 ≥ 1：512 或者 IgM ≥ 1：10，可以考虑为急性感染。嗜肺军团菌的血清学检测可采用间接荧光免疫法，若相隔 2 ~ 4 周两次结果 IgG 抗体滴度升高或减低 4 倍，或 IgG 抗体滴度 ≥ 1：256 可认为军团菌的急性感染。此外嗜肺军团菌的尿抗原测定，敏感性及特异性可达 70%。近期美国感染病学会（IDSA）对军团菌的诊断，推荐尿液军团菌抗原检测和痰液培养。

（6）病原学检测结果的判定：呼吸道标本易受寄殖菌的污染，所以并不是所有阳性的培养结果均有临床意义，需结合临床表现等资料分析分离菌是否为肺炎的病原菌。下列标本检出的病原可基本确定为临床致病菌：血、胸腔积液；经纤维支气管镜或人工气道吸出物，且菌落数 ≥ 10^5cfu/ml；支气管肺泡灌洗液，且菌落数 ≥ 10^4cfu/ml；防污染毛刷取得标本，菌落数 ≥ 10^3cfu/ml；尿抗原检测阳性（肺炎链球菌、嗜肺军团菌）；肺炎支原体、肺炎衣原体及军团菌恢复期血清抗体滴度升高 4 倍以上。下列标本检出的病原体作为临床参考：合格痰标本优势菌中度以上生长，痰培养结果与涂片镜检一致，多次培养到相同细菌，单次肺炎支原体抗体 ≥ 1：32 或军团菌抗体 ≥ 1：320。

【抗菌治疗】

1. 经验治疗　可根据疾病的严重程度及能否口服抗菌药等因素，社区获得性肺炎患者分为不需住院、需住院及需入住 ICU，不需住院者又分为无基础疾病与有基础疾病或 3 个月内使用过抗菌药而选用不同的抗菌药进行经验治疗，根据我国细菌耐药状况，结合社区获得性肺炎国际及国内指南，推荐社区获得性肺炎的治疗方案见表 3-2-1。

（1）门诊治疗：①无基础疾病，3 个月内未使用抗菌药的轻、中度感染者：可首选青霉素类或头孢菌素类如阿莫西林、头孢拉定、头孢呋辛等，也可选用头孢唑林、阿莫西林 - 克拉维酸、氨苄西林 - 舒巴坦。如疑为肺炎支原体、肺炎衣原体或军团菌感染者，加用红霉素、阿奇霉素、克拉霉素等。②有下列基础疾病者：慢性心、肺、肝、肾疾病，糖尿病，酗酒者，恶性肿瘤，脾切除者，免疫缺陷或使用免疫抑制剂者，或 3 个月内曾使用抗菌药者，选用大剂量阿莫西林（成人每天 3g）或阿莫西林 - 克拉维酸（成人每天 4g）联合阿奇霉素等大环内酯类，或头孢呋辛、头孢泊肟、头孢曲松联合大环内酯类，或单用呼吸喹诺酮类如左氧氟沙星、莫西沙星。3 个月内使用过抗菌药者，应考虑有多重耐药菌感染的可能，避免选用同类抗菌药进行经验治疗。

肺炎支原体等非典型病原体是无基础疾病的 50 岁以内社区获得性肺炎患者最常见的病原体，可选用大环内酯类抗生素治疗。我国肺炎链球菌对大环内酯类的耐药率高，经验治疗时如考虑有非典型病原体感染可能时应选用大环内酯类联合 β- 内酰胺类。左氧氟沙星、莫西沙星等氟喹诺酮类对肺炎链球菌、非典型病原体等社区获得性肺炎常见病原体均具抗微生物作用，美国推荐用于有基础疾病、3 个月内使用过抗菌药或有多重耐药肺炎链球菌感染可能时的选用药物，为减轻抗生素选择性压力，应严格掌握这类药物的适应证。

对红霉素耐药的肺炎支原体感染，多数患者以大环内酯类治疗仍可能有效，但治疗反应明显延缓，退热时间延长，并可能出现治疗失败病例。2010 年中华医学会呼吸病分会达成的"成人肺炎支原体肺炎诊治专家共识"建议，对于经大环内酯抗生素治疗 72 小时临床情况仍无明显改善的肺炎支原体肺炎患者，应考虑大环内酯耐药菌株感染的可能，可改用喹诺酮类或四环素类。

（2）住院治疗：①有慢性阻塞性肺病，糖尿病，慢性心、肾功能不全等基础疾病或存在吸入、脾切除、慢性酒精中毒、精神状态改变等因素，胸片显示一叶或多叶肺病变，呼吸频率在 30 次 /min 以上，血氧饱和度在 90% 以下的患者均需考虑住院治疗。选用抗感染药物为第二代或第三代头孢菌素如头孢呋辛、头孢噻肟、头孢曲松等，也可选用青霉素类与 β- 内酰胺酶抑制剂的复合制剂，如阿莫西林 - 克拉维酸、氨苄西林 - 舒巴坦；若疑为非典型病原体需加用红霉素，或选用左氧氟沙星、加替沙星、莫西沙星等氟喹诺酮类。②入住监护病房（ICU）的患者：有意识障碍，氧饱和度低于 90%，呼吸频率 >30 次 /min，低血压，胸片示多叶肺部受累，心率 >125 次 /min，少尿或肾衰竭者，应选用第三代头孢菌素如头孢噻肟、头孢曲松等，也可选用阿莫西林 - 克拉维酸、氨苄西林 - 舒巴坦联合红霉素或阿奇霉素，或单用呼吸喹诺酮类。有肺部基础疾病者需选用同时具抗铜绿假单胞菌及肺炎链球菌作用的药物如哌拉西林 - 他唑巴坦、头孢吡肟、亚胺培南、美罗培南等联合环丙沙星或左氧氟沙星，或上述 β- 内酰胺类联合氨基糖苷类及阿奇霉素，或上述 β- 内酰胺类联合氨基糖苷类及喹诺酮类。不宜选用对肺炎链球菌抗菌作用较差的头孢他啶、头孢哌酮或头孢哌酮 - 舒巴坦。青霉素过敏患者，以氨曲南替代上述 β- 内酰胺类。如考虑有 MRSA 感染可能时，加用万古霉素或利奈唑胺，直至排除其感染的可能。

在重症感染治疗初期予以静脉给药，临床症状、体征显著改善后，可改为口服给药。通常社区获得性肺炎患者体温 <38.3℃，心率 <100 次 /min，收缩压 >90mmHg，血氧饱和度 >90%，胃肠道功能正常患者可改为口服治疗。静脉用药时间一般为 3 ~ 5 天，可继以大环内酯类、头孢菌素类或氟喹诺酮类口服。

表 3-2-1　社区获得性肺炎的经验治疗

伴随情况	可能的病原	宜选药物	可选药物
不需住院,无基础疾病,3个月内未使用抗菌药	肺炎链球菌、肺炎支原体、流感嗜血杆菌、肺炎衣原体、呼吸道病毒	青霉素、氨苄西林或阿莫西林 ± 大环内酯类[1]、多西环素	头孢唑林或头孢呋辛 ± 大环内酯类[1]
不需住院,有基础疾病,3个月内使用过抗菌药	同上,有多重耐药肺炎链球菌或革兰氏阴性菌感染可能	大剂量阿莫西林或阿莫西林 - 克拉维酸[3] ± 大环内酯类[1]、头孢呋辛或头孢泊肟或头孢曲松 ± 大环内酯类[1]	氟喹诺酮类[2]
需住院,非ICU患者	同上,军团菌属、厌氧菌、革兰氏阴性菌、金黄色葡萄球菌	头孢呋辛或头孢噻肟或头孢曲松 ± 大环内酯类[1]、氨苄西林 - 舒巴坦或阿莫西林 - 克拉维酸 ± 大环内酯类[1]	氟喹诺酮类[2],厄他培南(可用于考虑为产超广谱 β- 内酰胺酶革兰氏阴性杆菌感染时)
重症患者需住ICU	同上,金黄色葡萄球菌、军团菌属、革兰氏阴性杆菌	头孢曲松或头孢噻肟或氨苄西林 - 舒巴坦 ± 大环内酯类[1]或氟喹诺酮类[2]	有铜绿假单胞菌感染可能者,(哌拉西林 - 他唑巴坦或头孢吡肟或亚胺培南或美罗培南)+(环丙沙星或左氧氟沙星)或 +(氨基糖苷类及阿奇霉素)或 +(氨基糖苷类及喹诺酮类)青霉素过敏者以氨曲南替代上述 β- 内酰胺类

注:　1. 大环内酯类包括红霉素、阿奇霉素、克拉霉素。

　　　2. 氟喹诺酮类指左氧氟沙星、莫西沙星、加替沙星。

　　　3. 大剂量阿莫西林为 1g,每日 3 次,阿莫西林 - 克拉维酸为 2g,每日 2 次。

2. 病原治疗　病原菌明确后,可根据药敏结果及经验治疗后的治疗反应调整用药,社区获得性肺炎的病原治疗见表 3-2-2。

表 3-2-2　社区获得性肺炎的病原治疗

病原	宜选药物	可选药物
肺炎链球菌		
青霉素敏感,MIC <2mg/L	青霉素、阿莫西林	口服头孢菌素(头孢呋辛、头孢丙烯、头孢泊肟、头孢地尼、头孢妥仑),或静脉用头孢菌素(头孢呋辛、头孢噻肟、头孢曲松)、喹诺酮类[1]、克林霉素、大环内酯类
青霉素耐药 MIC ≥ 2mg/L	根据药敏选择如头孢曲松、头孢噻肟、氟喹诺酮类	万古霉素、利奈唑胺、大剂量阿莫西林(青霉素 MIC ≤ 4mg/L 时,3g/d)
流感嗜血杆菌		
非产 β- 内酰胺酶	阿莫西林	氟喹诺酮类、阿奇霉素、克拉霉素、多西环素
产 β- 内酰胺酶	阿莫西林 / 克拉维酸、氨苄西林 / 舒巴坦、第二或第三代头孢菌素	氟喹诺酮类、阿奇霉素、克拉霉素、多西环素

病原	宜选药物	可选药物
肺炎支原体	大环内酯类、多西环素	左氧氟沙星、莫西沙星
肺炎衣原体	大环内酯类、多西环素	左氧氟沙星、莫西沙星
军团菌属	氟喹诺酮类、阿奇霉素	多西环素
金黄色葡萄球菌		
甲氧西林敏感	苯唑西林、氯唑西林、氟氯西林	头孢唑林、克林霉素
甲氧西林耐药	万古霉素、利奈唑胺	万古霉素 + 复方磺胺甲噁唑或磷霉素或利福平
肠杆菌科细菌	第三代头孢菌素如头孢噻肟、头孢曲松	酶抑制剂合剂[2]、氟喹诺酮类、碳青霉烯类[3]（用于产 ESBLs 细菌感染）
铜绿假单胞菌	抗假单胞菌活性 β- 内酰胺类[4]联合环丙沙星或左氧氟沙星或氨基糖苷类	氨基糖苷类 + 环丙沙星或左氧氟沙星
厌氧菌（吸入性肺炎）	β- 内酰胺酶抑制剂合剂[2]、克林霉素	碳青霉烯类

注: 1. 氟喹诺酮类指左氧氟沙星、莫西沙星、加替沙星。

2. 酶抑制剂合剂指哌拉西林 / 他唑巴坦、氨苄西林 / 舒巴坦、阿莫西林 / 克拉维酸。

3. 碳青霉烯类指亚胺培南、美罗培南、厄他培南。

4. 抗假单胞菌活性 β - 内酰胺类指哌拉西林、哌拉西林 / 他唑巴坦、头孢吡肟、亚胺培南、美罗培南。

3. 抗菌药物在呼吸道中的分布　抗菌药物治疗呼吸道感染的疗效除与药物的抗菌谱、抗菌活性有关外，尚与支气管、肺组织内药物浓度密切相关。红霉素等大环内酯类、克林霉素及利福平等较易透入支气管组织及肺组织中，在痰液及支气管分泌物中可达到较高药物浓度。青霉素类及头孢菌素类通过弥散进入支气管及肺组织，在支气管分泌物及痰液中的浓度远较同期血浓度低，仅为同期血浓度的 1% ~ 10%，但因可用较大剂量，且炎症时渗入的药物浓度明显上升，故仍是治疗肺部感染的常用药物。氟喹诺酮类如氧氟沙星、环丙沙星在支气管分泌物中的浓度为同期血浓度的 53% ~ 111%，肺组织中的浓度可达同期血浓度的 3 ~ 4 倍。氨基糖苷类在支气管分泌物中浓度约为同期血浓度的 20%（10% ~ 40%），但炎性分泌物中的酸性及厌氧环境可影响其抗菌活性，故单独应用疗效常不满意。

4. 社区获得性肺炎治疗后无反应的原因　由于病原体检查的限制，社区获得性肺炎多采用经验治疗。据统计 6% ~ 15% 需住院的社区获得性肺炎患者，对初始治疗无良好反应。其原因有：①出现感染并发症，包括脓胸、脑膜炎、关节炎、心力衰竭、肾衰竭等；②宿主因素，包括使用人工呼吸机、急性呼吸窘迫综合征（ARDS）、呼吸衰竭、长期住 ICU、严重基础疾病、年龄 60 岁以上等患者；③病原因素，包括某些革兰氏阴性杆菌、少见病原菌、复数菌、真菌及耐药菌感染；④应用的抗菌药未能覆盖病原菌，抗菌药的剂量不足，感染部位药物浓度低等；⑤存在非感染性因素，如肺栓塞、充血性心力衰竭、支气管肺癌、嗜酸细胞性肺炎等。如经治疗后疗效不明显，应重复送细菌培养，必要时做支气管镜、经皮细针穿刺等进一步检查，以明确病因或病原。

5. 疫苗的接种　目前应用于临床的主要为肺炎链球菌疫苗及流感病毒灭活疫苗，以预防肺炎链球菌及流感病毒的感染。肺炎链球菌疫苗为多价疫苗，可覆盖临床 90% 以上的肺炎链球菌，对预防 65 岁以上老年人侵袭性肺炎链球菌感染的总有效率为 44% ~ 75%。流感病毒既可引起原发肺炎亦可继发细菌性肺炎，流感病毒疫苗预防呼吸道疾病的有效率为 70%，对老年人有效率 56%。

肺炎链球菌疫苗推荐接种的人群为：≥ 65 岁老年人、2 ~ 64 岁的高危人群及吸烟者。流感病毒疫苗推荐接种的人群为：≥ 50 岁、6 月龄 ~ 49 岁的高危人群、与高危者接触的家庭人员、医务人员及 6 ~ 23 月龄儿童。高危人群包括：慢性心血管、肺、肾、肝疾病，糖尿病，免疫缺陷者或使用免疫抑制剂及长期住护理院者。流感病毒灭活疫苗应每年接种 1 次；有下列情况者，接种肺炎链球菌疫苗 5 年后应再接种 1 次：65 岁及以上老年人（首次接种在 65 岁以前）、脾切除者、免疫抑制者。

第五节　医院获得性细菌性肺炎

医院获得性肺炎（HAP）是指入院后 48 小时或以后出现的肺炎；呼吸机相关性肺炎（ventilator-associated pneumonia, VAP）为气管内插管 48 小时后出现的肺炎。在美国 HAP/VAP 是最常见的医院感染，占所有医院感染的 22%，使用呼吸机患者 VAP 的发生率约为 10%，VAP 的全因病死率为 20% ~ 50%。我国医院获得性肺炎的发病率为 1.3% ~ 3.4%，为医院感染死亡原因中的首位，亦为老年人死于感染性疾病的第一位原因。

卫生保健相关性肺炎（healthcare-associated pneumonia, HCAP）是指长期住护理机构或养老院者出现的肺炎，也包括下列患者出现的肺炎：出现肺炎前 90 天内因其他急性病曾住院治疗，近期接受静脉用药包括抗菌药、化疗患者，出现肺炎前 30 天内伤口换药，在医院或血液透析中心进行血液透析者。2005 年版美国胸科学会（ATS）与感染病学会（IDSA）制订的 HAP 指南中包括 HCAP，但在 2016 年更新版的指南中删去了 HCAP，理由为将 HCAP 列入 HAP 容易造成抗菌药的过度使用。本节叙述的内容包括医院获得性肺炎及呼吸机相关性肺炎。

【病原学】医院获得性肺炎的病原主要为克雷伯菌属、大肠埃希菌、肠杆菌属、变形杆菌属、黏质沙雷菌等肠杆菌科细菌，铜绿假单胞菌、不动杆菌及流感嗜血杆菌等革兰氏阴性杆菌，金黄色葡萄球菌、军团菌、厌氧菌及真菌等。呼吸机相关性肺炎近 40% 为复数菌感染，病原菌以铜绿假单胞菌及不动杆菌属细菌多见。近年来不动杆菌属的临床分离株呈明显上升趋势，在我国近年来已超过铜绿假单胞菌的分离株数。

医院获得性肺炎的病原菌尚与发生肺炎前的住院时间有关，入院 4 天或 4 天以内出现的感染，病原菌主要为肠杆菌科细菌、流感嗜血杆菌、肺炎链球菌及甲氧西林敏感金黄色葡萄球菌（MSSA）等；入院 5 天及以后发生的感染或具有多重耐药菌感染危险因素者，主要由多重耐药的铜绿假单胞菌及不动杆菌属、产超广谱 β- 内酰胺酶肺炎克雷伯菌、大肠埃希菌及耐甲氧西林金黄色葡萄球菌（MRSA）等引起。昏迷及休克等患者常因吸入口腔分泌物而发生厌氧菌感染或厌氧菌与需氧菌的混合感染。免疫缺陷患者中真菌、病毒、原虫、非典型分枝杆菌等病原微生物感染的发生率上升（表 3-2-3）。

IDSA/ATS 的 2016 年 HAP/VAP 指南更新版强调当地细菌耐药监测数据对于 HAP 及 VAP 经验性抗菌治疗的价值。指南推荐所有医院应进行细菌耐药监测，定期向临床发布，并希望对 HAP、VAP 患者分离菌的耐药性进行监测、报告。以往研究显示，不同国家、不同地区、不同医院、不同病区及不同标本分离菌的分布及耐药性有很大区别，因而，利用当地最好是本院的耐药数据对于指导 HAP 及 VAP 的经验抗菌药选择意义重大，有利于更有针对性地使用窄谱抗菌药治疗，减少抗菌药的过度应用及抗菌药使用带来的不良影响。结合我国情况，当前多数医院开展细菌耐药监测，并以多种形式定期向临床公布所在医院的耐药性监测数据。为监测数据对临床更具指导意义，应统计分析更为细致的数据如 HAP 及 VAP 的数据，这就要求送检标本时临床提供更为详细的患者信息。

表 3-2-3　医院获得性肺炎的病原菌及经验治疗

相伴情况	可能的病原	宜选药物	可选药物
住院≤4天，无多重耐药菌感染危险因素	肠杆菌科细菌（大肠埃希菌、肺炎克雷伯菌、肠杆菌属、变形杆菌属及黏质沙雷菌）、肺炎链球菌、流感嗜血杆菌、甲氧西林敏感金黄色葡萄球菌	头孢曲松或喹诺酮类（左氧氟沙星、莫西沙星、环丙沙星）或氨苄西林/舒巴坦或厄他培南	
住院≥5天，有多重耐药菌感染危险因素	上述病原菌、多重耐药铜绿假单胞菌、肺炎克雷伯菌（产 ESBLs）、不动杆菌属及 MRSA	抗铜绿假单胞菌 β-内酰胺类（头孢他啶、头孢吡肟、亚胺培南、美罗培南、哌拉西林-他唑巴坦）联合喹诺酮类（环丙沙星或左氧氟沙星）或联合氨基糖苷类（阿米卡星、庆大霉素）	高度怀疑 MRSA 感染者，合用利奈唑胺或万古霉素

国内一项多中心、前瞻性 HAP 病原调查显示，HAP 的前 4 位分离菌为：鲍曼不动杆菌（30%）、铜绿假单胞菌（22%）、金黄色葡萄球菌（13.4%）及肺炎克雷伯菌（9.7%），其中 VAP 患者中鲍曼不动杆菌及金黄色葡萄球菌的分离率分别为 50% 及 20%，明显高于非 VAP 患者。鲍曼不动杆菌对碳青霉烯类的耐药率为 77%，对头孢哌酮/舒巴坦及替加环素的敏感率分别为 41% 及 96%；MRSA 的检出率为 88%。可见 HAP 患者分离菌的耐药率明显高于同期其他标本的分离菌。

【诊断】

1. 临床诊断　医院获得性肺炎是指入院 48 小时后发生的肺炎，而入院时无感染，也无潜在的感染。根据咳嗽、咳痰、发热、胸痛等临床症状，肺部啰音等体征和胸部 X 射线检查发现肺部渗出病灶，感染获得场所为医院，即可诊断为医院获得性肺炎。

2. 病原学诊断　参见社区获得性肺炎部分，医院获得性肺炎呼吸道标本的病原菌培养阳性率明显高于社区获得性肺炎。医院感染的病原菌耐药性高，HAP 患者往往患有多种基础疾病、外科手术及使用呼吸机等因素，治疗困难，故应及时进行病原学检测和针对性治疗，对于提高 HAP 的疗效至关重要。IDSA/ATS 的 2016 年 HAP/VAP 指南更新版推荐，对于 HAP 患者应根据痰培养结果，VAP 患者根据气管内吸痰及半定量培养结果进行抗菌治疗，通常不采用侵袭性手段采集痰标本培养，也不推荐未作病原学检查直接进行经验性抗菌治疗。

【抗菌治疗】

1. 经验抗菌治疗医院获得性肺炎　应根据患者是否具有多重耐药菌感染的危险因素选用不同抗菌药进行经验治疗。多重耐药菌感染的危险因素主要包括：住院时间≥5 天，3 个月内曾使用抗菌药或曾住院治疗，住护理院者及免疫缺陷患者。

对于早发（≤4 天）及无多重耐药菌感染危险因素者，病原菌对抗菌药的敏感性较高，可选用头孢噻肟、头孢曲松等第三代头孢菌素，或阿莫西林-克拉维酸、氨苄西林-舒巴坦等 β-内酰胺酶抑制剂合剂，或环丙沙星、左氧氟沙星、莫西沙星等氟喹诺酮类，必要时加用氨基糖苷类，也可选用厄他培南。对于迟发（≥5 天）、具有多重耐药菌感染危险因素者应考虑可能为多重耐药铜绿假单胞菌、不动杆菌属及产 ESBLs 肠杆菌科细菌感染，宜选用具抗铜绿假单胞菌活性的药物（头孢他啶、头孢吡肟、碳青霉烯类、哌拉西林-他唑巴坦等）联合氨基糖苷类或喹诺酮类。考虑有金黄色葡萄球菌感染可能者，加用万古霉素。近期有腹部手术史或有吸入病史者需考虑合并厌氧菌感染的可能，应选用阿莫西林 - 克拉维酸、氨苄西林 - 舒巴坦或克林霉素。对中性粒细胞减少或器官移植患者，尚需考虑曲霉、耶氏肺孢子菌感染的可能。中性粒细胞减少者尚有铜绿假单胞菌感染可能，抗感染药物应选用具抗假单胞菌活性的青霉素类或头孢菌素类。器官移植、艾滋病等免疫缺陷患者除革兰氏阴性杆菌感染外，可有耶氏肺孢子菌、真菌等感染，需选用 SMZ-TMP 或抗真菌药物（见表 3-2-3）。

IDSA/ATS 的 2016 年 HAP/VAP 指南更新版将 HAP 与 VAP 的经验抗菌治疗分别叙述，按照是否有死亡高危因素及耐甲氧西林金黄色葡萄球菌（MRSA）感染高危因素，分 3 类推荐 HAP 的经验治疗用药。死亡高危因素包括需要使用呼吸机及感染性休克。MRSA 感染危险因素包括：90 天内曾静脉内使用抗菌药，病区的 MRSA 检出率未知或 >20%（20% 的临界值可以根据当地情况调整），以往曾检出 MRSA 的患者也增加 MRSA 感染可能。

抗菌药推荐：①无死亡高危因素及 MRSA 感染高危因素，选择下述药物之一：哌拉西林 - 他唑巴坦、头孢吡肟、左氧氟沙星、亚胺培南或美罗培南；②无死亡高危因素，但存在 MRSA 感染因素，上述①中的药物及头孢他啶、氨曲南，联合万古霉素或利奈唑胺；③存在死亡高危因素或 90 天内曾静脉使用抗菌药，从上述②中药物及氨基糖苷类（阿米卡星、庆大霉素、妥布霉素）中，选用两种具抗铜绿假单胞菌活性的抗菌药（避免选用两种 β- 内酰胺类），联合万古霉素或利奈唑胺。

VAP 的经验抗菌治疗应覆盖金黄色葡萄球菌、铜绿假单胞菌及其他革兰氏阴性菌。选用药物与 HAP 治疗的第③条（存在死亡高危因素或 90 天内使用抗菌药）相仿，不同点为，对于广泛耐药（XDR）革兰氏阴性菌感染，可联合多黏菌素类。

IDSA/ATS 的 2016 年 HAP/VAP 指南更新版推荐 7 天短疗程抗菌治疗，可根据临床、影像学及实验室检查指标的改善程度决定具体疗程的长短。推荐使用降阶梯治疗，通过更换抗菌药或将联合用药改为单用，使经验治疗的广谱抗菌药改为窄谱药。推荐结合降钙素原（PCT）指标及临床停药标准决定是否停用抗菌药。

2. 多重耐药菌的抗菌治疗　近年来医院获得性肺炎病原菌中，不发酵糖细菌特别是不动杆菌属的发生率明显上升，该类细菌的耐药性高，是造成临床治疗困难的主要原因，常见多重耐药菌的抗菌治疗如下：

（1）不动杆菌属：在 HAP/VAP 患者中的分离率已超过铜绿假单胞菌，对抗菌药的耐药性高，应根据药物敏感试验结果选用抗菌药。对于非多重耐药菌感染可选用敏感的 β- 内酰胺类抗菌药如头孢他啶、头孢吡肟，严重感染也可联合氨基糖苷类或喹诺酮类；对于多重耐药菌感染可选用亚胺培南等碳青霉烯类或 β- 内酰胺类与舒巴坦合剂如头孢哌酮 - 舒巴坦、氨苄西林 - 舒巴坦；对于碳青霉烯类耐药菌感染可选用 β- 内酰胺类与舒巴坦合剂或多黏菌素类或联合替加环素，通常与其他抗菌药（米诺环素或多西环素或利福平等）合用。如仅对多黏菌素类敏感，可选用黏菌素或多黏菌素 B 静脉滴注联合黏菌素雾化吸入。

（2）铜绿假单胞菌：是 HAP/VAP 最常见病原菌之一，对抗菌药物常呈多重耐药，治疗困难。对铜绿假单胞菌具抗菌活性的常用抗菌药有：① β- 内酰胺类：哌拉西林、哌拉西林 - 他唑巴坦、头孢他啶、头孢哌酮 - 舒巴坦、氨曲南、亚胺培南、美罗培南等；②氨基糖苷类：庆大霉素、阿米卡星、异帕米星等；③氟喹诺酮类：环丙沙星及左氧氟沙星。铜绿假单胞菌感染采用联合治疗，联合治疗方案有：① β- 内酰胺类 + 氨基糖苷类，两者联合具协同作用，但缺点为氨基糖苷类在肺组织的浓度低，在炎症部位酸性环境中的抗菌活性下降，并具有耳、肾毒性；② β- 内酰胺类 + 环丙沙星，两者联合具相加或协同抗菌作用，优点为环丙沙星的组织穿透性强，肺组织浓度高，对细菌产生的生物膜有抑制作用。如仅对多黏菌素类敏感，可选用黏菌素或多黏菌素 B 静脉滴注联合黏菌素雾化吸入。

（3）肠杆菌科细菌：对产超广谱 β- 内酰胺酶（ESBLs）的大肠埃希菌及克雷伯菌属等细菌，碳青霉烯类为疗效最可靠的药物，可用于严重感染者；根据药敏试验结果也可选用头霉素类（头孢美唑、头孢西丁）、β- 内酰胺酶抑制剂合剂、氟喹诺酮类、氨基糖苷类。肠杆菌属细菌如阴沟肠杆菌、产气肠杆菌等对各类抗菌药的耐药性高，其耐药机制主要为产生 Bush-1 组 AmpC β- 内酰胺酶，可选用头孢吡肟或碳青霉烯类。近年来，对碳青霉烯类耐药的肠杆菌科细菌（CRE）上升迅速，主要发生于肺炎克雷伯菌，可选药物少，病死率高。CRE 感染多需要联合用药，以多黏菌素类或替加环素为基础联合碳青霉烯类、氨基糖苷类、磷霉素。碳青霉烯类用于 CRE 感染的治疗需注意以下几点：对碳青霉烯类 MIC ≤ 8mg/L 者，联合用药，并根据 PK/PD 原理大剂量缓慢滴注，如美罗培南 2g 每 8 小时 1 次，每 2g 滴注 3 ~ 4 小时。

（4）耐甲氧西林金黄色葡萄球菌（MRSA）：首选药物为万古霉素或去甲万古霉素或替考拉宁，可联合磷霉素。肾功能下降患者或对万古霉素敏感性下降（MIC 1.5 ~ 4mg/L）或呈异质性耐药的 MRSA（hVISA）菌株感染也可选用利奈唑胺。2016 年 IDSA/ATS 指南指出，可根据患者的外周血白细胞水平、联合用药、肾功能及价格等因素决定选用万古霉素或利奈唑胺。

3. 局部气溶吸入　气溶吸入抗菌药物的治疗价值目前尚有分歧。绝大多数细菌性肺部感染经适当抗菌药物口服或注射全身给药后可获得较好效果，加用气溶吸入一般并无必要。气溶吸入主要适用于下列两种情况：①药物毒性大，患者肾功能差，不能耐受肾毒性药物全身用药者；②慢性支气管炎肺部感染经痰液引流及全身用药效果不显著者。以超声雾化辅以加压吸气或加热装置的效果比较满意。应用的抗菌药物有氨基糖苷类、两性霉素 B、多黏菌素等，药物浓度宜低，以免刺激咽喉部及气管、支气管。庆大霉素的浓度为 0.05% ~ 0.1%，两性霉素 B 为 0.01% ~ 0.02%，每日吸入 2 ~ 3 次，每次 5 ~ 10ml。黏菌素基质 30 ~ 60mg 溶于 3 ~ 4ml 生理盐水中每天 2 次雾化吸入，联合全身用药治疗 XDR 耐药菌肺部感染。

第六节　慢性阻塞性肺病急性细菌感染

慢性阻塞性肺病（COPD）为临床上较常见的慢性疾病，随着年龄的增长发病率上升，我国 40 岁以上人群慢性阻塞性肺病的患病率为 8.2%，其中男性 12.4%，女性 5.1%。COPD 的危险因素包括：吸烟、室内空气污染及遗传因素等。近 80% 的 COPD 急性发作与感染有关，其他因素有：吸烟、吸入二手烟，粉尘、化学物质或空气小颗粒污染物的吸入，环境温度的变化等。

本病以寒冷季节反复咳嗽、咳痰为特征。平时为白色泡沫痰或黏液性痰，急性细菌性感染时痰量增多，痰液可呈脓性，偶有痰中带血。

慢性阻塞性肺病急性细菌感染者病原菌以流感嗜血杆菌较为常见，其次为卡他莫拉菌、肺炎链球菌及非典型病原体，部分患者可为肺炎克雷伯菌等肠杆菌科细菌。也有报道病毒最常见，为 20%~50%，肺炎衣原体 5%，肺炎支原体低于 1%。

目前慢性阻塞性肺病急性加重患者多选用下列 3 类抗菌药之一治疗：大环内酯类、β- 内酰胺类及喹诺酮类。选用药物有阿莫西林 - 克拉维酸、头孢克洛、头孢拉定、SMZ-TMP、多西环素以及环丙沙星、左氧氟沙星、阿奇霉素和克拉霉素等（见表 3-2-4）。发作频繁的患者，可在好发季节到来前采用肺炎链球菌疫苗和流感嗜血杆菌疫苗。

表 3-2-4　慢性阻塞性肺病急性细菌感染的抗菌治疗

临床情况	常见病原体	口服抗菌药	其他口服抗菌药	静脉用抗菌药
轻度发作 　无其他基础疾病，每年发作3次以内，3个月内未用抗菌药	流感嗜血杆菌、肺炎链球菌、卡他莫拉菌、肺炎衣原体	阿莫西林、多西环素、大环内酯类	阿莫西林-克拉维酸、头孢菌素类	不推荐
中度发作 　有其他基础疾病，每年发作3次及以上，3个月内使用过抗菌药	同上 +耐药菌株：耐青霉素肺炎链球菌、肠杆菌科细菌(肺炎克雷伯菌、大肠埃希菌、肠杆菌属)	阿莫西林-克拉维酸、大环内酯类	氟喹诺酮类、头孢菌素类	阿莫西林-克拉维酸、头孢菌素类、氟喹诺酮类
重度发作 　有其他基础疾病，每年发作3次及以上，3个月内使用过抗菌药，有铜绿假单胞菌感染危险因素	同上 +铜绿假单胞菌	氟喹诺酮类	无	喹诺酮类、具抗铜绿假单胞菌活性的β-内酰胺类

第七节　肺脓肿

肺脓肿患者多见于中老年人，吸入因素为最常见的入侵途径，其次为血源性，部分患者继发于肺部和邻近组织感染。常见症状为发热、全身乏力、盗汗、咳黄脓痰，痰有臭味，胸痛常见。外周血白细胞常增高，病程长者血红蛋白计数下降。胸部X射线显示，肺空洞并有气液平，空洞壁厚，其周围肺组织常有渗出，部分患者同时有胸腔积液。

引起肺脓肿的最常见病原菌为厌氧菌（包括消化链球菌、拟杆菌属、梭杆菌属）、肺炎链球菌、A群链球菌、草绿色链球菌、肺炎克雷伯菌、金黄色葡萄球菌等，偶也可由真菌引起。复数菌感染常见。有报道，90例社区获得性肺脓肿患者经胸壁穿刺培养，厌氧菌34%，革兰氏阳性球菌26%（其中米氏链球菌16%），肺炎克雷伯菌25%，奴卡菌属3%，21%为复数菌感染。

肺脓肿的抗菌药物治疗需用对需氧菌和厌氧菌有效的药物，如克林霉素、氨苄西林-舒巴坦、阿莫西林-克拉维酸，也可选用大剂量青霉素、哌拉西林-他唑巴坦、头孢哌酮-舒巴坦、莫西沙星，或头孢曲松或头孢噻肟联合甲硝唑，疗程至少1~2个月，每1~2周复查胸部X射线检查，脓肿消失或呈炎症后遗改变时停药。若脓肿过大（8cm以上）、经内科治疗3个月以上脓腔无缩小或合并脓胸、支气管胸膜瘘者需外科治疗，约10%~15%患者需要手术治疗。

第八节　脓胸

脓胸常继发于肺炎、肺脓肿、食管或腹部感染。急性脓胸常有高热、呼吸急促、胸痛、全身乏力等症状，积脓较多者尚有胸闷、咳嗽、咳痰表现。体检患侧语颤减弱，叩诊呈浊音，听诊呼吸音减弱或消失。外周白细胞总数及中性粒细胞增高，胸部X射线患侧胸腔有积液阴影，慢性脓胸显示胸膜增厚，肋间隙变窄，胸腔变小。胸腔穿刺可获脓性胸腔积液。

较常见的病原菌有肺炎链球菌、A 群溶血性链球菌、其他链球菌属、金黄色葡萄球菌、流感嗜血杆菌等；慢性脓胸则以厌氧菌所致者较常见，部分患者可为肠杆菌科细菌和结核分枝杆菌感染。30%~40% 的胸腔感染是多种微生物的混合感染。

在全身应用抗菌药物治疗的同时，脓胸需行脓腔引流。急性期患者考虑肺炎链球菌、A 群链球菌感染者可选用大剂量青霉素、头孢唑林、头孢噻肟、头孢曲松或克林霉素。葡萄球菌属感染根据其对甲氧西林的敏感性，选用苯唑西林或万古（去甲万古）霉素。流感嗜血杆菌或肠杆菌科细菌可用氨苄西林 - 舒巴坦、阿莫西林 - 克拉维酸。慢性脓胸首选克林霉素联合第二代或第三代头孢菌素或哌拉西林联合庆大霉素。对于产超广谱 β- 内酰胺酶等多重耐药革兰氏阴性菌感染，也可选用碳青霉烯类抗菌药。对于抗菌治疗效果不显著、影响呼吸的慢性脓胸患者，可考虑外科手术治疗，切除厚壁脓腔。

主要参考文献

[1] GILBERT D N，CHAMBERS H F，ELIOPOULOS G M, et al. The Sanford guide to antimicrobial therapy. 46th ed. Sperryville: Antimicrobial Therapy Inc, 2016.

[2] MANDELL L A, WUNDERINK R G, ANZUETO A, et al. Infectious diseases society of America/American thoracic society consensus guidelines on the management of community-acquired pneumonia in adults. Clin Infect Dis, 2007, 44(Suppl 2): S27-S72.

[3] MANDELL L A. Community-acquired pneumonia: An overview. Postgrad Med, 2015, 127(6): 607-615.

[4] 中华医学会呼吸病学分会. 中国成人社区获得性肺炎诊断和治疗指南（2016 年版）. 中华结核和呼吸杂志, 2016, 39(4):1-27.

[5] 刘又宁，陈民钧，赵铁梅，等. 中国城市成人社区获得性肺炎 665 例病原学多中心调查. 中华结核和呼吸杂志, 2006, 29(1): 3-8.

[6] 中华医学会呼吸病学分会感染学组. 成人肺炎支原体肺炎诊治专家共识. 中华结核和呼吸杂志, 2010, 33(9): 643-645.

[7] NIEDERMAN M S, CRAVEN D E. Guidelines for the management of adults with hospital-acquired, ventilator-associated, and healthcare-associated pneumonia. Am J Respir Crit Care Med, 2005, 171(4): 388-416.

[8] KALIL A C, METERSKY M L, KLOMPAS M, et al. Management of adults with hospital-acquired and ventilator-associated pneumonia: 2016 clinical practice guidelines by the Infectious Diseases Society of America and the American Thoracic Society. Clin Infect Dis, 2016, 63(5): e61-e111.

[9] 中华医学会呼吸病学分会. 医院获得性肺炎诊断和治疗指南（草案）. 现代实用医学, 2002，14（3）：160-161.

[10] 刘又宁，曹彬，王辉，等. 中国九城市成人医院获得性肺炎微生物学与临床特点调查. 中

华结核和呼吸杂志 , 2012, 35(10): 739-746.

[11] Chinese XDR Consensus Working Group. Laboratory diagnosis, clinical management and infection control of the infections caused by extensively drug resistant gram-negative bacilli: A Chinese consensus statement. Clin Microbiol Infect, 2016, 22(S1): S15-S25.

[12] RABE K F, HURD S, ANZUETO A, et al. Global strategy for the diagnosis, management, and prevention of chronic obstructive pulmonary disease: GOLD executive summary. Am J Respir Crit Care Med, 2007, 176(6): 532-555.

第三章

尿路感染与细菌性前列腺炎

第一节　尿路感染

　　尿路感染（urinary tract infection, UTI）是最常见的感染性疾病之一。全球每年约有 1.5 亿人患尿路感染，所消耗医疗费用约 60 亿美元。美国报道每年因急性尿路感染而就诊人数达 600 万以上，其中 67.5% 为女性患者，约 1 万人需住院治疗，国内报道尿路感染患病率为 0.9%。尿路感染最常见于年轻人，性活跃期以及绝经期后妇女尤为多见。3 个月以内的婴幼儿发病率为 1%~2%，学龄儿童菌尿症发生率女性为 1.2%~4.5%，男性则明显较低（0.03%）。女性菌尿发生率 65~70 岁为 10%~15%，>80 岁为 15%~20%，尿路感染为社区感染的第 2~3 位原因，尿路感染占医院感染的 35%~45%，为医院革兰氏阴性杆菌血流感染的首位原因。

　　根据有无复杂因素可将尿路感染分为非复杂性（膀胱炎、肾盂肾炎）和复杂性。非复杂性尿路感染泌尿系统解剖或功能正常，对抗感染治疗反应良好。复杂性尿路感染有泌尿系统解剖或功能异常或有全身免疫功能受损，如异物（结石、导尿管或其他引流管）、尿路阻塞、免疫功能受损、肾衰竭、肾移植、尿潴留；此外男性、孕妇、儿童及医疗相关感染均可为复杂性。复杂性尿路感染的病原菌通常对抗菌药物耐药程度高。尿路感染复发时病原菌与治疗前相同（同种属、同血清型），系病原菌在尿路滞留所致；尿路再感染的病原菌与治疗前不同。无症状菌尿症亦属于尿路感染范畴。

　　【病原学】95% 以上的尿路感染由一种病原菌所引起，大肠埃希菌是最常见的病原菌。据文献报道，急性非复杂性膀胱炎患者中 80%~85% 由大肠埃希菌所致，也可为腐生葡萄球菌、变形杆菌属、肺炎克雷伯菌和肠球菌属等。在性活跃的年轻女性者中，5%~15% 可为腐生葡萄球菌感染。急性非复杂性肾盂肾炎的病原菌与急性膀胱炎者相似，以大肠埃希菌为主，占 80% 以上，其次为其他肠杆菌科细菌。复杂性尿路感染的病原菌中大肠埃希菌所占比例下降，而肠球菌属、变形杆菌属、假单胞菌属、肠杆菌属所引起者增多，也可为链球菌所致感染。在有尿路结构异常的患者中，可有两种病原菌的混合感染，尿路再感染的病原菌与急性膀胱炎者相似。

　　医院尿路感染的主要病原菌仍以大肠埃希菌较常见，但其所占比例（30%~50%）远较社区感染者为低，其他常见的病原菌为肠球菌属、克雷伯菌属、铜绿假单胞菌和变形杆菌属。凝固酶阴性葡萄球菌也为医院尿路感染的较常见病原菌，其发病率有增加趋势。约 10% 的尿路感染为念珠菌属引起，其中白念珠菌最常见，热带念珠菌和光滑念珠菌分别占 8%~22% 和 12%~18%。此外棒状杆菌 D2 组在尿路感染的重要性已逐渐引起重视。

　　发生于老年人、孕妇无症状菌尿症者，常见的病原菌可为凝固酶阴性葡萄球菌和肠球菌属。长期留置导尿管、尿路梗阻、尿道操作的患者中可有沙雷菌属、普鲁威登菌属、铜绿假单胞菌及肠杆菌属感染。近年来真菌引起的尿路感染呈增多趋势，尤其常见于长期留置导尿管及免疫缺陷患者。部分儿童出血性膀胱炎可为腺病毒所致。沙眼衣原体、解脲支原体常见于非淋菌性尿道炎患者。绝大多数尿路感染患者为一种病原菌的感染，两种以上病原菌混合感染的患者约占 5%。

近年来细菌对常用抗菌药物的耐药性日益受到重视。院外获得性尿路感染的病原菌对常用抗菌药物的耐药性明显增多，据文献报道研究，5 个欧洲国家 2007—2008 年大肠埃希菌的耐药率为：氨苄西林 21% ~ 34%，SMZ-TMP14% ~ 18%，呋喃妥因仍呈现敏感，耐药率仅为 0 ~ 1.4%。引起尿路感染的大肠埃希菌对环丙沙星耐药率国内外差别明显，国外报道耐药率为 0.5% ~ 12.9%。国内大肠埃希菌对环丙沙星耐药率，非产 ESBLs 菌株约为 40%，产 ESBLs 菌株高达 60% 以上。

【发病机制和诱发因素】

1. 诱发因素　尿路感染的发生与多种因素有关，包括性别、年龄、生理状态改变、泌尿系统解剖和功能异常、尿路器械操作、机体免疫功能减弱等原因。①年龄 6 个月以内的婴幼儿以及 60 岁以上的老年人均为尿路感染的好发年龄，女性尿路感染的发病率明显高于男性；②孕妇以及 20~40 岁女性性功能活跃者也与菌尿症及尿路感染反复发作有关；③雌激素缺乏：女性随着年龄增大，体内雌激素浓度降低，雌激素缺乏时阴道上皮糖原含量降低，阴道菌群由糖原依赖的乳杆菌占优势向肠杆菌科细菌占优势转化，造成尿路感染的潜在危险性增加；④泌尿系统解剖和功能因素：泌尿系统解剖和功能异常引起尿路梗阻，其原因包括泌尿系统先天性畸形、结石、肿瘤、囊肿、前列腺肿大及尿道狭窄等；⑤尿路器械操作：如留置导尿管、膀胱镜检查等；⑥机体免疫功能减弱如恶性肿瘤、糖尿病、化疗药物、长期使用激素及免疫抑制剂患者；⑦遗传因素：有报道母亲有尿路感染病史，或幼年时期曾患过尿路感染，其患尿路感染的危险比普通人群增高 2~4 倍，表明遗传可能是某些复发性尿路感染的重要因素。

2. 发病机制和入侵途径　尿路感染病原菌的入侵途径主要是上行性感染、血行感染和淋巴系统扩散。此外各种器械操作（导尿、膀胱镜检查等）也可将细菌带入膀胱，经输尿管上行至肾盂引起肾盂肾炎。据报道一次导尿即可有 1% 的机会发生尿路感染。近年来，无尿路复杂因素的尿路感染反复发作患者中，膀胱输尿管的反流机制引起重视，尤其在儿童。若远端尿道狭窄，子宫和膀胱脱垂，尿道口离肛门距离小于 4.5cm，发生复发性尿路感染的机会更多。血行感染大多由于葡萄球菌血流感染或感染性心内膜炎的病原菌经血液循环侵入肾实质，并引起肾盂肾炎和肾脓肿。有留置静脉导管者也可为念珠菌属的血流感染。

【诊断】症状典型的尿路感染易于诊断，急性非复杂性膀胱炎的症状，以尿频、尿急、尿痛最为常见，若同时伴有发热者需考虑急性肾盂肾炎。但约 1/3 的膀胱炎及部分肾盂肾炎患者并无典型的临床表现，可能造成诊断困难或误诊。因此尿路感染的诊断需根据患者的临床表现结合尿常规、血常规、细菌学及影像学检查结果，尤其是尿常规及细菌学检查结果。

1. 尿常规检查　清洁中段尿白细胞计数 WBC $\geq$ 5/HPF 或 $\geq 10 \times 10^6/L$，或尿白细胞酯酶阳性，或亚硝酸盐还原试验阳性。尿白细胞酯酶检测阳性为脓尿的快速检测方法，其敏感性为 75%，特异性为 94% ~ 98%；尿亚硝酸盐还原试验阳性呈高度特异性，但敏感性较差。

2. 尿细菌学检查　在正常情况下膀胱内尿液处于无菌状态，但在收集尿液时即使采用导尿术，亦有污染的可能，因此正常尿标本的收集方法应为清洁中段尿。有意义的尿培养结果为：尿液中菌落计数 $\geq 10^5$cfu/ml，但约 1/3 有症状的女性膀胱炎患者，尿培养的菌落计数 $\leq 10^5$cfu/ml，对于长期保留导尿而出现无症状菌尿症的女性患者 1 次尿培养的菌落计数 $\geq 10^5$cfu/ml，尿路感染的可能性为 80%，若 2 次尿培养菌落计数 $\geq 10^5$cfu/ml 时，尿路感染的可能性为 95%。而男性患者则不同，1 次尿培养的菌落计数 $\geq 10^3$cfu/ml 者已提示有尿路感染。也有作者认为上述菌尿症的诊断标准仅适用于肠杆菌科细菌；革兰氏阳性球菌、真菌和一些少见病原菌引起尿路感染的诊断标准应为：尿培养菌落计数 $10^4 \sim 10^5$cfu/ml，为此美国感染学会制订了新的菌尿症诊断标准，即：膀胱炎 $\geq 10^3$cfu/ml（敏感性 80%，特异性 90%），肾盂肾炎 $\geq 10^4$cfu/ml，（敏感性 90%，特异性 95%）。

3. 影像学检查　非复杂性尿路感染一般不需要做影像学检查。当治疗效果不理想时，可考虑进行尿路 B 超、CT 平扫或静脉尿路造影（intravenous urography，IVU）等，以发现可能存在的尿路解剖结构或功能异常。以下情况应考虑行影像学检查：①尿路感染反复发作；②疑为复杂性尿路感染；③少见的细菌感染；④妊娠期曾有无症状性菌尿或尿路感染者；⑤尿路感染持续存在。

4. 各种类型尿路感染的诊断

（1）非复杂性下尿路感染：非复杂性下尿路感染主要为膀胱炎，常表现为尿频、尿急、尿痛等尿路刺激症状，无发热等全身症状，也无复杂因素。尿常规中 WBC $\geq$ 5/HPF 或 $\geq 10 \times 10^6$/L，清洁中段尿培养菌落计数 $\geq 10^5$cfu/ml。

（2）非复杂性上尿路感染：非复杂性上尿路感染主要为肾盂肾炎，典型表现为寒战、高热、腰痛等症状，体检肾区叩击痛。尿常规中有脓细胞（WBC $\geq$ 5/HPF），清洁中段尿培养菌落计数 $\geq 10^5$cfu/ml。少部分患者可同时合并血流感染。

（3）复杂性尿路感染：尿路感染患者常伴有以下情况之一者为复杂性尿路感染：留置导尿管、排空尿后残余尿 $\geq$ 100ml、尿路梗阻（尿路结石、纤维化）、内源性肾病所致氮质血症、尿潴留（包括由良性前列腺肥大所致的尿潴留）。此外亦有将伴有糖尿病、妊娠、尿路解剖异常、免疫抑制等归入复杂因素者。尚有将男性尿路感染均视为复杂性尿路感染者。尿常规脓细胞（WBC $\geq$ 5/HPF），清洁中段尿培养菌落计数 $\geq 10^5$cfu/ml。

（4）尿路感染复发（relapse）：一般感染出现在停抗菌药后 2 周及数周之内，病变部位在肾脏，主要为肾盂肾炎。复发时病原菌与治疗前相同（同种属、同血清型）。诊断可依据以往的病史，尿常规 WBC $\geq$ 5/HPF，清洁中段尿培养菌落计数 $\geq 10^5$cfu/ml。

（5）尿路再感染（reinfection）：一般发生于治疗后较长时期（2 周以后），以反复发作性膀胱炎多见，再感染的病原菌与治疗前不同，多数女性患者尿路感染的复发与雌激素水平降低有关。诊断可依据以往的病史，尿常规 WBC $\geq$ 5/HPF，清洁中段尿培养菌落计数 $\geq 10^5$cfu/ml。

（6）无症状性菌尿症：患者临床上常无明显的尿路刺激症状，美国感染病学会的无症状性菌尿诊断标准为间隔 3~7 天，连续 2 次清洁中段尿培养为同一种病原菌，菌落计数 $\geq 10^5$cfu/ml，尿常规可正常或 WBC $\geq$ 5/HPF。

【治疗】

1. 治疗原则

（1）给予抗感染药物前，留取清洁中段尿，进行尿常规检查、尿培养及细菌药敏试验，初治时按常见病原菌经验用药，获知病原菌后按药敏试验结果用药。

（2）急性非复杂性膀胱炎初发者，病原菌绝大多数为大肠埃希菌，治疗宜用毒性小、口服方便、价格低廉的抗菌药物，疗程宜短，通常为 3~5 天，治疗剂量为正常治疗量范围的低限。

（3）急性非复杂性肾盂肾炎患者往往有畏寒、发热等全身症状，病情较轻者可在门诊治疗，全身症状明显者需住院治疗，并宜先予注射给药，患者热退后 2~3 天可考虑改为口服给药，总疗程 10 ~ 14 天。

（4）经 14 天抗菌药物治疗无效的患者应进行全面尿路系统检查，以发现可能存在的尿路解剖畸形或功能异常（如输尿管狭窄、膀胱输尿管反流等）、尿路结石、肿瘤等，应予以矫正或其他处理，如超声碎石等。

（5）复杂性尿路感染经充足疗程抗菌治疗无效的患者应进行全面尿路系统检查以判断是否为复杂性尿路感染，如发现尿路解剖畸形或功能异常（如输尿管狭窄、膀胱输尿管反流等）、尿路结石、肿瘤等，应予以矫正或相应处理。

（6）女性患者性生活后导致尿路感染反复发作者，可在性交后服用 1 剂呋喃妥因或 SMZ-TMP 即可得到控制。各种原因造成的残余尿患者也可采用长期抑制性抗菌药物治疗。

（7）无症状性菌尿一般不需进行抗菌治疗，仅在孕妇、泌尿道诊疗操作后、肾移植受者、学龄前儿童存在膀胱输尿管反流时需予以治疗，因上述情况如不治疗易导致肾损害。

2. 各类尿路感染的抗菌药物治疗　抗菌药物的选用及疗程应依据感染的部位、发病情况、可能的病原菌及其对抗菌药物敏感性而定，其经验治疗见表 3-3-1，病原治疗选择见表 3-3-2。

（1）急性非复杂性膀胱炎：宜选用呋喃妥因 100mg bid，疗程 5 天或磷霉素氨丁三醇 3g 单剂顿服。因主要病原菌对上述两种药物均呈现敏感。如果当地病原菌耐药率不超过 20% 或已知为敏感菌，可予以复方磺胺甲噁唑（甲氧苄啶 80mg ＋磺胺甲噁唑 400mg）2 片 bid，疗程 3 天。亦可选用甲氧苄啶 100mg bid，疗程 3 天。如病原菌对氟喹诺酮类敏感，则仍可选用氟喹诺酮类如氧氟沙星、环丙沙星和左氧氟沙星，疗程 3 天。亦可根据药敏选用口服第一、二、三代头孢菌素，或阿莫西林 - 克拉维酸，疗程 3~7 天。

（2）急性非复杂性肾盂肾炎：对于怀疑急性非复杂性肾盂肾炎的患者，应常规进行清洁中段尿培养和药敏试验。应根据尿路感染的可能病原菌予以经验性抗菌药物治疗，以后根据药敏试验结果调整。

初始经验治疗选用注射用第二、三代头孢菌素，如头孢曲松（1~2g qd）、头孢噻肟（2.0g bid）、头孢他啶（2.0g bid）、头孢呋辛（1.5g bid）、或氨苄西林 - 舒巴坦（3~4.5g q8~12h）。如病原菌对氟喹诺酮类耐药率较低，对于不需要住院治疗的患者亦可选用左氧氟沙星（750mg，疗程 5 天）、环丙沙星（0.5g bid，疗程 7 天）或氧氟沙星（0.3g bid）。如果氟喹诺酮类耐药率较高，初始静脉滴注头孢曲松 1g 或氨基糖苷类 1 天（如阿米卡星 400~600mg）。

如果病原菌对磺胺类药物敏感，口服复方磺胺甲噁唑 2 片 bid，疗程 14 天。如果在敏感性未知的情况下使用复方磺胺甲噁唑，初始静脉注射头孢曲松 1g 或氨基糖苷类 1 天（如阿米卡星 400~600mg）。

用于治疗急性非复杂性肾盂肾炎时，口服 β- 内酰胺类抗生素疗效不如其他抗生素。如果需要口服 β- 内酰胺类抗生素，推荐初始静脉注射头孢曲松 1g 或氨基糖苷类 1 天（如阿米卡星 400~600mg），继以口服第二、三代头孢菌素或阿莫西林 - 克拉维酸（500mg/125mg tid），总疗程 10~14 日。

（3）复杂性尿路感染包括男性尿路感染：由于男性尿路感染相对少见以及男性尿路感染多与前列腺疾病有关，因此男性尿路感染均视为复杂性。所有需要治疗的复杂性尿路感染患者均应常规进行清洁中段尿培养和药敏试验。应根据尿路感染的常见病原菌予以初始经验性治疗。尿路 B 超、CT 或 MRI 常用于明确是否存在阻塞性病变或其他异常。应尽可能去除复杂因素，否则感染难以控制或复发。引起复杂性尿路感染的病原菌通常耐药程度较高，宜根据药敏结果选用抗菌药物。

复杂性肾盂肾炎的治疗参见急性非复杂性肾盂肾炎。门诊或住院患者可选用氟喹诺酮类，重症患者初始经验治疗可选用第三代头孢菌素、头孢吡肟或哌拉西林 - 他唑巴坦（± 氨基糖苷类）或碳青霉烯类。对上述抗菌药物耐药菌株所致肾盂肾炎可选用黏菌素（毒性大）或磷霉素静脉给药。疗程 14 日，如伴有肾脓肿则疗程需更长。

复杂性膀胱炎的经验治疗选用氟喹诺酮类，亦可选用呋喃妥因和磷霉素，后者对多重耐药菌有效。疗程至少为 7 日，尤其是应用氟喹诺酮类和呋喃妥因。

（4）无症状性菌尿症：鉴于筛查菌尿症无益，因此对所有患者并不推荐常规筛查，但肾移植受者、孕妇和需进行创伤性泌尿道操作者例外。需进行创伤性泌尿道操作，例如经尿道前列腺切除术或经皮肾穿刺取石术的患者，术后血流感染及尿脓毒症发生率高，为减少其发生，应在术前数日做尿培养，根据培养和药敏结果选用第三代头孢菌素或其他适宜的药物，术前12小时开始用药，术后停药，但亦可用药至拔除导尿管。用于治疗无症状菌尿的药物参见女性急性非复杂性膀胱炎。

（5）尿路感染复发：尿路感染患者治疗后复发，最常见的原因可能有，①累及肾脏；②慢性前列腺炎；③泌尿系统结构异常（如结石）。症状性复发应作尿培养和药敏试验，疗程参照上尿路感染。先前研究显示，治疗2周后复发的患者，应用β-内酰胺类6周的治愈率优于2周，这些主要为肾脏感染的女性患者。

有尿路结构异常的患者易于复发。复发的患者应作相关检查明确有否尿路梗阻，并予以外科处理。结石可能是UTI复发的原因，治疗成功有赖于外科手术，并去除引流装置及其他异物。部分患者术后仍复发，部分患者可能无手术指征，或不宜手术或未发现结构异常。症状性复发必须予以治疗，男性患者需除外慢性前列腺炎。

部分频繁症状性复发的患者疗程宜长，如4周或以上。治疗选用阿莫西林-克拉维酸、头孢氨苄、SMZ-TMP、甲氧苄啶、环丙沙星或呋喃妥因。极少有患者需要长期抑制性治疗，如需要可选用呋喃妥因或SMZ-TMP，亦可选用磷霉素氨丁三醇。孟德立胺或其马尿酸盐可酸化尿液，亦可应用。

（6）尿路再感染和抗菌药物预防：症状性再感染患者发作次数差异极大，可自每2~3年1次、每年数次到更为频繁的发作。性活跃期的女性通常表现为反复发作性膀胱炎。非频繁发作的再感染，每次发作均按照新的感染处理。女性下尿路再感染可用标准短程疗法处理。女性与性生活相关的反复发作性膀胱炎可于性交后立即排空膀胱，并口服单剂SMZ-TMP 1片、呋喃妥因100mg或环丙沙星500mg。其他没有明显诱因的频发再感染患者，预防应用抗菌药物可减少绝大部分患者的再感染频率并改善症状，但仍有部分患者并不能完全预防。所有肾移植患者术后应进行菌尿筛查并预防用药。预防用药一般选用呋喃妥因50~100mg或SMZ-TMP（400mg/80mg）1/2~1片，每晚睡前服用。氟喹诺酮类或其他抗菌药物亦有良好效果。预防用药疗程一般为3~6个月，少数患者可延长至12个月。

（7）妊娠期尿路感染：妊娠期菌尿发生率为4%~7%，危险因素有产次、年龄、性生活、糖尿病、镰状细胞体质及既往尿路感染史。约1.0%~1.5%的孕妇和25%的无症状菌尿症孕妇在妊娠后3个月发生尿路感染。妊娠期妇女急性膀胱炎和急性肾盂肾炎的发生率为1.0%~2.0%，其病原菌分布与无症状菌尿症及非妊娠期女性急性非复杂性尿路感染相仿。未治疗的无症状菌尿症，约20%~40%可发生为急性肾盂肾炎。妊娠期急性肾盂肾炎患者的早产发生率为20%~50%。

鉴于对无症状菌尿症进行筛查和治疗可预防肾盂肾炎发生，因此对所有无症状菌尿症的孕妇应予以恰当抗菌药物治疗。所有孕妇应在妊娠前3个月和最后3个月，进行菌尿筛查。治疗目标为维持整个妊娠期尿液无菌，避免发生尿路感染的并发症。治疗无症状菌尿症和膀胱炎可选用磷霉素氨丁三醇3.0g单剂，头孢氨苄500mg qid，疗程3~5日，呋喃妥因100mg bid，疗程7日。如SMZ-TMP敏感亦可选用，疗程3日。急性肾盂肾炎治疗选用头孢曲松等第三代头孢菌素，疗程14日；部分轻症患者亦可选用头孢克肟，疗程14日；如SMZ-TMP敏感亦可选用。停药后1~2周复查尿培养，由于再发率达20%~30%，因此其后需每月做尿培养。如检查出菌尿症，参照复发或再感染进行处理。孕前有尿路感染的患者应在妊娠期重复检查。分娩期间应避免留置导尿管。如妊娠期复发或多次再感染，应在产后做影像学检查。性交后预防用单剂头孢氨苄250mg

或呋喃妥因 50~100mg，可有效预防妊娠期再发性尿路感染。

（8）儿童尿路感染：幼儿尿路感染发生率为 1%~2%。前 3 个月男婴常见，以后女婴多见。学龄前女童发生率为 4.5%，男童为 0.5%。8 岁之前约 7%~8% 的女童和 2% 的男童罹患尿路感染。学龄期女生菌尿症的发生率为 1.2%，高中阶段甚至可达 5%；学龄期男生菌尿症发生率为 0.03%。

3 个月以下婴儿通常由大肠埃希菌或粪肠球菌所致。应用抗菌药物之前留取尿标本，必要时留血标本，做病原学检测。经验治疗推荐 β- 内酰胺类。如需要，根据培养及药敏结果调整用药。治疗有效后根据药敏结果改为口服药物，如 β- 内酰胺类或 SMZ-TMP，疗程 7~14 日。3 个月以上婴幼儿重症感染通常选用注射用第三代头孢菌素，病情相对较轻者可根据药敏结果选用口服第二、三代头孢菌素或 SMZ-TMP。非发热患儿疗程 3 日，发热者疗程 7~14 日。

伴发热的婴幼儿及小儿尿路感染抗菌药物治疗后是否预防用药存在争议。预防用药一般限于肾脏疤痕并伴有三级或以上膀胱输尿管反流的患儿。1 岁以上的患儿可考虑内镜或外科手术处理反流。重症、可能尿路阻塞（尿流量低、腹部及膀胱肿块、血肌酐值升高、抗菌药物治疗效果差）、非大肠埃希菌致病菌、尿路感染反复发作患儿应进行影像学检查。排尿性膀胱尿道造影（micturating cystourethrograms,MCUGs）可用于检测膀胱输尿管反流，如存在反流，其处理包括抗菌药物预防、外科干预或仅予以随访监测。

（9）导尿管相关尿路感染：全美每年超过 100 万例，占医院获得性感染的 40%，医院获得性尿路感染的 80%。短期留置导尿（<7 天）培养所获病原体以大肠埃希菌最为多见，其他肠杆菌科细菌如克雷伯菌属、沙雷菌属、柠檬酸杆菌属、肠杆菌属，不发酵糖菌如铜绿假单胞菌和凝固酶阴性葡萄球菌、肠球菌属等均可致病。长期留置导尿（＞28 天）培养所获病原体除短程的病原菌外，尚有变形杆菌属、普鲁威登菌属、摩根菌属等。亦有文献报道念珠菌的感染率要高于大肠埃希菌，位居病原菌首位。

导尿管相关菌尿症常见的危险因素：①女性；②糖尿病；③慢性消耗性疾病，或长期使用糖皮质激素及免疫抑制剂；④尿道周围细菌定植；⑤导尿管、集尿袋及尿道活瓣的放置；⑥反复打开密闭式引流系统或集尿袋高于膀胱水平；⑦肾功能不全，导尿管护理不当及未进行抗菌药治疗；⑧最重要的危险因素为导尿管留置时间，每留置 1 天发生菌尿症机会增加 5%~10%。

导尿管相关尿路感染最根本的治疗在于治愈其基础疾病，尽早拔除导尿管。对于导尿管伴无症状菌尿症者不主张常规给予抗菌药物治疗和预防，也不推荐常规给予抗菌药物做导尿管冲洗。但是对有明显临床症状者，或一旦疑有或确定并发血流感染时，在培养结果获知前应立即开始经验治疗，给予广谱抗菌药物（如氨苄西林 - 舒巴坦，阿莫西林 - 克拉维酸，头孢噻肟、头孢曲松、头孢他啶等第三代头孢菌素）；如为肠球菌属感染则可采用氨苄西林或哌拉西林，耐药者可给予万古霉素。铜绿假单胞菌感染则应选用氟喹诺酮类（环丙沙星、左氧氟沙星）、第三、四代头孢菌素（头孢他啶、头孢吡肟）、β- 内酰胺酶抑制剂合剂（哌拉西林 - 他唑巴坦、头孢哌酮 - 舒巴坦）或碳青霉烯类。部分患者在高效广谱抗菌药物作用下，常可引起菌群交替，或出现念珠菌属等真菌感染，此时可根据病情选用氟康唑、氟胞嘧啶等抗真菌药物，必要时可用两性霉素 B 去氧胆酸盐。

表 3-3-1　尿路感染的经验治疗

感染种类及相伴情况	可能的病原菌	宜选药物	可选药物	疗程	备注
急性非复杂性下尿路感染（急性膀胱炎）	大肠埃希菌为主,少数腐生葡萄球菌,偶为肠球菌属	呋喃妥因 0.1g bid 或磷霉素氨丁三醇单剂 3g	第一、二、三代口服头孢菌素如头孢氨苄、头孢拉定、头孢克洛均为 0.25g tid;氧氟沙星 0.2g bid,环丙沙星 0.25g bid 或 tid,左氧氟沙星 0.3g qd 等;SMZ-TMP 800mg/160mg bid;均为口服	磷霉素氨丁三醇单剂 3g,呋喃妥因 5～7 天,氟喹诺酮 3 天,SMZ-TMP3 天,头孢菌素类 3 天	国内细菌耐药监测资料显示大肠埃希菌对氟喹诺酮类耐药率>50%。因此,大多数情况下宜按照药敏结果选用氟喹诺酮类,少数情况下,如患者系初发,以往从未用过喹诺酮类药物者,仍可选用该类药物作为经验治疗用药
急性非复杂性上尿路感染（急性肾盂肾炎）	大肠埃希菌、其他肠杆菌科细菌、肠球菌属	第二、三代注射用头孢菌素如头孢曲松(1～2g qd)、头孢噻肟(2g bid)、头孢他啶(2g bid)、头孢呋辛(1.5g bid);氨苄西林-舒巴坦 3～4.5g q8～12h,静脉滴注;阿莫西林-克拉维酸 500mg/125mg tid,口服	左氧氟沙星 500mg 或 750mg qd,环丙沙星 0.5g bid,氧氟沙星 0.3g bid,SMZ-TMP 2 片＝(SMZ 400mg/TMP 80mg)bid,口服	头孢菌素及青霉素类 10 天;环丙沙星7～10 天;左氧氟沙星 500mg qd 7～10 天,750mg qd 5 天;SMZ-TMP 口服 14 天	同上
孕妇无症状菌尿症及膀胱炎	大肠埃希菌(70%)、克雷伯菌属、肠杆菌属、变形杆菌属、B 群链球菌	呋喃妥因 0.1g bid,阿莫西林-克拉维酸 0.5g/0.125g q8h,头孢氨苄 0.5g q6h	SMZ-TMP 2 片=(SMZ 400mg/TMP 80mg)bid,头孢泊肟 0.1g q12h	呋喃妥因 5～7 天,阿莫西林-克拉维酸、头孢氨苄及头孢泊肟 3～7 天,SMZ-TMP 3 天	
孕妇急性肾盂肾炎	同上	中度患者头孢曲松 1.0g qd,头孢吡肟 1.0g q12h,如青霉素过敏,氨曲南 1.0g q8h	重度患者哌拉西林-他唑巴坦 4.5g q8h,美罗培南 0.5g q8h,厄他培南 1.0g qd	疗程均为 10～14 天	避免应用氨基糖苷类和氟喹诺酮类。热退后 48 小时改口服
复杂性尿路感染	肠杆菌科细菌、铜绿假单胞菌、肠球菌属	第三、四代头孢菌素如头孢曲松、头孢他啶、头孢吡肟(2g q8～12h)等,磷霉素 6～8g/d,分 2～4 次,静脉滴注	哌拉西林-他唑巴坦 4.5g q8～12h,碳青霉烯类如美罗培南 0.5～1.0g q8h,氨曲南 2.0g q8h,环丙沙星等氟喹诺酮类,均静脉滴注	2～3 周,根据病情变化决定	抗感染药常需依据尿培养及药敏试验结果选用,若尿路感染的复杂因素不纠正,感染很难完全控制,易转为慢性

表 3-3-2　尿路感染的病原治疗

疾病	病原	抗菌药物	
		首选	可选
急性非复杂性下尿路感染（膀胱炎）	大肠埃希菌	呋喃妥因、磷霉素口服	头孢氨苄、头孢拉定、头孢克洛、环丙沙星、氧氟沙星、SMZ-TMP
	腐生葡萄球菌	头孢氨苄、头孢拉定	呋喃妥因、磷霉素口服
	肠球菌属	阿莫西林	呋喃妥因
急性非复杂性上尿路感（肾盂肾炎）	大肠埃希菌	头孢呋辛、头孢噻肟、头孢曲松等	氨苄西林-舒巴坦、阿莫西林-克拉维酸、氟喹诺酮类
	变形杆菌属	氨苄西林-舒巴坦、阿莫西林-克拉维酸	第二、三代头孢菌素
	克雷伯菌属	头孢曲松、头孢噻肟、头孢他啶等第三代头孢菌素	氟喹诺酮类
	腐生葡萄球菌	头孢呋辛、头孢噻肟、头孢唑肟	磷霉素静脉滴注
	金黄色葡萄球菌	苯唑西林、头孢唑林、磷霉素、SMZ-TMP	氨苄西林-舒巴坦，阿莫西林-克拉维酸、万古或去甲万古霉素
复杂性尿路感染	大肠埃希菌等肠杆菌科细菌	第三、四代头孢菌素（头孢曲松、头孢噻肟、头孢吡肟等），磷霉素	氟喹诺酮类如左氧氟沙星、环丙沙星
	铜绿假单孢菌	环丙沙星、哌拉西林 ± 氨基糖苷类、头孢他啶	哌拉西林-他唑巴坦
	肠球菌属	氨苄西林、哌拉西林	左氧氟沙星、万古霉素、去甲万古霉素
	念珠菌	氟康唑	两性霉素 B 单用或联合用氟胞嘧啶
尿路感染复发	大肠埃希菌、变形杆菌属	氨苄西林-舒巴坦、阿莫西林-克拉维酸	氟喹诺酮类、头孢克洛、头孢呋辛
	肠球菌属	阿莫西林、氨苄西林	哌拉西林，耐药者可选用呋喃妥因口服或万古霉素
无症状菌尿症	大肠埃希菌	呋喃妥因、磷霉素口服	头孢拉定、头孢氨苄口服
	肠球菌属	阿莫西林、呋喃妥因	磷霉素口服
学龄前儿童、孕妇	需氧革兰氏阴性杆菌、葡萄球菌属	阿莫西林、口服头孢菌素类	呋喃妥因

【预防】尿路感染的预防关键在于去除诱因，如尿路结石、尿路梗阻、尿道肿瘤等，保持尿道通畅，尽可能避免导尿或长期留置导尿管，增加无菌操作观念。对不能矫治尿路异常的复杂性尿路感染患者，可在急性感染控制后给予抗菌药物长期小剂量预防应用。绝经期妇女雌激素浓度较低者，可阴道局部应用雌激素软膏以减少复发。初步临床试验结果显示，阴道局部应用卷曲乳杆菌（*L.crispatus*），可显著降低尿路再感染的发生率。

第二节　肾周脓肿和肾脓肿

肾周脓肿并不常见，最常见的基础疾病为尿路结石和糖尿病，也可继发于肾盂感染以及血流感染。引起肾周脓肿的病原菌最常见为革兰氏阴性杆菌，革兰氏阳性菌引起者较常见于血源性感染。约 25% 的患者为复数菌感染，部分患者可合并真菌感染，尤其是白念珠菌感染。

肾周脓肿的临床症状类似急性肾盂肾炎，如发热伴腹痛、腰痛和下尿路刺激症状。部分患者症状并不典型，约半数患者可能有腹部影像学异常，如腹部肿块及肾周模糊等。尿常规检查有血尿和蛋白尿，约 30% 患者尿常规正常，40% 患者尿培养阴性。依据患者临床症状及影像学检查结果可做出诊断，约 1/3 的患者尸体解剖时才确诊。

肾脓肿常见于血流感染患者，尤其是葡萄球菌血流感染者。少数患者病原菌为大肠埃希菌、克雷伯菌属和摩根菌属等。若肾盂肾炎患者抗感染治疗无效，同时伴有高热、显著腰痛、肾区叩击痛，结合超声波及腹部 CT 检查可做出本病的诊断。

肾周脓肿及肾脓肿的治疗应根据可能的病原菌选择有效的抗菌药物。若为甲氧西林敏感金黄色葡萄球菌感染者首选苯唑西林或头孢唑林，耐甲氧西林菌株感染者应选用万古霉素或替考拉宁。若同时伴有肾盂肾炎者，需按上述方案处理。一旦诊断确立，尽早给予经皮肾穿刺引流脓液。经皮肾穿刺治疗肾周脓肿及肾脓肿有效率达 90%（延误治疗或漏诊者病死率可达 20%~50%）。脓肿直径 <3cm 者可选用有效的抗感染药物治疗，>5cm 者除给予抗感染药物外需要经皮穿刺排脓或外科手术引流。

第三节　细菌性前列腺炎

前列腺炎的发病率较高，同时也是造成尿路感染反复发作的因素之一。根据前列腺炎的临床表现、病原菌和实验室检查结果，可将前列腺炎分为细菌性和非细菌性前列腺炎，而细菌性前列腺炎又分为急性细菌性前列腺炎和慢性细菌性前列腺炎。

【发病机制和诱发因素】引起细菌性前列腺炎的入侵途径主要是血流感染或从尿道上行性感染和经淋巴系统扩散。尿液反流机制在细菌性前列腺炎患者中也起重要作用。尿道的器械操作和外科手术是已知细菌性前列腺炎的诱因。性伴侣阴道寄殖菌也为细菌性前列腺炎的诱发因素之一。部分患者可能无明显诱因。

【诊断与鉴别诊断】急性前列腺炎和慢性前列腺炎较难鉴别。通常急性前列腺炎很少导致慢性前列腺炎，而慢性前列腺炎也不一定由急性前列腺炎所致。急性前列腺炎局部可产生红、肿、发热，而慢性前列腺炎则很少有上述症状，仅仅产生轻微的感染病灶，当合并尿路细菌感染时，可出现类似膀胱炎及肾盂肾炎症状。

1. 急性细菌性前列腺炎　主要临床表现为发热、会阴部痛或不适感，也可有尿频、排尿困难等下尿路感染症状。直肠指检可发现肿胀、坚硬和有压痛的前列腺。前列腺液涂片检查显示白细胞增多，革兰氏染色可找到细菌，尿培养可为阳性。引起急性前列腺炎的病原体（≤35 岁）以淋病奈瑟菌或沙眼衣原体为常见，艾滋病患者可能有隐球菌感染。急性前列腺炎（＞35 岁）最常见的病原菌为大肠埃希菌、肺炎克雷伯菌等肠杆菌科细菌。在留置导尿管患者中病原菌以革兰氏阴性杆菌和肠球菌属多见。急性前列腺炎的诊断可依据典型的临床症状以及尿液和前列腺液的常规检查、培养结果，前列腺 B 超、盆腔 CT 或 MR 检查有助于诊断。

2. 慢性细菌性前列腺炎　慢性细菌性前列腺炎的临床表现呈多样化，患者可无急性前列炎史。但多数患者可有反复菌尿症史。多数患者缺乏典型的临床症状，部分患者可出现尿急、尿频、尿痛等尿路刺激症状。慢性前列腺炎为男性反复发作性尿路感染的常见诱因之一。最常见的病原菌为大肠埃希菌、克雷伯菌属等肠杆菌科细菌，约占80%，肠球菌属15%，偶见铜绿假单胞菌；虽然表皮葡萄球菌、金黄色葡萄球菌、棒状杆菌属亦可在慢性前列腺炎的患者中检出，但一般认为并非致病菌，因不能除外尿道口细菌污染的因素；此外偶可分离到念珠菌属、组织胞浆菌、结核分枝杆菌和非结核分枝杆菌等。部分患者前列腺液中白细胞数不增多，但多数学者认为WBC ≥ 15/HPF。前列腺液中病原菌量超过清洁中段尿培养中的10倍以上，超声波检查提示前列腺炎有助于诊断。

【治疗】

1. 治疗原则

（1）前列腺炎患者的病原菌检查可采取前列腺液做细菌培养，但不宜对急性前列腺炎患者进行前列腺按摩留取前列腺液，以防感染扩散，可取中段尿细菌培养作为参考。

（2）应选用能覆盖可能的病原菌并能渗透至前列腺组织的抗菌药物进行经验治疗。获知病原菌后，根据药敏试验结果调整用药。

（3）按照感染病原菌选用在前列腺组织和前列腺液中可达到有效浓度的抗菌药物，如氟喹诺酮类、复方磺胺甲噁唑、大环内酯类、四环素类等。在急性感染期，氨基糖苷类、头孢菌素类也能渗入炎性前列腺组织，达到一定药物浓度，也可根据病原菌种类选用。

（4）细菌性前列腺炎治疗较困难，疗程须较长，急性细菌性前列腺炎需10~28日，慢性细菌性前列腺炎需1~3个月，应用氟喹诺酮类药物时疗程可为4~6周。慢性细菌性前列腺炎除应用抗菌药外尚需配合局部理疗或前列腺按摩治疗。

（5）经积极抗感染治疗疗效不满意者，需前列腺B超等检查，寻找是否存在前列腺结石或其他原发病灶。

2. 治疗方案（表3-3-3、表3-3-4）

（1）急性细菌性前列腺炎：治疗急性前列腺炎年龄 <35岁者，病原体以淋病奈瑟菌或沙眼衣原体为常见，可选用头孢曲松0.25g单剂肌内注射后改多西环素口服，疗程10天；急性前列腺炎 ≥ 35岁者，病原菌以大肠埃希菌、肺炎克雷伯菌等肠杆菌科细菌为常见，可选SMZ-TMP或氟喹诺酮类药物（环丙沙星、左氧氟沙星等）。但国内大肠埃希菌对氟喹诺酮类药物耐药率高，需根据药敏结果选用。为防止感染发展成为慢性，有人建议疗程至少30天，部分患者尚需外科手术治疗。

（2）慢性细菌性前列腺炎：常见的病原菌为大肠埃希菌、克雷伯菌属等肠杆菌科细菌及肠球菌属，但多数对革兰氏阴性杆菌有效的抗菌药物较难渗透至前列腺中，治疗比较困难。目前首选氟喹诺酮类口服（左氧氟沙星、环丙沙星等），也可选用SMZ-TMP，其疗效相仿。有指南推荐左氧氟沙星剂量为500~750mg，每日1次口服，疗程4周。有报道疗程可延长至3个月，但伴有前列腺结石者疗效差。对某些顽固病例，宜进行进一步检查，经尿道前列腺切除是安全的，但仅1/3患者有效。故多数患者需用抗菌药物长期维持疗法。

表3-3-3　细菌性前列腺炎的经验治疗

相伴情况	可能的病原菌	抗菌药物
急性(有性传播疾病风险,<35岁)	淋病奈瑟菌、沙眼衣原体	头孢曲松0.25g单剂肌内注射,继以多西环素0.1g bid 口服 × 10天

相伴情况	可能的病原菌	抗菌药物
急性(低性传播疾病风险,≥35岁)	大肠埃希菌等肠杆菌科细菌	环丙沙星 500mg bid 口服或 400mg bid 静脉滴注,左氧氟沙星 500～750mg qd 静脉滴注或口服,SMZ-TMP(400mg/80mg)2 片 bid,疗程均为至少 10～14 天,有专家推荐治疗 4 周
慢性	肠杆菌科细菌为主,肠球菌属、铜绿假单胞菌	环丙沙星 500mg bid×4～6 周,左氧氟沙星 500～750mg qd 4 周,SMZ-TMP(400mg/80mg)2 片 bid,×1～3 个月,磷霉素 3g qd,疗程 12～16 周

注:抗菌治疗方案参考 The Sanford Guide to Antimicrobial Therapy. 46th ed, 2016: 27。

表 3-3-4　细菌性前列腺炎的病原治疗

病原	宜选药物	可选药物	备注
大肠埃希菌	氟喹诺酮类(环丙沙星、氧氟沙星、左氧氟沙星),复方磺胺甲噁唑	氨苄西林 - 舒巴坦、阿莫西林 - 克拉维酸	大肠埃希菌对氟喹诺酮类耐药株达 50% 以上的地区或单位,应根据药敏试验结果选用
肠杆菌科细菌	氟喹诺酮类	复方磺胺甲噁唑	
肠球菌属	氟喹诺酮类	氨苄西林、阿莫西林	
淋病奈瑟菌	头孢曲松(单剂)继以多西环素		由于淋病奈瑟菌对氟喹诺酮类的耐药率增加,因此氟喹诺酮类不推荐用于淋病奈瑟菌感染
沙眼衣原体	氟喹诺酮类	多西环素	

主要参考文献

[1] SCHITOA G C，NABER K G，BOTTO H，et,al.The ARESC study: An international survey on the antimicrobial resistance of pathogens involved in uncomplicateduninary tract infections. Int J Antimicrob Agents, 2009, 34:407-413.

[2] HOOTON T M,BRADLEY S F, CARDENAS D D, et al. Diagnosis, prevention, and treatment of catheter-associated urinary tract infection in adults: 2009 international clinical practice guidetines from the infectious diseases society of America. Clin Infect Dis,2010,50(5):625-663.

[3] GUPTA K, HOOTON T M,NABER K G,et al.Inernational clinical practice guidelines for the tratment of acute uncomplicated cystitis and pyelonephritis in women: A 2010 update by the infectious diseases society of America and the European society for microbiology and infectious diseases. Clin Infect Dis,2011,52(2):e103-20.

[4] NIOLLE L E, AMMI Canada Guidelines Committee.Complicated urinary tract infection in adults.Can J Infect Dis Med Microbiol,2005,16(6):349-360.

[5] MATSUMOTO T,HAMASUNA R,ISHIKAWA K,et al.Nationwide surrey of antibacterial activity against clinical isolates from urinary tract infectrons in Japan (2008).IntJ Antimicrob Agents, 2011, 37(3):210-218.

[6] TANDOGDU Z, WAGENLEHNER F M. Global epidemiology of urinary tract infections. Curr Opin Infect Dis, 2016, 29(1): 73-79.

[7] GRIGORYAN L, TRAUTNER B W, GUPTA K. Diagnosis and management of urinary tract infections in the outpatient setting: A review. JAMA, 2014, 312(16): 1677-1684.

[8] 汪复.感染性疾病与抗微生物治疗.3版.上海：复旦大学出版社，2008.

第四章

腹腔内感染

腹腔内感染为腹膜腔内的感染，包括腹膜炎及腹腔内脏器感染。腹腔内感染的开始阶段是腹腔被细菌、化学物质或两者共同污染引起的炎症反应，继而发展为感染，可呈弥漫性或局限为一个或多个脓肿。

根据病因不同，腹腔内感染可分为原发性、继发性和第三类腹膜炎。①原发性腹膜炎：通常系血源性细菌感染或肠道菌群移位所致，与其他腹腔内病变无直接关系，即无明显的原发病灶。②继发性化脓性腹膜炎：指继发于腹腔内脏器疾病的腹膜炎症，根据炎症累及腹膜的范围又可分为弥漫性腹膜炎和局限性腹膜炎，并可形成脓肿；与原发性相比，后者没有腹腔内病灶，而前者有腹腔内病灶。③第三类腹膜炎：指的是在抗菌治疗后仍然难于治愈的一类腹膜炎，常常与基础疾病和耐药菌感染有关。④腹膜透析伴发的腹膜炎：腹膜炎是持续性非卧床腹腔透析（CAPD）的常见并发症。腹腔内感染还可进一步分为非复杂性和复杂性。非复杂性感染局限于单一脏器，没有解剖学破坏，复杂性感染累及超过了单一脏器，可形成局限性或弥漫性感染，病原体进入清洁腹腔。腹腔内感染还可分为社区获得性和医疗保健相关性，社区获得性感染约占80%，根据生理学评分系统、基础免疫状态、是否能得到充分的病灶控制分为轻中度和重度，后者常见于择期或急诊腹腔手术后，这些属于与医疗机构有关的细菌感染，特别是手术部位有关的细菌。

第一节　急性化脓性腹膜炎

【病原学】急性化脓性腹膜炎属继发性，即复杂性腹腔内感染（cIAI），常继发于急性阑尾炎穿孔，其次为胃十二指肠溃疡穿孔、急性胰腺炎和绞窄性肠梗阻，也可因子宫、膀胱、胃、小肠和大肠创伤性穿孔所致；其他各种病因所致自发性肠穿孔；憩室炎或肠道肿瘤，肠系膜血管阻塞引起的肠坏疽；化脓性胆管炎、胆汁性腹膜炎、胰腺炎、腹膜手术污染或外科吻合部位破裂；脓毒性流产、产后脓毒症、子宫术后感染或宫内节育器合并子宫内膜炎；淋菌性输卵管炎或外阴阴道炎、化脓性前列腺炎；腹腔内或脏器脓肿（如肾脓肿、肾周围脓肿、卵巢、肝脏、脾脏、胰腺脓肿）破裂等。继发于腹腔静脉分流术或脑室腹腔分流术的细菌性腹膜炎并不少见。

继发性腹膜炎绝大多数患者的病原菌为内源性，由正常寄殖在腹腔内某些脏器黏膜的细菌所致，通常为混合感染，复数菌为主，具体细菌分布可见表3-4-1。病原菌与原发病相关。正常胃内空腹时每毫升胃液含细菌10^3cfu，如念珠菌属、乳杆菌属和链球菌属，进食后胃内这些病原菌会一过性升高。小肠上部细菌稀少，主要为唾液细菌。结肠中每克粪便含细菌$10^{11 \sim 12}$CFU，主要为专性厌氧菌如脆弱拟杆菌和双歧杆菌，需氧菌中主要为大肠埃希菌，两者之比约为（$10^3 \sim 10^4$）:1，其他肠道菌群有肠球菌属、真杆菌属、克雷伯菌属、变形杆菌属、肠杆菌属和产气荚膜梭菌等。肠道内菌群相对稳定，但抗生素治疗后可显著改变。继发于肠穿孔、阑尾炎、憩室炎破裂的常见病原菌为肠杆菌科细菌、拟杆菌属、肠球菌属和铜绿假单胞菌（3%～15%）。这些病原菌引起腹腔内或邻近脏器感染，进而播散累及腹膜。继发于女性生殖道感染的腹腔感染其细菌学特征与胃肠源性继发性腹膜炎相仿。

表 3-4-1　复杂性腹腔内感染的病原学*

细菌	比例 /%
需氧革兰氏阴性杆菌	
大肠埃希菌	71
克雷伯菌属	14
铜绿假单胞菌	14
奇异变形杆菌	5
肠杆菌属	5
需氧革兰氏阳性球菌	
链球菌属	38
粪肠球菌	12
屎肠球菌	3
肠球菌属	8
金黄色葡萄球菌	4
厌氧菌	
脆弱拟杆菌	35
其他拟杆菌属	71
梭菌属	29
普雷沃菌属	12
消化链球菌属	17
梭杆菌属	9
真杆菌属	17

注：*本表内容主要参考自本章参考文献 [5]。

【治疗】局限性腹膜炎经外科引流及清创后可获良好效果。早期应用抗菌药物可控制血流感染和早期迁徙性病灶的发生，减少化脓性并发症，并预防感染的扩散。如单用抗菌药物而不予以引流，则很难治愈。

抗菌药物必须能进入感染部位并达到有效浓度，抗菌药物经代谢灭活、细菌生长缓慢、感染部位 pH 低、低氧化还原电位、坏死组织和细菌代谢产物等均可降低药物的活性。例如，氨基糖苷类和克林霉素在酸性环境中抗菌活性降低，氨基糖苷类在低氧化还原电位时活性降低，β- 内酰胺类在菌量大时抗菌作用减弱。

留取相关检验标本（血液或腹腔穿刺液）后，应根据可能的厌氧菌和兼性厌氧菌，立即予以抗菌药物经验治疗（见表 3-4-2）。轻、中度感染如局限性阑尾周围腹膜炎、憩室周围炎及脓肿、子宫内膜炎等，治疗推荐可选用哌拉西林 - 他唑巴坦（8∶1）3.375g iv q6h 或 4.5g iv q8h、替卡西林 - 克拉维酸（30∶1）3.1g iv q6h、厄他培南 1g iv qd 或莫西沙星 0.4g iv qd，亦可选择环丙沙星 400mg iv q12h 或左氧氟沙星 500~750mg iv qd 或头孢吡肟 2.0g q12h 联合甲硝唑 1g iv q12h。重症感染治疗首选亚胺培南 0.5g iv q6h、美罗培南 1g iv q8h、多立培南 0.5g iv q8h 或替加环素 50mg iv q12h，亦可选第三代头孢菌素、头孢吡肟或环丙沙星等联合甲硝唑。医疗保健相关感染经验性抗菌治疗应覆盖粪肠球菌，选用药物为氨苄西林、哌拉西林 - 他唑巴坦或万古霉素。有 MRSA 寄殖或感染高危因素患者经验性抗菌治疗应覆盖 MRSA。

表 3-4-2　复杂性腹腔内感染的经验治疗[1]

治疗类型	轻中度感染[2]	重度社区获得性感染;医疗保健相关感染;第三类感染[3]
单药治疗		
β- 内酰胺类 -β- 内酰胺酶抑制剂复方	替卡西林 - 克拉维酸	哌拉西林 - 他唑巴坦
氟喹诺酮类	莫西沙星	莫西沙星
碳青霉烯类	厄他培南	亚胺培南 - 西司他丁,或美罗培南,或多立培南
甘氨酰环素[4]	替加环素	替加环素
联合治疗		
基于头孢菌素类的方案	头孢唑林、头孢呋辛、头孢噻肟或头孢曲松联合甲硝唑	第三或第四代头孢菌素(头孢他啶或头孢吡肟)联合甲硝唑
基于氟喹诺酮类的方案[5]	环丙沙星或左氧氟沙星联合甲硝唑	环丙沙星联合甲硝唑
基于单环 β- 内酰胺类的方案		氨曲南联合万古霉素或克林霉素联合甲硝唑

注: 1. 引自本章参考文献 [5]。

2. 主要用于社区获得性感染。

3. 主要用于医疗保健相关感染和第三类感染以及部分重症社区获得性感染。

4. 替加环素对铜绿假单胞菌无活性,不宜用于医疗保健相关感染和重症社区获得性感染。

5. 大肠埃希菌对氟喹诺酮类药物耐药性高,仅在当地药敏数据显示敏感菌比例高于 90% 时使用。

　　获知药敏结果后,据以调整治疗方案,选用针对性的窄谱抗菌药物。肠杆菌科细菌感染可供选用的抗菌药物有广谱青霉素类如哌拉西林,头孢菌素类如头孢呋辛、头孢噻肟、头孢哌酮、头孢他啶、头孢曲松、头孢吡肟。左氧氟沙星、环丙沙星等氟喹诺酮类药物亦可选用,但应注意国内大肠埃希菌对其耐药率已超过 50%,需药敏结果显示大肠埃希菌对其敏感方宜选用。脆弱拟杆菌等厌氧菌感染可选用克林霉素、甲硝唑、氯霉素等。头孢西丁、头孢美唑、头孢替坦等头霉素类,氨苄西林 - 舒巴坦、替卡西林 - 克拉维酸、哌拉西林 - 他唑巴坦、头孢哌酮 - 舒巴坦等 β- 内酰胺酶抑制剂复方制剂,厄他培南、美罗培南、亚胺培南 - 西司他丁、帕尼培南、多立培南等碳青霉烯类,以及莫西沙星、替加环素对肠杆菌科细菌及脆弱拟杆菌等厌氧菌均有作用,可根据病情加以选用。分离获念珠菌属的感染患者可予以氟康唑治疗,如无效或为氟康唑耐药菌株,予以卡泊芬净、米卡芬净、阿尼芬净等棘白菌素类药物。

　　术前、术中和术后均需应用抗菌药物,确保组织和血液中达有效药物浓度。抗菌治疗疗程依据感染的严重程度、治疗反应和外周血白细胞计数而定,通常为 5 ~ 7 天,原发病灶不能控制者可适当延长。腹部穿透伤后的患者,需手术切除病变的器官并予以抗菌药物治疗。持续性脓毒症提示腹腔内脓肿形成需要引流,腹腔内污染源未清除或并发耐药菌感染的可能,应采取相应的诊断和治疗措施。

　　静脉给药改为口服给药的序贯疗法可以减少治疗费用,缩短住院时间,降低输注反应。患者符合下列条件时可由静脉给药改为口服:症状、体征显著改善,连续 2 次体温正常(间隔 8 小时),白细胞计数下降,胃肠道功能适宜口服。应选用药物不良反应少、每日给药次数少的药物

（1～2次），以增加患者的依从性。

第二节　原发性腹膜炎

原发性腹膜炎又称为自发性细菌性腹膜炎，指腹腔内或邻近组织没有感染灶的腹膜感染。

【病原学】20世纪70年代前，儿童原发性腹膜炎病原菌主要为肺炎链球菌和A群链球菌。20世纪70年代以后，随着肾病儿童患链球菌腹膜炎者显著减少，肠杆菌科细菌及葡萄球菌属所致原发性腹膜炎明显增多。原发性腹膜炎以单一菌感染为主。肝硬化合并原发性腹膜炎患者，由肠源性细菌所致者约占69%，以大肠埃希菌最为常见，其次为肺炎克雷伯菌、肺炎链球菌、其他链球菌属及肠球菌属。金黄色葡萄球菌约占2%～4%，见于脐疝坏死糜烂患者。厌氧菌及微需氧菌少见，可能与腹水对拟杆菌属有抑制作用，腹水中氧分压相对较高及缺乏合适的厌氧菌培养技术有关。由需氧菌所致的原发性腹膜炎伴发菌血症者高达75%，而厌氧菌所致者极少。通常血液及腹水中可分离出相同的病原菌。原发性腹膜炎偶可由结核分枝杆菌、淋病奈瑟菌、沙眼衣原体或球孢子菌引起，但通常是原发部位的感染播散或邻近感染灶扩散所致。

【发病与诱因】原发性腹膜炎可发生于任何年龄。抗生素前时代，儿童急腹症中原发性腹膜炎约占10%，近年来儿童中发生率已显著下降，目前低于1%～2%。下降的原因为广泛应用抗生素治疗轻症上呼吸道感染。原发性腹膜炎的患儿易发于坏死后肝硬化和2%的肾病综合征患儿。一项研究显示，本病通常与尿路感染有关。部分肾病患儿可反复发生腹膜炎，并可早于肾病的其他表现。成人原发性腹膜炎多继发于肝硬化腹水等基础疾病，见于酒精性肝硬化、坏死后肝硬化、慢性活动性肝炎、急性病毒性肝炎、充血性心力衰竭、转移性恶性肿瘤、系统性红斑狼疮和淋巴水肿患者，极个别患者可无基础疾病。

细菌入侵途径可能为血液循环、淋巴播散，或肠道细菌通过肠壁，女性患者尚可从阴道经输卵管入侵。

【诊断】原发性腹膜炎的症状有发热、腹痛、恶心、呕吐和腹泻等，体征主要有弥漫性腹部压痛、反跳痛以及肠鸣音减弱或消失。诊断须首先排除原发于腹腔内的感染灶，腹部CT平扫加增强有助于发现腹腔内病灶，部分病例需要剖腹探查，通常适用于CT检查发现腹部病灶患者的进一步确诊，且可能增加肝硬化等人群的病死率。腹水细胞计数、分类、蛋白定量、革兰氏染色涂片和细菌培养为诊断原发性腹膜炎的必要检查。原发性腹膜炎患者腹水中白细胞计数通常 >300×10^6/L（85%以上患者中 >1 000×10^6/L），中性粒细胞 >80%。然而部分未合并感染患者腹水中白细胞亦可升高。腹水离心沉渣革兰氏染色涂片阳性或细菌培养阳性具有诊断意义，但两者阳性率均较低（分别为20%～40%和60%）。将腹水10ml接种于血培养瓶可显著提高检出率。原发性腹膜炎患者经适当抗菌药物治疗48～72小时后病情可改善，腹水蛋白定量通常小于10g/L，这两个特点有助于其与继发性腹膜炎的鉴别诊断。

【治疗】原发性细菌性腹膜炎的治疗指征为：体温大于37.8℃，腹痛和/或肌紧张，神志改变不能用其他原因解释，实验室检查异常提示感染（例如，肾功能不全、酸中毒，或外周血白细胞升高），腹水中性粒细胞计数 >250×10^6/L。经验治疗可选头孢噻肟、头孢曲松或氨苄西林联合氨基糖苷类，但后者可能有肾毒性的危险。亦可根据不同情况选用广谱青霉素类（美洛西林、替卡西林、哌拉西林）、碳青霉烯类（亚胺培南、美罗培南、厄他培南、多立培南）、β-内酰胺类-β-内酰胺酶抑制剂复方（哌拉西林-他唑巴坦、替卡西林-克拉维酸、氨苄西林-舒巴坦、头孢哌酮-舒巴坦）及氟喹诺酮类（左氧氟沙星、莫西沙星）等药物。

原发性腹膜炎的病原治疗：病原菌为肺炎链球菌或A群溶血性链球菌者首选大剂量青霉素、

头孢曲松或头孢噻肟治疗；如肺炎链球菌对上述药物耐药，可选用万古霉素。病原菌为 MSSA 者首选耐酶青霉素类（苯唑西林、氯唑西林等）或第一代头孢菌素（头孢唑林等），病原菌为 MRSA 或青霉素过敏患者可选用万古霉素、达托霉素或利奈唑胺。如为铜绿假单胞菌予以抗假单胞菌青霉素类、头孢他啶、头孢吡肟、氨曲南、碳青霉烯类（亚胺培南、美罗培南、多立培南）等，或环丙沙星联合氨基糖苷类治疗。如腹水涂片革兰氏染色提示为拟杆菌属或可能为需氧菌与厌氧菌混合感染，可加用抗厌氧菌药物，如甲硝唑、克林霉素，或应用对需氧菌及厌氧菌均具活性的 β- 内酰胺类 -β- 内酰胺酶抑制剂复合制剂或碳青霉烯类。

如临床高度怀疑原发性细菌性腹膜炎但细菌培养阴性者，应继续抗菌药物治疗。经有效抗菌药物治疗 24 ~ 48 小时后临床症状可改善，腹水中性粒细胞明显下降。如临床症状改善不明显，应重复腹水检查或其他检查。抗菌治疗疗程尚无定论，至少 5 天，血培养阳性者疗程至少 2 周。静脉滴注白蛋白有助减少肾衰竭并发症。腹腔内局部应用抗菌药物并无必要。

第三节　持续性非卧床腹膜透析相关腹膜炎

腹膜透析包括持续性非卧床腹膜透析（continuous ambulatory peritoneal dialysis, CAPD）、间歇性腹膜透析（intermittent peritoneal dialysis，IPD）和自动化腹膜透析（Automaticperitoneal dialysis，APD）。腹膜炎为腹膜透析的主要并发症。在 CAPD 患者，腹膜炎发生率为平均 1/（人·年）[0.5 ~ 3/（人·年）]，最初 6 个月中约 45% 的患者发生腹膜炎，第 1 年增至 60% ~ 70%。反复发作性腹膜炎见于 20% ~ 30% 的患者，为更换腹膜透析导管和终止 CAPD 最常见的原因。APD 由于需要连接的次数少，感染率较低。

【病原学】病原菌入侵腹腔的途径有导管出口、皮下窦道感染，一过性菌血症，更换透析液时透析液输注系统污染，或肠腔内细菌透过肠壁进入。绝大多数患者感染源为导管被皮肤菌群污染，因此革兰氏阳性菌约占分离菌的 60% ~ 80%，以表皮葡萄球菌最为常见，其次为金黄色葡萄球菌、链球菌属和棒状杆菌属，医院获得性感染病例可有耐万古霉素肠球菌属。革兰氏阴性菌约占分离菌的 15% ~ 30%，但呈上升趋势，以大肠埃希菌最为常见，其次为克雷伯菌属、肠杆菌属、变形杆菌属和假单胞菌属。少见的病原菌有不动杆菌属、白念珠菌和厌氧菌等。

【临床表现及诊断】临床表现有腹痛、腹部压痛（60% ~ 80%）、恶心和呕吐（30%~50%）、发热（25% ~ 50%）、腹泻（10%）和透析液混浊。需留取适当的腹膜透析液（腹腔留置时间 >4 小时）进行细胞计数及分类、革兰氏染色及培养等检查，白细胞计数 >100×10^6/L（约 85% 以上 >500×10^6/L），中性粒细胞 >50% 时支持腹膜炎的诊断，需立即予以抗菌药物治疗。腹膜透析液革兰氏染色阳性率为 9% ~ 50%。5%~10% 患者腹水培养阴性，透析液离心沉淀培养，或将透析液 5~10ml 置于血培养瓶中可提高阳性率。腹膜透析继发腹膜炎患者血培养极少阳性。

【治疗】由于缺乏前瞻性对照临床试验，很难比较各种药物的疗效。留取标本后，依据革兰氏染色结果或最可能的病原菌，进行初始抗菌药物治疗。经验治疗方案为万古霉素联合氨基糖苷类，亦可以头孢他啶、头孢吡肟、碳青霉烯类或氟喹诺酮类代替氨基糖苷类。获知培养及药敏结果后，据以调整治疗方案。如果革兰氏染色发现酵母菌，加用氟康唑，使用腹腔内途径给药。若发生菌血症采用静脉给药。如腹膜透析液培养出表皮葡萄球菌且无金黄色葡萄球菌，有很大机会可以保留透析导管；如培养出革兰氏阴性杆菌，应考虑肠穿孔可能，需拔除导管。导管隧道感染亦是拔管指征。

治疗腹膜炎时可通过全身或腹腔内给药维持腹腔内适当的药物浓度。由于腹膜透析相关性腹膜炎为局限性感染，腹腔内给药较静脉给药可达到更高药物浓度，减少静脉穿刺且患者经培训后可在家中治疗，应作为首选。重症患者需住院治疗，除腹腔内给药外，尚需加用静脉给药。多数抗菌药物在腹膜存在炎症时吸收明显增加（如万古霉素腹腔内给药，无腹膜炎和有腹膜炎患者吸收率分别为 50% 和 90%），并在更换透析液后再分布于腹腔。因此 CAPD 患者腹腔内给药可以间断或持续给药（见表 3-4-3），间断给药时，为保证药物充分吸收，含抗菌药物透析液应留置腹腔内 6 小时以上。

表 3-4-3　CAPD 腹膜炎的腹腔内给药剂量[*]

药物	间断给药（加入腹膜透析液中，除特别说明外，每天 1 次）	持续给药（mg/L，所有透析液）
氨基糖苷类		
庆大霉素	0.6mg/kg	LD 8, MD 4
妥布霉素	0.6mg/kg	LD 8, MD 4
头孢菌素类		
头孢唑林	15mg/kg	LD 500, MD125
头孢他啶	1 ~ 1.5g	LD 500, MD125
头孢噻肟	1g	LD 500, MD125
头孢吡肟	1g	LD 500, MD125
青霉素类		
青霉素	—	LD 50 000U, MD 25 000U
苯唑西林	—	MD 125
氨苄西林	—	MD 125
哌拉西林	—	LD 500, MD 250
复合制剂		
氨苄西林 - 舒巴坦	2g, q12h	LD 1 000, MD100
喹诺酮类		
环丙沙星	—	LD 50, MD25
碳青霉烯类		
亚胺培南 - 西司他丁	1g, q12h	LD 500, MD 200
其他药物		
氨曲南	—	LD 1 000, MD 250
万古霉素	15 ~ 30mg/kg, q5 ~ 7d	LD 1 000, MD 25
抗真菌药		
氟康唑	—	200 IP 或 PO
两性霉素 B	—	1.5

注：[*]引自本章参考文献 [18]。
　　LD：初始剂量；MD：维持剂量；经肾脏排泄药物在尿量 >100ml/d 患者剂量增加 25%；IP：腹腔内；PO：口服。

　　APD 患者抗菌药物腹腔内给药临床经验缺乏，仅少数药物有可供推荐的给药方案（表3-4-4）。APD 时抗菌药物清除较 CAPD 快，其清除率取决于残余肾功能和透析液流量。为保证药物充分吸收，含抗菌药物透析液应留置腹腔 4 小时以上。APD 患者发生腹膜炎是否需要改为 CAPD 以延长抗菌药物腹腔内留置时间尚无定论。

表 3-4-4 CAPD 腹腔内给药剂量

药物	间断给药方案
万古霉素	负荷剂量 30mg/kg；重复给药 15mg/kg，q3～5d，监测血药浓度
头孢唑林	20mg/kg，qd，白天长时间留置
头孢吡肟	1g，qd
妥布霉素	负荷剂量 1.5mg/kg，继以 0.5mg/kg，白天长时间留置，qd
氟康唑	200mg，qd

CAPD 腹膜炎的最短疗程尚未确立，疗程一般为 2～3 周。绝大多数患者治疗 48～96 小时后临床表现改善。如 96 小时后症状及体征仍无改善，应考虑细菌耐药、其他少见病原菌或其他腹腔内疾病的可能，并进行相应检查。

10%～20% 的患者需拔除导管，其指征为：持续性皮肤出口或窦道感染，铜绿假单胞菌、真菌或分枝杆菌腹膜炎，相同病原反复发作性腹膜炎，导管不畅。腹腔内脓肿亦需拔出导管。重新置管应在拔管后至少 2～3 周并同时应用抗菌药物。无证据显示腹腔灌洗、纤溶药物和腹腔内注射丙种球蛋白有助于本病的治疗。

口服及腹腔内用抗菌药并不能有效预防腹膜炎发生。

第四节　腹腔内脓肿及肝、脾脓肿

腹腔内脓肿可并发于原发性或继发性腹膜炎，但常见于弥漫性腹膜炎之后。由于机体本身抵抗力以及积极的抗菌药物治疗使炎症局限，但脓液未完全吸收，脓液、坏死组织等被腹腔内脏器、腹壁、网膜、肠系膜等包裹粘连而形成局限性脓肿，以膈下脓肿、盆腔脓肿为多见，也可存在于肠祥间或其他部位。引起继发性腹腔内脓肿的疾病有阑尾炎、憩室炎、胆道损伤、胰腺炎、胃十二指肠溃疡穿孔、炎性肠病、创伤和腹部外科手术等。阑尾炎并发局限性脓肿的形成已见减少，创伤和憩室炎相关性脓肿呈增多趋势。脓肿的部位通常与原发病变部位及腹腔引流的方向有关，例如阑尾炎时脓肿多发生于右下腹及盆腔，结肠憩室炎的脓肿多发生于左下腹及盆腔，胰腺炎脓肿多与网膜囊脓肿有关。有报道 194 例腹腔内脓肿中，44% 位于右下腹，14% 位于左下腹，14% 位于盆腔，20% 位于肝周围。另一项研究中，膈下脓肿占 26%，盆腔为 20%，结肠周围 13%，阑尾周围 13%，腹膜后 10%，肝区 7%，肠祥间 4%，不同部位脓肿发病率变化反映了各种原发病的发病率变化。

1. 膈下脓肿　系指脓液积聚在横膈以下横结肠系膜以上区域。右膈下脓肿最为常见。膈下脓肿的发病原因可分为原发性及继发性。前者通过血流传播所致，临床上少见。后者则为腹腔内化脓性感染的并发症，其中最常见的为急性阑尾炎穿孔、胃十二指肠溃疡穿孔以及肝胆系统的急性炎症，占膈下脓肿的 60%～85%。

2. 盆腔脓肿　在腹腔脓肿中最为常见，因盆腔为腹腔中的最低部位。引起盆腔脓肿的原因有：①局限性腹膜炎，如急性阑尾炎坏疽穿孔引起的阑尾脓肿及输卵管化脓等；②继发于弥漫性腹膜炎之后。

3. **肠袢间脓肿** 系指脓液位于肠曲、肠系膜、网膜之间，可为单个或多个，大小不一。

腹腔内脓肿多为复数菌感染，厌氧菌约占 60%~70%，以脆弱拟杆菌最为常见，厌氧球菌和厌氧芽孢梭菌亦为较常见的厌氧菌。其他常见病原菌为大肠埃希菌、克雷伯菌属、肠杆菌属、变形杆菌属等肠杆菌科细菌，铜绿假单胞菌，金黄色葡萄球菌和肠球菌属。

诊断有赖于临床表现、实验室检查及超声波、CT、MRI 等影像学检查。

引流脓肿最为重要。留取恰当的标本（如血液或穿刺液）进行培养后，应立即予以抗菌药物治疗。抗菌药物应覆盖厌氧菌（尤其是脆弱拟杆菌）和肠杆菌科细菌。急性化脓性腹膜炎的抗菌药物治疗方案亦可适用于本病。然后根据血液或手术时或导管引流液培养及药敏结果调整给药方案。有指征时需重复进行血液和脓液培养，作为更改抗菌药物的依据。

4. **肝脓肿** 细菌性肝脓肿多源于胆道感染、阑尾炎、憩室炎和腹膜炎，也可为胆肠吻合、肝移植后并发症之一，其入侵途径包括胆道、肝动脉、门静脉、邻近组织播散和肝脏穿刺伤。细菌性肝脓肿可发生于任何年龄，但以 50~60 岁人群多见，而儿童中极少见。阿米巴肝脓肿较细菌性肝脓肿少见。约 3%~9% 的阿米巴肠炎患者并发阿米巴肝脓肿。90% 以上的阿米巴肝脓肿发生于男性，患者通常较细菌性肝脓肿患者年轻。

细菌性肝脓肿通常为复数菌感染，尤其以大肠埃希菌、肺炎克雷伯菌等肠杆菌科细菌多见，其他细菌有肠球菌属、草绿色链球菌、金黄色葡萄球菌等革兰氏阳性菌以及拟杆菌属、梭菌属等厌氧菌（约 50% 肝脓肿有厌氧菌参与感染）。最近 20 年来，在很多地区，如亚洲（特别是我国台湾省）、美国、欧洲等，肺炎克雷伯菌已超过大肠埃希菌成为细菌性肝脓肿的第一位病原菌。伴有胆道基础疾病者，大肠埃希菌常见；而糖尿病但无器质性疾病者，肺炎克雷伯菌常见。台北市某医院 1981—1993 年 146 例脓液 / 血培养阳性肝脓肿细菌标本中 78%（114/146）为肺炎克雷伯菌。肺炎克雷伯菌肝脓肿以单数菌（仅肺炎克雷伯菌）引起的隐源性单个脓肿多见，患者多伴有糖尿病，临床症状不明显，脓肿气腔发生率高。特殊的 K_1 血清型肺炎克雷伯菌引起的肝脓肿易并发转移性脑膜炎、眼内炎等。金黄色葡萄球菌或化脓性链球菌检出率 ≤ 20%，常见于 5 岁以下儿童，通常为血源性感染引起。金黄色葡萄球菌肝脓肿通常为免疫缺陷（如急性白血病、慢性肉芽肿疾病）患儿全身血流感染的一部分。在少见的情况下，可自肝脓肿分离出小肠结肠炎耶尔森菌，该菌常引起急性胃肠炎（特别是儿童）和右髂窝综合征。念珠菌属亦可侵入肝脏，或为全身感染的一部分，常见于急性白血病尤其髓细胞性白血病，肝内小脓肿很可能继发于肠道念珠菌寄殖或门静脉真菌血流感染。

肝脓肿的诊断主要依靠典型临床表现、实验室检查，特别是超声波检查和 CT 扫描更具有诊断价值。超声波或 CT 引导下的肝穿刺对确定为细菌性或阿米巴脓肿更有诊断意义。穿刺脓液应进行革兰氏染色涂片、需氧菌及厌氧菌培养和药敏测定。如果抽出典型的果酱色无臭味脓液，则为阿米巴肝脓肿；其脓液中一般很少能找到阿米巴滋养体，但细菌培养阴性。细菌性肝脓肿患者血培养阳性率约为 50%，治疗前应留取多套血标本进行需氧、厌氧菌培养。

肝脓肿的治疗包括穿刺引流和抗菌药物治疗。一旦临床拟诊为肝脓肿，应立即予以针对可能病原的抗菌药物治疗。细菌性肝脓肿的抗菌药物治疗需覆盖肠杆菌科细菌和脆弱拟杆菌等厌氧菌。经验治疗方案有：氨苄西林联合氨基糖苷类、甲硝唑；甲硝唑联合第三代头孢菌素、第四代头孢菌素或氟喹诺酮类；替卡西林 - 克拉维酸；哌拉西林 - 他唑巴坦；氨苄西林 - 舒巴坦；亦可应用亚胺培南 - 西司他丁、美罗培南、多立培南等。获知病原菌及药敏结果后据以调整治疗方案。疗程宜长，通常 1 个月以上。为防止复发，多发性肝脓肿疗程有时可长达 4 个月。

阿米巴肝脓肿通常选用组织内杀阿米巴药物如甲硝唑、替硝唑或巴龙霉素。阿米巴肝脓肿一般不需穿刺，穿刺仅适用于对药物治疗反应差或左叶巨大脓肿可能破入胸腔者或适用于预防巨大脓肿破裂。穿刺抽出脓液超过 250ml 者，需重复穿刺抽吸。

5. 脾脓肿 脾脓肿少见，可发生于血流感染、静脉药瘾、创伤或免疫缺陷患者。血流感染、细菌性心内膜炎等血源播散所致的脾脓肿，通常由金黄色葡萄球菌或链球菌属所致。邻近组织感染播散者则多见肠杆菌科细菌和厌氧菌，常为复数菌感染。真菌性脾脓肿通常继发于免疫缺陷患者的播散性念珠菌病。此外亦可见结核分枝杆菌和非结核分枝杆菌脾脓肿。多发性脾脓肿患者血培养阳性率为 70%，而单发者仅为 14%。

诊断主要依靠典型的临床表现、实验室检查，特别是超声波检查和 CT 扫描更具有诊断价值。

未经抗感染治疗的患者，脾脓肿的病死率高。抗菌药物需选用抗菌谱广，并需联合应用对链球菌属和对需氧及厌氧革兰氏阴性杆菌均具抗菌活性的药物。心内膜炎并发脾脓肿的患者首选耐酶半合成青霉素，必要时亦可选用万古霉素。发生于腹腔感染基础上的患者常为复数菌感染，治疗参见继发性腹膜炎。免疫缺陷患者的病原菌亦可为念珠菌属，宜选用两性霉素 B，亦可选用氟康唑或棘白菌素类药物。然后根据培养及药敏结果调整给药方案。多发小脓肿或单个大脓肿可能需行脾切除。

第五节　腹腔内其他脏器感染

一、急性阑尾炎

急性阑尾炎系阑尾腔梗阻所致。阑尾发生梗阻后管腔内压力增高，管壁血液循环发生障碍，管腔内的细菌大量繁殖出现黏膜溃疡，损害上皮。阑尾炎及其并发症的常见病原菌为肠杆菌科细菌和脆弱拟杆菌、产黑色素普雷沃菌、沃氏嗜胆菌、厌氧革兰氏阳性球菌等。急性阑尾炎一旦确诊应立即手术切除阑尾，在病程早期，阑尾浆膜面无脓苔或仅有少量纤维素性渗出物，如手术操作未污染手术野，则无须给予抗菌药物。疑有穿孔者应在准备手术的同时予以抗菌药物治疗。抗菌药物的选用参见急性化脓性腹膜炎部分。

二、急性胆囊炎及胆管感染

急性胆囊炎为常见急腹症，女性居多。急性胆管炎系指胆管不同程度的梗阻合并不同程度的感染而表现的临床综合征。急性梗阻性化脓性胆管炎（acute obstructive suppurative cholangitis，AOSC）是胆管感染疾病中的严重类型，因急性胆管梗阻并继发化脓性感染所致。胆管感染多数存在梗阻因素，最常见者为结石，其他原因如胆管蛔虫、胆管良性狭窄、吻合口狭窄或肿瘤等。胆管梗阻后肠道细菌逆行进入胆管，造成感染。梗阻越完全，管腔内压越高，病情越重；胆管内压高达 $30cmH_2O$ 时，胆汁中的细菌和毒素可逆行进入肝窦，产生严重的脓毒症，发生感染性休克。根据流行病学调查，全球 5%~15% 的人群存在胆管系统结石，其中每年有 1%~3% 的患者因为胆管系统结石而引起急性胆囊炎或急性胆管炎等胆管系统感染。我国胆管系统结石患者约占同期总住院人数的 11.5%。暴发性胆管炎可为内镜逆行胰胆管造影（ERCP）的并发症。感染并发症可有胆囊坏疽、气肿性胆囊炎、胆囊周围脓肿、腹腔内脓肿、腹膜炎、胆管炎、肝脓肿及血流感染等。胆管检出的病原菌通常为大肠埃希菌、克雷伯菌属、肠杆菌属、变形杆菌属等肠杆菌科细菌和肠球菌属等。此外，亦常分离到拟杆菌属、梭菌属及梭杆菌属等厌氧菌，其中拟杆菌属约占 80%~90%，尤以脆弱拟杆菌为主。通常为需氧菌与厌氧菌混合感染。病原分布可见表 3-4-5。

表 3-4-5 胆囊炎与胆管炎的病原菌分布*

细菌	分离率/%
革兰氏阴性菌	
大肠埃希菌	31~44
克雷伯菌属	9~20
铜绿假单胞菌	0.5~19
肠杆菌属	5~9
革兰氏阳性菌	
肠球菌属	3~34
链球菌属	2~10
金黄色葡萄球菌	0~4
厌氧菌	4~20

注：*引自本章参考文献 [19]。

急性化脓性梗阻性胆管炎为严重感染，常并发血流感染和休克，必须尽早给予抗菌药物治疗。急性胆囊炎抗菌治疗的意义尚未完全确立，部分急性胆囊炎可自愈，应用抗菌药物并不影响胆囊炎发作的预后，亦不减少局部感染性并发症如胆囊周围脓肿等。但急性胆囊炎伴有急性胆囊蜂窝织炎、胆囊穿孔伴腹膜炎、胆囊周围脓肿或胆管炎等并发症者以及重症患者、老年患者应予以抗菌治疗。

急性胆囊炎及胆管感染经验治疗方案可见表 3-4-6。急性胆囊炎在切除胆囊后，若无感染扩散至胆囊壁以外的证据时，抗菌药可以在 24 小时内停用。其他复杂性感染在充分控制原发病灶后，疗程为 4~7 天。选用氟喹诺酮类时应注意国内大肠埃希菌对该类药物耐药率已超过 50%，仅药敏结果显示大肠埃希菌对其敏感方可应用。非胆 - 肠吻合患者经验治疗方案不需要覆盖厌氧菌。社区获得性胆管感染经验治疗方案不需要覆盖肠球菌属，但治疗肝移植等严重免疫缺陷患者应覆盖该菌。

表 3-4-6 急性胆管感染的经验性治疗推荐方案[1]

感染类型	轻中度感染	重度感染
社区获得性急性胆囊炎	基于头孢菌素类的治疗（头孢唑林、头孢呋辛或头孢曲松）	亚胺培南 - 西司他丁、美罗培南、多立培南、哌拉西林 - 他唑巴坦或头孢吡肟联合甲硝唑
胆肠吻合术后急性胆管炎	亚胺培南 - 西司他丁、美罗培南、多立培南、哌拉西林 - 他唑巴坦或头孢吡肟联合甲硝唑，环丙沙星联合甲硝唑[2]，左氧氟沙星联合甲硝唑[2]，莫西沙星	亚胺培南 - 西司他丁、美罗培南、多立培南、哌拉西林 - 他唑巴坦或头孢吡肟联合甲硝唑

感染类型	轻中度感染	重度感染
医疗保健相关胆管感染	亚胺培南 - 西司他丁、美罗培南、多立培南、哌拉西林 - 他唑巴坦或头孢吡肟联合甲硝唑，环丙沙星联合甲硝唑，左氧氟沙星联合甲硝唑，莫西沙星 每个方案中再加用万古霉素[3]	亚胺培南 - 西司他丁、美罗培南、多立培南、哌拉西林 - 他唑巴坦或头孢吡肟联合甲硝唑 每个方案中再加用万古霉素

注: 1. 引自本章参考文献 [5]、[19]。

2. 厌氧菌对氟喹诺酮类耐药性正在上升，需联用甲硝唑。

3. 当患者有万古霉素耐药肠球菌寄殖时可改用利奈唑胺或达托霉素。

三、急性胰腺炎及胰腺脓肿

急性胰腺炎（acute pancreatitis，AP）可为胆汁性、酒精性、外科术后或创伤后，也可为内镜逆行胰胆管造影（ERCP）后的并发症。根据国际最新修订的 AP 分级和分类系统，AP 可分为轻度 AP（mild acute pancreatitis, MAP）、中度 AP（moderately severe acute pancreatitis）和重度 AP（severe acute pancreatitis, SAP）。MAP 很少继发感染，病死率极低；但 70% 左右 SAP 继发感染，并增加 SAP 病死率。目前 AP 的病死率达 10%~15%，而 SAP 病死率高达 36%~50%，其中 80% 的死因为感染，因而控制感染极为重要。胰腺脓肿绝大部分为胰腺炎的并发症，AP 的患者约 1% ~ 9% 发生胰腺脓肿。穿透性胃十二指肠溃疡或继发性胰腺囊肿感染偶亦可为胰腺脓肿的原因。AP 继发胰腺细菌感染及胰腺脓肿的常见病原菌与其他腹腔感染者相似，来源于因肠道屏障功能损害、肠道微生态失调及肠道免疫屏障缺损而导致肠道细菌移位，主要为肠杆菌科细菌（大肠埃希菌、克雷伯菌属多见）、肠球菌属、葡萄球菌属及铜绿假单胞菌等。此外，念珠菌属亦有增多趋势。

胰腺脓肿的诊断主要依靠临床表现和影像学诊断。X 射线检查、超声波检查、放射性核素扫描和增强 CT 扫描可发现 80% ~ 90% 的病灶。可行脓肿、感染性假瘤穿刺抽取脓液进行细菌培养及药敏试验以指导抗菌治疗。胰腺炎继发感染的抗菌治疗须覆盖肠杆菌科细菌和厌氧革兰氏阴性杆菌。同时应考虑药物在胰腺组织中的浓度：在胰腺中能达到相当高的药物浓度而又对感染病原菌有效的抗菌药物有喹诺酮类、碳青霉烯类和甲硝唑等；头孢噻肟、哌拉西林等在胰腺也可达相当药物浓度；氨基糖苷类药物、氨苄西林和第一代头孢菌素在胰腺组织中浓度低。

AP 本身多为化学性炎症，非坏死性胰腺炎并无应用抗菌药物的指征，包括 SAP 患者在内，不主张早期预防应用抗生素。但感染性假瘤和胰腺脓肿应予以抗感染治疗，采用抗感染药物前应尽可能完善 CT 引导下细针穿刺并予以革兰氏染色和组织培养，指导抗菌药物的选择。经验治疗选用哌拉西林 - 他唑巴坦、第三代头孢菌素 + 甲硝唑或喹诺酮类 + 甲硝唑，疗程 7~14 天，特殊情况下可延长应用时间。增强 CT 显示坏死组织 >30% 的胰腺炎患者亦应予以预防治疗（antimicrobial prophylaxis）或先发治疗（preemptive therapy），推荐药物为亚胺培南 - 西司他丁或美罗培南，亦可选用环丙沙星或第三代头孢菌素联合甲硝唑。获得培养及药敏结果后据以调整给药方案。不主张经验性抗念珠菌治疗。坏死性胰腺炎、感染性假瘤和胰腺脓肿患者尚需辅以外科引流和清创。

主要参考文献

[1] MANDELL G L, BENNETT J E, DOLIN R. Mandell, Douglas, and Bennett's principles and practice of infectious diseases. 8th ed.Philadephia: Churchill Livingstone, 2015.

[2] LI P K, SZETO C C, PIRAINO B, et al. Peritoneal dialysis-related infections recommendations: 2010 update. Perit Dial Int, 2010, 30(4): 393-423.

[3] GILBERT D N, MOELLERING R C, ELIOPOULOS G M, et al. The Sanford guide to antimicrobial therapy. 44th ed. Sperryville: Antimicrobial Therapy Inc, 2014.

[4] MANLEY H J, BAILIE G R. Treatment of peritonitis in APD: pharmacokinetic principles. Semin Dial, 2002, 15(6):418-421.

[5] SOLOMKIN J S, MAZUSKI J E, BRADLEY J S, et al. Diagnosis and management of complicated intra-abdominal infection in adults and children: guidelines by the Surgical Infection Society and the Infectious Diseases Society of America. Clin Infect Dis, 2010, 50(2):133-164.

[6] JOHNSON C C, BALDESSARRE J, LEVISON M E. Peritonitis: update on pathophysiology, clinical manifestations, and management. Clin Infect Dis, 1997, 24(6): 1035-1045.

[7] GOLDSTEIN E J C. Intra-abdominal anaerobic infections: bacteriology and therapeutic potential of newer antimicrobial carbapenem, fluoroquinolone, and desfluoroquinolone therapeutic agents. Clin Infect Dis, 2002, 35(suppl 1): s106-s111.

[8] JOHANNSEN E C, SIFRI C D, MADOFF L C. Pyogenic liver abscesses. Infect Dis Clin North Am, 2000, 14(3):547-563.

[9] KAR P, KAPOOR S, JAIN A. Pyogenic liver abscess: aetiology, clinical manifestations and management. Trop Gastroenterol, 1998, 19(4):136-140.

[10] DE BREE E, TSIFTSIS D, CHRISTODOULAKIS M, et al. Splenic abscess: a diagnostic and therapeutic challenge. Acta ChirBelg, 1998, 98(5):199-202.

[11] JONES P F. Suspected acute appendicitis: trends in management over 30 years. Br J Surg, 2001, 88(12):1570-1577.

[12] SMEGO R A Jr, FOGLIA G. Actinomycosis. Clin Infect Dis, 1998, 26(6):1255-1261.

[13] HANAU L H, STEIGBIGEL N H. Acute (ascending) cholangitis. Infect Dis Clin North Am, 2000, 14(3):521-546.

[14] SIU L K, YEH K M, LIN J C, et al. Klebsiella pneumoniae liver abscess: a new invasive syndrome. Lancet Infect Dis, 2012, 12(11):881-887.

[15] TENNER S, BAILLIE J, DEWITT J, et al. American college of gastroenterology guideline: management of acute pancreatitis. Am J Gastroenterol, 2013, 108(9):1400-1415.

[16] WEBER A, SCHNEIDER J, WAGENPFEIL S, et al. Spectrum of pathogens in acute cholangitis in patients with and without biliary endoprosthesis. J Infect, 2013, 67(2):111-121.

[17] SUNG Y K, LEE J K, LEE K H, et al. The clinical epidemiology and outcomes of bacteremic biliary tract infections caused by antimicrobial-resistant pathogens. Am J Gastroenterol, 2012,

107(3):473-483.

[18] PIRAINO B, BAILIE G R, BERNARDINI J, et al. Peritoneal dialysis-related infections recommendations: 2005 update. Perit Dial Int,2005, 25(2):107-131.

[19] GOMI H, SOLOMKIN J S, TAKADA T, et al. TG13 antimicrobial therapy for acute cholangitis and cholecystitis. J Hepatobiliary Pancreat Sci,2013, 20(1):60-70.

第五章

中枢神经系统感染

中枢神经系统感染主要包括脑膜炎、脑脊髓膜炎、脑膜脑炎、脑脓肿等，临床上以脑膜炎最常见。引起中枢神经系统感染的病原菌可为细菌、病毒、真菌及结核分枝杆菌等。脑膜炎病程可呈急性、慢性或亚急性，在急性病程者中以细菌性脑膜炎为常见，在亚急性或慢性病程者中以结核分枝杆菌及真菌所致者为多。中枢神经系统感染呈局灶性者包括脑脓肿、硬膜外及硬膜下脓肿。本章内容包括上述常见脑膜炎及脑脓肿。

第一节　急性细菌性脑膜炎

急性细菌性脑膜炎为最常见的中枢神经系统感染，美国 27 个州 1978—1981 年发病率约为3/10 万，1986 年发病率（1.9~4）/10 万，1995 年后随着疫苗的接种，发病率明显下降。巴西4 100 例研究表明发病率为 45.8/10 万（1973—1982 年），医院获得性脑膜炎占总脑膜炎的比例呈逐年上升趋势：1962—1970 年为 28%，1971—1979 年为 45%，1980—1988 年为 48%。另据报道1994—2006 年 31 927 例神经外科手术后患者，医院获得性细菌性脑膜炎的发生率为 2.9%，而脑脊液引流术后细菌性脑膜炎的发生率高达 4%~17%。国内报道神经外科术后颅内感染的发生率为 1.4%~3.9%，尽管目前已有众多有效的抗菌药物用于临床，但由于病原学早期诊断的困难以及细菌耐药性的增加，迄今细菌性脑膜炎仍为成人及儿童中的严重感染性疾病。据报道美国细菌性脑膜炎的病死率仍可达 14.3%，一项研究报道成人社区获得性细菌性脑膜炎病死率可高达25%。另一项研究结果显示医院获得性细菌性脑膜炎病死率为 35%。因此早期诊断、正确的抗菌治疗是提高治愈率、降低病死率、减少后遗症的关键。

【病原学】引起细菌性脑膜炎的病原菌与发病场所、年龄、患者的病理生理状况及疫苗应用情况有关。约 80% 社区获得性细菌性脑膜炎最常见的病原菌为流感嗜血杆菌、脑膜炎奈瑟菌、肺炎链球菌，但由于疫苗的预防应用，流感嗜血杆菌脑膜炎发病率明显下降。据 1995 年对美国4 个州 22 个城镇 1 000 万居民所在急诊医院收治的脑膜炎发病率监测结果显示，B 型流感嗜血杆菌脑膜炎的发病率显著降低，自 1986 年的每 10 万人中的 2.9 例下降至 1995 年的 0.2 例。在2007 年另一项调查中显示肺炎链球菌脑膜炎的发病率在接种 7 价肺炎链球菌疫苗人群中亦明显下降。引起社区获得性脑膜炎除上述病原菌外，无乳链球菌及单核细胞增生性李斯特菌也较为常见。在住院的细菌性脑膜炎患者中病原菌以革兰氏阴性杆菌（包括鲍曼不动杆菌）、凝固酶阴性葡萄球菌多见。医院获得性脑膜炎，易发生于颅脑手术后脑室引流、脑部医用装置者，病原菌可为金黄色葡萄球菌、凝固酶阴性葡萄球菌，尤其是表皮葡萄球菌、需氧革兰氏阴性杆菌（包括铜绿假单胞菌）。引起细菌性脑膜炎的病原菌与年龄也密切相关，新生儿以无乳链球菌、大肠埃希菌、单核细胞增生性李斯特菌多见；1 岁以上儿童社区获得性细菌脑膜炎最常见的病原菌为肺炎链球菌、脑膜炎奈瑟菌、流感嗜血杆菌；成人社区获得性细菌脑膜炎最常见的病原菌为肺炎链球菌、脑膜炎奈瑟菌和单核细胞增生性李斯特菌。据对成人脑膜炎 493 例次的监测资料显示，革兰氏阴性杆菌的感染者约占 38%，免疫缺陷者脑膜炎以肺炎链球菌、脑膜炎奈瑟菌、单核细胞增生性李斯特菌、铜绿假单胞菌较为常见（表 3-5-1）。据报道中国细菌耐药监测网（CHINET）2005—2014 年间自住院患者脑脊液（CSF）中分离所获细菌 5 340 株中，2014 年占前 5 位的分离菌为凝固酶阴性葡萄球菌（46.1%）、鲍曼不动杆菌（15.3%）、肺炎克雷伯菌（7.0%）、大肠埃希菌（4.4%）、屎肠球菌（3.9%），与 2005 年相比，鲍曼不动杆菌、肺炎克雷伯菌、大肠埃希菌呈增多趋势，而铜绿假单胞菌、粪肠球菌及则呈下降趋势。据颅脑手术后颅内感染的病原菌的 Meta 分析结果显示，革兰氏阳性菌和阴性菌分别占 47% 和 46%。

表 3-5-1 细菌性脑膜炎的常见病原菌[*]

诱发因素	病原菌
年龄	
<1 个月	无乳链球菌、大肠埃希菌、单核细胞增生性李斯特菌
1 ~ 23 个月	无乳链球菌、大肠埃希菌、流感嗜血杆菌、肺炎链球菌、脑膜炎奈瑟菌
2 ~ 50 岁	肺炎链球菌、脑膜炎奈瑟菌
>50 岁	肺炎链球菌、脑膜炎奈瑟菌、单核细胞增生性李斯特菌、需氧革兰氏阴性杆菌
免疫功能缺陷	肺炎链球菌、脑膜炎奈瑟菌、单核细胞增生性李斯特菌、需氧革兰氏阴性杆菌(包括铜绿假单胞菌)
颅底骨折	肺炎链球菌、流感嗜血杆菌、A 群 β 溶血性链球菌
头部外伤、神经外科手术后	金黄色葡萄球菌、凝固酶阴性葡萄球菌(尤其是表皮葡萄球菌)、需氧革兰氏阴性杆菌(包括铜绿假单胞菌)

注：[*]参见本章参考文献 [1]。

近 30 年来细菌性脑膜炎病原菌发生了较为明显的变化（表 3-5-2）。据报道细菌性脑膜炎患者中流感嗜血杆菌分离率自 48%（1978—1981）下降至 7%（1998—2003），但另一报道中，墨西哥 218 例 1~18 岁细菌性脑膜炎患者虽曾注射 B 型流感嗜血杆菌疫苗，但流感嗜血杆菌感染率仍超过 50%。近年来成年人中脑膜炎奈瑟菌、肺炎链球菌脑膜炎的发病率有所上升，尤其是后者，据美国报道，肺炎链球菌引起的脑膜炎发病率从 13%（1978—1981）上升至 47%（1998—2003）。老年患者中革兰氏阴性杆菌及单核细胞增生性李斯特菌脑膜炎的发病率也呈上升趋势。

表 3-5-2 细菌性脑膜炎的病原菌变迁 /%[*]

病原菌	1978—1981	1986	1995	2003—2007
流感嗜血杆菌	48	45	7	7
脑膜炎奈瑟菌	20	14	25	14
肺炎链球菌	13	18	47	58
无乳链球菌	3	6	12	18
单核细胞增生性李斯特菌	2	3	6	3
其他	8	14	—	—
原因不明	6	—	—	—

注：[*]参见本章参考文献 [1]。

【发病机制及诱因】正常情况下，脑组织与血液之间存在血脑屏障，具有保护脑组织免受细菌和其他病原菌入侵的功能，当血脑屏障受到破坏，或病原菌的数量多、毒力强，细菌可侵入脑膜及脑脊液中，并释放多种细胞因子和趋化蛋白，导致大量纤维蛋白等炎性物质渗出，并在大脑表面形成一层帽状的炎性渗出物，造成脑膜粘连和包裹性积液。开始时病变累及大脑顶部，进而可蔓延至颅底和脑脊髓膜，有时也可累及脑室内膜形成脑室内膜炎。

细菌性脑膜炎的发生中，细菌入侵途径有血源、直接扩散、上行性以及经脑脊液通路入侵。血源途径是指病原菌由肺部、鼻咽部侵入血，致菌血症，其后侵入脑膜，引起细菌性脑膜炎或脑脊髓膜炎。直接扩散途径见于开放性颅脑外伤，感染灶可通过炎症破坏的骨板鳞缝从颅外向颅内直接扩散，或慢性中耳炎、乳突炎以及鼻窦炎等邻近组织的感染灶通过内耳、内淋巴直接侵犯脑膜致化脓性脑膜炎。上行性途径是继发于海绵窦的血栓性静脉炎通过逆行途径导致脑膜炎。经脑脊液入侵常见于腰椎穿刺操作时，将病原菌直接接种于蛛网膜下腔导致脑膜炎症。

【诊断及鉴别诊断】细菌性脑膜炎的诊断需根据流行季节、典型的临床症状和体征、诱发因素和脑脊液检查结果。其中脑脊液检查是诊断细菌性脑膜炎的主要实验室指标（表3-5-3），若腰椎穿刺测颅内压升高（200~500mmH$_2$O），脑脊液中白细胞总数明显增多（1 000~5 000）×10^6/L（范围 <100~>10 000），以中性粒细胞为主（≥80%），约60%~90%患者的脑脊液涂片和培养可呈阳性结果。培养阴性者可采用PCR或者抗原免疫层析试验检测可能的病原菌。凡患有肺炎、中耳炎、发生颅脑外伤或进行颅脑手术者出现发热、头痛、神志改变、脑膜刺激征，脑脊液检查显示压力增高，白细胞总数显著增高者，结合脑脊液涂片和培养结果，细菌性脑膜炎诊断可基本确立。怀疑细菌性脑膜炎者强烈推荐在用抗菌药之前查血培养。

各种病原菌所致细菌性脑膜炎的临床表现大致相仿，因此在未获知病原菌前，需详细询问病史，进行全面体格检查，并根据流行病学、诱发因素等推测可能的病原菌。起病于冬春季节，突发高热、寒战、头痛，体检发现皮肤黏膜瘀点、瘀斑者，需考虑脑膜炎奈瑟菌引起的脑膜炎。继发于肺炎、中耳炎、鼻窦炎者以肺炎链球菌脑膜炎多见。继发于上呼吸道感染、肺炎、鼻窦炎，尤其体弱儿童，需高度怀疑流感嗜血杆菌脑膜炎。各种原因引起的免疫缺陷和颅脑手术后行脑室引流者，最可能发生革兰氏阴性杆菌如克雷伯菌属、大肠埃希菌、沙雷菌属或铜绿假单胞菌脑膜炎，葡萄球菌属，尤其耐甲氧西林金黄色葡萄球菌（MRSA）或表皮葡萄球菌（MRSE）所致者也并不少见。

表3-5-3　几种感染性脑膜炎的脑脊液变化

感染类型	白细胞总数（×10^6/L）	细胞分类/%	蛋白质/（mg/dl）	葡萄糖/（mg/dl）
病毒性脑膜炎	50~1 000	单核细胞为主	<200	>45
细菌性脑膜炎	1 000~5 000	中性粒细胞多见	100~500	<40
结核性脑膜炎	50~300	单核细胞为主	50~500	<45
隐球菌脑膜炎	20~500	单核细胞为主	>45	<40

【细菌性脑膜炎的治疗】

1. 细菌性脑膜炎的治疗原则

（1）抗菌药物的疗效取决于其是否可透过血脑屏障并在脑脊液中达到有效杀菌浓度：细菌性脑膜炎的治疗效果，首先取决于抗菌药物能否透过血脑屏障，然而多数抗菌药物并不易透过或仅少量穿透进入脑脊液中，因此抗菌药物均应使用高剂量（治疗剂量高限）。此外，药物的通透性与脑膜炎症程度密切相关，当脑膜明显炎症时由于感染部位巨噬细胞聚集增多等原因使抗菌药物透过血脑屏障的浓度明显增加，而随着炎症的逐渐消退，进入脑脊液的药量亦随之减少，因此，脑膜炎患者病情好转后不应立即减少药物剂量，应全程治疗中维持治疗的高剂量，以保证脑脊液中有足够的药物浓度。此外，抗菌药物的血脑屏障的通透性与药物的本身特性如脂溶性、分子大小、血清蛋白结合率、pH 等因素有关。

（2）选用杀菌剂及联合治疗：由于细菌性脑膜炎患者脑脊液中乳酸明显增多，pH 降低，蛋白量增高使抗菌药物的游离浓度减少，抗菌活性降低，单药治疗（如氨基糖苷类）未能显示良好的疗效，因此尚需两种药物联合应用，有文献报道青霉素或氨苄西林联合庆大霉素治疗单核细胞增生性李斯特菌或无乳链球菌脑膜炎具有协同作用。

（3）尽早制订最佳的治疗方案：对于细菌性脑膜炎患者尽早制订最佳的抗感染治疗方案至关重要，有资料显示 β- 内酰胺类、氨基糖苷类给药后脑脊液中的药物峰浓度超过病原菌最低杀菌浓度（MBC）的 10~20 倍时方可迅速达到杀菌作用，且初始的抗感染治疗最好在脑脊液培养阳性后 18~36 小时。因此根据病史和体检资料，结合脑脊液常规检查结果，初步诊断为细菌性脑膜炎时应尽早开始经验治疗。

（4）根据药动学 / 药效学特点选用抗菌药物：细菌性脑膜炎的临床疗效与抗菌药物在感染部位的有效药物浓度密切相关，β- 内酰胺类属时间依赖性抗菌药物，根据药动学 / 药效学特点治疗细菌性脑膜炎时应大剂量多次静脉给药，务必使脑脊液中药物浓度长期超过药物对致病菌的 MBC，氨基糖苷类、氟喹诺酮类根据药动学 / 药效学特点则可每日 1 次足量给药，但此治疗方案在临床应用中尚需进一步验证。

（5）疗程：细菌性脑膜炎的疗程因不同病原菌而异。流行性脑脊髓膜炎和流感嗜血杆菌脑膜炎的疗程一般为 7 天，肺炎链球菌脑膜炎为 10~14 天，B 群链球菌脑膜炎 14 ~ 21 天。李斯特菌脑膜炎至少 21 天（免疫缺陷者可更长）。革兰氏阴性杆菌脑膜炎复发率高，疗程至少 4 周，继发于心内膜炎的链球菌属和肠球菌属脑膜炎疗程需 4~6 周。

（6）应尽可能避免鞘内注射给药，仅在药物不能在脑脊液中达到有效治疗浓度时应用（表 3-5-4）。

（7）部分并发脑脓肿患者除抗菌治疗外，尚需手术引流。

表 3-5-4 成人细菌性脑膜炎患者抗菌药物鞘内注射剂量

抗菌药物	每次剂量
万古霉素	10 ~ 20mg
庆大霉素	4 ~ 8mg
妥布霉素	5 ~ 20mg
黏菌素	3.375mg（基质）
多黏菌素 B	5mg

注：每次剂量以 2ml 注射用水稀释后行鞘内注射，注射时反复以脑脊液边稀释边缓慢注入。

2. 细菌性脑膜炎的经验治疗（表 3-5-5） 社区发生的细菌性脑膜炎最常见的病原菌为脑膜炎奈瑟菌、肺炎链球菌及流感嗜血杆菌，可采用大剂量氨苄西林或氯霉素联合治疗，婴幼儿患者宜选用头孢噻肟、头孢曲松。新生儿脑膜炎的病原菌以 B 群链球菌、大肠埃希菌、单核细胞增生性李斯特菌多见，可选用氨苄西林联合头孢噻肟或头孢曲松。医院获得性脑膜炎如免疫缺陷者或颅脑手术后发生的脑膜炎，最可能由革兰氏阴性杆菌如克雷伯菌属、大肠埃希菌、沙雷菌属、铜绿假单胞菌和不动杆菌属等引起，可选用头孢噻肟、头孢曲松、头孢他啶或头孢吡肟等联合氨基糖苷类，也可选用美罗培南或环丙沙星；颅脑手术后行脑室引流者，耐药葡萄球菌较多见，尤其耐甲氧西林金黄色葡萄球菌（MRSA）或表皮葡萄球菌（MRSE），也可为需氧革兰氏阴性杆菌（包括铜绿假单胞菌），可选用万古霉素联合头孢他啶或万古霉素联合头孢吡肟，疗效不满意者可选用美罗培南联合万古霉素。脑脓肿的经验治疗可参见细菌性脑膜炎，脑脓肿 >2.5cm 者宜考虑手术引流。

3. 各种脑膜炎的病原菌治疗（表 3-5-6、表 3-5-7）

（1）流行性脑脊髓膜炎（简称流脑）：流脑即脑膜炎奈瑟菌脑膜炎，发病率为（0.6~0.9）/10 万，病死率为 3%~13%。最常见于儿童和年轻人。我国流脑的发病率据 2006 年报道为 2.5/10 万。流行性脑脊髓膜炎多发于冬、春季节，以每年的 2~4 月为发病高峰季节。引起流行性脑脊髓膜炎的菌株国外大多为 B 群和 C 群。据报道美国 1992—1996 年，B 群、C 群和 Y 群脑膜炎奈瑟菌分别占 35%、32% 和 26%，而意大利 B 群分离率约 75%。近期有文献报道 1 139 例中 51% 为 X 群脑膜炎奈瑟菌。我国 A 群和 C 群菌株均可引起流行，以 A 群多见，但上海地区 1985—2013 年临床分离株主要为 C 群和 B 群。

青霉素为治疗脑膜炎奈瑟菌脑膜炎首选药物，亦可选用氨苄西林，青霉素过敏患者可选用氯霉素，但因其具有血液系统毒性反应，且新生儿不宜应用，故目前临床应用少。青霉素过敏者及经青霉素治疗无效患者，或系青霉素耐药株（MIC ≥ 2mg/L）所致感染，可选用头孢曲松或头孢噻肟治疗。在流行株多数为对磺胺药物敏感的 A 群脑膜炎奈瑟菌的地区，仍可选用磺胺药。如用药 48 小时后，症状、体征持续存在，细菌涂片仍阳性，则应改用青霉素或头孢曲松或头孢噻肟。有报道流行性脑脊髓膜炎可替代选用美罗培南或莫西沙星者，但需注意细菌对氟喹诺酮类可呈现耐药。

（2）肺炎链球菌脑膜炎：肺炎链球菌脑膜炎多发于冬、春季节，发病率为 1.1/10 万，约占细菌性脑膜炎的 47%。另有报道 352 例有基础疾病的社区获得性细菌性脑膜炎中，由肺炎链球菌所致者占 70%。本病常继发于中耳炎、乳突炎、肺炎等疾病，少数患者也可继发于颅脑外伤和脑外科手术后脑脊液渗漏者以及脾切除、慢性肝病、肾病、恶性肿瘤、糖尿病等患者。本病主要累及 6 岁以下儿童及老年人，脑膜炎症反应剧烈，常可形成粘连，造成脑水肿或失语、偏瘫等后遗症。如不及时给予适当的抗菌药物治疗，病死率可高达 19%~26%。

国内肺炎链球菌对青霉素多数仍呈现敏感（脑膜炎株青霉素 MIC ≤ 0.06mg/L），故青霉素仍可为肺炎链球菌脑膜炎的首选药物，但需采用大剂量，成人 1 200 万 ~ 2 400 万 U/d，分 3~4 次静脉滴注，脑脊液中的药物浓度可达 MBC 的 20~50 倍。亦可选用氨苄西林。若中度敏感菌株（青霉素 MIC0.1~1.0mg/L）所引起的脑膜炎，可选用头孢噻肟及头孢曲松或头孢吡肟。如分离的菌株对青霉素高度耐药者（青霉素 MIC ≥ 2mg/L），可选用万古霉素联合头孢曲松或头孢噻肟，也有报道可选用莫西沙星，成人每日 400mg 静脉滴注。

（3）流感嗜血杆菌脑膜炎：流感嗜血杆菌脑膜炎的发病率为（0.2~0.9）/10 万，据美国以往的文献报道，本病占细菌性脑膜炎的 45%~48%。但近年来由于流感疫苗的广泛应用，流感嗜血杆菌脑膜炎的发病率已明显下降，近期的报道本病仅占细菌性脑膜炎中 7%，病死率为 3%~6%。本病多见于 1 个月 ~ 5 岁以下的儿童，以 6~12 个月的婴儿最常见。90% 以上的流感嗜血杆菌脑膜炎由 B 型流感嗜血杆菌引起。多数患者有中耳炎、鼻窦炎、会厌炎、肺炎、糖尿病以及脾切除等基础疾病。本病全年均可发病，以秋、冬季节发病率为高。

非产酶株所致感染可首选氨苄西林，青霉素过敏者可选用氯霉素。近年来，某些地区的流感嗜血杆菌可产生 β- 内酰胺酶而对氨苄西林耐药，美国报道产酶株为 32%，国内约 33%。治疗流感嗜血杆菌产酶株所致的脑膜炎宜选用第三代头孢菌素头孢噻肟或头孢曲松，也可选用头孢吡肟。虽然头孢呋辛在脑膜炎症时脑脊液中亦可达一定的药物浓度，但脑脊液中细菌清除延缓，并有病情加重的报道，故目前已不再推荐第二代头孢菌素头孢呋辛用于流感嗜血杆菌所致脑膜炎。

（4）葡萄球菌脑膜炎：金黄色葡萄球菌脑膜炎在新生儿多继发于脐带或皮肤感染，约 35% 的患者可发生于颅脑外伤、神经外科手术后；表皮葡萄球菌脑膜炎多发生于脑脊液分流术后，约 20% 患者可继发于其他部位的感染，包括心内膜炎及脊髓旁感染。患有糖尿病、酒精性肝硬化、慢性肾衰竭需血液透析等基础疾病的患者中，金黄色葡萄球菌脑膜炎的病死率可高达 14%～70%。根据金黄色葡萄球菌耐药性的不同，选用药物亦不同。产青霉素酶金黄色葡萄球菌感染宜采用耐酶青霉素如萘夫西林或苯唑西林。青霉素过敏患者亦可选用万古霉素或万古霉素和利福平联合等。所有 β- 内酰胺类药物对耐甲氧西林金黄色葡萄球菌感染皆无疗效，应首选万古霉素，或根据情况与磷霉素、利福平联合应用。表皮葡萄球菌脑膜炎抗感染药物的选用与金黄色葡萄球菌脑膜炎相同。利奈唑胺或达托霉素在部分耐甲氧西林金黄色葡萄球菌脑膜炎中亦有良好疗效。

（5）革兰氏阴性杆菌脑膜炎：革兰氏阴性杆菌脑膜炎主要发生于医院内，病原菌大多为大肠埃希菌、克雷伯菌属等肠杆菌科细菌，铜绿假单胞菌等。此类感染主要见于新生儿，也可发生于神经外科手术后、慢性中耳炎、长期应用广谱抗生素及免疫抑制剂等患者以及老年人有严重基础疾病者。病死率可高达 50%～75%。革兰氏阴性杆菌脑膜炎应首先采集有关标本检测病原菌，并立即开始经验治疗，获知病原菌后应作药敏测定，据以调整给药方案。可选用的药物有：①氨基糖苷类，庆大霉素、妥布霉素、阿米卡星等，但此类药物透入脑脊液有限，故需与 β- 内酰胺类药物联合应用；② β- 内酰胺类，如头孢噻肟、头孢曲松、头孢他啶、美罗培南可用于治疗耐药革兰氏阴性菌所致感染。对铜绿假单胞菌脑膜炎患者，宜采用较大剂量对铜绿假单胞菌具抗菌活性的 β- 内酰胺类抗生素，如头孢他啶或美罗培南联合氨基糖苷类或环丙沙星联合氨基糖苷类静脉给药。疗程需 4 周以上。

（6）无乳链球菌脑膜炎：无乳链球菌脑膜炎发病率为（0.3～0.4）/10 万，我国较少见，但近年来国外某些地区尤其美国，新生儿患者较多，约 52% 感染发生于出生后 1 个月内。本病也可发生于成年人，但 43% 的成人患者均有基础疾病，包括孕妇、产妇、糖尿病、酗酒、肝肾功能不全、应用糖皮质激素等，病死率可达 7%～27%。治疗无乳链球菌脑膜炎的首选药物为大剂量青霉素或氨苄西林，联合氨基糖苷类药物；头孢噻肟、头孢曲松也可作为替代选用药物。对 β- 内酰胺类药物过敏的患者可选用万古霉素。疗程 10～14 天。

（7）单核细胞增生性李斯特菌脑膜炎：李斯特菌脑膜炎发病率为（0.2～1.0）/10 万，约占细菌性脑膜炎的 8%。病死率约为 15%～29%。引起细菌性脑膜炎的李斯特菌 80% 为 1/2b 和 4b 血清型。10% 以上的李斯特菌脑膜炎患者发生于 1 岁以下的新生儿或婴儿，60 岁以上的老年人也较常见，尤其酗酒、肿瘤以及应用糖皮质激素和 HIV 感染患者，也可发生在无基础疾病的成年人，但很少见。李斯特菌脑膜炎的治疗首选大剂量氨苄西林 ± 氨基糖苷类抗生素。美罗培南可作为替代选用药物，青霉素过敏者可选用 SMZ-TMP。也有应用利奈唑胺联合利福平治疗李斯特菌脑膜炎成功的报道。

（8）其他少见病原菌脑膜炎：厌氧菌脑膜炎较少见，本病大多数继发于邻近组织的感染，如中耳炎、鼻窦炎、会厌炎、脑脓肿、头和颈部的手术、恶性肿瘤或手术部位的感染，多数患者可为复数菌感染。成人厌氧菌脑膜炎患者，多伴有基础疾病，如免疫抑制剂治疗、中枢神经系统肿瘤或手术。厌氧菌脑膜炎的治疗，首选甲硝唑，其对厌氧菌抗菌活性强，脑脊液中浓度高，为治疗本病的有效药物，成人剂量 2g/d，分次静脉滴注。氯霉素、哌拉西林亦可作为选用药物。如能除外脆弱拟杆菌感染则可采用大剂量青霉素。

诺卡菌属脑膜炎患者中，约 75% 的患者有明显诱因，包括免疫抑制剂治疗、恶性肿瘤、颅内肿瘤、中枢神经系统操作以及慢性肉芽肿等。中枢神经系统累及者及播散性诺卡菌病重症患者，治疗宜选用 SMZ-TMP 与美罗培南联合治疗；替代治疗为美罗培南 + 阿米卡星。上述方案治疗 3～4 周后继以 SMZ-TMP 治疗 3～6 个月。

螺旋体所致脑膜炎最常见发生于梅毒感染后 2 年内，其发生率占梅毒患者的 0.3%~2.4%，本病常见于 HIV 感染者，约 1.5% 的 AIDS 患者可发生螺旋体的颅内感染。螺旋体脑膜炎的治疗首选青霉素，青霉素过敏者可选用头孢曲松。

（9）脑脊液分流术后脑膜炎：在美国每年约 7 万例脑积水患者，脑脊液脑室 - 心房或脑室 - 腹膜分流及脑室外引流管是最常用的治疗措施，而术后细菌性脑膜炎、腹膜炎也是最常见的并发症。据报道脑室 - 心房分流术后的感染率为 4%~15%，但近期有资料显示手术后感染的并发症已降低到 4%。一项前瞻性脑室分流管放置术后随机对照研究结果显示感染率为 8%~11%。引起脑脊液分流管感染的最常见病原菌为葡萄球菌属，约占 55%~95%，其次为革兰氏阴性杆菌，约占 6%~20%，包括大肠埃希菌、克雷伯菌属、铜绿假单胞菌等，也可为不动杆菌属感染。约 8%~10% 为链球菌感染，厌氧菌占 6%，另有 10%~15% 为混合感染。脑脊液分流术后感染，需首先移除感染的分流管并送检，同时改为脑室外引流，而后根据细菌培养及药敏结果选用万古霉素联合头孢他啶或头孢吡肟，也可选用美罗培南联合万古霉素。

（10）其他细菌性脑膜炎及经不规则抗菌治疗的脑膜炎：草绿色链球菌和肠球菌属心内膜炎患者可能并发脑膜炎，前者的治疗同肺炎链球菌脑膜炎，后者须加用氨基糖苷类。经不规则治疗的脑膜炎患者病原不易查明，但发病前常有明确诱因，如腰椎穿刺、颅脑外伤、脑脊液鼻漏或耳漏等。鉴于脑膜炎常见的病原菌为肺炎链球菌、流感嗜血杆菌等，故可采用氨苄西林或大剂量青霉素与氯霉素的联合疗法，无效时可用哌拉西林或头孢噻肟或头孢曲松，并合用氨基糖苷类。

表 3-5-5　急性细菌性脑膜炎及脑脓肿的经验治疗

感染种类（临床诊断）	相伴情况	可能致病菌	抗菌药物	
			宜选药物	可选药物
细菌性脑膜炎				
年龄	＜1 个月	无乳链球菌、大肠埃希菌、李斯特菌 其他革兰氏阴性、阳性菌	氨苄西林 + 头孢噻肟	氨苄西林 + 庆大霉素
	1 个月～50 岁	肺炎链球菌、脑膜炎球菌、流感嗜血杆菌（少见）	头孢噻肟或头孢曲松 + 万古霉素	美罗培南 + 万古霉素
	＞50 岁或酗酒或有严重基础疾病或细胞免疫缺陷者	肺炎链球菌、李斯特菌、需氧革兰氏阴性杆菌	氨苄西林 + 头孢噻肟或头孢曲松 + 万古霉素	美罗培南 + 万古霉素
	颅底骨折	肺炎链球菌、流感嗜血杆菌、化脓性性链球菌	万古霉素 + 头孢噻肟或头孢曲松	

感染种类（临床诊断）	相伴情况	可能致病菌	抗菌药物	
			宜选药物	可选药物
脑脓肿	神经外科手术后、脑外伤或耳蜗植入术后	表皮葡萄球菌、金黄色葡萄球菌、凝固酶阴性葡萄球菌、需氧革兰氏阴性杆菌（包括铜绿假单胞菌和鲍曼不动杆菌）	万古霉素＋头孢他啶或头孢吡肟。青霉素或头孢菌素类严重过敏者：氨曲南＋环丙沙星	美罗培南＋万古霉素
	继发于鼻窦炎、中耳炎、乳突炎等邻近组织感染	链球菌属、拟杆菌属、肠杆菌科细菌、金黄色葡萄球菌	头孢噻肟或头孢曲松＋甲硝唑	大剂量青霉素＋甲硝唑
	创伤或颅脑手术后	金黄色葡萄球菌、肠杆菌科细菌	萘夫西林或苯唑西林＋头孢噻肟或头孢曲松	万古霉素＋头孢噻肟或头孢曲松；如疑为铜绿假单胞菌感染，用头孢吡肟或头孢他啶代替头孢噻肟或头孢曲松
硬膜下脓肿	成人多由中耳炎、鼻窦炎蔓延而成	同脑脓肿	同脑脓肿	

表 3-5-6　细菌性脑膜炎的病原治疗

病原	首选药物	可选药物	备注
脑膜炎奈瑟菌			
青霉素 MIC < 0.1mg/L	青霉素或氨苄西林	头孢曲松、头孢噻肟或氯霉素	罕有氯霉素耐药者，氟喹诺酮类有耐药株
青霉素 MIC 0.1～1.0mg/L	头孢曲松或头孢噻肟，β-内酰胺过敏者选用氯霉素	美罗培南或莫西沙星[2]	
肺炎链球菌			
青霉素 MIC ≤ 0.06mg/L	青霉素或氨苄西林	头孢曲松、氯霉素	
青霉素 MIC 0.12～1.0mg/L	头孢曲松或头孢噻肟	头孢吡肟或美罗培南	万古霉素仅用于第三代头孢菌素耐药者
青霉素 MIC ≥ 2mg/L	万古霉素＋头孢曲松或头孢噻肟	万古霉素＋莫西沙星[2]	
无乳链球菌	氨苄西林或青霉素 ± 氨基糖苷类[1]	头孢曲松或头孢噻肟或万古霉素	
葡萄球菌属			
甲氧西林敏感	萘夫西林或苯唑西林	万古霉素或利奈唑胺或达托霉素	
甲氧西林耐药	万古霉素 ± 利福平	SMZ-TMP 或利奈唑胺或达托霉素	
单核细胞增生性李斯特菌	氨苄西林或青霉素 ± 庆大霉素	美罗培南，青霉素过敏者：SMZ-TMP	

续表

病原	首选药物	可选药物	备注
流感嗜血杆菌			
非产酶株	氨苄西林	青霉素过敏者:头孢噻肟或头孢曲松或氯霉素或头孢吡肟或氨曲南或氟喹诺酮类[2]	
产酶株	头孢曲松或头孢噻肟	青霉素过敏者:氯霉素或头孢吡肟或氨曲南或环丙沙星[2]	
肠杆菌科细菌	头孢曲松或头孢噻肟	氨曲南或氟喹诺酮类或SMZ-TMP或美罗培南	
铜绿假单胞菌	头孢他啶或头孢吡肟+氨基糖苷类	氨曲南或氟喹诺酮类[2]或美罗培南+氨基糖苷类[1] 美罗培南+氨基糖苷类	
鲍曼不动杆菌	美罗培南	黏菌素或多黏菌素B	需依据病原菌药敏选择用药
厌氧菌	甲硝唑+大剂量青霉素	大剂量青霉素	
念珠菌属	脂质体两性霉素B或两性霉素B+氟胞嘧啶数周后继以氟康唑	氟康唑	
隐球菌	两性霉素B+氟胞嘧啶	脂质体两性霉素B	两性霉素B需从小剂量开始,并辅以鞘内注射
曲霉	伏立康唑	脂质体两性霉素B	
皮炎芽生菌	脂质体两性霉素B、氟康唑	伏立康唑	
组织胞浆菌	脂质体两性霉素B	伏立康唑	

1. 凡应用庆大霉素等氨基糖苷类、万古(去甲万古)霉素者均应进行血药浓度监测(TDM),小儿及老年患者中不能进行TDM者,不宜选用上述药物。

2. 18岁以下未成年人及癫痫患者避免用氟喹诺酮类。

表 3-5-7　成人细菌性脑膜炎抗菌药物推荐剂量(肾、肝功能正常者)

抗菌药物	每日剂量	给药间隔 /h
阿米卡星	15mg/kg	8
氨苄西林	12g	4
氨曲南	6 ~ 8g	6 ~ 8
头孢吡肟	6g	8
头孢噻肟	8 ~ 12g	4 ~ 6
头孢他啶	6g	8
头孢曲松	4g	12 ~ 24

续表

抗菌药物	每日剂量	给药间隔 /h
氯霉素 [2]	4g	6
环丙沙星	800 ~ 1 200mg	8 ~ 12
莫西沙星	400mg	8 ~ 12
多西环素	200 ~ 400mg	12
庆大霉素 [1,3]	5mg/kg	8
美罗培南	6g	8
萘夫西林	9 ~ 12g	4
苯唑西林	9 ~ 12g	4
青霉素	2 400 万 U	4
利福平	600mg	24
妥布霉素 [1]	5mg/kg	8
SMZ-TMP [4]	10 ~ 20mg/kg	6 ~ 12
万古霉素 [1,5]	30 ~ 45mg/kg	8 ~ 12

注: 1. 需进行血药浓度监测。

2. 治疗肺炎球菌脑膜炎时需加大剂量。

3. 细菌性脑膜炎的最适宜剂量尚无资料。

4. 剂量按其中甲氧苄啶量计。

5. 谷浓度维持在 15~20μg/ml；但谷浓度 >10μg/ml 时易增加肾功能损害的危险。

【细菌性脑膜炎的预防】细菌性脑膜炎的预防首先在于根治邻近组织的感染，如中耳炎、鼻窦炎、乳突炎等，此外近年来预防接种菌苗对细菌性脑膜炎的预防起了至关重要的作用。如流感嗜血杆菌脑膜炎的预防，目前主要应用 B 型流感嗜血杆菌菌苗，据报道对 2~6 个月婴幼儿有良好保护作用，有资料显示预防接种后 B 型流感嗜血杆菌脑膜炎的发病率下降 69%。流行性脑脊髓膜炎的预防国内外广泛应用 A 和 C 群荚膜多糖菌苗，对易感者保护率可达 90%。在流行性脑脊髓膜炎流行时对重点机构（托儿所、部队）、学校等中密切接触者及患者家庭中的儿童，给予利福平口服，成人每次 600mg，1 月龄以上小儿每次 10mg/kg（1 月龄以下小儿每次 5mg/kg），均为每 12 小时 1 次，共 4 次。也可选用环丙沙星（成人）单剂口服 500mg 或头孢曲松成人单剂肌内注射 250mg，儿童单剂肌内注射 125mg。肺炎链球菌脑膜炎的预防，早年应用 23 价菌苗，对肺炎链球菌脑膜炎的保护率仅 50%。目前推荐在婴儿以及 6 岁以下幼儿中应用 13 价肺炎链球菌菌苗，19 岁以上且免疫功能减退者先应用 23 价菌苗，至少 8 周后再接种 13 价菌苗。在预防接种的同时，对于与患者密切接触者或高危人群如老年人、免疫功能缺陷者及 4 岁以下未完成疫苗注射的儿童或未注射疫苗的成人或家庭成员可采用利福平预防流感嗜血杆菌脑膜炎。成人口服利福平每日 1 次，每次 600mg，疗程 4 天。儿童利福平剂量为每日 20mg/kg（不超过 600mg/d），疗程 4 天。新生儿易发生 B 群溶血链球菌脑膜炎，尤其是早产儿，孕期 37 周，产程中发热 ≥ 38℃，羊膜早破≥ 18 小时者，以及孕妇在孕期中曾有 B 群溶血链球菌菌尿症者，均需预防应用抗感染药物。推荐药物为孕妇产程中给予青霉素首剂 500 万 U，继以 250 万 U q4h，直至新生儿出生。也可选用氨苄西林首剂 2g，继以 1g q4h，直至分娩结束。青霉素过敏患者可改用红霉素或克林霉素，如细菌对红霉素或克林霉素耐药选用万古霉素作为预防用药。

第二节 结核性脑膜炎

在慢性脑膜炎患者中（有明显的中枢神经系统症状，脑脊液中白细胞增多 ≥ 4 周）最常见由结核分枝杆菌引起。结核性脑膜炎是结核分枝杆菌引起的脑膜非化脓性炎症。至今成人结核性脑膜炎的病死率仍在 15% 左右，3 岁以下儿童患者的病死率可高达 18%~55%，主要由于未能早期诊断和及时治疗，致使患者的预后差。

目前易透过血脑屏障治疗结核性脑膜炎的药物有利福平、异烟肼、乙胺丁醇、吡嗪酰胺等，链霉素因透入脑脊液浓度有限，且有一定毒性，现已少用。目前结核性脑膜炎抗结核治疗仍推荐四联方案，即异烟肼、利福平、吡嗪酰胺和乙胺丁醇联合应用。如结核分枝杆菌对异烟肼和利福平均敏感，可不联合乙胺丁醇。治疗 2 个月后可停用吡嗪酰胺。总疗程一般为 1 年。

也有早期应用异烟肼、利福平、吡嗪酰胺、链霉素联合应用成功的报道，甚至异烟肼耐药的患者，但仍以前一方案为宜。

目前大多主张在抗结核治疗基础上合用肾上腺皮质激素，以减少并发症，提高生存率。泼尼松 60mg/d 口服 4 周，之后减量为 30mg/d 口服 4 周，再减量为 15mg/d 口服 2 周，继以 5mg/d 口服 1 周。

第三节 真菌性脑膜炎

真菌性脑膜炎可由隐球菌、曲霉、组织胞浆菌、念珠菌、球孢子菌、孢子丝菌、皮炎芽生菌所引起，以新型隐球菌所致者最为多见。隐球菌脑膜炎可侵犯颅底，脑膜刺激征明显，隐球菌乳胶试验阳性，脑脊液墨汁涂片找到隐球菌或培养阳性即可做出该病诊断。球孢子菌脑膜炎主要为血行播散所致，据报道约 30%~50% 的患者可累及脑膜，表现为脑膜炎和脑积水。皮炎芽生菌可引起脑膜炎、脑脊髓膜炎和脑脓肿。

目前，两性霉素 B 仍为治疗新型隐球菌脑膜炎的首选药物（表 3-5-8），两性霉素 B 与氟胞嘧啶联合是治疗隐球菌脑膜炎的常规治疗方案，剂量参阅本篇"第十三章 深部真菌病"。两性霉素 B 含脂类剂型与常用的两性霉素 B 相比，肾毒性明显较低。氟康唑为吡咯类抗真菌药，治疗急性隐球菌脑膜炎具有一定疗效。但多数的临床资料显示重症隐球菌脑膜炎或艾滋病患者脑膜炎的初期治疗仍需选用两性霉素 B 联合氟胞嘧啶，病情稳定后，再改用氟康唑巩固。

念珠菌脑膜炎主要继发于播散性念珠菌病、神经外科手术后以及新生儿。念珠菌脑膜炎的治疗首选脂质体两性霉素 B ± 氟胞嘧啶，次选氟康唑。氟康唑不作为首选药物推荐，但可用于降阶梯治疗或者用于对脂质体两性霉素 B 不耐受的患者。此外，若为神经外科手术后感染者在抗真菌治疗同时需去除人工医疗装置。总疗程数周，直至脑脊液、影像学和临床症状体征恢复正常。

曲霉引起脑膜炎相对少见，见于移植后或者化疗后粒细胞缺乏（或者粒细胞缺乏恢复期）患者。主要经鼻窦部直接蔓延所致，少数经血行播散，本病易侵犯血管，引起血管坏死、出血。治疗首选伏立康唑，也可选择两性霉素 B 脂质体，剂量参阅本篇"第十三章 深部真菌病"。

组织胞浆菌脑膜炎偶可感染健康人群，但多见于免疫缺陷者，包括 AIDS、实体器官移植或骨髓移植者，本病可累及皮肤黏膜、胃肠道黏膜，也可引起心内膜炎，约 20% 患者可并发脑膜炎。组织胞浆菌脑膜炎首选脂质体两性霉素 B，继以伊曲康唑治疗。据报道伏立康唑对伊曲康唑治疗失败者可能有效。

皮炎芽生菌脑膜炎首选脂质体两性霉素 B 静脉滴注 4～6 周，继以氟康唑，次选伊曲康唑口服液或伏立康唑。疗程至少 12 个月，直至脑脊液恢复正常。球孢子菌脑膜炎首选氟康唑，次选两性霉素 B 或伊曲康唑或伏立康唑。

表 3-5-8 真菌性脑膜炎的病原治疗

病原	首选药物	可选药物	备注
念珠菌属	脂质体两性霉素 B ± 氟胞嘧啶	氟康唑	如有脑室内装置需移除
隐球菌			
非艾滋病患者	两性霉素 B+ 氟胞嘧啶,至热退和 CSF 培养阴性(～6 周)后改氟康唑口服;非重症患者可直接氟康唑口服 8～10 周;有推荐氟康唑治疗 2 年以减少复发		
艾滋病患者	两性霉素 B+ 氟胞嘧啶至少 2 周,至 CSF 培养阴性	两性霉素 B 或脂质体两性霉素 B+ 氟康唑;或两性霉素 B 或脂质体两性霉素 B 单用;或氟康唑 + 氟胞嘧啶 4～6 周	
	以上治疗后均转为氟康唑巩固治疗 10 周后转为抑制治疗		
曲霉	伏立康唑	脂质体两性霉素 B	
皮炎芽生菌	脂质体两性霉素 B 静脉滴注,继以氟康唑口服	伊曲康唑口服液或伏立康唑	
组织胞浆菌	脂质体两性霉素 B 治疗 4～6 周后,转为伊曲康唑治疗至少 12 个月。伏立康唑亦可能有效		

第四节 脑脓肿

脑脓肿是脑实质化脓性病变的结果，其发病机制为多种因素所致。发病率约占住院患者的万分之一，部分患者在颅脑手术中发现。本病以男性多见，中位年龄为 30~40 岁，约 25% 的患者为 15 岁以下的儿童。在过去的 10～15 年，耳源性脑脓肿减少，但继发于颅脑外伤和颅脑手术后者增多。近期一系列报道显示免疫功能受损者中脑脓肿增多。

【病原学】引起脑脓肿的病原菌主要有需氧、厌氧和微需氧链球菌（60%~70%）、拟杆菌属厌氧菌（20%~40%）、肠杆菌科细菌（25%~33%）和金黄色葡萄球菌（10%~20%），且多为（30%~60%）上述需氧菌及厌氧菌的混合感染。脑脓肿多见于罹患耳部局灶性感染、脑外科术后或免疫功能低下伴有血流感染者。金黄色葡萄球菌属多见于创伤性脑脓肿或者继发于该菌所致感染性心内膜炎的患者，约占 15%。脑颞叶脓肿的病原菌多为拟杆菌属以及链球菌属。免疫功能低下患者（器官移植和 HIV 感染者）的病原菌也可为放线菌属、诺卡菌属、分枝杆菌、弓形虫、着色霉、曲霉等。近期报道真菌性脑脓肿增多，可能与免疫抑制剂、广谱抗生素和糖皮质激素的使用增多有关。虽然流感嗜血杆菌、肺炎链球菌和单核细胞增生性李斯特菌是细菌性脑膜炎的常见病原菌，但在脑脓肿中并不常见（<1%）。

【诱发因素及发病机制】脑脓肿的发生可有 3 种入侵途径：①邻近组织的感染病灶所致，如中耳炎、鼻窦炎以及牙齿感染；②其他远处部位的感染病灶如肺慢性化脓性病变经血源播散；③颅脑外伤和颅脑手术后。约 10%~35% 的脑脓肿患者可无明显诱发因素。

【诊断及鉴别诊断】脑脓肿的临床表现并无特殊，约 75% 的患者有持续 2 周以上的头痛，32%～79% 患者可有发热，多数患者出现恶心、呕吐、厌食等颅内压增高症状。脑脊液检查可发现异常结果，但此对脑脓肿的诊断无特异性。头颅 CT 及 MRI（磁共振）检查有助于脑脓肿的诊断，敏感性可达 95%。

【抗微生物治疗】发病初先予以经验治疗，即按最可能的病原菌予以抗菌治疗。宜选用第三代头孢菌素头孢噻肟 2g，每 4 小时 1 次，或头孢曲松 2g，每 12 小时 1 次，联合甲硝唑。也可选用青霉素（300 万～400 万 U，每 4 小时 1 次，静脉滴注）联合甲硝唑。疗程通常 6 周或用至影像学（CT/MRI）好转。病原菌已明确者，依据病原菌予以治疗（表 3-5-6）。病原菌为葡萄球菌者应先选用万古霉素，直至获知药敏结果。诺卡菌脑脓肿首选 SMZ-TMP 联合亚胺培南，次选利奈唑胺联合美罗培南，3～6 周后改用 SMZ-TMP、米诺环素或阿莫西林 - 克拉维酸钾口服。耳源性因素引起脑脓肿患者可选用第三代头孢菌素联合甲硝唑。慢性中耳炎所致脑脓肿可为铜绿假单胞菌引起，应选用头孢他啶联合甲硝唑作为经验治疗。颅脑外伤和颅脑手术后脑脓肿，病原菌主要为金黄色葡萄球菌或肠杆菌科细菌，若为甲氧西林敏感的金黄色葡萄球菌选用苯唑西林联合头孢噻肟 2g q4h 或头孢曲松 2g q12h，甲氧西林耐药的金黄色葡萄球菌感染则选用万古霉素联合头孢噻肟或头孢曲松。如疑为铜绿假单胞菌感染则选用万古霉素联合头孢他啶或头孢吡肟。

脑脓肿尚未完全局限化以前，且脓肿 <2.5cm，患者病情稳定，应积极抗菌治疗，少数患者可以治愈。此外，大多数患者炎症迅速局限化，脓肿形成后手术引流（反复穿刺抽脓或脓肿切除）联合抗菌药物是有效的治疗方法。

主要参考文献

[1] MANDELL G L, BENNETT J E, DOLIN R.Mandell, Douglas, and Bennett's principles and practice of infectious diseases. 8th ed. Philadelphia: Churchill Livingstone, 2015.

[2] GILBERT D N, MOELLERING R C, ELIOPOULOS G M, et al.The Sanford Guide to antimicrobial therapy. 45th ed. Sperryville: Antimicrobial Therapy Inc,2015.

[3] VAN DE BEEK D, CABELLOS C, DZUPOVA O,et al. ESCMID guideline: diagnosis and treatment of acute bacterial meningitis.Clin Microbiol Infect, 2016, 22(Suppl 3):S37-S62.

[4] 汪复, 张婴元. 实用抗感染治疗学. 2 版. 北京：人民卫生出版社，2012.

[5] 朱任媛，张小江，徐英春，等。2005—2014 年 CHINET 脑脊液分离菌分布和耐药性监测. 中国感染与化疗杂志, 2016, 16（4）: 449-454.

第六章
骨关节感染

第一节　骨髓炎

骨髓炎（osteomyelitis）为以进行性炎性破坏及死骨形成为特征的难治性感染。根据病程可分为急性和慢性，后者又可分为无血管功能不全及有血管功能不全两种。按不同的病原又可分为细菌性骨髓炎、真菌性骨髓炎、寄生虫性骨髓炎，其中以细菌性骨髓炎最为常见。

细菌性骨髓炎有三种感染途径：①血源性感染，细菌由身体其他部位感染病灶经血液循环进入骨髓后不断生长繁殖，为血源性骨髓炎；临床上可表现为血流感染。②损伤性感染，由开放性骨折或骨科手术后继发感染引起，称损伤性骨髓炎；常见于指（趾）及胫骨下 1/3 处，多因清创不及时或操作不规范所致。③邻近软组织感染蔓延，由骨周围软组织感染直接扩散，侵犯骨骼并扩散至骨髓，如龋齿引起的上颌骨或下颌骨骨髓炎、手指炎症引起的指骨骨髓炎等。

【病原学】骨髓炎的病原菌见表 3-6-1。

急性血源性骨髓炎（acute hematogenous osteomyelitis）通常为单一病原菌感染，最常见的病原菌为金黄色葡萄球菌。病原菌因年龄及基础情况不同而异。金黄色葡萄球菌及 B 群链球菌等链球菌属和革兰氏阴性杆菌为新生儿及 < 4 个月婴儿患者中最常见的病原菌；> 4 个月儿童及成人常见的病原菌为金黄色葡萄球菌、A 群链球菌、金氏菌（儿童）及大肠埃希菌。老年患者以金黄色葡萄球菌及革兰氏阴性杆菌常见。真菌骨髓炎多继发于导管相关真菌血流感染及长期中性粒细胞缺乏的患者。静脉药瘾者（感染通常累及颈椎）以金黄色葡萄球菌及铜绿假单胞菌为常见。长期留置导尿管（感染通常累及腰椎）的患者中可能分离出铜绿假单胞菌。糖尿病、恶性肿瘤患者中金黄色葡萄球菌及 B 群链球菌为多见。免疫缺陷宿主中以金黄色葡萄球菌、链球菌、肠道革兰氏阴性杆菌、单核细胞增生李斯特菌为多见。

表 3-6-1　骨髓炎的病原菌分布

常见病原菌（> 50%）

　金黄色葡萄球菌、凝固酶阴性葡萄球菌

偶见病原菌（> 25%）

　链球菌属、肠球菌属、假单胞菌属、肠杆菌属、变形杆菌属、大肠埃希菌、沙雷菌属、厌氧菌（消化链球菌属、梭菌属及脆弱拟杆菌）

罕见病原菌（< 5%）

　鸟胞内分枝杆菌复合群、快速生长分枝杆菌、布鲁氏菌属、沙门菌属、*T. whipplei*、支原体属以及双相型真菌（芽生菌属、球孢子菌属、孢子丝菌属）、念珠菌属、隐球菌属、曲霉属、放线菌属等真菌

注：本表内容参考自本章主要参考文献 [1]。

邻近感染病灶所致骨髓炎（无血管功能不全）通常与开放性骨折有关或发生于骨重建术后，病原菌常可为复数菌，以葡萄球菌属、革兰氏阴性厌氧菌及消化链球菌属多见。人工关节相关感染亦常见，急性感染发生在术后 12 周以内，慢性感染发生在术后 24 周内。临床表现为发热、局部疼痛及肿胀，体检或影像学检查关节结果不肯定，血培养可为阳性。确立诊断需要采取人工关节腔液或骨水泥界面吸取液培养阳性。自深部组织获取的标本进行革兰氏染色及定量培养可明确病原诊断。金黄色葡萄球菌及凝固酶阴性葡萄球菌占阳性培养的 75%。

糖尿病或血管功能不全患者的骨髓炎几乎均发生于足部。自感染骨组织常可分离出多种病原菌，最常见的病原菌为葡萄球菌属、链球菌属、肠球菌属、革兰氏阴性杆菌及厌氧菌。需氧革兰氏阴性杆菌通常为混合感染的一部分。体表分泌物培养与骨组织培养常有不同，应做骨组织活检培养。

【治疗】

1. 治疗原则　①根据病原进行治疗极为重要，对急性骨髓炎患者应先留取血培养＋药物敏感试验再开始经验治疗，慢性骨髓炎患者留取病灶标本送培养＋药物敏感试验。②病原菌以葡萄球菌属为多见，在检出病原菌前的经验治疗应针对葡萄球菌属选用抗菌药。③抗菌药应选用骨组织内药物浓度高、细菌对药物不易产生耐药性者。④疗程宜长，急性化脓性骨髓炎疗程 4~6 周，急性期静脉用药，待炎症控制后方可改为口服治疗。慢性骨髓炎疗程一般需 3 个月以上。⑤治疗慢性骨髓炎，外科清创、去除死骨极为重要；手术前后宜全身应用抗菌药，以免感染播散。骨髓炎如合并骨折，内固定禁忌，宜采用外固定支架复位固定。

2. 经验治疗　急性血源性骨髓炎的经验治疗：MRSA 所致可能性大且不能除外革兰氏阴性杆菌感染时，万古霉素联合头孢他啶或头孢吡肟或左氧氟沙星；MRSA 感染的可能性小时，苯唑西林或氯唑西林联合头孢他啶或头孢吡肟或左氧氟沙星。青霉素、头孢菌素或糖肽类过敏患者可选用利奈唑胺联合氨曲南。无血管功能不全的邻近感染灶所致骨髓炎的经验治疗：长骨内固定手术后或穿刺伤后骨髓炎患者可给予万古霉素或利奈唑胺联合头孢他啶或头孢吡肟；污染明显者可能为铜绿假单胞菌感染，治疗选用头孢他啶或环丙沙星；胸骨手术后患者以葡萄球菌属细菌感染可能大，可给予万古霉素或利奈唑胺。糖尿病或血管功能不全患者的急性骨髓炎经验治疗与糖尿病足感染同。慢性骨髓炎不宜进行经验治疗，应根据细菌培养及药敏结果静脉给药。

3. 病原治疗　头孢菌素及耐酶青霉素等 β- 内酰胺类抗生素由于毒性低，抗菌谱可覆盖葡萄球菌属及骨髓炎其他常见病原，故临床最为常用。其中头孢唑林对 MSSA 具有良好抗菌活性，且价格相对低廉，已广泛应用于骨髓炎的治疗；头孢曲松对 MSSA 以及对其敏感的链球菌、肠杆菌科细菌具有良好抗菌活性，且可每日 1 次给药，尤其适用于门诊患者的治疗；头孢他啶及头孢吡肟具有抗铜绿假单胞菌活性，主要用于敏感铜绿假单胞菌所致骨髓炎；美罗培南、亚胺培南等碳青霉烯类主要用于产 ESBLs、AmpC 酶肠杆菌科细菌及铜绿假单胞菌所致骨髓炎。

万古霉素主要用于 MRSA 及耐氨苄西林肠球菌所致骨髓炎，但其对敏感菌株所致骨髓炎的疗效不及 β- 内酰胺类抗生素。一项 450 例骨髓炎患者、持续 10 年的队列研究显示，万古霉素治疗组的复发风险高于耐酶青霉素治疗组。由于万古霉素治疗患者的失败率，且该药对近年分离的葡萄球菌属临床株的 MIC 有上升趋势，为确保疗效许多学者建议采用高剂量、持续给药以维持 15~20μg/ml 的血药谷浓度。

利奈唑胺对葡萄球菌、链球菌及耐万古霉素肠球菌均有良好抗菌活性，且有静脉及口服两种制剂可供选用。基于这些特性，利奈唑胺已被用于各类革兰氏阳性菌所致骨髓炎的治疗。但由于长疗程使用利奈唑胺存在骨髓抑制、外周神经病变、视神经炎及乳酸酸中毒等不良反应，且存在价格及治疗失败率较高等不足，利奈唑胺主要用于耐万古霉素肠球菌所致骨髓炎以及不适用 β-

内酰胺类、万古霉素患者的治疗。

达托霉素对需氧及兼性厌氧革兰氏阳性菌具有抗菌活性。欧洲一项 220 例骨髓炎患者的多中心、回顾性研究对该药的安全性及有效性进行评价，75% 患者治疗有效，仅有 0.5% 患者出现肌酸激酶升高，表明达托霉素亦可用于治疗对其敏感的革兰氏阳性菌所致骨髓炎。由于目前缺乏达托霉素与 β- 内酰胺类抗生素对 MSSA 所致骨髓炎疗效的对照研究资料，故达托霉素仅推荐用于 MRSA 所致骨髓炎。

病原菌为 MSSA 者选用苯唑西林、氯唑西林、头孢唑林；MRSA 所致者可选用万古霉素、利奈唑胺、达托霉素等，可联合利福平；肠球菌属选用青霉素或氨苄西林联合庆大霉素，或万古霉素联合庆大霉素；肠杆菌科细菌选用头孢曲松或环丙沙星；铜绿假单胞菌选用头孢他啶、头孢吡肟或环丙沙星（表 3-6-2）。

成人急性骨髓炎的疗程为 4~6 周，MRSA 骨髓炎疗程宜长。儿童急性骨髓炎病原为金黄色葡萄球菌或肠杆菌科细菌者疗程可为 3 周，病原为链球菌、脑膜炎奈瑟菌或嗜血杆菌者可为 2 周。选择上述较短疗程的前提条件是治疗后 7 日内症状、体征缓解和红细胞沉降率恢复正常。慢性骨髓炎需抗感染治疗至红细胞沉降率恢复正常，疗程通常 > 3 个月。急性骨髓炎患者经抗菌药物治疗无效者和慢性骨髓炎患者需进行外科手术。糖尿病合并血管功能不全的骨髓炎患者治疗取决于感染部位组织的氧浓度、血管重建的可能性及局部感染的范围。感染部位氧浓度高、病原菌为金黄色葡萄球菌的患者，经清创及 4~6 周的抗菌药物治疗可获良好疗效。

表 3-6-2　骨髓炎的病原治疗

病原菌	首选药物[1]	替代选用药物[1]
葡萄球菌属		
甲氧西林敏感株	苯唑西林 1.5~2g 静脉滴注 q4h，或头孢唑林 1~2g 静脉滴注 q8h	万古霉素 15mg/kg 静脉滴注 q12h+ 利福平 600mg 口服 qd
甲氧西林耐药株	万古霉素 15mg/kg 静脉滴注 q12h，或达托霉素 6mg/kg 静脉滴注 qd	利奈唑胺[2] 600mg 口服或静脉滴注 q12h 或左氧氟沙星 500~750mg 口服或静脉滴注 qd+ 利福平 600~900mg 口服 qd
万古霉素耐药株	利奈唑胺[2] 600mg 口服或静脉滴注 q12h	达托霉素 6mg/kg 静脉滴注 qd
青霉素敏感链球菌	青霉素 2 000 万 U/24h 持续或分次静脉滴注，或头孢曲松 1~2g 静脉滴注或肌内注射，或头孢唑林 1~2g 静脉滴注 q8h	万古霉素 15mg/kg 静脉注射 q12h
肠球菌或链球菌（青霉素 MIC ≥ 0.5mg/L）或乏养球菌属	青霉素 2 000 万 U/24h 持续或分次静脉滴注，或氨苄西林 12g/24h 持续或分次静脉滴注；可加用庆大霉素 1mg/kg 静脉滴注或肌内注射 q8h	万古霉素 15mg/kg 静脉滴注 q12h；可加用庆大霉素 1mg/kg 静脉滴注或肌内注射 q8h[4]
大肠埃希菌、克雷伯菌属[3]		
非产超广谱 β- 内酰胺酶株	头孢曲松 1~2g 静脉滴注 q24h，或厄他培南 1g 静脉滴注	环丙沙星 500~750mg q12h 口服，或左氧氟沙星 500~750mg qd 口服
产超广谱 β- 内酰胺酶株	哌拉西林 - 他唑巴坦（8:1）4.5g 静脉滴注 q8h 或头孢哌酮 - 舒巴坦（2:1）3g 静脉滴注 q8h	美罗培南 1g 静脉滴注 q8h，或亚胺培南 500mg 静脉滴注 q6h；可联用氨基糖苷类[4]

续表

病原菌	首选药物[1]	替代选用药物[1]
肠杆菌属、柠檬酸杆菌属[3]	头孢吡肟 2g 静脉滴注 q12h,或环丙沙星 500～750mg q12h 口服,或左氧氟沙星 500～750mg 口服 qd	头孢他啶 2g 静脉滴注 q8h,或头孢哌酮 - 舒巴坦(2∶1)3g 静脉滴注 q8h,或哌拉西林 - 他唑巴坦 4.5g(8∶1)静脉滴注 q8h,或美罗培南 1g 静脉滴注 q8h,或亚胺培南 500mg 静脉滴注 q6h;可联用氨基糖苷类[4]
铜绿假单胞菌	头孢吡肟 2g 静脉滴注 q12h,或美罗培南 1g 静脉滴注 q8h,或亚胺培南 500mg 静脉滴注 q6h	环丙沙星 500～750mg q12h 口服,或头孢他啶 2g 静脉滴注 q8h
脆弱拟杆菌	甲硝唑 每日 1.0～1.5g,分 2～3 次静脉滴注或口服	克林霉素每日 0.6～1.2g,分 2～3 次静脉滴注,或美罗培南 1g 静脉滴注 q8h,或亚胺培南 500mg 静脉滴注 q6h

注: 1. 表中均为成人剂量。

2. 长疗程使用利奈唑胺存在骨髓抑制、外周神经病变、视神经炎及乳酸酸中毒等不良反应。

3. 菌株间药敏情况相差很大,需根据药敏结果选用抗菌药。

4. 氨基糖苷类宜用于联合治疗,疗程不宜超过 2 周。

第二节　化脓性关节炎

化脓性关节炎为破坏性最大的关节疾病,主要由细菌引起。此类感染虽不常见,但危害较大,约 25%～50% 的患者关节可能发生不可逆性损害。病死率在过去的 30 年间一直维持在 7%～15%,有严重并发症或多关节受累者可高达 30%～50%。化脓性关节炎多为血源性,继发于血流感染,病原菌进入密闭的关节腔,引起急性滑膜炎。另一感染途径为病原的直接侵入,常见于外伤及外科手术后,偶见关节穿刺及局部注射导致细菌入侵。儿童骨骼干骺端炎可播散至邻近的关节。除上述自身关节感染性关节炎,随着人工关节及矫形手术的广泛开展,人工关节感染(矫形植入物伴感染)也日益受到关注。

一、自身关节感染性关节炎

据报道,在西欧及美国的一般人群发病率为每年(2～10)/10 万。主要易患因素有关节基础疾患(类风湿关节炎、关节手术及外伤)、高龄、糖尿病、慢性肾功能不全、静脉药瘾、心内膜炎及免疫功能损害等。荷兰的大系列前瞻性研究显示年龄超过 80 岁、糖尿病及风湿性关节炎为重要独立危险因素,类风湿关节炎为最常见的关节基础疾病。类风湿关节炎患者年发病率高达(28～70)/10 万。反复关节腔内注射糖皮质激素可增加细菌性关节炎的危险性。HIV 感染与分枝杆菌属、真菌及细菌性关节炎有关。血友病合并 HIV 感染者所患的化脓性关节炎有时可误诊为关节出血。

急性化脓性关节炎成人患者的病原菌见表 3-6-3,以金黄色葡萄球菌最为常见(37%～65%)。风湿性关节炎患者罹患的关节感染中 75% 系金黄色葡萄球菌所致。A 群溶血性链球菌为成人化脓性关节炎的第 2 位病原菌。B 群、C 群及 G 群溶血性链球菌为免疫缺陷者、严重泌尿生殖道及胃肠道感染患者关节感染的重要病原菌。肺炎链球菌关节炎已趋少见，但感染者仍可达 7%。革兰氏阴性杆菌所致感染约占 5%~20%，为新生儿、老年人、静脉药瘾者及严重免疫缺陷患者细菌性关节炎的常见病原菌。厌氧菌有时与糖尿病患者的化脓性关节炎有关。淋病奈瑟菌则是有不洁性生活史化脓性关节炎患者的最常见病原体。慢性化脓性关节炎病原菌以结核分枝杆菌、非结核分枝杆菌以及真菌（念珠菌、双相真菌、隐球菌、曲霉等）多见，莱姆病螺旋体（*B. burgdorferi*）、*T. whipplei*、梅毒螺旋体（*T. pallidum*）及诺卡菌偶见。临床诊断为细菌性关节炎的患者约 10%~20% 关节腔液及血培养阴性，多由人型支原体、解脲支原体、伯氏疏螺旋体等无法常规培养病原所致。

急性化脓性关节炎通常急性起病，表现为关节红、肿、热、痛，任何关节均可受累，但以单一关节感染者多见（80%~90%）。其中膝关节炎约占患者的 50%；髋关节感染常见于年幼儿童，约 10% 的患者累及骶髂关节；10%~20% 的感染为多关节性，通常累及 2 个或 3 个关节，多关节感染常见于风湿性关节炎、全身结缔组织病和重症脓毒症患者。约 50% 的患者可发现原发病灶，通常为皮肤、肺部或膀胱。播散性淋病奈瑟菌感染最常见的症状为迁移性多关节炎、腱鞘炎、皮疹和发热。不足半数患者呈脓性关节渗出液，常累及膝关节和腕关节。慢性化脓性关节炎症状较轻，不易与类风湿关节炎等非感染性关节炎鉴别。

表 3-6-3 化脓性关节炎病原分布

新生儿/幼儿（＜3 个月）
金黄色葡萄球菌、肠杆菌科细菌、B 群链球菌
儿童（3 个月~14 岁）
金黄色葡萄球菌、化脓链球菌、肺炎链球菌、脑膜炎奈瑟菌、流感嗜血杆菌以及其他革兰氏阴性杆菌或球菌；尚有部分病原不明（36%）
成人
急性单关节感染
有性传播疾病风险者
淋病奈瑟菌、金黄色葡萄球菌、链球菌属、革兰氏阴性杆菌；厌氧菌罕见
无性传播疾病风险者
金黄色葡萄球菌、链球菌属、革兰氏阴性杆菌
慢性单关节感染
布鲁氏菌、诺卡菌、分枝杆菌及真菌
多关节感染（通常为急性感染）
淋病奈瑟菌、莱姆病螺旋体；需注意与急性风湿热、HBV 感染、微小病毒 B19 感染等非细菌感染鉴别

注：本表内容引自本章参考文献 [2]。

自身关节感染性关节炎治疗需全身应用抗菌药物，并予以关节脓液引流。化脓性关节炎应尽早开始经验治疗，以免关节软骨可能被脓液消化溶解，影响关节功能。应用抗菌药物前，需抽取关节腔渗出液或脓液进行涂片革兰氏染色及细菌培养。经验治疗可参考革兰氏染色结果（表 3-6-4）以及年龄、危险因素选用抗菌药物，多数情况下宜用广谱抗菌药物治疗。此后应及时根据关节腔液或血培养及药敏结果调整用药。继发于关节腔内注射后的自身关节感染性关节炎不推荐经验治疗，应基于细菌培养及药敏结果给予病原治疗。

表 3-6-4　成人急性自身关节感染性关节炎经验治疗药物

革兰氏染色	首选药物	替代药物
革兰氏阳性球菌	万古霉素 15～20mg/kg 静脉滴注 q8～12h	达托霉素 6～8mg/kg 静脉滴注 qd 或利奈唑胺 600mg 静脉滴注或口服 q12h
革兰氏阴性球菌	头孢曲松 1g 静脉滴注 qd	头孢噻肟 1g 静脉滴注 q8h
革兰氏阴性杆菌	头孢他啶 2g 静脉滴注 q8h 或头孢吡肟 2g 静脉滴注 q8h 或哌拉西林/他唑巴坦 4.5g 静脉滴注 q6h	氨曲南 2g 静脉滴注 q8h 或氟喹诺酮类或碳青霉烯类*
革兰氏染色阴性	万古霉素 + 头孢他啶或头孢吡肟	达托霉素或利奈唑胺 + 哌拉西林 - 他唑巴坦或氨曲南和氟喹诺酮类或碳青霉烯类*

注：*若患者既往有产 ESBLs 细菌感染或定植则宜选用碳青霉烯类药物。

　　3 个月以内婴幼儿细菌性关节炎的常见病原菌为金黄色葡萄球菌、肠杆菌科细菌和 B 群溶血性链球菌。治疗宜选用苯唑西林或氯唑西林等耐酶青霉素联合第三代头孢菌素；在耐甲氧西林金黄色葡萄球菌感染高发区，宜用万古霉素联合第三代头孢菌素。3 个月～14 岁儿童患者的病原菌主要为金黄色葡萄球菌、化脓链球菌、肺炎链球菌、流感嗜血杆菌、革兰氏阴性杆菌等，宜选用万古霉素联合第三代头孢菌素直至获细菌培养与药敏结果。无性传播性疾病危险因素成人患者的常见病原菌为金黄色葡萄球菌、链球菌属及革兰氏阴性杆菌，应选用万古霉素联合第三代头孢菌素或环丙沙星；有性传播性疾病危险因素成人的病原菌主要为淋病奈瑟菌、金黄色葡萄球菌、链球菌属，偶见革兰氏阴性杆菌，宜选择头孢曲松、头孢噻肟或头孢唑肟，如脓液涂片见成簇革兰氏阳性球菌者宜选用万古霉素。

　　抗菌药物的静脉应用疗程为 2～4 周。多数抗菌药物注射或口服给药后可很好地透入炎性关节，关节腔内注射抗菌药物可能造成化学性滑膜炎，故不推荐。

二、人工关节感染（矫形植入物伴感染）

　　髋关节及膝关节置换术后感染率为 0.5%～2%；闭合性骨折内固定手术后感染率 0.4%～3.6%，开放性骨折内固定手术后感染率则随周围软组织损伤严重程度增加而上升。此类感染的危险因素包括：患者因素（糖尿病、肥胖、风湿性疾病及接受免疫抑制剂治疗）；手术相关因素（关节成形术等操作复杂、持续时间长的手术）；术后相关因素（手术切口或伤口愈合迟缓、引流不畅等）；以及经历血流感染，尤其金黄色葡萄球菌血流感染后，应密切监测可能发生的人工关节感染。

　　术后早期发生的感染常为围手术期伤口污染，最常见的病原菌为金黄色葡萄球菌和凝固酶阴性葡萄球菌，其他尚有铜绿假单胞菌、痤疮丙酸杆菌等。关节置换术 3 个月后发病者常系血源性感染，金黄色葡萄球菌、链球菌属、革兰氏阴性需氧菌及厌氧菌为最常见病原菌。5 项共计纳入 1 130 例人工关节感染患者的研究中检出病原菌包括：金黄色葡萄球菌（21%～43%）、凝固酶阴性葡萄球菌（17%～39%）、链球菌（7%～12%）、革兰氏阴性杆菌（5%～12%）、肠球菌（1%～8%）及厌氧菌（2%～6%）。

　　人工关节感染的清创及长程抗菌药物抑菌治疗，对链球菌和凝固酶阴性葡萄球菌清除率高，而对金黄色葡萄球菌清除率低。人工关节相关性感染最基本的外科处理包括广泛清创、去除装置及晚期关节再植入。去除人工装置并经充分抗感染治疗后再重新植入人工装置的二期手术治疗较清创后立即植入的一期手术治疗复发率低。但高度敏感病原菌如链球菌属所致人工髋关节感染以及早期金黄色葡萄球菌人工髋关节感染可不去除人工装置。无法取出人工装置的 MRSA 骨髓炎应根据药敏结果选用利福平联合氟喹诺酮类、SMZ-TMP、四环素类或克林霉素抑菌治疗3~6个月。

人工关节感染应及时留取标本，获知细菌培养及药敏试验结果后给予抗菌治疗：甲氧西林敏感葡萄球菌感染，清创后保留植入物者宜选用耐酶青霉素类或头孢唑林联合利福平治疗3~6周，继以环丙沙星或左氧氟沙星联合利福平口服治疗3~6个月；一期手术再植入者采用上述方案疗程3个月；二期手术再植入者疗程4~6周。耐甲氧西林葡萄球菌感染，清创后保留植入物者宜选用万古霉素联合利福平治疗2~6周，继以环丙沙星或左氧氟沙星联合利福平口服治疗3~6个月；一期手术再植入者采用上述方案疗程3个月；二期手术再植入者疗程4~6周。链球菌属感染选用青霉素或头孢曲松，疗程4~6周。痤疮丙酸杆菌感染选用青霉素或头孢曲松，亦可选用万古霉素或克林霉素。肠杆菌科细菌感染可选用厄他培南或其他敏感药物如头孢曲松、头孢吡肟，疗程4~6周。铜绿假单胞菌感染选用头孢吡肟或美罗培南联合联合妥布霉素，疗程4~6周。

主要参考文献

[1] MANDELL G L, BENNETT J E, DOLIN R. Mandell, Douglas, and Bennett's principles and practice of infectious diseases. 8th ed. Philadephia: Churchill Livingstone, 2015.

[2] GILBERT D N, CHAMBER H F, ELIOPOULOS G M, et al. The Sanford guide to antimicrobial therapy. 46th ed. Sperryville: Antimicrobial Therapy Inc, 2016.

[3] LEW D P, WALDVOGEL F A. Osteomyelitis. N Eng J Med, 1997, 336(14): 999-1007.

[4] CAREK P J, SACK J L. Diagnosis and management of osteomyelitis. Am Fam Physi, 2001, 63(12): 2413-2420.

[5] GOTTLIEB T, ATKINS B L, SHAW D R. 7: Soft tissue, bone and joint infections. Med J Aust, 2002, 176(12): 609-615.

[6] PEH W C. Septic arthritis. Am J Orthop, 2001, 30(9): 716-717.

[7] GOLDENBERG D L. Septic arthritis. Lancet, 1998, 351(9097): 197-202.

[8] PIORO M H, MANDELL B F. Septic arthritis. Rheum Dis Clin North Am, 1997, 23(2): 239-258.

[9] ROSS J J, SALTZMAN C L, CARLING P, et al. Pneumococcal septic arthritis:review of 190 cases. Clin Infect Dis, 2003, 36(3): 319-327.

第七章
皮肤软组织感染

第一节　脓疱病

脓疱病（impetigo）是一种易于接触传播的浅表皮肤感染，不累及真皮，以脓疱和结痂为特征性表现。好发于夏季，常见于儿童。皮肤小损伤（虫咬、擦伤）及原发皮肤疾病为脓疱病的易发因素。脓疱病分为：非大疱型、大疱型，另有一种特殊类型脓疱病称为葡萄球菌烫伤样皮肤综合征。

1. 非大疱型脓疱病　A群溶血性链球菌和金黄色葡萄球菌是主要的病原菌，在新生儿中B群溶血性链球菌亦可引起本病。病灶初发为小水疱，可伴周围红晕，迅速变为脓疱后破裂，脓性分泌物干涸后上覆金黄色厚痂，不易剥脱。常伴瘙痒，不伴疼痛，可伴局部淋巴结轻度肿大，全身症状轻微。可因搔抓患处向周围扩散，可融合成片。愈后不留疤痕。链球菌感染者可并发急性肾小球肾炎。创面分泌物革兰氏染色涂片可见革兰氏阳性球菌，培养可见A群溶血性链球菌、金黄色葡萄球菌，或混合感染。血抗链球菌溶血素O滴度不高。需与水痘、单纯疱疹、急性掌跖脓疱病、银屑病等疾病鉴别。

以局部治疗为主，包括莫匹罗星软膏外用，也可用肥皂水湿润去痂。病灶分布广泛并有全身症状者，可予全身应用抗菌药物。非大疱型脓疱病病原菌通常为A群溶血性链球菌，可选用青霉素。由于金黄色葡萄球菌的检出率呈上升趋势，可选口服的耐酶青霉素（双氯西林、阿莫西林-克拉维酸）或头孢菌素（头孢氨苄、头孢羟氨苄等）。β-内酰胺类药物过敏者可选用红霉素或新型大环内酯类抗生素。初始治疗无效者需考虑MRSA感染可能，即使创面培养阴性，经验性治疗需覆盖该病原菌。复方磺胺甲噁唑对CA-MRSA抗菌活性强，体外研究证实对化脓性链球菌也有效，但缺乏临床资料。克林霉素对MRSA亦有一定作用。

2. 大疱型脓疱病　由噬菌体Ⅱ组金黄色葡萄球菌（常见71型）所致，常见于新生儿和幼童，发病率占脓疱病的10%。皮疹为散在大疱，内含清亮黄色液体，周围无明显红晕，大疱迅速破裂后遗留湿润鲜红创面，形成浅棕色漆状薄痂。发热及全身症状少见，愈后不留疤痕。轻型感染易被忽略，或误认为烫伤。创面可培养出金黄色葡萄球菌。可选用耐酶青霉素口服治疗（如双氯西林，每日25~50mg/kg，分4次给药，或阿莫西林-克拉维酸）或头孢菌素（如头孢氨苄，每日25~50mg/kg，分2~3次给药）。青霉素过敏者可选用红霉素或克林霉素。在MRSA流行区域，需行创面培养，轻、中度感染者初始治疗可使用复方磺胺甲噁唑、克林霉素或利奈唑胺口服，重度感染者需静脉使用万古霉素。

3. 葡萄球菌烫伤样皮肤综合征（staphylococcal scalded skin syndrome，SSSS）　是一种特殊类型的脓疱病，系由分泌表皮剥脱外毒素的金黄色葡萄球菌所致的最严重、波及全身的皮肤感染，以广泛的大疱和表皮剥脱为特征，又称金黄色葡萄球菌中毒性表皮坏死松解症，在新生儿中称为新生儿天疱疮或Ritter病。年幼儿童常见，病死率小于3%。极少见于成人，多见于合并免疫缺陷、肾衰竭或其他严重基础疾病者，病死率较高。本病起病急骤，病变广泛，进展迅速。

以发热、皮肤触痛、猩红热样皮疹起病，继而出现松弛的清亮大疱，迅速破裂后，导致大片表皮松解，呈鲜红色糜烂面，新大疱的产生以 2~3 天为一个周期。在补充足量液体和应用抗菌药物治疗基础上，皮损可在 2 周内愈合，愈后不留疤痕。血、创面培养及创面活检有助于与大疱类疾病及其他类型中毒性表皮坏死松解症相鉴别。

在新生儿护理院及 MRSA 流行社区，初始治疗应予万古霉素静脉滴注。若创面分离出 MSSA，可用苯唑西林或萘夫西林静脉滴注（新生儿，每日 100mg/kg；年长儿童，每日 100~200mg/kg）。局部治疗可用冷盐水湿敷。不应单独全身使用糖皮质激素。

第二节 急性淋巴管炎

急性淋巴管炎（acute lymphangitis）又称为丹毒（erysipelas）或流火，是细菌通过皮肤或黏膜的破损处侵犯皮内网状淋巴管所致的急性炎症，很少扩散至真皮层下。急性淋巴管炎蔓延很快，可出现局部皮肤红肿热痛、淋巴结肿大，一般不化脓，也很少有组织坏死。急性淋巴管炎好发于四肢或面部。常可出现全身症状如发热，外周血白细胞通常升高。足癣及丝虫病为常见的诱发因素。本病多由 A 群溶血性链球菌所致，C 群、G 群溶血性链球菌少见，偶可由金黄色葡萄球菌引起，猫咬伤者也可为多杀巴斯德菌所致，B 群溶血性链球菌可引起新生儿丹毒。

处理措施：休息，抬高患肢，可用 50% 硫酸镁局部湿敷。早期轻症感染可肌内注射普鲁卡因青霉素，成人每日 40 万~160 万 U，分 1~2 次，或口服阿莫西林 0.5g，每日 4 次，或口服头孢氨苄 0.5g，每日 4 次。重症患者应住院接受青霉素 200 万 U q6h 静脉滴注治疗。部分丹毒病例难以与蜂窝织炎（金黄色葡萄球菌和链球菌属可为病原菌）鉴别。急性危重者宜给予耐酶青霉素或万古霉素静脉滴注。全身和局部症状消失后，仍应继续应用 5~7 日。停药过早，容易复发。本病易出现反复发作，对于有反复发作者，应寻找及治疗原发病灶，如足癣的治疗。

第三节 急性蜂窝织炎

急性蜂窝织炎（acute cellulitis）为细菌侵入皮下、筋膜下及深部疏松结缔组织而引起的急性化脓性炎症，向四周迅速扩散。临床表现为局部皮肤红、肿、热、痛，常出现邻近淋巴结肿大，可形成局部脓肿、局部皮肤坏死。全身症状有乏力、寒战、发热，可出现菌血症。外周血白细胞升高。

皮肤外伤（撕裂伤、擦伤、针刺伤）、皮肤小损伤（刮伤或运动擦伤）、皮肤感染（疖、溃疡、真菌感染）是急性蜂窝织炎的易发因素，远端感染部位的细菌沿血流或淋巴管转移也可形成急性蜂窝织炎，偶可由邻近感染如皮下脓肿、骨髓炎的瘘管直接播散所致。A 群链球菌所致蜂窝织炎可出现于术后切口感染，感染扩散迅速，细菌可快速侵入血流，有些患者甚至早期出现低血压。

A 群溶血性链球菌、其他 β 溶血性链球菌属（如 C 群和 G 群溶血性链球菌）和金黄色葡萄球菌为主要的病原菌，在新生儿中 B 群溶血性链球菌有时亦可引起本病。由流感嗜血杆菌或其他病原菌所致者极少见。偶可出现革兰氏阴性菌继发感染。金黄色葡萄球菌所致蜂窝织炎通常病灶较为局限，脓液较为稠厚，化脓性病灶周边出现蜂窝织炎是金黄色葡萄球菌蜂窝织炎的特征性表现，可与溶血性链球菌所致者相区别。

急性蜂窝织炎需住院治疗的指征如下：合并肾功能损害、糖尿病、充血性心力衰竭、周围血管疾病、肿瘤、免疫缺陷、脾切除、酒精中毒、中性粒细胞缺乏等基础疾病，感染部位邻近放疗区域，广泛并进展迅速的蜂窝织炎，存在大疱、坏死、高热、寒战、低血压，累及肌肉，化脓性伤口需要外科处理，动物咬伤，经适当的抗菌药物效果不佳，血培养阳性者。

非化脓性蜂窝织炎的病原菌通常为 β 溶血性链球菌，可选用青霉素、阿莫西林或第一、二代头孢菌素。化脓性蜂窝织炎多为葡萄球菌感染，可选用耐酶青霉素或头孢唑林；在 CA-MRSA 流行地区，应予以 SMZ-TMP、多西环素或利奈唑胺等口服药物，重症患者予以万古霉素、利奈唑胺或达托霉素静脉滴注。局部治疗常用 50% 硫酸镁湿敷，也可用 20% 鱼石脂软膏外敷。局部护理包括制动、抬高患肢，以减轻肿胀。一旦形成脓肿，应即做切开引流术。有时虽无脓肿形成，但为了减轻组织张力或压迫，亦可做切开术。颈部蜂窝织炎应尽早切开减压。

第四节　急性坏死性筋膜炎

急性坏死性筋膜炎（acute necrotizing fasciitis）是一种广泛、严重的皮肤软组织感染，以皮下组织坏死为特征，尤其是筋膜坏死，不累及感染部位的肌肉组织。本病可累及身体任何部位，多见于四肢，尤其是下肢。据报道本病病死率接近 35%。

急性坏死性筋膜炎分为以下 3 型：①Ⅰ型，为多种细菌的混合感染，病原体包括至少一种厌氧菌（大多为拟杆菌属或消化链球菌）、一种或多种兼性厌氧菌（除 A 群链球菌外的链球菌属）、肠杆菌科细菌（如大肠埃希菌、肠杆菌属、克雷伯菌属、变形杆菌属）。专性需氧菌如铜绿假单胞菌少见，单独厌氧菌感染也少见。常见累及部位有腹壁、肛周、腹股沟及术后伤口。②Ⅱ型，也称为溶血性链球菌坏疽，由 A 群溶血链球菌单独或合并其他细菌（多为金黄色葡萄球菌）引起。好发于四肢。③Ⅲ型，由海洋革兰氏阴性病原菌（如弧菌属）所致。

细菌常见入侵途径包括外伤（如撕裂伤、擦伤、烧伤、昆虫叮咬）、污染性腹部手术（如穿透性腹外伤、内脏穿孔）或其他手术（如痣切除术、输精管切除术）、直肠周围脓肿、压疮或小肠穿孔。次要的入侵途径包括隐匿性憩室炎、直肠乙状结肠肿瘤、阑尾炎穿孔或异物刺伤（如鸡骨头、牙签）。来源于肠道的细菌可沿腰肌播散，引起下肢的坏死性筋膜炎，也可通过皮肤结肠瘘管累及腹股沟或腹壁。多见于糖尿病、外周血管病、酗酒、静脉药瘾、肝硬化和长期使用糖皮质激素者。

坏死性筋膜炎起病急骤，进展迅速，临床表现为局部皮肤红、肿、热、痛，质软，边界不清。淋巴管炎和淋巴结炎少见。起病 3～5 天内，受累皮肤颜色逐渐发紫、发黑，出现大疱（内含粉色或紫色液体）并破裂，可见明显的皮肤坏疽（类似皮肤烧伤）。此时，患处由于营养血管栓塞和浅表神经破坏出现感觉缺失，病变扩散至皮下组织。当四肢累及时，显著的肿胀和水肿可引起筋膜间隙综合征，伴有广泛肌肉坏死时需要迅速行筋膜切开术。在出现明显疼痛和肿胀，但缺乏相应的皮肤改变时，筋膜间隙压力测量有助于早期诊断。多重感染所致坏死性筋膜炎常出现皮下气体，尤其在糖尿病患者中。本病全身中毒症状明显，体温可升至 38.9～40.5℃。局部体征与全身症状的轻重不相称是本病的主要特征，止血钳可轻易从病灶开口伸至深筋膜，这与普通蜂窝织炎不同。

在新生儿中，坏死性筋膜炎可能是脐炎的严重并发症。起初脐带红肿，数小时至数天后可导致病灶发白、脐周坏死。前腹壁受累可扩散至侧面甚至胸壁。

实验室检查常见白细胞减少、低钠血症和氮质血症。分泌物革兰氏涂片常见多种病原菌，溶血性链球菌坏疽可见链状排列的革兰氏阳性球菌。血培养常呈阳性。如有皮下脂肪坏死，可出现低钙血症。

溶血性链球菌坏疽是坏疽性蜂窝织炎的一种，实验室检查常见白细胞及血小板减少、氮质血症、肌酸激酶水平升高。肌酸激酶水平升高提示链球菌性蜂窝织炎进展为坏死性筋膜炎和肌炎。链球菌菌血症发生率高，可出现在半数链球菌中毒休克综合征患者中。链球菌中毒休克综合征以寒战、发热（或低皮温）、意识障碍、呕吐、腹泻、心动过速、低血压和多脏器衰竭为主要特征。溶血性链球菌坏疽的早期病例常为患有基础疾病的老年人，但近年来链球菌中毒休克综合征主要出现在既往健康的年轻成人。

发生于男性生殖器及男女外阴的坏死性筋膜炎称为福尼尔坏疽（Fournier's gangrene），也称为特发性阴囊坏疽、链球菌性阴囊坏疽、会阴蜂窝织炎，病死率 15% 左右。病灶可局限于阴囊，亦可播散至会阴、阴茎及腹壁。易感因素包括糖尿病、局部外伤、包茎、尿道外渗、直肠周围或肛周感染及手术（如包皮环切术、疝修补术）。兼性厌氧菌（大肠埃希菌、克雷伯菌属、肠球菌属）和厌氧菌（拟杆菌属、梭杆菌属、梭菌属、厌氧或微需氧的链球菌属）是常见病原菌，近 1/3 患者可分离到金黄色葡萄球菌和 β 溶血性链球菌，A 群溶血性链球菌少见。早期受累区域皮肤红肿、质软、伴有明显疼痛。可出现发热及全身中毒症状。迅速出现阴囊肿胀和捻发音，病变皮肤变紫变黑，可进展为广泛的阴囊坏疽，伴有特征性的臭味。

发生于面部、眼睑、颈部及唇部的坏死性筋膜炎不常见，但却致命。A 群溶血性链球菌为主要病原菌，或合并金黄色葡萄球菌，表现为溶血性链球菌坏疽，合并肠杆菌科细菌或口腔拟杆菌属偶见。颅面坏死性筋膜炎通常由 A 群溶血性链球菌引起，颈部多为复数菌感染（如 A 群溶血性链球菌、其他链球菌属、拟杆菌属或消化链球菌）。外伤是眶周和面部坏死性筋膜炎的常见诱发因素。颈部坏死性筋膜炎常发生在牙齿、口腔、咽部感染后，感染迅速蔓延至颈部其他区域，伴局部严重疼痛，有全身症状、皮下捻发音，可与牙源性颈部软组织感染相鉴别。颈部坏死性筋膜炎的病死率为颅面部的 4 倍。

本病进展迅速，因此快速诊断十分重要，可提高生存率。影像学检查在病程早期最为有用，CT 和 MRI 提示皮下及面部水肿、组织内气体，可与蜂窝织炎相鉴别。当出现阴囊局部炎性表现，而皮肤坏死或捻发音不明显，超声及 CT 有助于评估潜在的福尼尔坏疽。当考虑进一步外科介入时，影像学检查有助于监测清创术后的病情。此外，在诊断和处理体内深部的坏死性筋膜炎，如后腹膜或其他组织间隙（纵隔、胸膜、心包等），影像学检查亦有一定作用。对疑似患者，最有效的诊断方法是通过外科手术或活检。取皮肤、皮下组织、筋膜及肌肉进行冷冻切片，有助于早期诊断。

一旦诊断成立，必须立刻进行外科清创。对高度怀疑患者，亦须直接外科干预。应彻底清除坏死皮肤、皮下组织及筋膜，直到出现正常筋膜，敞开伤口。24 小时后通常需要再次检查，以确保初次清创充分。对于福尼尔坏疽患者，通常不需切除睾丸，因为睾丸有独立血供。初始抗菌治疗需覆盖厌氧菌、肠杆菌科细菌、金黄色葡萄球菌及链球菌属，分泌物革兰氏染色涂片亦可作为选用抗菌药物的参考。经验性治疗包括下述 3 个联合方案：①万古霉素 + 头孢吡肟 + 庆大霉素 + 甲硝唑；②万古霉素 + 哌拉西林 - 他唑巴坦 + 庆大霉素；③万古霉素联合亚胺培南或美罗培南。不能耐受万古霉素者可使用利奈唑胺或达托霉素。肾功能不全者可使用氟喹诺酮类如环丙沙星替代庆大霉素。对于 A 群溶血性链球菌，推荐青霉素或氨苄西林联合克林霉素。辅助治疗包括支持治疗、静脉使用免疫球蛋白、高压氧治疗等。

第五节　糖尿病足感染

糖尿病足感染（diabetic foot infection）常见且难治。有周围神经病变、神经性溃疡、周围血管功能不全的患者，感染通常始于微小的损伤，可表现为蜂窝织炎、软组织坏死或伴窦道的骨髓炎。糖尿病足感染分为：①轻度，存在 2 项或以上感染症状（化脓、红斑、肿胀、皮温高、硬结），但溃疡周围蜂窝织炎或红斑≤ 2cm，感染局限于皮肤、皮下组织浅层，无其他局部症状或全身症状；②中度，患者全身情况良好，代谢稳定，但具有以下 1 项或 1 项以上表现：蜂窝织炎病灶 >2cm，沿淋巴管播散，累及浅层筋膜，深部脓肿，坏疽，以及累及肌肉、韧带、关节或骨骼；③重度，患者出现全身中毒症状或代谢不稳定（发热、寒战、心动过速、低血压、意识障碍、呕吐、白细胞升高、酸中毒、严重高血糖、氮质血症）。轻度感染的主要病原菌为金黄色葡萄球菌、B 群链球菌和化脓链球菌。中、重度感染通常为混合感染，金黄色葡萄球菌、B 群溶血性链球菌、肠球菌属及革兰氏阴性杆菌为主要病原菌，可合并厌氧革兰氏阳性球菌和拟杆菌属。

深部组织培养的病原菌结果最为可靠，溃疡底部刮除物或创面脓性渗出物革兰氏染色涂片或培养亦可作为抗菌药物治疗参考。X 射线检查发现气体提示为厌氧菌或肠道革兰氏阴性杆菌感染。

糖尿病足感染的初始抗菌治疗通常为经验性治疗，但应根据严重程度并参考渗出物革兰氏染色涂片等结果。未经治疗的、未累及肢体的感染病原菌主要为葡萄球菌属和链球菌属，轻症患者可口服第一、二代头孢菌素或耐酶青霉素，或予以第一、二代头孢菌素或氨苄西林 - 舒巴坦静脉滴注。美国 CA-MRSA 分离率高，尚推荐 SMZ-TMP 或多西环素，联合青霉素 V 或第二、三代口服头孢菌素或氟喹诺酮类药物，疗程 1~2 周，部分病例需要增加 1~2 周。

中、重度感染治疗需应用广谱抗菌药物，以覆盖多种病原菌。可选择口服治疗方案：①阿莫西林 - 克拉维酸联合 SMZ-TMP；②环丙沙星、左氧氟沙星或莫西沙星联合利奈唑胺。或静脉给药方案：氨苄西林 - 舒巴坦、替卡西林 - 克拉维酸、哌拉西林 - 他唑巴坦、厄他培南、美罗培南、亚胺培南，联合万古霉素、利奈唑胺或达托霉素，疗程一般为 2 ~ 4 周。同时需进行彻底外科清创等处理，必要时截除患肢。

第六节　严重烧伤后感染

严重烧伤指烧伤面积超过 50% 或Ⅲ度烧伤超过 20% 的重度或特重烧伤。严重烧伤后由于正常皮肤机械性屏障和机体免疫功能受损，可导致创面脓毒症和血流感染，成为烧伤的主要死亡原因。烧伤感染的病原菌往往呈多重耐药，治疗困难，烧伤面积超过 30% 的死亡病例中，约 3/4 死于感染，其中尤以血流感染为所有死亡原因的首位。

烧伤早期在创面即可检出细菌，出现创面局部感染。如为严重感染，创面细菌不断生长繁殖，每克组织的细菌含量超过 10^5cfu 时，则细菌可侵入邻近组织，导致侵袭性感染。病原菌多为医院获得，或为患者自身携带的条件致病菌（肠源性感染）。烧伤创面细菌菌群不断变迁，局部和全身抗菌药物的应用是引起创面细菌变迁的主要因素。溶血性链球菌曾经是常见病原菌，目前烧伤创面感染的主要病原菌为金黄色葡萄球菌、铜绿假单胞菌、肠杆菌科细菌和不动杆菌属，并可出现念珠菌属、曲霉、毛霉等真菌感染。在烧伤创面和血培养中厌氧菌的检出率呈增高趋势，有报道高达 14.7%。发生在口腔周围、会阴部、臀部和肛门周围的电击创伤面往往为需氧菌和厌氧菌的混合感染，如为产气荚膜梭菌或破伤风梭菌感染，则预后不良。

引起烧伤创面感染的病原菌种类可以随病程的不同时期而异。烧伤初期 48 小时，皮肤毛囊及汗腺内细菌迅速繁殖，此时创面病原菌主要为金黄色葡萄球菌，凝固酶阴性葡萄球菌也日渐增多。烧伤后 5 ~ 7 日则革兰氏阴性杆菌感染发生率倍增，主要为肠杆菌科细菌和铜绿假单胞菌等。在烧伤后 3 ~ 4 周的恢复期，易并发播散性真菌感染。因此，需经常进行创面、焦痂下的脓液和血液的需氧菌、厌氧菌培养和药敏试验。创面局部应用抗菌药物是减少创面脓毒感染的有效措施。

一、局部应用抗菌药物

预防及治疗Ⅱ、Ⅲ度烧伤继发创面感染可局部应用抗菌药物。烧伤创面微生物繁殖迅速，与严重烧伤时往往损及免疫功能有关。烧伤创面血液循环差，焦痂无血液供应，全身应用抗菌药物难以到达创面，因此局部应用渗透性较强的抗菌药物有重要作用。理想的局部用药应具备以下特点：①抗菌谱广，但不易导致耐药菌和真菌感染；②易渗透到焦痂深部，用后创面局部通气性好，对厌氧菌的生长无促进作用；③药物经创面少量吸收后，无毒性，无积蓄作用，易迅速排出体外；④抗菌活性不为组织代谢物所破坏；⑤敷用方便，易于清洗，局部无疼痛感。许多抗菌药和消毒剂已用于轻度烧伤创面的局部治疗，但用于重度烧伤者仅有 2% 磺胺嘧啶银盐乳膏、5%或 10% 醋酸磺胺米隆乳膏。这些药物应用后可使创面细菌大为减少，血流感染的发生率显著减低，提高患者存活率，但创面真菌寄植常增多。

1. 磺胺嘧啶银盐　本品对铜绿假单胞菌、变形杆菌属、其他革兰氏阴性杆菌、金黄色葡萄球菌和梭菌属均有抑制作用。局部用药后与创面组织接触形成薄痂，释放出的银离子与细菌的DNA 结合而起抑菌或杀菌作用。本品穿透焦痂的能力较差，因此在深部组织中细菌仍能繁殖，偶可诱发真菌感染。需注意的是应用本品后，约有 <1% 的给药量可自局部吸收入血，当创面广泛，用药量大时，吸收量增加，可发生与磺胺药全身应用时类似的各种不良反应。常用制剂有2% 乳膏，每日 1 次，涂布创面；2% 混悬液，病程早期每日用药 3 次，3 日后可每日 1 次。

2. 醋酸磺胺米隆　对铜绿假单胞菌有强大抗菌作用，对大肠埃希菌、金黄色葡萄球菌、肺炎链球菌及厌氧芽孢梭菌、破伤风梭菌等厌氧菌均有效。本品可快速穿透创面焦痂，渗入到深层组织发挥抗菌作用；并可吸收入血，在体内代谢后经尿排出。本品为强有力的碳酸酐酶抑制剂，因此大面积应用后可使血清中碳酸氢根减少，导致代谢性酸中毒和增加每分通气量。局部应用后有疼痛、烧灼感。一次使用面积不宜超过体表面积的 20%，第二次敷用前应拭净创面上的残存药物。一旦临床出现代谢性酸中毒症状时，应立即停药，并冲洗创面残存药物。目前本品已较少用于侵袭性烧伤创面感染的治疗。应用制剂为该药物的 5% 或 10% 乳膏。

3. 莫匹罗星　对 MRSA 等革兰氏阳性球菌有效，对铜绿假单胞菌、肠杆菌科抗菌活性差。用于治疗植皮后继发葡萄球菌属感染。应用制剂为 2% 莫匹罗星软膏。

4. 制霉菌素水悬液或甘油混悬液　用于创面真菌感染。其他尚有 1%～2% 克霉唑、益康唑或酮康唑乳膏剂或混悬液，亦可局部用于创面真菌感染。

青霉素类、头孢菌素类及氨基糖苷类等抗菌药物不应局部应用，因大面积外用后易使机体产生变态反应，亦易导致细菌迅速产生耐药性。氨基糖苷类药物吸收入血后，有使血药浓度增高，产生耳、肾毒性的可能。

二、全身应用抗菌药物

发生侵袭性感染时应予以抗菌药物治疗，应警惕金黄色葡萄球菌可能导致中毒休克综合征。经验治疗可予以万古霉素（1g，静脉滴注，每 12 小时 1 次）或达托霉素（4mg/kg，静脉滴注，每日 1 次）＋阿米卡星（首剂 10mg/kg，继以 7.5mg/kg 静脉滴注，每 12 小时 1 次）＋哌拉西林（4g，静脉滴注，每 4 小时 1 次）或哌拉西林 - 他唑巴坦，而后根据细菌学培养和药敏试验结果调整治疗方案。大多数药物的血半衰期在烧伤患者缩短，有条件时应进行万古霉素、氨基糖苷类药物治疗药物监测。

主要参考文献

[1] MANDELL G L, BENNETT J E, DOLIN R. Mandell, Douglas, and Bennett's principles and practice of infectious diseases. 8th ed. Philadephia: Churchill Livingstone, 2015.

[2] GILBERT D N，CHAMBERS H F，ELIOPOULOS G M, et al. The Sanford guide to antimicrobial therapy. 46th ed. Sperryville: Antimicrobial Therapy Inc, 2016.

[3] ESPOSITO S, BASSETTI M, BORRE S, et al. Diagnosis and management of skin and soft-tissue infections (SSTI): a literature review and consensus statement on behalf of the Italian Society of Infectious Diseases and International Society of Chemotherapy. J Chemother, 2011, 23(5): 251-262.

[4] LIU C, BAYER A, COSGROVE S E, et al. Clinical practice guidelines by the infectious diseases society of America for the treatment of methicillin-resistant *Staphylococcus aureus* infections in adults and children. Clin Infect Dis, 2011, 52(3): e18-55.

第八章

妇科感染

成年女性阴道内存在大量正常寄殖菌，每毫升分泌物中细菌含量达 $10^8 \sim 10^9$cfu，主要为各种专性和兼性厌氧菌。约 3/4 妇女阴道分泌物的中乳杆菌超过 10^5cfu/ml，主要为卷曲乳杆菌和詹氏乳杆菌。几乎 1/2 无症状育龄妇女阴道中可检出草绿色链球菌和表皮葡萄球菌。据报道正常阴道中脆弱拟杆菌检出率为 10%，肠球菌属 25%，产气荚膜梭菌 10%，B 群溶血性链球菌 10%～15%，阴道加德纳菌 10%～40%，普雷沃菌属 25%；其他细菌均低于 10%。约 5%～10% 女性尚可检出真菌，以白念珠菌最为常见，偶有光滑念珠菌和其他念珠菌、支原体和巨细胞病毒（CMV）。妇产科感染大多为多种上述病原菌的混合感染，2/3 以上的感染病例中可分离到厌氧菌，脆弱拟杆菌是盆腔感染中的最常见的厌氧菌。

第一节　外生殖器炎症

一、外阴炎

外阴部与尿道、阴道、肛门相连或邻近，易受排泄物、分泌物的刺激而引起感染。发生原因有阴道分泌物增多，月经垫、尿瘘或糖尿病患者尿液的刺激，外阴不洁以及真菌、滴虫及其他性传播疾病的病原体引起。此外，绝经的老年妇女因卵巢功能衰退、雌激素水平低下、外阴皮肤营养障碍、外阴上皮萎缩也易引起外阴炎症。

治疗主要是注意个人卫生，勤换内裤，每日清洗外阴，保持外阴清洁和干燥，局部用 1：5 000 高锰酸钾溶液坐浴或用外阴洗涤剂。细菌性感染可选用复方新霉素软膏、红霉素软膏等。有全身症状者根据细菌培养和药敏结果可全身应用抗菌药物。真菌性外阴炎用 2%～4% 碳酸氢钠溶液冲洗外阴阴道或坐浴，局部用 3% 克霉唑软膏或 2% 咪康唑软膏涂搽，亦可予以氟康唑口服。淋病奈瑟菌所致者选用头孢曲松或口服头孢菌素类，衣原体感染者选用多西环素、氟喹诺酮类或大环内酯类。糖尿病患者以及尿、粪瘘刺激引起的外阴炎，针对病因治疗。

二、前庭大腺炎、脓肿

前庭大腺炎常与阴道炎伴发，偶有单独发生，主要症状为局部烧灼感和性交痛。多为厌氧菌和复数菌感染。常见厌氧菌为脆弱拟杆菌、普雷沃菌属、消化链球菌等，常见需氧菌为淋病奈瑟菌、金黄色葡萄球菌、大肠埃希菌、变形杆菌属和链球菌属；亦见念珠菌属等真菌。多发生于育龄妇女、婴幼儿，绝经后极少发生。导管梗阻为主要诱因。急性期因腺管呈急性或化脓性炎症，管口肿胀或渗出物凝结阻塞，脓液不能外排形成脓肿。

急性期应卧床休息，保持局部清洁。局部可热敷或用高锰酸钾 1：5 000 溶液坐浴，脓肿形成后通常需外科切开引流。严重软组织感染者，需选用针对厌氧菌（如克林霉素）和革兰氏阴性菌（如氨基糖苷类或头孢菌素类）的抗生素。前庭大腺炎伴淋病奈瑟菌感染可按急性淋病治疗。如有衣原体感染，可予以氟喹诺酮类或多西环素。念珠菌感染治疗同念珠菌外阴炎。

第二节　阴道炎

一、滴虫阴道炎

全球每年约 1.8 亿妇女罹患滴虫阴道炎（trichomonal vaginitis），全美每年约 200 万～300 万。滴虫阴道炎见于 17% 的 HIV 阳性妇女，就诊孕妇的 9%～22%。病原为阴道毛滴虫，由性活动直接传播。女性患者的男性伴侣中 22%～80% 有滴虫，男性患者的女性伴侣中 66%～100% 有滴虫存在。约 20% 的女性和 40% 男性感染者的病程呈自限性。亦可经浴盆、浴池、浴巾、便器、游泳池等非性传播途径感染，还可经产道传播给新生儿。

滴虫阴道炎主要症状为阴道脓性分泌物、排尿困难、性交痛和异味，孕妇患者可引起早产及胎膜早破。确诊有赖于生殖道标本中检测出毛滴虫。湿片法检查滴虫的阳性率为 49%～90%，阴道毛滴虫因其特征性的运动易于辨认。湿片法通常还可见到大量白细胞。男性感染患者湿片法检测前尿道标本的阳性率为 50%～90%。培养仍为诊断毛滴虫最为可靠的方法，阴道标本培养阳性率为 85%～98%；男性前尿道标本阳性率为 80%。免疫色谱、核酸探针等方法敏感率高于湿片法，亦可用于快速诊断。

治疗推荐口服给药，因为尿道及尿道周围腺体感染为内源性反复发作的根源。局部用药症状缓解相对较快，但往往不能彻底根治。甲硝唑或替硝唑 2g，单剂口服，痊愈率 95%。替代方案为甲硝唑 500mg bid po，疗程 7 天，痊愈率 85%～90%。应同时治疗性伴侣（甲硝唑或替硝唑 2g，单剂口服）以提高痊愈率。单剂疗法的优点在于依从性好，总剂量小，禁止饮用含乙醇饮料的期限短及减少念珠菌二重感染。常规剂量甲硝唑治疗失败的患者，可予甲硝唑或替硝唑 2g qd po，疗程 3～5 天。大量临床队列研究和荟萃分析未发现甲硝唑对人类的致突变、致畸作用，妊娠期妇女仍可选用甲硝唑治疗。

不能耐受或不适合全身给药者可局部用药：甲硝唑栓 500mg，每晚 1 次放置阴道深部，疗程 10 天；或甲硝唑阴道泡腾片 200mg，每晚 1 次放置阴道深部，疗程 7～10 天。

女性无症状感染者亦须治疗。为防止和预防复发，需同时治疗性伴侣。

二、念珠菌阴道炎

念珠菌阴道炎或称阴道念珠菌病（candidal vaginitis or vaginal candidiasis），约 80%～90% 由白念珠菌所致，10%～20% 为其他念珠菌所致。热带念珠菌检出率约为 1%～5%，经标准治疗后易反复发作。近年来光滑念珠菌发生率呈增多趋势，约占阴道酵母菌分离株的 10%，可能与不规则治疗、长期应用抗真菌药物有关。真菌性阴道炎为常见病，约 75% 的成年女性一生中曾罹患本病。易感因素包括妊娠期、糖尿病、应用广谱抗菌药、应用含大量雌激素的避孕药、器官移植、HIV 感染、类固醇激素及抗代谢药物。穿着紧身及透气性差的内裤可使会阴部温度及湿度增加，有利于发病。妊娠期的前三个月发生率约为 10%，后三个月可达 36%～55%。

与滴虫和细菌感染 pH 升高不同，念珠菌阴道炎患者 pH 测定一般正常。直接显微镜检约 30%～50% 的患者不能检出真菌。分泌物中通常中性粒细胞相对较少。诊断根据临床特征（外阴瘙痒、排尿困难、性交痛、外阴分泌物），阴道 pH 正常，Whiff 试验阴性，显微镜检查未发现其他病原体而发现念珠菌则可确诊。念珠菌阴道炎可分为单纯性（约 90%）和复杂性（约 10%）。单纯性念珠菌阴道炎为偶发的轻、中度感染，由白念珠菌所致，患者无免疫缺陷。复杂性念珠菌阴道炎则包括重症感染，复发性感染（每年发作 ≥ 4 次），非白念珠菌所致感染，或糖尿病未控制、免疫缺陷、恶性肿瘤、妊娠等患者的感染。

阴道分泌物念珠菌培养阳性但无症状者不需治疗。

单纯性念珠菌阴道炎治疗可采用阴道内局部用药，包括克霉唑、咪康唑等药物的栓剂、软膏和片剂。亦可采用氟康唑 150mg 单剂口服；或伊曲康唑 200mg bid，疗程 1 天。在阴道分泌物中的药物可维持治疗浓度至少 72 小时。轻症者仅需局部给药。

复杂性念珠菌阴道炎治疗可采用克霉唑、咪康唑等药物的栓剂每日阴道内给药，疗程 7 天，或予氟康唑 150mg q72h×3 次。唑类药物（包括伏立康唑）对光滑念珠菌所致阴道炎通常无效，局部使用硼酸明胶胶囊 600mg 每日 1 次，疗程 14 天可能有效。复发性念珠菌阴道炎应在外用或口服唑类药物诱导治疗 10~14 天后继以口服氟康唑 150mg 每周 1 次维持治疗至少 6 个月。复发性念珠菌阴道炎需考虑治疗其性伙伴。有报道进食酸奶可显著减少念珠菌属的阴道定植和感染，被建议用于复发性念珠菌阴道炎。

阴道分离出念珠菌属但无症状者不需要治疗。

孕妇宜采用局部给药，不应采用口服唑类药物。

三、细菌性阴道病

细菌性阴道病（bacterial vaginosis）为育龄妇女阴道炎最常见的原因，常见病原菌为普雷沃菌、阴道阿托普菌和消化链球菌等厌氧菌，弯曲菌属，阴道加德纳菌及人型支原体。危险因素为多个性伴侣、阴道冲洗、阴道乳杆菌缺失、应用宫内节育器、妊娠。

90% 细菌性阴道病患者阴道 pH 超过 4.5，pH>5 则强烈提示本病。阴道分泌物加 10%~20% 的氢氧化钾可产生鱼腥味。约 90% 的患者阴道分泌物镜检可见线索细胞，据此可与滴虫阴道炎鉴别，线索细胞为覆盖有球杆菌的阴道上皮细胞，革兰氏染色可见阴道正常的粗大杆菌被球杆菌取代。

根据临床表现及革兰氏染色可诊断本病。临床诊断标准为：①光滑覆盖阴道壁的均质的、白色、非炎性分泌物；②显微镜检查发现线索细胞；③阴道分泌物 pH>4.5；④阴道分泌物呈鱼腥味，加 10%~20% 的氢氧化钾后呈鱼腥味即 Whiff 试验阳性。

治疗首选甲硝唑 500mg po bid×7 天，或甲硝唑 2g 单剂口服，甲硝唑缓释片 750mg po qd×7 天，替硝唑 2g po qd×2 天或 1g po qd×5 天。替换方案有克林霉素 300mg po bid×7 天。亦可局部给药，予 0.75% 甲硝唑阴道凝胶 5g qd×5 天，2% 克林霉素软膏 5g qd（睡前）×7 天，克林霉素栓剂 100mg qd（睡前）×3 天。长程疗法（10~14 天）可以减少复发。治疗无效患者可每天睡前局部使用硼酸明胶胶囊 600mg，症状改善后可延长给药间期。口服或局部使用乳杆菌制剂的疗效不肯定。

无症状患者亦须治疗，尤其是妊娠前或妇科手术前。无证据显示治疗性伴侣可以有助于阴道菌群恢复或减少复发。

孕妇合并有症状的细菌性阴道病可导致羊膜早破、早产和产后子宫内膜炎，应予以治疗，可选甲硝唑或克林霉素口服。局部用药疗效不及口服用药，且克林霉素凝胶与胎儿早产和新生儿感染相关。合并无症状的细菌性阴道病的孕妇应接受治疗，而无早产高危因素者是否需要治疗尚存在争议。

第三节　急性宫颈炎

急性宫颈炎（acute cervicitis）的主要病原体有淋病奈瑟菌、沙眼衣原体、单纯疱疹病毒及生殖道支原体等，部分患者与宫内放置节育器有关。

宫颈分泌物革兰氏染色涂片可见中性粒细胞增多，约 50%～75% 的感染患者可见革兰氏阴性双球菌。约 20%～70% 的衣原体感染者子宫颈检查完全正常。应用免疫荧光显微镜、酶联免疫检测、DNA 探针及 PCR 检测，约 75%～95% 的感染患者可自宫颈标本中检出衣原体。原发单纯疱疹病毒感染者 88% 可自宫颈分离到病毒，但反复发作性疱疹感染者中仅 12%。单纯疱疹病毒培养阳性者，体检时 90% 有宫颈炎。

治疗大多以局部用药为主。急性期可用 0.5%～1.0% 新霉素棉塞，每日 1 次，5~10 次为一疗程。重症感染宜全身用药。根据阴道分泌物病原体培养及药敏结果选用抗生素。淋菌性宫颈炎可用头孢曲松单剂肌内注射，推荐剂量为 125~250mg。其他替代方案有头孢唑肟 500mg，或头孢噻肟 500mg，或大观霉素 2g 单次肌内给药；头孢呋辛酯 1g 并加用丙磺舒 1g 单次口服，头孢克肟 400mg 单剂口服，头孢泊肟 400mg 单剂口服。由于 30%～60% 的淋菌性宫颈炎患者合并衣原体感染，除非排除衣原体感染，应同时给予抗衣原体治疗。推荐治疗方案为多西环素 100mg po bid，或四环素 500mg po qid，或米诺环素 100po qd，疗程均为 7 天。替代方案有阿奇霉素 2g 单剂口服，红霉素 500mg po qid，疗程 7 天，或氧氟沙星 300mg po bid，疗程 7 天。孕妇应避免使用多西环素和氟喹诺酮类。

第四节　盆腔感染

一、子宫内膜炎

急性子宫内膜炎（acute endometritis）多见于分娩及产褥期感染，也可由于宫内操作如人流刮宫、诊断性刮宫、放置或取出宫内节育环等操作消毒不严格而引起。月经期不卫生、月经期性交或性生活紊乱等也是致病原因之一。危险因素包括剖宫产、产程延长、胎膜早破及内诊次数多、宫内胎儿监测、B 群溶血性链球菌寄殖及细菌性阴道病等。子宫内膜炎病原菌主要为拟杆菌属，普雷沃菌属，B 群、A 群溶血性链球菌，肠杆菌科细菌，沙眼衣原体，解脲支原体以及产气荚膜梭菌。

宜首先清除宫内残余物，同时应用抗菌药物。治疗方案为多西环素联合以下药物之一：①头孢西丁、头孢美唑等头霉素类；②厄他培南、亚胺培南、美罗培南、多立培南等碳青霉烯类；③氨苄西林 - 舒巴坦、哌拉西林 - 他唑巴坦等 β- 内酰胺酶抑制剂复方制剂。亦可选用克林霉素联合庆大霉素或头孢曲松。产气荚膜梭菌感染宜选青霉素 500 万 U 或氨苄西林 - 舒巴坦 3g ivgtt q6h。

经积极抗感染治疗和清除子宫内残留物后仍无效，或出现穿孔、肠道损伤、气性坏疽以及盆腔、附件脓肿等情况，应进行剖腹探查并考虑子宫切除。

术前抗菌药物预防应用可使剖宫产后子宫内膜炎减少 50%。

二、急性输卵管炎

急性输卵管炎（acute salpingitis）常见病原菌为链球菌属、葡萄球菌属、大肠埃希菌、厌氧菌、淋病奈瑟菌等。足月分娩、流产后、生殖道手术操作继发感染为常见原因。近年来由于宫内避孕器的广泛应用，不少急性输卵管卵巢炎与此有关。宫内避孕器所致的子宫内膜炎或输卵管卵巢炎有时是放线菌感染。过早、过频以及在月经期性交；未经严格消毒而进行的输卵管通液、造影与刮宫手术；经腹腔镜进行输卵管电烙绝育术与其他经腹妇科手术均有可能导致急性输卵管炎。急性阑尾炎、结肠憩室炎可以分别引起邻近一侧的输卵管卵巢炎，但此种情况较为少见。由血液传播的常是结核性炎症，全身性菌血症亦偶可引起输卵管炎。寄生虫病，如血吸虫、丝虫甚至蛔虫、绦虫卵均可能经血流积聚于输卵管壁或卵巢中引起所谓肉芽肿性输卵管卵巢炎，在血吸虫病高发地区偶可见到血吸虫卵性输卵管卵巢炎症。

大多数病原体在正常情况下寄生于阴道或子宫颈，遇有诱发因素时极易借机产生上行性感染，故在进行各种经阴道进入子宫腔的操作时，应进行严密消毒，可能减少病原体进入子宫腔，从而减少急性输卵管炎的发生率。

参考子宫腔排出液的涂片检查或细菌培养与药敏结果，选用适当抗生素。经验治疗可选择氨苄西林-舒巴坦、哌拉西林-他唑巴坦、头霉素类，或哌拉西林或头孢菌素联合甲硝唑。如患者对β-内酰胺类过敏或初始治疗失败，可选用克林霉素联合庆大霉素或喹诺酮类。

三、盆腔脓肿

盆腔脓肿（pelvic abscess）常发生于子宫切除术等妇产科手术后，其病原菌主要为B群链球菌、大肠埃希菌、克雷伯菌属、肠杆菌属、变形杆菌属等肠杆菌科细菌，肠球菌属以及脆弱拟杆菌、二路普雷沃菌等厌氧菌。

局限和轻症治疗方案有：①头孢噻肟 1g ivgtt q8h；②头孢西丁 2g ivgtt q6h；③头孢曲松首剂 2g，继以 1g ivgtt qd；④氨苄西林-舒巴坦 3g ivgtt q6h；⑤哌拉西林-他唑巴坦 3.375g ivgtt q6h；⑥替卡西林/克拉维酸 3.1g ivgtt q4~6h。

广泛和中、重度感染治疗方案：①克林霉素 900mg ivgtt q8h，联合庆大霉素负荷剂量 2mg/kg，继以 1.5mg/kg ivgtt q8h。尚可加用氨苄西林首剂 2g，继以 1g ivgtt q4h。②氨苄西林（剂量同前）联合庆大霉素（剂量同前）和甲硝唑 500mg ivgtt q8h。③亚胺培南-西司他丁 500mg/ 1 000mg ivgtt q8h。④美罗培南 1g ivgtt q8h。⑤厄他培南 1g ivgtt qd。⑥左氧氟沙星 500mg ivgtt q24h，联合甲硝唑 500mg ivgtt q8h。

必要时经阴道或经皮穿刺引流脓肿，引流管直至无引流液，通常需留置 4~8 天。抗菌治疗至体温正常后 48~72 小时，症状消失，外周血白细胞正常。盆腔脓肿患者应在出院 2 周后随访排除复发。

四、盆腔炎性疾病

盆腔炎性疾病（plevic inflammatory disease）是指自子宫颈至子宫内膜、输卵管及邻近盆腔结构的持续炎症所致的临床综合征，即子宫颈炎、子宫内膜炎、输卵管炎、盆腔腹膜炎、输卵管卵巢脓肿。全美每年约 100 万女性罹患本病，为妇科最常见的住院原因。长期后遗症如不育症发生率约为 25%，20% 发展成为慢性盆腔疼痛，10% 可发生异位妊娠。多数患者系子宫颈的病原体上行感染所致。性传播病原体，特别是淋病奈瑟菌及沙眼衣原体为最重要的病原菌；阴道菌群（如厌氧菌、阴道加德纳菌、流感嗜血杆菌、肠道革兰氏阴性杆菌及无乳链球菌）亦与急性盆腔炎有关。此外，巨细胞病毒、人型支原体及解脲支原体亦可为部分急性盆腔炎的病因。

危险因素为年龄（15~19 岁）、滥交、淋病奈瑟菌及沙眼衣原体感染史、盆腔炎病史及留置宫内节育器后第 1 个月。其他相关因素有细菌性阴道病、阴道冲洗、抽烟及药瘾者。

诊断依据为无其他原因的子宫及附件压痛或子宫颈举痛，口腔温度超过 38.3℃；异常的子宫颈或阴道脓性分泌物；阴道分泌物镜检有白细胞；红细胞沉降率增快；C 反应蛋白升高；实验室证实淋病奈瑟菌或沙眼衣原体子宫颈感染支持诊断。确诊标准为病理检查有子宫内膜炎，经阴道超声或其他影像学检查输卵管壁增厚并有积液，或伴有盆腔游离液体或输卵管卵巢脓肿，及盆腔镜检查结果符合急性盆腔炎。

急性期应卧床休息，及时予以抗菌治疗以减少后遗症。抗菌药物需覆盖淋病奈瑟菌、沙眼衣原体、厌氧菌、革兰氏阴性杆菌和链球菌等。选择治疗方案时应考虑药源、费用、患者的耐受性及抗菌药物的敏感性。

病情严重、恶心、呕吐或高热，输卵管卵巢脓肿，孕妇，不能除外外科急诊（如阑尾炎）以及口服治疗无效患者需要住院接受注射给药治疗，抗菌药物选用：①头孢西丁 2g ivgtt q6h 联合多西环素 100mg ivgtt 或 po q12h；②克林霉素 900mg ivgtt q8h，联合庆大霉素负荷剂量 2mg/kg，继以 1.5mg/kg ivgtt q8h；③氨苄西林 - 舒巴坦 3g ivgtt q6h，联合多西环素 100mg ivgtt 或 po q12h；④亦可头孢呋辛、头孢唑肟、头孢噻肟和头孢曲松等头孢菌素类与克林霉素或甲硝唑联合；⑤左氧氟沙星 500mg iv qd ± 甲硝唑 500mg iv q8h，但应警惕淋病奈瑟菌对喹诺酮类药物耐药率高。临床情况改善后 24 小时改用口服多西环素 100mg po q12h，如为输卵管卵巢脓肿则选用克林霉素 450mg po q6h 或甲硝唑 500mg po q12h 联合多西环素 100mg po q12h 至疗程满 14 天。

轻症患者治疗选用：①头孢曲松 250mg 单剂肌内注射，或头孢唑肟、头孢噻肟，或头孢西丁 2g 单剂肌内注射同时服用丙磺舒 1g。继以多西环素 100mg po bid ± 甲硝唑 500mg po bid，疗程 14 天。②左氧氟沙星 500mg po qd ± 甲硝唑 500mg po bid，疗程均为 14 天。③亦可选用阿莫西林 / 克拉维酸联合多西环素口服。

应对急性盆腔炎患者的发病前 60 天内的性伴侣筛查，排除性传播性疾病，并予以覆盖沙眼衣原体和淋病奈瑟菌的经验治疗。

主要参考文献

[1] MANDELL G L, BENNETT J E, DOLIN R. Mandell, Douglas, and Bennett's principles and practice of infectious diseases. 8th ed. Philadephia: Churchill Livingstone, 2015.

[2] PAPPAS P G, KAUFFMAN C A, ANDES D R, et al. Clinical practice guidelines for the management of candidiasis: 2009 update by the infectious diseases society of America. Clin Infect Dis, 2009, 48(5): 503–535.

[3] GILBERT D N, CHAMBERS H F, ELIOPOULOS G M, et al. The Sanford guide to antimicrobial therapy. 46th ed. Sperryville: Antimicrobial Therapy Inc, 2016.

[4] 刘朝晖, 廖秦平. 外阴阴道假丝酵母菌病 (VVC) 诊治规范修订稿. 中国实用妇科与产科杂志, 2012, 28(6): 401-402.

[5] 中华医学会妇产科学分会感染性疾病协作组. 细菌性阴道病诊治指南 (草案). 中华妇产科杂志, 2011, 46(4): 317.

[6] 中华医学会妇产科学分会感染性疾病协作组. 盆腔炎症性疾病诊治规范 (修订版). 中华妇产科杂志, 2014, 49(6): 401-403.

[7] LARSEN J W, HAGER W D, LIVENGOOD C H, et al. Guidelines for diagnosis, treatment and prevention of postoperative infections. Infect Dis Obstet Gynecol, 2003, 11(1): 65-70.

第九章
眼科感染

眼科感染包括结膜炎、角膜炎、眼内炎、眼葡萄膜炎以及眼周围炎。

一、感染性结膜炎

结膜炎是眼以及眼附属结构最常见的感染。感染性结膜炎的病原有病毒、衣原体、细菌、寄生虫、真菌。不同病原所致的结膜炎临床表现和体征相仿，因此患者的既往病史很重要，是诊断的重要线索。与角膜炎患者不同，结膜炎患者通常眼痛并不常见，但如果眼睑有溃疡或者是疱疹病毒、天花病毒以及牛痘病毒所致者，可出现非常剧烈的疼痛。几乎所有结膜炎患者都有畏光、流泪、异物感、烧灼感以及瘙痒感，视力大多正常或轻度减退。除此之外，结膜充血水肿和眼分泌物增多等体征也较多见。

（一）病毒性结膜炎

80% 急性结膜炎为病毒感染导致，而 65%~90% 的病毒性结膜炎为腺病毒感染，主要表现为急性滤泡性结膜炎。儿童患者中多为腺病毒血清型 3 型和 7 型感染，成人患者中多为 8 型、11 型和 19 型感染，具有高度传染性。病毒性结膜炎通常急性单侧起病，对侧眼则常在 1 周内出现感染症状。表现为结膜明显充血，水样分泌物增多，部分患者还伴有感染侧耳前淋巴结肿大和压痛。病毒性结膜炎通常可在数天或数周内自愈，没有后遗症，不需抗感染治疗。

（二）衣原体结膜炎

沙眼衣原体可分为 A、B、Ba、C 等 12 个血清型。地方性流行性沙眼多由 A、B、C 或 Ba 型所致。沙眼是一种慢性滤泡性角膜结膜炎，是可预防的失明最为常见的病因。初次感染从上睑结膜开始，然后蔓延至睑缘。早期表现为乳头肥大、黏液脓性分泌物、角膜血管翳、角膜上皮炎症，晚期表现包括结膜、角膜和眼睑瘢痕形成。根据世界卫生组织制订的标准，沙眼分为 5 级：滤泡性沙眼（trachomatous follicular, TF）、炎症性沙眼（trachomatous inflammatory, TI）是活动期沙眼，需要治疗；沙眼性疤痕（trachomatous scarring, TS）是曾患沙眼的证据；沙眼性倒睫（trachomatous trichiasis, TT）有潜在致盲危险，需行眼睑内翻倒睫矫正术；角膜混浊（corneal opacity, CO）是终末期沙眼。沙眼的经验治疗首选阿奇霉素，儿童 20mg/kg 单剂口服，成人 1g 单剂口服；次选多西环素 100mg 每天 2 次口服，疗程至少 21 天，或四环素 250mg 每天 4 次口服，疗程 14 天。由于通常给药后数月才会见效，所以亦有推荐四环素或红霉素局部给药，每个月给药 5 天，每天给药 2 次，连续 6 个月。幼儿避免使用多西环素或四环素。重复局部给药对于有可能复发的病例疗效较好。手术矫正倒睫、睑内翻是防止晚期沙眼致盲的关键措施。世界卫生组织建议如果某地区 1 至 9 岁的儿童沙眼流行率超过 10%，就应进行持续 3 年的密集治疗。

沙眼衣原体中的血清型 B、Ba、D 至 K 型可通过性传播引起成人滤泡性结膜炎。估计每 300 个生殖道衣原体感染者中就有 1 人发生结膜炎，通常为单侧。男性患者常伴有尿道炎，女性患者常伴有慢性宫颈炎。治疗首选多西环素 100mg 每天 2 次口服；次选红霉素 250mg 每天 4 次口服，疗程均为 1~3 周。需同时治疗性伴侣。

沙眼衣原体感染还可引起反应性关节炎，虹膜睫状体炎、关节炎和尿道炎三联症（以往称为Reiter's病）。肺炎衣原体与外眼疾病的关系尚未明确。

（三）细菌性结膜炎

主要临床表现为急性单侧眼睑水肿、结膜充血和黏液脓性分泌物，起病1~2天内对侧眼也出现感染症状。

急性细菌性结膜炎最常见的病原为金黄色葡萄球菌、肺炎链球菌和流感嗜血杆菌。其中金黄色葡萄球菌在成人和儿童中都很常见，而肺炎链球菌和流感嗜血杆菌则在儿童中比成人更为多见。其他病原菌引起的感染少见，白喉棒状杆菌、卡他莫拉菌、志贺菌属和假单胞菌属等偶可引起免疫功能降低者结膜炎。经验治疗首选0.3%加替沙星或0.5%左氧氟沙星或0.5%莫西沙星滴眼液，给药方法为最初2日非睡眠时间1~2滴，每2小时1次，以后每4~8小时1次，共7天；次选多黏菌素B+TMP滴眼液1~2滴，每3~6小时1次，疗程7~10天；或1%阿奇霉素1滴，每天2次，2天后每天1滴，共5天。

超急性（化脓性）细菌性结膜炎最常见的病原为淋病奈瑟菌，脑膜炎奈瑟菌所致者病情严重程度较淋病奈瑟菌略轻。重症感染多见于新生儿、性活跃的青少年以及年轻成人。主要临床特征为大量厚的黄绿色脓性分泌物。与多数细菌性结膜炎不同，化脓性结膜炎可有耳前淋巴结触痛。局部用药可减轻症状，但全身用药更为重要。治疗推荐头孢曲松，儿童单次25~50mg/kg，成人单次1g肌内注射或静脉给药。

慢性细菌性结膜炎最常见的病原为葡萄球菌属。治疗根据药敏试验结果选用抗生素，注意眼卫生，检查泪管系统是否通畅。红霉素或杆菌肽油膏可能有效。

（四）新生儿结膜炎

任何出生4周内新生儿的结膜炎都属于新生儿结膜炎，也称新生儿眼炎。其病原可为细菌、病毒、衣原体或毒性反应（对化学品的反应）。①出生后第1天发生的结膜炎：最常见的病因为预防用硝酸银导致的化学性炎症，由于目前通常用红霉素软膏预防，该病现已罕见，一旦发生也不需特殊治疗。②出生后2~4天内发生的结膜炎：病原菌以淋病奈瑟菌多见，临床表现为大量脓性分泌物，治疗选用头孢曲松25~50mg/kg单剂静脉给药，总剂量不超过125mg。需同时治疗母亲及其性伴侣，如伴有沙眼衣原体感染亦需同时治疗。③出生后3~10天发生的结膜炎：病原以沙眼衣原体最为常见，治疗选用红霉素或琥乙红霉素糖浆12.5mg/kg，每6小时口服，疗程14天，不需局部治疗。同时治疗母亲及其性伴侣时可选用阿奇霉素。④出生后2~16天发生的结膜炎：最常见病原为单纯疱疹病毒1型和2型，在眼科专家指导下局部抗病毒治疗；如伴有全身性感染，同时给予静脉滴注阿昔洛韦。

二、感染性角膜炎

感染性角膜炎通常病情较重并常危及视力，需要立即诊断并给予正确治疗。如不及时治疗，部分患者可在24小时内发生角膜穿孔继而发生眼内炎，导致失明甚至需摘除眼球。病原包括细菌、病毒、真菌或寄生虫，发达国家中以单纯疱疹病毒最为常见，发展中国家则以细菌和真菌感染更为常见。临床表现为眼痛、结膜充血、眼分泌物增多、角膜水肿浸润、上皮缺损、角膜基质化脓、角膜出现新生血管、眼内炎症反应甚至角膜溶解。如果就诊不及时或治疗不恰当，可发生严重的并发症，如角膜穿孔、眼内容脱出、眼内炎等，即使药物能控制，也多有角膜白斑、角膜新生血管等后遗症，严重影响视力甚至失明。

（一）细菌性角膜炎

细菌性角膜炎占感染性角膜炎的 65%~90%。多数细菌性角膜炎由葡萄球菌属、链球菌属（肺炎链球菌，G 群、A 群链球菌）、其他革兰氏阳性杆菌和丙酸杆菌属、革兰氏阴性菌（如假单胞菌属、嗜血杆菌属、莫拉菌属）或肠杆菌科细菌（变形杆菌属、沙雷菌属、克雷伯菌属、肠杆菌属、柠檬酸杆菌属等）所致。治疗方案：①急性无并发症者病原菌以金黄色葡萄球菌、肺炎链球菌、化脓性链球菌和嗜血杆菌属多见，经验治疗首选 0.5% 莫西沙星滴眼液，1 滴，每小时 1 次，2 天后根据疗效减量；次选 0.3% 环丙沙星或 0.5% 左氧氟沙星滴眼液，每小时 1~2 滴，1~3 天后根据疗效减量。②使用隐形眼镜的患者病原菌以铜绿假单胞菌为多见，经验治疗首选 0.3% 环丙沙星或 0.5% 左氧氟沙星滴眼液，1~2 滴，每小时 1 次，持续 24~72 小时后逐渐减量；次选 0.3% 妥布霉素或庆大霉素滴眼液，1~2 滴，每小时 1 次，持续 24 小时后逐渐减量。同时推荐作隐形眼镜拭子培养和药敏试验，根据药敏试验结果用药。③角膜干燥、糖尿病或免疫功能低下的患者常见病原菌为金黄色葡萄球菌、表皮葡萄球菌、肺炎链球菌、化脓性链球菌、肠杆菌科和李斯特菌等。经验治疗首选 0.3% 环丙沙星滴眼液，1~2 滴，每小时 1 次，持续 24~72 小时后逐渐减量；次选万古霉素（50mg/ml）+ 头孢他啶（50mg/ml），给药方法均为 1~2 滴，每小时 1 次，持续 24~72 小时之后逐渐减量。亦推荐拭子培养和药敏，并根据结果进行针对性治疗。

（二）衣原体和梅毒性角膜炎

沙眼衣原体所致的慢性滤泡性角膜结膜炎是可预防的失明最常见病因。治疗选用阿奇霉素口服，同时治疗性伴侣；慢性患者需要长期治疗。梅毒性角膜炎，也称为间质性角膜炎，并不多见。未经治疗的生殖道梅毒晚期患者中 50% 可发生梅毒性角膜炎。梅毒性角膜炎为免疫反应所致，治疗选用类固醇滴眼液。抗梅毒螺旋体治疗对于局部角膜炎可能无效，但对于梅毒的全身症状以及减少复发可能有效。

（三）病毒性角膜炎

许多病毒性角膜炎为自限性，不需要抗病毒药物治疗。但下列病毒所致的角膜炎需要抗感染治疗：①单纯疱疹病毒感染，病原为单纯疱疹病毒 1 型和 2 型。治疗首选曲氟尿苷滴眼液，每 2 小时 1 滴至每天 9 滴，直到角膜上皮再生，然后每 4 小时 1 滴至 5 次/天，总疗程不超过 21 天；次选 0.15% 更昔洛韦滴眼液，适用于急性疱疹病毒角膜炎，非睡眠时 1 滴，每天 5 次，直至角膜溃疡愈合，然后 1 滴，3 次/天，共 7 天；或阿糖腺苷眼膏，5 次/天，疗程 21 天，对儿童患者有效（目前在美国已停止使用）。病毒性角膜炎 1 年内复发率 30%，因此对于反复发作者以及大量应用类固醇或免疫抑制剂者，可选用阿昔洛韦 400mg 口服，每天 2 次，疗程 12 个月作为预防治疗，降低复发率。②眼水痘，病原为水痘 - 带状疱疹病毒。治疗首选泛昔洛韦 500mg 口服，每天 3 次；或伐昔洛韦 1g 口服，每天 3 次，疗程均为 10 天；次选阿昔洛韦 800mg 口服，每天 5 次，疗程 10 天。

（四）真菌性角膜炎

真菌性角膜炎发病率较细菌性和病毒性角膜炎为低，美国各类临床报道中真菌性角膜炎所占比例均低于 5%~10%。真菌性角膜炎好发于湿润温暖的地区，通常与角膜创伤或植物有关，因此病原分布有很强的地域性。使用类固醇以及软性接触镜是常见的危险因素。较常见的病原为曲霉、镰刀霉和念珠菌属。治疗首选 5% 那他霉素滴眼液 1 滴，每 1~2 小时 1 次，后逐渐减量；次选 0.15% 两性霉素 B 滴眼液 1 滴，每 1~2 小时 1 次，后逐渐减量。

（五）分枝杆菌角膜炎

发病率低，多见于准分子激光原位角膜磨镶术（Lasik 术）后，病原为龟分枝杆菌。治疗选莫西沙星滴眼液 1 滴，每天 4 次，可能需要与其他抗分枝杆菌药物合用。

（六）原虫性角膜炎

发病率低，创伤和使用软质接触镜是危险因素。主要病原为棘阿米巴原虫。治疗选用（0.02% 氯己定或 0.02% 聚双胍乙二醇酯）+0.1% 羟乙磺酸丙氧苯脒滴眼，每小时 1 滴，48 小时后减量至非睡眠时间每小时 1 次，3 天后再减量至每 2 小时 1 次，持续 3~4 周后根据临床反应再逐渐减量。

三、眼内炎

眼内炎指细菌或真菌所致的玻璃体和 / 或房水感染。病毒和寄生虫通常可引起葡萄膜炎，很少引起眼内炎。大多数眼内炎为细菌感染所致，且呈急性感染，如耽误治疗或治疗不充分可能导致失明。

（一）眼科手术后的眼内炎

1. 白内障术后早期急性起病者（发生率 0.05%）病原菌以表皮葡萄球菌多见，约占 60%；金黄色葡萄球菌、链球菌属和肠球菌属各占 5%~10%，革兰氏阴性杆菌占 6%。如视力仅存光感或更差，应立即行玻璃体切割术，并于玻璃体内注射万古霉素 1mg 和头孢他啶 2.25mg，玻璃体内注射糖皮质激素疗效不明确，2~3 日后可能需要再次玻璃体内注射抗生素。轻度慢性感染者病原体以痤疮丙酸杆菌、表皮葡萄球菌多见。经验治疗为万古霉素眼内注射，通常需做玻璃体切除术，摘除人工晶状体。辅助全身用抗生素（例如万古霉素、头孢他啶、莫西沙星等）推荐用于内源性感染。

2. 青光眼滤过术后病原菌以链球菌属和嗜血流感杆菌多见，经验治疗选用玻璃体内局部注射抗菌药（如万古霉素 1mg 和头孢他啶 2.25mg），并可全身性应用氨苄西林 - 舒巴坦或头孢他啶（若怀疑 MRSA 加用万古霉素）。

（二）穿透伤后眼内炎

常见病原菌为杆菌属和表皮葡萄球菌，玻璃体内给药与白内障术后相同，并全身应用克林霉素或万古霉素。手术后用妥布霉素或头孢唑林滴眼液。

（三）未做手术，可疑血行感染者

常见病原菌为肺炎链球菌、脑膜炎奈瑟菌和金黄色葡萄球菌。经验治疗选用头孢噻肟 2g 静脉注射，每 4 小时 1 次或头孢曲松 2g，静脉注射，每日 1 次联合万古霉素静脉注射。玻璃体内使用抗生素方式与白内障手术后早期感染者相同。

（四）静脉使用海洛因者

常见病原菌为蜡样芽孢杆菌和念珠菌属。参照药敏结果玻璃体内给药联合全身给药。

（五）真菌性眼内炎

多见于使用广谱抗菌药、经常使用糖皮质激素以及留置静脉导管者。常见病原菌为念珠菌属和曲霉。经验治疗可选用 0.005~0.01mg/0.1ml 两性霉素 B 玻璃体内给药 + 全身治疗。全身治疗首选两性霉素 B 0.7~1mg/kg+ 氟胞嘧啶 25mg/kg，每日 4 次或伏立康唑 6mg/kg q12h，2 个剂量后改为 4mg/kg q12h。次选氟康唑。

四、葡萄膜炎

葡萄膜炎指葡萄膜的炎性病变。尽管视网膜并非葡萄膜，但因葡萄膜脉络膜炎常可累及视网膜，所以将视网膜炎也列为葡萄膜炎的一种。葡萄膜炎约 50% 为特发性病变，20% 为感染性葡萄膜炎，后者多数由身体其他部位感染经血流播散到血管丰富的葡萄膜所致。感染性葡萄膜炎最常见的病原为疱疹病毒、巨细胞病毒和弓形虫。临床表现多呈慢性，通常无全身症状。前葡萄膜炎患者主要表现为眼痛和视力下降，中葡萄膜炎患者主要表现为眼前有漂浮物和视力模糊，无眼痛或畏光，后葡萄膜炎患者则表现为眼痛和失明。

（一）疱疹病毒引起的前葡萄膜炎

采用类固醇滴眼液滴眼，同时长期口服阿昔洛（400mg，每天 2 次）以减少复发。

（二）急性视网膜坏死

常见病原为带状疱疹病毒和单纯疱疹病毒，经验治疗选用阿昔洛韦 10 ~ 12mg/kg，静脉滴注，每 8 小时 1 次，疗程 5 ~ 7 天，继以 800mg、每日 5 次口服，疗程 6 周。

（三）HIV 阳性患者视网膜炎

多发生于 CD4 细胞数 <100×10^6/L 者，常见病原为巨细胞病毒。对于短期可能危及视力的患者，首选更昔洛韦玻璃体内注射联合缬更昔洛韦口服。不能口服缬更昔洛韦者改用更昔洛韦静脉滴注。如果疑似对更昔洛韦耐药，应用膦甲酸钠治疗。

五、眼周围炎

眼周围感染包括眼睑炎、泪管系统感染、眼眶软组织感染。

（一）睑腺炎

俗称"麦粒肿"，表现为局部眼睑红肿有压痛。常见病原菌为金黄色葡萄球菌。经验治疗为局部应用杆菌肽滴眼液或红霉素软膏，热敷亦有助于改善症状。极少数患者可能需要切开引流。

（二）泪管炎

指压鼻泪管开口处可见渗出物。病原菌以放线菌属最为常见，诺卡菌和念珠菌属等少见。清除阻塞物后，经验治疗首选青霉素 G 液（100 000μg/ml），局部冲洗，儿童患者可选用阿莫西林 - 克拉维酸或头孢噻肟溶液冲洗；如为真菌感染时可选用制霉菌素液（5μg/ml）冲洗。

（三）泪囊炎

较少见，常继发于泪道阻塞。病原菌以金黄色葡萄球菌最多见，肺炎链球菌、流感嗜血杆菌、化脓性链球菌和铜绿假单胞菌也较常见。通常根据泪道吸出物涂片革兰氏染色结果进行经验治疗。

（四）眼眶蜂窝织炎

常见病原菌为肺炎链球菌、流感嗜血杆菌、卡他莫拉菌、金黄色葡萄球菌、厌氧菌和 A 群链球菌等，继发于外伤者偶见革兰氏阴性菌感染。经验治疗可选用萘夫西林 2g，静脉滴注，每 4 小时 1 次（如为 MRSA 感染，改用万古霉素 1g，静脉滴注，每 12 小时 1 次）+ 头孢曲松 2g，静脉滴注，每日 1 次 + 甲硝唑 1g，静脉滴注，每 12 小时 1 次。对青霉素类或头孢菌素类过敏患者可选用静脉滴注万古霉素 + 左氧氟沙星 750mg，每日 1 次 + 甲硝唑。不能耐受万古霉素者可选用达托霉素 6mg/kg，静脉滴注，每日 1 次。

主要参考文献

[1] MANDELL G L, BENNETT J E, DOLIN R. Mandell, Douglas, and Bennett's principles and practice of infectious diseases. 8th ed.Philadephia: Churchill Livingstone, 2015.

[2] GILBERT D N, MOELLERING R C, ELIOPOULOS G M, et al. The Sanford guide to antimicrobial therapy. 45th ed.Sperryville: Antimicrobial Therapy Inc,2015.

[3] CORNAGLIA G, COURCOL R, HERRMANN J L, et al. European manual of clinical microbiology. European society for clinical microbiology and infectious diseases.Paris：Société Française de Microbiologie, 2012.

第十章

口腔感染

口腔感染多为牙源性。牙源性口腔感染包括龋齿感染、牙髓炎、根周炎、牙龈炎、牙周病以及深筋膜间隙感染。非牙源性口腔感染包括溃疡性黏膜炎、坏疽性口炎以及唾液腺感染。化脓性口腔感染也可源于口腔和鼻咽区域、中耳和乳突、鼻窦感染。

（一）牙源性口腔感染

病原复杂，多与口腔内的定植菌有关。目前已确知定植于口腔的细菌超过 700 种，其中链球菌属、消化链球菌属、韦荣菌属、乳杆菌属、棒状杆菌属和放线菌属占细菌培养阳性的 80% 以上。兼性革兰氏阴性杆菌在健康成人中并不常见，但在重症、住院和老年患者中较为多见。不同部位定植的细菌也不完全相同，如血液链球菌主要定植在牙齿表面，而唾液链球菌主要定植在舌和口腔黏膜表面。在病理情况下，微生态平衡受到破坏，上述共生菌移位成为致病菌引起炎症和组织破坏。其中变形链球菌与龋齿关系密切，是唯一所有牙沟培养均阳性的细菌，也是唯一龋齿患者中分离率超过非龋齿患者的细菌。

1. 急性单纯性牙龈炎　常见病原为链球菌属、放线菌属和口腔螺旋菌。治疗选用青霉素静脉滴注 200 万～400 万 U，每 4～6 小时 1 次（或青霉素 V 口服 500mg，每 8 小时 1 次）联合甲硝唑口服或静脉滴注 500mg，每 8 小时 1 次，或氨苄西林 - 舒巴坦静脉滴注 1.5~3g，每 6~8 小时 1 次，或阿莫西林 - 克拉维酸口服 500mg，每 8 小时 1 次，或克林霉素口服 450mg，每 6 小时 1 次或静脉滴注 600mg，每 6～8 小时 1 次。

2. 急性坏死性溃疡性牙龈炎或樊尚咽峡炎　重症表现为坏疽性口炎，与维生素缺乏有一定关系。常见病原为中间普雷沃菌、梭杆菌属、福塞斯坦纳菌、齿垢密螺旋体及其他口腔螺旋体。治疗选用甲硝唑口服或静脉滴注 500mg，每 8 小时 1 次，或阿莫西林 - 克拉维酸口服 500mg，每 8 小时 1 次，或氨苄西林 - 舒巴坦静脉滴注 1.5~3g，每 6~8 小时 1 次，或克林霉素口服 450mg，每 6 小时 1 次或静脉滴注 600mg，每 6～8 小时 1 次。补充维生素（A、B、C、D）对治疗有一定帮助。

3. 早发性牙周炎、侵袭性牙周炎或局限型青少年牙周炎　常见病原菌为伴放线菌、牙龈卟啉单胞菌、齿垢密螺旋体或中间普雷沃菌。治疗可选多西环素口服或静脉滴注 100mg，每 12 小时 1 次（仅适用于 8 岁及 8 岁以上儿童），或甲硝唑口服或静脉滴注 500mg，每 8 小时 1 次。

4. 成人牙周炎　常见病原为齿垢密螺旋体、其他口腔螺旋体、黑色素拟杆菌属和福塞斯坦纳菌。可局部使用米诺环素微球体或米诺环素牙周缓释液。

5. 牙槽脓肿、冠周炎或根管感染　病原菌为口腔寄殖菌群，如消化球菌、消化链球菌、梭杆菌属、韦容菌属、拟杆菌属及真杆菌属等。抗菌药物治疗适用于中度以上感染患者，首选青霉素 V 口服 500mg，每 6 小时 1 次，或阿莫西林口服 250~500mg，每 6～8 小时 1 次；病情较重或经上述药物治疗无效的患者选用口服甲硝唑 400mg，每天 2 次或阿莫西林 - 克拉维酸。青霉素过敏者选用红霉素口服 500mg，每 6 小时 1 次或罗红霉素口服 300mg，每日 1 次，疗程均为 5 天。

6. 口腔蜂窝织炎　多由齿源性感染直接引起，少数由外伤或局部疖肿感染扩散所致，病原菌同牙槽脓肿。治疗宜选用大剂量青霉素或克林霉素静脉给药。5 岁以下儿童患者多由流感嗜血杆菌所致，治疗首选头孢曲松或头孢呋辛静脉滴注，亦可选用阿莫西林 - 克拉维酸或 SMZ-TMP 静脉滴注。国外由于普遍接种 B 型流感嗜血杆菌菌苗，由该菌所致感染率已下降 95%，本病常发生于未预防接种菌苗的儿童。

7. 齿龈上牙菌斑和龋齿的预防　常见病原菌为变形链球菌、其他链球菌属和放线菌属。预防选用含氟化物的牙膏或漱口水（例如 1.1% 氟化钠或 0.4% 氟化亚锡），一日 2~3 次 ± 含氟涂剂（例如 5% 氟化钠）局部应用一日 3~4 次 ± 氯己定（0.12%）漱口水漱口。

（二）非牙源性口腔感染

多继发于化学伤、热损伤或创伤。几乎所有的感染性微生物，特别是经性传播患者以及儿童病毒性黏膜疹均可以引起口内病变。HIV 患者和因癌症接受细胞毒药物治疗的患者易发生急性和慢性口腔机会感染，包括念珠菌、曲霉、毛霉、疱疹病毒和混合性革兰氏阴性菌感染。

1. 坏疽性口炎　亦称为走马疳，是一种急性暴发性口腔及面部组织坏疽性感染。好发于儿童，特别是虚弱和营养不良者。口腔黏膜坏死性溃疡迅速进展并破坏深部组织，短期内坏死组织脱落后即显露出下面的骨、牙齿和深部组织。坏疽性口炎病因尚不清楚，创面培养常可获梭菌或螺旋体如樊尚螺旋体和具核梭杆菌，也可为产黑色素普雷沃菌及其他厌氧菌。治疗需采用大剂量抗菌药物静脉给药。可选用青霉素静脉滴注 200 万 ~ 400 万 U，每 4~6 小时 1 次 + 甲硝唑口服或静脉滴注 500mg，每 8 小时 1 次，或氨苄西林 - 舒巴坦静脉滴注 1.5~3g，每 6~8 小时 1 次，或克林霉素静脉滴注 600mg，每 6~8 小时 1 次。

2. 阿弗他（aphthous）溃疡　阿弗他溃疡在反复发作性口腔病变中最为常见，病因不明。治疗主要为保持口腔卫生。采用杀菌性口洗剂对于短期内预防二次感染可能有效。局部使用激素（口腔用曲安奈德）可减轻疼痛和水肿。有报道口服沙利度胺 100~200mg，疗程 2~6 周对 HIV 患者的巨大阿弗他病变有效。

3. 免疫功能低下患者严重口腔黏膜炎　常见病原菌有草绿色及其他链球菌属、拟杆菌属、消化链球菌属、其他口腔厌氧菌、兼性厌氧革兰氏阴性杆菌等。治疗可用氯己定（0.1%）漱口 tid，联合静脉滴注头孢噻肟 2g，每 6 小时 1 次，或哌拉西林 - 他唑巴坦静脉滴注 3.375g，每 6 小时 1 次，或替卡西林 - 克拉维酸静脉滴注 3.1g，每 4 小时 1 次，或亚胺培南静脉滴注 0.5g，每 6 小时 1 次，或美罗培南静脉滴注 1g，每 8 小时 1 次。

4. 唾液腺炎和化脓性腮腺炎　常见病原菌有金黄色葡萄球菌、草绿色链球菌、其他链球菌属、拟杆菌属、消化链球菌属和其他口腔厌氧菌。治疗用萘夫西林静脉滴注 2g，每 4 小时 1 次，或万古霉素静脉滴注 1g，每 12 小时 1 次，联合甲硝唑静脉滴注 0.5g，每 6 小时 1 次，或克林霉素静脉滴注 0.6g，每 6 小时 1 次。

5. 疱疹性口炎　病原为单纯疱疹病毒 1 型和 2 型。对于免疫功能正常的患者表现为"发热水疱"，在病损出现前可有刺痛和烧灼感等前驱症状，此时即可开始治疗。选用伐昔洛韦口服 2g，每 12 小时 1 次，疗程 1 天，或泛昔洛韦口服 500mg，每天 2 次，疗程 7 天，或阿昔洛韦口服 400mg，每天 5 次（醒时每 4 小时），疗程 5 天，联合局部应用 1% 喷昔洛韦乳膏，白天每 2 小时 1 次，疗程 4 天或 5% 阿昔洛韦乳膏每天 6 次（每 3 小时 1 次），疗程 7 天。免疫缺陷患者（包括 AIDS 患者）和 ICU 危重患者面部可有大的坏死溃疡，且常伴会阴部病变。治疗选用阿昔洛韦静脉滴注（静脉滴注 >1 小时）5mg/kg，每 8 小时 1 次，疗程 7 天，或口服 400mg，每天 5 次，疗程 14~21 天。耐阿昔洛韦的疱疹病毒感染患者选用膦甲酸钠 90mg/kg 静脉滴注，每 12 小时 1 次，疗程 7 天，继以泛昔洛韦口服 500mg，每天 2 次，或伐昔洛韦口服 500mg，每天 2 次或阿昔洛韦口服 400~800mg，每天 2 次。

6. 颌面部放线菌病　临床表现为下颌肿块，典型者为颌面部外伤后肿块和窦道形成。病原菌主要为以色列放线菌,其他菌种罕见。治疗首选氨苄西林每日 50mg/kg,分 3~4 次静脉滴注,疗程 4~6 周,继以青霉素 V 每日 2~4g,分 3~4 次口服,疗程 3~6 个月;次选多西环素、头孢曲松、克林霉素或红霉素。

主要参考文献

[1] MANDELL G L, BENNETT J E, DOLIN R. Mandell, Douglas, and Bennett's principles and practice of infectious diseases. 8th ed.Philadephia: Churchill Livingstone, 2015.

[2] GILBERT D N, MOELLERING R C, ELIOPOULOS G M, et al. The Sanford guide to antimicrobial therapy. 45th ed.Sperryville: Antimicrobial Therapy Inc,2015.

第十一章

性传播疾病

性传播疾病是目前流行较为严重的一组传染性疾病。过去经典的性病（venereal diseases VD）是指一组由性交直接传染、具有明显的生殖器官损害症状的全身性疾病，其中梅毒、淋病、软下疳及性病性淋巴肉芽肿（也叫第四性病），被称为四大经典性病。我国旧称为"花柳病"。近年来随着现代医学科学的发展，性病的概念发生了变化，1975年世界卫生组织决定，将通过性行为或类似性行为而传播的疾病，统称为"性传播疾病"（sexually transmitted disease，STD），从而取代了VD的概念。病种由原来的4种扩大为20余种，除上述4种以外，还包括非淋菌性尿道炎、生殖器疱疹、尖锐湿疣、艾滋病、念珠菌阴道炎、滴虫阴道炎、疥疮、乙型病毒性肝炎等。目前，我国原卫生部颁发的《中华人民共和国传染病防治法》规定，梅毒、淋病、艾滋病为法定传染病，泌尿生殖道衣原体感染、软下疳、性病性淋巴肉芽肿、尖锐湿疣、生殖器疱疹为监测的性病，其他的均未列入我国性病范畴。

第一节　梅毒

本病是由梅毒螺旋体感染所引起的一种慢性性传播疾病。梅毒螺旋体是1905年由Schaudinn和Hoffmann在患者的初疮中发现的，形态呈细长螺旋状，长约6~15μm，宽约0.2μm，有6~12个规则的螺旋圈，有鞭毛，因透明而不易染色，故称为苍白螺旋体。在暗视野显微镜下可看到它的运动较为规律，有特征性。

梅毒螺旋体在体外不易生存，煮沸、干燥、一般消毒剂很容易将它杀灭。梅毒螺旋体对青霉素较为敏感。梅毒螺旋体可黏附在正常黏膜，也可由微细损伤的表皮进入人体，然后黏附于宿主细胞而繁殖，并可通过血液循环侵犯全身器官，而引起多系统病变。性接触是主要传播途径，也可通过母体胎盘传染，极少数可经被螺旋体污染的物品间接传播。

根据传染途径的不同分为获得（后天）梅毒和胎传（先天）梅毒。

根据病程又可分为早期梅毒和晚期梅毒，早期梅毒又分为一期梅毒和二期梅毒，晚期梅毒又称三期梅毒，此外，尚有无临床症状的潜伏（隐性）梅毒。早期梅毒传染性大，但经足量规则治疗可彻底治愈；晚期梅毒传染性小，虽经治疗只能减轻机体破坏程度而难以彻底治愈。所以积极开展检测，尽早发现患者，及时规范治疗是关系到患者预后、控制梅毒流行的重要防治策略。

【临床表现】

1. 一期梅毒（硬下疳）　①潜伏期2~4周。②好发于性接触部位，如包皮、冠状沟、包皮系带、龟头、大小阴唇、子宫颈，也可发生于唇、咽、舌和肛门周围等处。③基本损害为界限清楚的溃疡，约黄豆大小，色暗红，触之基底如软骨样硬度。常单发，但也可多发。损害表面可有少量渗出。④一般无明显痛痒感。⑤即使未经治疗也常在3~8周内自行消退或仅留色素沉着及轻度萎缩性瘢痕。

2. 二期梅毒　①感染后8~12周发生；②主要为皮肤黏膜损害，可为斑疹、丘疹或脓疱等；③常泛发全身，外生殖器、肛周损害常融合成扁平湿疣；④局部多无自觉症状；⑤可伴有关节炎、骨膜炎、虹膜睫状体炎及全身浅表淋巴结肿大等；⑥未经治疗或未按足量规则治疗，损害消退后可复发，称二期复发梅毒，其皮疹则较少，分布局限，生殖器及掌跖部位皮疹较为常见。

3. 三期梅毒　①常在感染后两年以上发生；②皮肤黏膜损害常呈环状分布的结节性梅毒疹和破坏性较大的树胶样肿；③皮损一般无自觉症状；④除骨、眼损害外，心血管和神经系统受累较为突出，如梅毒性主动脉瘤、麻痹性痴呆、脊髓痨等可危及生命或终身致残。

4. 潜伏梅毒　①无明临床症状和体征；②梅毒血清反应阳性；③感染期限在两年内的称早期潜伏梅毒，两年以上的称晚期潜伏梅毒，病期不明的潜伏梅毒应归入晚期潜伏梅毒范畴。

5. 胎传梅毒　①发病于 2 岁内的早期胎传梅毒表现为营养障碍，口腔及肛周暗红色斑片可糜烂、皲裂而留下放射状瘢痕；②发病于 2 岁以上的晚期胎传梅毒可出现马鞍鼻、哈钦森（Hutchinson）牙、基质性角膜炎、神经性耳聋等特征性病变。

【实验室检查】

1. 暗视野显微镜检查　在硬下疳、扁平湿疣等梅毒性皮损渗液中可找到梅毒螺旋体。

2. 梅毒血清学试验　①非梅毒螺旋体抗原方法：有不加热血清反应素试验（USR）、快速血浆反应素试验（RPR）、甲苯胺红试验（Trust）等，阳性者要考虑梅毒，但需排除生物性假阳性；②梅毒螺旋体抗原方法：如梅毒螺旋体血凝试验（TPHA）、荧光螺旋体抗体吸收试验（FTA-ABS）等，阳性者基本可确诊梅毒。

【诊断】梅毒的诊断主要根据有相应流行病学病史；临床有生殖器等部位无痛性溃疡或各部位多形性皮肤黏膜损害；实验室检查找到梅毒螺旋体或梅毒血清学反应阳性等指标而确诊。

临床上应与软下疳、龟头炎、女阴溃疡、玫瑰糠疹、扁平苔藓、银屑病、多形红斑、药物性皮炎、尖锐湿疣等鉴别。

【治疗】

1. 治疗原则　明确诊断后应及时、足量、规则治疗，治疗结束后还应做 3 年以上的随访观察是否有血清复发或临床复发。对性伴侣也应检查，若有感染者也要同时治疗观察。

2. 治疗方案

（1）早期梅毒（一期、二期、早期潜伏梅毒）：①普鲁卡因青霉素，肌内注射，80 万 U，每日 1 次，连续 15 天，总剂量 1 200 万 U。或苄星青霉素，肌内注射，240 万 U，每周 1 次，共 2 次。②对青霉素过敏者可选用下列方案治疗：四环素，口服 500mg，每日 4 次，连服 15 天（肝肾功能不良者及孕妇禁用）。或多西环素，口服 100mg，每日 2 次，连服 15 天。或头孢曲松钠肌内注射或静脉滴注 250 ~ 500mg,qd×10 天。

（2）晚期梅毒（三期，晚期潜伏）和二期复发梅毒：①普鲁卡因青霉素，肌内注射，80 万 U，每日 1 次，连续 20 天为一疗程，必要时休药两周后进行第二个疗程。②苄星青霉素，肌内注射，240 万 U，每周 1 次，共 3 次。③对青霉素过敏者选用下列方案治疗：四环素，口服 500mg，每日 4 次，连服 30 天；多西环素，口服 100mg，每日 2 次，连服 30 天。也可用头孢曲松钠，肌内注射，250 ~ 500mg,qd×10 天，必要时休药两周后进行第二个疗程。

病期不详的梅毒患者按晚期梅毒处理。

（3）先天性梅毒：①早期，青霉素，10 万 ~ 15 万 U/kg，每日分 2 次静脉滴注，连用 10~14 天。或普鲁卡因青霉素，5 万 U/kg，肌内注射，每日 1 次，连用 10~14 天。②晚期，普鲁卡因青霉素，5 万 U/kg，肌内注射，每日 1 次，10~14 天为一疗程，应考虑给第二个疗程。对青霉素过敏者可用头孢曲松钠 250mg，肌内注射，qd×10 天。

（4）妊娠期梅毒：①普鲁卡因青霉素，肌内注射，80 万 U，每日 1 次，连用 15 天为一疗程。妊娠初 3 个月内注射一疗程，妊娠末 3 个月内再注射一疗程；②对青霉素过敏者可用头孢曲松钠，剂量和同期非妊娠患者相同。但其所生婴儿应用青霉素补充治疗。

（5）神经梅毒：①青霉素 300 万～400 万 U，每 4 小时 1 次，静脉滴注，疗程为 14 天；②普鲁卡因青霉素 240 万 U，每日 1 次，肌内注射，同时口服丙磺舒 0.5mg，每日 4 次，疗程 14 天；③头孢曲松钠 2g，静脉滴注，疗程 14 天；④神经梅毒通常已是晚期梅毒，14 天治疗结束后可继以苄星青霉素 240 万 U，每周 1 次，肌内注射，连续 3 次，以巩固疗效。

对青霉素过敏者，可用多西环素 100mg，口服，每日 2 次，连服 30 天。或四环素 500mg，口服，每日 4 次，连服 30 天。注意非青霉素替代疗法的疗效较差。

3. 吉海反应的处理　①对二期复发梅毒及晚期梅毒，在治疗过程中有时可能出现吉海反应（Jarisch-Herxheimer 反应），使梅毒症状加剧，甚至可发生休克等严重后果，故必须注意。为防止这种不良反应，在开始注射青霉素前 1 天起可口服泼尼松 5mg，每日 4 次，连服 3 天。②对心血管梅毒，普鲁卡因青霉素治疗宜从小剂量开始，肌内注射，第 1～2 天，每日 10 万 U，第 3 天 20 万 U，每日 2 次，之后每日 80 万 U，连用 15 天为一疗程。休息 2 周后再重复 1～2 个疗程。

第二节　淋病

本病是由淋病奈瑟球菌引起的以泌尿生殖系统化脓性感染为主要表现的性传播疾病，是目前常见的性病之一。淋病奈瑟菌的外形为卵圆形或肾形，常成对排列，凹面相对，大小为 0.6~0.8μm。因其革兰氏染色阴性，常与脑膜炎奈瑟菌等奈瑟菌属相混淆，需用生化或免疫反应相鉴别。淋病奈瑟菌培养生长要求较高，需在选择性培养基上才能繁殖。淋病奈瑟菌在体外不易生存，煮沸、干燥、一般消毒剂很容易将它杀灭。淋病主要通过不洁性交相互传播。患病孕妇亦可通过产道感染新生儿。偶尔可通过接触被污染的物品而感染。淋病奈瑟菌对柱状上皮和移行上皮细胞有亲和力，常可通过尿道或子宫颈上行性感染而引起前列腺炎、附睾炎、盆腔炎、腹膜炎等，也可在泌尿生殖道外引起眼炎、咽炎、直肠炎等感染，甚至可造成血流感染等严重后果。

【临床表现】

1. 男性淋菌性尿道炎　①常有不洁性交史；②潜伏期 2~7 天；③可见尿道口红肿，稍加挤压可有脓性分泌物排出，严重者脓液黄白色较稠厚，可自然流出并引起包皮及龟头黏膜红肿，同时伴有尿频、尿急及明显排尿不适，晚间可有阴茎勃起疼痛；④部分患者可伴发热、头痛、全身不适和腹股沟淋巴结肿大等。

2. 女性淋菌性阴道炎、宫颈炎　①常有不洁性交史。②因感染初期临床症状不明显，故潜伏期较难肯定，一般 1 周左右出现脓性分泌物。③可见子宫颈有程度轻重不一的红肿和触痛。外阴部黏膜也可因分泌物刺激而红肿。部分患者同时有尿道感染则可有尿频、尿急及尿道口少量脓性分泌物，伴排尿疼痛。症状常较男性为轻，易被忽视。

3. 淋菌性直肠炎　①肛门有瘙痒或烧灼感，重者有里急后重；②可有脓性分泌物排出；③直肠镜检查可见黏膜红肿伴脓性分泌物。

4. 淋菌性咽炎　①常表现为咽干不适和吞咽痛，可伴扁桃体炎；②检查可见黏膜红肿伴脓性分泌物；③部分患者可伴低热和颈部淋巴结肿大。

5. 淋菌性结膜炎　①新生儿常因患淋病母亲分娩时经产道感染，成人则被含淋病奈瑟菌的分泌物污染所致；②一般在感染 2 小时后发病；③表现为眼结膜充血水肿，眼睑红肿，有大量脓性分泌物，如不及时治疗可导致角膜混浊、浸润溃疡、穿孔而失明。

6. 淋病并发症　男性有淋菌性前列腺炎、附睾炎等；女性有盆腔炎、子宫内膜炎、输卵管炎等。少数患者可通过血行传播引起关节炎、心内膜炎、脑膜炎等。

【实验室检查】

1. 淋病奈瑟菌涂片检查　尿道、子宫颈等处分泌物涂片用革兰氏染色，可在多形核白细胞内找到革兰氏阴性的双球菌。对有典型症状的男性患者具有一定诊断价值，但对症状不典型者，特别是对女性患者因检出率低或常因与其他细菌难以鉴别而诊断意义不大，故应进一步做淋病奈瑟菌培养。

2. 淋病奈瑟菌培养　分泌物接种在淋病奈瑟菌性培养基上，在 5%~10% 二氧化碳环境下经 37℃、24~48 小时培养，并做氧化酶试验和糖发酵试验鉴定后确诊。

3. 对部分治疗效果不好或复发的病例，必要时需做淋病奈瑟菌药物敏感试验，以选择适当的敏感药物治疗。

【诊断】淋病的诊断主要根据有相应流行病学病史；有尿道、子宫颈或其他部位的临床表现；脓性分泌物涂片或培养找到淋病奈瑟菌而确诊。

【治疗】明确诊断后应及时、足量、规则地根据不同病情选用各种药物治疗，对性伴侣应同时进行检查，若有感染者也应同时治疗。

1. 淋菌性尿道炎、宫颈炎、直肠炎　酌情选用以下任何一种药物：①大观霉素，男性患者 2g，女性患者 4g，一次肌内注射；②头孢曲松，250mg，一次肌内注射。

2. 淋菌性咽炎　头孢曲松，250mg，一次肌内注射。大观霉素对淋菌性咽炎疗效较差。

3. 淋菌性眼炎　①新生儿：头孢曲松，25~50mg/kg（但一次剂量不超过 125mg），静脉或肌内注射，每日 1 次，连续 3 天。②成人：头孢曲松，1g，单剂注射。或大观霉素，2g，肌内注射，每日 1 次，连续 3 天。同时应用生理盐水冲洗眼部，每小时 1 次。

4. 妊娠期淋病　①头孢曲松，250mg，一次肌内注射；②大观霉素，4g，一次肌内注射。

5. 儿童淋病　①头孢曲松，40mg/kg，一次肌内注射；②大观霉素，40mg/kg，一次肌内注射。体重大于 45kg 者按成人方案治疗。

6. 淋菌性前列腺炎、附睾炎　①头孢曲松，1g，每日 1 次，肌内注射，连续 10 天；②大观霉素，2g，每日 1 次，肌内注射，连续 10 天。

7. 淋菌性盆腔炎　①头孢曲松，1g，每日 1 次，肌内注射，连续 10 天。②大观霉素，2g，每日 1 次，肌内注射，连续 10 天。加服甲硝唑，500mg，每日 2 次，连续 10 天。③多西环素，100mg，每日 2 次，口服，连续 10 天。

8. 播散性淋病　头孢曲松 1g，肌内或静脉注射，连续 10 天以上。或大观霉素 2g，肌内注射，每日 2 次，连续 10 天以上。淋菌性脑膜炎疗程 2 周以上，心内膜炎疗程 4 周以上。

9. 若考虑同时有衣原体或支原体感染时，应在上述药物治疗中加用多西环素或米诺环素 100mg，口服，每日 2 次，连服 10 天以上。

多年来监测资料表明，我国淋病奈瑟菌对某些抗生素，特别是对青霉素和喹诺酮类药物的耐药率很高，在 WHO 和美国 CDC 推荐的第一线药物中仅头孢曲松和大观霉素的体外敏感性仍较高。现青霉素及喹诺酮类药物已不作为淋病治疗的第一线药物。

第三节　泌尿生殖道衣原体感染

本病主要是由沙眼衣原体感染引起的尿道炎或宫颈炎，过去被称为非淋菌性尿道炎或宫颈炎，由于病名不够确切，易与一般非特异性尿道炎或宫颈炎想混淆，故现已不再用此病名，沙眼衣原体是一种有独特发育周期、严格细胞内寄生的原核细胞型微生物，发育过程中可分始体和原体，始体为繁殖型，无感染性，又称网状小体；原体呈球形，是感染型，可通过黏膜和表皮进入人体，吸附在宿主细胞繁殖而致病。衣原体在体外抵抗力较弱，一般消毒剂都可杀灭。性接触是本病主要的传播途径。部分患者中常可与淋病奈瑟菌混合感染。

【临床表现】

1. 常有相应流行病学史。潜伏期可从数日到数月，但多数为 1~3 周。

2. 男性患者初期为尿道不适、刺痛或灼热，常有时轻时重的排尿疼痛，但程度比淋病轻。尿道口可有轻度红种，可有少量浆液性分泌物或黏封现象。

3. 女性患者自觉症状不明显。主要表现为子宫颈糜烂和分泌物增多。可伴下腹部不适和外阴瘙痒，常易误诊。伴尿道炎患者亦可有尿频及轻度尿痛。

4. 少数患者如未被及时确诊治疗，可因上行性感染引起附睾炎、前列腺炎、输卵管炎和盆腔炎等并发症。女性患者可经产道引起新生儿眼结膜炎、鼻炎甚至肺炎，应引起足够重视。

【实验室检查】

1. 尿道或子宫颈分泌物涂片革兰氏染色，每一显微镜高倍视野找到 10 个以上多形核白细胞，但未见细胞内阴性双球菌有一定诊断意义。

2. 细菌培养　应无淋病奈瑟菌生长。

3. 衣原体检测　用简易酶标或荧光抗体法等测定衣原体抗原呈阳性。

【诊断】本病的诊断主要根据有相应流行病学史；有尿道或子宫颈等部位的临床症状，分泌物涂片有脓细胞而革兰氏染色找不到阴性双球菌；实验室有衣原体检测阳性而确诊。

【治疗】①多西环素，口服，100mg，每日 2 次，连服 10 天；②米诺环素，口服，100mg，每日 2 次，连服 10 天；③红霉素，口服，500mg，每日 4 次，连服 10 天；④阿奇霉素，口服，首日 1g，次日起 500mg，连服 5 天；⑤交沙霉素，口服，400mg，每日 4 次，连服 14 天。

第四节　软下疳

本病是由杜克雷嗜血杆菌引起的性传播疾病，杜克雷嗜血杆菌为革兰氏阴性菌，菌体呈短杆状，两端纯圆，长 1~1.5μm，宽 0.5~0.6μm，菌端常相互连接，平行排列呈链状，又称鱼群状排列是其特征。杜克雷嗜血杆菌在体外抵抗力较弱，一般消毒剂均能杀灭。细菌可通过皮肤黏膜微细伤口进入人体引起软下疳。主要表现为生殖器的疼痛性溃疡，合并腹股沟淋巴结化脓性病变。男性多于女性，好发于热带和温热带，我国少见。

【临床表现】

1. 潜伏期 2~5 天，短者仅 1 天，长者可达 1 个月。

2. 病变初为炎性丘疹或结节，1~2 日后形成脓疱，3~5 日后脓疱破溃形成糜烂和溃疡。常多发，基底软，边缘不整齐，相邻的溃疡可融合成大溃疡，或由自家接种在病损周围出现 2~5 个成簇的卫星状溃疡。

3. 可伴有腹股沟淋巴结肿大，表面皮肤发红、灼热和疼痛（痛性横痃）。

4. 伴有不同程度的自发痛。

【实验室检查】

1. 涂片　从溃疡分泌物或肿大的腹股沟淋巴结穿刺液涂片做革兰氏染色，可见革兰氏阴性短杆菌呈多行长链状平行排列的"鱼群"状，可考虑杜克雷嗜血杆菌。但涂片的阳性率仅为50%，而溃疡中的其他革兰氏阴性菌又可造成假阳性。

2. 培养　标本在选择性培养基上培养，可出现典型菌落，取典型菌落做菌涂片，见到革兰氏阴性短链杆菌，经细菌分离鉴定，即可确认为杜克雷嗜血杆菌。

【诊断】软下疳的诊断主要依据有相应流行病学史，临床有生殖器等疼痛性溃疡；实验室找到杜克雷嗜血杆菌确诊。

【治疗】①红霉素，500mg，口服，每日4次，连服7天；②阿奇霉素，1g，单剂，口服；③头孢曲松，250mg，单剂，肌内注射。

第五节　性病性淋巴肉芽肿

本病是由沙眼衣原体所引起的一种急性或慢性的疾病，是由沙眼衣原体18个血清型中L1、L2、L3型感染所致。主要通过性接触传播。临床表现为外生殖器溃疡，腹股沟淋巴结肿大、坏死和溃疡；晚期发生外生殖器象皮肿或直肠狭窄等并发症。以热带与亚热带多见。我国少见。

【临床表现】潜伏期5~21天，平均7~10天。临床通常分早、中、晚期。

1. 早期　初起在病原菌侵入部位产生5~6mm的丘疹或水疱，水疱破后形成溃疡称为初疮。多见于男性龟头、冠状沟、阴茎和包皮；女性外阴前庭、小阴唇、阴道及尿道周围或肛门，因无明显状而常被忽略。

2. 中期　初疮出现后1~4周后，出现腹股沟淋巴结肿大（称第四性病横痃），散在、质硬、触痛、粘连成块状，皮肤表面呈青紫色。约20%的患者，因腹股沟韧带将其上下方肿大的淋巴结分开，表面皮肤似槽沟状。数周后肿大的淋巴结软化、破溃，形成多头穿孔，排出黄色浆液或血性脓液，似"喷水壶状"，此时患者常有发热、寒战、关节痛等全身症状。

由于女性生殖器部位淋巴结与直肠周围淋巴结组织相通，故病变可累及直肠引起直肠周围炎（又称生殖器肛门直肠综合征）。

3. 晚期　经数年或十几年长期慢性腹股沟淋巴管炎可引起阴部象皮肿和直肠狭窄。前者表现为坚实的肿胀肥厚，皮肤表面可发生疣状增生及息肉样生长；后者由于反复炎症引起直肠狭窄，导致排便困难，粪便细如铅笔。指检有数量不等肿块，肠壁变厚，少数患者肛门外周可继发癌变。

【实验室检查】

1. 在感染4周后衣原体补体结合试验阳性，1：64以上有诊断意义。

2. 肿大的淋巴结病理检查有星状脓疡，周围有上皮细胞栅状排列。淋巴结抽取物的白细胞用免疫荧光显示有包涵体。有条件时可作沙眼衣原体培养和分离（L1、L2、L3）血清型，或做微量免疫荧光血清学试验。

【诊断】性病性淋巴肉芽肿的诊断主要依据是有相应流行病学史；生殖器和腹股沟有临床表现；实验室检测衣原体阳性而确诊。

【治疗】①多西环素，100mg，口服，每日2次，连服21天以上；②米诺环素，100mg，口服，每日2次，连服21天以上；③红霉素，500mg，口服，每日4次，连服21天以上。

第六节　尖锐湿疣

本病又称生殖器疣或性病疣，是由人类乳头瘤病毒引起的增生性疾病。人类乳头瘤病毒是一组DNA病毒，目前已知有数十个型别，引起尖锐湿疣的主要是6、11、16、18等型别，病毒可通过黏膜微细伤口或上皮间隙进入人体而致病。也可潜伏于基底层角质形成细胞内亚临床感染，当机体抵抗力降低时繁殖而发病。性接触是主要传播途径，少数情况也也可通过被污染的物品感染。本病与生殖器癌有一定关系，故日益受到重视。

【临床表现】

1. 潜伏期从 3 周到 8 个月不等，平均 3 个月。

2. 皮损初发为柔软的淡红色丘疹，大小不一，可散在或相互融合呈乳头状，表面粗糙不平，可继续增大，呈菜花状、鸡冠状或巨大团块。伴继发感染者可出现糜烂、溃疡，表面易出血。

3. 好发于男性龟头、包皮、冠状沟、尿道口；女性大小阴唇、阴蒂、阴道、子宫颈等处，也可发生在肛门、直肠和会阴部。

4. 一般无明显自觉症状，少数可有瘙痒感。伴继发感染者可有恶臭。女性常伴有白带增多。部分患者可同时伴其他性传播疾病。

【实验室检查】

1. 醋酸白试验　用 3%~5% 醋酸液抹黏膜后 3~5 分钟，局部可呈乳白色。

2. 病理检查　可见表皮乳头瘤样增生，棘层上、中部可见空泡化细胞，核大小不一，核周有空晕，有一定诊断价值。

【诊断】尖锐湿疣的诊断依据主要是典型的临床表现。必要时可做病理切片检查而确诊。

【治疗】

1. 0.5% 鬼臼毒素酊外涂，每日 2 次，3 天为一疗程，若需要继续治疗者，隔 4 天再做第二疗程。

2. 复方足叶草酯酊外涂，隔日 1 次，2~4 小时后将药液洗去。3 次为一疗程。若需要继续治疗者，隔 1 周后再做第二疗程。

3. 33.3% 三氯醋酸溶液外涂，每日或隔日 1 次，3 次为一疗程。若需继续治疗者，隔 1 周后再做第二疗程。

4. 5% 咪喹莫特乳膏　局部外涂，6~10 小时后用中性肥皂清洗，隔日 1 次。最多可连用 16 周。

5. 激光疗法　常用二氧化碳激光，依损害大小可分区处理。

6. 电灼疗法　适宜于较小损害。

7. 光动力疗法　适宜于尿道口内等特殊部位损害。

8. 手术疗法　适宜于较大损害。

第七节　生殖器疱疹

本病是由单纯疱疹病毒感染所引起的复发性皮肤黏膜疾病。单纯疱疹是一种双链 DNA 病毒。目前引起人类单纯疱疹的病毒可分为 HSV-1 型和 HSV-2 型。好发于生殖器部位的疱疹主要为 HSV-2 型病毒感染所致。性接触是主要传播途径。女性患者感染后可导致流产或死胎。还可能与宫颈癌的发病相关，故应引起重视。

【临床表现】

1. 常有相应流行病学史。潜伏期 2~20 天，平均 1 周左右。

2. 初发为丘疹、丘疱疹或米粒大小水疱。常成簇分布，可相互融合。并极易继发感染形成糜烂、溃疡。

3. 好发于男性龟头、包皮、冠状沟及女性大小阴唇、阴道、子宫颈，也可发生在肛门及会阴部。

4. 局部常伴瘙痒、灼热感。伴继发溃疡后有明显疼痛。

5. 部分患者发疹时可有腹股沟淋巴结肿大和发热、头痛、不适等全身症状。

6. 一般 1~2 周内结痂愈合，3~4 周皮疹消退，但常可反复发作，持续多年。

【实验室检查】

1. 用疱疹底部印片吉姆萨染色，如找到气球状细胞有助于诊断。

2. 有条件时可从皮损处取标本做病毒分离培养，有单纯疱疹病毒生长。

【诊断】

主要依据典型的临床表现。必要时结合实验室检查结果而确诊。

【治疗】

1. 3% 阿昔洛韦或 1% 喷昔洛韦软膏，外涂，每日 2~3 次。

2. 金霉素眼膏，外涂，每日 2~3 次。

3. 阿昔洛韦，口服，200mg，每日 5 次，5~7 日为一疗程。

4. 泛昔洛韦，口服，250mg，每日 3 次，5~7 日为一疗程。

5. 伐昔洛韦，口服，300mg，每日 2 次，5~7 日为一疗程。

6. 对频繁复发 1 年超过 6 次者应适当延长服药时间，但近年来有报道，长期服用核苷类药物可引起肾功能损害，目前一般主张仅在发作期服药，不提倡长期疗法。

第八节 艾滋病

一、HIV/AIDS 的抗病毒治疗

1. 抗 HIV 药物 目前经美国食品和药品管理局（Food and Administration, FDA）批准用于临床的抗 HIV 药物有 6 大类 30 余种（表 3-11-1），即：①核苷类逆转录酶抑制剂（nucleoside reverse transcriptase inhibitors, NRTIS），如齐多夫定（zidovudine, AZT）、去羟肌苷（didanosine, ddI）、扎西他滨（zalcitabine, ddC）、司他夫定（stavudine, d4T）、拉米夫定（lamivudine, 3TC）、阿巴卡韦（abacavir, ABC）等。此外还有 AZT 和 3TC 的复方制剂（Combivir）、AZT+3TC+ABC 的复方制剂（Trizivir）。②非核苷类逆转录酶抑制剂（non-nucleoside reverse transcriptase inhibitors, NNRTIS），如奈韦拉平（nevirapine, NVP）、地拉韦啶（delavirdine, DLV）、依非韦伦（efavirenz, EFV）、依曲韦林（etravirine）。③蛋白酶抑制剂（PIs）有沙奎那韦（saquinavir, SQV, 又分硬胶囊 hgc, Invirase 和软胶囊 sgc, Fortovase 两种）、利托那韦（ritonavir, RTV）、茚地那韦（indinavir, IDV）、奈非那韦（nelfinavir, NFV）、氨普那韦（amprenavir, Agenetrase, APV）、洛匹那韦（lopinavir）、达芦那韦（darunavir）等。④融合抑制剂（fusion inhibitors），如恩夫韦肽（enfuvirtide）。⑤进入抑制剂（entry inhibitors, EIs），如马拉韦罗（maraviroc）。⑥整合酶抑制剂（integrase inhibitors），如拉替拉韦（raltegravir）、多替拉韦（dolutegravir）、艾维雷韦（elvitegravir）等。

表 3-11-1 用于临床的抗 HIV 药物

药物	妊娠用药类别	作用机制	适应证	用法用量（成人）
齐多夫定	C	在细胞内转化成三磷酸盐，抑制 HIV DNA 的合成	与其他抗 HIV 药联合用于治疗 HIV 感染	每日 600mg，分 2～3 次口服
去羟肌苷	B	同上	与其他抗 HIV 药联合治疗 HIV 感染（尤其晚期病例）	每日 400mg，分 1～2 次口服
扎西他滨	C	同上	同上，尤适用于晚期病例齐多夫定治疗无效或不能耐受者	每日 2.25mg 分 3 次口服。本品不可与去羟肌苷同用
司他夫定	C	同上	同上，尤适用于晚期病例	每日 80mg，分 2 次口服
拉米夫定	C	同上	①与其他抗 HIV 药联合用于 HIV 感染者；②乙型肝炎	①HIV 感染，每日 300mg，分 2 次；②乙型肝炎，每日 100mg
阿巴卡韦	C	同上	与其他抗 HIV 药联合用于治疗 HIV 感染者	每日 600mg，分 2 次口服
替诺福韦	B	同上	①与其他抗 HIV 药联合用于 HIV 感染者；②乙型肝炎	①HIV 感染，每日 300mg，每日 1 次 ②乙型肝炎，300mg，每日 1 次
恩曲他滨	B	同上	与其他抗 HIV 药联合用于治疗 HIV 感染者	每次 200mg，每日 1 次
奈韦拉平	C	与 HIV 逆转录酶的一特殊部位结合	与其他抗 HIV 药联合治疗 HIV 感染者	每日 400mg，分 2 次口服，14 天后每日 1 次 200mg
地拉韦啶	C	同上	同上	每日 1 200mg，分 3 次口服，如与去羟肌苷合用，两药须相隔 1 小时
依非韦伦	C	同上	同上	每晚睡前服 600mg
依曲韦林	B	同上	与其他抗 HIV 药物联合用于耐药的成年 HIV-1 感染患者	每天 400mg，分两次餐后给药
利匹韦林	B	同上	与其他抗 HIV 药物联合治疗 HIV-1 感染者	25mg，每日 1 次，餐后口服
沙奎那韦	B	HIV 蛋白酶抑制剂	与其他抗 HIV 药联合治疗 HIV 感染者	成人每日 3 600mg 软胶囊，分 3 次口服
利托那韦	B	同上	同上	每日 1 200mg，分 2 次，进餐时服
茚地那韦	C	同上	同上	每日 2 400mg，分 3 次空腹，口服（多饮水，至少 1 500ml/d）

续表

药物	妊娠用药类别	作用机制	适应证	用法用量（成人）
奈非那韦	B	同上	同上	每日 2 250mg，分 3 次进餐时服或每日 2 500mg，分 2 次服
氨普那韦	C	同上	同上	每日 1 000mg，分 2 次口服
洛匹那韦 - 利托那韦	C	同上	同上	每次洛匹那韦 - 利托那韦 400mg/100mg，每日 2 次
福沙那韦	C	同上	同上	福沙那韦 700mg 联合利托那韦 100mg，每日 2 次口服，后者作为增效剂，增加其他蛋白酶抑制剂的疗效
阿扎那韦	B	同上	同上	每日 400mg，每日 1 次
替拉那韦	C	同上	同上	一次 500mg，联用利托那韦一次 200mg，一日 2 次
达芦那韦	C	同上	同上	每次 800mg，同时服用利托那韦 100mg，每日 2 次
拉替拉韦	C	抑制 HIV-1 整合酶	与其他抗 HIV 药物联合治疗对多种抗逆转录病毒药物耐药 HIV-1 感染者	每次 400mg，每日 2 次
多替拉韦	C	抑制 HIV-1 整合酶	联合其他抗逆转录病毒药物，用于治疗人类免疫缺陷病毒（HIV）感染的成人和年满 12 岁的儿童患者	50mg qd（首次接受整合酶抑制剂治疗），50mg bid（INI 耐药）
艾维雷韦	C	抑制 HIV-1 整合酶	与其他抗 HIV 药物联合治疗对多种抗逆转录病毒药物耐药 HIV-1 感染者	150mg qd 强化（四分之一片）
可比司他	C	本品本身无抗 HIV 活性，通过抑制人体内代谢药物的主要酶——CYP3A 来提高抗 HIV 药物的血药浓度	本品为改善抗 HIV 药物药动学参数从而提高药效的增效剂	150mg qd（和其他抗 HIV 药物合用）
马拉韦罗	B	阻断病毒进入 T 细胞主要途径的 CCR5 共同受体	与其他抗 HIV 药物联用，用于治疗成人 CCR5- 嗜性 HIV-1 病毒，且体内存在病毒复制、对多种抗逆转录病毒药物耐药的 HIV-1 株	推荐剂量是 300mg 每日 2 次
恩夫韦肽	B	HIV 融合抑制药	治疗发生耐药而其他药物治疗无效的 HIV-1 感染的患者	每次 90mg，每日 2 次。注射于上臂、前股部或腹部皮下

2. 艾滋病的实验室诊断 HIV/AIDS 的实验室诊断主要包括 HIV 抗体检测、HIV 核酸定性和定量检测等。HIV-1/2 抗体检测是 HIV 感染诊断的金标准，包括筛查试验和补充试验。HIV-

1/2 抗体筛查方法包括酶联免疫吸附试验（ELISA）、化学发光或免疫荧光试验、快速检测（斑点 ELISA 和斑点免疫胶体金或胶体硒快速试验、明胶颗粒凝集试验、免疫色谱试验）等。补充试验常用的方法是免疫印迹法（WB）。若筛查试验呈阳性反应，应用原有试剂和另外一种不同原理或不同厂家的试剂进行重复检测，或另外两种不同原理或不同厂家的试剂进行重复检测，如两种试剂复测均呈阴性反应，则为 HIV 抗体阴性；如有一种或两种试剂呈阳性反应，需进行 HIV 抗体补充试验。补充试验出现 HIV-1/2 抗体特异带，若能判定阳性，则能明确 HIV-1/2 感染；若不能明确阳性，则需要在 4 周后随访。对于有明确 HIV 流行病学史且筛查试验阳性、补充试验不确定者可尽早行 HIV 核酸定量检测以帮助确诊。小于 18 月龄的婴幼儿 HIV 感染诊断可以采用核酸检测方法，以两次核酸检测阳性结果作为诊断的参考依据，18 月龄以后再经抗体检测确认。

WHO 对 HIV 感染的病例定义包括：两次不同的 HIV 抗体检测确诊阳性和 / 或两次病毒学检测确诊阳性。

美国 CDC 对于 HIV 感染病例定义的实验室标准包括：多次检测结果呈阳性（即：HIV 抗体检测阳性或者抗体 / 抗原联合检测阳性，并且与第一项检测不同的补充检测呈阳性），或者 HIV 病毒学检测结果呈阳性；包括不含 Western 印迹法和免疫荧光检测的检测流程。

3. 艾滋病的分期

（1）依据成人和青少年世界卫生组织（WHO）感染临床分期体系进行临床分期诊断（表 3-11-2）。

表 3-11-2　成人和青少年世界卫生组织（WHO）感染临床分期体系

WHO 临床 Ⅰ 期：无症状期
无症状
持续的全身浅表淋巴结肿大
WHO 临床 Ⅱ 期：轻度疾病期
无原因中重度体重下降(体重下降 < 10%)
反复性上呼吸道感染(如鼻窦炎、扁桃体炎、中耳炎、咽炎)
带状疱疹
口角炎
反复性口腔溃疡
脂溢性皮炎
瘙痒性丘疹样皮炎
真菌性甲炎
WHO 临床 Ⅲ 期：中度疾病期
无原因重度体重下降(体重下降 > 10%)
无原因超过 1 个月的慢性腹泻
无原因长期发热(包括间歇或持续的发热超过 1 个月)
持续性口腔念珠菌病
口腔毛状白斑
严重的细菌性感染(如肺炎、血流感染、化脓性肌炎、骨骼或关节感染、菌血症、脑膜炎、重度盆腔炎)
肺结核
急性坏死性溃疡性口腔炎、牙龈炎、牙周炎
无原因的贫血(血红蛋白 < 80g/L)、中性粒细胞减少($< 0.5 \times 10^9$/L)或慢性血小板减少($< 50 \times 10^9$/L)

续表

WHO 临床分期Ⅳ期：严重疾病期（艾滋病）
HIV 消耗综合征
耶氏肺孢子菌肺炎
反复重症细菌性肺炎
慢性单纯疱疹病毒感染（超过 1 个月）
食管念珠菌病（或气管、支气管或肺部真菌感染）
卡波西肉瘤
巨细胞病毒感染（视网膜或其他器官感染，包括肝脏、脾脏和淋巴结）
中枢神经系统弓形虫病
HIV 脑病
肺外隐球菌感染（包括脑膜炎）
播散性非结核分枝杆菌感染
进展性多灶性脑白质病
慢性隐球菌病
慢性隐孢子虫病
播散性真菌病（组织胞浆菌病或球孢子菌病）
复发性血流感染（包括非伤寒沙门菌病）
淋巴瘤（脑部淋巴瘤或 B 细胞非霍奇金淋巴瘤）
侵袭性宫颈癌
非典型播散性利什曼原虫病
有症状的 HIV 相关性肾病或 HIV 相关性心肌炎

（2）实验室分期：美国 CDC 还根据 CD_4 细胞的绝对计数对 HIV 感染分类：CD_4 细胞计数大于 $500 \times 10^6/L$ 为 1 期，介于（200~499）$\times 10^6/L$ 为 2 期，小于 $200 \times 10^6/L$ 为 3 期。如果存在 3 期（即艾滋病）指征性机会性疾病，则也符合 3 期的标准。此外还包含 0 期感染，定义为首次确诊检查阳性之前 180 日以内 HIV 检测结果为不确定或阴性的早期感染，不考虑 CD_4 细胞计数和有无机会性疾病。

（3）我国在 2015 年版的艾滋病诊疗指南中根据感染后临床表现及症状严重程度将艾滋病的分为急性期、无症状期和艾滋病期。

1）急性期：也称为原发性 HIV 感染，或急性血清学转化综合征。通常发生在初次感染 HIV 后 2~4 周。部分感染者出现 HIV 病毒血症和免疫系统急性损伤所产生的临床症状。大多数患者临床症状轻微，持续 1~3 周后缓解。临床表现以发热最为常见，可伴有咽痛、盗汗、恶心、呕吐、腹泻、皮疹、关节疼痛、淋巴结肿大及神经系统症状，类似急性单核细胞增多症的表现。

急性期在血液中可检出 HIV RNA 和 P24 抗原，而 HIV 抗体则在感染后数周才出现。T 细胞亚群分析 CD_4^+ T 淋巴细胞计数一过性减少，CD_4^+/CD_8^+ T 淋巴细胞比值亦可倒置。部分患者可有轻度白细胞和血小板减少或肝功能异常。

2）无症状期：可从急性期进入此期，也可无明显的急性期症状而直接进入此期。此期持续时间一般为 6~8 年。其时间长短与感染病毒的数量和型别、感染途径、机体免疫状况的个体差异、营养条件及生活习惯等因素有关。男男经性行为感染者往往此期较短，多在 3~6 年。由于 HIV 在感染者体内不断复制，免疫系统受损，CD_4^+ T 淋巴细胞计数逐渐下降。

3）艾滋病期：为感染 HIV 后的最终阶段。患者 CD_4^+ T 淋巴细胞计数多 $< 200 \times 10^6/L$，HIV 血浆病毒载量明显升高。此期主要临床表现为 HIV 相关症状、各种机会性感染及肿瘤。

HIV 相关症状：主要表现为持续 1 个月以上的发热、盗汗、腹泻；体重减轻 10% 以上。部分患者表现为神经精神症状，如记忆力减退、精神淡漠、性格改变、头痛、癫痫及痴呆等。此外还可出现持续性全身性淋巴结肿大，其特点为：①除腹股沟以外有两个或两个以上部位的淋巴结肿大；②淋巴结直径 ≥ 1cm，无压痛，无粘连；③持续时间 3 个月以上。

4. 何时开始抗逆转录病毒治疗 美国健康与人类服务部（DHHS）在 2014 年 5 月发布了新版成人与青少年 AIDS 抗病毒治疗指南，指南中推荐所有艾滋病患者均应尽早接受抗病毒治疗，不论其 CD_4^+ T 淋巴细胞计数高或低。在开始高效抗逆转录病毒治疗（HAART）前，一定要取得患者的配合和同意，教育患者服药的依从性；如患者存在严重机会性感染和既往慢性疾病急性发作期，应控制病情稳定后开始治疗。

我国在 2015 年艾滋病诊疗指南中抗病毒治疗时机见表 3-11-3。

表 3-11-3 成人及青少年开始抗逆转录病毒治疗的时机

临床及实验室指标	推荐意见
急性期	建议治疗
有症状	建议治疗
无症状	
CD_4^+ T 淋巴细胞 < 350×10^6/L	建议治疗
CD_4^+ T 淋巴细胞 $(350 \sim 500) \times 10^6$/L	建议治疗
CD_4^+ T 淋巴细胞 > 500×10^6/L	考虑治疗。存在以下情况时建议治疗：高病毒载量（> 10^5copies/ml）、CD_4^+ T 淋巴细胞数下降较快（每年降低 > 100×10^6/L）、心血管疾病高风险、合并活动性 HBV/HCV 感染、HIV 相关肾脏疾病、妊娠

5. 治疗方案 抗逆转录病毒（ART）治疗的目的：减少 HIV 相关并发症的发病率和病死率，减少非艾滋病相关疾病的发病率和病死率使患者获得正常的期望寿命，改善生活质量；最大限度地抑制病毒复制使病毒载量降低至市售试剂检测水平的下限并能预防选择出耐药基因；重建或者维持免疫功能；减少免疫重建炎性反应综合征；预防 HIV 传播给他人以及预防母婴传播。

艾滋病的治疗必须是联合治疗，即 HAART。多个设计良好的试验发现，含有两种强效核苷类药物 [如核苷类骨干药物方案（backbone）] 加上第 3 种药物（通过另一种机制发挥作用）的联合治疗，是抑制 HIV 病毒载量、尽量降低药物毒性和 / 或降低 HIV 相关并发症发病率和病死率的最有效方法。应在开始治疗前进行耐药性检测，以确保 ART 方案对患者携带的病毒有抗病毒活性。

2014 年 DHHS 指南指出，宜选择下列治疗方案进行初始治疗。

（1）以非核苷类逆转录酶抑制剂（NNRTI）为基础的治疗方案

依非韦伦，一次 600mg，一日 1 次，加替诺福韦 300mg/ 恩曲他滨 200mg，一日 1 次。

（2）以增效的蛋白酶抑制剂（PI）为基础的治疗方案

1）阿扎那韦 300mg/ 利托那韦 100mg，一日 1 次，加替诺福韦 300mg/ 恩曲他滨 200mg，一日 1 次。

2）达芦那韦 800mg/ 利托那韦 100mg，一日 1 次，加替诺福韦 300mg/ 恩曲他滨 200mg，一日 1 次。

（3）以整合酶抑制剂为基础的治疗方案

1）拉替拉韦 400mg，一日 2 次，加替诺福韦 300mg/ 恩曲他滨 200mg，一日 1 次。

2）对于估计肌酐清除率大于等于 70ml/min 的患者，给予艾维雷韦 150mg/ 可比司他 150mg/ 替诺福韦 300mg/ 恩曲他滨 200mg，一日 1 次。

3）对于 *HLA-B * 5701* 阴性的患者，给予多替拉韦一次 50mg，一日 1 次，加阿巴卡韦 600mg/ 拉米夫定 300mg，一日 1 次。

4）多替拉韦一次 50mg，一日 1 次，加替诺福韦 300mg/ 恩曲他滨 200mg，一日 1 次。

除了上述列出的治疗方案，也推荐将以下药物治疗方案用于 ART 治疗前血浆 HIV RNA 小于 100 000copies/ml 的患者。

（1）以非核苷类逆转录酶抑制剂（NNRTI）为基础的药物治疗方案：

1）对于 *HLA-B * 5701* 阴性的患者，给予依非韦伦一次 600mg，一日 1 次，加阿巴卡韦 600mg/ 拉米夫定 300mg，一日 1 次。

2）对于 CD_4 细胞计数大于 $200 \times 10^6/L$ 的患者，给予利匹韦林一次 25mg，一日 1 次，加替诺福韦 300mg/ 恩曲他滨 200mg，一日 1 次。

（2）以增效的蛋白酶抑制剂（PI）为基础的治疗方案：对于 *HLA-B * 5701* 阴性的患者，给予阿扎那韦 300mg/ 利托那韦 100mg，一日 1 次，加阿巴卡韦 600mg/ 拉米夫定 300mg，一日 1 次。

2014 年 IAS-USA（The International AIDS Society-USA）指南总体上与上述 2014 年 DHHS 指南一致，两个指南包括对初始 ART 治疗方案的相同推荐意见。然而，这两个指南也有一些不同，例如，IAS-USA 指南继续将奈韦拉平和齐多夫定作为备选药物，而 DHHS 指南不再推荐使用这两种药物。此外，IAS-USA 指南对使用利匹韦林没有提供 CD_4 细胞计数的标准，而 DHHS 指南推荐对 CD_4 细胞计数大于 $200 \times 10^6/L$ 的患者使用利匹韦林。

我国 2015 年艾滋病诊疗指南中指出，初治患者推荐方案为 2 种 NRTIs + 1 种 NNRTIs 或 2 种 NRTIs + 1 种增强型 PIs（含利托那韦）。基于我国可获得的抗病毒药物，对于未接受过抗病毒治疗（服用单剂奈韦拉平预防母婴传播的妇女除外）的患者推荐一线方案见表 3-11-4。

表 3-11-4 推荐成人及青少年初治患者抗病毒治疗方案

一线治疗推荐方案：	
TDF（ABC）+3TC（FTC）	+ 基于 NNRTI：EFV 或基于 PI：LPV/r 或 ATV 或其他：RAL
替代方案：	
AZT+3TC	+EFV 或 NVP 或 RPV

注：TDF：替诺福韦；ABC：阿巴卡韦；3TC：拉米夫定；FTC：恩曲他滨；AZT：齐多夫定；NNRTI：非核苷类逆转录酶抑制剂；EFV：依非韦伦；PI：蛋白酶抑制剂；LPV/r：洛匹那韦 / 利托那韦；ATV：阿扎那韦；RAL：拉替拉韦；NVP：奈韦拉平；RPV：利匹韦林。

对于基线 $CD_4^+ T$ 淋巴细胞 $> 250 \times 10^6/L$ 的患者要尽量避免使用含 NVP 的治疗方案，合并 HCV 感染的患者避免使用含 NVP 的方案。RPV 仅用于病毒载量小于 10^5copies/ml 的患者。

抗 HIV 病毒治疗应是终身的，应用药物治疗还不能最终消灭病毒，因为药物无法作用于细胞内的潜伏病毒。

患者接受抗逆转录病毒治疗后影响疗效的因素有：患者对治疗方案的依从性，患者的 CD₄ 细胞数较高者往往疗效较好，患者的病毒载量高者效较差，过去未用过 HAART 者疗效较好。通常有效的给药方案在开始治疗后 24 周左右约 40% 的患者血中病毒载量 < 50copies/ml。

多数学者以 HIV RNA 达到 < 50copies/ml 作为治疗的目的。通常开始 HAART 治疗后 4 周血中病毒载量减低 1.5~2lgcopies/ml, 治疗 12 周时可降低至 < 500copies/ml,16~24 周后 < 50copies/ml。达到这一水平后，应继续终身治疗，并每 3~4 个月测一次 HIV RNA 水平，每 3~6 个月测定 CD₄ 细胞数。

何时需要改变给药方案：血中病毒载量的水平是决定是否需换药的主要指标。此外药物引起不良反应或给药方案过于复杂而影响患者的依从性时也可能需要换药。①在高效抗逆转录病毒治疗 4~8 周后病毒量下降少于 10 倍者；②在开始治疗后 6 个月病毒量虽有下降，但仍能测到；③在病毒量测不到后，病毒量再上升至可以被检测到；④ CD₄ 细胞继续下降；⑤出现艾滋病的临床症状或临床症状进一步恶化；⑥在治疗中进行病毒的耐药性测定，如出现耐药性应及时换药。

抗病毒治疗后出现病毒耐药是目前 AIDS 治疗方面一个非常难处理也无法避免的问题。抗逆转录病毒治疗失败时，推荐进行以下步骤：①病毒量的测定应至少重复 2 次；②因药物不良反应而需换药时，可仅更换方案中引起不良反应的药物；③如患者依从性有问题，应换用一种较简单的治疗方案；④如原给药方案治疗后病毒无显著减低者，应进行 HIV 病毒的耐药性测定，并根据结果改换给药方案。对发生耐药的患者选择治疗方案时须考虑用药史、基因型或表型分析的结果、药物的不良反应及相互作用等多种因素。建议出现耐药时，要改换的新治疗方案中至少含有 2 种以上的完全敏感的药物。当发生 NNRTIs 耐药时通常选用的方案为 2 种敏感的核苷类药物 + 蛋白酶抑制剂；当然其他种类的药物如拉替拉韦、马拉韦罗、依曲韦林等药物也可选择。但因为 PIs 的强有力的抗病毒作用及高的基因屏障，在可以选择 PIs 时首选 PIs，但当无法选择 PIs 时，拉替拉韦、马拉韦罗、依曲韦林等药物也是可以选择的。研究表明，对于经治患者，与安慰剂相比，马拉韦罗、依曲韦林联合优化背景治疗可以取得更好的病毒学应答。

当对某一种 PIs 耐药时，可考虑使用其他更强效的 PIs，如达芦那韦或替拉那韦（tipranavir）；在对蛋白酶抑制剂存在一定程度耐药时，达芦那韦可能优于洛匹那韦、替拉那韦。当出现多重耐药时（对 NNRTIs 和 PIs 均耐药），尽可能在方案中选用 3 种敏感药物。

二、机会感染的治疗

艾滋病患者由于细胞免疫功能受损，在病程中易发生各种机会感染。应尽早给予有效治疗，可显著改善预后，并延长患者生命。常见的机会感染见表 3-11-5。

表 3-11-5 HIV/AIDS 患者中常见的机会感染

病毒感染	结核与非结核分枝杆菌感染	其他细菌及螺旋体等感染	真菌感染	寄生虫感染
单纯疱疹病毒感染 带状疱疹病毒感染（皮肤） 巨细胞病毒感染	结核病 鸟分枝杆菌复合体菌血症（MAC） 堪萨斯分枝杆菌	肺炎链球菌感染 流感嗜血杆菌感染 星形诺卡菌 铜绿假单胞菌	耶氏肺孢子菌感染（P.jiroveci） 曲霉 - 侵袭性肺部感染	弓形虫脑炎 隐孢子虫感染等孢子虫感染 微孢子虫感染

续表

病毒感染	结核与非结核分枝杆菌感染	其他细菌及螺旋体等感染	真菌感染	寄生虫感染
视网膜炎 胃肠道感染 神经系统感染 肺炎	嗜血分枝杆菌 戈登分枝杆菌 日内瓦分枝杆菌	沙门菌属 金黄色葡萄球菌 梅毒螺旋体	念珠菌属 　口咽部感染 　食管炎 　阴道炎 新型隐球菌 　脑膜炎 　肺部感染等播散 　性隐球菌感染 组织胞浆菌病 球孢子菌病	

以上各种机会感染的治疗参见本书第三篇中的有关章节。

三、机会感染的药物预防

据美国公共卫生服务处和传染病学会的推荐意见，对 HIV/AIDS 患者应采用的预防机会感染用药见表 3-11-6。

表 3-11-6　机会感染的预防用药

疾病	适应证	首选用药	可选用药
结核病	①结核菌素试验阳性；②过去结核菌素试验阳性，未用 INH 预防；③有高危接触	① INH 300mg/d + 维生素 B_6 50mg/d，间歇治疗 9 ～ 12 个月；② INH 900mg + 维生素 B_6 100mg，每周 2 次，9 ～ 12 个月；③ RIF 600mg/d + PZA 每日 20mg/kg，2 个月，或间歇给药 3 个月	对 INH 耐药或不能耐受者换用 RIF 600mg/d，4 个月。服用 PI 或 NNRTI 者不宜用 RIF，改用 RFB 150mg/d 及 PZA 每日 20mg/kg，并调整 PI 及 NNRTI 的剂量
肺孢子菌病	过去有 PCP 病史并 $CD_4 < 200 \times 10^6/L$	SMZ-TMP 每日 1 片（400/80mg）	① SMZ-TMP 1 片，每周 3 次 + 氨苯砜 100mg/d，或喷他脒每月 1 次 300mg，气溶吸入，或阿托伐醌 750mg bid 与食物同服；② CD_4 数 > $200 \times 10^6/L$，持续 3 ～ 6 个月时可停药
弓形虫病	$CD_4 < 100 \times 10^6/L$ + 血清试验阳性（IgG）	SMZ-TMP 每日 1 片（400/80mg）	①不能耐受 SMZ-TMP 的患者改用氨苯砜 50mg/d + 乙胺嘧啶每周 75mg+ 四氢叶酸每周 25mg；②阿托伐醌 1 500mg/d ± 乙胺嘧啶 25mg/d + 四氢叶酸 10mg/d；③ CD_4 数 > $100 \times 10^6/L$，持续 3 ～ 6 个月后可停药

疾病	适应证	首选用药	可选用药
鸟分枝杆菌复合体感染	$CD_4 < 50 \times 10^6/L$	克拉霉素 500mg bid 阿奇霉素 1 200mg/w 缺点是可能导致其他耐药性细菌	①克拉霉素与阿奇霉素效果优于利福布汀(RFB);② RFB 300mg/d ± 阿奇霉素 1 200mg/w,患者用 PI 或 NNRTI 者需调整剂量;③ CD_4 数 $> 100 \times 10^6/L$,持续 3 ~ 6 个月后可停药
疱疹病毒感染	与水痘或带状疱疹患者接触,但过去无该病史或带状疱疹病毒抗体(−)	与患者接触后 96 小时内肌注水痘 - 带状疱疹免疫球蛋白 625U(5 瓶)	
肺炎链球菌感染	所有 HIV/AIDS 患者	肺炎链球菌菌苗 0.5ml 肌注	患者 $CD_4 < 200 \times 10^6/L$ 者效果差
流感病毒感染	所有 HIV/AIDS 患者	流感疫苗	意见尚不统一; $CD_4 < 200 \times 10^6/L$ 者效果差
乙型肝炎	抗乙肝核心抗体筛选试验(−)	乙肝疫苗 ×3 次,如无抗体生成,给予加强一剂	

注: INH 异烟肼; PZA 吡嗪酰胺; RIF 利福平; RFB 利福布汀; PI 蛋白酶抑制剂; NNTRI 非核苷类逆转录酶抑制剂。

主要参考文献

[1] 吴志华 . 现代性病学 . 2 版 . 广州:广东人民出版社,2002.

[2] 徐文严 . 性传播疾病的临床管理 . 北京:科学出版社,2001.

[3] HOLMES K K, SPARLING P F, MARDH P A, et al. Sexual transmitted disease. New York: McGraw Hill Companies Inc,1999.

[4] 谭仲楷,祝连庆,谢礼豪 . 性病药物治疗手册 . 太原:山西科学技术出版社,1997.

[5] 傅志宜 . 性传播疾病新进展 . 北京:人民军医出版社,2009.

[6] 王千秋,刘全忠,徐金华,等 . 性传播疾病临床诊疗与防治指南 . 上海:上海科学技术出版社,2014.

[7] GÜNTHARD H F, ABERG J A, ERON J J, et al. Antiretroviral treatment of adult HIV infection: 2014 recommendations of the International Antiviral Society-USA Panel. JAMA, 2014, 312(4): 410-425.

[8] Panel on Antiretroviral Guidelines for Adults and Adolescents. Guidelines for the use of antiretroviral agents in HIV-1-infected adults and adolescents. Department of Health and Human Services. [2016-07-14]. http://www.aidsinfo.nih.gov/ContentFiles/Adul- tandAdolescentGL.pdf.

[9] 中国疾病预防控制中心 . 全国艾滋病技术检测规范 . 北京：中国疾病预防控制中心，2014.

[10] World Health Organization. WHO case definitions of HIV for surveillance and revised clinical staging and immunologic classification of HIV-related disease in adults and children. Geneva: World Health Organization, 2007.

[11] Centers for Disease Control and Prevention (CDC). Revised surveillance case definition for HIV infection–United States, 2014. MMWR Recomm Rep, 2014, 63(RR-03): 1-10.

[12] MORENO S, LÓPEZ ALDEGUER J, ARRIBAS J R et al. HIV 2020 Project. The future of antiretroviral therapy: challenges and needs. J Antimicrob Chemother, 2010, 65(5): 827-835.

[13] SIEGFRIED N, UTHMAN O A, RUTHERFORD G W. Optimal time for initiation of antiretroviral therapy in asymptomatic, HIV-infected, treatment-naive adults. Cochrane Database Syst Rev, 2010, 17(3): CD008272.

[14] 中华医学会感染病分会艾滋病学组 . 艾滋病诊疗指南第三版（2015 年版）. 中华传染病杂志 , 2015，33（10）：577-593.

第十二章
其他感染性疾病

第一节　急性感染性腹泻

腹泻是一种常见症状，指排便次数超过平日习惯频率，粪质稀薄，水分增加，可伴有黏液、脓血和未消化食物。感染性腹泻则指感染病原微生物或寄生虫引起的腹泻，常伴有恶心、呕吐和腹痛，并可有发热等全身症状。急性腹泻一般指病程在 2 周以内的腹泻。

急性感染性腹泻罹患率高，造成健康、经济损失乃至危及生命。据估计全球每年发生 30 亿～50 亿例次腹泻，死亡人数达 300 万～500 万，大部分为发展中国家儿童患者，是发展中国家儿童的重要死因之一。此外，腹泻还可能引起严重后遗症，如肠出血性大肠埃希菌感染后可发生溶血尿毒综合征（hemolytic uremic syndrome），空肠弯曲菌感染后可发生吉兰 - 巴雷综合征，肠致病性大肠埃希菌和隐孢子虫感染导致营养不良等。在热带地区的某些国家每名儿童平均每年发生腹泻 6~10 次，对处于发育关键时期儿童的身体和智力发育均可能产生不利影响。

【病原学、发病机制和危险因素】导致急性感染性腹泻的病原体主要有：①志贺菌属、沙门菌属、弯曲菌属、肠致病性大肠埃希菌、肠出血性大肠埃希菌（血清型 O157：H7、O1047：H4 等）、肠侵袭性大肠埃希菌、产肠毒素大肠埃希菌、肠黏附性大肠埃希菌、耶尔森菌属、艰难梭菌、产气荚膜梭菌、金黄色葡萄球菌、蜡样芽孢杆菌、梅毒螺旋体、淋病奈瑟菌、气单胞菌属、类志贺邻单胞菌、单核细胞增生性李斯特菌、鸟分枝杆菌等细菌；②轮状病毒、诺瓦病毒、类诺瓦病毒、肠道腺病毒、杯状病毒、星状病毒、小园病毒、冠状病毒、单纯疱疹病毒、巨细胞病毒等病毒；③蓝氏贾第虫、溶组织内阿米巴、隐孢子虫属、环孢子虫属等寄生虫。目前无证据支持念珠菌属等真菌在肠道的致病性，肠道菌群失调时可见念珠菌属大量繁殖，但并非都发生腹泻。

急性感染性腹泻病原体主要通过以下侵袭性或非侵袭性作用致病：①轮状病毒、诺瓦病毒、肠致病性大肠埃希菌等病原体黏附于肠黏膜上皮细胞后，导致细胞微绒毛结构消失和乳糖酶分泌减少，引起肠道对营养物质和电解质吸收减少和食糜渗透压升高，因而发生吸收不良和渗透性腹泻，表现为水样泻；②霍乱弧菌、产肠毒素大肠埃希菌、沙门菌属等分泌肠毒素，抑制 Cl^-、Na^+ 吸收并促进 Cl^- 分泌，导致分泌性腹泻；③志贺菌属、肠出血性大肠埃希菌、肠侵袭性大肠埃希菌可直接侵袭肠黏膜上皮细胞或分泌细胞毒素，引起肠黏膜炎性和溃疡病变，导致痢疾样症状及腹泻；④此外，葡萄球菌、蜡样芽孢杆菌等可分泌外毒素作用于自主神经系统，引起腹泻等肠道症状。

发生腹泻的危险因素主要有：①老年人和 5 岁以下儿童；②接受抗菌药物治疗者，几乎所有抗菌药物均可引起腹泻，严重者可导致假膜性肠炎，其中以氨苄西林、林可霉素和克林霉素等为多见；③生活于不发达国家或地区者；④到热带或亚热带地区旅行者，⑤ HIV 感染者及其他免疫缺陷者；⑥同性恋等。腹泻患者死亡的危险因素有：①营养不良；②老年人和婴幼儿；③合并脱水、肺炎、脓毒症、溶血尿毒综合征的患者；④霍乱弧菌、轮状病毒等易导致脱水的病原体感染；⑤志贺菌属等侵袭性病原体感染；⑥未经充分补液治疗的患者。

【病原治疗】根据患者粪便性状、伴随症状和体征以及粪便常规检查可将感染性腹泻分为非炎症性腹泻和炎症性腹泻。炎症性腹泻以次数多、量少的黏液便和 / 或血便为特征，常伴有发热、里急后重、剧烈腹痛等症状；粪便镜检可见大量白细胞和红细胞，且病变部位越低（越接近结肠），白细胞数量越多。这类腹泻多系沙门菌属、志贺菌属、弯曲菌属、肠出血性大肠埃希菌、肠侵袭性大肠埃希菌、艰难梭菌、溶组织内阿米巴、耶尔森菌属等所致侵袭性感染，但需注意与克罗恩病、溃疡性结肠炎等非感染性肠道疾病鉴别。非炎症性腹泻则以水样便为特征，大便量多（每日超过 1L）而无脓、血，不伴发热、剧烈腹痛等症状；大便镜检白细胞缺如或很少。这类腹泻多为霍乱弧菌、肠产毒性大肠埃希菌、肠致病性大肠埃希菌、轮状病毒、诺瓦病毒、蓝氏贾第虫、隐孢子虫等病原引起的非侵袭性感染。

查明感染性腹泻病原体不仅可明确腹泻的病因，指导合理抗感染治疗，而且有助于发现、监测和控制特定病原体感染的流行，具有重要的公共卫生意义。各种病原所致的急性腹泻，不易单凭临床表现和粪便性状加以区别，需经多次粪便常规检查、毒素检测和各种培养（包括需氧菌和厌氧菌培养、真菌培养等）后始能做出诊断。个别情况下尚需进行电镜和免疫学等特殊检查确定病原。培养出致病原后宜进行药敏试验，以供选用或调整抗菌药物时参考。

1. 治疗原则

（1）纠正失水、电解质平衡失调：水、电解质紊乱是腹泻的最严重威胁之一，应尽早开始补充水、电解质。由于感染性腹泻不损害肠黏膜对 K^+ 的吸收和葡萄糖 -Na^+ 共同转运机制，摄入葡萄糖可促进 Na^+ 的吸收，一些含适量葡萄糖、电解质成分的口服液具有服用方便、价格低廉的优点，可作为能口服的轻、中度失水患者补充水、电解质的主要方法。口服液量和速度视患者病情而定，一般为在开始治疗的 6 小时内成人补液量约 700ml/h，儿童 15~25ml/（kg·h），以后根据腹泻量补充排泄量的 1.5 倍。重度脱水患者可予以乳酸钠林格液等静脉滴注。在不能获得市售口服补液盐时，可采用替代品，如在每升饮用水中加入 1 平勺食盐和 4 满勺糖，或 500ml 米汤中加 1.5~2g 食盐。

（2）饮食调整、对症治疗：患者腹泻期间消化、吸收能力下降，常常伴有乳糖酶缺乏，应主要进食易消化、少渣食物，避免牛奶等含乳糖食品。由于咖啡因可提高肠上皮细胞 cAMP 水平，促进肠道分泌，加重腹泻，故咖啡、茶等含咖啡因饮料或食品也应避免。严格掌握指征的情况下可应用次水杨酸铋等对症治疗药物以减少肠道蠕动和水、电解质的丧失。

（3）抗感染治疗：抗感染治疗对产肠毒素大肠埃希菌、霍乱弧菌、溶组织内阿米巴等所致腹泻有确切的疗效，但其对嗜水气单胞菌、类志贺邻单胞菌属等所致腹泻的疗效尚不肯定，病毒及隐孢子虫等所致感染目前尚无有效治疗药物。某些情况下抗感染治疗还可能造成一些不利后果：①肠道菌群失调和二重感染，例如由于抗菌药物的选择压力导致伤寒沙门菌带菌者发病；②导致细菌耐药性产生和传播，例如应用万古霉素治疗假膜性肠炎可能引起耐万古霉素肠球菌属定植和播散；③延长肠道中沙门菌属等细菌带菌时间；④有报道应用某些氟喹诺酮类、β- 内酰胺类等药物可能增加肠出血性大肠埃希菌腹泻患者发生溶血尿毒综合征的风险。基于上述原因，应避免对所有的急性感染性腹泻患者常规予以抗菌药物治疗，严格掌握抗感染治疗的指征。

急性感染性腹泻的抗感染治疗包括经验治疗和获知病原检查结果后的病原治疗。宜尽量选用有效、低毒和廉价抗感染药物。在选用药物时，应了解当地急性感染性腹泻的病原和细菌耐药性监测等流行病学资料，避免由于细菌耐药导致治疗失败。

2. 经验治疗

（1）抗感染经验治疗的指征：在根据病史、体检和大便常规检查等做出初步诊断和进行相应病原学检查后，对以下患者予以经验治疗：①伴有发热等全身症状的中、重度炎症性腹泻；

②病程超过 10~14 天的腹泻；③老年人、糖尿病、肝硬化、免疫缺陷者等易发生并发症患者的腹泻；④旅行者腹泻；⑤餐饮服务业工作人员、食品生产者、医务人员、幼儿教师以及其他护理机构工作人员等容易导致腹泻传播和流行的患者。

（2）轻度腹泻（每日不成形大便 ≤ 3 次，相关症状轻）：补液，无乳糖饮食，避免咖啡因；不需用抗感染药。

（3）中、重度腹泻者：中度腹泻者（每日不成形大便 ≥ 4 次，伴或不伴全身症状）、重度腹泻者（每日不成形大便 ≥ 6 次，体温 ≥ 38.3℃，里急后重，血便，大便镜检发现白细胞）首选氟喹诺酮类药物，如诺氟沙星、氧氟沙星、左氧氟沙星或环丙沙星，疗程 3~5 天。此外亦可选用药物 SMZ-TMP、磷霉素、多西环素等。亦有人认为治疗中度腹泻患者仅需补液和予以抗动力药物（洛哌丁胺首剂 4mg，继以每次稀便后 2mg，累计不超过每日 16mg）。

（4）医院获得性腹泻：如腹泻系在医院获得，或患者近期有应用抗生素尤其是林可霉素类、氨苄西林等药物史，病情较轻者停药后即可缓解，腹泻较重者，尚应怀疑艰难梭菌所致抗生素相关腹泻或假膜性肠炎，应检测艰难梭菌毒素，并予以甲硝唑等（参见病原治疗"艰难梭菌"），疗程 10~14 天。

（5）旅行者腹泻：旅行者腹泻多发生于抵达旅行地 2 周以内，至亚洲、南美洲、非洲旅行发生腹泻者，急性腹泻病原体以产肠毒素大肠埃希菌为多见，占 40%~70%，志贺菌属、沙门菌属和病毒（轮状病毒、诺瓦病毒、类诺瓦病毒）各占 5%~15%，其他病原有溶组织内阿米巴、蓝氏贾第虫、隐孢子虫、空肠弯曲菌、弧菌属、气单胞菌属、邻单胞菌属等。旅行者腹泻的临床表现因病原体不同可分为四类：①非炎症性腹泻，通常由产肠毒素大肠埃希菌、霍乱弧菌等引起；②炎症性腹泻，通常由志贺菌属、空肠弯曲菌、肠侵袭性大肠埃希菌、溶组织内阿米巴、气单胞菌属等引起；③伴呕吐的腹泻，常由金黄色葡萄球菌、蜡样芽孢杆菌、轮状病毒、诺瓦病毒、类诺瓦病毒等引起；④病程超过 2 周的持续腹泻，常由蓝氏贾第虫、溶组织内阿米巴、隐孢子虫等所致。

多数旅行者腹泻呈自限性，一般在 3~5 天内自愈。由于其主要病原体产肠毒素大肠埃希菌所致腹泻经抗菌治疗后，病程可由 3~5 天缩短至 < 1~2 天，因此仍主张给予抗菌药物治疗。非炎症性腹泻或症状较轻的患者，除补液、对症治疗外，可予以环丙沙星单剂 750mg。炎症性腹泻或重症患者，除补液及对症治疗外，予以环丙沙星等氟喹诺酮类药物，亦可选用利福昔明，疗程 3~5 天。儿童、孕妇等不宜应用氟喹诺酮类药物者，可选用阿奇霉素，成人每天 1 次，每次 500mg，儿童每天 1 次，每次 10mg/kg，疗程 5 天。腹泻病程超过 2 周者，需进行大便虫卵和寄生虫检查，以除外蓝氏贾第虫等寄生虫感染，并可予以甲硝唑或呋喃唑酮，疗程均为 7 天。

3. 病原治疗

（1）细菌性腹泻

1）志贺菌属：引起细菌性痢疾的志贺菌属细菌主要为福氏和宋氏志贺菌，诊断依据粪便细菌培养确定。治疗药物首选氟喹诺酮类，也可选用阿奇霉素；疗程 3 天，免疫缺陷患者延长至 7~10 天。其他可选用药物有磷霉素、SMZ-TMP、氨苄西林或阿莫西林等。中毒性细菌性痢疾（简称菌痢）等重症患者或对上述药物耐药菌所致感染，尚可选用头孢曲松或头孢噻肟。

目前志贺菌属对氯霉素、SMZ-TMP 和氨苄西林等常用于肠道感染药物的耐药情况已甚为严重，2015 年 CHINET 耐药监测结果显示：福氏志贺菌对氨苄西林、头孢噻肟、氯霉素和 SMZ-TMP 的耐药率超过 50%，对环丙沙星和氨苄西林 - 舒巴坦的耐药率分别为 33.3% 和 40.0%。

2）霍乱弧菌：诊断依据粪便细菌培养确定。补充水、电解质至关重要，抗菌治疗可以减少粪量，缩短病程和排菌时间。首选阿奇霉素、红霉素、多西环素或四环素，亦可选用环丙沙星，疗程均为 3 天。

3）沙门菌属：伤寒沙门菌和副伤寒沙门菌感染治疗见本章第二节，此处仅指其他沙门菌属所致腹泻。无全身症状的沙门菌属细菌所致腹泻不需要抗菌治疗，补充水、电解质和调整饮食即可。但以下患者需抗菌治疗：年龄 <1 岁或 >50 岁，免疫缺陷，有血管植入物或人工关节，血流感染，血红蛋白病，因发热或严重腹泻住院患者。治疗首选氟喹诺酮类，也可选用阿奇霉素、头孢曲松、头孢噻肟、氨苄西林、阿莫西林或 SMZ-TMP 等，疗程一般为 7 天。艾滋病等免疫缺陷患者疗程至少为 14 天。

4）肠出血性大肠埃希菌：粪便检测到志贺毒素，或分离血清型为 0157:H7、O104:H4 大肠埃希菌即可确立诊断。肠出血性大肠埃希菌腹泻以不伴发热的血便为特点，可导致溶血尿毒综合征和血栓性血小板减少性紫癜等严重并发症。抗感染治疗的作用尚不明确。有报道 <10 岁肠出血性大肠埃希菌感染儿童患者中经 SMZ-TMP、β- 内酰胺类、阿奇霉素等药物治疗者溶血尿毒综合征发生率高于未治疗者，体外和动物实验显示 SMZ-TMP、环丙沙星可导致细菌毒素大量释放。故目前建议 <10 岁患者应避免抗菌治疗和洛哌丁胺、地芬诺酯等抗胃肠动力药物，如需抗菌治疗，阿奇霉素可能较为安全。

5）产肠毒素大肠埃希菌和其他大肠埃希菌：产肠毒素大肠埃希菌腹泻诊断有赖于以 EIA 或 DNA 探针检测到肠毒素 LT 或 ST，临床诊断通常根据病史、临床表现以及大便常规检查结果等推测。抗菌治疗可以缩短病程。国外推荐治疗方案与志贺菌属感染同，但国内大肠埃希菌对氟喹诺酮类耐药率为 50%~60%，对 SMZ-TMP 耐药率也在 50% 以上，应用这些药物治疗大肠埃希菌感染很可能失败。建议应用庆大霉素、磷霉素氨丁三醇或多西环素口服，疗程 3~5 天。抗菌治疗在肠侵袭性大肠埃希菌、肠致病性大肠埃希菌、肠黏附性大肠埃希菌等所致腹泻中的作用尚不明确，但一般主张予以抗菌治疗。治疗方案与产肠毒素大肠埃希菌腹泻同。

6）艰难梭菌：艰难梭菌是抗生素相关腹泻和假膜性肠炎的主要病原体，临床通常采取细胞毒试验，或以核苷酸扩增试验或酶联免疫法检测粪便中艰难梭菌毒素明确诊断。治疗应首先及时停用相关抗菌药物。轻、中度初发艰难梭菌感染患者选用甲硝唑每次 500mg，每日 3 次口服；重度初发艰难梭菌感染者选用万古霉素每次 125mg，每日 4 次口服，或替考拉宁每次 400mg，每日 2 次口服；重度、复杂性艰难梭菌感染（肠梗阻、巨结肠、低血压、休克患者）应选用万古霉素每次 500mg，每日 4 次口服（肠梗阻患者每 500mg 溶解于 100ml 生理盐水灌肠给药），并可联合甲硝唑每次 500mg，每 8 小时 1 次静脉滴注。疗程均为 10~14 天。亦可予以非达米星（fidaxomicin）每次 200mg，每日 2 次，疗程 1 周。

艰难梭菌感染第一次复发治疗同初发感染治疗，但第二次或更多次复发或长期治疗不应选用甲硝唑以避免神经系统蓄积毒性。第二次或更多次复发治疗方案为：万古霉素每次 125mg，每日 4 次口服 10~14 天，随后万古霉素每次 125mg，每日 2 次治疗 1 周，继以万古霉素每次 125mg，每日 1 次口服 1 周，最后万古霉素每次 125mg，每 2~3 日 1 次口服 2~8 周。近年来粪菌移植和针对艰难梭菌毒素 B 的单克隆抗体 Bezlotoxumab 也展示了良好临床前景。

7）食物中毒：金黄色葡萄球菌、产气荚膜梭菌、蜡样芽孢杆菌等引起的腹泻均由外毒素所致，呈自限性。主要给予补液和对症治疗，不推荐抗菌治疗。

8）空肠弯曲菌：抗菌治疗可缩短重症患者或早期患者（起病 <4 天）的病程。治疗药物有：①环丙沙星、阿奇霉素或红霉素，疗程 3~5 天；②多西环素，疗程 7 天。空肠弯曲菌对红霉素和氟喹诺酮类药物耐药性均有发生，应予注意。

9）胎儿弯曲菌：较少导致腹泻，但易导致糖尿病患者全身感染。首选庆大霉素，替代药物氨苄西林或亚胺培南。

10）嗜水气单胞菌：抗菌治疗的疗效未获肯定，仅限用于重症或免疫缺陷患者、合并肠外感染者以及腹泻时间超过 5~7 天者。治疗药物有环丙沙星、SMZ-TMP 或四环素口服，疗程 3~5 天；或庆大霉素静脉滴注，疗程 5 天。

11）类志贺邻单胞菌：抗菌治疗的疗效未获肯定，仅限用于免疫缺陷患者、合并肠外感染者以及腹泻时间超过 5~7 天者，可选用环丙沙星、SMZ-TMP 或四环素。

12）小肠结肠炎耶尔森菌：仅重症患者需要抗菌治疗。治疗药物有：多西环素联合庆大霉素或妥布霉素静脉给药，替代药物为环丙沙星、SMZ-TMP 或头孢曲松。

13）副溶血性弧菌：抗菌治疗不能缩短病程，仅限用于重症感染患者，可予以四环素或环丙沙星，疗程 3~5 天。

14）单核细胞增生性李斯特菌：通常呈自限性。对严重李斯特菌感染患者可予以氨苄西林或 SMZ-TMP 静脉给药。

（2）病毒性腹泻：诺瓦病毒、轮状病毒等病毒所致腹泻一般呈自限性，并缺乏有效抗病毒药物，主要给予补液和对症治疗。

（3）寄生虫性腹泻

1）溶组织内阿米巴：无症状包囊排出者首选巴龙霉素每日 25~35mg/kg，分 3 次口服，疗程 7 天；或双碘喹啉（iodoquinol）每次 650mg，每日 3 次口服，疗程 20 天。替代药物二氯沙奈（diloxanide furoate）每次 500mg，每日 3 次，疗程 10 天。

肠道阿米巴病的治疗：甲硝唑每日 500~750mg，每日 3 次口服，疗程 7~10 天；或替硝唑每次 2g，每日 1 次口服，疗程 3 天。继以巴龙霉素每日 25~35mg/kg，分 3 次口服，疗程 7 天；或双碘喹啉每次 650mg，每日 3 次口服，疗程 20 天。

重症肠道阿米巴病或肠外阿米巴病的治疗：甲硝唑每日 750mg，每日 3 次口服或静脉给药，疗程 10 天，或替硝唑每次 2g，每日 1 次口服或静脉给药，疗程 5 天。继以巴龙霉素每日 25~35mg/kg，分 3 次口服，疗程 7 天；或双碘喹啉每次 650mg，每日 3 次口服，疗程 20 天。

2）蓝氏贾第虫：治疗首选替硝唑单剂 2g 口服；或硝唑沙奈每次 500mg，每日 2 次口服，疗程 3 天。替代药物呋喃唑酮、甲硝唑或巴龙霉素。复发患者予以甲硝唑每次 750mg，每日 3 次口服，联合米帕林每次 100mg，每日 3 次口服，疗程 3 周。

3）隐孢子虫属：确诊依靠大便抗酸染色或单克隆免疫荧光染色检查。隐孢子虫所致腹泻在免疫正常人群中硝唑沙奈每次 500mg，每日 2 次口服，疗程 3 天。艾滋病等免疫缺陷者抗逆转录病毒治疗是最佳治疗。

4）环孢子属：确诊依靠大便抗酸染色。抗感染治疗疗效确切。免疫功能正常患者予 SMZ-TMP 每次 400mg/80mg，每日 2 次口服，疗程 7~10 天；替代方案环丙沙星每次 500mg，每日 2 次口服，疗程 7 天；或硝唑尼特每次 500mg，每日 2 次口服，疗程 7 天。艾滋病患者，SMZ-TMP 每次 400mg/80mg，每日 2 次口服，疗程 3~4 周。

4. 预防　为避免感染性腹泻所造成的健康、生命和经济损失，应采取相应预防措施降低其发病率。

（1）加强公共卫生和食品卫生管理：发达国家在改善饮用水供应和环境卫生后，感染性腹泻罹患率显著下降，显示改善公共卫生可取得良好效果。加强食品卫生管理则可减少因食物污染导致的感染性腹泻流行。

（2）健康教育：对相关人群就以下内容进行健康教育　①养成用肥皂洗手习惯，在接触动物和动物制品、患者以及污物等后尤为重要；②注重饮食卫生，保证进食蒸熟食物、消毒牛奶和洁净饮水；③高危人群注意避免某些危险因素，如肝硬化等慢性肝病患者进食海产品易发生创伤弧菌感染，免疫缺陷人群进食奶酪、熟食易发生单核细胞增生性李斯特菌感染，这些人群应避免相应饮食。

（3）疫情监测和处理机制：对餐饮服务业工作人员、食品生产者、医务人员以及幼托机构或其他护理机构人员等发生腹泻者，应尽量明确病原诊断并治疗，怀疑为暴发流行则应及时传报，必要时采取适当隔离措施。

（4）预防用药：预防性应用抗菌药物存在发生不良反应、促进耐药发生等危险，应严格控制。合并炎症性肠病、艾滋病、胰岛素依赖糖尿病、慢性肾功能不全等严重疾病患者，容易发生脱水或胃酸分泌减少；或有重要活动必须避免发病者，在旅行期间可予以预防用药。预防用药方案为：诺氟沙星 400mg 或环丙沙星 500mg 或氧氟沙星 300mg 或 SMZ-TMP800mg/160mg 每日 1 次口服，或利福昔明每次 200mg，每日 2 次口服。亦可用次水杨酸铋 2 片，每日 4 次（进餐时及睡前）。乳杆菌等生态制剂也有一定保护作用。

（5）疫苗：口服 B 亚单位或灭活霍乱疫苗可短期保护流行地区患者发生严重产肠毒素大肠埃希菌腹泻。

第二节　伤寒与伤寒带菌者

伤寒（typhoid fever）是由伤寒沙门菌引起的急性感染性疾病，主要临床表现为发热及消化道症状。

【流行病学】伤寒发病率为（25~1 000）/10 万不等，其中南亚、撒哈拉以南地区 >1 000/10 万，亚洲其他部分、非洲、南美洲、加勒比等地区为（10~100）/10 万。高发地区通常环境卫生差，缺乏清洁饮用水。流行区 1~15 岁儿童发病率最高，城市中发病率高于农村。发展中国家伤寒的暴发可导致高发病率及高病死率，尤其 5 岁以下儿童和抗菌药物耐药菌株所致者。据估计全球每年约有 2 200 万~2 700 万人罹患伤寒沙门菌和副伤寒沙门菌所致伤寒和副伤寒，病死者约20 万~60 万。

伤寒发病以夏秋季为多，水源性暴发多见于夏季，食物源性暴发全年可见。伤寒沙门菌随患者或带菌者的粪便、尿液排出后，通过污染水源、食物、日常生活接触和苍蝇、蟑螂等媒介传播。人群对其普遍易感，发病者以儿童和青少年居多，病后获得持久的免疫力。流行方式可为散发、流行或暴发。罹患伤寒的危险因素包括：被污染的水源，洪水，食物、饮料购自街头摊贩，以污水灌溉的生蔬菜、水果，与患者日常接触，缺少洗手设施和厕所，幽门螺杆菌感染者，后者可能与慢性胃酸缺乏有关。

近年来全球范围内多重耐药伤寒沙门菌迅速增多，多重耐药菌株在非洲、南美洲、希腊、中国、韩国、越南及菲律宾等国均有暴发流行。此种耐药由 H_1 型质粒介导，导致高发病率及高病死率。虽然氯霉素耐药及多重耐药菌株属于不同的噬菌体型，但均含有编码链霉素、磺胺类及四环素类耐药的 120MDa 质粒。1990 年代随着氟喹诺酮类药物的广泛应用，在南亚次大陆出现了染色体和质粒介导的氟喹诺酮耐药伤寒沙门菌和副伤寒沙门菌，1993 年尼泊尔分离伤寒沙门菌和副伤寒沙门菌对环丙沙星耐药率分别为 73.3% 和 94.9%。我国 2015 年 CHINET 耐药监测显示伤寒沙门菌，对氨苄西林、氨苄西林 - 舒巴坦、头孢曲松、环丙沙星、SMZ-TMP 和氯霉素耐药率分别为 62.5%、21.4%、16%、7.7%、20.0% 和 10.0%；副伤寒沙门菌分别为 20.0%、6.2%、2.2%、0、8.0% 和 7.4%。

【临床表现及诊断】伤寒的主要临床表现为发热、头痛、腹痛、恶心、呕吐、腹泻、相对缓脉、玫瑰疹、脾大。偶可引起支气管炎及肺炎、心内膜炎、胆囊炎、中枢神经系统感染、骨髓炎、尿路感染、软组织感染等其他部位感染。血常规白细胞减少见于16%~46%的患者，嗜酸性粒细胞缺乏约见于2/3的患者。伤寒的并发症可有肠出血、肠穿孔、中毒性心肌炎、中毒性肝炎、急性溶血尿毒综合征、溶血性贫血、弥漫性血管内凝血及精神神经症状等。

在伤寒流行季节和流行地区持续性高热1~2周以上，并出现上述临床症状者应怀疑为伤寒。确诊有赖于自血液、骨髓、尿液、粪便、胃肠道分泌物或玫瑰疹刮取物中培养到伤寒沙门菌。血培养的阳性率在病程的第1~2周可达70%~90%，第2周以后逐渐下降，骨髓培养的阳性率可达90%。肥达反应的敏感性、特异性难以满足临床诊断要求。

【治疗】早期诊断和及时有效抗感染治疗可减少严重并发症，减低病死率。

氯霉素自1948年问世后很长一段时间内是治疗伤寒的经典用药，该药具有口服应用方便、价廉、疗效好等特点。应用氯霉素500mg qid治疗可使本病的病死率自20%降低至1%，发热期自14~28天缩短至3~5天。然而，由于氯霉素具骨髓毒性，并出现了对其耐药菌株，应用氯霉素治疗后有一定复发率、病后带菌率，近期部分发展中国家报道有较高的病死率，该药已不宜作为治疗伤寒的首选药物。20世纪70年代由于质粒介导氯霉素耐药性菌株出现并在中美洲及亚洲造成暴发流行，临床上应用阿莫西林或SMZ-TMP作为治疗伤寒的选用药物，治疗敏感菌株所致伤寒的疗效与氯霉素相仿，并可降低复发率。近期由于多重耐药菌株的出现，上述药物的疗效已大为降低。近年来氟喹诺酮类，如环丙沙星、氧氟沙星等已广泛用于本病的治疗，该类药物在各种组织、吞噬细胞和胆汁中可达很高浓度，对耐药菌株具高度活性，退热迅速，患者耐受性好，因此氟喹诺酮类已成为治疗伤寒的首选药物。但氟喹诺酮类不宜用于儿童、孕妇及哺乳期妇女。静脉滴注头孢曲松、头孢噻肟等第三代头孢菌素治疗伤寒同样有效，适用于并发脑膜炎者及儿童、孕妇及哺乳期妇女患者。有报道阿奇霉素成人每次1g，儿童20mg/kg，每日1次口服，疗程5天；或首日1g口服，继以每日1次，每次0.5g口服，疗程6天，治疗伤寒的复发率和粪便带菌率均小于3%。

初始治疗应充分考虑本地区伤寒沙门菌和副伤寒沙门菌对各类药物的敏感性。可选用环丙沙星每次400mg，每12小时一次静脉滴注，或头孢曲松每次2g，每24小时一次静脉滴注，疗程均为14天。如临床情况许可，可改为环丙沙星每次750mg，每日2次口服，或头孢克肟每次200mg，每日2次口服，以完成14天疗程。敏感菌株所致感染仍可选用阿莫西林、氨苄西林、SMZ-TMP、阿奇霉素、其他氟喹诺酮类或其他第三代头孢菌素。

伤寒复发多见于停药2周内，分离菌的药敏结果与初发分离菌同，故治疗药物选择亦与初发同。

一般治疗及对症治疗以护理和饮食最为重要。伤寒伴休克及毒血症状明显者，可在应用足量有效抗菌药物的同时使用适量肾上腺皮质激素，可以减轻毒血症症状，降低病死率，但对有显著腹胀或腹泻的患者需慎重使用，以免发生肠出血及肠穿孔。常用的制剂有琥珀酰氢化可的松、地塞米松或甲泼尼龙，疗程一般不超过3天。

【伤寒沙门菌长期带菌状态】长期带菌状态（以下简称为带菌者）是指伤寒或非伤寒沙门菌在患者粪或尿中持续存在达1年以上者。伤寒患者中约有1%~4%，非伤寒沙门菌感染患者中约有0.2%~0.6%发展为长期带菌者。女性患者，婴儿，伴有胆道解剖异常、胆石症、胆道血吸虫感染、胆道或胃肠道肿瘤的沙门菌感染者中带菌者较一般患者为多见。

伤寒及非伤寒沙门菌带菌者的治疗相同。阿莫西林或SMZ-TMP 6周疗程治疗后可清除细菌，治愈率可达80%。环丙沙星和左氧氟沙星等氟喹诺酮类治疗4~6周亦可获类似疗效。阿莫西林、氟喹诺酮类在胆汁中的高浓度，以及后者良好的细胞内分布，使该两种药物的疗效优于SMZ-TMP。部分患者抗菌药物治疗无效，且伴有胆道解剖异常者、伴胆石或肾结石者，常需在抗菌治疗的同时行外科手术根除病灶。

第三节 布鲁氏菌病

布鲁氏菌病（brucellosis）是由布鲁氏菌属（*Brucella*）细菌引起的一种人畜共患病。布鲁氏菌属属需氧革兰氏阴性球杆菌，共有 10 个生物种，其中马耳他布鲁氏菌（*B. melitensis*）、流产布鲁氏菌（*B. abortus*）、猪布鲁氏菌（*B. suis*）、犬布鲁氏菌（*B. canis*）等可致人类感染。布鲁氏菌病传染源为患病的羊、牛、猪等家畜，少数为犬。职业人员由于为病畜接生、剥动物皮、挤奶、切肉等途径而感染，其他人员与病畜密切接触，进食污染生乳等也可导致感染；人与人之间的传播少见，该菌也可能通过呼吸道黏膜、眼结膜和性器官黏膜而发生感染。人群普遍易感，患病后有一定免疫力，但再感染者并不少见。布鲁氏菌病在全球人、畜中广泛流行，我国自 20 世纪 90 年代以来疫情呈明显回升。当前布鲁氏菌病流行有以下趋势：疫区从牧区向半农半牧区、农业区乃至城市蔓延；大规模流行代之以多发、散发流行；患者除职业人群外，老年、青少年及儿童发病人数增加。

布鲁氏菌病潜伏期 7~60 天，一般为 2~3 周。布鲁氏菌病可仅为局部脓肿，亦可多脏器受累，其临床表现多样，主要症状有发热、多汗、关节痛等，并可发生骨关节炎、脊髓炎、脑膜炎、睾丸炎、心内膜炎、心包炎、肺炎、胸膜炎、子宫内膜炎等并发症。实验室检查可见外周血白细胞和血小板减少、贫血以及红细胞沉降率增高。

布鲁氏菌培养阳性为该病最有力诊断依据，但布鲁氏菌生长缓慢，需观察 1 个月以上；血培养阳性率约 53%~90%，阳性率随病程延长下降，骨髓培养阳性率更高；自动化培养系统可加快培养速度，提高培养阳性率。一些血清学检查如标准试管凝集试验、抗人免疫球蛋白试验具有一定诊断价值，有助于早期诊断。

合理的抗菌治疗可改善布鲁氏菌病症状，缩短病程和减少并发症。由于布鲁氏菌寄殖于宿主细胞内，治疗布鲁氏菌病宜选用细胞内浓度高的药物。单药治疗布鲁氏菌病复发率高，因此目前主张联合用药。①无局部病灶者的治疗方案：首选多西环素每次 100mg，每日 2 次口服至少 6 周，联合庆大霉素每日 5mg/kg，每日 1 次肌内注射共 1 周；替代选用多西环素每次 100mg，每日 2 次口服，联合利福平每次 600~900mg（15mg/kg），每日 1 次口服，疗程 6 周。②布鲁氏菌神经系统感染治疗方案为：头孢曲松每次 2g，每 12 小时 1 次，静脉滴注，疗程至少 1 个月，联合多西环素每次 100mg，每日 2 次口服和利福平每次 600~900mg（15mg/kg），每日 1 次口服 6 周，直至脑脊液检查恢复正常。③布鲁氏菌脊柱炎、骶髂关节炎者治疗方案首选多西环素 + 庆大霉素（剂量用法同前）+ 利福平 600~900mg 每日 1 次口服，疗程至少 3 个月；替代选用环丙沙星 750mg 每日 2 次口服 + 利福平 600~900mg 每日 1 次口服，疗程至少 3 个月。合并脊柱炎者如出现脊髓压迫、脊柱不稳定或神经根压迫等症状，应予以手术治疗。合并心内膜炎者的治疗尚无成熟方案，可采用多西环素 + 利福平 +SMZ-TMP 1.5~6 个月，联合庆大霉素每日 5mg/kg×2~4 周。尽管单纯药物可有效治疗部分心内膜炎患者，但多数专家认为应结合手术治疗，尤其在人工瓣膜感染或发生充血性心力衰竭、瓣膜损坏、脓肿形成等并发症时，需及时进行瓣膜置换等手术治疗。

第四节 炭疽

炭疽（anthrax）是由炭疽芽孢杆菌（*B. anthracis*）所致的一种人畜共患病。该病传染源主要为患病牛、马、羊等食草动物，炭疽患者的分泌物、排泄物也具传染性。该病主要通过直接接触而感染，进食染菌肉类亦可致病，吸入含炭疽芽孢杆菌气溶胶则是恐怖袭击致病的主要途径。人群对其普遍易感，感染后可获较持久免疫力。根据历史记载推测炭疽在欧洲等地曾发生大范围流行，造成大批人、畜死亡。目前随着高危人员接种疫苗等公共卫生措施，本病发病率大幅下降，仅散发于世界各地，以牧区和皮毛加工区多见。但由于炭疽芽孢杆菌具有抵抗力强、毒力高以及易于播散等特点，曾被用于研制生化武器。1979年苏联曾因炭疽芽孢杆菌芽孢从军方实验室意外播散而导致约250人感染，100人死亡和大量牲畜感染；2001年美国由于恐怖分子邮寄装有炭疽芽孢杆菌邮件导致23人感染和5人死亡。据估计，在大城市播散100kg炭疽芽孢杆菌可造成13万～300万人死亡。以上事实提示尽管自然途径感染的炭疽对人类威胁已减少，但炭疽芽孢杆菌可被用作恐怖袭击的生物武器、造成重大人员伤亡的威胁仍存在。

炭疽潜伏期1~12天，根据临床表现可分多种类型。皮肤型最为多见，首先表现为皮肤暴露部位的丘疹或斑疹，随后相继出现水疱、出血性坏死、周围组织非压陷性水肿直至炭疽痈，并伴发热、头痛、局部淋巴结肿大。吸入性炭疽（inhaled anthrax）旧称肺炭疽，自然途径感染者少见，多见于受恐怖袭击感染者。发病初期仅表现为轻度呼吸道症状，在细菌芽孢转变为菌体生长繁殖并产生炭疽毒素后，病情进展急骤而凶险，表现为寒战、高热、呼吸困难、发绀、血样痰及胸痛等，起病后24~48小时可因呼吸、循环衰竭而死亡。胸片提示纵隔增宽，尸检发现出血性胸腔淋巴结炎、出血性纵隔炎和胸腔积液。肠炭疽症状主要为严重毒血症、持续性呕吐、腹泻、血水样便、腹痛等，腹部有压痛或腹膜炎征象，易发生感染性休克。脑膜炎型病情凶险，表现为出血性脑膜炎。此外还有败血症型炭疽。结合流行病学资料和临床表现，患者体液、排泄物中发现具荚膜的革兰氏阳性粗大杆菌即可初步诊断该病，细菌培养、动物接种、皮肤试验及炭疽芽孢杆菌毒素抗体检测等可进一步明确诊断。目前，临床医生应对炭疽等可能用于生物恐怖袭击的疾病保持警惕。

炭疽病情进展快，延误病原治疗将显著降低患者存活率，因此应尽早开始抗菌治疗，对疑似患者也应及时予以抗菌经验治疗。目前主张除皮肤炭疽外，对其他类型炭疽患者尤其遭受生物恐怖袭击者均应采取抗菌药物联合治疗。既往推荐疗程皮肤型为7~10天，其余临床类型为2~3周；由于动物实验显示抗菌治疗可抑制机体产生免疫力，为避免吸入气溶胶中迟发芽孢繁殖导致复发，现在推荐疗程为60天。

青霉素作为治疗炭疽首选药物积累了较多成功经验，曾经是治疗炭疽的首选药物，但炭疽芽孢杆菌对青霉素的耐药性呈增加趋势。目前美国FDA批准用于炭疽的药物仅有青霉素、多西环素、环丙沙星等3种。尽管儿童、孕妇通常禁用四环素类和氟喹诺酮类药物，鉴于炭疽的严重性，这些药物仍被推荐用于儿童、孕妇炭疽患者的治疗和预防。

吸入性炭疽、肠炭疽、脑膜炎型炭疽、败血症型炭疽以及合并严重水肿、头颈部皮肤型炭疽的治疗方案为：①成人，环丙沙星每次400mg或多西环素每次100mg，每12小时1次静脉滴注，联合克林霉素每次900mg，每8小时1次，或利福平每次300mg，每12小时1次静脉滴注。病情缓解后可改为环丙沙星每次500mg或多西环素每次100mg，每日2次口服，联合克林霉素每次450mg，每8小时1次，或利福平每次300mg，每日2次口服。总疗程为60天。②儿童，选用药物和疗程同成人，剂量应予调整，环丙沙星为每次10~15mg/kg，每12小时1次；8岁以上且体重>45kg者多西环素的剂量同成人，≤8岁或体重≤45kg者每次2.2mg/kg，每12小时1次；克林霉素每次7.5mg/kg，每6小时1次；利福平每次20mg/kg（最大剂量600mg），每日1次。③重症患者、怀疑或确诊脑膜炎患者，予以氟喹诺酮类、β-内酰胺类和蛋白合成抑制剂（利奈唑胺、克林霉素或利福平）3类药物联合，并可加用单克隆抗体雷昔库单抗（raxibacumab）或炭疽免疫球蛋白。治疗2~3周且病情稳定后改单药治疗，总疗程60天。其中氟喹诺酮类推荐方案为：环丙沙星每次500mg，每8小时1次，或左氧氟沙星每次750mg，每天1次，或莫西沙星每次 400mg，每天 1 次。β- 内酰胺类推荐方案为：美罗培南每次 2g，每 8 小时 1 次，或亚胺培南每次 1g，每 6 小时 1 次，或多立培南每次 500mg，每 8 小时 1 次；如青霉素敏感，可予青霉素每次 400 万 U，每 4 小时 1 次静脉滴注，或氨苄西林每次 3g，每 6 小时 1 次。蛋白合成抑制剂给药方案为：利奈唑胺每次 600mg，每 12 小时 1 次，或克林霉素每次 900mg，每 8 小时 1 次，或利福平每次 600mg，每 12 小时 1 次。④对自然途径感染成人患者推荐青霉素每次 400 万 U，每 4 小时 1 次静脉滴注，或儿童每次 5 万 U/kg，每 4 小时 1 次静脉滴注，疗程 2~3 周；动物实验提示联合链霉素或庆大霉素疗效更佳。或给予环丙沙星每次 400mg 或多西环素每次 100mg，每 12 小时 1 次静脉滴注共 2~3 周。

无严重并发症的皮肤型炭疽的治疗方案为：①成人，环丙沙星每次 500mg 或多西环素每次 100mg，每日 2 次。②儿童剂量为环丙沙星每次 10~15mg/kg（每日最大剂量 1g），每 12 小时 1 次；多西环素为 8 岁以上且体重 >45kg 者同成人，≤ 8 岁或体重 ≤ 45kg 者每次 2.2mg/kg，每 12 小时 1 次。③孕妇、乳妇、儿童等患者，如药敏试验提示细菌对青霉素敏感亦可选用阿莫西林，成人剂量为每次 500mg。每日 3 次口服，儿童为每日 80mg/kg 分 3 次（每次最大剂量 500mg）口服。④根据药敏试验结果还可选用左氧氟沙星、加替沙星、莫西沙星等药物。自然途径感染患者疗程为 7~10 天，遭受生物恐怖袭击患者（包括不能确定感染途径者）应为 60 天。

抗感染治疗可缓解全身症状，但不能阻止炭疽痈的形成。局部用药对皮疹无效，禁止切除皮肤病灶。严重水肿或脑膜炎型患者可合用糖皮质激素。近年尝试炭疽免疫球蛋白、单克隆抗体等作为辅助治疗。

军人、微生物学家、牧民及皮革工人等高危人群可接种疫苗以进行主动免疫，目前采用的是成分疫苗。吸入或接触含炭疽芽孢杆菌气溶胶人群应予以药物预防（post-exposure prophylaxis），方案为：①成人包括孕妇，环丙沙星每次 500mg 或多西环素每次 100mg，每日 2 次，疗程 60 天。②儿童剂量为环丙沙星每次 10~15mg/kg（每日最大剂量 1g），每 12 小时 1 次；多西环素为 8 岁以上且体重 >45kg 者剂量同成人，≤ 8 岁或体重 ≤ 45kg 者每次 2.2mg/kg，每 12 小时 1 次；疗程亦为 60 天。③对于孕妇、哺乳期妇女、儿童等患者，在应用多西环素和环丙沙星 10~14 天后，且药敏试验结果显示细菌对青霉素敏感时，可给予阿莫西林，成人剂量为每次 500mg，每日 3 次口服，儿童为每日 80mg/kg 分 3 次（每次最大剂量 500mg）口服，总疗程 60 天。此外，体外药敏结果提示左氧氟沙星、加替沙星、莫西沙星、克拉霉素等药物也可作为预防用药物。

第五节　鼠疫

鼠疫（plague）是由鼠疫耶尔森菌（*Y. pestis*）引起的自然疫源性疾病，传染源主要为啮齿类动物，肺鼠疫患者也具传染性。鼠疫主要经鼠蚤叮、咬传播，直接接触，进食未煮熟污染野生啮齿类动物以及吸入含菌飞沫、气溶胶等亦可导致感染。人群普遍易感，患病后可获持久免疫力。历史记载表明鼠疫曾在欧洲、亚洲、非洲多次大流行，造成逾千万人死亡和人口急剧下降。我国历史上也发生过多次大流行，目前部分省份仍存在动物鼠疫，西北、西南的个别省区曾发现鼠疫患者。随着生活条件和公共卫生的改善，该病发病率已下降至低水平，近年全球每年平均发病约 2 500 例。然而鼠疫耶尔森菌容易培养，致病力强，具备作为生物武器的潜能。日本、美国、苏联等多个国家曾先后研究将其用作生物武器，抗日战争期间日军曾在我国投放染菌鼠蚤，造成局部地区鼠疫流行。据世界卫生组织估计，以现有技术水平制备并在大城市投放 50kg 鼠疫耶尔森菌，可造成约 15 万人患肺鼠疫和 3.6 万人死亡。因此，鼠疫仍可能对人类构成重大威胁。

鼠疫潜伏期 2~8 天。临床上以腺鼠疫为多见，表现为腹股沟、腋下、颈部等处淋巴结肿大、化脓和溃破,伴严重毒血症,可继发休克、血流感染及肺炎而导致死亡。败血症型鼠疫患者毒血症症状严重而无淋巴结炎。肺鼠疫可为原发,也可继发于腺鼠疫或败血症型鼠疫,主要症状为咳嗽、咯血、气促、胸痛等,因患者全身高度发绀而被称为"黑死病",患者病情凶险,病死率高。其他临床类型有脑膜炎型、肠鼠疫等。明确病原学诊断有赖于淋巴结穿刺液、血液、脑脊液等的涂片和培养。血清 F_1 荚膜抗原在病程中呈 4 倍升高或单次滴度 ≥ 1:128 亦可确诊。

除补液、呼吸支持等治疗外,及时、合理的抗菌治疗可迅速缓解症状和降低病死率。一般在治疗后 3 天内患者可退热。链霉素最早用于治疗鼠疫,疗效显著,目前仍为首选药物。临床研究和动物实验显示庆大霉素治疗鼠疫疗效与链霉素相仿,有取代链霉素的趋势。多西环素、四环素也可用于鼠疫的治疗和预防,虽有报道 13% 的鼠疫耶尔森菌对四环素耐药,但由于这类药物可以口服给药,因此推荐用于无法注射用药时,尤其因恐怖袭击造成重大疫情导致医疗、卫生资源不足时。环丙沙星、氧氟沙星、左氧氟沙星等氟喹诺酮类药物对鼠疫耶尔森菌体外抗菌活性与氨基糖苷类相仿或更优,动物实验中上述两类药物的疗效相仿。氟喹诺酮类药物组织浓度高,给药方便且不良反应较氨基糖苷类和四环素类少,可望有良好应用前景,但尚待积累更多临床经验。氯霉素也曾用于治疗鼠疫,本品容易透过血脑屏障,适用于脑膜炎型鼠疫的治疗。

鼠疫的病原治疗应尽量采用静脉或肌内注射给药,仅在疫情重大、无法提供胃肠外给药时予以口服给药,疗程应为 10 天,以避免复发。成人选用药物和给药方案有:①链霉素每次 1g,每日 2 次肌内注射;②庆大霉素每日 5mg/kg,每日 1 次静脉滴注或肌内注射;③多西环素每次 100mg 或 200mg,每日 2 次静脉滴注或口服;④环丙沙星每次 400mg,每日 2 次静脉滴注,或每次 500mg,每日 2 次口服;⑤氯霉素每次 25mg/kg,每日 4 次静脉滴注或口服。孕妇、乳妇患者除不宜选用氯霉素外,其余方案均可采用。儿童患者首选氨基糖苷类,亦可选用多西环素、环丙沙星,必要时还可选用氯霉素。给药方案分别为:①链霉素,每次 15mg/kg,每日 2 次肌内注射。②庆大霉素,首剂 2mg/kg,继以每次 1.7mg/kg,每日 3 次静脉滴注或肌内注射。③多西环素,>8 岁且体重 ≥ 45kg 者,每次 100mg,每日 2 次静脉滴注或口服;≤ 8 岁或体重 <45kg 者,每次 2.2mg/kg,每日 2 次静脉滴注或口服(每日最大剂量 200mg)。④环丙沙星,每次 15mg/kg,每日 2 次静脉滴注,或每次 20mg/kg,每日 2 次口服。⑤氯霉素,仅可用于 2 岁以上儿童,氯霉素每次 25mg/kg,每日 4 次静脉滴注或口服。

鼠疫耶尔森菌耐药性少见。马达加斯加曾发现 1 例对链霉素、四环素和氯霉素耐药菌株所致感染,后经 SMZ-TMP 治愈;近期还发现 1 株携带多重耐药质粒的菌株。

现有灭活疫苗可预防腺鼠疫或减轻腺鼠疫症状,但不能预防肺鼠疫或减轻肺鼠疫症状。因此目前主张,对肺鼠疫流行地区体温 >38.5℃的患者、新发咳嗽患者、气促婴儿以及接触肺鼠疫患者等高危人群,均应予以 7 天预防用药,成人方案有:①多西环素每次 100mg,每日 2 次口服;②环丙沙星每次 500mg,每日 2 次口服;③氯霉素每次 25mg/kg,每日 4 次口服。孕妇、乳妇应尽量避免应用氯霉素。儿童方案:①体重 ≥ 45kg 者,多西环素每次 100mg,每日 2 次口服;体重 <45kg 者,多西环素每次 2.2mg/kg,每日 2 次口服(每日最大剂量 200mg)。②环丙沙星每次 20mg/kg,每日 2 次口服。③氯霉素仅用于 2 岁以上儿童,每次 25mg/kg,每日 4 次口服。

第六节 兔热病

兔热病(tularemia, rabbit fever)是由土拉热弗朗西丝菌(*F. tularensis*)引起的自然疫源性疾病。该病的主要传染源为野兔、鼠类和羊等,未发现人与人之间传播。兔热病传播途径为直接接触、昆虫叮咬、进食污染食品及吸入病原菌等。人群普遍易感,农民、猎人、屠宰工人以及皮革加工工人等与动物接触多者发病率高，病后可获持久免疫力，偶见再感染者。该病在美国、日本、苏联等地区流行，我国青海、西藏、内蒙古、黑龙江、山东等省区也有流行。日本、美国、苏联均曾做过将土拉热弗朗西丝菌作为生物武器的研究。据 WHO 估计，如果在一个 500 万人口的大城市释放 50kg 土拉热弗朗西丝菌气溶胶，可导致约 250 000 人感染和 19 000 人死亡。美国疾病预防与控制中心预测如果 100 000 人受到土拉热弗朗西丝菌气溶胶攻击，将增加 54 亿美元的医疗和公共卫生支出。因而兔热病不仅可在局部地区流行，还可能因生物恐怖袭击造成重大人员伤亡和社会灾难。

兔热病的潜伏期平均为 3～5 天（1~21 天）。其临床症状因细菌毒力、入侵途径、机体免疫等因素而异，可为隐性感染，亦可表现为严重脓毒症导致死亡。兔热病通常起病急骤，除高热、寒战、肌肉酸痛等毒血症表现外，根据累及不同脏器可分为：①溃疡腺型和腺型，患者局部淋巴结肿大，伴或不伴皮疹、溃疡；②肺型，自然状态感染者少见，但在生物恐怖袭击所致感染中将多见，患者有咳嗽、少痰、胸骨后感钝痛，重症患者有咯血、呼吸困难，可并发感染性休克、肺脓肿、空洞及脓胸；③胃肠型，患者腹部阵发性钝痛，伴呕吐、腹泻，毒血症症状突出；④其他可有中毒型、眼腺型、脑膜型等。血液、胸腔积液、痰液培养出土拉热弗朗西丝菌即可明确病原诊断，但需要特殊培养条件。临床多采用凝集试验、ELISA 等血清学辅助诊断方法。

链霉素最早用于除合并脑膜炎以外的兔热病的治疗，临床疗效满意，目前仍为首选药物。庆大霉素的疗效经临床对照试验证实与链霉素相仿，故应用日趋增多。多西环素为抑菌剂，其疗效逊于链霉素，但可口服，给药方便并可减少胃肠外给药的不良反应，尤适用于大规模疫情暴发时的治疗。氟喹诺酮类药物不良反应较少，给药方便，现有的临床资料显示其疗效良好，但尚待更多的临床资料支持。氯霉素血脑屏障通透性良好，可用于治疗脑膜型患者。

一般主张注射给药治疗兔热病，或先予注射给药，待病情缓解后改予口服治疗。但如发生重大疫情，对轻、中度感染患者也可起始即用口服给药治疗。氨基糖苷类为首选药物，尚可选用多西环素、环丙沙星和氯霉素，给药方案见表 3-12-1。合并脓胸和淋巴结肿大化脓者尚需要外科手术引流。

表 3-12-1　治疗兔热病的抗菌药物给药方案

人群	给药方案	疗程
中到重度感染患者		
成人	链霉素每次 10mg/kg，每日 2 次肌内注射，每日最大剂量不超过 2g；或庆大霉素每日 5mg/kg，分 3 次静脉滴注或肌内注射	7～10 天
儿童	链霉素每次 15mg/kg，每日 2 次肌内注射，每日最大剂量不超过 2g；或庆大霉素 2.5mg/kg，每 8～12 小时给药 1 次，静脉滴注或肌内注射	7～10 天
轻度感染患者		
成人	环丙沙星每次 500mg，每日 2 次口服；或多西霉素每次 100mg，每日 2 次口服	14 天
儿童	多西环素 2～4mg/（kg·d），每日 1 次或者分 2 次口服，每日最大剂量不超过 200mg	14 天
脑膜炎患者		
成人	链霉素或庆大霉素（同中、重度感染剂量）联合氯霉素（每次 15～25mg/kg，每日 4 次静脉滴注，每日最大剂量不超过 4g）或多西环素（每次 100mg，每日 2 次静脉滴注）	14～21 天

人群	给药方案	疗程
儿童	链霉素或庆大霉素(同中、重度感染剂量)联合氯霉素(每次 15mg/kg,每日 4 次静脉滴注,每日最大剂量不超过 4g)或多西环素 [2 ~ 4mg/(kg·d),每日 1 次或者分 2 次静脉滴注,每日最大剂量不超过 200mg]	14 ~ 21 天

注:1. 肾功能减退者链霉素和庆大霉素需调整剂量;

2. 多西环素多用于 8 岁以上儿童,除非利大于弊。

第七节　白喉

白喉(diphtheria)是由白喉棒状杆菌(C. diphtheriae)引起的急性呼吸道传染病。世界各地均有发生,以秋冬季较多见。白喉在普遍推广儿童预防接种的国家其发病率与病死率显著下降。白喉是严格寄生于人体的细菌。传染源为患者和带菌者,传染期一般为 1~2 周,偶见恢复期持续带菌长达 6 个月以上。无症状带菌者以咽部带菌多见。主要经飞沫传播,其次可通过呼吸道分泌物或皮损分泌物直接接触传播,若病菌大量污染牛奶可导致暴发流行。人群普遍易感,儿童易感性最高,患病后有持久性免疫力。

本病的潜伏期为 2~4 天。根据病变部位不同可分为 4 种类型,其中以咽白喉最为常见,其次为喉白喉,鼻白喉较少见,皮肤白喉则更少见。咽白喉常表现为低热、全身乏力、咽痛、咽部轻度充血,典型患者一侧或双侧扁桃体上有假膜。假膜初期白色光滑,之后转变为灰白色略带豆绿色,上有绿色或黑色坏死组织。严重者假膜可蔓延至喉、气管和支气管,同时出现咽部肿胀导致吞咽和呼吸困难,颈淋巴结肿大伴软组织严重水肿导致颈粗如“牛颈”,伴严重全身中毒症状。喉白喉多系咽白喉蔓延所致,表现为声音嘶哑、呼吸困难、呼吸音尖锐、犬假吠样咳嗽。原发性鼻白喉通常症状较轻,局限于鼻前部,表现为鼻腔内大量浆液脓性分泌物,分泌物可刺激并腐蚀外鼻和上嘴唇。鼻镜检查可见前庭及中隔处有假膜。咽、喉及鼻白喉并发症以心肌炎最为常见,也是本病死亡的主要原因;周围神经麻痹发生率为 10%~20%,多见于重症白喉;中毒性肾病少见。皮肤白喉少见,主要表现为慢性溃疡伴灰色假膜,常合并金黄色葡萄球菌和 A 群链球菌感染,心内膜炎、骨髓炎、脓毒性关节炎等近年来偶有报道。

病原学诊断有赖于假膜或者假膜下分泌物的涂片和培养。亚甲蓝染色可见菌体内有异染颗粒,亚碲酸盐选择性培养基上呈棕色菌落均提示可能为白喉棒状杆菌,确诊需做生化试验。Elek test 是用免疫扩散法检测白喉棒状杆菌的毒素。近年来有实验室用 PCR 方法检测毒素编码基因,但阳性者仍需作 Elek test 确证。

治疗包括卧床休息,并发心肌炎者应绝对卧床休息。做好口腔护理,避免干燥。病原治疗包括:①抗毒素治疗,抗毒素只能中和病灶以及血液中游离的外毒素,不能中和已进入细胞的外毒素,因此一旦临床疑诊为本病应即使用,儿童与成人剂量相同。剂量与病程相关,起病小于 48 小时者 2 万~4 万 U;鼻咽部白喉 4 万~6 万 U;病程 >3 天以及出现“牛颈”者 8 万~12 万 U,静脉缓慢滴注,注射前必须做皮肤过敏试验。②抗生素治疗,杀灭细菌可终止毒素生成和清除咽部带菌。首选青霉素静脉滴注,每次 5 万 U/kg(最大剂量不超过 120 万 U),每 12 小时 1 次,可口服者给药后改为青霉素 V 250mg qid 口服,疗程 14 天;或红霉素静脉滴注,每次 500mg,每日 4 次,疗程同前。治疗全身性感染如心内膜炎和关节炎可选青霉素或氨苄西林 + 氨基糖苷类,疗程 4~6 周。治疗慢性带菌者口服红霉素 125 ~ 150mg,每日 4 次,疗程 10~14 天。

白喉的预防：①密切接触者推荐口服红霉素，成人每天 1g，儿童每天 40mg/kg，疗程 7～10 天。如果对于无法持续监测接触情况，考虑到依从性的问题，密切接触者可予以单剂青霉素（6 岁以下 60 万 U，6 岁及以上 120 万 U），并评价其免疫状态，可能需要接种类毒素疫苗。②按我国儿童免疫程序，儿童出生后 3 个月开始注射百日咳白喉破伤风三联制剂（DPT），间隔不少于 28 天，连续接种 3 次，每次 0.5ml，18～24 月龄时再加强 1 针，7 周岁时用精制白喉、破伤风（Td）二联菌苗加强 1 针。

第八节　百日咳

百日咳（pertussis，whooping cough）是由百日咳鲍特菌（*B. pertussis*）引起的急性呼吸道传染病。百日咳在全世界都有发生，在菌苗广泛接种之前是儿童病死率最高的感染性疾病之一。全球实施扩大免疫规划后，百白破联合菌苗（diphtheria, tetanus and pertussis combined vaccine, DTP）免疫覆盖率提高，百日咳发病率和病死率明显下降。但是近年来全球百日咳发病率出现明显上升趋势，这种现象称为百日咳重现（resurgence of pertussis），每 3～5 年出现一个流行高峰。主要原因是无论自然感染或者免疫接种都无法获得终身免疫力。伴随百日咳发病率明显上升的另一个重要特点是，发病年龄从单一的婴幼儿转换到各个年龄段，青少年和成人亦成为重要易感人群。2008 年据 WHO 估计，全球百日咳病例约 1 600 万，死亡病例约 19 万 5 千，其中发展中国家婴儿百日咳病死率可高达 3%。2010 年美国加利福尼亚州发生一次大暴发流行，病例数为近 60 年来最高。2012 年英国确诊的百日咳病例数 9 741，为 2011 年病例数（1 119）的近 10 倍。日本自 2007 年起百日咳发病人数亦明显升高，并且在某高校首次出现了 200 例以上的成人病例。我国自实行计划免疫后，2013 年、2014 年全国报告的百日咳病例数分别为 1 712 例及 3 408 例，但实际发病例数可能远高于上述数据。百日咳患者和隐性感染者是唯一的传染源，主要经飞沫传播。百日咳无明显季节性，全年均可发病，但冬春季较多见。

本病潜伏期 3～21 天。典型临床过程约 6～8 周，分 3 期：①卡他期，1～2 周。②痉咳期，持续 2～4 周，亦可长达 2 个月以上。阵发性痉挛性咳嗽为本期特征。咳嗽可达数十声，咳嗽终末伴一次深长吸气，并发出一声特殊高音调似鸡鸣样的吸气性吼声，继而再次出现痉咳。③恢复期，约 1～2 周。在此期内如有呼吸道感染、冷空气侵袭或受烟尘刺激，痉咳可再次出现，但强度及持续时间均缩短。婴儿和成人临床表现常不典型。婴儿多表现为窒息、喘息、发绀或呼吸暂停，恢复期延长。成人可为阵发性咳嗽，亦可表现为长期干咳，若有咳嗽后呕吐则强烈提示百日咳的可能。并发症以肺炎最常见，<1 月龄的新生儿发病率可高达 10%～18%。肺炎以间质性病变为主，亦可合并其他病毒（如呼吸道合胞病毒）和 / 或细菌感染。百日咳脑病为最严重的并发症，发病率 2%～3%，系痉咳时颈静脉回心血流受阻导致脑组织缺氧、缺血或出血及毒素损伤脑细胞所致。其他并发症有结膜下出血、晕厥和肋骨骨折等。

实验室检查早期周围血白细胞总数增高，甚至出现类白血病反应，淋巴细胞增多（60%～80%）为本病特点。病原学诊断主要有 ELISA 检测百日咳鲍特菌毒素 IgG 和 IgA 抗体（在未接种疫苗的儿童患者中有意义）以及鼻咽部分泌物 PCR 检测等。

治疗包括按呼吸道疾病隔离，避免各种刺激以免诱发痉咳。宜早期应用抗感染治疗，一旦进入痉咳期疗效常不理想。儿童可选用阿奇霉素口服，首日 10mg/kg，其后 4 日每日 5mg/kg；或克拉霉素每次 7.5mg/kg，每日 2 次口服；或依托红霉素每日 40mg/kg，分 2～3 次给药；或红霉素每日 40mg/kg，分 4 次给药；或 SMZ-TMP8mg/（kg·d）（按 TMP 剂量计算）分 2 次口服，疗程 7 天。成人阿奇霉素口服，首日 500mg，其后 4 日每日 250mg；或依托红霉素每次 500mg，每日 4 次，口服 14 日；或 SMZ-TMP（400mg/80mg）每次 2 片，每日 2 次，共 7 天；或克拉霉素每次 500mg，每日 2 次，口服 7 天；或红霉素每日 2g，疗程 14 天。

免疫接种是预防百日咳最为有效的方法。各国免疫接种方案略有不同，其中美国推荐：儿童分别于出生后 2、4、6 和 18 个月时接种 1 次 DTaP（白喉类毒素、破伤风类毒素、无细胞百日咳疫苗，小儿制剂），4 到 6 岁期间加强接种一次；青少年或者青少年前期接种 Tdap[破伤风类毒素、白喉类毒素、无细胞百日咳疫苗，成人制剂（减少了白喉类毒素和无细胞百日咳疫苗剂量）]；19 岁以上成人再接种单剂 Tdap；孕妇在每次怀孕的第 27 周到第 36 周接种 Tdap。抗生素预防适用于与百日咳患者（起病 21 天内）密切接触者，成人或青少年可选用红霉素、阿奇霉素或克拉霉素预防。

第九节 猩红热

猩红热（scarlet fever）为产红疹毒素的 A 群 β 型溶血性链球菌引起的急性传染病。猩红热患者在我国南方少，北方多，冬春季多，夏秋季少。本病传染源为患者和咽部带菌者，自发病后 24 小时至疾病高峰期传染性最强。主要通过呼吸道飞沫传播，亦可经破损的皮肤或产道传播引起"外科型"或"产科型"猩红热，通过被污染的物品间接传播者较少见。各年龄组人群普遍易感，以 5~15 岁人群多发。感染后人体可产生免疫，但只对同一型别菌株具有免疫力，遇到其他型别菌株仍可再感染；并只对同一型别的红疹毒素具有免疫力。近年来猩红热轻症病例增多，与早期应用抗生素以致人体免疫力产生不足有关，这也是猩红热复发和再感染增多的原因之一。

猩红热潜伏期多为 2~3 天，临床表现差异较大。普通型猩红热起病急，高热，咽炎，有特殊的皮疹表现。皮疹一般在起病 24 小时内出现，典型者为全身皮肤弥漫性充血发红的基础上广泛散布针尖大小、密集而均匀的点状略隆起的猩红色皮疹，亦可融合成片，指按后充血减退，触之有细砂样感觉，严重者可呈出血疹。在皮肤皱褶处如颈部、腋窝、肘窝、腹股沟等处，常因压迫摩擦而引起皮下出血，形成紫红色线条，称为帕氏线。面部充血潮红，口鼻周围呈白色，称"口周苍白"。皮疹开始于耳后、颈部、上胸部，在 1 日内迅速蔓延至全身，然后依上述出疹顺序消退，2~4 日内完全消失，重症患者可持续 1 周。病程的第 1 周末或第 2 周内开始脱皮，皮疹严重者脱皮较早而明显，多呈片状，手掌、足底和四肢可见大片状脱皮，面、颈、躯干部大多为糠屑样脱皮，脱皮常历时 3~4 周或更长。病初起时，有舌部白苔，舌乳头明显水肿，常突出于白苔之外，舌尖及舌前部边缘较著，称"草莓舌"；2~4 日后白苔脱落，舌面光滑呈牛肉色，乳头仍突起，称"杨梅舌"。持续发热，39℃左右，皮疹出现后可稍有下降。近年来猩红热轻型患者增多，可无发热或短暂低热，皮疹少而不典型，消退快，多无脱皮或呈碎屑状脱皮，全身中毒症状不明显，咽炎及扁桃体炎症轻微。出现感染性休克或中毒性心肌炎或伴有多器官化脓性病变和血流感染者目前已少见。外科型和产科型猩红热极为少见，细菌由伤口或产道侵入而发病，皮疹在伤口周围首先出现，后遍及全身，病情多较轻。猩红热初期可发生化脓性淋巴结炎和中毒性心肌炎等；后期可发生变态反应如肾小球肾炎和风湿热。

实验室检查外周白细胞总数及中性粒细胞均增高，出疹后嗜酸性粒细胞可增高至 5%~10%。咽拭子培养 A 群链球菌阳性和 / 或快速抗原检测试验阳性。

早期病原治疗可缩短病程，减少并发症。首选青霉素，成人每次 60 万 ~ 80 万 U，每日 2~4 次；儿童每日 2 万 ~ 4 万 U/kg，分 2~4 次，肌内注射或静脉滴注，疗程 10 天。中毒型或脓毒型患者可适当增加剂量。青霉素过敏者可选用大环内酯类抗生素或克林霉素，如无青霉素过敏性休克等严重过敏反应史的患者也可谨慎选用窄谱头孢菌素。除了阿奇霉素推荐疗程 5 天外，其余疗程同青霉素。

　　猩红热目前尚无疫苗可供使用。

第十节　破伤风

　　破伤风（tetanus）是由破伤风梭菌（*C. tetani*）所致的急性感染性疾病。据估计每年全球病例 100 万，其中 80 万为新生儿。发展中国家新生儿多见，与接生时用未经严格消毒的剪刀剪断脐带，或接生者双手不洁，或出生后不注意脐部的清洁消毒致使破伤风梭菌自脐部侵入所致。发达国家破伤风患者多为老年人，70% 因手脚刺伤或割伤而患病。近年来因静脉药瘾而患破伤风者亦渐增多。破伤风梭菌分布极广，家畜粪便中含菌较多，2%~3% 土壤中含有该菌芽孢，污泥和尘埃中也有。该菌可产生神经痉挛毒素与溶血毒素两种毒素，前者与神经组织呈不可逆结合而致病，后者作用尚未明确。

　　临床上破伤风可分为四类：全身型、局限型、头部型以及新生儿型。潜伏期平均 1~2 周，但亦可短至 1~2 日，长至 2 个月余。新生儿破伤风潜伏期一般 5~7 天。典型临床表现为：①发病早期全身不适、头痛、颈痛、肢体痛等。继而出现肌强直和肌痉挛，表现为张口困难、牙关紧闭、角弓反张、阵发性肌痉挛、苦笑面容、吞咽困难、喉头阻塞、板状腹、二便潴留等。症状剧烈时伴全身抽搐、呼吸困难。上述发作可因轻微刺激，如光、声、接触、饮水等而诱发。肌强直在痉挛间歇期仍继续存在是本病特征之一。②自主神经失调：表现为不稳定的高血压、心动过速、心律失常、大汗等。病程多为 2~4 周。局限型破伤风表现为伤口处肌肉僵硬，持续性，轻度，可自己缓解。头部破伤风是局限性破伤风的特殊类型，多与头部外伤有关，症状通常较轻，常有眼外肌麻痹。新生儿破伤风常先表现为全身衰弱，不能吃奶，之后出现肌强直和痉挛，病死率高达 90%。并发症主要有窒息、肺部感染、酸中毒和循环衰竭。

　　诊断主要依靠典型独特的临床表现和接生过程消毒不严史或分娩过程新生儿局部外伤未经消毒史。实验室检查并不能确诊或排除破伤风。有条件时可做病原学检查，包括脐带、创口内的坏死组织或脓液等涂片及培养，约 30% 的患者破伤风梭菌培养阳性。

　　治疗按病程：①立即给予人破伤风免疫球蛋白，500U 肌内注射，亦可静脉滴入大量免疫球蛋白；于另一部位肌内注射吸附破伤风类毒素如破伤风 - 白喉菌苗（0.5ml）或白喉 - 百日咳 - 破伤风菌苗（0.5ml）。评估气道情况，需要时气管插管，应用镇静剂和神经肌肉阻断剂，测抗毒素水平，静脉滴注苯二氮草类控制肌痉挛减轻肌强直，转移患者至安静避光处。②静脉滴注甲硝唑 0.5g q6h×7~10 天，或青霉素 1 000 万 ~ 1 200 万 U×10 天；次选多西环素。必要时气管切开，清创，继续静脉滴注苯二氮草类或神经肌肉阻断剂。③发病后 2~3 周：主要为对症治疗高血压、低血压和 / 或心动过缓等症状。④发病后 2~6 周：痉挛停止后即可开始物理治疗，出院前再注射第二次破伤风 - 白喉菌苗（0.5ml）或白喉 - 百日咳 - 破伤风菌苗（0.5ml），之后间隔 4 周给予第三次破伤风类毒素菌苗。

　　破伤风是一种可以预防的疾病。我国免疫计划为儿童采用用百日咳 - 白喉 - 破伤风菌苗（参见本章第七节白喉）。新生儿破伤风的预防包括推广新法接生，发病率高的地区育龄期妇女或孕期妇女给予预防接种破伤风类毒素。

第十一节　气性坏疽

　　气性坏疽（gas gangrene）亦称为梭菌性肌坏死，是厌氧芽孢梭菌（Clostridium）引起的一种严重急性感染。其中 80% 以上为产气荚膜梭菌（*C. perfringens*）所致，其他梭菌如腐败梭菌、水肿梭菌等较为少见。产气荚膜梭菌广泛存在于土壤以及人和动物的肠道中，机体有创伤时细菌或芽孢进入伤口生长繁殖，分泌多种外毒素和酶导致肌肉坏死。气性坏疽的发生并不单纯由厌氧芽孢梭菌的存在所决定，而更取决于人体抵抗力和伤口的情况，即需要有利于产气荚膜梭菌生长繁殖的缺氧环境。因此，失水、大量失血或休克，同时有伤口大片组织坏死、深层肌肉坏死，尤其是大腿和臀部损伤，弹片存留、开放性骨折或伴有主要血管损伤，使用止血带时间过长等情况，容易发生气性坏疽。偶尔也可发生于择期性手术后，尤其是结肠和胆囊手术及髋关节再建手术后。

气性坏疽多发生于创伤或手术后 24~72 小时。早期症状为剧烈疼痛，继而伤口周围皮肤水肿紧张，苍白发亮，很快变为紫红色，进而变为紫黑色并出现大小不等的水疱，内有暗红色液体，伤口内可流出带有恶臭的浆液性或血性液体。轻压伤口周围皮肤可闻捻发音。压迫伤口边缘，可见气泡和血性液体从伤口溢出。伤口内肌肉坏死呈暗红色或土灰色，失去弹性，刀割时不收缩不出血。由于血管内血栓形成和淋巴液回流遇阻，有时整个肢体可发生水肿变色、厥冷和坏死。伤部出现剧痛和肿胀不久，患者便极度软弱，表情淡漠，有头晕、头痛、恶心、呕吐、出冷汗、烦躁不安、高热、脉搏快速（100~120 次／分）和呼吸急促等症状，并伴有进行性贫血。晚期有严重中毒症状，血压下降、黄疸、谵妄和昏迷，严重病例可发生多脏器衰竭。

快速诊断非常重要。创伤部位剧烈疼痛，没有发热但心动过速，有明显的中毒症状伴皮肤水肿苍白进而紫黑色，出血性大疱以及组织内有气体存在为典型的临床表现。伤口渗液涂片检查可见典型的革兰氏阳性粗大杆菌及少量白细胞，可作为早期实验室诊断依据。伤口渗液厌氧培养获菌可确诊，但需时较久，故不宜等待培养结果而耽误及时治疗。

治疗气性坏疽最为重要的是迅速彻底清创，去除所有感染组织，对无指望存活的肢体应予以截肢。其次为早期抗菌治疗，首选大剂量青霉素（每次 400 万 U，每 4~6 小时给药 1 次），亦可选用甲硝唑（每次 0.5g，每 6 小时 1 次）、克林霉素（每次 900mg，每 8 小时 1 次）或碳青霉烯类药物。是否采用高压氧舱治疗仍有争议。全身支持治疗和对症治疗，包括输液、输血、纠正酸中毒和肾衰竭等可视病情加以采用。

第十二节　鼻疽和类鼻疽

一、鼻疽

鼻疽（glanders）是由鼻疽伯克霍尔德菌（*B. mallei*）所致的一种人畜共患病。该病在发达国家中已罕见，但在亚洲和南美洲仍偶有发生。鼻疽传染源主要为患病马、驴、骡等单蹄类动物，鼻疽患者有时也可成为传染源。该病主要通过接触传播，患病动物的鼻液及溃疡分泌物中含有大量鼻疽伯克霍尔德菌，可通过消化道、损伤的皮肤和黏膜感染，亦可通过呼吸道吸入感染。易感人群主要为接触马、驴、骡等动物的牧民、饲养员和兽医等，多为散发。

潜伏期 1~14 天。感染方式、感染菌量以及宿主有无危险因素决定病程的快慢。①经吸入感染者表现为急性起病，发热，气管支气管溃疡性坏死，鼻腔、嘴唇和眼部黏液脓性分泌物，随后可出现大叶性肺炎或支气管肺炎、颈部和纵隔淋巴结病变、皮肤脓疱性损害，甚至可进展为血流感染伴内脏播散性病变。抗生素前时代患者通常在 10 天内死亡，亦有慢性肺部病变病例的报道。②经皮肤感染者主要表现为局部皮肤硬结和淋巴结肿大，常伴有发热、寒战和全身不适。未经治疗的患者几周后沿淋巴管出现结节性脓肿。感染可播散至各种组织器官，形成脾脓肿、肝脓肿、肺脓肿以及多发性皮下脓肿和肌肉脓肿等，亦可累及中枢神经系统。

确诊有赖于血、渗出物或脓液培养获鼻疽伯克霍尔德菌。血清学检查无法鉴别鼻疽和类鼻疽，鼻疽菌素皮肤试验广泛应用于动物中，但用于人类感染的特异性差。

初期给予注射给药强化治疗，可选用静脉滴注头孢他啶每次 30~50mg/kg（最大 2g），每 6~8 小时 1 次，或美罗培南每次 25mg/kg（最大 1g），每 8 小时 1 次，或亚胺培南每次 20mg/kg（最大 1g），每 8 小时 1 次，并可联合 SMZ-TMP 每次（30/6）mg/kg（最大 1 600/320mg），每 12 小时 1 次。中枢神经系统感染、皮肤感染、骨感染以及前列腺感染的患者推荐用联合疗法。疗程至少 10~14 天，病情改善后转为口服根治治疗预防复发，给予 SMZ-TMP 每次 400/80mg/kg，每日 2 次联合多西环素每次 2.5mg/kg，每日 2 次，疗程至少 3 个月。

二、类鼻疽

类鼻疽（melioidosis）是由类鼻疽伯克霍尔德菌（*B. pseudomallei*）所致的一种人畜共患病。该病大多为散发，偶有暴发流行，无明显季节性。传统疫区为东南亚及邻近地区、澳大利亚、印度次大陆以及中国广西、海南部分南方省市。可导致严重甚至危及生命的社区获得性肺炎和 / 或血流感染。细菌经皮肤破损处进入，或通过吸入、食入进入人体，偶有实验室获得性感染的报道。人与人之间的传播以及节肢动物源性传播少见。人群普遍易感，主要危险因素为糖尿病、酒精中毒和脾切除及 HIV 感染者等。

类鼻疽的临床表现呈多样化，可为无症状带菌者、局限性的皮肤溃疡或脓肿、慢性肺部结核样病变甚至暴发性感染性休克伴多脏器脓肿。潜伏期一般 4~5 天，也有长达数月至数十年者。按照不同的分类方法，临床上该病可分为隐匿性感染、无症状肺浸润、急性局部化脓性感染、急性肺部感染、急性血流感染、慢性化脓性感染和复发性感染。

确诊有赖于培养获得类鼻疽伯克霍尔德菌。疫区内或去过疫区者出现原因不明的发热或化脓性疾病均应考虑该病的可能，应采集标本送检。此外，间接酶联免疫吸附试验以及采用 PCR 方法亦可用于实验室诊断。

类鼻疽初始和根治治疗药物选择同鼻疽。根治治疗疗程至少 3 个月，中枢神经系统感染、骨髓炎等应达 6 个月。庆大霉素和克拉霉素、阿奇霉素等新大环内酯类对鼻疽伯克霍尔德菌具抗菌活性，但对类鼻疽伯克霍尔德菌无作用。

类鼻疽无特殊预防方法，无主动免疫制剂。

第十三节 立克次体病

立克次体病（rickettsioses）是一类由立克次体目（*Rickettsiales*）微生物引起的急性感染性疾病。并非所有立克次体均可引起人类疾病，目前已发现的与人类感染相关立克次体有数十种，且不断有新的致病立克次体被发现。立克次体病呈世界性或地方性流行，在我国流行的主要有流行性斑疹伤寒、地方性斑疹伤寒、恙虫病、Q 热、斑点热等。因 Q 热（贝纳柯克斯体感染）的临床表现与立克次体感染相仿，故列在本节中。主要致病立克次体分类及其所致疾病见表 3-12-2。

表 3-12-2　人类感染相关的主要立克次体种类及其所致疾病

科	属	种	疾病
立克次体科	立克次体属	普氏立克次体	流行性斑疹伤寒
		莫氏立克次体	地方性斑疹伤寒
		立氏立克次体	落基山斑点热
		小蛛立克次体	立克次体痘
		西伯利亚立克次体	北亚蜱传斑点热
无形体科	东方体属	恙虫病东方体	恙虫病
	无形体属	嗜吞噬细胞无形体	无形体病
	埃立克体属	查菲埃立克体	人单核细胞埃立克体病
	新立克次体属	腺热新埃立克体	腺热症

　　立克次体为原核细胞型微生物，呈多形球杆状，革兰氏染色阴性，吉姆萨染色呈紫色。立克次体的生物学性状介于细菌和病毒之间，有与细菌近似的细胞壁，具有与蛋白、脂质合成和能量代谢相关的不完整酶系统，同时含有 DNA 和 RNA，以二分裂法繁殖，斑疹伤寒群和斑点热群等多数立克次体还含有内毒素物质；为专性细胞内寄生。

　　立克次体病的传染源主要为小哺乳动物、家畜和人，多通过蜱、虱、蚤、螨等节肢动物叮、咬或猫、狗等动物抓、咬传播。人群对立克次体普遍易感，在不同立克次体间尚存在交叉免疫。本病的致病机制主要为立克次体在血管内皮细胞繁殖导致广泛血管炎。

　　立克次体病多发于春、秋季，常有近期节肢动物叮咬、野营或职业接触史，临床表现以发热（多数高达 39.5℃以上）、头痛和皮疹三联征为特点，病程通常为 2~3 周。实验室诊断主要依赖血清学试验和 PCR。外斐试验一度是立克次体感染诊断最经典的方法，但特异性差，目前已经被特异性较高的荧光免疫法所替代。间接荧光法是诊断立克次体感染的金标准，但各种立克次体间仍存在一定交叉反应。培养方法由于检出率低，实验条件要求高并可能导致立克次体在实验室传播而少用。

　　各类立克次体病的血清学阳性反应均出现于起病 1 周以后，因此在获得血清学试验结果前应根据流行病学资料和临床表现做出初步诊断并及时开始抗感染治疗。目前治疗成人和儿童最为有效的抗菌药物为多西环素，可短疗程给药（斑疹伤寒、恙虫病和地中海斑点热疗程均为 1 天）。对于儿童，少于 3 个周期（数天）的短疗程治疗对于牙齿应该不会有很大影响。氯霉素不应作为一线用药，因其对埃立克体病无效，而且对落基山斑点热疗效较多西环素为差。喹诺酮类体外有效，但体内疗效不佳，且对埃立克体病无效。

一、流行性斑疹伤寒

　　流行性斑疹伤寒（亦称虱传斑疹伤寒，epidemic typhus, louse-borne typhus）是一种呈全球性流行的传染病，曾波及我国大部分地区，目前仅在我国寒冷地区的郊区、农村存在散发或小流行。该病的病原体为普氏立克次体（*R. prowazekii*），患者为主要传染源。体虱为主要传播媒介。人群对本病普遍易感。该病多见于冬、春季，潜伏期 5~21 天，起病大多急骤，表现为寒战、发热，体温达 39~40℃以上，发热持续 2 周以上。伴持久剧烈头痛、全身肌肉疼痛和眼结膜、脸部充血，以及惊恐、兴奋、意识障碍等中枢神经系统症状。病程第 4~6 天出现以胸、腹、腋窝、上肢等部位的斑丘疹和瘀点样皮疹，皮疹一般在5~7天消退。此外，尚可有咳嗽、气促、心律失常、黄疸及肾功能损害等其他脏器受累表现。近年来轻型病例较多见，复发病例症状也较轻。标准血清学诊断方法采用间接免疫荧光检测抗体，IgG滴度1：128或IgM滴度1：32可确诊。外斐试验（OX19）滴度较高，多大于1：320，但特异性、敏感性均较差。

除一般治疗、对症治疗外，病原治疗可迅速改善病情，可选用的药物和给药方案包括：多西环素每次100mg，每日2次口服，疗程7~10天；氯霉素每日60~75mg/kg，分4次口服或分2次静脉滴注，疗程为7天或持续至热退后2~3天。病原治疗开始后12~24小时头痛等毒血症症状即可缓解或消失，24~96小时后体温可降至正常。抗感染治疗开始过早者（起病48小时内），偶可复发。复发型斑疹伤寒（Brill-Zinsser病）的治疗同原发病例。

二、地方性斑疹伤寒

地方性斑疹伤寒（endemic typhus, murine typhus）呈全球散发，近年我国以河南、河北、云南等地报道病例较多。病原体为莫氏立克次体（R.mosseria, R.typhi），家鼠为其主要传染源，患者也可能为传染源。传播媒介为鼠蚤。人群对其普遍易感，患病后可获持久免疫力，与普氏立克次体存在交叉免疫。地方性斑疹伤寒好发于夏、秋季，潜伏期8~14天。该病起病急，与流行性斑疹伤寒相似，临床表现有发热、皮疹、头痛、恶心和呕吐等，但症状较轻，病程较短，病死率低，皮疹较少出血性。早期诊断多依赖于临床表现，血清抗体4倍增高可以确诊。外斐试验（OX19）滴度敏感性和特异性差，不宜作为确诊试验。间接荧光免疫试验更为可靠。

地方性斑疹伤寒的病原治疗方案基本同流行性斑疹伤寒，给药后平均3天内体温恢复正常，但应持续用药至退热后2~3天以防止复发。妊娠患者采用阿奇霉素治疗亦取得了满意疗效。

三、恙虫病

恙虫病（亦称丛林斑疹伤寒，tsutsugamushi disease, scrub typhus）主要在日本东部、西澳大利亚和俄罗斯中部三角形区域流行。在我国流行区域已经由东南沿海和西南地区扩大到长江以北诸多省市。病原体为恙虫病东方体（旧称恙虫病立克次体，O. tsutsugamushi, R. tsutsugamushi）。传染源为黄毛鼠、黑线姬鼠等20余种啮齿动物。传播媒介为恙螨。人群对该病普遍易感，发病后对同株病原体具有持久免疫力，对其他株免疫力维持时间短。该病温带地区以秋季多见，潜伏期5~20天，起病急，表现为高热，头痛，以腋窝、腹股沟、会阴部位等处多见的焦痂和溃疡，淋巴结肿大，及以躯干为主的皮疹以及意识改变等。诊断多依赖于血清学试验，间接免疫荧光、免疫过氧化物酶最为可靠。外斐试验（OX$_k$）敏感性、特异性差。血液、皮肤焦痂或淋巴结活检标本PCR检测对诊断亦有帮助。

恙虫病的治疗以多西环素为主要选用药物，100mg每日2次口服，疗程通常为7天。氯霉素剂量推荐每日50~75mg/kg，分4次给药。泰国北部1990年代发现对多西环素、氯霉素耐药恙虫病东方体。其他可选药物包括利福平（每日600~900mg）和阿奇霉素（首剂500mg，之后每日250mg，亦可用于孕妇）。

四、Q热

Q热（Q fever）亦呈世界性流行，我国东北、西南、新疆、西藏、海南、福建、安徽等地区均有发病报道。Q热的病原体为贝纳柯克斯体（*C. burnetii*），带有不同质粒的柯克斯体引起的Q热严重程度不同，急性和慢性Q热则分别与被感染者的免疫力有关。从宿主新分离的贝纳柯克斯体表现为毒力较强的第Ⅰ相，鸡胚传代后表现为毒力弱的第Ⅱ相。牛、羊等家畜为主要传染源，啮齿类动物和鸟类等其他动物也可为传染源。蜱是主要的传播媒介。患者主要通过吸入含病原体粉尘或气溶胶，或接触病畜、病畜制品以及污染的草料等发病；人-人传播罕见。人群对Q热普遍易感，疫区隐性感染者多见，感染后可获持久免疫力。

Q热的潜伏期1~39天。急性Q热包括自限性发热和肺炎，自限性发热是Q热最常见临床表现，多数伴头痛、乏力、肌肉疼痛、大汗、恶心、腹泻等，病程2~14天。此外可有肺炎，除发热、寒战、肺部症状外，胸片特征为两肺下叶单个或多个圆形或锥形实变影。慢性Q热包括心内膜炎、肝炎、骨髓炎及无菌性脑炎或脑膜炎等，心内膜炎为其主要临床类型，特征为细菌培养阴性、明显杵状指和高γ球蛋白血症。肝炎在一些国家也多见，病理表现为肉芽肿性肝炎。病原学诊断主要采用PCR和血清学试验，后者有补体结合试验、微量凝集试验、微量免疫荧光试验等，其中间接免疫荧光试验是最佳检测方法，诊断临界值因人群而异。慢性感染的诊断主要依赖于临床表现（如心内膜炎）以及Ⅰ相抗体IgG效价等于或超过Ⅱ相抗体，且≥1：1600。与其他立克次体感染相比，急性Q热皮疹较为少见，感染途径以吸入最为多见，以及外斐试验阴性。

急性Q热的治疗首选多西环素，每次100mg，每日2次口服。患者对多西环素反应良好，一般在开始治疗后2~3天内退热，为避免复发，疗程宜10天以上。红霉素、克拉霉素等在体外对贝纳柯克斯体具有良好抑制作用，但大环内酯类药物治疗急性Q热的疗效各家报道不一，因此目前对大环内酯类药物在急性Q热治疗中的地位仍存在争议。该类药物可适用于：替代多西环素治疗幼儿、孕妇、乳妇等不宜应用四环素类药物的急性Q热患者；不能除外Q热的社区获得性肺炎的经验治疗。呼吸氟喹诺酮类药物均显示对贝纳柯克斯体有良好体外抑制作用。

目前认为治疗心内膜炎等慢性Q热应联合用药。推荐多西环素联合羟氯喹作为初始治疗，自身瓣膜心内膜炎疗程1.5年，人工瓣膜心内膜炎疗程2年。其他治疗方案有环丙沙星（或其他氟喹诺酮类药物）联合利福平、多西环素联合利福平、环丙沙星（或其他氟喹诺酮类药物）联合多西环素等，疗程2年。Q热心内膜炎病原治疗有效的依据包括Ⅰ相抗体效价和红细胞沉降率下降，贫血和高γ球蛋白血症纠正。治疗期间每3~6个月以及停药后2年内每3个月应进行一次血清学检查，微量免疫荧光试验Ⅰ相IgG抗体效价≤1：800或IgA、IgM抗体效价≤1：50者可判断为治愈。发生心力衰竭、瓣膜穿孔等并发症的患者需要进行瓣膜置换等手术治疗。

Q热肝炎的疗程可能需2周，如果血清学检查结果提示为慢性感染，疗程应根据血清学检查结果延长。

五、其他立克次体病

人无形体病（human anaplasmosis，HA）和人单核细胞埃立克体病（human monocytotropicehrlichiae, HME）病原分别为嗜吞噬细胞无形体（*A. phagocytophilum*）和查菲埃立克体（*E. chaffeensis*），多通过蜱叮咬传播，早期临床表现以发热、头痛、肌痛、恶心和呕吐为常见，皮疹不多见。实验室检查以白细胞减少、血小板减少和肝酶升高较为常见。临床过程通常并不复杂，但亦可出现严重的并发症，如感染性休克样综合征、呼吸窘迫、脑膜脑炎、肾衰竭甚至死亡。早期诊断有赖于临床表现和流行病学线索，血涂片检查、PCR（血液）或血清学试验协助确诊。治疗首选多西环素每次100mg，每日2次口服或静脉滴注，次选四环素每次500mg，每日4次口服（儿童及妊娠患者避免应用）。人无形体病疗程7~14天，人单核细胞埃立克体病疗程7~10天。

第十四节　钩端螺旋体病

钩端螺旋体病（Leptospirosis）是一种全球流行的人畜共患病，热带和亚热带多见。我国各省市均有报道，以南方疫情较严重。钩端螺旋体病的病原体为问号钩端螺旋体（*L. interrogans*）等致病性钩端螺旋体，包括21个血清群和至少250个致病血清型。钩端螺旋体血清型的繁多给血清学诊断和疫苗制备带来困难。钩端螺旋体病的传染源主要为啮齿类动物及其他小型哺乳动物，家畜和猫、犬等也是人类重要的传染源。传播途径主要为接触传播、消化道传播等。人群普遍易感，外来人员比疫区居民易感，患病后可获较强同型免疫力。

钩端螺旋体病潜伏期5~14天。病情轻重不一，从亚临床病变至临床综合征，后者约90%为自限性的系统病变，约10%重症患者伴有肾衰竭、肝衰竭和出血性肺炎，可能导致死亡。部分患者的病程可分为早、中、晚3期。早期又称钩体血症期，主要症状为发热、畏寒、寒战、头痛以及腓肠肌等全身肌肉疼痛等，典型体征为眼结膜充血、腓肠肌压痛，全身浅表淋巴结肿大和肝脾肿大相对少见。钩体血症期持续5~7天，可从血、尿、脑脊液和组织标本中分离培养出钩端螺旋体。中期又称免疫反应期或器官损害期，根据主要受损脏器不同分为流感伤寒型、肺出血型、黄疸出血型、肾衰竭型或脑膜脑炎型等，部分患者可出现心律失常及充血性心力衰竭等。免疫反应期持续4~30天。这个时期钩端螺旋体从血及脑脊液中消失，但可在组织器官和尿液中监测到，同时可以检测到IgM抗体。后期或称恢复期，患者症状逐步缓解，少数患者热退后数日至2、3个月又出现发热等症状。亦有许多重症病例可直接就出现中期病程的临床表现。

实验室诊断方法包括显微镜暗视野直接镜检、培养、RT-PCR和血清学方法等。血、尿、脑脊液和组织标本分离培养为诊断本病的金标准，但培养时间长达16周且检出率低。目前大多数病例经血清学试验诊断，显微凝集试验是血清学诊断的金标准，ELISA测IgM抗体或乳胶凝集试验可以作为初筛，诊断仍需做显微凝集试验。

部分以安慰剂为对照的研究显示青霉素、氯霉素、四环素等抗菌药物治疗不能缩短钩端螺旋体病病程或减轻该病症状，因此目前对抗感染治疗的疗效仍存在一定争议。但多数意见仍主张应及时进行抗感染治疗，病原治疗方案需根据钩端螺旋体病的严重程度选择：轻症患者可予以多西环素每次100mg，每日2次口服，或阿莫西林每次500mg，每日3次口服，疗程均为7天；重症感染可予以青霉素每次150万U，每6小时1次静脉滴注，或头孢曲松每次2g，每日1次静脉滴注；疗程均为7天。青霉素治疗初期可发生赫氏反应，系大量钩端螺旋体被杀灭后释放毒素、加重毒血症所致，应予警惕，一旦发生可予以糖皮质激素等处理。

钩端螺旋体病免疫力呈型特异性的特点使疫苗的开发、应用受到限制。因此目前主要采取药物预防。研究显示多西环素每周1次200mg口服对在丛林生活人群具有保护作用，因此该方案被广泛采纳，适用于在疫区从事与疫水接触工作的人员、暴雨或洪灾后所有疫区人员、接触疫区动物及其体液者、新进入疫区的劳动者、接触钩端螺旋体的实验室人员等。

第十五节　回归热

回归热（relapsing fever）是由包柔疏螺旋体属（*Borrelia*）引起的急性传染病，包括由回归热包柔体（*B. recurrentis*）所致的虱传回归热（louse-borne relapsing fever）和由其他20余种包柔体所致的蜱传回归热（tick-borne relapsing fever）。虱传回归热主要传染源为患者，以人→体虱→人的方式传播。蜱传回归热的主要传染源为鼠类和患者，蜱为其传播媒介。人群对回归热普遍易感，病后仅可获短暂免疫力。虱传回归热呈全球流行，随社会进步和卫生条件改善而减少，我国现已少见。蜱传回归热呈散发，我国见于南疆和山西等地。包柔体抗原可连续自发变异，因此，使机体需要产生新的抗体以凝集和溶解包柔体，这一免疫反应的特殊现象造成了回归热的发生呈间歇交替。

回归热潜伏期平均约1周（2~18天），大多起病急骤。表现为高热、剧烈头痛及以腓肠肌为突出的全身肌肉、骨骼疼痛，可伴谵妄、抽搐、出血及肝脾肿大，还可累及中枢神经系统、眼和心脏等。发病约3天（2~7天）后发热等症状可缓解，经7天（4~14天）无热期后再次发作。如此疾病发作和间歇循环，蜱传回归热最多可达30次。虱传回归热与蜱传回归热比较，潜伏期长，发热期和无热期均更长，反复发作次数少，可仅有1次。以暗视野显微镜或吉姆萨染色在血液等标本中发现包柔体可明确诊断。血清学检查由于包柔体种类多且易发生抗原变异而实用性差。

多西环素、四环素以及青霉素可作为回归热治疗的首选药物。大环内酯类、头孢菌素类和氯霉素具有体外抗菌活性，但临床应用证据不足。虱传回归热的病原治疗首选四环素500mg单剂口服或静脉滴注，替代选用红霉素500mg单剂口服或静脉滴注。蜱传回归热的治疗方案首选多西环素每次100mg，每日2次，疗程7~10天；替代选用红霉素每次500mg（儿童10mg/kg），每日4次口服，疗程7~10天。如为中枢神经系统感染，应以青霉素或者头孢曲松静脉滴注治疗，疗程14天。

约半数的患者在首剂抗菌药物治疗后发生赫氏反应。赫氏反应多发生在开始抗菌治疗2小时内，但也可出现在开始抗菌治疗3小时后，严重者可致命。因此，在病原治疗初期应密切观察患者病情以及时发现和处理赫氏反应。氢化可的松不能阻止或减轻赫氏反应。

被蜱叮咬者首日口服多西环素200mg，继以每日100mg，疗程共5天可有效预防蜱传回归热。

第十六节　莱姆病

莱姆病（Lyme disease, Lyme Borreliosis）的病原体包括伯氏疏螺旋体（*B.burgdorfei*）、*B.gariniii*和*B.afzelii*。莱姆病的传染源主要为野生和驯养动物。传播媒介为蜱，此外还存在母婴传播。人群普遍易感。欧洲、美国、澳大利亚及东亚地区均已发现该病流行，我国至少29个省、直辖市、自治区有莱姆病感染。

莱姆病的潜伏期3~32天，多数7~9天。该病严重程度、累及范围及进展在不同患者存在很大差异，其病程可分为3期。第1期（局部感染期）表现为慢性移行性红斑（erythema migrans, EM）及相关症状。数周至数月后进入第2期（播散感染期），表现为神经系统（脑实质损害）、心脏（房室传导阻滞多见）和关节（周期性关节炎）等脏器损害症状。数月至数年后进入第3期（持续感染期），表现为皮肤、神经系统和关节慢性受累症状。培养获伯氏包柔体等病原体为诊断该病的金标准，但检出率低且价格昂贵。血清学诊断更为实用，其中以美国疾病预防与控制中心推荐的ELISA和Western blot两步法最为可靠。

青霉素类、第二和第三代头孢菌素、多西环素和大环内酯类药物均可有效治疗莱姆病，多数患者经抗菌治疗预后良好，但有10%~15%患者发生赫氏反应。目前推荐用于治疗该病的药物及其给药方案见表3-12-3，应根据患者年龄、临床分期和临床表现在上述药物中选择合适品种并决定给药途径及疗程。

早期莱姆病的抗菌药物选择：①移行性红斑（无神经系统损害和高度房室传导阻滞者），可选用多西环素口服疗程14~21天。或阿莫西林、头孢呋辛酯口服疗程14~21天。大环内酯类疗效逊于前两类药物，仅用于不能耐受上述药物的患者，阿奇霉素、克林霉素和红霉素口服疗程分别为 7~14 天、14~21 天和 14~21 天。头孢曲松疗效并不优于口服药物，且更易引起赫氏反应，不推荐用于此类患者。②脑膜炎、脑炎和其他早、晚期神经损害者，可选用头孢曲松、头孢噻肟或青霉素静脉滴注，疗程 14~28 天。不能耐受 β- 内酰胺类药物者，可给予多西环素口服，疗程 14~28 天。多西环素口服吸收佳，通常无须静脉给药。③心肌炎，首选头孢曲松或头孢噻肟或青霉素，替代选用多西环素或阿莫西林静脉滴注或口服给药，疗程 14~21 天。住院患者宜选用头孢曲松为初始治疗。④淋巴结炎，治疗同移行性红斑。

晚期莱姆病的抗菌药物选择：①关节炎，口服多西环素或阿莫西林，疗程 30 ~ 60 天。头孢曲松、头孢噻肟和青霉素静脉滴注适用于合并神经系统损害患者，疗程 14 ~ 28 天。②晚期神经系统损害，头孢曲松、头孢噻肟和青霉素静脉滴注，疗程 14~28 天。治疗反应较为迟缓。③慢性萎缩性肢端皮炎，药物选择同移行性红斑，疗程 21 天。

由于莱姆病可经母婴传播，必须对孕妇进行治疗以避免胎儿先天性感染本病，治疗宜选用青霉素类或头孢菌素，对 β- 内酰胺类药物过敏者可用大环内酯类。部分患者经正规抗菌治疗后仍存在疲劳、中枢神经系统症状、关节炎等所谓"慢性症状"，这可能与治疗前产生的损害有关，并不表明还存在感染，持续抗感染治疗并无疗效，因此对这类患者仅需要对症治疗。无症状的血清学阳性患者亦不需抗菌治疗。

表 3-12-3　治疗莱姆病的抗菌药物给药方案

疾病种类	首选	可选	备注
早期（移行性红斑）	口服。多西环素每次 100mg，每日 2 次；或阿莫西林每次 500mg，每日 3 次；或头孢呋辛酯每次 500mg，每日 2 次；或红霉素每次 250mg，每日 4 次。疗程 14 ~ 21 天		儿童：阿莫西林 50mg/(kg·d)，分 3 次给药；或头孢呋辛酯 30mg/(kg·d)，分 2 次给药；或红霉素 30mg/(kg·d)，分 3 次给药
心肌炎	静脉滴注。头孢曲松每次 2g，每日 1 次；或头孢噻肟每次 2g，每 4 小时 1 次；或青霉素每次 300 万 U，每 4 小时 1 次。疗程 14 ~ 21 天	口服。多西环素每次 100mg，每日 2 次；或阿莫西林每次 500mg，每日 3 次。疗程 14 ~ 21 天	一度传导阻滞：口服给药。高度传导阻滞（PR>0.3 秒），静脉滴注，部分需要安装临时起搏器
面神经麻痹	口服。多西环素每次 100mg，每日 2 次；或阿莫西林每次 500mg，每日 3 次。疗程 14 ~ 21 天	静脉滴注。头孢曲松每次 2g，每日 1 次。疗程 14 ~ 21 天	建议腰椎穿刺除外中枢神经系统病变
脑膜炎、脑炎	静脉滴注。头孢曲松每次 2g，每日 1 次。疗程 14 ~ 28 天	静脉滴注。头孢噻肟每次 2g，每 8 小时 1 次；或青霉素每日 2 000 万 U，分次滴注。疗程 14 ~ 28 天	
关节炎	口服。多西环素每次 100mg，每日 2 次；或阿莫西林每次 500mg，每日 3 次。疗程 30 ~ 60 天	静脉滴注。头孢曲松每次 2g，每日 1 次；或青霉素每日 2 000 万 ~ 2 400 万 U，分次滴注。疗程 14 ~ 28 天	

对于蜱叮咬后是否需要预防用药还存在争议。由于蜱需要吸附 24~48 小时后方可导致感染，

被蜱叮咬人群中（尤其是被叮咬后立即驱除蜱者）莱姆病发病率低，美国感染病学会在 2000 年颁布的莱姆病治疗指南中不主张进行昂贵的血清学检查和预防用药，认为仅需要密切观察，如出现叮咬部位皮损或发热（体温 >38℃）者再予处理。但 2001 年一项以安慰剂为对照的研究显示，在蜱叮咬后 72 小时内予以多西环素单剂 200mg，移行性红斑的发生率由 3% 降至 0.4%。因此在蜱伯氏包柔体感染率 ≥ 20% 地区，如果存在蜱体内充满血液等提示蜱在人体吸附时间较长的迹象，可在清除蜱后 72 小时内予以多西环素单剂 200mg 预防感染。

主要参考文献

[1] GUERRANT R L, GILDER T V, STEINER T S, et al. Practice guidelines for the management of infectious diarrhea. Clin Infect Dis, 2001, 32(3): 331-350.

[2] MANDELL G L, BENNETT J E, DOLIN R. Mandell, Douglas, and Bennett's principles and practice of infectious diseases. 8th ed. Philadephia: Churchill Livingstone,2015.

[3] GILBERT D N, CHAMBERS H F, ELIOPOULOS G M, et al. The Sanford guide to antimicrobial therapy. 46th ed. Sperryville: Antimicrobial Therapy Inc, 2016.

[4] RAMZAN N N. Traveler's diarrhea. Gastroenterol Clin North Am, 2001, 30(3): 665-678.

[5] ARANDA-MICHEL J, GIANNELLA R A. Acute diarrhea: A practice review. Am J Med, 1999, 106(6): 670-676.

[6] PARSOT C. SHIGEDLLA S. and enteroinvasive Escherichia coli pathogenicity factors. FEMS Microbiol Lett, 2005, 252(1): 11-18.

[7] 胡付品，朱德妹，汪复，等 . 2015 年 CHINET 细菌耐药性监测 . 中国感染与化疗杂志，2016, 16(6): 685-694.

[8] COHEN S H, GERDING D N, JOHNSON S, et al. Clinical Practice Guidelines for Clostridium difficile Infection in Adults: 2010 Update by the Society for HealthcareEpidemiology of America (SHEA) and the Infectious Diseases Society of America (IDSA). Infect Control Hosp Epidemiol, 2010, 31(5):431-455.

[9] INGLESBY T V, O'TOOLE T, HENDERSON D A, et al. Anthrax as a biological weapon, 2002: updated recommendations for management. JAMA, 2002, 287(17): 2236-2252.

[10] INGLESBY T V, DENNIS D T, HENDERSON D A, et al. Plague as a biological weapon, medical and public health management. Working Group on Civilian Biodefense. JAMA, 2000, 283(17): 2281-2290.

第十七节　病毒性肝炎

病毒性肝炎一般是指由甲型肝炎病毒（HAV）、乙型肝炎病毒（HBV）、丙型肝炎病毒

（HCV）、丁型肝炎病毒（HDV）、戊型肝炎病毒（HEV）5 种嗜肝病毒引起的肝炎。甲型肝炎的病毒血症期很短，不会慢性化，除少数患者并发肝衰竭外，大多预后良好，病程呈自限性，不需抗病毒治疗，仅需对症治疗。戊型肝炎的传播途径和临床表现与甲型肝炎较为相似，绝大多数为自限性，预后较好。但慢性肝病患者（尤其是肝硬化患者）、孕妇、老年人感染 HEV 后，易导致胆汁淤积、病程迁延甚至肝衰竭，病死率较高。免疫缺陷患者感染 HEV 后，病毒血症可持续较长时间，病程可呈慢性，但临床上极为少见，利巴韦林治疗有一定效果。本节重点介绍慢性乙型肝炎和慢性丙型肝炎的抗病毒治疗。

一、慢性乙型肝炎

乙型肝炎病毒（HBV）属嗜肝 DNA 病毒科（hepadnaviridae），基因组长约 3.2kb，为部分双链环状 DNA。目前已发现 HBV 有 A～I 等 9 个基因型。HBV 侵入肝细胞后，部分双链环状 HBV DNA 在细胞核内以负链 DNA 为模板延长正链以修补正链中的裂隙区，形成共价闭合环状 DNA（cccDNA）；然后以 cccDNA 为模板，转录成几种不同长度的 mRNA，分别作为前基因组 RNA 和编码 HBV 的各种抗原。cccDNA 半衰期较长，很难从体内彻底清除，是慢性乙型肝炎难以治愈和容易复发的根源。

HBV 感染呈世界性流行，但不同地区 HBV 感染的流行强度差异很大。据世界卫生组织报道，全球约 20 亿人曾感染过 HBV，其中 3.5 亿人为慢性 HBV 感染者，每年约有 100 万人死于 HBV 感染所致的肝衰竭、肝硬化和原发性肝细胞癌。

2006 年全国乙型肝炎流行病学调查表明，我国 1~59 岁一般人群 HBsAg 携带率为 7.18%，5 岁以下儿童的 HBsAg 携带率仅为 0.96%。据此推算，我国现有的慢性 HBV 感染者约 9 300 万人，其中慢性乙型肝炎患者约 2 000 万例。2014 年中国疾病预防控制中心（CDC）对全国 1~29 岁人群乙型肝炎血清流行病学调查结果显示，1~4 岁、5~14 岁和 15~29 岁人群 HBsAg 检出率分别为 0.32%、0.94% 和 4.38%。

感染时的年龄是影响慢性化的最主要因素。在围生期和婴幼儿时期感染 HBV 者中，分别有 90% 和 25%～30% 将发展成慢性感染，而 5 岁以后感染者仅有 5%～10% 发展为慢性感染。婴幼儿期 HBV 感染的自然史可人为地划分为 4 个期，即免疫耐受期、免疫清除期、非活动或低（非）复制期和再活动期。但青少年和成年时期感染 HBV，多无免疫耐受期，而直接进入免疫清除期，他们中的大部分可自发清除 HBV（约 90%～95%），少数（约 5%～10%）发展为 HBeAg 阳性慢性乙型肝炎。临床上接受抗病毒治疗者一般为免疫清除期和再活动期的患者，其共同特点是 HBV DNA 在 10^4copies/ml（2 000IU/ml）以上，GPT 在正常值上限 2 倍以上和 / 或肝组织有中度以上炎症和 / 或纤维化。

1. 抗乙型肝炎病毒药物 目前公认的抗 HBV 药物包括两大类，即干扰素 α 和核苷（酸）类似物（NA），除富马酸丙酚替诺福韦外，均已在中国上市，并进入医保报销范围（见表 3-12-4）。

表 3-12-4 抗乙型肝炎病毒药物

通用名	商品名	生产商	上市时间
重组干扰素 α2b	甘乐能	Schering Corporation	1992
拉米夫定	贺普丁	GlaxoSmithKline	1999
阿德福韦酯	贺维力	Gilead Sciences	2005

通用名	商品名	生产商	上市时间
聚乙二醇化干扰素 α2a	派罗欣	Hoffmann La-RocheInc.	2005
恩替卡韦	博路定	Bristol-Myers Squibb	2006
聚乙二醇化干扰素 α2b	佩乐能	Schering-Plough	2007
替比夫定	素比伏	Idenix/Novartis	2007
替诺福韦二吡呋酯	韦瑞德	Gilead Sciences	2008
富马酸丙酚替诺福韦	Vemlidy	Gilead Sciences	2016

（1）干扰素 α：我国已批准普通干扰素 α（2a、2b 和 1b）和聚乙二醇化干扰素 α（2a 和 2b）用于治疗慢性乙型肝炎。荟萃分析表明，普通干扰素治疗慢性乙型肝炎患者，HBeAg 血清转换率、HBsAg 清除率、肝硬化发生率、肝细胞癌（HCC）发生率均优于未经干扰素治疗者。有关 HBeAg 阴性患者的 4 项随机对照试验表明，治疗结束时应答率为 38%～90%，但持久应答率仅为 10%～47%（平均 24%）。有研究认为，普通 IFN-α 疗程至少 1 年才能获得较好的疗效。

国际多中心随机对照临床试验显示，HBeAg 阳性的慢性乙型肝炎患者，聚乙二醇化干扰素 α2a（PegIFN-α2a）治疗（87% 为亚洲人）48 周，停药随访 24 周时 HBeAg 血清学转换率为 32%；停药随访 48 周时 HBeAg 血清学转换率可达 43%。国外研究显示，对于 HBeAg 阳性的慢性乙型肝炎患者，应用聚乙二醇化干扰素 α2b（PegIFN-α2b）也可取得类似的 HBV DNA 抑制、HBeAg 血清学转换和 HBsAg 消失率。

对 HBeAg 阴性慢性乙型肝炎患者（60% 为亚洲人）用 PegIFN-α2a 治疗 48 周，停药后随访 24 周时 HBV DNA<2×10^4copies/ml（相当于 2 000IU/ml）的患者为 43%，停药后随访 48 周时为 42%；HBsAg 消失率在停药随访 24 周时为 3%，停药随访至 3 年时增加至 8%。

一些宿主和病毒学因素有助于预测干扰素抗病毒疗效。如有下列因素者常可取得较好的疗效：①治疗前 GPT 水平较高；② HBV DNA<2×10^8copies/ml；[<4×10^7IU/ml]；③女性；④病程短；⑤非母婴传播；⑥肝组织炎症坏死较重，纤维化程度轻；⑦对治疗的依从性好；⑧无 HCV、HDV 或 HIV 合并感染；⑨ HBV 基因 A 型；⑩治疗 12 或 24 周时，血清 HBVDNA 不能检出。其中治疗前 GPT、HBV DNA 水平和 HBV 基因型，是预测疗效的重要因素。有研究表明，在 PegIFN-α2a 治疗过程中，定量检测 HBsAg 水平或 HBeAg 水平对治疗应答有较好预测作用。

在干扰素治疗前需对患者进行一系列检查，以了解患者是否适合接受干扰素治疗。干扰素治疗的绝对禁忌证包括：妊娠、精神病史（如严重抑郁症）、未能控制的癫痫、未戒断的酗酒/吸毒者、未经控制的自身免疫性疾病、失代偿期肝硬化、有症状的心脏病。干扰素治疗的相对禁忌证包括：甲状腺疾病、视网膜病、银屑病、既往抑郁症史、未控制的糖尿病、高血压，治疗前中性粒细胞计数<1×10^9/L 和/或血小板计数<50×10^9/L，或总胆红素≥2 倍正常值上限者。

在干扰素治疗过程中，需定期监测患者的血常规、肝功能、甲状腺功能，定期评估患者的精神症状等。可根据外周血中性粒细胞、血小板减少程度，调整干扰素的剂量，外周血中性粒细胞、血小板减少严重时，需暂停干扰素治疗。对出现明显抑郁症和有自杀倾向的患者，应立即停药并密切监护。干扰素的不良反应及其处理参见产品说明书。

（2）核苷（酸）类似物药物：目前已应用于临床的抗 HBV 核苷（酸）类似物药物有 6 种，除 TAF 外，均已在我国上市。

1）拉米夫定（lamivudine，LAM）：成人剂量为每日 1 次口服，每次 100mg。国内外随机对照临床试验结果表明，拉米夫定可明显抑制 HBV DNA 水平；HBeAg 血清学转换率随治疗时间延长而提高，治疗 1、2、3、4 和 5 年时分别为 16%、17%、23%、28% 和 35%；治疗前 GPT 水平较高者，其 HBeAg 血清学转换率较高。随机双盲临床试验表明，慢性乙型肝炎伴明显肝纤维化和代偿期肝硬化患者经拉米夫定治疗 3 年，可延缓疾病进展，降低肝功能失代偿及肝癌的发生率。失代偿期肝硬化患者经拉米夫定治疗后也能改善肝功能，延长生存期。国外研究结果显示，拉米夫定治疗儿童慢性乙型肝炎的疗效与成人相似，安全性良好。我国临床研究也显示相似的临床疗效和安全性。

拉米夫定不良反应发生率低，安全性类似安慰剂。随治疗时间延长，病毒耐药突变的发生率增高（第 1、2、3、4 年分别为 14%、38%、49% 和 66%）。

2）阿德福韦酯（adefovir dipivoxil, ADV）：成人剂量为每日 1 次口服，每次 10mg。国内外随机双盲临床试验表明，HBeAg 阳性慢性乙型肝炎患者口服阿德福韦酯可明显抑制 HBV DNA 复制，促进 GPT 复常，改善肝组织炎症坏死和纤维化。对 HBeAg 阳性患者治疗 1、2、3 年时，HBV DNA<1000copies/ml 者分别为 28%、45% 和 56%，HBeAg 血清学转换率分别为 12%、29% 和 43%；耐药率分别为 0、1.6% 和 3.1%。对 HBeAg 阴性患者治疗 5 年，HBV DNA<1000copies/ml 者为 67%，GPT 复常率为 69%；治疗 4 年、5 年时，肝脏炎症坏死和纤维化程度改善者分别为 83% 和 73%；治疗 5 年时患者的累积耐药基因突变发生率为 29%，临床耐药发生率为 11%；轻度肌酐升高者为 3%。少数患者长期口服 ADV 后可出现全身骨骼疼痛、行走困难、低磷血症、骨质疏松等，典型者可表现为范科尼（Fanconi）综合征。因此，在治疗过程中除了监测血清肌酐水平之外，还需监测肾小管功能，如尿常规、血磷、血 β_2- 微球蛋白、血中性粒细胞明胶酶相关脂质运载蛋白（neutrophil gelatinase associated lipocalin, NGAL）等。

阿德福韦酯联合拉米夫定，对于拉米夫定耐药的慢性乙型肝炎能有效抑制 HBV DNA，促进 GPT 复常，且联合用药者对阿德福韦酯的耐药发生率更低。多项研究结果显示，对发生拉米夫定耐药的代偿期和失代偿期肝硬化患者，联合阿德福韦酯治疗均有效。

3）恩替卡韦（entecavir, ETV）：成人初治患者的剂量为每日 1 次口服，每次 0.5mg。一项随机双盲对照临床试验表明，对于 HBeAg 阳性慢性乙型肝炎患者，恩替卡韦治疗 48 周时 HBV DNA 下降至 300copies/ml 以下者为 67%，GPT 复常者为 68%，有肝组织学改善者为 72%，均优于接受拉米夫定治疗者；但两组 HBeAg 血清转换率相似（21% 和 18%）。对于 HBeAg 阴性患者，恩替卡韦治疗 48 周时 HBV DNA 下降至 PCR 检测水平以下者为 90%，GPT 复常率为 78%，肝组织学改善率为 70%。

长期随访研究表明，对达到病毒学应答者，继续治疗可保持较高的 HBV DNA 抑制效果。日本一项研究显示恩替卡韦 3 年累积耐药率为 1.7%～3.3%。研究结果还提示，拉米夫定治疗失败患者使用恩替卡韦每日 1.0mg 亦能抑制 HBV DNA，改善生化指标，但疗效较初治者降低，且病毒学突破发生率明显增高，故不宜再提倡。我国的临床试验结果与以上报道基本相似。

4）替比夫定（telbivudine, LdT）：成人剂量为每日 1 次口服，每次 600mg。一项为期 2 年的全球多中心临床试验表明，HBeAg 阳性患者治疗 52 周时，替比夫定组 HBV DNA 下降至 PCR 法检测水平以下者为 60.0%，GPT 复常率为 77.2%，耐药发生率为 5.0%，肝组织学应答率为 64.7%，均优于拉米夫定治疗组，但其 HBeAg 血清转换率（22.5%）与后者相似；HBeAg 阴性患者治疗 52 周时，其 HBV DNA 抑制、GPT 复常率及耐药发生率亦优于拉米夫定组。治疗 2 年时，其总体疗效（除 HBeAg 消失及血清转换率外）和耐药发生率亦优于拉米夫定组。我国的多中心临床试验也表明其抗病毒活性和耐药发生率均优于拉米夫定。国内外临床研究提示，基线 HBV DNA<10^9copies/ml 及 GPT ≥ 2ULN 的 HBeAg 阳性患者，或 HBV DNA<10^7copies/ml 的

HBeAg 阴性患者，经替比夫定治疗 24 周时如达到 HBV DNA < 300copies/ml，治疗 1 年、2 年时有更好的疗效和较低的耐药发生率。已有较多的报道，在替比夫定治疗 HBeAg 阳性慢性乙型肝炎时，可取得较高 HBeAg 血清转换率（与恩替卡韦相比），但缺少随机对照研究证实。替比夫定治疗期间可出现 eGFR 的改善，其机制尚不明确。替比夫定为妊娠期安全性 B 类药物，可用于阻断 HBV 的母婴传播（适合于 HBeAg 阳性患者，且血清 HBV DNA ≥ 10^7copies/ml），成功率几乎可达 100%。

已有较多报道，替比夫定的总体不良事件发生率和拉米夫定相似，但治疗 52 周和 104 周时发生 3~4 级肌酸激酶（CK）升高者为分别 7.5% 和 12.9%，而拉米夫定组分别为 3.1% 和 4.1%。严重者可发生严重肌病、乳酸酸中毒。因此，治疗期间除了监测耐药性之外，还需监测 CK 及肌力情况。

5）替诺福韦二吡呋酯（tenofovir disoproxil fumarate，TDF）：TDF 与阿德福韦酯同属核苷酸类似物，但肾毒性较小，治疗剂量为每日 300mg。

在一项随机双盲对照临床试验中，TDF 或 ADV 治疗 HBeAg 阳性患者 HBV DNA < 400copies/ml 者分别为 76% 和 13%，GPT 复常率分别为 68% 和 54%；对 HBeAg 阴性慢性乙型肝炎治疗 48 周时 HBV DNA < 400copies/ml 者分别为 93% 和 63%；该研究显示抑制 HBV 的作用优于 ADV，未发现与替诺福韦酯有关的耐药突变。持续应用替诺福韦酯治疗 3 年时，72% 的 HBeAg 阳性患者和 87%HBeAg 阴性患者血清 HBVDNA < 400copies/ml，亦未发现耐药变异。一项为期 5 年的临床研究发现，替诺福韦酯长期应用，肝组织学改善率可达 87%，肝纤维化的缓解率可达 51%。对于治疗时已有代偿性肝硬化的患者，74% 的患者可发生肝硬化的逆转。HBeAg 的血清转换率为 40%。

TDF 已在临床上广泛用于其他核苷（酸）类似物药物应答不佳或耐药患者的治疗。但对于 rtA181+rtN236 联合变异患者，对 TDF 也通常耐药，可选用恩替卡韦与 TDF 联合治疗。

6）富马酸丙酚替诺福韦（tenofovir alafenamide fumarate，TAF）：TAF 与 TDF 相同，也是替诺福韦的前药，但与 TDF 不同的是，它有更好的血浆稳定性，并不在血液循环中水解，在进入靶细胞后才水解为替诺福韦发挥作用。以上特点使 TAF 的治疗剂量仅为 TDF 的十分之一，即每日 25mg，与 TDF 比较，TAF 具有更低的肾脏、骨骼不良反应。

两项临床研究分别比较 TAF 和 TDF 治疗 HBeAg 阳性（873 例）和 HBeAg 阴性（425 例）慢性乙型肝炎患者的疗效。对于 HBeAg 阳性慢性乙型肝炎，TAF 和 TDF 治疗 48 周的 HBV DNA 转阴率（<29IU/ml）分别为 64% 和 67%，HBeAg 血清转换率分别为 10% 和 8%，GPT 复常率分别是 72% 和 67%。对于 HBeAg 阴性慢性乙型肝炎，TAF 和 TDF 治疗 48 周的 HBV DNA 转阴率（<29IU/ml）分别为 94% 和 93%，GPT 复常率分别为 83% 和 75%。两项研究均未发现 HBV 对替诺福韦耐药。以上研究提示，TAF 和 TDF 的疗效相似，但 TAF 的安全性更好。

2. 抗病毒治疗疗效评估相关的术语及其定义

（1）病毒学应答（virological response）：指血清 HBV DNA 检测不出（PCR 法）或低于检测下限（完全病毒学应答，complete virological response），或较基线下降 ≥ 2log IU/ml（部分病毒学应答，partial virological response）。

（2）血清学应答（serological response）：指血清 HBeAg 转阴或 HBeAg 血清学转换；HBsAg 转阴或 HBsAg 血清学转换。

（3）生化学应答（biochemical response）：指血清 GPT 和 GOT 恢复正常。

（4）组织学应答（histological response）：指肝脏组织学炎症坏死或纤维化程度改善达到某一规定值。

（5）原发性治疗失败（primary treatment failure）：在依从性良好的情况下，用核苷（酸）类似物治疗 3 个月时下降小于 1logIU/ml，或 6 个月时 HBV-DNA 下降小于 2logIU/ml。

（6）病毒学突破（virological breakthrough）：在未更改治疗的情况下，HBV DNA 水平比治疗中最低点上升 1log 值，或一度转阴后又转为阳性，可有或无 GPT 升高。

（7）生化学突破（biochemical breakthrough）：常发生在病毒学突破后，表现为 GPT 或 / 和 GOT 复常后，在未更改治疗的情况下再度升高，但应排除由其他因素引起的 GPT 和 GOT 升高。

（8）维持应答（maintained response）：在抗病毒治疗期间 HBV DNA 检测不出（PCR 法）或低于检测下限，或 GPT 正常。

（9）治疗结束时应答（end-of-treatment response）：治疗结束时的病毒学、血清学、生化学或组织学应答。

（10）持续应答（sustained response）：治疗结束后随访 6 个月或 12 个月以上，疗效维持不变，无复发。

（11）复发（relapse）：治疗结束时出现病毒学应答，但停药后 HBV DNA 重新升高或阳转，伴有 GPT 和 GOT 升高，但应排除由其他因素引起的 GPT 和 GOT 升高。

（12）耐药（drug resistance）：在抗病毒治疗过程中，检测到和 HBV 耐药相关的基因突变，称为基因型耐药（genotypic resistance）。体外实验显示抗病毒药物敏感性降低，并和基因耐药相关，称为表型耐药（phenotypic resistance）。针对一种抗病毒药物出现的耐药突变对另外一种或几种抗病毒药物也出现耐药，称为交叉耐药（cross resistance）。

3. 慢性乙型肝炎治疗的目标　最大限度地长期抑制 HBV 复制，减轻肝细胞炎性坏死及肝纤维化，延缓和减少肝衰竭、肝硬化失代偿、HCC 及其他并发症的发生，从而改善生活质量和延长生存时间。在治疗过程中，对于部分适合的患者应尽可能追求慢性乙型肝炎的临床治愈，即停止治疗后持续的病毒学应答，HBsAg 消失，并伴有 GPT 复常和肝脏组织学的改善。

4. 治疗终点

（1）理想的终点：通过抗病毒治疗，获得临床治愈或功能治愈。而最理想的终点是达到病毒学治愈（virological cure），或绝对治愈（absolute cure）或清除病毒（eradication），包括 cccDNA，但目前难以达到。

（2）满意的终点：HBeAg 阳性患者，停药后获得持续的病毒学应答，GPT 复常，并伴有 HBeAg 血清学转换；HBeAg 阴性患者，停药后获得持续的病毒学应答和 GPT 复常。

（3）基本的终点：如无法获得停药后持续应答，抗病毒治疗期间长期维持病毒学应答（HBV DNA 低于检测下限）。

5. 抗 HBV 治疗的适应证

（1）HBeAg 阳性者，HBV DNA $\geq 10^5$copies/ml（相当于 20 000IU/ml）；HBeAg 阴性者，HBV DNA $\geq 10^4$copies/ml（相当于 2 000IU/ml）。

（2）GPT $\geq 2 \times$ULN；如用干扰素治疗，GPT 应 $\leq 10 \times$ULN，血清总胆红素应 $<2 \times$ULN。

（3）GPT$<2 \times$ULN，但肝组织学显示 Knodell HAI ≥ 4，或炎症坏死 $\geq$ G2，或纤维化 $\geq$ S2。

对持续 HBV DNA 阳性，达不到上述治疗标准，但有以下情形之一者，亦应考虑给予抗病毒治疗。

1）对 GPT 大于正常值上限且年龄 >40 岁者，也应考虑抗病毒治疗。

2）对 GPT 持续正常但年龄较大者（>40 岁），应密切随访，最好进行肝活检；如果肝组织学显示 Knodell HAI ≥ 4，或炎症坏死 $\geq$ G2，或纤维化 $\geq$ S2，应积极给予抗病毒治疗。

3）动态观察发现有疾病进展的证据（如脾脏增大）者，建议行肝组织学检查，必要时给予抗病毒治疗。

在开始治疗前应排除由药物、乙醇或其他因素所致的 GPT 升高，也应排除应用降酶药物后 GPT 暂时性正常。在一些特殊病例如肝硬化或服用联苯双酯类药物者，其 GOT 水平可高于 GPT，此时可将 GOT 水平作为主要指标。

6. 抗病毒治疗推荐意见

（1）慢性 HBV 携带者和非活动性 HBsAg 携带者：暂时不需抗病毒治疗。但应每 3～6 个月进行生化学、病毒学、甲胎蛋白和影像学检查，若符合抗病毒治疗适应证，可用 IFN-a 或核苷（酸）类似物治疗。对年龄 >40 岁，特别是男性或有 HCC 家族史者，即使 GPT 正常或轻度升高，也强烈建议做肝组织学检查确定其是否需进行抗病毒治疗。

非活动性 HBsAg 携带者一般不需抗病毒治疗，但应每 6 个月进行一次生化、HBV DNA、AFP 及肝脏超声显像检查。

（2）HBeAg 阳性慢性乙型肝炎患者：可选用干扰素 α 或核苷（酸）类似物治疗。普通 IFN-α 的剂量为 3～5MU，每周 3 次或隔日 1 次，皮下注射，一般疗程为 6 个月。如有应答，为提高疗效亦可延长疗程至 1 年或更长。可根据患者的应答和耐受情况适当调整剂量及疗程；如治疗 6 个月仍无应答，可改用或联合其他抗病毒药物。聚乙二醇 IFN-α2a 的剂量为 180mg，每周 1 次，皮下注射，疗程 1 年。聚乙二醇 IFN-α2b 的剂量为 1.0～1.5μg/kg，每周 1 次，皮下注射，疗程 1 年。具体剂量和疗程可根据患者的应答及耐受性等因素进行调整。如患者接受核苷（酸）类似物治疗，推荐恩替卡韦、替诺福韦或富马酸丙酚替诺福韦作为一线治疗药物，在达到 HBV DNA 低于检测下限、GPT 复常、HBeAg 血清学转换后，再巩固至少 3 年（经过至少两次复查，每次间隔 6 个月）仍保持不变，可考虑停药，但延长疗程可减少复发。

（3）HBeAg 阴性慢性乙型肝炎患者：因停药后复发率高，疗程宜长。最好选用干扰素类或耐药发生率低的核苷（酸）类似物治疗。普通 IFN-α 的剂量用法同前，疗程至少 1 年。聚乙二醇 IFN-α2a 的剂量用法同前，疗程至少 1 年，具体剂量和疗程可根据患者耐受性等因素进行调整。如选择核苷（酸）类似物治疗，推荐恩替卡韦、替诺福韦或富马酸丙酚替诺福韦作为一线治疗药物，剂量用法同前。由于停药后复发率较高，只有在达到 HBV DNA 低于检测下限、GPT 正常、HBsAg 转阴后可考虑停药。这意味着，对于 HBeAg 阴性慢性乙型肝炎患者，需要长期口服核苷（酸）类似物。

（4）代偿期乙型肝炎肝硬化患者：HBeAg 阳性者的治疗指征为 HBV DNA $\geq 10^4$copies/ml，HBeAg 阴性者为 HBV DNA $\geq 10^3$copies/ml，GPT 正常或升高。治疗目标是延缓或减少肝功能失代偿和 HCC 的发生。因需要较长期治疗，最好选用耐药发生率低的核苷（酸）类似物治疗（如恩替卡韦或替诺福韦），其停药标准尚不明确。

干扰素因其有导致肝功能失代偿等并发症的可能，应十分慎重。如认为有必要，宜从小剂量开始，根据患者的耐受情况逐渐增加到预定的治疗剂量。

（5）失代偿期乙型肝炎肝硬化患者：对于失代偿期肝硬化患者，只要能检出 HBV DNA，不论 GPT 或 GOT 是否升高，建议在知情同意的基础上，及时应用核苷（酸）类似物抗病毒治疗，以改善肝功能并延缓或减少肝移植的需求。因需要长期治疗，应好选用耐药发生率低的核苷（酸）类似物治疗（如恩替卡韦、替诺福韦或富马酸丙酚替诺福韦），不能随意停药，一旦发生耐药变异，应及时加用其他已批准的能治疗耐药变异的核苷（酸）类似物。干扰素治疗可导致肝衰竭，因此，对失代偿期肝硬化患者属禁忌证。

7. 特殊患者的处理

（1）干扰素治疗失败者：经过规范的普通干扰素 α 或聚乙二醇化干扰素 α 治疗无应答的慢性乙型肝炎患者，若有治疗指征可以选用核苷（酸）类似物治疗。

（2）原发性无应答的患者：经核苷（酸）类似物规范治疗至少 6 个月时血清 HBV DNA 下降幅度 < 2log IU/ml，应改变治疗方案继续治疗。

（3）应用化疗和免疫抑制剂治疗的患者：对于因其他疾病而接受化疗、免疫抑制剂治疗的患者，应常规筛查 HBsAg；若为阳性，即使 HBV DNA 阴性和 GPT 正常，也应在治疗前 1 周开始服用拉米夫定或其他核苷（酸）类似物。

HBsAg 阴性、抗 HBc 阳性患者，在给予长期或大剂量免疫抑制剂或细胞毒药物（特别是针对 B 或 T 淋巴细胞单克隆抗体）治疗时，应密切监测 HBV DNA 和 HBsAg，若出现阳转则应及时加用抗病毒治疗。

在化疗和免疫抑制剂治疗停止后，应根据患者病情决定停药时间：对于基线 HBV DNA < 2 000IU/ml 的患者，在完成化疗或免疫抑制剂治疗后，应当继续治疗 6 个月；对于基线 HBV DNA 水平较高（> 2 000IU/ml）的患者，应当持续治疗到和免疫功能正常慢性乙型肝炎患者同样的停药标准。对于预期疗程 ≤ 12 个月的患者，可以选用拉米夫定或替比夫定；对于预期疗程更长的患者，应优先选用恩替卡韦、替诺福韦或富马酸丙酚替诺福韦治疗。核苷（酸）类似物停用后可出现复发，甚至病情恶化，应予以高度重视。干扰素有骨髓抑制作用，应当避免选用。

（4）HBV/HCV 合并感染者：对于符合慢性乙型肝炎抗病毒治疗标准的患者可给予核苷（酸）类药物治疗，并可同时采用直接抗病毒药物（DAA）进行抗 HCV 治疗，抗 HCV 的治疗方案、疗程与 HCV 单独感染相同。已有报道，在用 DAA 治疗慢性丙型肝炎时，可导致 HBV 感染激活甚至病情加重，因此，对于无抗 HBV 治疗指征的慢性 HBV 感染者（包括隐匿型 HBV 感染者），在接受 DAA 抗 HCV 治疗时，需要严密监测肝功能及 HBV DNA 水平，也可同时给予核苷（酸）类药物治疗。

（5）HBV 和 HIV 合并感染者：在 HBV/HIV 合并感染患者，HBV 感染可以促进 HIV 感染的临床进程和增加抗逆转录病毒治疗的肝脏毒性，而 HIV 感染则可增加 HBV 感染相关的肝硬化及终末期肝病的发生率。因此，不管患者的免疫学、病毒学和组织学情况如何，应及早给予抗逆转录病毒和抗 HBV 治疗，可选择替诺福韦 + 恩曲他滨再加一种第三代抗 HIV 药物。由于拉米夫定、恩替卡韦、替诺福韦对 HBV 和 HIV 均有抗病毒活性，因此，在单独使用这些药物治疗慢性乙型肝炎之前，必须排除 HIV 感染，以免诱导 HIV 耐药。阿德福韦酯和替比夫定不能用于 HBV/HIV 合并感染的治疗。

（6）乙型肝炎导致的肝衰竭：由于大部分急性乙型肝炎的病程呈自限性，因此不需要常规抗病毒治疗。但对部分重度或病程迁延、有重症倾向者，应该给予抗病毒治疗。HBV 感染所致的肝衰竭，包括急性、亚急性、慢加急性和慢性肝衰竭，只要 HBV DNA 可检出，均应使用核苷（酸）类似物抗病毒治疗。

（7）肝移植患者：对于拟接受肝移植的 HBV 相关疾病患者，推荐尽早使用抑制 HBV 作用强且耐药发生率低的核苷（酸）类药物治疗，以获得尽可能低的病毒载量，防止移植肝再感染。对于移植肝 HBV 再感染低风险患者，即移植前患者 HBV DNA 不能测出，可在移植前直接给予 ETV 或 TDF 治疗，术后不需使用乙型肝炎免疫球蛋白（HBIG）。对于移植肝 HBV 再感染高风险患者，术中无肝期给予 HBIG，移植后主要抗病毒方案为核苷（酸）类药物联合低剂量 HBIG，其中选择 ETV 或 TDF 联合低剂量 HBIG 能更好地抑制肝移植术后乙型肝炎复发。对于已经使用其他核苷（酸）类药物的患者需密切监测耐药性发生，及时调整治疗方案。HBV 相关肝移植患者需要终身应用抗病毒药物，以预防乙型肝炎复发。

（8）妊娠相关情况处理：有生育要求的慢性乙型肝炎患者，若有治疗适应证，应尽量在孕前应用 IFN 或核苷（酸）类似物治疗，以期在孕前 6 个月完成治疗。在治疗期间应采取可靠避孕措施。对于妊娠期间 GPT 轻度升高者，可密切观察，肝脏病变较重者，在与患者充分沟通并权衡利弊后，可以使用替诺福韦或替比夫定抗病毒治疗。对于抗病毒治疗期间意外妊娠的患者，如应用的抗病毒药物是干扰素，建议终止妊娠；如应用的是妊娠 B 级（替诺福韦或替比夫定）或拉米夫定等抗病毒药物，在充分沟通、权衡利弊的情况下，可继续治疗；若应用的是恩替卡韦或阿德福韦，在充分沟通、权衡利弊的情况下，需换用替诺福韦或替比夫定。

免疫耐受期妊娠患者血清 HBV DNA 高载量是母婴传播的高危因素之一，新生儿标准乙型肝炎免疫预防及母亲有效的抗病毒治疗可显著降低 HBV 母婴传播的发生率。妊娠中后期如果 HBV DNA 载量 $>2 \times 10^6$ IU / ml，在与患者充分沟通、知情同意基础上，可于妊娠第 24~28 周开始给予替诺福韦、替比夫定或拉米夫定。可于产后停药，并加强随访和监测。产后可以母乳喂养。

男性慢性乙肝患者的生育问题：应用干扰素治疗的男性患者，应在停药后 6 个月方可考虑生育；应用核苷（酸）类似物抗病毒治疗的男性患者，可在与患者充分沟通的前提下考虑生育。

（9）儿童患者：儿童 HBV 感染者常处于免疫耐受期，通常不考虑抗病毒治疗。对于进展期肝病或肝硬化患儿，应及时抗病毒治疗，但需考虑长期治疗的安全性及耐药性问题。目前美国食品和药品管理局（FDA）批准用于儿童患者治疗的药物包括普通干扰素（2~17 岁）、拉米夫定（2~17 岁）、阿德福韦（12~17 岁）、恩替卡韦（2~17 岁）和替诺福韦（12~17 岁）。

8. 核苷（酸）类似物耐药的预防和治疗

（1）严格评估患者是否需要抗病毒治疗：对于肝脏炎症病变轻微、难以取得持续应答的患者（如 GPT 正常、HBeAg 阳性的免疫耐受期），特别是当这些患者 < 30 岁时，不宜开始抗病毒治疗。

（2）核苷（酸）类似物的选择：初始治疗时优先推荐 ETV 或 TDF 治疗中定期检测 HBV DNA 以及时发现原发性无应答或病毒学突破。一旦发生病毒学突破，应进行基因型耐药的检测，并尽早给予挽救治疗。拉米夫定或替比夫定耐药者，可换用替诺福韦或富马酸丙酚替诺福韦，或加用阿德福韦；对于阿德福韦酯耐药者，如之前未使用过拉米夫定，可换用恩替卡韦，或替诺福韦或富马酸丙酚替诺福韦，但对于用阿德福韦酯治疗、拉米夫定或替比夫定耐药、又出现对阿德福韦耐药者，需换用替诺福韦或富马酸丙酚替诺福韦，或恩替卡韦 + 阿德福韦；对恩替卡韦耐药者，可换用替诺福韦或富马酸丙酚替诺福韦，或加用阿德福韦；对于发生多药耐药突变（A181T+N236T+M204V）者，可用恩替卡韦 + 替诺福韦或富马酸丙酚替诺福韦，或恩替卡韦 + 阿德福韦。对于发生耐药者，改用干扰素类联合治疗的应答率较低。

二、慢性丙型肝炎

丙型肝炎是一种主要经血液传播的疾病，丙型肝炎病毒（HCV）慢性感染可导致肝脏慢性炎症坏死和纤维化，部分患者可发展为肝硬化甚至肝细胞癌（HCC），对患者的健康和生命危害极大，已成为严重的社会和公共卫生问题。

HCV 属于黄病毒科（*flaviviridae*），其基因组为单股正链 RNA，易变异，目前可分为 6 个基因型及不同亚型。基因 1 型呈全球性分布，占所有 HCV 感染的 70% 以上。HCV 1b 和 2a 基因型在我国较为常见，其中以 1b 型为主；某些地区有 1a、2b 和 3b 型报道；6 型主要见于香港和澳门地区，在南方边境省份也可见此基因型。

HCV 基因组含有一个开放读码框（ORF），编码 10 余种结构和非结构（NS）蛋白，NS3 蛋白是一种多功能蛋白，氨基端具有蛋白酶活性，羧基端具有螺旋酶/三磷酸核苷酶活性；NS5B蛋白是依赖 RNA 的 RNA 聚合酶，均为 HCV 复制所必需，是抗病毒治疗的重要靶位。

丙型肝炎呈全球性流行，是欧美及日本等国家终末期肝病的最主要原因。据世界卫生组织统计，全球 HCV 的感染率约为 3%，估计约 1.7 亿人感染了 HCV，每年新发丙型肝炎病例约 3.5 万例。我国较早的血清流行病学调查资料显示，一般人群抗 HCV 阳性率为 3.2%。但近期的流行病学调查资料显示，我国一般人群抗 HCV 阳性率低于 1%，有学者报道为 0.46%。

感染 HCV 后，病毒血症持续 6 个月仍未清除者为慢性感染，丙型肝炎慢性化率为50%~85%。感染后 20 年，儿童和年轻女性肝硬化发生率为 2%~4%；中年人因输血感染者为20%~30%；一般人群为 10%~15%。HCV 相关的 HCC 发生率在感染 30 年后为 1%~3%。一旦发展成为肝硬化，HCC 的年发生率为 1%~7%。

由于新的直接抗病毒药物（DAA）不断上市，慢性丙型肝炎的治疗发生了根本性变化，已成为可以完全治愈的疾病。标准的治疗方案，即聚乙二醇干扰素联合利巴韦林，已不作为首选治疗方案。

1. 丙型肝炎的治疗目标　随着 DAA 药物的发展，丙型肝炎的治疗有了突破性的进展，其治疗目标是治愈 HCV 感染，防止肝硬化、肝硬化失代偿、HCC、严重肝外病变和死亡；治疗终点是治疗后 12 周、24 周用敏感方法测不到 HCV RNA（≤ 15IU/ml）。

2. 丙型肝炎的治疗指征　所有初治和经治的代偿或失代偿肝病患者都应接受抗病毒治疗。优先治疗人群为：有明显肝纤维化（F3）或肝硬化（F4），包括失代偿肝硬化患者；HIV 共感染患者；HBV 共感染患者；有肝移植指征患者；肝移植后 HCV 复发患者；有明显肝外临床表现患者；虚弱疲乏患者；有传播 HCV 风险者（活跃的药物注射者、与高风险性生活男士有性行为的男士、希望怀孕的育龄妇女、血液透析患者和受监禁人）。中度肝纤维化患者（F2）应明确治疗。无或轻微肝纤维化（METAVIR 分数 F0 至 F1）及无上述肝外表现的患者可延缓治疗。非肝病相关并发症导致有限预期寿命的患者则不建议治疗。

3. 抗病毒治疗药物　干扰素（IFN）α 是抗 HCV 的有效药物，包括普通 IFN-α 和聚乙二醇（PEG）化干扰素 α（PegIFN-α）。后者是在 IFN-α 分子上交联无活性、无毒性的 PEG 分子，延缓 IFN-α 注射后的吸收和体内清除过程，其半衰期较长，每周 1 次给药即可维持有效血药浓度。PegIFN-α 与利巴韦林联合应用曾是标准的抗病毒治疗方案（PR 治疗方案）。由于新的 DAA 的不断上市，PR 治疗方案已逐渐被 DAA 所代替。DAA 药物根据不同的作用靶点可分为蛋白酶抑制剂（PI）、NS5B 聚合酶核苷类似物抑制剂（NI）、NS5B 聚合酶非核苷类似物抑制剂（NNI）和NS5A 抑制剂四类。除了部分 DAA 将失代偿肝硬化列为禁忌证外，目前的临床研究暂无有关DAA 绝对禁忌证的报道。如果不能获取 DAA，PR 治疗方案仍是比较有效的治疗方案。国际上已经上市的 DAA 见表 3-12-5。

表 3-12-5　美国、欧盟及部分亚太国家批准上市的 DAA 药物

商品名	化学名	规格/mg	靶点	制药厂	上市时间	剂量	基因型
Olysio	西米普韦 simeprevir	150	NS3/4A	杨森 Janssen	2013 年 11 月	1 粒 qd	GT 1/4（联合 SOF）
Sunvepra	阿那匹韦 asunaprevir	100	NS3/4A	百时美施贵宝 BMS	2014 年 7 月	1 粒 bid	GT 1（联合 DAC）

商品名	化学名	规格/mg	靶点	制药厂	上市时间	剂量	基因型
Daklinza	达拉他韦 daclatasvir	30/60	NS5A	百时美施贵宝 BMS	2015年7月	1片 qd	GT 1（联合 ASU） GT3（联合 SOF）
Sovaldi	索磷布韦 sofosbuvir	400	NS5B	吉利德 Gilead	2013年12月	1片 qd	GT 1/4（联合 PR） GT 2/3（联合 RBV）
Harvoni	索磷布韦 sofosbuvir	400	NS5B	吉利德 Gilead	2014年10月	复合片1片 qd	GT 1、4、5、6,+RBV 治疗失代偿性肝硬化
	雷迪帕韦 ledipasvir	90	NS5A				
Viekira Pak（3D）	帕利瑞韦 paritaprevir	75	NS3/4A	艾伯维 AbbVie	2014年12月	P/O/R 复合片 qd,达沙布韦片 bid，± RBV	GT 1a/1b,有或无代偿性肝硬化
	奥比他韦 ombitasvir	12.5	NS5A				
	利托那韦 ritonavir	50	CYP3A 强抑制剂				
	达沙布韦 dasabuvir	250	NS5B				
Viekira XR	帕利瑞韦 paritaprevir	50	NS3/4A	艾伯维 AbbVie	2016年7月	复合片3片 ± RBV,qd 与食物同时服	GT 1a/1b,有或无代偿性肝硬化
	奥比他韦 ombitasvir	8.33	NS5A				
	利托那韦 ritonavir	33.33	CYP3A 强抑制剂				
	达沙布韦 dsabuvir	200	NS5B				
Technivie（2D）	帕利瑞韦 paritaprevir	75	NS3/4A	艾伯维 AbbVie	2015年7月	复合片2片 qd,± RBV	GT 4,有或无代偿性肝硬化
	奥比他韦 ombitasvir	12.5	NS5A				
	利托那韦 ritonavir	50	CYP3A 强抑制剂				
Zepatier	格拉索帕韦 grazoprevir	100	NS3/4A	默沙东 Merck	2016年1月	复合片1片 qd,± RBV	GT 1/4
	厄尔巴韦 elbasvir	50	NS5A				
Epclusa	索磷布韦 sofosbuvir	400	NS5B	吉利德 Gilead	2016年6月	复合片1片 qd	GT 1～6,+RBV 治疗失代偿性肝硬化
	维帕他韦 velpatasvir	100	NS5A				

4. 慢性丙型肝炎的抗病毒治疗

（1）以 DAA 为基础的抗病毒方案：由于经典的聚乙二醇干扰素联合利巴韦林治疗方案，即 PR 方案存在治疗禁忌证、疗程长、不良反应多、患者耐受性差等诸多不足，目前国际上首先推荐以 DAA 为基础的抗丙型肝炎治疗方案，包括 1 个 DAA 联合 PR、DAA 联合 RBV 以及不同 DAA 联合或复合制剂，以上方案基本可以涵盖所有类型的 HCV 现症感染患者的治疗。这些含 DAA 的方案尤其适用于 PR 治疗后复发或是对 PR 应答不佳的患者。初治患者也可考虑使用含 DAA 的方案，以缩短疗程，提高耐受性和持续病毒学应答（SVR）率。国外数据显示采用以 DAA 为基础的抗丙型肝炎病毒方案，无肝硬化的 HCV 感染者的 SVR 率可达到 90%~100%，伴肝硬化的 HCV 感染者的 SVR 率可达到 80% 以上。

当患者有 IFN 治疗禁忌证时，可考虑使用无 IFN 方案；当患者有 RBV 禁忌证时，可考虑使用不同 DAA 联合或复合制剂。不同类型 DAA 有不同的联合方案，抗病毒疗效与病毒基因型有关，有的适用于所有基因型，如达拉他韦联合索磷布韦，有的仅适用于部分基因型，如索磷布韦联合西米普韦适用于基因型 1、4 型。患者如果出现肝硬化情况，则考虑联用 RBV，调整疗程。因此，患者用 DAA 抗病毒治疗前，一定要检测 HCV 基因型和肝脏纤维化程度，对于基因 1 型患者，还需区分是 1a 型和 1b 型。最近，已有针对所有基因型的 DAA，如索磷布韦 + 维帕他韦（商品名：Epclusa）已在国外上市。各基因型丙型肝炎患者初治或经 PR 方案治疗失败的 HCV 感染者（伴 / 不伴肝硬化）的抗病毒治疗方案见表 3-12-6、表 3-12-7。

患者治疗过程中应进行疗效监测和安全性监测。疗效监测主要检测治疗的基线、第 4 周与 12 周、治疗结束时、治疗结束后 12 或 24 周的 HCV RNA 水平。安全性监测包括育龄期妇女和 / 或其男性伴侣必须在使用 RBV 期间以及停药后 6 个月采用有效的避孕措施；接受索磷布韦治疗的患者，应定期监测肾功能；皮疹和间接胆红素升高但不伴 GPT 升高，可能与西米普韦相关。使用 DAA 治疗，特别应了解药品说明书中指出的具有相互作用的其他药物。如有可能，在 HCV 治疗期间应停止有相互作用的合并用药，或者转换为具有较少相互作用的合并用药。

（2）PR 治疗方案：由于 DAA 药物价格昂贵，在我国仍处于临床试验阶段并未上市，我国目前批准使用的抗病毒治疗为 PR 方案。

对于 HCV 基因型为 1、4、5、6 型的患者，PegIFN-α2a 180μg/w 或 PegIFN-α2b 1.5μg/（kg·w），联合 RBV 1 000~1 200mg/d，治疗 48 周，我国患者的 SVR 率接近 80%。对于 2、3 型患者，RBV 剂量可减少至 800mg/d，疗程可缩短至 24 周，我国患者的 SVR 率在 80% 以上。

PR 方案治疗前应根据病毒载量、基因分型、肝纤维化分期，以及有无抗病毒治疗禁忌证等综合评估。下列基线因素有利于 PR 治疗取得 SVR：非 1、4 基因型，低基线病毒载量，40 岁以下，女性患者，肝脏纤维化程度较轻，无肥胖、胰岛素抵抗等危险因素，良好的治疗依从性，无合并 HBV 或 HIV 感染。基因型、基线病毒载量和有无合并肥胖、胰岛素抵抗等危险因素有较高的临床预测价值。另外 IL-28B 基因型的 CC 型患者比 IL-28B 基因型的 CT、TT 型患者更容易获得 RVR、EVR 和 SVR，在治疗前评估 IL-28B 基因型具有重要的价值。我国患者 IL-28B 基因型以 CC 型为主，因此比欧美患者更易获得 SVR。

治疗过程中应根据病毒学应答情况（见表 3-12-8）调整治疗方案。对于 HCV 基因型 2、3 型患者，如果取得 RVR，疗程应为 24 周；如果在取得 RVR 的同时，伴有低基线病毒载量，无代谢综合征、胰岛素抵抗等危险因素，可缩短疗程至 12~16 周。经治疗后获得 EVR 或 DVR 的患者一般需要延长疗程至 48 周；而无应答或部分应答患者，则应停止治疗，首先考虑 DAA 治疗方案。

表 3-12-6　针对不合并肝硬化的 HCV 单独感染或 HCV/HIV 合并感染患者的抗 HCV 治疗方案（初治或 PR 经治疗失败）

患者感染 HCV 基因型	初治或经治	索磷布韦-雷迪帕韦	索磷布韦-维帕他韦	利托那韦-帕利瑞普韦-奥比他韦+达沙布韦	利托那韦-帕利瑞普韦-奥比他韦	格拉索帕韦+厄尔巴韦	索磷布韦+达拉他韦	索磷布韦+西米普韦
GT1a	初治	8~12 周，不联合 RBV	12 周，不联合 RBV	12 周，联合 RBV	不适用	12 周，不联合 RBV（HCV RNA≤800 000 IU/ml）；或 16 周，联合 RBV（HCV RNA>800 000IU/ml）[b]	12 周，不联合 RBV	12 周，不联合 RBV
GT1a	经治	12 周，联合 RBV[a]；或 24 周，不联合 RBV	12 周，不联合 RBV	12 周，联合 RBV	不适用	12 周，不联合 RBV（HCV RNA≤800 000 IU/ml）；或 16 周，联合 RBV（HCV RNA>800 000IU/ml）[b]	12 周，联合 RBV[a]；或 24 周，不联合 RBV	不适用
GT1b	初治	8~12 周，不联合 RBV	12 周，不联合 RBV	8~12 周，不联合 RBV	不适用	12 周，不联合 RBV	12 周，不联合 RBV	不适用
GT1b	经治	12 周不联合 RBV	12 周，不联合 RBV	12 周，不联合 RBV	不适用	12 周，不联合 RBV	12 周，不联合 RBV	不适用
GT2	初治/经治	不适用	12 周，不联合 RBV	不适用	不适用	不适用	12 周，不联合 RBV	不适用
GT3	初治	不适用	12 周联合 RBV[c]，或 24 周，不联合 RBV	不适用	不适用	不适用	12 周，联合 RBV[c]；或 24 周，不联合 RBV	不适用
GT3	经治	不适用	12 周联合 RBV[c]，或 24 周，不联合 RBV	不适用	不适用	不适用	12 周，联合 RBV[c]；或 24 周，不联合 RBV	不适用
GT4	初治	12 周不联合 RBV	12 周，不联合 RBV	不适用	12 周，联合 RBV	12 周，不联合 RBV	12 周，不联合 RBV	12 周，不联合 RBV
GT4	经治	12 周，联合 RBV；或 24 周，不联合 RBV	12 周，不联合 RBV	不适用	12 周，联合 RBV	12 周，不联合 RBV（HCV RNA≤800 000 IU/ml）；或 16 周，联合 RBV（HCV RNA>800 000IU/ml）	12 周 联合 RBV 或 24 周，不联合 RBV	12 周，联合 RBV；或 24 周，不联合 RBV
GT5/6	初治	12 周不联合 RBV	12 周 不联合 RBV	不适用		不适用	12 周，不联合 RBV	不适用
GT5/6	经治	12 周 联合 RBV 或 24 周，不联合 RBV	12 周 不联合 RBV	不适用		不适用	12 周，联合 RBV；或 24 周，不联合 RBV	不适用

注：a. 只有在基线检测到含有对 NS5A 抑制剂高度耐药的突变时，才需要联合 RBV；

b. 只有在基线检测到含有对厄尔巴韦耐药的突变时，才需要延长疗程至 16 周，并联合 RBV；

c. 只有在基线检测到含有对 NS5A 抑制剂耐药的突变 Y93H 时，才需要联用 RBV。

表 3-12-7　针对合并代偿性肝硬化的 HCV 单独感染或 HCV/HIV 合并感染患者的抗 HCV 治疗方案（初治或 PR 经治疗失败）

患者感染 HCV 基因型	初治或经治	索磷布韦-雷迪帕韦	索磷布韦-维帕他韦	利托那韦-帕利普韦-奥比他韦+达沙布韦	利托那韦-帕利普韦-奥比他韦	格拉索帕韦+厄尔巴韦	索磷布韦+达拉他韦	索磷布韦+西米普韦
GT1a	初治	12 周, 不联合 RBV	12 周, 不联合 RBV	24 周, 联合 RBV	不适用	12 周, 不联合 RBV(HCV RNA ≤ 800 000IU/ml) 或16周,联合 RBV(HCV RNA > 800 000IU/ml)[b]	12 周, 不联合 RBV	不适用
GT1a	经治	12 周, 联合 RBV[a]; 或 24 周, 不联合 RBV	12 周, 不联合 RBV	24 周, 联合 RBV	不适用	12 周, 不联合 RBV(HCV RNA ≤ 800 000IU/ml) 或16周,联合 RBV(HCV RNA > 800 000IU/ml)[b]	12 周, 联合 RBV[a]; 或 24 周, 不联合 RBV	不适用
GT1b	初治	12 周, 不联合 RBV	12 周, 不联合 RBV	12 周, 不联合 RBV	不适用	12 周, 不联合 RBV	12 周, 不联合 RBV	不适用
GT1b	经治	不适用	12 周, 不联合 RBV	12 周, 联合 RBV	不适用	12 周, 不联合 RBV	12 周, 不联合 RBV	不适用
GT2	初治 / 经治	不适用	12 周, 不联合 RBV	不适用	不适用	不适用	12 周, 不联合 RBV	不适用
GT3	初治	不适用	12 周, 联合 RBV[c]; 或 24 周, 不联合 RBV	不适用	不适用	不适用	24 周, 联合 RBV	不适用
GT3	经治	不适用	12 周, 联合 RBV[c]; 或 24 周, 不联合 RBV	不适用	不适用	不适用		不适用
GT4	初治	12 周, 不联合 RBV	12 周, 不联合 RBV	不适用	12 周, 联合 RBV	12 周, 不联合 RBV	12 周, 不联合 RBV	12 周, 不联合 RBV
GT4	经治	12 周, 联合 RBV 或 24 周, 不联合 RBV	12 周, 不联合 RBV	不适用	12 周, 联合 RBV	12 周, 不联合 RBV(HCV RNA ≤ 800 000IU/ml) 或16周,联合 RBV(HCV RNA > 800 000IU/ml)	12 周, 不联合 RBV	12 周, 联合 RBV; 或 24 周, 不联合 RBV
GT5/6	初治	12 周不联合 RBV	12 周, 不联合 RBV	不适用	不适用	不适用	12 周, 不联合 RBV	不适用
GT5/6	经治	12 周, 联合 RBV; 或 24 周, 不联合 RBV	12 周, 不联合 RBV	不适用	不适用	不适用	12 周, 联合 RBV; 或 24 周, 不联合 RBV	不适用

注：a、b、c 的含义同表 3-12-6。

表 3-12-8　病毒学应答的定义

应答类型	定义
快速病毒学应答（RVR）	第 4 周 HCV RNA 低于检测下限
早期病毒学应答（EVR）	第 12 周 HCV RNA 低于检测下限
延迟病毒学应答（DVR）	第 12 周 HCV RNA 阳性但第 24 周 HCV RNA 低于检测下限
持续病毒学应答（SVR）	治疗结束后 24 周 HCV RNA 仍低于检测下限
突破（breakthrough）	治疗中 HCV RNA 转阴后再次出现
复发（relapse）	治疗结束后 HCV RNA 阳转
无应答（null responder，NR）	第 24 周 HCV RNA 下降低于 2 个 log
部分应答（partial responder, PR）	第 24 周 HCV RNA 下降大于 2 个 log 但仍阳性

（3）PR 治疗过程中的不良反应及处理方法

1）IFN-α 的主要不良反应：流感样综合征、骨髓抑制、精神异常、甲状腺疾病、食欲减退、体重减轻、腹泻、皮疹、脱发和注射部位无菌性炎症等。

①流感样综合征：表现为发热、寒战、头痛、肌肉酸痛、乏力等，可在睡前注射 IFN-α，或在注射 IFN-α 同时服用非甾体类消炎镇痛药，以减轻流感样症状。随疗程进展，此类症状逐渐减轻或消失。

②骨髓抑制：一过性骨髓抑制主要表现为外周血白细胞和血小板减少。如中性粒细胞绝对数 ≤ 0.75×10^9/L，血小板 <50×10^9/L，应降低 IFN-α 剂量；1~2 周后复查，如恢复，则逐渐增加至原量。如中性粒细胞绝对数 ≤ 0.50×10^9/L，血小板 <30×10^9/L，则应停药。对于中性粒细胞明显降低者，可用粒细胞集落刺激因子（G-CSF）或粒细胞巨噬细胞集落刺激因子（GM-CSF）治疗。

③精神异常：可表现为抑郁、妄想症、重度焦虑和精神病。其中抑郁是 IFN-α 治疗过程中常见的不良反应，症状可从烦躁不安到严重的抑郁症。因此，使用 IFN-α 前应评估患者的精神状况，治疗过程中也要密切观察。抗抑郁药可缓解此类不良反应。对症状严重者，应及时停用 IFN-α。

④ IFN-α 可诱导自身抗体的产生：包括抗甲状腺抗体、抗核抗体和抗胰岛素抗体。多数情况下无明显临床表现，部分患者可出现甲状腺疾病（甲状腺功能减退或亢进）、糖尿病、血小板减少、溶血性贫血、银屑病、白斑、类风湿关节炎和系统性红斑狼疮样综合征等，严重者应停药。

⑤其他少见的不良反应：包括肾脏损害（间质性肾炎、肾病综合征和急性肾衰竭等）、心血管并发症（心律失常、缺血性心脏病和心肌病等）、视网膜病变、听力下降和间质性肺炎等，发生上述反应时，应停止治疗。

2）利巴韦林的主要不良反应：利巴韦林的主要不良反应为溶血和致畸作用。

①溶血性贫血：需定期做血液学检测，包括血红蛋白、红细胞计数和网织红细胞计数。在肾功能不全者可引起严重溶血，应禁用利巴韦林。当 Hb 降至 ≤ 100g/L 时应减量；Hb ≤ 80g/L 时应停药。

②致畸性：男女患者在治疗期间及停药后 6 个月内均应采取避孕措施。

③其他不良反应：利巴韦林还可引起恶心、皮肤干燥、瘙痒、咳嗽和高尿酸血症等。

5. 慢性丙型肝炎特殊人群的治疗

（1）肝硬化患者

1）代偿性肝硬化患者：对于代偿期肝硬化的患者，应立即进行抗病毒治疗（详见表3-12-7），但需要积极监测不良反应的发生。

2）失代偿期肝硬化患者：应采用无干扰素的 DAA 抗 HCV 治疗方案，但蛋白酶抑制剂类 DAA 不能用于该类患者。应优先治疗失代偿期肝硬化不伴肝癌、MELD 评分 < 18~20、正在等待肝移植的患者，部分患者可能因肝功能的显著改善而不再需要进行肝移植治疗。对于 HCV 基因型 1、4、5、6 型患者，应选择索磷布韦 - 雷迪帕韦、索磷布韦 - 维帕他韦，或索磷布韦联合达拉他韦等治疗方案，以上方案均同时联合利巴韦林，疗程 12 周；对于 HCV 基因型 2 型患者，应选择索磷布韦 - 维帕他韦，或索磷布韦联合达拉他韦的治疗方案，同时联合利巴韦林，疗程 12 周；对于 HCV 基因型 3 型患者，应选择索磷布韦 - 维帕他韦，或索磷布韦联合达拉他韦的治疗方案，联合利巴韦林，疗程 24 周。

对于失代偿期肝硬化不伴肝癌、MELD 评分 ≥ 18~20 的患者，应先进行肝移植治疗，在肝移植后再进行 HCV 的抗病毒治疗，如果等待肝移植的时间预计超过 6 个月，应在移植前进行抗病毒治疗。

（2）肝移植后丙型肝炎：肝移植后部分患者可能出现 HCV 再感染，首选改索磷布韦联合 RBV 或索磷布韦联合雷迪帕韦或索磷布韦联合达拉他韦联合 RBV，疗程 12 周。肝移植超过 3 月的患者也可以选择 PR 方案，疗程 24~48 周或 PR 方案联合索磷布韦，疗程 12 周。

（3）透析患者：透析患者，特别那些肾移植候选者，应考虑接受抗病毒治疗，优先考虑无干扰素方案，如果情况允许，不用 RBV。格拉索帕韦 - 厄尔巴韦、帕利普韦 - 奥比他韦 - 利托那韦 + 达沙布韦（3D）、西米普韦、达沙布韦、达拉他韦均在肝脏代谢，可以用于合并肾功能不全的患者，而索磷布韦经肾脏排泄，对于 eGFR<30ml/（min·1.73m²）和终末期肾病的患者不建议使用。已有报道，将索磷布韦减量后与达拉他韦联合治疗合并终末期肾病的丙型肝炎患者，收到满意的疗效。

（4）合并乙型肝炎病毒（HBV）感染的慢性丙型肝炎患者：合并 HBV 感染时，针对 HCV 的治疗与单纯 HCV 感染治疗的方案相同。在抗 HCV 治疗的同时注意监测 HBV DNA，若 HBV DNA 明显活动时可予以核苷类似物抗 HBV 治疗。

（5）合并 HIV 感染的慢性丙型肝炎患者：合并 HIV 感染时，针对 HCV 的治疗与单纯 HCV 感染的治疗相同，优先推荐无干扰素治疗方案。

（6）新生儿或儿童 HCV 感染：HCV 感染者分娩的婴儿应在出生 1~2 个月时检测 HCV RNA，以进行早期诊断。18 月龄以后接受抗 HCV 抗体检测，可排除母体抗体的影响。2 岁以上儿童可接受抗病毒治疗，指征与成人相同。采用 PR 方案，治疗剂量应根据体表面积进行调整，PegIFN-α2a 每周 104μg/m²，PegIFN-α2b 每周 60μg/m²，联合利巴韦林的剂量为 15mg/（kg·d），疗程同成人。目前 DAA 药物尚无儿童用药指征。

第十八节　巨细胞病毒感染

【病原与流行病学】人巨细胞病毒（human cytomegalovirus, HCMV）属人疱疹病毒科 β 亚科，是已知感染人类的最大病毒。巨细胞病毒可逃避宿主免疫，潜伏于内皮细胞、上皮细胞、神经元、平滑肌细胞、巨噬细胞和成纤维单核细胞等组织细胞，当机体免疫力低下时，即可导致各类严重巨细胞病毒疾病。

巨细胞病毒感染极为常见，在美国城市中 HCMV 抗体阳性率为 60%~70%，非洲部分地区可达 100%。传染源为患者及病毒携带者，传播途径包括：垂直传播（宫内感染）、输血或器官移植传播、密切接触传播、性传播等。在干细胞移植和实体脏器移植受者，虽然供体器官可能成为传染源，但巨细胞病毒疾病大多为患者携带 HCMV 激活所致。

【临床表现与诊断】先天性巨细胞病毒感染表现为肝脾肿大、持续黄疸、皮肤瘀点、小头畸形、眼脉络膜视网膜炎等，可导致新生儿认知、运动障碍和听力损害等严重后遗症。

免疫功能正常患者原发巨细胞病毒感染通常为隐匿感染，部分患者可发生单核细胞增多症，表现为发热、肝脾肿大、淋巴结肿大等症状，外周血常规淋巴细胞增多，并可见异常淋巴细胞。有时可导致间质性肺炎、肝炎、心肌炎、皮疹、脑膜炎、吉兰 - 巴雷综合征。免疫正常患者巨细胞病毒感染通常较轻，呈自限性，但可能长期携带病毒。

在艾滋病、造血干细胞移植和实体脏器移植等免疫缺陷患者，HCMV 可导致视网膜炎、肺炎、肝炎、脑炎和胃肠病变等严重巨细胞病毒疾病（cytomegalovirus diseases）。巨细胞病毒视网膜炎，表现为视网膜白色絮状渗出伴出血，可引起视野缺损乃至失明，是艾滋病患者最常见的病毒性机会感染；巨细胞病毒间质性肺炎在免疫缺陷人群进展迅速，病死率高，其中在干细胞移植受者高达 84%；中枢神经系统损害则以多发性神经根炎常见，表现为下肢肌力减弱、腱反射消失和大小便失禁；食管炎和胃肠炎等消化道病变也常见，前者主要症状为吞咽困难，后者主要表现为暴发性水样泻，偶见血便。血清学检查抗 HCMV IgG 抗体阳性提示 CMV 感染，抗 CMV IgM 抗体阳性提示活动性感染。定量 PCR 检测 CMV DNA 可明确病原诊断。一项在肝移植患者中进行的研究显示，血液中 CMV DNA > 50 00copies/ml 者预测巨细胞病毒疾病的敏感性为 85.7%，特异性为 86.8%，阳性预测值为 64.3%，阴性预测值为 95.7%。另一项在肾移植患者中进行的研究显示，血液中 CMV DNA > 40 000copies/ml 可明确诊断巨细胞病毒疾病，而 CMV DNA < 1 000copies/ml 者可排除巨细胞病毒疾病。CMV pp65 抗原检测与定量 PCR 检测 CMV DNA 相关性好，也可诊断巨细胞病毒感染。

【抗病毒治疗】免疫功能正常患者的巨细胞病毒感染不需要抗病毒治疗。免疫缺陷患者的巨细胞病毒疾病进展快，预后不佳，应争取早期诊断和早期抗病毒治疗。减少免疫损害有利于改进预后，器官移植患者需要调整免疫抑制剂的剂量或更换药物，艾滋病患者应优化 HARRT 治疗。目前被批准用于治疗 CMV 感染的药物有更昔洛韦、膦甲酸、西多福韦和福米韦生。更昔洛韦是第一个被证实治疗 CMV 感染有效的药物，也是目前预防、治疗 CMV 感染的首选药物。膦甲酸用于更昔洛韦治疗后复发、无效或更昔洛韦耐药 CMV 感染患者，膦甲酸疗效不佳者可与更昔洛韦联合用药。西多福韦仅适用于 AIDS 并发 CMV 视网膜炎经其他药物治疗无效者。福米韦生仅用于玻璃体内注射，适用于 AIDS 并发 CMV 视网膜炎且其他药物治疗无效者或不能耐受其他药物者。抗巨细胞病毒治疗采用二阶段疗法，即较大给药剂量的诱导期和较小给药剂量的维持期。

1. 巨细胞病毒视网膜炎 ①更昔洛韦每次 5mg/kg，每 12 小时 1 次静脉滴注，疗程 14~21 天。继以缬更昔洛韦每次 900mg，每日 1 次口服。单用本品无效者可采用本品与膦甲酸联合治疗。②膦甲酸每次 60mg/kg，每 8 小时 1 次静脉滴注，或每次 90mg/kg，每 12 小时 1 次静脉滴注，疗程 14~21 天。继以每次 90~120mg/kg，每日 1 次静脉滴注维持。③病变严重威胁视力时：眼球内植入更昔洛韦缓释装置（可维持有效浓度 8~10 个月，新装置可达 2 年），同时继以更昔洛韦每次 900mg，每日 1 次口服。在患侧眼球内植入更昔洛韦缓释装置可能发生对侧眼视网膜炎，必须同时全身用药。④视网膜周围区域病变：继更昔洛韦每次 900mg，每日 2 次口服，疗程 14~21 天。继以缬更昔洛韦每次 900mg，每日 1 次口服。⑤西多福韦每次 5mg/kg，每周 1 次静脉滴注，共 2 周。继以每次 5mg/kg，每 2 周 1 次静脉滴注维持。每次给药前应予以丙磺舒 2g 口服，以减少西多福韦在肾脏吸收和减轻肾毒性。⑥复发患者可予福米韦生每次330μg，每周1次玻璃体内注射，共注射2次（诱导期）。继以每次330μg，每4周注射1次（维持期）。CD4>100×10⁶/L 持续6个月停用抗病毒药物，以后定期眼科检查以及早发现复发。

2. 巨细胞病毒肺炎　治疗同巨细胞病毒视网膜炎，予更昔洛韦每次5mg/kg，每12小时1次静脉滴注（诱导治疗），疗程14~21天。继以缬更昔洛韦每次900mg，每日1次口服（维持治疗）。联合应用CMV免疫球蛋白可提高存活率。

3. 巨细胞病毒食管炎、肠炎　更昔洛韦每次5mg/kg，每12小时1次静脉滴注，疗程3~6周。维持治疗可能不需要，除非复发患者。如患者能耐受且无吸收障碍，可改为缬更昔洛韦口服。

4. 巨细胞病毒脑炎、脑室炎　可选择更昔洛韦，给药方案同视网膜炎。或膦甲酸每次40mg/kg，每12小时1次静脉滴注。如条件许可改为缬更昔洛韦。维持治疗至CD4>100×10⁶/L 持续6个月。CMV中枢神经系统感染对抗病毒治疗反应差，治疗中病情仍可能进展。

终止抗病毒治疗的条件是：CMV PCR 或 pp65 抗原血症阴性，临床症状缓解，且疗程大于3周。

蛋白酶抑制剂 marbavir、letermovir 和核苷类似物 brincidofovir（西多福韦前体药）等新抗病毒药物在临床试验中显示有良好疗效。

【预防与先发治疗】艾滋病患者未普遍推荐进行一级预防。CD4 < 100×10⁶/L 患者如血液中CMV DNA 载量上升，应行先发治疗，给予更昔洛韦每次1g，每8小时1次，或缬更昔洛韦每次900mg，每日1次口服，直至CD4>100×10⁶/L 持续6个月。

器官移植及造血干细胞移植时，受者巨细胞病毒阳性，或供者阳性/受者阴性移植患者：①造血干细胞移植患者，移植后10~100天内每周至少监测1次CMV DNA 载量或pp65抗原，如出现CMV 血症或pp65抗原血症，应行先发治疗，予以更昔洛韦每次5mg/kg，每12小时1次静脉滴注，疗程7~14天。继以每次5mg/kg，每24小时1次静脉滴注，每周5次，疗程3周或用药至移植后100天（取其更长疗程）。亦可予缬更昔洛韦每次900mg，每日2次口服，疗程2周。继以缬更昔洛韦每次900mg，每日1次口服，或缬更昔洛韦每次450mg，每日2次口服，治疗至病毒检测阴性后7天。②肾移植、肾-胰联合移植、心脏移植患者，在移植后第10~100天，予缬更昔洛韦每次900mg，每日1次口服。③肝移植患者，在移植后第10~至少100天，予以更昔洛韦每次5mg/kg，每24小时1次静脉滴注，或更昔洛韦每次1g，每8小时1次口服。④肺移植患者，更昔洛韦每次5mg/kg，每12小时1次静脉滴注，5~7天。继以缬更昔洛韦每次900mg，每日1次口服，疗程3~6个月。

主要参考文献

[1] 中华医学会肝病学分会，中华医学会感染病学分会. 慢性乙型肝炎防治指南. 中华肝脏病杂志，2015，23（12）：888-905.

[2] European Association for the Study of the Liver. EASL recommendations on treatment of hepatitis C 2016. J Hepatol, 2017, 66(1): 153-194.

[3] PAN C Q, DUAN Z, DAI E, et al. Tenofovir to prevent hepatitis B transmission in mothers with high viral load. N Engl J Med, 2016, 374(24):2324-2334.

[4] MARCELLIN P, AHN S H, MA X, et al. Combination of tenofovir disoproxil fumarate and peginterferon α-2a increases loss of hepatitis B surface antigen in patients with chronic hepatitis B. Gastroenterology, 2016, 150(1):134-144.

[5] MARCELLIN P, GANE E, BUTI M, et al. Regression of cirrhosis during treatment with tenofovir disoproxil fumarate for chronic hepatitis B: a 5-year open-label follow-up study. Lancet, 2013, 381(9865):468-475.

[6] GANE E J, DERAY G, LIAW Y F, et al. Telbivudine improves renal function in patients with chronic hepatitis B. Gastroenterology, 2014, 146(1):138-146.

[7] 陈红松, 窦晓光, 段钟平, 等. 丙型肝炎防治指南 (2015 年更新版). 临床肝胆病杂志, 2015(12): 1961-1979.

[8] World Health Organization. Guidelines for the screening, care and treatment of persons with hepatitis C infection. Geneva: World Health Organization,2014. （2014-04）[2020-06-01]. https://www.who.int/hepatitis/publications/hepatitis-c-guidelines/en/.

[9] European Association for the Study of the Liver. EASL recommendations on treatment of hepatitis C 2014. J Hepatol, 2014, 61(2):373–395.

[10] BARTENSCHLAGER R. Hepatitis C virus: from molecular virology to antiviral therapy. Berlin: Springer, 2013.

[11] WEBSTER D P, KLENERMAN P, DUSHEIKO G M. Hepatitis C. Lancet, 2015, 385(9973): 1124-1135.

[12] DORE G J, FELD J J. Hepatitis C virus therapeutic development: in pursuit of "perfectovir". Clin Infect Dis, 2015, 60(12): 1829-1836.

[13] OMATA M, KANDA T, WEI L, et al. APASL consensus statements and recommendation on treatment of hepatitis C. Hepatol Int, 2016,10(5): 702-726.

第十三章

深部真菌病

深部真菌病（systemic mycosis，deep mycosis）是指除表皮、毛发、甲床以外，真菌侵犯内脏、皮下组织、皮肤角质层以下和黏膜所致的感染。

近二十年来深部真菌病呈持续增多趋势，尤其是医疗保健相关感染。丹麦研究显示：真菌血流感染发生率由 20 世纪 90 年代初期的 2/10 万上升至 2011 年的 10/10 万。美国疾病预防控制中心（CDC）全国医疗保健安全网（NHSN）资料显示 2006 年 1 月至 2007 年 10 月所有医院感染中念珠菌居第四位，其中导管相关血流感染中居第三位，导尿管相关尿路感染中居第二位。据估计，美国侵袭性念珠菌病和侵袭性曲霉病的发生率分别为每年每百万人口中 72 ~ 228 例和 12 ~ 34 例。据估计，全球每年因为侵袭性真菌感染病死人数约为 135 万，其中念珠菌血流感染 > 12 万，侵袭性曲霉病 > 10 万，隐球菌脑膜炎 60 万，肺孢子菌病 > 8 万，慢性肺曲霉病 > 45 万。侵袭性真菌感染流行病学发生改变的原因为侵袭性真菌感染的易感人群增多。越来越多的患者接受化疗、器官移植、血管内导管、免疫抑制剂、广谱抗菌药物、胃肠外营养、血液透析、腹膜透析和低体重新生儿等。艾滋病患者也为易感人群，易于发生各种真菌感染，从口咽部念珠菌病到暴发性系统性真菌病。此外，患者生存期的延长，使其发生感染的危险期延长。

第一节　念珠菌病

念珠菌病（candidiasis）是念珠菌属引起的皮肤、黏膜和内脏的炎症、化脓或肉芽肿病变。大多数为继发感染，是目前发病率最高的深部真菌病。念珠菌属引起的侵袭性感染很大程度上与医疗操作相关，是医院感染的主要病原真菌之一，病死率高。

【病原学及流行病学】迄今已发现 150 多种念珠菌，至少有 15 种念珠菌能引起人类疾病，但超过 90% 的侵袭性感染通常由 5 种常见的病原真菌所致，分别为白念珠菌、光滑念珠菌、热带念珠菌、近平滑念珠菌和克柔念珠菌。近年临床分离的念珠菌属中白念珠菌虽仍居首位但呈下降趋势，而非白念珠菌呈增多趋势，其耐药程度亦较高。非白念珠菌中克柔念珠菌、光滑念珠菌对氟康唑敏感性较差。念珠菌不仅广泛存在于自然界，而且也可以定植于正常人体皮肤，口腔、胃肠道、肛门和阴道黏膜，通常情况下并不致病。当机体免疫功能低下时易发病，属条件致病真菌。侵袭性念珠菌感染的危险因素有全胃肠外营养、中心静脉导管及其他血管内人工装置、粒细胞缺乏、广谱抗菌药物、免疫抑制治疗、血液透析、近期外科手术尤其是腹部手术和念珠菌定植等。术后患者，尤其是近期胃肠道穿孔复发、吻合瘘、急性坏死性胰腺炎是 ICU 患者发生侵袭性念珠菌病的独立危险因素。美国念珠菌病年发生率为 7.3/10 万，病死率为 33.9%；念珠菌血症年发病率为（8~10）/10 万，病死率 29%~40%。

念珠菌病传播途径主要为内源性，如定植于消化道的念珠菌可播散至全身各部位导致感染；也可在人与人之间传播，如新生儿鹅口疮经由母亲阴道获得；尚可自医院环境获得，如通过大手术、输液等传播。

【发病机制及病理】念珠菌病发病机制较为复杂，受三方面因素影响。①机体因素：首先是细胞免疫缺陷，表现为对念珠菌抗原皮试无反应性，体外受念珠菌抗原刺激后，淋巴细胞转化率低下及巨噬细胞移动抑制因子合成减少或缺乏。其次是吞噬细胞数量减少，趋化性丧失，吞噬和杀菌能力下降。此外，髓过氧化物酶缺乏、转铁蛋白降低和血清铁升高、锌离子缺乏、高血糖、维生素 A 缺乏和皮肤损伤等均可诱发念珠菌病。②菌体因素：白念珠菌胞壁主要由糖原、甘露聚糖等组成，后者能增强白念珠菌的黏附能力，引起感染。白念珠菌在组织内常呈菌丝体（假菌丝），与孢子相比不易被吞噬，因此致病性增加，其他念珠菌形成菌丝能力弱，故致病力也弱。念珠菌还可产生毒素和一些水解酶，损伤机体组织，诱发感染。③医源性因素：如应用广谱抗菌药物，使用中央静脉导管，接受全胃肠外营养，ICU 患者接受肾脏替代疗法，中性粒细胞缺乏，体内植入人工装置和免疫抑制治疗（糖皮质激素、化疗药物和免疫调节剂）等均可降低机体防御功能，或为病原菌入侵创造条件而增加感染机会。

根据不同器官和发病阶段，组织病理改变可呈炎症性、化脓性或肉芽肿性。特殊脏器和组织还可有特殊表现，如食管和小肠可有溃疡形成，心瓣膜可表现为增殖性改变，而急性播散性病例常形成微脓肿，脓肿内可见芽孢和菌丝，其外有中性粒细胞和组织细胞浸润。芽孢外围偶见嗜伊红样物质，类似星状体。菌丝有时侵入血管壁，病理组织中发现菌丝有诊断价值，但必须与曲霉、毛霉和蛙粪霉鉴别。

【临床表现】念珠菌感染无性别差异，可累及任何年龄组，包括未出生的胎儿。感染可侵犯人体几乎所有的组织和器官。累及多个系统或脏器称播散性念珠菌病，包括念珠菌血症。黏膜念珠菌病有口咽部念珠菌病、食管念珠菌病和外阴阴道念珠菌病。系统性念珠菌病有念珠菌血症、慢性播散性念珠菌病、泌尿道念珠菌病、下呼吸道念珠菌病、骨关节念珠菌病、念珠菌心内膜炎、中枢神经系统念珠菌病和念珠菌眼内炎。

【实验室检查】

1. 直接镜检　根据感染累及不同部位采取不同的标本，如黏膜拭子、白带、痰、尿、粪、血、脑脊液、支气管肺泡灌洗液等，加 5%~10%KOH 液，置显微镜下检查。阳性者可有假菌丝和芽孢。大量假菌丝存在，有诊断价值，但应除外不产生假菌丝的光滑念珠菌。

2. 真菌培养　无菌部位所取标本如血液、脑脊液、活检组织等培养阳性有诊断意义。开放部位标本如痰、粪、支气管肺泡冲洗液等培养阳性应结合直接镜检结果判断。若两者皆阳性，可能为致病菌。若直接镜检未见假菌丝，仅培养阳性多为定植菌。

3. 组织病理检查　深部念珠菌病的组织反应不具特征性。一般呈急性化脓或坏死，可有多灶性脓肿或微脓疡，内含大量中性粒细胞、假菌丝和芽孢。组织中的假菌丝和芽孢是深部念珠菌病的确切证据。

4. 1,3-β-D 葡聚糖（glucan）抗原　1,3-β-D 葡聚糖为真菌细胞壁成分，可用于血液系统恶性肿瘤患者合并深部真菌感染和真菌血流感染的诊断，但接合菌和隐球菌属除外。本试验对诊断念珠菌病并无特异性。

【诊断】根据患者有否宿主高危因素、临床表现和真菌学依据，诊断患者是否患有深部真菌感染。依据真菌感染的可能性将诊断分为：确诊（proven）、拟诊（probable）和疑似（possible）病例。确诊病例为经组织穿刺或活检标本的组织病理学或细胞病理学检查见白念珠菌假菌丝或真菌丝。或用无菌方法自正常无菌部位或临床、影像学诊断为感染的部位取得的标本培养念珠菌阳性，除外尿液、鼻窦和黏膜。确诊患者的诊断，可有或无宿主高危因素或者其他临床特征，但血培养有念珠菌属的患者需有与分离真菌感染相符的临床症状和体征。如果患者有宿主高危因素，也有临床特征表现，同时有真菌学诊断依据（标本取自人体非无菌部位），则为拟诊患者。如果患者有宿主高危因素，也有临床特征表现，但缺乏真菌学诊断依据，则为疑似患者。

由于念珠菌为人体正常菌群的一部分，诊断念珠菌感染时必须除外定植。开放部位如呼吸道、消化道和泌尿生殖道标本培养阳性时，如无相应的临床表现，则一般为定植。

【治疗】对念珠菌病的抗真菌治疗原则是综合考虑罹患念珠菌病部位（病种）、感染念珠菌菌种、患者的基础病及危险因素和药物的抗真菌作用和药动学 / 药效学（PK/PD）特点进行抗真菌治疗并优化给药方案。治疗策略包括对念珠菌病病原菌已明确的确诊（proven）和拟诊（probable）病例，可进行针对病原菌的抗真菌治疗；对病原菌尚不明确的中性粒细胞减少和非中性粒细胞减少患者疑似侵袭性念珠菌病病例可予以经验治疗；对具有侵袭性真菌病（IFD）高危因素的患者，如有迹象提示 IFD 存在时，可给予先发（pre-emptive）抗真菌治疗；对某些高危患者则有指征予以预防性抗真菌治疗。

1. 非粒细胞缺乏患者念珠菌血症的治疗　初始治疗推荐棘白菌素类（卡泊芬净首日 70mg，以后每日 50mg；米卡芬净每日 100mg；阿尼芬净首日 200mg，以后每日 100mg）。静脉滴注或口服氟康唑首日 800mg（12mg/kg），以后每日 400mg（6mg/kg）可作为棘白菌素类的备选方案，但限于非危重患者和氟康唑敏感念珠菌感染患者。对所有血源性和其他临床分离的念珠菌进行吡咯类药物敏感性试验。对于前期使用棘白菌素类治疗的患者、感染光滑念珠菌或近平滑念珠菌的患者，应该进行棘白菌素类药物敏感性试验。如果分离的念珠菌对氟康唑敏感（如白念珠菌）并且患者病情稳定，初始抗真菌治疗后随访血培养阴性，可以由棘白菌素类改为氟康唑继续治疗（通常在 5~7 天内）。如为光滑念珠菌感染，除非药物敏感性试验提示对氟康唑或伏立康唑敏感，才可更换为更高剂量的氟康唑每日 800mg（12mg/kg）或伏立康唑每日 2 次，每次 200~300mg（3~4mg/kg）。如果患者不能耐受或无法获得上述抗真菌药物或耐药，可以选用两性霉素 B 含脂制剂。使用两性霉素 B 含脂制剂每日 3~5mg/kg 治疗 5~7 天后，对氟康唑敏感的念珠菌感染患者，病情稳定，且在抗真菌治疗后随访血培养阴性时，推荐更换为氟康唑继续治疗。对于可疑对吡咯类和棘白菌素类药物耐药的念珠菌感染患者，推荐使用两性霉素 B 含脂制剂。给予伏立康唑每日 2 次，每次 400mg（6mg/kg），之后 200mg（3mg/kg）维持治疗可有效治疗念珠菌血症，但作为初始治疗较氟康唑没有明显优势。推荐伏立康唑口服制剂用于克柔念珠菌感染的菌血症降阶梯治疗方案。所有非粒细胞缺乏的念珠菌血症患者在诊断后的 1 周内均应由眼科医生进行详细的眼科检查。血培养应该每天或隔日进行，以确定念珠菌血症转阴的时间。对于无明显迁徙病灶的念珠菌血症，建议疗程为念珠菌从血液清除并且临床症状缓解后 2 周。

非粒细胞缺乏念珠菌血症患者感染来源考虑为中心静脉导管且导管可以被安全拔除时，应尽早拔除；但需个体化处理。

2. 粒细胞缺乏患者念珠菌血症的治疗　初始治疗推荐棘白菌素类药物（卡泊芬净首日 70mg，以后每日 50mg；米卡芬净每日 100mg；阿尼芬净首日 200mg，以后每日 100mg）。两性霉素 B 含脂制剂（每日 3~5mg/kg）为有效方案，但因其潜在毒性临床少用。氟康唑首日 800mg（12mg/kg），以后每日 400mg（6mg/kg），可用作非危重症和无吡咯类应用史患者的备选方案。氟康唑每日 400mg（6mg/kg）可用于持续粒细胞缺乏、病情稳定、敏感菌株感染且血培养转阴患者的降阶梯治疗。伏立康唑首日每次 400mg（6mg/kg），每日 2 次，以后每次 200mg（3mg/kg），每日 2 次，可用于需要覆盖曲霉的情况。粒细胞缺乏念珠菌血症患者，病情稳定，念珠菌已从血液中清除，并且分离的念珠菌对伏立康唑敏感，推荐伏立康唑用于降阶梯治疗。克柔念珠菌感染时建议使用棘白菌素类、两性霉素 B 含脂制剂或伏立康唑。无迁移病灶的念珠菌血症推荐最短疗程为 2 周，自血培养转阴和临床症状缓解后开始计算。在粒细胞缺乏恢复前，眼科检查极少发现脉络膜和玻璃体感染；因此，扩瞳眼底检查应在粒细胞缺乏恢复后 1 周内进行。粒细胞缺乏念珠菌血症患者其感染源并非主要来自中心静脉导管（如胃肠道来源）。导管的拔除应基于患者个体情况而定。对于持续性念珠菌血症患者，如预计长期粒细胞缺乏者可考虑输注粒细胞集落刺激因子（G-CSF）。

3. 慢性播散性（肝、脾）念珠菌病的治疗　初始治疗选用两性霉素 B 含脂制剂每日 3～5mg/kg 或棘白菌素类（米卡芬净每日 100mg；卡泊芬净首日 70mg，以后每日 50mg；阿尼芬净首日 200mg，以后每日 100mg）治疗数周后改口服氟康唑，每日 400mg（6mg/kg），主要用于对氟康唑敏感的念珠菌病感染患者。治疗应持续到影像学病变吸收，通常需要数月。抗真菌治疗过早中断可导致复发。如果患者需要接受化疗或造血干细胞移植，慢性播散性念珠菌病应当及时治疗，抗真菌治疗应该在高风险期持续应用以预防复发。对于持续发热的患者，可考虑短期（1～2周）使用非甾体抗炎药或糖皮质激素。

4. ICU 非粒细胞缺乏患者疑似侵袭性念珠菌病的经验治疗　对于有侵袭性念珠菌病高危因素及不明原因发热的危重患者，应当根据临床危险因素和侵袭性念珠菌感染的标志物和 / 或无菌部位的培养结果等进行评估，及时给予经验治疗。对于有上述危险因素和有感染性休克临床症状的患者应尽早开始抗真菌经验治疗。在 ICU 非粒细胞缺乏患者疑似念珠菌病的首选经验治疗是棘白菌素类（卡泊芬净首日 70mg，以后每日 50mg；米卡芬净每日 100mg；阿尼芬净首日 200mg，以后每日 100mg）。氟康唑首日 800mg（12mg/kg），以后每日 400mg（6mg/kg），可作为近期无吡咯类应用且无氟康唑耐药菌株定植患者的备选方案。两性霉素 B 含脂制剂每日 3～5mg/kg 可用于不能耐受其他抗真菌药物的患者。对疑似侵袭性念珠菌病经验治疗在症状有改善的患者推荐疗程为 2 周，与念珠菌血症的疗程相同。对经验抗真菌治疗 4～5 天无临床应答的患者及抗真菌治疗后始终无侵袭性念珠菌感染证据，或具有很高阴性预测值的非培养试验检测结果阴性时，应考虑停止抗真菌治疗。

5. ICU 侵袭性念珠菌感染的预防　ICU 侵袭性念珠菌感染的预防推荐氟康唑首日 800mg（12mg/kg），以后每日 400mg（6mg/kg），可用于侵袭性念珠菌病高发（超过 5%）成人 ICU 中的高危患者。棘白菌素类（卡泊芬净首日 70mg，以后每日 50mg；阿尼芬净首日 200mg，以后每日 100mg；米卡芬净每日 100mg）可作为备选方案。推荐 ICU 患者每日用氯己定沐浴，已证明可以减少包括念珠菌血症的发生率。

6. 新生儿念珠菌病包括中枢神经系统感染的治疗

（1）新生儿侵袭性念珠菌病及念珠菌血症的治疗：两性霉素 B 去氧胆酸盐每日 1mg/kg，治疗新生儿播散性念珠菌病。对未接受过氟康唑预防的患者，氟康唑每日 12mg/kg 静脉滴注或口服，为恰当备选方案。两性霉素 B 含脂制剂每日 3～5mg/kg 亦为备选方案，但应慎用，尤其是泌尿系统受累患者。棘白菌素类一般仅限用于补救治疗或因耐药或因毒性无法使用两性霉素 B 去氧胆酸盐或氟康唑的情况。血培养或尿培养念珠菌阳性的患儿，建议行腰椎穿刺和视网膜检查。若血培养持续阳性，建议进行 CT 或泌尿生殖道、肝脏和脾脏部位的超声检查。强烈建议拔除深静脉置管。对于没有明显转移病灶的念珠菌血症患者推荐疗程为 2 周，自血培养转阴和临床症状改善时开始计算。

（2）新生儿中枢神经系统念珠菌感染的治疗：初始治疗推荐两性霉素 B 去氧胆酸盐每日 1mg/kg，备选方案为两性霉素 B 脂质体，每日 1mg/kg。氟胞嘧啶 25mg/kg 每日 4 次，可作为补救治疗用于对初始两性霉素 B 治疗无效者，但易发生不良反应。初始治疗有效者降阶梯治疗推荐氟康唑用于敏感菌株。治疗应持续至所有症状、体征、脑脊液和影像学异常恢复。与中枢神经系统（CNS）感染相关的装置，包括脑室切开引流和分流装置，应尽可能移除。

（3）新生儿 ICU 念珠菌感染的预防：在侵袭性念珠菌病发生率高（>10%）的医疗机构，如果新生儿出生体重低于 1 000g，考虑预防性静脉滴注或口服氟康唑 3～6mg/kg，每周 2 次，治疗

6周。出生体重小于1 500g的新生儿，如氟康唑无法获取或对之耐药，备选方案为口服制霉菌素10万U，每日3次，疗程6周。口服乳铁蛋白（100mg/d）可能对体重低于1 500g的新生儿有效。

7. 腹腔内念珠菌感染的治疗　对胃肠道手术时放置的腹腔引流管内念珠菌阳性者不宜予抗真菌治疗，但对有腹腔内感染临床证据及有念珠菌感染高危因素的患者，包括最近腹部手术、吻合口瘘或坏死性胰腺炎的患者，应考虑经验性抗真菌治疗。腹腔内念珠菌感染的治疗应包括控制感染源，适当引流和／或清创。抗真菌药物的选择同念珠菌血症或ICU非粒细胞缺乏患者的经验性治疗。疗程依据感染源是否充分控制和临床治疗反应而定。

8. 肺念珠菌病　自呼吸道分泌物分离的念珠菌通常为定植菌，很少需要抗真菌治疗。血行播散性念珠菌病继发的肺炎应按播散性念珠菌病予以抗真菌治疗。

9. 念珠菌血管内感染包括感染性心内膜炎和植入式心脏装置感染的治疗

（1）念珠菌心内膜炎的治疗：自身瓣膜心内膜炎的初始治疗建议两性霉素B含脂制剂每日3~5mg/kg±氟胞嘧啶每日4次，每次25mg/kg，或大剂量棘白菌素类（卡泊芬净每日150mg；米卡芬净每日150mg或者阿尼芬净每日200mg）。对于氟康唑敏感的念珠菌感染患者，若病情稳定，且血培养阴性，推荐使用氟康唑每日400~800mg（6~12mg/kg），作为降阶梯治疗方案。对伏立康唑和泊沙康唑敏感而对氟康唑不敏感的念珠菌，口服伏立康唑每次200~300mg（3~4mg/kg），每日2次，或泊沙康唑片每日300mg，作为降阶梯治疗。推荐进行瓣膜置换术；术后抗真菌治疗至少6周以上，对于存在心瓣膜周围脓肿或其他并发症的患者抗真菌治疗时间需更长。对于无法进行瓣膜置换术的患者，如分离菌株对氟康唑敏感，建议长期使用氟康唑每日400~800mg（6~12mg/kg）抑制性治疗。人工瓣膜心内膜炎治疗同自身瓣膜心内膜炎，可用氟康唑每日400~800mg/kg长期治疗预防复发。

（2）心内植入物相关感染的治疗：对于起搏器和植入式心脏除颤器相关感染，应移除植入装置。治疗同自身瓣膜心内膜炎。如果感染局限在发生器囊袋（generator pockets），取出装置后，至少抗真菌治疗4周。对于累及导线的感染，电极取出后抗真菌治疗至少6周。不能取出的心室辅助装置，治疗同自身瓣膜心内膜炎。如果分离菌株对氟康唑敏感，只要植入装置未取出，建议使用氟康唑长期抗真菌治疗。

（3）念珠菌化脓性血栓性静脉炎的治疗：如有可能应拔除导管，切开、引流或者切除静脉。两性霉素B含脂制剂每日3~5mg/kg，或氟康唑每日400~800mg（6~12mg/kg），或棘白菌素类（卡泊芬净每日150mg；米卡芬净每日150mg或者阿尼芬净每日200mg）治疗至少持续到念珠菌血症消除后2周。两性霉素B或棘白菌素类初始治疗有效，临床病情稳定，若念珠菌对氟康唑敏感，可改用氟康唑每日400~800mg（6~12mg/kg），作为降阶梯治疗。血栓消失，并且临床和培养结果支持，可以停止抗真菌治疗。

10. 念珠菌骨关节感染的治疗

（1）念珠菌骨髓炎的治疗：氟康唑每日400mg（6mg/kg），疗程6~12个月；棘白菌素类（卡泊芬净每日50~70mg；米卡芬净每日100mg或阿尼芬净每日100mg）至少治疗2周，继以氟康唑每日400mg（6mg/kg），疗程6~12个月。备选方案为两性霉素B含脂制剂每日3~5mg/kg，至少2周，继以氟康唑每日400mg（6mg/kg），疗程6~12个月。所有病例均建议进行外科处理。

（2）念珠菌关节炎的治疗：氟康唑每日400mg（6mg/kg），疗程6周或棘白菌素类（卡泊芬净每日50~70mg；米卡芬净每日100mg；阿尼芬净每日100mg）治疗2周，继以氟康唑，每日400mg（6mg/kg），治疗至少4周。备选方案为两性霉素B含脂制剂每日3~5mg/kg，治疗2周后改氟康唑每日400mg（6mg/kg），治疗至少4周。所有念珠菌关节炎病例建议进行外科处理，人工装置相关念珠菌关节炎需取出人工装置。对于人工装置无法取出但分离菌对氟康唑敏感者，推荐长期口服氟康唑治疗。

11. 念珠菌眼内炎的治疗

（1）常规处理方法：所有念珠菌血症患者均应由眼科医生做视网膜检查，需要确定粒细胞缺乏患者在治疗的第 1 周内是否发生眼内炎；对于粒细胞缺乏的患者，建议推迟到粒细胞恢复后再进行眼底检查。眼部感染程度（脉络膜视网膜炎，伴或不伴黄斑受累，伴或不伴玻璃体炎）应由眼科医生判定。由眼科和感染科医师联合作出抗真菌治疗和外科干预决策。

（2）不伴玻璃体炎的念珠菌脉络膜视网膜炎的治疗：如氟康唑/伏立康唑敏感，氟康唑首日 800mg（12mg/kg），以后每日 400~800mg（6~12mg/kg）或伏立康唑首日每次 400mg（6mg/kg），每日 2 次静脉滴注，以后每次 300mg（4mg/kg），每日 2 次，静脉滴注或口服。如氟康唑/伏立康唑耐药，两性霉素 B 含脂制剂每日 3~5mg/kg 静脉滴注 ± 氟胞嘧啶 25mg/kg，每日 4 次。如黄斑受累，抗真菌治疗同上，并予以玻璃体内注射两性霉素 B 去氧胆酸盐 5~10μg/0.1ml 无菌注射用水，或伏立康唑 100μg/0.1ml 无菌注射用水或生理盐水，以保证较高的抗真菌活性。疗程至少 4~6 周，最终需要通过反复的眼科检查确定病变是否痊愈。

（3）伴玻璃体炎的念珠菌脉络膜视网膜炎的治疗：伴玻璃体炎的脉络膜视网膜炎抗真菌治疗同上，并予以玻璃体内注射两性霉素 B 去氧胆酸盐 5~10μg/0.1ml 无菌注射用水或伏立康唑 100μg/0.1ml。为降低真菌负荷并清除全身用抗真菌药物难以达有效浓度的真菌脓肿，应考虑玻璃体切除术。疗程至少 4~6 周，最终取决于反复的眼科检查病变是否治愈。

12. 中枢神经系统念珠菌感染的治疗　初始治疗推荐两性霉素 B 含脂制剂每日 5mg/kg ± 氟胞嘧啶每次 25mg/kg，每日 4 次。初始治疗有效的患者，降阶梯治疗推荐氟康唑每日 400~800mg（6~12mg/kg）。治疗应持续到所有症状、体征、脑脊液异常和影像学异常恢复。如有可能，建议取出感染的中枢神经系统内置入物，包括脑室引流管、分流管、刺激器、神经假体重建装置和释放化疗药物的高分子聚合晶片。若脑室内置入物不能取出，可将两性霉素 B 去氧胆酸盐 0.01~0.5mg 溶解在 2ml 的 5% 葡萄糖溶液中通过脑室置入物通路直接脑室内给药。

13. 念珠菌尿路感染的治疗

（1）无症状念珠菌菌尿：若条件允许，建议去除诱因，如拔除导尿管。如果患者不具有感染播散的高危因素如粒细胞缺乏、极低体重新生儿（低于 1 500g）或即将进行泌尿系统手术，不建议抗真菌治疗。粒细胞缺乏患者和极低体重新生儿的治疗参照念珠菌血症的治疗。对于需要进行泌尿系统手术的患者建议手术前后数天给予口服氟康唑每日 400mg（6mg/kg），或两性霉素 B 去氧胆酸盐每日 0.3~0.6mg/kg。

（2）症状性念珠菌膀胱炎：对于氟康唑敏感念珠菌，建议口服氟康唑每日 200mg（3mg/kg），疗程 2 周。对于氟康唑耐药的光滑念珠菌，建议两性霉素 B 去氧胆酸盐每日 0.3~0.6mg/kg，疗程 1~7 天，或者口服氟胞嘧啶每次 25mg/kg，每日 4 次，疗程 7~10 天。若为克柔念珠菌感染，建议静脉内给予两性霉素 B 去氧胆酸盐每日 0.3~0.6mg/kg，疗程 1~7 天。如有可能，强烈建议拔除导尿管。针对氟康唑耐药菌如光滑念珠菌或克柔念珠菌导致的膀胱炎，每日给予两性霉素 B 去氧胆酸盐 50mg 用灭菌注射用水配成 1.0L，连续膀胱冲洗 5 天。

（3）有症状的念珠菌肾盂肾炎治疗：对于氟康唑敏感菌株，推荐口服氟康唑每日 200~400mg（3~6mg/kg），疗程 2 周。对于氟康唑耐药的光滑念珠菌，推荐两性霉素 B 去氧胆酸盐每日 0.3~0.6mg/kg，疗程 1~7 天 ± 氟胞嘧啶（每次 25mg/kg，每日 4 次），疗程 1~7 天。氟康唑耐药的光滑念珠菌，也可单用口服氟胞嘧啶每次 25mg/kg，每日 4 次，疗程 2 周。若为克柔念珠菌感染，建议两性霉素 B 去氧胆酸盐每日 0.3~0.6mg/kg，疗程 1~7 天。强烈建议解除尿路梗阻，对于留置肾盂造瘘管或输尿管支架患者，如有可能应考虑取出或更换。

（4）伴真菌球形成的念珠菌尿路感染治疗：对于成人患者，强烈建议手术切除。抗真菌治疗同膀胱炎或肾盂肾炎。如果有肾盂造瘘管，建议以两性霉素 B 去氧胆酸盐进行冲洗。

14. 外阴及阴道念珠菌病的治疗　治疗单纯性念珠菌阴道炎，局部抗真菌药物是最佳选择。单剂氟康唑 150mg 口服，可作为单纯性念珠菌阴道炎的备选方案。对于严重的急性外阴阴道炎，推荐氟康唑 150mg，每 72 小时给药 1 次，共 2~3 次口服。对光滑念珠菌外阴阴道炎，通常口服吡咯类药物无效，推荐将硼酸置于明胶胶囊内，经阴道局部给药，每日 600mg，疗程 14 天。针对光滑念珠菌感染的另一备选方案是制霉菌素阴道栓剂每日 10 万 U，疗程 14 天。针对光滑念珠菌感染的第三种方案是每日单用 17% 氟胞嘧啶乳膏或联合 3% 两性霉素 B 乳膏剂，疗程 14 天。复发性念珠菌阴道炎，先局部用或口服氟康唑治疗 10~14 天，然后氟康唑 150mg，每周 1 次，治疗 6 个月。

15. 口咽部念珠菌病的治疗　轻症患者克霉唑锭剂每次 10mg，每日 5 次，或咪康唑口腔黏膜黏附片 50mg，疗程 7~14 天。备选方案为制霉菌素混悬液（100 000U/ml），每次 4~6ml，每日 4 次，或制霉素锭剂每次 1~2 片（每片 200 000U），每日 4 次，疗程均为 7~14 天。中、重度感染患者，口服氟康唑每日 100~200mg，疗程 7~14 天。对氟康唑治疗反应不佳病例，可予伊曲康唑口服液每日 200mg 或泊沙康唑混悬剂每次 400mg，每日 2 次，治疗 3 天后改为每日 400mg，疗程 28 天。氟康唑治疗后复发病例备选方案为伏立康唑每次 200mg，每日 2 次，或两性霉素 B 去氧胆酸盐口服混悬液，100mg/ml，每日 4 次。氟康唑治疗反应不佳病例的另一备选方案是静脉滴注棘白菌素类（卡泊芬净首日 70mg，之后每日 50mg；米卡芬净每日 100mg；或阿尼芬净首日 200mg，之后每日 100mg）或静脉滴注两性霉素 B 去氧胆酸盐，每日 0.3mg/kg。通常不需长期抑制性治疗。但复发性感染病例如需要可予以氟康唑每周 3 次，每次 100mg 长期抑制治疗。HIV 感染患者，强烈建议抗逆转录病毒治疗以减少念珠菌感染复发。义齿相关的念珠菌病，抗真菌治疗的同时，消毒义齿。

16. 食管念珠菌病的治疗建议　通常需要全身抗真菌治疗。内镜检查前可予以诊断性抗真菌治疗。口服氟康唑每日 200~400mg（3~6mg/kg），疗程 14~21 天。无法耐受口服治疗的患者，静脉滴注氟康唑每日 400mg（6mg/kg），或棘白菌素类（米卡芬净每日 150mg；卡泊芬净首日 70mg，以后每日 50mg 或阿尼芬净每日 200mg）。无法耐受口服治疗的次选方案是静脉滴注两性霉素 B 去氧胆酸盐每日 0.3~0.7mg/kg。患者一旦可耐受口服，应考虑改为口服氟康唑每日 200~400mg（3~6mg/kg）。氟康唑治疗后复发的病例，可予伊曲康唑口服液每日 200mg，或伏立康唑口服或静脉滴注每日 2 次，每次 200mg（3mg/kg），疗程 14~21 天。氟康唑治疗后复发病例备选方案推荐静滴棘白菌素类（米卡芬净每日 150mg；卡泊芬净首日 70mg，以后每日 50mg；或阿尼芬净每日 200mg）治疗 14~21 天，或两性霉素 B 去氧胆酸盐，每日 0.3~0.7mg/kg，疗程 21 天。氟康唑治疗后复发病例，可用泊沙康唑混悬液每次 400mg，每日 2 次，或泊沙康唑缓释片剂，每日 300mg。复发性食管念珠菌病病例，予以口服氟康唑每次 100~200mg，每周 3 次长期抑制治疗。HIV 感染患者，强烈建议抗逆转录病毒治疗，以减少念珠菌感染复发。

第二节　隐球菌病

隐球菌病（cryptococcosis）是由酵母样新型隐球菌（*C. neoformans*）引起的亚急性或慢性深部真菌病，主要侵犯中枢神经系统和肺，但亦可侵犯骨髓、皮肤、黏膜和其他内脏。20 世纪 80 年代以来，隐球菌感染发病率随艾滋病的流行而上升，目前已成为艾滋病患者最常见的机会感染之一，但国内易感人群仍以免疫缺陷者及长期应用广谱抗菌药物、肾上腺皮质激素、免疫抑制剂的患者为主。

【病原学】隐球菌属有 17 个种和 7 个变种，其中仅新型隐球菌及其变种具有致病性。新型隐球菌在组织中呈圆形或卵圆形，直径 4~6μm，能保留革兰氏染色，PAS 染色菌体呈红色，菌体被宽厚的荚膜所包裹，不形成菌丝和孢子，依赖出芽增殖。新型隐球菌在室温或 37℃时易在各种培养基上生长，在沙氏培养基上数日内即可长出菌落，呈乳白色，日久呈黏液状，转变为棕黄色。隐球菌的主要成分荚膜多糖是确定血清型特异性的抗原基础，并与其毒力、致病性及免疫性密切相关。

根据荚膜抗原的不同，新型隐球菌有 A、B、C 和 D 四个血清型。国内以 A 型居多，其次为 B 型和 D 型，未见 C 型。艾滋病患者合并隐球菌感染多为 D 型，其原因不明。荚膜抗原以可溶性抗原存在于脑脊液、血清及尿中，可用乳胶凝集试验进行检测。研究发现 B、C 型菌株对氟胞嘧啶的耐药性较 A、D 型为强。

【流行病学】新型隐球菌存在于土壤、鸽粪、水果、牛奶及正常人体中，其他鸟类如金丝雀、鹦鹉、麻雀、野鸡、云雀等的粪便中偶然亦可找到新型隐球菌。鸽子是人类隐球菌病的重要传染源，鸽子饲养者接触鸽粪中隐球菌的机会远比一般人群为多，前者血清中隐球菌抗体检出率为 22%，而后者仅为 3%。新型隐球菌在野外干燥的鸽粪中可存活 2~3 年，长久的风吹雨打具有消毒杀菌作用。因此野外鸽粪污染的尘土，其致病力远比室内的灰尘弱得多。但主要是 A、D 型，热带及亚热带土壤中并无 B、C 型，其传染源不详。一般认为鸽粪中的病菌可通过呼吸道传播，而皮肤黏膜或肠道也有作为侵入途径的可能。

隐球菌的传播途径有三，①呼吸道：一般认为主要从呼吸道吸入环境中的隐球菌酵母细胞或担孢子，而导致肺部感染。②消化道：有人给动物口服大量新型隐球菌也可导致感染，而且在各种食物中可分离到隐球菌。尽管如此，尚无确切证据表明通过消化道可导致感染。③皮肤：也是导致系统性隐球菌病的潜在入侵途径，因临床有原发性皮肤隐球菌病患者进一步发生隐球菌脑膜炎的现象。

皮肤隐球菌特异性试验表明人群普遍易感，但有一定自然免疫能力。很多健康人可能吸入隐球菌但没有导致隐球菌病，或仅为自限性肺炎。本病通常发生于艾滋病、恶性肿瘤、单核 - 吞噬细胞系统恶性疾病（霍奇金病、白血病、淋巴瘤等）及糖尿病患者，偶可发生于结节病、结核病、肝硬化、再生障碍性贫血、低丙球蛋白血症及系统性红斑狼疮等患者。本病发生还常与广谱抗菌药物、肾上腺皮质激素、免疫抑制剂的长期应用有关。但仍有半数患者无基础疾病，其致病因素尚不明确。

【发病机制和病理】存在于土壤和鸽粪中的隐球菌，可随尘埃一起被人吸入呼吸道。干燥的隐球菌直径仅 1μm，能够进入肺泡。隐球菌在体外无荚膜包裹，进入人体后很快形成荚膜，带荚膜的隐球菌具有致病能力。侵入人体的隐球菌并不一定致病，细胞免疫在防御隐球菌感染中起主要作用。免疫功能低下的各种疾病如淋巴瘤、白血病、糖尿病等患者均易发生隐球菌感染。

隐球菌侵入肺部后，局部病变进展缓慢，常无临床症状。少数形成肉芽肿，并出现症状。隐球菌可由肺部经血液循环进入中枢神经系统，导致隐球菌脑膜炎。该菌易侵犯中枢神经系统的原因可能为：①脑脊液中缺乏抗体；②脑脊液中缺乏补体激活系统；③脑脊液中的多巴胺有利于隐球菌生长。

隐球菌脑膜炎时颅底、软脑膜的病变显著。蛛网膜下腔有广泛的渗出物积聚，内含单核细胞、淋巴细胞及隐球菌等。也可形成局限性肉芽肿，后者是机体反应较强的表现，由组织细胞、巨噬细胞、淋巴样细胞和成纤维细胞等组成，隐球菌较少发现，大多存在于巨噬细胞及组织细胞内。病原菌还可沿血管周围鞘膜侵入脑实质，引起脑干血管炎，导致局部脑组织缺血和软化。脑实质内亦可形成肉芽肿。隐球菌也可在血管周围间隙中增殖并在灰质内形成许多肉眼可见的囊肿，囊肿内充满隐球菌。

【临床表现】隐球菌病虽为全身感染，但以中枢神经系统感染最为常见。肺部感染虽也多见，但常因症状不明显而被忽视，皮肤、骨骼和其他内脏的损害则较少见。中枢神经系统感染可表现为脑膜炎、脑膜脑炎、脑脓肿及脑或脊髓的肉芽肿，以脑膜炎最为常见。

【实验室检查】

1. 脑脊液常规检查　70% 的患者脑脊液压力增高，一般为 200~400mmH$_2$O，慢性病例脑压可在正常范围内，外观清澈、透明或微混。97% 的病例白细胞计数轻至中度增多，平均为 180×10^6/L，少数可超过 500×10^6/L，常以淋巴细胞占优势。90% 以上病例的蛋白含量轻至中度增高，个别高达 4g/L 以上。糖定量大多减低，少数病例可降至零。氯化物含量轻至中度减低。艾滋病患者合并隐球菌脑膜炎时，脑脊液检查可正常，但病原检测阳性。

2. 病原检查

（1）直接涂片检查：早期脑膜炎脑脊液的墨汁涂片阳性率可达 85% 以上。在显微镜下新型隐球菌呈现为单芽、圆形、厚壁的孢子，直径 4~6μm，外有一圈透光厚壁，厚度为 5~7μm，厚膜是致病性隐球菌的标志。墨汁涂片是诊断本病最快速、简便的方法，应首先进行。

（2）培养：脑膜炎患者取脑脊液检查，痰标本应在环状软骨处穿刺采取，以避开正常咽部的隐球菌，另可取尿液做标本。痰培养阳性率仅 20%，而脑膜炎患者脑脊液培养阳性率较高。

（3）动物接种：以小白鼠最敏感，将脑脊液或其他标本接种于腹腔内、尾静脉或颅内，小白鼠在 2~3 周内死亡，脑内可发现大量隐球菌。

3. 免疫学检查

（1）抗体检查：隐球菌的厚荚膜内含特异抗原性的多糖体，约 90% 的隐球菌脑膜炎患者血清或脑脊液中可检出该抗原或相应抗体。

（2）抗原检测：以隐球菌抗体包被乳胶可用来检测抗原。脑膜炎患者脑脊液抗原的阳性率达 92%，血清的阳性率达 75%。而非脑膜炎患者上述标本的阳性率为 20%~50%。脑脊液内含抗原而无抗体者提示病变仍在活动，反之则说明病情在好转中。脑脊液涂片阴性患者的抗原检测可为阳性。患者体内若存在类风湿因子，则可出现假阳性。

4. PCR 检测　据报道特异性较好，但有待于进一步证实。

【诊断和鉴别诊断】新型隐球菌较其他病原微生物易于被发现，脑脊液的墨汁涂片及真菌培养极为重要，鉴于结核性脑膜炎、脑脓肿、部分经治疗的化脓性脑膜炎、颅内肿瘤、其他真菌脑膜炎的脑脊液改变均与隐球菌脑膜炎相似，故是鉴别诊断的要点。尤其是隐球菌脑膜炎易被误诊为结核性脑膜炎。

【治疗】

1. 隐球菌脑膜脑炎的治疗

（1）HIV 感染患者

1）诱导治疗和巩固治疗：两性霉素 B 去氧胆酸盐（AmBd, 每天 0.7~1.0mg/kg，静脉滴注）联合氟胞嘧啶（每天 100mg/kg，分 4 次口服，静脉制剂可用于严重病例，或无口服制剂时），疗程至少 2 周，序贯氟康唑 [每天 400mg（6mg/kg），口服]，至少 8 周。肾功能损害患者，可使用 AmB 含脂制剂替代 AmBd，包括两性霉素 B 脂质体（LFAmB，每天 3~4mg/kg，静脉滴注）和两性霉素 B 脂质复合体（AmB lipid complex，ABLC；每天 5mg/kg，静脉滴注），至少 2 周。

备选的诱导治疗和巩固治疗方案为 AmBd（每天 0.7~1.0mg/kg，静脉滴注）、两性霉素 B 脂质体（每天 3~4mg/kg，静脉滴注）或 ABLC（每天 5mg/kg，静脉滴注）治疗 4~6 周。两性霉素

B 脂质体每天 6mg/kg 可安全用于隐球菌脑膜脑炎患者，并可考虑用于先前治疗失败或高真菌负荷量的患者。AmBd（每天 0.7~1.0mg/kg, 静脉滴注）联合氟胞嘧啶（800mg/d，口服）治疗 2 周，序贯氟康唑（800mg/d，口服），至少 8 周。氟康唑（≥ 800mg/d，口服；1 200mg/d 更佳）联合氟胞嘧啶（每天 100mg/kg，口服）治疗 6 周。氟康唑（800~2 000mg/d，口服）治疗 10~12 周；如果单用氟康唑，建议每天的剂量≥ 1 200mg。

2）维持（抑制）治疗和预防治疗：氟康唑（200mg/d，口服）、伊曲康唑（200mg，每天 2 次口服；强烈建议监测血药浓度）。AmBd（1mg/kg，每周 1 次，静脉滴注）不如吡咯类有效，并且可能会继发静脉导管相关感染，所以仅用于无法耐受吡咯类的患者。

抗真菌治疗后 2~10 周可以进行抗 HIV 的高效抗逆转录病毒治疗（highly active antiretroviral therapy, HAART）治疗。如果进行 HAART 治疗的患者，CD4 细胞计数 >100 × 10^6/L，并且连续 3 个月 HIV RNA 低于检测下限或非常低，可以停止维持治疗（抗真菌疗程至少 12 个月）；如果 CD4 细胞计数 <100 × 10^6/L，需重新开始维持治疗。

对于无症状的隐球菌抗原检测阳性患者，进行腰椎穿刺检查和血培养。如果结果阳性，按症状性脑膜脑炎和 / 或播散性隐球菌病治疗。如果没有脑膜脑炎的依据，采取维持治疗，氟康唑（400mg/d，口服）直到免疫功能恢复（详见维持治疗）。

在美国和欧洲，对于 HIV 感染患者，并不常规预防性抗隐球菌治疗。但是，在 HAART 治疗尚未普及、病毒耐药水平高或 HIV 发病率高的地区，需要考虑预防性抗隐球菌治疗，或进行抗原检测，以便尽早对无症状抗原检测阳性的患者进行治疗。

（2）器官移植受者：对于中枢神经系统感染，两性霉素 B 脂质体（每天 3~4mg/kg，静脉滴注），或 ABLC（每天 5mg/kg，静脉滴注），联合联合氟胞嘧啶（每天 100mg/kg，分 4 次口服）诱导治疗至少 2 周，序贯氟康唑 [每天 400~800mg（6~12mg/kg），口服] 治疗 8 周，然后氟康唑（200~400mg/d，口服）治疗 6~12 个月。如果诱导治疗未包含氟胞嘧啶，LFAmB 诱导治疗至少 4~6 周，高真菌负荷量和复发的患者，可以给予两性霉素 B 脂质体（每天 6mg/kg）。

轻至中度非中枢神经系统感染，氟康唑 [每天 400mg（6mg/kg）] 治疗 6~12 个月。中、重度非中枢神经系统感染，或播散性感染（如 >1 个非相邻部位感染）未涉及中枢神经系统，与中枢感染治疗相同。

如果没有肺外或播散性隐球菌感染的依据，重症肺部感染治疗与中枢神经系统感染相同。对于轻、中度，没有弥漫性肺部渗出的感染，可使用氟康唑每天 400mg（6mg/kg）治疗 6~12 个月。氟康唑维持治疗应持续至少 6~12 个月。

逐步减少免疫抑制剂的剂量，首先是皮质激素的剂量，以改善免疫抑制状态。由于 AmBd 具有肾毒性，因此慎用于移植受者，而且不推荐为一线用药。如果使用该药，耐受剂量尚不清楚，推荐每天 0.7mg/kg，并且密切监测肾功能。因为移植患者的肾功能通常减退，所有剂量抗真菌治疗均需进行密切监测。

（3）非 HIV 感染、非器官移植受者：AmBd（每天 0.7~1.0mg/kg, 静脉滴注）联合氟胞嘧啶（每天 100mg/kg，分 4 次口服）至少诱导治疗 4 周。脑膜脑炎的患者如果没有神经系统并发症，并且治疗 2 周后脑脊液真菌培养阴性，诱导治疗 4 周。AmBd 的毒性大，所以后 2 周的治疗可以由 LFAmB 替代。对于有神经系统并发症的患者，需延长诱导治疗至 6 周，其中包括 LFAmB 治疗至少 4 周。然后开始氟康唑（400mg/d）巩固治疗 8 周。如果患者无法耐受 AmBd，用两性霉素 B 脂质体（每天 3~4mg/kg，静脉滴注）或 ABLC（每天 5mg/kg，静脉滴注）。如果诱导治疗未使用氟胞嘧啶，或者曾中断，AmBd 或 LFAmB 诱导治疗延长至少 2 周。

如果患者治疗失败的可能性很小（如诊断早期，没有其他疾病或免疫抑制状态，初始联合抗真菌治疗 2 周疗效很好），AmBd 联合氟胞嘧啶的诱导治疗可以减少到 2 周，序贯氟康唑 [每天 800mg（12mg/kg），口服] 治疗 8 周。

诱导治疗和巩固治疗后，可以氟康唑每天 200mg（3mg/kg）维持治疗 6~12 个月。

2. 非中枢神经系统隐球菌病的治疗

（1）肺部感染（免疫抑制患者）：免疫抑制患者肺部隐球菌病，需做腰椎穿刺以除外脑膜炎。如果存在中枢神经系统感染，诱导治疗的剂量和疗程是不同的，并需要进行颅内压力监测。肺炎合并中枢感染或确诊的播散，和 / 或重症肺炎（ARDS）的治疗同中枢神经系统感染。存在免疫重建炎症综合征（immune reconstitution inflammatory syndrome, IRIS）时发生 ARDS，需要使用皮质激素治疗。

轻、中症患者，无弥漫肺部浸润、无严重的免疫抑制状态、无病原菌播散者，可采用氟康唑每天 400mg（6mg/kg）口服治疗 6~12 个月。

HIV 患者，接受 HAART 治疗，CD$_4$ 细胞计数 >100×10^6/L，隐球菌抗原滴度 ≤ 1：512 和 / 或不再升高，治疗 1 年后，考虑停止氟康唑维持治疗。

手术治疗适用于需明确诊断，或影像学持续异常且抗真菌治疗无效的患者。

（2）肺部感染（非免疫抑制患者）：轻、中症患者，给予氟康唑每天 400mg（6mg/kg）口服治疗 6~12 个月，血清学隐球菌抗原滴度持续阳性并非继续治疗的标准。重症肺炎，治疗与中枢感染相同。

无法获取氟康唑，或氟康唑禁忌的患者，可用伊曲康唑（200mg bid 口服）、伏立康唑（200mg bid 口服）或泊沙康唑（400mg bid 口服）治疗。

手术治疗适用于需明确诊断，或影像学持续异常且抗真菌治疗无效的患者。

肺部隐球菌病且免疫功能正常的患者，需要进行腰椎穿刺除外无症状中枢神经系统感染。对于没有症状仅肺部结节或渗出的患者，没有中枢神经症状，血清隐球菌抗原滴度阴性或很低，可以不进行腰椎穿刺。

IRIS 时发生 ARDS，需要使用皮质激素治疗。

（3）非中枢非肺部隐球菌病：隐球菌菌血症或播散性隐球菌病（至少 2 个非连续部位感染，或隐球菌抗原滴度 ≥ 1：512 高真菌负荷），按中枢神经系统感染治疗。如能除外中枢神经系统感染，无真菌血症，感染部位局限，无免疫抑制状态，可采用氟康唑 400m/d 口服治疗 6~12 个月。

【预后】隐球菌脑膜炎患者未经特效治疗者几乎全部死亡，经治疗后的隐球菌脑膜炎患者，病死率为 25%~30%，存活者的复发率为 20%~30%。40% 留有后遗症，包括视力丧失、脑神经瘫痪、严重运动障碍、脑积水、智力减退等。有下列情况者提示预后不良：脑积水；诱因不能去除者；脑脊液检查轻度异常或正常，涂片或培养阳性者；血培养阳性；治疗前血或脑脊液抗原滴度高或治疗后抗原滴度持续高，抗体缺少者。

【预防】由于本病系自呼吸道吸入含隐球菌的尘埃而受到感染，因此要特别防止吸入带有鸽粪的尘埃。也不能进食有隐球菌污染和寄生的腐烂水果、牛奶。

第三节 曲霉病

曲霉病（aspergillosis）系由曲霉属（*Aspergillus*）引起的一组疾病，包括侵袭性和非侵袭性曲霉病。侵袭性曲霉病包括侵袭性肺曲霉病和其他组织侵袭性感染。非侵袭性曲霉病有曲霉球、变态反应性支气管肺曲霉病等。

【病原和流行病学】已知自然界中曲霉有 600 个种以上，已发现至少有 20 种可感染人和动物。侵袭性曲霉病主要由烟曲霉（*A.fumigatus*）所致，其次为黄曲霉（*A.flavus*）、土曲霉（*A.terreus*）和黑曲霉（*A.niger*）等。

曲霉广泛存在于自然界。自土壤、水、食物、空气，尤其是腐烂的植物中均可分离出曲霉。曲霉为条件致病真菌，人体正常状况下对其有强大的免疫力。只有当人体免疫功能降低时，如中性粒细胞缺乏、艾滋病患者、遗传性免疫缺陷病、骨髓或造血干细胞移植、实体器官移植、使用糖皮质激素和免疫抑制剂等，曲霉可引起疾病。据报道 1978 年至 1992 年其发病呈 14 倍增长。在欧洲和日本的无选择性尸解中发现侵袭性曲霉病分别占 1%~2% 和 4%。美国 1992—1993 年曲霉病年发病率为 12.4/ 百万，病死率为 23%。感染途径主要为吸入空气中的孢子，所以肺和鼻窦为最常见的初始感染部位。皮肤机械屏障的破坏亦可造成曲霉的直接进入，如烧伤及外伤后感染。医院感染也是重要的因素，有文献报道因病房邻近建筑工地或曲霉借助空调系统造成医院内的曲霉暴发流行。使用被污染的手术器械、包扎材料及注射用具亦为感染来源。

【发病机制】曲霉孢子微小，易随呼吸进入鼻窦和肺部，通过纤维蛋白、层粘连蛋白及血纤维蛋白原等作为中介，黏附在宿主的组织细胞上，产生菌丝，进入细胞引起病变。吸入曲霉孢子后依据宿主的免疫状态和曲霉的种类产生不同类型的曲霉病。免疫功能正常者，曲霉可仅为过敏原或引起肺和鼻窦的局限性感染或"定植"。免疫功能受损者，则可先在侵入部位大量繁殖，继而播散至全身。宿主抵御曲霉感染主要依靠效应细胞。单核细胞及肺吞噬细胞能吞噬侵入呼吸道的孢子，而淋巴细胞能杀死膨胀的孢子和菌丝，特别是中性粒细胞能通过氧化和非氧化机制破坏菌丝。多种细胞因子参与该过程，如 TNF-α、IL-1、IFN-γ 和粒细胞巨噬细胞集落刺激因子（GM-CSF）等能激活吞噬细胞及中性粒细胞，使其游走和聚集能力增强，溶酶体酶氧自由基、氮自由基等具杀菌活性的物质释放增多，增强正常或免疫功能受损的吞噬细胞氧化酶的释放，并上调糖皮质激素治疗后的单核细胞特异性受体的表达及功能。免疫功能抑制或受损的宿主，特别是中性粒细胞缺乏者易患曲霉病，且预后不良，中性粒细胞缺乏及骨髓移植为高危因素。曲霉嗜好侵入血管。由于血管栓塞和曲霉毒素的共同作用，组织坏死常很严重。

【临床表现】侵袭性和非侵袭性曲霉病的临床表现有很大差别，同时感染部位不同，临床表现也各异。

侵袭性曲霉感染包括侵袭性肺曲霉病（invasive pulmonary aspergilloisis，IPA）、气管支气管炎、鼻窦炎、播散性感染、脑曲霉病、骨曲霉病、皮肤感染和其他人体部位感染。

非侵袭性曲霉病有变态反应性疾病 [变态反应性支气管肺曲霉病（allergic bronchopulmonary aspergillosis, ABPA）和变态反应性鼻窦炎] 和曲霉球。新近的分类将曲霉球进一步分为慢性空洞型肺曲霉病（CCPA）和肺曲霉球。慢性空洞型肺曲霉病的特征为肺部出现一个或多个空洞伴血清曲霉抗体阳性。患者通常具有肺部基础疾患，如空洞型肺结核、组织胞浆菌病、纤维囊性结节病、大泡性肺气肿或肺囊性纤维化。肺曲霉球为曲霉菌丝、纤维素、黏液和细胞坏死碎片缠结在一起的团块，位于肺部空腔或扩张的支气管内。

【实验室检查】

1. 直接镜检　取痰、脓液、耳耵聍、皮损溃破分泌物、支气管肺泡灌洗液等做直接镜检。阳性者见无色分隔、直径约 7μm 的呈 45° 分枝的菌丝。取自空气流通、供氧充足的脓腔和空洞中的标本有时可见典型的分生孢子头。

2. 培养　室温沙氏培养基上菌落生长快，呈毛状，黄绿色。镜下可见典型结构的分生孢子头和足细胞。由于曲霉无处不在，故对单纯培养阳性的结果应慎重判断。

3. 组织病理　一般为化脓性或混合性炎症反应。曲霉的组织相为无色分隔的菌丝，宽

3~7μm，一般粗细均匀，典型呈 45° 分枝。有时菌丝指向一个方向或自中心向四周如阳光四射，具特征性。曲霉球内见无数菌丝缠绕，其外围以纤维化的囊壁，含炎症细胞，有时有嗜伊红物质。病理组织中多数曲霉丝经 HE 染色可见。在坏死组织中菌丝颜色较淡，不易分辨，可加用 PAS 或 GMS 染色。

4. 血清学诊断

（1）抗原检测：①半乳甘露聚糖抗原检测（GM 试验），半乳甘露聚糖为曲霉细胞壁的特异性细胞壁多糖成分，侵袭性曲霉病者可自血液、支气管肺泡灌洗液和脑脊液中检测到。GM 试验可用于造血干细胞移植受者和血液系统恶性疾病患者侵袭性曲霉病的诊断，亦可用于判断病情、评估治疗反应。使用哌拉西林 - 他唑巴坦、阿莫西林 - 克拉维酸的患者可能出现假阳性。② 1，3-β-D 葡聚糖抗原检测（G 试验），1，3-β-D 葡聚糖是酵母和丝状真菌细胞壁的多糖成分，检测 1，3-β-D 葡聚糖是诊断侵袭性曲霉病的一种方法，但阳性结果并不提示特异种类真菌感染。

（2）抗体检测：主要用于诊断曲霉球和 ABPA，对侵袭性曲霉病诊断价值较低。

【诊断和鉴别诊断】根据侵袭性曲霉病的可能性，将诊断分为 3 个级别：确诊（proven）、拟诊（probable）和疑似（possible）病例。确诊病例为穿刺或活检标本的组织病理学或细胞病理学检查可见菌丝形成，并有组织损伤的相关证据（镜检或确切的影像学证据）。或用无菌方法自正常无菌部位或临床、影像学诊断为感染的部位取得的标本真菌培养阳性，除外尿液和黏膜。如果患者有宿主高危因素，也有临床特征表现，同时有任何真菌学诊断依据，则为拟诊患者。如果患者有宿主高危因素，也有临床特征表现，但是缺乏真菌学诊断依据，则为疑似患者。

诊断 ABPA 的 7 项主要标准：①阵发性支气管梗阻（哮喘）；②外周血嗜酸性粒细胞增多；③曲霉抗原划痕试验呈即刻阳性反应；④有曲霉抗原沉淀抗体；⑤血清 IgE 水平升高；⑥肺部渗出病史（游走性或固定渗出）；⑦中央型支气管扩张。次要诊断标准：①多次痰涂片或培养曲霉阳性；②咳出褐色的斑块状物；③特异性针对曲霉抗原的 IgE 水平升高；④对曲霉抗原存在Ⅲ型过敏反应（皮肤延迟反应）。支气管镜检查是气管支气管曲霉病最重要的早期诊断方法。因为气管支气管曲霉病在早期常不表现为肺部渗出，此时影像学检查不能发现感染征象，而支气管镜检查则可发现感染。CT 可以帮助评价其他肺组织有否受累。

诊断慢性空洞型肺曲霉病（CCPA）要求满足以下条件：①慢性肺部症状、慢性肺病或进展性影像学异常，如空洞、胸膜增厚、空洞周围浸润及偶有真菌球；②曲霉 IgG 抗体升高或其他微生物学证据；③没有或少见免疫功能低下，通常合并一种或多种基础肺病。其中，曲霉 IgG 抗体检测是最灵敏的微生物学试验。PCR 法检测痰液中曲霉比培养法更敏感。

曲霉球的诊断通常为临床和影像学诊断，无肺活检证据，可有或无痰培养曲霉生长或血清特异性抗体阳性。典型的 X 射线表现为空洞内球形病变，有时可移动，内有不规则透光区，伴局部胸膜增厚。

开放部位如呼吸道，单纯培养阳性时，如无相应的临床表现，则通常为定植。

在临床实验室推广使用分子生物学诊断技术以前，推荐采集足量组织和体液样本同时送检组织病理学 / 细胞学检查与真菌培养。如果分离培养获得非典型菌株或考虑存在耐药性，可采用分子生物学实验方法进行菌种鉴定。采用 PCR 法检测血中曲霉尚存争议。建议根据患者情况谨慎使用 PCR 试剂盒检测，结合其他诊断性检测结果及临床情况综合判断。对于血液系统恶性肿瘤、HSCT 患者，推荐使用血清和支气管肺泡灌洗液（BAL）中的半乳甘露聚糖（GM），作为诊断 IA 的精确标志物。对于高危患者 [如血液系统恶性肿瘤、造血干细胞移植受者（HSCT）]，推荐使用血清试剂盒检测 1，3-β-D 葡聚糖诊断 IA，但不具有曲霉特异性。

【治疗】曲霉病的治疗应去除诱发因素，治疗原发疾患，增强体质，特别是纠正中性粒细缺乏、免疫功能受损和抑制状态。根据不同的感染部位和感染类型选用不同的治疗方法。侵袭性曲霉病需予以全身性抗真菌治疗，变态反应性疾病则以糖皮质激素治疗为主。

两性霉素 B 去氧胆酸盐及其含脂制剂是曲霉感染初始治疗以及无法采用伏立康唑时补救治疗的适宜选择。对于长期中性粒细胞减少患者及肺移植接受者，可考虑使用两性霉素 B 雾化吸入进行预防性治疗。棘白菌素类是补救治疗 IA 的有效药物（单用或联合用药），但不建议作为 IA 常规单药治疗用药。疑对三唑类耐药、抗真菌药治疗无反应者或用于流行病学研究时可考虑进行抗真菌药敏试验。

1. 侵袭性肺曲霉病的治疗 伏立康唑作为首选治疗用药（首日 6mg/kg q12h，随后 4mg/kg q12h；口服 200~300mg q12h 或者按体重给药）。对于强烈怀疑 IPA 的患者，尽早开始抗真菌治疗。备选治疗包括两性霉素 B 脂质体（每天 3~5mg/kg，静脉滴注），艾沙康唑 200mg q8h×6 剂，随后 200mg qd。补救治疗：两性霉素 B 脂质复合物（每天 5mg/kg，静脉滴注），泊沙康唑（口服混悬液：200mg tid；片剂：首日 300mg bid，随后 300mg qd；静脉给药：首日 300mg bid，随后 300mg qd），伊曲康唑混悬液 200mg q12h。对于确诊为 IPA 的患者，可考虑使用伏立康唑和棘白菌素类联合治疗，但不常规推荐初始联合治疗。不能采用三唑类或多烯类抗真菌药时，可使用棘白菌素类（卡泊芬净，首剂 70mg/d，静脉滴注，随后 50mg/d，静脉滴注；米卡芬净，100~150mg/d，静脉滴注）。疗程至少 6~12 周。在治疗至少 2 周以后行胸部 CT 扫描，以评估 IA 对治疗的反应；如果患者临床病情恶化，提示应更早进行 CT 评估。对于确诊或疑似 IA 的患者，出现中性粒细胞减少时可考虑给予粒细胞集落刺激因子。若中性粒细胞减少持续 1 周以上者，可考虑行粒细胞输注治疗。对于病灶易于清除的患者，应当考虑手术治疗（如侵袭性鼻窦曲霉病或局部皮肤病）。气管 - 支气管曲霉病（TBA）出现真菌定植时，不需进行抗真菌治疗，除非患者有症状或处于免疫功能低下状态；治疗包括支气管镜去除黏液堵塞。若免疫功能低下患者存在侵袭性疾病无法根除的可能时，推荐使用具有抗霉活性的三唑类药物。

2. 肺外曲霉病的处理

（1）脑曲霉病：伏立康唑为首选治疗用药。对于伏立康唑不耐受或耐药的患者，可使用两性霉素 B 含脂制剂治疗。

（2）眼曲霉病：对于曲霉感染性眼内炎患者，采用伏立康唑口服或静脉给药 + 玻璃体内伏立康唑或两性霉素 B 去氧胆酸盐局部给药。对于曲霉角膜炎患者，推荐使用 5% 那他霉素眼用混悬液或伏立康唑局部用药治疗。

（3）侵袭性鼻窦曲霉病：既可采用手术治疗，亦可采用两性霉素 B 含脂制剂或伏立康唑全身治疗，但当鼻窦存在曲霉真菌球时，应采用手术治疗。

（4）曲霉感染性心内膜炎：早期手术干预并联合抗真菌治疗，以防止发生栓塞和瓣膜功能失代偿。初始治疗采用伏立康唑或两性霉素 B 含脂制剂。在手术置换感染受累瓣膜后，应考虑进行终身抗真菌治疗。

（5）曲霉感染性骨髓炎和关节炎：在可行的情况下，建议进行手术干预联合伏立康唑治疗。

（6）皮肤曲霉病及烧伤：皮肤病变可能提示发生播散性感染，治疗使用伏立康唑，此外还需评估感染的原发病灶。对于烧伤或大面积软组织创伤部位的曲霉病，建议进行手术清创联合抗真菌治疗。

（7）曲霉腹膜炎：建议立即拔除腹膜透析导管，同时进行伏立康唑全身抗真菌治疗。

（8）消化系统曲霉病：对于食管、胃肠道和肝曲霉病患者，建议使用伏立康唑治疗并进行手术咨询，以预防出血、穿孔、梗阻或梗死等并发症。对于肝曲霉病患者，建议初始治疗使用伏立康唑或两性霉素 B 含脂制剂。对于肝外、肝周胆道梗阻或局部病变耐药者，应考虑进行手术干预。

（9）泌尿系统曲霉病：对于肾曲霉病患者，建议采用药物治疗与泌尿系统处理相结合的方式治疗。一侧或双侧输尿管梗阻时，可能情况下应当进行减压处理，并局部给予两性霉素 B 去氧胆酸盐。肾实质疾病最好使用伏立康唑治疗。

（10）非侵袭性曲霉外耳炎：应对外耳道进行彻底清洗，随后使用局部抗真菌药或硼酸治疗。建议临床医生在治疗耳部 IA 时延长伏立康唑全身用药时间，一般可联合手术治疗。

（11）非移植患者的支气管曲霉病：可对呼吸道分泌物（一般为痰液）检查曲霉进行诊断，采用 PCR 法结合 GM 检测比单纯培养法敏感度更高。建议在口服伊曲康唑或伏立康唑治疗时，进行治疗药物浓度监测。

3. 侵袭性曲霉病的预防　预防用药首选泊沙康唑：口服混悬液 200mg tid；片剂首日 300mg bid，随后 300mg qd；静脉制剂首日 300mg bid，随后 300mg qd。泊沙康唑的预防治疗效果在高危患者中得到证实（GVHD 患者，粒细胞缺乏的急性髓细胞性白血病或骨髓增生异常综合征患者）。备选方案有伏立康唑（200mg po bid）、米卡芬净（50~100mg/d）。预防用卡泊芬净（50mg/d）也可能有效。预防用伊曲康唑混悬液（200mg po q12h）有效，但可能受限于药物吸收和耐受性。HSCT 接受者患移植物抗宿主病（GVHD）时具有发生 IA 的高风险，应采用泊沙康唑进行预防治疗。对于慢性免疫抑制的 GVHD 患者，在整个免疫功能低下的期间持续进行抗真菌治疗。

对于肺移植受者，推荐在术后进行抗真菌预防，可采用伏立康唑、伊曲康唑或两性霉素 B 吸入制剂持续治疗 3~4 个月。对于肺移植受者，若肺移植前后有曲霉定植、移植肺存在曲霉感染、鼻窦真菌感染以及单肺移植受者，建议全身应用伏立康唑或伊曲康唑。肺移植受者，若使用胸腺细胞免疫球蛋白、阿仑珠单抗或大剂量糖皮质激素进行免疫抑制强化治疗时，推荐重新开始进行抗真菌预防治疗。

4. 曲霉病高危患者的经验治疗　对于长期合并中性粒细胞减少的高危患者，若在应用广谱抗菌药物的情况下仍然发热，推荐进行抗真菌经验治疗。可选用两性霉素 B 脂质体（每天 3mg/kg，静脉滴注）、卡泊芬净（首日 70mg，静脉滴注，随后 50mg/d，静脉滴注）、米卡芬净（100mg/d）、伏立康唑（首日 6mg/kg，静脉滴注，q12h，随后 4mg/kg，静脉滴注，q12h；口服剂量为 200~300mg q12h，或者 3~4mg/kg q12h）。对于预计短期中性粒细胞减少者（持续时间 ≤ 10 天），不建议进行经验性抗真菌治疗，除非存在提示侵袭性真菌感染的指征。检测血清或 BAL 中的 GM 或 1, 3-β-D 葡聚糖，有助于减少无症状或发热的高危患者接受不必要的抗真菌治疗。对于强烈怀疑 IPA 的患者，有必要在进行诊断性评估的同时尽早开始抗真菌治疗。对于疑似或已确诊的突破性 IPA 患者，建议应用非三唑类药物治疗。对于未进行抗曲霉预防治疗的肺移植受者，在术后 6 个月内或接受免疫抑制强化治疗避免排异反应的 3 个月内，若出现呼吸道曲霉无症状定植，建议先行抗霉治疗。肺移植 6 个月以后，以及近期无免疫抑制强化治疗时，停用抗真菌治疗曲霉气道定植应慎重。

第四节　肺孢子菌病

肺孢子菌病（肺孢子虫病，pneumocystosis）是由耶氏肺孢子菌（*P.jiroveci*）引起的呼吸系统真菌感染。耶氏肺孢子菌长期以来被认为属原虫孢子虫纲，但新近基于种系发生学的研究，将其归为真菌。最初认为卡氏肺孢子菌是引起人类肺孢子菌病的病原体，通过基因分析发现耶氏肺孢子菌才是真正的病原体，前者仅在豚鼠致病。目前虽明确耶氏肺孢子菌是引起肺孢子菌病的真正病原，但长期习惯仍简称 PCP。

【流行病学】耶氏肺孢子菌广泛存在于人和某些哺乳动物肺组织内。隐性、亚临床或潜在性感染相当多见。血清流行病学调查显示多数健康儿童幼年曾与肺孢在菌接触，2/3 以上儿童 IgG 抗体检测阳性。与患者接触的医务人员中 7%~15% 抗体效价升高。本病呈世界性分布，患者及隐性感染者为传染源，传播途径主要为通过空气和飞沫传播。健康人感染后一般不易发病，婴幼儿及免疫功能低下者为易感人群。肺外肺孢子菌病在艾滋病发现前甚为少见。但近 20 年来肺外肺孢子菌感染已引起重视，肺孢子菌可经血液、淋巴液播散至淋巴结、肝、脾、骨髓、视网膜、皮肤等，但发生率较低，约为 1%~3%。

【诱发因素和发病机制】耶氏肺孢子菌通常寄生在肺泡内，成簇黏附于肺泡上皮，在健康宿主体内并不引起症状，而在免疫缺陷者、虚弱的早产儿或营养不良等免疫功能低下者则可引起间质性肺炎即肺孢子菌病（PCP）。自发现艾滋病以来，PCP 是艾滋病患者最重要的机会性感染，也是艾滋病患者重要的致死原因。

【临床表现】临床特点为发热、干咳、呼吸困难和发绀等，症状进行性加重，病死率高。

【实验室诊断】近年来，由于对高危人群广泛实施药物预防等措施,PCP 在临床上多表现为不典型肺炎，未经及时诊治者病死率可高达 100%,故早期诊断、及时治疗是降低 PCP 病死率的有效手段。

1. 病原体检查　由于 PCP 临床症状无特异性，多年来 PCP 的实验室诊断主要采用病原学诊断方法。通常以肺组织或下呼吸道分泌物标本发现耶氏肺孢子菌的包囊和滋养体为金标准。为获取足够的标本，传统方法多采用创伤性手段取材，如支气管穿刺肺活检（TBLB）、支气管肺泡灌洗（BALF）、纤维支气管镜经支气管穿刺活检（TBBx）、支气管刷检（BB）等。检测方法主要采用组织涂片、染色镜检。由于常用染色方法对染色和镜检要求较高，对病原体中占 98% 的耶氏肺孢子菌滋养体也较难查到，因此其灵敏度也不高，在临床应用中受到明显限制。

2. 血清学检查　由于免疫学方法在临床上只起到辅助诊断，而且存在定量困难，加上人群中大多数曾有过感染，血清中有特异性抗体存在，阴性预测值较低。在健康人群中用免疫荧光法检测，滴度 ≥ 1：40 者占 90%，除非检测抗体滴度有 4 倍以上增加才有诊断意义，否则诊断价值不大。抗体可出现于耶氏肺孢子菌肺炎的早期，发热期达高峰。

抗原检测：用荧光素标记单克隆抗体进行直接免疫荧光法或酶标记单克隆抗体进行免疫组织化学染色法检测痰液、BALF、肺活检组织中的耶氏肺孢子菌滋养体或包囊，阳性率高，特异性强。血清 1，3-β-D 葡聚糖试验有助于诊断，敏感性和特异性尚可，但存在假阳性问题。

3. PCP 的分子学检测　以 PCR 为核心的基因诊断技术，可有效检测标本中 PC 的 DNA，且不受菌体形态及生活时期的限制，诊断的敏感性和特异性相对较高。已有的研究是采用 BALF、咳痰、诱导咳痰、口咽部冲洗液、鼻咽吸引液、血清或血液等标本，检测 PC 的 DNA。

【诊断与鉴别诊断】免疫功能低下或缺陷的患者以及长期接受免疫抑制药物治疗的患者，如病程中出现原发疾病无法解释的发热、干咳、进行性呼吸困难而肺部 X 射线检查符合间质性肺炎改变时，应高度怀疑本病，确诊依靠病原学检查，如痰液或 BALF/肺组织活检等发现耶氏肺孢子菌的包囊或滋养体。对于临床高度怀疑本病而未找到病原学证据时可以进行试验性治疗。

本病应与细菌性支气管肺炎、巨细胞病毒肺炎、衣原体肺炎、肺部真菌病、粟粒性肺结核等相鉴别。

【病原治疗】可选用的药物有复方磺胺甲噁唑（SMZ-TMP）、喷他脒、克林霉素联合伯氨喹、氨苯砜联合甲氧苄啶。SMZ-TMP 是治疗所有类型肺孢子菌病的选用药物，通过抑制叶酸合成而发挥作用，已成功地用于治疗耶氏肺孢子菌感染 20 多年，有效率达 70%~80%。对不能耐受 SMZ-TMP 的患者可使用喷他脒。喷他脒可能通过抑制氧化磷酸化、核酸与蛋白质的合成、葡萄糖代谢或二氢叶酸还原酶活性，与染色体 DNA 结合抑制其复制以及抑制 RNA 聚合酶而起作用。喷他脒气溶疗法可提高在肺组织中的浓度而减少全身吸收药物。克林霉素联合伯氨喹用于对前两种药物无效的患者。氨苯砜联合甲氧苄啶的疗效与 SMZ-TMP 相仿，毒性则较低。三甲曲沙对耶氏肺孢子菌二氢叶酸脱氢酶具强力抑制作用，主要不良反应为骨髓抑制，其他尚有皮疹、肝功能损害等。阿托伐醌的临床疗效与 SMZ-TMP 相仿，但其不良反应明显低于磺胺药，适用于艾滋病患者合并轻、中度耶氏肺孢子菌病而不能耐受 SMZ-TMP 者。

1. 非急性病变　可口服用药者、PaO$_2$>70mmHg 者治疗选用 SMZ-TMP（400mg/80mg）4 片 q8h po×21 日；或氨苯砜 100mg po qd 联合甲氧苄啶 5mg/kg tid po×21 日。亦可选用克林霉素 300～450mg q6h po 联合伯氨喹 15mg qd po×21 日；或阿托伐醌混悬剂 750mg bid po 与食物同服 ×21 日。氨苯砜联合甲氧苄啶与克林霉素联合伯氨喹的疗效相仿。皮疹及发热的发生率前一方案为 10%，后一方案为 19%。艾滋病患者疗程结束后予以长期抑制治疗。

2. 急性病变　不能口服药物、PaO$_2$<70mmHg 者治疗选用 SMZ-TMP[按照 TMP15mg/（kg·d），分 3～4 次] 静脉滴注 ×21 日；静脉滴注 SMZ-TMP 前 15～30 分钟口服泼尼松 40mg bid×5 日，继以 40mg qd po×5 日，然后 20mg qd po×11 日。亦可选用克林霉素 600mg q8h 静脉滴注联合伯氨喹 30mg qd po×21 日；或喷他脒 4mg/（kg·d）静脉滴注 ×21 日；静脉滴注前泼尼松用法同上。

3. 肾上腺皮质激素与抗耶氏肺孢子菌药物联合用药是治疗 PCP 的重要进展之一。用药指征为中、重度 PCP 患者 PaO$_2$<70mmHg 或肺泡 - 动脉血氧分压差 > 35mmHg。使用时机为抗 PCP 治疗开始的同时或 72 小时内，直至抗 PCP 疗程结束。如静脉用甲泼尼龙，其用量为泼尼松的 80%。

【预防】HIV 患者初始预防及治疗后抑制：SMZ-TMP 或氨苯砜口服，直至 CD4 绝对计数 >200 达 3 个月。亦可选用喷他脒雾化吸入；或氨苯砜联合乙胺嘧啶联合叶酸，或阿托伐醌与食物同服。

第五节　其他真菌病

一、皮炎芽生菌病

皮炎芽生菌病（blastomycosis）是皮炎芽生菌所致感染，包括无症状感染、急性或慢性肺炎以及肺外感染。皮肤、骨骼、泌尿生殖系统为最常见的肺外感染部位。绝大部分皮炎芽生菌病患者需要抗真菌治疗。所有免疫功能缺陷患者如罹患该菌所致进展性肺部疾病或肺外疾病者必须治疗。中、重度肺芽生菌病初始治疗选用 LFAmB 3～5mg/kg 或两性霉素 B 去氧胆酸盐 0.7～1mg/kg，应用 1～2 周或症状改善后改为口服伊曲康唑 200mg tid×3 日，继以 200mg bid 应用 6～12 个月。中、重度播散性肺外芽生菌病初始治疗选用 LFAmB 3～5mg/kg 或两性霉素 B 去氧胆酸盐 0.7～1mg/kg，应用 1～2 周或症状改善后改为口服伊曲康唑 200mg tid×3 日，而后 200mg bid 应用 12 个月。轻、中度患者口服伊曲康唑 200mg tid×3 日，而后 200mg bid 应用 6～12 个月。骨、关节芽生菌病疗程至少 12 个月。伊曲康唑用药 2 周后应监测血药浓度，以保证合适的药物浓度。中枢神经系统芽生菌病治疗选用两性霉素 B 含脂制剂 5mg/kg，4～6 周后改为氟康唑 800mg qd，或伊曲康唑 200mg bid 或 tid，或伏立康唑 200～400mg bid 口服，疗程至少 12 个月或至脑脊液恢复正常。免疫缺陷患者芽生菌病初始治疗选用 LFAmB 3～5mg/kg 或 AmBd

0.7～1mg/kg，应用 1～2 周或症状改善后改为口服伊曲康唑 200mg tid×3 日，而后 200mg bid 应用 12 个月。艾滋病患者需终身用药。妊娠期患者治疗选用 LFAmB 3～5mg/kg，应避免应用吡咯类抗真菌药。静脉滴注 AmBd 总剂量 >1g 的患者痊愈率为 70%～91%，且无复发。AmBd 适用于免疫缺陷者感染、危及生命严重感染、中枢神经系统感染及吡咯类治疗无效者的感染。对于免疫功能正常的轻、中度肺部或除中枢神经系统感染以外的肺外疾病，吡咯类药物为 AmBd 的替代品，其疗效与 AmBd 相仿。

二、球孢子菌病

球孢子菌病（coccidioidomycosis）是由粗球孢子菌引起的感染性疾病。球孢子菌病可表现为原发性呼吸道感染、无症状性肺部结节、肺部空洞、慢性纤维空洞型肺炎和播散性肺外感染。球孢子菌病患者的处理需依据疾病的严重程度、波及范围和患者免疫功能状况而定。对轻症或一般情况尚可的新发、单纯性球孢子菌肺炎患者，推荐对其教育、密切观察和支持对症处理。对一般情况较差，诊断时有弥漫性肺部受累且并发糖尿病或因年龄、并发症导致衰弱的其他患者，建议采取抗真菌治疗。对非妊娠成年患者，应采取口服氟康唑，每日 ≥ 400mg。

对无症状球孢子菌肺结节、球孢子菌空洞的患者，如无免疫抑制状态不建议进行抗真菌治疗。对于有临床症状和慢性空洞的球孢子菌肺炎患者，推荐使用口服氟康唑或伊曲康唑。对于有症状和空洞的球孢子菌肺炎患者，抗真菌治疗后空洞症状依然持续存在时，应考虑手术治疗；对空洞超过 2 年以上，且抗真菌治疗停止后又复发的患者采用手术方案。对于球孢子菌空洞破裂者，推荐口服三唑类治疗。对于不耐受口服三唑类的患者或需要 2 次以上外科手术的患者，静脉输注两性霉素 B。对于所有肺外软组织球孢子菌病的患者，推荐口服氟康唑或伊曲康唑；口服三唑类失败的患者应静脉输注两性霉素 B，特别是球孢子菌滑膜炎患者。对于骨和 / 或关节球孢子菌病患者，采用三唑类治疗，除非患者有广泛或危及肢体的骨骼或脊椎疾病已导致脊髓压迫症状；对于严重的骨疾病，使用两性霉素 B 作为初始治疗，病情控制后改为三唑类抗真菌药物进行长期治疗。对于脊椎球孢子菌病的患者，应进行外科会诊，以评估是否需要手术干预；对于产生骨病变的患者，包括脊柱不稳、脊髓或神经根受压，或显著的隐蔽性椎旁脓肿，推荐抗真菌药物治疗外增加手术干预。

对于新诊断为球孢子菌感染的患者，推荐仅在以下情况进行腰椎穿刺和脑脊液分析：患者出现异常的、恶化的或持续性头痛，伴精神状态改变、不能解释的恶心或呕吐，或中枢神经系统影像学发现新的局灶性神经系统缺损。对于大多数新诊断为球孢子菌感染且肾功能正常的患者，建议每日口服氟康唑 400~1 200mg。一些专家倾向于伊曲康唑 200mg 每日 2~4 次，但需要更密切的监控以保证其充分吸收，而且伊曲康唑比氟康唑有更多的药物相互作用。对于初始治疗中症状改善或消失的球孢子菌病患者，建议终身使用三唑类进行治疗。对于用氟康唑进行初始治疗临床无效的患者，首选加大剂量；备选方案是更换为其他口服的三唑类治疗，或开始鞘内两性霉素 B 治疗。

三、组织胞浆菌病

组织胞浆菌病（histoplasmosis）分为两种类型，以美洲型为多见，称为荚膜组织胞浆菌病、经典组织胞浆菌病或小型组织胞浆菌病。另一类型称为杜波伊斯组织胞浆菌病、非洲型组织胞浆菌病（African histoplasmosis）或大型组织胞浆菌病。除均累及单核 - 吞噬细胞系统外，两者的病原菌、流行地区和临床表现都不尽相同。

治疗指征为急性肺部组织胞浆菌病伴低氧血症、急性肺部组织胞浆菌病持续>1个月、慢性肺部组织胞浆菌病、中枢神经系统组织胞浆菌病、组织胞浆菌肉芽肿性纵隔炎伴阻塞或/和组织侵袭、播散性组织胞浆菌病。中、重度急性肺组织胞浆菌病治疗选用LFAmB 3~5mg/kg，应用1~2周后改为口服伊曲康唑200mg tid×3日，继以200mg bid，疗程12周。AmBd 0.7~1mg/kg可作为含脂制剂的替换用药。初始抗真菌治疗的1~2周应联合应用甲泼尼龙以预防呼吸并发症如低氧血症和呼吸窘迫。轻、中度患者可不予治疗，但症状持续1个月以上的患者可应用伊曲康唑200mg tid×3日，继以200mg bid，疗程6~12周。慢性空洞性肺组织胞浆菌病予伊曲康唑200mg tid×3日，继以200mg bid治疗至少1年，如有复发危险则需用药18~24个月。中枢神经系统感染初始治疗选用LFAmB（每日5mg/kg，总剂量175mg/kg），应用4~6周后改为口服伊曲康唑200mg 每日2~3次，疗程1年或至脑脊液恢复正常，包括组织胞浆菌抗原检测阴性。用药过程中监测伊曲康唑血药浓度，以保证疗效。

四、孢子丝菌病

孢子丝菌病（sporotrichosis）是指由申克孢子丝菌引起的皮肤、皮下组织和附近淋巴系统的亚急性和慢性感染，偶可播散至骨骼和其他器官，大多预后良好。

皮肤及淋巴结孢子丝菌病治疗选用伊曲康唑200mg qd，至皮损消失后2~4周，总疗程通常需3~6个月。疗效不佳者可增加伊曲康唑剂量至200mg bid，或特比奈芬500mg bid，或饱和碘化钾溶液初始5滴 tid并逐渐增加至最大耐受剂量，40~50滴 tid。如患者不能耐受上述治疗亦可选用氟康唑每日400~800mg。局部热疗可用于孕妇及乳妇。

骨、关节孢子丝菌病治疗选用伊曲康唑200mg bid，疗程12个月。亦可选用LFAmB 3~5mg/（kg·d）或ABLC 5mg/（kg·d）或AmBd 0.7~1mg/（kg·d）作为初始治疗，症状显著改善后改为口服伊曲康唑200mg bid，疗程至少12个月。治疗2周后监测伊曲康唑血药浓度，以保证疗效。

重症及危及生命的肺部孢子丝菌病初始治疗选用LFAmB 3~5mg/kg 或AmBd 0.7~1mg/kg，症状显著改善后改为口服伊曲康唑200mg bid，疗程至少12个月。非重症患者治疗选用口服伊曲康唑200mg bid，疗程至少12个月。治疗2周后监测伊曲康唑血药浓度，以保证疗效。肺部局限性病灶予以外科手术切除联合两性霉素B。

脑膜或播散性孢子丝菌病初始治疗选用LFAmB 每日5mg/kg，用药4~6周后或症状显著改善后改为口服伊曲康唑200mg bid，疗程至少12个月。艾滋病或其他免疫功能缺陷者，慢性治疗维持选用伊曲康唑200mg bid po。治疗2周后，监测伊曲康唑的血药浓度是否达标。治疗2周后监测伊曲康唑血药浓度，以保证疗效。

孕妇和儿童孢子丝菌病局部热疗可用于孕妇皮肤孢子丝菌病，严重者治疗选用LFAmB 3~5mg/kg，避免用伊曲康唑。儿童皮肤孢子丝菌病治疗选用伊曲康唑每日6~10mg/kg（最大剂量每日400mg），替换治疗可选用饱和碘化钾溶液，初始1滴 tid，逐渐增加至最大剂量每千克体重1滴，或40~50滴，tid，两者之间取较低的剂量。儿童播散性孢子丝菌病初始治疗选用AmBd 0.7mg/kg，继以伊曲康唑每日6~10mg/kg（最大剂量每日400mg）。

五、细菌样真菌感染

细菌样真菌感染包括放线菌病和诺卡菌病。

放线菌病（actinomycosis）是由放线菌属中的某些菌种引起的慢性、化脓性、肉芽肿性疾病，以形成脓肿、瘘管、排出的脓液中含有颗粒或革兰氏染色阳性的纤维分枝菌丝组成的团块和广泛的纤维化为特征。放线菌中以色列放线菌最为常见，其他尚有内氏放线菌、黏性放线菌、溶芽放线菌等。放线菌病治疗首选青霉素静脉滴注，4~6周后改为青霉素V口服，连用6~12个月；或氨苄西林静脉滴注，4~6周后改为阿莫西林口服，连用6个月。替换药有多西环素、头孢曲松、克林霉素或红霉素等，疗程10~12个月。对青霉素过敏患者的中枢神经系统感染可选用氯霉素静脉或口服给药。

诺卡菌病（nocardiosis）为诺卡菌引起，多数为亚急性或慢性化脓性，少数为肉芽肿性疾病。可侵犯皮肤和内脏，以肺部和中枢神经系统较常见。诺卡菌脑脓肿通常为血行播散所致，多由鼻疽诺卡菌、星形诺卡菌或巴西诺卡菌所致。治疗首选 SMZ-TMP（每日 SMZ 75mg/kg/TMP15mg/kg 静脉滴注或口服，分 2~4 次给药）联合亚胺培南 500mg q6h，如多脏器受累则加用阿米卡星 7.5mg/kg q12h。替换治疗为利奈唑胺静脉滴注或口服联合美罗培南 2.0g q8h。静脉给药3~6 周后改为口服给药。免疫功能正常者选用 SMZ-TMP、米诺环素或阿莫西林/克拉维酸，疗程至少 3 个月。免疫功能缺陷者上述两药联合，疗程至少 1 年。有报道利奈唑胺 600mg bid po 有效。SMZ-TMP 仍是治疗中枢神经系统诺卡菌病的选用药物。对磺胺类耐药或过敏时可选用阿米卡星联合亚胺培南、美罗培南、头孢曲松或头孢噻肟。鼻疽诺卡菌对第三代头孢菌素耐药，不宜选用。

诺卡菌肺炎多由星形诺卡菌或巴西诺卡菌所致，治疗首选 SMZ-TMP 静脉滴注或口服（以 TMP 计每日 15mg/kg，分 2~4 次给药）联合亚胺培南 500mg q6h，3~4 周后改为 SMZ-TMP 以 TMP 计每日 10mg/kg，分 2~4 次给药，疗程 3~6 个月。替换治疗为亚胺培南 500mg q6h 联合阿米卡星 7.5mg/kg q12h ×3~4 周后改为 SMZ-TMP。治程中应监测 SMZ 血药峰浓度，目标浓度为服药后 2 小时 100~150mg/ml。利奈唑胺体外有效。免疫功能正常者疗程 3 个月，免疫功能缺陷者 6 个月。

诺卡菌淋巴结炎或皮肤脓肿多由星形诺卡菌或巴西诺卡菌所致，初始治疗选用 SMZ-TMP 静脉滴注或口服，以 TMP 计每日 5~10mg/kg，分 2~4 次给药。替换治疗为磺胺异噁唑 2g qid po 或米诺环素 0.1~0.2g bid po。疗程免疫功能正常者 3 个月，免疫功能缺陷者 6 个月。

主要参考文献

[1] PAPPAS P G, KAUFFMAN C A, ANDES D R, et al. Clinical practice guideline for the management of candidiasis: 2016 update by the infectious diseases society of America. Clin Infect Dis, 2016, 62(4):e1-e50.

[2] PERFECT J R, DISMUKES W E, DROMER F, et al. Clinical practice guidelines for the management of cryptococcal disease: 2010 update by the infectious diseases society of america. Clin Infect Dis, 2010, 50(3):291–322.

[3] PATTERSON T F, THOMPSON G R 3rd, DENNING D W, et al. Practice guidelines for the diagnosis and management of aspergillosis: 2016 update by the infectious diseases society of America. Clin Infect Dis, 2016, 63(4):e1-e60.

[4] MASCHMEYER G, HELWEG-LARSEN J, PAGANO L, et al. ECIL guidelines for treatment of Pneumocystis jirovecii pneumonia in non-HIV-infected haematology patients. J Antimicrob Chemother, 2016, 71(9): 2405-2413.

[5] STOCKAMP N W, THOMPSON G R 3rd. Coccidioidomycosis. Infect Dis Clin North Am, 2016, 30(1): 229-246.

[6] GILBERT D N, CHAMBERS H F, ELIOPOULOS G M, et al. The Sanford guide to antimicrobial therapy. 46th ed. Sperryville: Antimicrobial Therapy Inc, 2016.

[7] CASTILLO C G, KAUFFMAN C A, MICELI M H. Blastomycosis. Infect Dis Clin North Am, 2016, 30(1): 247-264.

[8] WHEAT L J, AZAR M M, BAHR N C, et al. Histoplasmosis. Infect Dis Clin North Am, 2016, 30(1): 207-227.

[9] MAHAJAN V K. Sporotrichosis: an overview and therapeutic options. Dermatol Res Pract, 2014, 2014: 272376.

[10] VALOUR F, SÉNÉCHAL A, DUPIEUX C, et al. Actinomycosis: etiology, clinical features, diagnosis, treatment, and management. Infect Drug Resist, 2014,7: 183-197.

[11] WILSON J W. Nocardiosis: updates and clinical overview. Mayo Clin Proc, 2012, 87(4): 403-407.

第十四章

分枝杆菌病

分枝杆菌病包括结核病、非结核分枝杆菌病和麻风病，分别由结核分枝杆菌复合群、非结核分枝杆菌和麻风分枝杆菌引起，这些病原菌同属于分枝杆菌属。

第一节　结核病

结核病（tuberculosis）是结核分枝杆菌复合群（以下简称结核菌）引起、主要经空气传播的慢性传染病，是分枝杆菌病中对人类健康最具危害性的一种。肺结核病（pulmonary tuberculosis）是结核菌引起的慢性肺部感染性疾病，占各器官结核病总数的 80%~90%。自 20 世纪 80 年代中期以来随着艾滋病（AIDS）流行等因素的影响，全球结核病疫情回升，结核菌耐药问题不断加剧，相继出现了耐多药（MDR）和广泛耐药（XDR）等严重耐药结核菌，使结核病再次成为严重的公共卫生问题。通过 20 多年的努力，目前全球结核病疫情开始出现下降势头，尤其是病死率得以明显下降。1990—2016 年，全世界共拯救了大约 5 300 万结核病患者的生命。中国为此作出了巨大的贡献，结核病疫情的排名已经由原来的第 2 位下降到第 3 位。但是，我国仍是全球结核病高负担国家之一，在我国甲、乙类传染病报告发病人数中，结核病多年来一直位于第 2 位。当前我国结核病的控制面临诸多问题与挑战，主要表现在结核感染者众多，结核病患者基数大和耐多药结核病（MDR-TB）疫情居高不下等。因此，我国结核病防控形势依然严峻，距离实现世界卫生组织提出的终止结核病的目标还存在着较大的差距。

【病原学】结核菌在分类上属于放线菌目、分枝杆菌科、分枝杆菌属（*Mycobacterium*），其全称为结核分枝杆菌复合群（*M. tuberculosis* complex），包括结核分枝杆菌（*M. tuberculosis*, MTB, 原人型结核分枝杆菌）、牛分枝杆菌（*M. bovis*, 原牛型结核分枝杆菌）、非洲分枝杆菌（*M. africanum*）和田鼠分枝杆菌（*M. microti*）。对人体致病的主要是结核分枝杆菌，少数为牛分枝杆菌。结核菌生长很缓慢，在固体培养基上，结核菌增代时间为 18 ~ 20 小时，培养时间需 8 天以上至 8 周。在大部分培养基上菌落呈粗糙型。具有抗酸和抗酸性乙醇脱色的特点，故又称之为抗酸杆菌。

【临床表现】

1. 临床类型

（1）原发性肺结核：（包括原发综合征和胸内淋巴结结核，儿童尚包括干酪性肺炎和气管、支气管结核）：指初次感染即发病的肺结核，典型病变包括肺部原发灶、引流淋巴管和肺门和 / 或纵隔淋巴结的结核性炎症，三者联合称为原发综合征。多见于儿童，偶尔见于以往未受感染的成年人。多数原发性肺结核临床症状轻微，约 4~6 周后由于机体免疫力形成，上述病变迅速被控制，约 90% 的患者不治自愈，儿童发育不受影响。

（2）血行播散性肺结核（包括急性、亚急性和慢性血行播散性肺结核）：主要发生在免疫功能低下的患者，儿童多见，成人见于糖尿病、免疫抑制患者和分娩时。成人患原发感染后隐匿性病灶可破溃，其中的结核菌进入血液循环，偶而可由肺或其他脏器的继发性活动性结核病灶侵蚀邻近淋巴系统而引起。细菌由肺静脉入侵至体循环，则引起全身播散性结核病；细菌经肺动脉、支气管动脉及体静脉系统入侵者主要引起肺部粟粒性结核；个别情况下肺部病灶中结核菌破入一侧肺动脉，引起一侧或一部分肺组织的粟粒性结核。根据结核菌侵入血流中的数量、次数、间隔时间和机体反应性的不同可分为急性（一次或短时间内多次大量结核菌进入血流）、亚急性和慢性（在较长时间内多次小量结核菌进入血流）血行播散性肺结核。

（3）继发性肺结核（包括浸润性肺结核、结核球、干酪性肺炎、慢性纤维空洞性肺结核和毁损肺等）：初次感染后体内潜伏病灶中的结核菌重新活动和释放而引起发病，部分病例可为外源性再感染。本型是成人肺结核的最常见类型。继发性肺结核可发生于原发感染后的任何年龄，在病理和 X 射线影像上可具有渗出、增殖、纤维、干酪、空洞等表现。继发性肺结核易形成干酪样坏死和空洞，排菌者较多，在流行病学上更具重要性。

（4）气管、支气管结核（包括气管、支气管黏膜及黏膜下层的结核病）：气管及支气管结核主要表现为气管或支气管壁不规则增厚、管腔狭窄或阻塞，狭窄支气管远端肺组织可出现继发性不张或实变、支气管扩张及其他部位支气管播散病灶等。

（5）结核性胸膜炎（包括干性、渗出性胸膜炎和结核性脓胸）：结核性干性胸膜炎为胸膜的早期炎性反应，通常无明显的影像表现；渗出性胸膜炎主要表现为胸腔积液，且胸腔积液可表现为少量或中大量的游离积液，或存在于胸腔任何部位的局限积液，吸收缓慢者常合并胸膜增厚粘连，也可演变为胸膜结核瘤及脓胸等。

（6）肺外结核：指结核病变发生在肺以外的器官和部位。如淋巴结（除外胸内淋巴结）、骨、关节、泌尿生殖系统、消化道系统、中枢神经系统等部位。肺外结核按照病变器官及部位命名。

2. 症状和体征

（1）症状：肺结核多数起病缓慢，部分患者可无明显症状，仅在胸部影像学检查时发现。随着病变进展，可出现咳嗽、咳痰、痰中带血或咯血等，部分患者可有反复发作的上呼吸道感染症状。肺结核还可出现全身症状，如盗汗、疲乏、间断或持续午后低热、食欲不振、体重减轻等，女性患者可伴有月经失调或闭经。少数患者起病急骤，有中、高度发热，部分伴有不同程度的呼吸困难。

病变发生在胸膜者可有刺激性咳嗽、胸痛和呼吸困难等症状。

病变发生在气管、支气管者多有刺激性咳嗽，持续时间较长，支气管淋巴瘘形成并破入支气管内或支气管狭窄者，可出现喘鸣或呼吸困难。

少数患者可伴有结核性超敏感症候群，包括：结节性红斑、疱疹性结膜炎/角膜炎等。

儿童肺结核还可表现发育迟缓，儿童原发性肺结核可因气管或支气管旁淋巴结肿大压迫气管或支气管，或发生淋巴结-支气管瘘，常出现喘息症状。

当合并有肺外结核病时，可出现相应累及脏器的症状。

（2）体征：早期肺部体征不明显，当病变累及范围较大时，局部叩诊呈浊音，听诊可闻及管状呼吸音，合并感染或合并支气管扩张时，可闻及湿性啰音。

病变累及气管、支气管，引起局部狭窄时，听诊可闻及固定、局限性的哮鸣音，当引起肺不张时，可表现气管向患侧移位、患侧胸廓塌陷、肋间隙变窄、叩诊为浊音或实音、听诊呼吸音减弱或消失。

病变累及胸膜时，早期于患侧可闻及胸膜摩擦音，随着胸腔积液的增加，患侧胸廓饱满，肋间隙增宽，气管向健侧移位，叩诊呈浊音至实音，听诊呼吸音减弱至消失。当积液减少或消失后，可出现胸膜增厚、粘连，气管向患侧移位，患侧胸廓可塌陷，肋间隙变窄、呼吸运动受限，叩诊为浊音，听诊呼吸音减弱。

原发性肺结核可伴有浅表淋巴结肿大，血行播散性肺结核可伴肝脾肿大、眼底脉络膜结节，儿童患者可伴皮肤粟粒疹。

【诊断】

1. 诊断方法

（1）病史和临床表现：仍是诊断本病的基础，下列情况应高度警惕结核病的可能，①咳嗽、咳痰≥2周，呼吸道感染经抗感染治疗数周无改善；②痰血或咯血；③长期低热（38℃以下）；④体检背部肩胛间区有湿啰音或局限性哮鸣音；⑤有结核病的诱发因素，如糖尿病、长期接受激素或免疫抑制剂治疗等；⑥有渗出性胸膜炎、肛瘘、长期淋巴结肿大，婴幼儿和小儿患者有家庭中开放性肺结核患者密切接触史者。

（2）痰结核菌检查：是确诊肺结核最特异的方法。涂片抗酸染色镜检快速简便，抗酸杆菌阳性时肺结核的诊断基本成立。痰浓集法涂片可以提高阳性率。痰结核菌培养阳性是诊断的金标准，但必须对培养所获菌株进行菌型鉴定，以排除非结核分枝杆菌。在有条件的情况下，应对所有临床结核菌株开展药敏试验（drug susceptibility testing，DST），尤其是从复治结核病患者中获得的菌株，可为本病的治疗提供重要参考。结核菌核酸检测技术可一次性快速获得菌型和药敏结果。

（3）组织病理学检查：应用纤维支气管镜、胸腔镜、结肠镜、乙状结肠镜、膀胱镜等内镜技术检查，可直视病变，进行活组织检查。CT或B超引导下的活检也可提供重要诊断依据。必要时可通过外科微创技术获取组织病理学诊断依据。

（4）影像学检查：胸部X射线检查对确定病灶部位、性质及选择治疗方案有重要价值。胸部CT检查有助于发现隐蔽区病灶，尤其适合于疑难病例的鉴别诊断。

（5）结核菌素试验：将结核菌纯蛋白衍生物（PPD）5U（1∶2 000）于前臂屈侧皮内注射，72小时测量局部硬结反应的横径和竖径求其平均直径进行记录。结果判定：阴性：局部硬结平均直径＜5mm；阳性：硬结平均直径≥5mm；一般阳性：硬结平均直径≥5mm，＜10mm；中度阳性：硬结平均直径≥10mm，＜15mm；强阳性：硬结平均直径≥15mm，或局部出现双圈，或无论大小伴局部水疱形成、或坏死、或淋巴管炎者。试验阳性反应表明受试者感染了结核菌，但不一定患有活动性结核病，5岁以内的婴幼儿未接种过卡介苗而结核菌素阳性反应者，应视为新近感染结核菌。本试验所用抗原与其他分枝杆菌、诺卡菌属和棒状杆菌属有共同抗原，可能产生假阳性。假阴性可见于：结核菌感染后需4~8周免疫反应才能充分建立，此前结核菌素试验可为阴性；患急性传染病、发热、使用免疫抑制剂等；免疫功能低下如重症结核病、慢性消耗性疾病、肿瘤、艾滋病、高龄等。

（6）其他检查方法：如γ-干扰素释放试验或结核菌抗体检查方法等，以获取结核病的辅助诊断依据。

2. 肺结核的诊断标准　肺结核的诊断是以病原学检查为主，结合胸部影像学、流行病学和临床表现、必要的辅助检查及鉴别诊断，进行综合分析做出的。按照肺结核诊断标准（WS288-2008），肺结核分确诊病例、临床诊断病例和疑似病例。

（1）确诊病例

1）痰涂片阳性肺结核诊断

凡符合下列项目之一者：

①2份痰标本涂片抗酸杆菌检查符合涂片显微镜检查阳性者；

②1份痰标本涂片抗酸杆菌检查符合涂片显微镜检查阳性，同时具备任一种类型活动性肺结

核的胸部影像学特征者；

③1份痰标本涂片抗酸杆菌检查符合涂片显微镜检查阳性，并且1份痰标本分枝杆菌培养符合分枝杆菌培养阳性，菌种鉴定为结核分枝杆菌复合群者。

2）仅分枝杆菌分离培养阳性肺结核诊断：符合任一种类型活动性肺结核的胸部影像学特征，至少2份痰标本涂片阴性并且分枝杆菌培养符合分枝杆菌培养阳性，菌种鉴定为结核分枝杆菌复合群者。

3）分子生物学检查阳性肺结核诊断：符合任一种类型活动性肺结核的胸部影像学特征及结核分枝杆菌核酸检测阳性者。

4）肺组织病理学检查阳性肺结核诊断：肺组织病理学检查符合结核病组织病理改变。

5）气管、支气管结核诊断

凡符合下列项目之一者：

①具备支气管镜检查直接观察到气管和支气管病变及气管、支气管病理学检查符合结核病组织病理改变者；

②具备支气管镜检查直接观察到气管和支气管病变，及气管、支气管分泌物病原学检查符合涂片显微镜检查阳性或分枝杆菌培养阳性，菌种鉴定为结核分枝杆菌复合群或结核分枝杆菌核酸检测阳性者。

6）结核性胸膜炎诊断

凡符合下列项目之一者：

①具备胸腔积液或合并胸膜增厚粘连或发生胸膜结核瘤或脓胸等，及病理学检查结果为结核病组织病理改变；

②具备胸腔积液或合并胸膜增厚粘连或发生胸膜结核瘤或脓胸等，及胸腔积液病原学检查符合涂片显微镜检查阳性或分枝杆菌培养阳性，菌种鉴定为结核分枝杆菌复合群或结核分枝杆菌核酸检测阳性者。

（2）临床诊断病例

经鉴别诊断排除其他肺部疾病，同时符合下列项目之一者：

1）具备任一种类型活动性肺结核的胸部影像学特征及结核病相关临床表现；

2）具备任一种类型活动性肺结核的胸部影像学特征及结核菌素皮肤试验中度阳性或强阳性；

3）具备任一种类型活动性肺结核的胸部影像学特征及 γ- 干扰素释放试验阳性；

4）具备任一种类型活动性肺结核的胸部影像学特征及结核分枝杆菌抗体阳性；

5）具备任一种类型活动性肺结核的胸部影像学特征及肺外组织病理检查证实为结核病变者；

6）具备气管、支气管结核影像学特征及支气管镜检查直接观察到气管和支气管病变者可诊断为气管、支气管结核；

7）具备胸腔积液或合并胸膜增厚粘连或发生胸膜结核瘤或脓胸等和胸腔积液为渗出液、腺苷脱氨酶升高，同时具备结核菌素皮肤试验中度阳性或强阳性或 γ- 干扰素释放试验阳性或结核分枝杆菌抗体阳性任一条者，可诊断为结核性胸膜炎；

8）儿童肺结核临床诊断病例应同时具备以下2条：

①具备任一种类型活动性肺结核的胸部影像学特征及结核病相关临床表现者；

②具备结核菌素皮肤试验中度阳性或强阳性或 γ- 干扰素释放试验阳性或结核分枝杆菌抗体阳性任一条者。

（3）疑似病例：凡符合下列条件之一者为疑似病例。

1）仅胸部影像学检查显示与任一种类型活动性肺结核相符的病变。

2）5 岁以下儿童：具备与结核病相关的临床表现同时具备有肺结核患者接触史，或结核菌素皮肤试验中度阳性或强阳性，或 γ- 干扰素释放试验阳性。

注：肺外结核病的诊断需综合病史、体检、以及各项检查手段以获取诊断依据，其中病原学、病理学和影像学检查尤其重要，必要时可通过介入技术获取病变部位标本进行组织学、细胞学和分子生物学方面的检测。病原学或病理学阳性是肺外结核病最可靠的确诊依据。

【治疗】

1. 抗结核药物使用原则　早在 20 世纪 70 年代，我国就提出了结核病化疗的早期、联合、适量、规律和全程用药的治疗原则，至今仍然行之有效。

（1）早期：结核病早期，肺泡内有炎性细胞浸润和渗出，肺泡壁充血，病灶内血液供应好，有利于药物的渗透、分布，同时巨噬细胞活跃，可吞噬大量的结核菌，有利于促进组织的修复和有效地杀灭结核菌，所以应尽可能早地发现和治疗肺结核患者。

（2）联合：利用多种抗结核药物的交叉杀菌作用，提高杀菌、灭菌能力，防止结核菌产生耐药性。

（3）适量：过量使用抗结核药物，会增加不良反应的发生率，用量不足又易诱发耐药性的产生，为此在治疗过程中，必须根据患者的年龄、体重，参照抗结核药物的剂量表，给予适当的治疗剂量。

（4）规律：按照化疗方案，规律投药可保持相对稳定的血药浓度，以达到杀灭菌的作用。不规则用药，时服时断，导致血药浓度高低不一，在低浓度下达不到杀菌和抑菌的作用，反而会诱发细菌的耐药性。因此必须教育患者按时规则服药。

（5）全程：患者应用抗结核药物后，许多症状可在短期内消失，2 个月左右大部分敏感菌已被杀灭，但此时部分非敏感菌及细胞内结核菌可能依然存活，只有坚持用药才能最终杀灭非敏感菌和细胞内结核菌，达到减少复发的目的。所以必须教育患者坚持完成全疗程治疗。

采取以上用药原则，有助于达到高治愈率、低复发率和低失败率。

多数肺结核病患者采用不住院治疗，但在不住院条件下要取得化学疗法的成功，关键在于对肺结核患者实施有效治疗管理，即目前推行的在医务人员直接面视下督导化疗（directly observed treatment, 简称 DOT），以确保肺结核患者在全疗程中规律、联合、足量和不间断地实施规范化疗，减少耐药性产生，最终获得治愈。

2. 抗结核药物　我国《耐药结核病化学治疗指南 2015 年》在一线和二线抗结核药物的基础上，参照 WHO 的相关指南，将抗结核药物进一步分为五组。第一组（一线口服抗结核药）：异烟肼（H）、利福平（R）、吡嗪酰胺（Z）、乙胺丁醇（E）、利福喷汀（Rft）和利福布汀（Rfb）；第二组（注射用抗结核药）：链霉素（S）、卷曲霉素（Cm）、卡那霉素（Km）和阿米卡星（Am）；第三组（氟喹诺酮类药）：左氧氟沙星（Lfx）、莫西沙星（Mfx）和加替沙星（Gfx）；第四组（口服抑菌二线抗结核药）：乙硫异烟胺（Eto）、丙硫异烟胺（Pto）、环丝氨酸（Cs）、特立齐酮（Trd）、对氨基水杨酸（PAS）和对氨基水杨酸异烟肼（Pa）；第五组（其他种类抗结核药即抗结核疗效或安全性尚不确切的药物）：贝达喹啉（Bdq）、德拉马尼（Dlm）、利奈唑胺（Lzd）、氯法齐明（Cfz）、阿莫西林 - 克拉维酸钾（Amx-Clv）、亚胺培南 - 西司他丁（Ipm-Cln）、美罗培南（Mpm）、氨硫脲（Thz）和克拉霉素（Clr）。上述药物的药理作用、适应证、不良反应、用法、用量等参见本书相关章节。

3. 抗结核化疗方案　根据我国国情，在世界卫生组织推荐方案的基础上，现介绍几种具代表性的抗结核化学治疗方案。

（1）初治涂（菌）阳和初治涂（菌）阴肺结核

定义：新发或接受过抗结核治疗 <1 个月的涂（菌）阳和初治涂（菌）阴肺结核。

方案：2HRZE（S）/4HR、2HRZE（S）/4H$_3$R$_3$ 或 2H$_3$R$_3$Z$_3$E$_3$（S$_3$）/4H$_3$R$_3$。

注：①英文字母前数值为需用药月数，英文字母后下角值为每周用药次数；②/ 前表示强化期，/ 后表示继续期（或巩固期）；③H= 异烟肼，S= 链霉素，R= 利福平，Z= 吡嗪酰胺，E= 乙胺丁醇；④儿童患者避免使用 S 或 E；⑤化疗方案中括号内为可替换药物。

（2）复治涂（菌）阳肺结核

定义：抗结核治疗时间 ≥ 1 个月包括初治治疗失败或治愈后复发的涂（菌）阳肺结核。

方案：2SHRZE/6HRE、2SHRZE/6H$_3$R$_3$E$_3$、2S$_3$H$_3$R$_3$Z$_3$E$_3$/6H$_3$R$_3$E$_3$、2SHRZE/1HRZE/5HRE 或 3HRZE/6HRE。

（3）结核性胸膜炎：推荐使用 2HRZE/7HRE、2H$_3$R$_3$Z$_3$E$_3$/7H$_3$R$_3$E$_3$，可根据病情适当延长继续期 3 个月，总疗程为 12 个月。

（4）耐药结核病化疗方案

1）定义

①单耐药结核病（mono-resistant tuberculosis, MR-TB）：结核病患者感染的结核分枝杆菌（MTB）经体外药物敏感性试验证实对 1 种一线抗结核药物耐药。

②多耐药结核病（poly-resistant tuberculosis, PR-TB）：结核病患者感染的 MTB 经体外 DST 证实对 1 种以上一线抗结核药物耐药（但不包括同时对异烟肼和利福平耐药）。

③耐多药结核病（multidrug-resistant tuberculosis, MDR-TB）：结核病患者感染的 MTB 经体外 DST 证实至少同时对异烟肼和利福平耐药。

④广泛耐药结核病（extensively drug-resistant tuberculosis, XDR-TB）：结核病患者感染的 MTB 经体外 DST 证实在耐多药的基础上至少同时对一种氟喹诺酮类和一种二线注射类抗结核药物耐药。

⑤利福平耐药结核病（rifampicin-resistant tuberculosis, RR-TB）：结核病患者感染的 MTB 经体外 DST 证实对利福平耐药，包括对利福平耐药的上述任何耐药结核病类型：MR-TB、PR-TB、MDR-TB 和 XDR-TB。

2）方案：见表 3-14-1。

表 3-14-1　耐药结核病化学治疗方案推荐表

耐药种类		方案	备注
1 种	H	3S-R-Z-E/6R-Z-E	适用对象:病变范围不广泛的初治患者
		9R-Lfx-Z-E	适用对象:①复治患者;②病变范围广泛*的初治患者;③不能耐受 S 的患者
	R	3S-H-Lfx-Z-E/9H-Lfx-Z-E	适用对象:病变范围不广泛的初治患者
		3S-H-Lfx-Z-E/15H-Lfx-Z-E	适用对象:①复治患者;②病变范围广泛*的初治患者
2 种	含 H	3S-R-Lfx-Z-E/9R-Lfx-Z-E	
	含 R	6S-H-Lfx-Z-E/12H-Lfx-Z-E	
3~4 种	含 H	3S-R-Lfx-Pto-Z/15R-Lfx-Pto-Z	
	含 R	6S-H-Lfx-Pto-Z/14H-Lfx-Pto-Z	

耐药种类	方案	备注
耐多药	6Cm（Am）-Lfx（Mfx）-Pto（PAS,E）-Cs（PAS,E）-Z/18Lfx（Mfx）-Pto（PAS,E）-Cs（PAS,E）-Z	痰菌在治疗 6 个月末仍阳性者或病变范围广泛的复治患者强化期注射用药可延长至 8 个月
广泛耐药	12Cm-Mfx-Pto（PAS）-Cs（PAS）-Clr-"Amx/Clv"-Z/18Mfx-Pto（PAS）-Cs（PAS）-Clr-"Amx/Clv"-Z	经济条件许可或患者能够耐受的情况下,尤其是无二线口服药可以选择时,建议选用利奈唑胺或氯法齐明或两者并用

注：病变范围广泛是指肺结核合并肺外结核者或肺结核符合以下情况之一者：

1. 轻微散布性病变,分布于一侧或两侧,其总和超过一侧肺的体积;

2. 浓密融合性病变,分布于一侧或两侧,其总和超过一侧肺的 1/3;

3. 有空洞存在,无论多寡和部位,空洞直径超过 4cm。

（引自：范秉哲,裘祖源.结核病学.北京：人民卫生出版社,1964）

【转归】结核病灶可在机体免疫力的作用下渐渐趋向好转或愈合,同时在抗结核药物的帮助下达到痊愈。

1. 病理转归

（1）吸收消散：在渗出性病变的初期,病变的组织大多损伤轻微,组织结构保持完整,血液供给充足,特别是在抗结核药物的作用下,增强了单核 - 吞噬细胞系统的吞噬能力,促使渗出物吸收、消散、病灶愈合,甚至不留痕迹。

（2）纤维化：在病灶吸收消散期间,可伴有纤维组织增生,由于机体获得了免疫能力,以及在抗结核药物的治疗下,嗜银纤维母细胞数量明显增多,迅速发生胶原沉着和纤维化,最后,形成非特异性条索状或星状瘢痕。

（3）钙化：机体免疫力增强以及在药物的治疗下,局限性干酪灶因失水而干燥,钙质逐渐沉着其中,最终转化为钙化灶。钙化灶内可有活的结核菌存在,并长期潜伏其中。但由于机体免疫力占优势,结核菌处于静止状态（即休眠状态）,作为抗原刺激机体,使机体的结核菌素试验呈阳性反应。如果在某一时期,由于机体因各种原因造成免疫力减低,也可能导致结核病的复发。

（4）恶化：机体免疫力低下,应用大量激素类药物,或抗结核药物不合理应用等情况下,病灶中结核菌重新活跃,表现为病灶扩大溶解和播散。①病灶周围出现新的渗出性病变,继之干酪样坏死,病灶范围逐步扩大。②溶解播散：干酪样坏死物发生液化,经各种自然管道（如支气管）排出,形成空洞。含菌的液化物播散至其他部位,引起新的结核病灶。此外,结核菌还可侵入淋巴系统及血液系统,传播到其他器官。

（5）空洞的转归：肺结核空洞闭合机制历来有支气管通畅与阻塞之争。就空洞闭合形态上看,有空洞消失、以瘢痕形成的星状闭合和线状闭合等几种形态。如果空洞形成不久,纤维组织不多或无壁空洞,随着炎症吸收消散,则形成线状瘢痕;如果洞壁纤维较多,则形成星状瘢痕。在有效化疗的作用下,有些空洞不能完全闭合,但特异性结核病变消失,痰结核菌阴性,支气管上皮细胞向洞壁内延伸,成为净化空洞。那些因引流支气管阻塞或干酪灶未经排出的填塞性空洞,则容易复张。不管以何种方式愈合的空洞,临床上只要痰结核菌阴性,均称之为治愈。

2. 临床转归

（1）利福平敏感结核病化学治疗的转归

1）治愈：完成规定疗程，疗程结束时连续 2 次痰涂片或培养阴性，每次间隔至少 30 天，第 2 次阴性结果在疗程最后 1 个月末。

2）完成治疗：完成规定疗程，疗程最后 1 个月末因无痰使其痰涂片或痰培养无法进行，此前痰涂片或培养阴性。

3）失败：未达到治愈或完成治疗的标准。

4）死亡：治疗过程中由于任何原因所致的死亡。

5）丢失：由于任何原因致治疗中断连续 2 个月或以上。

6）不能评价：包括患者转诊到其他医疗机构或不知其治疗转归。

7）治疗成功：包括治愈和完成治疗。

（2）利福平耐药结核病化学治疗的转归

1）治愈：完成规定疗程，疗程结束时连续 3 次痰培养阴性，每次间隔至少 30 天，第 3 次阴性结果在疗程结束时的最后 1 个月末。

2）完成治疗：完成规定疗程，因无痰未能在疗程结束时获得连续 3 次、每次间隔至少 30 天的痰培养阴性结果，此前痰培养阴性。

3）失败：未达到治愈或完成治疗的标准。

4）死亡：患者在治疗过程中由于任何原因所致的死亡。

5）丢失：患者由于任何原因治疗中断连续 2 个月或以上。

6）不能评价：包括患者转诊到其他医疗机构或不知其治疗转归。

7）治疗成功：包括治愈和完成治疗。

第二节　非结核分枝杆菌病

非结核分枝杆菌病是指由结核分枝杆菌复合群（包括结核分枝杆菌、牛分枝杆菌、非洲分枝杆菌、田鼠分枝杆菌）和麻风分枝杆菌以外的非结核分枝杆菌（NTM）引起的疾病。

20 世纪以来，非结核分枝杆菌病的发病率无论在欧美国家还是亚洲国家均逐年上升。美国的数据表明，自 1997 年到 2007 年，非结核分枝杆菌肺病的年增长率为 8.2%。加拿大非结核分枝杆菌病发病率从 1997 年的 9.1/10 万上升到 2007 年的 14.1/10 万。我国非结核分枝杆菌的发病情况同样具有逐年上升的趋势，在全国结核病流行病学抽样调查所获的分枝杆菌临床菌株中，非结核分枝杆菌的分离率分别是：1979 年 4.3%，1990 年 4.9%，2000 年 11.1%，2010 年 22.9%。我国台湾地区 2000 年至 2008 年某医院内非结核分枝杆菌病的患病率从 1.26/10 万增加到 7.94/10 万。我国非结核分枝杆菌感染的区域性分布特点是，南方高于北方，沿海高于内地，气候温和地区高于寒冷地区。

非结核分枝杆菌病多发生在肺部，身体其他部位也可以发生，常见的是淋巴结、皮肤软组织和骨骼系统感染，严重细胞免疫抑制者还可引起血源性播散。

非结核分枝杆菌病多继发于慢性肺病如支气管扩张、硅沉着病和肺结核等，也是人类免疫缺陷病毒（艾滋病病毒，HIV）感染或获得性免疫缺陷综合征（艾滋病，AIDS）的常见并发症，也常见于因消毒不严而引发的院内感染，非结核分枝杆菌病已成为威胁人类健康的重要公共卫生问题。

【病原学】非结核分枝杆菌是一种环境生长菌，在自然界如水、土壤、灰尘等中广泛存在，属于条件致病菌。目前全世界非结核分枝杆菌已鉴别出 175 种和 13 个亚种，多数为腐生菌，仅少数可使人和动物致病。

根据非结核分枝杆菌的生长速度，可分为慢速生长型和快速生长型。前者为在适宜的培养条件下经 7 天以上培养可见单个菌落的分枝杆菌；后者为在上述相同条件下，7 天内肉眼就可见单个菌落的分枝杆菌。Runyon 则将非结核分枝杆菌分为四群，即 I 群——光产色菌，如堪萨斯分枝杆菌；II 群——暗产色菌，如瘰疬分枝杆菌；III 群——不产色菌，如鸟分枝杆菌复合群；IV 群——快生长菌，如偶然分枝杆菌。

非结核分枝杆菌具有疏水特性的生物膜使其可持续生存于供水系统中（包括热水供应），可能是医院内感染的主要来源之一。在土壤和自然水源中发现的迅速生长的分枝杆菌，如偶然分枝杆菌、龟分枝杆菌和脓肿分枝杆菌等，是院内感染中最常见的非结核分枝杆菌。

迄今尚未证实非结核分枝杆菌可以通过人进行传播，但可通过动物传播给人。人可从环境中感染非结核分枝杆菌而患病，水和土壤是重要的传播途径。

我国已报告的非结核分枝杆菌以鸟分枝杆菌复合群为多，快速生长的偶然分枝杆菌和龟分枝杆菌也并不少见。

【临床表现】具有与结核病临床表现相似的全身中毒症状和局部损害表现，主要侵犯肺，在未作菌种鉴定时可被误诊为肺结核病。

1. 非结核分枝杆菌肺病 类似肺结核的慢性肺部疾病。胸片显示炎性病灶及单发或多发薄壁空洞，纤维硬结灶、球形病变及胸膜渗出相对少见。病变多累及上叶的尖段和前段。也可仅有咯血或无任何临床症状。

2. 非结核分枝杆菌淋巴结炎 多见于儿童颈淋巴结炎，也有成人病例的报道。耳部、腹股沟、腋下淋巴结也可受累。多为单侧无痛性淋巴结肿大，常有窦道形成。

3. 非结核分枝杆菌皮肤、软组织病 刺伤或开放性外伤后出现局部的皮肤、软组织损伤，引起皮肤组织感染，形成局部脓肿者多为快生长菌。在注射部位、手术切口、长期静脉或胸腔内置管，抽脂治疗、隆胸术、心脏搭桥术后可发生快生长菌引发的医源性感染。海分枝杆菌病主要表现为肢体皮疹，在肘、膝及手足背部可发展至浅溃疡和疤痕形成。溃疡分枝杆菌可引起 Bairnsdale 溃疡。堪萨斯、苏加、嗜血分枝杆菌可引起皮肤播散性和多中心结节病灶。

4. 非结核分枝杆菌骨病 堪萨斯分枝杆菌和鸟分枝杆菌复合群可引起滑膜、滑囊、腱鞘、关节、腰椎感染和骨髓炎，土地分枝杆菌引起滑膜炎和骨髓炎，次要分枝杆菌引起化脓性关节炎，偶然、龟分枝杆菌引起牙齿感染。

5. 播散性非结核分枝杆菌病 在晚期 HIV 或极度免疫功能低下患者中发生，症状可被其他病原感染掩盖，表现为播散性骨病、肝病、心内膜炎、心包炎及脑膜炎等。

6. 其他非结核分枝杆菌病 如泌尿生殖系鸟分枝杆菌感染、眼部偶然分枝杆菌感染等，林达分枝杆菌（*M.linda*）引起胃肠道疾病。副结核分枝杆菌和斑尾林鸽分枝杆菌（*M.wood pigeon*）与克罗恩病有关，可出现相应部位的临床症状和体征。

【诊断】

1. 非结核分枝杆菌肺病 具有呼吸系统症状和 / 或全身症状，经胸部影像学检查发现有空洞性阴影、多灶性支气管扩张及多发性小结节病变等，已排除其他疾病，在确保标本无外源性污染的前提下，符合以下条件之一者可做出非结核分枝杆菌肺病的诊断。

（1）痰非结核分枝杆菌培养 2 次均为同一致病菌；

（2）支气管肺泡灌洗液（BALF）中非结核分枝杆菌培养阳性 1 次，阳性度为 2+ 以上；

（3）BALF 中非结核分枝杆菌培养阳性 1 次，抗酸杆菌涂片阳性度为 2+ 以上；

（4）经支气管镜或其他途径的肺活组织检查发现分枝杆菌病的组织病理学特征性改变（肉芽肿性炎症或抗酸染色阳性），并且非结核分枝杆菌培养阳性；

（5）肺活组织检查发现分枝杆菌病的组织病理学特征性改变（肉芽肿性炎症或抗酸染色阳性），并且痰标本和 / 或 BALF 中非结核分枝杆菌培养阳性 ≥ 1 次。

2. 肺外非结核分枝杆菌病　具有局部和 / 或全身性症状，经相关检查发现有肺外组织、器官病变，已排除其他疾病，在确保标本无外源性污染的前提下，病变部位组织中非结核分枝杆菌培养阳性，即可做出肺外非结核分枝杆菌病的诊断。

3. 播散性非结核分枝杆菌病　具有相关的临床症状，经相关检查发现有肺或肺外组织与器官病变，血培养非结核分枝杆菌阳性，和 / 或骨髓、肝脏、胸内或腹内淋巴结穿刺物培养非结核分枝杆菌阳性。

必须注意的是：①诊断必须建立在菌种鉴定基础上，强调两次培养发现相同的非结核分枝杆菌，而不是两次发现非结核分枝杆菌。②强调具备呼吸系统症状和影像特点，并且为排除性诊断（排除其他可导致类似呼吸系统症状及影像特点的疾病）。③强调组织、BALF 标本非结核分枝杆菌阳性培养结果的意义应基于组织病理学特征（肉芽肿性炎症）。④标本质控：由于非结核分枝杆菌在环境中普遍存在，极易造成标本污染，如在痰标本中培养出的戈登分枝杆菌就常为污染所致。美国胸科学会（ATS）和美国感染病学会（IDSA）2007 年联合发布的相关指南中，对标本采集、处理、去污、染色等方面有着详细的推荐意见，值得我国借鉴。⑤非结核分枝杆菌核酸检测阳性是诊断非结核分枝杆菌病的重要的病原学依据。

【治疗方案及原则】由于非结核分枝杆菌在环境中广泛存在，分离菌可能是标本污染，也可能是病原菌；同时要注意到非结核分枝杆菌感染人体后，只有极少数人发病。因此临床医师必须正确评价阳性培养结果的意义、权衡对个体患者治疗的利弊。不建议对疑似非结核分枝杆菌病患者进行试验性或诊断性治疗。

目前尚无特效治疗非结核分枝杆菌病的化学药物和标准的化疗方案，多数非结核分枝杆菌对抗结核药物耐药，故主张抗结核药物与其他抗生素联合使用，方案中药物数量往往以 3 ~ 5 种为宜。一般情况下，非结核分枝杆菌肺病在抗酸杆菌阴转后需继续治疗 18 ~ 24 个月，至少 12 个月。治疗中避免单一用药，注意药物的不良反应。

1. 缓慢生长型非结核分枝杆菌病

（1）鸟分枝杆菌复合群病：方案中药物组成首选克拉霉素，500mg，每日 2 次（或阿奇霉素，500mg，每日 1 次）+ 乙胺丁醇，每日 15mg/kg，或 750mg，每日 1 次，以上均口服。

以下药物可依据临床情况选择加入上述方案中：①氯法齐明，100mg，每日 1 次。②利福布汀，300 ~ 450mg，每日 1 次；或利福喷汀，450~600mg，每周 2 次；或利福平，450~600mg，每日 1 次。③莫西沙星，400mg，每日 1 次。④阿米卡星，每日 7.5 ~ 10mg/kg，或 400~600mg，每日 1 次。对大环内酯类药物耐药的鸟分枝杆菌复合群肺病患者，可使用异烟肼（300mg/d）、乙胺丁醇 [15mg/（kg · d）]、利福布汀（150~300mg/d）、莫西沙星（400mg/d）。

免疫功能正常者应该接受至少 18 ~ 24 个月的治疗，艾滋病患者须终身服药，除非其经抗病毒治疗后，$CD4^+$ T 细胞维持在 100×10^6/L 以上 1 年。

（2）堪萨斯分枝杆菌病：化疗方案由异烟肼 300mg，每日 1 次，利福平 600mg，每日 1 次和乙胺丁醇每日 15mg/kg 组成，疗程 18 个月。

对以上方案中某种药物不能耐受的患者，在应用利福平和乙胺丁醇治疗的最初 3 个月可加用链霉素或阿米卡星。如分离菌株对利福平耐药，可加大异烟肼和乙胺丁醇的用量并加用磺胺甲噁唑每日 3.0g；异烟肼可用至 900mg，每日 1 次，同时服用维生素 B_6，每日 500mg，以避免或减轻异烟肼的不良反应；乙胺丁醇可用至每日 25mg/kg，但这不是一个安全的剂量，必须密切监督该药物可引起眼毒性反应；总疗程 18 ~ 24 个月。

（3）瘰疬分枝杆菌病：①局部病变手术清除。②方案中药物选择依次为克拉霉素、链霉素、环丝氨酸、氯法齐明和乙胺丁醇。环丝氨酸常用剂量为每日 500~750mg，分两次服用，同时按每 250mg 环丝氨酸加用 50mg 维生素 B_6；其余药物剂量与用法同上；疗程根据病情而定。

（4）溃疡分枝杆菌病：①局部病变手术清除。②化疗：该菌体外试验对利福平、链霉素和氯法齐明敏感。化疗方案可考虑利福平加阿米卡星或乙胺丁醇加复方磺胺甲噁唑，疗程 4~6 周。

（5）其他：蟾蜍分枝杆菌、苏加分枝杆菌、玛尔摩分枝杆菌、猿猴分枝杆菌、嗜血分枝杆菌和土地分枝杆菌引起的肺部或肺外播散型感染，在加拿大、英国和欧洲的报道越来越多。艾滋病患者尤其易患播散型 NTM 疾病。初始治疗应包括异烟肼、利福平和乙胺丁醇，加或不加链霉素或阿米卡星。疗程至少 18~24 个月。也有建议对播散型猿猴分枝杆菌病与对播散型鸟分枝杆菌复合群病治疗一样，开始即应用克拉霉素 + 乙胺丁醇 + 氯法齐明 + 链霉素或阿米卡星四种药物联合治疗。

2. 快速生长型非结核分枝杆菌病 偶然分枝杆菌、龟分枝杆菌、脓肿分枝杆菌均为快速生长型 NTM。它们对传统抗结核药物高度耐药，但对某些抗生素敏感。

（1）偶然分枝杆菌病：①手术清除肺外感染病灶。②化疗：阿米卡星 + 头孢西丁 + 丙磺舒 ×2~6 周，然后口服复方磺胺甲噁唑或多西环素 ×2~6 个月。建议试用新大环内酯类治疗。

（2）龟分枝杆菌病：①手术清除肺外感染病灶；②化疗：单用克拉霉素 6 个月，可酌情加用阿米卡星，但阿米卡星的使用时间不能超过 3 个月。

（3）脓肿分枝杆菌病：①感染伤口的外科清创术或异物切除。②起始治疗可应用阿米卡星 + 头孢西丁，根据临床好转情况和药物敏感试验结果，可考虑改用两药联合口服治疗，如克拉霉素和氟喹诺酮类。严重病例的疗程至少 3 个月，骨骼感染至少 6 个月。手术联合多药化疗治疗局限性脓肿分枝杆菌肺病可能是唯一的治愈方案。药物治疗虽不能根治，但可控制症状并防止病灶进展。目前一些新的抗生素可能对脓肿分枝杆菌有效，如利奈唑胺（600mg bid），甘氨酰环素类抗生素如替加环素有一定的效果，泰利霉素在体外有效，但缺乏临床疗效的数据。

第三节 麻风病

为了方便治疗，1987 年世界卫生组织麻风专家委员会将麻风病患者进行了简单的分类。规定中间界线类麻风（BB）、界线类偏瘤型麻风（BL）和瘤型麻风（LL）患者以及初诊皮损查菌阳性的任何其他类型的患者 [包括未定类和界线类偏结核样型麻风（BT）] 为多菌型患者；凡是初诊查菌阴性的未定类麻风（I）、结核样型麻风（TT）和界线类偏结核样型（BT）归为少菌型患者。1994 年世界卫生组织又推荐在无条件作皮损查菌的地区可根据皮损和神经受累的数量来确定治疗方案。在皮损数 ≥ 6 块和神经损伤数 ≥ 2 条时按多菌型麻风方案治疗。2018 年世界卫生组织对麻风病的最新治疗方案推荐如下：

1. 治疗原则 力争早期发现麻风患者，早期诊断、早期治疗。及时治疗可防止病情发展，减少畸残。为了增强疗效，防止耐药，应采用世界卫生组织推荐的包含高效、速效杀菌药物利福平的联合化疗（MDT）。必须强调足量与规则治疗，疗程结束后，每年需要进行一次临床和细菌学检查，直到临床治愈。

2. 成人少菌型患者治疗方案 利福平 600mg，每月 1 次监服；氨苯砜 100mg，每日 1 次自服；氯法齐明 300mg，每月 1 次监服，和 50mg 每日 1 次自服。疗程 6 个月。

3. 成人多菌型患者治疗方案 利福平 600mg，每月 1 次监服；氨苯砜 100mg，每日 1 次自服；氯法齐明 300mg，每月 1 次监服，和 50mg 每日 1 次自服。疗程 12 个月。

4. 14 岁或以下儿童麻风患者各种药物用量见表 3-14-2。

表 3-14-2　14 岁或以下儿童麻风患者各种药物用量

药物	5 岁以下	5～9 岁	10～14 岁
利福平	150mg	300mg	450mg
氯法齐明	50mg	100mg	200mg
氯法齐明	50mg（隔日）	50mg	50mg
氨苯砜	25mg（隔日）	25mg	50mg

5. 特殊情况下的治疗　因药物过敏或肝功能损伤者不能用利福平者：氯法齐明每日 50mg 加以下两种药物（氧氟沙星每日 400mg 或米诺环素每日 100mg 或克拉霉素每日 500mg）治疗 6 个月，然后以氯法齐明每日 50mg 加以下一种药物（米诺环素每日 100mg 或氧氟沙星每日 400mg），至少再治疗 18 个月。

因治疗后导致皮肤色素沉着而不接受氯法齐明或对氨苯砜过敏者：可用米诺环素每日 100mg 或氧氟沙星每日 400mg 代替不能接受的药物。

6. 麻风反应治疗　尽可能查明诱因，并予以去除或适当处理，一般不必停用抗麻风药物。

（1）Ⅰ型反应治疗：泼尼松初始剂量每日 40~60mg，控制病情后，应每 2~4 周减 5~10mg，在最后 2 周给予 5mg/d 维持量。BT 患者反应需要治疗 3~6 月。在 BL 患者疗程一般需要治疗至少 6 个月以上。对于轻、中度的麻风Ⅰ型反应或神经炎，可用世界卫生组织推荐的泼尼松标准治疗方案治疗。药物剂量和疗程如下：泼尼松 40mg，每日 1 次，服用 1 个月；第 2 个月泼尼松 30mg，每日 1 次，服用 1 个月；第 3 个月 20mg，每日 1 次，服用 1 个月；第 4 个月 15mg，每日 1 次，服用 1 个月；第 5 个月 10mg，每日 1 次，服用 1 个月；第 6 个月 5mg，每日 1 次，服用 1 个月。

（2）Ⅱ型反应治疗：沙利度胺对Ⅱ型反应有特效。最初每次 100mg，每日 3~4 次，一般 1 周内可显著好转。每周减量 100mg，逐渐减量至每日 50mg 维持量。该药能引起畸胎和中毒性神经炎。故对妊娠妇女禁用，育龄妇女慎用。在累计用药总量达 40~50g 时易发生中毒性神经炎。其他副作用为口干、嗜睡、疲乏、白细胞下降、心率缓慢等。如无沙利度胺可选泼尼松治疗，每日 20~40mg，或采用上述泼尼松标准方案治疗，特别是对伴发神经炎、睾丸炎、虹膜睫状体炎及严重结节红斑的患者，效果甚佳。以后根据病情减少剂量，也需要长期维持。对使用泼尼松有禁忌者可选用雷公藤及氯法齐明治疗。

主要参考文献

[1] 中华人民共和国卫生和计划生育委员会 . 中华人民共和国卫生行业标准结核病分类（WS196-2017）. 北京：中华人民共和国卫生和计划生育委员会，2017.（2017-11-09）[2020-06-

01]. http://www.nhc.gov.cn/ewebeditor/uploadfile/2017/11/20171128164208411.pdf.

[2] 中华人民共和国卫生和计划生育委员会 . 中华人民共和国卫生行业标准肺结核诊断（WS288-2017）. 北京：中华人民共和国卫生和计划生育委员会，2017.（2017-11-09）[2020-06-01]. http://www.nhc.gov.cn/ewebeditor/uploadfile/2017/11/20171128164254246.pdf.

[3] 全国第五次结核病流行病学抽样调查技术指导组，全国第五次结核病流行病学抽样调查办公室，中国疾病预防控制中心结核病预防控制中心. 2010 年全国第五次结核病流行病学抽样调查报告 . 中国防痨杂志，2012, 34(8): 485-508.

[4] World Health Organization.2015 global tuberculosis report. Geneva: World Health Organization, 2015.

[5] 严碧涯，端木宏谨 . 结核病学 . 北京：北京出版社，2001.

[6] 肖和平 . 结核病防治新进展 . 上海：复旦大学出版社，2004.

[7] 马屿，朱莉贞，潘狱萱 . 结核病 . 北京：人民卫生出版社，2006.

[8] 唐神结，高文，肖和平 . 临床结核病学 . 北京：人民卫生出版社，2011.

[9] 赵雁林，王梨霞，成诗明，等，分枝杆菌分离培养标准化操作程序及质量保证手册 . 北京：人民卫生出版社，2013.

[10] World Health Organization.Companion handbook to the guidelines for the programmatic management of drug-resistant tuberculosis. Geneva: World Health Organization, 2014.

[11] 肖和平 . 耐药结核病化学治疗指南（2015 年）. 北京：人民卫生出版社，2015.

[12] 肖和平 . 非结核分枝杆菌病诊断与处理指南 . 中华结核和呼吸杂志，2000，23(11): 650-653.

[13] REVES R, SCHLUGER N W. Update in tuberculosis and nontuberculous mycobacterial infections 2013. Am J Respir Crit Care Med，2014, 189(8): 894-898.

[14] 唐神结 . 非结核分枝杆菌病诊断与治疗专家共识 . 中华结核和呼吸杂志，2012，35(8): 572-580.

[15] 沙巍，肖和平 . 值得关注的非结核分枝杆菌—耐热分枝杆菌 . 中华结核和呼吸杂志，2008, 31(12): 930-932.

[16] 徐金富，季晓彬，范莉超，等 . 支气管扩张症患者合并非结核分枝杆菌肺部感染的临床分析 . 中华结核和呼吸杂志，2014,37(4): 301-302.

[17] STOUT J E, KOH W J, YEW W W, et al. Update on pulmonary disease due to non-tuberculous mycobacteria. Int J Infect Dis, 2016, 45:123-134.

[18] 陈贤义，李文忠，陈家琨 . 麻风病防治手册 . 北京 . 科学出版社，2002.

[19] 沈进进 . 新编麻风学 . 上海：第二军医大学出版社，2001.

[20] KAR H K, KUMAR B. IAL textbook of leprosy. New Delhi: Jaypee Brothers Medical Publishers Private Ltd., 2010.

[21] MANDELL G L, BENNETT J E, DOLIN R. Mandell, Douglas, and Bennett's principles and practice of infections diseases. 7th ed. Philadelphia: Churchill Livingstone, 2010.

第十五章
寄生虫病

寄生虫病在全世界一直是被普遍关注的公共卫生问题。全世界每年有数十亿人的生命和健康受到寄生虫病的威胁。世界卫生组织建议重点防治的 6 种主要热带病中有 5 种是寄生虫病：疟疾（malaria）、血吸虫病（schistosomiasis）、丝虫病（filariasis，包括淋巴丝虫病和盘尾丝虫病）、利什曼病（leishmaniasis）和锥虫病（trypanosomiasis）。寄生虫病分布广泛，世界各地均有发生。尤其是热带和亚热带地区，如非洲和亚洲的发展中国家，由于经济生活和卫生条件相对落后，寄生虫病的流行情况远较发达国家严重，特别是免疫力较低的儿童更容易受到寄生虫病的侵害。

第一节 原虫病

原虫为单细胞动物，具有完整的生理功能，与医学有关的原虫约数十种，大多为寄生或共生类型。临床比较常见的是由疟原虫、阿米巴原虫、弓形虫等所致的疾病，各种疾病的治疗均有其自身的特点。

一、疟疾

疟疾是由雌性按蚊叮咬人体时，将其体内的疟原虫传入人体所致。临床表现为间歇性、发作性的寒战、高热和大汗以及贫血和脾大。间日疟和三日疟常有复发，恶性疟发热不规则，1%～2.5% 的患者表现为中枢神经系统功能失常，呈现凶险发作。

【病原学和流行病学】人类疟疾的病原体有四种，即：间日疟原虫（*P. vivax*）、三日疟原虫（*P. malariae*）、卵形疟原虫（*P. ovale*）和恶性疟原虫（*P. falciparum*）。

疟疾是全世界最严重的传染病之一。据 WHO 报道约 100 个国家或地区有疟疾流行。我国主要流行间日疟和恶性疟。多年来我国的疟疾防治工作已取得了巨大成就，据疫情报告疟疾发病率已连续 8 年控制在万分之一以下。但是，疟疾仍然是危害我国人民健康的较严重的寄生虫病之一，每年实际疟疾发病人数有约 20 万～30 万例，部分地区流行还较严重。进入消除阶段后，我国间日疟本地患者的数量和发生范围大幅下降，持续发生本地感染病例的地区相当局限，而境外输入与国内人口流动导致本地传播的风险需引起关注。

【临床表现】人感染疟原虫后，经过一定潜伏期，可出现临床发作。四种疟疾发作的症状基本相似：①前驱期，仅部分患者有前驱症状，如疲倦、乏力、头痛、肌肉酸痛、食欲减退等。②发冷期，突起畏寒，颜面苍白，常伴头痛、恶心和呕吐。同时体温迅速上升。此期持续数分钟至 1～2 小时。③发热期，体温可达 40℃以上，面色潮红，烦躁不安，重者可出现谵妄。此期持续 3～8 小时。④出汗期，先是颜面和双手微汗，渐至全身大汗淋漓，体温迅速下降，除感疲乏外，上述症状随之消失，此期持续 1～5 小时。此后，视原虫种属的不同呈现不同周期的间歇性发作。

起病后 3~4 天，脾脏开始肿大，初期质软，有压痛。随着发作次数的增加，脾大更为明显，质变硬。肝大发生于脾大之后，肿大程度较轻，肝功能大多正常。数次发作后。红细胞与血红蛋白下降，并出现贫血，恶性疟尤甚。

【诊断】血液涂片染色查找疟原虫是确诊的唯一根据，但临床表现仍是重要的诊断基础。

【治疗】

1. 抗疟原虫治疗

（1）对氯喹敏感的疟疾发作治疗：①氯喹，首剂 1g，第 2、3 天各 0.5g。如与伯氨喹合用，只需第 1 天服本品 1g。儿童首剂 16mg/kg（高热期酌情减量，分次服用），6~8 小时后和第 2、3 天各服 8mg/kg。肌内注射，一日 1 次，每次 2~3mg/kg。静脉滴注，临用前用 5% 葡萄糖注射液或 0.9% 氯化钠注射液 500ml 稀释后缓慢静滴，每次 2~3mg/kg。②伯氨喹（primaquine），磷酸伯氨喹 39.6mg（基质 22.5mg），紧接控制急性发作药物后口服本品，每日 1 次，连服 8 天。主要用于间日疟和卵形疟控制复发。恶性疟虽无复发问题，亦需服用 2 ~ 4 天，以杀灭配子体防止疟疾传播。

（2）耐氯喹疟疾发作的治疗：①青蒿素（artemisinin）衍生物，青蒿素片每片 100mg（基质），口服，首剂 1g，第 2、3 天各 0.5g；水混悬液每毫升 100mg（基质），肌内注射，首剂 0.6g，第 2、3 天各 0.3g；栓剂每支 100mg（基质），肛塞给药，首剂 0.6g，4 小时后 0.6g，第 2、3 天各 0.4g。蒿甲醚油剂每支 100mg（基质），肌内注射，第 1 天 160mg，第 2~5 天各 80mg；蒿甲醚胶囊每粒含蒿甲醚 40mg，成人首剂 160mg，以后每天 1 次，每次 80mg，连服 5~7 天，儿童每天 1.6mg/kg，首剂加倍，疗程同成人。青蒿琥酯钠粉针剂每支 60mg（基质），第 1 天 200mg，第 2、3 天各 100mg，稀释后缓慢静脉滴注。②甲氟喹（mefloquine），为长效制剂，半衰期约 14 天。甲氟喹口服片剂为每片 274mg（相当于基质 250mg）。成人每次顿服 750mg，儿童 25mg/kg（按体重 < 45kg 计）。具较强的杀灭红细胞内疟原虫的作用，对耐氯喹恶性疟有较好疗效。但近年已有耐药株广泛存在的报道。③磷酸咯萘啶（malaridine phosphate），为我国 20 世纪 70 年代研制的抗疟新药，能有效杀灭红内期疟原虫。总剂量用 1.2g。第 1 日 0.4g 分 2 次口服，第 2、3 日各 0.4g 顿服。④本芴醇（lumefantrine），对耐氯喹的恶性疟原虫有杀灭作用。用于恶性疟的治疗，尤其适用于抗氯喹虫株所致的恶性疟的治疗。成人首日 0.8g 顿服，第 2、3、4 日各 0.4g；儿童一日按体重 8mg/kg 顿服，连服 4 日，首剂加倍，但不宜超过 0.6g。心脏病和肾病患者慎用；孕妇和哺乳期妇女用药尚不明确。

（3）凶险型疟疾发作的治疗：①青蒿琥酯，600mg 加入 5% 碳酸氢钠注射液 0.6ml，摇匀至完全溶解，再加 5% 葡萄糖注射液 5.4ml，最终成青蒿琥酯 10mg/ml，按 1.2mg/kg 计算每次用量。首剂注射后 4、24、48 小时各再注射 1 次。②氯喹，用于敏感虫株感染的治疗，其基质 10mg/kg 于 4 小时内静脉滴注，继以 5mg/kg 于 2 小时内滴完。每日总量不超过 25mg/kg。③奎宁，用于耐氯喹株感染，二盐酸奎宁 500mg 置等渗葡萄糖注射液中静脉滴注 4 小时。12 小时后可重复使用。患者神志清醒后改为口服。④磷酸咯萘啶，3~6mg/kg 计算，用生理盐水或等渗葡萄糖注射液 250~500ml 稀释后静脉滴注，可重复应用。

2. 对症治疗 脑型疟常出现脑水肿与昏迷，应及时积极给予脱水治疗。监测血糖并及时发现和纠正低血糖。应用右旋糖酐 40，可能对改善微血管堵塞有一定帮助。应用肾上腺皮质激素疗效不确切，甚至有报道可延长昏迷时间。

二、阿米巴病

阿米巴病病（amebiasis）由溶组织内阿米巴（*E. histolytica*）侵入人体所引起的一种寄生虫

病。最常见者为肠阿米巴病。侵入肠外组织，则产生相应脏器的阿米巴病，常见者为肝阿米巴病。近年，溶组织内阿米巴感染在 HIV 阳性人群中呈上升趋势。

（一）肠阿米巴病

肠阿米巴病（intestinalamebiasis）是溶组织内阿米巴引起的肠道病变。感染者多数处于无症状的病原携带状态。约 10% 患者由于阿米巴滋养体侵入肠壁组织引起腹泻、黏液血便等症状，称为阿米巴痢疾（amebic dysentery）。本病常复发，易于变为慢性，也可导致肠外并发症。

【病原学和流行病学】溶组织内阿米巴分为滋养体与包囊两期。滋养体又分大小两型，寄生于结肠腔或肠壁内。大滋养体具致病力，常见于急性患者的粪便和病灶组织中，故又称组织型滋养体。当宿主免疫功能良好或环境不利时可变为小滋养体，一般不致病，在肠腔内共栖生活，故又称肠腔型滋养体。当宿主免疫功能及肠道环境恢复正常时，其伪足消失，活动停止，形成包囊。包囊随粪便排出体外，有较强的抵抗力。吞食成熟的包囊后，在胃中不被胃酸破坏，到达回肠后，虫体破囊而出，分裂成为 4 个小滋养体。滋养体抵抗力甚弱，可很快被胃酸杀灭。

无症状排包囊者、慢性和恢复期患者是传染源。主要经粪 - 口途径传播。人群普遍易感，10 岁以下儿童很少出现症状。病后无持久免疫，故仍可再感染。

【临床表现】

1. 无症状型　占 90% 以上。感染者粪便中有包囊排出而无临床症状。

2. 普通型　大多缓慢起病，以腹痛、腹泻为首发症状者多见。每日大便可达 10 次左右，典型粪便为暗红色糊状，呈果酱样，有腥臭味，含滋养体。有时仅表现为血便或单纯性腹泻。病变累及直肠时可出现里急后重感。病程数日或数周后自行缓解，如治疗不彻底，易于复发。

3. 暴发型　此型少见。多发生于体质衰弱、重度营养不良、孕妇或免疫功能低下者。起病急，进展快，中毒症状明显。高热、寒战、恶心、呕吐、频繁腹泻，每日大便达数十次，甚至肛门失禁，呈水样或血水样，含大量滋养体。患者有不同程度的脱水、电解质紊乱。严重者出现意识障碍与循环衰竭。本型易并发肠出血、肠穿孔或腹膜炎。预后差，病死率高。

4. 慢性型　此型常为普通型未经彻底治疗的延续。症状可持续存在或反复发作。大便每日 3~5 次，呈黄色糊状，带少量黏液及血液，有腐臭，常可检出滋养体或包囊。

【诊断】典型的肠阿米巴病具有起病缓慢，中毒症状轻，腹泻次数少，有果酱样大便，易复发等特点，不难诊断。生理盐水涂片法在粪便中查到活动的、吞噬红细胞的滋养体为确诊依据。如涂片法阴性可用浓集法提高检出率。肠阿米巴病与溃疡性结肠炎、慢性肠炎等临床表现相似，对慢性腹泻患者应常规行粪便原虫检查，以免误诊。如临床上高度怀疑本病而各种检查又不能确诊时，可选用抗阿米巴药物治疗，如疗效确切，诊断亦可成立。

【治疗】

1. 一般治疗　急性期应卧床休息，给予流质或半流质饮食。进行肠道隔离至症状消失和粪便连续 3 次找不到滋养体和包囊。暴发型患者应及时纠正水、电解质紊乱。慢性患者应加强营养，增强体质。

2. 病原治疗

（1）硝基咪唑类

1）甲硝唑（灭滴灵，metronidazole）：对阿米巴滋养体有较强的杀灭作用，是目前治疗肠内、外各型阿米巴病的首选药物。本品口服后在小肠内迅速吸收，广泛分布于体内器官，消除半衰期 8 小时。成人剂量为 400~800mg，每日 3 次口服，连用 5~10 天。儿童每公斤体重 50mg/d，分 3 次服，连用 7 天。危重病例可按此剂量静脉滴注。不良反应轻，可有恶心、口中金属味等胃肠道症状。本品对动物有致畸作用，可透过胎盘，部分从乳汁排泄，故妊娠 3 个月内及哺乳期妇女禁用。

2）替硝唑（甲硝磺酰咪唑，tinidazole）：吸收快，消除半衰期12小时，一次服药后有效浓度可维持72小时。疗效不亚于甲硝唑。成人剂量每日2g，儿童每日50mg/kg，清晨1次服用，连服5天。毒性低，儿童能较好耐受。未发现有致癌性。对甲硝唑无效者仍可有效。

3）地美硝唑（二甲硝咪唑，dimetridazole）：消除半衰期为20小时，对各型阿米巴病均有良好疗效。成人1.5~2.0g，儿童每日30mg/kg，清晨1次口服，连用5天。

（2）吐根碱类：本品现已少用，有依米丁（吐根碱，emetine）和去氢依米丁。其中，依米丁能直接杀灭阿米巴滋养体，对包囊无杀灭作用。适用于重症病例。剂量按1mg/kg计算（成人每日不超过60mg），每日1次或分2次，深部肌内注射，连用6天。治疗期间患者应卧床休息并监护心律、心率与血压。心脏病患者、幼儿及孕妇禁用，有肾脏疾病和全身情况差者慎用。

去氢依米丁（dehydroemetine）作用与依米丁相仿，但毒性和蓄积作用较小，剂量为1.0~1.5mg/kg，最大剂量每日90mg，肌内注射，连用5天。注意事项同吐根碱。

（3）二氯沙奈（二氯散糠酸酯，安特酰胺，diloxanide）：是目前最有效的杀包囊药物，对轻型及带包囊者的疗效为80%~90%。成人口服每次500mg，每日3次，儿童每日20mg/kg，分3次服，连用10天。本品毒性小，仅见恶心、腹胀等不良反应。

（4）卤化羟基喹啉类：主要包括双碘喹啉（diiodohydroxyquinoline）、氯碘羟喹（消虫痢，clioquinol）和喹碘方（药特灵，chiniofon）。适用于慢性和无症状肠阿米巴病。该类药物现已很少用。

（5）抗菌药物：应用四环素、巴龙霉素和喹诺酮类药物等抗生素作为辅助治疗，均可通过抑制肠道共生细菌而影响阿米巴的生长繁殖，对肠阿米巴病伴发细菌感染时效果尤佳。

（二）肝阿米巴病

肝阿米巴病（hepatic amebiasis）是肠阿米巴病最常见的重要并发症。通常称为阿米巴肝脓肿（amebic liver abscess）。本病也可在从无肠阿米巴病临床表现的患者单独出现，以长期不规则发热、全身性消耗、肝大、肝区疼痛、白细胞增高为主要临床表现。肠阿米巴病死亡者病理检查发现肝脓肿者占36%~60%，但有临床症状的肝脓肿患者仅10%左右。

【临床表现】本病的临床表现复杂，常与病程长短、脓肿大小、数量和部位，有无并发症等相关。起病大多较缓慢，常以不规则发热、盗汗等症状开始。肝脏进行性肿大，肝区疼痛伴叩击痛及挤压痛。如病变靠近膈肌，则有反应性胸膜炎和右侧胸腔积液，可出现咳嗽、气急、右侧胸痛等症状。位于肝前下缘的脓肿常表现为右上腹痛、腹肌紧张、压痛及反跳痛，位于肝后面的脓肿常无疼痛，直至穿破后壁并向下蔓延至肾周围，才出现类似肾周脓肿的症状。本病很少引起脾大，有多发性脓肿时可出现黄疸。慢性患者可有轻微发热、消瘦、贫血、营养不良。肝脏常肿大，局部隆起，易误诊为肝癌。

【诊断】长期发热伴有上腹痛、肝大和局限性压痛者应考虑本病的可能。阿米巴痢疾史和腹泻史有助于诊断。粪便、十二指肠引流液及肝穿刺获典型脓液并找到阿米巴原虫可确诊，在B超引导下或在压痛最明显处穿刺抽脓，如获典型脓液，不论是否找到滋养体均可确诊。

【治疗】

1. 病原治疗 ①甲硝唑：本品为目前首选药物。成人剂量为600~800mg，每天3次，连服10天，必要时疗程延长至3~4周以上。也可应用本品每天1g静脉滴注，症状可迅速改善。②替硝唑：本品成人剂量2g，清晨1次服，连服5天。具有疗效好、疗程短、不良反应少等优点。③依米丁与去氢依米丁：本品对阿米巴肝脓肿有良好的疗效。剂量、用法和注意事项参见肠阿米巴病。但不做首选药物。

2. 穿刺引流　此疗法应在积极使用抗阿米巴药物的同时进行，以加快脓肿愈合。如果脓肿大、脓液多，有条件时可采用闭式引流。

3. 外科治疗　有下列情况者，应行切开引流：①经抗阿米巴药物治疗及穿刺引流无效者；②脓肿已穿破入腹腔或邻近脏器而引流不畅者；③左叶脓肿或位置过深，经内科治疗无效，不适宜穿刺者；④有混合细菌感染，合并应用抗生素治疗失败者；⑤穿破入心包或胸腔，经内科治疗失败者及已有缩窄性心包炎或支气管瘘者。手术应与抗阿米巴药物治疗同时进行，以避免阿米巴滋养体播散。

三、黑热病

黑热病（kala-azar）又称内脏利什曼病（visceral leishmaniasis），是由杜氏利什曼原虫（*L. donovani*）引起，通过白蛉传播的慢性地方性传染病。其临床主要特点是长期不规则发热、消瘦、贫血、肝脾进行性肿大及全血细胞减少。

【病原学和流行病学】利什曼原虫有多种，我国对人致病的主要虫种是杜氏利什曼原虫。杜氏利什曼原虫主要侵犯内脏，少数可继发皮肤损害。雌性白蛉叮咬被感染的人或动物，如：犬、大沙鼠等野生动物，利什体被吸入白蛉胃内发育成前鞭毛体。当白蛉再次叮刺人时，前鞭毛体随其唾液进入人体，鞭毛脱落成为利杜体，大部分被巨噬细胞吞噬，亦可进入血流，达身体各部位尤其肝、脾、骨髓及淋巴结等单核 - 吞噬细胞系统，大量繁殖并引起病变。

传染源主要是患者及病犬，中华白蛉是我国黑热病的主要传播媒介，主要通过叮咬而传播。人群普遍易感，病后可获较持久的免疫力。

【临床表现】

1. 典型临床表现　①发热：起病多缓慢。典型热型为双峰热，病程较长，可达数月，全身中毒症状不明显。②脾、肝及淋巴结肿大：脾明显肿大，起病后半个月即可触及，质软，以后逐渐增大，可达脐部甚至盆腔，质地硬。肝为轻至中度肿大，质软；偶有黄疸腹水。淋巴结亦为轻至中度肿大。③贫血及营养不良：在病程晚期可出现精神萎靡、头发稀疏、心悸、气短、面色苍白、水肿及皮肤粗糙，皮肤颜色可加深，故称之为黑热病（kala-azar）。在病程中症状缓解与加重可交替出现，一般病后 1 个月进入缓解期。以后又可反复复发，病程迁延数月。

2. 特殊临床类型　①皮肤型黑热病：多数患者有黑热病史，皮损主要是结节、丘疹和红斑，偶见褪色斑，表面光滑，不破溃亦很少自愈，结节可连成片类似瘤型麻风，以面颊部多见。患者一般情况良好，病程可长达 10 年之久。②淋巴结型黑热病：较少见，婴幼儿发病为主。多无黑热病病史。表现为浅表淋巴结肿大，尤以腹股沟部多见，花生米大小，亦可融合成大块状，局部无红肿热痛。全身情况良好，肝脾多不肿大或轻度肿大。

【诊断】确诊主要依据病原体检查，骨髓涂片检查利杜体及重组蛋白抗原（rk39）检测是常用的确诊方法。尽早进行骨髓涂片检测是避免误诊的关键。对高度疑诊但未检出病原体者，可考虑用锑剂做诊断性治疗，如疗效显著则有助于本病的诊断。

【治疗】

1. 一般治疗　发热期间卧床休息，高蛋白饮食。做好护理尤其口腔护理，以减少并发症的发生。

2. 病原治疗

（1）锑剂：常用 5 价锑制剂葡萄糖酸锑钠（sodium stibogluconate），对杜氏利什曼原虫有很强的杀虫作用。疗效迅速而显著。①六日疗法：总剂量成人一般 100mg/kg（90~130mg/kg），儿童 150~170mg/kg，平分6次，每日1次，肌内注射或葡萄糖注射液稀释后静脉缓慢注射。用药后体温可迅速下降，脾逐渐缩小，血象恢复正常。②三周疗法：感染严重或体质衰弱者总剂量成人 150mg/kg，儿童 200mg/kg，平分6次，每周2次，肌内注射或稀释后静脉注射。③重复治疗：感染严重1个疗程未愈或复发患者，可增加剂量重复治疗，在6日疗法剂量的基础上增加 1/3量。本药毒副作用较小，疗程中少数患者有发热、咳嗽、恶心、呕吐、腹痛、腹泻、脾区痛及鼻出血等，一般不影响治疗。如疗程中血白细胞尤其中性粒细胞继续减少，则暂停治疗。有心脏病、肝病者慎用。如锑剂治疗3个疗程仍未愈者，称之为"抗锑剂"患者，则须用非锑剂治疗。

（2）非锑剂疗法：①两性霉素 B 及其脂质制剂，在广泛锑剂耐药地区，已成为一线用药。普通两性霉素 B 0.75~1mg/（kg·d），每日或隔日静脉滴注 15~20 次，内脏利什曼病治愈率达 95% 以上，且很少复发（1%），复发后再次使用两性霉素 B 同样有效。各种类型的两性霉素 B 脂质制剂，总剂量 5~20mg/kg，单次或分次静脉滴注，治愈率大于90%，输注不良反应显著少于普通两性霉素 B，总剂量可达 50mg/kg。②喷他脒（pentamidine），注射前配成 10% 溶液肌内注射，每次 4mg/kg，每日1次，连用15天为一疗程。注射局部可有红肿硬块；亦可有头晕、心悸、脉搏加快甚至血压下降。③羟芪巴脒（hydroxystilbamidine），每次用前先用少量蒸馏水溶解，再用 1% 普鲁卡因溶液配成 2.5%~5% 溶液，缓慢肌内注射。每日1次，每次剂量为 2~3mg/kg，10天为一疗程，需用 2~3 个疗程，其间间隔 7~10 天。不良反应有血压下降、呼吸急促及虚脱。

3. 对症治疗及并发症治疗　预防及治疗继发性感染。严重贫血者须用铁剂及输血，待贫血好转再用锑剂。

4. 脾切除　多种治疗无效，病原体仍可查到，脾明显肿大并伴脾功能亢进者，应行脾切除术，术后再用锑剂治疗。

四、弓形虫病

弓形虫病（toxoplasmosis）是由刚地弓形虫（*T. gondii*）引起的人兽共患病，通过先天性和获得性两种途径传播，人感染后多呈隐性感染，在免疫功能低下的宿主，弓形虫可引起中枢神经系统损害和全身播散性感染。先天性感染可致胎儿畸形，且病死率高。

【病原学和流行病学】弓形虫是专性细胞内寄生的原虫，主要有滋养体（速殖体）、组织包囊（缓殖体）和卵囊三种形态。弓形虫的生活周期分为弓形虫相和等孢子球虫相发育。弓形虫相为无性繁殖，可发生于中间宿主（包括人及其他哺乳类动物和鸟禽类动物）和终末宿主的有核细胞内。急性感染期滋养体以快速的肉芽增殖法繁殖形成假囊；慢性感染期弓形虫形成包囊，在体内可长期存在甚至终身。等孢子球虫相仅发生于终末宿主的小肠上皮细胞内，先行无性繁殖，产生裂殖体。然后形成配子体进行有性繁殖。雌、雄配子体结合受精成为合子，然后发育成卵囊。卵囊随粪便排出体外，经 2~3 天发育，最后形成具有感染性的成熟卵囊。

人弓形虫病的重要传染源是动物，几乎所有温血动物都可感染弓形虫。猫及猫科动物是弓形虫的终末宿主，其粪便中含有大量卵囊，在传播本病上具有重要意义。人只有经胎盘的传播才具传染源的意义。传播途径分为两种：①先天性传播，孕期前3个月内胎儿受染率较低，但感染后可导致严重的先天性弓形虫病，孕期后3个月的感染常无临床症状，但胎儿受染率高，可达65%。②获得性传播，指人体由外界环境获得的感染。主要因人进食含有卵囊或包囊的食物或水经消化道感染。人类普遍易感。胎儿和幼儿对弓形虫的易感性比成人高。在免疫抑制或免疫缺陷的患者中易感染本病。

【临床表现】

1. 先天性弓形虫病　在妊娠期可表现为早产、流产或死产。胎儿出生后，可出现各种先天性畸形。也可表现为经典的四联症，即脉络膜视网膜炎、因大脑发育不良所致精神运动障碍、脑钙化灶和脑积水。先天性弓形虫病还可有发热、多形性皮疹、肺炎、肝脾肿大、黄疸和消化道症状等临床表现。

2. 获得性弓形虫病　较先天性弓形虫病的临床表现更为复杂。病情的严重性与机体的免疫功能是否健全有关。免疫功能正常人的获得性弓形虫病：大多数患者无症状。免疫功能缺陷患者的获得性弓形虫病：可能出现广泛播散和迅速发生的致命性感染，表现为高热、肺炎、皮疹、肝脾肿大、心肌炎、肌炎、睾丸炎，甚至引起脑弓形虫病。

【诊断】应综合临床表现、病原学和免疫学检查进行诊断。对先天性畸形或艾滋病患者出现脑炎者，均应考虑本病的可能性，确诊须有病原学或血清学证实。

1. 病原检查

（1）直接镜检：患者血液、骨髓或脑脊液、胸腔积液、腹水、痰液、眼房水等沉淀涂片，淋巴结活组织检查印片或组织切片，做瑞氏或吉姆萨染色镜检，找到滋养体可确诊为急性弓形虫病。若发现大量典型的包囊，则提示近期感染，尚不能确诊为弓形虫病。

（2）动物接种或组织培养：将待检体液或组织悬液接种于小鼠腹腔内，1～3周后发病时找病原体。组织培养可分离和鉴定弓形虫。

（3）分子生物学检测：应用 PCR 检测脑脊液和羊水弓形虫 DNA，对脑弓形虫病和先天性弓形虫病的诊断有较大意义。

2. 免疫学检查

（1）检测抗体：由于弓形虫在人体细胞内可长期存在，检测抗体一般难以区别现症感染或以往感染，可根据抗体效价的高低及其动态变化加以判断。常用方法有 ELISA 和 RIA 等。

（2）检测抗原：是早期诊断和确诊的可靠方法。对于感染弓形虫的免疫缺陷患者，血清学试验检测抗体往往呈阴性结果，此时检测弓形虫抗原尤为重要。

3. 皮内试验　以受染小鼠腹腔液或鸡胚液作抗原，可用作流行病学调查。

【治疗】抗弓形虫滋养体的治疗已取得较可靠的疗效，但对消灭弓形虫的包囊则迄今尚未找到有效药物。抗弓形虫治疗的对象主要为：①免疫功能正常获得性弓形虫感染有重要器官受累者，如眼弓形虫病、脑弓形虫病；②免疫功能缺陷宿主的弓形虫急性和隐性感染；③先天性弓形虫病患儿；④血清学试验从阴性转为阳性的孕妇。

目前公认有效的抗弓形虫药物有乙胺嘧啶、磺胺类药、螺旋霉素、克林霉素和阿奇霉素、克拉霉素、罗红霉素等大环内酯类抗生素。为防止治疗后复发，现主张采用诱导维持疗法，即在4～6周有效的诱导治疗后继以小剂量的药物长期维持治疗。①一般采用乙胺嘧啶，成人首剂200mg，随后每日50～75mg，儿童1mg/kg分2次服。应用时口服四氢叶酸，每日5～10mg。②磺胺嘧啶，成人每日4～6g，儿童150mg/kg，持续用药4～6周后改为乙胺嘧啶每日25～50mg，磺胺嘧啶每日2～4g，做长期维持治疗。③阿奇霉素：首剂500mg，第2～5天各250mg，共1 000mg为一疗程。④也可用乙胺嘧啶加克林霉素（每日1 200～2 400mg）。孕妇忌用乙胺嘧啶（以防致畸），可用螺旋霉素，成人每日2～4g，儿童50～100mg/kg，4次分服，3周为一疗程，间隔1周再重复1个疗程。孕妇还可应用克林霉素每日600～900mg，上述两药亦可联合应用。

五、隐孢子虫病

隐孢子虫病（cryptosporidiosis）是隐孢子虫所致的消化道或呼吸道感染。临床表现有发热、腹泻、腹痛或胆囊炎及肺部感染等。

【病原学和流行病学】隐孢子虫（*Cryptosporidium*）中的微小隐孢子虫（*C.parvum*）是感染人体的主要病原体。隐孢子虫的生活史包括卵囊、滋养体、裂殖体、配子体等形态。其中，卵囊具有感染性。

患者与无症状排卵囊者是主要传染源。多数患者在症状消退后，排出卵囊的时间可长达几天至几周。主要通过消化道传播。人群普遍易感，免疫功能正常的人群以2岁以下幼儿感染率为高。而免疫功能低下人群各年龄段均易受感染。

【临床表现】临床症状的主要表现依次为水泻、腹痛、食欲减退、疲劳、恶心、发热、肌肉关节痛。有的患者呕吐严重而无腹泻，在胃液与呕吐物中都可检到隐孢子虫。有的患者以咳嗽为主，腹泻较轻，或有肺部感染合并呼吸窘迫，随腹泻好转呼吸道症状消失，患者的免疫功能决定其临床表现的轻重程度。

【诊断】凡不明原因的腹泻或水样便患者，尤其在伴免疫功能低下或正在接受免疫抑制剂治疗的患者出现腹泻或水样便而难以用基础疾病解释者，均应考虑本病并做有关检查。粪便检查到隐孢子虫卵囊是确诊的依据。免疫学及血清学检查亦有助于诊断。

【治疗】

1. 一般治疗 按肠道传染病隔离。脱水严重伴电解质紊乱者应补液。正在接受免疫抑制剂者应立即停用。免疫功能低下或婴幼儿患者尤应加强全身支持疗法和对症治疗。

2. 病原治疗 对免疫缺陷患者口服巴龙霉素，成人每日2次，每次1g，联合阿奇霉素口服，每日600mg，疗程4周，有一定疗效。

第二节 线虫病

线虫病是线虫寄生于人体（主要为肠道）所致的疾病。常见的肠线虫病有蛔虫病、鞭虫病、蛲虫病、钩虫病等。在人体寄生虫病的范畴中，肠道寄生虫病占有极大的比例和数量。根据1988—1991年全国人体寄生虫分布调查，肠道线虫感染率为59.2%，估计全国蛔虫感染的人数为5.31亿人，钩虫感染为1.94亿人，鞭虫感染为2.12亿人，而且有相当部分人群混合感染两种以上的肠道寄生虫。因此我国防治肠道寄生虫病的任务已列入原卫生部"十五"寄生虫病的防治规划。在防治寄生虫病的措施中，实践证明化学药物治疗是非常重要的一环，不仅对恢复患者健康、保护劳动力，而且对控制或消灭传染源都有很重要的现实意义。

一、丝虫病

丝虫病（filariasis）是指丝虫寄生于淋巴系统、皮下组织、腹腔、胸腔、心血管等部位所致的疾病。目前已知寄生于人体的丝虫共有8种。下面以班氏丝虫病为例说明其特点。

班氏丝虫病是由班氏丝虫（*F. bancrofti*）寄生于人体淋巴系统所引起的慢性寄生虫病，由蚊虫传播。早期临床特征主要为淋巴管炎和淋巴结炎，晚期因淋巴管发生阻塞常形成象皮肿。

【病原学和流行病学】成虫雌、雄异体，但常缠结在一起。早期虫卵发育成微丝蚴。蚊叮咬微丝蚴阳性者时，微丝蚴随血进入蚊胃内，蚊再叮吸人血时，幼虫即可侵入人体，迅速侵入淋巴管，移行至淋巴结及淋巴液，逐渐发育为成虫。班氏丝虫只感染人，微丝蚴血症者为唯一传染源（包括患者和无症状带虫者），自然界尚未发现班氏丝虫有贮存宿主。传播媒介为蚊虫，男女老幼皆易感。

【临床表现】

1. 早期（淋巴组织炎性病变期） ①急性淋巴结炎和淋巴管炎：多发生于下肢，常见者有腹股沟、腹部淋巴结肿痛，继之出现大腿内侧淋巴管炎由上向下蔓延，称"逆行性淋巴管炎"。以夏秋多见，发作时伴高热。②精囊炎、附睾炎和睾丸炎：表现为发热及一侧自腹股沟向下蔓延的阴囊疼痛，并放射至大腿内侧，局部检查可见睾丸和附睾肿大，有压痛，精囊上有一个或多个结节性肿块，持续数天后可自行消退。

2. 晚期（淋巴阻塞性病变期） 可有淋巴结肿大和淋巴管曲张，反复发作的淋巴结炎是导致淋巴结肿大的原因，肿大的淋巴结和其周围向心性淋巴管曲张形成肿块。腹腔淋巴管阻塞造成肠干淋巴管内淋巴液反流，进入泌尿道内形成乳糜尿，淋巴瘘伴出血，混入尿内称为乳糜血尿。而下肢的淋巴管阻塞则可形成象皮肿与淋巴水肿。

【诊断】据流行区旅居史，有反复发作的淋巴结炎、逆行性淋巴管炎、乳糜尿、精索炎、象皮肿等临床表现者，即应考虑丝虫病可能。外周血、体液中找到微丝蚴，诊断即可确立。疑为丝虫病而未检出微丝蚴者，用大剂量乙胺嗪（海群生）做诊断性治疗，如服药后出现发热、淋巴系统反应和淋巴结节，诊断即可成立。

【治疗】首选药物为乙胺嗪，对微丝蚴及成虫均有杀灭作用，服药后反应较重，治愈丝虫病须在数年内多次反复治疗。成人可用乙胺嗪每日 0.6g，分 3 次服，连服 7 天，总剂量为 4.2g；血中微丝蚴多、体质好的成人患者可采用大剂量短程疗法，即：每天午后一次顿服 1.5g，连服 3~4 天，总剂量为 4.5~6g；亦可采用小剂量长疗程法，100mg，tid，连服 14 天，总剂量 4.2g。

在流行区可采用全民服药，以避免血中微丝蚴量少者或慢性患者漏治。成人每次服乙胺嗪 6mg/kg，儿童剂量酌减，每周或半月服 1 次，共服 12 次，成人亦可 0.5g，一次顿服。乙胺嗪杀死微丝蚴后释放的异体蛋白可引起过敏反应。随后药物作用于成虫可出现淋巴系统反应，如淋巴管炎、淋巴结肿痛、淋巴管扩张和淋巴管结节等。严重心肝肾疾病、活动性肺结核、急性传染病者、妊娠 3 个月以内或 8 个月以上的妇女，乙胺嗪治疗应暂缓或禁忌。

呋喃嘧酮（furapyrimidone）对成虫和微丝蚴均有杀灭作用，可作为乙胺嗪的补充药物使用。不良反应类似乙胺嗪。肠溶片每日 20mg/kg，分 2~3 次口服，连用 7 天为一疗程。

二、钩虫病

钩虫病（ancylostomiasis）是由十二指肠钩虫和 / 或美洲钩虫寄生人体小肠所致的疾病。临床主要表现为贫血、营养不良、胃肠功能失调。轻者可无症状，严重贫血者可致心功能不全、儿童发育营养不良及孕妇流产等。

【病原学和流行病学】寄生于人体的钩虫主要有十二指肠钩口线虫（*A. duodenale*）和美洲板口线虫（*N. americanus*）。传染源主要是钩虫感染者与钩虫病患者。人体感染主要是钩蚴经皮肤而感染，任何年龄与性别均可感染，但以青壮年农民感染率为高。

【临床表现】临床症状取决于感染轻重程度和病程长短。轻度感染大多数无临床症状；感染较重者可出现轻重不一的临床表现。临床症状可分为幼虫和成虫所引起两个不同阶段。

1. 幼虫引起的症状 钩蚴皮炎，丝状蚴侵入皮肤处产生红色点状丘疱疹，奇痒。一般 3~4 天后炎症消退。重者患者可出现咳嗽、咳痰，痰中带血，伴有阵发性哮喘等呼吸道症状。

2. 成虫所致的症状　贫血是钩虫病的主要症状。患者大多数于感染后 1~2 个月出现上腹隐痛或不适、食欲减退、腹泻、消瘦、乏力等，重度感染者常有嗜异癖。偶有发生消化道出血者。婴儿钩虫病大多见于 1 岁以内，主要由十二指肠钩虫引起。婴儿处于生理性缺铁性贫血期，且肠黏膜柔嫩，被钩虫咬附后容易出血，故贫血严重，如不及时诊断与治疗，可引起死亡。

【诊断】在流行区有赤足下田和"粪毒"史以及贫血等临床症状，应怀疑钩虫病。通过粪便检查有钩虫卵者即可确诊。

【治疗】包括病原学治疗与对症治疗。

1. 钩蚴皮炎　在感染后 24 小时内局部皮肤可用左旋咪唑涂肤剂（左旋咪唑 750mg，硼酸 1.3g，薄荷 1.3g 加 50% 乙醇溶液至 100ml）或 15% 阿苯达唑软膏 1 日 2~3 次，重者连续应用 2 天。皮炎广泛者口服阿苯达唑，每日 10~15mg/kg，分 2 次服，连续 3 天，有止痒、消炎及杀死皮内钩虫幼虫的作用。

2. 驱虫治疗

（1）苯咪唑类药物：目前国内外广泛使用的阿苯达唑和甲苯咪唑，均是广谱驱肠道线虫药物，对肠道线虫有选择性和不可逆性抑制其摄取葡萄糖的作用，使虫体糖原耗竭和抑制延胡索酸脱氢酶，阻碍腺苷三磷酸产生，导致虫体死亡，具有杀死成虫和虫卵的作用。但其驱虫作用缓慢，于治疗后 3~4 天才排出钩虫。①阿苯达唑剂量为 400mg，每日 1 次，连服 2~3 天，甲苯咪唑为 200mg，每日 1 次，连服 3 天，儿童与成人剂量相同。感染较重者需多次反复治疗。②复方甲苯咪唑（每片含甲苯咪唑 100mg，盐酸左旋咪唑 25mg），成人每日 2 片，连服 2 天。4 岁以下儿童的剂量减半。孕妇忌用。治后 15 天复查，钩虫虫卵阴转率 93%。③复方阿苯达唑（每片含阿苯达唑 67mg，噻嘧啶 250mg），成人和 7 岁以上儿童 2 片，顿服，治疗后 2 周复查钩虫虫卵阴转率 70%。

（2）噻嘧啶：也是一种广谱驱肠道线虫药物，为神经肌肉阻滞剂，使虫体产生痉挛麻痹而被排出。驱虫作用快，钩虫与蛔虫于服药后 1~2 天排出。但对非洲钩虫与鞭虫的作用较阿苯达唑和甲苯咪唑略差。成人剂量每次 500mg，儿童按 10mg/kg，每日 1 次，连服 2~3 天，不良反应轻微短暂。早孕者忌用。

3. 对症治疗　纠正贫血可口服硫酸亚铁。加服维生素 C 有利于铁剂吸收。孕妇和婴幼儿钩虫病贫血严重者，可给予小量输血、高蛋白和维生素等营养丰富的饮食。

三、蛔虫病

蛔虫病（ascariasis）是由似蚓蛔线虫（*A. lumbricoides*）寄生于人体小肠所致的疾病。大多数为无症状感染，少数患者发生胆道蛔虫病与蛔虫性肠梗阻等严重并发症。

【病原学和流行病学】似蚓蛔线虫，又称人蛔虫。人经口吞入感染期虫卵而被感染。虫卵经过 4 次蜕皮后发育为童虫，再经数周发育为成虫。从经口感染至成虫产卵共需 10~11 周。有时长达 15 周。蛔虫在小肠寄生期限为 9~12 个月，很少超过 15 个月。

患者和带虫者是本病传染源。蛔虫感染率与环境卫生及个人卫生密切相关。农村人群感染率一般在 50%~80%。儿童较成人高，尤以学龄期与学龄前儿童感染率最高。

【临床表现】人感染蛔虫后，大多数无临床症状，称蛔虫感染，有症状者以儿童和体弱者为主，症状较轻，多数患者有并发症才就医。临床症状可分蛔虫幼虫移行和成虫所致两类。

1. 急性蛔蚴性肺炎　由蛔虫幼虫在肺内移行所致。潜伏期为 7~9 天。最突出症状为阵发性咳嗽，常呈哮喘样发作，痰少，偶有痰中带血丝。一般于 2~3 周内消失。若集体发病时，引起暴发性蛔虫性哮喘。

2. 肠蛔虫病　绝大多数病例无任何症状。儿童患者以腹痛最常见，常有食欲减退与恶心，时而腹泻或便秘，可从粪便排出蛔虫或呕吐出蛔虫。儿童患者有时可引起惊撅、夜惊、磨牙、异食癖等。

3. 并发症　小肠内寄生的蛔虫在受到各种刺激可引起骚动，离开寄生部位，向上从口中吐出，或向下随粪便排出。由于蛔虫有钻孔习性可引起各种并发症。国内报道异位性蛔虫病及其并发症胆道蛔虫病最常见，其次为蛔虫性肠梗阻、蛔虫性阑尾炎、蛔虫性胰腺炎、蛔虫性肝脓肿、蛔虫性肉芽肿。

【治疗】

1. 驱虫治疗　①苯咪唑类药物：阿苯达唑与甲苯咪唑均为广谱驱虫药物，但两药驱虫作用缓慢，于服药后 2～4 天才从粪便中排虫，阿苯达唑剂量 400mg，一次顿服。甲苯咪唑 C 型结晶微粒片剂，剂量为 500mg，1 次顿服。有时可引起蛔虫骚动和游走，服药后偶有吐蛔虫者。②噻嘧啶：为广谱驱虫药物，驱虫作用快。儿童剂量按 10mg/kg 计算，成人为 500mg，1 次顿服。孕妇，肝、肾、心脏等疾病者暂缓给药。③枸橼酸哌嗪：具有抗胆碱能的作用，在蛔虫肌肉神经接头处阻止乙酰胆碱的释放，使虫体肌肉麻痹，其作用缓慢。成人剂量为 3g，儿童为 80～10mg/kg。空腹或晚上 1 次顿服，连服 2 天。有肝、肾疾患与癫痫者禁忌。④左旋咪唑：具有抑制蛔虫肌肉中琥珀酸脱氢酶的作用，导致肌肉能量产生减少，使虫体麻痹而被排出，儿童剂量为 2.5mg/kg，成人 150～200mg，1 次顿服。本药偶可引起中毒性脑病，故应慎用。

2. 胆道蛔虫病　应以内科治疗为主。治疗原则为解痉止痛、早期驱虫与抗炎。近年来内镜逆行胆胰管造影术既可诊断，又可将蛔虫取出。急性化脓性胆管炎、肝脓肿与出血性坏死性胰腺炎则需联合外科治疗。

四、蛲虫病

蛲虫病（enterobiasiss）是人蛲虫寄生于人体肠道所引起的疾病。患者以儿童为主。主要症状为肛门周围和会阴部瘙痒。

【病原学和流行病学】病原体为蠕形住肠线虫（*E. vermicularis*），简称蛲虫。成虫主要寄生在盲肠，严重感染者亦可见于升结肠内。雌虫在夜间自肛门爬出，在肛周、会阴和女阴皱褶内产卵，感染性虫卵经口感染后，在十二指肠内孵出幼虫。幼虫向下移行，最后寄生在盲肠发育为成虫，自摄入虫卵至发育为成虫需 11～43 天。

蛲虫病患者是唯一的终宿主和传染源。虫卵在体外排出时即有传染性，可自肛门至手经口感染，也可通过内衣裤或食物等间接感染。

【临床表现】蛲虫寄生虫数自几条至千余条。虫体头部刺入肠黏膜，引起炎症与微小溃疡。蛲虫偶尔可穿破肠壁侵入腹腔或阑尾，诱发急性或亚急性炎症，极少数女性患者可产生异位损害。雌虫在肛周产卵，刺激皮肤，引起瘙痒。

【诊断】儿童晚间入睡后 1～3 小时检查其肛门周围，有时可发现雌虫，连续多次检查其阳性率较高。也可以检查虫卵，常采用在肛门周围刮取物镜检。

【治疗】

1. 苯咪唑类药物　阿苯达唑与甲苯咪唑为广谱驱虫药，阿苯达唑剂量为 400mg，1 次顿服；甲苯咪唑为 800mg，1 次顿服。成人与儿童剂量相同。2 周后再服 1 次，以防复发。

2. 噻嘧啶　剂量为 10mg/kg，1 次口服，2 周后复治 1 次。该药对未成熟蛲虫无明显驱虫作用。

五、旋毛虫病

旋毛虫病（trichinelliasis）是由旋毛线虫寄生于人体骨骼肌所引起的人畜共患的寄生虫病。因食入含有活旋毛虫包囊而感染，主要表现有发热、水肿和肌肉疼痛等症状。

【病原学和流行病学】旋毛虫成虫与幼虫可在同一宿主体内寄生。当人食有含有旋毛虫幼虫包囊的肉类而感染。幼虫寄生于十二指肠、空肠及回肠黏膜内，发育为成虫，雌雄交配后，雌虫则深入肠黏膜并不断胎生出幼虫，幼虫经淋巴管或静脉散布至全身各器官、组织和体腔。传染源主要是猪、猫、狗、鼠等。人类食生或不熟的猪或其他动物肉而感染。

【临床表现】

1. 早期　相当于成虫在小肠阶段。可表现有恶心、呕吐、腹痛、腹泻等，症状轻而暂短。

2. 急性期　幼虫移行时期。病多急起。主要表现有发热、水肿、皮疹、肌痛等。约80%的患者出现水肿，主要发生在眼睑、颜面、眼结合膜，重者可有下肢甚或全身水肿。进展迅速为其特点。

3. 恢复期　包囊期所致症状。病程第3~4周，急性期症状渐退，而乏力、肌痛、消瘦等症状可持续较长时间。

【诊断】依进食未熟肉食的流行病学史及典型的临床表现，不难疑及本病，再结合病原学检查或免疫学检查结果，确定诊断并无困难。常用检查方法有肌肉活组织检查、间接血凝试验、ELISA以及间接免疫酶染色试验等。

【治疗】病原治疗：阿苯达唑为首选病原治疗药物。对各期旋毛虫均有较好的杀虫作用，且不良反应少而轻。剂量400~500mg，每日2~3次，儿童按每日20mg/kg计算，疗程5天。噻苯唑、甲苯咪唑等或因毒性大或因疗效不如阿苯达唑而少用。在病原治疗时宜注意赫氏反应发生，可以从小剂量药物开始应用或同时给予肾上腺皮质激素。

第三节　吸虫病及绦虫病

一、血吸虫病

日本血吸虫病（schistosomiasis）是由日本血吸虫寄生在门静脉系统所引起的疾病。急性期有发热、腹泻、排脓血便和肝大、血中嗜酸性粒细胞显著增加等。慢性期以肝脾肿大为主。晚期以肝脏门静脉周围纤维化为主，可发展为门脉高压症、巨脾和腹水。

【病原学和流行病学】日本血吸虫雌雄异体，寄生于门静脉系统。雌虫在肠黏膜下层末梢静脉内产卵，大多数虫卵沉积于肠黏膜和肝组织内，仅少许排出体外。虫卵入水孵出卵内的毛蚴，毛蚴在水面下遇中间宿主钉螺时，则钻入其体内而发育繁殖成尾蚴从螺体逸出。当人、畜接触疫水时，尾蚴很快（10分钟）穿过皮肤或黏膜侵入体内变成童虫并随血流经心肺抵达肝门静脉内，经15~16天发育后雌雄虫体合抱，从童虫发育为成虫产卵，约1个月左右。

传染源主要是受感染的人和动物。经粪便入水、钉螺孳生、接触疫水三个环节传播。人普遍易感。感染后有一定免疫力。

【临床表现】血吸虫病的临床表现复杂多样。临床上可分为急性、慢性与晚期血吸虫病和异位损害。

1. 急性血吸虫病　发生于夏秋季，患者常有明确疫水接触史，常为初次重度感染者。起病较急，临床症状主要为发热、过敏反应等全身反应。

2. 慢性血吸虫病　在流行区占绝大多数。以无明显症状者最多，仅在粪便普查或因其他疾病就医时发现虫卵而确诊。

3. 晚期血吸虫病　根据其主要临床症状分为巨脾型、腹水型和侏儒型。巨脾型最为常见，占晚期血吸虫病绝大多数。

4. 异位损害　肺血吸虫病多见于急性血吸虫病患者，由于虫卵沉积可引起肺间质性病变。脑血吸虫病在急性血吸虫病患者病程中表现为脑膜脑炎症状。慢性型的主要表现为癫痫发作，尤以局限性癫痫为多。

【诊断】根据流行病学和临床表现，结合实验室检查，可做出诊断，B超或CT扫描检查对估计病情有重要参考价值。病原学诊断：粪便检查找到虫卵或孵出毛蚴可确诊。血清学诊断：常用检测抗体的方法有环卵沉淀试验（COPT）、间接血凝试验、ELISA等，但不能区别既往感染与现症患者；检测抗原可采用单克隆抗体技术检测循环抗原，有助于判断现症感染以及考核疗效。

【治疗】

1. 病原学治疗　吡喹酮（praziquantel），目前国内外应用的是左旋吡喹酮与右旋吡喹酮各半组成的消旋体，左旋吡喹酮是主要杀虫成分，而右旋吡喹酮几乎无效，且毒性较大。

2. 剂量与疗程　①慢性血吸虫病：成人吡喹酮总剂量60mg/kg，每次10mg/kg（体重以60kg为限），每日3次，连服2天。儿童患者体重<30kg者，总量为70mg/kg。现场大规模治疗，在轻流行区用吡喹酮40mg/kg，一剂疗法；重流行区用50mg/kg，等分2次口服，也取得满意效果。左旋吡喹酮可采用吡喹酮一半的剂量。②急性血吸虫病：成人总剂量为120mg/kg，儿童140mg/kg，4~6天疗法，每日剂量分2~3次服用。一般病例采用每次10mg/kg，每日3次，连续4天。③晚期血吸虫病：根据药代动力学研究，晚期患者口服常规吡喹酮剂量后，药物在肝脏首关效应差，药物由门静脉侧支循环直接进入体循环，故血药浓度较高，血药半衰期明显延长，故应适当减少总剂量（40mg/kg）或延长疗程，否则有引起严重心律失常的可能。

3. 疗效　吡喹酮治疗血吸虫病有良好的疗效。急性血吸虫病轻、中、重型患者平均退热时间分别为3.9天、6.5天和9.5天。粪便毛蚴孵化于第18~21天阴转，治疗后6~12个月的远期疗效：粪孵阴转率达90%左右，对慢性血吸虫病的疗效更好。

最新一项随机、双盲、安慰剂对照的临床观察研究（Ⅱ期）显示，在妊娠妇女使用吡喹酮也是安全有效的，支持WHO的推荐使用意见。

【不良反应】轻而短暂，于服药后0.5~1小时出现，不需处理，数小时内自行消失。少数患者心电图检查发现房性或室性期前收缩，5%~10%患者有T波与ST段轻度变化。偶有QT间期延长与一度房室传导阻滞，为时短暂，迅速恢复正常。神经肌肉反应以头昏、头痛、乏力较常见。消化道反应轻，可有轻度腹痛与恶心，偶有食欲减退、呕吐等。少数重感染患者服药后发生大量便血。晚期患者口服吡喹酮剂量偏大或过量可引起严重心律失常。

二、并殖吸虫病

并殖吸虫病（paragonimiasis）是由并殖吸虫寄生于人体脏器或皮下组织所致的慢性寄生虫病，其临床表现因不同虫种而异。

【病原学和流行病学】并殖吸虫（*Paragonimus*）成虫雌雄同体，国内以卫氏并殖吸虫（*P. westermani*）和斯氏并殖吸虫（*P. skijabini*）为主要致病虫种。患者、病兽、病畜带虫并排虫卵者均为本病传染源。主要经口感染，人群普遍易感，流行区人群感染后皮试阳性率平均20%。

【临床表现】潜伏期多为 3~6 个月，缓慢起病，轻度感染者无症状，中或重度感染时因多个脏器受累，症状复杂。全身表现有低热、畏寒、头痛、胸闷、消瘦、盗汗、荨麻疹、哮喘发作等，尤以斯氏并殖吸虫引起者更重。呼吸系统症状、腹部症状、神经系统症状、皮肤症状常较突出。周围血象中嗜酸性粒细胞增高。

【诊断】外周血象中白细胞总数及嗜酸性粒细胞数常增高。脑脊液、胸腔积液或腹水中嗜酸性粒细胞数亦增高。卫氏并殖吸虫（染色体分型为三倍体型）病患者痰液、粪便、脑脊液和胸腹水中可检出虫卵。皮下结节或包块活组织病理检查能见典型的嗜酸细胞肉芽肿，可找到虫卵、童虫或成虫。但斯氏并殖吸虫及卫氏并殖吸虫两倍体型所致的包块中不能发现虫卵。对早期或轻度感染的亚临床型患者及异位损伤病例，常依赖特异的免疫学方法（ELISA）诊断，对不能找到虫卵的斯氏并殖吸虫或卫氏并殖吸虫（两倍体型）有重要诊断意义。

【治疗】病原治疗，①吡喹酮：对卫氏并殖吸虫、斯氏并殖吸虫病脑型或眼型患者均有良好疗效。剂量为每次 25mg/kg，每日 3 次，连服 2~3 天。治疗脑型患者，可间隔 7 天后再给 1 个疗程。不良反应主要有头昏、恶心、呕吐、胸闷、心悸与期前收缩等。②阿苯达唑：剂量为 8mg/kg，体重计算以 50kg 为限，分 2 次服，连服 7 天。该药对斯氏并殖吸虫病效果较好。③硫氯酚：不良反应较多，现已较少应用，在流行区，用该药治疗犬或猪的并殖吸虫感染。

三、华支睾吸虫病

华支睾吸虫病（clonorchiasis sinensis）是由华支睾吸虫（C. sinensis）寄生在人体肝内胆管所引起的寄生虫病。其临床特征为肝大、上腹隐痛、疲乏以及精神不振等。严重感染可导致胆管炎、胆石症以至肝硬化等并发症。

【病原学和流行病学】华支睾吸虫成虫雌雄同体。成虫寄生在肝内的中、小胆管，有时移居较大胆管或胆总管。成虫产卵后，虫卵随胆汁进入肠道，与粪便一起排出体外，虫卵在淡水螺类体内孵化为毛蚴，经胞蚴和雷蚴阶段发育成尾蚴，然后逸出螺体，侵入淡水鱼或淡水小虾体内形成囊蚴。人或哺乳动物进食含有囊蚴而未经煮熟的鱼或虾后，囊蚴外壳被胃酸及胰蛋白酶溶化，在十二指肠内幼虫脱囊逸出，经胆道进入肝脏，在肝内的中、小胆管寄生。从感染囊蚴至成虫成熟排卵约需 1 个月左右。传染源主要是已感染华支睾吸虫的人和哺乳类动物。进食未经煮熟含有华支睾吸虫囊蚴的淡水鱼（或虾）而获得感染。人对本病普遍易感，感染率与生活习惯、饮食嗜好密切相关。

【临床表现】潜伏期 1~2 个月。轻度感染者常无症状，仅在粪便中发现虫卵。感染较重者多缓慢起病，有食欲减退、轻度腹泻、肝区隐痛、肝大（尤以左叶肿大为明显）等表现。偶可因大量成虫堵塞胆总管而出现胆绞痛。慢性重复感染的严重病例可有肝硬化及门脉高压症。严重感染的儿童可出现营养不良和生长发育障碍，甚至可引起侏儒症。

【诊断】居住或旅行于流行区，有进食生鱼或未煮熟鱼史者，当出现腹胀、腹泻等消化道症状，或伴发热，黄疸病伴有肝大或其他肝胆系疾病时，应考虑本病的可能。确诊有赖于粪便或十二指肠引流液中找到虫卵。血清学检测可用于流行病学调查和临床诊断的参考。ELISA（双夹心法）和单克隆抗体斑点试验（Dot-ELISA）可用于检测循环抗原，适用于早期诊断及疗效考核。

【治疗】

1. 病原疗法 吡喹酮是治疗本病的首选药物，具有疗程短，疗效高，毒性低，不良反应轻以及在体内吸收、代谢、排泄快等优点。用法是每次剂量 15~25mg/kg，每日 3 次，连服 2 天，总剂量 90~150mg/kg。治后 3 个月粪便虫卵阴转率达 90% 以上。阿苯达唑治疗华支睾吸虫病亦有较好效果。

2. 对症与支持疗法　重度感染兼有营养不良、肝功能异常或肝硬化者，应加强营养，纠正贫血，保护肝脏，改善全身状况，并及时进行驱虫治疗。对急性胆囊炎、胆石症、胆总管炎或胆道梗阻等并发症，应手术治疗，并加用抗感染药物。术后给予驱虫治疗。合并病毒性肝炎时，除积极保护肝脏外，应在病情改善的基础上尽早进行驱虫治疗。

四、姜片虫病

姜片虫病（fasciolopsiasis）是由布氏姜片吸虫（*F. buski*，姜片虫）寄生于人、猪小肠内所致的人畜共患寄生虫病。临床以腹痛、腹泻为主要表现。

【病原学和流行病学】布氏姜片吸虫成虫产卵量高，随粪便排出，卵内含一尚未分裂的胚细胞和 20~40 个卵黄细胞。终宿主（人或猪）吞食附着在水生植物上的囊蚴构成本病流行。人和猪是姜片虫的重要终宿主，人粪或猪粪内姜片虫卵进入中间宿主扁卷螺和媒介植物共同存在的水源，是引起本病传播的重要因素。

【临床表现】潜伏期 1~3 个月。轻度感染时症状轻微，仅有腹部不适或消化不良。中度或重度感染时，有食欲减退、间歇性腹泻、腹痛和呕吐等症状。少数患者因长期营养不良发生水肿或腹水。久病重症患者常因衰竭、虚脱或继发感染，偶可危及生命。偶有因虫体结成团块引起肠梗阻。儿童患病时常有睡眠不安、磨牙、抽搐等症状。

【诊断】流行区有慢性腹痛、腹泻、营养不良、贫血、水肿等症状，并有生食水生植物或饮生水习惯者，应考虑本病。确诊有赖于粪便内检出姜片虫卵。

【治疗】首选药物为吡喹酮，常用剂量 10mg/kg，分早、中、晚 3 次口服，1 天内服完。治后 1 个月，虫卵阴转率达 97.5%~100%。此外，槟榔对姜片虫有明显的驱治作用，儿童每周岁 2～3g（每天总量不超过 30g），加水煎煮 1 小时，晨空腹服，连服 3 天。

五、肠绦虫病

肠绦虫病（taeniasis）是各种绦虫寄生于人体小肠所引起疾病的总称。常见者有猪肉绦虫病和牛肉绦虫病。

【病原学和流行病学】在我国常见的肠绦虫有猪肉绦虫和牛肉绦虫，猪肉绦虫成虫寄生于人的小肠。虫卵和妊娠节片随粪便排出体外，猪吞食虫卵后，在十二指肠内孵出六钩蚴，六钩蚴随血流散布至全身，主要在骨骼肌内发育为囊尾蚴。当人摄食含有活囊尾蚴的猪肉（"米猪肉"）而感染。牛肉绦虫的生活史与上述相同。患者是猪肉绦虫病和牛肉绦虫病的唯一传染源。因食入生或未熟的含有囊尾蚴的猪或牛肉而受感染。

【临床表现】猪肉和牛肉绦虫病的症状多甚轻微，患者常不自觉，粪便中发现白色带状节片常为最初和唯一症状，少数患者可有消瘦、乏力、食欲亢进等。

【诊断】有进食生或未熟的猪、牛肉的历史，粪便中有白色带状节片排出。粪便中找到虫卵可确诊。

【治疗】

1. 吡喹酮　治疗猪肉或牛肉绦虫按 15~20mg/kg，顿服。疗效可达 95% 以上。

2. 甲苯咪唑　300mg，每日 2 次，疗程 3 天，疗效亦佳。

第四节 囊尾蚴病

囊尾蚴病（cysticercosis, 囊虫病）是猪肉绦虫的囊尾蚴寄生于人体所致。囊尾蚴主要寄生在皮下组织、肌肉和神经系统。以寄生在脑组织者最为严重。

【病原学和流行病学】猪囊尾蚴在人体内寄生引起囊尾蚴病。人不是牛肉绦虫适宜的中间宿主，因此牛肉绦虫不引起人的囊尾蚴病。猪肉绦虫病患者是囊尾蚴病的唯一传染源，有异体感染（经口感染）和自体感染两种途径。

【临床表现】按囊尾蚴寄生的部位、感染的程度、是否存活以及人体的反应不同，其临床表现也各不相同。

1. 脑囊尾蚴病　临床表现复杂多样，可分为以下类型：①脑实质型，占脑囊尾蚴病的 80% 以上。囊尾蚴常位于大脑皮质表面邻近运动中枢区，临床表现以癫痫最为常见；②脑室型，约占脑囊尾蚴病的 10%，囊尾蚴寄生在脑室孔附近，可出现脑脊液循环梗阻、颅内高压等表现；③软脑膜型，亦约占脑囊尾蚴病的 10%，囊尾蚴寄生于软脑膜可引起慢性脑膜炎，反复发作，以颅底及颅后凹部多见；④脊髓型，表现为截瘫、感觉障碍、大小便滞留等。此外患者可兼具前述各型症状，以大脑与脑室型混合为多见。

2. 皮下及肌肉囊尾蚴病　约 2/3 的囊尾蚴病患者有皮下囊尾蚴结节，多在躯干及大腿上端，自数个至数百个不等，质坚韧似软骨，无痛，本皮色，与周围组织无粘连。

3. 眼囊尾蚴病　占囊尾蚴病患者的 2% 以下，多为单眼感染，最常寄生的部位在玻璃体和视网膜下。

4. 其他　其他部位亦可有囊尾蚴寄生，如心肌等脏器或组织，但均罕见。

【诊断】若在此病流行区，尤其有肠绦虫病史或查体有典型的皮肌囊尾蚴病者，应疑及囊尾蚴病。凡疑似病例如果囊虫抗原、抗体检查阳性，可临床诊断。皮下结节活组织病理检查见到囊腔中含有囊尾蚴头节有诊断价值。免疫学结果的判断，应结合临床资料综合考虑其诊断价值。

【治疗】

1. 病原治疗　①阿苯达唑：疗效确切，疗程中不良反应轻，故目前为治疗囊尾蚴病的首选药物，显效率达 85% 以上。按每日 18～20mg/kg，2 次分服，疗程 10 天。脑型患者需 2～3 个疗程，疗程之间相隔 14～21 天。治后囊尾蚴结节变硬缩小，囊液混浊，继而消失，内囊塌陷，头节毁形，小钩脱落，最后残留纤维组织。不良反应主要有头痛、低热，少数患者可有视力障碍、癫痫等。个别患者反应较重，可发生过敏性休克或脑疝，也可加重脑水肿，主要是虫体死亡后产生炎症性脑水肿，引起颅内压增高以及过敏反应所致。这些反应多发生于服药后 2～7 天，持续 2～3 天，亦有少数患者于第一疗程结束后 7～10 天出现反应。第二疗程的不良反应明显少而轻。②吡喹酮：治疗囊尾蚴病有良好的效果。治疗人皮肌型囊尾蚴病后，切取囊尾蚴结节进行超微结构检查，可见虫体微绒毛稀疏不齐，肌纤维肿胀，间隙水肿，线粒体空泡化等改变，多于 4 周内死亡。血中游离的吡喹酮可通过血脑屏障，脑脊液中的浓度可达到有效的杀虫作用。剂量为每日 40～60mg/kg，分 3 次口服，连续 3 天，总剂量最高为 120～180mg/kg。必要时 2～3 个月后重复 1 个疗程。不良反应同阿苯达唑，但发生率高且严重。③阿苯达唑和吡喹酮联合治疗：先服阿苯达唑 20mg/（kg·d）×10 天，相隔 5～7 天，再服吡喹酮 20mg/（kg·d）×6 天，为 1 个疗程，间隔 3 个月再服 1 个疗程。共 3 个疗程。

2. 对症治疗　对有颅内压增高者，宜每日先静脉滴注 20% 甘露醇注射液 250ml，内加地塞米松 5～10mg，连续 3 日后再开始病原治疗。疗程中亦可常规应用地塞米松和甘露醇，以防止不良反应的发生或反应加重。癫痫发作频繁者，除上述处理外，可酌情选用地西泮、异戊巴比妥钠及苯妥英钠等药物。

3. 治疗中注意事项 ①必须住院治疗，皮肌型囊尾蚴病患者因亦有潜在的脑囊尾蚴可能，治疗中亦可能出现较剧烈的不良反应或脑症状，严重者可发生脑疝，故亦应住院治疗；②临床上发作频繁的癫痫或颅内压增高者，须先降颅压治疗，必要时须外科施行临时性脑室引流减压术后方能进行药物治疗；③眼囊尾蚴病禁止杀虫治疗，必须手术摘除；④疑有囊尾蚴致脑室孔堵塞者，宜手术治疗；⑤痴呆、幻觉和性格改变的晚期患者，主张用阿苯达唑治疗。

第五节　棘球蚴病

棘球蚴病（echinococcosis）又称包虫病（hydatid disease）是由棘球绦虫的幼虫感染引起的疾病。在我国有细粒棘球蚴病和泡型棘球蚴病两种。

一、细粒棘球蚴病

【病原学和流行病学】细粒棘球蚴病（echinococcosis granulosis）又称囊型包虫病（cystic hydatid disease）。成虫寄生在狗小肠内。本病是一种人畜共患病，主要流行于牧区和半牧区，狗是终宿主和主要传染源。直接感染是由于人与狗密切接触，其皮毛上虫卵污染手指后经口感染。人群感染主要与不良环境卫生及饮食卫生习惯有关。患者以牧民与农民为多。

【临床表现】细粒棘球蚴病的潜伏期为 10～20 年或以上。

1. 肝细粒棘球蚴病最为常见，主要症状是上腹部肿块，无痛性或轻度隐痛，表面光滑，质地较坚。肝包虫病主要并发症为感染和破裂。临床上有发热、肝区疼痛、白细胞与中性粒细胞增多，酷似肝脓肿。

2. 肺细粒棘球蚴病以右肺较左肺为多，下中叶较上叶多。肺包虫囊逐渐长大则可引起胸痛、咳嗽、血痰等症状，偶尔引起窒息。有继发感染时，患者有发热、咳脓痰等。

3. 脑细粒棘球蚴病发病率为 1% 左右。儿童较多见，脑部以顶叶为常见，大多伴有肝与肺包虫病。临床症状有头痛、视神经乳头水肿等颅内高压征，常有癫痫发作。

【诊断】凡在细粒棘球蚴病流行区有居住史，尤其与狗密切接触史，包虫皮试与血清免疫试验阳性者提示有包虫感染。肝脏 B 超与 CT 扫描发现有囊性占位病变有助于诊断。肺包虫囊破入支气管，患者咯出粉皮样物质，显微镜下查到膜状物，有原头蚴或小钩可确定诊断。

【治疗】

1. 外科治疗 内囊摘除术，肝、肺等包虫囊目前仍采用手术摘除内囊为主，尤其是巨大包虫囊的患者。手术前后服用阿苯达唑可防止播散与复发。

2. 化学疗法 阿苯达唑为首选。本品是一种广谱抗蠕虫药，口服后在肠道吸收缓慢，且不规则，个体差异大。阿苯达唑在肝脏内转化为阿苯达唑亚砜，可透过囊壁渗透至包虫囊液，其中药物浓度约为同期血浓度的 1/10，其代谢产物从胆汁排泄，在体内无蓄积作用。毒性很低，无致癌与致突变作用，但对大鼠和兔有胚胎毒与致畸性，故孕妇禁用。

（1）适应证：阿苯达唑目前主要用于不能或不愿手术的患者。①播散性继发性腹腔及胸腔内多发性细粒棘球蚴病。②多器官（肝、肺、脑、脾等）或同一器官（肝、肺等）两侧多发性包虫囊不易手术摘除者。③肺或肝细粒棘球蚴病患者术后复发不能耐受或拒绝再次手术者。④早期患者在 B 超普查发现为囊小壁薄的细粒棘球蚴病者。⑤手术前预防术中原头蚴可能播散或移植。

服药期限为 1 个月左右。手术后预防复发，因为手术时可能有小的囊肿遗漏而未被切除者，服药期限为 1~3 个月。

（2）剂量与疗程：最佳剂量与疗程尚无统一标准，一般要求成人剂量为每次 400mg，每日 2~3 次，连续服用。疗程 1.5~3 年或以上，疗程中应依据 B 超检查或 CT 扫描结果决定服药期限。

二、泡型棘球蚴病

泡型棘球蚴病（echinococcosis alveolaris）是由多房棘球绦虫（*E. multilocularis*）的幼虫（泡型棘球蚴）寄生人体所致的疾病，又称泡型包虫病，

【病原学和流行病学】多房棘球绦虫较细粒棘球绦虫略小，泡型棘球蚴呈球形，为聚集成群的小囊泡，囊腔内含黏稠胶质样液体，亦有许多育囊与原头节。但人不是其适宜宿主，故球囊腔内常不含育囊与原头节。

在北美阿拉斯加、俄罗斯西伯利亚以及我国宁夏，传染源以红狐为主；四川甘孜州主要是野狗，人通过接触狐或野狗的皮毛，误食虫卵而感染。本病也是一种自然疫源性人兽共患疾病，感染者一般男多于女，少数民族农牧民较汉族患者为多。

【临床表现】肝泡型棘球蚴病临床上可分为无症状期（潜隐期）、慢性活动期与晚期。从感染至发病一般在 20 年以上。临床表现视受累器官与其病变范围大小而异，病程长短不一。晚期则表现为严重的肝损伤，可出现梗阻性黄疸、门脉高压症或出现邻近或远处器官组织扩散或转移的症状。

【诊断】根据流行病学史与临床症状、影像学检查与免疫学试验，可确定诊断。

【治疗】大多数患者出现症状就医时往往已是晚期，不能手术切除。如果采取姑息手术，术后应继续化学治疗，5~10 年内存活率为 90% 左右。

1. 病原治疗 20 世纪 70 年代国外采用甲苯咪唑治疗泡型棘球蚴病取得一定效果，剂量为每日 50mg/kg，每日 2~3 次分服，疗程平均为 4.3 年，治疗结束后 1~6 年随访复查，复发率高，效果不够满意，现已少用。现采用阿苯达唑每日剂量 20mg/kg，分 2 次口服，疗程 3 年或以上。近期疗效好，治疗 1 个月后症状消失。治后 CT 扫描随访结果（平均随访 6 年），存活率达 90%。

2. 外科手术治疗 早期局限性小病灶，适宜于手术切除。慢性活动期患者往往不能手术切净。少数患者需作肝叶切除术。并发症多，术后复发率甚高。并发梗阻性黄疸者可考虑进行胆总管 - 十二指肠吻合术。外科手术后继续药物治疗。

主要参考文献

[1] 李中杰、张子科、周升，等 . 2011—2014 中国间日疟流行特征及病例住院治疗的影响因素 . 中华预防医学杂志，2016，50（4）：306-311.

[2] 管悦，冯萌，程训佳 . HIV 感染伴发溶组织阿米巴感染概况 . 传染病信息，2015，28

（3）: 133-136, 183-186.

[3] 宋太平，张威，巩跃生，等 . 肠阿米巴误诊 113 例误诊原因分析 . 临床误诊误治，2011，24（3）: 69-70.

[4] 吴红卫，李书武，胡丹，等 . 黑热病流行病学及临床特征分析 . 湖南师范大学学报（医学版），2013，10（3）: 88-93.

[5] 吴伟，黄一心 . 脑囊尾蚴病的抗虫治疗 . 中国血吸虫病防治杂志，2010，22(3): 294-297.

[6] 徐莉莉，姜斌，周晓农 . 抗华支睾吸虫药物研究进展 . 国际医学寄生虫病杂志，2013，40（4）: 212-215.

[7] OLVEDA R M, ACOSTA L P, TALLO V, et al. Efficacy and safety of praziquantel for the treatment of human schistosomiasis during pregnancy: a phase 2, randomised, double-blind, placebo-controlled trial. Lancet Infect Dis, 2016, 16(2): 199-208.

[8] MEDLEY G F, HOLLINGSWORTH T D, OLLIARO P L,et al. Health-seeking behaviour, diagnostics and transmission dynamics in the control of visceralleishmaniasis in the Indian subcontinent. Nature, 2015, 528(7580): S102-S108.

附　录

| 附录 1 | 常用抗感染药物的汉英名词对照（以汉语拼音为序）

α- 干扰素	α-interferons	丙硫异烟胺	protionamide
		伯氨喹	primaquine

A

阿苯达唑	albendazole
阿洛西林	azlocillin
阿米卡星	amikacin
阿莫西林	amoxicillin
阿尼芬净	anidulafungin
阿奇霉素	azithromycin
阿托伐醌	atovaquone
阿昔洛韦	acyclovir
阿扎那韦	atazanavir
氨苯砜	dapsone
氨苄西林	ampicillin
氨基青霉素	aminopenicillins
氨基糖苷类	aminoglycoside
氨硫脲	thioacetazone
氨曲南	aztreonam
奥司他韦	oseltamivir
奥利万星	oritavancin
奥硝唑	ornidazole

B

巴龙霉素	paromomycin
苯氧青霉素	phenoxylpenicillin
苯唑西林	oxacillin
比阿培南	biapenem
吡喹酮	praziquantel
吡咯类	azoles
吡嗪酰胺	pyrazinamide
苄青霉素	benzylpenicillin
苄星青霉素	benzathine benzylpenicillin

D

达巴万星	dalbavancin
达芦那韦	darunavir
达托霉素	daptomycin
大观霉素	spectinomycin
大环内酯类	macrolides
地红霉素	dirithromycin
对氨基水杨酸	para-aminosalicylic acid
多立培南	doripenem
多黏菌素类	polymyxins
多肽类抗生素	polypeptide antibiotic
多西环素	doxycycline

E

厄他培南	ertapenem
噁唑烷酮类	oxazolidinone
恩夫韦肽	enfuvirtide
恩曲他滨	emtricitabine

F

伐昔洛韦	valaciclovir
法罗培南	faropenem
法罗培南酯	faropenemdaloxate
泛昔洛韦	famciclovir , famvir
非核苷酸类逆转录酶抑制剂	non-nucleoside reverse transcriptaseinhibitors
夫西地酸	fusidicacid
呋喃妥因	nitrofurantoin
呋喃唑酮	furazolidone

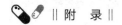

伏立康唑	voriconazole	甲氧苄啶	trimethoprim
氟胞嘧啶	flucytosin	甲氧西林	methicillin
氟康唑	fluconazole	交沙霉素	josamycin
氟喹诺酮类	fluoroquinolones	金刚烷胺	amantadine
氟罗沙星	fleroxacin	金刚乙胺	rimantadine
氟氯西林	flucloxacillin	卷曲霉素	capreomycin
氟氧头孢	flomoxef		
福米韦生	fomivirsen, vitravene	**K**	
福沙那韦	fosamprenavir	卡那霉素	kanamycin
复方磺胺甲噁唑	cotrimoxazole	抗病毒药	antiviral drug
富马酸替诺福韦酯	tenofovirdisoproxil fumarate	抗寄生虫药	antiparasitic drug
		抗结核药	antitubercular drug
		抗麻风药	antileproticdrug
G		抗真菌药	antifungal drug
甘氨酰环素类	glycylcyclines	克拉霉素	clarithromycin
杆菌肽	bacitracin	克拉维酸	clavulanic acid
格帕沙星	grepafloxacin	克林霉素	clindamycin
更昔洛韦	ganciclovir	奎宁	quinine
		奎奴普丁-达福普汀	quinupristin-dalfopristin
H			
核苷酸逆转录酶抑制剂	nucleoside reverse transcriptase inhibitors	喹诺酮类	quinolones
红霉素	erythromycin	**L**	
环丝氨酸	cycloserine	拉氧头孢	moxalactam
环脂肽类	cyclic lipopeptides	雷特格韦	raltegravir
磺胺醋酰钠	sodium sulfacetamide	利巴韦林	ribavirin
磺胺多辛	sulfadoxine	利福布汀	rifabutin,ansamycin
磺胺甲噁唑	sulfamethoxazole	利福霉素	rifamycins
磺胺类药	sulfonamides	利福喷丁	rifapentine
磺胺嘧啶	sulfadiazine	利福平	rifampicin
磺胺嘧啶银	silver sulfadiazine	利奈唑胺	linezolid
磺胺异噁唑	sulfafurazole	链霉素	streptomycin
灰黄霉素	griseofulvin	两性霉素 B	amphotericin B
		两性霉素 B 胶质分散体	amphotericin B colloidal dispersion
J			
棘白菌素类	echinocandin	两性霉素 B 脂质复合体	amphotericin B lipid complex
加诺沙星	garenoxacin		
加替沙星	gatifloxacin	两性霉素 B 脂质体	liposome amphotericin B
甲苯咪唑	mebendazole		
甲砜霉素	thiamphenicol	林可霉素	lincomycin
甲硝唑	metronidazole	磷霉素	fosfomycin

磷酸咯萘啶	pyronaridine phosphate
磷酸哌喹	piperaquine phosphate
膦甲酸,膦甲酸盐	foscarnet, phosphonoformate
硫氯酚	bithionol
柳氮磺吡啶	sulfasalazine
罗红霉素	roxithromycin
螺旋霉素	spiramycin
洛美沙星	lomefloxacin
氯法齐明	clofazimine
氯喹	chloroquine
氯霉素	chloramphenicol
氯霉素琥珀酸酯	chloramphenicol succinate
氯霉素棕榈酸盐	chloramphenicol palmitate
氯碳头孢	loracarbef
氯唑西林	cloxacillin

M

马拉维若	maraviroc
麦迪霉素	midecamycin
美罗培南	meropenem
美他环素	methacycline
咪唑类	imidazoles
米卡芬净	micafungin
米诺环素	minocycline
莫匹罗星	mupirocin
莫西沙星	moxifloxacin

N

奈替米星	netilmicin
萘夫西林	nafcillin
黏菌素	colistin
诺氟沙星	norfloxacin

P

帕尼培南	panipenem
帕珠沙星	pazufloxacin
哌拉西林	piperacillin

培氟沙星	pefloxacin
喷他脒	pentamidine
喷昔洛韦	penciclovir
普鲁卡因青霉素	procaine benzylpenicillin

Q

羟氯喹	hydroxychloroquine
青蒿素	artemisinin
青霉素	benzylpenicillin
青霉素 V	phenoxymethylpenicillin
青霉素类	penicillins
青霉烯类	penems
庆大霉素	gentamicin
曲氟尿苷	trifluridine
去甲金霉素	demethylchlortetracycline,demeclocycline
去甲万古霉素	norvancomycin, demethylvancomycin

S

噻苯唑	tiabendazole
三唑类	triazoles
沙利度胺	thalidomide
舒巴坦	sulbactam
双氯西林	dicloxacillin
司帕沙星	sparfloxacin
四环素	tetracycline
四环素类	tetracyclines

T

他唑巴坦	tazobactam
碳青霉烯类	carbapenems
替比夫定	telbivudine
替加环素	tigecycline
替卡西林	ticarcillin
替考拉宁	teicoplanin
替拉那韦	tipranavir
替诺福韦	tenofovir
替诺福韦酯	tenofovirdisoprox
替硝唑	tinidazole

酮康唑	ketoconazole
头孢氨苄	cefalexin
头孢比罗	ceftobiprole
头孢吡肟	cefepime
头孢丙烯	cefprozil
头孢泊肟酯	cefpodoxime proxetil
头孢地尼	cefdinir
头孢呋辛	cefuroxime
头孢呋辛酯	cefuroxime axetil
头孢菌素类	cephalosporin
头孢克洛	cefaclor
头孢克肟	cefixime
头孢拉定	cefradine
头孢硫脒	cefathiamidine
头孢罗膦	ceftaroline
头孢美唑	cefmetazole
头孢孟多	cefamandole
头孢米诺	cefminox
头孢尼西	cefonicid
头孢哌酮	cefoperazone
头孢匹胺	cefpiramide
头孢匹罗	cefpirome
头孢羟氨苄	cefadroxil
头孢曲松	ceftriaxone
头孢噻吩	cefalothin
头孢噻利	cefoselis
头孢噻肟	cefotaxime
头孢他啶	ceftazidime
头孢他美酯	cefetamet pivoxil
头孢特仑酯	cefteram pivoxil
头孢替安	cefotiam
头孢替坦	cefotetan
头孢托仑匹酯	cefditoren pivoxil
头孢西丁	cefoxitin
头孢唑林	cefazolin
头孢唑肟	ceftizoxime
头霉素类	cephamycins
土霉素	oxytetracycline
妥布霉素	tobramycin

W

万古霉素	vancomycin

X

西多福韦	cidofovir
西他沙星	sitafloxacin
硝基呋喃类	nitrofurans
硝基咪唑类	nitromidazoles
小诺霉素	micronomicin
缬更昔洛韦	valganciclovir
新霉素	neomycin
溴莫普林	brodimoprim, unitrim

Y

亚胺培南	imipenem
氧头孢烯类	oxacephems
伊曲康唑	itraconazole
伊维菌素	ivermectin
依诺沙星	enoxacin
依曲韦林	etravirine
依替米星	etimicin
乙胺丁醇	ethambutol
乙胺嘧啶	Pyrimethamine
乙胺嗪	diethylcarbamazine
乙硫异烟胺	ethionamide
乙酰螺旋霉素	acetylspiramycin
异帕米星	isepamicin
异烟肼	isoniazid

Z

扎那米韦	zanamivir
脂糖肽类	lipoglycopeptide
制霉菌素	nystatin
左氧氟沙星	levofloxacin

| 附录 2 | 常用抗感染药物的英汉名词对照

α-interferons	α- 干扰素

A

acetylspiramycin	乙酰螺旋霉素
acyclovir	阿昔洛韦
albendazole	阿苯达唑
amantadine	金刚烷胺
amikacin	阿米卡星
aminoglycoside	氨基糖苷类
aminopenicillins	氨基青霉素
amoxicillin	阿莫西林
amphotericin B	两性霉素 B
amphotericin B colloidal dispersion	两性霉素 B 胶质分散体　ABCD
amphotericin B lipid complex	两性霉素 B 脂质复合体　ABLC
ampicillin	氨苄西林
anidulafungin	阿尼芬净
antifungal drug	抗真菌药
antileproticdrug	抗麻风药
antiparasitic drug	抗寄生虫药
antituberculousdrug	抗结核药
artemisinin	青蒿素
atazanavir	阿扎那韦
atovaquone	阿托伐醌
azithromycin	阿奇霉素
azlocillin	阿洛西林
azole	吡咯类
aztreonam	氨曲南

B

bacitracin	杆菌肽
benzathine benzylpenicillin	苄星青霉素
benzylpenicillin	苄青霉素
benzylpenicillin	青霉素
biapenem	比阿培南
bithionol	硫氯酚
brodimoprim, unitrim	溴莫普林

C

capreomycin	卷曲霉素
carbapenems	碳青霉烯类
cefaclor	头孢克洛
cefadroxil	头孢羟氨苄
cefalexin	头孢氨苄
cefalothin	头孢噻吩
cefamandole	头孢孟多
cefathiamidine	头孢硫脒
cefazolin	头孢唑林
cefdinir	头孢地尼
cefditoren pivoxil	头孢托仑匹酯
cefepime	头孢吡肟
cefetamet pivoxil	头孢他美酯
cefixime	头孢克肟
cefmetazole	头孢美唑
cefminox	头孢米诺
cefoperazone	头孢哌酮
cefoselis	头孢噻利
cefotaxime	头孢噻肟
cefotetan	头孢替坦
cefotiam	头孢替安
cefoxitin	头孢西丁
cefpiramide	头孢匹胺
cefpirome	头孢匹罗
cefpodoxime proxetil	头孢泊肟酯
cefprozil	头孢丙烯
cefradine	头孢拉定
ceftaroline	头孢罗膦
ceftazidime	头孢他啶
cefteram pivoxil	头孢特仑酯
ceftizoxime	头孢唑肟
ceftobiprole	头孢比罗
ceftriaxone	头孢曲松
cefuroxime	头孢呋辛
cefuroxime axetil	头孢呋辛酯
chloramphenicol	氯霉素
chloroquine	氯喹

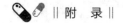

chlortetracycline	金霉素	flomoxef	氟氧头孢
cidofovir	西多福韦	flucloxacillin	氟氯西林
clarithromycin	克拉霉素	fluconazole	氟康唑
clavulanic acid	克拉维酸	flucytosin	氟胞嘧啶
clindamycin	克林霉素	fluoroquinolones	氟喹诺酮类
clofazimine	氯法齐明	fomivirsen ,vitravene	福米韦生
cloxacillin	氯唑西林	fosamprenavir	福沙那韦
colistin	黏菌素	foscarnet,	膦甲酸,膦甲酸盐
cotrimoxazole	复方磺胺甲噁唑	phosphonoformate	
cyclic lipopeptides	环脂肽类	fosfomycin	磷霉素
cycloserine	环丝氨酸	furazolidone	呋喃唑酮
		fusidicacid	夫西地酸

D

dalbavancin	达巴万星		
dapsone	氨苯砜		
daptomycin	达托霉素		
darunavir	达芦那韦		

G

ganciclovir	更昔洛韦		
garenoxacin	加诺沙星		
gatifloxacin	加替沙星		
gentamicin	庆大霉素		
glycylcyclines	甘氨酰环素类		
grepafloxacin	格帕沙星		
griseofulvin	灰黄霉素		

demethylchlortetracycline, 去甲金霉素
   demeclocycline

dicloxacillin	双氯西林
diethylcarbamazine	乙胺嗪
dirithromycin	地红霉素
doripenem	多立培南
doxycycline	多西环素

E

echinocandin	棘白菌素类
emtricitabine	恩曲他滨
enfuvirtide	恩夫韦肽
enoxacin	依诺沙星
ertapenem	厄他培南
erythromycin	红霉素
ethambutol	乙胺丁醇
ethionamide	乙硫异烟胺
etimicin	依替米星
etravirine	依曲韦林

H

hetrazan	乙胺嗪
hydroxychloroquine	羟氯喹

I

imidazoles	咪唑类
imipenem	亚胺培南
integrase inhibitor	整合酶抑制剂
isepamicin	异帕米星
isoniazid	异烟肼
isoxazolyl penicillins	异噁唑类青霉素
itraconazole	伊曲康唑
ivermectin	伊维菌素

J

josamycin	交沙霉素

F

famciclovir, famvir	泛昔洛韦
faropenem	法罗培南
fleroxacin	氟罗沙星

K

kanamycin	卡那霉素

ketoconazole 酮康唑

L

levofloxacin 左氧氟沙星
lincomycin 林可霉素
linezolid 利奈唑胺
lipoglycopeptide 脂糖肽类
liposome amphotericin B 两性霉素 B 脂质体
lomefloxacin 洛美沙星
loracarbef 氯碳头孢

M

macrolides 大环内酯类
maraviroc 马拉维若
mebendazole 甲苯咪唑
meropenem 美罗培南
methicillin 甲氧西林
metronidazole 甲硝唑
micafungin 米卡芬净
micronomicin 小诺霉素
midecamycin 麦迪霉素
minocycline 米诺环素
moxalactam 拉氧头孢
moxifloxacin 莫西沙星
mupirocin 莫匹罗星

N

nafcillin 萘夫西林
neomycin 新霉素
netilmicin 奈替米星
nitrofurans 硝基呋喃类
nitrofurantoin 呋喃妥因
nitromidazoles 硝基咪唑类
non-nucleoside reverse 非核苷酸类逆转录酶
  transcriptase inhibitors 抑制剂
norfloxacin 诺氟沙星
norvancomycin, 去甲万古霉素
  demethylvancomycin
nucleoside reverse 核苷酸逆转录酶
  transcriptase inhibitors 抑制剂
nystatin 制霉菌素

O

oritavancin 奥利万星
ornidazole 奥硝唑
oseltamivir 奥司他韦
oxacephems 氧头孢烯类
oxacillin 苯唑西林
oxazolidinone 噁唑烷酮类
oxytetracycline 土霉素

P

panipenem 帕尼培南
para-aminosalicylic acid 对氨水杨酸
paromomycin 巴龙霉素
pazufloxacin 帕珠沙星
pefloxacin 培氟沙星
penciclovir 喷昔洛韦
penems 青霉烯类
penicillin G 青霉素 G
phenoxymethylpenicillin 青霉素 V
pentamidine 喷他脒
phenoxylpenicillins 苯氧青霉素
piperacillin 哌拉西林
polymyxin B 多黏菌素 B
polymyxins 多黏菌素类
polypeptide antibiotic 多肽类抗生素
praziquantel 吡喹酮
primaquine 伯氨喹
procaine benzylpenicillin 普鲁卡因青霉素
protease inhibitors 蛋白酶抑制剂
pyrazinamide 吡嗪酰胺
pyrimethamine 乙胺嘧啶

Q

quinine 奎宁
quinolones 喹诺酮类
quinupristin-dalfopristin 奎奴普丁 - 达福普汀

R

raltegravir 雷特格韦
ribavirin 利巴韦林

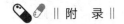

rifabutin,ansamycin	利福布汀
rifampicin	利福平
rifamycins	利福霉素
rifapentine	利福喷丁
rimantadine	金刚乙胺
roxithromycin	罗红霉素

S

silver sulfadiazine	磺胺嘧啶银
sitafloxacin	西他沙星
sodium sulfacetamide	磺胺醋酰钠
sparfloxacin	司帕沙星
spectinomycin	大观霉素
spiramycin	螺旋霉素
streptomycin	链霉素
sulbactam	舒巴坦
sulfadiazine	磺胺嘧啶
sulfadiazine and trimethoprim	复方磺胺嘧啶
sulfadoxine	磺胺多辛
sulfafurazole	磺胺异噁唑
sulfamethoxazole	磺胺甲噁唑
sulfamylon acetate	醋酸磺胺米隆
sulfasalazine	柳氮磺吡啶
sulfonamides	磺胺类药

T

| tazobactam | 他唑巴坦 |

teicoplanin	替考拉宁
telbivudine	替比夫定
tenofovir	替诺福韦
tenofovirdisoproxil fumarate	富马酸替诺福韦酯
tetracycline	四环素
thalidomide	沙利度胺
thiabendazole	噻苯唑
thiamphenicol	甲砜霉素
thioacetazone	氨硫脲
ticarcillin	替卡西林
tigecycline	替加环素
tinidazole	替硝唑
tipranavir	替拉那韦
tobramycin	妥布霉素
triazoles	三唑类
triomethoprim	甲氧苄啶

V

valaciclovir	伐昔洛韦
valganciclovir	缬更昔洛韦
vancomycin	万古霉素
voriconazole	伏立康唑

Z

| zanamivir | 扎那米韦 |

|附录 3 | 常见病原菌的汉英名词对照（以汉语拼音为序）

A

埃希菌属	*Escherichia*

B

巴尔通体属	*Bartonella*
白喉棒状杆菌	*Corynebacterium diphtheriae*
百日咳博德特菌	*Bordetella pertussis*
斑疹伤寒立克次体	*Rickettsia typhi*
阪崎肠杆菌	*Enterobacter sakazakii*
棒状杆菌属	*Corynebacterium*
鲍曼不动杆菌	*Acinetobacter baumannii*
鲍氏志贺菌	*Shigella boydii*
鼻疽伯克霍尔德菌	*Burkholderia mallei*
变形杆菌属	*Proteus*
表皮葡萄球菌	*Staphylococcus epidermidis*
丙酸杆菌属	*Propionibacterium*
伯克霍尔德菌属	*Burkholderia*
伯氏疏螺旋体	*Borrelia burgdorferi*
博德特菌属	*Bordetella*

C

苍白密螺旋体	*Treponema pallidum*
产碱杆菌属	*Alcaligenes*
产气肠杆菌	*Enterobacter aerogenes*
产气荚膜梭菌	*Clostridium perfringens*
产酸克雷伯菌	*Klebsiella oxytoca*
肠杆菌科	Enterobacteriaceae
肠杆菌属	*Enterobacter*
肠球菌属	*Enterococcus*
痤疮丙酸杆菌	*Propionibacterium acnes*
脆弱拟杆菌	*Bacteroides fragilis*

D

大肠埃希菌	*Escherichia coli*
单核细胞增生李斯特菌	*Listeria monocytogenes*
杜氏嗜血杆菌	*Haemophilus ducreyi*
多形拟杆菌	*Bacteroides thetaiotaomicron*

F

放线菌属	*Actinomyces*
肺炎克雷伯菌	*Klebsiella pneumoniae*
肺炎链球菌	*Streptococcus pneumoniae*
肺炎衣原体	*Chlamydia pneumoniae*
分枝杆菌属	*Mycobacterium*
粪产碱杆菌	*Alcaligenes faecalis*
粪肠球菌	*Enterococcus faecalis*
弗劳地柠檬酸杆菌	*Citrobacter freundii*
副溶血弧菌	*Vibrio parahaemolyticus*

G

钩端螺旋体属	*Leptospira*

H

哈夫尼亚菌属	*Hafnia*
弧菌属	*Vibrio*
化脓性链球菌	*Streptococcus pyogenes*
黄杆菌属	*Flavobacterium*
霍乱弧菌	*Vibrio cholerae*

J

假单胞菌属	*Pseudomonas*
艰难梭菌	*Clostridium difficile*
金黄色葡萄球菌	*Staphylococcus aureus*

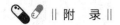

柠檬酸杆菌属　　　　　*Citrobacter*
军团菌属　　　　　　　*Legionella*

K

卡他莫拉菌　　　　　　*Moraxella catarrhalis*
克雷伯菌属　　　　　　*Klebsiella*
空肠弯曲菌　　　　　　*Campylobacter jejuni*

L

雷氏普罗威登斯菌　　　*Providencia rettgeri*
类鼻疽伯克霍尔德菌　　*Burkholderia pseudomallei*

李斯特菌属　　　　　　*Listeria*
立克次体属　　　　　　*Rickettsia*
痢疾志贺菌　　　　　　*Shigella dysenteriae*
链球菌属　　　　　　　*Streptococcus*
邻单胞菌属　　　　　　*Plesiomonas*
淋病奈瑟菌　　　　　　*Neisseria gonorrhoeae*

流感嗜血杆菌　　　　　*Haemophilus influenzae*

螺杆菌属　　　　　　　*Helicobacter*
洛菲不动杆菌　　　　　*Acinetobacter lwoffii*

M

麻风分枝杆菌　　　　　*Mycobacterium leprae*
密螺旋体属　　　　　　*Treponema*
明串珠菌属　　　　　　*Leuconostoc*
摩根菌属　　　　　　　*Morganella*
摩根摩根菌　　　　　　*Morganella morganii*
莫拉菌属　　　　　　　*Moraxella*

N

奈瑟菌属　　　　　　　*Neisseria*
脑膜炎奈瑟菌　　　　　*Neisseria meningitidis*
拟杆菌属　　　　　　　*Bacteroides*
脲原体　　　　　　　　*Ureaplasma*
黏质沙雷菌　　　　　　*Serratia marcescens*
诺卡菌属　　　　　　　*Nocardia*

P

破伤风梭菌　　　　　　*Clostridium tetani*
葡萄球菌属　　　　　　*Staphylococcus*
普雷沃菌属　　　　　　*Prevotella*
普罗威登斯菌属　　　　*Providencia*
普通变形杆菌　　　　　*Proteus vulgaris*

Q

奇异变形杆菌　　　　　*Proteus mirabilis*
气单胞菌属　　　　　　*Aeromonas*

R

肉毒梭菌　　　　　　　*Clostridium botulinum*
乳杆菌科　　　　　　　Lactobacillaceae

S

沙雷菌属　　　　　　　*Serratia*
沙门菌属　　　　　　　*Salmonella*
沙眼衣原体　　　　　　*Chlamydia trachomatis*

伤寒沙门菌　　　　　　*Salmonella typhi*
屎肠球菌　　　　　　　*Enterococcus faecium*
嗜肺军团菌　　　　　　*Legionella pneumophila*

嗜麦芽窄食单胞菌　　　*Stenotrophomonas maltophilia*

嗜水气单胞菌　　　　　*Aeromonas hydrophila*
嗜血杆菌属　　　　　　*Haemophilus*
疏螺旋体属　　　　　　*Borrelia*
鼠疫耶尔森菌　　　　　*Yersinia pestis*
双歧杆菌属　　　　　　*Bifidobacterium*
梭杆菌属　　　　　　　*Fusobacterium*
梭菌属　　　　　　　　*Clostridium*

T

炭疽芽孢杆菌　　　　　*Bacillus anthracis*
铜绿假单胞菌　　　　　*Pseudomonas aeruginosa*

W

弯曲菌属	*Campylobacter*
韦荣球菌属	*Veillonella*
无乳链球菌	*Streptococcus agalactiae*

X

消化链球菌属	*Peptostreptococcus*
消化球菌属	*Peptococcus*
小肠结肠炎耶尔森菌	*Yersinia enterocolitica*
小韦荣球菌	*Veillonella parvula*
血链球菌组	*Streptococcus sanguis* group

Y

芽孢杆菌属	*Bacillus*

洋葱伯克霍尔德菌	*Burkholderia cepacia*
耶尔森菌属	*Yersinia*
衣原体属	*Chlamydia*
阴道加德纳菌	*Gardnerella vaginalis*
阴沟肠杆菌	*Enterobacter cloacae*
幽门螺杆菌	*Helicobacter pylori*

Z

窄食单胞菌属	*Stenotrophomonas*
真杆菌属	*Eubacterium*
支气管败血博德特菌	*Bordetella bronchiseptica*
支原体属	*Mycoplasma*
志贺菌属	*Shigella*
猪布鲁氏菌	*Brucella suis*

|附录4|常见病原菌的英汉名词对照

A

Acinetobacter baumannii	鲍曼不动杆菌
Acinetobacter lwoffii	洛菲不动杆菌
Actinomyces	放线菌属
Aeromonas	气单胞菌属
Aeromonas hydrophila	嗜水气单胞菌
Alcaligenes	产碱杆菌属
Alcaligenes faecalis	粪产碱杆菌

B

Bacillus	芽孢杆菌属
Bacillus anthracis	炭疽芽孢杆菌
Bacteroides	拟杆菌属
Bacteroides fragilis	脆弱拟杆菌
Bacteroides thetaiotaomicron	多形拟杆菌
Bordetella	博德特菌属
Bordetella pertussis	百日咳博德特菌
Borrelia	疏螺旋体属
Brucella suis	猪布鲁氏菌
Burkholderia	伯克霍德尔菌属
Burkholderia cepacia	洋葱伯克霍尔德菌

C

Campylobacter	弯曲菌属
Campylobacter fetus	胎儿弯曲菌
Campylobacter jejuni	空肠弯曲菌
Chlamydia	衣原体属
Chlamydia pneumoniae	肺炎衣原体
Chlamydia trachomatis	沙眼衣原体
Citrobacter	柠檬酸杆菌
Citrobacter freundii	弗劳地柠檬酸杆菌
Clostridium	梭菌属
Clostridium difficile	艰难梭菌
Clostridium perfringens	产气荚膜梭菌
Clostridium tetani	破伤风梭菌
Corynebacterium	棒状杆菌属
Corynebacterium diphtheriae	白喉棒状杆菌

E

Enterobacter	肠杆菌属
Enterobacter aerogenes	产气肠杆菌
Enterobacter cloacae	阴沟肠杆菌
Enterobacteriaceae	肠杆菌科
Enterococcus	肠球菌属
Enterococcus faecium	屎肠球菌
Enterococcus faecalis	粪肠球菌
Escherichia	埃希菌属
Escherichia coli	大肠埃希菌

F

Flavobacterium	黄杆菌属
Fusobacterium	梭杆菌属

G

Gardnerella vaginalis	阴道加德纳菌

H

Haemophilus	嗜血杆菌属
Haemophilus influenzae	流感嗜血杆菌
Hafnia	哈夫尼亚菌属
Helicobacter	螺杆菌属
Helicobacter pylori	幽门螺杆菌

K

Klebsiella	克雷伯菌属
Klebsiella oxytoca	产酸克雷伯菌
Klebsiella pneumoniae	肺炎克雷伯菌

L

Lactobacillus	乳杆菌属
Legionella	军团菌属
Legionella pneumophila	嗜肺军团菌
Leptospira	钩端螺旋体属
Leuconostoc	明串珠菌属
Listeria	李斯特菌属
Listeria monocytogenes	单核细胞增生李斯特菌

M

Moraxella	莫拉菌属
Moraxella catarrhalis	卡他莫拉菌
Morganella	摩根菌属
Morganella morganii	摩根摩根菌
Mycobacterium leprae	麻风分枝杆菌
Mycobacterium tuberculosis	结核分枝杆菌
Mycobacterium species	分枝杆菌属
Mycoplasma	支原体属

N

Neisseria	奈瑟菌属
Neisseria gonorrhoeae	淋病奈瑟菌
Neisseria meningitidis	脑膜炎奈瑟菌
Nocardia	诺卡菌属

P

Pasteurella	巴斯德菌属
Pasteurella multocida	多杀巴斯德菌
Peptococcus	消化球菌属
Peptostreptococcus	消化链球菌属
Prevotella	普雷沃菌属
Propionibacterium	丙酸杆菌属
Propionibacterium acnes	痤疮丙酸杆菌
Proteus	变形杆菌属
Proteus mirabilis	奇异变形杆菌
Proteus vulgaris	普通变形杆菌
Providencia	普罗威登斯菌属
Providencia rettgeri	雷氏普罗威登斯菌
Providencia stuartii	司徒普罗威登斯菌
Pseudomonas	假单胞菌属
Pseudomonas aeruginosa	铜绿假单胞菌

R

Rickettsia	立克次体属

S

Salmonella	沙门菌属
Salmonella choleraesuis	猪霍乱沙门菌
Salmonella typhi	伤寒沙门菌
Serratia	沙雷菌属
Serratia marcescens	黏质沙雷菌
Shigella	志贺菌属
Staphylococcus	葡萄球菌属
Staphylococcus aureus	金黄色葡萄球菌
Stenotrophomonas maltophilia	嗜麦芽窄食单胞菌
Streptococcus	链球菌属
Streptococcus agalactiae	无乳链球菌
Streptococcus pneumoniae	肺炎链球菌
Streptococcus pyogenes	化脓性链球菌

T

Treponema	密螺旋体属

U

Ureaplasma	脲原体属

V

Vibrio	弧菌属
Vibrio cholerae	霍乱弧菌
Vibrio parahaemolyticus	副溶血弧菌

Y

Yersinia	耶尔森菌属
Yersinia pestis	鼠疫耶尔森菌

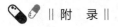

| 附录 5 | 抗菌药物的每日常用剂量和用法

抗菌药物	口服		肌内注射		静脉注射或静脉滴注		备注
	成人	儿童	成人	儿童	成人	儿童	
青霉素 Benzylpenicillin			80 万~200 万 U 分 3~4 次	2.5 万~5 万 5 万 U/kg 分 3~4 次	200 万~1 000 万 U 分 3~4 次	5 万~20 万 U/kg 分 3~4 次	青霉素钾盐不宜静脉注射
普鲁卡因青霉素 Procaine Benzylpenicillin			40 万~160 万 U 分 1~2 次	40 万~80 万 U 分 1~2 次			
苄星青霉素 Benzathine Benzylpenicillin			60 万~120 万 U 每个月 1~2 次	30 万~60 万 U 每个月 1~2 次			
青霉素 V Phenoxymethylpenicillin	1~2g 分 3~4 次	25~50mg/kg 分 3~4 次					
苯唑西林 Oxacillin			4~6g 分 3~4 次	50~100mg/kg 分 3~4 次	4~8g 分 3~4 次	50~150mg/kg 分 3~4 次	
氯唑西林 Cloxacillin	1~2g 分 4 次	20~50mg/kg 分 4 次	4~6g 分 3~4 次	50~100mg/kg 分 3~4 次	4~8g 分 3~4 次	50~150mg/kg 分 3~4 次	
双氯西林 Dicloxacillin	2~3g 分 3~4 次	40~60mg/kg 分 3~4 次					
氟氯西林 Flucloxacillin	1.0g 分 3~4 次	0.25~0.5g 分 3~4 次			1.0g 分 3~4 次	0.25~1.0g 分 4 次	严重感染成人每日最高剂量 8.0g
氨苄西林 Ampicillin	2~4g 分 3~4 次	50~100mg/kg 分 3~4 次	4~6g 分 3~4 次	100~150mg/kg 分 3~4 次	4~12g 分 3~4 次	100~200mg/kg 分 3~4 次	
阿莫西林 Amoxicillin	1.5~4g 分 3~4 次	25~50mg/kg 分 3~4 次					
羧苄西林 Carbenicillin					4~8g 分 4 次	50~200mg/kg 分 4 次	铜绿假单胞菌所致重症感染，成人每日 20~30g，儿童 400~500mg/kg，分 4~6 次静脉给药

抗菌药物	口服		肌内注射		静脉注射或静脉滴注		备注
	成人	儿童	成人	儿童	成人	儿童	
替卡西林 Ticarcillin			50~100mg/kg 分2~4次		12~24g 分4~6次	200~300mg/kg 分3~4次	
哌拉西林 Piperacillin			4~8g 分4次	100mg/kg 分4次	4~16g 分3~4次	100~300mg/kg 分3~4次	
阿洛西林，美洛西林 Azlocillin, Mezlocillin					4~16g 分3~4次	100~300mg/kg 分3~4次	
头孢噻吩 Cefalothin			1~4g 分4次	25~10mg/kg 分4次	4~6g 分4次	50~100mg/kg 分4次	与氨基糖苷类合用，应注意监测肾功能
头孢唑林 Cefazolin			1~4g 分3~4次	20~80mg/kg 分3~4次	2~4g 分3~4次	50~80mg/kg 分3~4次	与氨基糖苷类合用，应注意监测肾功能
头孢拉定 Cefradine	1~2g 分3~4次	20~40mg/kg 分3~4次	2~4g 分3~4次		4~6g 分3~4次	50~150mg/kg 分3~4次	
头孢硫脒 Cefathiamidine			2~8g 分2~4次	50~150mg/kg 分2~4次	2~8g 分2~4次	50~150mg/kg 分2~4次	体外对肠球菌有抗菌活性
头孢呋辛 Cefuroxime			2.25g 分3次	50mg/kg 分3~4次	3~6g 分2~4次	50~100mg/kg 分3~4次	
头孢尼西 Cefonicid			1.0g qd		1.0g qd		
头孢孟多 Cefamandole			2~4g 分3~4次	50~100mg/kg 分3~4次	4~8g 分3~4次	100~150mg/kg 分3~4次	
头孢替安 Cefotiam			1~2g 分2~3次	20~40mg/kg 分3~4次	4~6g 分3~4次	50~100mg/kg 分3~4次	有供肌内注射、静脉注射的两种制剂，不能混用
头孢噻肟 Cefotaxime			2~4g 分3~4次	50~100mg/kg 分3~4次	2~8g 分3~4次	50~150mg/kg 分3~4次	
头孢唑肟 Ceftizoxime			2~4g 分2~3次	50~100mg/kg 分3~4次	2~8g 分4次	50~150mg/kg 分4次	肌内注射少用

续表

抗菌药物	口服		肌内注射		静脉注射或静脉滴注		备注
	成人	儿童	成人	儿童	成人	儿童	
头孢曲松 Ceftriaxone			1~2g 分1~2次	50mg/kg 分1~2次	1~4g 分1~2次	50~75mg/kg 分1~2次	肌内注射一般加用1%利多卡因溶液成人0.5ml。单纯性淋病成人250mg单剂肌内注射
头孢他啶 Ceftazidime			1.5~3g 分3次	30~60mg/kg 分3次	2~6g 分2~3次	50~150mg/kg 分2~3次	肌内注射一般加用1%利多卡因溶液0.5ml
头孢哌酮 Cefoperazone			2~4g 分2次	50~100mg/kg 分2次	3~9g 分3次	100~150mg/kg 分3次	肌内注射时可加用1%利多卡因溶液
头孢匹胺 Cefpiramide					1~4g 分2~3次	30~80mg/kg 分2~3次	
头孢吡肟 Cefepime					2~4g 分2次		
头孢匹罗 Cefpirome			2~4g 分2次		2~4g 分2次		
头孢噻利 Cefoselis					1~2g 分2次		
头孢罗膦 Ceftaroline					600mg q12h		
头孢比罗 Ceftobiprole					500mg q8h		宜静脉给药
头孢西丁 Cefoxitin			3g 分3次		3~8g 分3~4次	50~150mg/kg 分3~4次	
头孢美唑 Cefmetazole			1~4g 分2次		3~8g 分2~4次	50~150mg/kg 分3~4次	肌内注射剂含利多卡因,不宜用于儿童
头孢替坦 Cefotetan			1~2g q12h		2~6 分2~3次	40~100mg/kg 分2~3次	

续表

抗菌药物	口服		肌内注射		静脉注射或静脉滴注		备注
	成人	儿童	成人	儿童	成人	儿童	
头孢拉宗 Cefbuperazone					1~2g q12h	40~80mg/kg 分2~3次	
头孢米诺 Cefminox					1g q12h	20mg q6~8h	
头孢氨苄 Cefalexin	1~2g 分4次	20~40mg/kg 分3~4次					
头孢羟氨苄 Cefadroxil	1~2g 分2次	20~40mg/kg 分2次					
头孢呋辛酯 Cefuroxime Axetil	0.5~1g 分2次	0.25~0.5g 分2次					不能吞服药片的幼儿不宜服用
头孢克洛 Cefaclor	1~2g 分3~4次	20~40mg/kg 分3~4次					
头孢丙烯 Cefprozil	0.5~1g 分2次	15~30mg/kg 分2次					
头孢克肟 Cefixime	0.4g 分2次	8mg/kg 分2次					
头孢特仑酯 Cefteram Pivoxil	0.3~0.6g 分3次						
头孢他美酯 Cefetamet Pivoxil	0.5~1g 分2次	16~24mg/kg 分2次					
头孢地尼 Cefdinir	0.3~0.6g 分1~3次	7~14mg/kg 分1~2次					
头孢泊肟酯 Cefpodoxime Proxetil	0.2~0.4g 分2次	10mg/kg 分1~2次					儿童剂量每日不超过400mg
头孢托仑匹酯 Cefditoren Pivoxil	0.4~0.8g 分2次						暂不推荐用于12岁以下儿童

续表

抗菌药物	口服		肌内注射		静脉注射或静脉滴注		备注
	成人	儿童	成人	儿童	成人	儿童	
亚胺培南 Imipenem			1~3g 分2次		2~3g 分3~4次	30~60mg/kg 分3次	一般用静脉滴注给药,肌内注射少用,癫痫发生率约1%
帕尼培南 Panipenem					1~2g 分2~4次	30~40mg/kg 分2~4次	癫痫发生率<0.1%
美罗培南 Meropenem					2~3g 分3次	40~60mg/kg 分2~3次	癫痫发生率<0.1% 革兰氏阴性杆菌脑脑膜炎成人可用至6g/d
厄他培南 Ertapenem					1g 每日1次		
多立培南 Doripenem					1.5g 分3次		
比阿培南 Biapenem					0.6g 分2次		
法罗培南 Faropenem	0.6~0.9g 分3次						
氨曲南 Aztreonam			2~4g 分2~3次	40~80mg/kg 分3~4次	3~6g 分3~4次	60~120mg/kg 分3~4次	
拉氧头孢 Latamoxef					2~8g 分2~3次	100~150mg/kg 分2~4次	
氟氧头孢 Flomoxef					1~4g 分2~4次	40~80mg/kg 分2~4次	
阿莫西林-克拉维酸 Amoxicillin and Clavulanic Acid	625mg 每日2次	25mg/kg q8h 阿莫西林与克拉维酸按4:1计算			1.2g q8h	30mg/kg q8h	本品每片625mg含阿莫西林500mg、克拉维酸125mg,注射剂每瓶含阿莫西林克拉维酸0.5g和0.1g或1.0g和0.2g

续表

抗菌药物	口服		肌内注射		静脉注射或静脉滴注		备注
	成人	儿童	成人	儿童	成人	儿童	
替卡西林-克拉维酸 Ticarcillin and Clavulanic Acid					9.3~12.4g 分3~4次	200mg/kg 分4次	每瓶含替卡西林3g,克拉维酸100mg
氨苄西林-舒巴坦 Ampicillin and Sulbactam			1.5~6g 分2~3次	30~100mg/kg 分2~3次	6~12g 分3~4次	150mg/kg 分3~4次	每瓶含氨苄西林0.5g,舒巴坦0.25g,后者每日量不超过4g
舒他西林 Sultamicillin	750~1 500mg 分2次	体重<30kg者 50mg/kg,分2次 体重≥30kg者 按成人量					每片总量375mg,口服水解后生成氨苄西林220mg,舒巴坦147mg
哌拉西林-他唑巴坦 Piperacillin and Tazobactam					4.5g q8h 或3.375g q6h	80/10mg/kg q8h	每瓶含哌拉西林和他唑巴坦4g和0.5g或3g和0.375g
头孢哌酮-舒巴坦 Cefoperazone and Sulbactam					4~8g(1∶1) 3~12g(2∶1) 分3~4次	80~160mg/kg (1∶1) 60~240mg/kg (2∶1) 分3~4次	每瓶含头孢哌酮及舒巴坦各1g,或头孢哌酮1g、舒巴坦0.5g。舒巴坦的每日量不超过4g
头孢洛扎-他唑巴坦 Ceftolozane and Tazobactam					1.5g q8h		头孢洛扎-他唑巴坦制剂为2∶1
头孢他啶-阿维巴坦 Ceftazidime and Avibactam					2.5g q8h		头孢他啶-阿维巴坦制剂为4∶1。治疗复杂性腹腔内感染,需要联合应用甲硝唑
链霉素 Streptomycin	2~4g 分4次	50~80mg/kg 分4次	0.75~1.5g 分1~2次	15~30mg/kg 分2次			口服给药现已少用

续表

抗菌药物	口服		肌内注射		静脉注射或静脉滴注		备注
	成人	儿童	成人	儿童	成人	儿童	
卡那霉素 Kanamycin	2~4g 分4次	40~80mg/kg 分4次	1~1.5g 分2~3次	20mg/kg 分2次	1~1.5g 分2次	20mg/kg 分2次	口服给药现已少用
庆大霉素 Gentamicin	240~640mg 分4次	5~10mg/kg 分4次	3~5mg/kg 分1~3次	同成人	3~5mg/kg 分1~3次	同成人	
妥布霉素 Tobramycin			3~5mg/kg 分1~3次	同成人	3~5mg/kg 分1~3次	3~7g/kg 分1~3次	
阿米卡星 Amikacin			15mg/kg 分1~2次	15mg/kg 分1~2次	0.8~1.2g 分1~2次	15mg/kg 分1~2次	
奈替米星 Netilmicin			4~6mg/kg 分1~3次	4~6mg/kg 分1~3次	4~6mg/kg 分1~3次	4~6mg/kg 分1~3次	
异帕米星 Isepamicin					8~15mg/kg 分1~3次		
小诺米星 Micronomicin			120~240mg/kg 分2次		120~240mg 分2次		
依替米星 Etimicin					200~300mg 分2次		
新霉素 Neomycin	1~4g 分4次	25~80mg/kg 分4次					
巴龙霉素 Paromomycin	30~50mg/kg 分4次	30~50mg/kg 分4次					
大观霉素 Spectinomycin			2g 单次给药				只用于单纯性淋病
四环素、土霉素 Tetracycline、Oxytetracycline	1~2g 分4次	20~40mg/kg 分4次			1~1.5g 分2次	15~30mg/kg 分2次	静脉用药仅限四环素盐酸盐,四环素类药物8岁以下儿童、孕妇及乳妇避免应用

848

续表

抗菌药物	口服		肌内注射		静脉注射或静脉滴注		备注
	成人	儿童	成人	儿童	成人	儿童	
美他环素 Methacycline	600mg 分 3～4 次	10mg/kg 分 2 次					同四环素类
多西环素 Doxycycline	100～200mg 分 1～2 次	2～4mg/kg 分 2 次					同四环素类
米诺环素 Minocycline	同多西环素	同多西环素					同四环素类
氯霉素 Chloramphenicol	1.5～3g 分 4 次	25～50mg/kg 分 4 次	1.5～3g 分 4 次	25～50mg/kg 分 4 次	2～3g 分 2 次	25～50mg/kg 分 2 次	早产儿新生儿避免应用;注射剂宜选用氯霉素琥珀酸酯
甲砜霉素 Thiamphenicol	1.5～3g 分 4 次	25～50mg/kg 分 4 次					妊娠后期及新生儿慎用
红霉素 Erythromycin	0.75～1.5g 分 3～4 次	20～40mg/kg 分 3～4 次			20～30mg/kg 分 2 次	20～30mg/kg 分 2 次	红霉素酯化物不用于肝病患者及孕妇
琥乙红霉素 Erythromycin Ethylsuccinate	1.6～4g 分 2～4 次	30～50mg/kg 分 2～4 次					
依托红霉素 Erythromycin Estolate	750～2 000mg 分 3～4 次	30～50mg/kg 分 3～4 次					
麦迪霉素 Midecamycin	0.8～1.2g 分 3～4 次	20～30mg/kg 分 3～4 次					
乙酰螺旋霉素 Acetylspiramycin	0.8～1.2g 分 4 次	20～30mg/kg 分 4 次					
交沙霉素 Josamycin	800～1 200mg 分 3～4 次	30mg/kg 分 3～4 次					
罗红霉素 Roxithromycin	300mg 分 2 次	2.5～5mg/kg 分 2 次					

续表

抗菌药物	口服 成人	口服 儿童	肌内注射 成人	肌内注射 儿童	静脉注射或静脉滴注 成人	静脉注射或静脉滴注 儿童	备注
克拉霉素 Clarithromycin	0.5～1g 分2次	7.5～15mg/kg 分2次					
阿奇霉素 Azithromycin	首剂500mg顿服,第2～5天250mg顿服,或500mg qd×3d	首剂10mg/kg顿服,第2～5天5mg/kg顿服			500mg qd		
地红霉素 Dirithromycin	500mg 每日1次						
非达霉素 Fidaxomicin	200mg 每日2次						
林可霉素 Lincomycin	1.5～2g 分3～4次	30～60mg/kg 分3～4次	1.2～1.8g 分2～3次	15～30mg/kg 分2～3次	1.2～2.4g 分2～3次	15～40mg/kg 分2～3次	
克林霉素 Clindamycin	0.6～1.8g 分3～4次	10～20mg/kg 分3～4次	0.6～1.2g 分2～4次	20mg/kg 分3～4次	0.6～1.8g 分2～4次	20～30mg/kg 分3～4次	
硫酸多黏菌素B Polymyxin B Sulfate					1.5～2.5mg/kg 分2次	1.5～2.5mg/kg 分2次(>2岁)	1mg相当于1万U,每日剂量不超过2.5mg/kg。为Coly-Mycin(US)剂量,以基质计
黏菌素 Colistin			甲磺酸盐 2.5～5mg/kg,分2～4次	甲磺酸盐2.5～5mg/kg,分2～4次	甲磺酸盐每日2.5～5mg/kg,分2～4次	甲磺酸盐每日2.5～5mg/kg,分2～4次	
万古霉素 Vancomycin	0.5～2g 分3～4次				1～2g 分2～4次	20～40mg/kg 分2～4次	缓慢静脉滴注至少1h
去甲万古霉素 Norvancomycin					0.8～1.6g 分2～4次	16～32mg/kg 分2～4次	缓慢静脉滴注至少1h
替考拉宁 Teicoplanin					6mg/kg 每日1次	10mg/kg 每日1次	

续表

抗菌药物	口服		肌内注射		静脉注射或静脉滴注		备注
	成人	儿童	成人	儿童	成人	儿童	
达托霉素 Daptomycin					4~6mg/kg 每日1次		注意监测 CK
替拉万星 Televancin					10mg/kg 每日1次		滴注时间不少于 60min
达巴万星 Dalbavancin					首剂 1 000mg，一周后 500mg，也可用 1 500mg 单剂给药		每次静脉输注 30min
奥利万星 Oritavancin					单剂 1 200mg 静脉滴注		每次静脉滴注时间不少于 3h
利福平 Rifampicin	450~900mg 分 1~2 次	10~20mg/kg 分 1~2 次					成人每日量不超过 1 200mg；空腹服用
利福霉素 Rifamycin			每日 10~20mg/kg		每日 10~20mg/kg		肌内注射制剂含有局麻药不可静脉注射
利福喷丁 Rifapentin	每次 600mg 每周 2 次						空腹服用
利福布汀 Rifabutin	150~600mg 每日 1 次						
利福昔明 Rifaximin	200mg 一日 3~4 次 [或 10~15mg/(kg·d), 分 3~4 次]						
异烟肼 Isoniazid	300mg 顿服	5~10mg/kg 顿服			5~10mg/kg 每日 1 次	同成人	结核性脑膜炎 栗粒性结核采用静脉给药，儿童及成人每日 10~20mg/kg，成人日用量不超过900mg，儿童日用量不超过 600mg

续表

抗菌药物	口服		肌内注射		静脉注射或静脉滴注		备注
	成人	儿童	成人	儿童	成人	儿童	
乙胺丁醇 Ethambutol	15~25mg/kg 顿服						成人每日剂量不超过0.9g
对氨水杨酸 Para-aminosalicylic Acid	150~200mg/kg 分3~4次	200mg/kg 分3~4次			12g溶于葡萄糖注射液中避光静脉滴注		静脉给药现已少用
吡嗪酰胺 Pyrazinamide	25mg/kg 分3~4次						成人每日剂量不超过2.5g
乙硫异烟胺 Ethionamide	0.5~1.0g 分2~3次						
丙硫异烟胺 Protionamide	每日10~15mg/ kg,或0.75~1.0g; 分2~3次服或 顿服	每日10~ 20mg/kg; 分2~3次 服或顿服					
氨硫脲 Thioacetazone	每日2~3mg/kg (100~150mg/d), 分2~3次口服						每日剂量不超过200mg
卷曲霉素 Capreomycin			1g(15mg/kg)				不可与氨基糖苷类合用,孕妇、小儿不用
环丝氨酸 Cycloserine	0.75~1.0g 顿服	15mg/kg 顿服					
氨苯砜 Dapsone	100mg 顿服						与利福平、氯法齐明联合应用
氯法齐明 Clofazimine	300mg 每个月1次 或50~100mg 每日顿服						

续表

抗菌药物	口服		肌内注射		静脉注射或静脉滴注		备注
	成人	儿童	成人	儿童	成人	儿童	
两性霉素 B 去氧胆酸盐 Amphbotericin B					$0.1 \sim 0.7mg/kg$，自 $1 \sim 5mg/d$ 开始逐渐增大	同成人	静脉滴注给药 6h，疗程中注意随访肝、肾功能及电解质等
两性霉素 B 脂质复合体（Amphotericin B lipid complex，ABLC，Abelcet）					$5mg/kg$，每日 1 次，自小剂量开始，滴速每小时 $2.5mg/kg$	同成人	静脉滴注时每 3h 需振摇输液袋，疗程中注意随访肝、肾功能
两性霉素 B 脂质体（LiposomalAmphotericin B，AMBL，Ambisome）					$3 \sim 5mg/kg$，每日 1 次，自小剂量开始，每次滴注时间 2h 以上	同成人	疗程中需注意随访肝、肾功能
两性霉素 B 胆固醇复合体（Amphotericin B cholesteryl complex，ABCD，Amphotec，Amphocil）					$3 \sim 4mg/kg$，必要时加大至 $6mg/kg$，每日 1 次，滴速每小时 $1mg/kg$	同成人	疗程中需注意随访肝、肾功能
氟胞嘧啶 Flucytosin	$100 \sim 150mg/kg$ 分 $3 \sim 4$ 次	同成人			$100 \sim 150mg/kg$ 分 2 次	同成人	
氟康唑 Fluconazole	$100 \sim 200mg$ 顿服				$200 \sim 400mg$ 分 $1 \sim 2$ 次		初用大剂量静脉滴注，病情好转后每日维持量 $100 \sim 200mg$；皮肤黏膜念珠菌病，每日 $50 \sim 100mg$
伊曲康唑 Itraconazole	胶囊：$200 \sim 400mg$，分 $1 \sim 2$ 次 口服液：$100 \sim 200mg$（$10 \sim 20ml$）qd				第 1，2 日 $200mg$ bid，以后 $200mg$ qd		肌酐清除率 $< 30ml/min$ 者不可用注射剂，注射剂必须用 0.9% 氯化钠注射液稀释

续表

抗菌药物	口服		肌内注射		静脉注射或静脉滴注		备注
	成人	儿童	成人	儿童	成人	儿童	
伏立康唑 Voriconazole	400mg 分 2 次	12mg/kg 分 2 次			400mg 分 2 次	12mg/kg 分 2 次	
泊沙康唑 Posaconazole	0.1 ~ 0.8g 分 1 ~ 3 次						
艾沙康唑 Isavuconazole	负荷剂量:200mg,q8h,共 6 剂 维持剂量:200mg,qd				负荷剂量:200mg,q8h,共 6 剂 维持剂量:200mg,qd		
制霉菌素 Nystatin	150 万 ~ 200 万 U 分 3 ~ 4 次						
卡泊芬净 Caspofungin					首日 70mg,继以每日 50mg,每日 1 次		
米卡芬净 Micafunin					50 ~ 150mg 每日 1 次		
阿尼芬净 Anidulfungin					50 ~ 200mg 每日 1 次		
特比萘芬 Terbinafine	250mg 每日 1 次						
喷他脒 Pentamidine					每天 3 ~ 4mg/kg,每日 1 次		在 1 ~ 2h 内缓慢静脉滴注

续表

抗菌药物	口服		肌内注射		静脉注射或静脉滴注		备注
	成人	儿童	成人	儿童	成人	儿童	
灰黄霉素 Griseofulvin	250～500mg q12h 或 500mg qd	2岁以上体重14～23kg者，每次62.5～125mg，q12h，或每次125～250mg，qd。小儿体重>23kg者，每次125～250mg，q12h，或每次250～500mg，qd					
阿托伐醌 Atovaquone	750mg 每日3次						
三甲曲沙 Trimetrexate					45mg/m² 每日1次		
金刚烷胺 Amantadine	200mg 分2次						
金刚乙胺 Rimantadine	200mg 分1～2次						
扎那米韦 Zanamivir	每次2喷 (2×5mg)，每日2次	每次2喷 (2×5mg)，每日2次					
奥司他韦 Oseltamivir	75mg 每日2次						12岁以下儿童不宜应用
阿昔洛韦 Acyclovir	800～1 000mg 分4～5次				15mg/kg，缓滴 q8～12h		表中为成人单纯疱疹用量
伐昔洛韦 Valaciclovir	0.5～1g bid						

855

抗菌药物	口服		肌内注射		静脉注射或静脉滴注		备注
	成人	儿童	成人	儿童	成人	儿童	
喷昔洛韦 Penciclovir	500mg q8h 或 q12h						可气溶吸入,但需用特殊装置
泛昔洛韦 Famciclovir	125~500mg bid						
更昔洛韦 Ganciclovir	1g, tid				5~10mg/kg 分1~2次		需按肾功能调整剂量
缬更昔洛韦 Valganciclovir	诱导 900mg bid, 维持 900mg qd						
利巴韦林 Ribavirin	1~1.2g 分2次				1.5~4g 分3~4次		
膦甲酸钠 Foscarnet					诱导期 90mg/kg q12h 维持期每日 90mg/kg		
西多福韦 Cidofovir					诱导 5mg/kg,每周1次连续2周。维持期 5mg/kg,每2周1次		滴注时间至少1h
拉米夫定 Lamivudine	100mg 每日1次	3mg/kg 每日1次					
阿德福韦 Adefovir	10mg 每日1次						
恩替卡韦 Entecavir	0.5~1mg 每日1次						
替比夫定 Telbivudine	60mg 每日1次						

续表

抗菌药物	口服		肌内注射		静脉注射或静脉滴注		备注
	成人	儿童	成人	儿童	成人	儿童	
富马酸替诺福韦二吡呋酯 Tenofovir Disoproxil Fumarate	300mg 每日1次						
富马酸丙酚替诺福韦 Tenofovir Alafenamide	25mg qd						
西米普韦 Simeprevir	150mg 每日1次						
索磷布韦 Sofosbuvir	每次400mg 每日1次						
达拉他韦 Daclatasvir	60mg qd						
哈瓦尼 Harvoni	1片 qd						由400mg索磷布韦(sofosbuvir)与90mg雷迪帕韦(ledipasvir)组成
泰科尼韦 Technivie	2片 qd						由翁比他韦(ombitasvir)、帕利瑞韦(paritaprevir)、利托那韦(ritonavir)3种成分按剂量12.5/75/50mg组成
维克拉派 Viekira Pak	翁比他韦/帕利瑞韦/利托那韦 2片 qd(早上服) 达沙布韦1片 bid(早晚各1次)						由两种药片剂组成，一种片剂是由翁比他韦(ombitasvir)/帕利瑞韦(paritaprevir)/利托那韦(ritonavir)按剂量12.5/75/50mg组成，另一种片剂是由达沙布韦(dasabuvir)250mg单一成分组成

续表

抗菌药物	口服		肌内注射		静脉注射或静脉滴注		备注
	成人	儿童	成人	儿童	成人	儿童	
泽普蒂尔 Zepatier	1片 qd						每片含厄尔巴韦 50mg,及格拉索帕韦 100mg
伊柯鲁沙 Epclusa							每片含索磷布韦 400mg,维帕他韦(velpatasvir) 100mg
齐多夫定 Zidovudine	600mg 分3次				300~600mg 分6次		
去羟肌苷 Didanosine	250~400mg 顿服						
扎西他滨 Zalcitabine	2.25g 分3次						
司他夫定 Stavudine, d4T	40mg q12h						
阿巴卡韦 Abacavir, ABC	30mg bid						
齐多夫定与拉米夫定复方 Combivir	每次1片 每日2次						每片含齐多夫定 300mg,拉米夫定 150mg
阿巴卡韦,齐多夫定与拉米夫定复方 Trizivir	每次1片 每日2次						每片含阿巴卡韦 300mg,拉米夫定 150mg,齐多夫定 300mg
恩曲他滨 Emtricitabine, FTC	200mg qd						
奈韦拉平 Nevirapine	200mg qd×14d; 而后 200mg,bid						
地拉韦啶 Delavirdine	400mg 每日3次						

续表

抗菌药物	口服		肌内注射		静脉注射或静脉滴注		备注
	成人	儿童	成人	儿童	成人	儿童	
依法韦仑 Efavirenz	600mg qd						
依曲韦林 Etravirine	200mg bid						餐后给药
利匹韦林 Rilpivirine	25mg qd						餐后口服
沙奎那韦 Saquinavir	600mg 每日 3 次						高脂防餐后 2 h 内口服
利托那韦 Ritonavir	600mg 每日 2 次						宜于进食时口服
茚地那韦 Indinavir	800mg 每日 3 次						餐前 1h 或餐后 2h 口服
阿普那韦 Amprenavir	1 200mg 每日 2 次						
奈非那韦 Nelfinavir	1 250mg，每日 2 次；或 750mg，每日 3 次						进餐时服用
洛匹那韦 - 利托那韦 Lopinavir and Ritonavir, Kaletra	每次洛匹那韦 - 利托那韦 400/100mg（3 个胶囊或口服液 5ml），一日 2 次						进餐后服
阿扎那韦 Atazanavir	300mg 每日 1 次						需同时使用利托那韦 100mg 每日 1 次
福沙那韦 Fosamprenavir	1 400mg 每日 1～2 次						

续表

抗菌药物	口服		肌内注射		静脉注射或静脉滴注		备注
	成人	儿童	成人	儿童	成人	儿童	
达芦那韦 Darunavir	600mg 每日2次						加服利托那韦 100mg 每日2次
替拉那韦 Tipranavir	500mg 每日2次						与利托那韦（APTIVUS/r）200mg 合用
雷特格韦 Raltegravir	400mg 每日2次						
多替拉韦 Dolutegravir	50mg 每日1次						
马拉维若 Maraviroc	300mg 每日2次						
恩夫韦肽 Enfuvirtide			90mg bid				
α-干扰素 Interferon-α			100万~500万U		100万~500万U		肌内注射剂量亦可皮下注射
氯喹（盐基）Chloroquine 疟疾 阿米巴肝病	首剂0.6g,第2,3天各0.3g 首剂0.6g×2d,继以0.25g bid×3周	首剂10mg/kg,第2,3天各5mg/kg			以1mg/kg加入葡萄糖液缓慢静脉滴注		静脉滴注用于凶险发作,应慎用
羟氯喹 Hydroxychloroquine	首剂0.8g 6h后0.4g 第2,3日各5mg/kg	首剂10mg/kg,6h后及第2,3日各5mg/kg					
甲氟喹 Mefloquine	治疗1.25g顿服 预防0.25g qw×4次						

续表

抗菌药物	口服		肌内注射		静脉注射或静脉滴注		备注
	成人	儿童	成人	儿童	成人	儿童	
乙胺嘧啶 Pyrimethamine	耐氯喹恶性疟 首日 50mg,次日 25mg	首日 25mg					与磺胺多辛首日 1g,次日 0.5g),伯氨喹每日 15mg 合用
	弓形体病 25mg,连服 3~4 周						合用磺胺嘧啶 2g
	预防疟疾 25mg/d×6周, 治疗恶性疟首日 50mg,次日 25mg,共2日	预防疟疾 1~3 岁 6.25mg 4~6 岁 12.5mg 7~9 岁 18.75mg 10~12 岁 25mg 均每周 1 次					1 岁以下儿童禁用
青蒿素 Artemisinin	片剂:首剂 1g,第 2,3 天各 0.5g		水混悬剂:首剂 0.6g, 第 2,3 天各 0.3g				肛塞栓剂:首剂 0.6g,4h 后 0.6g,第 2,3 天各 0.4g
蒿甲醚 Artemether			首剂 160mg,第 2,3 天各 80mg				
青蒿琥酯 Artesunate					首剂 200mg,第 2,3 天各 100mg		静脉缓注
伯氨喹 Primaquine	15mg 每日 1 次	0.3mg/kg,顿服					
卤泛群 (Halofantrine)	0.5g q6h×3 次	8mg/kg q6h× 3 次					成人口服片剂,儿童宜用混悬液 100mg/5ml

续表

抗菌药物	口服		肌内注射		静脉注射或静脉滴注		备注
	成人	儿童	成人	儿童	成人	儿童	
氯胍 Proguanil	每日 200mg	每日量 ＜1 岁 25mg 2～4 岁 50mg 5～8 岁 100mg 9～10 岁 150mg 至离开疫区后 4 周 10mg/kg×3～ 7d					对耐药疟原虫需与四环素 联合应用
硫酸奎宁 Quinine Sulfate	600mg tid×2d 后 300mg tid×5d						
本芴醇 Benflumetol	首日 0.8g 顿服, 第 2,3,4 日各 0.4g	8mg/kg 顿服,连 服 4 日,首剂加 倍,但不宜超过 0.6g					
喷他脒 Pentamidine			4mg/kg, 每日 1 次,14d				黑热病及耶氏肺孢子菌肺 炎疗法
阿托伐醌 Atovaquone	750mg 1 日 3 次						进餐时同服,连用 21 天
甲苯达唑 Mebendazole	100～300mg 1 日 2 次						连服 3 日。治疗蛲虫感染 单剂 100mg,2 周后重复 用药 1 次
阿苯达唑 Albendazole	400mg,顿服或 一日 2 次						
噻苯唑 Tiabendazole	体重＜60kg,每 次 25mg/kg,每日 2 次						

续表

抗菌药物	口服		肌内注射		静脉注射或静脉滴注		备注
	成人	儿童	成人	儿童	成人	儿童	
伊维菌素 Ivermectin	150～200μg/kg, 顿服或 2 剂						
乙胺嗪 Diethylcarbamazine	每日 0.6g, 分 3 次服						连服 7d,总剂量为 4.2g
吡喹酮 Praziquantel	总剂量为 120mg/kg, 每日量分 2～3 次服用	总剂量为 140mg/kg, 每日量分 2～3 次服用					急性血吸虫病 4～6 日疗法
硫氯酚 Bithionol	每日 50～ 60mg/kg, 等分 3 次服用	每日 50～ 60mg/kg, 等分 3 次服用					疗程总量 30～45g
三苯双脒肠溶片 Tribendimidine enteric-coated tablets	0.3～0.4g 一次顿服						
吡哌酸 Pipemidic acid	1～2g 分 3～4 次						
诺氟沙星 Norfloxacin	600～800mg 分 2～3 次						
培氟沙星 Pefloxacin	400～800mg 分 2 次				400～800mg 分 2 次		
依诺沙星 Enoxacin	400～800mg 分 2 次						
氧氟沙星 Ofloxacin	400～600mg 分 2 次				400～600mg 分 2 次		
环丙沙星 Ciprofloxacin	500mg～1500mg 分 2～3 次				400～800mg 分 2 次		

续表

抗菌药物	口服		肌内注射		静脉注射或静脉滴注		备注
	成人	儿童	成人	儿童	成人	儿童	
氟罗沙星 Fleroxacin	400mg 1次顿服						
洛美沙星 Lomefloxacin	400mg 分1~2次						
左氧氟沙星 Levofloxacin	500mg qd				500mg qd		
加替沙星 Gatifloxacin	400mg qd				400mg qd		急性单纯性下尿路感染 200mg qd
莫西沙星 Moxifloxacin	400mg qd				400mg qd		
吉米沙星 Gemifloxacin	320mg qd						
托氟沙星 Tosufloxacin	300~600mg 分2~3次						
司帕沙星 Sparfloxacin	首日400mg顿服，以后200mg qd						
帕珠沙星 Pazufloxacin					300mg q12h		
加诺沙星 Garenoxacin	400mgqd						
西他沙星 Sitafloxacin	50mg或100mg q12h						
奈诺沙星 Nemonoxacin	500mg qd						
磺胺甲噁唑 Sulfamethoxazole	2g 分2次	50~60mg/kg 分2次			2g 分2次		

抗菌药物	口服		肌内注射		静脉注射或静脉滴注		备注
	成人	儿童	成人	儿童	成人	儿童	
磺胺嘧啶 Sulfadiazine	首剂 2g,以后 2g 分 2 次	50～60mg/kg 分 2 次			首剂 50mg/kg,以后 100mg/kg	同成人	静脉滴注
磺胺甲氧吡嗪 Sulfametopyrazine	0.5～1g 每 2～3 天 1 次	10～20mg/kg 每 2～3 天 1 次					仅用于 2 岁以上的儿童
磺胺异噁唑 Sulfafurazole	每次 1g,每日 4 次,首剂加倍	每日 50～100mg/kg,分 4 次口服,首剂加倍					
磺胺多辛 Sulfadoxine	首日 1g,以后 0.5g qw 或 biw	15～20mg/kg qw 或 biw					与乙胺嘧啶、伯氨喹合用于耐氯喹恶性疟
磺胺嘧啶银 Silver Sulfadiazine							粉末、霜剂、混悬剂、油纱布局部应用,每日量不超过 30g
醋酸磺胺米隆 Mafenide Acetate							5%～10% 溶液、霜剂局部应用,可局部吸收
柳氮磺吡啶 Sulfasalazine	开始 2～3g,渐增至 4～6g,分 3～4 次						症状好转后剂量减少至每日 1.5g
复方磺胺甲噁唑 SMZ-TMP	4 片 分 2 次	体重 ≥40kg,同成人;体重 ≤40kg,每千克体重 1/10 片,分 2 次			4 支 分 2 次		每片含 SMZ 400mg,TMP 80mg 每支针剂含 SMZ 400mg,TMP 80mg
复方磺胺嘧啶 SD-TMP	4 片 分 2 次	体重 ≥40kg,同成人;体重 ≤40kg,每千克体重 1/10 片,分 2 次					每片含 SD 400mg,TMP 50mg

抗菌药物	口服		肌内注射		静脉注射或静脉滴注		备注
	成人	儿童	成人	儿童	成人	儿童	
甲氧苄啶 Trimethoprim	200~400mg 分2次	2~5mg/kg 分2次					每日量不超过400mg,现很少单用,大多与磺胺药联合
呋喃妥因 Nitrofurantoin	200~400mg 分4次	5~7mg/kg 分4次					
呋喃唑酮 Furazolidone	0.3~0.4g 分3~4次	5~7mg/kg 分3~4次					
甲硝唑 Metronidazole	0.6~1.5g 分3次	15~22.5mg/kg 分3次			1.0~1.5g 分2~3次	15~30mg/kg 分2~3次	
替硝唑 Tinidazole	1~2g 分2次				800~1 600mg 分2次		
奥硝唑 Ornidazole	500mg 每日2次	10mg/kg 每日2次			500mg 每日2次	10mg/kg 每日2次	
磷霉素 Phosphomycin	2~4g 分3~4次	50~100mg/kg 分3~4次			6~18g 分3~4次	200~300mg/kg 分3~4次	口服制剂为钙盐,注射剂为钠盐;肌内注射少用
夫西地酸 Fucidic acid	1.5g 分3次服用				500mg q8h		
奎奴普丁-达福普汀 Quinupristin and Dalfopristin					7.5mg q8~12h		
利奈唑胺 Linezolid	600mg q12h	10mg/kg q8h			600mg q12h	10mg/kg q8h	疗程一般宜为2周,不宜超过28日
泰迪唑胺 Tedizolid	200mg 每日1次				200mg 每日1次		疗程6日
替加环素 Tigycycline					首剂100mg,继以50mg q12h		

| 附录 6 | 部分抗菌药在新生儿患者中的剂量和用法*

抗生素	给药途径	≤ 7 天新生儿剂量	> 7 天新生儿剂量
青霉素	静脉滴注,肌内注射（少用）	2.5 万 U/kg,q12h 严重感染 5 万 U/kg,q8h	2.5 万 U/kg,q8h 严重感染 5 万 U/kg,q6h
氨苄西林	静脉滴注,肌内注射（少用）	25mg/kg,q12h 脑膜炎 50mg/kg,q8h	25mg/kg,q8h 脑膜炎 50mg/kg,q6h
阿莫西林	口服		30mg/(kg·d),分 2 次
苯唑西林	静脉滴注	25mg/kg,q8h	37mg/kg,q6h
美洛西林	静脉滴注	75mg/kg,q12h	75mg/kg,q8h
阿莫西林 - 克拉维酸	口服	30mg/(kg·d),分 2 次	30mg/(kg·d),分 2 次
头孢唑林	静脉滴注	20mg/kg,q12h	20mg/kg,q8h
头孢呋辛	静脉滴注	50mg/kg,q12h	50mg/kg,q8h
头孢西丁	静脉滴注	20mg/kg,q12h	
头孢噻肟	静脉滴注	50mg/kg,q12h	50mg/kg,q8h
头孢曲松	静脉滴注	25mg/kg,q24h	50mg/kg,q24h
头孢他啶	静脉滴注	30mg/kg,q12h	30mg/kg,q8h
头孢吡肟	静脉滴注	30mg/kg,q12h	30mg/kg,q12h
氨曲南	静脉滴注	30mg/kg,q8h	30mg/kg,q6h
亚胺培南	静脉滴注	25mg/kg,q12h	25mg/kg,q8h
美罗培南	静脉滴注	20mg/kg,q12h	20mg/kg,q8h
红霉素	口服,静脉滴注	10mg/kg,q12h	13mg/kg,q8h
阿奇霉素	口服,静脉滴注	5mg/kg,q24h	10mg/kg,q24h
克林霉素	静脉滴注	5mg/kg,q8h	5mg/kg,q6h
庆大霉素	静脉滴注,肌内注射	1.5 ~ 2.5mg/kg,q12h	3 ~ 5mg/(kg·d),q8 ~ 12h
阿米卡星	静脉滴注,肌内注射	5mg/kg,q12h	5mg/kg,q8 ~ 12h
奈替米星	静脉滴注,肌内注射	4 ~ 6.5mg/(kg·d),q12h	4 ~ 6.5mg/(kg·d),q12h
妥布霉素	静脉滴注,肌内注射	4mg/(kg·d),q12h	3 ~ 5mg/(kg·d),q8 ~ 12h
氯霉素	静脉滴注	25mg/kg,q24h	15mg/kg,q12h
万古霉素	静脉滴注	10mg/kg,q12h	10mg/kg,q8h
利奈唑胺	静脉滴注	10mg/kg,q8h	10mg/kg,q8h
利福平	静脉滴注,口服	10mg/kg,q24h	10mg/kg,q24h
甲硝唑	静脉滴注,口服	7.5mg/kg,q12h	15mg/kg,q12h

*（1）本附录剂量主要参考① GILBERT D N, MOELLERING R C, ELIOPOULOS G M, et al. The Sanford guide to antimicrobial therapy 2013.43th ed. Sperryville: Antimicrobial Therapy Inc, 2013: 203；② BENNETT J E, DOLIN R, BLASER M J. Mandell, Douglas, and Bennett's principles and practice of infectious diseases. 8th ed. USA: Elsevier Saunders, 2015: 631-707。

（2）本附录所列为足月产、出生体重 > 2kg 新生儿剂量；早产儿或出生体重 ≤ 2kg 者，每日剂量略减。

（3）氨基糖苷类、万古霉素及氯霉素，先参见本附录剂量及用法给药，以后需进行血药浓度监测时再加以调整，无监测条件者不可应用。

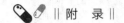

|附录7| 耐多药菌系统感染的抗菌药选用*

耐药菌	宜选药物	可选药物	备注
葡萄球菌属			
甲氧西林耐药	万古(或去甲万古)霉素	替考拉宁、利奈唑胺、达托霉素、替加环素、头孢罗膦、替拉万星、SMZ-TMP、磷霉素、利福平、夫西地酸(后4者用于联合治疗)	
万古霉素耐药	达托霉素或达托霉素+头孢罗膦	替拉万星或利奈唑胺	需确认细菌对达托霉素的敏感性,因为万古霉素中介金黄色葡萄球菌(VISA)对达托霉素可能不敏感。使用过万古霉素治疗或万古霉素治疗中感染仍持续者,细菌很可能对达托霉素亦耐药
社区获得甲氧西林耐药金黄色葡萄球菌(CA-MRSA)			
脓肿、免疫功能正常门诊患者	SMZ-TMP或多西环素或米诺环素或克林霉素	夫西地酸+利福平	
肺炎	万古霉素或利奈唑胺		
血流感染或疑似心内膜炎或伴感染性休克	万古霉素或达托霉素		
肺炎链球菌			
非脑膜炎患者			
青霉素耐药(MIC ≥ 4mg/L)	头孢曲松或头孢罗膦或利奈唑胺	左氧氟沙星、莫西沙星	
脑膜炎患者			
青霉素耐药(MIC ≥ 4mg/L)	万古霉素或美罗培南	头孢曲松(2g iv q12h)	
粪肠球菌			
青霉素、氨苄西林、庆大霉素耐药	万古霉素或利奈唑胺	亚胺培南+氨苄西林或头孢曲松+氨苄西林	

耐药菌	宜选药物	可选药物	备注
屎肠球菌			
万古霉素、青霉素、氨苄西林、庆大霉素耐药	利奈唑胺或奎奴普丁 - 达福普汀	达托霉素	
产 ESBLs 肺炎克雷伯菌或其他肠杆菌科细菌			
所有头孢菌素类、氟喹诺酮类、氨基糖苷类、SMZ-TMP 耐药	亚胺培南或美罗培南等碳青霉烯类	头孢吡肟或多黏菌素 E + 美罗培南或亚胺培南	尿路感染患者可选用磷霉素、呋喃妥因。头孢吡肟临床疗效与 MIC 相关（MIC ≤ 1.0mg/L 疗效良好；MIC 1 ~ 8mg/L 疗效不佳）
产碳青霉烯酶需氧革兰氏阴性杆菌或铜绿假单胞菌（除鲍曼不动杆菌外）	多黏菌素 E + 美罗培南或亚胺培南	肺炎：多黏菌素 E + 美罗培南或亚胺培南,辅以多黏菌素 E 雾化吸入	
所有青霉素类和头孢菌素类、氨曲南、碳青霉烯类、氨基糖苷类、氟喹诺酮类耐药			
鲍曼不动杆菌			
所有青霉素类和头孢菌素类、氨曲南、碳青霉烯类、氨基糖苷类和氟喹诺酮类耐药	多黏菌素 E+ 亚胺培南或美罗培南	米诺环素 + 亚胺培南（如体外联合呈协同作用）	
嗜麦芽窄食单胞菌	SMZ-TMP	替卡西林 - 克拉维酸	

*本表中所列抗菌药选用品种仅供初始经验治疗参考，最佳的治疗用药仍需根据细菌药敏试验结果选用。

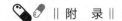

| 附录 8 | 抗感染药物与配伍药物间的相互作用

抗菌药物	配伍药物	相互作用结果
一、β-内酰胺类抗生素		
某些 β-内酰胺类抗生素	某些氨基糖苷类	对某些细菌相互增加抗菌活性
某些 β-内酰胺类抗生素	四环素、红霉素、氯霉素等抑菌剂	降低 β-内酰胺类抗生素的杀菌活性
不耐酶青霉素或不耐酶头孢菌素	酶抑制剂：克拉维酸、舒巴坦、他唑巴坦等	防止前者为 β-内酰胺酶破坏，增强抗菌作用
主要经肾小管排泄的 β-内酰胺类抗生素	丙磺舒、保泰松、阿司匹林、吲哚美辛、磺胺药、磺吡酮	通过减少 β-内酰胺类药物在肾小管排泄，使血药浓度和脑脊液等体液内抗生素浓度增高
蛋白结合率高的青霉素类或头孢菌素类	蛋白结合率高的非甾体抗炎药	通过竞争与蛋白结合，可使游离抗生素浓度增高
头孢噻啶、头孢噻吩等注射用第一代头孢菌素	氨基糖苷类、髓袢利尿药、多肽类抗生素（多黏菌素、万古霉素、卷曲霉素、杆菌肽）等具有肾毒性药物	增加肾毒性
氨基青霉素类（氨苄西林等）	尿酸抑制剂（别嘌醇）	增加皮疹发生率
具有甲基四氮唑结构的头孢菌素（头孢哌酮、头孢孟多、头孢美唑、头孢匹胺、头孢曲松、拉氧头孢、头孢拉宗、头孢米诺等）	乙醇（应用头孢菌素类后饮酒）	影响乙醇代谢，出现双硫仑样反应
	口服抗凝血药、阿司匹林	增加出血危险性（由于低凝血酶原血症）
	维生素 K	防止此类头孢菌素引起的出血反应
广谱青霉素	口服避孕药	刺激雌激素代谢或减少其肝肠循环，降低口服避孕药效果
β-内酰胺类（尤其是羧苄西林）	氨基糖苷类（尤其是庆大霉素、妥布霉素）	两者在同一容器内静脉滴注或静脉注射，前者可使后者失活；在肾功能减退、血药浓度高、半衰期长时在人体内也可发生此现象
青霉素类、头孢菌素类	红霉素、四环素、两性霉素 B、血管活性药（间羟胺、去甲肾上腺素等）苯妥英钠、盐酸羟嗪、氯丙嗪、异丙嗪、维生素 B 族、维生素 C	β-内酰胺类静脉输液中加入后一类药物时将出现混浊
青霉素	能量合剂、碳酸氢钠、氨茶碱、肝素、谷氨酸、精氨酸	在同一容器内静脉滴注有配伍禁忌（减弱抗菌药物活性或出现混浊变色）
青霉素 V、头孢氨苄	考来烯胺（消胆胺）	降低前者吸收
氨苄西林	氯霉素琥珀酸钠、水解蛋白、氯化钙、葡萄糖酸钙、右旋糖酐、氢化可的松琥珀酸盐	在同一容器内联合静脉滴注有配伍禁忌

抗菌药物	配伍药物	相互作用结果
氨苄西林	氯喹	减少氨苄西林吸收
青霉素 V、阿莫西林、阿洛西林	甲氨蝶呤	可使甲氨蝶呤肾清除率降低,增加甲氨蝶呤毒性
羧苄西林	多黏菌素 B	出现拮抗作用
阿洛西林、美洛西林、哌拉西林	肝素、香豆素、茚满二酮等抗凝血药,血小板凝集抑制剂以及非甾体抗炎止痛药如阿司匹林、二氟尼柳等	对血小板的抑制作用相加,增加出血的危险性
对伤寒杆菌具抗菌活性的 β- 内酰胺类	伤寒活疫苗	对伤寒杆菌具活性,降低伤寒活疫苗的免疫效应
苯唑西林、氯唑西林、氟氯西林	阿司匹林、磺胺药	减低苯唑西林血浆蛋白结合率
美洛西林	维库溴铵类肌松药	延长后者神经肌肉阻滞作用
哌拉西林	头孢西丁	后者可诱导细菌产生 β- 内酰胺酶,破坏前者的抗菌作用
哌拉西林 - 他唑巴坦	甲氨蝶呤	甲氨蝶呤浓度升高
头孢噻吩	利福平、万古霉素	体外增强对耐甲氧西林凝固酶阴性葡萄球菌的抗菌活性
头孢唑林	卡莫司汀、链佐星(streptozocin)	增加肾毒性
头孢丙烯、头孢克洛	呋塞米、丁脲胺、依他尼酸等利尿药及多黏菌素 E、多黏菌素 B 及万古霉素	增加肾毒性
头孢丙烯	氯霉素	相互拮抗作用
头孢布烯	高剂量抗酸剂或 H₂ 受体阻断药物如西咪替丁、雷尼替丁和法莫替丁等	增加肾毒性
头孢克肟	阿司匹林	增加前者血药浓度
头孢拉定	卡莫司汀、链佐星(streptozocin)等抗肿瘤药	增加肾毒性
头孢他啶	头孢磺啶、美洛西林、头孢哌酮	对铜绿假单胞菌和大肠埃希菌有协同或累加抗菌作用
氨曲南	头孢西丁	体内、外均有拮抗作用
美罗培南	抗癫痫药	使抗癫痫药血药浓度降低
亚胺培南 - 西司他丁	茶碱	茶碱中毒
亚胺培南 - 西司他丁	更昔洛韦	可引起癫痫发作
亚胺培南 - 西司他丁	环孢素	可增加神经毒性
厄他培南	丙磺舒	厄他培南浓度上升

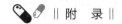

续表

抗菌药物	配伍药物	相互作用结果
二、氨基糖苷类抗生素		
氨基糖苷类	碳酸氢钠、茶碱等尿碱化剂	增强抗菌活性,同时相应增加毒性
氨基糖苷类	头孢噻吩、头孢唑林、甲氧西林、万古霉素、多黏菌素类、两性霉素B、甲氧氟烷、强利尿药、环孢素、非甾体抗炎药等潜在肾毒性药物	加重肾毒性
氨基糖苷类	万古霉素、多黏菌素、强利尿药、高剂量阿司匹林等潜在耳毒性药物	加重耳毒性
氨基糖苷类	顺铂	加重耳、肾毒性
氨基糖苷类	挥发性麻醉剂、箭毒、高剂量镁盐等中枢麻醉药和肌松药	加强神经肌肉接头的阻滞作用,可出现肌肉麻痹、呼吸抑制等
氨基糖苷类	维生素 C	酸化尿液使氨基糖苷类抗菌作用减弱
氨基糖苷类	右旋糖酐	增加肾毒性
氨基糖苷类	β- 内酰胺类	具协同抗菌作用
氨基糖苷类	地高辛	增加地高辛血药浓度
氨基糖苷类(口服)	口服抗凝药物(双香豆素、华法林)	凝血酶原时间延长
新霉素(口服)	洋地黄	长期口服新霉素可减少洋地黄在消化道的再吸收
新霉素	含雌激素口服避孕药	减低避孕作用、增加经期外出血发生率
新霉素	洋地黄苷类药、氟尿嘧啶、甲氨蝶呤、维生素 A 或维生素 B$_{12}$	减低后者的口服吸收
新霉素	低脂溶性维生素、胡萝卜素、铁剂	减低后者的口服吸收
新霉素	青霉素 V 钾	可使后者血药浓度减低
妥布霉素	茶苯海明	后者可掩盖妥布霉素的耳毒性
三、氯霉素类		
氯霉素、甲砜霉素	利福平、苯巴比妥、苯妥英钠	利福平可诱导氯霉素代谢酶,降低氯霉素在血和脑脊液中的浓度
氯霉素	磺胺药	增加对造血系统的毒性作用
氯霉素、甲砜霉素	磺脲降糖药(氯磺丙脲)、苯妥英钠、口服抗凝剂	通过氯霉素可抑制肝脏药物代谢酶,使配伍药物的血浓度增高,半衰期延长,作用加强
氯霉素	乙醇	出现双硫仑样反应
氯霉素	对乙酰氨基酚	通过代谢竞争,增加对乙酰氨基酚的毒性;氯霉素血半衰期延长

抗菌药物	配伍药物	相互作用结果
氯霉素	烷化抗癌药	相互增加毒性;通过对活性代谢产物的抑制而降低环磷酰胺的作用
氯霉素	蛋白酶抑制剂(抗 HIV)	两者血药浓度均升高
氯霉素	氨基比林、非甾体抗炎药	相互增加对造血系统的毒性
氯霉素、甲砜霉素	乙内酰脲类抗癫痫药	使乙内酰脲类的抗癫痫作用和毒性增强
氯霉素、甲砜霉素	阿芬他尼	减少后者清除,延长其作用时间
氯霉素、甲砜霉素	维生素 B_6	拮抗维生素 B_6 的作用,导致贫血或周围神经炎
氯霉素、甲砜霉素	铁剂、叶酸、维生素 B_{12}	拮抗后者的造血作用
氯霉素、甲砜霉素	含雌激素避孕药	降低避孕药药效,增加经期外出血危险
氯霉素、甲砜霉素	β- 内酰胺类	拮抗后者的抗菌作用
氯霉素、甲砜霉素	林可霉素类、大环内酯类	相互拮抗抗菌作用
四、大环内酯类		
大环内酯类	碱性药	调整尿 pH 而加强大环内酯类抗菌活性
大环内酯类	氯霉素、林可霉素类	产生拮抗抗菌作用
大环内酯类	β- 内酰胺类	可使两者抗菌活性降低
大环内酯类	地高辛,洋地黄毒苷	地高辛,洋地黄毒苷血药浓度上升
红霉素月桂酸酯或三乙酰竹桃霉素	利福平	增加肝毒性
大环内酯类	雌性激素、避孕药	增加肝毒性(胆汁郁积)
大环内酯类	匹莫齐特	Q-T 间期延长
红霉素、克拉霉素	洛伐他汀、辛伐他汀	增加后者血药浓度,横纹肌溶解风险上升
大环内酯类(尤其三乙酰竹桃霉素)	卡马西平	增加后者的神经毒性
红霉素	黄嘌呤类(二羟丙茶碱除外)	使氨茶碱的肝清除减少,毒性反应增加
红霉素、克拉霉素	秋水仙碱	秋水仙碱血药浓度升高(潜在致死)
红霉素、克拉霉素	西咪替丁,利托那韦	西咪替丁,利托那韦血药浓度上升
红霉素	阿芬太尼	抑制阿芬太尼代谢,延长其作用时间
红霉素、交沙霉素、罗红霉素	阿司咪唑、特非那定	增加后者心脏毒性,引起心律失常
红霉素	避孕药	干扰性激素的肝肠循环,降低避孕药药效

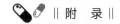

续表

抗菌药物	配伍药物	相互作用结果
红霉素	酒石酸麦角胺	可致急性麦角胺中毒
红霉素	皮质类固醇	皮质类固醇作用增强
红霉素	氯氮平	氯氮平血药浓度上升,产生中枢神经系统毒性
交沙霉素	奈韦拉平	使奈韦拉平血药浓度轻微升高
麦迪霉素、乙酰麦迪霉素	氨基糖苷类	对链球菌具协同抗菌活性
麦迪霉素、乙酰麦迪霉素	林可霉素、氯霉素	相互拮抗抗菌作用
阿奇霉素	含铝、镁抗酸药	降低阿奇霉素血药峰浓度,但不降低 AUC 值
阿奇霉素、红霉素、克拉霉素、罗红霉素	地高辛	可清除肠道中能灭活地高辛的菌群,导致地高辛经肝肠循环吸收,血药浓度升高
阿奇霉素、罗红霉素	麦角胺或二氢麦角胺	引起急性麦角胺毒性
阿奇霉素、红霉素、交沙霉素、罗红霉素	环孢素	可促进环孢素的吸收并干扰其代谢,导致环孢素血药浓度增高,增加环孢素的肾毒性
阿奇霉素	茶碱	可使血茶碱清除率降低,半衰期延长
红霉素、阿奇霉素、克拉霉素、罗红霉素	华法林	延长凝血时间
红霉素、克拉霉素	苯妥英钠	改变苯妥英钠代谢,使其血药浓度升高
红霉素、克拉霉素	他克莫司	他克莫司血药浓度升高
红霉素、克拉霉素	丙戊酸	丙戊酸血药浓度上升
克拉霉素	齐多夫定	影响齐多夫定吸收,降低其血药浓度
克拉霉素	依法韦仑	克拉霉素血药浓度下降
红霉素、克拉霉素	西沙必利	Q-T 间期延长
罗红霉素	兰索拉唑、奥美拉唑	可使罗红霉素胃中浓度增高,有助于根除幽门螺杆菌
罗红霉素	匹莫齐特	可能抑制匹莫齐特代谢,导致后者血药浓度增高,引起某些心血管不良反应
罗红霉素	丙吡胺	使丙吡胺血药浓度升高

五、四环素类

抗菌药物	配伍药物	相互作用结果
四环素类	尿酸化剂	增加抗菌作用
四环素类	含二价、三价阳离子口服药(铝、钙、镁、铋等抗酸制)、铁制剂、抗胆碱药	通过螯合作用或其他机制,影响四环素类由肠道吸收

抗菌药物	配伍药物	相互作用结果
多西环素、米诺环素	苯妥英钠、卡马西平、苯巴比妥	通过诱导微粒体酶活性,降低多西环素和米诺环素血半衰期;与苯巴比妥合用可发生中枢神经系统抑制
多西环素、米诺环素	地高辛	增加地高辛吸收,易导致地高辛中毒
米诺环素	避孕药	干扰避孕药肝肠循环,减低避孕药药效
四环素、土霉素	含雌激素类避孕药	降低避孕药药效,并可能增加经期外出血
四环素、土霉素	考来烯胺、考来替泊	影响四环素类肠道吸收
四环素、土霉素	甲氧氟烷	增加肾毒性
六、林可酰胺类	阿片类镇痛药	导致呼吸抑制延长或引起呼吸麻痹
克林霉素	庆大霉素	对链球菌具协同抗菌作用
克林霉素	肌松药	呼吸麻痹,呼吸频率或呼吸间期延长
七、多黏菌素类		
多黏菌素 B、多黏菌素 E	尿碱化剂	增强抗菌活性
多黏菌素 B、多黏菌素 E	头孢噻啶、头孢噻吩、甲氧西林、氨基糖苷类、万古霉素	增加肾毒性
多黏菌素 B、多黏菌素 E	箭毒等肌肉松弛剂	增强神经肌肉接头阻滞作用,引起呼吸麻痹
多黏菌素类	磺胺类药	增强后者对大肠埃希菌、肠杆菌属、肺炎克雷伯菌属和铜绿假单胞菌等的抗菌活性;对耐前者的沙雷菌属、变形杆菌属呈协同作用
多黏菌素 E	利福平	协同抗菌作用
八、多肽类		
万古霉素类	髓袢利尿药,氨基糖苷类、两性霉素 B、杆菌肽等潜在肾毒性或耳毒性药物	增加耳、肾毒性
万古霉素类	氨基糖苷类	对肠球菌属有协同抗菌作用
万古霉素	第三代头孢菌素	对葡萄球菌属和肠球菌属具协同作用
万古霉素	琥珀胆碱维库铵	增强后者神经肌肉阻滞作用
替考拉宁	环丙沙星	增加发生惊厥的危险
万古霉素、去甲万古霉素	考来烯胺	减低后者药效

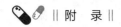
抗菌药物	配伍药物	相互作用结果
达托霉素	HMG-CoA 抑制剂	CK 升高可能增加,建议停用后者
九、硝基咪唑类		
甲硝唑	氯霉素	增加对造血系统的毒性
甲硝唑、替硝唑	乙醇	双硫仑样反应、急性精神病、意识模糊
甲硝唑、替硝唑	口服抗凝剂	增强抗凝作用,引起出血
甲硝唑	苯巴比妥及其他酶诱导剂	缩短甲硝唑血半衰期
甲硝唑、替硝唑	西咪替丁	延长甲硝唑血半衰期,增高血药浓度,可增加神经毒性
甲硝唑	糖皮质激素	加速甲硝唑从体内排出,使其血药浓度下降
甲硝唑、替硝唑	苯妥英钠、苯巴比妥	使甲硝唑血药浓度下降,苯妥英钠血药浓度升高
甲硝唑、替硝唑	土霉素	干扰甲硝唑清除阴道滴虫的作用
甲硝唑	氢氧化铝、考来烯胺	降低甲硝唑从胃肠道吸收
甲硝唑	环孢素	环孢素血药浓度上升
甲硝唑	双硫仑	急性中毒性精神病
甲硝唑	锂	锂血药浓度上升
甲硝唑	氯喹	可出现急性肌张力障碍
甲硝唑	薄荷脑	促进前者经皮肤渗透吸收
十、硝基呋喃类		
呋喃妥因	甲氧苄啶	增强前者抗菌作用
呋喃妥因	尿酸化剂	增强前者抗菌作用,但呋喃妥因尿排泄量减少
呋喃妥因	尿碱化剂	增加尿中呋喃妥因排泄
呋喃妥因	丙磺舒、磺吡酮、地尔硫草、阿司匹林	通过竞争肾小管分泌,减少呋喃妥因尿中排泄
呋喃妥因	喹诺酮类	拮抗作用(对变形杆菌属、克雷伯菌属)
呋喃妥因	制酸剂	呋喃妥因肠道吸收减少
呋喃妥因	诺氟沙星、萘啶酸	拮抗抗菌作用
呋喃唑酮	胰岛素	增强和延长胰岛素的降糖作用
呋喃唑酮	地西泮(安定)	增强地西泮的作用
呋喃唑酮	左旋多巴	可致左旋多巴药效和 / 或毒性增加
呋喃唑酮	麻黄碱、苯丙胺	可使血压升高,出现高血压危象
呋喃唑酮	阿米替林	增加神经毒性
呋喃唑酮	哌替啶	可出现昏迷、高热;其机制不明

续表

抗菌药物	配伍药物	相互作用结果
十一、喹诺酮类		
吡哌酸、环丙沙星、洛美沙星	丙磺舒	使前者血药浓度升高,半衰期延长
诺氟沙星	氯霉素、利福平	拮抗诺氟沙星的抗菌作用
诺氟沙星	呋喃妥因	拮抗前者在泌尿道中的抗菌作用
氟罗沙星、培氟沙星、环丙沙星、洛美沙星、氧氟沙星	西咪替丁	使前者药时曲线下面积增加,不良反应发生率增高
依诺沙星、诺氟沙星、环丙沙星、洛美沙星、左氧氟沙星	华法林	增强后者抗凝作用
环丙沙星、洛美沙星、氧氟沙星	环孢素	使后者血药浓度增高
吡哌酸、依诺沙星、环丙沙星、培氟沙星	茶碱类药物	使后者肝脏清除减少,血药浓度升高,半衰期延长、有癫痫发作危险
环丙沙星	尿碱化剂	减低环丙沙星在尿中的溶解度,导致结晶尿和肾毒性
氧氟沙星注射液 左氧氟沙星	降压药、巴比妥类麻醉药	可引起血压突然下降
洛美沙星、司帕沙星、氧氟沙星、左氧氟沙星、依诺沙星	芬布芬	可致中枢神经兴奋、癫痫发作
洛美沙星、培氟沙星	硫糖铝	使洛美沙星吸收速度减慢,吸收量减少
司帕沙星	吩噻嗪类、三环类抗抑郁药	引起心血管系统不良反应
培氟沙星	双香豆素类	延长凝血酶原时间
环丙沙星	膦甲酸	癫痫发作危险增加
环丙沙星、氧氟沙星、左氧氟沙星、洛美沙星	非甾体抗炎药	中枢神经刺激、癫痫发作危险增加
喹诺酮类	Ⅰ$_A$、Ⅲ类抗心律失常药、西沙必利、大环内酯类	Q-T 间期延长
喹诺酮类	尿碱化剂	降低某些喹诺酮类的抗菌作用和尿药浓度
喹诺酮类	阳离子:铝、钙、铁、镁、锌(制酸剂、维生素、奶制品)、枸橼酸	可能通过螯合作用,影响喹诺酮类自胃肠道吸收
喹诺酮类	去羟肌苷	后者肠道吸收减少
喹诺酮类	胰岛素、口服降糖药	血糖升高或降低
十二、磺胺药		
磺胺药	β- 内酰胺类	竞争肾小管分泌,减少 β- 内酰胺类排泄
磺胺药	碱化剂	增加磺胺药在尿中溶解度
磺胺药	抗酸剂	增加磺胺药在胃肠道的吸收

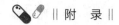

续表

抗菌药物	配伍药物	相互作用结果
磺胺药	环孢素	降低环孢素血药浓度
蛋白结合率高的磺胺药（尤其是磺胺苯吡唑）	口服抗凝剂、口服降糖药	通过竞争蛋白结合和抑制后两者的生物转化，增加口服抗凝剂的出血危险以及口服降糖药的降糖作用
磺胺药	苯妥英钠	增加苯妥英钠血药浓度和毒性，如眼球震颤、共济失调等
磺胺药	维生素 C 等酸性药物	导致结晶尿、血尿
磺胺药	氨基苯甲酸	产生拮抗抗菌作用
磺胺甲噁唑	磺吡酮	减少磺胺甲噁唑经肾小管排泄，增高其血药浓度
磺胺嘧啶、磺胺异噁唑	甲氧苄啶	产生协同抗菌作用
磺胺异噁唑	卟吩姆钠	加重光敏反应
十三、甲氧苄啶	磺胺药	协同抗菌作用，并可使抑菌作用转为杀菌作用
甲氧苄啶	苯妥英钠	延长后者血半衰期
甲氧苄啶	普鲁卡因胺	减低后者肾清除率
甲氧苄啶	2,4- 二氨基嘧啶类	可能引起骨髓再生不良或巨幼细胞贫血
甲氧苄啶	利福平	使前者清除增加，半衰期缩短
甲氧苄啶	氨苯砜	两者血药浓度升高，使后者不良反应增多且加重
甲氧苄啶	保钾利尿药	血清钾离子浓度升高
甲氧苄啶	噻嗪类利尿药	血清钠离子浓度降低
十四、抗真菌药		
两性霉素 B	洋地黄苷	由于两性霉素 B 所致的低血钾，增加洋地黄毒性
两性霉素 B	箭毒类药物	易出现神经肌肉接头阻滞，导致呼吸麻痹
两性霉素 B	肾上腺皮质激素	易出现低钾血症
两性霉素 B	噻嗪类利尿药	增加低血钾作用和肾毒性
两性霉素 B	环孢素	增加肾毒性
两性霉素 B	四环素类、抗组胺药、青霉素钾或钠、维生素、盐水	可能发生沉淀，不可在同一容器内给药
两性霉素 B	氨基糖苷类、抗肿瘤药、卷曲霉素、万古霉素等	增加肾毒性
两性霉素 B	碳酸氢钠等尿液碱化药	增加两性霉素 B 经尿排泄，可能减少肾小管酸中毒

抗菌药物	配伍药物	相互作用结果
氟胞嘧啶（FC）	两性霉素 B	出现协同抗菌作用,但两性霉素 B 的肾毒性将提高;FC 的血药浓度增高、半衰期延长
氟胞嘧啶	酮康唑、咪康唑	体内、体外出现协同抗菌作用
氟胞嘧啶	阿糖胞苷	竞争性抑制,使 FC 失活
酮康唑	胃酸化剂	可增加酮康唑在胃肠道的吸收
酮康唑（大剂量）	肾上腺皮质激素	防止肾上腺功能减退
酮康唑	抗 H_2 受体抑制剂（西咪替丁、雷尼替丁）、胃抗酸剂、抗胆碱药	配伍药物抑制酮康唑在胃肠道的吸收
酮康唑	环孢素	增加肌酸血症,增加环孢素血药浓度、延长其血半衰期
酮康唑	利福平、异烟肼	通过利福平诱导肝脏药物代谢酶的作用,降低酮康唑血药浓度;酮康唑减少利福平和异烟肼的肠道吸收
酮康唑	灰黄霉素	增加肝毒性
咪康唑	口服抗凝血药	出血反应
咪康唑	苯妥英钠、卡马西平	增加神经毒性（肌肉阵挛、震颤、共济失调等）
咪康唑	口服降糖药	加强后者的降糖作用、出现低血糖反应
灰黄霉素	口服抗凝血药	疗程中灰黄霉素可降低抗凝血药的作用,停药时可有出血反应
灰黄霉素	巴比妥类	减少灰黄霉素自胃肠道的吸收
灰黄霉素	口服降糖药	通过灰黄霉素诱导肝脏药物代谢酶的作用,减弱降糖作用
灰黄霉素	乙醇	双硫仑样反应
氟康唑、伊曲康唑	阿米替林	阿米替林血药浓度上升
氟康唑、伊曲康唑、伏立康唑	钙通道阻滞剂	钙通道阻滞剂血药浓度上升
伊曲康唑、伏立康唑	卡马西平（伏立康唑禁忌）	三唑类药物吸收减少
三唑类药物	环孢素	环孢素血药浓度升高,肾毒性危险升高
伊曲康唑、酮康唑、泊沙康唑	H_2 受体拮抗剂、制酸剂、硫糖铝	前者吸收减少
三唑类药物	乙内酰脲类（苯妥英、苯妥英钠）	三唑类药物血药浓度下降,乙内酰脲类血药浓度上升
伊曲康唑、酮康唑	异烟肼	伊曲康唑、酮康唑血药浓度下降
伊曲康唑、伏立康唑	洛伐他汀、辛伐他汀	他汀类血药浓度上升,有横纹肌溶解报道

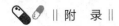
抗菌药物	配伍药物	相互作用结果
三唑类药物	咪达唑仑、三唑仑	咪达唑仑／三唑仑血药浓度上升
三唑类药物	口服抗凝药	抗凝药作用增强
伊曲康唑、酮康唑、泊沙康唑、伏立康唑	质子泵抑制剂	前者血药浓度下降，质子泵抑制剂血药浓度升高
氟康唑、酮康唑、泊沙康唑、伏立康唑	他克莫司	他克莫司血药浓度升高，易产生毒性反应
氟康唑	茶碱	茶碱血药浓度升高
卡泊芬净	环孢素	卡泊芬净血药浓度升高
卡泊芬净	他克莫司	他克莫司血药浓度降低
卡泊芬净	卡马西平、地塞米松、依法韦仑、奈非那韦、奈韦拉平、苯妥英	卡泊芬净血药浓度降低
米卡芬净	尼非地平	尼非地平血药浓度升高
米卡芬净	西罗莫司	西罗莫司血药浓度升高

十五、抗分枝杆菌药

抗菌药物	配伍药物	相互作用结果
吡嗪酰胺	异烟肼、利福平	减少吡嗪酰胺所致的关节痛，肝毒性风险增加
吡嗪酰胺	乙硫异烟胺	增强肝毒性
吡嗪酰胺	环孢素	降低环孢素血药浓度，降低其疗效
吡嗪酰胺	苯妥英钠	增加后者毒性
吡嗪酰胺	齐多夫定	增加吡嗪酰胺毒性
环丝氨酸	乙醇	癫痫发作频率增加
环丝氨酸	异烟肼	瞌睡或头晕频率增加
丙硫异烟胺	环丝氨酸	增加中枢神经系统毒性反应
丙硫异烟胺	异烟肼	抑制异烟肼在肝内乙酰化，增加其抗结核作用
对氨基水杨酸钠	苯妥英钠	增强苯妥英钠的作用
对氨基水杨酸钠	丙磺舒	减少前者排泄，增加其血药浓度，延长半衰期
对氨基水杨酸钠	双香豆素	增强抗凝作用
对氨基水杨酸钠	利福平	影响利福平的吸收
对氨基水杨酸钠	氨基苯甲酸	两者具拮抗抗菌作用
利福霉素	克拉霉素	利福霉素血药浓度上升，克拉霉素血药浓度下降
利福霉素	地高辛	地高辛血药浓度下降
利福霉素	利奈唑胺	利奈唑胺血药浓度下降

抗菌药物	配伍药物	相互作用结果
利福霉素	蛋白酶抑制剂	利福霉素血药浓度升高,后者血药浓度降低
利福霉素	他克莫司	他克莫司血药浓度降低
利福平	喹诺酮类	增强对肠杆菌科细菌、不动杆菌属的抗菌活性
利福平	异烟肼	对结核杆菌具协同抗菌作用,但毒性也增强
利福平	两性霉素B、氟胞嘧啶、酮康唑等吡咯类药物	体外及动物实验增强对深部真菌的抗菌作用
利福平	卡泊芬净	卡泊芬净血药浓度下降
利福平	甲氧苄啶	出现体外抗菌拮抗作用
利福平	酮康唑、氯霉素、口服降糖药、肾上腺皮质激素、洋地黄、甲基多巴、奎尼丁、氯贝丁酯等	通过诱导肝脏药物代谢酶作用降低配伍药物的血药浓度,减弱其药理作用
利福平	口服避孕药	月经周期紊乱,减低避孕药药效
利福平	巴比妥类	降低利福平的血药浓度
利福平	苯妥英钠、左甲状腺素、环孢素、黄嘌呤类	增加配伍药在肝脏的代谢
利福平、利福喷丁	对氨基水杨酸盐	影响利福平、利福喷丁的吸收,导致血药浓度降低
利福平	环孢素	降低环孢素血药浓度
利福平	丙磺舒	通过竞争与肝细胞膜受体的结合,延长利福平血半衰期,提高利福平血药浓度,增加利福平毒性
利福平	阿普洛尔等β受体阻断药	减低后者血药浓度,使其临床疗效降低
利福平	卡马西平	增加卡马西平血药浓度和毒性
利福平	乙胺丁醇	增加后者对视力损害的可能
利福平	左旋醋美沙朵	增加后者的心脏毒性
利福平	地西泮、茶碱、特比萘芬	增加配伍药的消除
利福喷丁	异烟肼	增加后者肝代谢,从而增加肝毒性
利福喷丁	口服避孕药、口服抗凝药	诱导配伍药的代谢,降低其疗效
异烟肼	利福平、吡嗪酰胺	对结核杆菌有协同抗菌作用,但亦增加肝毒性反应
异烟肼	胃抗酸药	减少和延迟异烟肼在胃肠道的吸收
异烟肼	苯妥英钠	异烟肼抑制苯妥英钠的代谢性生物转化;使后者血药浓度增高,易出现毒性反应

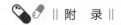
抗菌药物	配伍药物	相互作用结果
异烟肼	阿芬太尼	延长后者作用
异烟肼	肼屈嗪	使异烟肼血药浓度升高,疗效增强,但不良反应亦增多
异烟肼	地西泮	增加后者毒性
异烟肼	哌替啶	可发生低血压和中枢神经系统抑制
异烟肼	左旋多巴	可使帕金森病症状恶化
异烟肼	恩氟烷	增加肾毒性
异烟肼	丙戊酸	改变药物代谢,增加两者毒性
异烟肼	茶碱	改变后者代谢,使血药浓度升高,毒性反应增加
异烟肼	氯磺丙脲等降糖药	引起糖代谢紊乱,降低后者疗效
异烟肼	氨基水杨酸	使异烟肼血药浓度增高
异烟肼	对乙酰氨基酚	增加肝毒性危险
异烟肼	长春新碱	增加后者毒性
异烟肼	卡马西平	异烟肼的肝毒性和卡马西平的中枢神经系统抑制作用均增加
异烟肼	双硫仑	易出现精神反应、共济失调等
异烟肼	口服抗凝剂	抑制抗凝药的酶代谢,增强抗凝作用
异烟肼	中枢兴奋剂	增加抽搐危险
异烟肼	肾上腺皮质激素	降低异烟肼血药浓度,在慢乙酰化者加速异烟肼乙酰化和肾排泄
异烟肼	伊曲康唑、酮康唑	抗真菌药作用减低
乙胺丁醇	乙硫异烟胺	增加不良反应
乙胺丁醇	氢氧化铝	降低乙胺丁醇吸收
氨苯砜	去羟肌苷	氨苯砜吸收减少
氨苯砜	口服避孕药	避孕药药效下降
氨苯砜	乙胺嘧啶	骨髓毒性增强
氨苯砜	利福平、利福布汀	氨苯砜血药浓度降低
氨苯砜	甲氧苄啶	两者血药浓度均升高
氨苯砜	齐多夫定	可能增加骨髓毒性

十六、抗病毒药

抗菌药物	配伍药物	相互作用结果
阿昔洛韦	丙磺舒	增加阿昔洛韦毒性
金刚烷胺	乙醇	中枢神经系统不良反应增加

抗菌药物	配伍药物	相互作用结果
金刚烷胺	抗胆碱药和抗帕金森病药(东莨菪碱等)	金刚烷胺可增加后者的不良反应,如口干、共济失调、视物模糊、发音不清、中毒性精神病等
金刚烷胺	噻嗪类利尿药	增加金刚烷胺的毒性
金刚烷胺	甲氧苄啶	两者的血药浓度升高
金刚烷胺	地高辛	地高辛血药浓度升高
阿糖腺苷	别嘌醇	增加肾毒性
阿糖腺苷	腺苷脱氢酶抑制剂	增加阿糖腺苷的抗病毒疗效
阿糖腺苷	氨茶碱	使氨茶碱血药浓度增高
阿糖腺苷	喷司他丁	提高阿糖腺苷疗效,增加两者不良反应发生率
阿昔洛韦	三氟腺苷、阿糖腺苷	协同抗病毒作用
阿昔洛韦	糖皮质激素	对带状疱疹病毒具协同作用
阿昔洛韦	齐多夫定	可引起肾毒性
阿昔洛韦	干扰素、甲氨蝶呤	可能引起精神异常
阿昔洛韦(大剂量)	哌替啶	哌替啶中毒
阿昔洛韦、伐昔洛韦、泛昔洛韦	丙磺舒	使阿昔洛韦排泄减慢,半衰期延长
伐昔洛韦、喷昔洛韦	西咪替丁	增加前者毒性(肾功能损害者尤易发)
更昔洛韦	去羟肌苷	增强去羟肌苷毒性
更昔洛韦	两性霉素 B	增强肾毒性
更昔洛韦	齐多夫定	增强对造血系统的毒性
更昔洛韦	亚胺培南 - 西司他丁	可发生全身抽搐
拉米夫定	甲氧苄啶	排泄减慢,血药浓度增加,半衰期延长
拉米夫定	扎西他滨	相互干扰,勿合用
利巴韦林	齐多夫定、司他夫定、去羟肌苷	降低后者药效
膦甲酸钠	喷他脒(静脉给药)	可致低钙血症、低镁血症,肾毒性,贫血
膦甲酸钠	齐多夫定	加重贫血

十七、抗 HIV 药

抗菌药物	配伍药物	相互作用结果
夫沙那韦	口服避孕药	夫沙那韦和口服避孕药血药浓度均下降,应使用其他避孕方法
夫沙那韦	洛伐他汀	他汀类血药浓度上升,避免使用
夫沙那韦	利福布汀	利福布汀血药浓度升高

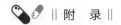

续表

抗菌药物	配伍药物	相互作用结果
夫沙那韦	利福平	夫沙那韦血药浓度下降
拉替拉韦	利福平	拉替拉韦血药浓度降低
阿托伐醌	利福平	阿托伐醌血药浓度下降,利福平血药浓度上升
阿托伐醌	甲氧氯普安	阿托伐醌血药浓度下降
阿托伐醌	四环素	阿托伐醌血药浓度下降
司他夫定	氨苯砜、异烟肼	周围神经病变机会增加
司他夫定	齐多夫定	避免混合使用
去羟肌苷	别嘌呤	去羟肌苷血药浓度升高,避免合用
去羟肌苷	顺铂、氨苯砜、异烟肼、甲硝唑、呋喃妥因、司他夫定、长春新碱、扎西他滨	周围神经病变风险增加
去羟肌苷	乙醇、拉米夫定、喷他脒	胰腺炎危险增加
去羟肌苷	在低 pH 条件下吸收的药物:氨苯砜、茚地那韦、伊曲康唑、酮康唑、乙胺嘧啶、利福平、甲氧苄啶	肠道吸收减少
去羟肌苷	美沙酮	去羟肌苷血药浓度下降
去羟肌苷	利巴韦林	去羟肌苷代谢物增加
去羟肌苷	替诺福韦	去羟肌苷血药浓度上升
齐多夫定	阿托伐醌、氟康唑、美沙酮	齐多夫定血药浓度升高
齐多夫定	克拉霉素	齐多夫定血药浓度下降
齐多夫定	吲哚美辛	齐多夫定毒性代谢产物浓度升高
齐多夫定	奈非那韦	齐多夫定血药浓度降低
齐多夫定	丙磺舒、SMZ-TMP	齐多夫定血药浓度升高
齐多夫定	利福霉素类	齐多夫定血药浓度降低
齐多夫定	司他夫定	不可混用
齐多夫定	丙戊酸	齐多夫定血药浓度升高
扎西他滨	丙戊酸、喷他脒、乙醇、拉米夫定	胰腺炎危险增加
扎西他滨	顺铂、异烟肼、甲硝唑、长春新碱、呋喃妥因、司他夫定、氨苯砜	周围神经病变风险增加
夫沙那韦、茚地那韦、奈非那韦、沙奎那韦	红霉素、克拉霉素	两者的血药浓度都升高
各种蛋白酶抑制剂	钙通道阻滞剂	钙通道阻滞剂血药浓度上升
各种蛋白酶抑制剂	利福平、利福布汀	蛋白酶抑制剂血药浓度下降,后者浓度上升
达芦那韦、茚地那韦、洛匹那韦	茶碱	茶碱血药浓度下降

抗菌药物	配伍药物	相互作用结果
阿扎那韦、夫沙那韦、洛匹那韦、替拉那韦	华法林	华法林血药浓度上升
阿扎那韦、达芦那韦、洛匹那韦、奈非那韦、替拉那韦	口服避孕药	两者血药浓度均下降
达芦那韦、夫沙那韦、洛匹那韦、沙奎那韦	皮质类固醇	前者血药浓度下降,皮质类固醇血药浓度上升
非核苷类逆转录酶抑制剂	吡咯类抗真菌药	抗真菌药血药浓度可能下降
地拉韦啶、依曲韦林、奈韦拉平	克拉霉素	克拉霉素代谢加强,前者血药浓度上升
地拉韦啶、依曲韦林	地塞米松	前者血药浓度下降
依法韦仑、奈韦拉平	口服避孕药	避孕药浓度波动

十八、其他

抗菌药物	配伍药物	相互作用结果
磷霉素	氨基糖苷类	协同抗菌作用,并可减少或延迟细菌耐药性的产生
磷霉素	β- 内酰胺类	对金黄色葡萄球菌(包括甲氧西林耐药株)、铜绿假单胞菌具协同抗菌作用,并可减少或延迟细菌耐药性的产生
磷霉素	钙盐或抗酸剂	降低磷霉素肠道吸收
利奈唑胺	肾上腺能药物	血压升高危险
利奈唑胺	利福平	利奈唑胺血药浓度下降
利奈唑胺	影响组胺能药物	产生血清素综合征危险
乌洛托品	氯化铵、磷酸盐	可酸化尿液,促进甲醛释放,增强乌洛托品的疗效
乌洛托品	磺胺类	使某些磺胺药形成不溶性沉淀,增加结晶尿出现的危险
喷他脒	两性霉素 B	肾毒性增加
喷他脒	与胰腺炎有关的药物,如乙醇、丙戊酸	胰腺炎危险上升
伯氨喹	氯喹、氨苯砜、异烟肼、丙磺舒、奎宁、磺胺	葡萄糖 -6- 磷酸脱氢酶缺乏症患者出血风险上升
奎宁	地高辛	地高辛血药浓度上升,中毒风险增加
奎宁	甲氟喹	心律失常风险增加
奎宁	口服抗凝药	凝血酶原时间延长

索 引

C

D

M

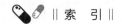

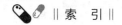